AF167756

PSYCHIATRIE DER GEGENWART

FORSCHUNG UND PRAXIS

Herausgegeben von

K. P. Kisker, J.-E. Meyer, M. Müller,
E. Strömgren

Band II/Teil 1

Zweite Auflage

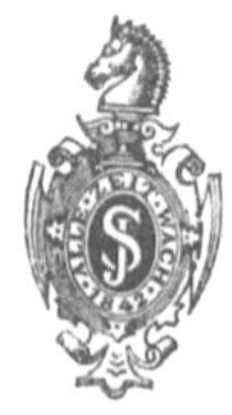

Springer-Verlag Berlin Heidelberg New York
1972

KLINISCHE PSYCHIATRIE I

Bearbeitet von

P. Berner, M. Bleuler, G. Bosch, W. Bräutigam,
M. G. Gelder, H. Kind, R. Lempp, K. Leonard,
H. Mester, A.-E. Meyer, H.-H. Meyer, J.-E. Meyer, Ch. Müller,
M. Müller-Küppers, Ø. Ødegård, B. Pauleikhoff,
N. Petrilowitsch †, H. Quint, W. Schmitt, P.-B. Schneider, W. Schwidder †,
W. Spiel, H. Strotzka, E. Strömgren, H. Stutte, H. J. Weitbrecht

Mit 11 Abbildungen

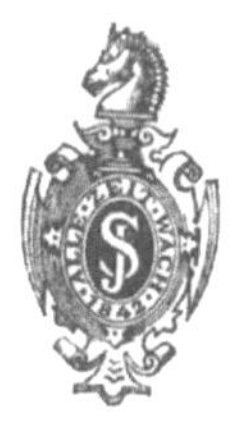

Springer-Verlag Berlin Heidelberg New York
1972

ISBN-13: 978-3-642-65279-0 e-ISBN-13: 978-3-642-65278-3
DOI: 10.1007/978-3-642-65278-3

Brühlsche Universitätsdruckerei Gießen

Vorwort zur zweiten Auflage

Die mit diesen Bänden beginnende zweite Auflage von Psychiatrie der Gegenwart stellt die Herausgeber vor die Frage einer Neukonzeption des gesamten Werkes. Die lebhafte wissenschaftliche und praktische Entwicklung der heutigen Psychiatrie verlangt, die Gliederung jedes Bandes neu durchzudenken. Größere Sachgebiete müssen unter verschiedenen Mitarbeitern aufgeteilt, zahlreiche neue Autoren um Mitwirkung gebeten, bislang unberücksichtigte Arbeitsgebiete neu eingeordnet werden. Damit hoffen die Herausgeber den klinisch und praktischTätigen eine solide Möglichkeit des Nachschlagens, den wissenschaftlich Interessierten eine verläßliche Orientierung und den in die Psychiatrie Eintretenden einen übersichtlichen Zugang zu bieten.

Wegleitend bleibt die bewährte Auffassung, es sollte nicht ein Handbuch alten Stils entstehen mit der Forderung lückenloser Vollständigkeit. Wie bisher ist es den Autoren überlassen, wie sie gegenwartsbezogen aus ihrer persönlichen Auffassung die ihnen übertragenen Abschnitte darstellen wollen. Naturgemäß kommt es deshalb auch in der neuen Auflage je nach Erfahrung der einzelnen Mitarbeiter zu unterschiedlicher Auffassung ihrer Arbeitsthemen. Dies dürfte aber ebensowenig wie bei der ersten Auflage einen Nachteil bedeuten: fehlende Geschlossenheit wird ersetzt durch Mannigfaltigkeit und Lebendigkeit.

Das Herausgebergremium mußte sich für die zweite Auflage neu konstituieren. R. Jung, der nach dem Tode O. Bumke's und K. Beringer's die erste Auflage mit W. Mayer-Gross, M. Müller und H. W. Gruhle betreute, gab wegen anderer Verpflichtungen seine weitere Mitwirkung auf. Er hat dennoch auch die Neuauflage der beiden klinischen Bände auf weite Strecken mitberaten. Die Herausgeber danken ihm für seine langjährige maßgebliche Förderung des Werkes im besonderen Maße. Nach dem frühzeitigen Ausscheiden von W. Mayer-Gross und H. W. Gruhle blieb er der unermüdliche Organisator in der Redaktion und hatte eine ungewöhnlich große Arbeitsleistung zu bewältigen.

Die Herausgeber

Einleitung

Seine Einleitung zur ersten Auflage dieses klinischen Bandes beschloß MAYER-GROSS 1959 mit dem Hinweis auf die Polarisierung der Psychiatrie zwischen dem „synthetischen Denken der Klinik" und den „Einseitigkeiten der Überspezialisierung". Dieser Spannung fühlten sich die Herausgeber der vorliegenden zweiten Auflage womöglich noch stärker ausgesetzt, als sie ein Jahrzehnt später die Gliederung der jetzt erscheinenden beiden klinischen Bände planten. Sie suchten eine Lösung, indem sie das schnell anwachsende klinische Erfahrungsfeld stärker differenzierten.

Der Schwerpunkt dieser klinisch-psychiatrischen Bände konnte im Vergleich zur ersten Auflage in die Richtung der Neurosen und endogenen Psychosen verschoben werden. Der mit der Erstauflage vertraute Leser wird in ihnen neuartig abgehandelten Themen und neuen Autoren begegnen. Wo eine Psychiatrie der *Gegenwart* vermittelt werden soll, kann es nicht damit sein Bewenden haben, bewährte frühere Beiträge auf den neuesten Stand zu bringen. Neue nosographische und therapeutische Ansätze waren einzuordnen, Disproportionen der thematischen Gliederung der Erstauflage mußten geglättet werden. Solche redaktionelle Änderungen bedingten einen großen Anspruch an die Disziplin aller Mitwirkenden. Die Herausgeber danken ihnen dafür.

In ihren großen Zügen konnte die Kapitelaufteilung beibehalten werden. Epilepsien, Oligophrenien und Alterspsychiatrie – letztere wurde von C. MÜLLER redaktionell betreut – treten jetzt allerdings als eigenständige Bereiche hervor. Erfahrungen der Grundlagenforschung mit Bedeutung für die klinische Theorie und Praxis mußten erfaßt werden, wobei Überschneidungen mit Themengruppen anderer Bände dieses Werkes zu vermeiden waren.

Neue ärztliche, wissenschaftliche und gesellschaftliche Aufgaben geben dieser aktuellen Psychiatrie eine feste Gestalt und werden sie vor der Gefahr einer Zersplitterung bewahren. Weniger denn je wird dieses interdisziplinäre Fach durch Grenzen von Sprachen und Ländern bestimmt. Die Vielgestaltigkeit der Autoren dieses Bandes und seine Mehrsprachigkeit mögen dies erweisen.

Die Herausgeber gedenken der verstorbenen Mitarbeiter an diesen Bänden: Dr. H. LANDOLT, Prof. Dr. Dr. N. PETRILOWITSCH, Prof. Dr. W. SCHWIDDER, PD Dr. J. L. VILLA.

Da eine Neufassung des Beitrages CONRAD über die symptomatischen Psychosen nicht möglich war, haben wir uns entschlossen, dessen allgemeinen Teil wegen seiner prinzipiellen Bedeutung und Originalität unverändert in die zweite Auflage zu übernehmen.

Beiträge über Neurosen des Kindesalters, Alkoholpsychosen und Soziotherapie der Epileptiker waren vorgesehen, konnten indessen nicht verwirklicht werden. Ganz besonders bedauern die Herausgeber, daß auch ein Kapitel über Somatotherapie der Schizophrenie wegfallen mußte.

Ein Index der Psychopharmaka findet sich am Schluß des 2. Teilbandes und wurde von Prof. SCHOU bearbeitet. Das Sachregister ist von den Herren Dr. M. HEINRICH, Priv. Doz. Dr. H. KRÜGER und Dr. H. K. ROSE gestaltet worden.

Die Herausgeber

Inhaltsverzeichnis Teil 1

A. Endogene Psychosen

Einleitung. Von ERIK STRÖMGREN 1

Klinik der schizophrenen Geistesstörungen. Von M. BLEULER 7

Depressive und manische endogene Psychosen. Von HANS JÖRG WEITBRECHT 83

Atypische Psychosen. Reaktive (psychogene) Psychosen. Von ERIK STRÖMGREN 141

Paranoide Syndrome. Von PETER BERNER 153

Aufteilung der endogenen Psychosen in der Forschungsrichtung von Wernicke und Kleist. Von KARL LEONHARD 183

Epidemiology of the Psychoses. By ØRNULV ØDEGÅRD 213

Die Somatotherapie endogener Psychosen vom depressiven und manischen Typ. Von HANS-HERMANN MEYER und WALTER SCHMITT 259

Psychotherapie und Soziotherapie der endogenen Psychosen. Von CHRISTIAN MÜLLER . 291

B. Neurosen, Psychopathien, abnorme Reaktionen und Entwicklungen

Psychopathie-Neurose (Einleitung). Von JOACHIM-ERNST MEYER 343

Klinik der Neurosen. Von W. SCHWIDDER † 351

Psychopathien. Von N. PETRILOWITSCH † 477

Abnorme Reaktionen und Entwicklungen. Von BERNHARD PAULEIKHOFF und HORST MESTER 499

Die sexuellen Verirrungen. Von WALTER BRÄUTIGAM 523

Psychosomatische Syndrome. Von HANS QUINT 587

Klassifikationen von Neurotisch-Kranken (Taxonomien) und von Neurose-Symptomen (Nosologien). Von ADOLF-ERNST MEYER 663

Les psychothérapies analytiques. Par PIERRE-BERNARD SCHNEIDER 687

Die allgemeine Psychotherapie des Nervenarztes. Von HANS KIND 727

Behaviour Therapy. By MICHAEL G. GELDER 765

Rehabilitation bei Neurosen und Charakterstörungen. Von HANS STROTZKA 791

C. Kinder- und Jugendpsychiatrie

Einleitung. Von HERMANN STUTTE 813

Psychopathologie und Klinik des Jugendalters, der Pubertät und Adoleszenz. Von JOACHIM-ERNST MEYER 823

Die sozialen Anpassungsstörungen des Kindes- und Jugendalters. Von WALTER SPIEL . 859

Psychosen im Kindesalter. Von GERHARD BOSCH 873

Die Psychopathologie der Hirnschädigung im Kindesalter. Von REINHART LEMPP . . . 921

Die Therapie im Kindes- und Jugendalter. Von MANFRED MÜLLER-KÜPPERS . . 977

Namenverzeichnis 1007

Sachverzeichnis 1055

Inhaltsübersicht Teil 2

A. Organische Psychosen

Symptomatische Psychosen
Von Klaus Conrad †

Klinik und Psychopathologie der organischen Psychosen
Von Gerhard Huber

Die psychischen Störungen nach Hirntraumen: Traumatische Psychosen und Dauerschäden
Von Clemens Faust

Die psychischen Störungen bei Infektionskrankheiten
Von Werner Scheid

Therapie der organischen Psychosen (inkl. Neurolues und progressive Paralyse)
Von Hanfried Helmchen und Hanns Hippius

B. Psychiatrie der Sucht

Klinische und soziokulturelle Aspekte des Alkoholismus
Von Gunnar A. R. Lundquist

Psychodynamik des Alkoholismus
Von Hugo Solms

Familienstruktur und Rollendynamik bei chronischen Alkoholikern
Von Stefan Wieser

Psychotherapie und Soziotherapie des Alkoholismus
Von Stefan Wieser

Therapie der akuten Alkoholintoxikationen und des chronischen Alkoholismus
Von P. Kielholz und Raymond Battegay

Drogenabhängigkeiten
Von P. Kielholz, Raymond Battegay und D. Ladewig

C. Epilepsien

Anfalls-Syndrome
Von Dieter Janz

Epilepsie und Psychose
Von Heinrich Landolt †

Psychische Dauerveränderungen und Persönlichkeit der Epileptiker
Von Gerhard Huber und H. Penin

Genetik der Epilepsien
Von Bent Harvald

Pharmakotherapie der Epilepsien
Von Rudolf Dreyer

D. Oligophrenien, Genopathien

Mental Retardation
By ANNALISE DUPONT

Genopathien
By ANNALISE DUPONT

Soziotherapie der Oligophrenien
Von FRIEDRICH SPECHT

E. Alterspsychiatrie

Einleitung, Geschichte
Von CHRISTIAN MÜLLER

The Sociology and demography of the aged population
By ROBERT J. HAVIGHURST

Allgemeine Alternspsychologie
Von KLAUS F. RIEGEL

Allgemeine Psychopathologie des Alters
Von LUC CIOMPI

Genetische Aspekte der psychiatrischen Erkrankungen des höheren Lebensalters
Von EDITH ZERBIN-RÜDIN

Neuropathologie
Von THEODORE RABINOWICZ

Spezielle Alterspsychiatrie
Von FELIX POST

Organisch bedingte Alterspsychosen
Von HANS LAUTER

Mesures sociales — Organisation hospitalière — Psychothérapie
Par J. L. VILLA †

Somatische Therapie im Alter
Von V. A. KRAL

Namenverzeichnis

Sachverzeichnis

Psychopharmakologischer Index

Mitarbeiterliste Teil I

BERNER, PETER, Prof. Dr., Psychiatrische Universitätsklinik, Lazarettgasse 14, A-1090 Wien IX

BLEULER, M., Prof. Dr., Bahnhofstraße 49, Universität Zürich, CH-8702 Zollikon

BOSCH, GERHARD, Prof. Dr., Rheinische Landesklinik für Jugendpsychiatrie, Süchteln 4060 Viersen 12

BRÄUTIGAM, WALTER, Prof. Dr., Psychosomatische Klinik der Universität, 6900 Heidelberg, Voss-Straße 2

GELDER, MICHAEL, G., Prof. Dr., University of Oxford Department of Psychiatrie, The Warneford Hospital, Oxford OX 3 73 X/Great Britain

KIND, HANS, Prof. Dr., Psychiatrische Universitäts-Poliklinik, Gloriastraße 31, CH-8006 Zürich

LEMPP, REINHART, Prof. Dr., Universitäts-Nervenklinik, 7400 Tübingen, Frondsbergstraße 16

LEONHARD, KARL, Prof. emerit. Dr., Humboldt-Universität Nervenklinik, X-104 Berlin, Schumannstraße 20—21

MESTER, H., Dr., Universitäts-Nervenklinik, 4400 Münster, Roxeler Straße 131

MEYER, ADOLF-ERNST, Prof. Dr., Dr., Psychosomatische Abteilung, Universitätsklinik, 2000 Hamburg 20, Martinistraße 52

MEYER, HANS-HERMANN, Prof. Dr., Universitäts-Nervenklinik, 6650 Homburg/Saar

MEYER, JOACHIM-ERNST, Prof. Dr., Psychiatrische Klinik der Universität, 3400 Göttingen, von-Siebold-Straße 5

MÜLLER, CHRISTIAN, Prof. Dr., Hôpital de Cery, Clinique Psychiatrique Universitaire, CH-1008 Prilly/Lausanne

MÜLLER-KÜPPERS, MANFRED, Priv.-Doz. Dr. med. Dipl.-Psych., Psychiatrische und Neurologische Klinik der Universität, Kinder- und Jugendpsychiatrische Abteilung, 6900 Heidelberg, Blumenstraße 8

ØDEGÅRD, ØRNULV, Prof. Dr., Gaustad Sykehus, Vinderen, Oslo 3/Norwegen

PAULEIKHOFF, BERNHARD, Prof. Dr. Dr., Nervenklinik der Westfälischen Wilhelms-Universität, 4400 Münster, Roxeler Straße 131

PETRILOWITSCH †, N., Prof. Dr., 6500 Mainz

QUINT, HANS, Prof. Dr. Dr., Universitäts-Nervenklinik, 5300 Bonn-Venusberg

SCHMITT, WALTER, Prof. Dr., Sozialpsychiatrische Klinik Sonnenberg, 6600 Saarbrücken 6

SCHNEIDER, PIERRE-BERNARD, Prof. Dr., Policlinique Psychiatrique Universitaire, Rue Caroline 11 bis, CH-1003 Lausanne

SCHWIDDER †, W., Prof. Dr., 3405 Tiefenbrunn

SPIEL, WALTER, Prof. Dr., Neuropsychiatrische Abteilung für Kinder und Jugendliche, Psychiatrische Universitätsklinik, Lazarettgasse 14, A-1090 Wien IX

STROTZKA, HANS, Prof. Dr., Institut für Tiefenpsychologie und Psychotherapie, Universität Wien, Daringergasse 16—24, A-1190 Wien

STRÖMGREN, ERIK, Prof. Dr., Psychiatrisches Krankenhaus, DK-8240 Risskov

STUTTE, HERMANN, Prof. Dr., Klinik für Kinder- und Jugendpsychiatrie, Philipps-Universität, 3550 Marburg, Hans-Sachs-Straße 6

WEITBRECHT, HANS JÖRG, Prof. Dr., Universitäts-Nervenklinik und Poliklinik, 5300 Bonn-Venusberg, Annaberger Weg

A. Endogene Psychosen

Einleitung

Von

ERIK STRÖMGREN

Schon im Anfang des zwanzigsten Jahrhunderts hat man es in der Psychiatrie allgemein zweckmäßig gefunden, mit dem Begriff der „endogenen Psychosen“ zu arbeiten. Obwohl die Bezeichnung „endogen“ in dem betreffenden Zusammenhange eigentlich nie ganz logisch war, steht doch fest, daß „man weiß, was man damit meint, und daher braucht man im täglichen Gebrauch diese Bezeichnung nicht aufzugeben“ (K. SCHNEIDER, 1971); logisch wäre der Gegensatz „exogene Psychosen“, das heißt Psychosen, die durch den Menschen bzw. das Gehirn von außen treffende Noxen hervorgerufen werden; praktisch wird aber dieser Begriff in ganz anderer Weise abgegrenzt; man denkt an organische Beschädigungen des Gehirns, gleichgültig ob diese wirklich von außen kommen, oder ob sie von innen, erbbedingt und also eigentlich in endogener Weise entstehen. Praktisch wurde die Abgrenzung der endogenen Psychosen von den meisten dann so gemacht, daß man mit dieser Bezeichnung solche Psychosen meinte, die wohl wahrscheinlich somatisch bedingt sind, bei denen aber keine somatische Ätiologie bis jetzt festzustellen war. Das Wort „endogen“ deutete an, daß erbliche Faktoren von wesentlicher ätiologischer Bedeutung seien, wobei man aber wieder diese Qualifikation einschränken mußte, weil viele organische Psychosen teilweise oder gar ganz erbbedingt sind. Auch eine Einschränkung des Begriffes „exogene Psychose“ wurde — besonders von SCHNEIDER — dadurch gemacht, daß man sich auf somatische Ursachen beschränkte. Logisch wäre es selbstverständlich zutreffender, wenn man auch eine psychogene Exogenese anerkennen würde. Diese Einschränkung hängt wohl teilweise damit zusammen, daß viele Psychiater die psychoseähnlichen psychogenen Reaktionen gar nicht als Psychosen bezeichnen wollen, was wenig verständlich scheint in Anbetracht der Tatsache, daß keine symptomatologische Definition des Begriffes Psychose möglich ist, ohne daß auch gewisse psychogene Reaktionen unter diesen Begriff fallen mussen. In seinem Handbuchbeitrag „Die abnormen seelischen Reaktionen“ (1927), der nur die psychogenen Reaktionen beschreibt, schildert SCHNEIDER dementsprechend u.a. verschiedene Krankheitsbilder, die auch von ihm als Psychosen bezeichnet werden.

Allgemein schrieb man also diesen endogenen Psychosen eine somatische Ätiologie zu. Immer wieder wurde hervorgehoben, daß es wohl nur eine Zeitfrage sei, bevor man die organische Pathogenese festgestellt haben würde. Es kann enttäuschend wirken, daß bis heute in dieser Richtung keine entscheidenden Fortschritte zu verzeichnen sind. Man kann die endogenen Psychosen heute abgrenzen, ganz, wie man es am Anfang des Jahrhunderts getan hat. Auch die optimistische Hoffnung auf eine Aufdeckung der somatischen Grundlagen dieser Psychosen ist unverändert.

Damit sei selbstverständlich nicht gesagt, daß sich unser Wissen um die Genese der endogenen Psychosen nicht in der Zwischenzeit vertieft haben sollte. Sehr viele wichtige Einzelbeobachtungen sind zweifellos gemacht worden. Beispielsweise wissen wir jetzt viel mehr über die genetischen Grundlagen der Psychosen. Vor allem ist es ganz klar geworden, daß die früher weitverbreitete Annahme einer ausschließlich erblichen Ätiologie der Schizophrenie und der manisch-depressiven Psychose falsch ist. Bei der manisch-depressiven Psychose findet man bei Zwillingsuntersuchungen bei den Eineiigen eine Konkordanz von etwa 60—70%; exogene Faktoren spielen also eine nicht unwesentliche Rolle.

Bei der *Schizophrenie* waren die Verhältnisse seit jeher viel verwickelter. Aus den Zwillingsuntersuchungen konnte man nichts Sicheres schließen, weil nicht daran zu zweifeln war, daß psychogene Faktoren irgendwie an der Pathogenese beteiligt sein konnten, weshalb eine hohe Konkordanz unter Eineiigen jedenfalls teilweise psychogen bedingt sein könnte. Neuere Befunde, die wesentlich niedrigere Konkordanzzahlen ergaben als diejenigen, die in den ersten klassischen Arbeiten festgestellt worden waren, haben dazu beigetragen, daß an der erblichen Ätiologie der Schizophrenie überhaupt gezweifelt wurde. Diese Deutung wurde verständlicherweise besonders im amerikanischen Raume gemacht. Dazu ist erstens zu sagen, daß die betreffenden neueren Serien ziemlich klein sind, und daß bei Verlängerung der Beobachtungszeit die Konkordanz fortwährend zunimmt; zweitens sprechen die Ergebnisse der großangelegten Adoptionsuntersuchungen der letzten Jahre endgültig für eine wesentliche Bedeutung der Erbfaktoren (Heston, 1966; Kety, Rosenthal, Wender, Schulsinger, 1968).

An eine Beteiligung sowohl somatischer wie psychologischer Faktoren kann also nicht mehr gezweifelt werden; über die Natur und den Interaktionsmodus dieser verschiedenen Faktoren weiß man aber immer noch sehr wenig. Ganz besonders intensiv hat sich Manfred Bleuler mit diesen Fragen beschäftigt, so wie er es in diesem Bande zusammenfassend darstellt. Auf Grund seiner langjährigen Familienstudien im schizophrenen Kreise ist Bleuler zu dem Ergebnis gelangt, daß die genetische Grundlage der Schizophrenie wahrscheinlich nicht auf dem Vorhandensein bestimmter pathogener Erbfaktoren beruht, vielmehr scheint es ihm wahrscheinlich, daß es sich nur um ungünstige, disharmonische Kombinationen von — an sich möglicherweise ganz normalen — Genen handelt. Dabei könnte es sich sehr wohl um viele verschiedene Arten von Kombinationen handeln. Eine solche erbbedingte Disharmonie würde dann eine besondere Vulnerabilität gewissen psychischen Noxen gegenüber verursachen. Auch diese Noxen können von Fall zu Fall von sehr verschiedener Natur sein; eine große Rolle spielen dabei aber jedenfalls gewisse Dissonanzen innerhalb der primären Familiengruppe.

Eine solche Theorie würde es als ganz selbstverständlich erscheinen lassen, daß man bei den Schizophrenen vergeblich nach bestimmten biochemischen oder pathophysiologischen Mechanismen suchen würde. Schon aus anderen Gründen hat Bleuler definitorisch die schizophrenieähnlichen klinischen Bilder, die im Zusammenhang mit bekannten körperlichen Schäden auftreten, von der Schizophrenie abgetrennt. Dabei ist zuzugeben, daß in den meisten solcher Fälle von symptomatischer Schizophrenie doch irgendwelche schizophreniefremde Symptome vorhanden sind. Sogar bei den oft sehr schizophrenieähnlichen Psychosen der Epileptiker hat man beinahe immer ein Gefühl, daß diese Menschen doch anders strukturiert sind als die „genuinen“ Schizophrenen. Gibt es aber überhaupt Psychosen, die eine sichere somatische Genese haben, und die sich trotzdem von den kryptogenen Schizophrenien symptomatologisch in keiner Weise unterscheiden? Diese Frage muß wohl bejaht werden. Wir haben in den letzten Jahrzehnten eine beträchtliche Anzahl von Psychosen bei Amphetaminismus gesehen, die sich wirklich in keiner Weise von Schizophrenien im engeren Sinne unterscheiden: Wahnideen und Halluzinationen bei klarem Bewußtsein sowie gefühlsmäßige Änderungen, für die der Terminus Autismus bezeichnend ist. Wenn man sich außerdem vergegenwärtigt, daß von japanischen Forschern überzeugend behauptet wurde, daß solche Psychosen auch nach Aufhören des Amphetaminismus chronisch werden können, kann man wohl nicht von der Möglichkeit absehen, daß doch ein Teil derjenigen Schizophrenien, bei denen keine somatischen Schäden auffindbar sind, toxischen oder metabolischen Ursprungs sind.

In diesem Zusammenhang seien auch die Psychosen nach Haschischmißbrauch erwähnt. Bei den akuten Intoxikationen liegt wohl beinahe immer eine Bewußtseinstrübung vor, die der Schizophrenie fremd ist. Bei längerem Gebrauch sehen wir aber Zustände, die, besonders wenn sie bei jungen Leuten auftreten, von Hebephrenien schwer unterscheidbar sind. Dazu kommen dann die Fälle, in denen ein schon im Kindesalter angefangener Mißbrauch die spröde Pubertätspsyche dermaßen verändert, daß ein wirklicher Knick in der Persönlichkeitsentwicklung eintrifft, der sich jetzt auf rein psychogener Basis weiter entwickelt. Besonders interessant — und verhängnisvoll — sind auch die Fälle, in denen Tage oder Wochen nach Aufhören des Haschischmißbrauches neue psychotische Episoden auftreten, die wohl jetzt kaum mehr pharmakologisch zu deuten sind und eher als psychogene Spätfolgen anzusehen sind.

Es mag also sein, daß die Ätiologie der Schizophrenien nicht nur heterogen, im Sinne BLEULERs, ist, sondern in gewissen Fällen doch von relativ einfachen somatischen Faktoren überwiegend bestimmt wird. Dabei mag es dann gelegentlich so sein, daß die einfache exogene Noxe nur bei gewissen Persönlichkeiten diese Wirkung hat und somit doch letzten Endes nur von provozierender Bedeutung ist, möglicherweise aber auch so, daß die betreffenden Menschen ohne diese Noxe nie schizophren geworden wären. (Eine sehr gründliche, beinahe 800 Hinweise umfassende Literaturübersicht über "schizophrenia-like psychoses associated with organic disorders" verdanken wir DAVISON u. BAGLEY, 1969.)

An eine schizophrene Krankheitseinheit glaubt wohl niemand mehr. Anders mögen die Verhältnisse bei der *manisch-depressiven Psychose* sein. Hier hat der offensichtlich dominante Erbgang immer den Eindruck erwecken können, daß es sich um eine Krankheit handele, bei der ein pathologisches Gen ein wichtiger pathogenetischer Faktor sei. Daß auch exogene Faktoren verschiedener Art mit im Spiele waren, war gleichzeitig einleuchtend. In den letzten Jahren wurde aber wieder daran gezweifelt, daß es sich in allen Fällen um dieselben Gene handeln sollte. Besonders die Studien von PERRIS (1966) und ANGST (1966) haben die Konklusion nahe gelegt, daß es sich um — mindestens — zwei verschiedene Krankheitseinheiten handeln könnte: einerseits die bipolaren Fälle mit sowohl manischen wie depressiven Phasen, andererseits die monopolaren endogenen Depressionen. Die Deutung der betreffenden klinischen Materialien ist zwar schwierig, und das letzte Wort wurde sicher noch nicht gesagt. Besonders schwierig, weil bis jetzt symptomatologisch überhaupt keine Unterschiede gefunden wurden zwischen depressiven Zuständen im Verlauf der bipolaren bzw. der monopolaren Fälle. Dazu kommt noch, daß Kranke, die „an sich" zum bipolaren Typus gehören, aber zufällig keine Manien bekommen — die Manien sind ja viel seltener als die Depressionen — und die deshalb in allen Beziehungen mit den monopolaren Depressionen identisch zu sein scheinen, in beträchtlicher Zahl vorkommen müssen. Hier können keine scharfen Grenzen gezogen werden.

Zu den seit jeher bekannten exogenen Faktoren, die manisch-depressive Phasen auszulösen imstande sind, sind in den letzten Jahren neue provozierende

Faktoren in das Blickfeld eingetreten. Die Einführung der Corticotropine hat Auslösung von zahlreichen manischen und depressiven Phasen bewirkt, und während der Reserpin-Ära in der Therapie des Hochdrucks waren Reserpin-Melancholien ein alltägliches Vorkommen. Auch andere Psychopharmaka sind in diesem Zusammenhange zu erwähnen; auffallend waren die nicht seltenen melancholiformen Zustände, die bei Schizophrenen im Verlaufe einer Behandlung mit Neuroleptika auftraten; in einem nicht zu vernachlässigenden Prozentsatz verursachen die tricyclischen Antidepressiva maniforme Zustände, die doch bisweilen durch Beimischung von „exogener" Symptomatologie ihren exogenen Ursprung verraten. Dasselbe gilt in etwas höherem Grade für die manischen Reaktionen im Verlaufe von Behandlung mit höheren Dosen von Benzodiazepin. Es ist nicht zu bestreiten, daß solche manische und depressive Reaktionen auch bei Menschen vorkommen können, die bisher keine manisch-depressiven Phasen dargeboten haben. Die Existenz ganz überwiegend exogener manischer und depressiver Phasen von symptomatologisch „endogenem" Typus ist deshalb durchaus eine Möglichkeit.

Für *„atypische Psychosen"* war das Interesse immer sehr rege. Einige von diesen Psychosen wurden als Varianten oder Mischformen von den klassischen endogenen Psychosen aufgefaßt, andere wurden als selbständige nosologische Einheiten gewertet. Als zu der letzten Gruppe gehörig wurden seit WERNICKE u. KLEIST eine Reihe von Krankheitsbildern geschildert. Obwohl von diesen wohl eigentlich nur die Motilitätspsychose außerhalb der Schulen der erwähnten Forscher als einigermaßen selbständige Krankheit aufgefaßt wurde, leuchtet ein, daß es immer für die deskriptive Psychiatrie eine wichtige Aufgabe sein muß, Syndrome zu umgrenzen; auch wenn sie sich am Ende nicht als nosologische Einheiten herausstellen sollten, würde ja immer die Möglichkeit bestehen, daß für diese Sonderformen bestimmte Therapien besonders indiziert wären. Sehr wichtig sind diese Bestrebungen auch als Gegengewicht gegen die unserem therapeutisch aktiven Zeitalter charakteristische Nivellierung der Krankheitsbilder; tief eingreifende und alle Symptomatologie verwischende Therapie wird gewöhnlich eingesetzt, schon lange bevor eine Diagnose möglich war. Manchenorts ist die von der hypertherapeutischen Einstellung verursachte „Einheitspsychose" wirklich eine Tatsache und nicht nur ein Gespenst aus dem vorigen Jahrhundert.

Trotz dieser Kehrseiten der — unentbehrlichen — aktiven somatischen Therapie der letzten Jahrzehnte sollen die nosographischen und nosologischen Möglichkeiten, die mit der Durchführung dieser Therapien verbunden ist, durchaus nicht vergessen werden. Es ist doch eine so oft gemachte Erfahrung außerhalb der Psychiatrie, daß die Einführung einer effektiven Therapie Wichtiges über die Ätiologie und Pathogenese der betreffenden Krankheiten aufdecken konnte. Hoffnungen auf ähnliche Ergebnisse hat man auch in der Psychiatrie gehabt. Im allgemeinen ist man aber enttäuscht worden. Die hervorragende Wirkung der Krampfschockbehandlung der manisch-depressiven Psychose hat uns eigentlich überhaupt nichts über Ätiologie und Pathogenese dieser Krankheit gelehrt, und der unbestrittene Einfluß einer großen Reihe von Psychopharmaka auf die Schizophrenie hat sehr wenig zu dem Verständnis der dieser Krankheit zugrunde liegenden Mechanismen beigetragen. Erstens scheinen eine Reihe von chemisch ganz verschiedenen Medikamenten ungefähr dieselben Ergebnisse zu haben, zweitens wirken dieselben Medikamente auch recht gut auf Krankheitszustände von entschieden nicht-schizophrener Natur; ein gemeinsamer chemischer Faktor, der auf gemeinsame pathogenetische Zwischenglieder der verschiedenartigsten psychiatrischen Krankheitsbilder wirken könnte, ist schwer denkbar; um so wichtiger ist es, daß wir unsere Aufmerksamkeit auf die Fälle konzentrieren, in denen Medikamente — oder andere somatische Behandlungen — spezifisch auf ein wohlumschriebenes Krankheitsbild zu wirken scheinen. Diesem Idealbild nähern sich wohl unbestritten die tricyclischen Antidepressiva in der Behandlung der endogenen Depressionen. Die meisten Psychiater haben den Eindruck, daß diese Medikamente eigentlich nur bei den endogenen Depressionen von wirklicher Bedeutung sind. Etwas störend ist es zwar, daß es so viele verschiedene Antidepressiva gibt, die ungefähr die gleiche Wirkung haben; auch gewisse Medikamente, die den tricyclischen chemisch ganz fern stehen, sind von vergleichbarem therapeutischem Wert. Noch spezifischer als diese Gruppe von Medikamenten scheint das Lithium der manisch-depressiven Psychose gegenüber zu sein; hier haben wir in noch ausgesprochenerem Grade den Eindruck, daß das Medikament nur auf eine bestimmte Krankheit wirkt, und interessanterweise sowohl auf die manischen wie auf die depressiven Phasen, im Falle der letzteren zwar nur in dem Sinne, daß das Lithium für die Prophylaxe der Depressionen wichtig ist, nicht aber für die Therapie. Es scheint sich also darum zu handeln, daß die Lithiumbehandlung die endogene Labilität direkt beeinflußt und nicht die emotionelle Symptomatologie. Dazu kommt noch, daß das Lithium chemisch so einfach wie überhaupt möglich ist; es handelt sich um eine direkte Wirkung des Lithiumions; die Verhältnisse sind deshalb ganz besonders übersichtlich, und Forschungen auf diesem Gebiete scheinen verheißungsvoll.

In diesem Zusammenhang muß daran erinnert werden, daß die der kontinentalen Psychiatrie so selbstverständliche Unterscheidung der endogenen von den reaktiven Depressionen in großen Teilen der angelsächsischen Psychiatrie nicht anerkannt wird. Seit einem Menschenalter war innerhalb der englischen Psychiatrie die Auffassung dominierend, daß reaktive und endogene Depressionen ein Continuum ausmachen; für eine spezifische Wirkung eines Medikamentes auf endogene Depressionen wird man von diesem Standpunkt aus wenig Verständnis haben. Das hat weitreichende Folgen: Einerseits können sich die Drogenfabrikanten freuen, weil die antidepressiven Medikamente allen depressiven Kranken verordnet werden, andererseits besteht die sekundäre Gefahr, daß diese Medikamente mehr oder weniger in Verruf kommen, weil sie auch in Fällen gebraucht werden, wo sie auf Wirkung keine Aussicht haben, und wo sie trotzdem ihre unerwünschten Nebenwirkungen entfalten können.

Abschließend wäre nochmals hervorzuheben, daß die vielartigen Erfahrungen der letzten Jahrzehnte unser Wissen mit sehr vielen Einzelheiten bereichert haben. Auch die psychiatrische Nosographie ist seit Kraepelin in vielen Richtungen erweitert und verfeinert worden. Innerhalb des Gebietes der endogenen Psychosen bleibt aber — wie es auch zuletzt Weitbrecht (1971) hervorgehoben hat — die Kraepelinsche Dichotomie — man stelle sich zu ihr wie man will — der einzige praktisch brauchbare Ausgangspunkt für eine internationale Verständigung innerhalb der psychiatrischen Wissenschaft.

Literatur

Angst, J.: Zur Ätiologie und Nosologie endogener depressiver Psychosen. Monographien aus dem Gesamtgebiete der Neurologie und Psychiatrie, H. 112. Berlin-Heidelberg-NewYork: Springer 1966.

Bleuler, M.: Klinik der Schizophrenien. Dieser Band, S. 7.

Davison, K., Bagley, C.R.: Schizophrenia-like psychoses associated with organic disorders of the central nervous system: A review of the literature. In: R.N. Herrington (ed.), Current problems in neuropsychiatry. Schizophrenia, epilepsy, the temporal lobe, Brit. J. Psychiat., spec. publ. 4, pp. 113—184. Ashford, Kent: Headley Brothers Ltd. 1969.

Heston, L. L.: Psychiatric disorders in foster home reared children of schizophrenic mothers. Brit. J. Psychiat. **112**, 819—825 (1966).

Kety, S. S., Rosenthal, D., Wender, P. H., Schulsinger, F.: The types and prevalence of mental illness in the biological and adoptive families of adopted schizophrenics. J. psychiat. Res. **6**, Suppl. 1, 345—362 (1968).

Perris, C. (ed.): A study of bipolar (manic-depressive) and unipolar recurrent depressive psychoses. Acta psychiat. scand., Suppl. **194** (1966).

Schneider, K.: Die abnormen seelischen Reaktionen. In: G. Aschaffenburg (ed.), Handbuch der Psychiatrie. Spez. Tl. Abt. 7, Tl. 2, 1. Hälfte. Leipzig-Wien: Deuticke 1927.

— Klinische Psychopathologie, 9. Aufl. Stuttgart: Georg Thieme 1971.

Weitbrecht, H. J.: Klinik der manisch-depressiven Psychosen. Dieser Band, S. 83.

Klinik der schizophrenen Geistesstörungen

Von

M. Bleuler

Inhalt

Einleitung 7
Der Schizophrenie-Begriff des heutigen Klinikers 8
Die Diagnose 19
Die Gliederung der Symptome 25
Gliederung der Symptome zum Zwecke der Beschreibung und zum Zwecke der Diagnostik 25
Gliederung der Symptome nach ihrem inneren Zusammenhang. Primäre und sekundäre Symptome 27
Symptome, deren primäre Natur früher vermutet wurde, heute aber widerlegt ist. . 29
Gespaltenheit und Autismus als Erscheinungen der Schizophrenie von primärer Bedeutung 35
Die Wesensverbundenheit zwischen Gespaltensein und Autismus 46
Die Dynamik des schizophrenen Krankheitsverlaufs im Lichte der Lehre von der primären Bedeutung von Gespaltenheit und Autismus 48
Grenzen der Bedeutung psychopathologischer Betrachtung 50
Der Verlauf schizophrener Psychosen 52
Schwierigkeiten der Verlaufsforschung 52
Die Wandelbarkeit des Verlaufs schizophrener Psychosen 57
Der kurzfristige Verlauf bei Schizophrenen, die innerhalb eines Jahres nach der Erkrankung hospitalisiert werden 67
Der lange Verlauf an eigenen statistischen Untersuchungen beurteilt 72
Schizophrenien im Greisenalter 77
Literatur 78

Einleitung

Die „Klinik" grenzt sich schwer von anderen Lehr- und Forschungsgebieten ab. Die Frage, wie meine Aufgabe anzupacken sei, machte mir deshalb Kopfzerbrechen. Klar war allerdings zum vornherein, daß die Therapie — der wichtigste Teil der „Klinik"! – in anderen Abschnitten abgehandelt wird. Mein Auftrag betraf auch keinerlei Grundlagenforschung der Klinik, denn Erbpathologie, Endokrinologie, Stoffwechselpathologie, Epidemiologie und psychoanalytische Grundlagenforschung psychischer Störungen werden von andern Autoren zusammenfassend behandelt. Die Abgrenzung schizophren-paranoider Erkrankungen gegenüber anderen paranoiden Erkrankungen beschreibt P. Berner, diejenige zwischen schizophrenen und atypischen Psychosen E. Stroemgren. Die Zielsetzung der „Psychiatrie der Gegenwart" wie der Umfang meines Auftrages ließen nicht daran denken, das „gesamte Wissen" wie in einem alten Handbuch darzustellen. Weiter durfte mein Beitrag weder ein Referat der Literatur der letzten Zeit sein, noch durfte er wie ein Lehrbuch enthalten, was jeder Psychiater ohnehin weiß.

In der ersten Auflage des Werkes hat J. Wyrsch schon zur Klinik Stellung genommen; er hat dabei phänomenologische Gesichtspunkte stark berücksichtigt. Eine Wiederholung seiner Gedankengänge kam nicht in Frage.

Meine erste Aufgabe schien mir darin zu liegen, aus dem großen, unübersehbaren Gebiet der „Klinik" die heute zur Darstellung reifen Problemkreise richtig auszuwählen und die unreifen und überreifen auszuschalten: Es waren Probleme zu behandeln, über die im Laufe der letzten 10–20 Jahre neue Kenntnisse erworben worden sind oder über die sich neue Meinungen gebildet haben, die aber in ihrer neuen, heutigen Gestalt noch selten überblickt und noch selten zusammenfassend dargestellt worden sind. Die „Gegenwart" habe ich nicht in dem Sinne verstanden, daß sie von noch völlig ungesicherten Befunden und Meinungen einzelner aus der Literatur der allerjüngsten Zeit richtig repräsentiert wäre. Von solchen werden die meisten wieder vergessen sein, bis das Buch erschienen ist. Vielmehr wollte ich neuere Kenntnisse berücksichtigen, von denen man heute hoffen kann, sie seien einigermaßen gefestigt, und Meinungen, die sich seit kurzem im Zuge der Diskussionen geläutert haben. Zum Vorrecht des Klinikers gehört es von jeher, daß er – mehr als der Forscher mit rein naturwissenschaftlichen Aufgaben – auf seine persönliche Erfahrung abstellen darf. Es liegt denn auch im Sinne der Herausgeber, daß die Beiträge zur „Psychiatrie der Gegenwart" eine persönliche Note tragen dürfen, doch sollte mein Beitrag auch nicht zur Hauptsache bloß darin bestehen, meine eigenen Untersuchungen zu referieren.

Von diesen Überlegungen geleitet, habe ich zur Darstellung vier große Problemkreise gewählt:

1. Wie soll der Begriff der Schizophrenien – der bisher so verschieden aufgefaßt worden ist – heute umschrieben werden, damit er allen Klinikern dasselbe bedeutet?

2. Was für Forderungen haben wir heute im Gegensatz zu früher and die Diagnostik der Schizophrenien zu stellen?

3. Wie sind die vielfältigen Symptome der Krankheit ihrem Wesen und ihrer Bedeutung nach im Sinne unserer heutigen Kenntnisse zu ordnen und zu übersehen?

4. Was wissen wir heute mehr über die Verläufe der Schizophrenien als früher und wie haben sich diese Verläufe verändert?

Der Schizophrenie-Begriff des heutigen Klinikers

Ein halbes Jahrhundert hat es gedauert, bis sich aus der Fülle der Beobachtungen und Meinungen ein Schizophreniebegriff gebildet hat, über den sich die Mehrzahl der Psychiater ziemlich einig sind. In dieser Zeit ist der Begriff immer und immer wieder bald ausgedehnt, bald eingeengt worden; immer wieder sind Krankheitsformen in den Begriff einbezogen und dann wieder von ihm abgetrennt worden. Es bedeutete schon eine Ausweitung der Kraepelinschen *Dementia praecox*, als E. Bleuler 1908 den Begriff der Schizophrenie prägte: Psychosen, die nicht zur Verblödung führen und nicht „frühzeitig" beginnen, die nicht mehr als Dementia und nicht mehr als praecox bezeichnet werden konnten, wurden in die Schizophrenien eingeschlossen. Zahlreiche Versuche, den Begriff weiter auszudehnen, folgten. Manche vermuteten, viele Zwangsneurosen, viele neurotische Zustände oder viele schizoide Psychopathien seien Schizophrenien. In der Schweiz war man lange Zeit mit der Diagnose des manisch-depressiven Krankseins derart zurückhaltend, daß man an fast jedem Manisch-Depressiven schizophrene Zeichen fand und die Diagnose einer manisch-depressiven Psychose nur noch ausnahmsweise stellte. Die Manisch-Depressiven wurden zu Schizophrenen. In unzulässiger und bedauerlicher Weise wird der Begriff von vielen Laien in der Umgangssprache verfälscht: Meinungen werden als schizophren statt einfach als widersprüchlich bezeichnet. Andererseits kam es aber auch dauernd zu Versuchen der Wiedereinengung des Begriffes. So wollte man schizophrenieähnliche oder schizophrenieforme Psychosen oder „Randpsychosen" von „eigentlichen" oder „echten" Schizophrenien abtrennen. Die „echten" wären dann zur Hauptsache wieder diejenigen gewesen, die Kraepelin als „*Dementia praecox*" gekennzeichnet hatte.

Rückblickend können wir feststellen, daß sich ganz langsam eine weitgehende Übereinstimmung der Meinungen entwickelt hat. Keine einzelne Veröffentlichung kann sich das Verdienst zuschreiben, daran entscheidend beteiligt gewesen zu sein. Kein einzelner Autor hat eine für unsere Zeit allgemein verbindliche Definition des Schizophreniebegriffes gegeben. Extreme Meinungen sind nach und nach einfach aus der Diskussion gefallen. Der heutige Begriff hat sich an der klinischen Erfahrung entwickelt und klinische Erfahrung hat ihn dauernd ausgefeilt. Diese ist in allen Ländern ähnlich (in den Belangen wenigstens, auf die es hier ankommt); deshalb mußte schließlich auch eine einigermaßen einheitliche Auffassung in allen Ländern resultieren.

In den letzten Jahren ist es nun möglich geworden, diesen an der internationalen Erfahrung langsam geklärten Begriff der Schizophrenien in klare Worte zu fassen. *Das Wesentliche zur Charakterisierung schizophrener Geisteskrankheiten, über das die meisten Psychiater der verschiedensten Schulen heute ähnlicher Meinung sind,* möchte ich im folgenden in vierzehn Sätzen zusammenfassen. Zu jedem Satz sind freilich „wenn" und „aber" anzubringen, läßt sich doch die überwältigende Mannigfaltigkeit der psychopathologischen Erscheinungen nicht in einzelne Sätze einfangen.

1. *Unter einer Schizophrenie versteht man eine Störung, die vorübergehend oder dauernd als Psychose, als Geisteskrankheit, populär als eine Verrücktheit, gekennzeichnet ist: ohne Psychose keine Schizophrenie.* Man ist sich darüber einig, daß der Begriff der „Geisteskrankheit" nur von der Erfahrung des gesunden, „gewöhnlichen" Menschen mit sich selbst und mit seinen gesunden, „gewöhnlichen" Mitmenschen her verstanden werden kann. Wer uns von dieser Erfahrung aus völlig fremd und unbegreiflich geworden ist, wer in andere Bereiche entrückt und dort festgefahren, „ver-rückt", ist, den bezeichnet man von altersher als geisteskrank. Er mag unsere Sprache sprechen, aber wir verstehen sie nicht mehr; wir können uns die Motive seines Handelns nicht mehr vorstellen; er berichtet über Ideen und Wahrnehmungen, die ganz anders sind als die unseren und die mit Erfahrung und Logik im Widerspruch stehen und selbst außerhalb des Rahmens des autistischen Denkens des Gesunden liegen; seine Gefühlsäußerungen oder sein Mangel an Gefühlsäußerungen sind unverständlich und uneinfühlbar. Es handelt sich um denselben Begriff der Geisteskrankheit, der – dem populären Sprachgebrauch entsprechend – in der forensischen Psychiatrie gilt und den Binder (1952) unübertrefflich geschildert hat.

„Geisteskrank" und „nicht geisteskrank" lassen sich nicht scharf voneinander trennen. Und doch sind Grenzfälle seltener, als man theoretisch erwarten würde. Von der überwältigenden Mehrzahl aller Menschen kann man mit Bestimmtheit sagen, sie seien nicht geisteskrank oder sie seien geisteskrank; nur bei einer ganz kleinen Minderheit kann man darüber im Zweifel sein, wenn man den Begriff von Binder anwendet. Diese Erfahrung hat seit Jahrhunderten im Bewußtsein aller Völker ihre Spuren hinterlassen. In allen Sprachen gibt es Ausdrücke, die der Geisteskrankheit oder Verrücktheit im Deutschen einigermaßen entsprechen. In den meisten Kulturen ist deshalb der Begriff der „Geisteskrankheit" in die zivil- und strafrechtliche Gesetzgebung eingegangen, als ob er genau umschreibbar wäre.

Alle die zahlreichen Versuche, Störungen als Schizophrenien zu identifizieren, ohne daß sie je die Bedeutung einer Geisteskrankheit erreicht hätten, sind kläglich gescheitert: So sehr man danach suchte, ist kein körperliches Zeichen gefunden worden, das eine Schizophrenie beweisen würde, ohne daß man sie als Psychose festgestellt hätte. Lehmann-Facius hoffte 1926, eine bestimmte Liquor-Reaktion bewiese die Schizophrenie, zwanzig Jahre später wurde eine abnorme Nebennierenrinden-Reaktion als für die Schizophrenie typisch vermutet; immer wieder sind Meinungen darüber aufgetaucht, ein bestimmtes Toxin (sogar ein bestimmter Geruch) wäre das Anzeichen einer Schizophrenie. Alle diese Vermutungen haben sich als irrig erwiesen. Man kann das Vorhandensein einer Paralyse, einer Epilepsie, einer Huntingtonschen Chorea körperlich diagnostizieren, ohne daß es zu einer Psychose gekommen wäre – aber niemals eine Schizophrenie.

Vergeblich hat man auch versucht, nicht-psychotische psychische Störungen bestimmter Tönung als Schizophrenien zu charakterisieren oder gar aus ihrem Vorhandensein das Herannahen einer schizophrenen Psychose zu prophezeien. Die meisten der späteren Schizophrenen waren vor der psychotischen Erkrankung nicht schizophrenieverdächtig, und umgekehrt: die Meisten, bei denen man das Herannahen einer Schizophrenie vermutete, werden später nicht schizophren (Ernst, 1964, u. a.). *Die Schizophrenie kann man nur diagnostizieren, wenn sie als Psychose da ist oder doch einmal als Psychose da gewesen ist.*

Als Illusion hat es sich erwiesen, mit irgendwelchen Projektionstests eine Schizophrenie, die sich nie als Psychose manifestiert hätte, zu erkennen. Unter anderen hat Uchtenhagen gezeigt, daß bei Gesunden Ergebnisse des Rorschachschen Formdeutversuches häufig sind, wie sie als für Schizophrenie charaktetistisch beschrieben wurden. Ein höchst schizophrenieverdächtiges Rorschachprotokoll beweist keine Schizophrenie. (Die Aussage gilt, soweit das Protokoll die eigentliche Deutungsarbeit widerspiegelt. Protokolliert man längeres Reden der Versuchsperson mit und verrät dieses schwere Zerfahrenheit, deutliche Wahn- und Beziehungsideen, Halluzinationen usw., dann besteht eben eine manifeste Psychose. Sie ist im Gespräch über die Deutung in ähnlicher Weise zum Vorschein gekommen wie in anderen Gesprächen.) Uchtenhagen (im Druck) u. a. haben es wahrscheinlich gemacht, daß schizophrenieverdächtige Rorschachprotokolle bei Gesunden am ehesten dann zustande kommen, wenn sie vom Arzt eines dem Gesunden nahestehenden Geisteskranken aufgenommen werden. Leicht steht der Getestete dann unter der unklar empfundenen Befürchtung, man „überführe“ ihn selbst mit dem Test einer Geisteskrankheit. Unter dieser Angst wird er befangen und es tauchen Deutungen aus anderen Schichten des inneren Lebens auf als bei unbefangener Einstellung. Freilich sind diese Zusammenhänge noch lange nicht sichergestellt.

Die schizophrenieverdächtigen Rorschachbefunde Gesunder beleuchten einen allgemeinen und wichtigen Tatbestand: Bei Gesunden kann hie und da einmal ein inneres Leben an den Tag treten, das sich von schizophrenem Leben nicht unterscheiden läßt: in der Mystik, im Aberglauben, in einzelnen Kunstrichtungen, bei emotionalen Erschütterungen, im Tag- und Nachttraum, in rauschartigen Vergiftungszuständen. Nicht jede Lebensäußerung, die sich von schizophrenen Symptomen schwer unterscheiden läßt, ist ein Hinweis auf Schizophrenie. Schizophrenes Leben muß im Rahmen einer eigentlichen Geisteskrankheit deutlich werden, bis es für die Diagnose einer Schizophrenie verwertbar ist.

2. Im Verlauf einer Schizophrenie kann der Grad der Krankhaftigkeit schwanken. Krankhafte Äußerungen können vorübergehend zurücktreten, die Krankheit kann sich bessern oder sie kann ausheilen. *Die Vorbedingung „Geisteskrankheit“*

zur Annahme einer Schizophrenie muß nicht dauernd gegeben sein. Es genügt, wenn sie während einer Zeitphase einmal gegeben war.

3. *Zum Begriff der Schizophrenien gehört es, daß sie Störungen sind, die erst im Laufe des Lebens beginnen. Störungen, die sich schon im frühesten Kindesalter nachweisen lassen oder von denen man wenigstens theoretisch annimmt, sie seien schon im frühesten Kindesalter da gewesen, gehören nicht zu den Schizophrenien.*

Faßt man den Begriff der Geisteskrankheit eng, dann ist diese Feststellung schon in der Aussage enthalten, die Schizophrenien seien Geisteskrankheiten. Doch kann man auch in weitem Sinne bei einer Idiotie von Geisteskrankheit sprechen.

Daß wir angeborene Störungen nicht in den Schizophreniebegriff einschließen, muß besonders zur Abgrenzung des frühkindlichen Autismus (KANNER) von den Schizophrenien erwähnt werden. Dem Autismus infantum liegt vielleicht die angeborene Unfähigkeit zugrunde, auf elementare Appelle zu emotionellem Kontakt mit anderen emotionell zu antworten (z. B. auf die entsprechende Zuwendung der Mutter in entsprechender Art zu lächeln). Ist diese Auffassung richtig, gehört der Autismus infantum sicher nicht zu den Schizophrenien, wie wir sie heute umschreiben.

Welche Geisteskrankheiten sind Schizophrenien? Es ist leichter festzustellen, welche sicher nicht Schizophrenien sind, als die Schizophrenie in ihren Merkmalen zu umschreiben. Deshalb soll auch die „negative" Umschreibung der Schizophrenien im folgenden vorangestellt werden. Es entspricht dies der historischen Entwicklung: Aus der unabsehbaren Fülle der Geisteskrankheiten wurden Ende des letzten und anfangs dieses Jahrhunderts zuerst die „andern" Geisteskrankheiten ausgeschieden: die progressive Paralyse, die senilen Psychosen, die Psychosen bei Sklerose der Hirngefäße, die epileptischen Psychosen und das manisch-depressive Kranksein. Die übrig bleibenden Geisteskrankheiten wurden zur Hauptsache zur *Dementia praecox* und später zur Schizophrenie.

4. *Psychosen mit amnestischem Psychosyndrom, mit Verarmung und Entdifferenzierung des intellektuellen Lebens sind nicht Schizophrenien. Psychosen mit Minderung des Bewußtseins sind nicht Schizophrenien. Psychosen, die zur Hauptsache als übersteigerte Verstimmungen angesprochen werden können, sind nicht Schizophrenien.*

Es gehört heute zu den elementaren psychiatrischen Erfahrungen, die wir immer und immer wieder in den Vordergrund stellen sollten, daß alle jene intellektuellen Störungen, die wir bei schweren und diffusen Veränderungen der Hirnfunktion oder -struktur finden, bei Schizophrenen fehlen: jede primäre Gedächtnisstörung und insbesondere eine Störung des Frischgedächtnisses und ebenso die Verarmung von Ideenschatz und intellektuellem Gestaltungsvermögen. Diese Störungen sind auch den schwersten schizophrenen Zuständen, die man Demenz genannt hat, nicht eigen.

Akute körperliche Störungen können das Bewußtsein mindern oder verändern. Die Erscheinungen veränderten Bewußtseins bei Delirien, Dämmerzuständen, Verwirrungen und Halluzinosen können schizophrenen Störungen zum Verwechseln ähnlich werden. Ist hingegen eine akute psychische Störung durch Schläfrigkeit und Subkoma oder sogar Koma gekennzeichnet, dann handelt es sich bestimmt nicht um eine Schizophrenie.

Verstimmungen sind bei Schizophrenen häufig. Zur Annahme einer Schizophrenie genügt die Verstimmung aber nicht.

Solche Formulierungen darüber, was keine Schizophrenie sein kann, lauten einfach. Ihre Anwendung in der Praxis ist weniger einfach:

Die Differenzierung gegenüber den Folgen von Hirnveränderungen wird vor allem im Alter unmöglich. Intellektuelle Veränderungen sind im Alter physiologisch. Wir kennen aber die Grenzen der Norm im Zuge des psychischen Alterns noch ungenügend. Außerdem verändern sich die Erscheinungsbilder der Krankheiten im Laufe des Lebens und so auch der Schizophrenien im Laufe des Alterns. Wie sich im hohen Alter vorbestehende Schizophrenien verändern, wissen wir heute, vor allem auch auf Grund der Untersuchungen von Chr. Müller (1959). Wie aber eine Schizophrenie aussieht, die in hohem Alter beginnen würde, ist rätselhaft. Aus diesen Gründen ist die Abgrenzung von frischen Schizophrenien im hohen Alter (wenn es sie geben sollte!) von Psychosen auf Grund von Hirnkrankheiten noch nicht möglich. Wir wissen nicht, ob jugendlichen Schizophrenien wesensähnliche Psychosen noch im hohen Alter ausbrechen können. Noch ungesicherte Befunde über eine Häufung von Alterspsychosen unter Verwandten Schizophrener sprechen dafür.

Die Minderung des Bewußtseins auf Grund einer Körperkrankheit ist manchmal von schizophrenen Stuporzuständen kaum zu unterscheiden. Nach dem Aufwachen aus dem schizophrenen Stupor berichten uns die Kranken zwar von der Lebendigkeit krankhafter innerer Vorgänge während des Stupors, die sie mit größter Anteilnahme erlebten. Solange sie aber im Stupor sind, hören wir nichts darüber. Manchmal können wir deshalb vorübergehend zweifeln, ob es sich um körperlich bedingte Schläfrigkeit und Bewußtseinsminderung handelt. Zudem kann schizophrener Stupor nach Einnahme von Schlafmitteln oder neuroleptischen Mitteln mit toxischen Bewußtseinsstörungen kompliziert sein.

Zwischen „reinen“ psychotischen Verstimmungen (den affektiven Psychosen) und Verstimmungen bei schizophrenen Psychosen gibt es häufig fließende Übergänge. Deshalb ist die Bezeichnung „Misch-Psychosen“ unentbehrlich geworden. In dieser Hinsicht sind die Grenzen der Schizophrenien recht unbestimmt.

5. *Psychosen, die sich in erkennbarem engem Zusammenhang mit körperlichen Krankheiten entwickeln, rechnen wir heute nicht zu den Schizophrenien.*

Viele psychische Erkrankungen, die in engem Zusammenhang mit körperlichen Erkrankungen entstehen, lassen sich schon ihren psychopathologischen Erscheinungen nach von Schizophrenien abgrenzen, wie es soeben besprochen wurde – aber nicht alle. Vielerlei körperliche Störungen können Psychosen hervorrufen, die zeitweise Schizophrenien zum Verwechseln ähnlich sind: Hirntumoren, Hirnentzündungen, Epilepsien, Hyperthyreosen, Vergiftungen mit Weckaminen u. a. Bei der großen Mehrzahl der Fälle setzen diese Körperkrankheiten, wenn sie die Psyche schädigen, nicht schizophrenieähnliche Psychosen. Nur bei einer Minderzahl der Fälle lassen sich ihre Folgeerscheinungen psychopathologisch schwer von Schizophrenien unterscheiden. Meistens sind sie Schizophrenien nur vorübergehend ähnlich. Sie gleichen auch kaum charakteristischen schizophrenen Zuständen, sondern häufiger uncharakteristischen.

Das Vorkommen schizophrenieähnlicher Psychosen im Zusammenhang mit körperlichen Störungen nötigt gebieterisch zur Forderung: Keine Diagnose der Schizophrenie ohne körperliche Untersuchung und körperliche Anamnese!

Bis heute ist die Auffassung weit verbreitet, auch die Schizophrenien seien „organische“ Psychosen und sie entständen in engem Zusammenhang mit körperlichen Erkrankungen. Selbst die Anhänger dieser Auffassung müssen aber zugeben, daß sich die von ihnen vermutete „Somatose Schizophrenie“, die der Psychose Schizophrenie zugrunde liegen soll, nicht hat aufdecken lassen. Sie hat sich nicht aufdecken lassen, obschon Generationen von Psychiatern angestrengt danach gesucht haben und obschon alle denkbaren diagnostischen Mittel dabei eingesetzt wurden. Vielmehr sind die meisten Schizophrenen (soweit wir erkennen können) körperlich gesund und die meisten körperlich Kranken nicht schizophren. Trotzdem muß bei der Beschreibung des Schizophreniebegriffes auf die alte organische Entstehungstheorie der Schizophrenien Rücksicht genommen werden. Deshalb wage ich nicht zu sagen, Zusammenhänge zwischen körperlichen Erkrankungen und einer Psychose schließen die Schizophreniediagnose aus, vielmehr beschränke ich die Feststellung auf *erkennbare* Zusammenhänge. Einzelne glauben allerdings, solche gefunden zu haben. Ihre Befunde sind bisher von anderen Schulen kaum bestätigt worden, und sie sind nicht allgemein anerkannt. Als „erkennbar" in diesem Zusammenhang soll deshalb gemeint sein: „nach vielfach anerkannter Meinung erkennbar".

Man ist schon versucht gewesen, die schizophrenieähnlichen Psychosen in erkennbarem Zusammenhang mit Körperkrankheiten in den Begriff der Schizophrenien einzubeziehen. Man könnte sie auch als „symptomatische" Schizophrenien bezeichnen. Sie unterscheiden sich aber nicht nur in der Genese von den Schizophrenien, sondern auch in bezug auf den Verlauf und vor allem in bezug auf die kausale Therapie, die bei ihen angezeigt ist. Sie können zwar wie viele Schizophrenien ausheilen. Heilen sie aber nicht aus, so kommt es gewöhnlich zu anderen Bildern als bei chronischen Schizophrenien. In bezug auf die schizophrenieähnlichen Psychosen bei Epilepsie haben Slater, Beard u. Glithero bereits auch ein von den Schizophrenien ganz unterschiedliches Familienbild aufgedeckt. Mit Recht hat der gewöhnliche klinische Sprachgebrauch deshalb schizophrenieähnliche Psychosen im engen erkennbaren Zusammenhang mit körperlichen Erkrankungen nicht in den Schizophreniebegriff einbezogen. Will man sie unmißverständlich bezeichnen, so nicht als Schizophrenien und auch besser nicht als „symptomatische Schizophrenien", sondern als schizophrenieähnliche Psychosen zum Beispiel bei Stirnhirntumor oder bei Virus-Encephalitis.

6. *Psychosen, die sich überzeugend und leicht erkennbar im Zusammenhang mit psychischen Erschütterungen ausbilden und rasch wieder abklingen, rechnen wir heute nicht zu den Schizophrenien.* Die häufigsten sind die Haftpsychosen und die hysterischen Dämmerzustände (wenn man die letzteren als „Psychosen" bezeichnen will). Zu ihnen gehören auch andere als hysterische Ausnahmezustände nach Erschütterungen, z. B. Verwirrungszustände nach einer Erdbebenkatastrophe oder bei einer Barrierenwärterin, die soeben zugesehen hat, wie sich infolge ihrer Fahrlässigkeit ein Unglück ereignete. „Massenpsychosen", z. B. bei einer Panik oder in religiöser oder politischer Ekstase, haben mit Schizophrenie nichts zu tun.

Ich möchte aber nicht etwa behaupten, die Lebenserfahrung hätte mit der Genese der Schizophrenien nichts zu tun. Im Gegenteil: Meines Erachtens liegt bis heute die einzige Möglichkeit, eine genetisches Verständnis der Schizophrenien zu gewinnen, im Studium der Wirkung der Lebenserfahrung auf einen Menschen bestimmten Wesens (und gleichzeitig im Studium der Auswirkung seines Wesens auf seine Lebenserfahrung). Sei dem wie es wolle, so ist das eine sicher: Die Erfahrung (und ihr folgend der klinische Sprachgebrauch) hat seit bald 100 Jahren zwischen psychogenen und „endogenen" Störungen unterschieden und die Schizophrenien zu den „endogenen" gerechnet. Psychodynamische Entstehungsbedingungen entdecken wir bei Schizophrenen – wenn wir sie überhaupt entdecken! – keinesfalls in derart einfacher und überzeugender Art wie diejenigen jener Störungen, die wir von altersher als „psychogen" charakterisiert haben. Die vermutete Psychodynamik der Schizophrenien ist verwickelter, verborgener, dem Empfinden des Gesunden ferner liegend als die Psychodynamik der psychogenen Störungen des Sprachgebrauchs. Außerdem wird sie nur unter der Annahme von schwer zu entdeckenden angeborenen Entwicklungsbereitschaften glaubhaft.

Wenn die klinische Erfahrung somit im Allgemeinen eine Grenze zwischen „einfach psychogenen" und schizophrenen Störungen ziehen läßt, so gibt es doch Grenzfälle. Die meisten von ihnen sind mit dem verbreiteten Ausdruck der „schizophrenen Reaktion" allgemeinverständlich gekennzeichnet. Nach den bisherigen Auffassungen über das Wesen der endogenen Psychosen handelt es sich bei ihnen um äußerlich ähnliche, dem Wesen nach grundverschiedene Störungen: erstens um Schizophrenien, die kurz dauern und sich mehr oder weniger zufällig an ein Psychotrauma anknüpfen, und zweitens um psychogene Reaktionen, die mehr oder weniger zufällig (oder zufolge schizoider Konstitution des Patienten) schizophrene Symptomatologie nachahmen. Heute ist es wahrscheinlicher, daß sie echte Übergangsformen zwischen psychogenen Reaktionen und Schizophrenien sind und daß scharfe Grenzen nach beiden Seiten gar nicht vorhanden sind.

7. *Im Gegensatz zu früher schließt hingegen ein günstiger Verlauf die Diagnose einer Schizophrenie keinesfalls mehr aus.* Fast allgemein ist heute die Tatsache anerkannt, daß sich die Symptomatologie von vielen günstig verlaufenden Psychosen von derjenigen unheilbarer Psychosen während langer Zeiten nicht unterscheidet. Dies beeinträchtigt gewiß das großartige Konzept von KRAEPELIN, wonach sich günstig verlaufende „endogene" Psychosen in ihrem Erscheinungsbild grundsätzlich von ungünstig verlaufenden unterscheiden würden (eben das manisch-depressive Kranksein von der *Dementia praecox*). Trotzdem hat KRAEPELIN selbst hervorgehoben, daß günstig verlaufende Psychosen mit der Symptomatologie der ungünstig verlaufenden *Dementia praecox* vorkommen.

LANGFELDT (1956) kommt das Verdienst zu, die Unterscheidung zwischen günstigen und ungünstigen Schizophrenien genauer untersucht zu haben, als es vor ihm geschehen war. Seine Untersuchungen führten zur Unterscheidung der „echten" Schizophrenien von „schizophreniformen" Psychosen. Doch erschüttern sie die Annahme nicht, daß sich günstig verlaufende Psychosen von ungünstig verlaufenden Schizophrenien nicht immer zum voraus unterscheiden lassen. Schon aus diesem Grund dürfte der heute am meisten verbreitete Sprachgebrauch richtig sein, wonach die echten Schizophrenien und die schizophreniformen Psychosen von LANGFELDT gemeinsam einem Überbegriff „schizophrene Psychosen" zu unterstellen sind. (Auszunehmen wären schizophreniforme Psychosen in offensichtlichem genetischem Zusammenhang mit körperlichen Erkrankungen.) Viele andere Versuche, „Kerngruppen" der Schizophrenien von „Randgruppen" abzutrennen, sind ähnlich zu beurteilen.

Nachdem skizziert wurde, welche Psychosen wir nicht zu den Schizophrenien rechnen, ist auszuführen, welche *positiven psychopathologischen Kennzeichen schizophrene Psychosen aufweisen:*

8. *Die Schizophrenien sind in erster Linie durch das erstaunliche Nebeneinander von grob-psychotischem und gesundem psychischem Leben gekennzeichnet, durch die „doppelte Buchführung"* im weitesten Sinne des Ausdrucks.

Daß Wahrnehmung und Gedächtnis primär erhalten bleiben, hat schon KRAEPELIN festgestellt. Schizophrene bilden zwar ganz gewöhnlich vielfache Halluzinationen und Illusionen von Gedächtnis und Wahrnehmung. Gewöhnlich ist aber leicht festzustellen, daß gleichzeitig gesundes Auffassen und Erinnern weiter vor sich geht. Seit KRAEPELINs Zeiten haben sich die Erfahrungen darüber gehäuft, daß neben oder hinter dem krankhaften Denken und Urteilen Schizophrener ihr natürliches Denk- und Urteilsvermögen erhalten bleibt. In Ausnahmesituationen können sie unvermittelt wie Gesunde handeln. So wahnhaft sie ihre Umgebung auffassen mögen, so haben doch selbst schwerkranke Schizophrene ein außerordentlich feines Gefühl dafür, ob man es gut mit ihnen meint, wer auf einer Krankenabteilung den Ton angibt, wie Schwestern untereinander stehen, welche Eigenheiten ihnen zukommen. Oft beurteilen sie unvermittelt ihren eigenen Zustand einsichtig und klug. Viele Fähigkeiten können ihnen erhalten bleiben: das richtige Verhalten im Verkehr, die Orientierung bei Nacht und Nebel in schwierigem Gelände, das Schachspiel usw. Erst in der letzten Zeit mehren sich zudem die Anzeichen dafür, daß versteckt hinter dem krankhaften Gefühlsleben Schizophrener selbst gesunde, warme, fein differenzierte Gefühlsregungen verborgen sind und häufiger an den Tag treten, als man früher glaubte.

Daß das Gesunde und reiches inneres Leben dem Schizophrenen eigen bleiben, unterscheidet ihn namentlich von der großen Mehrzahl chronischer Hirnkranker. Nicht immer brauchbar ist das Kriterium bei akuten deliriösen Zuständen: In Fieberdelirien z. B. können veränderte und gesunde Lebenszeichen in ähnlich buntem Durcheinander an den Tag treten wie in schizophrenen Delirien.

9. *Im übrigen liegen die Hauptkennzeichen der Schizophrenien in der schizophrenen Zerfahrenheit, der schizophrenen Veränderung des Gefühlslebens und in der schizophrenen Depersonalisation.* Es ist hier nicht der Ort, diese Erscheinungen im einzelnen zu beschreiben. Sie sind nicht unabhängig voneinander, sondern widerspiegeln ein und dieselbe Veränderung in verschiedenen Lebensbereichen, den intellektuellen, den affektiven und den Bereichen des Erlebens seiner selbst. Darauf wird später eingegangen.

Um für die Annahme einer Schizophrenie entscheidend zu sein, müssen diese Veränderungen, wie ausgeführt worden ist, im Rahmen einer Psychose auftreten. Sie sind zudem erst von entscheidender Bedeutung, wenn gesundes Leben neben ihnen erkennbar ist.

In akuten Zuständen ist die schizophrene Zerfahrenheit manchmal von der Verwirrung in organisch bedingten Delirien kaum zu unterscheiden. Die schizophrenen Affektstörungen sind nur dann von entscheidender diagnostischer Bedeutung, wenn sie schwerwiegend sind. Ähnliche leichtere Störungen erlebt man auch an schizoiden Psychopathen und vorübergehend bei mancherlei Zuständen des akuten exogenen Reaktionstypus. Depersonalisationsgefühle können immer vorkommen, wenn man sich selbst verändert hat und die eigene Stellung in der Welt verändert ist. Sie beschleichen schon manchen Gesunden, der sich fern von der Heimat, losgelöst von der gewohnten Tätigkeit findet, oder der sich nach dem Verlust von nahen Angehörigen mit neuen Lebensumständen abfinden muß. Der Depressive kennt sich in der Depression nicht mehr, der Psychoorganiker zu Beginn seiner Krankheit nicht mehr in seiner intellektuellen Schwäche. Längst bekannt ist, daß das drückende Gefühl, nicht mehr sich selbst zu sein, zu den wichtigsten Beschwerden im Rahmen neurotischer Entwicklungen gehören kann. Eine Depersonalisation, die deutlich auf eine Schizophrenie hinweist, muß schwerwiegender und tiefgreifender sein als in diesen Fällen. Ihre Erscheinungsweisen sind allbekannt: der Transitivismus, die Appersonifizierung, das Gefühl, automatisch oder unter Hypnose, Zauberei, Radar oder Fernsteuerung zu denken und zu handeln usw.

Es fragt sich, ob Störungen noch zu den Schizophrenien zu zählen sind, bei denen Zerfahrenheit, typische Affektveränderung und Depersonalisation fehlen. Sicher ist, daß sie alle nicht in jeder Phase einer Schizophrenie nachweisbar sind. Wenn alle übrigen Kennzeichen einer Schizophrenie gegeben sind, darf man sie diagnostizieren, selbst wenn Zerfahrenheit, typische Affektveränderung und Depersonalisation nur angedeutet sind. Kaum überwindliche Bedenken ergeben sich für die Annahme einer Schizophrenie, wenn diese Erscheinungen ganz fehlen. Die Versuchung, bei ihrem Fehlen eine Schizophrenie anzunehmen, ergibt sich am ehesten bei Wahnkrankheiten, die der Kraepelinschen Paranoia nahestehen.

Mit dieser Differentialdiagnose setzt sich Berner in diesem Bande eingehend auseinander.

10. *Im Laufe schizophrener Psychosen treten gewöhnlich vielerlei weitere psychopathologische Erscheinungen auf.* Man kann sie als „akzessorische" bezeichnen. Unter ihnen sind Illusionen und Halluzinationen von Wahrnehmung und Gedächtnis, Wahnvorstellungen und katatone Symptome am leichtesten festzustellen und klar zu etiquettieren. *Alle diese Erscheinungen kommen nicht nur bei Schizophrenien und bei Schizophrenien nicht immer vor.* Immerhin sind einzelne von ihnen bei Schizophrenien häufig, bei anderen Psychosen selten. Oft haben sie bei Schizophrenien besondere Tönungen, wie sie bei anderen Psychosen weniger häufig sind. Diese Tönungen sind schwer zusammenfassend zu beschreiben. Der Hinweis auf einen schizophrenen Hintergrund ergibt sich am ehesten, wenn eine akzessorische Erscheinung mit dem Depersonalisationserlebnis des Kranken in Zusammenhang zu bringen ist, wenn sie irgendeine (für den Gesunden) grotesk erscheinende Symbolbedeutung hat oder wenn sie vorstellungsreich, gescheit, aber zerfahren begründet wird. All das ist in allen Einzelheiten jedem Psychiater bekannt. Ich führe es der Vollständigkeit wegen an, denn das häufige Vorkommen aller dieser Erscheinungen gehört zum Begriff der Schizophrenie.

Längst bekannt ist auch, daß solche Erscheinungen einzeln betrachtet auch bei anderen als schizophrenen Psychosen vorkommen, am häufigsten beim akuten exogenen Reaktionstypus. Man findet sie einzeln aber auch bei chronischen organischen Psychosen und (seltener) sogar bei psychogenen Psychosen, z. B. bei Haftpsychosen.

Zum heutigen Schizophreniebegriff gehören neben diesen hauptsächlichen Feststellungen, die auf jeden einzelnen Schizophrenen Bezug haben, *massenstatistische Feststellungen, die nur für die Gesamtheit einer großen Zahl Schizophrener Gültigkeit haben:*

11. *Die präpsychotische Persönlichkeit Schizophrener ist häufiger durch schizoide Wesenszüge gekennzeichnet, als es der Häufigkeit von schizoiden Menschen in der ganzen Bevölkerung und unter Manisch-Depressiven entspricht.* Schizophrene waren vor der Erkrankung ungefähr ebenso häufig schizoid innerhalb der Norm wie schizoid-psychopathisch, aber ungefähr ein Drittel aller Schizophrener waren weder das eine noch das andere. Schon lange, bevor der Begriff des „Schizoids" in der Literatur erstmals aufgetaucht ist (K. Binswanger, 1920), sind zahlreiche Erfahrungen in diesem Sinne gesammelt worden. Auf Grund der bahnbrechenden Arbeiten von Rüdin einerseits, Kretschmer andererseits und ihrer Schulen sind sie bestätigt und gesichert worden.

12. *Schizophrene weisen seltener pyknische Körperformen auf, und sie zeigen häufiger außerordentliche Proportionen verschiedener Körpermaße, als es den Verhältnissen in der ganzen Bevölkerung entspricht.* Auch diese Feststellung ist seit Kretschmer u. Sheldon (1940) vielfach bestätigt worden. Auch sie bedarf vor Psychiatern keiner Erläuterung.

13. *Massenstatistisch beurteilt kommt den Schizophrenen ein anderes Familienbild zu als dem Durchschnitt der Bevölkerung und anderen psychisch Kranken.* Es ist gekennzeichnet durch vermehrtes Auftreten von Schizophrenien und schizoiden Wesenszügen unter den Blutsverwandten, besonders den ganz nahen Blutsverwandten, und durch eine leicht vermehrte Häufigkeit von manisch-depressiven Psychosen unter ihren Eltern. Eine deutliche Häufung von anderen psychischen Störungen unter den Verwandten Schizophrener ist hingegen nicht nachgewiesen. Vielleicht kommen unter ihnen Psychosen, die man bisher als senile diagnostizierte, etwas häufiger vor. Bei keinen anderen massenstatistisch bearbeiteten Gruppen von Kranken oder Gesunden wurden dieselben Besonderheiten des

Familienbildes entdeckt. Dieses Familienbild gehört deshalb zum Begriff der Schizophrenien von heute.

14. Die folgenden Sachverhalte sind statistisch nicht gesichert. In der neueren Literatur sind sie aber so oft und so überzeugend beschrieben, daß sie vielleicht in Zukunft doch zum modernen Schizophreniebegriff gehören werden: *In den elterlichen Familien Schizophrener kommen gespannte, zweideutige und unnatürliche Beziehungen zwischen den Familiengliedern häufig vor.* Ich selbst bin überzeugt, daß diese Feststellung einer Ergänzung bedarf, die in der Literatur noch kaum niedergelegt ist, die aber nicht nur meiner, sondern der Beobachtung vieler Psychiater entspricht: *Neben ungesunden Verhältnissen in den Familien Schizophrener gibt es gesunde, natürliche und herzliche, und in diesen Familien nimmt man sich manchmal mit großer Hingabe einander an.* Sollten ungesunde Verhältnisse in der elterlichen Familie für die Entstehung von Schizophrenien eine Bedeutung haben, dann vielleicht weniger an sich, als in ihrer Gegensätzlichkeit zu gesunden Tendenzen in derselben Familie.

Mit den genannten 14 Leitsätzen ist wohl das Wichtigste darüber ausgesagt, *welche Störungen man heute als Schizophrenien bezeichnet.* Hingegen sagen sie nichts über das Wesen der Schizophrenien aus. Bei der Theorienbildung darüber werden sie freilich zu berücksichtigen sein.

Es gibt nun Anhaltspunkte dafür, *daß die Störungen, die wir heute als Schizophrenien bezeichnen, ihrem Wesen nach irgendwie zusammengehören.* Diese Anhaltspunkte ergeben sich vorerst aus der Familienforschung. Soweit bis heute das Familienbild von Untergruppen von schizophrenen Kranken untersucht worden ist, hat sich grundsätzlich immer wieder dasselbe gezeigt: daß nämlich unter den Verwandten einer Gruppe Schizophrener mit besonderen Merkmalen Schizophrene aller Art häufiger vorkommen als in der ganzen Bevölkerung. Freilich gibt es Untergruppen von Schizophrenien, bei denen sich dieselbe schizophrene Krankheitsform, die der Proband aufweist, bei seinen Verwandten ganz besonders häufig findet. (Es ist dies am ausgesprochensten der Fall bei den phasisch-gutartig verlaufenden Schizophrenien.) Aber auch in diesen Fällen kommen unter den Verwandten viele ganz andere Unterformen der Schizophrenien zur Beobachtung. Besonders bemerkenswert sind die entsprechenden Befunde der Zwillingsforscher. Die Partner einer eineiigen Zwillingsschaft erkranken oftmals an sehr verschiedenen Formen von Schizophrenie.

Aber nicht nur im Lichte der Familienforschung scheinen alle Psychosen, die den aufgezählten Kriterien entsprechen, einen inneren Zusammenhang zu haben: Bei keiner Untergruppe hat sich eine Psychodynamik nachweisen lassen, die von derjenigen anderer Gruppen von Schizophrenien grundsätzlich verschieden wäre. Und vor allem: Therapeutische Methoden, die mit Aussicht auf Erfolg angewendet werden, sind bei allen Untergruppen der Schizophrenien grundsätzlich ähnlich.

Diese Feststellungen legen es nahe, an einem Oberbegriff Schizophrenien oder Gruppe der Schizophrenien festzuhalten. In diesem Sinn hat sich denn auch die gemeinsame Sprache der Kliniker entwickelt. Seit einem halben Jahrhundert ist der Begriff der Schizophrenien immer und immer wieder auf das heftigste angefeindet worden. Es wurde ihm vorgeworfen, er sei zu unbestimmt und er fasse Wesensverschiedenes zusammen, als ob es wesensgleich wäre. Trotz dieser Anfeindungen hat sich der Begriff im Denken und Schreiben der meisten Psychiater durchgesetzt. Am wenigsten allerdings gilt diese Feststellung für die französischen Psychiater. Ihrer Auffassung widerstrebt es, akute und chronische Psychosen unter derselben Diagnose zusammenzufassen.

Soll man von der Schizophrenie (in Einzahl) oder den Schizophrenien (in Mehrzahl) sprechen? Kraepelin hat von der *Dementia praecox* in Einzahl gesprochen und damit die Vorstellung einer einheitlichen Krankheit nahegelegt. E. Bleuler hingegen hat von vornherein von einer „Gruppe der Schizophrenien" gesprochen. Er hoffte, es würde gelingen, diese ganze große Gruppe in Unterformen zu unterteilen, deren jede eine andere Ursache und Genese hätte[1]. Mit ihm hegten diese Hoffnung viele Psychiater seiner Generation. Es bedeutete ihnen eine quälende Enttäuschung, daß sie sich nicht erfüllte. Zwar lassen sich einzelne Psychosen mit schizophrenieartiger Symptomatologie als Symptome von Körperkrankheiten erklären. Sie sind aber nicht zahlreich. Klammert man sie aus dem Schizophreniebegriff aus, wie es mir richtig erscheint, so stehen wir heute wie vor 60 Jahren vor einer gewaltigen Zahl schizophrener Psychosen, die wir nicht nach ätiologischen Gesichtspunkten zu ordnen imstande sind. Da zudem vieles dafür spricht, daß sie auch ihrem genetischen Wesen nach irgendwie zusammengehören, ließe es sich rechtfertigen, die Mehrzahl aufzugeben und in Zukunft von *einer* Krankheit Schizophrenie zu sprechen.

Andere Überlegungen aber legen es uns nahe, die Mehrzahl beizubehalten: Selbst wenn die verschiedenen Schizophrenien untereinander grundsätzlich wesensverwandt sind, so unterscheiden sie sich doch in ihrer Symptomatologie. Die alten Versuche, symptomatologische Untergruppen zu bilden, sind berechtigt. So ist es auch berechtigt, in symptomatologischem Sinne von mehreren Schizophrenien zu sprechen, der Katatonie, dem Paranoid usw. Dazu kommen nun aber doch noch ätiologische Gesichtspunkte. Zwar lassen sich keine voneinander völlig verschiedenenen Ätiologien verschiedener Gruppen von Schizophrenien erkennen; hingegen ist es wahrscheinlich, daß bei einzelnen Formen einzelne krankheitsbedingende und krankheitsprägende Einflüsse eine besondere Bedeutung haben: bei den phasisch-gutartigen Schizophrenien, die ähnlich wie manisch-depressive Krankheiten verlaufen, haben familiäre Einflüsse eine größere Bedeutung als bei vielen chronischen Formen; was man „schizophrene Reaktionen" genannt hat, sind wohl Schizophrenien, bei denen die auslösende und mitgestaltende Bedeutung offensichtlicher Drucksituationen wichtiger ist als bei anderen Formen; Verlust von Angehörigen, die ihnen nahestanden, spielt bei Schizophrenien von Frauen eine größere krankheitsbedingende und gestaltende Rolle als bei Männern; der ungünstige Verlauf von perakuten Schizophrenien, die sich nie mehr bessern, ist die Folge von unzweckmäßiger Behandlung usw. Kurz: Bei multifaktorieller Bedingtheit der Schizophrenien haben in einzelnen Fällen

---

1 Als ich studierte, lernte ich als „Krankheits-Einheit" den Herterschen Infantilismus kennen. Er war zur Hauptsache gekennzeichnet durch das große Abdomen, die allgemeine Dystrophie und die großen fett- und stärkehaltigen Stühle kleiner Kinder. Im Laufe der folgenden Jahrzehnte gelang es den Pädiatern, mehrere ätiologisch scharf umschriebene Krankheiten abzugrenzen, die alle dasselbe Syndrom entstehen lassen: die cystische Fibrose, die Gliadin-Überempfindlichkeit, enterale Dysfermentien, die Allergie auf Kuhmilch und mehrere andere. Es blieben nur noch wenige Krankheitsfälle übrig, die ätiologisch nicht geklärt werden können. Ähnliche weithin glänzende Erfolge können Pädiatrie und innere Medizin mehrere buchen. Kein Wunder, daß solche Triumphe der Forschung die Psychiater zum Versuch anstachelten, die Schizophrenie in ätiologisch umschriebene Krankheiten zu unterteilen. Ich selbst war jahrelang von diesem Ziel fasziniert. Ich versuchte auf zweierlei Art ihm nahezukommen: Einerseits suchte ich nach Schizophrenien, die sich durch ihr Familienbild klar von anderen unterschieden; andererseits suchte ich nach Schizophrenien, die auf Störungen der endokrinen Funktionen zurückzuführen wären. Daß beides mißlang, hat mir beinahe den Mut zur psychiatrischen Forschung genommen, und vielen ist es ähnlich ergangen. Heute gilt es, der harten Tatsachen wegen nicht zu verzweifeln und neue Wege der Forschung zu beschreiten: Können wir nicht ätiologisch völlig verschiedene Krankheiten in der Gruppe der Schizophrenien finden, so können wir auf Grund der Annahme einer multifaktoriellen Ätiologie der Schizophrenien doch danach suchen, bei welchen Formen der Schizophrenie die einen ätiologischen Faktoren eine größere Bedeutung haben als die anderen. Auf diesem Wege sind bereits beachtliche Erfolge errungen.

einzelne Faktoren verschiedene genetische Bedeutung. In diesem Sinne sind die verschiedenen schizophrenen Psychosen auch ihrer Entstehung nach nicht gleichwertig, und auch so gesehen ist es berechtigt, von den Schizophrenien in der Mehrzahl zu sprechen. Wertvoll ist der Gebrauch der Mehrzahl für die Zukunft der Forschung: Die Einzahl hat es vielfach nahegelegt, die Schizophrenien zu erforschen, als ob sie eine völlig homogene Krankheitseinheit darstellen würden. Diese Versuchung hat die Forschung verschiedentlich in Sackgassen geführt. Zum Beispiel hat die Untersuchung der Nebennierenrindenfunktion Schizophrener unbesehen um die besondere Art ihrer Krankheit keine nützlichen Ergebnisse gezeitigt, wohl aber dieselbe Untersuchung, bezogen auf die Lage des einzelnen Kranken. Der Gebrauch des Begriffs in der Mehrzahl erinnert daran, daß nicht oder nicht nur die Genese einer hypothetischen Krankheitseinheit Schizophrenie zu studieren ist, sondern vor allem die Genese bei bestimmten Gruppen von Kranken und bei jedem einzelnen Kranken.

Oft hat man beanstandet, *daß der Begriff der Schizophrenien unscharf begrenzt sei*. Die Beanstandung erfolgt zu Recht, nur sollte sie in den richtigen Proportionen gesehen werden. Anhand der heutigen Umschreibung des Schizophreniebegriffes läßt sich von der überwältigenden Mehrheit psychisch Kranker eindeutig aussagen, ob sie an einer schizophrenen Erkrankung litten oder an einer nicht schizophrenen. Demgegenüber bilden Grenzfälle, bei denen die Entscheidung unsicher ist, eine kleine Minderheit. Am unsichersten ist die Grenzziehung zwischen Schizophrenien und manisch-depressiven Krankheiten, weniger unsicher schon zwischen Schizophrenien und der Norm und neurotischen und psychopathischen Entwicklungen und noch weniger zwischen ihnen und Geistesstörungen bei Hirnkrankheiten. Es läßt sich angesichts ihrer verhältnismäßigen Seltenheit nicht rechtfertigen, der Grenzfälle wegen den Begriff der Schizophrenien aufzugeben. Es wäre um so weniger berechtigt, als beim heutigen Stand unseres Wissens das Vorkommen von Grenzfällen nach vielen Seiten ganz natürlich zu erklären ist. Schizophrenes Leben ist ja nichts Spezifisches, das von einer Krankheit neu erzeugt würde. Wir wissen aus vielfältigen Erfahrungen, daß schon dem Gesunden ein verborgenes Leben eigen ist, das sich vom schizophrenen schwer unterscheiden läßt. Beim Gesunden aber sind diesem Leben Schranken gesetzt. Die Vorstellung liegt nahe, daß es der Ursachen viele gibt, die verborgenes schizophrenieähnliches Leben über die Schranken treten lassen. Es kann der Fall sein, wenn das Bewußtsein getrübt ist, sei es infolge dieser oder jener Ursache: im Fiebertraum, im Fieberdelir und in der Erschöpfung, bei endogenen und exogenen Vergiftungen usw. Bei der schizophrenen Erkrankung ist es der Fall, ohne daß sich eine körperliche Ursache oder eine klare, einfache psychische Ursache aufdecken ließe. Mühevolles Forschen hat aber gezeigt, daß die Ursachen in der Wirkung und Gegenwirkung ungünstiger Entwicklungsbereitschaften der Persönlichkeit und ungünstiger Lebenserfahrung liegen könnten.

Die Diagnose

Wie eh und je sind die entscheidenden Mittel zur Diagnose schizophrener Psychosen *das Zwiegespräch mit dem Kranken und die Erhebung der Geschichte seiner augenblicklichen Erkrankung, seiner früheren psychischen und körperlichen Krankheiten und seiner Lebensentwicklung*. Bei hospitalisierten Kranken ist die Beobachtung ihres Verhaltens auf der Krankenabteilung eine zusätzliche große Hilfe. Nicht um die Schizophrenie zu erkennen, aber um körperlich bedingte andere Psychosen auszuschließen, ist zur Ergänzung die gründliche körperliche Untersuchung unerläßlich.

Daran hat sich nichts geändert. Geändert hat sich aber die Art der *diagnostischen Befragung* und besonders, wie wir die jungen Kollegen lehren, sie durchzuführen. Noch zu meinen Studienzeiten ist an vielen Orten dem Anfänger das diagnostische Vorgehen ganz schematisch vorgeschrieben worden. In vielen Variationen wurde aufgezählt, was in welcher Reihenfolge zu überprüfen sei, so unter anderem Besonnenheit, Orientierung, Frisch- und Altgedächtnis, Gedankengang, Stimmung Motorik, affektiver Kontakt, Vorhandensein von Wahnideen, Halluzinationen und Illusionen. In einer solchen Anweisung, an die ich mich noch erinnere, war vorgeschrieben, am Schluß den Arm des Kranken brüsk zu erheben und festzustellen, ob er oben bleibe.

Heute lautet das erste Gebot für die anfänglichen Gespräche mit dem Kranken, und gerade für die diagnostischen Gespräche mit ihm: *sich seiner Nöte anzunehmen und ein natürliches Verhältnis mit ihm anzuknüpfen.* Man wird versuchen, ihn zu beruhigen, wenn er erregt ist, und ihn anzuregen, wenn er stupurös ist. Man wird ihm das Spitalleben und dessen Sinn erklären, wenn er es mißversteht. Man wird ihn ernst nehmen, wenn er Klagen und Wünsche vorbringt, selbst wenn er nur klagte, die Schwester habe vergessen, seine Zahnbürste auf die Krankenabteilung zu bringen, oder zu Hause kümmere sich niemand um den Kanarienvogel. Hört man ihm gut zu, wird man aber noch ernstere Sorgen vernehmen, die zu mildern vorübergehend dringlicher ist als die Stellung der Diagnose, z. B. das Geschäft oder das Bauerngut verlottere oder die Kinder verwahrlosten. – Die ersten Fragen werden deshalb lauten: Wie geht es Ihnen ? Was plagt Sie ? Was ist Ihnen Schlimmes geschehen ? Was darf ich Ihnen helfen ? Sie werden nicht lauten: Wissen Sie, wo wir sind ? In welchem Jahr stehen wir ? Haben Sie Stimmen ?

Die Herstellung eines Kontaktes mit dem Kranken von allem Anfang an ist schon therapeutische Arbeit. Sie ist wichtig für die Zukunft des Kranken. Ob er für die spätere eingehende Psychotherapie zugänglich wird, ob er in der sozialen Therapie mitarbeiten wird, ob er die verordneten Medikamente einnehmen wird, ob er deren Nebenwirkungen überschätzen und an deren guten Wirkungen vorbeisehen wird — all das und vieles andere hängt wesentlich davon ab, ob man die ersten Gespräche mit ihm kalt und diagnostisch, als wissenschaftlicher Beobachter, führt, oder mit warmem Herzen, als Arzt und Freund.

In jedem Gespräch haben wir in erster Linie dem Kranken zu helfen. Die diagnostischen Erkenntnisse aus dem Gespräch stehen vorerst an Bedeutung hintan. Mittelbar ist freilich die richtige Diagnose dann doch wieder eine wichtige Hilfe für den Kranken.

In der körperlichen Medizin gilt die Regel: zuerst Diagnose, dann auf Grund der Diagnose Behandlung. Das psychiatrische Vorgehen ist dazu nicht gegensätzlich. Auch während der diagnostischen Untersuchung eines körperlich Kranken hat der Arzt Gelegenheit, dem Kranken Vertrauen einzufllößen, ihn dazu zu bewegen, seine Ratschläge zu befolgen und ein Verhältnis mit ihm anzuknüpfen, das die körperliche Therapie ergänzt und besser wirken läßt.

Dem Bestreben, das Kontakt-Schaffen, Trösten und Helfen dem Diagnostizieren voranzustellen, sind allerdings Grenzen gesetzt. Es besteht die Gefahr, daß es ad absurdum geführt wird. Es kann nämlich geschehen, daß alle krankhaften Erscheinungen in den Hintergrund treten, wenn man sich intensiv mit einem Schizophrenen beschäftigt und sich ganz in ihn hineindenkt. Der Arzt wird dann befangen; er identifiziert sich mit dem Kranken und will nicht mehr wahrhaben, daß er einen Geisteskranken vor sich hat. In gewissen Phasen einer eingehenden Therapie kann dies einmal günstige therapeutische Folgen haben. Meistens ist es aber schädlich und gefährlich. Wenn man eine Geisteskrankheit nicht beachtet, ist man nicht mehr imstande, den Kranken und seine Angehörigen richtig zu beraten, und man ist in Gefahr, die größten Fehler zu begehen. Die Kunst des Arztes im Umgang mit Schizophrenen liegt darin, in erster Linie Arzt, Freund und unmittelbarer Helfer zu sein, dabei aber doch Distanz, Kritik und innere Unabhängigkeit zu bewahren, schon um dem Kranken mittelbar nützlich zu sein. Man kann ihm nur mangelhaft helfen, wenn man seine irrealistischen Auffassungen übernimmt. Jedem Arzt ist die Doppelstellung als Helfer und Naturwissenschafter eigen. Beiden Rollen gerecht zu werden, ist im Umgang mit dem Schizophrenen eine besondere Kunst.

Die eingangs erwähnten diagnostischen Schemata sind nicht über Bord zu werfen. Sie sind nur richtig zu verwerten. Wir müssen uns ein Bild machen, ob ein Geisteskranker besonnen und orientiert ist, ob sein Gedächtnis erhalten ist, wie er denkt, wie er gestimmt ist, ob er emotionell äußerungsfähig ist, ob er an Wahnideen und Halluzinationen leidet. Zu tadeln ist, wenn der Arzt ein Gespräch unmittelbar, einzig und folgerichtig einem solchen Frageschema anpaßt, ohne daß er sich darum kümmert, wie der Kranke seine Fragen auffaßt und ob er nicht etwas auf dem Herzen hat, das er gerne selbst vorbringen würde. Über das Fehlen oder Vorhandensein vieler psychopathologischer Phänomene wird man sich meist schon ein klares Bild machen können, wenn man mit dem Kranken einfühlend über seine Lage und seine Nöte gesprochen hat. Soweit es nicht der Fall war, wird man auf Grund der gewonnenen Beziehung nun fähig geworden sein, gezielte Fragen nach psychopathologischen Einzelerscheinungen zu stellen, ohne den Ton des Gespräches zu ändern und ohne den Kranken zu erstaunen oder gar zu verletzen. Die ersten Gespräche mit dem Kranken sind gelungen, wenn sie ihn entlastet und getröstet haben und wenn sie ein Vertrauensverhältnis geschaffen haben; ihr weiterer Zweck liegt darin, sich ein vollständiges Bild von den psychopathologischen Erscheinungen zu machen. Der Anfänger wird gut tun, sich am Ende der Besprechungen das alte Schema der psychopathologischen Erscheinungen vor Augen zu halten, die für die Diagnose wichtig sind. Er kann das Gespräch fortsetzen, wenn ihm noch Daten fehlen, um die Psychopathologie seines Kranken für die Diagnose genügend zu kennzeichnen.

Die Erhebung der Vorgeschichte mit dem Kranken ist ganz besonders geeignet, ihm näher zu kommen, ihm Gelegenheit zur Aussprache zu geben und ihn spüren zu lassen, wie sehr man an seinem Schicksal Anteil nimmt. Wie in allen psychologischen Belangen muß dies mit dem nötigen Takt geschehen. Viele Kranke stößt es ab, wenn der Arzt gewissermaßen „vor Mitleid tropft". Die rechte Art der Anteilnahme muß der Stimmung des Kranken angepaßt sein. Manchmal kann ihn Sachlichkeit und Gründlichkeit des Arztes am ehesten packen, zu anderen Malen – aber recht dosiert! – ist sogar ein wenig Humor oder Ironie von Gutem. Zu Beginn der Erhebung der Vorgeschichte soll man die Leitung des Gespräches dem Kranken überlassen. Hat er sich ausgesprochen, darf man vorsichtig System und Ordnung ins Gespräch bringen. Was für eine lamentable Lage entsteht jedoch, wenn der Untersucher sich nach der Todesursache bei der Großmutter erkundigt, während der Kranke berichten möchte, weshalb er mit der Frau nicht auskam!

Erhebt man die Vorgeschichte von den Angehörigen, ist es gut, sich auch ihre Lage vor Augen zu halten. Gar oft sind sie in größter Sorge um ihre Kranken. Oft leiden sie an Schuldgefühlen und fragen sich, wie sie sich am Kranken versündigt hätten. Oft ist schon ihre äußere Lebenslage durch die Erkrankung des Ehepartners, des Kindes, des Vaters oder der Mutter schwierig geworden. Ihr Selbstvertrauen ist erschüttert. Oft fühlen sie sich in der Lage eines Angeklagten und meinen, der Arzt forsche nach dem, was sie falsch getan hätten oder gar danach, ob sie selbst „verrückt" seien. Die Einführung des Begriffs der „schizophrenogenen Mutter" ins ärztliche Denken ist nicht dazu angetan, derartige Ängste der Angehörigen zu mildern. Sprechen wir mit den Angehörigen, so in erster Linie um zu versuchen, ihnen zu helfen und zu raten, um ihnen unsere Ehrfurcht vor ihrem Leid zu zeigen, um ihr Mißtrauen, ihre Spannung und ihre Ängste zu mildern. Wenn man auf diese Weise etwas nützen konnte, wird es nachher leichter sein, die Vorgeschichte des Kranken tatsachengerecht und mit intimen Einzelheiten zu erfahren.

Die gründliche *körperliche Untersuchung* ist nicht nur notwendig, um körperliche Komplikationen zu erkennen und um sicher zu sein, daß man nicht eine symptomatische Psychose bei irgendeiner Körperkrankheit als Schizophrenie verkennt; vielmehr hat sie gleichzeitig einen psychologischen Sinn. Sie macht dem Kranken klar, daß man sein Arzt ist. Mit vielen Schizophrenen läßt sich ein Kontakt während einer geschickt durchgeführten körperlichen Untersuchung leichter finden als in den ersten Gesprächen.

Die Gründlichkeit der körperlichen Untersuchung darf nicht zu weit getrieben werden. Was einem Kranken weh tut, was ihm Beschwerden macht und wovor er Angst hat, soll nur bei dringender Indikation vorgenommen werden. Besteht nicht der geringste neurologische Befund, ist die Wassermann-Reaktion im Blut negativ und hat der Kranke gar Angst vor Eingriffen, darf und soll man auf Lumbalpunktion und Luftencephalographie verzichten. Man soll einen Schizophrenen nach der Hospitalisierung nicht 24 Std ins Bett legen, um den 24 Std-Urin zu sammeln, wenn nicht eine dringende Anzeige besteht. Die 24 Std aufgezwungener Bettruhe entziehen den Kranken der Arbeitstherapie und der sozialen Therapie und fördern seinen Autismus ähnlich wie eine Isolierung. Oft habe ich sogar beobachtet, daß es den Kranken nicht gut tat, wenn sie von der Schwester am Morgen im Bett belassen wurden, damit sie für die körperliche Untersuchung bereit wären, und sie dann stundenlang im Bett auf den Arzt warten mußten.

Psychodiagnostische Testmethoden sind für die Diagnose der Schizophrenie nie entscheidend. Nach einer sorgfältigen Untersuchung des Kranken im eingehenden Gespräch und bei genauer Kenntnis der Vorgeschichte sind sie fast immer entbehrlich. (Meine eigene Erfahrung mit Projektionstests bezieht sich vorwiegend auf den Rorschach-Versuch. Diesen habe ich im Folgenden im Auge.) Wie schon erwähnt, bedeutet ein schizophrenieverdächtiges Testprotokoll keine Schizophrenie. Und umgekehrt: Im Test sind selbst schwere Schizophrenien nicht immer erkennbar. Die klinische Untersuchung und nicht der Test entscheidet über die Diagnose. Steht das Testergebnis freilich im Gegensatz zum Ergebnis der klinischen Untersuchung, wird man darüber nachdenken. Der große Wert der Projektionstests bei der Untersuchung Schizophrener ist ein psychologischer. Finden wir einen Kranken im Zwiegespräch versandet und langweilig, kann sich im Projektionstest unerwartet ein reiches inneres Leben zeigen. Ein solches Testergebnis kann das versiegende Interesse des Arztes am Kranken mit einem Schlag wieder wachrufen. Welch große Bedeutung für den Behandlungserfolg hat es aber, wenn sich der Arzt dem Kranken mit innerer Beteiligung zuwenden kann!

Es ist mir völlig bewußt, daß all das, was ich zur Diagnostik gesagt habe, für den erfahrenen Kliniker eine Selbstverständlichkeit ist. Wenn ich glaube, daß es trotzdem immer wieder laut gesagt sein sollte, so deshalb, weil es im psychiatrischen Unterricht noch zu wenig betont wird. Im Laufe der Jahre sind mir Tausende von Krankengeschichten Schizophrener durch die Hände gegangen, und zwar nicht nur aus der von mir geleiteten Klinik, sondern aus Kliniken der verschiedensten Länder und dreier Kontinente. Beim Durchblättern dieser Krankengeschichten ergab sich mir der beklemmende Eindruck, die jungen Kollegen erfaßten die Bedeutung der ersten Gespräche und „Untersuchungen“ nicht ganz. Häufig steht in der Krankengeschichte noch ein „Psychostatus“, der sich darauf beschränkt, die einzelnen psychopathologischen Daten in einer langen Reihe aneinanderzufügen. Selten findet man eine Beschreibung der Bemühungen, das Interesse des Kranken anzuregen und sein Vertrauen zu gewinnen, ein gutes Verhältnis mit ihm herzustellen. Selten ist geschildert, wie die Kranken auf die Bemühungen des Arztes eingehen oder nicht eingehen; wie sie dabei oft gereizt oder mißtrauisch werden; wie manchmal durch alles Mißtrauen ein Blick, eine Geste, ein Tonfall anzeigt, daß man doch auf dem rechten Wege ist; wie mutistische und abweisende Kranke langsam oder plötzlich zugänglich werden – und dabei handelt es sich doch um ein faszinierendes Geschehen. Es ergeben sich daraus entscheidende diagnostische Hinweise und entscheidende Hilfen für die spätere Therapie. Wie oft findet man in den Krankengeschichten die Angaben der Angehörigen protokolliert, ohne daß irgendwie erwähnt ist, wie diese Angehörigen leiden, und wie man versucht hat, ihnen zu helfen. Ich weiß nun, daß die jungen Ärzte bei ihren Explorationen vielleicht viel menschlicher und geschickter sind, als ihre Krankengeschichten glauben lassen. Und doch wäre es tröstlich, wenn sie die helfende, ärztliche und menschliche Bedeutung ihrer Exploration so wichtig nähmen, daß sie mehr als üblich in den Krankengeschichten darüber berichteten.

Es sollte nie mehr vorkommen, daß ein junger Kollege, befriedigt von seinen Beobachtungen und seinen psychopathologischen Befunden, von einem Kranken weggeht, der jammert oder schimpft, ohne daß er das Möglichste getan hätte, ihn zu trösten oder zu beruhigen. Es sollte auch nie mehr vorkommen, daß er gut Bescheid gibt über Halluzinationen und Wahnideen des Kranken, ohne zu ahnen, was für Ängste, Ressentiments und Hoffnungen dahinterstehen. Es sollte nie mehr vorkommen, daß ein Arzt nach Erhebung der Familiengeschichte zwar zu wissen glaubt, daß das zwölfjährige Töchterchen seiner Kranken von psychopathischem Wesen sei, weil es scheu sei, in der Schule verstockt und vor Fremden kaum ein Wort spreche, ohne aber zu wissen, daß dieses Kind für die geisteskranke Mutter den Haushalt macht, für seine kleineren Geschwister sorgt, von der Mutter vom Schulbesuch abgehalten und mit Verfolgungsideen angesteckt worden ist, und daß es dringlich der Fürsorge bedarf. Meine Scheu, banale Dinge zur Diagnostik der Schizophrenie zu sagen, habe ich nur in der Hoffnung überwinden können, damit ein wenig zur Vermeidung so furchtbarer Vorkommnisse wie der erwähnten beizutragen.

Mit der Diagnose einer schizophrenen Psychose ist die diagnostische Arbeit noch lange nicht beendet. Allerdings wird man von da an immer weniger eine unpersönliche Diagnose anstreben, dafür aber versuchen, den einzelnen Kranken gut kennenzulernen, sich in seine Emotionen einzufühlen und sein Denken zu verstehen.

Nach bisherigem Usus folgt der Diagnose einer Schizophrenie eine *symptomatologische zweite Diagnose*, gewöhnlich lautend auf Katatonie, Paranoid, Hebephrenie oder Schizophrenia simplex. Heute hat sich gezeigt, daß diese „Unter-Diagnosen" nur in typischen Fällen nützlich sind. Es gibt Schizophrenien, die sich eindeutig in eine dieser Gruppen einfügen – aber es gibt noch mehr Schizophrenien, bei denen dies nicht der Fall ist. Oft paßt die Symptomatologie eines Kranken ebensogut oder ebensoschlecht in das Lehrbuch-Bild der einen oder anderen dieser Unter-Diagnosen. Demgemäß kommt es häufig vor, daß man in Krankengeschichten, die verschiedene Ärzte führten, ein und denselben Kranken in ein und demselben Zustand das eine Mal als Katatonen, das andere Mal als Paranoiden und das dritte Mal als Hebephrenen abgestempelt findet. Außerdem kann das Befinden eines Kranken rasch wechseln. Ein typisch katatoner Zustand kann in wenigen Tagen einem typisch paranoiden Platz machen.

Es ist sinnvoll, Krankheitszustände mit den alten symptomatologischen Namen zu bezeichnen, wenn dieser Name eindeutig auf sie paßt. Sprechen wir von einer erregten Katatonie, von einer stuporösen Katatonie oder von einem blanden Spätparanoid, dann weiß jeder Kliniker, was damit gemeint ist. Demgegenüber ist es sinnlos, eine schizophrene Psychose künstlich, gezwungen und willkürlich mit einer der Bezeichnungen Katatonie, Paranoid, Hebephrenie oder Schizophrenia simplex zu versehen, wenn sie in keinen dieser Begriffe recht hineinpaßt und wenn ebensogut der eine wie der andere für sie verwendet werden kann. Wir sollten uns selbst durch Zählkarten für die Krankheitsstatistik nicht dazu verführen lassen, vieldeutige und sinnlose Diagnosen zu stellen. Paßt für eine schizophrene Erkrankung weder die Diagnose Katatonie noch die Diagnose Hebephrenie, Paranoid oder Schizophrenia simplex voll und ganz, sollten wir sie mit einigen Eigenschaftswörtern kurz charakterisieren, z. B.: „Schizophrenie mit Depression und Zerfahrenheit" oder „Schizophrenie, ratlos-stauniger Zustand", oder „hochgradige schizophrene Erregung mit paranoiden und katatonen Symptomen" usw.

Bedeutungsvoller als diese alte Unterteilung der Schizophrenien nach der Symptomatologie ist ihre *Unterteilung nach dem Verlauf*. Sie wird bis in die neueste Zeit stark vernachlässigt, obschon die Diagnose der bisherigen Verlaufsform mehr über die weitere Prognose aussagt als die symptomatologische Diagnose. Schizophrenien, die noch nicht allzu lange gedauert haben, kann man allerdings nur mit den Ausdrücken „perakut", „akut", „subakut" oder „schleichend beginnend" charakterisieren. Aber schon damit hat man über die Prognose viel ausgesagt. Überblickt man bereits längere Krankheitsverläufe, fügen sich über 90% von ihnen zwanglos in einen der folgenden sieben Verlaufstypen ein:

akut zu schweren chronischen Zuständen;

schleichend zu schweren chronischen Zuständen;

akut zu leichten chronischen Zuständen;

schleichend zu leichten chronischen Zuständen;

in Phasen zu schweren chronischen Zuständen;

in Phasen zu leichten chronischen Zuständen;

Heilung zwischen und nach akuten Phasen.

Für die wenigen Schizophrenien, die sich einige Jahre nach Beginn nicht zwanglos in diese Einteilung nach Verläufen einfügen, lassen sich leicht kurze Bezeichnungen finden, wie „akute Phasen nach chronischem Verlauf" oder „Heilung nach chronischem Verlauf" usw.

Eine andersartige diagnostische Aufgabe ist die Erkennung von *Ziel-Syndromen* für die Pharmakotherapie. Für die Anzeige zum einen oder anderen Pharmakon oder für den Entschluß, auf Medikamente zu verzichten, wird es namentlich darauf ankommen, ob Erregung, Spannung, Angst oder Depression das Zustandsbild kennzeichnen oder ob der Kranke stumpf erscheint und ins Sinnieren versunken ist.

Man kann den ursprünglichen Begriff des Ziel-Syndroms von Freyhan (1957) ausdehnen und ihn nicht nur der Pharmakotherapie, sondern auch anderen Therapien dienstbar machen. So ist es in bezug auf die soziale Therapie wichtig festzustellen:

Fügt sich der Kranke reibungslos, aber ohne jede emotionelle Beteiligung, in die tätige Gemeinschaft?

Kann er nur unter großen Schwierigkeiten und nur vorübergehend in der tätigen Gemeinschaft mitgerissen werden?

Neigt er zum Dreinschlagen und ist Gemeinschaftstherapie nur unter entsprechenden Vorsichtsmaßnahmen möglich?

Ist er zu stumpf für gewöhnliche Gemeinschaftstherapie, zugänglich in Einzeltherapie?

Nach solchen Kriterien wird sich die Art der alltäglichen Umsorgung richten müssen.

Sind alle diese Aufgaben gelöst, geht die diagnostische Aufgabe langsam in die noch größere über: den einzelnen Kranken in seiner Einmaligkeit kennenzulernen samt seinen höchstpersönlichen Schwierigkeiten und Bedürfnissen.

Die Gliederung der Symptome

Bei der Behandlung Schizophrener begegnen uns Krankheitserscheinungen in verwirrender Vielfalt und Mannigfalt. Wir können sie nur überblicken und begreifen, wenn wir sie ordnen und in Gruppen zusammenfassen. Wir benötigen diese Ordnung schon zu praktischen Zwecken, um ein „Krankheitsbild" zu gewinnen, zur Lehrbuchdarstellung und zur Diagnostik. Darüber hinaus aber soll eine Gliederung noch Wichtigeres anstreben: Die Symptome sollten nach ihrem inneren Zusammenhang, nach ihrer Abhängigkeit voneinander, nach ihrer Bedeutung und nach ihrer Entstehung gegliedert werden. Diese Gliederung soll nicht nur der Beschreibung der Symptome dienen, sondern ihrem Wesen gerecht werden.

Schon die Gliederung der Symptome nach rein praktischen Gesichtspunkten hat sich als schwierig erwiesen. Kein Versuch hat voll befriedigt. Bei der Schaffung eines natürlichen Systems der Symptome sind noch viel gewaltigere Schwierigkeiten zu überwinden, hängt sie doch eng mit der Frage nach dem Wesen und der Entstehung der Schizophrenien zusammen, einer der größten und schwierigsten Fragen psychiatrischer Forschung. Heute aber, nach Jahrzehnten des Suchens und Forschens, brauchen wir nicht mehr resigniert festzustellen, daß die Ansichten über die Gliederung schizophrener Symptome unvereinbar und hoffnungslos widersprüchlich seien. Vielmehr beginnt das Wesentliche der Lebensarbeit vieler gemeinsame Gestalt anzunehmen und sich zu wenigen großen Fragestellungen zusammenzufügen, die bereits vorläufige Antworten und wichtige Erkenntnisse selbst über das Wesen des schizophrenen Lebens erahnen lassen.

Gliederung der Symptome zum Zwecke der Beschreibung und zum Zwecke der Diagnostik

Für *Lehr- und Handbücher* sind seit ESQUIROLs Zeiten in allen Ländern die Erscheinungen der Schizophrenie nach ähnlichen Gesichtspunkten dargestellt worden: Wie man das psychische Leben des Gesunden in einzelne psychische Lebensvorgänge zu gliedern suchte, beschrieb man die schizophrenen Abweichungen von der Norm der Reihe nach für jeden einzelnen dieser theoretisch abgegrenzten Lebensvorgänge. So beginnt z. B. schon im Lehrbuch von ESQUIROL (1838) die Beschreibung der Symptome der «folie» mit den bezeichnenden Worten: «Les symptômes de la folie sont relatifs à l'altération de la faculté pensante, à la subversion des affections morales, aux lésions des fonctions de la vie organique ...». Dasselbe Prinzip der Einteilung haben KRAEPELIN und seine Zeitgenossen beibehalten, und es findet sich immer noch in den neuesten Lehrbüchern in zahllosen Variationen. KRAEPELIN beschreibt 1899 die Symptomatologie der „*Dementia praecox*" unter den Untertiteln: Störungen der Auffassung und Aufmerksamkeit, Sinnestäuschungen, Störungen der Orientierung, des Gedächtnisses, des Bewußtseins, der Merkfähigkeit, des Gedankengangs usw. E. BLEULER (1911) unterteilt die Beschreibung der Symptomatologie, indem er sich vorerst mit den alterierten einfachen Funktionen (Assoziationen, Affektivität, Ambivalenz) beschäftigt, dann mit den intakten einfachen Funktionen (Empfindung, Wahrnehmung, Orientierung, Gedächtnis u. a.) und zuletzt mit zusammengesetzten Funktionen (Verhältnis zur Wirklichkeit, Aufmerksamkeit, Wille, Person usw.). In GRUHLEs Beitrag zu BUMKEs „Handbuch der Geisteskrankheiten" (1932) findet man unter dem Titel „Allgemeine Psychopathologie" der Schizophrenien die Untertitel: Wahrnehmen, Vorstellen, Denken, Störungen des Gefühls, Willenssphäre u. a. In seinem "American Handbook of Psychiatry" gliedert ARIETI (1959) die Symptomatologie Schizophrener u. a. unter Überschriften wie: „Störungen des Benehmens, Wahndenken, Störungen der Wahrnehmung, der Stimmung und der Affektivität". Die Zahl solcher Beispiele ließe sich beliebig vermehren.

Die meisten Autoren erkannten allerdings, daß sich aus einer derart konzipierten Beschreibung der Symptomatologie kaum ein anschauliches, lebensnahes Bild des einzelnen Kranken ergab. Sie ergänzten deshalb die nach psychischen Funktionen geordnete Symptomenbeschreibung durch die Darstellung einzelner Krankengeschichten und einzelner Typen von Erkrankungen (Katatonie, Paranoid, Hebephrenie, Schizophrenia simplex, akute Verwirrung, manische und depressive Formen, sog. „Verblödung" u. a.).

Diese Lehrbuchdarstellungen der Psychiater lehnen sich an die älteren der Internisten an. Die Internisten beschrieben früher auch Krankheiten als eine Reihe von Symptomen ohne sichtbaren Zusammenhang untereinander. Erst mit der Entwicklung der pathologischen Physiologie ließen sich die Symptome ihrer Bedeutung und ihrer Genese nach ordnen. Zum Beispiel sind heute die Symptome der Akromegalie übersichtlich und natürlich als Folge des Hypophysentumors in zwei Reihen zu ordnen: solche, die Folge des Druckes auf Hirn und Sehnerv sind, und solche, die Folge der veränderten endokrinen Funktionen der Hypophyse sind; bevor das Wesen der Krankheit bekannt war, mußten ohne Bezug aufeinander Kopfweh, Bradyphrenie, Opticusatrophie, Skeletveränderungen, Neigung zu Diabetes usw. einfach aneinandergereiht werden. Solche großartigen Entwicklungen der inneren Medizin haben die Bestrebungen der Schizophrenieforscher mächtig angeregt, über die deskriptive Symptomlehre zu einer verstehenden zu gelangen.

Leichter war es allerdings, *die Symptome* zunächst auch *nach ihrer diagnostischen Bedeutung zu ordnen*. Dabei wurde das eine Mal mehr auf ihre Häufigkeit, das andere Mal mehr auf die leichte Erkennbarkeit und diagnostische Verwertbarkeit abgestellt. Das erste Bestreben gipfelte in der Unterscheidung von „Grundsymptomen", die in jedem Falle von Schizophrenie festgestellt oder vermutet wurden, und „akzessorischen Symptomen", die nur in einzelnen Fällen vorkommen. Zu den ersten rechnete man oft die schizophrene Denkstörung, zu den letzten hauptsächlich die Halluzinationen, die Wahnideen und katatone Symptome. Das zweite Bestreben erreichte einen Höhepunkt in den Arbeiten von K. SCHNEIDER (1939, 1957). Er bezeichnete als Symptome ersten Ranges jene, welche für die Diagnose der Schizophrenie (einzeln oder zu mehreren) entscheidend wären: Gedanken-Lautwerden; Stimmen, die sich streiten oder solche, die das eigene Handeln kommentieren; Wahnwahrnehmungen; die Überzeugung, der eigene Körper werde „beeinflußt" oder die eigenen Gedanken würden entzogen, auf andere übertragen oder diffundierten; und die Idee, die eigenen Triebe oder Willensakte seien „gemacht". Es ist SCHNEIDER damit gelungen, mit großer Klarheit Wesentliches für die Diagnose hervorzuheben. Und doch zeigte sich, daß seine Symptome ersten Ranges zwar für die Diagnose wichtig, aber nicht allein entscheidend sind. Jeder Psychiater kennt viele Schizophrene, die keines der Schneiderschen Symptome ersten Ranges erkennen lassen. (MELLOR, 1970, z. B. fand unter 166 darauf untersuchten Schizophrenen nur bei 119 eines oder mehrere dieser Symptome.) Umgekehrt finden sich bei nicht-schizophrenen Störungen einzelne dieser „schizophrenen" Symptome erster Ordnung, z. B. Gedanken-Lautwerden und Stimmen, die sich streiten oder eigene Handlungen kommentieren, bei Alkoholhalluzinose und anderen toxischen Psychosen; das Gefühl des „Gemachten" Schizophrener ist nicht immer leicht unterscheidbar von Gefühlen der Depersonalisation in psychogenen Ausnahmezuständen und im Zuge neurotischer Entwicklungen. Fast allgemein werden heute zur symptomatologischen Umschreibung der Schizophrenien und zum Zwecke der Diagnostik nicht nur die scharf umschriebenen wenigen Kennzeichen SCHNEIDERs verwendet, sondern noch viele andere Kennzeichen. Zudem werden die Symptome in ihrer Beziehung zum gesamten Wesen des Kranken und weniger für sich allein bewertet. Zu Fehlschlüssen hat es geführt, wenn SCHNEIDERs Symptome ersten Ranges als primäre Symptome im Sinne von E. BLEULER betrachtet wurden. SCHNEIDER bezieht die Erstrangigkeit auf die diagnostische Bedeutung und nicht auf die Psychodynamik.

Gliederung der Symptome nach ihrem inneren Zusammenhang. Primäre und sekundäre Symptome

Im letzten halben Jahrhundert strebte man immer mehr danach, schizophrene Symptome nicht bloß zu Zwecken der Beschreibung und der Diagnostik zu ordnen. *Es wurde eine Ordnung nach der psychodynamischen Bedeutung der Symptome angestrebt.* Der entscheidende Schritt in der Richtung dieses neuen Zieles war *die Unterscheidung von primären und sekundären Symptomen.* E. BLEULER hat sie 1911 mit den folgenden Worten in die Schizophrenielehre eingeführt:

„Bei einer Krankheit wie der Osteomalacie bilden die chemischen und physiologischen Prozesse, inklusive der Entkalkung der Knochen, den Krankheitsprozeß; die Widerstandslosigkeit der Knochen ist eine direkte Folge der Knochenveränderung; eine Verbiegung oder ein Knochenbruch aber tritt erst ein durch äußere Einwirkung; diese letzteren Erscheinungen sind nicht Folge des Krankheitsprozesses an sich, sondern Folge des veränderten Verhaltens der Knochen gegenüber akzessorischen Einflüssen ... Die primären Symptome sind notwendige Teilerscheinungen einer Krankheit; die sekundären können, wenigstens potentia, fehlen oder wechseln, ohne daß der Krankheitsprozeß sich zugleich ändert."

Das Beispiel der Osteomalacie lag E. BLEULER nahe, weil er schon 1893 als einer der ersten beschrieben hatte, daß es eine nicht puerperale Osteomalacie gibt, die durch Mangel an Besonnung entsteht und durch Besonnung geheilt wird.

E. BLEULER selbst zählte „fast die gesamte bis dahin beschriebene Symptomatologie" Schizophrener zu den sekundären, psychologisch verstehbaren Störungen — verstehbar freilich unter der Voraussetzung, daß irgendeine primäre Störung das Abgleiten in krankhafte Reaktion oder Entwicklung erleichtere. Vor allem erschien ihm die Demenz, die Verblödung, als sekundäres Symptom – in scharfem Gegensatz zur bisherigen Auffassung, die gerade im Verblödungsprozeß das Hauptsächliche sah. Diese Auffassung von der Verblödung als Reaktion auf die Umwelt – freilich Reaktion auf Grund einer primären Krankheit – hat sich bestätigt. Wir wissen, wie sehr die Demenz durch falsche Behandlung, besonders durch Isolierung der Kranken, gefördert wird, und wie rechte Behandlung sie immer mildern und manchmal verhüten und heilen kann. Zu den sekundären Symptomen zählte E. BLEULER u. a. auch die Wahnideen und Halluzinationen und die meisten katatonen Symptome. Vor allem erkannte er jene Erscheinungen als sekundäre, die der Pflege so große Mühe machten, und sagte z. B.: „Ob ein Schizophrener ruhig arbeitet oder herumbummelt oder sich zankt, ob er reinlich ist oder schmiert", hänge von der Art ab, wie man ihn früher behandelt habe und weiter behandle.

Die primären Symptome zu entdecken, schien E. Bleuler 1911 erst der Zukunft vorbehalten. Er äußerte nur vorsichtige Vermutungen darüber. Lange Zeit erwartete er von der hirnpathologischen oder hirnphysiologischen Forschung die entscheidende Entdeckung primärer Symptome. Er hielt dafür, daß die intellektuelle Zerfahrenheit gemeinsam mit der Uneinheitlichkeit des Gefühls primären schizophrenen Erscheinungen nahestehen könnten, und schloß die Möglichkeit nicht aus, daß sie es im eigentlichen Sinne wären. Beides, die intellektuelle und die emotionelle Störung, ließe sich unter dem Begriff der Gespaltenheit zusammenfassen. Die Bezeichnung der Krankheit als Schizophrenie, als Spaltungsirresein, schien, wenn nicht auf die primäre, so doch auf eine wichtige, vielleicht der primären nahestehende Störung zu weisen.

Wie hat sich die Unterscheidung primärer schizophrener Erscheinungen von sekundären in den 60 Jahren bewährt, seit sie eingeführt wurde? Bewährt hat sie sich vor allem in praktischer Hinsicht. Sie richtete die Aufmerksamkeit darauf, daß Lebenserfahrungen die meisten schizophrenen Erscheinungen prägen und daß man sich diese Prägung einfühlend in ähnlicher Weise vergegenwärtigen und verständlich machen kann wie die seelischen Vorgänge im Gesunden. Wenn die Erkenntnis der primären Symptome (und mithin des Wesens schizophrener Erkrankung) noch in nebelhafter Ferne schien, so fühlte man sich seit 1911 der grundsätzlichen Beeinflußbarkeit der sekundären Symptome sicher. Und das bedeutete viel, denn als sekundär hatte E. Bleuler „fast die gesamte Symptomatologie" der Schizophrenien gekennzeichnet. Es entstand daraus eine fruchtbare Anregung der therapeutischen Bemühungen. Man durfte nun annehmen: Wie sich die Symptome durch die Lebenserfahrung prägen lassen, so grundsätzlich auch durch die Therapie — und Symptome könnten durch die Lebenserfahrung und damit durch die Therapie nicht nur umgeprägt, sondern vielleicht sogar zum Verschwinden gebracht werden. E. Bleuler ging aber noch weiter. Er hielt es für wahrscheinlich, daß alle Erscheinungen, die wir bisher am Schizophrenen feststellten, daß das ganze Verhalten, das sich als Geisteskrankheit kennzeichnet, zum Verschwinden gebracht werden könnte und daß die primären Symptome zur Hauptsache latent, sozial bedeutungslos, sein könnten. Es wurde die „praktische Heilbarkeit" der Psychose ernstlich erwogen, der gegenüber Unkenntnis über eine Beeinflußbarkeit latenter primärer Symptome weniger wichtig mehr wäre. Glänzende Möglichkeiten der Therapie zeichneten sich ab. Tatsächlich hat in der Folgezeit die Therapie Großes erreicht, wenn auch bei weitem nicht alles, was von ihr erhofft wurde und weiter erhofft wird.

Völlig zu scheitern schienen hingegen jahrzehntelang alle Bestrebungen, den sekundären Symptomen die primären im Sinne von E. Bleuler gegenüberzustellen. Generationen von Forschern bemühten sich vergeblich darum, insbesondere suchten sie ausdauernd nach pathologisch-physiologischen Grundsymptomen. Sie wurden nicht entdeckt. Gegen die Annahme, die intellektuelle Dissoziation oder die affektiven Störungen oder beide zusammen würden, früheren Vermutungen entsprechend, die primären Symptome bilden, wurden nach und nach gewichtige Argumente geltend gemacht. Von 1911 bis zum heutigen Tag sind keine neuen Erscheinungen an Schizophrenen beobachtet worden, die mit einiger Wahrscheinlichkeit als die primären zu deuten wären. Das war entmutigend, und man hat darin den „Skandal der modernen Psychiatrie" gesehen. Heute stehen wir nun aber vor einer neuen Situation: Wenn keine *neuen* Symptome von primärem Charakter entdeckt wurden, so wird es doch immer wahrscheinlicher, daß zwei *längst bekannte* Erscheinungen schizophrenen Lebens von primärer Bedeutung sein könnten: *der Autismus und die Gespaltenheit.*

Symptome, deren primäre Natur früher vermutet wurde, heute aber widerlegt ist

Im folgenden möchte ich zuerst an einigen Beispielen zeigen, welche Vermutungen über primäre Symptome widerlegt oder doch nicht bestätigt wurden. Es handelt sich vor allem um vielerlei körperliche Erscheinungen der Schizophrenien und unter den psychopathologischen Erscheinungen neben anderen um die Zerfahrenheit. Erst im nachfolgenden Kapitel möchte ich zeigen, wie die Untersuchungsergebnisse klinischer, psychoanalytischer und daseinsanalytischer Schulen, die Ergebnisse von Schulen der verschiedensten Länder, die Vermutung immer mehr stützen, daß Gespaltenheit und Autismus die primären Symptome schizophrenen Lebens seien und daß sich beide als verschiedene Aspekte derselben primären Störung erweisen.

Ein Beispiel einer der ältesten Vermutungen über eine *körperliche primäre schizophrene Störung*, über eine „Somatose" Schizophrenie, die der „Psychose" Schizophrenie zugrunde läge, bildet die „Bindegewebsschwäche" von LUXENBURGER (1927, 1939). In den dreißiger Jahren wurde angenommen, daß unter den Schizophrenen und unter den Verwandten Schizophrener Tuberkulose gehäuft vorkäme. In einem gewagten Gedankensprung wurden beide Krankheiten auf die „Bindegewebsschwäche" zurückgeführt. Heute wissen wir, daß die Häufung von Tuberkulose unter den Schizophrenen sicher zur Hauptsache die Folge ungünstiger hygienischer Bedingungen in ihren Familien und in den alten Anstalten war. Schon deshalb – und aus noch anderen Gründen – wird die „Bindegewebsschwäche" nicht mehr diskutiert.

Vermutet man eine körperliche Grundkrankheit, liegt die Annahme nahe, sie würde sich bei der sog. „tödlichen Katatonie" am deutlichsten zeigen. Wir wissen aber heute, daß bei akuten tödlich verlaufenden Schizophrenien weder klinisch noch pathologisch-anatomisch eine spezifische schizophrene Pathologie zu entdecken ist. Am Hirn finden sich oft – aber lange nicht immer – Schwellungszustände und vielerlei histologische Veränderungen, wie sie ähnlich bei manchen körperlichen Krankheiten vorkommen. Der Tod in der akuten Schizophrenie ist nach unserem heutigen Wissen durch das Zusammentreffen verschiedenster körperlicher Komplikationen bedingt: von solchen, die die Folge hochgradiger Erregung sind, wie Fieber, Austrocknung, Störung im Elektrolytengleichgewicht, und solchen, die die Folge von Nahrungsverweigerung, Durchliegen, hochgradiger Harnverhaltung, gepreßter Atmung sind. Zudem spielen Komplikationen der pflegerischen und der therapeutischen Betreuung eine große Rolle: Aspirations-Pneumonie beim Einlöffeln oder bei der Sondenverabreichung der Nahrung gegen den Willen des Kranken, Infektionen beim Kathetrisieren, Nebenwirkungen von Beruhigungs- und Betäubungsmitteln in großen Dosen, Schwächung der Resistenz durch Cortisol. Oft treten zufällig noch von der Schizophrenie unabhängige Krankheiten hinzu: Anginen, Grippe, gastro-intestinale Infektionen u. a. Kurz: Der Tod in der akuterregten Schizophrenie ist nach unseren heutigen Kenntnissen nicht auf einen besonders bösartigen spezifischen schizophrenen Prozeß zurückzuführen, sondern auf mannigfache schwere körperliche Komplikationen der Schizophrenie. Er erfolgt unter denselben Symptomen wie bei schweren Infektionen, Vergiftungen und Erschöpfungen ohne Schizophrenie. Demgemäß erweist sich eine Behandlung als wirksam, die alle die verschiedensten unspezifischen körperlichen Befunde sorgfältig berücksichtigt.

Ebensowenig haben sich die Erwartungen erfüllt, es könnten spezifische Veränderungen irgendwelcher endokriner Funktionen bei Schizophrenen gefunden werden. Dies war wohl auch vorauszusehen, als man einmal wußte, daß die überwältigende Mehrzahl endokrin Kranker nicht schizophren, sondern ganz anderer Art psychisch alteriert sind.

Unter den heute noch zur Diskussion stehenden somatischen Befunden an Schizophrenen gehört die von HUBER (1961) beschriebene Ventrikelerweiterung wohl zu den beachtenswertesten. HUBER selbst aber stellt sie nicht nur bei Schizophrenen und nicht bei allen Schizophrenen fest und nimmt aus guten Gründen nicht an, daß sie das typische primäre Symptom der Schizophrenien wäre. Neuerdings wird nach für die Schizophrenien typischen Veränderungen der Qualität des Schlafes im Elektrencephalogramm gesucht. Wir sind aber weit weg von sicheren Ergebnissen, und es scheint, daß abnorme Verteilung der Qualitäten des Schlafes – sollte sie sich nachweisen lassen – eher Folge oder Begleiterscheinung der Psychose als ihre Grundlage wäre.

Das sind nur wenige Beispiele von Untersuchungen, die – bisher wenigstens – entgegen den Hoffnungen vieler *nicht* zum Nachweis körperlicher primärer Symptome der Schizophrenien geführt haben.

Die große Mehrzahl körperlicher Veränderungen bei Schizophrenen kann leicht als Folge der gesteigerten oder der darniederliegenden Emotionen oder schizophrener Verhaltensbesonderheiten erklärt werden.

Unter den *psychopathologischen Erscheinungen* der Schizophrenien bot sich seit Jahrzehnten am ehesten die *Zerfahrenheit* als primäres Symptom an. Wie immer man sie nannte (Dissoziation, Assoziationsschwäche, intrapsychische Ataxie), so schien sie eine elementare Störung zu sein. Das Denken wurde ja als die Grundlage allen geistigen Lebens betrachtet, und es lag deshalb nahe, die Denkstörung als Grundlage der schizophrenen Störungen anzusehen. Überall aber, wo man engere Beziehungen mit Schizophrenen anknüpfte, zeigte sich etwas, das lange erstaunte: Die Zerfahrenheit bei ein und demselben Schizophrenen ist eine wandelbare Erscheinung. Bei manchen Schizophrenen hat man geradezu den Eindruck, sie trieben mit ihrer Zerfahrenheit ein listiges Spiel. Sie beginnen zerfahren zu sprechen, wenn sie dem Kontakt ausweichen wollen, und sie sprechen ganz geordnet, wenn sie einen konkreten Wunsch anzubringen haben. Häufig streiten Schizophrene krankhaftes Verhalten in der Vorgeschichte in klaren Ausführungen ab, so daß der Unerfahrene von ihrer Gesundheit überzeugt ist und sich über die bösen Ärzte empört, die sie als krank befunden haben. Dieselben Kranken aber werden völlig zerfahren, wenn sie doch einmal über ihr wahres Innenleben etwas aussagen sollten. Häufig tritt Zerfahrenheit im Gespräch mit dem einen Partner an den Tag, nicht aber mit dem anderen. So sprechen viele Kranke mit Besuchern unauffällig, mit den Ärzten der Klinik zerfahren – oder umgekehrt. Einzelne Kranke sprechen zerfahren, aber schreiben geordnet oder umgekehrt. Besonders eindrücklich erlebt man Kommen und Verschwinden von Zerfahrenheit im Verlauf der Therapie Schizophrener. Welche der gebräuchlichen Verfahren man auch immer anwendet, treten oft Phasen auf, in denen der sonst zerfahrene Kranke wieder klar spricht, und wäre es nur während einer kurzen Zeitspanne.

Gelegentlich sagen einem Kranke ins Gesicht, daß sie die Zerfahrenheit nötig haben. Eine meiner Kranken pendelte wiederholt zwischen Abteilungen für besonnene Kranke und für schwer Kranke hin und her, weil Erregungen und Beruhigung wechselten. Auf der Abteilung für besonnene Kranke sprach sie besonnen, auf der Abteilung für schwer Kranke zerfahren. Als ich sie einmal von der Abteilung für schwer Kranke auf die Abteilung für besonnene Kranke bringen wollte, sträubte sie sich mit den Worten: „Jetzt kann ich anderen gegenüber nicht Stellung beziehen, nachher bin ich dazu verpflichtet.“ Häufiger als in Worten lassen einen die Kranken durch ihre Mimik ahnen, was sie selbst von ihrer Zerfahrenheit halten: Mitten im zerfahrenen Reden huscht ein fast schelmisch anmutender Ausdruck über ihr Gesicht, der etwa zu sagen scheint: „Gelt, gar zu ernst nehmen wir beide das Geplapper doch nicht." Häufiger aber als eine solche besinnliche, fast gemütliche Regung ahnt man hinter dem zerfahrenen Reden Erbitterung, Feindseligkeit oder Trauer. KLAESI hat schon früh davon gesprochen, daß die Zerfahrenheit „ein Kunstwerk der Verzweiflung" sei. Bei anderen Kranken aber charakterisierte er sie als „Sprache der Ekstase".

Die Vermutung, daß der Gebrauch der Zerfahrenheit dem Schizophrenen etwas bedeute, einem seiner Bedürfnisse entgegenkomme, ist um so glaubhafter, als auch das, was er uns zerfahren mitteilt, seinen Ängsten, Bedrückungen, Wünschen und Hoffnungen entspricht (seinen „Komplexen", wie man früher sagte). In der Erkenntnis daß sich die Inhalte zerfahrenen Redens psychologisch deuten lassen, liegt ja ein wesentlicher Teil der heutigen Schizophrenielehre. Lange Zeit heilt man dafür, daß man den Inhalt zerfahrener Äußerungen deuten und verstehen könne, nicht aber die Tatsache, daß diese Äußerungen zerfahren vorgebracht würden. Nunmehr erst bricht die Auffassung durch, daß nicht nur die Inhalte, sondern auch die Zerfahrenheit, in der sie zum Ausdruck gebracht und gedacht werden, deutbar, einfühlbar und verstehbar sind. Form und Inhalt des Ausdrucks können vom selben Zumutesein beeinflußt sein.

Den Wandel der Auffassungen möchte ich an einem Beispiel zeigen. KRAEPELIN zitiert 1899 die folgenden zerfahrenen Äußerungen eines seiner Kranken[2]:

„Denn wir selber können immer hoffen, daß wir uns andere Gedanken zahlen lassen sollen. Denn wir selbst wollen's wissen wollen, wer mit uns den Saukopf närrisch hin zu Tode quälen lassen sollte. Nein, wir selber sind nicht mehr so dumm, und kümmern uns nicht immer drum, wenn wir uns Saufen sparen lassen sollten. Weil wir eben närrisch machen und uns selber saudumm anschmieren lassen sollen."

KRAEPELIN fand diese Äußerung „ganz unsinnig und zusammenhangslos". Heute hingegen würden wohl die meisten Ärzte mit mir eine Bedeutung darin ahnen und von der menschlichen Not, die sie zum Ausdruck bringt, ergriffen werden. Wir können vermuten, daß der Kranke etwa sagen wollte:

„Immer können wir noch auf andere Gedanken hoffen. Sollen wir uns wie ein armer Saukopf bis zum Tode hinschleppen? So dumm sind wir nicht. Wir kümmern uns nicht mehr immer darum, weshalb wir so viel Grobes nicht haben können. Wir wollen uns die Narrenkappe aufsetzen und uns selber anschmieren."

Oder noch verständlicher umgedeutet:

„Vielleicht kann ich der Scheußlichkeit des Lebens entrinnen, wenn ich zum Narren werde und mich selbst anschmiere."

Selbstverständlich weiß ich nicht, ob KRAEPELINs Kranker vor mehr als 70 Jahren wirklich das gemeint hat, was ich aus seinen Äußerungen heraushöre: daß er sich in seiner närrischen Rede selbst anschmieren könne. Vielleicht meinte er etwas ganz anderes. Überzeugt sein können wir nur, daß er wirklich *etwas* meinte. Und sicher weiß ich, daß viele meiner eigenen Kranken in ähnlich zerfahrener Weise Ähnliches zum Ausdruck bringen wollten wie das, was ich als Sinn der Äußerungen des Kranken KRAEPELINs vermute.

Im Laufe der letzten Jahre sind – nicht sehr viele, aber doch mehrere – Arbeiten veröffentlicht worden, in denen Zerfahrenheit bei diesen oder jenen Kranken auf deren innere Bedürfnisse zurückgeführt wird. Ich greife einige heraus:

AVENARIUS (1966) beobachtete Schizophrene, die sowohl Verwirrung wie Größenwahn zeigten – zwei Erscheinungen, die man bisher gern unabhängig voneinander betrachtet hatte. Der Grad ihrer Verwirrung steigerte sich, wenn sie

2 KRAEPELIN, E.: Psychiatrie. 6. Aufl. 1899, II. Band, S. 139. Der Kranke gab mit dieser Äußerung den Inhalt von Sinnestäuschungen wieder. Wir dürfen aber ruhig annehmen, daß er sich ohne Bezug auf Halluzinationen ähnlich ausdrückte.

ihren Größenwahn darlegten; umgekehrt sprachen sie klar, wenn sie sich nicht mit ihrem Wahn beschäftigten. Avenarius erfühlte aus den Äußerungen dieser Kranken eine veränderte Stimmung, ein „megalomanes Zumutesein". Den Kranken drängt es, seiner Stimmung Ausdruck zu geben. Ihr naheliegender Ausdruck wäre der Größenwahn. Sobald derselbe klar formuliert würde, käme aber seine Absurdität zum Bewußtsein des Kranken und anderer Menschen. Der Kranke verlor sich in die Sprachverwirrung, um seinen Größenwahn nicht selbst als unsinnig an den Pranger zu stellen. Wenn er seine größenwahnsinnige Stimmung in immer weniger verständlichen Äußerungen kleidete, sich dabei aber in eine immer überheblicherere Haltung und Phrasenhaftigkeit verlor, so äußerte er zwar sein „Zumutesein" (ein berechtigtes Anliegen!), entzog es aber gleichzeitig jeder Kritik. Avenarius bemerkt dazu: „Es handelt sich ... u. E. einfach um ein Ausweichen vor der bedrängenden Kritik in dem großartig klingenden Kauderwelsch."

Priest (1969) sieht hinter der Zerfahrenheit vieler Schizophrener ihre Unwilligkeit, eine Kommunikation mit anderen herzustellen und ihr Bedürfnis, ihre feindliche Einstellung zu verbergen. Auf Grund anderer Erfahrungen mit anderen Schizophrenen kommt er zu denselben Schlüssen wie Avenarius. Er schreibt u. a.:

"Disorder of the content of thought (delusions) may be regarded as fulfilling an unconscious need, but disorder of the form of thought (formal thought disorder) tends to be regarded as an enigmatic outcome of the schizophrenic process. ... The author has been impressed by the way in which chronic schizophrenics tend to *use* their thought disorder to avoid communication, and it can be seen that it is well suited to this function. While appearing to co-operate, and even to be compliant, the schizophrenic can subtly defeat the attempts of the staff to control him and to communicate with him. In this way he is able to avoid indicating his distrust and hostility ... This argument seemed even more plausible to me when I found that, without any difficulty, thought disorder could be eliminated by making it redundant. In interviews with grossly thought-disordered patients I found that there was almost always some meaning being generated behind the mask of word salad and assyndesis ... *Formal thought disorder is one of the defences that the patient can abandon if necessary.*" (Kursiv von mir.)

Arieti (1965) hat beschrieben, wie er im Verlauf einer eingehenden Psychotherapie Schizophrener den Eindruck bekam, daß die zerfahrenen Äußerungen Schizophrener ein Bedürfnis stillen. Er analysiert nicht zuerst (wie es gewöhnlich getan wird) den Inhalt der Äußerungen Schizophrener, sondern die Gründe zum Abgleiten in krankhafte Denkformen. Er lehrt den Kranken auf die Stimmung zu achten, in der grob krankhafte Erscheinungen auftreten. Spürt der Kranke vertrauensvoll das Verständnis des Arztes für die Außerordentlichkeit seiner Gestimmtheit, braucht er sich ihrer nicht mehr zu schämen, braucht er sie nicht mehr mit zerfahrenem Gerede und mit einer krankhaften Symbolik zu verstecken und findet er den Weg zurück zum wirklichkeitsnahen Denken.

Priest wie Arieti beschreiben dasselbe Phänomen, doch beobachtete jeder von ihnen andere Hintergründe: Beide sehen hinter der Zerfahrenheit ein Bedürfnis, klare Äußerungen zu vermeiden. Bei den Kranken von Priest stammt dieses Bedürfnis aus dem Unwillen zur Kommunikation und der Feindseligkeit der Kranken anderen gegenüber, bei den Kranken Arietis eher aus der Ratlosigkeit und Beschämung über ihre Außerordentlichkeit. Ich glaube, daß beides häufig ist, bei den einen Kranken spielt mehr das eine, bei den anderen mehr das andere die Hauptrolle.

Von einer ganz anderen Seite haben Lidz, Singer, Wynne, u. a. mit ihren Schulen dargelegt, daß Zerfahrenheit psychologisch verständlich sein könnte. Sie finden den Ursprung der Zerfahrenheit in der unklaren und widersprüchlichen Sprache der Eltern zukünftiger Schizophrener. Sie entdeckten, wie sehr spätere Schizophrene einem "teaching of irrationality" ausgesetzt gewesen sind. Würde man freilich in der angelernten Denk- und Sprechweise Schizophrener das Wesentliche an ihrer Krankheit sehen, so würde die Zerfahrenheit wieder in die Nähe primärer Symptome gedrückt. Wahrscheinlicher scheint, daß "teaching of irrationality" bei der Genese der Schizophrenien nur einen Einfluß unter vielen anderen bedeutet. Man kann die Ergebnisse dieser Schulen in dem Sinne auffassen, daß die sprachlichen Absonderheiten der Eltern im Laufe einer schizophrenen Erkrankung den späteren Gebrauch der Zerfahrenheit nahelegten, um innere Not zu verbergen. So verstanden würde die Entdeckung des "traching of irrationality" wieder daraufhin deuten, die Zerfahrenheit als sekundäres Symptom der Schizophrenien zu verstehen.

Alle die erwähnten Erfahrungen legen die Versuchung zu ganz einfachen Formulierungen nahe: Die Zerfahrenheit entsteht, wenn die innere Lage des Kranken klare, alltägliche Äußerungen verunmöglicht oder unerwünscht macht. Das kann unter verschiedenen Umständen vorkommen: Die innere Lage kann so außerordentlich sein, daß alltägliche Worte kein Mittel mehr sind, sie auszudrücken; der Kranke kann so verzweifelt oder sonst emotionell aufgewühlt sein, daß ähnlich wie in einem Stupor gewöhnliche Begriffe nicht gefunden werden; seine innere Menschlichkeit erscheint ihm derart beschämend oder derart bedrohend, daß er sie nicht klar ausdrücken darf; oder: er hat sich selbst in eine Welt zurückgezogen, in der die Realität aufhört von Interesse zu sein und in der er selbst darin aufgeht, sich eine seinem Wesen entsprechende Welt aufzubauen, wozu er die symbolische zerfahrene Denkweise benötigt.

Natürlich ist der Sachverhalt nicht ganz so einfach. Sollte Zerfahrenheit schlicht und einfach die Folge einer erschwerten Beziehung zur Außenwelt sein, dann müßte sie wohl nicht nur bei Schizophrenen vorkommen. Es mag doch noch andere Menschen als Schizophrene geben, die ihre Nöte nicht in gewöhnliche Begriffe fassen wollen oder können. Nach der vereinfachten Erklärung der Zerfahrenheit müßten sie wie Schizophrene zerfahren reden. Tun sie es? Es gibt ein Stocken und Verwirren der Äußerungen in der Verlegenheit, in der Verzweiflung, im Emotionsschock. Es mag Ähnlichkeit mit schizophrener Zerfahrenheit haben, aber ganz gleichzusetzen sind beide Erscheinungen kaum. Läßt sich ein Dichter (oder einer, der es sein möchte) einfach gehen, schöpft er ohne bewußte Kontrolle aus der Eingebung des Augenblicks, aus einem Unbewußtsen, so kommen Äußerungen zustande, die sich von schizophren-zerfahrenen nicht immer unterscheiden. Denken beim Einschlafen, im Traum und in der Mystik ist schon lange mit zerfahrenem Denken verglichen worden. So sicher sind wir aber doch nicht, ob schizophrene Zerfahrenheit und denkerische Unordnung aus anderen Ursachen wesensgleich sind. Damit aus inneren Gründen wirkliche Zerfahrenheit entsteht, müssen diese inneren Gründe wohl schon besonderer Art sein. Wenn man vorsichtig ist, formuliert man nicht, schizophrene Zerfahrenheit ist Folge eines Bedürfnisses nach Zerfahrenheit, sondern Folge eines solchen Bedürfnisses *eines Schizophrenen*. Die Zerfahrenheit als sekundäres Symptom hat nach dieser Auffassung primäre Veränderungen zur Voraussetzung. Darauf wird noch einzugehen sein.

Oft ist in der *affektiven Stumpfheit* und *Kraftlosigkeit*, in *psychischer Adynamie* oder *Insuffizienz der Aktivität* (Berze, 1914) die primäre schizophrene Störung vermutet worden – sei es allein oder Hand in Hand mit der Zerfahrenheit. Viele Schizophrene erscheinen denn auch stumpf, ohne affektive Regungen und ohne Initiative. Die klinische Erfahrung zeigt jedoch deutlich: Je mehr und je geschickter man sich mit Schizophrenen abgibt, je günstiger die Umstände zur Entfaltung ihrer Interessen, Talente und Leidenschaften sind, um so mehr treten Stumpfheit und Passivität zurück. Je weniger man sich hingegen um sie kümmert, je mehr man sie in überfüllten Anstalten ohne genügend Personal sich selbst überläßt, um so häufiger und schwerer treten Stumpfheit und Passivität an den Tag. Jeder Arzt und viele Laien, die sich eingehend und geduldig mit scheinbar stumpf dahinsiechenden Schizophrenen beschäftigen, entdecken Zeichen von Empfindsamkeit und Feinfühligkeit. Von großem Erkenntniswert sind gerade in dieser Beziehung neuere Erfahrungen mit der Psychoanalyse Schizophrener. Sie sind der Übertragung fähig und – bei besonders langwierigen und geschickten Bemühungen – auch der Lösung der Übertragung. Freilich sind dabei viel größere Schwierigkeiten zu überwinden als beim durchschnittlichen Neurotiker. Kurz: Die Affektivität des Schizophrenen ist in ihrer Äußerung gehemmt, sie ist nicht am Erlöschen.

Unter allen einzelnen psychopathologischen Erscheinungen der Schizophrenien sind Zerfahrenheit und Verstumpfung vielleicht am häufigsten als primäre Symptome diskutiert worden. Viele andere sind aber im Laufe der Jahre ebenfalls zur Diskussion gestanden. Der Deutung des *Wahndenkens* im allgemeinen ist jahrzehntelang ein großer Teil der psychiatrischen Literatur gewidmet worden. Darauf habe ich an dieser Stelle nicht einzugehen. Daß Wahndenken als psychopathologisch selbständiges Geschehen fremd und unverständlich in die persönliche Entwicklung einbrechen würde, steht heute kaum mehr zur Diskussion. Viele Untersuchungen (und unter ihnen die phänomenologischen) haben die inneren Zusammenhänge des Wahndenkens mit der Persönlichkeit überzeugend dargetan. Die Formulierungen moderner Autoren darüber sind so eindrücklich und so überzeugend aus dem Zusammenleben mit den Kranken geschöpft, daß sie heute wohl niemand mehr übersehen kann: So L. Binswanger (1957): „Der Wahn ist die Widerspiegelung der Existenzbedrohung; im Verfolgungswahn werden aus dem ‚bodenlosen Unheimlichen' heimliche Feinde"; Kahn (1929): „Im Wahn wird Selbstwertbedrohung durch Selbstwertsicherung kompensiert"; Steck (1951): „Wenn der Versuch scheitert, die Kommunikation mit den Mitmenschen zu erzwingen, entsteht der Wahn" oder der Wahn entspricht „der Verdeutlichung innerer Bedrohung"; Matussek (1963): „Der Wahn tritt auf, wenn man sein Anderssein nicht mehr erträgt." — Wahn, Wahnstimmung oder Wahneinfall können auch schon deshalb nicht als spezifische schizophrene Primärsymptome angesprochen werden, weil sie nicht nur bei Schizophrenen vorkommen, sondern auch bei vielen anderen Kranken.

Älteren Autoren schien die *Demenz* der reinste Ausdruck eines „schizophrenen Prozeß-Geschehens". Zunehmend in Erscheinung tretende Zeichen der Demenz betrachteten sie (wenn nicht ausdrücklich, so doch faktisch) als die primären Symptome der Schizophrenien. Schon E. Bleuler hat in seiner Monographie von 1911 gerade die Demenz zu den sekundären Erscheinungen gerechnet. Heute verfügen wir über zahlreiche Erfahrungen darüber, daß schwerstes chronisches schizophrenes Kranksein, das man als schwerste Demenz und Endzustand betrachtete, vor allem unter schlechter Pflege entsteht und sich unter guter Pflege und Behandlung nur selten einstellt. In gut geführten Kliniken sind Kranke selten geworden, die jahrelang keine verständliche Äußerung tun, die sich nicht beschäftigen lassen und die dauernd höchste Ansprüche an die Pflege stellen. Außerdem hat sich gezeigt, daß die fortschreitende Verblödung nicht, wie man manchmal annahm, den „vererbten Kern" der schizophrenen Psychosen darstellt: Der Ausgang in schwerste Demenz kommt seltener als andere schizophrene Dauerzustände in gleicher Weise bei zwei unter sich verwandten Schizophrenen vor.

Fast ganz außer Diskussion gefallen sind *Versuche, eine Mehrzahl von psychopathologischen Symptomen* als voneinander unabhängige Primärsymptome anzusprechen. Ein solcher Versuch stammt z. B. von Mayer-Gross (1930), der gerade sieben primäre Symptome postulierte, die sich seines Erachtens nicht voneinander ableiten ließen. Es waren dies: „Denkstörung, Halluzinationen; eine Dreiergruppe:

„Ich-Störung, Aktivitätsstörung, psychomotorische Störungen"; eine Zweiergruppe: „Gefühlsanomalien, und wahnhaftes Bedeutungsbewußtsein". Davon sind Denkstörungen, Wahnideen und Gefühlsanomalien bereits diskutiert worden, und die Ich-Störung (die im Wesentlichen in der Gespaltenheit besteht) wird noch eingehend zu diskutieren sein. Die katatonen (psychomotorischen) Störungen als Primärsymptome darzustellen, ist heute schon auf Grund therapeutischer Erfahrungen kaum mehr möglich: Während sie in den alten Anstalten massenhaft zu sehen waren, sind sie unter der heutigen Behandlung und Pflege selten geworden. In bezug auf die Stereotypien hat KLAESI (1922) gezeigt, wie sie verstanden werden können. Mit zunehmender psychotherapeutischer Erfahrung ist immer klarer geworden, wie die Halluzinationen Schizophrener Auseinandersetzungen mit ihrem eigenen Wesen darstellen und wie sie sich im Laufe der Psychotherapie verändern. Das „Verhalten" als etwas Primäres, von anderen psychischen Vorgängen Unabhängiges zu betrachten, liegt unserer Zeit besonders fern.

C. SCHNEIDER (1942) glaubte, daß sich die grundlegenden Symptome der Schizophrenien in drei Gruppen gliedern ließen, die er „*Symptomverbände*" nannte. Innerhalb jedes Symptomverbandes bestände eine wesensmäßige Beziehung der Symptome zueinander, jedoch wären die drei Symptomenverbände selbst weitgehend voneinander unabhängig. Sie könnten bei Schizophrenien einzeln, zu zweit oder alle miteinander vorkommen. Es handelte sich 1. um den „Symptomenverband des Gedankenentzuges", dem SCHNEIDER u. a. auch das Gefühl des Gedankeneingebens und des gemachten Handelns zuteilte; 2. um den „Symptomenverband der Sprunghaftigkeit", zu dem er u. a. noch den Mangel an Dynamik und die physikalischen Halluzinationen zählte, und 3. um den „Symptomverband des Faselns", der u. a. auch den Bedeutungswahn und die inadäquaten Affektregungen in sich einschlösse. Nach der originellen und geistreichen Vorstellung SCHNEIDERs wären die Symptomenverbände „mehr als bloße beschreibende Zusammenfassungen von symptomatischen (psychopathologischen) Strukturelementen im Zustandsbild". In jedem Symptomenverband würden sich seiner Meinung nach besondere „biologische Gesetzmäßigkeiten" ausdrücken. Dies hoffte er nachzuweisen, indem für jeden Symptomenverband eine besondere Prognose und eine besondere Ansprechbarkeit auf die Therapie festzustellen wäre. Dieser Nachweis ist nicht gelungen. Im Gegenteil hat sich gezeigt, daß die Symptome der Schizophrenie bei vielen Kranken anders geordnet sind als in den Schneiderschen Verbänden und daß viele Symptome verschiedener „Verbände" oft gemeinsame psychologische Hintergründe haben. Die Symptomenverbände von SCHNEIDER können unmöglich mehr als drei Gruppen primärer Symptome angesprochen werden.

Die Liste von Erscheinungen, die man zeitweise als primäre anzusprechen versucht war und die man heute nicht mehr als solche anerkennen kann, ließe sich leicht vermehren. Es ist nicht nötig, dies an dieser Stelle zu tun. Es ist begreiflich, daß sich die Suche nach primären Symptomen über das ganze farbige Erfahrungsgut erstreckte, das sich schon zu Beginn des Jahrhunderts bei der Behandlung Schizophrener angesammelt hatte. Die Hoffnung von 1911, es würden wichtige neue schizophrene Symptome entdeckt, unter denen dann primäre zu erkennen gewesen wären, hat sich nicht erfüllt.

Gespaltenheit und Autismus als Erscheinungen der Schizophrenie von primärer Bedeutung

In dieser Lage könnte man daran verzweifeln, ob die Einteilung in primäre und sekundäre Symptome möglich sei, und die Existenz beider in Frage stellen. Tatsächlich gibt es auch gewichtige theoretische Bedenken dagegen, eine psychologische Erscheinung von einer anderen abzuleiten. Und doch rechnen wir im alltäglichen Umgang mit unseren Nächsten und mit uns selbst mit solchen Ableitungen – weshalb sollten sie denn beim Schizophrenen nicht erkennbar sein?

Ich glaube, man darf heute feststellen: Wenn primäre Symptome seit 1911 nicht entdeckt worden sind, wenn sich keine primären körperlichen Symptome entdecken ließen und wenn zahlreiche psychopathologische Symptome lange Zeit fälschlich als primäre bezeichnet worden sind, so setzt sich mehr und mehr doch die Erkenntnis durch, daß es im schizophrenen Geschehen Erscheinungen gibt, die grundlegender und für die Schizophrenie kennzeichnender sind als andere. Gibt es auch theoretische Bedenken gegen die Bezeichnung „primär" in der einfachen Bedeutung, die ihr E. BLEULER zusprach, so kommen diese Erscheinungen doch primären in seinem Sinne nahe.

Medizingeschichtlich ist festzustellen, daß sich die heute am meisten verbreitete Auffassung über das Elementare oder „Primäre" im schizophrenen Geschehen nicht mit Trompetenstößen in die Psychopathologie eingeführt hat. Manche Kliniker haben an dieser Auffassung gearbeitet und langsam, fast unmerklich, hat sie Boden gewonnen. Sie kann sich nicht auf Neu*entdeckungen* stützen, sondern nur auf Neu*bewertungen* alter Erfahrungen. Wohl ist sie weit davon entfernt, „bewiesen" zu sein – es gibt ja auch in solchen Belangen keine „Beweise" in gewöhnlichem Sinne. Sie wird auch nicht von allen geteilt. Und doch glaube ich, daß sie als *vorherrschende Auffassung des Endes unseres Jahrhunderts über die natürliche Gliederung schizophrener Symptome* gelten darf.

Nach dieser Auffassung wird in der Entwicklung der Schizophrenie am ehesten als primär aufgefaßt: die Gespaltenheit des psychischen Lebens oder der Autismus oder beides zusammen. Vergleicht man die heutige Literatur über die Psychopathologie Schizophrener z. B. mit den Darstellungen von GRUHLE und MAYER-GROSS in BUMKEs Handbuch der Geisteskrankheiten (1932), so staunt man über den grundlegenden Wandel der Auffassungen. Während heute die Bedeutung der Spaltung oder des Autismus (in irgendeiner Form) in den meisten Arbeiten breit diskutiert wird, haben sie GRUHLE und MAYER-GROSS nur nebenbei und geringschätzig erwähnt. Dabei waren 1932 beide Erscheinungen seit Jahrzehnten bereits beschrieben worden.

Mangel an Einheit im psychischen Leben, eine Spaltung der einzelnen psychischen Vorgänge, ist schon alten Autoren bei vielen Geisteskranken aufgefallen, u. a. erwähnt sie 1838 ESQUIROL. Ein Vorläufer des Begriffs der Spaltung ist derjenige der Inkohärenz, der vorerst zur Hauptsache nur auf das Assoziieren bezogen wurde, z. B. 1894 im Lehrbuch von ZIEHEN. Einen Schritt weiter ging WERNICKE (1900), indem er die „Sejunktions-Hypothese" einführte. Seiner Ansicht nach spielt eine Sejunktion auch für andere psychische Funktionen als das Assoziieren eine wesentliche Rolle, so für die Entstehung von Halluzinationen und von autochthonen Ideen. In bezug auf einen Patienten, den wir heute wohl als Schizophrenen betrachten würden, bemerkte WERNICKE: „Der Mann besteht gewissermaßen gleichzeitig aus einer Anzahl verschiedener Persönlichkeiten, wir könnten seinen Zustand dreist ‚Zerfall der Individualität' bezeichnen." „Die Zusammenfassung aller höheren Verbände zu einer Einheit, dem „Ich", hätte bei ihm aufgehört. Die Sejunktion, so nimmt WERNICKE an, spiele sich primär in hirnphysiologischen Vorgängen ab.

GROSS (1906) hat die Gedanken von WERNICKE noch weiter entwickelt. Er hat den Ausdruck „*Dementia sejunctiva*" für viele schwer Kranke gebraucht, die wir heute als Schizophrene bezeichnen. Die Sejunktion war für ihn ein Bewußtseinszerfall. Er sah ihn aber doch vorwiegend im Intellektuellen, darin nämlich, daß einzelne Gedankenfolgen (damals nannte man sie noch „Assoziationsreihen") synchron, aber unabhängig voneinander abliefen.

Für E. Bleuler und seinen damaligen Oberarzt Jung ergab sich der Begriff der Gespaltenheit im schizophrenen Leben zuerst aus gemeinsamen Diskussionen im ersten Jahrfünft des Jahrhunderts über „Komplexe". Sie hatten in einer Arbeit von Freud aus dem Jahre 1896 und späteren Kontaktnahmen mit Freud die Anregung dazu geschöpft. Sie beschrieben, wie sich aus Bündeln affektbetonter Erinnerungen und Strebungen, die aus dem Bewußtsein verdrängt worden waren, schizophrene Symptome bildeten. Der „Komplex" mit seinen Erscheinungen schien von der übrigen Persönlichkeit abgespalten. Für Jung bedeuteten diese Erkenntnisse etwas Wesentliches zum späteren Aufbau seiner weltbekannten Lehre. E. Bleuler beschäftigte es besonders, daß die Abgespaltenheit nicht nur einzelne Komplexe betraf, sondern daß das gesamte psychische Leben Schizophrener durch Spaltungen beherrscht ist.

Die Bedeutung der Gespaltenheit psychischer Vorgänge wurde erst richtig gewürdigt, nachdem E. Bleuler die Krankheitsbezeichnung der Schizophrenien, des Spaltungsirreseins, eingeführt hatte (in einer kurzen Arbeit 1908, ausführlich begründet 1911). Diese Spaltung aber, die ihm wichtig genug schien, um sie zur Namensgebung zu verwenden, beschrieb er in seiner Monographie nur kurz. Auf deren 420 Seiten ist ihr nicht einmal ein ganzes Kapitel gewidmet. Im Unterkapitel „Gedankenablauf. Spaltung" macht sie nur einen kleinen Teil aus. 1911 rechnete E. Bleuler die Gespaltenheit des psychischen Lebens auch noch nicht zu den primären Symptomen. Er brachte sie mit der gedanklichen Zerfahrenheit und mit der übersteigerten Wirkung der Affekte auf das Denken in Zusammenhang. Die entscheidenden Sätze über die Spaltung lauten in seiner Monographie von 1911:

„Da alles dem Affekt Widerstrebende stärker als normal unterdrückt, das ihm Entsprechende ebenso abnorm gefördert wird, so kommt es schließlich dazu, daß Widersprüche zu einer affektbetonten Idee gar nicht mehr gedacht werden können: der ehrgeizige Schizophrene träumt nur noch von seinen Wünschen; die Hindernisse ihrer Realisierung existieren für ihn nicht. So werden Komplexe von Ideen, die mehr durch gemeinsamen Affekt als durch logische Verknüpfung verbunden sind, nicht nur gebildet, sondern auch gefestigt. Durch den Nichtgebrauch büßen die von einem solchen Komplex zu anderen Ideen übergehenden Assoziationsbahnen im Verhältnis zu den adäquaten Assoziationen an Gangbarkeit ein, d. h. der affektbetonte Ideenkomplex grenzt sich immer mehr ab und *erlangt immer größere Selbständigkeit (Spaltung psychischer Funktionen)*.

Alle (normalen und pathologischen) psychischen Vorgänge, sowohl die effektiven wie die logischen, haben aber neben der positiven Tendenz der Bahnung affilierten Materials auch die negative der Hemmung aller nicht affilierten Psychismen. Das bekannteste Resultat dieser Tendenz ist die „Bewußtseinsenge", d. h. die Unfähigkeit des Gesunden, Verschiedenes gleichzeitig zu denken. Sind nun die Assoziationen unterbrochen, primär durch die ursprüngliche Assoziationsstörung und sekundär durch die Abgrenzung des Komplexes, so wird nicht nur der verbindende, sondern auch der hemmende Einfluß der verschiedenen Ideen aufeinander herabgesetzt oder ganz unterdrückt. *So wird uns die Tatsache verständlich, daß gleichzeitig mehrere Komplexe in der nämlichen Psyche funktionieren und unvereinbare Ideen nebeneinander laufen können.* (Der Patient kann, während er an etwas Bestimmtes denkt, Stimmen hören, Zwangsideen haben, Handlungen begehen, die einem ganz anderen Ideenkomplex angehören; er sieht im Untersucher *zugleich* den Anstaltsarzt N. N. und seinen Feind X. Y.)"

Es ist, wie wenn das Beispiel E. Bleulers von 1911 Schule gemacht hätte: Die meisten Darstellungen über die Schizophrenien erwähnen die Spaltung – sie sind schon dazu gezwungen, um den Namen der Krankheit zu erklären. Wenige aber beschreiben deren Bedeutung einläßlich und wenige diskutieren die Frage eingehend, inwieweit alle schizophrenen Symptome mit einer Spaltung zusammenhängen und ob die Spaltung zu den primären Symptomen gehöre.

Immerhin gibt es Autoren, die die Spaltung ausdrücklich zu einem primären Symptom ernannt haben; zu ihnen gehört u. a. Follin (1959) und zu ihnen gehört

E. Bleuler in seinen späten Veröffentlichungen. So sagte er in einem Vortrag 1929:

„Auf psychischem Gebiet ist das primärste eigentlich schizophrene Symptom, das wir finden, eine elementare Schwäche in der Zusammenarbeit der Funktionen, sowohl in der Integration der Gefühle und der Triebe, wie in den Assoziationen im engeren Sinne (Denken); die Zusammenfassung der Triebe zu einer einheitlichen Persönlichkeit wie die der Gedanken zu einer logischen Folgerichtigkeit ist gestört."

Kraepelin hat in der 7. Auflage seines Lehrbuches anno 1904 bei der Beschreibung der Symptomatologie seiner „*Dementia praecox*" einleitend die große Mannigfalt der Symptome betont. Eine Vorstellung, nach der das Gemeinsame aller Symptome herauszuheben wäre, erwähnte er damals noch nicht. Die 8. Auflage seines Lehrbuches erschien 1913, zwei Jahre nach E. Bleulers Monographie. Kraepelin übernahm den Ausdruck „Schizophrenie" nicht, wohl aber die Vorstellung der psychischen Gespaltenheit. In der 8. Auflage ist das Kapitel „*Dementia praecox*" mit dem markanten Satz eingeleitet: „Die *Dementia praecox* setzt sich aus einer Reihe von Zustandsbildern zusammen, deren gemeinsame Kennzeichen eine *eigenartige Zerstörung des inneren Zusammenhangs der psychischen Persönlichkeit* mit vorwiegender Schädigung des *Gemütslebens* und des *Willens* bildet." (Hervorgehoben schon bei Kraepelin.) Von ihm stammt auch der Vergleich schizophrenen Geisteslebens mit einem Orchester ohne Dirigenten. Er hatte demnach die Meinung über die Bedeutung der Gespaltenheit im schizophrenen Geschehen gebilligt, beschrieb aber dann – ähnlich wie E. Bleuler – die Symptomatik in wesentlichen Teilen ohne Bezugnahme auf die Spaltung.

In der modernen Schizophrenieliteratur wird die Erscheinung des Gespaltenseins der Kranken häufiger nicht unmittelbar als solche beschrieben, sondern unter etwas anderen Begriffen, die aber enge Beziehungen zum Begriff der Gespaltenheit haben: der denkerischen *Zerfahrenheit*, einer besonderen *Ambivalenz* und einer *Ich-Schwäche*.

Alle vielfältigen Bezeichnungen für schizophrenes Denken – zerfahren, unzusammenhängend, dissoziiert, faselig – weisen auf einen Verlust der Einheit, eben eine Spaltung im Denken, hin. Eine übersteigerte und vielfältige Ambivalenz und Ambitendenz, die immer wieder beschrieben wird, ist nichts anderes als die Gespaltenheit auf die Gefühlsbetonung und die Willensimpulse bezogen. Die Ich-Schwäche wird vor allem in der psychoanalytischen und der amerikanischen Literatur als das Wesentliche in der Psychopathologie hervorgestellt, dem sich die anderen Symptome unterordnen. Fast alle Autoren verstehen aber unter der Ich-Schwäche die Uneinheitlichkeit des Ichs, den Zerfall der einheitlichen Person in mehrere Persönlichkeiten.

Lebt man mit Schizophrenen zusammen, fällt es leicht, die überwältigende Mehrheit ihrer krankhaften Äußerungen als Aspekte der Gespaltenheit ihres Lebens aufzufassen: Oft sagen sie einem ins Gesicht, sie seien statt sich selbst mehrere Personen, Frau und Mann, Heilige und Hure, alles lenkend oder von allen anderen gelenkt werdend usw. Die Depersonalisation bedeutet nichts anderes als das subjektive Empfinden, das frühere Ich verloren zu haben und in ein anderes gezwängt worden zu sein; dabei ist aber das frühere Ich irgendwie doch noch da, von seinem Standpunkt aus wird ja die Andersartigkeit des aufgezwungenen Ichs beurteilt. Die Gespaltenheit des Willens zeigen uns die Kranken dauernd: Sie wollen grüßen und reichen die Hand zum Gruße – aber sie wollen auch nicht grüßen und drücken die dargereichte Hand nicht; sie wollen uns etwas sagen und sagen es auch – aber sie wollen es auch nicht sagen und sagen es deshalb so leise oder verworren, daß wir es nicht verstehen; sie wollen irgendwohin gehen und gehen auch – aber weil sie gleichzeitig nicht gehen wollen, ist ihr Schreiten zögernd, unsicher, „geisterhaft“, wie es bezeichnet wurde. Während der Psychotherapie erfahren wir, wie die Halluzinationen eigene Strebungen und Gedanken ausdrücken, ja die Kranken sagen es uns schon häufig im ersten Gespräch: Ihre Gedanken sind zuerst fremd, haben mit ihrem „Selbst“ wenig mehr zu tun, werden dann gehört und am Schluß Fremden zugeschrieben. Die Körperhalluzinaitonen können leicht als Verselbständigung untragbarer Ideen verstanden werden: Der Mann, der so oft körperlich im Genitale oder im Herzen der schizophrenen Frau umgeht, entspricht ihrer Sexualität, die sie als unabhängig von ihrem Wesen verstanden haben will; das Herz wird als Stein erlebt, weil einheitliche Regungen nicht mehr möglich sind. Berichten einem Kranke über das Erleben in der katatonen Starre, so beschreiben sie oft eine Vielfalt vom Strebungen, die aneinanderprallen, einen brodelnden Kessel von vielfachen Gefühlen, einen Schwebezustand über widersprechenden Regungen, so daß keine Aktivität zustande kommt. Die Wahnideen Schizophrener bestehen *neben* wirklichkeitsgerechten Vorstellungen, aber die letzteren sind im Wahndenken wie ausgeschaltet. Kurz: Nicht etwa nur das zerfahrene Denken, sondern die meisten psychopathologischen Phänomene können mit dem Verlust von Einheit, mit der Gespaltenheit, in Beziehung gebracht werden.

Immerhin gibt es Einwände dagegen, die Spaltung als die allgemeinste Erscheinung der Schizophrenien anzusprechen. Unter diesen Einwänden haben mich solche von L. Binswanger und von Boss in persönlichen Gesprächen am meisten beeindruckt: Binswanger machte geltend, wie sich bei der daseinsanalytischen Forschung das innere Leben Schizophrener, ihr In-der-Welt-Sein, in Bilder fassen läßt, die eine einheitliche Gestaltung erkennen lassen. An diesen Bildern besteht kein Zweifel. Ich glaube aber, daß sie gerade im Ringen des Kranken mit der eigenen Gespaltenheit entstanden sind. Der Verlust der Einheit der Person, des gewohnten Ichs, ist für den Kranken bedrohlich. Er will ihm begegnen. Es gelingt ihm dabei, ein ganzheitliches Bild der Welt zu schaffen – aber unter weitgehender Opferung des Bezuges auf Wirklichkeit. Sein inneres Bild von sich und der Welt steht im Widerspruch zur äußeren Welt und zu jenem Teil von ihm, der sich noch mit der äußeren Welt abfindet. Die Unvereinbarkeit jenes Ichs, das der äußeren Welt angepaßt ist, mit demjenigen, das er sich selbst erschaffen hat, der Zusammenprall beider, kennzeichnen die manifeste Symptomatologie. Binswanger hat schon recht: die Gespaltenheit ist nicht das Letzte. Aus der Gespaltenheit erwächst ein ungespaltenes, aber wirklichkeitsfremdes Ich. Es ist zum Teil schon Folge eines Gespaltenseins, wie es wieder Gespaltenheit schafft.

Differenzierter, schöner und überzeugender als mit diesen kurzen Sätzen drückt Binswanger (1958) selbst dasselbe aus:

„Das erste Ziel unserer Untersuchungen an schizophrenen Menschen ist auch hier, diese Menschen zurückzuholen aus den Begriffssystemen, Theorien und Denkgewohnheiten der Psychopathologie und der klinischen Psychiatrie in das Menschsein als Dasein oder In-der-Welt-Sein.“ Für die „Abwandlung der Gefügestruktur“ der schizophrenen Daseinsform seien Momente verantwortlich, die die Konsequenz oder den Folgezusammenhang der Erfahrung in Frage stellten. „Die Erfahrung vermag sich hier nicht überall konsequent zu entfalten und vermag sich nirgends zur Ruhe zu setzen. Infolgedessen kommt es hier, bei den Schizophrenen, zu Widersprüchen und starren Alternativen der Erfahrung und damit zur Zerrissenheit der Welt. Das aber bedeutet zugleich Ausweglosigkeit, d. h. Undurchführbarkeit des Lebensganges.“

„Was wir Erfahrung nennen, hat Konsequenz, ist Folgezusammenhang. Wo dieser Folgezusammenhang versagt oder abbricht, bleibt sozusagen eine Stelle in der Erfahrung leer. Daher kommt alles darauf an, herauszufinden, wo die Leerstellen sind und wie die Schizophrenen sie ausfüllen, mit anderen Worten, welchen Ausweg sie aus der Ausweglosigkeit und Undurchführbarkeit des Lebensganges finden. Dieser spezifisch schizophrene Ausweg zeigt sich . . . darin, daß an Stelle des ungestörten sachlichen Folgezusammenhanges der Erfahrung eine Aufspaltung des Daseinsvollzuges in bestimmte Alternativen, ja oft in ein starres Entweder-Oder tritt. Diese Alternativen sind, als vermeintliche Auswege aus der Ausweglosigkeit, der jeweiligen Lebenssituation unangemessen. Infolgedessen kennt sich der Schizophrene nicht mehr ein und aus, weiß er sich im Leben nicht mehr vorwärts noch rückwärts zu bewegen; er versucht jedoch ... mit seinen Alternativen, seinem Entweder-Oder, doch irgendwie weiterzukommen. Damit verstrickt er sich immer mehr in seine Alternativen im Sinne nicht konsequenter, sondern sich widersprechender Erfahrungsweisen."

L. BINSWANGER hat mit diesen Worten (und viel ausführlicher in manchen seiner weiteren Werke) charakterisiert, was man im Satze zusammenfassen kann: Der Schizophrene versteift sich in der inneren Auseinandersetzung mit der Widersprüchlichkeit seines Wesens und seiner Lebenserfahrung.

In dieser Versteifung bleibt es aber nicht bei einem Chaos, vielmehr gelingt dem Schizophrenen eine Strukturierung, eine Gestaltung seiner Widersprüchlichkeit. In den Worten BINSWANGERs: „Die Undurchführbarkeit des Lebensganges" zeigt sich in einer „verstiegenen Idealbildung", in einer „in ihrer Gefügeordnung genau bestimmten ‚mißglückten' Daseinsweise."

BOSS wies mich auf die versandeten, die symptomarmen Schizophrenen hin, die als *Schizophrenia simplex* beschrieben sind. Es ist in der Tat schwer und vielleicht falsch, bei ihnen eine Spaltung der Person zu sehen. BOSS macht einen gewichtigen Einwand gegen eine Überschätzung der Gespaltenheit geltend. Meines Gegeneinwandes bin ich nicht ganz sicher. Und doch glaube ich, daß auch hinter dem versandenden inneren Leben eines Kranken mit *Schizophrenia simplex* eine Gespaltenheit da sein könnte. Man kann den Rückzug in die gleichmäßige Versandung als Folge der Unerträglichkeit des gespalteten inneren Wesens, des Verlustes der Person, deuten. Es gibt Kranke, die einem das sagen. Sie wollen von den inneren Spannungen, den inneren Gegensätzen und Qualen nichts mehr wissen und sie ziehen sich auf eine oberflächliche Lebensweise zurück, sie leben in der Leere und nicht in ihrer Problematik.

PLOOG (1969) hat auf die Möglichkeit hingewiesen, hinter der psychischen Gespaltenheit eine Störung der angeborenen hierarchischen Organisation des Verhaltens zu vermuten.

Die Gespaltenheit ist aber nicht das einzige Phänomen, das immer mehr als etwas Grundlegendes, Primäres im schizophrenen Geschehen herausgehoben worden ist. Ebenso mächtig und ebenso überzeugend hat sich langsam die Auffassung entwickelt, daß der *Autismus* Schizophrener in ihrer Psychologie grundlegende und primäre Bedeutung hätte.

E. BLEULER hat den Autismus 1911 mit den ganz einfachen Worten in die Schizophrenielehre eingeführt:

„Die schwersten Schizophrenen, die gar keinen Verkehr mehr pflegen, leben in einer Welt für sich; sie haben sich mit ihren Wünschen, die sie als erfüllt betrachten, oder mit den Leiden ihrer Verfolgung in sich selbst verpuppt und beschränken den Kontakt mit der Außenwelt so weit als möglich.

Diese Loslösung von der Wirklichkeit zusammen mit dem relativen und absoluten Überwiegen des Binnenlebens nennen wir *Autismus*.

In weniger ausgesprochenen Fällen hat die Wirklichkeit nur affektiv und logisch an Bedeutung mehr oder weniger eingebüßt. Die Kranken bewegen sich noch in der Außenwelt, aber weder Augenschein noch Logik haben Einfluß auf Wünsche und Wahn der Kranken. Alles was den Komplexen widerspricht, existiert einfach nicht für das Denken oder Fühlen."

E. BLEULER hat im Autismus nicht ein primäres Symptom der Schizophrenien gesehen. Er erwähnt ihn ausdrücklich unter den sekundären Symptomen und bringt ihn mit der Spaltung und der Denkstörung in Zusammenhang:

„Eine direkte Folge der schizophrenen Spaltung der Psyche ist der *Autismus*; der Gesunde hat die Tendenz, bei logischen Operationen alles hinzugehörige Material ohne Rücksicht auf dessen affektive Wertigkeit herbeizuziehen. Bei der schizophrenen Lockerung der Logik dagegen findet ein Ausschluß aller einem gefühlsbetonten Komplex widerstrebenden Assoziationen statt. Das keinem Menschen fehlende Bedürfnis, in der Phantasie Ersatz für ungenügende Wirklichkeit zu suchen, kann auf diese Weise widerstandslos befriedigt werden. Die Phantasieprodukte mögen noch so sehr im Widerspruch mit der Wirklichkeit stehen, im Gehirn des Kranken kommen sie nicht mit ihr in Konflikt; sie werden ja höchstens so weit mit ihr zusammengebracht, als sie mit den affektiven Bedürfnissen des Kranken in Einklang zu bringen sind. In den schweren Fällen wird die ganze Wirklichkeit mit ihren nie aufhörenden Sinnesreizungen abgesperrt; sie existiert höchstens in banalen Zusammenhängen, beim Essen, beim Ankleiden.

So bleibt der autistische Gedankeninhalt unkorrigierbar und bekommt für den Kranken vollen Realitätswert, während der subjektive Realitätswert der Wirklichkeit bis auf Null herabsinken kann."

KRAEPELIN hat den Begriff des „Autismus" 1913 in die 8. Auflage seines Lehrbuches aufgenommen. Er beschreibt ihn aber zur Hauptsache nur als etwas Negatives: Er sah den Autismus darin, daß die Kranken unzugänglich sind und sich gegen die Außenwelt absperren. Demgegenüber war für E. BLEULER und seine Mitarbeiter am Begriff des Autismus das Positive ebensowichtig, nämlich das reiche intravertierte psychische Leben.

Eine Reihe von ehemaligen Mitarbeitern von E. BLEULER haben dem Autismus in den folgenden Jahrzehnten mehr und mehr eine primäre Bedeutung zugeschrieben: L. BINSWANGER (1957), KLAESI (1922), MINKOWSKI (1927), M. MÜLLER (1930), WYRSCH (1960). Ihnen schlossen sich Kliniker an, die zwar nicht mehr mit E. BLEULER, aber nach ihm am Burghölzli tätig gewesen sind, so BENEDETTI (1964) und CHR. MÜLLER (1965). Unter deren Betrachtungen greife ich diejenigen von MINKOWSKI heraus: Ausführlich, großartig und überzeugend hat er 1927 ein einheitliches Bild der Schizophrenien gezeichnet, bei dem das Wesentliche die Abwendung von der Gemeinschaft und Realität und das Versinken in autistisches Leben war. Er schrieb unter anderem:

«Tous les troubles» (des Schizophrenen) «semblaient converger vers une seule et unique notion, celle de la perte du contact vital avec la réalité.»

Er beschreibt, wie sich im Gesunden ein Gefühl der Harmonie des Lebens ergibt, wenn sein Leben inneren Quellen entspringt und sich dauernd an die äußere Welt anpaßt:

»C'est en nous-même que nous cherchons à puiser les forces vives de notre activité et de notre travail. Mais, si nous trouvons ainsi en nous-mêmes la source des manifestations les plus élevées de notre personnalité, cherchons-nous, par ce fait même, à écarter de nous soigneusement toute influence étrangère ? Certes non. Au contraire, nous laissons agir sur nous l'ambiance, nous voudrions même l'embrasser toute entière; seulement nous refondons les éléments qui nous viennent ainsi du dehors dans le creuset de notre vie intime, pour en faire le matériel de notre activité personnelle. C'est ainsi que, tout en nous isolant, nous restons en contact avec l'ambiance . . . Et alors, il semble qu'il y ait intérêt à préciser, d'une part, jusqu'à quel point il y a lieu de laisser agir sur soi les influences étrangères, d'autre part, jusqu'où il est utile de pousser l'isolement de l'ambiance, pour sauvegarder son originalité. Il n'est guère possible cependant de donner une réponse catégorique à cette question. Aucun précepte d'hygiène mentale ne saurait la résoudre. C'est qu'au fond l'élément essentiel qui sert de régulateur en l'espèce ne se laisse point intellectualiser, c'est un des éléments irrationnels de la vie. Nous pouvons le désigner du nom de sentimentt d'harmonie avec la vie . . . intellectualisé, il aboutit à la formule: 'Je me sens d'accord avec la vie et avec moi-même'.»

Im Gegensatz zu dem so beschriebenen Gesunden gilt für einen Schizophrenen.

«Son élan personnel, au lieu de chercher à s'intégrer à la réalité, en fait en quelque sorte table rase et, privé ainsi de son point d'appui naturel, se perd, comme on dit, dans les nuages . . . il se noie dans ses réflexions philosophiques . . . Vouloir penser et agir sans tenir compte ni des idées d'autrui, ni des contingences extérieures, mène, au point de vue intellectuel, à l'erreur, et, au point de vue pratique, à l'absurde.»

Jeder Zwang, sich von der autistischen Welt in die reale zurückzufinden, ist dem Schizophrenen eine Qual. Ein Kranker von MINKOWSKI sagte. als er sich dazu herbeigelassen hatte, den betagten Eltern etwas zu helfen: «Tous mes droits à l'initiative m'apparurent caducs et j'eus l'impression d'un étouffement atroce.» MINKOWSKI bemerkt dazu:

«Telle est, esquissé brièvement, l'attitude de notre malade. D'accord avec l'attitude antithétique, toute force étrangère venant du dehors et voulant exercer son influence sur l'individu est enregistrée par celui-ci comme atteinte portée à sa personnalité; là où il la subit, il se sent entraîné et y voit une catastrophe.»

Die Gattin und Mitarbeiterin MINKOWSKIs (FRANÇOISE MINKOWSKA, 1925) formulierte die Unterschiede zwischen dem Gesunden und dem Schizophrenen so: beim Schizophrenen sei

das Leben der Vorstellung,

das Erlebte dem Gedachten

untergeordnet.

MINKOWSKI unterscheidet einen reichen von einem armen Autismus Schizophrener: Im reichen gleicht das innere Leben farbigen Träumen. Im armen erschöpft es sich in starren Systemen, die die Symmetrie suchen, in mathematischen Formeln, in Bildern von Linien oder Geleisen ablaufen und kalt, zeitlos und unbeeinflußbar werden.

MINKOWSKI deutet an, daß es dem im Autismus verlorenen Schizophrenen nicht grundsätzlich versperrt ist, den Weg in das reale Leben zurückzufinden:

«La notion de perte de contact avec la réalité implique l'idée de la possibilité de rétablir ce contact, soit entièrement, soit, tout au moins, partiellement.»

Und:

«Nous constatons que nous n'avons pas de contact affectif avec le schizophrène. N'est-ce pas dire que nous devrions essayer de l'établir ?»

Mit der Betrachtung der Schizophrenie als Verblödungsprozeß sei der Heilung der Weg versperrt.

Die neue Auffassung, nach der die Schizophrenien ein Versinken in eine Welt bedeuten, die auch den Gesunden nicht ganz fremd ist, lasse an die Heilbarkeit der Schizophrenien glauben, und ein solcher Glaube wirke sich günstig auf die Kranken aus.[3]

M. MÜLLER (1930) hat die große Bedeutung des Autismus an therapeutischen Erfahrungen beleuchtet: Im Durchbrechen des Autismus sah er das bedeutendste therapeutische Ziel. Schon im Jahre 1927 hatte BORNSZTAJN in Polen die gleiche Meinung über den Autismus vertreten wie kurz nach ihm MINKOWSKI.

Zur selben Zeit, als E. BLEULER den Autismus an Schizophrenen studierte, beschäftigte sich FREUD mit dem *Autoerotismus*. FREUD und BLEULER führten damals viele Diskussionen untereinander und E. BLEULER bemerkte: „Autismus ist ungefähr das gleiche, was FREUD Autoerotismus nennt. Da aber für diesen Autor Libido und Erotismus viel weitere Begriffe sind als für andere Schulen, so kann das Wort hier nicht wohl benutzt werden, ohne zu vielen Mißverständnissen Anlaß zu geben." Abgesehen von diesem Einwand wären damals beide Forscher einer Meinung darüber gewesen, daß der Schizophrene im Autoerotismus befangen bliebe. Später hat FREUD seine Trieblehre weiter entwickelt und den Begriff des primären Narzißmus (1912) eingeführt. Er entfernte sich von den Ansichten BLEULERs, wenn er in dem, was BLEULER als Autismus bezeichnete, eine Regression in den frühkindlichen Narzißmus sah. E. BLEULER lag es ferne, das vorstellungsreiche geistige Leben im schizophrenen Autismus dem frühkindlichen, langsam erwachenden Seelenleben zu vergleichen. Seither fanden sich zwar viele Einzelbeobachtungen, die das eine oder andere Symptom bei einem Schizophrenen im Sinne einer Regression verstehen lassen. Das ganze Geistesleben Schizophrener aber mit einem primären Narzißmus im frühen Kindesalter zu vergleichen, geht heute, wo wir um dessen Reichtum und Differenziertheit wissen, kaum mehr an. LUTZ (1970) hat kürzlich darauf hingewiesen, daß Schizophrenien vor der Pubertät selten seien und typische Schizophrenien in diesem Alter kaum vorkämen, weil

3 Die Bedeutung der neuen Auffassung über den Autismus für die Therapie zeigt sich in einem Gespräch zwischen E. MINKOWSKI und E. BLEULER, über das mir MINKOWSKI 44 Jahre, nachdem es stattgefunden hatte, berichtete: In der Zeit, als er seine Vorstellung über die primäre Bedeutung des Autismus bildete, besuchte er BLEULER in dessen Klinik Burghölzli. BLEULER äußerte die Vermutung, die Assoziationsstörung sei eher primär als der Autismus. Nunmehr begleitete MINKOWSKI BLEULER auf der Krankenvisite. Er frug BLEULER: „Warum geben Sie jedem Kranken die Hand, warum begegnen Sie jedem so persönlich und herzlich? Wenn die organische Assoziationsschwäche das Primäre ist, so hat das doch keinen Sinn. Sie tun ganz dergleichen, als ob der Autismus das Primäre wäre."

zur Entstehung von Schizophrenien ein entwickeltes geistiges Leben eine Voraussetzung bilde.

Bei JUNG spielen „Komplexe" nicht nur eine inhaltgebende, sondern auch eine pathogenetische Rolle für die Schizophrenie. Die Kranken verlieren sich in der Introversion und verarbeiten ihre Komplexe innerlich, oft in archetypischen Vorstellungen. JUNGs Auffassung kann man leicht in Einklang mit der Lehre vom Autismus als wichtige schizophrene Erscheinung bringen, wenn JUNG selbst dies auch nicht hervorhebt.

In Frankreich hat JANET schon in den 90er Jahren einen ähnlichen Begriff wie den Autismus geschaffen, wenn er den Ausdruck »perte du sens de la réalité« gebrauchte. E. BLEULER, dem auch JANET und seine Lehren nahestanden, bemerkte dazu:

„Der Name Autismus sagt im Wesentlichen von der positiven Seite das nämliche, was JANET als perte du sens de la réalité bezeichnet." Allerdings lege die Janetsche Bezeichnung zu Unrecht die Annahme eines völligen Verlustes des Realitätsbewußtseins nahe. Den Schizophrenen verbinden selbst in schwerstem Autismus immer noch zahlreiche innere Vorgänge mit der Wirklichkeit. Außerdem bedeutete »perte du sens de la réalité« für JANET zur Hauptsache einen intellektuellen Vorgang, für E. BLEULER und MINKOWSKI einen affektiven.

Seit JANET haben Auffassungen, die der Lehre vom Autismus ähnlich sind, in der französischen Psychiatrie eine große Rolle gespielt. Daß MINKOWSKI, der sich nach seiner ärztlichen Tätigkeit am Burghölzli in Paris niedergelassen hatte, diese Lehre ausbaute, ist schon gewürdigt worden. Als anderer heutiger französischer Forscher sei noch H. EY erwähnt, der seine Ansicht über Autismus im folgenden inhaltsreichen Satz zusammenfaßte (1955):

«Pour le schizophrène ... la schizophrénie équivaut précisément à la construction d'un monde établi sur les principes de l'étrangeté: c'est à dire un système de valeurs auquel il conforme son existence et qui est encore, pour lui, une existence.»

Unter den italienischen Klinikern ist u. a. MORSELLI (1958) zu Vorstellungen gelangt, die der Lehre vom Autismus entsprechen: Nach ihm ist die Schizophrenie

mehr als eine entgleiste psychische Funktion; der Schizophrene tendiert nach einem Gleichgewicht, freilich nach einem unlogischen. (Il tend «vers un équilibre biologiquement inédit».) Das völlige Abgleiten in den Autismus bezeichnet MORSELLI als „Metamorphose". Er erläutert es an den Erfahrungen mit seiner Patientin Elena, einer jungen Pianistin, die sagte:

«Maintenant je suis dans l'autre vie — dans l'autre monde, dans lequel je vois parfois des anges et j'entends la musique. Mais je sens que ce n'est pas juste, que c'est un peu aussi le monde de la folie. Je ne voudrais pas me retirer de la vie réelle, mais quelque chose m'entraine qui est plus fort que moi! Je me dédouble, je l'entends; la vie je ne puis pas, comme ça, la vivre et je m'enfouis dans l'autre. C'est vrai que dans ce monde je suis plus proche de l'âme, du paradis dantesque — mais je me sens éloignée de la vie, je n'ai plus de sentiment, je me sens détachée de tout.»

Im schizophrenen Autismus wird das Weltbild, wie MORSELLI betont, nicht nur aufgelöst, sondern gleichzeitig schöpferisch neu gestaltet. »L'expérience autistique schizophrénique ... est aussi foncièrement une façon sui generis de rapport avec le réel ou la personnalité révèle une structuration dont nous ne trouvons pas l'analogue dans le monde psychique normal.« Ich selbst möchte besonders betonen, daß das schizophrene Streben nach einem »rapport avec le réel» vor allem ein Streben nach einer menschlichen Beziehung bedeutet, die seinem Wesen angemessen ist.

Unter den Autoren, die in den letzten Jahren die Lehre von der Bedeutung des Autismus in der Schizophrenie ausgebaut haben, sei noch SCHINDLER (1960) zitiert:

Er hat verschiedene Typen des langdauernden Autismus Schizophrener beschrieben; die „Ausgliederung" eines „Ich-Bestandteils", bei der Teile des inneren Lebens als bestimmte Schuld isoliert oder „manisch zerredet" oder verdrängt werden; die „Verpuppung", in der der Kranke nach außen kindlich regrediert und sich primitiv gibt; die Wahnfixierung und die Verkörperung in Hypochondrie und in motorische Eigenarten. Aus SCHINDLERs Darstellung geht wieder hervor, daß man Symptome, die früher als primär aufgefaßt wurden, besser im Zusammenhang mit inneren Tendenzen betrachtet: Das „manische Zerreden" ist ein zerfahrenes Reden, das SCHINDLER in einleuchtenden Zusammenhang mit der autistischen Tendenz bringt, das nicht wahrhaben zu wollen, über das man spricht.

Die Lehre vom Autismus als etwas Primärem im schizophrenen Geschehen hat sich, soweit ich sie bisher darstellte, auf dem europäischen Kontinent entwickelt. Fast unabhängig von den europäischen Schizophrenieforschern ist aber in Nordamerika eine neue Lehre über die Psychopathologie der Schizophrenien entstanden. Sie stützt sich hauptsächlich auf psychoanalytische Auffassungen, wie sie nach FREUD in Amerika weiterentwickelt worden sind, so u. a. auf diejenigen von SULLIVAN (1953, 1956), HARTMANN (1960/61), HORNEY (1951) und FROMM-REICHMANN (1950). Die meisten modernen amerikanischen Schizophrenieforscher kümmerten sich wenig um die Schizophrenieliteratur in deutscher und in französischer Sprache.

Es ist von hohem wissenschaftlichem (und auch medizin-historischem) Interesse, daß diese Autoren in der Hauptsache zu einer ganz ähnlichen Auffassung über den Autismus Schizophrener gelangten wie unabhängig von ihnen europäische Schulen. Im allgemeinen ist es zu beklagen, wenn verschiedene Schulen in der Forschung ihre eigenen Wege gehen, ohne sich groß umeinander zu kümmern. Es kann aber auch von Vorteil sein. Sind Forscher unabhängig voneinander, verfügen sie über verschiedene Erfahrungen, haben sie verschiedene theoretische Auffassungen, und kommen sie trotzdem zu gemeinsamen Folgerungen, so erhalten diese Folgerungen Bedeutung. Vor einer solchen Übereinstimmung vieler unabhängig voneinander arbeitenden amerikanischen und europäischen Schulen stehen wir in bezug auf die Psychopathologie Schizophrener.

Jeder Schizophrenieforscher auf diesem Gebiet hat zwar seine Eigenständigkeit. Keiner schließt sich den Lehren eines anderen bedingungslos an. Jeder hat Bezeichnungen, die er vorzieht, und jeder verteilt die Akzente persönlich. Im Wichtigen stimmen sie aber überein.

Um die Ähnlichkeit amerikanischer Anschauungen, die aus der Fortentwicklung der alten Psychoanalyse entstanden sind, mit unseren europäischen darzutun, greife ich als Beispiel die „holistische Auffassung" von RUBINS (1970) heraus: Er sieht in "excessive and irrational self-aggrandizement" etwas Wesentliches des Schizophrenen. Die Aktualisierung eines irrationalen, idealisierten, perfektionistischen Bildes von sich selbst sei der „Kern-Prozeß" der Schizophrenien (und in anderer Art auch von Neurosen). Eine solche Aktualisierung des Bildes von sich selbst ist aber dasselbe wie das Versinken in den Autismus, d. h. in die irrationale Gestaltung einer Welt, die dem eigenen schwierigen Wesen entspricht. Die Unterschiede liegen darin, daß RUBINS zur Hauptsache nur die Tendenz sieht, dem eigenen Empfinden über ein vollkommenes Ich Genüge zu tun, während nach unserer Auffassung der Kranke noch weitergehenden Bedürfnissen nachstrebt: Er möchte sich so verwirklichen, wie es seinem schwierigen, zwiespältigen Wesen gerecht ist und er sucht sich eine Welt zu schaffen, in der dies möglich ist. In diesem Bestreben ist mitenthalten, was RUBINS "schizophrenic grandiosity" nennt, nämlich die Unterschätzung fremder und die Überschätzung eigener Bedürfnisse.

Unsere Formulierung, der Schizophrene werde im Zusammenhang damit autistisch, daß er sein schwieriges Wesen und seine schwierige Umwelt nicht ertrage, entspricht wieder ganz den folgenden Ausführungen RUBINS:

"The sequence of emotional reaction seems to be frustration of irrational claims from within or without; severe feelings of threat to underlying grandiose self with hurt pride, self-hate and/or self-contempts; defensive externalisation of this affect to the outside while using concretization and symbolization to define the external object." RUBINS braucht weiter den Begriff von "externalized living". Er versteht darunter: "To experience as outside of one's self those qualities of self of which one is unaware."

Das dürfte unserer Aussage entsprechen: „Der Schizophrene will sich eine Welt nach dem eigenen Wesen schaffen." Allerdings ist damit die Aussage von RUBINS erweitert: Der Schizophrene schafft sich nicht nur das Erleben einer Welt, die unbewußte Seiten seines Selbst widerspiegelt, sondern eine Welt, die allem entspricht, was sein Selbst ausmacht.

Durchgeht man andere neue amerikanische Darlegungen der Psychopathologie Schizophrener, so geht es einem meist wie beim Studium der Arbeit von RUBINS: Auf den Autismus und seine große Bedeutung stößt man selbst dann, wenn die Bezeichnung „Autismus" durch eine andere ersetzt wird.

Etwas Wesentliches zur Lehre des Autismus, das in den bisherigen Darstellungen zu stiefmütterlich behandelt worden ist, möchte ich selbst hervorheben:

Der Mensch ist zwiespältig und der Schizophrene schon gar. Im Autismus zieht er sich auf sich selbst zurück und schließt sich von der Umwelt ab. Kennt man ihn gut, so spürt man aber mit Ergriffenheit, daß untergründig im Autismus gleichzeitig eine entgegengesetzte Tendenz zum Ausdruck kommt. In seinem Autismus gibt sich der Schizophrene wie er ist. Er verzichtet auf die Maske der Konvention. Er gibt sich nackt und ehrlich. In diesem Sich-Geben liegt eine sehnsuchtsvolle Hoffnung: die Hoffnung, den Mitmenschen in einer echteren und besseren Art näher zu kommen, als es ihm unter den etablierten gesellschaftlichen Regeln möglich gewesen ist. Hört man in den Schizophrenen hinein, so bemerkt man etwas, das simplifiziert in nüchterne Worte gefaßt etwa lautet: „Bitte, bitte nimm mich, wie ich eben einmal bin." Es ist eine Ahnung darum im Schizophrenen, daß das Öffnen des eigenen Wesens, des eigenen gequälten Herzens, die Herzen anderer öffnen könnte.

Jedem Studenten wird der stechende, haßerfüllte, mißtrauische, paranoide Blick des Schizophrenen als ein schizophrenes Symptom erläutert. Kommt man seinen Schizophrenen näher, so erlebt man viel häufiger einen ganz anderen Blick: einen Blick, der um Verständnis und Hilfe in großer Not wirbt, einen Blick unsäglicher Traurigkeit, unsäglicher Hilfsbedürftigkeit und der Dankbarkeit für jedes Verständnis. Es liegt tiefe Resignation darin, aber eine Resignation, in der noch Hoffnung durchschimmert. — Ich glaube, in einer Zeit, in der man immer mehr mit seinen Schizophrenen zusammen ist, sollte der hilflos-suchende Blick Schizophrener ein häufigeres und wichtigeres Kennzeichen ihres Wesens werden als der paranoide Blick.

Entsprechende Signale können wir aus dem beseelten Lächeln erfühlen, das scheinbar fratzenhaft erstarrte Schizophrene manchmal zeigen.

Ein Sehnen nach Anschluß beweist uns eindeutig und ausführlich das eingehende Gespräch mit gebesserten und geheilten Schizophrenen.

Daß dem schizophrenen Wesen nicht nur ein Sich-Abschließen innewohnt, sondern dahinter versteckt sich ein Sich-Aufschließen in ganz besonderer und ehrlicher Art, kann uns den Mut zur Fürsorge und Behandlung Schizophrener anfachen. Die Heilung und Besserung des Schizophrenen vollzieht sich denn auch gerade in den Bereichen, in die er uns ruft: Wir sollen ihn trotz den unsäglichen Schwierigkeiten, die er uns bereitet, nicht allein lassen, ihn in der Gemeinschaft von Menschen belassen und ihn als Menschen anerkennen, indem wir ihm Leistung und Verantwortung überlassen.

Mit den bisherigen Ausführungen wollte ich darlegen, daß Gespaltenheit und Autismus unter allen schizophrenen Erscheinungen am ehesten dem Begriff von grundlegenden, primären Symptomen entsprechen. (Der Begriff des Primären unter Krankheitserscheinungen ist der körperlichen Krankheitslehre entlehnt. Er enthält die Vorstellung, daß die primäre Symptomatik die Voraussetzung oder gar die Ursache der sekundären wäre. Nun ist aber der Ursachenbegriff und der Begriff der Bedingtheit nur mit Bedenken vom Körperlichen ins Psychische übertragbar. Um diesen Bedenken gerecht zu werden, ist es heute vorsichtiger, nicht mehr kurz und bündig von primären Symptomen zu sprechen. Vorsichtiger formulieren wir, daß Symptome dem einfachen ursprünglichen Begriff des Primären „am ehesten entsprechen".)

Die Wesensverbundenheit zwischen Gespaltenheit und Autismus

Ist nun eher in der Gespaltenheit oder eher im Autismus eine primäre Erscheinung zu erblicken? Oder gibt es zwei primäre Erscheinungen, eben die Gespaltenheit und den Autismus? Meines Erachtens bestehen und entwickeln sich in der Schizophrenie Gespaltenheit des Psychischen und Autismus in engster Verbindung. Sie sind als zweierlei Aspekte einer einzigen psychologischen Erscheinung am besten verständlich.

Man kann schon theoretisch ebensogut den Autismus von der Gespaltenheit wie die Gespaltenheit vom Autimus ableiten: Verläuft Denken, Empfinden und Wollen nicht mehr einheitlich, so muß die Harmonie des Kranken mit der Umwelt verloren gehen. Der Kranke wird in seiner Zerrissenheit von den Mitmenschen nicht mehr verstanden. Er selbst findet ebensowenig ein eindeutiges Verständnis für andere. Er kapselt sich ab und lebt im Autismus. – Und umgekehrt: Im Autismus sucht sich der Kranke von Mitmenschen und Wirklichkeit abzutrennen und er schafft sich in seinen Vorstellungen eine eigene Welt – und doch lebt er noch zwischen anderen Menschen und in der Wirklichkeit. Es fließen ihm dauernd Eindrücke aus der wirklichen Welt zu und er muß wohl oder übel irgendwie zu ihnen Stellung nehmen. Daraus schon ergibt sich seine Gespaltenheit. Vertieft er sich aber intravertiert in sein eigenes Wesen, so stößt er wiederum auf ein gespaltenes Empfinden: Dem Menschen sind verschiedene Interessen, Tendenzen und Triebe eigen. Bald haben die einen, bald die anderen die Oberhand. Es gibt keine Hierarchie der Interessen, Tendenzen und Triebe an sich, wohl aber eine Hierarchie und Ordnung derselben im Zusammenhang mit unseren Beziehungen zu anderen Menschen, zur ganzen Umwelt. Im Zusammenhang mit unserem Verhältnis zu anderen Menschen und zur ganzen Umwelt gewinnt dieses oder jenes Interesse, die eine oder andere Tendenz und der eine oder andere Trieb die Oberhand. Wir werden durch die alltägliche Erfahrung einheitlich auf ein Verhalten gestimmt. Verliert sich der Intravertierte unbekümmert um das, was außer ihm vorgeht, in der Betrachtung seines eigenen Wesens, so steht er vor einer Mannigfaltigkeit von Regungen, die der natürlichen Ordnung verlustig gegangen sind, weil sie nicht mehr auf die Umwelt bezogen werden. Sie bestehen ungeordnet nebeneinander. Der Kranke empfindet sich von gespaltenem Wesen. (Beispiel: Tradition und Evidenz der äußeren Gegebenheiten lassen den Seelsorger in der Vorstellungswelt einer gesunden Frau unter gewöhnlichen Umständen als Helfer und als Berater sehen und erotische Regungen brauchen ihm gegenüber nicht aufzukommen. Anders im schizophrenen Erleben: Tradition und wirkliche Vorgänge haben keine Bedeutung mehr, z. B. mag es die Emotionalität der Patientin nicht unmittelbar berühren, daß die Haltung des Seelsorgers nicht erotisch betont ist. Das Erleben der äußeren Vorgänge hat die ordnende Bedeutung für die inneren Tendenzen verloren. Erotisches Begehren richtet sich in weltfremder Art an den Seelsorger. Er wird für die Patientin Seelsorger *und* Geliebter, obschon er das nicht sein kann.)

Sind Gestimmtheit, Impulse und Triebe nicht mehr durch die äußere Erfahrung gelenkt und harmonisiert und erlebt der Schizophrene deshalb sein Wesen als Chaos, so wird das Bedürfnis nach neuen Ordnungen und nach neuem Halt übermächtig. Im autistischen Ringen danach entstehen die Bilder der Welt des Schizophrenen, wie er sie manchmal zeichnet und wie sie vor allem die Daseinsanalyse erkennen ließ. In diesen Bildern spielt Konkretisieren, Suchen nach Symmetrie, nach Schemen, nach Stetigem eine große Rolle. Das Konkretisieren von Abstraktem wurde u. a. von GOLDSTEIN (1943) hervorgehoben und vom Standpunkt des Neurologen betrachtet. Vom psychodynamischen Standpunkt aus gesehen aber ist das Konkretisieren nicht die Folge eines irgendwie neurologischen Vorgangs und eines Unvermögens zum Abstrahieren. Vielmehr wird es dem Verständnis als ein Suchen nach Halt nahegebracht. Selbstgerechtigkeit wird zum Größenwahn, der Eindruck von Verachtenswertem im eigenen Wesen zur Halluzination von Gestank usw. Das Bestreben, neue Ordnungen zu suchen, wo die natürlichen verloren gegangen sind, äußert sich u. a. im starren Festhalten an äußeren, konstruierten, oft primitiven Ordnungen. Ähnlich wie autistische Kinder fühlen sich manche Schizophrene bedroht, wenn die gewohnte Ordnung am Eßtisch oder in ihrem Zimmer verändert wird. Die menschliche Gemeinschaft unter Schizophrenen wird nicht mehr durch die differenzierten Beziehungen geordnet, die sich bei den Gesunden bilden, indem jeder fortlaufend die Haltung des anderen berücksichtigt. An die Stelle der gültigen sozialen Ordnung treten auf einer Abteilung schwer Schizophrener primitive Rangordnungen, die Distanzen zwischen den Kranken werden wieder nach Zentimetern (statt nach emotionellen Wertungen) beurteilt und die Kranken verteidigen hartnäckig irgendein Territorium und irgendeine zeitliche Folge der Ereignisse. Sie fallen auf die Ordnungen zurück, die in tierischen Gesellschaften vorherrschen (STAEHELIN, 1953, u. a.). Besonders eindrücklich ist im schizophrenen Erleben das Streben nach Symmetrie. MATTE BLANCO (1968) sieht im Streben nach Symmetrie das allem schizophrenen Leben Gemeinsame und Grundlegende. Wenn die Ordnung im Leben, wie sie durch die Beziehungen zur Umwelt natürlich geregelt wird, verloren geht, so soll sie durch forcierte Symmetrisierung im Gestalten der inneren Welt ersetzt werden.

Beobachten wir den Schizophrenen in seiner Entwicklung im Längsschnitt statt im Querschnitt, so läßt sich wieder nicht entscheiden, ob zerst der Autismus und erst dann die Gespaltenheit in Erscheinung tritt oder umgekehrt. Beides, Gespaltenheit und Autimsus, kennzeichnen schon die präpsychotischen Zeiten vieler Schizophrener. Sie sind die entscheidenden Merkmale des schizoiden Wesens. Während der beginnenden Psychose beobachten wir, wie Autismus und Gespaltenheit sich miteinander entwickeln und wir glauben erfühlen zu können, daß sie sich aneinander (nicht unabhängig voneinander) entwickeln.

Unter dem Einfluß von SULLIVAN (1953, 1956) und anderen wird heute *die Angst* in der Psychodynamik der Schizophrenen oft in den Vordergrund gestellt. Und in der Tat: Der Verlust des Selbst, die innere Gespaltenheit, kann leicht angstbetont sein, ebenso wie die Isolierung im Autismus beängstigend sein kann. Die schizophrene Geisteswelt kann in vielen ihrer Erscheinungen als Ausdruck von Angst und Angstabwehr verstanden werden. Ich glaube aber, daß die Bedeutung der Angst überschätzt wird. Nicht nur Angst, sondern die ganze Fülle menschlicher Emotionen spielt eine Rolle, wenn die innere Zwiespältigkeit erlebt wird, wenn sich der Schizophrene in den Autismus zurückzieht und wenn er sich ein eigenes Bild von der Welt schafft. Zorn und Wut können ihn packen, ihn auf sich selbst zurückwerfen, die Umwelt verachten lassen und ihn bewegen, seine eigene Zwiespältigkeit in Bildern zu fassen. Zudem flüchtet sich der Schizophrene nicht nur in sein schizophrenes Wesen, sondern in vielen Stimmungslagen hat das Versinken in sich selbst etwas Lockendes und Verführerisches an sich. Der Kranke kann in seiner Welt Frieden und Entspannung finden. Lebt man mit Schizophrenen eng zusammen, so weiß man zwar, wie oft sie die Angst treibt, man weiß aber auch, wie oft ihnen die schizophrene Art zu leben etwas wie eine Erlösung bedeutet. Der Eindruck, eine bessere Weise zu leben gefunden zu haben, verdichtet sich oft in die Idee, die Welt zu beherrschen, ungeahnte Einsichten erhalten zu haben, göttergleich geworden zu sein, über anderen Menschen zu schweben. Bei manchen Kranken bilden sich derartige Größenideen in einer Stimmung von Glückseligkeit, die als überirdisch empfunden wird. Es ist leicht, unmittelbare Äußerungen Schizophrener darüber zu sammeln, daß ihnen ihr schizophrenes Leben Großes bedeutet, z. B. „... ein Nein ist meine harte unbeugsame Antwort“ (gemeint ist: auf ärzliche Bemühungen zu Heilung). „Nach wie vor hat sich mein Geist nicht um Haaresbreite geändert, um ihm die Rechtfertigung zu einer Genesung zu geben. ... Sie Ärzte nehmen die Dinge um Geistesfragen sehr fragwürdig zur Handhabe. Es wird Pfuschkunst geleistet und diese bedauerliche Kunst gäbe mir Grund zu einer weiteren Anklage. Ein weiterer Grund zu meinem Nein: Ich habe so viele herrliche Freiheit in meiner Geisteskrankheit, daß ich um vieles in der Freiheit ärmer wäre, in der Freiheit und der Geistesgesundheit. Zudem ist es manchmal zweckdienlich, irre sein zu dürfen. Es ist so bequem, abseits jeder Mustergültigkeit vor sich selbst stehen zu können. ... *Das Leben eines Geisteskranken heißt ein Fürst zu sein, in all seinen Freiheiten und Gedanken*, in der Freiheit rund um die Verpflichtungen zu seinem Nächsten. ...“

All das Gesagte zusammen läßt sich zu einem *anschaulichen Bilde schizophrenen Lebens* zusammenfügen:

In seiner autistischen Intravertiertheit erlebt der Kranke den Gegensatz zwischen der äußeren Welt und seinen eigenen Bedürfnissen und die Uneinheitlichkeit seines eigenen Wesens; umgekehrt treiben ihn diese Widersprüchlichkeiten in die autistische Verinnerlichung. Unter Mißachtung der Erfahrungen aus der äußeren verliert er sich in die Gestaltung einer inneren Welt, die seinem Wesen besser entspricht. Er will und kann sich dem Zwang nicht mehr fügen, sich trotz aller Schwierigkeiten an die äußere Wirklichkeit anzupassen. Er lehnt es ab, einen Teil seines Selbst zu verleugnen, indem er sich Konventionen fügt. Seine innere Welt sollte ihm allein angemessen sein und in ihr sucht er Einheit, Harmonie und Halt. Im Bestreben, sich nach außen zu geben, wie dieser Welt entspricht, gerät er in Gegensatz zu anderen Menschen und zu Konventionen. *Die schizophrenen Symptome sind* – derart betrachtet – *Ausdruck der autistischen Auseinandersetzung mit der eigenen Gespaltenheit und Ausdruck des forcierten Versuches, nach einem selbst konzipierten Weltbild in der wirklichen Welt zu leben.*

Die Dynamik des schizophrenen Krankheitsverlaufs im Lichte der Lehre von der primären Bedeutung von Gespaltenheit und Autismus

Die *Neigung zur Progredienz* schizophrener Psychosen wurde lange Zeit als Hinweis auf einen versteckten körperlichen Prozeß gedeutet. Gerade diese Neigung wird aber einfühlbar und psychologisch glaubhaft, wenn wir Autismus und Gespaltenheit als grundlegende schizophrene Erscheinungen im Auge behalten: Je mehr sich der Kranke in seinen Autismus zurückzieht, um so unmittelbarer und bedrohlicher steht er dann vor seiner Gespaltenheit. Und je mehr er sich in seinen Autismus zurückzieht, um so weniger läßt er die Außenwelt auf sich einwirken und die Erfahrungen aus der Außenwelt können seine Tendenzen um so weniger ordnen und einheitlich schalten, wie das beim Gesunden der Fall ist. (Der Gesunde wird z. B. auf eine Beleidigung eindeutig wütend; in erotisch versuchenden Lagen kann die Erotik zur einheitlichen Tendenz werden usw. Der Schizophrene hat inneren Abstand vor Beleidigung und erotisch versuchenden Situationen und sie verlieren an Bedeutung für einheitliche Schaltung der Stimmung, der Triebrichtung und des Willens.) Der Autismus fördert so die Bedrohung des Ichs durch die Gespaltenheit. Und diese Bedrohung fördert rückwirkend den Autismus, wenn der Erkrankte einmal gewöhnt ist, Bedrohungen eher durch Umdeuten der Wirklichkeit statt durch Anpassung an die Wirklichkeit zu begegnen. Kurz: Autismus treibt in Gespaltenheit und Gespaltenheit in Autismus. Wir stehen vor einem *Circulus vitiosus*. Rollt die Entwicklung einmal auf dieser schiefen Ebene, so ist es schwer, sie zum Halten zu bringen. Rollt sie fort, so muß der Kranke immer starrer und selbstgerechter am eigenwilligen, wirklichkeitsfremden Weltbild festhalten. Dieses Weltbild wird dann immer stereotyper und äußerlicher, und es wird immer schwieriger, es von außen zu beeinflussen. Der Kranke schafft sich Halt in Vorstellungen von geometrischer oder zahlenmäßiger Symmetrie, er bewegt sich immer in denselben stereotypen Weisen, er iteriert dieselben Silben – er zeigt vom Innenleben aus beurteilt den «autisme pauvre» (MINKOWSKI), äußerlich das Bild der versandenden, erstarrten chronischen Katatonie.

Die klinische Erfahrung zeigt, daß bei Schizophrenen nicht nur die Gefahr der Progredienz gegeben ist, sondern daß sich im Gegenteil auch mächtige *Heilungstendenzen* zur Geltung bringen. Ihr Wesen läßt sich von der Lehre über die primäre Bedeutung von Gespaltenheit und Autismus wieder leicht veranschaulichen:

Es gehört zu den grundlegenden psychologischen Gesetzmäßigkeiten, daß der Entfaltung eines jeden Triebes von einem Gegentrieb Grenzen gesetzt werden; und gibt man sich einer Stimmung hin, dann erschöpft sich diese Stimmung gewöhnlich wieder (man hat sich ausgeweint, ausgetobt, man hat genug bekommen), und man wird wieder fähig, durch neue Erfahrungen umgestimmt zu werden; in jeder menschlichen Haltung liegen schon widersprüchliche Tendenzen (eine aggressive, despostische Haltung widerspiegelt nicht nur Aggression und Behauptungswillen, sondern gleichzeitig bedeutet sie eine Überkompensation von Furcht; in einer demütig-bescheidenen Haltung liegt nicht nur Demut und Bescheidenheit, sondern auch der eitle Anspruch auf Vollkommenheit und Anerkennung). Die Spannung zwischen gegenteiligen Vorgängen, die das ganze Leben beherrscht, beherrscht auch schizophrenes Leben.

Das Zusammenbrechen eines harmonischen Selbstgefühls (eines starken „Ich“) und eines harmonischen Bildes der Welt wird nicht nur und nicht immer als ein geistiger Tod, als ein Versinken ins Leere, Dunkle und Grauenhafte empfunden, sondern gewöhnlich auch als Aufruf zum Eintritt in eine neue und bessere Welt; das Weltuntergangserlebnis des Schizophrenen ist eng verbunden mit dem Auferstehungserlebnis, das Versinken in sich selbst mit dem Streben nach neuer Behauptung in der Welt. Im Autismus liegt nicht nur die Abwendung, sondern zudem die Sehnsucht nach innigerer, wahrhafterer, natürlicherer Zuwendung zum Mitmenschen.

Es ist als mächtige Selbstheilungstendenz (KLAESI) zu werten, daß der Schizophrene nicht immer und nicht nur verzweifelt und resigniert dem Zusammenbruch seines Selbstgefühls gegenübersteht, daß er vielmehr ein neues Selbstgefühl sucht. In diesem Bestreben entstehen die großartigen Bilder vom eigenen Wesen und der Welt des Schizophrenen, die wir der Daseinsanalyse verdanken. Von diesem Bestreben aus ist es gelungen, die meisten schizophrenen Symptome als sekundäre zu verstehen. In diesem Bestreben wird Festes, Konkretes, Dauerhaftes, Symmetrisches gesucht. Das Streben nach Halt und Festigkeit des einmal gebildeten autistischen Persönlichkeitsgefühls ist gefährlich. Es kann der Heilung entgegenstehen. Es liegt ihm aber auch Gutes und Heilendes inne: Halt und Festigkeit findet man schließlich doch am besten in der Eingliederung unter Menschen und in der Beherrschung von Objekten.

Die *Schwierigkeiten bei der Behandlung Schizophrener* sind längst bekannt, doch können sie heute besser verstanden werden: Erfühlt der Therapeut die Sehnsucht des Kranken nach Gemeinschaft, wie sie hinter seiner autistischen Abkapselung versteckt ist, kann er die Zuwendung des Kranken vorerst leicht gewinnen. Dann aber prüft der Kranke die Aufrichtigkeit, die Treue und Zuneigung des Therapeuten auf Grund seines autistischen Weltbildes, das wenig Rücksicht auf die Wirklichkeit kennt. Er verlangt auf Grund dieses Weltbildes z. B. von der Krankenschwester, daß sie ihn wie einen Säugling reinigt und daß sie seine Wutausbrüche und Gewaltsamkeiten so erträgt, wie man sie an einem kleinen Kind ertragen könnte; oder er verlangt vom Arzt als Beweis für die ärztliche Hinwendung sexuelle Kontakte. Unweigerlich folgt dann die Abweisung dieser Ansprüche und der Kranke wird in die Krankheit zurückgetrieben.

Wird umgekehrt in der Therapie einseitig versucht, durch Deutungen und durch Konfrontationen mit der Realität die Irrealität des Weltbildes des Kranken zu korrigieren, ohne daß feste menschliche Bindungen geknüpft worden sind, dann steht der Kranke aller Hilfen beraubt vor den Schwierigkeiten seines inneren und äußeren Daseins, und er ist ebenfalls in Gefahr, in die Krankheit zurückgeworfen zu werden.

So muß es in der Therapie darauf ankommen, die Beziehungen zum Kranken nicht zu eng werden zu lassen, solange er die Wirklichkeit noch kaum berücksichtigt – und umgekehrt seine irreale Weltvorstellung nicht zu sehr zu erschüttern, bevor er sich in eine Gemeinschaft aufgenommen sieht. Dieser Grundsatz hat sich in der Praxis seit langem bewährt.

Wie kaum etwas anderes kann eine Tätigkeit in Gemeinschaft gleichzeitig, Schritt für Schritt, sowohl den Autismus wie die innere Gespaltenheit abbauen und den Kranken vom Zwang entheben, ein weltfremdes Dasein zu führen.

All das weiter zu verfolgen, muß der Darstellung der Psychotherapie Schizophrener vorbehalten bleiben. Zu zeigen hatte ich lediglich, wie die heutige Gliederung der psychopathologischen Symptome Schizophrener mit der heutigen Auffassung der Therapie übereinstimmt. Es wäre wohl schwierig, schizophrene Verläufe und die Therapie Schizophrener ebenso gut zu verstehen, wenn man statt des Autismus und der Gespaltenheit anderen schizophrenen Erscheinungen primäre Bedeutung zuweisen wollte.

Grenzen der Bedeutung psychopathologischer Betrachtung

Was haben wir erreicht, wenn sich im Laufe jahrzehntelanger psychopathologischer Forschung eine bildhafte Anschauung abzeichnete, wie ich sie skizzierte? Das Erreichte ist wertvoll, aber es wäre gefährlich, seine Bedeutung zu überschätzen:

Wertvoll ist es, wenn wir heute die Psychopathologie Schizophrener nicht mehr als eine Summe unzusammenhängender und unverstehbarer Symptome betrachten müssen, daß wir sie vielmehr alle in einen inneren Zusammenhang bringen und schizophrenes Kranksein als eine gestaltete Erscheinung einheitlich begreifen können. Das Bild, das wir vom Schizophrenen gewonnen haben, ist uns im Umgang mit ihm hilfreich. Halten wir es uns vor Augen, wird es uns leichter, dem Kranken nahezukommen und ihn zu behandeln.

Wir müssen uns aber darüber klar bleiben, daß aus der psychopathologischen Forschung zwar eine anschauliche Ansicht, ein Bild, eine Vision des schizophrenen Wesens hervorgegangen ist – aber *nicht mehr*. Wie wir den Schizophrenen heute sehen, entspricht den Erfahrungen und ihrer geistigen Verarbeitung in der heutigen Zeit. Neue Erfahrungen können zu einem neuen Bild des Schizophrenen führen, ja die alten Erfahrungen können sogar zu neuen Bildern umgestaltet werden. Wir dürfen nicht in die Darstellung der Frühzeit psychodynamischer Forschung zurückfallen. Damals waren die Forscher vom Einblick in neue Welten, den sie gewonnen hatten, begeistert und sie glaubten, allgemeingültige, feste Gesetze entdeckt zu haben. Was von ihren Ansichten abwich, fanden sie falsch und verwerflich. Sie schafften sich Anerkennung, indem sie Behauptungen und Ansichten wie Propheten als sichere Wahrheit darstellten. Damals stimulierte eine solche Haltung die Forschung; würde sie heute beibehalten, wäre sie eher lächerlich. Heute wissen wir, daß alle psychopathologische Forschung am Schizophrenen nicht feststehende, für alle Zeiten gültige, objektiv beweisbare Tatsachen gezeitigt hat, sondern eben nur vergängliche, bildhafte Ansichten, neben denen andere richtig sein können.

Die größte Gefahr einer anschaulichen Gliederung schizophrener Symptome liegt darin, daß wir sie zu Schlüssen auf die Ätiologie der Schizophrenien mißbrauchen. Diese Versuchung liegt nahe, und nicht wenige Forscher sind ihr erlegen. Sieht man als grundlegende Erscheinung der Schizophrenien den Autismus und die Auseinandersetzung mit der eigenen zerrissenen Menschlichkeit, ist es naheliegend, daraus auf eine Psychogenese der Schizophrenien zu schließen. Gerade das dürfen wir nicht tun. Selbst wenn Autismus und inneres Wesen die primären psychopathologischen Erscheinungen sind, könnten doch körperliche Ursachen hinter ihnen stecken. Die rein psychopathologische Forschung gibt uns auch keinen Einblick, wie vererbte Entwicklungstendenzen und Lebenserfahrung bei der Schizophrenie zusammenspielen.

Zur Abklärung der Ursachen der Schizophrenien sind noch andere Forschungen nötig als bloß psychopathologische: Körperliche Ursachen und Mitursachen lassen sich einzig und allein durch körperliche Untersuchungen finden oder ausschließen. Entscheidendes zur Frage der Ätiologie hat die Familienforschung beizutragen, so u. a. die neu konzipierte Zwillingsforschung und die Erforschung der Krankheitsgefährdung von Kindern Schizophrener, die bei gesunden Adoptiveltern aufwachsen, und von Kindern Gesunder, die bei schizophrenen Adoptiveltern aufwachsen. Notwendig ist die Untersuchung psychischer und seelischer Umwelteinflüsse, die von der Geburt an auf den späteren Schizophrenen einwirken. Von großer Bedeutung ist die Erfahrung mit der Therapie: Erkennen wir Gemeinsames an der Wirkungsweise erfolgreicher Therapie mit verschiedenen Techniken, so ist für die Erkennung des Wesens der Krankheit viel gewonnen. Kurz: *Die heutigen Ergebnisse der psychopathologischen Schizophrenieforschung machen die Annahme einer Psychogenese, einer Entstehung der Krankheit im Zusammenwirken ungünstiger vererbter Entwicklungsbereitschaften und ungünstiger Lebenserfahrungen, möglich – aber sie beweisen sie nicht.*

Und zudem: Es gibt keine psychopathologische Auffassung der Schizophrenien, die alle schizophrenen Erscheinungen in sich einschließt. *Gerade auch die dargestellte Anschauung, wonach sich im schizophrenen Leben die autistische Auseinandersetzung mit dem eigenen gespaltenen Wesen widerspiegelt, läßt wichtige Phänomene außer acht.* Vor allem gilt dies für die Phasenhaftigkeit einer Minderzahl schizophrener Psychosen. Wohl gibt es viele akute Exacerbationen von Schizophrenien, die mit unmittelbaren psychotraumatischen Erfahrungen in Zusammenhang gebracht werden können. Es gibt aber zudem phasisch verlaufende Schizophrenien, bei denen es in keiner Weise gelingen will, den Ausbruch und die Abheilung der Krankheitsphasen psychologisch irgendwie verständlich zu machen. Zu ihnen gehören viele sog. Mischpsychosen, die in mehrfachen Wellen verlaufen und bei denen manische oder depressive Symptomatik mit schizophrener vermischt ist. Zu ihnen gehören weiter phasische erregte oder erstarrte Katatonien und phasische Verwirrungen. Zum Verständnis dieser Psychosen trägt es nichts bei, wenn wir mit den Begriffen Autismus und Gespaltenheit manipulieren. Sie sind ähnlich wie die meisten phasisch-depressiven und die manisch-depressiven Psychosen psychologischem Verstehen und Deuten fast entzogen. Wir wissen aber heute, daß es beim Menschen eine Phasenhaftigkeit mannigfacher physiologischer Vorgänge gibt und daß von diencephalen Systemen aus die Phasenhaftigkeit geregelt wird. Es ist heute zu vermuten, daß die Phasenhaftigkeit beim manisch-depressiven Kranksein mit Veränderungen im Stoffwechsel der Neurotransmittoren im Hirn in Zusammenhang steht. Wir dürfen hoffen, daß die laufende Forschung über metabolische Hintergründe des manisch-depressiven Krankseins auch das Wesen vieler phasischen Schizophrenien klären wird. Daß die gutartig-phasisch verlaufenden Schizophrenien in ihrer Natur Besonderes in sich schließen, ergibt sich aus der Familienforschung: Die familiäre Häufung von gutartig-phasischen Schizophrenien ist ausgesprochener als die familiäre Häufung irgendeiner anderen Verlaufsform der Krankheit. Von einem noch ganz anderen Standpunkt aus haben Angst und seine Mitarbeiter (1969, im Druck) wahrscheinlich gemacht, daß die Phasenhaftigkeit von Psychosen ähnlichen Gesetzen unterstellt ist, handle es sich um Schizophrenien oder um andere Psychosen. (Sie untersuchten u. a. die Abhängigkeit von Zyklus- und Phasendauer vom Alter und der Anzahl vorausgegangener Zyklen und der Abhängigkeit des Beginns der Phasen von den Jahreszeiten). So spricht heute vieles dafür, daß Ätiologie und Psychopathologie von vielen phasisch-gutartig verlaufenden Schizophrenien noch von anderen Faktoren beeinflußt werden als denjenigen, die bei anderen Schizophrenien aufgedeckt werden können. Wahrscheinlich spielen dieselben metabolischen Vorgänge eine Rolle, denen man bei der Erforschung der affektiven phasischen Psychosen auf der Spur zu sein hofft.

Der Verlauf schizophrener Psychosen

Schwierigkeiten der Verlaufsforschung

Allzu gerne wähnt man, die Verlaufsforschung sei ganz einfach. Sie bestehe „nur“ in einer Statistik. In Wirklichkeit stellt sie in bezug auf die Schizophrenien schwierige Aufgaben; nicht alle lassen sich lösen. Notgedrungen weichen denn auch viele Lehr- und Handbücher einer genaueren Darstellung der Verläufe aus. Im einzelnen wird fast nur auf die Mannigfaltigkeit und Unberechenbarkeit der Verläufe hingewiesen. Erst ganz langsam wurde man sich aller Schwierigkeiten der Verlaufsforschung bewußt und begann man, ernsthaft an ihrer Überwindung zu arbeiten. Aus der langen Reihe dieser Schwierigkeiten möchte ich einige herausheben:

1. Wie ist der natürliche Verlauf einer Schizophrenie? – ist man naiverweise zu fragen versucht. Die Frage stellt sich dringlich, wenn man die Wirksamkeit einer Behandlungsmethode zu beurteilen hat. Sie hat aber zur Voraussetzung, daß die Schizophrenie eine unpersönliche Krankheit wäre und einen unpersönlichen Verlauf nähme. Dem klassischen medizinischen Denken liegt diese Annahme nahe. Einen bestimmten Tumor und eine bestimmte Verletzung kann man gut als etwas Unpersönliches betrachten und deren Verlauf unpersönlich bestimmen (sogar das mit einigen Bedenken). Aber die Schizophrenien? In der Schizophrenie ist die

Persönlichkeit selbst gestört, und es ist nicht etwas Fremdes in sie eingebrochen, das unabhängig von ihr „verlaufen" könnte. Sieht man in der schizophrenen Erkrankung gar eine abwegige Persönlichkeitsentwicklung, kann man fast nicht mehr nach dem Verlauf „der Schizophrenie" fragen. Man kann dann nur noch nach dem Schicksal der Erkrankten fragen und man hält sich sofort vor Augen, daß dieses Schicksal noch von viel anderen bestimmt wird als von dem, was wir im Begriff „Schizophrenie" als unpersönliche Krankheit herausheben: von der Gesamtheit aller angeborenen Entwicklungsbereitschaften und von der Gesamtheit der Lebensumstände, von der Entwicklung der sozialen Stellung, der Arbeits- und Entfaltungsmöglichkeiten des Kranken. Der Gedanke daran dämpft die Zuversicht, Unpersönliches und Allgemeingültiges über den Verlauf der Schizophrenie aussagen zu wollen. Da sich immerhin aus der Gesamtheit der Erfahrungen mit allen Schizophrenen ein für alle (mehr oder weniger) gültiges Krankheitsbild abstrahieren läßt, darf man sich aber doch fragen, was Unpersönliches und Allgemeingültiges über den Verlauf abstrahiert werden kann. Wir *müssen* sogar allen theoretischen Bedenken zum Trotz danach fragen: Nur wenn wir etwas darüber wissen, können wir unsere therapeutischen Bemühungen beurteilen.

2. Unerbittlich stellt sich die heikle Frage „Krankheitsrest oder Eigenart der Persönlichkeit?" bei der Beurteilung der Heilung. Bis vor kurzem stellte man dabei auf recht weltfremde Kriterien ab. Nur derjenige schien geheilt, der wieder so war wie vor der Erkrankung und „volle Krankheitseinsicht" hatte. Man vergaß, daß gerade ein gesunder Mensch im Vollbesitz seiner gesunden Empfindsamkeit und seiner gesunden Reaktionsfähigkeit anders werden muß, als er vorher war, wenn er eine Psychose durchgemacht hat. Was man in der schizophrenen Erkrankung erleidet, ist etwas Unerhörtes: Man erlebt die Hölle und den Himmel, man erlebt, wie man verloren geht, im geistigen Sinne stirbt, wie man ein anderer, Fremder in alter Gestalt wird. Man wird in seiner sozialen Stellung erschüttert. Man wird in seinem Ansehen, seiner Ehre, in seiner Stellung im Beruf und in der Familie bedroht. Wie konnten die Psychiater unter diesen Umständen erwarten, man wäre nach der Heilung der Psychose genau derselbe Mensch wie vorher? Es scheint heute verständlich, daß einen die Psychose verändert und daß man anders geworden ist, als man früher war, wenn man von ihr geheilt ist. Man könnte den Spieß umkehren und sagen: Hat das Erleben in der Psychose einen Menschen nicht verändert, so beweist das, daß er krank ist, daß ihm nämlich seine Menschlichkeit verloren gegangen ist, daß er nicht mehr wie ein Gesunder empfinden und sich durch die Lebenserfahrung prägen lassen kann.

Die sonderbare Forderung, der geheilte Schizophrene müsse volle Krankheitseinsicht haben und genau so sein, wie er früher gewesen, stand mit der ebenso sonderbaren allgemeinen Auffassung im Zusammenhang, durchgemachtes Unglück könne die Persönlichkeit nicht dauerhaft umprägen und schädigen. Die Erfahrung an den Unglücklichen, die Jahre in Gefangenen- und Konzentrationslagern verbrachten, hat eine solche Auffassung gründlich widerlegt. Sie hat nur bestätigt, was längst allgemeine Überzeugung war: Unglück kann einen Menschen zermürben, in seiner Lebenskraft brechen. Warum sollte eine Katastrophe wie das Erleben einer schizophrenen Psychose nicht dieselbe Wirkung haben?

Oft ist hervorgehoben worden, daß die Beurteilung der Heilung von der Genauigkeit der Untersuchung abhänge. Man nahm gewöhnlich an, je genauer man untersuche, um so weniger Heilungen könnte man feststellen. Und in der Tat: Hinter der Fassade eines unauffälligen Menschen, der bei kurzer Exploration geheilt scheint, läßt sich bei eingehender Untersuchung vieles finden, was man bisher als „Krankheitsrest" deutete: wenn er Verfolgungsideen hatte, so fühlt er sich noch beeinträchtigt; die sozialen Folgen der Krankheit verkennt er gerne als deren Ursache; Hospitalisierung, Pflege, Bevormundung, die Anwendung von Medikamenten ist seines Erachtens kaum wegen der Erkrankung notwendig geworden, sondern hat die Erkrankung verschlimmert oder verursacht; oder die durchgemachte Krankheit erscheint ihm keinesfalls als Verrücktheit, sondern eher als logische und notwendige Reaktion auf eine Notlage. All das braucht aber nicht Zeichen einer latent fortbestehenden Psychose zu sein, sondern kann ebensowohl normalpsychologisch gedeutet werden; der Kranke will sich wieder Selbstachtung verschaffen und ein Leitbild seiner Selbst zeichnen, das ihm erlaubt, sich unbeschwert und frei von Minderwertigkeitsgefühlen unter anderen zu bewegen. Oft wird ein genesener Kranker, der im Alltag klar und folgerichtig denkt, bei der eingehenden Exploration über die durchgemachte Psychose wieder verworren, so daß man fürchtet, einen Rückfall provoziert zu haben. Darf man aber erwarten, daß man sich in klaren, alltäglichen Worten über das ausspricht, was man verworren erlebt hat? Klare Worte wiedergeben die psychotischen Erlebnisse verfälscht und, wenn sich der Kranke bemüht, ehrlich zu sein, muß er bei ihrer Darstellung verworren werden.

Gewiß findet man bei vielen Schizophrenen nach Abklingen aller farbigen psychotischen Symptome einen Mangel an Initiative, an innerer Spannkraft und Lebendigkeit, eine „Adynamie“. Dasselbe aber beobachten wir bei vielen Heimkehrern aus Gefangenenlagern. Nach Jahren qualvollen Lebens kann der Lebensmut gebrochen sein, habe dieses Leiden in einer Psychose oder in etwas anderem bestanden. Dazu kommt die Entwurzelung. Ähnlich wie Heimkehrer aus der Kriegsgefangenschaft finden von der Psychose Geheilte die früheren Lebensverhältnisse nicht immer so, wie sie gewesen sind. Viele haben ihre berufliche Stellung verloren oder sehen sie gefährdet und ihre Arbeitskameraden sind zu höheren Stellungen aufgerückt und haben sie überflügelt. Manchmal sind ihnen die Kinder entfremdet oder über den Kopf gewachsen; Liebe und Treue der Ehegatten sind auf eine harte Probe gestellt worden; das eigene Ansehen unter Freunden und Bekannten hat gelitten oder die Geheilten fürchten wenigstens, daß es gelitten habe. Diese Entwurzelung weckt nicht bei jedem Menschen die Kräfte zur tätigen Selbstbehauptung. Das Versinken in stumpfe Resignation und passives Hinnehmen des Schicksals ist unter solchen Umständen gewiß schon der Psychologie des Gesunden nicht fremd.

Kurz: Die Erscheinungen, die man bisher gerne als Krankheitsreste deutete, sind zum großen Teil verständliche Reaktion auf die durchgemachte Krankheit. Die Erfahrung hat sich zwar bestätigt, daß die Nachuntersuchung Schizophrener je mehr sog. „Krankheitsreste“ aufdeckt, je eingehender man sie durchführt. Diese alte Erfahrung ist aber durch eine neue zu ergänzen: Wird die Untersuchung noch weiter getrieben, lernt man den früheren Kranken ganz genau kennen, so werden immer mehr „Krankheitsreste“ normalpsychologisch verständlich.[4]

---

4 Dies ist schon 1930 in der Monographie „Über Heilungs-Mechanismen“ von M. MÜLLER dargestellt worden und seine damaligen Feststellungen gelten noch heute. Er stellte die Frage, warum der Schizophrene so viel Mühe habe, die pathologischen Erlebnisse zu verarbeiten und eine affektfreie Haltung der abgelaufenen Psychose gegenüber zu gewinnen? „Sie wird gewiß nicht einfach“, so fährt MÜLLER fort, „mit der Feststellung erledigt, die Schizophrenie sei im Grunde unheilbar und gerade diese unfreie Haltung sei ein Zeichen dafür, daß der Kranke nicht geheilt sei; es handle sich etwa um eine zurückgebliebene intellektuelle Schwäche, um eine mangelhafte Urteilsfähigkeit, die eine richtige Erkenntnis und Einsicht verwehre. Die Ursachen dieses unterschiedlichen Verhaltens liegen tiefer. Der Versuch ihrer Klarstellung wird uns dann gleich weiterleiten zur Hauptfrage: Auf welche Weise der Schizophrene denn sonst sich seiner Wahnwelt zu entledigen versucht und wie es ihm auch bei mangelhafter Einsicht und Korrektur gelingt, sich der Realität einigermassen einzuordnen.“ In der Zusammenfassung seiner Untersuchungen, die sich der Beantwortung dieser Frage widmen, schreibt MÜLLER u. a.: „... Versuche zu einer Annäherung an die Realität konnten wir ...

An vielen früheren Schizophrenen, die im Leben geheilt scheinen, erhebt man mit Projektionstests Befunde, wie sie für Schizophrenie als charakteristisch gelten (siehe z. B. bei KATZ, 1941). Die Vermutung liegt nahe, daß sich mit dem Test wirkliche Heilungen von sozialen Heilungen mit fortbestehender latenter Psychose unterscheiden ließen. Die Vermutung ist falsch. Wie ich schon erwähnt habe, erscheinen viele Menschen im Test schizophren, die im Leben nicht schizophren sind und nie schizophren werden (U. G. MÜLLER, 1950; UCHTENHAGEN, im Druck; u. a.). Man darf deshalb einem früheren Schizophrenen, der sich im Leben wie ein Gesunder bewährt, die erlösende Beurteilung als „voll geheilt" nicht vorenthalten, nur weil der Testbefund auf eine Schizophrenie hinzuweisen scheint. Es ist sogar wahrscheinlich geworden, daß die Angst, beim Testen geisteskrank befunden zu werden, bei Gesunden Testbefunde entstehen läßt, die sich von Befunden Schizophrener kaum unterscheiden.

Unter diesen Umständen müssen wir die früheren allzu strengen Kriterien für die Heilung fallen lassen. Wenn frühere Schizophrene weder im Alltag noch bei der Untersuchung deutlich psychotische Symptome zeigen und wenn sie sich im freien Leben halten, ohne ihrer Umgebung als geisteskrank aufzufallen, so dürfen wir sie als geheilt beurteilen. An dieser Beurteilung sollten wir auch nicht irre werden, wenn die Psychose eine Wesensänderung zurückläßt, wie sie auf die durchgemachten Leiden oder die Entwurzelung zurückgeführt werden kann oder wenn die Erinnerung an die Psychose so weit verfälscht wird, als es normalpsychologisch zum Schutze des Selbstbewußtseins verständlich scheint.

3. Jahrzehntelang war jede vernünftige Erforschung des Verlaufs schizophrener Psychosen unmöglich, weil gerade der Verlauf zum Kriterium der Diagnose gemacht wurde. Wird Unheilbarkeit als entscheidendes Merkmal einer Schizophrenie betrachtet, so wird die Frage müßig, wie viele Schizophrenien ausheilten und wie viele nicht. Sonderbarerweise gibt es viele Autoren aus der älteren Zeit, die Unheilbarkeit der Schizophrenie postulierten und doch geheilte Kranke statistisch erfaßten. Über den Widerspruch setzten sie sich hinweg, indem sie spekulativ annahmen, ihre geheilten Schizophrenen seien nur vorübergehend geheilt und würden doch noch einmal schizophren, wenn sie der Tod nicht vorher ereilen würde. Andere Autoren sprachen zwar von Heilung, fügten aber hinzu, irgendwelche Krankheitszeichen seien nicht gefunden, bei ganz genauer Untersuchung müßten sie doch wohl zu finden sein, da eben die Krankheit „prinzipiell unheilbar" wäre.

4. Eine andere Schwierigkeit der Verlaufsforschung, die es zu überwinden galt, lag in der verschiedenen Diagnostik. Verschiedene Kliniker faßten den Schizophreniebegriff verschieden. Registrierten sie ihre Krankheitsverläufe, mußten ihre Ergebnisse widersprüchlich sein.

Die Verlaufsforschung an Schizophrenen konnte erst recht in Gang kommen, nachdem diese Schwierigkeiten überwunden waren und sich die meisten Kliniker zu einem ähnlichen Begriff der Schizophrenien bekannt hatten, wie er eingangs skizziert wurde.

5. Viele schizophrene Psychosen verlaufen jahre- und jahrzehntelang, einzelne fast während eines Menschenalters. Der Kliniker aber will sich für die persönliche

---

in der zunächst noch pathologischen Verarbeitung psychotischer Erlebnisse aufweisen, indem der anfängliche vollständige Realitäts-Verlust abgelöst wird von einem Kompromiß, der die . . . Wunscherfüllung im Wahn mit der Forderung der Einordnung in die Wirklichkeit in Einklang zu bringen sich bemüht. Je mehr dieser Kompromiß sich dann zu Gunsten der Realanpassung verschiebt, um so mehr tritt ein stufenweiser Abbau der Wahnwelt und damit eine sozialbiologische Besserung ein, bis die Wunscherfüllung schließlich nur noch in Form von Zukunftsplänen durchschimmert." Weitere „Heilungsmechanismen" sind die Verdrängung und Absperrung psychotischer Inhalte.

Beobachtung von Verläufen meist nur einige Monate, im besten Fall einige wenige Jahre, Zeit nehmen, dann will er publizieren. Er ist nicht imstande, die langen Verläufe selbst zu überblicken. Will er sich doch darüber orientieren, muß er alte Krankengeschichten zuziehen, denen diagnostische und beschreibende Einheitlichkeit fehlt und die oft lückenhaft sind.

6. Die Schizophrenen, deren Krankheitsverläufe überprüft worden sind, waren bisher gewöhnlich ausgelesene Schizophrene. Sie können nicht als Repräsentanten aller Schizophrener gelten. Die Auslese war ungewollt: Zum Beispiel bewirkt die Aufnahmepolitik der meisten Spitäler eine Auslese; es gibt ja viele Spitäler, die vorzugsweise akute und heilbare Kranke aufnehmen, andere sind eher Pflegeanstalten mit chronischen Kranken; die einen nehmen eher begüterte, die anderen eher unbemittelte Kranke auf; überfüllte Spitäler können nur dringliche Notfälle aufnehmen usw. Nur wenige Verlaufsuntersuchungen stammen aus Spitälern, die unausgelesen alle hospitalisierungsbedürftigen Kranken aus einer Gegend aufnehmen. Dann aber frägt es sich, ob in dieser Gegend aus einem soziologischen Grunde eher chronisch oder akut Kranke wohnen und ob die Bevölkerung dieser Gegend in ihrem Altersaufbau der allgemeinen Bevölkerung entspricht. (In der Schweiz gibt es z. B. Berggegenden, aus denen die jungen Leute ausgezogen sind und aus denen fast nur chronisch Schizophrene in Spitäler eingewiesen werden.)

In der alten Zeit gab es sogar Statistiken, die den Verlauf an Kranken untersuchten, die dem Bestand eines Spitals entnommen waren. Unter solchen häuften sich die chronisch Schwerkranken. Man hat von den frisch hospitalisierten Kranken auszugehen und vorzugsweise von den erstmals hospitalisierten. In der Praxis stößt man freilich schon bei der scheinbar so einfachen Handhabung des Begriffes „Ersthospitalisierung" auf größere Schwierigkeiten, als man erahnte. (Ist ein Kranker als erstmals Hospitalisierter zu bezeichnen, wenn er früher unter anderer Diagnose als Schizophrenie in einem psychiatrischen Spital war? oder wenn er in einem Erholungsheim, einem Spital für körperlich Kranke, einem Militärspital war für Störungen, die nur rückblickend als beginnende Schizophrenie zu diagnostizieren sind? usw.) Bei strenger Fassung des Begriffs der erstmaligen Hospitalisierung wird die Anzahl der Probanden in einer übersehbaren Zeitspanne selbst in großen Spitälern bedenklich klein.

Heikel ist die statistische Einreihung der frühzeitig Verstorbenen. Läßt man sie außer acht, so hat man wahrscheinlich Kranke übergangen, die bei längerer Beobachtung eine andere Verteilung der verschiedenen Verlaufsformen aufgewiesen hätten als die langlebigen Schizophrenen.

Oft werden Verlaufsstatistiken durch die Bemerkung entwertet, sie umfaßten nur hospitalisierte Kranke und vielleicht gäbe es mehr solche, die niemals hospitalisiert würden; man messe, wenn man Verlaufsuntersuchungen an Hospitalisierten anstelle, nur die Verläufe einer nach rein sozialen Gesichtspunkten (der Hospitalisierungsbedürftigkeit) ausgelesenen Krankengruppe. Die Befunde an diesen Kranken sagten nichts über die natürlichen Verlaufstendenzen der Krankheit aus. Dieser Einwand läßt sich allerdings auf Grund neuerer Familienuntersuchungen widerlegen: Sie zeigen, daß der Anteil der niemals hospitalisierten Schizophrenen unter allen Schizophrenen klein ist (wenn man sich an die eingangs erwähnte Umschreibung des Krankheitsbegriffs hält).

7. Viele Autoren, die die Verläufe von schizophrenen Psychosen studierten, machten sich zu wenig Vorstellungen darüber, wie ihre Zahlen statistisch zu deuten wären. Fanden sie z. B. 20 (= 40%) Heilungen unter 50 Kranken nach großen somatischen Kuren und nahmen sie an, ohne solche Kuren würden 30% Heilungen auftreten, so stellten sie ihren Befund gerne als einen stichhaltigen Beweis für den Erfolg somatischer Therapie dar. Sie berücksichtigten nicht, daß sich die Ver-

trauensgrenzen zu 95% der errechneten 40% zwischen 26,4% und 54,8% halten. In Wirklichkeit ist demnach ihr Befund nur ein statistisch ungenügender Hinweis auf die Überlegenheit somatischer Behandlung.

8. Viele Statistiken qualifizieren den Zustand des Kranken bei Abschluß der Beobachtung einzig und allein danach, ob er noch hospitalisiert ist oder nicht. Die Hospitalisierung ist aber nur ein unzuverlässiges Kriterium der Schwere der Krankheit. – Fast alle Verlaufsstatistiken enthalten zudem Angaben nur darüber, wie es den Kranken im Zeitpunkt der katamnestischen Erhebung geht (oder wie es ihnen nach einer bestimmten Zahl von Monaten oder Jahren nach der Erkrankung gegangen ist). Es wird gänzlich außer acht gelassen, daß viele schizophrene Psychosen in Wellen verlaufen. Wie es den Kranken in einem ganz bestimmten, eng umschriebenen Zeitpunkt geht, ist viel weniger wichtig als die Übersicht über den ganzen Verlauf. Erst nach einer solchen Übersicht läßt sich u.a. das Verhältnis der Dauer von Krankheitsphasen zu Phasen in Gesundheit feststellen.

Es gibt kaum Verlaufsstatistiken, die nicht an einem oder an mehreren der gerügten Fehler kranken. Deshalb ist es kein Wunder, daß die Verlaufsuntersuchungen bis vor kurzem eigentlich wenig an den Vorstellungen über die Verläufe schizophrener Psychosen änderten, die sich der ältere Kliniker anhand seiner Lebenserfahrungen bildete. Sie lauteten kurz zusammengefaßt:

Schizophrene Psychosen verlaufen äußerst verschieden, akut oder chronisch, gutartig oder bösartig. Sicher ist nur eines: Verlaufen sie bösartig, so sind die schweren chronischen Zustände, in die sie ausmünden (die sog. schizophrene „Demenz"), völlig andersartig als bei progressiver diffuser schwerer Hirnschädigung. Im Erfahrungsgut der Kliniker sind die chronischen Schizophrenien und solche mit Rückfällen nach Besserungen, die große Mehrzahl. Jeder Kliniker kennt aber auch geheilte Kranke. Wie häufig sie sind, weiß er nicht, denn er sieht nur die Kranken, die in der Klinik bleiben oder in sie zurückkommen. Von den andern hört er nur gelegentlich.

Im folgenden möchte ich darstellen, wie sich diese summarischen Vorstellungen über die schizophrenen Verläufe anhand der Forschungen in den letzten 35 Jahren (seit Einführung der Insulinkur) präzisiert, verbessert und verwandelt haben. Ich stelle dabei auf das fortlaufende Studium der Literatur in dieser Zeit ab, wie es u.a. in den Übersichten dargestellt ist, die meine Mitarbeiter und ich in den „Fortschritte der Neurologie und Psychiatrie" seit 1950 erscheinen ließen. Zahlreiche Literaturangaben finden sich in meinen früher publizierten Arbeiten. Des weiteren verwende ich meine eigenen Verlaufsuntersuchungen an Schizophrenen, die ich seit mehr als 40 Jahren durchführte und deren Ergebnisse z. Z. in einer Monographie im Druck sind. Dabei habe ich versucht, die erwähnten Fehler zu vermeiden. Ganz war das nicht möglich. Dem Rahmen meiner vorliegenden Arbeit gemäß kann ich im folgenden nur gemeinsam über die Ergebnisse aus dem Literaturstudium, eigener Untersuchungen und eigener Erfahrung berichten. Auf die den Ergebnissen zugrundeliegenden einzelnen Untersuchungen auch nur summarisch einzugehen ist im Rahmen der vorliegenden Darstellung unmöglich. Ein solches Unternehmen würde weit über 1000 Druckseiten in Anspruch nehmen statt der 30–40, die mir für die Darstellung der Verläufe schizophrener Erkrankungen heute zur Verfügung stehen.

Die Wandelbarkeit des Verlaufs schizophrener Psychosen

Bis zur Einführung der großen somatischen Therapien herrschte die Meinung vor, die schizophrenen Verläufe seien durch innere Vorgänge vorbestimmt, und sie entzögen sich der Beeinflussung durch Lebensumstände und Lebenserfahrung.

Die Schizophrenien galten eben im strengen Sinne als „endogene“ Psychosen. Im Zusammenhang mit dieser Etiquettierung, die international übernommen worden war, beachtete man äußere Einflüsse auf den Verlauf nicht gerne. Wurden sie trotzdem manchmal beobachtet, so schrieb man ihnen gerne nur eine vorübergehende Wirkung zu und „nur“ eine Wirkung auf sekundäre Symptome. In der Überzeugung der „prinzipiellen“ Endogenität ließ man sich nicht erschüttern. Manchen schienen die Verläufe der Schizophrenien ebenso sehr der Beeinflussung durch äußere Einwirkungen entzogen wie die Verläufe der degenerativen Erkrankungen des Zentralnervensystem, etwa der Huntingtonschen Chorea oder der Pickschen Hirnatrophie. Im Lichte solcher Anschauungen wurde ständig betont, unsere Therapie sei eben „nur symptomatisch“. Unter diesen Umständen fiel es schwer, sich für die Behandlung Schizophrener zu begeistern.

Einen Anstoß zur Wandlung dieser Anschauungen gaben die offensichtlichen Erfolge mit der Insulin-, Cardiazol- und Elektroschock-Behandlung in den Jahren nach 1934. In den folgenden Jahrzehnten achtete man zudem unter dem Einfluß psychoanalytischer amerikanischer Schulen immer mehr auf die Rolle der Beziehungen zwischen Menschen in der Entstehung und Prägung der Krankheit. In den letzten Jahren stiegen ganz allgemein die Erwartungen an Erfolge der Soziologie und im Zuge derselben entstanden die Vermutungen über den Einfluß sozialer Verhältnisse auf die Krankheit.

Wenn man während langer Jahre die Wandelbarkeit schizophrener Verläufe im Zusammenhang mit Umwelteinflüssen unterschätzt hatte, so tauchten in den letzten Jahren da und dort Behauptungen im Sinne einer maßlosen Überschätzung dieser Wandelbarkeit auf. Einzelne (selten Psychiater, aber häufig Psychologen und Laien) gingen dabei sehr weit und behaupteten, die wesentlichen Voraussetzungen zur Entstehung und zur Progression schizophrener Psychosen lägen in unseren gesellschaftlichen Strukturen. Man brauche nur diese grundlegend zu ändern und es wären aussichtsreiche Heilungsbedingungen für die Schizophrenien geschaffen – wenn solche dann überhaupt noch auftreten sollten. Insbesondere werden die Verhältnisse in den meisten psychiatrischen Spitälern scharfer Kritik unterworfen. Es wurde geradezu behauptet, daß schwere, unheilbare Schizophrenien bloß die Folge der Hospitalisierung wären.

Solche extreme Ansichten lassen sich an unseren bisherigen Erfahrungen nicht stützen. Jedenfalls sind auf der ganzen Erde keine Kulturkreise bekannt, in denen keine schizophrenen Erkrankungen oder keine schweren chronischen schizophrenen Zustände auftreten. Schwerste langdauernde schizophrene Zustände, wie sie unter dem Namen „schizophrene Demenz“ zusammengefaßt wurden, finden sich auch bei Kranken, die niemals hospitalisiert worden sind. Wie die meisten Psychiater habe ich viele solche Kranke kennengelernt, sowohl bei uns wie in Ländern mit ganz anderen Kulturen.

Die Entdeckung einer Wandelbarkeit der Verläufe schizophrener Psychosen bedeutet einen der großen Fortschritte der Medizin in der Mitte dieses Jahrhunderts. Die Hoffnung darauf, daß die zukünftigen Erfahrungen zeigen werden, daß diese Wandelbarkeit weitergeht, als wir heute wissen, ist ein mächtiger Anstoß zur Forschung und zur Arbeit mit Schizophrenen. Stellt man aber völlig unbewiesene Behauptungen darüber an, statt Hoffnungen zu hegen, kann sich dies auf die Behandlung und Pflege ebenso schädlich auswirken wie die Ansicht von der absoluten Endogenität der Schizophrenien. Bereits ist in Parlamenten als Argument gegen die Krediterteilung für psychiatrische Spitäler die gefährliche Äußerung aufgetaucht, wenn es keine psychiatrischen Anstalten mehr gäbe, gäbe es keine Geisteskranken mehr. Die Überschätzung der Bedeutung des Hospitalismus hat nicht dazu beigetragen, junge Ärzte für die Arbeit in psychiatrischen Kliniken zu gewinnen. Ebensowenig trägt sie dazu bei, Mut, Freude und Schwung der klinischen Psychiater und der psychiatrischen Schwestern und Pfleger bei ihrer Arbeit mit Schizophrenen zu fördern. Dabei ist noch keine Befürsorgung Schizophrener gefunden worden, die Spitaleinrichtungen unnötig machen würde.

Bis heute haben wir erst entdeckt, daß sich der Verlauf vieler Schizophrenien unter vielen Umständen beeinflussen läßt. Wir haben die große Aufgabe noch vor uns, genauer zu erforschen, welche Schizophrenen durch welche Umstände in welcher Art und in welchem Grade beeinflußbar sind.

Am meisten wissen wir heute darüber, *wie gute Behandlung und Pflege den Verlauf von Schizophrenien günstig, schlechte Behandlung und Pflege ungünstig beeinflussen.* Die große Literatur, die allgemeine klinische Erfahrung und meine eigenen Untersuchungen darüber lassen sich in fünf Sätze zusammenfassen:

1. Fast immer läßt sich der Zustand eines unbehandelten Schizophrenen durch geeignete Behandlung bessern und durch ungeeignete Behandlung verschlimmern. Es hat sich gezeigt, daß mit verschiedensten Behandlungstechniken Erfolge erreicht werden können. Verschlimmernd wirkt sich vor allem die Isolierung des Kranken aus. Isolierend ist nicht einzig die Pflege der Kranken in Einzelzimmern. Im selben Sinne wirkt es, wenn nicht genügend Schwestern, Pfleger und Ärzte da sind, um sich mit hospitalisierten Kranken eingehend zu beschäftigen, oder wenn diese Schwestern, Pfleger und Ärzte ihre Hauptaufgabe nicht darin sehen, mit allen Mitteln tätige Gemeinschaften mit den Schizophrenen zu schaffen. Isolierend ist es aber auch, wenn Arzt und Schwestern zu sehr auf die „Beobachtung“ des Kranken eingestellt sind, statt darauf, seine Bedürfnisse kennenzulernen, und ihm im Gespräch nahezukommen. All das zeigt im kleinen die tägliche Spitalerfahrung und im großen der Vergleich zwischen veralteten, überfüllten, personell unterdotierten, schlechten Spitälern mit guten Spitälern. – Trotz alledem war im einleitenden Satz das einschränkende Wort „fast“ anzubringen: Nicht jeder Schizophrene läßt sich bessern. Gelegentlich sehen wir selbst bei schlechter Behandlung Besserungen und Heilungen. Als es noch vor wenigen Jahrzehnten in einzelnen Ländern mittelalterliche Käfige für Geisteskranke gegeben hat, kam es vor, daß schwer Schizophrene, die eingekerkert und in Ketten gelegt worden waren, ausnahmsweise nicht in ihren Ketten starben oder völlig verelendeten, sondern genasen.

2. Unter der in der Mitte dieses Jahrhunderts gebräuchlichen Therapie verwandeln sich häufig chronische Verläufe von Schizophrenien in wellenförmige. Schizophrene bleiben viel seltener dauernd in einigermaßen unverändertem Zustande hospitalisiert. Häufiger als früher treten Besserungen und Heilungen, aber auch Rückfälle mit der Notwendigkeit zu neuen Hospitalisierungen auf.

Auf diese beiden Erfahrungen haben sehr viele Autoren eindrücklich hingewiesen, und sie dürfen heute als allgemein anerkannte Tatsache gelten. Die Erfahrungen hingegen, die in den nächsten drei Sätzen zusammengefaßt sind, sind erst von wenigen Autoren eingehender beschrieben worden. Sie gehen noch allzu einseitig bloß aus meinen eigenen statistischen Untersuchungen hervor, wie sie in meiner demnächst erscheinenden Monographie beschrieben sind. Sie bedürfen deshalb der Nachprüfung durch andere Kliniker.

3. Als „Katastrophen-Schizophrenien“ hat man Schizophrenien beschrieben, die akut beginnen und ohne Remission in schwerste lebenslängliche psychotische Zustände übergehen. *„Katastrophen-Schizophrenien“ kommen unter guter Behandlung Schizophrener seit der Mitte unseres Jahrhunderts kaum mehr vor.* Es gibt keine Statistik darüber, wie groß ihr Anteil unter den Schizophrenien früher gewesen ist. Aus den Beschreibungen älterer Autoren, und so noch von KRAEPELIN, ergibt sich aber klar und deutlich, daß sie früher einen erheblichen Teil aller Schizophrenien ausmachten. Dasselbe ging aus Diskussionen mit Psychiatern der vorhergehenden

Generation hervor. Seit Mitte der dreißiger Jahre haben diese katastrophalen Verläufe an Häufigkeit wesentlich abgenommen. Sie sind so selten geworden, daß man hoffen darf, sie seien am Verschwinden.

Neben diesen drei günstigen gibt es aber auch bedenkliche Erfahrungen:

4. Die Anzahl schizophrener Psychosen, die schleichend beginnen und langsam in schwerste lebenslängliche psychotische Zustände übergehen, hat im Vergleich zur Anzahl aller Schizophrenien unter den Fortschritten der Therapie der letzten Jahrzehnte nicht abgenommen – wenigstens nicht so stark, daß sich eine Abnahme bisher hätte statistisch nachweisen lassen.

5. Die Anzahl schizophrener Psychosen, die nach einer oder nach mehreren akuten Phasen in dauernde völlige Heilung übergehen, hat unter den Fortschritten der Therapie der letzten Jahrzehnte nicht zugenommen – wenigstens nicht so stark, daß sich die Zunahme hätte statistisch nachweisen lassen.

Beim heutigen Stand statistischer Untersuchungen über schizophrene Verläufe können wir freilich nicht erwarten, daß leichte Verschiebungen in den Verhältniszahlen zwischen verschiedenen Verlaufsformen erkannt werden könnten. Alle bisherigen und so auch meine Statistiken wären nur imstande, starke Verschiebungen dieser Verhältniszahlen (von mehr als 10 % der gefundenen Zahlen) sicher erkennen zu lassen. Fehlender statistischer Nachweis von Behandlungserfolgen läßt auch die Frage offen, ob nicht doch in einzelnen Fällen die Behandlung Erfolge zeitigt. Wie mir sind den meisten Psychiatern Schizophrene bekannt, bei denen die zeitlichen Zusammenhänge zwischen Behandlung und Verlauf doch zur stolzen Vermutung berechtigen, daß wir einen schleichend erkrankten Schizophrenen vor dauerndem schweren Siechtum bewahrt hätten, oder daß wir bei einem andern sogar wesentliches zur Dauerheilung beigetragen hätten. In diesem Sinne deutet mancher Kranke subjektiv den Einfluß der Behandlung auf sein inneres Leben. Derartige Deutungen sind aber heute noch weder beweisbar noch widerlegbar.

Zusammenfassend können wir auf Grund allgemeiner klinischer Erfahrungen oder vorliegender Statistiken feststellen: *Unter der heutigen Behandlung* (oder Unterlassung von Mißhandlung) *äußern sich die Schizophrenien milder als früher; statt chronische Verläufe kommen mehr intermittierende vor, und die „Katastrophen-Schizophrenien" kommen kaum mehr vor; demgegenüber sind schleichend beginnende, einförmig in schwere chronische Zustände ausmündende Schizophrenien nicht nachweisbar seltener und endgültig ausheilende Schizophrenien nicht nachweisbar häufiger geworden.*

Der Befund legt die Frage nahe, ob die schleichend beginnenden, geradlinig in lebenslängliches Siechtum ausmündenden Schizophrenien die viel gesuchte „Kerngruppe" der Schizophrenien bildeten, die „eigentlichen", nämlich „wirklich endogenen", unbeeinflußbaren Schizophrenien. Zu ähnlichen Schlüssen ist vor allem Langfeldt (1956) gelangt: Er unterscheidet echt schizophrene von schizophreniformen Psychosen und hält dafür, daß nur die letzteren der Behandlung zugänglich wären und schon spontane Neigung zur Besserung zeigen würden. Die Unterscheidungen von Langfeldt beruhen auf sorgfältigen und vielfachen Beobachtungen und verdienen bei jeder Theorienbildung Berücksichtigung. Ich glaube aber, es wäre überspitzt und ungenügend begründet, wenn man seine Lehren kurz und bündig im Satz zusammenfassen würde: Es gibt eine Kerngruppe von Schizophrenien, bei denen jedes therapeutische Bemühen sinnlos ist. (Es lag Langfeldt ferne, in dieser Art zu formulieren.) Es läßt sich vieles gegen die Befürchtung geltend machen, es gäbe eine prinzipiell unheilbare Kerngruppe von Schizophrenien, die völlig behandlungsresistent wäre, und sie bestände aus den schleichend-progressiven Formen: Einmal sind Kranke auch dieser Verlaufsformen unter der

Therapie der Besserung zugänglich. Die alte Unterscheidung zwischen symptomatischer und eigentlicher Besserung der Schizophrenie hält vor der klinischen Erfahrung kaum mehr stand. Besserung von Symptomen und Besserung der Krankheit lassen sich kaum unterscheiden. Die Besserungsfähigkeit „echter“ schizophrener Psychosen scheint mir doch auf die Möglichkeit der Heilbarkeit hinzuweisen. Sodann: Unsere Therapie vermag schwerste chronische Psychosen nach akutem Beginn zu verhüten. Sie vermag auch schwere chronische schizophrene Zustände, die akuten Phasen folgten, oft wesentlich zu bessern. Was man als schizophrene „Demenz“ bezeichnet hat, läßt sich aber psychopathologisch nicht danach unterscheiden, ob es akut oder chronisch entstanden ist. Wenn sich akut entstandene Demenz durch die Therapie vermeiden oder wesentlich bessern läßt, weshalb sollte dieselbe Art der Demenz, die sich chronisch entwickelt hat, grundsätzlich therapieresistent sein? Und vor allem: Weder das Familienbild noch die Verläufe von „echten“ Schizophrenien und von schizophreniformen Psychosen lassen sich scharf voneinander abgrenzen. Es gibt alle Übergänge zwischen chronisch-progredienten und allen andern Verläufen, und somit erscheint es nicht gerade wahrscheinlich, daß es eine scharfe und grundsätzliche Grenze zwischen behandlungsfähigen und behandlungsresistenten schizophrenen Psychosen gibt. Daß sich gutartige und bösartige, behandlungsfähige und behandlungsresistente Schizophrenien ihrem Wesen nach nicht völlig unterscheiden, zeigt zudem die Familienforschung klar und deutlich: Beide Formen kommen häufig in denselben Familien vor. Zwar besteht eine gewisse Korrelation zu ähnlichen Verläufen bei Schizophrenien von nahen Verwandten, doch ist diese Korrelation lose. Unter den Verwandten „echter“ Schizophrener kommen trotz dieser Korrelation mehr „schizophreniforme“ Psychosen vor als in der ganzen Bevölkerung und umgekehrt. Auch ist die familiäre Korrelation der Verlaufsform keineswegs bei den chronisch-progredient verlaufenden Formen deutlicher als bei andern Formen. Im Gegenteil: Diese Korrelation ist am deutlichsten bei den phasisch-gutartig verlaufenden Schizophrenien. All das spricht gegen die Auffassung, die chronisch-progredienten Schizophrenien bildeten die eigentlichen, vererbten Schizophrenien und wären in ihrer Natur und ihrer Beeinflußbarkeit völlig anders als die übrigen Schizophrenien.

Das Phänomen der hochgradigen Resistenz chronisch-progredienter Schizophrenien gegen die Behandlung kann meines Erachtens natürlicher erklärt werden als durch die Annahme, es handle sich bei ihnen um wesensmäßig völlig andere Erkrankungen als bei den behandlungsfähigen Schizophrenien: Chronische psychische Veränderungen sind ganz allgemein – im Rahmen des Gesunden wie des Krankhaften – viel schwerer beeinflußbar als akute. Hat sich das Wesen eines Kindes in ungünstiger Umgebung ganz allmählich geprägt, so läßt es sich schwerer wieder umgestalten, als wenn sich das Kinde unmittelbar auf ein akutes Psychotrauma verändert hat. Akute psychoreaktive Störungen sind leichter zu behandeln als chronische, ohne daß wir aus dem Unterschied auf eine grundsätzlich andere Art des Wesens solcher psychoreaktiver Störungen schließen. So gesehen bestehen keine zwingenden Gründe, um die Behandlungsresistenz der schleichend entstandenen Schizophrenien, im Gegensatz zur Behandlungszugänglichkeit der akuteren Schizophrenien, auf eine grundsätzliche Wesensverschiedenheit zurückzuführen. Deshalb besteht heute auch kein Zwang, das Dogma von der absoluten Endogenität und absoluten therapeutischen Unheilbarkeit, das früher auf alle Schizophrenien bezogen worden ist, auf eine bestimmte Gruppe von Schizophrenien zu übertragen. Wenn wir bisher keine befriedigende Therapie für die chronisch-progredienten Schizophrenien gefunden haben, so sollte uns dies anspornen, eine solche zu suchen und es sollte uns nicht nahelegen, zu resignieren und chronisch-progredienten

Schizophrenien gegenüber in denselben therapeutischen Pessimismus zu verfallen wie ihn früher viele allen Schizophrenien gegenüber hegten.

Die weitere Beobachtung, wonach sich die Häufigkeit von phasisch-gutartigen, in Dauerheilung übergehenden Schizophrenien unter der Therapie von heute nicht verändert hat, kann in Zusammenhang mit andern Erfahrungen gebracht werden, die auf S. 51f bereits erwähnt sind: Diese Verlaufsformen sind stärker als andere Verlaufsformen durch familiäre (vielleicht vererbte) Einflüsse mitbedingt und sie hängen vielleicht eher mit Stoffwechselstörungen der Neurotransmittoren im Hirn zusammen als andere Verlaufsformen.

Soviel über den Einfluß der heutigen Behandlung auf die Verläufe schizophrener Psychosen. Im übrigen sind *der Einfluß eines psychopathischen, besonders schizoiden Wesens und der Einfluß unglücklicher Kindheitsverhältnisse* am häufigsten untersucht worden. Seit den großartigen Forschungen von Gaupp (1917) und Kretschmer (1944 und frühere Auflagen) und ihren Schülern wissen wir, daß in der Vorgeschichte Schizophrener mit bösartigen Verläufen psychopathisches (insbesonders schizoid-psychopathisches) Wesen häufiger gefunden wird als in der Vorgeschichte Schizophrener mit gutartigen Verläufen. Das Umgekehrte gilt für aufgeschlossenes, gesundes Wesen. Zahlreiche Statistiken haben diese Korrelationen zwischen Verlauf und präpsychotischer Persönlichkeit bestätigt. Ihnen steht nur eine kleine Minderheit von Statistiken gegenüber, die andere Schlüsse nahelegen. Meinen eigenen Untersuchungen nach bestehen die geläufigen Ansichten über diese Korrelationen zu Recht, doch ist die Korrelation loser, als in den zwanziger und dreißiger Jahren angenommen worden ist. In bezug auf die Kindheitsverhältnisse in der Vorgeschichte Schizophrener ist der vorzeitige Elternverlust (durch Unehelichkeit, Tod, Trennung oder Scheidung der Eltern) statistisch am besten zu erfassen. Die ersten Statistiken darüber schienen darauf hinzudeuten, daß sich vorzeitiger Elternverlust in der Kindheit Schizophrener, und insbesondere in der Kindheit Schizophrener mit ungünstigen Verläufen, häufte. Gemäß späteren Statistiken, und so auch gemäß den meinen, ist vorzeitiger Elternverlust bei Schizophrenen im allgemeinen nicht häufiger als in der ganzen Bevölkerung und seltener als bei vielen psychopathischen Entwicklungen. Hingegen fand sich vorzeitiger Elternverlust häufiger in der Vorgeschichte von weiblichen, als in der Vorgeschichte von männlichen Schizophrenen. Schauderhafte Kindheitsverhältnisse[5] aller Art haben über ein Drittel aller Schizophrenen durchlitten, doch fehlen Vergleichszahlen mit der allgemeinen Bevölkerung.

Auf Grund meiner eigenen Untersuchungen möchte ich noch hervorheben: Gestörtes präpsychotisches Wesen und gestörte Kindheitserfahrung finden sich in der Vorgeschichte Schizophrener keineswegs unabhängig voneinander, obschon man sie bis heute so gut wie immer unabhängig voneinander registriert und diskutiert hat. Zur Hauptsache haben dieselben Schizophrenen, die präpsychotisch gestört gewesen sind (vor allem in schizoidem Sinne) eine ungünstige Kindheit hinter sich. Verhältnismäßig selten sind Schizophrene mit unglücklicher Kindheit und völlig gesundem präpsychotischem Wesen und noch seltener Schizophrene mit

5 Unter meinen 208 unausgelesenen Zürcher Schizophrenen, deren Vorgeschichte ich genau kennenlernen konnte, hatten nur etwas über ein Viertel (59) das Glück, bei beiden Eltern in rechten Verhältnissen aufgewachsen zu sein. 50 Probanden erlebten im Elternhaus, 12 in Pflegefamilien und 9 bald bei den Eltern, bald in Pflegefamilien, schauderhafte Verhältnisse. Die übrigen Probanden — etwas über ein Drittel (78) — waren im Elternhaus unter mäßigen Verhältnissen aufgewachsen, die weder mit „recht“ noch mit „schauderhaft“ zu qualifizieren waren, oder sie hatten einen vorzeitigen Elternverlust erlitten, der aber nicht schauderhafte Verhältnisse zur Folge hatte.

glücklicher Kindheit und schizoid-psychopathischem präpsychotischem Wesen.[6] Gestörtes persönliches Wesen tritt denn auch in einem gewissen (zwar losen und unregelmäßigen) zeitlichen Zusammenhang mit unglücklicher Kindheitserfahrung auf. *Auf Grund dieser Feststellungen sollte man die Verlaufsprägung schizophrener Psychosen durch die präpsychotische Persönlichkeit nicht mehr völlig unabhängig von der Kindheitserfahrung der Kranken betrachten. Schizoides Wesen und unglückliche Kindheitsverhältnisse haben enge Beziehungen zueinander.* Ich möchte weder glauben, daß die ungünstigen Kindheitsverhältnisse zur Hauptsache die Folge der schwierigen Wesensart des Kindes seien noch umgekehrt: daß die schwierige Wesensart des Kindes allein auf die schwierigen Kindheitserfahrungen zurückginge. Viel wahrscheinlicher ist es, daß sich schizoide Wesensart und ungünstige menschliche Umwelt aneinander, in dauernder Wirkung und Gegenwirkung, ausbilden. Das schizoide Kind ist erzieherisch schwierig und es schafft sich ungute Einstellungen seiner Eltern, Erzieher und Kameraden; umgekehrt drängt die ungute Haltung der andern das Kind in schizoides Wesen.

Beeinflussen erschütternde Erfahrungen, Schicksalsschläge und tiefgreifende Umwälzung der Lebensverhältnisse den Verlauf schizophrener Psychosen? Bessernde Wirkungen kennen wir aus therapeutischen Erfahrungen: Ähnlich wie nach Anwendung eines Elektroschocks können sich nach einem psychischen Schock Besserungen einstellen. Am bekanntesten ist die gute Wirkung in vielen Fällen von unerwarteter Frühentlassung Schizophrener. Im gleichen Sinne wirkt unerwartete Auferlegung von plötzlicher Verantwortung (z. B. pflegerischer Verantwortung für andere beim Auftreten einer Epidemie oder nach der Bombardierung eines Spitals). Verfolgt man die Lebensgeschichte eines Schizophrenen, beobachtet man häufig zeitliche Zusammenhänge zwischen einem äußeren Ereignis, das die Lebensverhältnisse des Patienten verändert, und Ausbruch, Verschlimmerung, Besserung, Heilung oder Veränderung des Zustandes. Gewöhnlich besteht nicht nur ein solcher zeitlicher Zusammenhang, sondern im inneren Erleben des Kranken besteht auch ein ursächlicher Zusammenhang. Überblickt man freilich eine große Zahl von Krankengeschichten, ergibt sich eine verwirrende Vielfalt in den Beziehungen zwischen Veränderungen der Lebensbedingungen und Krankheitsverläufen: Bald wirkt sich dieses Ereignis, bald jenes auf den Krankheitsverlauf aus; dasselbe Ereignis kann das eine Mal den Krankheitsverlauf günstig, das andere Mal ungünstig beeinflussen; wenn uns in vielen Fällen die Veränderung im Befinden nach einem Schicksalsschlag auffällt, erstaunt uns noch häufiger das Fehlen jeder Veränderung im Befinden, selbst jeder erkennbaren Reaktion Schizophrener auf Schicksalsschläge, z. B. auf den Verlust eines Angehörigen.

Wir stehen vor einem verwirrenden Gegensatz: Haben wir uns in die Geschichte eines einzelnen Kranken vertieft, so fühlen wir uns sicher, daß sich Schicksalsschläge auf die weitere Entwicklung seiner Psychose ausgewirkt haben; quälende Zweifel an der Berechtigung einer solchen Überzeugung melden sich aber, sobald wir viele Krankengeschichten gemeinsam überblicken: Wir stellen dann eine völlige Regellosigkeit und Unberechenbarkeit in den Beziehungen zwischen Schicksalsschlägen und Krankheitsverlauf fest. Wenn einem Schicksalsschlag lange nicht

6 Unter meinen unausgelesenen, genau bekannten 208 schizophrenen Zürcher Probanden waren 50 von krankhaft-schizoidem praepsychotischen Wesen. 29 von ihnen hatten schauderhafte Kindheitsverhältnisse hinter sich, 18 entstammten Kindheitsverhältnissen, die nicht gerade schauderhaft, aber doch keineswegs glücklich waren. (Zwei der drei restlichen Kranken waren nicht wie gewöhnlich schon im Kindesalter, sondern erst im erwachsenen Alter schizoid geworden.) Unter allen 208 Probanden war demnach ein einziger, der in rechten Verhältnissen schon als Kind schizoid wurde. Unter den 62 Probanden hingegen, die praepsychotisch völlig gesund waren, haben 25 eine rechte Kindheit hinter sich, 24 eine Kindheit, die weder schauderhaft noch glücklich zu bezeichnen ist, und nur 13 eine schauderhafte Kindheit.

immer, nur gelegentlich, ein Wandel im Krankheitsverlauf folgt, so muß man sich ja wirklich fragen, ob die einzelnen Beobachtungen über Zusammenhänge nur einem Spiel des Zufalls entsprechen. Um seiner Zweifel los zu werden, drängt sich die statistische Überprüfung der Einzelbeobachtungen auf. Dieser stellen sich so viele Schwierigkeiten und Bedenken entgegen, daß man sich fragen muß, ob sie wirklich das taugliche Mittel ist, die Zweifel zu klären: Die Bedeutung eines Schicksalsschlages wird nicht durch objektivierbare Gegebenheiten allein bestimmt (wie z. B. Tod des Ehepartners), sondern viel mehr noch durch unmeßbare subjektive, nämlich durch die Rolle von äußeren Ereignissen bezogen auf die höchstpersönliche Gedanken- und Gefühlswelt des Betroffenen. Diese entzieht sich statistischer Erfassung. So ist es begreiflich, daß statistische Erhebungen über die Zusammenhänge zwischen Schicksalsschlägen und Krankheitsverlauf nur selten und zögernd unternommen werden. Auch ich machte mich nur ungern daran, und der Ertrag mühsamer und langwieriger Untersuchungen ist karg.

Mit Bestimmtheit kann ich immerhin auf Grund meiner Statistiken aussagen: Verlust eines Menschen, an den ein Schizophrener gefühlsmäßig stark gebunden ist (von Vater oder Mutter, von Ehepartner oder Geliebtem), ist bei schizophrenen Frauen häufiger von deutlichen Veränderungen des Krankheitsverlaufes gefolgt als bei schizophrenen Männern.[7] (Die Veränderungen gehen in den verschiedensten Richtungen.) Dieser Befund kann mit einem weiteren zusammen ins Auge gefaßt werden, den ich bereits erwähnt habe: Vorzeitiger Elternverlust (und andere schwere Störungen des Familienzusammenhangs der elterlichen Familien) finden sich in der Vorgeschichte schizophrener Frauen häufiger als in der Vorgeschichte schizophrener Männer. Es besteht Grund zur Vermutung: Zum mindesten bei schizophrenen Frauen wird die Entstehung und der Verlauf der Psychose durch den Verlust von Menschen mitbeeinflußt, die im Gemütsleben der Betroffenen eine wichtige Rolle spielen.[8] Vorläufig weisen Statistiken erst in diesem beschränkten Rahmen auf die Richtigkeit dessen hin, was man einzelnen Krankengeschichten über Zusammenhänge zwischen Schicksalsschlägen und Krankheitsverlauf entnimmt.

Weit davon entfernt sie zu beweisen, legen meine Befunde noch Vermutungen darüber nahe, *wann der Verlust eines geliebten Menschen den Krankheitsverlauf günstig oder ungünstig beeinflußt:* In der Mehrzahl der Fälle von ungünstiger Beeinflussung war der Kranke eindeutig vom Verstorbenen abhängig. Seine Abhängigkeit bedeutete ihm ein Schicksal, das er ohne Widerspruch angenommen hatte und das ihm undiskutierbar erschien. Anders in der Mehrzahl der Fälle, bei denen der Verlust eines geliebten Menschen von einer Besserung (vereinzelte Male sogar von einer Heilung) gefolgt war: In diesen Fällen bestand eine hochgradig ambivalente Einstellung zum Menschen, der starb oder sich vom Kranken endgültig trennte:

7 In den Krankengeschichten meiner 208 schizophrenen Zürcher Probanden, die sich über mehr als 23jährige Beobachtung erstreckten (Ausnahmen: ganz wenige vorher Verstorbene), habe ich registriert, wie oft deutliche Veränderungen des Krankheitsverlaufes dem Verlust einer nahestehenden Person folgten. Es handelt sich dabei um Tod von Vater oder Mutter oder eines andern nächsten Angehörigen, um Scheidung der Ehe des Kranken, um Verlust eines Liebespartners oder um Verlust eines Geschwisters durch Heirat, dem der Proband sehr nahegestanden hatte. Einem solche Ereignis folgte bei 108 Frauen 58mal, bei 100 Männern aber nur 6mal eine deutliche Änderung im Krankheitsverlauf.

8 Meine Statistiken sagen nichts darüber aus, ob ein solcher Einfluß auch bei schizophrenen Männern gegeben ist. Sie weisen nur darauf hin, daß er entweder bei Frauen in stärkerem Maße gegeben ist als bei Männern oder nur bei Frauen gegeben ist. Männer und Frauen werden aber ungefähr gleich häufig schizophren. Was tritt an pathoplastischer und pathogenetischer Bedeutung bei Männern anstelle des Verlustes eines geliebten Menschen? Bei der Überprüfung dieser Frage würde es am nächsten liegen, das Verhältnis des männlichen Schizophrenen zu Kameraden, mit denen er sich in seiner sozialen Stellung mißt, zu seinen beruflichen Vorgesetzten und Untergebenen und zu seinen Leitideen über seine Bedeutung in der Gesellschaft zu untersuchen.

Der Kranke hatte seinen Schutz und seine Hilfe gesucht, hatte sich oft selbst in die Abhängigkeit von ihm hineinmanövriert, gleichzeitig aber hatte er sich über diese Abhängigkeit, gegen die Bevaterung oder die Bemutterung empört, hatte sie als unerhörte Tyrannei empfunden und hatte dagegen angekämpft. Der Verlust schien ihn von seinem Zwiespalt zu erlösen.

Die allgemeine Erfahrung und einzelne Statistiken (und unter ihnen die meinen) wiesen darauf hin, *daß der Krankheitsverlauf hospitalisierter Schizophrener günstiger ist, wenn sich die Angehörigen weiter um sie kümmern und ihnen Liebe und Fürsorge zukommen lassen*, als wenn sich die Angehörigen nicht mehr um sie bemühen. Zur statistischen Bearbeitung dieser Frage können die Spitalbesuche von Angehörigen dienen.[9] Doch kann der Unterschied verschieden gedeutet werden: Brechen viele Angehörige den Kontakt mit den Kranken ab, weil die Kranken sich ganz und gar verschließen, bei Besuchen unzugänglich oder feindselig sind? oder verschlossen sich viele Kranke, wurden sie unzugänglich und feindselig, weil sie von den Angehörigen verlassen wurden? Wie oft das eine, wie oft das andere die größere Rolle spielt, bleibt unbekannt.

Ist der Verlauf der Psychose günstiger, wenn dem Ausbruch psychotraumatische Erlebnisse vorangegangen sind? Man ist zum vornherein geneigt, die Frage zu bejahen: Ist die Erkrankung ganz oder teilweise als psychische Reaktion zu erklären, so sollte sie wie viele krankhafte psychische Reaktionen rasch zurückgehen. Die Erfahrung enttäuscht die Erwartung! Viele Schizophrenien ohne ersichtliche aktuelle psychotraumatische Ursachen verlaufen günstig und viele mit solchen verlaufen ungünstig. Ein Unterschied in der Häufigkeit ist nicht erwiesen. Unter anderem haben HEIMANN u. Mitarb. (1970) kürzlich gezeigt, daß bei akut ausbrechenden schizophrenen oder schizophrenieähnlichen Psychosen die Prognose im gleichen Maße gut ist, ob psychoreaktive Mitursachen geltend gemacht werden können oder nicht. Der akute Beginn ist für die Prognose wichtig, der Nachweis vom Vorhandensein oder Fehlen psychotraumatischer Mitursachen kaum. — In meinem eigenen Untersuchungsgut finden sich Hinweise darauf, daß es sich lohnen könnte, zwischen verschiedenen Arten von psychotraumatischen Ereignissen zu unterscheiden, wenn deren Einfluß auf die Prognose bestimmt werden soll: Bösartige Verläufe sah ich vorzugsweise dann, wenn der erlittene Schicksalsschlag Glück und soziale Existenz des Betroffenen dauernd beeinträchtigen (sei es nur dem subjektiven Empfinden des Patienten nach oder sei es auch objektiv betrachtet). Günstiger könnte die Prognose sein, wenn sich die schizophrene Psychose an einen Schicksalsschlag anschließt, dessen unglückliche Folgen auf die Lebensumstände des Kranken nur vorübergehend sind. Dies sind aber erst Vermutungen aus statistisch nicht signifikanten Erfahrungen.

Beeinflussen soziale Verhältnisse, Stand der Zivilisation, die Art der Kultur den Verlauf schizophrener Psychosen? Die Frage ist von großem Interesse und in einer Zeit, in der man sich von soziologischer Forschung so viel verspricht, ist sie schon intensiv bearbeitet worden. Im Rahmen des Forschungsgebietes der transkulturellen Psychiatrie hat sie einen wichtigen Platz inne. Die bis heute vorliegenden Ergebnisse sind allerdings noch enttäuschend. Es hat sich keine Gesellschaft und keine Schicht der Gesellschaft gefunden, in der nicht Schizophrenien, und Schizophrenien der verschiedensten Verlaufsformen, vorkämen. Soweit Häufigkeitsunterschiede festgestellt worden sind, sind sie gering oder statistisch kaum gesichert oder es bleibt bei ihrer Bewertung unsicher, ob sie auf ungewollte Auslese zurückgehen. Manche Unterschiede sind offensichtlich nicht unmittelbar durch die

9 Literatur z. B. bei JONAS u. Mitarb. (1969), DANZIGER (1946), DRASGOW (1957), CROSS u. Mitarb. (1957), GORE u. JONES (1961), HADDENBROCK u. POESCHEL (1963), HASSALL u. HELLON (1964), LANGE (1965), MALZBERG (1952).

Gesellschaftsform bedingt, sondern durch die Spitalverhältnisse in einer bestimmten Gesellschaft. Wenn es heute noch Spitäler gibt, in denen die meisten Schizophrenen in überfüllten Räumen herumsitzen und herumliegen und viele in Isolierräumen eingesperrt oder gar mit Gurten angebunden sind, und wenn in diesem Spital die meisten Schizophrenen schwer krank erscheinen, während in einem besseren Spital die meisten Schizophrenen tätig und gesellschaftlich weniger auffällig sind, so liegt die Ursache vorerst in den Spitalverhältnissen und nicht unmittelbar in den sozialen Verhältnissen außerhalb des Spitals. Zählt man mehr bösartige Verläufe unter armen als unter reichen Kranken, kann das äußerst vielfache Ursachen haben: Zum Beispiel kann die Häufung von bösartigen Krankheiten in der armen Bevölkerung dadurch vorgetäuscht werden, daß Kranke mit gutartigen Psychosen in dieser Bevölkerung seltener hospitalisiert und sonstwie medizinisch registriert werden als in wohlhabenden Bevölkerungen.

Vergleicht man viele Schilderungen über den Verlauf schizophrener Psychosen in verschiedenen Gesellschaften, so ist man viel mehr von der Ähnlichkeit der Verläufe unter verschiedensten sozialen Bedingungen, als von deutlichen Verschiedenheiten beeindruckt. Zwei Vermutungen, die ich teils aus eigenen Erfahrungen in Nordafrika und Erfahrungen von früheren Mitarbeitern in Zentralafrika (besonders von Aall, 1964) schöpfte und die sich an gelegentlichen Bemerkungen in der Literatur zu bestätigen scheinen, sind der Erwähnung wert: Schwerste akute Verläufe sind in vielen afrikanischen Gesellschaften häufig. Sie können zum Tode führen, aber selbst unter primitiven Pflegeverhältnissen heilen erstaunlich viele wieder aus. Ein Zusammenhang mit schwierigen Lebenslagen in magische Vorstellungen gekleidet wird von den Kranken und ihren Angehörigen häufig geltend gemacht. Häufiger und oft mit klarerer Begründung als bei uns kann man psychoreaktive Mitursachen oder psychoreaktive Auslösung vermuten.

Über die Häufigkeit von Schizophrenien in verschiedenen Gesellschaftskreisen liegen mehr Untersuchungen vor als über die Verläufe von Schizophrenien in verschiedenen Ländern und Erdteilen. Doch sind unsere Kenntnisse über verschiedene Häufigkeiten in verschiedenen Gesellschaften noch gering. Am ehesten ist belegt worden, daß Schizophrenien bei den Tamil-sprechenden Völkern in Südindien und Ceylon, bei den Bewohnern in Nordwest-Kroatien und bei den irischen Katholiken[10] häufiger sind als bei den zusammen mit ihnen oder nachbarlich lebenden Teilhabern anderer Kultur- und Gesellschaftskreise. Ob sich unter den Schizophrenen solcher schizophrenie-anfälliger Gesellschaften eine andere Verteilung der Verläufe findet, bleibt zu untersuchen.

Soweit Besonderheiten der Verlaufsformen in besonderen Kulturkreisen vermutet werden, bleibt unsicher, ob sie Eigenarten der Lebensumstände oder Eigenarten einer bestimmten Menschenrasse zuzuschreiben sind. Heute spricht vieles dafür, daß es viel eher Besonderheiten der Gesellschaftsform als der Rasse sind, die vielleicht Entstehung und Verlauf schizophrener Psychosen beeinflussen.

Viel geschrieben worden ist über die *prognostische Bedeutung der Symptomatologie* eines schizophrenen Krankheitsbildes. Die Einteilung in die allbekannten Unterformen hat keinen prognostischen Wert. Ihre Verwendung für die Prognose ist schon deshalb nicht möglich, weil nur eine Minderzahl der Schizophrenen eindeutig paranoid, kataton oder hebephren sind, während es bei der Mehrzahl recht willkürlich ist, welcher dieser Untergruppen man sie zuteilen will. Ebenso wenig haben sich Erwartungen über die prognostische Bedeutung der Symptomverbände von C. Schneider (1942) erfüllt. Viel wichtiger als die Einteilung in die bekannten Unterformen oder in Symptomverbände ist für die Prognose die Beachtung des Krankheitsbeginns und des bisher beobachteten Krankheitsverlaufes: *Die meisten*

10 Zusammengefaßt bei H. B. M. Murphy, 1968.

akut Erkrankten genesen wieder, ganz oder weitgehend, vorübergehend oder dauernd. Nur ein kleiner Teil der chronisch Erkrankten genesen. Kennt man den Verlauf bei einem Kranken schon einige Jahre lang, so kann man mit ziemlicher Wahrscheinlichkeit damit rechnen, daß er sich in Zukunft in ähnlicher Art weiterentwickeln wird wie bisher (daß sich z. B. nach mehreren akuten Phasen, die wieder zurückgingen, höchstens wieder solche einstellen, aber keine schweren chronischen Psychosen; hat eine spätparanoide Psychose nach schleichendem Beginn jahrelang immer ungefähr dasselbe Bild geboten, so ist es unwahrscheinlich, daß später noch eine erhebliche Verschlimmerung oder eine akute Episode auftritt und ebenso unwahrscheinlich, daß es noch zu einer Heilung kommt).

Nach einer alten Erfahrung der meisten Kliniker haben schizophrene Zustände, in denen Bewußtseinsstörungen, Verstimmungen, Erregungen und Verwirrungen vorherrschen, häufig eine gute Prognose. Demgegenüber ist die Prognose viel bedenklicher, wenn in ruhigen, besonnenen Zuständen Wahnideen, Halluzinationen, gemütliche Veränderungen, Zerfahrenheit oder katatone Symptome beobachtet werden. Verstimmungen, Erregungen und Verwirrungen treten nun aber vor allem in akuten Zuständen auf. Sehen wir sie einmal über lange Zeiten bei chronisch Kranken, so kommt ihnen nicht dieselbe günstige prognostische Bedeutung zu wie in akuten Zuständen. Es entspricht den Tatsachen besser, wenn man die Bedeutung des akuten Beginns für die Prognose hervorhebt, als wenn man Bewußtseinsstörung, Verstimmung, Erregung und Verwirrung unabhängig von ihrem Auftreten in akuten Zuständen als günstiges Anzeichen hervorhebt.

Die Reihe von Einflüssen auf den Verlauf der Schizophrenien, die schon diskutiert worden sind und die weiterer Diskussion wert wären, ist mit diesen Ausführungen noch lange nicht vollständig berücksichtigt. Ich konnte nur das Wichtigste herausgreifen. Überschaut man alle Einflüsse auf die Verläufe schizophrener Psychosen, die wir kennen, und bewertet man ihre Bedeutung, so ist festzustellen:

Die Annahme, daß die Verläufe schizophrener Psychosen äußeren Einflüssen entzogen wären und nur nach „endogenen", unbeeinflußbaren Faktoren vor sich gingen, ist ein veraltetes, unhaltbares Dogma. Vor allem ist erwiesen, daß unsere Therapie (oder verfehlte Therapieversuche und verfehlte Art der Pflege) diese Verläufe mitprägen. Zahlreiche andere Einflüsse wirken sich aller Wahrscheinlichkeit nach ebenfalls auf den Verlauf aus. *Eine Wandelbarkeit der schizophrenen Psychosen unter Umwelteinflüssen ist bewiesen. Sicher ist demgegenüber aber auch, daß diese Wandelbarkeit ihre Grenzen hat.* In allen Gebieten und in allen Zeiten, in denen Erfahrungen über Verläufe von schizophrenen Psychosen gesammelt worden sind, verteilen sie sich doch einigermaßen ähnlich. Noch ist es sinnvoll, die Verläufe von Schizophrenien gemeinsam zu untersuchen und Statistiken darüber zu erstellen. Es ist nicht so, daß die Verteilung verschiedener Verläufe von Schizophrenien, die in verschiedenen Jahrzehnten und in verschiedenen Ländern beobachtet worden sind, von Land zu Land und von Jahrzehnt zu Jahrzehnt vollkommen und grundlegend verschieden wären. Namentlich steht fest, daß beide, gutartige und bösartige, Verläufe in allen Gebieten und in allen Zeiten, aus denen Erfahrungen stammen, häufig vorkommen.

Nur auf Grund dieser Feststellungen haben die Ausführungen der beiden nächsten Kapitel heute noch Berechtigung.

Der kurzfristige Verlauf bei Schizophrenen, die innerhalb eines Jahres nach der Erkrankung hospitalisiert werden

In den Jahren 1934–1937 wurden die Insulin-, Cardiazol- und Elektroschock-Behandlungen eingeführt. Da bis dahin noch die Ansicht vorgeherrscht hatte, die Schizophrenien seien ihrer Natur nach progressive Krankheiten und sie ließen sich therapeutisch höchstens oberflächlich beeinflussen, war es eine ganz neue, fast revolutionäre Erfahrung, wie viele Kranke nach Abschluß der neuartigen Kuren gebessert und geheilt schienen. Viele Kliniker berichteten über etwa 60 % Heilungen nach den Kuren, einzelne sogar über noch höhere Heilungsziffern. Wurden die Besserungen einbezogen, verzeichneten manche Statistiken an die 90 % Erfolge.

Schon in der ersten Begeisterung sahen die damaligen Autoren aber die Notwendigkeit, den Begriff der „Heilung" genau zu umschreiben. Sie berücksichtigten dabei noch wenig, daß im Zuge einer Psychose die lebenslängliche Entwicklung der Persönlichkeit weitergeht, und daß sich die Persönlichkeit unter dem Einfluß der Psychose verändern muß wie unter andern tiefgreifenden Einflüssen. Die eigentliche, „medizinische" Heilung sollte sich, so stellte man sich damals vor, darin zeigen, daß wir nach der Behandlung genau demselben Menschen gegenüberständen wie vor Ausbruch der Psychose. Deshalb unterschied man zwischen „Vollremissionen" und „guten sozialen Remissionen". (Der eben erwähnte Prozentsatz von 60 umfaßt beide zusammen.) Viele hielten sich an die Umschreibungen von DEUSSEN (1937). Nach ihm sind die hauptsächlichen Kriterien für Vollremissionen: volle Berufsfähigkeit, keine erkennbaren psychotischen Symptome, keine Veränderung der Persönlichkeit. Die Kriterien für eine „gute Remission" (andere sprachen von „sozialer Heilung") waren: Volle Berufsfähigkeit, Leistungen gegenüber früher unwesentlich vermindert, keine erkennbaren psychotischen Symptome, leichte Veränderung der Persönlichkeit. Im Sinne der eingangs dieses Kapitels erwähnten Überlegungen glaube ich nicht, daß eine solche Unterscheidung (wie man annahm) darüber Auskunft gibt, ob eine „Krankheit Schizophrenie" „im medizinischen Sinne" ganz zurückgegangen ist. Die Unterscheidung hängt zu sehr von der Sorgfalt ab, mit der die Nachuntersuchungen durchgeführt werden. Im Sinne der genannten Überlegungen betrachte ich im folgenden die „Vollremissionen" und die „guten sozialen Remissionen" gemeinsam als „Heilungen". Die Kriterien des Heilungsbegriffes sind dann: Fähigkeit außerhalb des Spitals zu leben, ohne als geisteskrank aufzufallen; Leistungsabstieg und Wesensänderung höchstens im Rahmen dessen, was sich als normalpsychologisch einfühlbare Folge der durchgemachten Psychose verstehen läßt; Fehlen von deutlich psychotischen Symptomen bei der ärztlichen Untersuchung.

Frühzeitig nach Einführung der Schockbehandlungen zeigte es sich, daß die erwähnten glänzenden Erfolge nur an Frischerkrankten zu erzielen sind. Die Erfolge an Kranken hingegen, die schon mehr als ein Jahr krank gewesen waren, waren spärlich oder blieben aus. Das therapeutische Interesse konzentrierte sich deshalb auf die Behandlung Frischerkrankter. Nach enttäuschten Erwartungen in bezug auf die Behandlung chronisch Kranker hegte man die Hoffnung, die Chronizität durch Frühbehandlung zu verhüten.

Eine zweite Ernüchterung trat ein, als sich kritische Kliniker bewußt wurden, daß die Ziffern über Behandlungserfolge an sich wenig bedeuten, daß es vielmehr auf den Vergleich zwischen Heilungen unter der Behandlung und Heilungen ohne Behandlung ankommt. Mit der Zahl der Spontanheilungen verglichen, waren die Behandlungserfolge noch beträchtlich, aber doch weniger glänzend als für sich betrachtet. Es war nun schmerzlich festzustellen, daß man noch wenig darüber wußte, wie oft Frischerkrankte ohne Schocktherapien geheilt würden. Die Therapeuten mußten sich vorerst darum bemühen, Statistiken über „Spontanheilungen"[11] zu erstellen, bevor sie die Erfolgsstatistiken an den Behandelten richtig

11 Unter „Spontanheilung" verstand man damals eine Heilung ohne Insulin-, Cardiazol- oder Elektroschock-Behandlung. Man berücksichtigte wenig, daß während eines Spitalaufenthaltes ohne Anwendung großer körperlicher Kuren therapeutische Einflüsse ganz anderer Art wirksam sein können. In diesem besonderen Sinne gebrauche auch ich — älteren Autoren folgend — den Begriff „Spontanheilung".

bewerten konnten. Erst im Laufe dieser Bemühungen wurde die Verlaufsforschung kritisch überdacht. Damals wurde die feste wissenschaftliche Grundlage für alle späteren Verlaufsuntersuchungen geschaffen. Viele Kliniker nahmen daran teil. Im Rahmen dieser Darstellung kann ich nicht im einzelnen auf ihre Veröffentlichungen eingehen, es wären sonst hunderte von Arbeiten zu referieren. M. MÜLLER (1951, 1952) hat viele Ergebnisse zusammengefaßt. Zusammenfassungen mit besonderer Berücksichtigung des anglo-amerikanischen Schrifttums verdanken wir in England SARGANT u. SLATER (1954) und in Amerika KALINOWSKY (1952), Autoren, die wie M. MÜLLER gleichzeitig hervorragenden Anteil an der technischen Ausarbeitung der Schocktherapien haben. Im folgenden halte ich mich vor allem an die Statistiken von M. MÜLLER.

Die Zahl der „Spontanheilungen" von Kranken, die innerhalb eines Jahres nach Krankheitsbeginn hospitalisiert wurden, erwies sich als größer, als viele erwartet hatten. Auf Grund vieler Statistiken bestimmte sie M. MÜLLER *auf 30 %*. Diese Ziffer ist unter dem Namen der Müller-Dukorschen Zahl ins Schrifttum eingegangen. Die zugrunde liegenden Statistiken lassen nicht immer einwandfrei erkennen, wie viel Zeit man den Kranken im Spital gönnte, um sie als geheilt in die Statistik aufzunehmen. In allen verwendeten Statistiken aber figurieren unter Geheilten keine Spätgeheilten, sondern nur Geheilte, deren Heilung verhältnismäßig kurz, meist innerhalb des ersten Jahres der Spitalbehandlung, eintrat. Traten Heilungen erst Jahre nach dem Spitaleintritt auf, wurden sie in diesen Statistiken nicht als solche registriert.

Im Vergleich mit der Müller-Dukorschen Zahl für sog. Spontanheilungen war die Zahl der Heilungen nach den körperlichen Behandlungsmethoden, die in den dreißiger und vierziger Jahren gebräuchlich waren, deutlich größer, wenn auch die Statistiken verschiedener Kliniker schwankende Ergebnisse zeitigten. MÜLLER schätzte auf Grund sorgfältiger Durchsicht der internationalen Literatur den Anteil der Geheilten unter körperlich behandelten Schizophrenen, deren Krankheit nicht mehr als ein Jahr gedauert hatte, auf 50–60 %. [Unter seinen eigenen Kranken waren 51,5 % nach der Behandlung geheilt, unter Kranken der Basler Psychiatrischen Universitätsklinik, deren Ergebnisse ich selbst zusammenstellte (1941), waren es 56 %.] Es wurden demnach fast doppelt so viele Heilungen nach den somatischen Behandlungen gefunden, als den Feststellungen über Spontanverläufe entsprochen hätte.

Diese sorgfältig gewonnenen Zahlen legten Annahmen verführerisch nahe, die später korrigiert werden mußten: Man hoffte, daß 50–60 % aller Schizophrenien, wenn die Behandlung rechtzeitig einsetzte, geheilt würden. Man nahm gerne an, daß die somatischen Behandlungsverfahren in irgend einer spezifischen Art die Krankheit beeinflußten. In Ermangelung von Kenntnissen über die langfristigen Verläufe überschätzte man die Bedeutung der Erhebungen über den Verlauf innert einiger Monate für die Beurteilung des Verlaufs in einer fernen Zukunft.

Die weitere Erfahrung zeigte demgegenüber, daß Rückfälle nach guten Erfolgen mit den somatischen Behandlungsverfahren erschreckend häufig sind. (Zum Beispiel waren von 87 nach der Behandlung geheilten Schizophrenen der Basler Universitätsklinik schon ein Jahr nach der Kur nur noch die Hälfte dauernd geheilt geblieben und in der Folgezeit wurden es noch weniger.) Die Häufigkeit der Rückfälle schwankte zwar in verschiedenen Statistiken stark. Davon aber, daß sie groß war, überzeugte bald die Alltagserfahrung mehr als alle Statistik: Die Kliniker in allen Ländern, in denen die Schockbehandlungen verbreitet waren, mußten feststellen, daß die Mehrzahl ihrer Kranken, die zu wiederholter Aufnahme kamen und die in der Klinik verblieben waren, somatischen Behandlungen unterzogen worden waren; die Behandlung hatte eben den Rückfall oder langdauerndes Kranksein nicht verhindert.

Hatte es sich schon gezeigt, daß die meisten chronisch Kranken auf die Behandlung nicht ansprechen, daß die Differenz zwischen Heilungserfolgen und Spontanremissionen kleiner ist, als es zuerst den Anschein gehabt hatte, und daß Rückfälle nach Behandlungserfolgen häufig sind, machte man bald eine weitere enttäuschende Erfahrung: Es zeigte sich nämlich, daß Heilerfolge mit somatischen Behandlungen vor allem in jenen Fällen erreicht werden, die schon eine gute Spontanprognose zeigen. Es handelt sich um Psychosen, die in akuten Phasen verlaufen. Meinen eigenen Erfahrungen nach verläuft die Häufigkeit der Phasen vor und nach den somatischen Behandlungen ungefähr im gleichen Tempo. Unter den nahen Verwandten der unter Behandlung Geheilten häufen sich wieder phasisch verlaufende Schizophrenien, von denen viele ohne somatische Behandlung remittieren. Auch diese Befunde an ihren Angehörigen wiesen auf die gute Prognose bei den Behandelten. Es hatte sich bald gezeigt, daß bei akut erregten und verstimmten Schizophrenen die Behandlung viel häufiger Erfolg hatte als bei besonnenen, ruhigen, äußerlich wenig auffälligen Schizophrenen. Die ersten aber sind diejenigen, die schon spontan eine viel bessere Prognose haben. Man behandelte deshalb eher erregte und verstimmte als besonnene Kranke. Ganz von selbst ergab sich deshalb eine Auswahl von Kranken mit guter Spontanprognose zur somatischen Behandlung. Man verglich nicht Kranke mit derselben Spontanprognose, wenn man den Verlauf bei Behandelten und Unbehandelten verglich. Auf Grund seiner Erfahrungen in Portugal ist allerdings Polonio (1950) zur gegenteiligen Ansicht gekommen: Er fand bei seinen mit Schock Behandelten vor der Behandlung die für die Prognose entscheidenden Daten gleich verteilt wie bei den Unbehandelten. Der Gegensatz seiner Befunde zu andern ist nie ganz geklärt worden. Ich muß aber annehmen, daß Polonios Befunde nicht verallgemeinert werden können und besonderen lokalen Verhältnissen entsprangen. Umgekehrte Erfahrungen sind zu häufig gemacht worden. Unter anderem ist es namentlich Langfeldt, der überzeugend darlegte, in wie hohem Maße gute Prognose der Behandlungen die gute Spontanprognose zur Voraussetzung hat (1937, 1938, 1939).

Nach Einführung der Insulin- und dann wieder der Cardiazol- und Elektroschockbehandlung verbreitete sich die Meinung, vor allem diese und kaum andere Verfahren seien imstande, die Heilungsaussichten wesentlich zu verbessern. Wieder ist es vor allem die klinische Erfahrung, die das Gegenteil bewies: An einem Ort wurde bald die Insulin-, bald die Elektroschockbehandlung als unnütz oder als Verfahren der Wahl befunden. Nach Einführung der neuroleptischen Mittel ist die Insulinkur in vielen Kliniken der Welt fast ganz vergessen worden, und sie wird gar nicht mehr als wirksame Behandlung anerkannt. Auch die Elektroschockkur wird heute zwiespältig beurteilt. Nach den Erfahrungen vieler heutiger Kliniker ist die Behandlung mit neuroleptischen Mitteln jeder anderen Behandlung ebenso überlegen, wie Ende der dreißiger Jahre die Erfolge der Insulinkur die Spontanprognose zu verbessern schien. Es fehlte aber auch nicht an Statistiken, die diese klinischen Alltagserfahrungen bestätigten. Unter anderem tauchten schon bald nach Einführung der Insulinkur solche auf, die dieselben Erfolge wie mit der Insulinkur mit ganz andern Verfahren belegten. Zum Beispiel hatte Ackner u. Mitarb. (1957) dieselben Erfolge wie mit Insulin mit Barbiturat-Koma. Mit verschiedensten körperlichen Verfahren waren ähnliche Erfolge zu erzielen. Mehr noch als von der Art des Verfahrens hängen die Erfolge davon ab, ob die Behandlung mit Interesse und Begeisterung durchgeführt wird. Verfahren, die in den Händen derjenigen, die sie einführten und die an sie glaubten, glänzende Erfolge zeitigten, wurden abgewertet, wenn sie als bloße Routine mechanisch durchgeführt wurden. Es hat sich aber nicht nur gezeigt, daß die verschiedensten körperlichen Verfahren mit ähnlichen Erfolgen verwendet werden können, sondern auch, daß sie durch geschickte Milieugestaltung und die psychotherapeutische Betreuung in vielen Fällen ersetzt werden können. Meines Erachtens kommt es bei der Behandlung darauf an, den Kranken in eine Gemeinschaft einzubeziehen, ihn tätig werden zu lassen, ihn in gewissen Phasen zu erschüttern und in andern zu beruhigen. Die Erfolge fast jedes technischen Verfahrens können im Lichte dieser Zielsetzung gesehen werden. Verlauf und Prognose hängen davon ab, wie geschickt und mit welchem persönlichen Einsatz der Arzt und seine Helfer den Kranken in tätige Gemeinschaften einführen, gelegentlich erschüttern und beruhigen und viel weniger davon, welche Mittel sie dabei einsetzen.

Alle diese Erfahrungen haben für die Therapie Bedeutung: Namentlich hat sich die Folgerung als falsch erwiesen, es komme alles darauf an, eine Schockbehandlung sofort nach Beginn der Erkrankung durchzuführen, ebenso wie es darauf ankommt, eine Penicillinbehandlung sofort nach Beginn der progressiven Paralyse durchzuführen. Man kann es verantworten, zu Beginn der Behandlung andere Verfahren in Anwendung zu bringen. Die Bedeutung der Schockbehandlungen für den weiteren Verlauf liegt nicht darin, daß sie frühzeitig eingesetzt oft eine Dauerheilung erzwängen, die ohne sie unmöglich wäre. Meines Erachtens bleiben sie aber doch von größtem Wert, dann nämlich, wenn sie in ganz bestimmten Krankheitsphasen unter Berücksichtigung der persönlichen Bedürfnisse des Kranken eingesetzt werden, nachdem mit anderen Mitteln die Eingliederung in tätige Gemeinschaften nicht gelingen wollte. Dazu kommen Sonderindikationen wie Krankheiten, die Tod im *Delirium acutum* befürchten lassen.

Den Anteil der Schockbehandlungen an allen Behandlungen darf man nicht gering achten, wenn man die guten Ergebnisse der Behandlung in der Mitte dieses Jahrhunderts heraushebt, wie ich es im vorhergehenden Abschnitt getan habe. Bei den meisten Kranken, an denen die dargestellten Ergebnisse der Behandlung festgestellt worden sind, sind Schockbehandlungen durchgeführt worden. Beim Studium vieler Krankengeschichten stellt man oft fest, wie sich Besserungen, die jahrelang vergeblich erhofft worden sind, selbst bei chronisch Schizophrenen an Schockbehandlungen anschlossen.

Aus den Forschungsergebnissen über Spontanheilungen und Behandlungsergebnisse der dreißiger und vierziger Jahre möchte ich im Lichte der seitherigen Erfahrungen zusammenfassend hervorheben, was für die Lehre über schizophrene Verläufe wichtig ist:

1. Die Müller-Dukorsche Zahl, etwa 30 % sog. Spontanheilungen von Schizophrenien, ist nach wie vor von Bedeutung, jedoch nur, wenn sie richtig verstanden wird. Sie bezieht sich keineswegs auf den Ausgang aller Schizophrenien, die nicht mit Schockmethoden behandelt wurden. Ungefähr 30 % Heilungen sind unter jenen Schizophrenen gezählt worden, die

innerhalb des ersten Jahres nach der Erkrankung hospitalisiert worden sind,
deren Zustand innerhalb beschränkter Zeit (gewöhnlich ein Jahr, manchmal etwas mehr oder weniger) nach der Hospitalisierung beurteilt worden ist
und die zwar nicht mit großen körperlichen Kuren behandelt worden sind, die sonst aber die Pflege und Behandlung erhielten, wie sie in den 30er und 40er Jahren des Jahrhunderts in guten psychiatrischen Kliniken üblich war.

2. Die Müller-Dukorsche Zahl sagt nichts über die Heilungshäufigkeit aller Schizophrenien aus, weil

bei ihrer Berechnung jene zahlreichen Schizophrenien unberücksichtigt blieben, die erst später als ein Jahr nach Beginn hospitalisiert werden (das sind vor allem chronische Schizophrenien mit verhältnismäßig ungünstigem Ausgang),
sie die Spätgeheilten nicht enthält,
sie nichts darüber aussagt, wie lange die registrierten Heilungen andauern.

3. Eine Verbesserung (bis fast zur Verdoppelung) der Heilungsaussichten Frischerkrankter innerhalb eines Jahres ist durch verschiedenartige Methoden, nicht nur durch die Schockmethoden, zu erzielen.

Der lange Verlauf an eigenen statistischen Untersuchungen beurteilt

Nachdem die Einführung der großen körperlichen Behandlungen das Interesse an der Schizophrenieforschung neu angefacht hatte, mußte man die Mangelhaftigkeit der Kenntnisse über die langen Verläufe der Schizophrenien besonders schmerzlich empfinden. 1942 bot sich mir die Gelegenheit, langfristige Untersuchungen darüber zu beginnen. Damals übernahm ich die Leitung der Psychiatrischen Universitätsklinik Burghölzli in Zürich, und ich konnte mir vornehmen, das Schicksal von 216 frisch aufgenommenen, unausgelesenen Schizophrenen und ihrer Angehörigen mehr als zwanzig Jahre lang zu verfolgen. Rückblickend zeigt sich, daß die Voraussetzungen dazu infolge der Stellung der Schweiz im zweiten Weltkrieg so günstig waren, wie sie kaum je wieder zu erwarten sind. Damals waren wenig Fremde im Lande und Zuzug und Wegzug über die Grenzen war erschwert oder unmöglich. Die damalige Generation blieb im Durchschnitt seßhaft, selbst nachdem sich nach dem Kriege die Grenzen langsam wieder geöffnet hatten. Unter diesen Umständen war es mir möglich, mit 208 der ursprünglichen 216 Schizophrenen (und größtenteils auch mit ihren Eltern, Geschwistern, Ehepartner und Kindern) bis zu deren Tode über mehr als 20 Jahre den Kontakt aufrecht zu erhalten. Alle diese Schizophrenen habe ich persönlich gut kennen gelernt und sie – mindestens zeitweise – selbst behandelt. Die Angehörigen hatte ich oft zu beraten.

Den Krankheitsverlauf dieser 208 Schizophrenen aus dem Burghölzli konnte ich mit demjenigen von 100 Schizophrenen in der St. Gallischen Klinik St. Priminsberg, von 219 Schizophrenen der Basler Universitätsklinik Friedmatt und von 100 Schizophrenen aus der Westchester Division des New York Hospitals vergleichen, über die ich frühere Studien angestellt hatte. Im Laufe der Jahre wurden diese Erfahrungen noch durch besondere Untersuchungen zu einzelnen Problemen ergänzt. Die in einem vorhergehenden Abschnitt erwähnten Fußangeln bei Verlaufsuntersuchungen suchte ich nach bester Möglichkeit zu vermeiden.

An dieser Stelle kann ich nur die grundsätzlichen Ergebnisse dieser Verlaufsforschung summarisch referieren. Die eingehende Beschreibung mit den genauen Zahlen, den statistischen Berechnungen, den Hinweisen auf Bedenken und den Vergleichen mit Befunden anderer Autoren muß einer Monographie vorbehalten bleiben.

Die 208 Schizophrenen, an denen die folgenden Erfahrungen gemacht wurden, sind mit nur geringen Einschränkungen für alle im Kanton Zürich zu Beginn der vierziger Jahre hospitalisierten Schizophrenen repräsentativ. Mit erheblicher Wahrscheinlichkeit dürften die an ihnen erhobenen Befunde im wesentlichen für alle Schizophrenen zutreffen, die um die Mitte dieses Jahrhunderts in recht geführte Kliniken von Europa und Nordamerika aufgenommen wurden. Höchst fraglich ist es aber, ob sie Folgerungen auf Schizophrene erlauben, die außerhalb dieses zeitlichen und örtlichen Rahmens erkrankten.

Da der Verlauf von der Behandlung mitbeeinflußt wird, muß kurz darauf hingewiesen werden, wie die Schizophrenen meiner Verlaufsuntersuchungen behandelt worden sind: Sie unterstanden zur Hauptsache der Spitalbehandlung und -pflege, wie sie in guten Spitälern zur gegebenen Zeit allgemein üblich waren. Allerdings ist die Arbeitstherapie in den meisten der Spitäler, denen die Kranken anvertraut worden waren, viel intensiver durchgeführt worden als an vielen anderen Kliniken. Von 1934 an wurden an einem großen Teil der Kranken Schockbehandlungen durchgeführt, und seit 1953 bekamen fast alle Kranken, die noch behandlungsbedürftig waren, vorübergehend die einen oder andern der gebräuchlichen neuroleptischen Mittel. Hingegen ist nach der Spitalentlassung bei keinem einzigen der Kranken eine dauernde medikamentöse Behandlung durchgeführt worden. Soweit Heilungen längere Zeit anhielten, geschah das ohne Dauermedikation. Hirnchirurgische Eingriffe wurden nur bei ganz vereinzelten Kranken durchgeführt. Ebenso standen nur ganz vereinzelte Kranke und nur während beschränkter Zeit in einer individuellen psychoanalytischen Behandlung. Viele Kranke hingegen nahmen von den fünfziger Jahren an den Gruppenbehandlungen teil. Allen Kranken war es nach der Spitalentlassung leicht möglich, in ambulante ärztliche Behandlung zu treten oder fürsorgerische Ratschläge einzuholen – wenn sie dies wollten. Eine kleine Zahl von Kranken blieb nach der Spitalentlassung in fürsorgerischer Betreuung eines Vormundes. Den meisten Kranken war es aber anheimgestellt, ob sie sich nach der Entlassung behandeln und fürsorgerisch beraten lassen wollten. Die große Mehrzahl gebesserter und geheilter Kranker suchten nach der Entlassung keinen ärztlichen und fürsorgerischen Rat mehr.

Die Diagnose der Schizophrenie wurde streng nach den Kriterien vorgenommen, die im einleitenden Kapitel erläutert sind. Umschreibung des Begriffes der „Heilung", wie er in meiner Statistik angewendet wurde, s. S. 53f. Für den Krankheitsbeginn entscheidend war mir die erste Beobachtung von irgendwelchen psychotischen Symptomen. Der Psychose vorangehende Charakterveränderungen, die nicht psychotischen Grad erreichten, ließ ich bei der Festsetzung des Krankheitsbeginns außer acht. Die Kriterien für die Qualifikation als leichte chronische schizophrene Psychose waren: die Kranken sind noch nützlicher Arbeit fähig; sie können geordnet über die meisten sachlichen Belange sprechen; sie fallen nicht grob als geisteskrank auf; sie sind nicht eigentlich pflegebedürftig, sondern leben entweder außerhalb von Kliniken oder auf offenen Abteilungen für besonnene Kranke; die schizophrenen Symptome werden erst deutlich, wenn man sie untersucht oder wenn man die Lebensweise der Kranken kennengelernt hat. Als mittelschwer chronisch psychotisch bezeichnete ich Kranke, die zur Hauptsache nur unter Anleitung wenig nützliche Arbeit verrichten; die gewöhnlich schon in einfachen Gesprächen als geisteskrank auffallen, die aber doch noch viele ihrer Anliegen allgemeinverständlich zum Ausdruck bringen; die außerhalb der Kliniken sorgfältig betreut werden müssen oder innerhalb der Klinik entweder auf Abteilungen für Besonnene oder für Halbruhige gepflegt werden. Als schwer chronisch psychotisch bezeichnete ich Kranke, die nur selten zusammenhängende und ohne weiteres verständliche Reden führen, nur im Rahmen der Arbeitstherapie unter guter Betreuung arbeiten und in bezug auf die Ernährung, die Sauberkeit, die Einteilung des Tageslaufes der dauernden Pflege bedürfen. In meiner Monographie beschreibe ich an Beispielen, wie ich die anderen statistisch verwendeten Begriffe verstanden habe (chronisch, akut, Phase, wellenförmig). Hier genügt der Hinweis, daß ich sie so anwendete, wie es dem häufigsten Sprachgebrauch unter Klinikern entspricht.

Das bedeutsamste Ergebnis dieser Verlaufsforschung liegt in der Feststellung, *daß sich im Durchschnitt die schizophrenen Psychosen vom 5. Jahre nach der Erkrankung an nicht mehr verschlimmern, sondern daß sie in der Folge eher zur Besserung neigen.* Der Befund steht in scharfem Gegensatz zu allen früheren Auffassungen über das Wesen der Schizophrenien und ebenso zu vielen heute noch geläufigen Auffassungen. Die Feststellung bleibt richtig, ob man die Bedeutung der Psychose nach dem allgemeinen ärztlichen Befund, nach der sozialen Stellung, Leistungsfähigkeit und Unabhängigkeit oder nach der Häufigkeit der Hospitalisierungen beurteilt. Darüber einige Zahlen:

Die *Zahl der hospitalisierten* unter allen zum ersten Mal zur Spitalaufnahme gekommenen Schizophrenen bleibt sich 5, 10, 20 und mehr Jahre gleich und hält sich immer um ungefähr einem Drittel. Bei einem Teil der Kranken hatte die Psychose bei Abschluß der Beobachtung sogar mehr als 30 und 40 Jahre lang gedauert, ohne daß der Anteil der Hospitalisierten angestiegen wäre. Dabei ist zu vermerken, daß es nicht immer die gleichen Kranken sind, die hospitalisiert oder nicht hospitalisiert bleiben. Viele Kranke wurden bald hospitalisiert, bald wieder entlassen. Gleich blieb sich nur der Anteil von Hospitalisierten zu Nicht-Hospitalisierten über Jahrzehnte hinweg.

Auch die Anzahl der unbetreut, unbehandelt im freien Erwerbsleben stehenden Kranken sinkt im Laufe der Jahrzehnte nicht ab. Sie beträgt (je nachdem, ob man von allen Spitalaufnahmen oder von den Erstaufnahmen allein ausgeht und ob man die vorzeitig Verstorbenen mitzählt oder nicht) in meinem Erfahrungsgut zwischen 31–50 %. Demgegenüber bleibt die Zahl derjenigen, die nach mehr als zwei Jahrzehnten noch in psychiatrischen Abteilungen für Schwerkranke gepflegt werden, zwischen 6–21 %. An sich ist diese Zahl noch immer erschreckend; kleiner erscheint sie, wenn man die frühere Annahme ins Auge faßt, wonach so gut wie alle Schizophrenen im Laufe des Lebens verblödeten und schwer pflegebedürftig würden.

Nachdem festgestellt ist, daß sich die Schwere schizophrener Psychosen *im Durchschnitt* im Laufe der Jahrzehnte nicht mehr verschlimmert, soll hervorgehoben werden, was im *individuellen* Befinden Schizophrener nach mehr als 20 Jahren nach ihrer Erkrankung wesentlich ist: *Im Verlaufe der Schizophrenien tritt meist kein Endzustand im Sinne einer völligen Versteinerung der Psychose, keine stabile Verblödung auf, wie man früher annahm. Es ist keine Rede davon, daß sich, wie man bildlich dargestellt hat, die Psychose im Laufe der Zeit meistens „ausbrenne" und einen innerlich völlig verödeten, nicht mehr entwicklungsfähigen Menschen zurücklasse.* Im Gegenteil: *Viele Schizophrene zeigen selbst nach Jahrzehnten akute Veränderungen, Verschlimmerungen, Neuerkrankungen, Besserungen und Heilungen. Bei jenen, die einen langdauernden Zustand ohne dramatische Änderungen zeigen, sind bei genauer Kenntnis doch noch oft wichtige Veränderungen festzustellen, und zwar — nach Jahrzehnten! – häufiger Besserungen als Verschlimmerungen:*

Unter meinen Kranken, die nicht in einer akuten Phase starben, und die in den letzten 5 Beobachtungsjahren nicht mehr remittierten (unter sog. „Chronikern" also), *waren bei mindestens einem Drittel (47 von 145) noch deutliche Besserungen gegen den Schluß der Beobachtungszeit festzustellen.* Nur vereinzelte (8) verschlimmerten sich noch.

Allerdings ist diesen ermutigenden Zahlen etwas Trauriges hinzuzufügen: Ich sah keine wesentliche Besserung mehr bei schweren chronischen schizophrenen Psychosen, die ganz langsam progressiv, im Verlaufe von vielen Jahren, entstanden waren. Alle die genannten 47 Besserungen betrafen schwere chronische schizophrene Psychosen, in deren Vorgeschichte auch akute Episoden aufgetreten waren und die sich vorübergehend wieder gebessert hatten. Es ist eine große Aufgabe, schwerkranke chronische Schizophrene zu behandeln; das höchste Ziel solcher Bemühungen, das am schwierigsten zu erreichen sein wird, wird die therapeutische Beeinflussung der chronisch progredienten Schizophrenie in einem Spätstadium sein.

Wie ist im Durchschnitt das Befinden von Kranken, wenn die schizophrene Psychose zu einem Ende gekommen ist? Wie naheliegend ist die Frage und wie einfach tönt sie! Sie in dieser einfachen Form zu beantworten ist schon deshalb unmöglich, weil die Krankheit gar nie zu einem Ende kommt, gar nie abgelaufen ist, sondern sich immerzu weiterentwickelt, wenn wenigstens keine Heilung eintritt. Auch bei Geheilten ist man vor einem Rückfall nie vollkommen sicher. Man wäre deshalb versucht, die Frage abzuwandeln: Wie ist das Befinden von Schizophrenen am natürlichen Ende ihres Lebens? Stellt man die Frage so, so ist man mit der Unmöglichkeit konfrontiert, das „natürliche" Ende eines Lebens zu umschreiben. Je höher man es ansetzt, um so kleiner wird der Prozentsatz der Kranken, die es erreichen. Je jünger man es ansetzt, um so unsicherer ist man, ob sich die Krankheit nicht doch noch wesentlich verändern würde. Man kann solche Fragen nicht beantworten, man kann nur der Beantwortung einigermaßen nahekommen. Dazu braucht es nicht eine einzige Statistik an einem einzigen Erfahrungsgut. Um Auslesefehler zu vermeiden, ist von den Erfahrungen an verschiedenen Gruppen von Kranken auszugehen. Unterschiede der Befunde sind auf ihre Bedeutung zu überprüfen. Nach vieljährigen solchen Bemühungen muß ich den Umfang der Frage einengen: *In welchem Zustand sind Schizophrene bei ihrem Tode oder mehr als 22 Jahre nach ihrer Erkrankung?* Anhand des oben skizzierten Erfahrungsgutes kann darüber summarisch festgestellt werden:

ein gutes Drittel zeigen in den letzten 5 Jahren vor dem Tode noch dramatische Schwankungen des Befindens;
knapp zwei Drittel haben einen Zustand erreicht, der in den letzten 5 Jahren vor dem Tode keine dramatischen Schwankungen mehr zeigte;
unter diesen zwei Dritteln mit einigermaßen stabilem Zustand sind:
ungefähr ein Drittel geheilt,
ungefähr zwei Drittel chronisch schizophren;
unter diesen chronisch Schizophrenen sind:
mehr als die Hälfte leicht,
ein knappes Viertel mittelschwer
und ein knappes Viertel schwer chronisch krank.

Wie ist also der Prozentsatz der Heilungen? Wollte man die obigen Zahlen ganz genau nehmen, so wäre er $^2/_9$. Abgesehen davon, daß die Zahlen nur ein ganz ungefähres Bild geben, ist der Anteil von knapp einem Viertel aber irreführend und zu klein. Es ist zu bedenken, daß unter dem guten Drittel von gutartig-phasisch verlaufenden Fällen beim Abschluß der Untersuchung viele, abgesehen von den mehr als 5 Jahre dauerhaft geheilten, doch längere Zeit bereits geheilt waren und viele von ihnen geheilt bleiben werden. Dies berücksichtigt, ist die Zahl der Dauerheilungen auf etwa ein Drittel zu schätzen[12].

Als *generelle Qualifizierungen* des Verlaufs von Schizophrenien möchte ich noch die folgenden beiden Daten nennen: Bezeichnet man als „gutartig" jene schizophrenen Psychosen, die in langjährige Heilung oder in ganz leichte chronische Psychosen ausgehen, und jene mit phasischen schweren Episoden kurzer Dauer und stellt man ihnen als „bösartig" gegenüber jene, die in schwere und mittelschwere chronische Psychosen übergehen, so ist festzustellen: *Ungefähr zwei Drittel bis drei Viertel der Schizophrenien verlaufen gutartig und nur ein Drittel bis ein Viertel bösartig.* – Oder eine andere Aufstellung: Die 208 Schizophrenen meiner hauptsächlichen Untersuchung durchlebten von ihrer ersten Erkrankung bis zum Tode oder bis zum Abschluß der Beobachtung 5567 Jahre und 1 Monat. Davon verbrachten sie 3600 Jahre außerhalb von Spitälern. *Im Durchschnitt verbrachten sie demnach in den ersten 2–3 Jahrzehnten nach ihrer Erkrankung 35 % ihrer Lebensjahre in psychiatrischen Spitälern und 65 % außerhalb solcher.*

12 Wenn diese Zahl von ungefähr einem Drittel mit der Müller-Dukorschen Zahl von 30% übereinstimmt, so ist dies mehr oder weniger ein Zufall. Die Müller-Dukorsche Zahl gibt an, wie viele innerhalb eines Jahres nach der Erkrankung Hospitalisierter in kurzer Zeit wieder gesund werden. Von diesen nach kurzer Zeit „Geheilten" werden später eine große Zahl wieder rückfällig und umgekehrt heilen noch viele, die in der Müller-Dukorschen Zahl noch nicht als geheilt enthalten sind.

Der Verlauf schizophrener Psychosen ist aber erst ungenügend gezeichnet, wenn nicht auf die ganze *Verlaufskurve* geachtet wird. Erst die Übersicht über diese Verlaufskurven geben ein anschauliches Bild. Ich gebe im folgenden die Verteilung der häufigsten Verlaufskurven für alle jene meiner 208 schizophrenen Probanden wieder, die als Erstaufnahmen Probanden wurden, vermehrt um die Verlaufskurven ihrer schizophrenen Geschwister[13]. Neben die Prozentziffern ist der einfache mittlere Fehler der Prozentzahlen gesetzt. Die Statistik ergibt:

1. Akut und unmittelbar zu schwersten chronischen schizophrenen Psychosen verlaufend (Katastrophenschizophrenien) . . . . kein Fall
2. Chronisch ohne Remission zu schwersten chronischen schizophrenen Psychosen verlaufend (Schizophrenia simplex, aber auch chronische Katatonien, Hebephrenien und paranoide Psychosen) . . . . $8\% \pm 2{,}4$
3. Akut und unmittelbar zu leichten chronischen Schizophrenien verlaufend $4\% \pm 1{,}8$
4. Chronisch ohne Remissionen zu mittelschweren oder leichten chronischen schizophrenen Psychosen verlaufend (vor allem spätparanoide Psychosen) $20\% \pm 3{,}6$
5. Wellenförmig zu schwersten chronischen schizophrenen Psychosen verlaufend . . . . $3\% \pm 1{,}5$
6. Wellenförmig zu mittelschweren oder leichten chronischen schizophrenen Psychosen verlaufend . . . . $22\% \pm 3{,}7$
7. Eine oder mehrere akute Phasen, nachher Heilung . . . . $39\% \pm 4{,}4$
8. Alle anderen, atypischen Verlaufsformen zusammen (z. B. akute Episoden bei chronischem Beginn, Heilung nach chronischem Verlauf usw.) . . . $4\% \pm 1{,}8$

Grob zusammengefaßt: Die häufigste Verlaufsform einer schizophrenen Psychose ist gekennzeichnet durch eine oder mehrere akute Phasen, die wieder abheilen. 39 % aller Schizophrenien verlaufen in dieser Weise[14]. Es folgen mit fast gleicher Häufigkeit die wellenförmig zu mittelschweren oder leichten chronischen Psychosen verlaufenden Formen (22 %) und die chronisch zu mittelschweren oder leichten chronischen Psychosen verlaufenden Formen (20 %). Mit Abstand folgt an Häufigkeit, ist aber doch noch bedeutungsvoll, die chronisch unmittelbar zu schwersten chronischen Psychosen verlaufende Form (8 %). Alle andern Verlaufsformen sind verhältnismäßig selten; sie kommen nur bei 11 % aller Kranken vor.

Schon vorher habe ich darauf hingewiesen, daß sich die Verteilung der Verlaufsformen im Laufe unseres Jahrhunderts bereits in günstigem Sinne verändert hat. Die genannten Zahlen gelten für Schizophrene, die in den 40er Jahren hospitalisiert worden sind.

---

13 Es handelt sich um 123 Schizophrene, deren Krankheitsverlauf über viele Jahre beobachtet werden konnte. Es sind diejenigen Kranken meines Erfahrungsgutes, bei denen Auslesefehler fast ausgeschlossen sind. Die Befunde entsprechen im Groben aber der Verteilung der Verlaufskurven bei mehreren anderen Gruppen von Kranken. Wo große Unterschiede bestehen, sind die durch die Art der Auslese erklärbar.

14 Wer sich nicht selbst mit Statistiken abgemüht hat, wird hier einwenden: Es interessiert mich wieviele Schizophrene dauernd geheilt werden! Demgegenüber scheint es von geringerem Interesse festzustellen, wie groß der Anteil an den Psychosen ist, die nach einer *oder* nach vielfachen Phasen jedesmal wieder zur Heilung kommen. Die Schwierigkeit liegt darin, das „dauernd" statistisch zu erfassen. Bis ins hohe Alter ist man unsicher, ob geheilte Schizophrene nicht wieder rückfällig werden. Außerdem: Es ist oft unmöglich, ohne Willkür zu entscheiden, ob es sich bei einer psychotischen Erkrankung im hohen Alter um einen Rückfall in die frühere Schizophrenie handelt oder um eine Alterspsychose, die mit Schizophrenie nichts zu tun hat. So konnte ich nur drei Zahlen zur Frage anbieten, wieviele Heilungen nach schizophrener Erkrankung eintreten: gut 20% sind bei Abschluß der Untersuchungen 20—30 Jahre nach der Erkrankung mindestens 5 Jahre geheilt geblieben, schätzungsweise etwa 30% sind im ganzen bei Abschluß der Untersuchung geheilt; und 39% aller Schizophrenien verlaufen in einer oder mehreren akuten Phasen, die innerhalb 20—30 Jahren nach der Erkrankung immer wieder zur Heilung gekommen sind.

Schizophrenien im Greisenalter

Die Erfahrungen des letzten Abschnittes sind an frisch hospitalisierten Schizophrenen gewonnen, deren Schicksal nach der Erkrankung viele Jahre lang verfolgt worden ist. Sie ermangeln noch der Überprüfung an ähnlich konzipierten Untersuchungen. Doch läßt sich ein Teil der Ergebnisse an ganz andersartigen Untersuchungen überprüfen, die in den letzten Jahren oft durchgeführt worden sind: am Zustand der Schizophrenen im Greisenalter.

Im letzten Abschnitt war darüber zu berichten, daß sich viele Schizophrenien im Alter noch bessern, daß der Krankheitsverlauf im Durchschnitt nach dem 5. Jahr nicht mehr progressiv ist, und daß die Schizophrenen selbst nach jahrzehntelangem Kranksein innerlich lebendig bleiben. Die moderne Altersforschung hat diese Ergebnisse bestätigt.

KRAEPELIN hielt noch dafür, daß die Psychose im allgemeinen im Alter stationär oder immer noch progressiv sei. Er kannte aber bereits Ausnahmen von dieser Regel.

E. BLEULER fand es „die Regel", daß erregte Schizophrene im Alter ruhiger würden. Bei vielen handle es sich sogar um eine eigentliche Besserung, indem Wahnideen und Halluzinationen abnehmen. Bei anderen entspreche die Beruhigung freilich einer Verblödung. Viele Kranke gewöhnten sich an die psychotischen Erscheinungen, fänden sich im Laufe der Zeit besser mit ihnen ab und könnten deshalb gelegentlich sogar wieder arbeitsfähig werden. Die senile Demenz könne sich in vielen Fällen neben der Schizophrenie zu erkennen geben, in anderen Fällen machten beide Krankheiten zusammen die Patienten ganz unzugänglich, doch verbessere manchmal umgekehrt die organische Psychose die Zugänglichkeit der Kranken auch wieder.

JASER (1928), FLECK (1928), VIÉ u. QUERON (1935), RIEMER (1950), BYCHOWSKI (1952) und BARUCCI (1955) stellten im Senium von Schizophrenen in verschiedenen Häufigkeiten und verschiedenen Färbungen unverändertes, mit amnestischen Symptomen durchzogenes oder gebessertes Befinden fest.

DIETHELM (1957) betonte, wie noch spät Schwankungen im klinischen Bilde, Verschlimmerungen und Besserungen vorkommen, selbst bei Kranken, die lange als verblödet gegolten hätten. „Bei allen Patienten konnten wir im Benehmen und in den affektiven Äußerungen das Bestehen von dynamischen Faktoren und von innerer psychischer Tätigkeit erkennen." In der Gruppenpsychotherapie seien noch Besserungen erreicht worden. „Dieses Resultat zeigt, daß chronische, autistische Schizophrene eine residuale Fähigkeit zur sozialen Anpassung und zu deren Weiterentwicklung behalten." Soziale Beziehungen existierten selbst zwischen chronischen, autistischen Patienten untereinander und zu der Klinik.

Eine systematische Untersuchung verdanken wir CHR. MÜLLER (1959). Sie erfolgte an 101 über 65 Jahre alten Schizophrenen der psychiatrischen Universitätsklinik in Lausanne. CHR. MÜLLER unterschied Besserungen der sozialen Haltung im Alltagsleben von Besserungen der psychopathologischen Symptomatologie bei der psychiatrischen Untersuchung. In sozialer Hinsicht war bei 55 seiner Kranken im Alter noch eine Besserung eingetreten und nur bei 14 eine Verschlimmerung. Die Untersuchung der schizophrenen Symptomatik ergab bei 27 Kranken Besserung und ebenfalls bei 27 Kranken Verschlimmerung, während der Zustand bei 47 Kranken unverändert war. CHR. MÜLLER warnt auf Grund seiner Erfahrung davor, die Begriffe „Endzustand, Prozeß, Demenz und Defekt" in einer Art zu deuten, als ob eine absolut endogene Erkrankung zu einem völlig unveränderlichen Zustand der Versteinerung führte. Vielmehr beeindruckte es ihn, wie sehr auch alte Schizophrene noch in einer fließenden Auseinandersetzung mit ihrem Wesen und mit der Umwelt begriffen sind. – 10–20 % seiner Kranken zeigten Zeichen einer senilen oder arteriosklerotischen Demenz. Die Altersdemenz wirkte sich verschieden auf die Schizophrenien aus. Es kam zu Besserungen im Sinne einer allgemeinen Sedierung und Syntonisierung, zu Milderung von Abwehrhaltungen und Sublimierungen und zur friedlichen Resignation und Anpassung an die Umgebung. Bei anderen wirkte sich die Altersdemenz ungünstig aus im Sinne vermehrter Regression und Abkapselung. Die Wirkung eines Altersprozesses erwies sich vergleichbar der Wirkung neuroleptischer Drogen.

Ähnliche Befunde wie CHR. MÜLLER erhoben GAMNA, ATTISANI u. FERRIO (1962), WACHSMUTH (1960), WENGER (1958) und ZURUBASHVILI (1967).

JANZARIK (1959, 1963) beschrieb eindrücklich, wie gerade die „dynamische Entleerung" – die man leichthin als eine endgültige und körperlich verwurzelte Erscheinung zu betrachten geneigt war – im Alter wieder zurückgeht. Kranke, die 5 Jahre nach Beginn der Psychose als kalt, autistisch, kontaktlos, stumpf, leer, verödet oder „ausgebrannt" bezeichnet werden mußten, erwiesen sich nach weiteren 10 Jahren wieder interessierter, zugewandter und modulationsfähig. Die „dynamische Entleerung" deutet JANZARIK als eine partielle vorzeitige Alterung. Wenn später die allgemeine Alterung Fortschritte mache, trete sie zurück. Die asynchron vorauslaufende Adynamie werde von der physiologischen Alterung vom 6. Jahrzehnt an eingeholt und durch eine „Rechronisierung des Alterungsprozesses" wieder ausgeglichen. Im gleichen Sinne können viele meiner Beobachtungen gedeutet werden. Freilich sah JANZARIK wie ich auch Kranke, die bis zum Tode im hohen Alter in ihrem Autismus und in ihrer Adynamie wie versteinert verharren. Sie sind eher Ausnahmen.

Literatur

AALL, L. M.: Erfahrungen zum Thema in Tanganjika (Symposium über schizophrenieartige Psychosen und Ätiologie der Schizophrenie). Schweiz. Arch. Neurol. Neurochir. Psychiat. **93**, 377—379 (1964).

ACKNER, B., HARRIS, A., OLDHAM, A. J.: Insulin treatment of schizophrenia. A controlled study. Lancet **1957 I**, 607—611.

ANGST, J., BAASTRUP, CHR., GROF, P., HIPPIUS, H., POELDINGER, P., WEIS, P.: Zum Verlauf affektiver Pyschosen. (Im Druck.)

— GROF, P., HIPPIUS, H., POELDINGER, W., VARGA, E., WEIS, P., WYSS, F.: Verlaufsgesetzlichkeiten depressiver Syndrome. In: Das depressive Syndrom, hrsg. von H. HIPPIUS u. H. SELBACH, S. 93—100. München-Berlin-Wien: Urban & Schwarzenberg 1969.

ARIETI, S. (Editor): American Handbook of Psychiatry, 2 Vols. New York: Basic Books, Inc., 1959.

— The schizophrenic patient in office treatment. In: Psychothérapie de la schizophrénie, ed. C. MÜLLER and G. BENEDETTI. Basel-New York: Karger 1965.

— The origins and development of the psychopathology of schizophrenia. In: Die Entstehung der Schizophrenie, hrsg. von M. BLEULER u. J. ANGST. Bern-Stuttgart-Wien: Huber 1970.

AVENARIUS, R.: Über Größenwahn und Sprachverwirrtheit. Nervenarzt **37**, 349 (1966).

BARUCCI, M.: La vecchiaia degli schizofrenici. Riv. Pat. nerv. ment. **76**, 257 (1955).

BENEDETTI, G.: Klinische Psychotherapie. Bern: Huber 1964.

— KIND, H., JOHANSSON, A. S. (unter Mitarbeit von GALLI, P. F.): Forschungen zur Schizophrenielehre 1956—1961. Fortschr. Neurol. Psychiat. **30**, 341—505 (1962).

— — MIELKE, F.: Forschungen zur Schizophrenielehre 1951—1955. Fortschr. Neurol. Psychiat. **25**, 101—179 (1957).

— — WENGER, V.: Forschungen zur Schizophrenielehre 1961—1965. Übersicht (Teil I), Übersicht (Teil II). Fortschr. Neurol. Psychiat. **35**/1, 1—34 (1967), **35**/2, 41—121 (1967).

BERZE, J.: Die primäre Insuffizienz der psychischen Aktivität. Ihr Wesen, ihre Erscheinungen und ihre Bedeutung als Grundstörung der Dementia praecox und der Hebephrenien überhaupt. Leipzig-Wien: Deuticke 1914.

BINDER, H.: Die Geisteskrankheit im Recht. Zürich: Schulthess & Co. A.G. 1952.

BINSWANGER, K.: Über schizoide Alkoholiker. Z. ges. Neurol. Psychiat. **60**, 127—159 (1920).

BINSWANGER, L.: Schizophrenie. Pfullingen: Neske 1957.

— Daseinsanalyse, Psychiatrie, Schizophrenie. Schweiz. Arch. Neurol. **81**, 1—8 (1958).

BLEULER, E.: Die Prognose der Dementia praecox (Schizophreniegruppe). All. Z. Psychiat. **65**, 436 (1908).
— Dementia praecox oder Die Gruppe der Schizophrenien. In: ASCHAFFENBURG, G.: Handbuch der Psychiatrie. Leipzig-Wien: Deuticke 1911.
— Primäre und sekundäre Symptome der Schizophrenie. Z. ges. Neurol. Psychiat. **124**, 607 (1930).
BLEULER, M.: Krankheitsverlauf, Persönlichkeit und Verwandtschaft Schizophrener und ihre gegenseitigen Beziehungen. Leipzig: Thieme 1941.
— Das Wesen der Schizophrenieremission nach Schockbehandlung. Z. ges. Neurol. Psychiat. **173**, 553—597 (1941).
— Die spätschizophrenen Krankheitsbilder. Fortschr. Neurol. Psychiat. **15**, 259 (1943).
— Forschungen und Begriffswandlungen in der Schizophrenielehre 1941—1950. Fortschr. Neurol. Psychiat. **19**, 395—452 (1951).
— Die schizophrenen Geisteskrankheiten im Lichte langer Kranken- und Familiengeschichten. Stuttgart: Thieme (im Druck).
BORNSZTAJN, M.: Der klinische Standpunkt der Schizophrenie und eine neue Theorie ihrer Pathogenese. Rocznik psychiatr. **1927/5**, 79—92 (polnisch), ref. in Zbl. ges. Neurol. **48**, 364 (1928).
BYCHOWSKY, G.: Schizophrenia in the period of involution. Dis. nerv. Syst. **13**, 150 (1952).
CROSS, K. W., HARRINGTON, J. A., MAYER-GROSS, W.: A survey of chronic patients in a mental hospital. J. ment Sci. **103**, 146—171 (1957).
DANZIGER, L.: Prognosis in some mental disorders. Dis. nerv. Syst. **7**, 229—233 (1946).
DEUSSEN, J.: Methodisches zur Insulinschock-Therapie. Allg. Z. Psychiat. **106**, 339—346 (1937).
DIETHELM, O.: Ein Beitrag zum Verlaufe der schizophrenen Krankheit. Congress Report, IInd Internat. Congr. Psychiat., Zürich 1957, S. 134—139. Zürich: Orell Füssli 1959.
DRASGOW, J.: A criterion for chronicity in schizophrenia. Psychiat. Quart. **31**, 454—457 (1957).
DUKOR, B.: Die Prognose der Geisteskrankheiten. Schweiz. med. Wschr. **69**, 25—29, 45—49, 69—71, 92—95 (1939).
ERNST, K.: Wann besteht Verdacht auf eine schizophrene Psychose? Schweiz. med. Wschr. **94**, 776—780 (1964).
ESQUIROL, E.: Des maladies mentales, considérées sous les rapports médical, hygiénique et médico-légal. Paris: Baillière 1838.
EY, H.: Groupe des psychoses schizophréniques et des psychoses délirantes chroniques. Encyclopédie Médico-Chirurgicale 1955.
FLECK, U.: Über Beobachtungen bei alten Fällen von Schizophrenie. Arch. Psychiat. Nervenkr. **85**, 705 (1928).
FOLLIN, S.: La discordance: Base processuelle de la structure schizophrénique. Congress Report, IInd Internat. Congr. Psychiat. Zürich 1957, Vol. III. Zürich: Orell Füssli 1959.
FREUD, S.: Weitere Bemerkungen über Abwehr-Neuropsychosen. Neurol. Centralbl. **15**, 434 (1896).
— Zur Einführung des Narzissmus. Jb. Psychoanalyse, Bd. VI, 1914.
FREYHAN, F.: Psychomotilität, extrapyramidale Syndrome und Wirkungsweisen neuroleptischer Therapien. Nervenarzt **28**, 504 (1957).
FROMM-REICHMANN, F.: Principles of intensive psychotherapy. Chicago: Univ. Chicago Press 1950.
GAMNA, G., ATTISANI, N., FERRIO, L.: Considerazioni statistico-cliniche e psicopatologiche su un gruppo di schizofreniche pervenute ad età senile. G. Psichiat. Neuropat. **40**, 767 (1962).
GAUPP, R.: Über den Begriff der psychopathischen Konstitution. Z. ärztl. Fortbild. **14** (1917).
GOLDSTEIN, K.: The significance of psychological research in schizophrenia. J. nerv. ment. Dis. **97**, 261 (1943).
GORE, C. P., JONES, K.: Survey of a long-stay mental hospital population. Lancet **1961/2**, 544—546.
GROSS, O.: Zur Nomenclatur der Dementia sejunctiva. Neurol. Centralbl. **1904**, 1144.
GRUHLE, H. W.: Die Schizophrenie: Allgemeine Symptomatologie. Die Psychopathologie. In: BUMKE, O.: Handbuch der Geisteskrankheiten, Bd. IX/5. Berlin: Springer 1932.
HADDENBROCK, S., POESCHEL, H.: Die chronisch Kranken eines Psychiatrischen Landeskrankenhauses. Nervenarzt **34**, 49—55 (1963).
HARTMANN, H.: Ich-Psychologie und Anpassungsprobleme. Psyche (Stuttgart) **14**, 81—162 (1960/61).
HASSALL, C., HELLON, C.P.: Survey of a long stay population at a psychiatric hospital. Brit. J. Psychiat. **110**, 183—185 (1964).
HEIMANN, H.: Schizophrenie und Umwelt. Vortrag am Kreuznacher Symposium 1970, hrsg. von H. KRANZ u. K. HEINRICH. Stuttgart: Thieme (im Druck).

Horney, K.: Neue Wege in der Psychoanalyse. Stuttgart: Kilpper 1951.

Huber, G.: Chronische Schizophrenie. Heidelberg: Hüthig 1961.

Janzarik, W.: Dynamische Grundkonstellationen in endogenen Psychosen. Berlin-Göttingen-Heidelberg: Springer 1959.

— Der Aufbau schizophrener Psychosen in der Längsschnittbetrachtung. Nervenarzt **34**, 58—61 (1963).

Jaser, R.: Über den Einfluß des Greisenalters auf die Gestaltung schizophrener Prozesse. Allg. Z. Psychiat. **89**, 1 (1928).

Jonas, R., Oberdalhoff, H.-E., Schulze, H. H.: Die Besuchsfrequenz an psychiatrischen und nicht-psychiatrischen Krankenhäusern. Sozialpsychiatrie **4**, 69—75 (1969).

Jung, C. G.: Über die Psychopathologie der Dementia praecox. Halle: Marhold 1907.

Kahn, E.: Über Wahnbildung. Arch. Psychiat. Nervenkr. **88**, 435 (1929).

Kalinowsky, L. G., Hoch, P. H.: Shock treatments, psychosurgery and other somatic treatments in psychiatry. 2nd Ed. New York: Grune & Stratton 1952.

Kanner, L.: Child Psychiatry. Springfield: Charles C. Thomas 1948.

Katz, H.: Untersuchungen an insulinbehandelten Schizophrenen mit dem Rorschachschen Formdeutversuch. Mschr. Psychiat. **104**, 15—33 (1941).

Klaesi, J.: Über die Bedeutung der Stereotypien. Berlin: Karger 1922.

Kraepelin, E.: Psychiatrie. Ein Lehrbuch für Studierende und Ärzte. 6., 7. u. 8. Aufl. Leipzig: J. Barth 1899, 1904 u. 1913.

Kretschmer, E.: Körperbau und Charakter. 17. u. 18. Aufl. Berlin: Springer 1944.

Küppers, E.: Die psychologische Einheitlichkeit der Schizophrenie. Zbl. ges. Neurol. Psychiat. **56**, 460 (1930).

Lange, M.: Statistische Erhebungen über langjährig behandelte Schizophrenie-Kranke. Diss. Göttingen 1965.

Langfeldt, G.: The prognosis in schizophrenia and the factors influencing the disease. Copenhagen: Levin & Munksgaard 1937.

— Neue Gesichtspunkte zur Bewertung der Insulinschock-Therapie bei Schizophrenie. Mschr. Psychiat. **98**, 351—360 (1938).

— Zur Frage der spontanen Remissionen der schizophreniformen Psychosen mit besonderer Berücksichtigung der Frage nach der Dauer dieser Remissionen. Was kann mit der Schocktherapie dieser Zustände erreicht werden? Z. ges. Neurol. Psychiat. **164**, 494—500 (1939).

— The prognosis in schizophrenia. Acta psychiat. scand., Suppl. 110 (1956).

Lidz, R., Lidz, T.: The family environment of schizophrenic patients. Amer. J. Psychiat. **106**, 332—345 (1949).

Lidz, T.: Schizophrenia in the family. Psychiatry **21**, 21—28 (1958).

— Fleck, S.: Schizophrenia, human integration, and the role of the family. In: The Etiology of Schizophrenia, edit. by D. D. Jackson. New York: Basic Books 1960.

— Wild, C., Schafer, S., Rosman, B., Fleck, S.: Thought disorders in the parents of schizophrenic patients: A study utilizing the object sorting test. J. Psychiat. Res. **1**, 193—200 (1962).

Loeschke, Lehmann-Facius, H.: Untersuchungen über Wesen und Grundlagen des Abderhaldenprinzips und die Möglichkeit seines Nachweises durch eine Präcipitinreaktion. Klin. Wschr. **5**, (1926).

Lutz, J.: Beiträge der Kinderpsychiatrie zur Frage der Entstehung der Schizophrenie. In: Die Entstehung der Schizophrenie, hrsg. von M. Bleuler u. J. Angst. Bern-Stuttgart-Wien: Huber 1970.

Luxenburger, H.: Tuberkulose als Todesursache in den Geschwisterschaften Schizophrener, Manisch-Depressiver und der Durchschnittsbevölkerung. Z. ges. Neurol. Psychiat. **109**, 313—340 (1927).

— Die Vererbung der psychischen Störungen. In: Handbuch der Geisteskrankheiten, hrsg. von O. Bumke. Ergänzungsband, 1. Teil. Berlin: Springer 1939.

Malzberg, B.: Rates of discharge and rates of mortality among first admissions to the New York Civil State Hospitals. Ment. Hyg. (N.Y.) **36**, 618—638 (1952).

Matte Blanco, I.: unveröffentlicht.

Matussek, P.: Wahrnehmung, Halluzinationen und Wahn. In: Psychiatrie der Gegenwart-Forschung und Praxis, hrsg. von H. W. Gruhle, R. Jung, W. Mayer-Gross, M. Müller. Bd. I/2: Grundlagen und Methoden der klinischen Psychiatrie, S. 23—76. Berlin-Göttingen-Heidelberg: Springer 1963.

Mayer-Gross, W.: Primäre und sekundäre Symptome in der Schizophrenie. Z. ges. Neurol. Psychiat. **124**, 647—672 (1930).

— Die Klinik. In: Handbuch der Geisteskrankheiten, hrsg. von O. Bumke. Bd. 9, Spez. Teil 5: Die Schizophrenie. Berlin: Springer 1932.

MELLOR, C. S.: First rank symptoms of schizophrenia. Brit. J. Psychiat. **117**, 15 (1970).

MINKOWSKA, F.: Troubles essentiels de la schizophrénie dans leurs rapports avec les données de la psychologie et de la biologie modernes. Evolut. Psychiat. **1925 I**, 127—141.

MINKOWSKI, E.: La schizophrénie. Psychopathologie des schizoides et des schizophrènes. Paris: Payot 1927.

MORSELLI, G. E.: Aspect psychopathologique de la schizophrénie. Evolut. Psychiat. **1958/3**, 539—548.

MÜLLER, CHR.: Psychotherapie der Psychosen. Zürich: Rascher 1958.

— Über das Senium der Schizophrenen. Bibl. Psychiat. Neurol., Fasc. 106. Basel: S. Karger 1959.

MÜLLER, M.: Über Heilungsmechanismen in der Schizophrenie. Abhandlg. a. d. Neurol. Psychiat. Psychol. H. 57, pp. 1—143. Berlin: Karger 1930.

— Die somatischen Behandlungsmethoden in der Psychiatrie. I. Insulinbehandlung. Fortschr. Neurol. Psychiat. **19**, 195—245 (1951).

— Die körperlichen Behandlungsverfahren in der Psychiatrie. Stuttgart: Thieme 1952.

MÜLLER, U. G.: Gesunde Familien Schizophrener im Rorschach-Versuch. Nervenarzt **21**, 29 (1950).

MURPHY, H. B. M.: Cultural factors in the genesis of schizophrenia. In: ROSENTHAL, D., KETY, S. S. (eds.): The Transmission of Schizophrenia, p. 137—153. Oxford: Pergamon Press 1968.

PLOOG, D.: Verhaltensbiologische Hypothesen zur Entstehung endogener Psychosen. In: Schizophrenie und Zyklothymie. Ergebnisse und Probleme, hrsg. von G. HUBER, S. 19—28. Stuttgart: Thieme 1969.

POLONIO, P.: Estrutura das psicoses e tratamento insulinica. Lissabon: Habilitationsschrift 1950.

PRIEST, R. G.: The function of thought disorders: a postulate. Brit. J. Psychiat. **115**, 959 (1969).

RIEMER, M. D.: A study of the mental status of schizophrenics hospitalized for over 25 years into their senium. Psychiat. Quart. **24**, 309 (1950).

RUBINS, J. L.: A holistic (Horney) approach to the psychoses: The schizophrenias. Amer. J. Psychoanal. **29**, 131; **30**, 30 (1970).

SARGANT, W., SLATER, E.: An introduction to physical methods of treatment in psychiatry. Edinburgh-London: E. & S. Livingstone Ltd. 1954.

SCHINDLER, R.: Das psychodynamische Problem beim sogenannten schizophrenen Defekt. In: BENEDETTI, G., MÜLLER, C. (Hrsg.): 2. Internat. Symp. über die Psychotherapie der Schizophrenie Zürich 1959, S. 276—288. Basel-New York: Karger 1960.

SCHNEIDER, C.: Die Psychologie der Schizophrenen und ihre Bedeutung für die Klinik der Schizophrenie. Leipzig: Thieme 1930.

— Die schizophrenen Symptomverbände. Berlin: Springer 1942.

SCHNEIDER, K.: Psychischer Befund und psychiatrische Diagnose. Leipzig: Thieme 1939.

— Primäre und sekundäre Symptome bei der Schizophrenie. Fortschr. Neurol. Psychiat. **25**, 487—490 (1957).

SHELDON, W. H.: The varieties of human physique. New York: Harper 1940.

SINGER, M. T., WYNNE, L. C.: Differentiation characteristics of the parents of childhood schizophrenics, childhood neurotics, and young adult schizophrenics. Amer. J. Psychiat. **120**, 234—243 (1963).

— — Thought disorders and family relations of schizophrenics. III—IV. Arch. gen. Psychiat. **12**, 187—212 (1965).

SLATER, E., BEARD, A. W., GLITHERO, E.: The schizophrenia-like psychoses of epilepsy. Brit. J. Psychiat. **109**, 95—150 (1963).

STAEHELIN, B.: Gesetzmäßigkeiten im Gemeinschaftsleben schwer Geisteskranker. Schweiz. Arch. Neurol. Psychiat. **72**, 277—298 (1953).

STECK, H.: Die Psychopathologie des Wahns. Schweiz. Arch. Neurol. Psychiat. **67**, 86 (1951).

SULLIVAN, H. ST.: The interpersonal theory of psychiatry. New York: Norton 1953.

— Clinical studies in psychiatry. New York: Norton 1956.

UCHTENHAGEN, A.: Schizophrenieähnliche Rorschach-Befunde bei Blutsverwandten Schizophrener. In: BLEULER, M.: Die schizophrenen Geisteskrankheiten im Lichte langer Kranken- und Familiengeschichten. Stuttgart: Thieme (im Druck).

VIÉ, J., QUERON, P.: La vieillesse de quelques déments précoces. Ann. méd.-psychol. **93**, 190 (1935).

WACHSMUTH, R.: Der Schizophrene im Alter. In: DOBERBAUER, W. (Ed.): Geriatrie und Fortbildung, S. 383—392. Wien: Bergland Druckerei 1960.

WENGER, P.: A comparative study of the aging process in groups of schizophrenic and mentally well veteran. Geriatrics **13**, 367—370 (1958).

WERNICKE, C.: Grundriß der Psychiatrie. Leipzig: Thieme 1900.

WYNNE, L. C.: Methodologic and conceptual issues in the study of schizophrenics and their families. In: The Transmission of Schizophrenia, ed. by D. ROSENTHAL and S. S. KETY, p. 185—199. Oxford: Pergamon Press 1968.

— RYCKOFF, I. M., DAY, J., HIRSCH, S.: Pseudomutuality in the family relations of schizophrenics. Psychiatry **21**, 205—220 (1958).

— SINGER, M. T.: Thought disorder and family relations in schizophrenia. I—II. Arch. gen. Psychiat. **9**, 191—206 (1963).

WYRSCH, J.: Klinik der Schizophrenie. In: Psychiatrie der Gegenwart-Forschung und Praxis, hrsg. von H. W. GRUHLE, R. JUNG, W. MAYER-GROSS, M. MÜLLER. Bd. II, S. 1—26. Berlin-Göttingen-Heidelberg: Springer 1960.

ZIEHEN, TH.: Psychiatrie. S. Leipzig: Hirzel 1894.

ZURABASHVILI, A. D.: Problems of the psychology and pathopsychology of personality. Tbilisi: Metsniereba Press 1967.

Depressive und manische endogene Psychosen

Von

HANS JÖRG WEITBRECHT

Inhalt

I. Der Krankheitsbegriff und seine Abgrenzung 83
1. Subsumierung unter die endogenen Psychosen. Pathophysiologische Ansätze . . 84
2. Zur Frage der Auslösung und Situation 87
3. Geschichtliches. Die Systematik KRAEPELINs 89
II. Psychopathologie und Klinik der endogenen depressiven und manischen Psychosen 91
1. Zur besonderen Psychopathologie der zyklothymen Depression 94
2. Zur besonderen Psychopathologie der zyklothymen Manie 102
III. Verlauf und Prognose 106
1. Die klassische Phase und das Problem der Dauerveränderung 106
2. Art, Häufigkeit und Dauer von Phasen und Intervallen 108
3. Streckenprognose und Richtungsprognose 109
4. Forensisches 110
5. Suicid 111
IV. Die affektiven Psychosen der „Rückbildungsjahre" 112
V. Ausgangspersönlichkeit. Fragen von Konstitution und Vererbung 114
1. Persönlichkeits- und Konstitutionstypen 114
2. Persönlichkeit und „Themenwahl" 116
3. Erblichkeit 118
VI. Pathoplastische Faktoren 120
1. Zyklothyme Krankheiten im Kindesalter 121
2. Zyklothymie und Alterseinflüsse. Mehrdimensionale Diagnostik 122
3. Hirntrauma und Psychosenauslösung 122
4. Geschlecht. Ethnologische Ansätze 123
VII. Zum Problem der „Randpsychosen". Depressive Psychosen außerhalb der manisch-depressiven Kerngruppe 124
1. Atypische zyklothyme Psychosen 125
2. Die zykloiden Psychosen von KLEIST und LEONHARD, „Zwischen-Fälle" i. S. K. SCHNEIDERs, „Mischpsychosen" 125
3. Dysthymien 126
VIII. Differentialdiagnose und Typologie. Beziehungen zu anderen Psychosen, Psychopathien und Neurosen 128
1. Differentialdiagnose gegenüber körperlich begründbaren Psychosen und typologische Ordnung innerhalb der endogenen Psychosen 128
2. Zusammenfassendes zum Symptomaufbau der Zyklothymie 129
3. Abgrenzung gegenüber reaktiven Depressionen 131
4. Kerngruppe der Zyklothymie als Prototyp einer endogenen Psychose 132
IX. Ausblick 134
Literatur 134

I. Der Krankheitsbegriff und seine Abgrenzung

Depressive und manische Psychosen werden mit der Gruppe der Schizophrenien als „endogene" Psychosen zusammengefaßt. Das bedeutet, negativ formuliert, daß man sie sowohl von den exogenen körperlich begründbaren als auch von abnormen Erlebnisreaktionen und Persönlichkeitsentwicklungen („Neurosen“) abgrenzt.

Es gibt bekanntlich Richtungen in der Psychiatrie – sehr ins Gewicht innerhalb der „Welt-Psychiatrie“ fallen sie freilich nicht –, welche die Grenzziehung gegenüber den Neurosen ablehnen. So sieht etwa SCHULTZ-HENCKE, der Begründer der Neoanalyse, im Gegensatz zu FREUD selbst, in den endogenen Psychosen nichts anderes als Neurosenvarianten, und die auf ADOLF MEYER zurückgehenden Schulen im anglo-amerikanischen Sprachbereich nennen alle psychotischen endogenen Störungen „Reaktionen“. KRINGLEN und ein großer Teil anderer skandinavischer Autoren sprechen von den endogenen als von „funktionalen“ Psychosen.

1. Subsumierung unter die endogenen Psychosen. Pathophysiologische Ansätze

Die meisten Psychiater suchen die letzte Ursache für die manisch-depressiven Psychosen mit guten Gründen nach wie vor in einer noch unbekannten Krankheit des Leibes. Freilich sind wie bei den Schizophrenien bis heute weder *Histopathologie* noch die *Pathophysiologie* mehr als ansatzweise in der Lage, diese Hypothese zu unterbauen. PETERS spricht von einer fehlenden *Anatomie* der manisch-depressiven Psychosen, und RIEBELING stellt fest, daß es bis jetzt noch *kein Syndrom von Laboratoriumsbefunden* gebe, welches für die Diagnose einer endogenen Psychose verwendet werden könnte. Einer großen Anzahl von Einzelbeobachtungen entspricht noch nichts synoptisch Aussagbares.

Eine interessante Rolle scheinen die essentiellen Aminosäuren Tryptophan, Phenylalanin und Tyrosin zu spielen. BIRKMAYER u. Mitarb. fanden signifikant erniedrigte Werte in sicherer Korrelation zu endogenen depressiven, affektiven Verhaltensstörungen. Parallel mit den „Tagesschwankungen“ (s. d.) stellten sie eine abendliche Tendenz zum Anstieg fest. Bemerkenswert ist auch, daß parallel zur klinischen Besserung die Aminosäurewerte nach Elektroschockbehandlung ansteigen. Offen bleibt, ob die Beeinträchtigung der Synthese der Aminosäuren zu den biogenen Aminen Serotonin und Noradrenalin im Gehirn selbst zu suchen ist, oder ob das dort festzustellende Defizit einem verminderten Angebot an entsprechenden Prekursoren zur Last zu legen ist. BIRKMAYER u. Mitarb. sind der Meinung, daß die Aminosäuren durch einen im einzelnen noch unbekannten „biochemischen shunt“ im genannten Fall andere metabolische Wege durchlaufen.

Anzeichen dafür, daß therapeutische Tryptophan-Effekte bei depressiven Zuständen wahrscheinlich nicht auf dessen Metabolisierung zu Serotonin beruhen, vor allem aber auch die Studien von STONE über den Wirkungsmechanismus tricyclischer Antidepressiva auf den Catecholaminstoffwechsel geben N. MATUSSEK Anlaß, die Catecholaminhypothese der Depressionen vorsichtig als heute eher berechtigt zu bezeichnen. Ursächlich für die Depression angeschuldigt wird ein Catecholaminmangel an den spezifischen Receptoren des ZNS, wobei die speziellen Fragen nach der Störungsstufe und vollends nach der Topik noch völlig offengelassen werden müssen. Möglich ist, daß Antriebsschwäche mit Noradrenalin-Defizit in Zwischenhirnstrukturen in Zusammenhang gebracht werden darf.

Studien über den Wirkungsmechanismus des Lithiums (M. SCHOU) bei der Behandlung und Prophylaxe endogener affektiver Psychosen erwiesen gleichfalls die Bedeutung des Noradrenalin- und Serotoninmetabolismus für die biochemische Depressionsforschung.

In seiner letzten Übersicht über die Lithiumprophylaxe bei manisch-depressiven Psychosen formuliert SCHOU, daß die das Wirkungsmuster des Lithiums als einziges Psychopharmakon auszeichnende prophylaktische Potenz vielleicht einen stabilisierenden Einfluß auf einen oder mehrere biologische Prozesse ausübe. „Man könnte beispielsweise an eine Dämpfung pathologischer Schwingungen oder eine Anregung hemmender Feedback-Mechanismen denken. Hierüber gibt es aber bis zum heutigen Tag keine umfassende und experimentell nachprüfbare Theorie." Daß Lithium auf biologische Prozesse einzuwirken vermag, läßt von der weiteren Forschung erhoffen, daß Licht in die Stoffwechselvorgänge geworfen wird, die der manisch-depressiven Erkrankung zugrunde liegen. SYMTHIES u. COPPEN berichteten jüngst über den heutigen Stand der biochemischen Hypothesen, die teilweise darauf hinauslaufen, daß bei der Depression eher eine abnorme Menge der cerebralen Monamine vorliege, als daß sich ein abnormer Stoffwechselweg wie bei der Schizophrenie angebahnt habe. Es gibt, so folgern die Autoren vorsichtig, Anzeichen dafür, daß ein niedriger Amingehalt des Gehirns beim Menschen mit dem klinischen Bild einer Depression verbunden ist. Hier liegt ein wichtiger Ansatzpunkt für die Psychopharmakologie, die Wirkungsweise von Monoaminooxydasehemmern und Stoffen wie die tricyclischen Imipramin und Amitryptilin weiter zu verfolgen. Auch die Wirkungsweise der Elektroschocktherapie mit der postkonvulsiven Zunahme des in der Depression signifikant erniedrigten Urintryptamin (mit einer Störung der Umwandlung von Tryptophan in Tryptamin bei der Depression) sowie die Mitwirkung von Mineralstoffwechselstörungen werden in diesen zukunftsweisenden Forschungsbereich mit einbezogen.

H. SELBACH betrachtet die endogene Depression als Teil einer Regulationsstörung periodischer und in Phasen alternierender Sollwert-Instabilität. In der depressiven Phase besteht im Stoffwechsel der Kohlenhydrate, der Steroide, der Catecholamine (Defizit) und der Elektrolyte eine ergotrope Funktionsschwäche, wodurch die klinische Adynamie erklärt wird.

Die *EEG-Befunde* bei manisch-depressiven Psychosen sind nach R. JUNG uncharakteristisch. Die Schlafstörungen dagegen konnten im EEG erfaßt werden, und die Frage erhebt sich, „ob Veränderungen in monaminhaltigen Neuronensystemen des Hirnstammes gemeinsame Ursachen der Schlaf-, Stimmungs- und EEG-Störungen Manisch-Depressiver sind".

Die Ergebnisse der *Erbbiologie* lassen zwar die Bedeutung erblicher Faktoren bei den affektiven Psychosen unzweifelhaft erkennen, aber im einzelnen steht noch das meiste offen.

Die Psychiatrie muß sich also hinsichtlich der Umgrenzung des *Krankheitsbegriffs* der endogenen Psychosen an der *Psychopathologie* orientieren.

Halten wir an der Arbeitshypothese fest, daß den endogenen Psychosen Krankheiten des Leibes zugrunde liegen, oder noch vorsichtiger: daß sie ohne eine somatische Fundierung nicht sein *könnten*, dann erhebt sich die Frage, was die Begriffe „endogen" und „exogen" noch zu bedeuten haben. Die schroffe Grenzziehung zwischen beiden scheint nosologisch nicht recht vertretbar. Der Ausdruck „exogen", wie er den *„exogenen Reaktionstyp"* im Sinne BONHOEFFERS charakterisieren soll, ist zweideutig. GRUHLE hat ihn mit Recht bemängelt mit dem Einwand, daß jede Reaktion exogen, d. h. durch Außenreiz, entstanden sei. KURT SCHNEIDER wählte daher für diese Psychosen die zwar unhandliche, aber sachlich unzweideutige Bezeichnung der *körperlich begründbaren* Psychosen. Natürlich ist es unbefriedigend, daß eine so entscheidende Grenzziehung auf Grund der gewissermaßen zufälligen und vielleicht ephemeren Gegebenheit erfolgen soll, die darin liegt, daß man den postulierten Morbus der endogenen Psychosen, die Somatosen, eben (noch) nicht kennt. Darin erschöpft sich das Problem aber nicht. In der Mehrzahl der Fälle erlauben es die psychopathologischen Bilder doch ohne Hinblick auf die Besonderheit der jeweiligen Schädigung bei den körperlich begründbaren Psychosen, eine differentialdiagnostische Unterscheidung zwischen ihnen und den endogenen Psychosen zu treffen. Führend sind bekanntlich bei den *akuten Formen* die *Bewußtseinsveränderung* und bei den *chronischen* der *Persönlichkeitsabbau* und der *Intelligenzdefekt*. Daß es seltene Fälle von akuten körperlich begründbaren Psychosen ohne Bewußtseinsstörungen gibt, die man daher „endoform" nennen könnte, ist theoretisch ebenso bedeutsam wie die Konzeption der „Durchgangssyndrome" von zyklothymem oder schizophrenem Aussehen bei körperlich begründbaren Psychosen auf dem Weg zwischen gestörter und normaler Bewußtseinslage und umgekehrt (WIECK).

Kommen wir von der anderen Seite her, so finden wir bei den endogenen Psychosen einmal gewisse Eigenheiten von phasenhaftem (depressive und manische Psychosen) oder schubweisem (Schizophrenie) eigengesetzlichem *Verlauf*, welche sie von den symptomatischen Psychosen abheben. Zum anderen lassen sich unter den endogenen Psychosen jeweils typische „Kerngruppen" psychopathologisch so genau beschreiben, daß man dadurch, hat man erst das Vorliegen einer körperlich begründbaren Psychose ausgeschlossen, in den meisten Fällen die zu beurteilenden Psychosen dem manisch-depressiven oder dem schizophrenen Typus zuordnen kann. Auf Schwierigkeiten, die sich bei dieser querschnittsmäßigen Diagnostik ergeben und die sich um das Problem der Spezifität psychopathologischer Symptome konzentrieren, werden wir noch einmal zurückkommen. Eine breite Zone nehmen zwischen den beiden Polen der affektiven und der schizophrenen Psychosen „atypische" Psychosen ein, die sich durch Symptombilder und Verläufe von den Kerngruppen unterscheiden und den umstrittensten Zankapfel in der speziellen Psychiatrie abgeben. Sie spielen eine entscheidende Rolle in der speziellen Psychiatrie von K. KLEIST und seiner Schule. PAULEIKHOFF hat diesen atypischen Psychosen eine eigene Monographie gewidmet, und ELSÄSSER hat sich besonders mit ihrer erbbiologischen Deutung befaßt.

Für die *affektiven Psychosen* — manche mögen den Ausdruck nicht — sind sehr verschiedenartige Bezeichnungen im Gebrauch. Der geläufigste Ausdruck manisch-depressives Irresein belastet vor allem Kranke und Angehörige, die sich mit der Frage abquälen, ob man sie denn für geisteskrank halte. Auch manche Psychiater mögen das Wort „Irresein" nicht, weil diese Kranken eben nicht „irr" seien wie Demente oder organisch Verwirrte oder manche chronisch Schizophrene. Es ist jedoch ein müßiger Streit um Worte, ob man die depressiven Wahnbildungen der Versündigung und des Verdammtseins, die Wahneinfälle nihilistischer Verarmung und Hypochondrie, nicht mit demselben Recht als „irr" bezeichnen kann wie den schizophrenen Wahneinfall beispielsweise des Verfolgt- und Geliebtwerdens. Beides sind Verirrungen. K. SCHNEIDER hat sich für die unbelastetere Bezeichnung *Zyklothymie* für alle Formen und Grade der Krankheitserscheinungen des manisch-depressiven Kreises eingesetzt, wobei dann zyklothyme Depression gleichbedeutend ist mit endogener Depression. Andere Autoren, so beispielsweise GRUHLE, reservieren den Begriff Zyklothymie für die Fälle mit häufigen, aber leichten manisch-depressiven Gemütsschwankungen und folgen hierin HECKER und KAHLBAUM. Bei E. KRETSCHMER bedeutet Zyklothymie nicht mehr manisch-depressive Psychose. Er bezeichnet mit „zyklothym" die diathetischen Proportionen zwischen den Polen heiter und traurig, die vielfach mit dem pyknischen Körperbautypus korreliert sind. *Melancholie* oder melancholische Depression sind Krankheitsbezeichnungen, die teils mit der endogenen Depression gleichgesetzt werden, während andere darunter jene traurigen Verstimmungen verstehen, welche erstmalig in der Klimax oder Involution in Erscheinung treten. Das wären also Krankheiten, die auch als Rückbildungspsychosen bezeichnet werden und deren nosologische Stellung noch nicht endgültig geklärt ist. Wir selber sprechen im folgenden *synonym zu den manischen und depressiven Psychosen auch von Zyklothymie und verwenden den Begriff „melancholisch" gleichbedeutend mit „schwermütig", einerlei, ob innerhalb oder außerhalb von Rückbildungspsychosen.*

Den manisch-depressiven Psychosentyp, wenn irgend möglich, schon aus dem *Querschnitt* anhand von charakteristischen Leitsymptomen zu sichern, wäre zweifellos das Ideal, das auch sonst in der Medizin angestrebt wird. Mitunter kann aber die Psychiatrie auf die *längsschnittmäßige* Betrachtung nicht verzichten, weil eben in manchen Fällen erst der Verlauf darüber entscheiden kann, wie die fragliche Psychose endgültig diagnostisch einzuordnen ist. Dies liegt daran, daß wir „spezifische“ Symptome in der Psychopathologie nicht kennen.

Es bleibt kurz zu begründen, warum wir in den manisch-depressiven Psychosen *keine abnormen Erlebnisreaktionen* oder Charakterentwicklungen, kein tiefenpsychologisch analysierbares und psychotherapeutisch korrigierbares *Arrangement*, sondern eine *Krankheit* erblicken. Mit im Vordergrund steht hier die modischerweise von tiefenpsychologischen und soziopsychiatrischen Aspekten her angezweifelte, in Wirklichkeit jedoch für jeden Unvoreingenommenen immer wieder eindrucksvolle beträchtliche Stabilität gegenüber Umwelteinflüssen innerer und äußerer Art, welche die endogenen Psychosen hinsichtlich ihres Auftretens, ihrer Verläufe und Remissionen innerhalb der Biographie des Kranken auszeichnet. Man weiß nicht, welches die Bedingungen sind, aus denen heraus die endogenen Psychosen auf dem Boden einer erblich zweifellos mitbestimmten Veranlagung manifest werden. Auch wenn man sich die Endogenität ja nicht zu mechanistisch vorstellen darf, so kann doch nicht bestritten werden, daß die endogenen Psychosen, wie KOLLE es formulierte, nur den treffen, der mit einer entsprechenden Anlage ausgestattet ist. Das Schicksalsmäßige psychotischer Einbrüche war für den Menschen aber seit je etwas besonders Unheimliches. Um das hilflose Ausgeliefertsein erträglicher zu machen, wurden zu allen Zeiten in verschiedenstem Gewand Psychologisierungstendenzen entwickelt. (In meiner „Kritik der Psychosomatik“ habe ich mich damit im einzelnen auseinandergesetzt.)

2. Zur Frage der Auslösung und Situation

Ähnlich, wenn auch vielleicht weniger deutlich als bei der Schizophrenie, scheint das In-Gang-Kommen manisch-depressiver Phasen insbesondere bei der Frau gewisse Zusammenhänge mit hormonalen Vorgängen aufzuweisen. Einer endogenen depressiven Phase können monate-, ja sogar jahrelang mit dem Menstruationscyclus gekoppelte abnorm tiefe Verstimmungen vorangehen. Das ist etwas anderes als die bekannte traurige oder reizbare Dysphorie. Die hier gemeinten Zustände zeigen vielmehr im „Zeitraffertempo“ die Symptomatologie einer klassischen endogenen Depression, eingeschlossen z. B. nicht ganz selten die typischen Tagesschwankungen. Lange Zeit sich hinschleppende depressive Phasen sahen wir mit Eintritt einer Schwangerschaft völlig abheilen, und zwar mitunter bei ein und derselben Patientin zu wiederholten Malen. Nicht ganz selten wird eine zyklothyme Psychose aber auch zum erstenmal im Wochenbett oder nach einem Abort manifest. Daß eine Gravidität eher inhibierend als fördernd auf die Manifestierung endogener zyklothymer Psychosen einwirkt, scheint gesichert. Nach den Untersuchungen von PAULEIKHOFF neigen die trotzdem in der Schwangerschaft auftretenden endogenen Depressionen zu ungewöhnlich langen Verläufen und späteren Wiederholungen der Phase. Demgegenüber sollen im Wochenbett einsetzende Depressionen überwiegend nach wenigen Monaten völlig abklingen und selten Rezidive aufweisen. Auch wenn wir die umstrittenen in der Klimax oder etwa ein Jahrzehnt später in der beginnenden Involution zum ersten und einzigen Mal auftretenden Rückbildungspsychosen beiseite lassen, treten manisch-depressive Psychosen in diesen kritischen Jahren nicht selten erneut auf. Auslösung durch somatische Noxen ist nicht sehr häufig. Die Angaben schwanken, um neue Zahlen zu nennen, um einen Mittelwert von 5 % bei 232 Baseler Fällen von KIELHOLZ, 3 % bei 139 eigenen Fällen. M. KINKELIN fand bei 25 % der endogenen Depressionen ein mitwirkendes auslösendes Element: In etwa 30 % dieser Fälle wiederum soll dasselbe somatogener Natur sein. H.-H. MEYER konstatierte einen vorsichtig als Auslösung angesprochenen zeitlichen Zusammenhang zwischen Phasenausbruch und akuter körperlicher Erkrankung an Heidelberger Patienten bei 237 Männern in 4,18 %, bei 713 Frauen in 7,1 %, wobei bei den letzteren die Bedeutung der Generationsvorgänge zu berücksichtigen ist. Immerhin sind solche *somato-reaktiven Auslösungen* häufiger, als die Vertreter eines allzu starren Endogenitätsbegriffes geglaubt hatten. Nach Schmitt werden bei Männern häufiger körperliche Momente angeschuldigt, während bei der Frau offenbar eine psychogene Auslösung überwiegt. Zu ähnlichen Ergebnissen kam P. Matussek an Hand einer Statistik unbehandelter Fälle. Was die *psycho-reaktive Auslösung* einer endogenen Phase angeht, so sind wirklich eindeutige Fälle nicht allzu häufig, wenn man auf die weit überwiegende Menge der uni- oder bipolaren endogenen Affektpsychosen blickt. Das Befallenwerden von einer endogenen Psychose unterbricht, wie K. Schneider dies formuliert hat, die für uns erkennbare *Sinnkontinuität des Daseins* genauso wie andere Krankheiten des Leibes es auch tun. Diese Formulierung, die mitunter mißverstanden wurde, soll besagen, daß für den Beobacher ein Sinnverstehen des Daseins einer endogenen Psychose hic et nunc aus der Interpretation der Lebensgeschichte eines Menschen im Gegensatz zu den Verhältnissen bei abnormen Erlebnisreaktionen nicht möglich ist. Wegen der oben erwähnten Psychologisierungstendenzen, die sich bei einer Psychose noch leichter als bei einer rein körperlichen Krankheit anbieten, und vor allem wegen unseres Nichtwissens hinsichtlich des Postulats der „Somatose" als tragender Grund der endogenen Psychose, ist bei der Bewertung angeblich auslösender psychoreaktiver Faktoren besondere Kritik am Platz. Folgende Zahlen wurden mitgeteilt: 19 % bei den 232 Baseler Fällen von Kielholz, 13 % bei 139 eigenen Fällen; etwa der gleiche Hundertsatz tritt in der Statistik von Kinkelin auf.

Kornhuber hat je 300 zyklothyme Depressionen bei Frauen und Männern hinsichtlich des Ingangkommens der Psychose durch seelische Erschütterungen untersucht. Er fand eine psychische Provokation bei 7,3 bzw. 5,7 % der Fälle. Die Häufigkeit war also etwa gleichgroß wie diejenigen depressiven Phasen, die durch körperliche Krankheiten sowie durch Generationsvorgänge bei der Frau ausgelöst wurden. Nach Kornhuber ist besonders häufig die erste Phase psychisch provoziert. Das relative Maximum dieser entsprechenden Fälle liegt bei Frauen im 5., bei Männern im 5.–6. Lebensjahrzehnt. Frauen sind gegenüber den Männern dabei in der Überzahl. Die Frage der auch bei unbedingt notwendiger äußerst kritischer Haltung nicht zu bezweifelnden psychogen („situagen", „soziogen" usw.) in Gang gekommenen, ausgelösten, provozierten, dekompensierten Phasen ist beim Stand unserer derzeitigen Kenntnisse vom Wesen der somatischen Grundlagen der endogenen Psychosen, welche als einzige den Rang einer conditio sine qua non beanspruchen können, begreiflicherweise ein Feld von Hypothesen. Überdies ist das emotional unterlegte philosophische Engagement einzelner Forscher und Schulen ein interessantes Phänomen, wie überall, wo man das Leib-Seele-Problem dadurch aus der Welt zu schaffen versucht, daß man es allzuschlicht und katathym-wunschbestimmt als „Scheinproblem" bezeichnet.

Wo Autoren das Faktum „Auslösung" erklären wollen, greifen sie zu Metaphern. So sprach K. Schneider vom sinnblinden Affektschlag ins Vegetativum, und Weitbrecht versuchte die Beobachtung, daß „Auslösung" bei Zyklothymien ganz überwiegend gleichsinnig im Stil der Vorfeld-Situation in bedrückenden Situationen schließlich zum Ingangkommen einer endogenen Depression, nicht aber einer heiteren Manie führt, durch ein Resonanz-Modell zu erklären, das die „Vitalisierung" ursprünglich rein seelischer reaktiver Depressionszustände mit heranzieht, ohne daß beide Male einsichtig zu machen wäre, *was* hier eigentlich geschieht.

Das manisch-depressive Krankheitsgeschehen ist für ARNOLD ein nosologisch einheitliches Geschehen und deshalb mit körperbaulichen Merkmalen kombiniert, weil der pyknomorphe Typ als konservative Entwicklungsspielart (CONRAD) das alte Lebensprinzip der Automatie und Regeneration „in relativ leichter Ansprechbarkeit und organisatorischer Geschlossenheit" enthält. Alle Symptome sind auf die Verlangsamung bzw. Steigerung aller Lebensvorgänge rückführbar. *Reaktive Auslösung* ist durch ein Durchschlagen aktueller Daseinsbedrohung (Auslöser) zum ontogenetisch ältesten Abwehrprinzip zu erklären, „wenn höhere Abwehrzonen durch längere Daseinskrisen (Lebenskrisen) überlastet" sind.

Über *epidemiologische Methoden* in der Psychiatrie unterrichtet die Monographie von REID. Es geht hier (KISKER) um die Erfassung komplizierter Bedingungsnetze, welche das Zustandekommen jeder seelischen Störung tragen.

Im Gegensatz zu der relativen Seltenheit überzeugender psychoreaktiver Auslösung manisch-depressiver Psychosen steht die grundsätzliche Wichtigkeit gerade dieser Fälle für die nosologische Forschung. In einer Arbeit über depressive Syndrome bei endogenen Psychosen und die Bedeutung exogener Faktoren habe ich mich im einzelnen zu diesen Fragen geäußert.

Für den Morbus-Charakter oder besser: gegen den Neurosencharakter der manisch-depressiven Psychosen spricht auch die Tatsache ihrer psychotherapeutischen Unbeeinflußbarkeit. Viel mehr als unermüdlich wiederholter Trost, als Unterstützung beim Durchhalten in der Tiefe der Phase und beim Überwinden von Residuen in der abklingenden Depression ist hier nicht möglich, und weder das Auftreten späterer Phasen noch das Umschlagen einer Depression in eine Manie oder umgekehrt ist psychotherapeutisch zu verhindern. KRANZ, K. SCHNEIDER u. a. haben, dem Sinne nach, mit Recht darauf hingewiesen, daß im Gegensatz zur landläufigen Meinung der Melancholiker „autistischer" als viele Schizophrene, und daß die psychotherapeutische Formbarkeit der Schizophrenien wesentlich größer als die der affektiven Psychosen sei. Weiter: Während bei reaktiven Depressionen (Neurosen) eine Heilkrampfbehandlung wertlos und sinnlos ist (man kann, wie K. SCHNEIDER einmal sagte, Krankheiten, aber nicht Schicksale „behandeln"), sprechen insbesondere die Depressionen der manisch-depressiven Gruppe im allgemeinen günstig auf Heilkrampfbehandlung an, vorausgesetzt, daß diese zum richtigen Zeitpunkt, d. h. nicht zu früh in der erst anlaufenden Phase, eingeleitet wird. Bei der Pharmakotherapie liegt die Sache insofern etwas anders, als manche Thymoleptika „das Depressivsein" als solches erleichtern können, ohne daß in jedem Fall eine endogene Herkunft nachweisbar wäre.

Bei aller Zurückhaltung kann man sagen, daß die endogenen Depressionen und Manien zu den am besten durch Symptomgestaltung und Verlauf gesicherten Psychosentypen gehören, sofern wir nur die Krankheitsgruppe streng eingrenzen.

3. Geschichtliches. Die Systematik KRAEPELINs

Zur *Geschichte des Krankheitsbegriffs* der manisch-depressiven Psychosen sind nur einige Hinweise möglich: Heitere Erregung und traurige, psychologisch grundlose Verstimmung sind Syndrome, die seit dem Altertum gesehen und beschrieben wurden. HIPPOKRATES rechnete lang anhaltende Furcht oder Schwermut zur Melancholie. Bis BOERHAVE galt die Galle als Ursache, und Melancholie wie Manie wurden als Folge der somatischen Störung aufgefaßt. CELSUS und ARETÄUS schilderten bei melancholischen Zuständen das Vorkommen religiöser Schuldgefühle. In der Auffassung der Psychosen spiegelt sich verständlicherweise das Leib-Seele-Problem, wie es einzelne Epochen betrachteten, besonders eindrucksvoll. Die Grundpositionen, die sich auch in der Gegenwart gegenüberstehen, finden wir in nuce oder deutlich ausgeprägt, eingebettet in die jeweilige gesamte geistesgeschichtliche Situation der Zeit. VINCENZO CHIARUGGI etwa erklärt die Seele für immateriell. Krankheiten sind dagegen grundsätzlich materiell, und Therapie gibt es nur im Somatischen. CULLEN faßt Zorn und Furcht (Manie und Melancholie) als Folge von excitement or collapse der „Nervenkraft" auf, so wie GRIESINGER Exaltation und Depression als hirnphysiologisches Funktionsprinzip betrachtet.— Ganz anders PINEL und seine Schule oder HEINROTH („moralische Behandlung"). Sie erblicken schlechtweg im „Bösen" das wahre Wesen der Seelenstörung, ähnlich wie das unter den Psychosomatikern heute JORES vertritt, für den Krankheit anzeigt, daß der Mensch sich außerhalb der göttlichen Ordnung stellt.

Bis zu den bedeutenden französischen Vorgängern KRAEPELINs beschränkte man sich im wesentlichen auf die Betrachtung der *Syndrome*, wobei freilich immer wieder manische und depressive Zustände als besonders sinnfällige Beispiele zur Exemplifizierung der jeweiligen Theorien herangezogen wurden, ohne daß die Frage nach Krankheitseinheiten gestellt worden wäre. Man findet in der damaligen Literatur im einzelnen dennoch manche treffende klinische Beobachtung. So schildert trotz der beherrschenden Idee der Einheitspsychose (GUISLAIN) in der ersten Hälfte des letzten Jahrhunderts ZELLER Melancholien, bei welchen er es als prognostisch günstig bezeichnete, wenn die Kranken ständig die Ursachen ihrer Qualen in sich selbst suchten. Er befürchtete dagegen Übergang in unheilbare Verrücktheit, wenn bei solchen Melancholien Verfolgungsideen und Behexungserlebnisse hinzutraten. Das ist nichts anderes als die Konzeption vom „Zeiger der Schuld", eine Formulierung von W. SCHEID, und von großer Bedeutung für die Differentialtypologie zwischen zyklothymen und schizophrenen Psychosen.

Schwierigkeiten, zu einem Krankheitsbegriff „manisch-depressive" Psychose zu gelangen, lagen zweifellos in der Ubiquität von Hemmung und trauriger Verstimmung, wie sie sich vor allem dann darbietet, wenn man auf eine feinere psychopathologische Analyse verzichtet. Depressionen in diesem allgemeinen Sinne charakterisieren beispielsweise bestimmte Erlebnisreaktionen, können aber, um das andere Extrem zu nennen, ebensogut hirnorganische Störungen begleiten. Ebenso reicht die noch schillerndere „Mania" von seelischen Ausnahmezuständen mit gehobener Exaltation über zyklothyme Manien und Schizophrenie bis zu körperlich begründbaren Psychosen toxischer oder hirnorganischer Herkunft. Sorgfältige Beobachter bemerkten schon früh den phasenhaften periodischen Verlauf bei gewissen abnormen affektiven Seelenzuständen sowie den Wechsel melancholischer und manischer Zustände bei ein und demselben Menschen, ohne daß jedoch die Zusammenschau der Syndrome als Krankheit gelungen wäre. Studiert man die Literatur bis etwa zur Mitte des letzten Jahrhunderts, so findet man unter „Melancholie" und „Manie" zwar viel von dem, was wir heute als manisch-depressive Krankheit abgrenzen, bemerkt darüber hinaus aber zugleich, daß diese Begriffe auf ganz heterogene exogen und endogen psychotische und auch psychogene Zustände angewendet wurden.

Es war KRAEPELINs historische Leistung, die endogenen Psychosen als solche erkannt, beschrieben und in die beiden großen Gruppen der manisch-depressiven und der schizophrenen Psychosen eingeteilt zu haben. KRAEPELIN stützte sich dabei seinerseits nicht zuletzt auf die französiche Psychiatrie: Da war FALRET, der die «folie circulaire» beschrieben hatte, da war BAILARGER mit Studien über Depression und Exzitation sowie der von ihm so genannten «folie à double forme», und außerdem MOREL, dessen Aufstellung der «folie héréditaire» ein erstes Tasten nach konstitutionellen, vererblichen Grundlagen affektiver Psychosen bedeutete. Unter den deutschen Forschern ist vor allem auf KAHLBAUM zu verweisen.

Er hatte, was KRAEPELIN aufgriff und ausbaute, für die *Gruppierung psychischer Krankheiten* als Kriterium *gleiche Erscheinungen*, *Verläufe*, *Ausgänge* und *Ursachen* verlangt. KRAEPELINs Bestimmung des manisch-depressiven Irreseins lautet: „Das manisch-depressive Irresein umfaßt einerseits das ganze Gebiet des sogenannten periodischen und zirkulären Irreseins, andererseits die einfache Manie, den größten Teil der als ‚Melancholie' bezeichneten Krankheitsbilder und auch eine nicht unerhebliche Anzahl von Amentiafällen. Endlich rechnen wir hierher gewisse leichte und leichteste, teils periodische, teils dauernd krankhafte Stimmungsfärbungen, die einerseits als Vorstufe schwerer Störungen anzusehen sind, andererseits ohne scharfe Grenze in das Gebiet der persönlichen Veranlagungen übergehen."

Man kann nicht sagen, daß die Kraepelinsche Systematik sich überall auf der Welt widerspruchslos durchgesetzt hätte bzw. in Geltung geblieben wäre. Dennoch wird, wo wissenschaftliche Psychiatrie getrieben wird, von manisch-depressiven und schizophrenen Psychosen geredet, und die klassischen Positionen KRAEPELINs sind so bekannt, daß man unbeschadet der unterschiedlichsten nosologischen Hypothesen sich doch wenigstens darüber verständigen kann, welche Art von Psychosen gemeint ist. Wo heute Ansätze sind, einzelnes wieder aus den großen Klammern der Kraepelinschen Gruppen herauszulösen, oder wo der Unterschied zwischen Psychosen und Neurosen überhaupt bezweifelt wird, vollziehen sich diese Auseinandersetzungen ausgesprochener- oder unausgesprochenermaßen immer im Hinblick auf sein System. Er selbst hatte einst in bezug auf das manisch-depressive Irresein geschrieben: „Möglich ist es freilich, daß sich späterhin eine

Reihe von Unterformen bilden, oder auch kleine Gruppen wieder ganz abspalten werden."

Die Psychiatrie der romanischen Länder, insbesondere Frankreichs, hat vor allem in kasuistischen Arbeiten immer wieder Bedenken gegen das Kraepelinsche System angemeldet, und die dynamische Richtung in der Psychopathologie der USA, der Psychiatrie ADOLF MEYERs entstammend und der Freudschen Psychoanalyse verpflichtet, ist zum Hauptgegner des klassischen Systems geworden. Aber auch in der „mehrdimensionalen Diagnostik", wie KRETSCHMER sie entwickelt hat, spielen „unter Aufrechterhaltung der wichtigsten Grundlagen der Kraepelinschen Systematik" abgeschlossene Krankheitseinheiten keine große Rolle mehr. KRETSCHMERs Ziel ist es vielmehr, jeden einzelnen Krankheitsfall auf seine mannigfachen Kausalkomponenten hin zu analysieren und diese wertend gegeneinander abzuwägen. Die konsequente Weiterführung dieses Ansatzes läuft dann darauf hinaus, daß die Kretschmersche Schule die Psychosen gewissermaßen als „Zuspitzungen" normaler mit einer bestimmten Konstitution korrelierter Temperamente betrachtet. Ihren Ort bezeichnet KRETSCHMER einmal als „Knotenpunkte im Netz der Konstitutionsbeziehungen". — Gegen die in dieser prononcierten Form von KRETSCHMER selbst nicht vertretene Auffassung, daß es demgemäß keine grundsätzliche Zäsur zwischen gesund und krank, sondern nur fließende Übergänge gebe, wendet sich vor allem K. SCHNEIDER mit seiner strengen Fassung der Zyklothymie. Ihre psychopathologischen Merkmale wurden, gruppiert um die *vitale Traurigkeit* und die „*Aufdeckung der Urängste*", von ihm subtil beschrieben. Dabei wird der typologisch recht prägnante „Wechselmut" gewissermaßen zum Ausgangspunkt für die typologische Ordnung der endogenen Psychosen gemacht, und es werden ihm die viel verschwommener umrissenen Schizophrenien insofern entgegengesetzt, als sie eben übrigbleiben, wenn man von der Gesamtheit der endogenen Psychosen die typisch zyklothymen abzieht. „Verschwommener umrissen" allein schon deshalb, weil schizophrene Symptome ersten Ranges durchaus nicht obligatorisch sind und die Diagnose einer schizophrenen Psychose dann ohne sie gestellt werden muß. Die Versuche von KARL KLEIST und seiner Schule, nach Art der Degenerationspsychosen im Sinne von P. SCHRÖDER zyklothyme „Randpsychosen" als jeweils besondere Krankheitseinheiten von den manisch-depressiven Psychosen zu unterschieden, werden noch ausführlicher erwähnt werden.

II. Psychopathologie und Klinik der endogenen depressiven und manischen Psychosen

Die geläufigen Bezeichnungen manisch-depressives Irresein, zirkuläres Irresein und Zyklothymie könnten leicht das Mißverständnis aufkommen lassen, als gehöre der *Phasenwechsel* zwischen beiden Polen unbedingt zum Wesen dieser Krankheit. Das trifft keineswegs zu. Der überall gebräuchliche Ausdruck manisch-depressive Psychosen ist im übrigen auch insofern unsachlich und verkehrt, was die Reihenfolge angeht, als die manischen gegenüber den depressiven Phasen an Häufigkeit um ein Mehrfaches zurücktreten. Manien und Depressionen bei ein und demselben Kranken sind also keineswegs für die Diagnose erforderlich.

Was die *Psychopathologie der Affektpsychosen* allgemein betrifft, so stellen wir die Traurigkeit bzw. Heiterkeit ihrer Bedeutung nach voran. Die grundlose traurige oder heitere Verstimmung besitzt gegenüber der damit oft kombinierten psychomotorischen *Hemmung* oder *Erregung* den Vorrang für die Diagnose. Traurigkeit und Hemmung sind häufiger gekoppelt als Traurigkeit und Erregung; dieser letztgenannte Symptomverband tritt dagegen gehäuft bei den Depressionen des vorgeschrittenen Alters jenseits der Lebensmitte in Erscheinung. *Angst* als beherrschender Affekt (LÓPEZ-IBOR) kann mit Hemmung oder Unruhe einhergehen. Auch hier ist agitierte Angst mit zunehmenden Lebensjahren häufiger zu beobachten. Bei der Manie ist die Koppelung von Heiterkeit und psychomotorischer Unruhe das Geläufige. Der manische Stupor dagegen fristet vorwiegend in psychiatrischen Kompendien sein Dasein. Zumeist handelt es sich um mutistisch verzückte Schizophrene.

Besonders wichtig sind die *Inhalte* der depressiven Ängste und Sorgen. Es gibt *unableitbare schwere Schuldgefühle* (bei religiöser Einstellung Versündigungsangst und Gewißheit des Verlorenseins), welche die mitunter nebensächlichsten Handlungen oder Unterlassungen des Kranken als Thema aufgreifen oder in frei schaltendem Einfall reine Phantasiethemen schaffen, sich aber auch in einem inhaltlosen völligen Dahinschwinden jeglichen positiven Selbstwertgefühls erschöpfen können. Wir sprechen von unableitbaren *primären* Schuldgefühlen, die mit der Psychose kommen und gehen und die nach eingetretener Heilung von dem Kranken überhaupt nicht mehr begriffen werden. Auch bleibt merkwürdigerweise die erlittene existentielle Erschütterung allermeist ohne Konsequenz für das weitere Leben. *Sekundäre* Schuldgefühle sind solche über Versäumnisse, Versagen und dgl., die im Zusammenhang mit der depressiven Hemmung und Entschlußunfähigkeit stehen. Sie gehören, wenn man so will, zum psychologisch einfühlbaren reaktiven Überbau, auch wenn sie sich infolge der im Hintergrund nie ganz fehlenden depressiven Selbstentwertung und des Pessimismus durch ihr Ausmaß von einer „normalen" depressiven Reaktion unterscheiden. Des weiteren treffen wir auf die primäre, unableitbare *Hypochondrie* und auf die ebenso unableitbare *Verarmungsgewißheit*. K. SCHNEIDER spricht treffend davon, daß die Psychose *Urängste* des Menschen *aufdecke*. Man könnte summarisch sagen, es seien dies die Sorge um das Heil der Seele, die Unversehrtheit des Leibes und die materielle Notdurft und Nahrung auf der Welt.

KRANZ hat gezeigt, daß der Depressive von der Welt abgeschlossen, auf sich selbst geworfen, unter diesem krankhaften Für-sich-Sein leidet und stereotyp auf die genannten Wahnthemen zentriert bleibt. Der Schizophrene nimmt dagegen in seinen Wahnthemen zur jeweilig herrschenden Weltanschauung und Weltsituation zumindest in der Initialphase in mannigfacher Beziehung Stellung.

Die *Manie* bietet merkwürdigerweise keine so scharf umrissenen charakteristischen psychopathologischen Erscheinungen. Natürlich sind manische Heiterkeit und depressive Traurigkeit Gegensatzpaare, und der Selbstentwertung des Depressiven steht die Selbstüberschätzung des Manikers gegenüber. Hemmung und Erregung sind gleichfalls Gegensätze, aber hier hört die strenge Antithese deshalb schon auf, weil es nicht nur gehemmte, sondern auch getriebene, agitierte Zustände von Melancholie gibt. Auch dem anthropologisch so ungemein schwergewichtigen Phänomen der Angst kann man auf dem manischen Flügel eigentlich nur ein abnormes Fehlen aller Lebensängste gegenüberstellen, oder, recht verschwommen, einen durch Selbstüberschätzung, Kritikschwäche und Triebenthemmung zur Karikatur verzerrten Lebensmut. In der Manie selbst sind zwar die Selbstwertgefühle euphorisch gehoben, aber es tritt dabei in ausgeprägteren Stadien nach einem anfänglichen „Seid umschlungen, Millionen!" in eigenartiger Dissoziierung dazu eine *Abblassung der Fremdwertgefühle* ein. Die Resonanz für Fremdwerte verstummt mehr und mehr. Dies wird in der egozentrischen Selbsterhöhung gar nicht registriert, während das Resonanzlosbleiben in der Depression als quälende Schuld infolge eigener Minderwertigkeit erlebt wird.

Für die Diagnose eines depressiven oder manischen Zustandsbildes ist also die pathologisch nach der einen oder anderen Seite hin veränderte Affektivität von größerem Schwergewicht als Gehemmtheit oder Exzitation. Von diesen psychomotorischen Abnormitäten gilt noch mehr als von den Stimmungsanomalien, daß sie quer durch alle denkbaren psychiatrischen Krankheitsbilder durchgehen und überall vorkommen können. Nur im Syndrom, im Symptomverband, nicht aber isoliert, bedeuten sie etwas für die Diagnose.

Das Leitsymptom der vitalen Traurigkeit ist wesentlich häufiger, wenn auch nicht ganz ohne Ausnahme, speziell an die endogene Depression gebunden, während die affektive Gehobenheit in der Manie bei weitem nicht so oft mit einer entsprechenden vom Kranken bemerkten und beschriebenen Veränderung der leiblichen Gemeinempfindungen einhergeht.

Darüber hinaus gilt, daß typisch manisch aussehende Symptome häufiger auch außerhalb der manisch-depressiven Psychosen angetroffen werden als die oben angeführten Leitsymptome der zyklothymen Depression. Oft ist, vom augenblicklichen Querschnitt her gesehen, eine differentialtypologische Zuweisung eines maniformen Zustandes zu einer echten Manie oder einer „pseudomanisch" beginnenden Schizophrenie hic et nunc kaum möglich. Auch eine beginnende Paralyse, deren organische Färbung noch nicht aufdringlich ist, kann mitunter vorübergehend einer Manie zum Verwechseln ähnlich sehen.

Maniforme Symptome erscheinen häufig symptomatisch bei körperlich begründbaren Psychosen, genau wie schizophreniforme Symptome auch. (Die Endsilbe „-form" ließe man im Grunde besser weg. Sie ist begrifflich nur zu rechtfertigen, wenn sie ausdrücken soll, daß die fraglichen Symptome nicht durch eine autochthone zyklothyme oder schizophrene Krankheit verursacht sind. Sie bezieht sich also nicht auf das psychopathologische Syndrom, auf die vorliegende „Sichtpsychose", sondern auf den dahinter vermuteten „morbus Zyklothymiae", und das ist etwas völlig anderes.) Das wurde frühzeitiger erkannt als ein symptomatisches Vorkommen psychopathologischer Bilder, wie wir sie als Leitsymptome der zyklothymen Depression oben summarisch aufgezählt haben. Wir selbst haben uns unter anderem in einer Arbeit über zyklothymes Syndrom und hirnatrophischer Befund dafür ausgesprochen, daß die alte Kontroverse, einstens von SPECHT gegenüber BONHOEFFER entwickelt, dahin entschieden werden müsse, *daß dem zyklothymen Syndrom ein legitimer Platz innerhalb der psychopathologischen Symptome bei körperlich begründbaren Psychosen zuzuerkennen sei.*

In diesem Zusammenhang muß daran erninnert werden, daß die *schizophrenen Symptome ersten Ranges* im Sinne K. SCHNEIDERs keineswegs „spezifisch" gedacht sind und daß sie ihre Bedeutung in der *Differentialtypologie* zwischen Zyklothymie und Schizophrenie erst gewinnen, wenn feststeht, daß sie nicht auf dem Boden einer körperlich begründbaren Psychose erwachsen. Es gibt einzelne Symptome der zyklothymen Depression, die zweifellos nur sehr selten auch außerhalb dieser Krankheit vorkommen. Dazu gehören in erster Linie die primären Schuldgefühle und in zweiter Linie die typische vitale Traurigkeit. Primäre Hypochondrie findet sich häufig auch bei Schizophrenien, und es ist durchaus nicht so, daß dabei dann Leibhalluzinationen im Spiel sein oder daß die Leibmißempfindungen den Charakter des „Gemachten" aufweisen müßten. HUBER hat einem interessanten Psychosentyp die Bezeichnung der *coenästhetischen Schizophrenie* gegeben. Hier beherrschen bestimmte Leibmißempfindungen die Szene, die nicht unbedingt mit einer hypochondrischen, ängstlichen Haltung des Kranken ihnen gegenüber einherzugehen brauchen. Für eine solche aber sollte man streng genommen die Bezeichnung „Hypochondrie" reserviert lassen und nicht alle abnormen Leibempfindungen darunter subsumieren, bei denen ein organisches Substrat nicht nachweisbar ist. WIECK hat die Lokalisation zyklothymer Mißempfindungen an 2300 Fällen untersucht. Die Verteilung: Kopf 50 %, Herzgegend 30 %, Oberbauch-Unterleib 25 %, Hals 15 %, Ohren und Mundhöhle 10 %, Beine 10 %, ganz selten Arme. Fast immer ist die Vorderseite betroffen, nur selten (7%) der Rücken. Auch hypochondrische Reaktionen und Entwicklungen bestimmter psychopathischer Persönlichkeiten sind ihrem Zustandsbild nach mitunter nicht von der Hypochondrie endogener Depressionen abzugrenzen. Schließlich begegnen wir der Verarmungsangst außer bei endogenen Depressionen (häufig in vorgeschrittenerem Lebensalter) auch bei involutiven, arteriosklerotischen und senilen Seelenstorungen. Was bei dieser scheinbaren diagnostischen Vieldeutigkeit klärend weiterhilft, ist die Festellung, daß die aufgeführten Wahnthemen außerhalb der manisch-depressiven Psychosen nur vorübergehend, sei es initial, sei es episodisch, „rein" erscheinen und meist von anderen Symptomen der in Frage stehenden Krankheit begleitet werden. So *relativiert* dann beispielsweise eine sich einstellende delirante Bewußtseinstrübung ein vorher noch so „typisch" zyklothym-depressives Symptom zum nur symptomatischen Phänomen, und dasselbe gilt, wenn nach einem rein depressiven Vorstadium schizophrene Symptome ersten Ranges auftreten.

Was die *vitale Traurigkeit* betrifft (K. SCHNEIDER), von der in anderem Zusammenhang noch einmal zu reden sein wird, so spricht ihr Vorhandensein mit einer sehr erheblichen Wahrscheinlichkeit für das Vorliegen einer zyklothymen Depression. Man muß aber auch hier wissen, daß schwerer reaktiver Kummer die leiblichen Gemeinempfindungen ebenfalls so stark beeinträchtigen kann, daß diese Traurigkeit in nicht ganz seltenen Fällen von der vitalen Traurigkeit bei der Zyklothymie nicht unterschieden werden kann.

Damit ist es aber nicht angängig, die vitale Traurigkeit mit den schizophrenen Symptomen ersten Ranges hinsichtlich ihrer diagnostischen Bedeutung auf eine Stufe zu stellen, denn *diesen* begegnen wir im Rahmen abnormer Erlebnisreaktionen und Entwicklungen eben grade *nicht*. Ausdrücklich nicht gemeint ist hierbei das diffus „Paranoide", das mit MINKOWSKI, KRETSCHMER, KULENKAMPFF, RÜMKE, WEITBRECHT, ZUTT u. a. vom Schizophrenen zu unterscheiden ist.

1. Zur besonderen Psychopathologie der zyklothymen Depressionen

Wenn wir eine große Anzahl von endogenen depressiven Kranken bezüglich ihrer *Stellungnahme* zu ihrer Psychose betrachten, fallen uns zwei untereinander denkbar verschiedene Gruppen auf. Mehr noch als ein Krankheitsgefühl ist es die Krankheits*einsicht*, die hier entscheidend ist. Es ist psychologisch nicht verstehbar, daß die *eine* Krankheit zyklothyme Depression den Menschen in Seinsweisen versetzen kann, die in der Selbstinterpretation der Patienten als so grundverschieden erscheinen.

Die eine Gruppe Depressiver sucht ärztliche Hilfe. Ein solcher Kranker spricht von seiner Depression und nimmt Stellung wie gegenüber einer anderen Krankheit auch. Es werden beispielsweise Vergleiche mit dem Zustand anderer Patienten gezogen, die Wirkung von Medikamenten oder Schockbehandlungen auf den Krankheitszustand diskutiert, es werden bestimmte Behandlungswünsche geäußert, oder es wird bei mehrfacher Erkrankung der jetzige Zustand mit dem Ablauf und der Schwere früherer Phasen verglichen. Mit Einsicht und kritischer Abstandnahme werden dem Arzt die Symptome der Krankheit geschildert: Hemmung, Entschlußlosigkeit, qualvolle Unfähigkeit zur Bewältigung beruflicher oder häuslicher Alltagserfordernisse, innere Unruhe und Angst, Traurigkeit und sinkende Lebenszuversicht, Verarmung an Fremdwertgefühlen und die Tendenz zur Selbstentwertung.

Die andere, kleinere, aber psychopathologisch bedeutsame Gruppe ist durch schwere Schuldgefühle gekennzeichnet. Diese sind, wie schon erwähnt, nicht identisch mit verständlichen Reaktionen normalen oder abnormen Ausmaßes auf Hemmung, Versagen, affektive Verarmung in egozentrischer Selbstbezogenheit und dgl., also mit dem, was wir die ableitbaren, sekundären Schuldgefühle in der endogenen Depression nennen. Die primären Schuldgefühle sind unableitbar. Solange sie voll ausgebildet sind, ist keinerlei Diskussion mit dem Kranken möglich. Der Kranke weiß einfach, daß er durch und durch minderwertig und schlecht, oder in der religiösen Begriffssprache: daß er sündig und ewig verloren ist. Er erträgt es auch nicht, als Kranker betrachtet zu werden. Jeden wohlgemeinten Versuch, ihre Schuld oder religiöse Versündigung unter medizinische Kategorien von Krankheit oder Gesundheit zu bringen, lehnen solche Kranke verzweifelt, ja gereizt ab. Sie erblicken darin eine verdächtige Lässigkeit des Mediziners, bestenfalls noch einen oberflächlichen, fadenscheinigen und verächtlichen Trost. Die Kranken wollen büßen und bestraft werden. Sie gehören nicht ins Krankenhaus, sondern ins Gefängnis. Notfalls sehen sie nur noch den Ausweg, das Urteil, welches ihr Gewissen über sie gesprochen hat, im Suicid an sich selbst zu vollziehen.

Grundsätzlich ebenso strukturiert hinsichtlich fehlender Krankheitseinsicht sind die beiden anderen Wahnthemen innerhalb der depressiven Symptomatik: die primäre *Hypochondrie* und der *Verarmungswahn*. Unter *primärer Hypochondrie* verstehen wir die unerschütterliche Überzeugtheit von der sich schon ereignenden, bereits geschehenen oder unabwendbar drohenden Zerstörung des Leibes, von hoffnungslosem, qualvollem Siechtum und Tod. Ein solcher Depressiver hat also ein ausgeprägtes Krankheitsgefühl, aber dasselbe bezieht sich ausschließlich auf den psychotischen Erlebnisinhalt als Realität, die außerhalb aller Diskutierbarkeit steht, und gerade nicht auf das Dasein der depressiven Psychose. Carcinom, Tuberkulose, Lues und Geisteskrankheit spielen in der hypochondrischen Wahngewißheit neben Herz- und Gefäßleiden und der ärztlichen Wissenschaft „heute noch unbekannten“ Infektionen, „Blutzersetzungen“, „Drüsenstörungen“ und dgl. eine besondere Rolle. Im Gegensatz zu aller nur psychopathischen Hypochondrie sprechen diese Kranken, wenn sie ihre zum Teil grotesken Beschwerden schildern, nie im Sinne eines „als ob“, sondern die absurdesten Vorstellungen werden als erlebte Wirklichkeit von keiner Kritik mehr erreicht. Der für die Schizophrenie so charakteristische Zug des von anderen oder von außen „Gemachten“ fehlt dabei und unterscheidet diese depressiven Körpergefühlsstörungen, wie wir statt „Leibhypochondrie“ besser sagen sollten (s. o.), von schizophrenen Leibhalluzinationen. Für die schon genannte coenästhetische Schizophrenie hat Huber außerdem auf den häufig polymorphen Charakter der Störungen hingewiesen, was allerdings bei der Zyklothymie auch vorkommt. Völlig hypothetisch muß es heute noch bleiben, ob wir als Grundlage bei der depressiven Hypochondrie „wirkliche“ Schmerzen oder Mißempfindungen anzunehmen haben, wie dies Huber für die Schizophrenie, zu beziehen auf eine bestimmte Form eines thalamischen Funktionswandels, annimmt. Unter 216 hypochondrischen Depressionen, bei welchen er eine gewisse Tendenz zur Chronifizierung und paranoiden Ausweitung sieht, fand Giberti nur 9 biphasische Verläufe. Alle anderen waren monophasisch.

Von dieser primären Hypochondrie ist das klagsame, wehleidige, aufbauschende Beachten bald dieser, bald jener kleinen Unpäßlichkeit zu unterscheiden, das man häufig bei Depressionszuständen verschiedenster Genese findet. Diese hypochondrische, übertriebene Selbstbeobachtung sieht man besonders oft bei asthenischen, depressiven und selbstunsicheren Psychopathen. Insbesondere bei den asthenischen abnormen Persönlichkeiten scheint das dauernde körperliche Mißbehagen oft Hand in Hand mit einer besonderen Störbarkeit des vegetativen Nervensystems zu gehen, und es kommt somit zu dem schwer durchbrechbaren Zirkel von Symptom und Symptomüberwertung im Gebiet der vegetativen, vasomotorischen und mit Einschränkung auch hormonalen Regulationen. Natürlich gibt es auch den rein psychogenen «malade imaginaire», dem körperlich nichts fehlt, und außerdem sind die Grenzen zwischen tendenzneurotischen und angstneurotischen Hypochondrismen oft schwer zu bestimmen.

Grundsätzlich wiederum den gleichen Unterschied zwischen primär und sekundär finden wir beim dritten Thema depressiver wahnhafter Veranschaulichungen. Der üblichen gesteigerten Sorge um das Auskommen und die Existenz, der man vor allem bei Depressionen im vorgeschrittenen Alter oft begegnet und die auch in milderer Form außerhalb alles Psychotischen ältere Menschen nicht selten zu quälen pflegt, müssen wir den aus der Lebenssituation in keiner Weise herleitbaren nihilistischen *primären Verarmungswahn* gegenüberstellen. Auch hier gibt es Befürchtung für die drohende Zukunft und undiskutierbare Gewißheit der bereits eingetretenen Katastrophe. Nichts ist mehr vorhanden, keine Kleider, kein Geld, keine Möbel, keine Nahrung. Oft besteht dabei das Bild der agitierten Jammerdepression, mitunter das der ratlosen Versteinerung. Raptusartig kann es zu brutaler Selbstbeschädigung kommen. Manchmal nimmt der Wahn ein über das Schicksal der eigenen Person und der nächsten Angehörigen hinausreichendes geradezu kosmisches Ausmaß allgemeiner Vernichtung und Leere an. Selbst der Tod existiert nicht mehr, und der Kranke ist dazu verdammt, wie Ahasver seine Qualen unerlöst durch Ewigkeiten zu schleppen.

Es empfiehlt sich, die *primären Schuldgefühle* genauer aufzugliedern. Wir finden klinisch folgende Möglichkeiten: Die Kranken ergehen sich in *Selbstvorwürfen* darüber, daß durch ihre Schuld oder Unachtsamkeit ein leiblicher oder seelischer Schaden bei ihnen selbst entstanden ist, der nicht mehr wiedergutgemacht werden kann und der hätte vermieden werden können. Hierzu gehören etwa Ängste über entsetzliche Onaniefolgen, und wir finden diese Art von Selbstvorwürfen, oft vergesellschaftet mit hypochondrischen Symptomen, besonders bei anankastischen Persönlichkeiten. Schuldgefühle wegen Unterlassungen und Versäumnissen, die eigene leibliche Gesundheit zu wahren, können oft das Ausmaß einer panischen Verzweiflung annehmen. (In der Sprache der religiösen Versündigungsangst jammern solche Kranke etwa darüber, sie hätten ihren Leib als Tempel des Herrn nicht rein gehalten.) In den Involutionsjahren treten bei diesen Bildern nicht selten paranoide Elemente auf. Auch die *katathymen Pseudohalluzinationen* auf akustischem Gebiet, bedrohliche und vorwurfsvolle Stimmen, die den Kranken ihre Verfehlungen vorhalten, findet man vorzugsweise bei ängstlich erregten älteren Patienten. Davon zu unterscheiden sind sensitive überwertige Ideen des Beachtet- und Verachtetwerdens und entsprechende illusionäre Realitätsumdeutungen. Der Zeiger der Schuld (W. Scheid) beginnt von der eigenen Person mehr und mehr weg auf die Umgebung hinzuweisen. Nunmehr werden insbesondere die nächsten Angehörigen angeklagt, den hoffnungslosen Zustand des Patienten verkannt, seine Beschwerden nicht ernst genug genommen und den Arzt viel zu spät zu Rate gezogen zu haben.

Unter *moralischen Schuldgefühlen* verstehen wir die Gewissensnot über begangene oder unterlassene Handlungen, auch über Wünsche und Gesinnungen. Wenn man mitunter von einer ethischen Aufrüttelung durch die Melancholie gesprochen hat, so kann dies insofern zutreffend sein, als das Sich-schuldig-Fühlen hier mit einer überwältigenden Ausweglosigkeit über den Menschen kommt, mit einer Unerbittlichkeit, die, um einen Modeausdruck zu gebrauchen, eine fundamentale „Daseinsweise" des Menschen ganz kompromißlos darstellt. Nicht ganz selten kann echte verdrängte Schuld aktualisiert werden: Immer wieder hören wir von Alternden bitterste Selbstanklagen wegen Handlungen, die Jahrzehnte zurückliegen, so etwa einen künstlichen Abort in der Mädchenzeit oder ganz imaginäre Verfehlungen, wie einen flüchtigen inzestuösen Wunsch und dgl. Was an Zeit- oder auch Klassengebundenheit der sexual-ethischen Erziehung in der Über-Ich-Bildung auftaucht, wird hier oft besonders eindrucksvoll sichtbar. Erledigte, bewältigte, *neurotische Konfliktspannungen* können durch eine endogene Depression neu aktualisiert werden (Winkler, Hirschmann u. a.). Wir haben auch schon das Gegenteil gesehen, daß die Flut einer Depression neurotisches Gerümpel einfach über Bord gefegt hat. Außerordentlich viel häufiger als einer „Gewissensschärfung" begegnen wir in der Depression einer fratzenhaften Verzerrung, und der Moraltheologe Schoellgen spricht mit Recht ebenso wie Rahner davon, daß das Gewissen erkranken könne. Die Themen der Schuldgefühle weisen mitunter symbolhafte und analysierbare Objektverschiebungen auf, wie wir dies von Neurosen auch kennen. Oft findet sich aber auch kein Weg analysierenden Verstehens dafür, warum sich nun das Schuldbewußtsein gerade an diese oder jene Nichtigkeit anheftet. Hier begegnet man oft einer Wertblindheit, die analytisch nicht mehr aufgehellt werden kann.

Diese moralischen Schuldgefühle beziehen sich auf eine, wie wir sahen, reale oder überwertete oder imaginäre *Tat-* oder *Unterlassungsschuld.*

Nicht selten begegnen wir in schweren endogenen Depressionen der *Seinsschuld*, der man mit moralischen Maßstäben des Sittengesetzes nicht mehr gerecht werden kann. Hier schafft nicht mehr das „operari", sondern das „esse" die Gewissensqualen. Das Schuldgefühl — nicht zu verwechseln mit echter Gewissensnot, wie vor allem Martin Buber gegenüber unzulässigen Reduzierungen der *Schuld* auf das *Schuldgefühl* hervorgehoben hat — kann überdies zu einer expansiven Auflösung der Ich-Umweltgrenzen führen. Der Kranke ist dann der Verderber der Welt, er sieht die Angehörigen, die Mitpatienten und pflegenden Schwestern tödlich erbleichen vor dem Pesthauch, der von seiner Verruchtheit ausgeht. Er reißt die ganze Welt ins Verderben, er ist der Antichrist und hat „die Sünde wider den heiligen Geist" begangen. Hier kann die Abgrenzung zum Schizophrenen hin erhebliche Schwierigkeiten bereiten.

K. Schneider hat zur *Wahl des Wahnthemas* in der zyklothymen Depression auseinandergesetzt, daß Versündigungswahn, hypochondrischer Wahn und Verarmungswahn keineswegs als gradlinige Symptome der Psychose aufzufassen seien. Er spricht (vgl. oben) von einer Aufdeckung von drei wesentlichen Urängsten des Menschen durch die Krankheit. Die Möglichkeit zum Schuldbewußtsein ist, wie wir meinen, integrierend für den menschlichen personalen Geist und hängt mit der Struktur und besonderen Gefährdung der Persönlichkeit als Realkategorie des Geistes zusammen. Kein Zweifel, daß uns der abnorm Gemüt- und Gewissenlose als „der Unmensch" schlechthin erscheint.

Viele Kranke leiden weniger unter dem Gefühl der Traurigkeit als vielmehr darunter, weder „normale" Freude noch Traurigkeit erleben zu können. „Ich kann nicht einmal mehr richtig traurig sein, so weit ist es schon mit mir gekommen, so verödet bin ich", können solche Kranke in tiefer Verzweiflung feststellen. Diese Unfähigkeit zu trauern hat SCHULTE in den Mittelpunkt der depressiven Gefühlsstörungen gerückt.

Schließlich kennt jeder Psychiater die verzweifelten Selbstvorwürfe depressiver Kranker über die *verlorene Resonanz* für die mitmenschliche und geistige *Wertwelt*, die nur noch als existierend gewußt, aber nicht mehr erlebt und angeeignet werden kann. Dies wird von differenzierten Depressiven oft als eine ungeheure Schuld erlebt, die den Betroffenen aus der Kommunikation ausschließt (vgl. oben).

In anderen Depressionen, die man mit einem Ausdruck von HÄFNER als existentielle Depressionen charakterisieren kann, bildet die Verzweiflung über das „Sich-selbst-Ausbleiben" im Sinne von JASPERS einen wesentlichen Aufbaufaktor des Schuldgefühls. v. ORELLI hat den *Wandel des Inhalts depressiver Ideen*, insbesondere von Versündigungsideen, bei 241 Melancholien untersucht und kommt zu dem Ergebnis, daß Schuldgefühle und Versündigungsideen seltener geworden seien. Dieser Ausfall, bei Katholiken noch deutlicher als bei Protestanten, werde ausgeglichen durch die Zunahme der Insuffizienzideen und zum kleinen Teil der hypochondrischen Ideen. Ganz ähnlich meint ARNOLD auf Grund von Untersuchungen an 200 endogenen Depressiven, daß das so gewonnene empirische Bild sich mit dem überlieferten klassischen Syndrom des manisch-depressiven Krankheitsgeschehens nicht mehr so recht decke. Im Gegensatz zu den klassischen Beschreibungen der Schuld-Sühne-Mechanismen, der nihilistischen Ideen und der Versündigungsideen gruppiert sich das Kernsyndrom heute um das Symptom der Angst, der depressiven Verstimmung, der Schlaf- und Appetitstörung, um Suicidtendenz, Pessimismus und Erlebnisverlangsamung.

Gleichsinnig beschreibt H. HOFF das veränderte Erscheinungsbild der Melancholie und findet im Gegensatz zur früheren klassischen Symptomatik auch bei rezidivierenden Melancholien viel mehr „Neurotisches", wie man es früher von den Involutionsmelancholien her kannte.

Auf einen besonders häufigen Typus hypochondrischer Depressionen innerhalb der manisch-depressiven Gruppe ist deshalb nachdrücklich hinzuweisen, weil er in der ärztlichen Praxis eine große Rolle spielt und besonders häufig nicht oder erst sehr spät erkannt wird. Es sind dies Fälle, die völlig in einer nicht wahnhaften hypochondrischen Klagsamkeit und überwertenden Selbstbeobachtung aufgehen, ohne daß eine Gemütsdepression so leicht dahinter zu entdecken wäre. Die Kranken selbst pflegen zu betonen, daß sie nur deshalb verstimmt oder ungeduldig oder gereizt seien, weil die Schmerzen nicht nachließen. Vor allem wird die Diagnose dann schwierig, wenn sich nichts finden läßt, was für einen phasenhaften Verlauf, für Tagesschwankungen und dgl. spricht. Man redet hier von *larvierten Depressionen*, auch wohl von der „depressio sine depressione". Hier ist zur Abgrenzung gegenüber psychopathischen hypochondrischen Dauerzuständen, die natürlich auch Intensitätsschwankungen aufweisen können, anamnestisch die Frage der Persönlichkeitsänderung besonders zu klären und für die Diagnose wichtig. Die Kranken gehen von einer ärztlichen Hand in die andere, sie werden bestrahlt und operiert, die Hypochondrie erfährt ihre Legitimierung e medico, oder aber es erfolgt eine ebenso ungerechtfertigte Einrangierung unter die „Hysteriker", wenn der Arzt therapeutisch nicht weiterkommt und schließlich ungeduldig wird.

Die Diagnose wird deshalb leicht verfehlt, weil diese hypochondrischen Depressionen in der Tat oft sehr erhebliche vegetative und inkretorische Störungen aufweisen können. Man beobachtet unter anderem funktionelle Herz-, Kreislauf-, Verdauungs- und Sexualstörungen. Kopfschmerzen und Schlaflosigkeit sind häufig. Bei geduldiger Exploration und einer sehr sorgfältigen Anamneseerhebung einschließlich Fremdanamnese wird die zyklothyme Seelenstörung dann doch zu finden sein. Worauf die oft sehr plastisch geschilderten hypochondrischen Schmerzen eigentlich beruhen und ob man an ein somatisches Substrat zu denken berechtigt ist, muß zur Zeit völlig offen bleiben (s. oben).

Zum *Verarmungswahn* ist noch zu sagen, daß man ihn relativ selten bei jugendlichen Zyklothymen, dagegen häufig in den Involutionsjahren sieht. Oft ist er von Agitiertheit und Jammern und dem allgemeinen Gefühl der Leere («sentiment de vide») begleitet. *Angst* charakterisiert alle drei Wahnthemen. Traurigkeit gibt es dagegen auch ohne merkliche Angstkomponente, und dasselbe gilt von der psychomotorischen Hemmung. Im übrigen kann vorhandene Hemmung die Angst überdecken, während sie bei Agitiertheit leicht zutage tritt. Mit der Phänomenologie der vitalen Angst als einem Grundsymptom der endogenen Depression befaßte sich in zahlreichen Untersuchungen vor allem López-Ibor. Er zeigt u. a., daß die existentielle Angst des Normalen schöpferisch sein kann, diejenige des Kranken, die sich später nicht mehr wiedererleben läßt und „kein eigentlich menschliches Phänomen ist", unproduktiv bleibt. Der Wahn Depressiver steht in stärkerer Abhängigkeit von der Angst als von der vitalen Traurigkeit.

Weitaus das häufigste Symptom bei der endogenen Depression ist die schon mehrfach erwähnte *vitale Traurigkeit*, die von K. Schneider als besonders kennzeichnend für die Zyklothymie herausgestellt wurde. Diese Bezeichnung wird mitunter falsch verstanden. Vitale Traurigkeit bedeutet, daß dieses seelische Zustandsgefühl, diese Verstimmung, mit einer besonderen Leibempfindung vergesellschaftet erlebt wird, wie man dies bei reaktiver Traurigkeit lange nicht so ausgeprägt und sehr viel seltener findet. Die Vitalempfindungen sind identisch mit den nicht an einem bestimmten Körperorgan erlebten sog. Gemeinempfindungen, wozu etwa allgemeine Müdigkeit und Abgeschlagenheit oder das besondere Frischsein nach erquickendem Schlaf gehören. Vitale Traurigkeit bedeutet also nicht, daß die Traurigkeit gewissermaßen aus der Tiefe der menschlichen Existenz hervorgebrochen und von „vitaler Bedeutung" für den Kranken sei.

Geradezu uniform sind die diesbezüglichen Beschreibungen unserer Patienten, wenn sie von ihrer Traurigkeit sprechen. Oft erklären sie, auf ihre Brust zeigend, hier „sitze" die entsetzliche Traurigkeit und das ganze Elend. Verschwänden hier die Qual und der Druck, dann könnten sie sich vorstellen, auch einmal wieder die Traurigkeit zu verlieren und sich über etwas freuen zu können. Das seelische Gefühl der Traurigkeit und die leibliche Qual — sehr viel seltener auch einmal in der Halsgegend oder im Kopf lokalisiert — sind offenbar im Erlebtwerden von vielen Kranken nicht oder kaum zu scheiden oder werden zumindest als untrennbar erlebt. Dieser Gesamtkomplex der vitalen Trautigkeit wird von Kranken, die sich gut beobachten, eindeutig abgehoben von reaktiver Traurigkeit etwa über einen schweren Verlust, der während der Psychose erlitten wird. Hier kann man immer wieder hören, das sei „eine andere Traurigkeit", eine „normale Trauer", das „laufe auf einem anderen Geleise".

Bei der *Agitiertheit* wird leibliche Unruhe weniger häufig in der Brust als vielmehr in den Gliedmaßen verspürt, obwohl auch hier die Kranken einen nicht selten anflehen, ihnen die schreckliche Unruhe in der Brust wegzunehmen. Wiederholt haben mir Patienten, bei welchen vor allem die Angst, nicht mehr gesund zu werden, im Vordergrund stand, gesagt, diese qualvolle Angst „sitze" in den Oberschenkeln.

K. Schneider hat als „*Untergrunddepression*" unmotiviert aus dem unerlebten und unerlebbaren Untergrund aufsteigende traurige Verstimmungen beschrieben und von der zyklothymen Depression abgehoben. Man begegnet diesen Untergrunddepressionen sehr häufig, insbesondere in der Sprechstundenpraxis, weil im allgemeinen dabei keine Klinikbedürftigkeit besteht. Untergrunddepressionen kommen im durchschnittlich normalen Leben, und intensiver, häufiger und anhaltener bei psychopathischen Persönlichkeiten vor.

Die Übergänge zum Normalen sind wie bei allem Psychopathischen fließend. Bei besonderer Intensität können auch solche Untergrunddepressionen mit einer Störung der leiblichen Gemeinempfindungen einhergehen, und dasselbe gilt, wenn auch nicht allzu häufig, für reaktives seelisches Leid von besonderer Schwere, wie oben schon erwähnt wurde. Meist handelt es sich dabei weniger um einen akuten großen Kummer als vielmehr um chronisch drückendes, unbehebbares seelisches Leid. Hier ereignet sich dann mitunter auch die in der Praxis gar nicht so ganz seltene, theoretisch höchst bedeutsame „Vitalisierung" (Staehelin u. a.) einer ursprünglich psychoreaktiven Depression, wovon noch zu sprechen sein wird. Kielholz fand, daß Alter, Differenziertheit und schwer zu bewältigende Umweltsituationen zu langen, flachen, gehemmten Reaktionsweisen disponieren, während Jugendliche und Primitive auf geringfügige Umweltreize mit intensiven, kurzdauernden, trotzig aggressiven depressiven Verstimmungen reagieren. Nach dem 45. Lebensjahr sind depressive Reaktionen bei Männern langwieriger und hartnäckiger als bei Frauen.

Die geschilderte vitale Traurigkeit braucht nicht bei jeder endogenen Depression vorhanden zu sein. Es gibt im Verlauf einer zyklothymen Psychose auch die freisteigenden, rein seelischen traurigen Verstimmungen, die keine strukturellen Besonderheiten gegenüber der Traurigkeit mancher reaktiven Depressionen und der genannten Untergrunddepressionen aufzuweisen brauchen.

Blickt man auf den *Inhalt* der Traurigkeit, dann kann man zur ganz groben Orientierung sagen, daß die Traurigkeit der endogenen Depression, wenn wir von den geschilderten nicht obligatorischen *Wahnthemen* absehen, ein kreatürliches unerträgliches Gedrücktsein und eine hoffnungslose Freudlosigkeit ist und sich insofern von schweren Schwankungen des Untergrunds mit Ausnahme der sehr viel häufigeren Beteiligung der Vitalempfindungen qualitativ nicht unterscheidet. Die *reaktive* Traurigkeit dagegen, insbesondere bei klinikbedürftigen Patienten, ist zumeist viel weniger ein Traurigsein über sich selbst, als vielmehr ein Verletzt-, Gekränkt- und Beleidigtsein durch das Schicksal, ein Nichtfertigwerden mit Verzicht und Verlust, einerlei, ob dabei Verdrängungen vollzogen werden oder nicht, worauf manche Autoren eine unseres Erachtens unhaltbare Trennung zwischen reaktiven und neurotischen Depressionen gründen wollen.

Schließlich ist zu erwähnen, daß im Rahmen der endogenen Depression auch eine gesteigerte Neigung zu depressivem Reagieren auf belastende Erlebnisse vorkommt, die sich ebenfalls vom entsprechenden Verhalten Unpsychotischer nicht unterscheidet. Gruhle hat besonders darauf hingewiesen, daß eine solche verstärkte Reagibilität als Dauerbereitschaft nach abgeklungenen endogen-depressiven Phasen zurückbleiben kann.

Kranke, die sich gut beobachten, stellen immer wieder mit Erstaunen fest, wie hochgradig unbeeinflußbar der Ablauf und Grad ihrer Traurigkeit in der Depression im Positiven wie im Negativen von äußeren Einwirkungen und Einflüssen ist. Die echte endogene Traurigkeit ist ein Musterbeispiel für *Umweltstabilität.*

Daran ändert nichts, daß die Vielschichtigkeit des Gefühlsaufbaus es durchaus einmal gestattet, daß neben der unveränderten vitalen Traurigkeit eine flüchtige ästhetische Ansprechbarkeit oder dergleichen aufkommen kann, wenn die Depression noch nicht alle Dämme überflutet hat. Viele nicht allzu schwer Depressive verstehen es außerdem, ihre Traurigkeit durch eine keineswegs verzwungen oder säuerlich wirkende, wohl aber häufig etwas anankastische Erfüllung ihrer Berufspflicht, durch Sorge für ihre Familie, Einfühlungsvermögen und Güte anderen gegenüber, eventuell sogar durch „Heiterkeit" zu verdecken, eine Haltung, welche an die Selbstdisziplin des Depressiven Anforderungen ungewöhnlicher Art stellt.

Was die Erleichterung oder auch die Beendigung einer depressiven Verstimmung durch äußere Faktoren angeht, so sind geänderte Umweltbedingungen im weitesten Sinne des Wortes sowie eine psychotherapeutisch erzielte Umorientierung der pathogenen Lebensproblematik gegenüber ausschlaggebend bei den *reaktiven Depressionen.* Auch bei *Untergrundverstimmungen* können reaktive seelische

Einflüsse u. U. rasch aus der Depression hinausführen, und ebenso vermögen dies nicht selten Stimulantien wie Coffein, Alkohol, Nikotin und dgl. Bei der *endogenen* Traurigkeit sind alle diese Dinge nutzlos oder bestenfalls eine flüchtige Erleichterung. Haltlose Persönlichkeiten mit Untergrundverstimmungen sind, was aus dem Gesagten hervorgeht, erheblich *suchtgefährdet*. Endogen Depressive dagegen sind bekanntlich trotz oft lange dauernder Opium- oder Pantoponkuren sowie reichlicher Verabfolgung von Schlafmitteln gegen das Süchtigwerden vor allem mit Alkaloiden so gut wie gefeit. PAULEIKHOFF hat interessante Beobachtungen hinsichtlich der Einstellung zum Alkohol gemacht: Im Gegensatz zu reaktiv oder untergründig Verstimmten gibt es für den endogen Depressiven durch Alkohol so gut wie keine toxische Erleichterung. Infolgedessen findet man unter den „Verstimmungstrinkern" sehr selten echte endogene Depressionen. Eine sehr problematische Gewöhnung an das Leben mit Psychopharmaka einschließlich einer Modifizierung zyklothymer Symptombilder und Verläufe (*Chronifizierungen?*) bei lange dauernder medikamentöser Behandlung verlangt aufmerksame Beobachtung.

Daß Traurigkeit und Hemmung häufig, aber nicht gesetzmäßig gekoppelt sind, wurde schon erwähnt und dabei auf die agitierte Depression verwiesen. Hemmung, Unruhe, Traurigkeit und Angst zeigen bei sehr vielen Patienten *typische Tagesschwankungen*. Die Symptome pflegen oft im Laufe des späteren Nachmittags nachzulassen. Sehr viele Patienten fühlen sich in den frühen Morgenstunden und den Tag über bis gegen Abend denkbar schlecht – auf die erhöhte *Suicidgefahr* vor Tagesanbruch ist besonders zu achten –, um dann abends völlig verändert, ja mitunter vollkommen symptomfrei zu sein. Zu erwähnen ist, daß es, wenn auch sehr viel seltener, sog. umgekehrte Tagesschwankungen gibt. Manche Depressive erleben außer in den frühen Morgenstunden noch einmal einen besonders quälenden Tiefpunkt am Nachmittag, insbesondere beim Aufwachen aus einem kurzen Schlaf nach Tisch. Auch außerhalb des psychotischen Geschehens sind die depressiven Wellen des Tages, wie ENGEL sie beschrieben hat, von großem Interesse und für die Beurteilung von Tagesschwankungen wichtig.

Wenn bei einer bisher sehr gleichförmigen „versteinerten" Depression Tagesschwankungen aufzutreten beginnen, kann man das im allgemeinen als ein prognostisch günstiges Zeichen bewerten.

Psychomotorischer *Ausdruck*, Mimik, Gestik, Sprache und Schrift sind stileinheitlich von den leidvoll herabgezogenen Mundwinkeln und der Veraguthschen Kummerfalte der oberen Augenlider bis zu dem verkleinerten Schriftbild und der abwärts geneigten Zeilenführung und bieten dem Ausdruckspsychologen ergiebiges Studienmaterial, wobei die Differenzierungen gegenüber den konstitutionstypischen Gegebenheiten besonders von der Kretschmerschen Schule bearbeitet wurden. ENGEL hat die Durchgängigkeit der Gestik und Mimik sowie die Echtheit der zyklothymen Ausdruckswelt in ihrer Bedeutung für die Differentialdiagnose besonders hinsichtlich der Modifizierung des Bildes durch pathoplastische Faktoren untersucht.

Für die Klinik ist wichtig, daß die *Hemmung* zu gefährlichen Täuschungen Anlaß geben kann. Sie kann Angst und Verzweiflung verbergen, und hinter der Gebundenheit kann sich ein gehetztes Auf-der-Stelle-Treten abspielen, das sich raptusartig in einem Selbstvernichtungsversuch entladen kann. In seltenen Fällen, bei jüngeren Menschen so gut wie nie, steigert sich die Hemmung bis zum mutistischen Stupor. Bei Menschen des vorgeschritteneren Lebensalters findet man dann mitunter ausgesprochenen *Negativismus* mit sinnlosem Widerstreben. Beides läßt sich manchmal schwer von katatonen Bildern abgrenzen. Dasselbe gilt von plötzlichen *Aggressionen*, die im ganzen selten sind und deshalb im Rahmen endogener Depressionen um so mehr befremden. Auch sie kommen vorwiegend bei älteren Patienten vor. Man findet nicht wie bei entsprechender Verhaltensweise Schizophrener Befehlsstimmen oder paranoide Eigenbeziehungen, sondern oft recht kompliziert aufgebaute *Selbstbestrafungstendenzen* oder Demonstrationen der eigenen Verworfenheit expansiver Art, oder auch, wie HUTTER gezeigt hat, orale *Regressionen* im Sinne der Freudschen Psychoanalyse. Zu Regressionen ist auch das gelegentliche exzessive Onanieren zu rechnen, eine Flucht in ein letztes animalisches Sich-Trösten in solipistischer, stets bereiter Körperlust.

Die depressive Agitiertheit ist monoton. Die Unruhe bringt durchaus keine Fülle neuer oder wechselnder depressiver Inhalte und Ideen. Die Psychomotorik ist einförmig, die Mimik auf wenige Expressions-Schemata festgelegt, genau wie in den Hemmungszuständen auch.

Wenn depressive Kranke, ohne mit Elektroschocks behandelt worden zu sein, auch schon in jüngeren Jahren, so häufig über *Merkfähigkeits-*, *Konzentrations-* und *Gedächtnisstörungen* klagen, so liegt dem keine hirnorganische Leistungseinbuße zugrunde. Die Aufmerksamkeit ist vielmehr so sehr durch den Sog der innerseelischen quälenden Vorgänge beansprucht, daß äußere Eindrücke nur flüchtig registriert werden, weil sie nicht interessieren. Bezüglich des Zusammenhangs von Denkstörung und Gefühlsentfremdung wies GLATZEL auf die verminderte Physiognomierung des Bewußtseinsfeldes hin. Das Abblassen der Gefühlsregungen führt zu einer subjektiv erlebten Denkstörung, und aus einer Veränderung im Emotionalen resultiert schließlich eine Störung kognitiven Denkens.

Mitunter kommt es zu einer scheinbaren Beeinträchtigung der Lucidität des Bewußtseins, die in Wirklichkeit nur Flüchtigkeit der Aufmerksamkeitszuwendung ist. Der Kranke ist „zerstreut", weil er zwangsartig von der Mühle seiner depressiven Ängste in Anspruch genommen ist und weil die Hemmung oder der agitierte Leerlauf daneben keine Valenzen mehr frei lassen. Häufig bei von Hause aus *psychasthenischen* Menschen kann man im Verlauf depressiver Psychosen, insbesondere bei ängstlicher Erregung, *Depersonalisations-* und *Derealisationserlebnisse* feststellen. Sie können Anlaß zu erheblicher Ratlosigkeit sein und werden ebenso wie Anankasmen in der Selbstbeurteilung der Patienten nicht selten als Beweis für die hereinbrechende Geisteskrankheit gewertet. PETRILOWITSCH stellt als entscheidendes Kriterium der „Entfremdungsdepression" eine Diskrepanz zwischen „wach" miterlebter schwerer vitaler Betroffenheit und vergleichsweise geringer Tiefe der Depression heraus. Auch *Zeiterlebnisstörungen* finden sich nicht selten bei Depressionen.— v. GEBSATTEL hat versucht, die *gelebte* Zeit, das elementare Zeitgeschehen im Gegensatz zu Störungen der *reflektierten* Zeit, der gnostischen Zeitbetrachtung, zu einem Angelpunkt zu machen, um welchen sich die gesamte Symptomatologie der endogenen Depressionen dreht. Freilich wird diese Grundstörung des Werdens aber vom gleichen Autor auch dem Zwang unterlegt, so daß am Ende nichts übrigbleibt als eine verfeinerte anthropologische Interpretation der vitalen Hemmung.

Die Beeinträchtigung des Leibgeschehens in der zyklothymen Depression zeigt sich außer in dem Vitalcharakter der Traurigkeit in der kaum jemals fehlenden, oft äußerst quälenden *Schlafstörung*, in der häufigen von erheblichem Gewichtssturz begleiteten *Appetitlosigkeit*, im Sistieren der Menses, einer nicht seltenen Obstipation und einer allgemeinen Tonusminderung der Gewebe mit früh gealtertem Aussehen. Nach dem Umschlagen einer depressiven in eine manische Phase können die Patienten innerhalb weniger Tage um Jahre verjüngt wirken.

R. JUNG rechnet *Schlafstörungen* zu den Grundsymptomen der Zyklothymie. Unserer Beobachtung nach dominieren Störungen des Durch-gegenüber solchen des Einschlafens, und auch der Schlafabbruch in den frühen Morgenstunden mit der Unfähigkeit wieder einzuschlafen gehört hierher. Es besteht insgesamt ein echtes Schlafdefizit. Nicht selten erscheint die Schlafstörung vor dem Auftreten der typischen psychopathologischen Depressionssymptome und überdauert sie mitunter erheblich. Im Erlebnis der Kranken nimmt die Schlafstörung oft einen vorherrschenden Rang ein, wird in allen Einzelheiten peinlich registriert und oft der Angelpunkt für jedes sorgenvolle Gespräch mit dem Arzt. In der *Manie* sind Schlaffähigkeit und, im Gegensatz zu den Depressionen, auch Schlafbedürfnis auf ein Minimum reduziert, ohne daß der vitale Tonus darunter zu leiden hätte, der offenbar imstande ist, das auch hier objektiv gegebene Defizit auszugleichen. Der gehoben-produktive Maniker hält die ewige Schlaferei für nutzlose Vergeudung wertvollster Zeit und beurteilt sein frühes Erwachen als besonders glücklich und produktionsfördernd.

Wichtig ist, daß sich hinter mancher Schlafstörung, die Patienten zum Arzt führt, eine mitunter längere Zeit verkannte larvierte Depression verbergen kann. Man muß daran denken, wenn die üblichen Schlafmittel kaum einen Erfolg bringen und wenn die Schlafstörungen bei genauer Anamnese eine gewisse Periodizität erkennen lassen.

Was den *Traum* angeht, so kann man mitunter beobachten, daß schon bevor sich die Remission einer endogen depressiven Phase anderweitig abzuzeichnen beginnt, einzelne Patienten sehr beeindruckt davon berichten, sie hätten geträumt, entspannt und froh zu sein, und dieses Gefühl habe sich sogar nach dem Erwachen noch für eine kleine Zeitlang gehalten. Umgekehrt wissen wir, daß sich mitunter Rezidive einer zyklothymen Depression in Form von Angst, Insuffizienzgefühlen und dumpfer Bedrückung im Traum anmelden, während im Wachzustand noch wirksame Kompensationen geleistet werden können.

2. Zur besonderen Psychopathologie der zyklothymen Manie

Manien, als deren Leitsymptom die *grundlose Heiterkeit* wesentlicher ist als die psychomotorische *Erregung*, sind sehr viel seltener als endogene Depressionen. Würde man die Enthemmung als typologisch entscheidend in den Vordergrund stellen, dann käme es zu einer uferlosen Ausweitung des Begriffs der manischen Psychose, und man würde womöglich ein wiederum quer durch die ganze spezielle Psychiatrie verfolgbares Syndrom fälschlicherweise zum Rang einer Krankheitseinheit erheben. Noch bei KRAEPELIN findet man eine solche Überdehnung des Maniebegriffes. Unter den von ihm als manisch beschriebenen psychotischen Verläufen verbirgt sich ein hoher Prozentsatz von Fällen, die wir heute eher dem schizophrenen Formkreis zuordnen würden. Für KRAEPELIN überwog jedoch an Bedeutung für die Diagnose hierbei die *Erregung* trotz vorhandenen schweren paranoiden Symptomen.

Anstelle der heiteren Gehobenheit der Manie findet man nicht selten eine gereizte *Gehetztheit*. Diese kann durchaus primär, d. h. unmittelbar auf die hypothetische Somatose zu beziehen sein. Sie ist zu unterscheiden von der psychologisch einfühlbaren sekundären Gereiztheit als Antwort auf die verhaßten Beschränkungen durch die Klinikinternierung und die notwendige Eindämmung des hemmungslosen Tätigkeitsdrangs und der ungebremsten Triebhaftigkeit bei den ausnahmslos einer wirklichen Krankheitseinsicht entbehrenden Patienten.

Ein durchaus nicht katathym angeheizter psychomotorischer Drang zur Entladung kann sich ebenso wie eine streitsüchtige Lust am Krakeel bis zu *tobsüchtiger Erregung* steigern. ZEH hat folgende klinisch-psychopathologische Syndrome der zyklothymen Manie herausgestellt: 1. die „heitere", fröhliche mit der Exaltation der Leibgefühle, 2. die „gereizte", zornmütig-streitsüchtige, 3. die „erregte", tobsüchtige, 4. die „ideenflüchtige", 5. die „verworrene" und die 6. „expansive" Form.

Wenn man immer auf die *spiegelbildliche Gegensätzlichkeit* zwischen *zyklothymer Depression* und *Manie* hinweist, so sind doch einige nicht unwesentliche *Einschränkungen* hervorzuheben: Zweifellos sind Triebenthemmung und Ideenflucht das Gegenbild zu der depressiven Antriebs- und Denkhemmung, genau wie die endogene Hochstimmung das Gegenteil der Traurigkeit darstellt. Aber schon wenn wir das ideenflüchtige Denken näher betrachten, stoßen wir auf Besonderheiten. In leichteren manischen Stadien kann das ideenflüchtige Denken mit der Fülle der zuströmenden Assoziationen zweifellos *originell* und *produktiv* sein. Dies ändert sich jedoch mit dem Schweregrad der Psychose. Die Ideenflucht zeigt dann nämlich eine zunächst vielleicht etwas befremdende Verwandtschaft mit dem Denken bei der agitierten Depression und bildet durchaus nicht mehr den Gegensatz zum gehemmten Denken. Hören wir auf die sprachlichen Produktionen solcher Kranker oder lesen ihre endlosen Briefe, Eingaben, Proklamationen und Proteste, dann zeigt sich mit zunehmender Schwere der Manie, daß der Aktionsradius im geistigen Bereich immer kleiner wird, und daß sich hier ein kurzschrittiges, wirbelndes Sich-im-Kreise-Drehen vollzieht.

Nur ein *oberflächlicher Assoziationsdrang* und der betriebsame Lärm täuschen noch eine nicht mehr vorhandene Ideenfülle vor und lassen die Unproduktivität übersehen. Übrigens sind Manien mit hochgradiger klassischer Ideenflucht gar nicht so besonders häufig, und es gibt eine Reihe von Standardprotokollen in Lehrbüchern, die man wiederholt zitiert findet.

Patienten mit reiner heiterer Gehobenheit ohne allzu große Enthemmung berichten mitunter eindrucksvoll von einer ungemeinen *Bereicherung* ihres *Lebensgefühls*, nicht nur auf Grund der leichtherzig-frohen Verstimmung, sondern beispielsweise auch gefördert durch eine *gesteigerte sensuelle Eindrucksfähigkeit*. Gelegentlich erklären solche Patienten nach der Genesung, daß die normale Erlebnisfähigkeit dagegen farb- und phantasielos sei. (Dem Depressiven erscheint die Wahrnehmungswelt ihrer Gefühlstonung beraubt und damit ohne Erlebnisfülle häufig farblos und stumpf. Im *Rorschachtest* fehlen beispielsweise im Gegensatz zur Manie die kinästhetischen und die Farbantworten.) So berichtet eine Kollegin: Sie wisse jetzt erst, was Farben, Gerüche, Tastempfindungen, aber auch, was Musik wirklich an berauschenden Gefühlseindrücken bedeuten könnten. Der Farbzusammenklang auf einem Bild von Renoir, das im Krankenzimmer hing, der Duft eines Nelkenstraußes, der Saft eines frischen Apfels oder die Wonne eines edlen Gewebes für die Fingerspitzen könne kaum in Worte gefaßt werden. Die Erlebnisfähigkeit des Alltags sei dagegen von einer jämmerlichen Stumpfheit und Langeweile, über allem liege eine zähe graue Decke. Wer nicht manisch gewesen sei, sei arm und könne sich höchstens damit trösten, daß er ja nicht wisse, welche Erlebnisfülle das Dasein bereithalte, wenn die Krankheit den Blick dafür öffne. Eine kleine Eisenbahnfahrt durch an und für sich langweiliges Gelände werde zu einem überströmend reichen Abenteuer für die Augen und die Phantasie. Die Fahrt an einem schmalen Ackerstreifen vorbei, in Wirklichkeit vielleicht in 2 sec geschehen, schien eine Viertelstunde zu dauern, so viele Novellen, Lustspiele oder ländliche Tragödien sausten ihr durch das Gehirn, während ihr Blick im Vorüberfliegen die dort arbeitende kleine Gruppe von Bauernmädchen und jungen Knechten erfaßte, die mit einer ungeheuren Intensität in Mimik und Gestik und beladen mit den verschiedensten buntesten Lebensschicksalen vor ihr gestanden seien. Ein im Gegenlicht schimmernder Pflug lockte Tränen des Entzückens hervor.

Eine andere 54 jährige Patientin berichtete bei der Aufnahme, daß sie schon seit 12 Jahren unter ihrer Krankheit leide und viele Ärzte konsultiert habe. Seit dieser Zeit sei sie regelmäßig 6 Monate im Jahr krank und 6 gesund. Die jetzige Depression dauere nun aber schon 10 Monate. Wenn sie nicht ihren religiösen Halt hätte, hätte sie schon Selbstmord begangen, weil die seelischen Qualen der *Schwermut* nicht mehr auszuhalten seien. Morgens sei es am schwersten, gegen Abend lasse der Druck etwas nach. Der Beginn einer depressiven Krankheit sei immer völlig der gleiche. Sie merke plötzlich, daß sie ihrer Arbeit nicht mehr nachkomme, daß sie selbst Dinge, die ihr sehr am Herzen liegen, nicht mehr fertig bringe. Sie könne in keiner Weise mehr disponieren und vernachlässige nicht nur ihren Haushalt, sondern auch sich selbst. Es bemächtige sich ihrer eine heftige Todesangst, und sie würde am liebsten am Morgen nicht mehr aufwachen. Dann stelle sich ein immer mehr wachsender körperlicher Druck in der Herzgegend ein und alles sei tot und wie versteinert in ihr. Es sei ganz eigentümlich, daß alle diese Erscheinungen plötzlich, gewissermaßen von einem Tag auf den anderen, in voller Stärke da seien. Wenn sie ganz genau überlege, werde ihr jeweils hinterher klar, daß wohl schon Wochen vorher eine gewisse leichte Hemmung bei ihr bestand, die sie aber in diesem Zustand nicht als solche bemerkte. Genauso rasch wie die Depression einsetze, verschwinde sie auch wieder. Sie fühle sich oft innerhalb weniger Stunden wieder völlig gesund. Bemerkenswert sei noch, daß sie seit Jahren mit einem Magengeschwür zu tun habe, daß aber eigentümlicherweise in den depressiven Phasen von seiten des Magens niemals die geringsten Beschwerden mehr bestünden. — Ihr eigenes Wesen schilderte die Patientin als „etwas exaltiert“ mit einer fast überschwenglichen Naturliebe, aufgeschlossen für alles Gute und Schöne des Lebens, weich und empfindsam. Die depressiven Phasen empfinde sie von Mal zu Mal „tiefer und weher“. Nach Abklingen der Ersterkrankung habe sich ein über Wochen anhaltendes Stadium besonderer Lebhaftigkeit, Gesprächigkeit und empfindsamer Aufnahmefähigkeit eingestellt, wobei ihr selbst eine gewisse Sprunghaftigkeit des Denkens aufgefallen sei. In den ersten Jahren habe sie die Zeit zwischen den Depressionen als besonders glücklich, eindrucksreich und sich selbst als ungewöhnlich weltoffen empfunden. Sie berichtet, sie habe ursprünglich um ihretwillen die Depression sogar gern in Kauf genommen. Vor die Alternative gestellt, ob sie lieber in einer ausgeglichenen Mittellage leben wolle, hätte sie sich wohl eher für die Depression und die gehobene Zwischenphase entschieden. Die zunehmende Qual der Schwermut freilich habe sie nun doch so abgeschreckt, daß sie lieber auf das dazwischenliegende Glück verzichten möchte, das zu teuer erkauft sei.

Auf dem Gebiet der *Wahnbildung* finden wir bei der Manie kein Gegenstück zu den geschilderten drei Wahntypen der Depression, welches es mit diesen an psychologischer Ausdifferenziertheit und an Schwergewicht für die erkrankte Persönlichkeit aufnehmen könnte. Der manische Größenwahn ist nur teilweise in Parallele zu den depressiven Wahnerlebnissen zu setzen. Vergleichen kann man zwar durchaus die depressive Selbstentwertung mit der manischen kritiklos gesteigerten Selbstüberschätzung. Was wir jedoch bei der Manie nie überzeugend gesehen haben, ist beispielsweise ein *Erlebnis metaphysischer Erhöhung*, welches das Gegenbild zu einem depressiven Versündigungswahn wäre. Wir kennen seltene religiöse Begnadungserlebnisse in der Manie, die aber ausnahmslos recht flüchtiger und spielerischer Natur waren.

Ein Patient mit einer Manie, deren metaphysischer Ernst uns erstaunte — es handelte sich um ein tiefgreifendes religiöses Bekehrungserlebnis —, entwickelte nach kurzer Zeit paranoide Symptome, und der Zustand erwies sich, wie das bei besonders eindrucksvollen Manien nicht selten ist, als manischer Beginn einer schizophrenen Psychose. Es ist keine Frage, daß die Unstetheit der Manie der Ausarbeitung und Vertiefung einer Wahnbildung entgegenwirkt. Wenn wir uns vor Augen halten, mit welcher Wucht und Nachhaltigkeit die depressive Traurigkeit in das Dasein des erkrankten Menschen hineinwirkt und wie vollständig ihn die Melancholie durchtränkt, dann ist verglichen damit die freudige Gehobenheit der Manie ein Strohfeuer. — Während bei der Depression die Gedanken häufig von einem eng umschriebenen Angstthema vollkommen ausgefüllt sind, pflegt sich eine blühende expansive Manie kaum in ein einziges Thema für längere Zeit zu verbohren. Anders ist dies bei leichteren Manien, die mitunter von der *Dauererregtheit hyperthymischer Psychopathen* besonders deshalb schwer zu unterscheiden sind, weil auch bei ihnen flache Wellen endothymer Art hinsichtlich Betriebsamkeit und Enthemmung vorkommen. Man hat solche Formen immer wieder als Vehikulum *monomanischen Querulierens* und expansiver oder *paranoischer Entwicklungen* außerhalb der schizophrenen Psychosen in Anspruch genommen.

Verhältnismäßig selten einmal schildern einzelne Patienten *Leibempfindungen*, die man als „vital" der vitalen Traurigkeit gegenüberstellen könnte. Mitunter hören wir Bezeichnungen wie „Unermüdbarkeit" oder „Kraftgefühl", aber alles bleibt unendlich viel verschwommener. J. CUSTANCE berichtet, daß er manchmal, „lange bevor irgendeine Reaktion in der geistigen Sphäre eintrat", im Anfang der Phasen manischer Erregung an sich selbst die für ihn in diesem Zustand typischen Symptome beobachtet habe, nämlich „den angenehmen Kitzel der Wirbelsäule und das Gefühl von Wärme und Wohlbehagen im Solarplexus".

Auch die *primäre Hypochondrie*, die psychopathologisch ein besonders scharf konturiertes Syndrom darstellt, hat keine Entsprechung in einem manischen „Gesundheitswahn", und die sehr diffuse Großsprecherei und die Verschwendungssucht des kritiklosen Maniakus kann nicht mit der Prägnanz des depressiven nihilistischen Verarmungswahnes konkurrieren.

Was in der Manie vollkommen fehlt, das ist die oben für die Depression geschilderte Typologie mit den zwei einander so eindrucksvoll entgegengesetzten Gruppen der Krankheitseinsichtigen und der völlig in den depressiven Wahnängsten Versunkenen. Diese zwei polaren Möglichkeiten des Depressivseins, die es unseres Erachtens auch unmöglich machen, von einer durchgehend einheitlichen anthropologischen Struktur „des" depressiven Menschen zu sprechen, ohne der Wirklichkeit Gewalt anzutun, fehlen auf dem manischen Flügel vollkommen.

Ich kenne keine Beispiele dafür, daß manische Patienten auf der Höhe ihrer Psychose an Krankheit denken, wie es der erstgeschilderte Typ endogener Depressionen einwandfrei tut. Das manische Gefühl der Gehobenheit und heiteren Omnipotenz, das kritiklos glückliche Im-Einklang-Stehen mit sich selbst ist offensichtlich ein so überwältigendes Erlebnis für den Menschen, daß eine Distanzierung auch aus psychologischen Gründen so gut wie unmöglich ist. FREUD hat diese Beobachtung auch gemacht und formuliert, daß beim Manischen Ich und Ichideal(Über-Ich) zusammengeflossen seien, weil die Auflehnung des Ich geglückt sei.

Bei Depressionen ist es am häufigsten die psychomotorische Hemmung, für welche Krankheitseinsicht besteht. Ihr folgt die vitale Traurigkeit nach, wenn nicht etwa der Depressive mit Schuldgefühlen versucht, diese Traurigkeit als eine natürliche Reaktion auf die Belastung seines Gewissens zu interpretieren. Man kann sagen, daß in der Depression nicht nur die Krankheitseinsicht, sondern auch das Krankheitsgefühl um so eher, ja geradezu gesetzmäßig, verlorengeht, je intensiver die Krankheit über die Vital- und Antriebssphäre hinausreicht und die Sphäre der Wertgefühle und damit des personalen Geistes im Sinne von NICOAI HARTMANN ergreift.

Bei der Manie ist es am ehesten die Erregungsphase, für welche nach Abklingen der Psychose eine gewisse Einsicht vor allem dann besteht, wenn irgendwelche realen Folgen durch begangene unzweckmäßige Handlungen als peinliche Elemente zurückgeblieben sind. Für die pathologische Gehobenheit und Heiterkeit pflegt zumeist höchstens verstandesmäßig unter dem Druck unwiderlegbarer Argumente widerwillig zugegeben zu werden, daß die „Nerven vielleicht etwas überreizt" waren. Besonders gilt dies von Menschen von hyperthymem Temperament. Gelegentlich kommt es aber auch vor, daß, wenn die Manie von einer Depression abgelöst wird, Geschehnisse aus der gehobenen Phase Anlaß zu Schuldgefühlen und Selbstvorwürfen werden. Dasselbe kann der Fall sein, wenn die Persönlichkeit des an einer Manie erkrankt Gewesenen konstitutionell subdepressiv ist.

Im ganzen kann man wohl sagen, daß Manien ausgeprägteren Grades in ihrer ganzen Symptomatologie *persönlichkeitsfremder* wirken als depressive Verstimmungen, wenn man sie an der Ausgangspersönlichkeit mißt. Mag auch eine Manie in der Phase heiterer Gehobenheit und Beschwingtheit etwas Mitreißendes haben, wenn die Persönlichkeitsvergröberung noch nicht allzusehr in Erscheinung tritt, so ist uns doch im allgemeinen der depressive Mitmensch vertrauter und einfühlbarer als der sinnlos heiter Exaltierte.

Bei Manien haben wir nie überzeugend *Zwangssymptome* gefunden, die im Gegensatz dazu nicht ganz selten bei endogenen Depressionen mit der Psychose kommen und gehen und den Zwängen bei selbstunsicheren Psychopathen völlig gleichen können. Mitunter ergibt die Anamnese, daß schon vor Eintritt der Psychose eine gewisse Neigung zu Anankasmen vorhanden gewesen ist, welche durch die Depression vorübergehend stärker in Erscheinung tritt, mitunter läßt sich aber auch nichts Derartiges in Erfahrung bringen. Daß Zwänge auch als Prodrome schizophrenen Psychosen vorangehen können, hat u. a. K. SCHNEIDER gezeigt.

Verworrene Manien können auf der Höhe der Erregung vorübergehend *schizophrene Symptome* aufweisen. K. SCHNEIDER spricht hier von einem „Überkochen" der Manie. Mit dem Abklingen verschwindet auch die atypische Symptomatologie wieder. Ferner gibt es, wenn auch zweifellos selten, bei schwer erregten Manien ebenso wie bei stürmisch agitierten Melancholien Phasen von *Bewußtseinstrübung*. Diese Zustände, die sich mit ganz anders strukturierten Psychosen früher im Sammeltopf der „Amentia" zusammenfanden, müssen Veranlassung geben, die Diagnose der zyklothymen Manie nach zwei Seiten hin zu überprüfen. Einmal muß eine beginnende Schizophrenie ausgeschlossen werden und zum anderen eine körperlich begründbare Psychose.

Bei der Manie kennt man keine so typische *Altersfärbung* wie bei der Depression, obgleich Autoren wie LECHLER und ZEH in jüngster Zeit dem psychopathologischen Bild der Altersmanie wichtige Gesichtspunkte abgewinnen konnten, nachdem KRETSCHMER mit seiner mehrdimensionalen Diagnostik die sich hier ergebenden Probleme grundsätzlich sehen gelehrt hatte. Eine so typische Wandlung der Manie, wie sie depressive Psychosen in der *Involutionszeit* durch die sich verstärkenden Elemente ängstlicher Agitiertheit und Neigung zu paranoidem Beiwerk auszeichnen, kennen wir jedoch nicht.

LECHLER hat an 355 Krankengeschichten von über 65 Jahre alten Patienten der damaligen Schneiderschen Heidelberger Klinik den Symptomwandel der endogenen Psychosen im Alter studiert und festgestellt, daß sich die zyklothymen (ganz überwiegend depressiven) und schizophrenen Psychosen phänomenologisch immer mehr angleichen, so daß aus dem Querschnittsbild die Differentialdiagnose nicht mehr gestellt werden kann. LECHLER vertritt im Gegensatz zu uns die Meinung, daß es sich bei den im Zusammenhang mit Arteriosklerose und Senilität aufgetretenen zyklothymen oder schizophrenen Psychosen nicht um „symptomatische", sondern um „ausgelöste" endogene Psychosen handle. Zeh hebt folgende Alterseigentümlichkeiten der zyklothymen Manie hervor: Im Gegensatz zu dem „stilreinen" Vollbild der Manie der Reife ist die des *Rückbildungsalters* durch Unruhe und Schwere der Verstimmung und Erregung und die *Altersmanie* durch Leere und Starre sowie eine Durchsetzung mit mehr oder weniger ausgeprägten organischen Erscheinungen charakterisiert.

Bekanntlich (vgl. unten) ist die nosologische Einordnung von erstmals in den Rückbildungsjahren auftretenden depressiven und paranoiden Psychosen, vor allem, wenn sie Symptome des Manisch-Depressiven und des Schizophrenen zugleich oder im Wechsel aufweisen, auch heute noch besonders umstritten. Eine der Involutionsmelancholie entsprechende *Involutionsmanie* wurde dagegen nie ernstlich diskutiert.

In Fragen der *Pathoplastik* im Sinne der Birnbaumschen Strukturanalyse sowie der psychoreaktiven Auslösung machen die depressiven Psychosen im klinischen Alltag viel mehr Schwierigkeiten als die manischen. Abnorme Erlebnisreaktionen manischen Aussehens, die länger als ganz vorübergehend ernstliche differentialdiagnostische Zweifel bezüglich der Abgrenzung gegenüber einer endogenen Manie bereiten würden, kennen wir praktisch nicht. (Tellenbach nimmt als charakteristisch für die Situationspsychologie des Vorfeldes endogener Manien das „Pressorische" an.)

Dagegen hatte man das symptomatische Vorkommen manisch aussehender Psychosen ebenso wie schizophreniformer Zustände im Rahmen körperlich begründbarer Psychosen im Gegensatz zu endogen-depressiv aussehenden Symptombildern schon immer beobachtet. K. Schneider vertritt die Überzeugung, daß eine solche symptomatische Manie schwerer von einer zyklothymen Manie zu unterscheiden sei als ein depressiver Zustand bei akuten körperlichen Erkrankungen von einer zyklothymen Depression. Rein auf Grund des psychopathologischen Bildes, also ohne vorherigen Ausschluß einer körperlich begründbaren Psychose und ohne Berücksichtigung des Verlaufs, ist nach K. Schneider eine zyklothyme Manie selten mit Sicherheit diagnostizierbar, weil maniforme Bilder ganz allgemein „verschwommener" sind. K. Schneider betont weiter, daß ein manischer Rausch oder eine manische Paralyse, aber auch eine manische Schizophrenie einer zyklothymen Manie ähnlicher seien, als depressiv toxische oder depressiv chronisch organische oder auch depressiv schizophrene Zustände einer zyklothymen Depression. Daß auch eine hyperthyme Persönlichkeit einer zyklothymen Manie weit mehr ähnele, als eine depressive Persönlichkeit einer depressiven Zyklothymie, muß noch offen bleiben.

Versuchten wir die ausgeprägteren psychopathologischen Bilder der zyklothymen Depression und Manie zu schildern, so ist darauf hinzuweisen, daß in der Praxis viele abortive, aber auch erst beginnende oder abklingende Fälle vorkommen. Diese gehen erfahrungsgemäß nur verhältnismäßig selten durch die Hände des Facharztes. Diagnostisch oft schwer zu erkennen, bereiten sie dem behandelnden Arzt oft dadurch große Sorgen, als keine zwingende Notwendigkeit (oft auch keine Möglichkeit!) zu einer fürsorglichen Internierung gegeben ist. Immer wieder geschieht es dann, daß ein überraschender Suicid eine schwankende Diagnose sichert. Bei Manien gelingt die fällige Klinikeinweisung häufig erst, wenn verhängnisvolle geschäftliche Verluste eingetreten, die Kranken straffällig geworden oder etwa grobe sexuelle Entgleisungen passiert sind.

III. Verlauf und Prognose

1. Die klassische Phase und das Problem der Dauerveränderung

Die klassische *Verlaufstypologie* der überwiegend mit einer *restitutio ad integrum* abheilenden zyklothymen *Phase* im Gegensatz zu den trotz zahlenmäßig nicht geringen Vollremissionen einfach oder wellenförmig (M. BLEULER) zu Defekten und Endzustand verlaufenden *Schüben* bei der Schizophrenie besteht auch heute noch im großen ganzen zu Recht. Man sieht aber auch depressive Phasen, nach deren Abklingen die Patienten nicht mehr auf die Dauer ganz frei von Gedrücktheit werden. Es ist, als hätten die Schwungfedern ihre Spannkraft eingebüßt. Auf eine eventuell persistierende erhöhte depressive Reagibilität nach langwierigen oder gehäuften zyklothymen Phasen sowie auf rein seelisch aufzufassende abnorme Dauerhaltungen der Sorge oder Ängstlichkeit (GRUHLE) wurde schon verwiesen.

Bei diesen übrigbleibenden, gewiß aufs Ganze gesehen relativ seltenen Veränderungen sehen wir häufig eine etwas morose Freudlosigkeit und einen hölzern rechthaberischen Pessimismus. Eine gemütswarme, weichherzige Traurigkeit als bleibende Dauerveränderung ist unserer Erfahrung nach sehr viel seltener. In den Jahren der Rückbildung scheinen sich, auch völlig ohne psychoorganischen Einschlag im Krankheitbild, diese Zustände häufiger einzustellen als bei Jugendlichen. Manchmal steht auch eine Neigung zur *Dekompensierung* (die ebenso wie das Problem und die Vorbedingungen der wieder möglichen *Kompensierbarkeit* noch weiter bestehender Symptome noch viele Fragen aufgibt) unter mannigfachsten Belastungen im Vordergrund. Eine solche Dekompensierung kann mitunter mit einer erneuten psychotischen Phase verwechselt werden (WEITBRECHT).

Ein weiteres Problem bilden unter lange dauernder Psychopharmakonbehandlung auftretende, sich lange Zeit hinziehende gleichsam „verschmierte" Verläufe. Wir glauben sie im Gegensatz zu den vielfach recht scharf abgesetzten klassischen Verläufen der tiefen Phaseneinbrüche mit den völligen nachfolgenden Restitutionen heute häufiger zu sehen. Gewiß ist die tiefste Qual überstanden, die anfängliche Schwere der Symptome weitgehend, aber eben nur weitgehend, behoben, aber die normale Ausgangslinie ist nicht oder nur episodisch erreicht. Endothyme Flachwellen und erhöhte depressive Reagibilität und Störbarkeit persistieren ganz ungewöhnlich lang. Viele derartige Patienten setzen dann aus eigener Machtvollkommenheit die Behandlung mit Psychopharmaka fort oder wieder ein, wechseln auf Rat der Nachbarschaft das Medikament oder fixieren sich angstneurotisch an diesen „Rettungsanker".

JANZARIK fand bei der Analyse der Wirkungsebene der Pharmakotherapie im Aufbau depressiver Syndrome bei den genannten Fällen eine persistierende dynamische Insuffizienz vorwiegend im Rahmen dysthymer Syndrome, wo sie eine Annäherung an blande schizophrene Residualzustände bewirkt.

Wir kennen zyklothym Depressive mit dem Lebensalter der typischen Erkrankung an zyklothymer Depression etwa zwischen 20 und 50 Jahren, die uns nach einer einzigen Krankheitsphase überzeugend schilderten, daß sie nie mehr seelisch so gesund geworden seien, wie sie vor der Krankheit waren. Solche Menschen berichten beispielsweise, daß sie sich seitdem nicht mehr so unbekümmert wie früher allem Beglückenden des Lebens hingeben und aufschließen könnten. Ihr früherer vitaler Schwung sei vermindert, ihre körperliche Leistungs- und Durchhaltefähigkeit nicht mehr dieselbe wie früher, und sie reagierten nachhaltiger als zuvor auf betrübliche Ereignisse. LAUTER fand solche Verläufe mit Persönlichkeitsveränderungen und persistierenden Symptomen nur selten bei bipolar-zyklischen, vielmehr fast ausschließlich bei monopolaren Formen, die meist durch eine geringe Tiefe der Depression und eine relativ geringe dynamische Restriktion gekennzeichnet waren. WIESER hob die verminderte Frustrationstoleranz hervor. Schon Verlegung in ein anderes Zimmer „löst die Phase aus".

Auch bei manischen Patienten, vor allem in den Involutionsjahren, bemerkt man nach Abklingen einer Phase mitunter eine leichte, nur eben hypomanische *Dauerverstimmung*. Solche Menschen zeigen dann weniger eine leicht gehobene Fröhlichkeit als vielmehr eine oft deutlich ichbetonte, geltungsbedürftige Vielgeschäftigkeit und leicht gereizte Distanzlosigkeit. Persönlicher Charme und Takt, so berichten dann Bekannte aus der Zeit vor der Psychose, seien in einer schwer zu fassenden, aber doch unverkennbaren Weise in Mitleidenschaft gezogen.

2. Art, Häufigkeit und Dauer von Phasen und Intervallen

Art und *Häufigkeit* der *Phasen, Dauer* und *Länge* der *Intervalle* weisen bei einzelnen Kranken die verschiedenartigsten Variationsmöglichkeiten auf. Aus der damals von STAEHELIN geleiteten Klinik in Basel hat MARIANNE KINKELIN folgende Erhebungen mitgeteilt: Die periodische Form ist die am häufigsten vorkommende Verlaufsweise endogener Depressionen. Nicht ganz *zwei Drittel aller Patienten machen nur depressive Phasen durch, ein Drittel hat daneben auch manische Attacken.* Weitaus am seltensten kam es ausschließlich zu wiederholten manischen Phasen (4%). 84,3% aller Patienten erlebten mehrere Phasen im Laufe ihres Lebens. *Besonders bemerkenswert ist, daß sich bei einem Siebentel aller Manisch-Depressiven über kurz oder lang schizophrene Symptome zeigten.* Einen Umschlag ins Schizophrene fand W. SCHMITT bei Frauen unverhältnismäßig viel häufiger als bei Männern. Drei Viertel aller Manisch-Depressiven erkrankten erstmals zwischen dem 20. und 50. Lebensjahr, Zirkuläre viel häufiger vor dem 20., einfache Depressionen nie vor dem 30. Lebensjahr. Die leichteren, sich häufig wiederholenden Phasen bevorzugen für den Beginn Frühjahr und Herbst. M. KINKELIN fand ein „*auslösendes*“ *Moment* bei *einem Viertel* aller *Depressionen* und *einem Vierzehntel* der *Manien* wirksam. Wichtig ist noch, daß nach den Baseler Statistiken in etwa einem Viertel der Fälle Übergang in ein chronisches Stadium erfolgt, wobei die zirkulären Formen den höchsten Prozentsatz stellen. Auffallend schlecht ist die Richtungsprognose endogen-depressiver Phasen während der Schwangerschaft oder kurz nach der Geburt. (vgl. oben PAULEIKHOFF).

AKE STENSTEDT legte kürzlich eine sorgfältige, sich auf 216 Probanden stützende Studie vor. 116 Fälle waren rein manisch-depressiv, 100 wiesen atypische Beimengungen im Symptombild, wie abweichende Persönlichkeitszüge, psychogene Faktoren und schizophrenieähnliche Symptomgestaltung auf. An dem skandinavischen Material findet sich also ebenfalls eine beträchtliche Häufung von “disturbing elements”, wie M. KINKELN sie an den Schweizer Probanden auch besonders hervorhebt. Übrigens hatte J. LANGE, ohne daß dies die gebührende Beachtung gefunden hätte, schon in seinen Handbuchbeiträgen hervorgehoben, daß es *nur wenige Zyklothymien mit zahlreichen Phasen* gebe, die, sofern man den ganzen Lebenslauf zu überschauen vermöge, *stets rein manisch-depressiv* geblieben seien und nicht im einen oder anderen Psychosenabschnitt psychotische Elemente wie Denkstörungen im Sinne der Zerfahrenheit, Halluzinationen oder katatone Symptome geboten hätten, die nicht zum klassischen manisch-depressiven Krankheitsbild gehören. — Es gibt *Pausen* zwischen 2 Phasen bis zu vielen Jahrzehnten (die längste mir bekannte betrug 50 Jahre), und es gibt jene verhängnisvollen Fälle, wie BERTOZZI, FERRARINI u. a. sie geschildert haben, bei denen ohne jede Remission über Jahre hinweg eine periodische Melancholie täglich alterniert.

Bezüglich der *Verteilung depressiver und manischer Phasen* gibt es alle erdenklichen Möglichkeiten, wie auch die neuesten Baseler Ergebnisse in Übereinstimmung mit den grundlegenden Forschungen von J. LANGE statistisch zeigen. Kranke, die nur Depressionen bekommen, findet man viel häufiger als solche, die ausschließlich an Manien erkranken. Auch die eigentlich Zirkulären mit depressiven und manischen Phasen sind gegenüber den nur Depressiven in der Minderzahl. An depressive Phasen können sich manische (oder umgekehrt) unmittelbar anschließen, oder es kann ein freies Intervall dazwischengeschaltet sein. Beide Arten affektiver Psychosen können an Dauer und typischer Ausprägung gleich schwergewichtig sein, oder aber es kann gänzlich willkürlich oder in scheinbar gesetzmäßigem Turnus sich wiederholend die jeweilige Gegenphase so wenig intensiv sein, daß man sie fälschlicherweise für die unauffällige, gesunde Normalzeit hält. Die Angaben über die durchschnittliche Dauer einer spontan verlaufenden zyklothym depressiven Phase schwanken bei einzelnen Beobachtern zwischen 6–8–12 Monaten. Bei depressiven Phasen mit Ausgang in völlige Heilung ist eine ununterbrochene Krankheitsdauer bis zu 20 Jahren (BÜRGER-PRINZ) beobachtet worden.

Was den Beginn einer Phase angeht, so kann er derart akut einsetzen, daß die Kranken auf Tag und Stunde sagen können, wann die Schwermut über sie gekommen sei. Besonders oft sieht man hier ein förmliches Überfallenwerden von einem herzphobischen Syndrom. Andere Fälle zeigen lang sich hinschleppende Podrome uncharaktristischer, oft ausgesprochen „neurasthenisch“ gefärbter Verstimmung. Das Aufhören einer Phase vollzieht sich in der Mehrzahl der Fälle allmählich, wobei das Tempo der Auflichtung der Traurigkeit und der Lösung der Hemmung sehr verschieden sein kann. Es gibt auch spontanes Umschlagen in die Gegenphase von einer Stunde zur anderen, und auch der Abbruch der Psychose kann, wenn auch nicht allzu häufig, genau so rasch zustande kommen.

Verläuft eine Zyklothymie periodisch, dann werden, wie J. LANGE an einem sehr großen Material festgestellt hat, die einzelnen Phasen länger und die gesunden Intervalle kürzer. Während ein solches nach einer Dritterkrankung auf rund 4 Jahre geschätzt wird, betrug es nach der zweiten Erkrankung durchschnittlich 6 und nach der Ersterkrankung 10 Jahre bis zur nächsten depressiven Phase. Die traditionelle Anschauung, daß die Phasendauer mit dem höheren Lebensalter ansteige, ließ sich nach P. MATUSSEKS Untersuchungen an nicht-schockbehandelten Depressiven der Jahre 1926-1942 nicht verifizieren. Die Durchschnittsdauer ohne die Extremphasen betrug bei 500 Kranken ca. 7 Monate.

3. Streckenprognose und Richtungsprognose

MAX MÜLLER unterscheidet bei der manisch-depressiven Krankheit die günstige *Streckenprognose* von der nicht besonders günstigen *Richtungsprognose*. Er konstatiert, daß nur *einmal* im Leben auftretende Manien im Gegensatz zu einmaligen (oder höchstens noch einmal in der Involutionszeit wiederkehrenden) Melancholien selten sind. Wenn ein Zyklothymer als erste Krankheitsphase eine Manie bekommt, kann auf Grund der Statistik mit Wahrscheinlichkeit vorausgesagt werden, daß er auch späterhin mit Manien rechnen muß, während ein Alternieren mit depressiven Phasen unwahrscheinlich ist.

Die für die Kranken und ihre Angehörigen besonders bedeutungsvolle Frage, ob die Krankheit auch einmal wieder endgültig aufhören könne, beantwortet MÜLLER dahingehend, daß beispielsweise frühzeitig begonnene periodische Manien nicht ganz selten im 5. Lebensjahrzehnt erlöschen. Seltener kommt dasselbe bei rein depressiven Phasen vor. Noch ungünstiger liegt die Prognose bei denjenigen Patienten, die von vornherein abwechselnd Depressionen und Manien hatten.

G. LUNDQUIST fand an einem Material von 319 Probanden, daß bei Manien 92 %, bei Depressionen etwa 80 % der ersten Attacke abheilten. Bei jüngeren Patienten stieg diese Zahl für beide Formen auf 95%. Das Risiko des Chronischwerdens ist wiederum nach LUNDQUIST am größten bei Depressionen, die erstmals im Alter von 30 oder mehr Jahren auftreten. Die wenigen Manischen, deren erste Phase nicht abheilte, hatten zur Zeit der Erkrankung das 45. Lebensjahr bereits überschritten. Ungefähr die Hälfte aller Manien hatte nur eine einzelne Phase. Die *Rückfallgefahr* ist bei sehr jugendlichen Patienten am größten: jeder dritte erlitt binnen 3 Jahren nach Abklingen der ersten Phase ein Rezidiv. Unter den Depressiven hatten nur zwei Drittel eine Phase, und das Rückfallrisiko innerhalb der ersten 3 Jahre erwies sich am Material LUNDQUISTs als geringer im Vergleich zur Manie. Nur jeder 10. Patient erkrankte erneut. — Die Gefahr *mehrfacher* nachfolgender Phasen ist für Manien am größten (mehr als 3 Attacken im Laufe des Lebens), während junge Depressive selten mehr als 2 Phasen bekommen. Sind sie zur Zeit der Ersterkrankung aber älter als 30 Jahre, dann erhöht sich das Risiko etwas.

J. LANGE fand unter seinen manisch-depressiven Patienten 14 % chronisch Zirkuläre, während 12 % im Leben nur eine einzige Phase, und 17 % mehr als 3 Phasen hatten. Die Hälfte aller Probanden von J. LANGE erkrankte erstmals vor dem 30., noch ein Viertel vor dem 40. Lebensjahr. Nach dem 60. Lebensjahr trat selten eine erste Phase auf.

Sehr viele Autoren, die über *Verläufe* bei zyklothymen Psychosen gearbeitet haben, stellen fest, daß die Prognose um so günstiger ist, je *typischer* die *Symptome* der zyklothymen Kerngruppe ausgebildet sind und je *syntoner* die *Ausgangspersönlichkeit* ist. Dabei verweisen verschiedene Beobachter immer wieder auf die von E. KRETSCHMER gefundene Häufigkeitsbeziehung zum pyknischen *Körperbautypus* hin. MAUZ beschrieb unter solchen Fragestellungen chronische Depressionszustände und torpide Involutionsmelancholien. Die letztgenannten gehören körperbaulich nicht zum pyknischen Typus und haben auch kein zyklothymes Temperament. Getrübt wird die Prognose durch heteronome Merkmale etwa im Sinne reizbarer und freudloser Verstimmbarkeit oder einer kontaktarmen, anankastischen Wesensstruktur, leptosomer Asthenie oder Dysplasie und schließlich erblicher Belastung mit Schizophrenie. Für die einzelne Phase gilt, daß sie prognostisch um so günstiger beurteilt werden darf, je stilreiner sie ausgeprägt ist. Schizophreniforme Zutaten sind namentlich in jüngeren Jahren bedenklich, und dasselbe gilt für massive pathoplastische psychogene „Überlagerungen". Das höhere Lebensalter pflegt verlängernd auf die einzelne Phase zu wirken. Ob ein gleichzeitig sich entwickelnder hirnatropischer Vorgang die Prognose trübt, wenn das psychopathologische Bild frei von hirnorganischen Symptombeimengungen ist, vermögen wir nicht sicher zu sagen. Wir haben unter unserem Material unter Anlegung eines strengen Maßstabes bei nicht wenigen Depressiven zwischen 45 und 55 Jahren eindeutige *Ventrikelerweiterungen* unbekannter Herkunft gefunden, und die Phase ist dennoch *vollkommen abgeheilt*. Tritt eine Cerebralsklerose hinzu, so können sich ebenso wie bei Fällen von präsentilem Abbau endogene und exogene Symptome durchmischen und einander modifizieren.

Praktisch und theoretisch besonders wichtig ist folgende strukturanalytisch zu interpretierende Beobachtung: Vorübergehend unter dem Einfluß einer Depression aufgetretene *Dekompensierungen* einer beginnenden cerebralsklerotischen Leistungsminderung und Wesensänderung können nach Abklingen der Depression wieder verschwinden. Umgekehrt kann man nicht bestreiten, daß das zufällige Hinzutreten einer cerebralen Atherosklerose oder eines präsenilen Abbaus seinerseits die Gefahr des Chronischwerdens einer nunmehr „organisch unterlegten" depressiven Phase mit sich bringen kann.

Über den Zusammenhang von *Jahreszeit* und *Psychosenausbruch* gibt es zahlreiche Beobachtungen. Man sieht immer wieder Patienten, bei welchen mit einer gewissen Regelmäßigkeit depressive Phasen in einem bestimmten Monat beginnen und in einem anderen abklingen. Darüber hinaus zeigt die Statistik einen Gipfel der Erkrankungshäufigkeit im Herbst und eine zweite flachere Erhebung im Frühjahr.

4. Forensisches

Zur *forensischen Bedeutung* der Zyklothymie ist zu sagen, daß sich bei ausgeprägten Manien infolge der fehlenden Krankheitseinsicht schon allein im Hinblick auf das Unterbringungsgesetz und das Behandlungsrecht eine Entmündigung oft nicht umgehen läßt. Bei der Aktivität manischer Patienten reichen die Sicherungen durch eine Pflegschaft häufig nicht aus, um den Kranken, seine Familie und die Allgemeinheit vor Schaden zu schützen. Besonders schwierig sind jene betriebsamen Hypomaniker, bei deren Psychose der Laie einschließlich des Juristen die Krankheit nicht zu sehen vermag, wodurch rechtzeitige Klinikeinweisungen verhängnisvoll verzögert werden können. Bei einer blühend-expansiven Manie wird die strafrechtliche Unzurechnungsfähigkeit und die Geschäftsunfähigkeit dagegen kaum einmal in Zweifel gezogen werden. Dasselbe gilt für

Vergehen und Verbrechen von zyklothym Schwermütigen, bei welchen die Diagnose der endogenen Phase zweifelsfrei feststeht. Hier ist an erster Stelle der *erweiterte Selbstmord* zu nennen. Depressive Familienväter versuchen nicht ganz selten, ihre Angehörigen, Mütter vor allem ihre unversorgten Kinder mit in den Tod zu nehmen. Mitunter will dann der Staatsanwalt auf Grund eines klaren und geordneten Abschiedsbriefes das Vorliegen einer krankhaften Störung der Geistestätigkeit in Zweifel ziehen, die der Gutachter diagnostiziert. Gelegentlich ist auch einmal das Kuriosum einer unwahren Selbstbezichtigung zu begutachten, die aus Schuldgefühlen und Selbstvernichtungstendenzen zu entspringen pflegt. (Der Dichter FRANZ GRILLPARZER hatte einen depressiven Bruder in einem solchen Gerichtsverfahren zu vertreten.) Zivilrechtlich ist bei Depressiven mitunter die Frage der Geschäftsfähigkeit und damit im Zusammenhang auch die Testierfähigkeit zu beurteilen. Manche Kranke sind in ihrer Selbstunsicherheit durch andere abnorm bestimmbar oder handeln, wenn man sie geschickt auszunutzen weiß, aus Schuldgefühlen und einer Art von Sühnebedürfnis heraus gegen ihre eigenen offenkundigen Interessen.

Auch im Versicherungswesen kann es wichtig werden, die Zurechnungsunfähigkeit eines Kranken für einen begangenen Suicid zu testieren. Mitunter stoßen sich aus Unkenntnis der Sachlage die Versicherungsträger an einem „klaren“ hinterlassenen Abschiedsbrief oder an der „besonnen und umsichtig“ durchgeführten Suicidhandlung, ohne zu beachten, daß *Grund* und *Motiv* des Suicids krankhafter Natur sind.

In Prozessen wegen *Aufhebung der Ehe* argumentiert gelegentlich der antragstellende Partner damit, daß die „Veranlagung“ zu einer endogenen Psychose bei dem beklagten Teil eine wesentliche Eigenschaft sei, die ihm zur Zeit der Eheschließung unbekannt gewesen war und die ihn, hätte er von ihr gewußt, von der Eingehung der Ehe abgehalten haben würde. Der heutige Stand der erbbiologischen Kenntnisse macht es dem Gutachter zur Pflicht, ein so leichtfertiges Operieren mit einer „Anlage“ zu inhibieren, zumal bei einer überaus großen Anzahl von Krankheiten eine „Veranlagung“ auch ohne gleichsinnige Belastung in der Familie anzunehmen ist. Man kann hier für Patienten mit endogenen Psychosen keine Sonderregelung treffen, die noch deutlich den Stempel der Diffamierung der „Erbkranken“ während der nationalsozialistischen Herrschaft trägt.

Schließlich ist noch zu sagen, daß eine Indikation zur *Unterbrechung einer Schwangerschaft* wegen Gefahr für Leben oder Gesundheit der Schwangeren bei manisch-depressiven Psychosen im allgemeinen nicht bejaht werden kann. Höchst selten einmal ist ein Fall zu diskutieren, wo früher schon einmal im Anschluß an einen Partus eine psychotische Phase aufgetreten ist. Man weiß aber hier nicht, ob dasselbe nicht auch nach einer künstlich eingeleiteten Frühgeburt eintreten könnte. Die unfreiwillige Einweisung einer suicidgefährdeten Schwangeren, deren depressiver Hauptinhalt durchaus die bestehende Gravidität sein kann, der sie sich nicht gewachsen fühlt, kann für den praktizierenden Arzt infolge der gutgemeinten aber weltfremden *Unterbringungsgesetze* ein erhebliches Maß von Belastung bedeuten.

5. Suicid

Auf die *Suicidalität* der zyklothym Depressiven wurde wiederholt hingewiesen. PÖLDINGER konnte zeigen, daß 10 Jahre nach der Klinikaufnahme 6 % der Depressiven und 4 % der Schizophrenen durch Suicid gestorben waren. Von den involutiven Melancholien der Baseler Klinik begingen sogar 12 % Suicid.

Zu ganz ähnlichen Ergebnissen, gewonnen an amerikanischem Krankengut, kommt in seiner Monographie über die endogenen Depressionen KRAINES. Er findet außerdem einen deutlichen Gipfel der Häufigkeitskurve in den Monaten März bis Mai.

Daß bei der hohen Ziffer der Suicidalität (vor allem auch der geglückten Suicide gegenüber den Suicidversuchen) die sonst so segensreiche ambulante Behandlung von Depressionen den Arzt mit einer nicht hoch genug zu veranschlagenden zusätzlichen Verantwortung belastet (Kielholz), darf nicht verkannt werden. Der Erkennung und richtigen Bewertung des *präsuicidalen Syndroms* (Ringel) und der *Abschätzung der Suicidalität* (Pöldinger) überhaupt kommt daher große Bedeutung zu. Gelänge es endlich, in der Meinung der Bevölkerung, auch der „gebildeten", der sogenannten „Psychiatrierung" ihren diffamierenden Charakter zu nehmen, so wären viele Suicide zu verhüten und mancher Arzt würde sich nicht bereit finden, der Reputierlichkeit der Familie wegen unsichere Fälle in der Sprechstunde zu therapieren. Lungershausen fand, daß etwa ein Drittel aller Suicidenten in der Bevölkerung an endogenen Psychosen litt, während die entsprechende Zahl bei den Suicidversuchen etwa bei 15 % liegen mag. Er fand unter Studenten, die durch Suicid starben, in 24 % der Fälle depressive und in 16 % schizophrene Psychosen.

IV. Die affektiven Psychosen der „Rückbildungsjahre"

Bezüglich der nosologischen Stellung der sog. *Rückbildungspsychosen* bestehen in der Psychiatrie die größten Meinungsverschiedenheiten, wie ein Blick in die einschlägige Literatur lehrt. Es hat sich bewährt, die Jahre der weiblichen Klimax als einigermaßen genau abgrenzbar von der zum Greisenalter im Verlauf von etwa zwei weiteren Jahrzehnten allmählich überleitenden Involution abzugrenzen. Mit dem Sistieren der Funktion der Geschlechtsdrüsen bei der Frau, welche beim Mann sehr häufig lediglich eine gewisse Reduktion erfährt, aber auch bis ins hohe Alter erhalten bleiben kann, braucht ja durchaus noch kein allgemeiner Alterungsprozeß einzusetzen. Die physiologischen Erscheinungen der Jahre der Involution wiederum können zwar von den echten Krankheitssymptomen der cerebralen Atherosklerose durchaus abgegrenzt werden, gehen dagegen ohne sichere Grenzen in die Sphäre des schicksalhaft Präsenilen und schließlich Senilen über. Wir bewegen uns also schon physiologisch auf einem recht unsicheren Gelände, und für die Psychiatrie dieser Jahrzehnte gilt dies im besonderen.

Die häufig gebrauchten Bezeichnungen der *Involutionsmelancholie* oder der *Involutionsparanoia* sind deshalb nicht sehr zu empfehlen, weil sie eine nosologische Zuordnung zu der manisch-depressiven oder der schizophrenen Krankheitsgruppe bedeuten. Darum geht aber gerade die Meinungsverschiedenheit in verschiedenen psychiatrischen Lagern. Wir ziehen es vor, nichts vorwegzunehmen und rein symptomatologisch von *depressiven* oder *paranoiden Rückbildungspsychosen* zu sprechen. Scheint die Beziehung einer depressiven Psychose zum Klimakterium der Frau durch überzeugenden zeitlichen Zusammenhang gesichert, so kann man von einer *klimakterischen Psychose* sprechen. Man muß sich aber klar darüber sein, daß man dann nicht mehr eine symptomatologische Ordnung gewählt hat, sondern eine *Ätiologie* zugrunde legt, über die man so gut wie nichts weiß. Am überzeugendsten sind die Zusammenhänge da, wo eine vorher von zyklothymen Phasen völlig freie Patientin erstmalig im Zusammenhang mit dem Sistieren der Menses und insbesondere nach Ausschluß der Keimdrüsenfunktion durch Ovariektomie oder noch häufiger durch Röntgenbestrahlung unter den Symptomen einer endogenen Depression krank geworden ist. Dabei muß man wissen, daß gerade in diesen Jahren bei der Frau depressiv gefärbte Persönlichkeits- und Lebenskrisen sehr häufig vorkommen, die man nicht als endogen verkennen darf. Wie für die klimakterischen Psychosen — man kennt hier, soweit wir sehen, nur Depressionen, aber keine überzeugenden Manien —, so muß man auch für die *Diagnose* von *Rückbildungspsychosen zweierlei Bedingungen* fordern, wenn man diese Formen aus der großen Gruppe der manisch-depressiven Psychosen herausnehmen will: es dürfen in der Vorgeschichte nicht die geringsten manischen oder depressiven phasenhaften Schwankungen vorangegangen sein, und die Psychose darf nicht von ihrem ersten Auftreten im Klimakterium oder in den Rückbildungsjahren ab sich phasenhaft wiederholen oder einen Wechsel von depressiven und manischen Zuständen zeigen. Wäre dies der Fall und bliebe es nicht bei einer einmaligen Erkrankung, dann wäre das Auftreten der ersten Phase in der Klimax oder Involution theoretisch und nie sicher beweisbar, als „Auslösung“ einer endogenen Zyklothymie zu diskutieren, die von der betreffenden biologischen Lebensphase dazuhin noch allenfalls eine gewisse psychopathologische Eigenfärbung erhielte. Daran könnte man vor allem bei einer eindeutigen erblichen Belastung mit manisch-depressiven Psychosen denken, die bisher noch keine Manifestation gezeigt hatte. Freilich *könnte* die Involution bei ab dato phasenhaft weitergehendem Verlauf auch das gesamte „Zustand-Verlaufs-Gebilde“ ausgelöst haben, das wir endogene Psychose nennen, genau wie wir es bei manchen psycho-reaktiven, situationsbestimmten Provokationen annehmen.

Manche Autoren begründen ihre Subsumierung der depressiven klimakterischen und Rückbildungspsychosen unter die manisch-depressiven Krankheiten damit, daß es keine für die Rückbildungspsychosen spezifischen Einzelsymptome gebe. Das ist freilich nicht stichhaltig, denn Spezifität kennen wir auch sonst in der Psychopathologie nicht. Während man in der fehlenden Phasenhaftigkeit am ehesten ein Argument für die Selbständigkeit dieser Psychosen außerhalb des Zyklothymen erblicken könnte, hat LEONHARD den Versuch gemacht, eine besondere involutive und idiopathische, phasenhaft verlaufende *Angstpsychose* als selbständige Krankheit abzugrenzen. Durchgedrungen ist diese Aufstellung nicht. Was zugunsten der *Selbständigkeit der involutiven Formen* am schwersten wiegt, ist dagegen eine gewisse *erbbiologische* Sonderstellung (BROCKHAUSEN, LUXENBURGER u. a.). Davon wird im nächsten Abschnitt noch die Rede sein.

Erscheinungsbildlich stehen nicht wenige Rückbildungspsychosen zwischen dem Typus der Affektpsychose und demjenigen der Schizophrenie. Mitunter ist dies schon von Anfang an der Fall, häufiger aber tritt die paranoide Symptomatologie allmählich zu einer ursprünglich rein zyklothymen hinzu, geht mit ihr ein Mischbild ein oder löst sie ab. Hier zeigt sich eine *prinzipielle Verlaufstendenz vom Zyklothymen zum Schizoformen* hin, die kaum je einmal die umgekehrte Richtung nimmt. Auf ursprünglich stilrein zyklothyme Psychosen, die im Verlaufe vieljähriger, durch völlige Remissionen unterbrochener Wiederholung mit zunehmendem Lebensalter immer mehr atypisch Paranoides in den einzelnen Phasen aufweisen und schließlich von klassischen Schizophrenien überhaupt nicht mehr unterschieden werden können, habe ich schon hingewiesen.

Die *Prognose* ist am günstigsten bei eindeutig an die Klimax gebundenen stilrein zyklothym aussehenden Psychosen. Sie verschlechtert sich mit dem Hereinspielen schizophrenieähnlicher paranoider Symptome oder dem Erscheinen von Zügen involutiver Pathoplastik, etwa im Sinne des präsenilen Beeinträchtigungswahns. Sind diese vorhanden, dann sehen wir auch oft Angst und Agitiertheit. Manische Phasen kommen höchstens flüchtig als Nachschwankungen oder kurze eingestreute Episoden vor. Rein manische klimakterische oder Involutionspsychosen habe ich nicht gesehen. Umgekehrt verschlechtert sich die Prognose manischer Phasen, wenn diese in die Jahre der Involution fallen.

Betrachten wie die *Sinnestäuschungen* bei Rückbildungspsychosen, so illustrieren „Stimmen“ meistens die hoffnungslose oder schuldbeladene Gemütsverfassung. Wenn Leibhalluzinationen erscheinen, pflegt auch sonst die paranoide Wahnbildung deutlicher in Erscheinung zu treten. Bei zahlreichen Rückbildungspsychosen färbt sich das Bild über kurz oder lang organisch im Sinne hirnorganischer Leistungseinbuße. Geruchs- und Geschmackshalluzinationen — immer wieder wird von eingeblasenem Giftstaub, von kleinen giftigen Körnchen und dgl. berichtet — und das Syndrom des „Dermatozoonwahnes“ (ein besonderer Typus einer „taktilen Halluzinose“) weisen auf organischen Abbau. Völlig versteinerte, starre, negativistische und kontaktunfähige Melancholien wird man mitunter bei exakter Anamnese auch der familiären Belastung eher dem schizophrenen Typus zuordnen müssen.

Bei der Besprechung der zyklothymen Kerngruppe haben wir die *Umweltsstabilität* besonders hervorgehoben. Es ist deshalb auch kein Zufall, daß die echten, insbesondere zyklischen manisch-depressiven Psychosen im Gegensatz zu der ätiologisch sicher recht Verschiedenartiges umfassenden schizophrenen Gruppe von den tiefenpsychologischen Verfechtern einer *Neurosenstruktur* der endogenen Psychosen ebenso wie von extrem dem Spiritualismus und einer grundsätzlichen Psychogenese sämtlicher Krankheiten anhängenden Psychosomatikern gerne umgangen wurden. *Die klassische Endogenität der typischen, insbesondere der bipolaren Phasen störte die grenzenlose psychologisch-biographische Interpretierbarkeit allen menschlichen Krankheitsgeschehens zu sehr.* (Über Versuche, die manisch-depressiven Psychosen doch noch in ihrer Genese tiefenpsychologisch zu verstehen, vgl. unten.)

Bei den Rückbildungsdepressionen hatte auch die Schulpsychiatrie eine gelegentliche *Auslösung* durch psycho-reaktive bzw. situative Einflüsse nicht bestritten, vor allem seit J. LANGE von „Umzugsdepressionen" gesprochen hatte. Die nach schicksalmäßig endogenen Verlaufsgesetzen weitergehenden Psychosen, anfänglich durch eine rein katathyme Inhaltsetzung ausgezeichnet, wachsen hier mitunter aus verständlichen depressiven Dauerreaktionen heraus, die insbesondere die Folge beschwerender, nicht mehr kompensierbarer Entwurzelungs-, Verfremdungs- und Verlustsituationen sind. Im Laufe der Zeit verschwinden dann zumeist die ursprünglich erlebnisbezogenen Inhalte, wie man dies bei psychoreaktiv ausgelösten zyklothymen Depressionen ebenfalls feststellen kann. LUNDQUIST fand unter 50 involutiv Depressiven 40 charakterologisch „Introvertierte" und hob die Wichtigkeit psychischer Stressfaktoren besonders hervor.

Leichtere Formen von Rückbildungspsychosen zeigen vielfach insbesondere in ihrem Beginn eine ausgeprägt lebenssituativ gefärbte Problematik in ihren Ängsten und depressiven Grübeleien. Unter den Autoren, die sich mit den Rückbildungspsychosen besonders beschäftigt haben, hat STAEHELIN der *psychoreaktiven Auslösung* überragende Bedeutung zugesprochen. KIELHOLZ fand an der damaligen Staehelinschen Klinik unter den Rückbildungsdepressionen 91% agitiert-ängstliche Symptombilder, 52% waren mehr oder weniger deutlich paranoid. Sehr hoch veranschlagt die Baseler Klinik die Rolle der auslösenden Faktoren. Bei 4% der Erkrankungen wird Somatisches als auslösend angenommen, und in 74% schwere persönliche Verluste, Gewissensbisse wegen Versäumnissen und vor allem und immer wieder Vereinsamung. Die Psychose arbeitet begreiflicherweise mit dem biographischem Material, genau wie die Eigenart der Persönlichkeit nicht ohne Einfluß auf Auswahl und Ausgestaltung der Symptomatik zu sein scheint (vgl. JANZARIKs Studien zur *Themenwahl*). Werden jedoch Hemmungszustände und Erregungen stärker, dann kommt es mehr und mehr zu einer Nivellierung durch die immer wieder gleichartigen, auch an Zahl beschränkten Morbus-Symptome, welche mehr und mehr die individuellen Akzente auslöschen.

Ein interessantes Problem ist auch die sog. „Charakterenthüllung" in der Psychose. Freilich ist in der Beurteilung große Vorsicht vonnöten. In bestimmten Phasen der Krankheit können beispielsweise massive überlagernde Hysterismen auftreten, welche später bei der wiedergenesenen Persönlichkeit nicht mehr aufgefunden werden können und die zum Teil zu den Hintergrundreaktionen im Sinne K. SCHNEIDERs gerechnet werden dürfen. Hat man einen solchen Patienten, wie dies zumeist der Fall zu sein pflegt, beispielsweise erst auf der Höhe seiner Krankheit kennengelernt, so ist man oft betroffen, wie wenig man trotz aller psychologischen Analysen von dieser besonderen kranken Persönlichkeit weiß, und wie man sich täuschen konnte. Es ist tief beunruhigend nicht zuletzt für die Patienten selbst, sich bei einem phasisch manischen und depressiven Geschehen Gedanken darüber zu machen, was denn nun der „eigentliche" Mensch sei und was im Auf und Nieder der Stimmungen, Affekte und Triebe, was besonders hinter den polaren Selbstinterpretationen, jenseits der hin- und hergerissenen Wertwelt denn nun eigentlich das „Selbst", den *existierenden Zentralpunkt*, bilde.

V. Ausgangspersönlichkeit. Fragen von Konstitution und Vererbung

1. Persönlichkeits- und Konstitutionstypen

Das Fragen nach Beziehungen zwischen endogener Psychose und konstitutionellen Besonderheiten der an einer bestimmten Psychose Erkrankenden ist seit

E. KRETSCHMERs grundlegendem Werk über „Körperbau und Charakter" nicht mehr verstummt. Die Grundproblematik ist dieselbe, ob man den Blick mehr auf das Human-Biologische oder auf eine geisteswissenschaftlich orientierte Typologie des Menschen richtet. Heute wird der präpsychotische Mensch als Sozialwesen in seinen gesellschaftlichen Bezügen prononciert in den Vordergrund des Interesses gerückt. Bleiben wir zunächst bei den Untersuchungen und Ergebnissen KRETSCHMERs. Es ist viel darüber gestritten worden, ob es fließende Übergänge gebe zwischen dem Sichfühlen und -verhalten von Menschen der zyklothymen diathetischen Proportionen und den Symptomen der manisch-depressiven Psychosen, oder ob nicht doch noch etwas Neues, eben der eigentliche *Morbus*, hinzutreten müsse. KRAEPELIN selbst hatte von leichtesten, teils periodischen, teils dauernd krankhaften Stimmungsfärbungen gesprochen und gemeint, daß man in ihnen teils Vorstufen schwerer Störungen zu sehen habe, daß sie aber andererseits ohne scharfe Grenze in das Gebiet der persönlichen Veranlagungen übergehen. KRETSCHMERs Formulierung wurde oben schon angeführt, daß nämlich der Ort der Psychosen an vereinzelten Knotenpunkten zu suchen sei, die in ein vielverzweigtes Netz körperlich-charakterologischer Konstitutionsbeziehungen eingestreut seien. KRETSCHMER hat jedoch nicht bestritten, daß ein hinzutretender Prozeßfaktor durchaus denkbar sei, der dann schließlich die Psychose bewirke.

Wenn man, M. BLEULERs Feststellungen folgend, unterstellt, daß die Schizophrenie häufig bei präpsychotisch auffallenden „schizoiden" Menschen vorkomme, was von anderer Seite lebhaft angezweifelt wird, so wird doch bei den schizophrenen Psychosen die Wahrscheinlichkeit eines zu dieser Disposition hinzukommenden Prozeßfaktors im allgemeinen bereitwilliger eingeräumt als bei der Zyklothymie. Das hat verschiedene Gründe. Einmal mag es der häufig destruierende „prozeßmäßige" *Verlauf* vieler Schizophrenien sein, der eben doch toto genere etwas anderes ist als eine Exacerbation schizoider Schrulligkeiten. Im gleichen Sinne wirkt, daß beispielsweise in Gestalt der schizophrenen Symptome ersten Ranges etwas *psychopathologisch Neuartiges* in Erscheinung tritt, nämlich Funktionsstörungen auf verschiedensten Gebieten der Arten, Grundeigenschaften und Umgreifungen des seelischen Erlebens, die dem prämorbid schizoid-psychopathischen Verhalten inkommensurabel sind. Bei nicht allzu schweren Fällen manisch-depressiver Psychosen liegen die Verhältnisse insofern anders und stimmen zur Anerkennung von „Übergängen" geneigter, als hier nichts psychopathologisch in Erscheinung zu treten *braucht*, was sich formalanalytisch grundsätzlich von Erscheinungen konstitutionell-psychopathischer oder reaktiver Verstimmung unterscheiden lassen müßte (vgl. oben). Wenn wir von den geschilderten schweren Wahnformen der endogenen Depressionen und von Stadien ausgeprägten Stupors, eines Raptus melancholicus oder einer hochgradigen maniakalischen Erregung absehen, bleibt die Mehrzahl der Erkrankungen überdies für den Beobachter nahezu völlig einfühlbar. Das Verwechseln vom *Dasein* einer Psychose mit ihrem *Sosein* (K. SCHNEIDER) liegt hier zweifellos deshalb noch näher als bei den schizophrenen Psychosen. Dieses schwer auszurottende Mißverständnis steht aber begreiflicherweise dem Denken an einen zu allem prämorbidKonstitutionellen neu hinzutretenden Morbus-Faktor im Weg. Das gleiche gilt für die oft beinahe unentwirrbare Verflochtenheit endogener und reaktiver Faktoren im Aufbau gewisser *Dysthymien.* Blickt man jedoch bei den zyklothymen Psychosen weg vom psychopathologischen Bild auf den eindrucksvollen Verlaufstyp der Phasen mit ihrer schon mehrfach genannten hohen Umweltsstabilität, also gewissermaßen auf das *biologische Gerüst*, das von der Persönlichkeit und ihrer individuellen Eigenart erst ausgefüllt und umkleidet wird, dann hört das „Verstehen" für das Dasein dieser Psychosen auf, und sie zeigen sich als das, wofür wir sie mit guten Gründen halten müssen: *nämlich als echte Krankheitsprozesse.*

Unter den Persönlichkeiten, die endogene Depressionen oder Manien bekommen, findet man überdurchschnittlich oft *Zyklothymiker* im Sinne KRETSCHMERs. Seine Hypothesen sind von zahllosen Beobachtern nachgeprüft und gerade bezüglich der Häufigkeitsbeziehungen zwischen pyknischem Körperbau und zyklothymem Temperament am einhelligsten anerkannt worden. In erster Linie werden Persönlichkeitstypen genannt wie gesellig Heitere, Humorvolle oder still Vergnügte und hyperthyme Betriebsame. Weniger häufig sind unter den zu zyklothymen Psychosen Prädestinierten weiche Depressive und zykloide sowie sensitive Typen. In einer eigenen Untersuchung zyklothym Depressiver, die im Hinblick auf das Vorhandensein der beschriebenen primären Schuldgefühle erfolgte, fanden wir gleich viel frohmütig-heitere wie weich-schwerblütige Persönlichkeiten, und zwar jeweils 18 % unter 139 manisch-depressiv Kranken (90 F., 49 M.), zwischen den Polen heiter und traurig in deutlichen Kurven schwingende 8 %, also insgesamt zyklothyme Temperamente im Sinn KRETSCHMERs 44 %. Psychasthenisch reizbare, empfindsame, unliebenswürdig kontaktschwache Ausgangspersönlichkeiten ausgeprägter Art waren in 11 % der Fälle nachweisbar, wobei die Männer deutlich überwogen. Erheblich vermehrt war dieser Prozentsatz bei den Rückbildungsdepressionen.

Zweifellos bildet die Aufdeckung der engen Beziehungen zwischen der seelischen Anlage und dem Körperbau gerade auf dem zyklothymen Flügel den Schwerpunkt der Lehre KRETSCHMERs. Er fand unter 85 Fällen von manisch-depressiven Psychosen 62,8 % Pykniker, 16,5 % Mischtypen und gar keine Dysplasien. MAUZ stellte bei 93 % der von ihm untersuchten Pykniker ein zyklothymes Temperament fest. Diese hohen Korrelationszahlen wurden nicht von allen Nachuntersuchern gefunden. KIELHOLZ berichtet über 232 manisch-depressive Kranke der Baseler Klinik und fand pyknischen Habitus mit entsprechenden Temperamentsmerkmalen bei 41 %. Die Kranken mit leptosomem Habitus und verschlossener, selbstunsicher-mißtrauischer Charakterstruktur sind im Tübinger analogen Krankengut nur halb so häufig wie in Basel. In der Statistik von M. KINKELIN (146 Fälle aus der Friedmatt) tritt pyknischer Körperbau bei mehr als 50 % auf, und zwar bei zirkulären relativ häufiger als bei den einfachen und periodischen Depressionen. Trotz unterschiedlicher Ergebnisse im einzelnen darf eine *eindrucksvolle Häufigkeitsbeziehung* als gesichert gelten.

2. Persönlichkeit und „Themenwahl"

Für den Morbus-Charakter der manisch-depressiven Psychose kann bei aller Zurückhaltung unter anderem von psychopathologischer Seite auch die genannte Beziehung zwischen den Depressionen mit Schuldgefühlen und der häufig gerade nicht im depressiven Sinne prädestinierten Ausgangspersönlichkeit mit herangezogen werden. Im Hinblick auf die Beziehung zwischen Ausgangspersönlichkeit und Symptom konnten wir feststellen, daß unter manisch-depressiven Kranken mit *primären Schuldgefühlen* 34 % der Frauen von Hause aus als frohmütig-heiter, 21 % als synton schwernehmend, 8 % als zykloid und ebenfalls 8 % als psychasthenisch („schizoid") bezeichnet werden konnten. Unter den entsprechenden männlichen Kranken überwogen die heiter-syntonen über die weichmütigen noch mehr. Die *lebensfrohen Persönlichkeitsvarianten* waren also durchaus *in der Mehrzahl* gegenüber den von Hause aus Schwerblütigen, betont Gewissenhaften. welchen man viel leichter im Falle des Depressivwerdens *Schuldgefühle* „zugetraut" hätte. Spricht diese Beobachtung für den morbus-unmittelbaren Charakter der primären Schuldgefühle, so werfen andere Studien ein Licht auf feinere Beziehungen zwischen *Psychosenthema* in der endogenen Depression und *Persönlichkeit*. JANZARIK diskutiert eine Abhängigkeit der Themenwahl zyklothymer Depressionen von lebensgeschichtlichen Bedingungen bei gut einem Viertel seiner Fälle. Dabei sollen zu den Verarmungsinhalten die verhältnismäßig engsten Beziehungen bestehen. JANZARIK findet hier oft besonders fleißige und tüchtige Menschen, bei welchen Persönlichkeitsartung, eigene Schaffenskraft und Besitz in besonderen *Wertzusammenhängen* stehen. (Soziologisch erwähnt JANZARIK u. a. Bauern und selbständige Geschäftsleute, ohne damit natürlich eine „Klassentypologie“ aufstellen zu wollen.) Bei den Kranken mit Schuldinhalten denkt JANZARIK als verantwortlich für das Erlebnis der Wertgefährdung vor allem an die emotionale Entleerung. Die Persönlichkeit entspricht hier am ehesten dem Typ des syntonen Menschen. Solche überdurchschnittlich wertoffene Menschen pflegen bei der Bevorzugung persongebundener Werte auch eine überdurchschnittliche *Instanzabhängigkeit* zu entwickeln. Sonst dynamisch besonders erfüllte Wertbereiche werden beim Erlahmen der Dynamik des Fühlens und Strebens in der Depression vorzugsweise gefährdet. Unter den Hypochondrischen befinden sich nach JANZARIKs Untersuchungen besonders viele Ängstliche, Empfindliche, Selbstunsichere, Anankastische, deren Grundhaltung man als ein „Für-sich-Sein“ bezeichnen kann. Bei allen drei Formen gibt erst die *Angst* den Inhalten wahnhaftes Gewicht. Immer wieder ergibt sich unbeschadet aller dieser Beziehungen, daß die endogene Psychose toto genere etwas anderes ist als eine bloß quantitative oder intensive Steigerung prämorbider Gestimmtheit.

TELLENBACH arbeitete einen Typus melancholicus heraus. Für diesen werden Situationen pathogen, wenn sie ihn gerade in dem fordern, worin er in seiner „Ordentlichkeit“ festgelegt ist. Der melancholische Typus kann solche Situationen nicht mehr transzendieren (Phänomen der Inkludenz) und bleibt hinter seinem Selbstanspruch zurück (Phänomen der Remanenz). ANGST fand die Charakteristica der Ordentlichkeit, Gewissenhaftigkeit und Pedanterie etwa bei der Hälfte; synton heitere Charaktere zeigten vor allem zirkulär Erkrankte. Synton Schwerblütige waren auf alle diagnostischen endogen depressiven Gruppen gleich verteilt. Quantitative Abweichungen bezüglich der sozialen Anfälligkeit fanden sich im Vergleich zur Schizophrenie unter endogenen Depressionen viel weniger: nur $^2/_7$ waren auffällig innerhalb der Norm und nur $^1/_7$ psychopathisch.

Bemerkenswerter Weise konnte J. KIRCHHOF zeigen, daß die phasenhaft zwischen Depressionen und Manien wechselnden Psychosen ausdrücklich *keine signifikanten Beziehungen zu zykloiden Ausgangspersönlichkeiten* aufweisen. Aber auch schwerere konstitutionell hypomanische, hyperthyme Temperamente finden sich unter den prämorbiden Persönlichkeiten manisch-depressiver Kranker selten

Klinisch ganz besonders schwierig zu beurteilen sind zweifellos *konstitutionell subdepressive* oder *hypomanische Persönlichkeiten*, welche nie an deutlichen psychotischen, abgesetzten Krankheitsphasen leiden, sondern schleichend eine immer mehr zunehmende Verstärkung ihrer temperaments- und stimmungsgemäßen Abnormität zeigen. Es sind dies die Fälle, bei welchen man oft zu einem non liquet gelangt, wenn man wissen will, ob es sich um blande, abortive Zyklothymien oder um psychopathische Persönlichkeiten mit langsamer Progredienz ihrer thymopathischen Auffälligkeiten handelt. Es wird zu leicht übersehen, daß die Symptome *psychopathischer* Persönlichkeiten durchaus nichts schablonenhaft Unmoduliertes zu sein brauchen, sondern mannigfachen endothymen und situativ bedingten Abwandlungen unterliegen können, ganz abgesehen von positiven und negativen Beziehungen zu bestimmten Phasen der biologischen Lebenskurve. KRETSCHMER hat mit der Unterscheidung von Konstitution und Persönlichkeitsschema hier etwas ganz Entscheidendes getroffen. Finden wir einen psychologisch nicht motivierbaren Phasenwechsel, wenn auch von flacher Verlaufskurve, dann gewinnt die Zugehörigkeit zur manisch-depressiven Krankheit an Wahrscheinlichkeit. In einer grundlegenden Arbeit hat REISS zeigen können, daß eine große Gruppe freudlos-mißmutiger, konstitutionell-depressiver Menschen, die man als geradezu für eine endogen-depressive Psychose ausersehen ansprechen würde, nur selten an echter Melancholie oder Manie erkranken. Sie geraten vielmehr oft in stärkere reaktive Verstimmungen. Reiss hat besonders darauf verwiesen, daß diesen psychopathischen Persönlichkeiten die gesellig-gutherzige, freundlich-gemütvolle Note fehlt, welche beim zyklothymen Temperament im Sinne Kretschmers der Heiterkeit sowie der Schwerblütigkeit ihre kennzeichnende Tönung verleiht. Fälle mit einer allmählichen Verstärkung der konstitutionell angelegten thymopathischen Züge, die eine Parallele zu den oben geschilderten depressiven bilden und so wenig wie diese dem manisch-depressiven Formkreis zugehören, beschrieb Nitsche bei Hyperthymikern, und Bürger-Prinz schilderte Endzustände in der Entwicklung hyperthymer Persönlichkeiten.

3. Erblichkeit

Vom Modus der *Vererbung* bei zyklothymen Psychosen weiß man wenig. Es kennzeichnet die ganze unbefriedigende Situation, wenn ein Genealoge wie Luxenburger schreiben konnte: „Man darf das manisch-depressive Irresein als das Musterbeispiel einer Erbpsychose bezeichnen. Um so auffallender ist es, daß wir über den Erbgang noch weniger Bescheid wissen als bei der Schizophrenie.“ In um so bestürzenderem Gegensatz zu diesem Eingeständnis stand die brutale eugenische Praxis, die der Nationalsozialismus in Deutschland exerziert hatte. Damit hängt bedauerlicher-, aber begreiflicherweise zusammen, daß man für geraume Zeit nach dem Krieg in Deutschland eine fundierte erbbiologische Forschung vermissen mußte.

Wie schwierig es freilich ist, die erbbiologischen Begriffe von körperlichen Merkmalen auf psychiatrische Tatbestände zu übertragen, zeigt allein schon die uneinheitliche Handhabung eines Grundbegriffs der Vererbungslehre, des Phänotypus. Einmal sollte die Stimmungslabilität der Phänotypus der maßgebenden Teilanlage sein, dann wieder suchte man ihn nicht in der Psychose, sondern in der hypothetischen Somatose. Bei aller Reserve den vorliegenden Ergebnissen gegenüber finden wir doch einiges, was in gutem Einklang mit klinischen Beobachtungen verschiedener Autoren steht: so scheint festzustehen, daß zykloide Psychopathie für die Erbprognose eine geringere Bedeutung hat (vgl. oben) als die Schizoidie (M. Bleuler), und daß die manisch-depressiven Psychosen zwar häufig aus Varianten des zyklothymen Temperaments herauswachsen, aber nicht bloß eine intensitative Steigerung desselben sein können, sondern daß sie eine sprunghafte Änderung im biologischen Geschehen zur Voraussetzung haben müssen (K. Schneider, Luxenburger, Schulz u. a.).

Die *durchschnittliche Krankheitshäufigkeit* soll nach deutschen Statistiken im Sinne der empirischen Erbprognose 0,4 % betragen. T. Sjörgen betont, daß die Erkrankungshäufigkeit mit 1 % höher liege als früher angenommen worden sei. Er vertritt die Lehre eines monohybrid-dominanten, autosomalen Erbmodus. Dasselbe tut E. Slater in seinen genetischen Studien. Für Kinder Psychotischer beträgt die Ziffer 30 %, und von diesen erkranken zwei Drittel an manisch-depressiven Psychosen und ein Drittel an Schizophrenie. Diese hohe Anzahl schizophrener Kinder von manisch-depressiven Eltern, von Schulz in zahlreichen Untersuchungen bearbeitet, wurde bezüglich der Reinheit des Ausgangsmaterials angezweifelt (Elsässer) und bedarf dringend erneuter Kontrolle, zumal Paralleluntersuchungen ergeben haben, daß umgekehrt schizophrene Eltern äußerst selten manisch-depressive Nachkommen haben. Hat Schulz recht, dann passen seine Beobachtungen gut zu dem schon im psychopathologischen Teil hervorgehobenen allgemeinen „Trend“ vom Thymopathischen zum Schizoformen auch im Verlauf bestimmter einzelner Psychosen.

Die Baseler statistische Untersuchung von M. Kinkelin ergab, daß fast zwei Drittel aller Manisch-Depressiven hereditär mit einer manisch-depressiven Psychose, einem Suicid, einer Schizophrenie oder „Zyklopathie“ belastet sind. Bei den

Zirkulären ist die Belastung am höchsten (etwa 70—80 %). Die stärkste Belastung von 85—90 % zeigen Manisch-Depressive mit zeitweise schizophrener Symptomatik.

ELSÄSSER hat 4 rein manisch-depressive Elternpaare beschrieben, deren Kinder zu annähernd 50 % an endogenen Psychosen erkrankten. Er hält eine Häufung schizophrener Psychosen bei den Kindern im Gegensatz zu den Feststellungen von SCHULZ *nicht* für nachweisbar, wenn man unter den manisch depressiven Elternpsychosen die atypischen Syndrome nicht mitbewertet.

Die neuesten Untersuchungen von E. ZERBIN-RÜDIN betonen, daß die genetischen Verhältnisse zwischen den monopolaren und den bipolaren affektiven Psychosen einige Unterschiede aufweisen. Es bestätigte sich die geringere familiäre Belastung der monopolaren Gruppen, durchaus in Übereinstimmung mit den Ergebnissen von ANGST, der erneut die erhöhte Gefährdung der bipolaren Formen hervorhob. Auch nach PERRIS ist die Heredität bei bipolaren Verläufen größer als bei monopolaren. Beide stellen genetisch verschiedene Formen der Krankheit dar. Bipolare Formen stehen den monopolar-manischen näher als den unipolar-depressiven.

Nach wie vor ist der Erbgang unklar. Die Beteiligung eines X-chromosomalen Faktors bei einem Teil der affektiven Psychosen scheint diskutabel.

Bei zweieiigen Zwillingen ist eine Konkordanz von 20 %, bei eineiigen eine solche von 70% bei einer Erkrankungswahrscheinlichkeit der Durchschnittsbevölkerung zwischen 0,4 bis 2,5 % anzunehmen. Die Bedeutung peristatischer Einflüsse auf die Manifestierung der affektiven Psychosen erhellt unter anderem aus der 30 %igen Diskordanz bei den eineigen Zwillingspaaren.

Was die obligatorischen Zusammenhänge mit *depressiven Reaktionen* und *endoreaktiven Dysthymien* angeht, so findet ZERBIN-RÜDIN Beziehungen zu den endogenen monopolaren Depressionen und glaubt, daß sie teilweise zu diesen gehören.

A. STENSTEDT untersuchte genetisch drei Gruppen von Probanden (manisch-depressive, involutiv-depressive und solche mit neurotischen Depressionen mit Eltern, Kindern und Geschwistern) und kam dabei zu bemerkenswerten neuen Resultaten insofern, als seine Erhebungen über das Morbiditätsrisiko erstens ergaben, daß auch bei neurotischen Depressionen mit einer Quote von 4,8 % (gegenüber 10,2 % bei manisch-depressiven und 6,1 % bei involutiv melancholischen Kranken) für „affektive Krankheiten" in der Verwandschaft zu rechnen ist. Bei allen Gruppen schienen dann genetische Faktoren besonders beachtenswert, wenn ein Elternteil gleichsinnig gestört war oder der Proband eine auffällige Persönlichkeitsstruktur zeigte. Ferner — einen ganz neuen Gesichtspunkt im klinischen Bild hervorhebend —, wenn das psychomotorische Bild durch „Agitiertheit" ausgezeichnet war, während „Hemmung" eher einen Hinweis auf das Schwergewicht nicht-genetischer Faktoren zu ermöglichen schien.

R. E. KENDELL kam auf Grund umfangreicher Untersuchungen an über 1000 Depressiven zu der Auffassung, daß es nicht gerechtfertigt sei, neurotische (reaktive) und psychotische (endogene) Depressionen als verschiedene Krankheiten zu betrachten. Sie erstrecken sich vielmehr, einschließlich der involutiven Melancholie, in einem Continuum zwischen den traditionellen neurotischen und psychotischen Stereotypen. Die gleiche Meinung vertritt KRINGLEN in seiner Studie über funktionale Psychosen.

Die erbbiologische Stellung der *Rückbildungspsychosen* ist also noch umstritten. Einzelne Forscher gewähren ihnen eine gewisse typologische Selbständigkeit innerhalb der manisch-depressiven, erbbiologisch als Krankheitseinheit gedachten

Psychose, andere sondern sie völlig ab, und wieder andere lassen sie vollkommen in der Zyklothymie aufgehen. Untersuchungen vor allem in den USA scheinen dafür zu sprechen, daß faßbare erbliche Belastungen bei klimakterischen Depressionen weitaus am seltensten sind, wodurch sich diese Psychosen von den Rückbildungspsychosen der nachfolgenden Involutionszeit markant abheben sollen. Die Untersuchungen ergaben weiter, daß Rückbildungsdepressionen mit paranoiden Zügen neben einer gegenüber stilreinen depressiven Rückbildungspsychosen vermehrten Belastung mit manisch-depressiven Psychosen auch eine deutlich erhöhte Schizophrenieziffer in allen Verwandtschaftsgraden haben sollen. (Dies liefe also ungefähr auf die „Mischpsychose“ im Sinne von TUCZEK und GAUPP hinaus.)

Wenn affektive Psychosen zum ersten Male in den Rückbildungsjahren auftreten und von da an mit den für die Zyklothymie charakteristischen vollen Remissionen weiterhin phasisch verlaufen, so unterscheidet sich nach BROCKHAUSEN ihre erbliche Belastung mit manisch-depressiven Psychosen *nicht* von den Verhältnissen bei sonstigen Zyklothymien. Erkrankten Patienten in den Involutionsjahren jedoch *zum ersten und einzigen Male* in ihrem Leben, dann fehlt die genannte Belastung. Werden diese Befunde weiterhin eine Bestätigung erfahren, so könnte die Erbbiologie die klinische Forderung untermauern, daß für die Diagnose einer Rückbildungspsychose außerhalb der beiden klassischen endogenen Psychosegruppen erstmaliges Manifestwerden in der Involution und Ausbleiben späterer Phasen unerläßlich ist. Nicht nur in den USA plädieren Erbbiologen heute sehr für die Auffassung der depressiven Rückbildungspsychosen als einer wirklichen Krankheitseinheit. WITTSON berichtete über 272 Fälle, worunter 43 % Astheniker und 36 % Pykniker waren. FISHBEIN sah unter den präpsychotischen Persönlichkeiten bei Rückbildungspsychosen oft starre hypochondrische, analerotische Typen. KIELHOLZ fand an einem Krankengut von 157 Kranken der Baseler Klinik die erbbiologische *Sonderstellung der Involutionsdepressionen* dadurch erwiesen, daß bei 39 % keine hereditäre Belastung nachweisbar war. 17 % waren mit Schizophrenie, 44 % mit Introvertierten und 21 % zusätzlich mit Alkoholismus belastet. Was die prämorbide Charakterstruktur angeht, so waren 80 % der Kranken übergewissenhaft, unelastisch, skrupulös und in der Fähigkeit, liebevolle oder feindliche Gefühle in freier Weise auszudrücken, gehemmt.

Ohne daß die Humangenetiker sich dieser Auffassung angeschlossen hätten, vertrat KLEIST und seine Schule die Lehre, daß der *Manie* einerseits, der *Melancholie* andererseits je eine *selbständige erbliche Bedeutung* zukomme, und daß die häufige Verbindung zwischen beiden Formen auf eine Genaffinität zurückzuführen sei. KLEIST und NEELE unterscheiden demgemäß das manisch-depressive Irresein, das prognostisch einheitlich und dessen Charakteristikum die Bipolarität ist, von grundsätzlich monopolaren melancholischen und manischen Psychosen. ELSÄSSER läßt in seiner Studie über die Nachkommen geisteskranker Elternpaare diese Kleistsche Hypothese ausdrücklich offen.

VI. Pathoplastische Faktoren

Vieles von dem, was hier zu nennen ist, wurde schon vorweggenommen, so daß auf eine systematische Wiederholung verzichtet werden kann. Lebensalter, Geschlecht, Ausgangspersönlichkeit, Intelligenz, Volkstum, Umwelt, Lebensschicksal, Interferenzen mit der Symptomatologie anderer Krankheiten sind solche für die pathoplastische Ausgestaltung und Variation einer endogenen Psychose wichtigen Gesichtspunkte.

1. Zyklothyme Krankheiten im Kindesalter

Zyklothyme Krankheiten im *Kindesalter* vor Eintritt der Pubertät sind selten und außerdem in den wenigsten Fällen stilrein. BÜRGER-PRINZ hat gezeigt, daß sie oft verkannt und insbesondere fälschlich als *Hebephrenien* diagnostiziert werden. Depressive Phasen überwiegen bei weitem gegenüber den manischen. Die unausgereifte Psychomotorik der Pubertierenden ist eine der Ursachen dafür, daß diese Kinderpsychosen querschnittsmäßig oft so schizophrenieähnlich aussehen können. Ein großes Beobachtungsgut von dysthymen Kindern hat DE SANCTIS publiziert. Die umfangreichste Auszählung der letzten Jahre dürfte die von KAPLAN und SAKHEIM sein. Sie fanden unter 53535 Aufnahmen der psychiatrischen Krankenhäuser des Staates New York 1947/50 nur 2 Fälle von kindlichem manisch-depressivem Irresein, während die Zahl für kindliche Schizophrenien 146 betrug.

CAMBELL betonte demgegenüber wie BÜRGER-PRINZ, daß die Krankheit im Kindesalter *häufiger* sei als allgemein angenommen werde. Unter 18 Kindern zwischen 6 und 16 Jahren fand er bei 16 in der Ascendenz manisch-depressive Psychosen. Leichtere Fälle werden als Neurosen, schwere als Schizophrenien verkannt. In der schon erwähnten Studie über das alterseigentümliche Erscheinungsbild der zyklothymen Manie von ZEH heißt es von den Zyklothymien der Kinder, daß die Manien im Jugendalter häufig so wenig ausdifferenzierte, durch pubertäre, flegelhafte oder katatonieähnliche psychomotorische Züge verwaschene Bilder zeigen, daß ihre Abtrennung von abnormen Erlebnisreaktionen und hebephrenen Prozessen außerordentlich schwierig sein könne. Entgegen anderen Untersuchern findet ZEH jedoch keine schizophrenen Symptome ersten Ranges.

Bei der Beurteilung der Häufigkeit von *Zyklothymien* unter den endogenen Psychosen bei *Kindern* zeigen sich also immer wieder die schulmäßigen Unterschiede in der Diagnose. BÜRGER-PRINZ sieht die endogenen Depressionen weit im Vordergrund gegenüber den Schizophrenien, insbesondere wenn die ätiologisch noch ganz umstrittenen Fälle von sog. kindlichem Autismus ausgeklammert werden (*Spiel, Tramer*). „Maligne Zyklothymien" im Alter zwischen 14 und 17 Jahren sind durch dauernde Schwankungen gekennzeichnet. Unter zunehmenden Konflikten mit der Umwelt bilden sich bleibende Persönlichkeitsverformungen heraus und es kommt im Sinne eines vitalen „Knicks" zu einem Verharren in einer matt-asthenischen intentionalen Störung. STUTTE betont phobisch-anankastische Tendenzen und raschen Phasenwechsel.

Bezüglich der Häufigkeitsverteilung innerhalb der endogenen Depressionen vertritt v. BAEYER auf Grund des Heidelberger Krankengutes (5500 Patienten zwischen 3 und 18 Jahren aus den Jahren 1961–1966) die Auffassung, daß die zyklothymen Psychosen sehr viel seltener seien als die schizophrenen. Das Bild der uncharakteristischen Vorstufen in diesen Jahren ist dasjenige einer „polymorphen Dysthymie".

Sehr selten begegnet man einer reflektierten und verbalisierten Traurigkeit, so daß v. BAEYER beim Nachweis einer solchen eine reaktive Depression für wahrscheinlicher hält als eine endogene. Verschiedene Autoren sind den Besonderheiten periodischer Verhaltens- und Befindensstörungen (WINZENRIED) im Kindes- und Jugendalter, aber auch bei Erwachsenen (LÓPEZ-IBOR) näher nachgegangen, wobei der erstgenannte Autor periodisch in der Kindheit auftretende körperliche Syndrome als eine Modulation der charakteristischen psychopathologischen Manifestation im reiferen Lebensalter auffaßt. Insbesondere wird dies für periodisch in der Kindheit auftretende Syndrome wie Asthma bronchiale, Migräne und Hautaffektionen in Anspruch genommen. Analoge Überlegungen bezüglich „depressiver Äquivalente" hat jüngst LÓPEZ-IBOR entwickelt, ausgehend von der „depressio sine depressione". Charakteristisch sind die Faktoren phasenhaften Verlaufes, die genaue „mikrophänomenologische" Analyse dessen, was der Kranke dabei erlebt und schließlich die Ansprechbarkeit der Symptome auf Antidepressiva. Im einzelnen werden u. a. Schmerzsyndrome, Asthmaanfälle, rezidivierende Hautaffektionen, aber auch Magen-Darm-Syndrome und Schwindelanfälle genannt.

2. Zyklothymie und Alterseinflüsse. Mehrdimensionale Diagnostik

Im Gegensatz zu den Zyklothymien der Kinder und der Alten mit ihren Atypien gehören *die klassischen typischen Formen* dem Alter *zwischen beendeter Pubertät und sich einstellender Involution* an. Die Grenze zur kindlichen Psychose ist verhältnismäßig scharf zu ziehen, die zur allmählichen Färbung mit rückbildungstypischen Einschlägen verläuft völlig verwischt und ist außerdem viel größeren individuellen Schwankungen ausgesetzt als die Zäsur der Geschlechtsreife, die doch höchstens um einige Jahre differiert. Die Zyklothymien der Reifezeit bereiten hinsichtlich ihrer typologischen Abgrenzbarkeit gegenüber den Schizophrenien relativ selten Schwierigkeiten. Über die besondere Färbung der zyklothymen Phasen, die in die Rückbildungsjahre fallen und die Abgrenzungsversuche autochthoner Rückbildungspsychosen vgl. oben. Das vorgeschrittenere Lebensalter vermag zyklothyme Phasen insofern pathoplastisch zu beeinflussen, als man bei sehr chronischen in diese Zeit hineinreichenden Fällen festgestellt hat, daß der einzelne psychotische Anfall leichter und der Phasenausschlag in seiner Amplitude niedriger wird. Demgegenüber steht freilich die Verlängerung der Phasendauer. Lang sich hinziehende Manien, die von der Involution eingeholt werden (s. oben), weisen mitunter eine Verflachung des Affekts auf, und der Enthemmung fehlt der positiv gesteigerte Antrieb.

Wie dies bei der normalen Vergreisung auch der Fall ist, wirkt das Senium pathoplastisch auf zyklothyme Phasen im Sinne einer gewissen Erstarrung im Festgefahrenen. Die Traurigkeit spricht den Außenstehenden nicht mehr so unmittelbar und lebendig an. Bei bipolaren Zyklothymen häufen sich im Alter die depressiven Phasen auf Kosten der manischen. Die These, daß Zyklothyme besonders zur Scleratheromatose der Hirngefäße neigen sollen, ist umstritten und kann nicht als gesichert gelten.

KRETSCHMER, HIRSCHMANN u. a. haben im Sinne der *mehrdimensionalen Diagnostik* besonders auf die vielschichtigen Krankheitsbilder hingewiesen, welche durch ein Ineinanderspielen von zyklothymen und hirnorganischen Abbausymptomen entstehen.

3. Hirntrauma und Psychosenauslösung

Die *Auslösung* echter, hernach bipolar phasenhaft weiter verlaufender Zyklothymien durch eine *Hirnkontusion* ist zwar ein überaus seltenes Ereignis, aber nicht grundsätzlich zu bezweifeln (PILCZ, WAGNER V. JAUREGG, FRANKL, WALTER, WEITBRECHT u. a.). Hier können anfänglich oft schwer zu klärende Interferenzen zwischen körperlich begründbarer Wesensänderung und zyklothymer Symptomatik, vor allem hinsichtlich von Stimmungs- und Affektstörungen, entstehen. Schwierig zu beurteilen sind die gelegentlich vorkommenden, nicht phasenhaften oder gar bipolaren Zustände lange sich hinziehender depressiver Verstimmung im Sinne des „Durchgangssyndroms" von H. WIECK. K. KOLLE hat das überaus schwierige Problem der Psychosen als Schädigungsfolgen kürzlich kritisch und richtunggebend für Begutachtungsfragen dargestellt.

4. Geschlecht. Ethnologische Ansätze

Wo entsprechende Statistiken erhoben wurden, ergab sich bei den manisch-depressiven Psychosen ein deutliches zahlenmäßiges *Überwiegen der Frauen*, wobei die Jahrgänge im Klimakterium und in der Involutionszeit besonders ins Gewicht fallen.

Kraepelin hatte, auf Zahlen der Klinik gestützt, 70% Frauen gefunden. Paskind bezweifelte diese Zahl, die er nicht bestätigen konnte, auf Grund von Sprechstundenerfahrungen und hielt sie für ein Kunstprodukt klinischer Auslese. Er vertrat die Meinung, daß Frauen durchschnittlich in jüngeren Jahren und schwerer erkranken als die Männer und sich deshalb in der Klinik häufen; ein zusätzliches soziologisches Moment erblickte er darin, daß der Mann als Verdiener und Erhalter der Familie oft noch mit erheblichen Depressionen an der Arbeit bleibe. Das ist, ein Zeichen der Zeit, heute längst umgekehrt: Männer sind aus gutem Grund krankgeschrieben, indem Frauen mit Kindern ohne Hilfe im Haushalt sich klinikbedürftig noch zu Hause herumschinden müssen.

Die Problematik der klimakterischen Psychosen hat trotz allem Gerede von einem *Climacterium virile* keine überzeugende Parallele beim Mann. Während körperlich begründbare Psychosen auf der Grundlage von nachgewiesener Gehirnarteriosklerose oder sensilem Abbau keine Unterschiede hinsichtlich des Geschlechts aufweisen, ist die Psychiatrie der autochthonen Rückbildungspsychosen im Ganzen doch mehr eine Psychiatrie der Frau, auch wenn es zweifellos involutive Psychosen bei Männern gibt. Unter den 157 Kranken des repräsentativen Materials der Staehelinschen Klinik waren 74% Frauen.

J. Lange stellte fest, daß die *psychoreaktive Auslösung* einer endogen-depressiven Phase bei Frauen dreimal häufiger vorkomme als bei Männern, und daß die atypischen Symptombilder zahlreicher seien. Wahrscheinlich sind bei Frauen auch die Fälle häufiger als bei Männern, welche als hypochondrische „larvierte" Depression differentialdiagnostisch gegen eine Organneurose oder gegen sich lange hinschleppende abnorme Erlebnisreaktionen abzugrenzen sind. Auch diese häufen sich als Reaktion auf Dauerbelastungen im Gegensatz zu Kurzschlußreaktionen in den höheren Jahren.

Der besonders entscheidenden Bedeutung der *Ausgangspersönlichkeit* und der *Konstitution* für die Pathoplastik war ein besonderer Abschnitt gewidmet.

Wenig Sicheres ist über *ethnologische Unterschiede* der *Verbreitung* der manisch-depressiven Psychosen bekannt. Man fand in Deutschland (v. Rohden) 1923 unter den endogenen Psychosen rund 23% Zyklothymien und 70% Schizophrenien. Brandenburg blieb mit 13% am meisten unter, Württemberg mit 31% am höchsten über dem Durchschnitt. Ich zählte unter den im Bürgerhospital in Stuttgart unter A. Wetzel aufgenommenen endogenen Psychosen sogar rund 33% Zyklothymien und 67% Schizophrenien. Bedenkt man die ungeheuren Schwierigkeiten, psychiatrische Diagnosen über örtliche und zeitliche Grenzen hinweg zu vergleichen, so bleibt es doch bemerkenswert, daß diese Zahlen aus einer Zeit wesentlich einheitlicherer, vorwiegend an Kraepelin orientierten Diagnosenstellung nahezu überall auf der Welt etwa die gleichen waren. v. Rohden teilte die Psychosen-Statistik der Sowjetunion von 1922 und diejenige von Chile von 1924 mit. Immer waren unter den endogenen Psychosen etwa zwei Drittel Schizophrenien und ein Drittel manisch-depressive Psychosen. In Deutschland glaubte man immerhin innerhalb einzelner Volksstämme in den Prozentsätzen der endogenen Psychosen Schwankungen feststellen zu können. In Süddeutschland scheint es mehr Zyklothymien zu geben als in nördlichen Populationen, bei denen die Schizophrenien überwiegen. Innerhalb der manisch-depressiven Psychosen im besonderen scheint wiederum der alemannische Raum mit Schwaben gegenüber Bayern oder dem Rheinland besonders reich an Melancholien zu sein. E. Kretschmer stellte auf Grund eigener Erfahrungen fest, daß es in Schwaben mehr ausgeprägte melancholische und auch manische Gemütserkrankungen gebe als in Hessen.

Es bedarf keiner ausführlichen Begründung, daß für die *pathoplastische Ausgestaltung* einer zyklothymen Psychose die gesamte Umwelt des Kranken, die familiären, beruflichen, sozialen, sexuellen und religiösen Verhältnisse sowie die ganze geistige Situation der Zeit eine Rolle spielen. Wie schon erwähnt, nivellieren dann die unmittelbar krankheitsgegebenen Symptome mit zunehmender Schwere der Psychose alle individuelle Pathoplastik, insbesondere diejenige von inhaltsetzender oder -färbender Bedeutung.

Hier ist auch an die noch in den Anfängen stehenden Ansätze zu einer *transkulturellen Psychiatrie* zu erinnern. Sie hat sich bis jetzt mit besonderem Engagement der Erhellung psychotischer Thematiken unter psychoanalytischem Aspekt zugewendet. Das diesbezügliche Forschungsanliegen geht jedoch verständlicherweise erheblich weiter. Psychoanalytisch orientierte Autoren wie E. D. WITTKOWER vertreten die Meinung, daß der Mangel an Frustrierungen des Individuums während der oralen Phase beispielsweise in afrikanischen Kulturen die Seltenheit endogener Depressionen bedinge und daß die Projektion von Über-Ich-Funktionen auf die äußere Welt eine wesentliche Vorbedingung depressiver Psychosen verhindere. *Transkulturelle Untersuchungen*, erschwert durch eine Unmenge von Komplikationen, sind nicht zuletzt deshalb von höchstem Interesse, weil eine gewisse Aussicht besteht, zu ubiquitären Grundsymptomen durchzustoßen – ein brennendes Problem –, um hinter dem Psychotischsein des einzelnen Menschen mit seiner strukturanalytischen Vielfalt die gestörten, unmittelbar morbusabhängigen Funktionen als solche besser herauspräparieren zu können. W. M. PFEIFFER glaubt auf Grund eigener vergleichender Untersuchungen an indonesischen und deutschen depressiven Patienten im Vergleich mit Berichten aus 46 außereuropäischen Ländern sagen zu können, daß eine schwer beschreibbare Verschiebung der Stimmungslage zusammen mit vegetativen Störungen und körperlichen Mißempfindungen als depressive Grundsymptome überall vorhanden, die Hemmung und Agitiertheit indessen weitgehend kulturell bestimmt seien. Weiter seien hypochondrische Ängste als naheliegende Form einer reflektierenden Verarbeitung der Vitalstörung überall vorhanden, während andere depressive Inhalte viel mehr durch die jeweiligen kulturellen Leitbilder geprägt seien. Die neue Monographie des Autors zeigt in subtiler kritischer Analyse die enormen Schwierigkeiten, mit denen dieser jüngste Zweig der Psychiatrie zu kämpfen hat, aber ebenso ihre unschätzbare Bedeutung für die Grundlagenforschung.

Auch die schon erwähnten „Mischpsychosen" gehören in den Problemkreis der Pathoplastik. MAUZ u. a. haben gezeigt, daß zyklothymes Temperament und pyknischer Körperbautypus sich oft bei Schizophrenen finden, welche eine besonders günstige Remissionsneigung aufweisen und durch eine auffallend gut ansprechbare und resonanzfähige Affektivität gekennzeichnet sind. BOSTROEM hat ein interessantes Thema angeschlagen, indem er einen günstigen Einfluß manischer Verstimmungen auf das Überstehen körperlicher Krankheiten nachwies. Er glaubte auch eine Besserung der Prognose von traumatischen Hirnschädigungen und bei genuiner Epilepsie durch die gehobene manische Vitalität festzustellen. Weiterhin fand er, daß ein Schuß Manie bei den heiteren Presbyophrenen die weitgehende Erhaltung der Persönlichkeit und die Schlagfertigkeit beim produktiven Konfabulieren fördere. Schließlich soll die Manie den Alkoholiker weitgehend vor Zerfall schützen können.

VII. Zum Problem der „Randpsychosen". Depressive Psychosen außerhalb der manisch-depressiven Kerngruppe

Manche Autoren mögen die Begriffe „*Kerngruppe*" von endogenen Psychosen und „*Randpsychosen*" nicht. Sie begnügen sich mit den beiden klassischen erbbedingten „Krankheitseinheiten" der Psychosen manisch-depressives Irresein und Schizophrenie. Daneben soll es nur exogene Psychosen, Neurosen und Psychopathien geben. Von dieser „überkraepelinischen" Position aus, die längst nicht mehr diejenige des späten KRAEPELIN selbst ist, ist es in der Tat sinnlos, von Kerngruppen und von Randpsychosen zu sprechen. Teilt man jedoch den Standpunkt K. SCHNEIDERS, daß es auf dem Gebiet der endogenen Psychosen *keine scharfe Differentialdiagnose*, sondern nur eine Möglichkeit typologischer Zuordnung der Zyklothymie und derjenigen Psychosen gebe, die wir Schizophrenien nennen und deren zu vermutende körperliche Verursachungen schwerlich einheitlich sein dürften, dann erhalten diese Bezeichnungen einen guten Sinn. Die Kerngruppe wird repräsentiert durch die typischen stilreinen Fälle, und um diesen prägnant charakterisierbaren Kern legt sich ein breiter Rand von seelisch abnormen Zuständen, die in Symptombild und Verlauf immer mehr „Atypisches" aufweisen.

1. Atypische zyklothyme Psychosen

Es kommt dann ein Bereich, wo Psychosen die Szene beherrschen, die man beispielsweise auf Grund ihres phasenhaften Verlaufes zum Typus der zyklothymen Psychosen, auf Grund ihrer paranoiden Symptomatologie jedoch zum Typus der schizophrenen Psychosen rechnen könnte. Da man beide Male die somatischen Grundlagen nicht genügend kennt, ist heute eine Entscheidung darüber, was nun unwiderlegbar „richtig" sei, nicht möglich. Je nach der persönlichen Lehrmeinung wird einmal der Symptomgestaltung, einmal dem Verlauf der Primat hinsichtlich der typologischen Zuordnung zuerkannt.

Von diesen atypischen Psychosen sagten wir schon, daß sie der umstrittenste Zankapfel der speziellen Psychiatrie seien. Am einfachsten machten es sich die Vertreter einer kompromißlosen Lehre erbbedingter Endogenität: für sie waren dies einfach „Mischpsychosen" und insofern mit Ausnahme noch nicht im einzelnen geklärter Vererbungsmodi kein Problem, als sie an der Spezifität manisch-depressiver Symptome für das manisch-depressive Irresein und schizophrener Symptome für die Schizophrenie festhielten. Somit entstand eine solche Mischpsychose auf dem Schnittpunkt der beiden endogenen „Erbkreise". Schizophren aussehende Symptome in manisch-depressiven Psychosen waren ebenso einfach Auswirkung von „*Erbradikalen*".

2. Die zykloiden Psychosen von Kleist und Leonhard, „Zwischen-Fälle" i. S. K. Schneiders, „Mischpsychosen"

Einen anderen Weg, im Bestreben eine neue Ordnung zu stiften und diese „atypischen" Psychosen zu gliedern, gingen bekanntlich KLEIST und LEONHARD. Aber auch KRETSCHMER sprengte die Kraepelinschen Ordnungen weitgehend, obgleich seine konstitutionstypologischen Forschungen ursprünglich als Unterbauung der Kraepelinschen Krankheitseinheiten gedacht waren.

KLEIST trennte vom manisch-depressiven Irresein die *zykloiden* Psychosen ab. Er kennt die „Angst-Glück-Psychose", die „Verwirrtheitspsychose" und die „Motilitätspsychose". Es handelt sich hierbei um Krankheitsbilder, die ansonsten dauernd zwischen der manisch-depressiven und der schizophrenen Gruppe je nach Schulmeinung hin- und hergeschoben wurden. Nach periodischem Verlauf und Prognose könnte man sie unter die manisch-depressiven Psychosen subsumieren, wenn nicht dauernd oder zumindest episodisch schizophrene Symptome vorhanden wären. Für KLEIST und LEONHARD ist dabei die Bipolarität von größter Bedeutung. So wurde von ihnen und FÜNFGELD die *Motilitätspsychose* von der Katatonie abgetrennt, in der sie sonst aufgeht, und wird deshalb als zykloide Randpsychose aufgefaßt, weil man bei ihr hyperkinetische und akinetische Zustände, also eine Bipolarität, feststellen kann. Dabei sind die hyperkinetischen Zustände häufiger zu beobachten als die akinetischen. Die Neigung zu Periodizität ist bei der Kleistschen Motilitätspsychose geringer als bei den manisch-depressiven Psychosen, aber größer als bei der Verwirrtheits- und der Angst- Glück-Psychose. Nach LEONHARD ist die hyperkinetische Motilitätspsychose zum Teil identisch mit der akuten tödlichen (STAUDER) oder perniziösen Katatonie, mit dem Delirium acutum der älteren Psychiatrie. (Vgl. auch LEONHARDs Beitrag über die atypischen Psychosen in diesem Band.)

Nach G. E. STÖRRING sind Zyklothymien „Temperamentskrankheiten", wobei die krankhafte Abwandlung der Trieb-Antriebsseite und die Lust-Unluststörung des Erlebens im Vordergrund stehen. Bei den zykloiden Psychosen handelt es sich dagegen um Emotionspsychosen, bei denen nicht die primitive elementare

Triebdynamik alteriert, sondern die einer höheren Schicht zugehörigen Gemütsbewegungen betroffen sind.

Die Klassifizierung von KLEIST will nicht Randpsychosen *typologisch* gruppieren, sondern beansprucht, wirkliche *selbständige Krankheitseinheiten* in Analogie zu den neurologischen heredodegenerativen Systemerkrankungen aufzustellen.

Diese Psychosen wurden schon immer gesehen und unter den verschiedenartigsten Bezeichnungen beschrieben, ließen sich aber nie befriedigend in die Systematik der speziellen Psychiatrie eingliedern, insofern diese auf dem Gebiet der endogenen Psychosen nur mit den beiden klassischen Krankheitseinheiten arbeitete. K. SCHNEIDER spricht von „*Zwischen-Fällen*" und meint dies rein formalanalytisch ohne Beiziehung von Hypothesen nosologischer, insbesondere auch erbbiologischer Art. R. GAUPP sprach von „*Mischpsychosen*", die als erbbiologisch fundiert betrachtet werden. Das atypische Symptombild wird durch Interferenz zyklothymer und schizophrener Erbanlagen erklärt. Soll eine „Mischpsychose" ernsthaft diskutiert werden, dann müssen zyklothyme und schizophrene Symptome gleichzeitig vorhanden und es muß die doppelsinnige Belastung nachweisbar sein. Elternpaare mit einem schizophrenen und einem manisch-depressiven Partner haben nach ELSÄSSER etwa gleichviel schizophrene wie manisch-depressive Kinder. Als „Mischpsychose" könnte man nach ELSÄSSER die von ihm „atypische endogene Psychose" genannte Form auffassen. Er fand solche atypischen endogenen Psychosen in 29% von allen 268 Ausgangspsychosen der Eltern. Während gut charakterisierte atypische Psychosen bei naher Blutsverwandschaft ähnlich wiederkehren — ELSÄSSER nennt hier z. B. die agitierten Altersdepressionen —, scheinen die schon mehrfach erwähnten, phasenhaft beginnenden, später aber chronisch fortschreitenden Psychosen weniger einheitlich. Nach ELSÄSSER sprechen auch die Zwillingsbeobachtungen nicht gegen eine Sonderstellung der atypischen Psychosen.

3. Dysthymien

In jüngster Zeit haben verschiedene Autoren versucht, *depressive Zustände* typologisch zu beschreiben, die nach Vorgeschichte, Befund und Verlauf zweifellos *Krankheiten* und nicht nur abnorme Erlebnisreaktionen darstellen, die *keine Zeichen akuter oder chronischer körperlich begründbarer Psychosen* aufweisen und andererseits nicht ohne Zwang dem *manisch-depressiven Krankheitsbild* zugeordnet werden können. Sie sind ein ausgesprochenes Ärgernis für die geltende Systematik. Weil wir diese Depressionen sowohl nach schwerer körperlicher Erschöpfung, nach Dystrophien, nach verzögerter Rekonvaleszenz bei postinfektiösen Zuständen, nicht ganz selten nach vorausgegangenen Geburten und Aborten, weiterhin aber auch nach langen und schweren seelischen Dauerbelastungen, wie Entwurzelung und Verlust des bergenden Gehäuses im weitesten Sinne des Wortes, vor allem aber bei enger Verflechtung der verschiedenen Faktoren auftreten sahen, haben wir sie als „*endoreaktive Dysthymie*" bezeichnet. v. BAEYER, HONORIO DELGADO, KOLLE, W. SCHULTE u. a. haben diesen Typus bestätigt gefunden. Diese Dysthymien verlaufen im Gegensatz zur Zyklothymie nicht scharf abgesetzt, sondern es wird meist ein langsames Hineingleiten mit allmählicher „Vitalisierung" beobachtet. Ein rasches Herausgeraten kennen wir nicht. Aus der Vorgeschichte ist nichts von depressiven oder manischen Phasen zu eruieren. Gewisse depressive Herabgestimmtheiten, zusammen mit körperlicher Erschöpfung nach Überbeanspruchungen oder seelischen Belastungen, werden mitunter berichtet. Eine tendenziöse Ausgestaltung der Symptomatik kommt häufiger vor als bei der Zyklothymie, und zwar weit mehr aus Hilflosigkeit und Angst als aus begehrungsneurotischer Einstellung. Die Traurigkeit pflegt mehr mißmutige als weichmütige Züge zu tragen. *Primäre Schuldgefühle fehlen*, und die Patienten dieses Typs halten sich ausnahmslos für schwer krank. Die so gut wie nie vermißte *Hypochondrie* ist selten vom primären Typ. Betrachtet man die Persönlichkeit, so überwiegen asthenische, erschöpfbar-zarte, leicht und nachhaltig depressiv reagierende Menschen weit über syntone Zyklothymiker. Soweit wir die familiäre Belastung an unserem Material klären konnten, waren endogen depressive Psychosen selten vertreten, und Manien fehlten ebenso wie bipolare zirkuläre Verläufe völlig.

Lemke, der die Bedeutung der „Leibgefühle“ in der psychiatrischen Diagnostik besonders bewertet hat, nahm die Tatsache, daß bei diesen Fällen sehr häufig recht massive vegetative Störungen vorhanden sind, zum Anlaß, das Krankheitsbild der *„vegetativen Depression“* zu beschreiben. Er fand es sowohl syndromatisch im Rahmen manisch-depressiver wie im Beginn schizophrener Psychosen, hielt es aber insbesondere für den Ausdruck einer diencephalen Reaktion, die eine Antwort auf hochgradige körperliche Erschöpfung oder lange dauernde Belastung des vegetativen Nervensystems sein kann. Erscheinungsmäßig handelt es sich bei diesem Syndrom nach Lemke um Depressionen mit Ausfallserscheinungen auf neurovegetativem Gebiet, die sich auf dem Boden einer ängstlich-depressiven Stimmungslage entwickeln und alle Anzeichen bieten, die von Störungen des Zwischenhirn-Hypophysensystems bekannt sind, wie Veränderungen der Vasomotorik, des Blutdrucks, der endokrinen Lage, der sexuellen Sphäre, des Schlafes und Stoffwechsels.

Wir selbst fanden bei 67 Fällen unter den nächsten Blutsverwandten 6% Zyklothymien im Gegensatz zu den rund 36% bei 139 zum Vergleich herangezogenen Manisch-Depressiven. Schizophrenien waren 12% unter den nächsten Verwandten gegenüber 4,4% bei den manisch-depressiven Probanden. In etwa 20% unserer Fälle hielten wir eine somatogene, in 30% eine psychogene Auslösung für gegeben; bei der anderen Hälfte überwog das „Endogene“, und auslösende Faktoren waren nicht überzeugend. Bei unseren manisch-depressiven Vergleichsfällen waren wir in 3% der Fälle von einer somatogenen, bei 13% von einer psychogenen Auslösung überzeugt.

Die Fälle von *vitalem Tonusverlust auf freier Strecke,* wie Kretschmer sie beschrieben hat, haben zweifellos Beziehungen zu den von uns gemeinten, während die *frühzeitigen Versagenszustände* des mittleren Lebensalters, wie Beringer und Mallison sie herausgestellt haben, zu den körperlich begründbaren, im besonderen hirnorganisch bedingten Zuständen gehören, welche bei unseren Fällen fehlten, wenn man von den Dystrophikern absieht. Es bedarf kaum eines Wortes, daß wir ein Syndrom meinen und nicht eine Krankheitseinheit. Auch in anderen Ländern wurden diese Depressionen, auf die in Deutschland besonders nachdrücklich Mauz hingewiesen hat, gesehen und *als nicht dem manisch-depressiven Irresein subsumierbar* erklärt. So sprach etwa der Holländer Hutter von „endogenen Depressionszuständen“, die „unsicher manisch-depressiv“, aber schwerer und tiefer als die neurotischen Formen seien, und schildert ziemlich genau den Typus, den wir unter den (endo-reaktiven) *Dysthymien* verstehen. In Frankreich meinte Benon etwas weitgehend damit Identisches, indem er, kritisch gegen den überdehnten Begriff des manisch-depressiven Irreseins der Kraepelinschen Psychiatrie, endogene, aber nicht zur manisch-depressiven Krankheit gehörende Depressionszustände als «asthénie périodique» der «mélancholie vraie» gegenüberstellte. Ey betonte jüngst die zahlreichen Gemeinsamkeiten der endogenen und reaktiven Formen, ohne den Unterschied zu leugnen. Ruffin hat entwickelt, warum er bei vielen depressiven Krankheitsbildern die uns zur Verfügung stehenden Einteilungen und Begriffsbildungen nicht mehr für ausreichend halte, und beschrieb eine Gruppe von Melancholien vom Gepräge endogener Depressionen, die Bürger-Prinz als *„Entlastungsdepressionen“* bezeichnete und die sich mit den von uns gemeinten Dysthymien wiederum weitgehend decken. *Genau wie wir vertritt* Ruffin *die Ansicht, daß eine zyklothyme Kerngruppe eine eigene Krankheit darstelle trotz der Symptomgemeinschaft mit weit mehr depressiven Krankheiten als man früher angenommen habe.* Ähnlich spricht M. Bleuler von vererblichen depressiven Zuständen als Persönlichkeitsvarianten, die dauerhaft sein oder phasenhaft verlaufen können, auch wenn sie nicht dem eigentlichen manisch-depressiven Irresein zugehören, und weist darauf hin, daß funktionelle Organbeschwerden sehr viel häufiger als angenommen der vegetative Ausdruck einer Depression seien.

KIELHOLZ hat als *Erschöpfungsdepressionen* Zustandsbilder beschrieben, die im Verlauf einer psychischen Fehlentwicklung auftreten, deren wesentlicher Anstoß und deren Unterhaltung in einer starken affektiven Dauerbelastung zu sehen sind. Darin besteht ein Unterschied zu den neurose-ferneren *endo-reaktiven Dysthymien*, die „ein ausgesprochenes Ärgernis für die geltende Systematik" (WEITBRECHT) darstellen, jedoch oder gerade deshalb „einen Fortschritt und einen Testfall in Richtung auf eine vorsichtige Teilrevision des Fragenkomplexes ‚Endogenität'" (PETRILOWITSCH) bedeuten.

Natürlich kann man diese hier kurz skizzierten Krankheitsbilder als „Randpsychosen" der manisch-depressiven Krankheit bezeichnen, wenn man das Bedürfnis hat, an der strengen Zweigliederung der endogenen Psychosen festzuhalten, um nicht das ganze System als ein durchaus vorläufiges ansehen zu müssen. Die Voraussetzung dafür ist aber, wie wir gezeigt haben, daß man diesen Ausdruck *rein beschreibend* meint und damit nicht beansprucht, etwas über nosologische Verwandtschaft auszusagen, was man tatsächlich nicht weiß, und was uns sogar dann sehr unwahrscheinlich zu sein scheint, wenn man als Grundlage die beiden klassischen „Krankheitseinheiten" annimmt. Gerade hier erinnern wir uns an den Satz KRAEPELINs, daß emotionelle Äußerungsformen des Irreseins an sich nicht den Ausdruck bestimmter Krankheitsvorgänge darstellen, sondern lediglich die Gebiete unserer Persönlichkeit anzeigen, in denen sich jene abspielen, und daß grundsätzlich die Annahme, daß diese oder jene Störung für einen bestimmten Krankheitsvorgang kennzeichnend sei, aufs äußerste eingeschränkt werden müsse, indem zahlreiche Äußerungsformen des Irreseins durch vorgebildete Einrichtungen des menschlichen Organismus ein für allemal festgelegt seien.

VIII. Differentialdiagnose und Typologie. Beziehungen zu anderen Psychosen, Psychopathien und Neurosen

1. Differentialdiagnose gegenüber körperlich begründbaren Psychosen und typologische Ordnung innerhalb der endogenen Psychosen

Die Differentialdiagnose zwischen den endogenen und den körperlich begründbaren Psychosen bietet dann keine besonderen Schwierigkeiten, wenn der Bonhoeffersche akute exogene Reaktionstyp oder wenn bei chronischen Fällen die Leitsymptome der Demenz und des Persönlichkeitsabbaus nachweisbar sind. Ebenso gelingt es im allgemeinen ohne große Mühe, die abnormen Erlebnisreaktionen und Persönlichkeitsentwicklungen zumindest von den typischen Kerngruppen der endogenen Psychosen zu trennen. Dies fällt natürlich um so leichter, je eindeutiger die gewissermaßen genormten Standardsymptome in Erscheinung treten, je „endogener" die Psychosen hinsichtlich ihrer Genese in der Biographie stehen, und es wird um so schwerer, je ausschließlicher die Themen der betreffenden Psychosen nicht nur gleichsam zufällig ihre Inhalte aus der Lebensgeschichte des Patienten nehmen, sondern ausgesprochen erlebnisreaktiv bestimmt sind und bleiben. Hier kommen dann die Probleme der psychoreaktiven „Auslösung" endogener Phasen und die Frage der „Vitalisierung" einer ursprünglich rein psychogenen Erlebnisreaktion ins Blickfeld. Darüber wurde das Nötige in Kürze gesagt. Innerhalb der *typologischen Ordnung* zwischen manisch-depressiven und schizophrenen Psychosen kann man auf Grund des Vorhandenseins der schizophrenen Symptome ersten Ranges im Sinne von K. SCHNEIDER eine recht profilierte Gruppe herausheben. Da es aber auch Schizophrenien gibt, bei welchen diese

Symptome fehlen können, und man nicht per exclusionem eine Zyklothymie diagnostizieren kann, war es notwendig, ihre typischen Symptome positiv zu fassen, wie es oben versucht wurde. Das Bild einer lahm-hypochondrischen depressio sine depressione kann schwer von farblos depressiven abulischen Versagenszuständen auf dem Boden einer Schizophrenia simplex zu trennen sein. GLATZEL und HUBER haben *juvenile asthenische Versagenszustände* beschrieben, die man zweifellos heute häufiger zu sehen bekommt als früher und die in der Nosologie noch keinen rechten Platz gefunden haben. Jedenfalls kann man sie vom psychopathisch-neurotischen Bereich abgrenzen. Die differentialdiagnostischen Schwierigkeiten bei kindlichen Psychosen einerseits, Rückbildungspsychosen andererseits wurden schon besprochen. Während KLEIST stets betont hatte, daß der Involutionsparanoia kein faßbarer hirnorganischer Prozeß zugrunde liege, heben sich aus den depressiven und paranoiden Rückbildungspsychosen doch solche heraus, bei denen wir in einer durch das Encephalogramm gesicherten Hirnatrophie keinen belanglosen Zufallsbefund erblicken können, sondern bei welchen uns ein allmählich hinzutretender organischer Einschlag im psychopathologischen Bild darauf hinweist, daß wir es nicht mit einer üblichen Rückbildungspsychose zu tun haben. Wir haben solche Psychosen von depressivem und paranoidem Typ beschrieben (vgl. oben).

Daß progressive Paralysen mit manischen oder depressiven Symptomen beginnen können, darf man nicht vergessen, und auch Hirntumoren können anfänglich eine zyklothyme Symptomatik zeigen. Der Arzt sollte sich also *nie ohne gründliche neurologische Untersuchung* auf Grund des psychopathologischen Bildes allein mit der Diagnose Zyklothymie zufriedengeben und aus dem Auge verlieren, daß der Charakter der psychopathologisch beschreibbaren Symptome ein rein syndromatischer ist, und wir nirgends Symptome kennen, die spezifisch für eine Krankheitseinheit wären.

„Amentielle" Züge, also Symptome von Bewußtseinstrübung, finden wir bei manisch-depressiven Psychosen höchstens einmal auf dem Höhepunkt eines „raptus melancholicus" oder einer manischen tobsüchtigen Erregung. Verwechselungen mit *körperlich begründbaren Psychosen* sind hier schon allein deshalb nicht zu befürchten, weil solche Episoden kaum am Beginn einer zyklothymen Psychose stehen, und man schon eine so große Strecke des Verlaufs übersieht, daß die Diagnose dadurch nicht erschüttert wird.

Bei *Hyperthyreosen* gibt es mitunter Angstzustände mit und ohne zwangsmäßigen Einschlag, die einer zyklothymen Angst zum Verwechseln ähnlich sein können. Hier hilft der internistische Befund entscheidend weiter.

Exogene Psychosen zeigen *kaum* einmal das Bild der *primären Schuldgefühle* und selten *vitale Traurigkeit*, wohingegen andere Symptome, die wir von den zyklothymen Depressionen kennen, auch hier auftreten. Das sind etwa: traurige oder morose Verstimmung überhaupt, Hemmung, agitiertes Unbehagen, Darniederliegen des Selbstgefühls und hypochondrische Selbstbeobachtung. Dies alles genau wie die Gehobenheit und Enthemmung der Manie finden wir außer bei der Zyklothymie ebenso bei den geschilderten Randpsychosen, bei Schizophrenien, körperlich begründbaren Psychosen und abnormen Erlebnisreaktionen auch. Oft ist es erst der Blick auf das *klinische Gesamtbild*, welcher den einzelnen Symptomen dann den richtigen Akzent und ihr Schwergewicht im Aufbau der Diagnose verleiht.

Hält man sich an den *bipolaren Phasenwechsel* manisch-depressiver Psychosen und betrachtet nicht nur einen Pol für sich allein, dann verringern sich die differentialdiagnostischen Schwierigkeiten. Freilich ist dieser Phasenwechsel nicht allzu häufig.

2. Zusammenfassendes zum Symptomaufbau der Zyklothymie

Betrachtet man unter dem Gesichtspunkt der typologischen Bedeutung noch einmal die wichtigsten Symptome, so ergibt sich: *primäre Schuldgefühle*, oft sehr expansiver Art, kommen auch bei Schizophrenien vor. Entscheidend ist aber, daß sie dort – meist zu Beginn der Psychose – nur episodisch „rein" und ohne sonstiges paranoides Beiwerk auftreten, welches dann die Diagnose klärt und das diagnostische Schwergewicht des „zyklothymen“ Symptoms relativiert. Nihilistischen *Verarmungswahn* trifft man auch bei körperlich begründbaren Alterspsychosen, und auch hier sind es die Begleitsymptome bzw. die Einbettung des Verarmungswahns in die gesamte klinische Symptomgruppierung, welche ihm seinen diagnostischen Rang zuteilen. Schließlich zur *Hypochondrie* als Syndrom: wahnhafte, oft grotesk ausgebaute Formen kommen außer bei der Zyklothymie auch bei Schizophrenien und körperlich begründbaren Psychosen vor. Bei den letztgenannten verweist das Auftauchen der exogenen Achsensymptome das Syndrom Hypochondrie vom Rang eines in reiner Ausprägung für Zyklothymie typischen Kennzeichens in die Rolle eines fakultativen Begleitsymptoms, und dasselbe geschieht, wenn hypochondrische Symptome vom Kranken mit dem Charakter des von außen oder anderen „Gemachten“ erlebt werden und damit der schizophrene Charakter der Psychose sichtbar wird. Es gibt also eine, bildlich gemeint, schichtartig übereinander geordnete *Hierarchie der Symptome*: die jeweils neu in Erscheinung tretende Schicht bestimmt durch die ihr eigentümlichen, auf ihrem Boden erscheinenden Symptome die diagnostische Zuordnung und degradiert das zuvor repräsentativ für seine nun „untere Schicht“ gewesene Syndrom zu einem nunmehr fakultativen, dem für die Diagnose keine ausschlaggebende Bedeutung mehr zukommt. So können, um ein klinisches Beispiel zu nennen, neurasthenische und neurotische Symptome aller Art zunächst einmal einfach Ausdruck einer Psychopathie oder abnormen Erlebnisreaktion oder Persönlichkeitsentwicklung sein. Sie können aber auch Prodrome von heranziehenden endogenen oder exogenen Psychosen sein, deren Symptome alsdann die Diagnose fundieren. Symptome, sonst für die Zyklothymie signifikant, können durch das Erscheinen schizophrener Symptome relativiert werden, und wiederum kann alle zyklothyme oder schizophrene Symptomatik bei körperlich begründbaren Psychosen vorkommen. Sah ein Krankheitsbild also schizophren aus, um dann aber zu einem organischen Defekt zu führen oder Bewußtseinsänderungen im Sinne des Bonhoefferschen Reaktionstyps aufzuweisen, dann kann die Symptomatologie vorher so „echt schizophren“ ausgesehen haben, wie sie will: die Szene und das Gesetz des weiteren Verlaufs beherrscht nunmehr die körperlich begründbare Psychose, und was schizophren aussah und autochthon schien, erweist sich nun im wahrsten Sinn des Wortes als *„nur symptomatisch“*. Warum uns dies viel wahrscheinlicher ist als die „Auslösung“, (an deren Vorkommen kein Zweifel möglich ist), haben wir oben begründet. *„Auslösung“ simplifiziert die Psychopathologie der endogenen Psychosen auf diejenige zweier „Krankheitseinheiten“*. Diese sollen nun, sei es in toto, sei es „abortiv“ oder in Form eines In-Funktion-Tretens von höchst spezifisch gedachten Bruchstücken und Radikalen, dazu herhalten, das Vorkommen der bei Zyklothymien oder Schizophrenien besonders typischen psychopathologischen Symptome quer durch die gesamte Psychiatrie hindurch erbbiologisch zu „erklären“.

Sehr schwierig kann differentialdiagnostisch mitunter bei Jugendlichen eine skrupulöse Onanie-Hypochondrie einzuordnen sein. Hier kann alles „Gemachte“ fehlen, und die Struktur der hypochondrischen Ängste kann nicht von einer zyklothymen, aber auch nicht von einer psychopathischen überwertigen Idee unterschieden werden, bis dann erst der weitere Verlauf ergibt, daß es sich um eine deletär verlaufende Hebephrenie handelt.

Besonders schroff scheiden sich wesentliche Schulmeinungen an der Frage, ob es zwischen der Verstimmung von Thymopathen als Varianten menschlicher Charaktere und den affektiven Psychosen *Übergänge* gebe oder nicht. Die Spannung zwischen der Auffassung E. KRETSCHMERs und K. SCHNEIDERs hat das Problem wach gehalten und sich für die moderne Psychiatrie als sehr fruchtbar erwiesen.

Daß *schizophrene Funktionsstörungen* wie bestimmte Arten von Sinnestäuschungen, Denkstörungen, Wahnwahrnehmungen und Ichentmächtigungen nicht psychologisch aus den unter sich selbst wiederum ganz inkommensurablen *Wesenszügen* verstanden werden können, welche man nicht sehr glücklich unter dem Sammelbegriff „schizoid" vom viel schärfer umrissenen Zyklothymen abhebt, leuchtet unmittelbar ein. Diese Funktionsstörungen sind keine intensitative „Steigerung" schizoider Temperamentsmerkmale oder Verhaltensweisen, und es gibt verstehenspsychologisch keine Brücken zwischen den schizophrenen Symptomen ersten Ranges und den schizoiden psychästhetischen Proportionen zwischen den Polen reizbar und stumpf. Kontaktschwäche, Autismus, affektive Kühle, Verletzlichkeit und alle die anderen von KRETSCHMER so lebendig geschilderten Eigenheiten findet man bei Gesunden wie Psychotischen in breiter Streuung. Man muß deshalb auf die *Funktionsstörungen* abheben, deren Vorhandensein Psychose bedeutet und die keinesfalls als abnorme Ausprägung charakterologischer Besonderheiten verstanden werden können. *Diese Trennung ist im Bereich der Zyklothymie, von der Psychopathologie her betrachtet, nicht mit derselben Evidenz zu vollziehen.* Während wir schizophrene Symptome ersten Ranges als Symptome abnormer Erlebnisreaktionen *nicht kennen*, lassen sich die depressiven Symptome einer endogenen Melancholie von denjenigen einer schweren depressiven Reaktion keineswegs mit der gleichen Sicherheit unterscheiden, wie so gut wie immer diejenigen einer sensitiv-paranoid gefärbten Erlebnisreaktion von denen einer Prozeß-Schizophrenie. Wenn wir bei dem depressiven Symptombild nur den *Querschnitt* betrachten, die Frage nach reaktiver Herkunft oder endogener Genese nicht stellen und damit die Psychopathologie ohne Seitenblick auf die Biologie der Verlaufsphasen gewissermaßen sich selbst überlassen, dann gibt es zweifellos so etwas wie eine gleitende Reihe von Symptomintensität von leichter Verstimmung bis hinab zur schwersten Melancholie. Erst mit dem Auftreten der ausgesprochen wahnhaften Formen tritt dann etwas qualitativ auch schon querschnittsmäßig gesehen *Neues* auf. Die Frage „einfühlbar" oder „nicht mehr einfühlbar" hilft nicht entscheidend weiter. Sie schließt auch den Irrtum ein, es müsse alles Nicht-Psychotische im Leben psychologisch „verstehbar" sein (vgl. dazu K. SCHNEIDER, BÜRGER-PRINZ u. a.). Trotzdem dürften Traurigkeit, Schuldbewußtsein und Lebensüberdruß dem nicht gerade konstitutionell Hyperthymen oder Gemütlosen vertrauter und einfühlbarer sein als paranoides Mißtrauen. So ist es bei den zyklisch-bipolaren affektiven Psychosen eben der *Verlauf* mit seinen autochthonen Gesetzen, und aus den oben erwähnten Gründen in vielen Fällen nicht das psychopathologische Bild, welches auch für den Skeptiker den *Morbus-Charakter* als *Arbeitshypothese* schwer widerlegbar macht. Im Hinblick auf das klinische Gesamtbild, welches Symptom und Verlauf umfaßt, kann man in den weitaus meisten Fällen Psychopathie und Psychose trennen. Nach einer Aufstellung von K. SCHNEIDER waren unter 1647 abnormen Persönlichkeiten und Erlebnisreaktionen und 941 Schizophrenien 28 Fälle, bei denen die Diagnose strittig war und zwischen den erstgenannten und 166 Zyklothymien waren es 7, also außerordentlich wenige Fälle.

3. Abgrenzung gegenüber reaktiven Depressionen

Daß *reaktive Depressionen* als abnorme Erlebnisreaktionen von reaktiv ausgelösten, nach endogenen Verlaufsgesetzen weitergehenden *zyklothymen Phasen* unterschieden werden müssen, wurde schon erwähnt. Psychoreaktiv ausgeklinkte einwandfreie endogene *Manien* sind äußerst selten, wie überhaupt alles Manische in weit höherem Maß auch hinsichtlich des Inganggesetztwerdens umweltunabhängiger ist als das Depressive. Ganz im Gegensatz zu den so überaus häufigen depressiven Reaktionen kennen wir keine überzeugenden maniformen abnormen Erlebnisreaktionen, die über ein wenig nachhaltiges Sich-Überfreuen, einen kurzen Glücksrausch hinausgingen. Ich habe in vielen Jahren nur einen einzigen echt zyklothymen Patienten kennengelernt, bei dem zwei manische Phasen sich mit großer Wahrscheinlichkeit an ein überwältigendes Beglückungserlebnis angeschlossen hatten, während bei seinen schweren Depressionen keine psychoreaktive Auslösung in Frage kam.

Daß bei *reaktiven Depressionen* ein nicht bewältigter *Objektverlust* gegenüber aller Selbstentwertung der endogen Depressiven weit überwiegt, wurde schon erwähnt. Reine depressive Reaktionen pflegen auch an das traumatisierende Geschehen thematisch gebunden zu bleiben, es sei denn, es käme zu massiven neurotischen *Verdrängungen* oder *Konversionen* ins Organneurotische.

Unter 55 klinikbedürftigen *reaktiven Depressionen* (39 Frauen, 16 Männer) fanden wir prämorbid heiter-synton 6%, ebenso viele Syntone schwerblütiger Art, 8% schon früher mitunter grundlos endothym leichter im Sinne der Untergrunddepression verstimmte und eine sehr hohe Ziffer von 64% sensitiv reizbar-asthenischen Menschen.

Daß die sorgfältige Bewertung psychoreaktiver auslösender Faktoren manisch-depressiver Psychosen ein ebenso wichtiges wissenschaftliches Problem darstellt wie die Frage des symptomatischen Auftretens zyklothymer Syndrome im Rahmen körperlich begründbarer Psychosen (schon früher von SPECHT gegenüber BONHOEFFER vertreten), wurde wiederholt deutlich gemacht.

4. Kerngruppe der Zyklothymie als Prototyp einer endogenen Psychose

Trotzdem ist die manisch-depressive Krankheit in ihren Kerngruppen unzweifelhaft der heute am prägnantesten umreißbare Prototyp der endogenen Psychose schlechthin. Die psychoanalytischen Versuche, das manisch-depressive Irresein wie auch die Schizophrenie als endogene Psychose zu leugnen und unter die Neurosen zu subsumieren, widersprechen aller klinischen Erfahrung.

Was soll man zu so krausen Theorien wie etwa derjenigen von SCHULTZ-HENCKE sagen, daß das Bild, das durch Verdrängung typisch durchschnittlicher und selbstverständlicher Alltagsbedrücktheiten und „lebhafter affektiver Varianten solchen ängstlichen, schuldhaften oder auch sorgenvoll niedergedrückten Erlebens“ entstehe, ganz selbstverständlich ein manisches sein müsse? Das pyknische Kleinkind könne, so vernehmen wir, wenn es auch hochsensibel sei, „eine ganze Portion vertragen“. Bei neurosenpsychologisch ungünstiger Frühperistase erwerbe der Pykniker alsdann eine überwiegend orale intentionale Gestörtheit. So erkläre sich die Tatsache, daß der Pykniker in der Regel nur unter allerschwersten Schicksalseinbrüchen mit manisch-depressiver Symptomatik erkranke. Außerdem neige er infolge seines im großen ganzen doch homophoren Stimmungsgehalts dazu, über weite Strecken hin ein in mancher Hinsicht bedenkenloses oder gar leichtsinniges Leben zu führen. „Dann geht der Krug schließlich so lange zum Wasser, bis er bricht.“ SCHULTZ-HENCKE meint gesehen zu haben, daß der Pykniker sich in ganz besonders ausgesprochener Weise in höchst „gewagte“ Situationen verrenne, und zwar aus „Dusseligkeit“, die er dann nicht mehr „glatt“ bewältige. Die merkwürdige, leichtsinnige Art des Lebensaufbaus trage viel dazu bei, den Pykniker in überraschende und negative, ihn dann überwältigende Situationen zu führen. — Ähnlich lauten im Anschluß an SCHULTZ-HENCKE die Hypothesen von SCHWIDDER. KOLLE, BENHOLDT-THOMSEN, WEITBRECHT, VILLINGER u. a. haben vor allem kritisch darauf hingewiesen, daß die jeweils von verschiedenen Autoren als Ursache späterer endogener Psychosen angeschuldigten frühkindlichen Frustrationen *derart ubiquitär* und als Noxe überdies so fragwürdig sind — ganz zu schweigen von der oft mehr als problematischen Möglichkeit, eindeutig psychologisch detaillierte Angaben über Milieuschäden in der Säuglings- und Kleinstkinderzeit anamnestisch zu erhalten —, daß es kaum eine somatische oder psychische Krankheit oder neurotische Fehlhaltung gibt, für welche nicht *ganz genau dieselben Frustrationen* beansprucht werden.

Mit derartigen unverbindlichen Phantasmata, die alle unter dem Motto stehen: *es darf keine endogene Psychose geben, weil Endogenität und grundsätzliches grenzenloses tiefenpsychologisches Sinnverstehen aus der Biographie nun einmal Widersprüche sind,* dürfen die *daseinsanalytischen* Interpretationen nicht verwechselt werden.

Unter verschiedenen, wesentlich dasselbe intendierenden Namen, wie konstruktiv-genetische Psychopathologie, existentiale Anthropologie u. a. erheben sie *keinerlei nosologische Ansprüche*, wenigstens da, wo sie wirklich unverfälscht *Daseinsanalyse* sein und bleiben wollen. Dies gilt insbesondere für das Werk von L. BINSWANGER. Neben ihm sind u. a. Autoren wie v. BAEYER, v. GEBSATTEL, VAN DER HORST, HUTTER, KUNZ, STORCH, E. STRAUS und auf dem Gebiet der Zyklothymie TELLENBACH mit seinen Studien über die Räumlichkeit des Melancholischen zu nennen.

Auch orthodoxe „Endogenetiker“ sahen sich mehr und mehr gezwungen, die schon wiederholt erwähnte *Auslösung* endogen weiterverlaufender depressiver Phasen durch provozierende psychische oder somatische Einflüsse anzuerkennen. In einer Arbeit über das depressive Syndrom bei endogenen Psychosen und die Bedeutung exogener Faktoren habe ich versucht, diese Fragen im einzelnen zu entwickeln. Neben den schon erwähnten Faktoren wie Puerperium und Hirntraumen können auch einmal Krankheiten wie eine beginnende Paralyse eine zyklothyme Phase zur Auslösung bringen. BOSTROEM hat einen Fall mitgeteilt, wo der paralytische Prozeß auf Malaria remittierte, während die Zyklothymie unbeeinflußt weiterlief. Als besondere, aber mehrfach einwandfrei beobachtete Seltenheit sind die Fälle zu erwähnen, wo schlagartig mit dem Erwachen aus einer Narkose eine einwandfreie depressive Phase einsetzte. Bekanntlich hat man auch versucht, alle in der Klimax, der Involution oder dem Senium wieder oder erstmals auftretenden depressiven Psychosen als ausgelöste Phasen des manisch-depressiven Leidens über einen Leisten zu schlagen. Warum das nicht haltbar ist, wurde oben dargelegt. Wieweit Klimax oder Involution „auslösen“ können und wie man sich das pathophysiologisch vorzustellen hat, ist noch ganz unbekannt. Mitunter bietet sich indessen zweifellos unter Würdigung der klinischen Gesamtsituation diese Hypothese als die ungezwungenste an.

Bei den stets kritisch zu prüfenden psychoreaktiv ausgelösten endogenen Depressionen, die sich in älteren Jahren öfters finden als im Zeitraum der typischen Krankheiten der Reife, ist darauf hinzuweisen, daß oft die zunächst an die auslösende seelische Belastung anknüpfenden katathym-komplexbezogenen Inhalte im weiteren Verlauf der Psychose von andersartigen Themen abgelöst werden können, daß sich etwa Anankasmen einstellen oder hypomane Episoden eingestreut werden.

Man könnte sich vorstellen, daß die Symptome bzw. die sie tragenden somatischen zentralnervösen Funktionsstörungen, auf Grund derer wir eine Zyklothymie diagnostizieren, nicht nur von dem hypothetischen Morbus in Gang gesetzt werden können, sondern daß dasselbe beispielsweise infolge des tiefen Hineinwirkens von schwerem seelischen Leid in das Leibgeschehen auch aus einer anderen Stoßrichtung her ausgelöst werden kann. (Hier taucht die Problematik des "stress" in der Psychiatrie auf.) Vielleicht könnte das Neurovegetativum die Brücke dazu bieten, und es wäre dann nicht der traurige Affekt, sondern nach K. SCHNEIDER der sinnblinde Affektschlag als solcher, welcher die Krankheit in Gang brächte. Da wir nun freilich zur Krankheit Zyklothymie nicht nur das depressive psychopathologische Bild, sondern auch den biologischen Aspekt der phasenhaften Verläufe, des Umschlagenkönnens in die Gegenphase usw. rechnen, muß die Frage offen bleiben, warum ein sinnblinder Affektschlag nicht gerade so gut eine zyklothyme Manie auslösen könnte. Das geschieht jedoch nicht, sondern die Stimmungs- und Affektlage bleibt gleichsinnig gefärbt, solange sie noch eindeutige depressive Erlebnisreaktion ist und wenn sie schon allmählich „vitalisiert“ wird, Tagesschwankungen zu zeigen beginnt, einen Themenwechsel durchmacht und von einer endogenen Depression nicht mehr zu unterscheiden ist.

Warum wir glauben, daß man zwischen psychoreaktiv ausgelösten echten endogenen Depressionen und anderen Depressionen unterscheiden sollte, die nicht zum manisch-depressiven Krankheitsbild gehören, habe ich am Beispiel der dysthymen Psychosen zu zeigen versucht. Versuche zur *Quantifizierung* psychopathologischer und somatischer Symptome bei depressiven Verstimmungszuständen mittels Faktoren- und Konfigurationsanalyse wurden von verschiedenen Autoren vorgelegt, wobei der Becksche Fragebogen sich als nützlich erwies (PICHOT, PÖLDINGER, VINAR u. a.).

Der Überblick über ein scheinbar so gesichertes Gebiet wie die manisch-depressiven Psychosen es zu sein scheinen, zeigt, daß wir in wesentlichen Punkten noch in den Anfängen stehen und daß grundlegende Voraussetzungen erfolgreichen Weiterforschens auf dem Gebiet der endogenen Psychosen noch der Klärung harren.

IX. Ausblick

Seit der Abfassung des ersten Beitrages über depressive und manische endogene Psychosen sind zehn Jahre vergangen. Eine gründliche Neubearbcitung war unumgänglich, um diesen Abriß dem heutigen Wissensstand anzupassen. *Somatologische Aspekte* gewannen nicht zuletzt im Zusammenhang mit der stürmischen Entwicklung der *Pharmakopsychiatrie* und der *Neurophysiologie* neue Facetten. Die zentrale Problematik der „*Auslösung*" psychotischer Phasen einschließlich der Kompensierbarkeit und der Dekompensierung erfuhr eine ungemeine Bereicherung durch eine immer subtilere Bemühung um die *Relevanz der Peristase* unter *persönlichkeitsanalytischen* wie *situativen Gesichtspunkten*. Nicht zuletzt steuerte die *Humangenetik* immer differenziertere Ergebnisse bei. Dies alles, besonders aber auch eine zunehmende Verfeinerung der sogenannten klassischen analytisch beschreibenden Methode im Sinne der *klinischen Psychopathologie* von K. SCHNEIDER, bereichert um psychodynamische und anthropologische Ansätze sowie langfristige *Verlaufsstudien, Vorfeldanalysen* und *transkulturelle Beobachtungen* machen das Problem der *Endogenität* heute komplizierter, aber auch faszinierender denn je. Das Rätsel der endogenen Psychosen ist noch nicht gelöst. Wo nicht ein Verhaftetsein an Dogmen den Blick beengt, dürfte kaum zu verkennen sein, daß sich die Psychiatrie in einer überaus fruchtbaren Unruhe befindet und zahlreiche neue Wege eingeschlagen hat, um den Problemen der psycho-physischen Korrelationen wieder ein Stück näher zu rücken oder bescheidener ausgedrückt, sie vielleicht sachgerechter zu formulieren. Welche Ergebnisse nosologischer Art schließlich zu erwarten sein werden, läßt sich durchaus noch nicht absehen. *Syndrom* und *Syndromgenese* und das weitere Herauspräparieren von *Basisstadien* der Psychosen scheinen mir im derzeitigen Stadium Forschungsthemen zu sein, die schon jetzt kaum mehr ein nosologisches Denken in einer falsch verstandenen und von ihrem Schöpfer KRAEPELIN selbst nicht nur in der Entwicklung seiner Lehre kritisch angezweifelten, sondern schließlich wieder preisgegebenen Dichotomie der endogenen Psychosen gestatten. Von seiner Konzeption jedoch auszugehen wird voraussichtlich schon allein als Grundlage internationaler wissenschaftlicher Verständigungsmöglichkeit auf lange hinaus erforderlich bleiben.

Literatur

ANGST, J.: Zur Ätiologie und Nosologie endogener depressiver Psychosen. Monographien a. d. Gesamtgeb. Neurol. u. Psychiat. Hrsg. von MÜLLER, M., SPATZ, H., VOGEL, P., Heft 112. Berlin-Heidelberg-New York: Springer 1966.

ARNOLD, O. H.: Untersuchungen über das manisch-depressive Krankheitsgeschehen. Wien. Z. Nervenheilk. **11**, 117—164 (1955).

— Zur Frage der Abwandlung depressiver Verläufe nach Antidepressiva-Therapie. Symposion „Das depressive Syndrom" Berlin 16./17. Februar 1968.

BAEYER, W. v.: Zur Psychopathologie der endogenen Psychosen. Nervenarzt **24**, 316—325 (1953).

— Depressionszustände in Kindheit und Jugend. Symposion „Das depressive Syndrom", Berlin 16./17. Februar 1968.

BERINGER, K., MALLISON, R.: Vorzeitige Versagenszustände. Allg. Z. Psychiat. **124**, 100—130 (1949).

BERTOZZI, S.: Sulla melancolia periodica giornaliera. Riv. Pat. nerv. ment. **57**, 411—422 (1941).

Binswanger, L.: Über Ideenflucht. Zürich 1933.
— Ausgewählte Vorträge und Aufsätze I. Bern 1947.
— Ausgewählte Vorträge und Aufsätze II. Bern 1955.
Birkmayer, W., Neumayer, E., Stöckl, W., Weller, G.: Defizit essentieller Aminosäuren bei endogener Depression. Wien. klin. Wschr. **80**, 832 (1968).
Bleuler, M.: Die Depressionen in der ärztlichen Allgemeinpraxis. 2. erg. Aufl. Basel 1948.
Bonhoeffer, K.: Die exogenen Reaktionstypen. Arch. Psychiat. **58**, 58—70 (1917).
Bostroem, A.: Über organisch provozierte endogene Psychosen. Z. Neurol. **131**, 1—6 (1931).
— Lues und Nervensystem. Gegenwartsprobleme der psychiatrisch-neurologischen Forschung. Stuttgart 1939.
Brockhausen, K.: Über erbbiologische Untersuchungen involutiver Psychosen, insbesondere über erstmalig in der Involution auftretende reine Melancholien. Z. Neurol. **157**, 17—34 (1937).
Bronisch, F. W.: Psychopathologie des höheren Lebensalters. Schweiz. Arch. Neurol. Psychiat. **81**, 105—123 (1958).
Bürger-Prinz, H.: Beitrag zur Frage: Dementia praecox im kindlichen Alter. Nervenarzt **13**, 301—307 (1940).
— Endzustände in der Entwicklung hyperthymer Persönlichkeiten. Nervenarzt **21**, 476—480 (1950).
— Psychopathologische Bemerkungen zu den cyclischen Psychosen. Nervenarzt **21**, 505—507 (1950).
— Schönfelder, T.: Depressive Syndrome im Kindesalter. Sympsion „Das depressive Syndrom", Berlin 16./17. Februar 1968.
Cambell, J. D.: Manic depressive psychosis in children. Report of 18 cases. J. nerv. ment. Dis. **116**, 424—439 (1952); ref. Zbl. Neurol. **124**, 414 (1953).
— Manic depressive disease in children. J. Amer. med. Ass. **158**, 154—157 (1955); ref. Zbl. Neurol. **135**, 80 (1956).
Custance, J.: Weisheit und Wahn. Zürich 1954.
Elsässer, G.: Über „atypische" endogene Psychosen. Nervenarzt **15**, 194—196 (1950).
— Die Nachkommen geisteskranker Elternpaare. Stuttgart 1952.
Engel, S.: Über den Ausdruck der cyclothymen Depression. Arch. Psychiat. u. Z. Neurol. **185**, 511—523 (1950).
— Die depressiven Wellen des Tages. Fortschr. Neurol. **25**, 342—354 (1957).
Ey, H.: Contribution à l'étude des relations des crises de mélancolie et des crises de dépression névrotique. Êvolut. psych. **3**, 532—553 (1955).
Fishbein, J. L.: Involutional melancholia and convulsive therapy. Amer. J. Psychiat. **106**, 128—135 (1949).
Frankl, V. E.: Manisch-depressive Psychosen nach Schädeltrauma. Mschr. Psychiat. **119**, 307—311 (1950).
Gebsattel, V. E. Frh. v.: Die Störungen des Werdens und des Zeiterlebens im Rahmen psychiatrischer Erkrankungen. Gegenwartsprobleme der psychiatrisch-neurologischen Forschung 1939.
— Prolegomena einer medizinischen Anthropologie. Berlin 1954.
Giberti, F., de Carolis, V.: Die Hypochondrie in der endogenen Depression (Klinisch-statistischer und psychopathologischer Beitrag). Arch. Psicol. Neurol. Psychiat. **26**, 243 (1965).
Glatzel, J.: Denkstörung und Gefühlsentfremdung bei der zyklothymen Depression. Arch. Psychiat. Nervenkr. **210**, 359 (1968).
— Huber, G.: Zur Phänomenologie eines Typs endogener juvenil-asthenischer Versagenssyndrome. Psychiat. clin. **1**, 15 (1968).
Gruhle, H. W.: Verstehen und Einfühlen. Gesammelte Schriften. Berlin-Göttingen-Heidelberg 1953.
Häfner, H.: Die existentielle Depression. Arch. Psychiat. Nervenkr. **191**, 351—364 (1954).
Hartmann, N.: Das Problem des geistigen Seins. 2. Aufl. Berlin 1949.
Harbauer, H.: Endogene Psychosen im Kindesalter. In: Schizophrenie und Zyklothymie, Hrsg. Huber, G. Stuttgart: Thieme 1969.
Heinroth, F. C. A.: Lehrbuch der Störungen des Seelenlebens oder der Seelenstörungen und ihrer Behandlung. Leipzig 1818.
Helmchen, H., Hippius, H.: Pharmakogene Depressionen. Symposion „Das depressive Syndrom. Berlin 16./17. Februar 1968.
Hirschmann, J.: Abnormes seelisches Verhalten unter dem Bild der Neurose bei Verschiebung des endogenen Untergrundes. Nervenarzt **24**, 213—214 (1953).
Hoff, H.: Das veränderte Erscheinungsbild der Melancholie. Wien. klin. Wschr. **1956**, 730—734.
— Hofmann, G.: Die Bedeutung peristatischer Momente für Manifestation und Verlauf von Schizophrenien und Zyklothymien. In: Schizophrenie und Zyklothymie. Hrsg. Huber, G. Stuttgart: Thieme 1969.

Horst, L. van der: Diagnostische Fragen zum Krankheitsbegriff Melancholie. Ned. Geneesk. **1954**, 538—543.
Huber, G.: Pneumencephalographische und psychopathologische Bilder bei endogenen Psychosen. Monographien aus dem Gesamtgebiete der Neurologie und Psychiatrie. Hrsg. von Gruhle, H. W., Spatz, H., Vogel, P. Berlin-Göttingen-Heidelberg 1957.
— Reine Defektsyndrome und Basisstadien endogener Psychosen. Fortschr. Neurol. Psychiat. **34**, 408 (1966).
— Verlaufsgestalt psychiatrischer Krankheitsbilder und Pharmakotherapie. Med. Welt **25**, 1517 (1967).
— Schizophrenie und Zyklothymie. Ergebnisse und Probleme. Stuttgart: Thieme 1969.
Hutter, A.: Die Psychopathologie der schwermütigen Psyche und die klinischen Depressions- und Melancholietypen. Nervenarzt **12**, 281—288 (1939).
— Vertiefte klinische und psychologische Betrachtung der endogenen Melancholie. Schweiz. Arch. Neurol. Psychiat. **49**, 105—127 (1942).
— Phänomenologisch-anthropologisches Studium der Manie. Folia psychiat. neerl. **52**, 407—414 (1949).
Janzarik, W.: Der lebensgeschichtliche und persönlichkeitseigene Hintergrund des cyclothymen Verarmungswahns. Arch. Psychiat. Nervenkr. **195**, 219—233 (1956).
— Die zyklothyme Schuldthematik und das individuelle Wertgefüge. Schweiz. Arch. Neurol. Psychiat. **80**, 173—208 (1957).
— Die hypochondrischen Inhalte der cyclothymen Depression in ihren Beziehungen zum Krankheitstyp und zur Persönlichkeit. Arch. Psychiat. Nervenkr. **195**, 351—371 (1957).
— Die Wirkungsebene der Pharmakotherapie im Aufbau depressiver Syndrome. Arzneimittel-Forsch. **14**, 493 (1964).
— Nosographie und Einheitspsychose. In: Schizophrenie und Zyklothymie. Hrsg. Huber, G. Stuttgart: Thieme 1969.
Jores, A.: Was ist Krankheit? Medizin heute **1** (1952).
Jung, R.: Zur Klinik und Pathogenese der Depression. Sitzungsber. Südwestdeutscher Neurologen und Psychiater, Baden-Baden 1951. Zbl. Neurol. **119**, 163 (1952).
— Neurophysiologie und Psychiatrie. In: Psychiatrie der Gegenwart Band I/I A. Grundlagenforschung zur Psychiatrie. Teil A. Berlin-Heidelberg-New York: Springer 1967.
Kaplan, A., Sakheim, G.: Manic-depressive psychosis in a 13-year old boy: psychologic test findings. J. nerv. ment. Dis. **121**, 140—154 (1955).
Kendell, R. E.: The classification of depressiv illnesses. London: Oxford Univ. Press 1968.
Kielholz, P.: Diagnostik und Therapie der depressiven Zustandsbilder. Schweiz. med. Wschr. **1957**, 87 ff. u. 104 ff.
— Diagnose und Therapie der Depressionen für den Praktiker. 2. Aufl. München: J. F. Lehmann 1966.
— Differentialdiagnostik der endogenen Depressionen, Erschöpfungsdepressionen, Dysthymien und Schizophrenien. In: Schizophrenie und Zyklothymie. Hrsg. Huber, G. Stuttgart: Thieme 1969.
Kinkelin, M.: Verlauf und Prognose des manisch-depressiven Irreseins. Schweiz. Arch. Neurol. Psychiat. **73**, 100—146 (1954).
Kirchhof, J.: Poliklinik depressiver Störungen speziell endogener Verstimmungen. Z. Neurol. **174**, 89—134 (1942).
Kleist, K., Driest, W.: Die Katatonie auf Grund katamnestischer Untersuchungen. I. Teil. Die als Katatonie verkannten Degenerationspsychosen, Psychosen der Schwachsinnigen und symptomatischen Psychosen. Z. Neurol. **157**, 477—555 (1937).
Kolle, K.: Zur Kritik der sogenannten Psychosomatik. Mschr. Psychiat. Neurol. **176**, 341—354 (1953).
— Die endogenen Psychosen, das Delphische Orakel der Psychiatrie. München 1955.
— Psychosen als Schädigungsfolgen. Fortschr. Neurol. **26**, 101—120 (1958).
Kornhuber, H.: Über Auslösung cyclothymer Depressionen durch seelische Erschütterungen. Arch. Psychiat. Nervenkr. **193**, 391—405 (1955).
Kraepelin, E.: Die Erscheinungsformen des Irreseins. Z. Neurol. **62**, 1—29 (1920).
— Psychiatrie. 1. Aufl. 1883. 9. Aufl. 1927, sämtl. Leipzig.
Kraines, S. H.: Mental depressions and their treatment. London-New York: MacMillan 1957.
Kranz, H.: Der Begriff des Autismus und die endogenen Psychosen. In: Psychopathologie heute. Hrsg. Kranz, H. Stuttgart: Thieme 1962.
— Depressiver Autismus. Symposion „Das depressive Syndrom". Berlin 16./17. Februar 1968.
Kretschmer, E.: Psychotherapeutische Studien. Stuttgart 1949.
— Medizinische Psychologie. 11. verb. u. vermehrte Aufl. Stuttgart 1956.
— Geniale Menschen. 5. Aufl. Berlin-Göttingen-Heidelberg 1958.

KRINGLEN, E.: Heredity and Environment in the functional Psychoses. Oslo: Universitetsforlaget 1967.

KÜHN, R.: Zur Daseinsanalyse der Anorexia mentalis. Nervenarzt **22**, 11—13 (1951).

LANGE, J.: Die endogenen und reaktiven Gemütserkrankungen und die manisch-depressive Konstitution. In: BUMKE: Handbuch der Geisteskrankheiten, Bd. 6. Berlin 1928.

— Zirkuläres (manisch-depressives) Irresein. Handbuch der Erbkrankheiten. Leipzig 1942.

LANGELÜDDEKE, A.: Über Lebenserwartung und Rückfallhäufigkeit bei Manisch-Depressiven. Z. psych. Hyg. **14**, 1 (1941).

LAUTER, H.: Phasen überdauernder Persönlichkeitswandel und peristierende Symptome bei der endogenen Depression. Symposion „Das depressive Syndrom". Berlin, 16./17. Februar 1968.

LECHLER, H.: Die Psychosen der Alten. Arch. Psychiat. Nervenkr. **185**, 440—465 (1950).

LEMKE, R.: Über die vegetative Depression. Psychiat. Neurol. med. Psychol. (Lpz.) **1**, 161—166 (1949).

— Über die Bedeutung der Leibgefühle in der psychiatrischen Diagnostik. Psychiatr. Neurol. med. Psychol. (Lpz.) **3**, 325—340 (1951).

LEONHARD, K.: Grundlagen der Psychiatrie. Stuttgart 1948.

— Aufteilung der endogenen Psychosen. Berlin 1957.

LÓPEZ-IBOR, J.: Manic-depressive psychosis and anxiety (the timopathic circle). Acta psychiat. scand. **27**, 269—286 (1952).

— Die Dynamik der Angst. Wien. Z. Nervenheilk. **10**, 299—311 (1955).

— Sobre la psicopatologia de las depressiones. In: Psychopathologie heute (Hrsg. H. KRANZ). Stuttgart: Thieme 1962.

— Depressive Äquivalente. Symposion „Das depressive Syndrom". Berlin, 16./17. Februar 1968.

LUNDQUIST, G.: Prognosis and course in manic-depressive psychoses. A follow-up study of 319 first admissions. Stockholm 1945. Acta psychiat. scand. Suppl. XXXV.

— Involutionsdepressionen. Nord. psykiat. T. **16**, 153 (1952).

LUNGERSHAUSEN, E.: Zum Problem des Suicids bei endogenen Psychosen. In: Schizophrenie und Zyklothymie. Hrsg. G. HUBER. Stuttgart: Thieme 1969.

LUXENBURGER, H.: Zirkuläres (manisch-depressives) Irresein. Handbuch der Erbkrankheiten. Leipzig 1942.

MATUSSEK, N.: Die Catecholamin- und die Serotoninhypothese der Depression. Symposion „Das depressive Syndrom". Berlin, 16./17. Februar 1968.

MATUSSEK, P., HALBACH, A., TROEGER, U.: Endogene Depression. Eine statistische Untersuchung unbehandelter Fälle. München-Berlin: Urban & Schwarzenberg 1965.

MAUZ, F.: Die Prognostik der endogenen Psychosen. Leipzig 1930.

— Psychiatrie und Psychotherapie. Hamburger Ärztebl. **1949**, 43.

MEYER, HANS-H.: Statistisches zur Frage der „Auslösung" endogener Psychosen durch akute körperliche Erkrankungen oder Generationsvorgänge. Nervenarzt **24**, 498—500 (1953).

— Alternieren schizophrener und zyklothymer Episoden in endogen-psychotischen Verläufen. In: Schizophrenie und Zyklothymie. Hrsg. G. HUBER. Stuttgart: Thieme 1969.

MINKOWSKI, E.: Diskussionsbeitrag. Das paranoide Syndrom in anthropologischer Sicht. Berlin-Göttingen-Heidelberg 1958.

MÜLLER, M.: Prognose und Therapie der Geisteskrankheiten. 2. umgearb. und verm. Aufl. Stuttgart 1949.

NEELE, E.: Die phasischen Psychosen nach ihrem Erscheinungs- und Erbbild. Mit einem Geleitwort von KARL KLEIST. Leipzig 1949.

ORELLI, A. v.: Der Wandel des Inhaltes der depressiven Ideen bei der reinen Melancholie unter besonderer Berücksichtigung des Inhaltes der Versündigungsideen. Schweiz. Arch. Neurol. Psychiat. **73**, 217—287 (1954).

PASKIND, H. A.: Manic-depressive Psychosis, the relation of hereditary factor to the clinical course. Arch. Neurol. Psychiat. **25**, 145—147 (1931).

PAULEIKHOFF, B.: Über die Seltenheit von Alkoholabusus bei zyklothym Depressiven. Nervenarzt **24**, 445—448 (1953).

— Atypische Psychosen. Basel, New York 1957.

— Verlaufsregeln depressiver Syndrome der Schwangerschaft und des Wochenbetts. Symposion „Das depressive Syndrom". Berlin, 16./17. Februar 1968.

— Atypische Psychosen. Versuch einer Revision der Kraepelin'schen Systematik. In: Schizophrenie und Zyklothymie. Hrsg. G. HUBER. Stuttgart: Thieme 1969.

PETERS, G.: Manisch-depressives Irresein (Handbuch der speziellen pathologischen Anatomie und Histologie, Bd. 13, Teil 4, 53 (1956). Berlin-Göttingen-Heidelberg 1956.

PETRILOWITSCH, N.: Zur Psychopathologie der Klinik der Entfremdungsdepression. Arch. Psychiat. Nervenkr. **194**, 289—301 (1956).
— Zur Strukturtheorie der endogenen Psychosen. Schweiz. Arch. Neurol. Psychiat. **81**, 322—343 (1958).
— Zur Problematik depressiver Psychosen. Arch. Psychiat. Nervenkr. **202**, 244 (1961).
— Zyklothymie. Endogene Psychosen von depressivem und manischem Typ. Fortschr. Neurol. Psychiatr. **32**, 561 (1964).
— BAER, R.: Zyklothymie (1964—1969). Fortschr. Neurol. Psychiat. **38**, 602 (1970).
PERRIS, CARLO: A study of bipolar (manic-depressive) and unipolar recurrent depressive psychoses. Acta psychiat. scand. **42**, Suppl. (1964).
PFEIFFER, W. M.: Die Symptomatik der Depression in transkultureller Sicht. Symposion „Das depressive Syndrom. Berlin, 16./17. Februar 1968.
— Transkulturelle Psychiatrie. Stuttgart: Thieme 1971.
PICHOT, P.: Überlegungen zur Faktorenanalyse des depressiven Syndroms. Symposion „Das depressive Syndrom". Berlin, 16./17. Februar 1968.
PÖLDINGER, W.: Die Abschätzung der Suicidalität. Bern: Huber 1968.
— BLASER, P., GERING, A.: Zur Quantifizierung psychopathologischer und somatischer Symptome bei depressiven Verstimmungszuständen. Symposion „Das depressive Syndrom". Berlin, 16./17. Februar 1968.
REID, D. D.: Epidemilogical methods in the study of mental disorders. WHO Public Health Papers, No. 2. Geneva (1960).
— Epidemiologische Methoden in der psychiatrischen Forschung. Übersetzt und herausgegeben von K. P. KISKER. Stuttgart: Thieme 1966.
REISS, E.: Konstitutionelle Verstimmung und manisch-depressives Irresein. Klinische Untersuchungen über den Zusammenhang von Anlagen und Psychose. Z. Neurol. **2**, 347—624 (1910).
RENNERT, H.: Die Universalgenese der endogenen Psychosen. Ein Beitrag zum Problem „Einheitspsychose". Fortschr. Neurol. Psychiat. **33**, 251 (1965).
RIEBELING, C.: Pathophysiologie der Psychosen, 1953—1955. Fortschr. Neurol. **25**, 579—615 (1957).
RINGEL, E.: Neue Untersuchungen zum Selbstmordproblem unter besonderer Berücksichtigung prophylaktischer Gesichtspunkte. Wien: Gebr. Hollinek 1961.
ROHDEN, W. v.: Über Beziehungen zwischen Konstitution und Rasse. Z. Neur. **98**, 255—277 (1925).
RÜMKE, H. C.: Die klinische Differenzierung innerhalb der Gruppe der Schizophrenien. Nervenarzt **29**, 49—53 (1958).
RUFFIN, H.: Melancholie. Dtsch. med. Wschr. **1957**, 1080—1092.
SCHMITT, W.: Langfristige Verlaufsbeobachtungen. Symposion „Das depressive Syndrom". Berlin, 16./17. Februar 1968.
SCHNEIDER, K.: Einleitung zu einem Gespräch über Schocktherapie. Nervenarzt **12**, 529—530 (1947).
— Die Untergrunddepression. Fortschr. Neurol. **17**, 429—434 (1949).
— Die Aufdeckung des Daseins durch die cyclothyme Depression. Nervenarzt **21**, 193—194 (1950).
— Über die Grenzen der Psychologisierung. Nervenarzt **24**, 89—90 (1953).
— Zur Frage der Psychotherapie endogener Psychosen. Dtsch. med. Wschr. **1954**, 873—875.
— Zur Differentialdiagnose der Depressionszustände. Fortschr. Neurol. **23**, 1—6 (1955).
— Klinische Psychopathologie. 4. erweiterte Aufl. Stuttgart 1955.
SCHOU, M.: Mögliche Wirkungsweisen des Lithiums. Symposion „Das depressive Syndrom". Berlin, 16./17. Februar 1968.
— Die Lithiumprophylaxe bei manisch-depressiven Psychosen. Nervenarzt **42**, 1 (1971).
SCHULTE, W.: Die Entlastungssituation als Wetterwinkel für Pathogenese und Manifestierung neurologischer und psychiatrischer Krankheiten. Nervenarzt **22**, 140—149. (1951).
— Hirnorganische Dauerschäden nach schwerer Dystrophie. München-Berlin 1953.
— Nichttraurigseinkönnen im Kern melancholischen Erlebens. Nervenarzt **32**, 314 (1961).
SCHULTZ-HENCKE, H.: Das Problem der Schizophrenie. Stuttgart 1952.
SCHULZ, B.: Kinder manisch-depressiver und anderer affektpsychotischer Elternpaare. Z. Neurol. **169**, 311—412 (1940).
— Kinder von Elternpaaren mit einem schizophrenen und einem affektpsychotischen Partner. Z. Neurol. **170**, 441—514 (1940).
— Auszählungen in der Verwandschaft von nach Erkrankungsalter und Geschlecht gruppierten Manisch-Depressiven. Arch. Psychiat. Nervenkr. **186**, 560—576 (1951).

SCHWIDDER, W.: Depression, Zwangsneurose und Hysterie als Grundformen seelischer Erkrankung. (Der Mensch. Schriften für Psychologie und Psychotherapie). Berlin-Zehlendorf 1951.
SELBACH, H.: Zur Pathophysiologie der endogenen Depression. Veldener Symposien Bd. V, 1969.
SJÖGREN, T.: Recent progress in psychiatric and neurologic genetics. Atti 9. Congr. internaz. Genet. Bellagio Part. 1 (1953). Carylogia (Firenze) 6, Suppl. 531—550 (1955); ref. Zbl. Neurol. 135, 125 (1956).
SLATER, E.: Psychiatry. Clinical genetics. S. 332—349. London: Butterworth & Co. 1953; ref. Zbl. Neurol. 128, 45 (1954).
SMYTHIES, J. R., COPPEN, A., KREITMAN, N.: Biologische Psychiatrie. Übersetzt von H. KÖBCKE. Stuttgart: Thieme 1970.
SPECHT, G.: Zur Frage der exogenen Schädigungstypen. Z. Neurol. 19, 104—116 (1913).
SPIEL, W.: Die endogenen Psychosen des Kindes- und Jugendalters. Basel-New York: Karger 1961.
STAEHELIN, J. E.: Über Depressionszustände. Schweiz. med. Wschr. 1955, 1205—1209.
STENSTEDT, A.: A study in manic-depressive psychosis, clinical, social and genetic investigations. Acta psychiat. scand. Suppl. 79 (1952).
STÖRRING, G. E., SUCHENWIRTH, R., VÖLKEL, H.: Emotionalität und cycloide Psychosen. Zur Psychopathologie der sogenannten Randpsychosen. Psychiat. Neurol. med. Psychol. (Lpz.) 14, 85 (1962).
STONE, C. A.: Zum Wirkungsmechanismus trizyklischer Antidepressiva. Symposion „Das depressive Syndrom". Berlin, 16./17. Februar 1968.
STRAUS, E.: Das Zeiterlebnis in der endogenen Depression und in der psychopathischen Verstimmung. Mschr. Psychiat. 68, 640—656 (1928).
STUTTE, H.: Endogen-phasische Psychosen des Kindesalters. Acta paedopsychiat. 30, 34 (1963).
TELLENBACH, H.: Die Räumlichkeit der Melancholischen. I. Mitt. Über Veränderungen des Raumerlebens in der endogenen Melancholie. Nervenarzt 27, 12—18 (1956).
— Die Räumlichkeit der Melancholischen. II. Mitt. Analyse der Räumlichkeit melancholischen Daseins. Nervenarzt 27, 289—298 (1956).
— Melancholie. Zur Problemgeschichte, Typologie, Pathogenese und Klinik. Berlin-Heidelberg-New York: 1961.
— Zur situationspsychologischen Analyse des Vorfeldes endogener Manien. Jb. Psychol. Psychotherap. 12, 174 (1965).
— Kinetische Typologie als Methode der Freilegung des melancholischen Typus. Aspekte seiner Relevanz. Symposion „Das depressive Syndrom". Berlin, 16./17. Februar 1968.
TUCZEK, K.: Die Kombination des manisch-depressiven und schizophrenen Erbkreises. Arch. Klaus-Stift. Vererb.-Forsch. 8, 295—378 (1933).
VINAR, O., GROF, P.: Die depressive Symptomatologie im Lichte des Beck'schen Fragebogens. Symposion „Das depressive Syndrom". Berlin, 16./17. Februar 1968.
WALTER, K.: Über manisch-depressive Psychosen und stumpfe Hirntraumen. Nervenarzt 24, 493—498 (1953).
WEITBRECHT, H. J.: Zur Psychopathologie der zyklothymen Depression. Arbeiten zur Psychiatrie, Neurologie und ihren Grenzgebieten. (Festschrift für KURT SCHNEIDER). Willsbach und Heidelberg 1947.
— Zyklothymie. Fortschr. Neurol. 17, 437—478 (1949).
— Über Hypochondrie. Dtsch. med. Wschr. 1951, 312—315.
— Zur Typologie depressiver Psychosen. Fortschr. Neurol. 20, 247—267 (1952).
— Offene Probleme bei affektiven Psychosen. Nervenarzt 24, 187—191 (1953).
— Cyclothymes Syndrom und hirnatrophischer Prozeß. Nervenarzt 24, 489—493 (1953).
— Kritik der Psychosomatik. Stuttgart 1955.
— Zur Frage der Spezifität psychopathologischer Symptome. Fortschr. Neurol. 25, 41—55 (1957).
— Depressive und manische endogene Psychosen. In: Psychiatrie der Gegenwart, Bd. II/S. 73. Klinische Psychiatrie. Berlin-Göttingen-Heidelberg: Springer 1960.
— Endogene phasische Psychosen. Fortschr. Neurol. Psychiat. 29, 129 (1961).
— Aus dem Vorfeld endogener Psychosen (Klinische Beobachtungen zur Frage der „Auslösung"). Nervenarzt 35, 521 (1964).
— Psychiatrische Fehldiagnosen in der Allgemeinpraxis. Fibel der Differentialdiagnostik. Stuttgart: Thieme 1966.
— Die chronische Depression. Wien. Z. Nervenheilk. 24, 265 (1967).
— Schlafstörungen bei psychiatrischen Erkrankungen. Ärztl. Prax. 20, 4106 (1968).
— Psychiatrie im Grundriß. 2. überarb. Aufl. Berlin-Heidelberg-New York: Springer 1968.
— Auslösung endogener Psychosen. Symposion „Das depressive Syndrom". Berlin, 16./17. Februar 1968.
— Kompensierung und Dekompensierung bei endogenen Depressionen. In: Die Melancholie. Hrsg. W. SCHULTE u. W. MENDE. Stuttgart: Thieme 1969.

WIECK, H.: Zur Klinik der symptomatischen Psychosen. Dtsch. med. Wschr. **1956**, 1345.
— Zur Lokalisation zyklothymer Mißempfindungen (2300 Fälle). Med. Welt. **1965**, 2452.
WINZENRIED, F. J. M.: Phasische Psychosen und allergische Reaktionen. Internist **3**, 715 (1962).
WITTKOWER, E. D., HÜGEL, R.: Transkulturelle Aspekte des depressiven Syndroms. Symposion „Das depressive Syndrom". Berlin, 16./17. Februar 1968.
WITTSON, CECIL L.: Involution melancholia. Psychiat. Quart. **14**, 167—184 (1940).
WYRSCH, J.: Zur Geschichte und Deutung der endogenen Psychosen. Stuttgart 1956.
ZEH, W.: Zur Psychopathologie der zyklothymen Manie. Fortschr. Neurol. **24**, 149—160 (1956).
— Über das alterseigentümliche Erscheinungsbild der zyklothymen Manie. Fortschr. Neurol. **24**, 434—443 (1956).
— Altersfärbung cyclothymer Phasen. Nervenarzt **28**, 542—545 (1957).
ZERBIN-RÜDIN, E.: Die endogenen Psychosen (A. Die Schizophrenien. B. Die manisch-depressiven Psychosen). In: Humangenetik, Bd. V/2. Hrsg. v. P. BECKER. Stuttgart: Thieme 1967.
— Die vielschichtigen Beziehungen der endogenen Psychosen in genetischer Sicht. In: Schizophrenie und Zyklothymie. Hrsg. G. HUBER. Stuttgart: Thieme 1969.
ZUTT, J.: Vom gelebten welthaften Leibe. In: Das paranoide Syndrom in anthropologischer Sicht. Berlin-Göttingen-Heidelberg 1958.

Atypische Psychosen.
Reaktive (psychogene) Psychosen

Von

ERIK STRÖMGREN

Inhalt

I. Atypische Psychosen 141
II. Reaktive (psychogene) Psychosen 144
1. Das Problem 144
2. Historisches 145
3. Ursachen 147
4. Klinische Formen 148
5. Verlauf 149
6. Statistik 149
7. Therapie 150
8. Diagnose 150
9. Klassifikation 150
Literatur 151

I. Atypische Psychosen

Der Inhalt des Begriffes „atypische Psychose" ist recht unbestimmt. Logisch hängt der Inhalt davon ab, welche Psychosenformen man als „typisch" gelten läßt. Praktisch denkt man aber in erster Linie an zwei verschiedene atypische Gruppen: Erstens Schizophrenien oder manisch-depressive Erkrankungen, die irgendwie vom Typus dieser Psychosen abweichen, zweitens Psychosen, die zwar wie die Schizophrenien und die manisch-depressiven Psychosen als endogene Psychosen aufgefaßt werden, aber in nosologischer Hinsicht nicht zu diesen beiden Hauptgruppen gehören. Die letztere Umgrenzung setzt eigentlich — nicht ganz logisch — voraus, daß die beiden großen Psychosen die „typischen" sind. Könnte man unter den „atypischen" Psychosen eine nosologisch und symptomatologisch homogene Gruppe von Psychosen abgrenzen, würde man diese sicher nicht mehr als atypisch bezeichnen.

Die erste Art der Umgrenzung ist begrifflich weit befriedigender. Wenn man von „typischen" Schizophrenien oder manisch-depressiven Psychosen ausgeht, können atypische Formen derselben in drei verschiedenen Weisen atypisch sein, und zwar mit Rücksicht auf Symptomatologie, Verlauf oder Ätiologie. Was die Schizophrenie betrifft, können z.B. manische oder depressive Schwankungen, erhaltene Kontaktfähigkeit, etc., als atypisch gelten, bei der manisch-depressiven Psychose Halluzinationen oder Kontaktschwäche. Mit Rücksicht auf den Verlauf werden wohl von den meisten Psychiatern totale Remissionen als atypisch für die Schizophrenie angesehen, sowie Chronizität für die manisch-depressive Psychose. Von ätiologischen Atypien kann man wohl nur reden, wenn man eine symptomatologisch und verlaufsmäßig vollkommen „schizophrene" Psychose, aber sicheren organischen Ursprunges, noch als Schizophrenie bezeichnen will, oder wenn man z.B. eine Reserpin-provozierte Melancholie als manisch-depressive Psychose einreiht.

Bei den großen endogenen Psychosen sind Symptomatologie und Verlauf so variabel, daß es schwierig ist, zwischen typisch und atypisch eine Grenze festzustellen. Viele Atypien lassen sich ohne Schwierigkeit so erklären, wie es Kretschmer und seine Schüler, insbesondere Mauz (1930), getan haben, d.h. durch Einbeziehung des Einflußes der Konstitution auf Symptomatologie und Verlauf der Psychosen. Interaktionen von verschiedenen Konstitutionsradikalen kommen hier in Frage. Dazu kommen noch die „Mischpsychosen“ im engeren Sinne, wo sich das Vorhandensein von sowohl schizophrenen wie manisch-depressiven Anlagen bei demselben Individuum dadurch ausdrückt, daß eine Psychose entsteht, die sowohl in der Symptomatologie wie im Verlauf wesentliche Züge beider Psychosen enthält, so wie es seiner Zeit Smith (1924) an großem Material dargelegt hat.

Soweit wären also eine beträchtliche Anzahl von atypischen Psychosen als auf dem konstitutionellen Boden der beiden großen Psychosen entstanden zu verstehen. Aber in vielen anderen Fällen scheint diese Erklärung nicht zuzutreffen. Das gilt z.B. für eine Reihe der Psychosen, die unter verschiedenen Namen von Kleist (1911, 1921, 1926, 1928) und seinen Schülern (vor allem Leonhard) und von Schröder (1926) und vielen anderen beschrieben wurden; in dieser Beziehung sei auf das Kapitel von Leonhard in diesem Bande (S. 83 ff.) verwiesen. Sehr ausgedehnte und systematische klinische und genetische Studien wurden von Mitsuda und seinen Schülern (1967) durchgeführt. Sie gelangten zu dem Ergebnis, daß die Mehrzahl der atypischen Psychosen in ätiologischer Hinsicht von den Schizophrenien und den manisch-depressiven Psychosen ganz verschieden seien, unter sich aber höchst wahrscheinlich eine heterogene Gruppe ausmachen.

Die verschiedenen Spielarten, darunter auch die atypischen psychotischen Varianten der manisch-depressiven Erkrankungen werden in diesem Bande (S. 124 ff.) ausführlich von Weitbrecht beschrieben.

Bei der Schizophrenie gibt es, wie es M. Bleuler in diesem Bande darstellt, viele ganz verschiedene Varianten. Einige Varianten sind wohl aber dem klassischen Bilde der Schizophrenie so unähnlich, daß man sie als atypisch bezeichnen kann. In symptomatologischer Hinsicht wäre dabei in erster Linie an die *pseudoneurotischen* (Hoch and Polatin, 1949) und die *pseudopsychopathischen Schizophrenieformen* (Dunaif and Hoch, 1955) zu denken. Es wird wohl jetzt allgemein anerkannt, daß diese Krankheitsbilder als der Schizophrenie angehörig anzusehen sind. Anders verhält es sich mit der von Langfeldt (1939) beschriebenen Gruppe der *schizophreniformen Psychosen*. Diese Bezeichnung wird leider in verschiedenen Bedeutungen verwendet. Eigentlich sollte man wohl nur als schizophreniform solche Zustände bezeichnen, die der Schizophrenie in symptomatologischer Hinsicht sehr ähnlich sind. Die Bezeichnung wäre dann solange zu verwenden, bis man weiß, ob die Krankheit wirklich schizophrener Natur ist oder nicht; eine typische Schizophrenie ist selbstverständlich auch „schizophreniform“; andere Psychosen können es gelegentlich sein. In diesem Sinne wurde der Begriff aber von Langfeldt nicht gebraucht. Sein Ausgangspunkt war ein praktischer, und zwar durch die Behandlungserfolge der Schockbehandlungen veranlaßt. Es wurde nach Einführung dieser Therapien bald deutlich, daß die schizophrenieähnlichen Psychosen in sehr verschiedener Weise auf die Therapie ansprachen. Langfeldt hat es dann versucht, zwei verschiedene Gruppen von Kranken voneinander zu unterscheiden, einerseits die echten Schizophrenien, die schlecht ansprachen, andererseits die schizophreniformen Psychosen, die eine gute Prognose hatten. Später zeigte es sich, daß die gut verlaufenden Fälle auch in symptomatologischer

Hinsicht deutlich von den ungünstigeren Fällen abwichen, und daß sie also eigentlich nicht ganz schizophreniform waren. Der Begriff war inzwischen mehr nosologischer Natur geworden. Zu Mißverständnissen hat es geführt, daß man manchenorts den Terminus „schizophreniforme Psychose" so angewandt hat, als ob es sich um eine nosologische Einheit handele. Das ist sicher nicht der Fall, die Gruppe ist in ätiologischer Hinsicht ganz heterogen, enthält vor allem atypische manisch-depressive Psychosen sowie reaktive und andere „atypische" Psychosen.

In diesem Zusammenhange seien die sog. „*schizoaffektiven Psychosen*" erwähnt. Diese Bezeichnung ist im Laufe der Zeit in sehr verschiedener Bedeutung gebraucht worden. Sie wurde von KASANIN (1933) eingeführt. In einer schönen klinischen Studie besprach er unter diesem Namen eine Anzahl von Fällen, die durch plötzlichen Beginn, starke affektive Reaktionen sowie Verkennung der Umgebung charakterisiert waren. Diese Psychosen dauerten wenige Wochen oder Monate und gingen immer in Heilung aus. Die Bezeichnung wurde schnell im amerikanischen Raume populär; sie wurde aber merkwürdigerweise von den meisten in ganz anderer Bedeutung gebraucht, und es dauerte nicht lange, bis die schizoaffektiven Psychosen in der offiziellen Klassifikation der American Psychiatric Association als eine Untergruppe der Schizophrenien bezeichnet wurde, charakterisiert durch Vermischung von schizophrenen und affektiven Reaktionen. Es wurde hervorgehoben, daß bei längerer Beobachtung diese Psychosen im Grunde schizophrener Natur waren. Es ist schwer zu sehen, was einen solchen Bedeutungswandel rechtfertigen könnte. Andererseits ist es einleuchtend, daß die Bezeichnung sehr bequem ist. Wenn man im Zweifel ist, ob eine Psychose schizophren oder anderer Natur ist, kommt die ganz unverbindliche Bezeichnung schizoaffektiv sehr willkommen. Von vielen scheint diese Gruppe als selbständige Krankheitseinheit gewertet zu werden, gleichwertig der Schizophrenie und der manisch-depressiven Psychosen. Für internationale Verständigung sowie für statistische Zwecke ist die Bezeichnung wertlos; es handelt sich um eine Puffergruppe unbestimmten Inhaltes.

Wodurch wird die schizophreniforme Färbung einer nicht schizophrenen Psychose bedingt? Seit KRETSCHMER (1921) ist nicht daran zu zweifeln, daß das Vorliegen einer leptosom-schizoiden Konstitution einer jeden Psychose schizophreniforme Züge verleihen kann; außerdem steht fest, daß Psychosen, die während der Pubertät entstehen, sehr oft ein schizophrenieverdächtiges Gepräge erhalten; dasselbe gilt bei Vorliegen von gewissen Formen der Oligophrenie. Schließlich muß gerade in diesen Jahren immer daran gedacht werden, daß bestehender Drogenmißbrauch und vor allem Mißbrauch von psychedelischen Stoffen nicht nur schizophrenieähnliche Psychosen veranlassen, sondern auch jedem anderen psychopathologischen Zustand eine schizophrenieverdächtige Färbung verleihen können.

Als gelegentlich in schizophreniformer Ausprägung auftretend wurden soeben die *reaktiven (psychogenen) Psychosen* erwähnt. Diese Psychosen, die man in vielen Ländern als besondere Gruppe der Psychosen umgrenzt, werden in anderen Ländern nur als atypische Varianten der endogenen Psychosen aufgefaßt; das ist gewissermaßen verständlich, weil die reaktiven Psychosen in den meisten Fällen auf konstitutionellem Boden erwachsen. Diejenigen Psychiater, die die psychogenen Psychosen als Sondergruppe zusammenfassen, tun dies, weil der auch von ihnen zugegebene konstitutionelle Hintergrund ihres Erachtens sehr heterogen ist und aus den verschiedensten neurotischen und psychopathischen Dispositionen besteht, weshalb es zutreffender scheint, die Gruppe mit Hilfe des obligaten psychotraumatischen Faktors zu umgrenzen. Da es sich hier um ein Grenzgebiet zwischen den endogenen und den exogenen Psychosen handelt, mag es gerechtfertigt sein, auch diese Psychosen im Anschluß an die endogenen Psychosen darzustellen.

II. Reaktive (psychogene) Psychosen

1. Das Problem

Es handelt sich hier, wie schon angedeutet, um eine sehr umstrittene Gruppe. Der Begriff der psychogenen Psychosen wird von vielen psychiatrischen Schulen (in Frankreich, Skandinavien, Rußland, Japan) als unentbehrlich angesehen, währenddem er den Angehörigen anderer Schulen (besonders im angelsächsischen Raume) unverständlich und jedenfalls überflüssig vorkommt. Da es sich um eine Gruppe von Psychosen handelt, die in den ersterwähnten Ländern sehr häufig diagnostiziert wird, und da die betreffenden Psychosen auch in den übrigen Ländern zweifellos in großer Zahl vorkommen, ist es für die internationale Verständigung auf psychiatrischem Gebiete wichtig, klar zu stellen, worum es sich handelt. Vergleiche zwischen epidemiologischen Untersuchungen, von denen die einen eine große Gruppe von psychogenen Psychosen enthalten, die anderen keine solche Fälle, sind selbstverständlich weitgehend wertlos. Es ist das Ziel dieser Darstellung, zu versuchen, Geschichte und Inhalt des Begriffes „psychogene Psychose“ zu beschreiben und darzulegen, wo die betreffenden zahlreichen Fälle in jenen Klassifikationen zu finden sind, die diesen Terminus nicht kennen.

Zunächst ein paar Worte über das Wort „psychogen“. Seit seiner Einführung durch SOMMER (1894) wird es wohl in der kontinentalen europäischen Psychiatrie überall als Äquivalent von „erlebnisbedingt“ gebraucht. In der amerikanischen Psychiatrie dagegen wird es von den meisten in Analogie mit dem Begriff „pathogen“ gebraucht, also als Bezeichnung für etwas, das die Psyche ändert, ohne Rücksicht auf die Natur des Agens. Wenn man amerikanischen Psychiatern das Wort “psychogenic psychoses” nennt, denken sie in erster Linie an Schizophrenie und manisch-depressive Psychose. Daß viele amerikanische Psychiater, besonders die Psychoanalytiker, diese beiden Psychosen auch als psychogen in unserem Sinne ansehen, ist eine andere Sache, die aber zur allgemeinen Verwirrung auf diesem Gebiete beiträgt. Wenn man, wie es in den letzten Jahren öfters geschieht, die erbbiologische Forschung innerhalb der Psychologie als “psychogenetics” bezeichnet, wird die Verwirrung total.

Schon in dem ersten Teil des Terminus „psychogene Psychosen“ gibt es also genügend Anlaß zu Mißverständnissen. Aber auch der zweite Teil enthält Probleme, die davon kommen, daß man sich vielenorts sträubt, psychogene Zustände als Psychosen zu bezeichnen. Solange der Begriff Psychose rein symptomatologisch gebraucht wird, können solche Bedenken kaum gerechtfertigt sein. Und wie kann man eigentlich den Begriff Psychose anders als symptomatologisch definieren? Schon früh hatte KURT SCHNEIDER (1927) Bedenken, psychogene Reaktionen als Krankheiten anzusehen. Das bleibt wohl Geschmacksache. Logisch ist es aber, dort, wo keine Krankheit besteht, auch keine Psychose anzuerkennen. Man könnte auch umgekehrt schließen: Wenn psychogene Zustände psychotische Form annehmen können, dann sind sie eben auch Krankheiten. Eine Folge der Schneiderschen Betrachtungsweise ist es somit, daß Reaktionen, die als psychogen angesehen werden, nie als Psychosen diagnostiziert werden, und ein Bedarf für Abgrenzung einer Gruppe der psychogenen Psychosen nicht vorhanden ist. Bevor eine internationale Vereinbarung darüber erreicht wird, wie der Begriff Psychose zu definieren sei, kann keine Verständigung betreffend des Begriffes „psychogene Psychosen“ erreicht werden.

2. Historisches

Die ersten umfassenden Schilderungen von psychogenen psychoseähnlichen Zuständen finden wir in der französischen Psychiatrie, so z.B. bei LEGRAIN (1886) und MAGNAN (1893—1897); hier finden wir sie unter der Bezeichnung «Délire des dégénérés». Schon damals hat man also gesehen, daß die betreffenden paranoiden Reaktionen auf dem Boden einer konstitutionellen Schwäche entstehen. In Deutschland häufen sich nach der Jahrhundertwende wichtige klinische Schilderungen von reaktiven Psychosen, so bei BÄLZ (1901), BIRNBAUM (1908a, 1908b), STIERLIN (1909), BONHOEFFER (1911), STERN (1913). Besonders BONHOEFFER hat hervorgehoben, daß nicht alle diese psychogenen Zustände als hysterisch aufzufassen seien. Die erste stringente Analyse des Begriffes psychogene Reaktion stammt aber wohl von JASPERS, der schon in der ersten Auflage seiner „Allgemeinen Psychopathologie" (1913; 1965) alles in definitorischer Hinsicht Wesentliche gesagt hat. Seine diesbezüglichen Formulierungen sind durch alle Auflagen des Buches beinah wörtlich erhalten geblieben. Zuerst macht er die fundamentale Unterscheidung von *„bloß ausgelösten Psychosen"* und *„echten Reaktionen"*, deren *Inhalt* in verständlichem Zusammenhang mit dem Erlebnis steht, die *nicht* aufgetreten wären *ohne* das Erlebnis und die in ihrem Verlauf von dem Erlebnis und seinen Zusammenhängen abhängig sind. Die Psychose bleibt auf das zentrale Erlebnis bezogen. Bei bloß ausgelösten oder spontanen Psychosen beobachtet man ein primäres, nur körperlich zu erklärendes Wachsen der Krankheit, ohne Beziehung zum persönlichen Schicksal und Erleben des Kranken, mit bloß zufälligem Inhalt ohne wirksamen Erlebniswert aus dem früheren Leben, wie ihn jede Seelenerkrankung haben muß. Bei heilbaren Phasen besteht nachher die Tendenz, die Krankheit klar zu erkennen und ihr als etwas gänzlich Fremdem frei gegenüberzustehen. Bei reaktiven Psychosen beobachtet man entweder eine sofortige Reaktion auf ein eingreifendes Erlebnis oder nach längerem unbemerktem Reifen, in verständlichem Zusammenhang mit dem Schicksal und den täglich wiederkehrenden Eindrücken, gleichsam eine Entladung". Über die Verstehbarkeit der Reaktionen sagt JASPERS, daß sie eine dreifache Richtung hat: „Wir verstehen das *Maß einer Erschütterung* als adäquate Ursache irgendeines Zusammenbruchs; wir verstehen einen *Sinn*, dem die reaktive Psychose im ganzen dient; wir verstehen die *Inhalte* der reaktiven Psychose im besonderen." Für JASPERS gibt es also keinen Zweifel, daß diese Reaktionen eine psychotische Form annehmen können.

Im zweiten Jahrzehnt des Jahrhunderts wurden verständlicherweise besonders die psychogenen Kriegsreaktionen diskutiert, dazu die psychogenen Psychosen in sprachfremder Umgebung (ALLERS, 1920), dann auch die klassische paranoide Psychose auf psychogener Basis: der sensitive Beziehungswahn (KRETSCHMER, 1918).

Die frühen Studien der französischen und deutschen Psychiater über psychogene Psychosen wurden die Basis, auf der die Lehre von diesen Psychosen in Japan, Rußland und Skandinavien aufgebaut wurde. In diesen Ländern hat sie sich dann besser erhalten als innerhalb der deutschen Psychiatrie, wo sie den Anschauungen von KURT SCHNEIDER nicht standhalten konnte.

In den nordischen Ländern wurde eine Monographie von AUGUST WIMMER (1916) von besonderer Bedeutung für die Erhärtung der Lehre von den psychogenen Psychosen. Auf großem klinischen Material fußend schildert WIMMER in erschöpfender Weise die hierhergehörigen Probleme. Seine Definition der psychogenen Psychosen kommt der von JASPERS nahe:

„Unter psychogenem Irresein verstehen wir — in Übereinstimmung mit ausländischen Autoren — die verschiedenartigen klinisch selbständigen Psychosen, deren Hauptmerkmal es ist, daß sie — gewöhnlich auf einer (bestimmten) prädisponierten Grundlage — von seelischen Ursachen („psychischen Traumen") veranlaßt werden, und zwar so, daß diese Traumen ausschlaggebend sind für den Zeitpunkt des Beginnes der Psychose, für den Gang der Krankheit (Remissionen, Intermissionen, Exacerbationen), sehr oft auch für deren Aufhören, ferner, daß die Psychose in ihrer Form und ihrem Inhalt mehr oder weniger direkt und vollständig („verständlich") die veranlassenden seelischen Ursachen widerspiegelt. Zu diesen Kriterien fügen sich noch die überwiegende Tendenz dieser Krankheiten zur Genesung und besonders, daß sie nie in Demenz enden."

Auf dieser begrifflichen Grundlage hat sich in den nordischen Ländern seitdem die Lehre von den psychogenen Psychosen beinah ungeändert gehalten. Die Terminologie hat sich allerdings im Laufe der Zeiten etwas geändert. Anfangs sprach man noch bisweilen von „degenerativen Psychosen". In Dänemark wurde seit dem Erscheinen der Wimmerschen Monographie ausschließlich die Bezeichnung psychogene Psychose gebraucht, in Norwegen dagegen redete man von „konstitutionellen Psychosen". Erst neulich hat man sich in allen nordischen Ländern entschlossen, der internationalen Verständigung willen diese Psychosen als „reaktive Psychosen" zu bezeichnen.

Was die klinischen Tatsachen anbelangt, war das Handbuch-Kapitel von KURT SCHNEIDER (1927) über „Die abnormen seelischen Reaktionen" in guter Übereinstimmung mit den nordischen Gesichtspunkten; die Terminologie war aber bei SCHNEIDER schon zu diesem Zeitpunkte etwas anders wegen seines damals beginnenden Bedenkens, für diese Zustände die Bezeichnung Psychose zu verwenden. Von anderen wichtigen Arbeiten aus diesem Gebiete ist besonders die große Monographie von FÆRGEMAN (1945; englische Ausgabe 1963) zu erwähnen; es handelt sich um 20jährige Katamnesen von Fällen, die von WIMMER in seiner Klinik als psychogene Psychosen diagnostiziert wurden. Innerhalb der französischen Literatur gibt es eine von WIDLOCHER (1958) verfaßte systematische Übersicht über Ursachen und klinische Formen der «psychoses réactionelles».

In der Schweiz wurde ein Teil der hier interessierenden Psychosen besonders von STAEHELIN (1946/47) und LABHARDT (1963) beschrieben, und zwar als „schizophrenieähnliche Emotionspsychosen". Für die Charakteristik dieser Psychosen sind nach LABHARDT die folgenden 5 Punkte von prinzipieller Bedeutung:

„1. Das Bestehen einer mit dem Ausbruch der Psychose in Zusammenhang stehenden emotionellen Spannungssituation; diese kann durch eine konstitutionelle Abnormität, durch abnorme seelische Entwicklungen oder durch körperliche Störungen kompliziert werden.

2. Das Fehlen einer hereditären Belastung mit Schizophrenie.

3. Ein leicht verständlicher, oft an der Grenze des Normalen stehender Inhalt der Psychose.

4. Guter affektiver Rapport der Kranken sowie Fehlen von uneinfühlbaren Symptomen und namentlich einer sog. „schizophrenen Atmosphäre".

5. Rascher Ablauf des psychotischen Zustandes, oft sogar ohne therapeutische Maßnahmen, innert 1—4 Wochen. Kein Zurückbleiben von Defektsymptomen."

Ganz offensichtlich handelt es sich dabei um Psychosen, die innerhalb des Begriffes der psychogenen Psychosen ihren Platz finden können. Obwohl der Begriff „schizophrenieähnlich" recht weit gefaßt wird, würden doch die reinen psychogenen Depressionen sowie die schweren psychogenen Bewußtseinsstörungen außerhalb dieses Begriffes fallen.

Das Problem der psychogenen Psychosen war lange eines der wichtigsten Hindernisse für eine Einigung über eine internationale psychiatrische Nomenklatur. Für viele Länder war es unmöglich, mit einer Nomenklatur zu arbeiten, die diesen Begriff nicht enthielt, so wie es der Fall war in allen früheren Ausgaben der "International Classification of Diseases" der Weltgesundheitsorganisation. Während den Vorbereitungen zur achten Ausgabe der ICD wurde es klar, daß die Einführung dieses Begriffes eine absolute Bedingung für die Zustimmung einer großen Anzahl von Ländern war. Dieses Ziel wurde aber nicht ohne heftigen Widerstand von angelsächsischer Seite erreicht. Nachdem die betreffende Kommission sich schließlich darüber geeinigt hatte, eine selbständige Hauptgruppe der reaktiven Psychosen einzuführen, wurde doch vor der Drucklegung eine Änderung vorgenommen: Die Hauptgruppe wurde umgetauft, und zwar mit dem Namen "Other Psychoses", mit den Untergruppen .0 Reactive depressive psychosis, .1 Reactive excitation, .2 Reactive confusion, .3 Acute paranoid reaction, .9 Reactive psychosis unspecified. Alle diese Untergruppen sind dann wohl als reaktive Psychosen aufzufassen, was aber nicht im Obertitel zum Ausdruck kommt; das ist um so merkwürdiger, als die nächste Hauptgruppe den Titel "unspecified psychosis" trägt.

Nun haben schließlich diejenigen Psychiater, die die Gruppe der reaktiven Psychosen nicht entbehren können, einen Platz für sie in der ICD. Jemanden dazu zwingen, diese Gruppe zu benutzen, kann man aber nicht. In dem englischen Kommentar zur ICD wird ausdrücklich gesagt, wer die Gruppe der reaktiven Psychosen nicht anerkenne, könne die betreffenden Fälle in die Gruppe der affektiven Psychosen einreihen. Im amerikanischen Kommentar sind alle reaktive Psychosen mit Ausnahme der depressiven in Klammern angebracht worden: "Brackets indicate ICD 8 categories to be avoided in the United States". Man kann also nicht damit rechnen, daß die Annahme der ICD 8 durch die meisten Länder dazu führen wird, daß diagnostische Statistiken zuverlässiger als früher werden.

3. Ursachen

Es liegt in der Natur der Sache, daß die psychotraumatischen Faktoren sehr verschiedener Art sein können. Was traumatisch wirkt, hängt nicht nur von der Art des Traumas ab, sondern auch von der besonderen Vulnerabilität der betroffenen Persönlichkeit. Ganz grob kann man die folgenden Gruppen von exogenen Faktoren unterscheiden:

1. Erlebnisse von unpersönlichem Charakter: Naturkatastrophen, Kriegsereignisse und allerlei andere Begebenheiten, die für die meisten Menschen schwere Belastungen bedeuten.

2. Ereignisse von mehr persönlichem Charakter, soziale Katastrophen wie Geldverlust, Kriminalität mit ihren unerwünschten Folgen, etc. ...

3. Familiäre Konflikte, Konflikte zwischen dem Kranken und anderen Menschen, zu denen er eine nahe gefühlsmäßige Beziehung hat, sexuelle Konflikte.

4. Isolation, Kommunikationsschwierigkeiten aller Art, bis zur "sensory deprivation".

5. Gänzlich innere Konflikte, unerträgliche Konflikte zwischen verschiedenen Tendenzen der Persönlichkeit, Gewissenskonflikte, usw.

In allen Fällen wird ein plötzliches Einsetzen des Traumas eher eine psychotische Reaktion bewirken, währenddem ein langsameres Einsetzen eher zu einer neuroseähnlichen Entwicklung führt.

Die konstitutionelle Disposition zu abnormen Reaktionen kann von sehr verschiedener Art sein. Es liegen leider sehr wenige genetische Untersuchungen zu dieser Frage vor (Langfeldt, 1939; Labhardt, 1963; Welner and Strömgren, 1958). Die Ergebnisse sind aber recht übereinstimmend. Es kommen in der Verwandtschaft dieser Probanden viele Fälle von psychischer Abnormität vor; die

Belastung ist quantitativ viel umfassender als in den Familien Schizophrener. Qualitativ ist sie sehr bunt; auffallend ist dabei, daß Schizophrenien in diesen Familien selten sind. Häufig sind Fälle von Neurosen, Psychopathien sowie Psychosen reaktiver Natur. Das oft schizophrenieähnliche klinische Bild scheint deshalb nicht durch eine mit der Schizophrenie gemeinsame Anlage veranlaßt zu werden. Der wesentliche Unterschied zwischen Schizophrenien und reaktiven Psychosen liegt also überwiegend in der Ätiologie und dem Verlauf, nicht in der Symptombildung.

4. Klinische Formen

Mit SCHNEIDER (1927) unterscheidet man am einfachsten drei Gruppen voneinander: 1. Reaktive abnorme Gefühlszustände, 2. reaktiver Wahn, 3. reaktive Bewußtseinstrübungen.

In der ersten Gruppe fallen viele der Schreck- und Angstreaktionen sowie die depressiven Verstimmungen. Bei den ersteren ist aber Kombination mit Bewußtseinstrübung selbstverständlich nicht selten. Außerhalb der Gruppe der eigentlichen psychogenen Depressionen fallen die provozierten Melancholien, die zwar von einem psychischen Trauma in Gang gesetzt wurden, aber dann ihren eigenen, endogen geprägten Verlauf nehmen, und bei denen der Inhalt der Melancholie mit dem Trauma gewöhnlich wenig Verbindung hat. Die sog. melancholiformen Reaktionen sind wohl sehr selten; es sollte sich dabei darum handeln, daß ein syntoner Mensch eine psychogene Depression bekommt, die den Verlauf einer psychogenen Psychose hat, aber deutliche endogen geprägte melancholiforme Symptome darbietet. Auch psychogene Zustände maniformer Art werden gelegentlich gesehen. Wenn es sich hier nicht um provozierte Manien handelt, sondern um eine echte psychogene Psychose maniformen Bildes, scheint immer eine Beimischung von Bewußtseinstrübung vorzuliegen. — In diese Gruppe fällt auch die zuerst von BÄLZ (1901) beschriebene „Emotionslähmung".

Die Dauer der emotionellen Reaktionen beträgt gewöhnlich wenige Wochen, gelegentlich wenige Monate.

Die reaktiven Bewußtseinstrübungen können von delirösem Typus oder vom Typus der Bewußtseinsspaltung sein, Dämmerzustände, alternierendes Bewußtsein, etc. In beiden Fällen widerspiegelt sich der Konflikt deutlich im Inhalt der Psychose, sei es nun positiv, indem er den Bewußtseinsinhalt dominiert, oder negativ durch Verdrängungsmechanismen. Die Dauer ist gewöhnlich ganz kurz, Stunden oder wenige Tage.

Von den reaktiven paranoiden Psychosen gibt es viele verschiedene Arten: sensitiver Beziehungswahn, erotischer Beziehungswahn alternder Mädchen, quärulatorische Verrücktheit, paranoide Psychosen Gefangener, Begnadigungswahn lebenslänglich Inhaftierter, paranoide Psychosen bei sprachlich Isolierten (Schwerhörigkeit, Aufenthalt in sprachfremder Umgebung, etc.); auch die induzierten Psychosen gehören hierher.

Wovon hängen diese Unterschiede in der Reaktionsform ab? Warum reagiert unter schweren psychischen Belastungen der eine mit einer einfachen Depression, der andere mit einem Dämmerzustand und ein dritter mit der Entwicklung eines Wahnes? Sind die Ursachen Verschiedenheiten der Konstitution oder der Umweltfaktoren zuzuschreiben?

Die alleinige Berücksichtigung der konstitutionellen Reaktionsbereitschaften kann nicht befriedigen. Man könnte z.B. zunächst vermuten, die Syntonen reagierten auf psychische Belastungen mit emotionellen, die Schizoiden mit paranoiden Syndromen. Dies stimmt aber mit der alltäglichen klinischen Erfahrung nicht überein. Dazu kommt noch, daß die Syntonen überhaupt sehr selten mit psychogenen Psychosen reagieren, die Schizoiden ebensowenig, wohl als Folge ihrer Fähigkeit zur Verschiebung und gefühlsmäßigen Isolation der traumatischen Faktoren.

Ebensowenig kann man behaupten, daß objektiv bestimmte Traumen bestimmte Reaktionen hervorrufen. Es handelt sich vielmehr um spezifische Relationen zwischen dem Trauma und der betroffenen Persönlichkeit.

Die Bedeutung katathym bedingter Schlüsselerlebnisse für die Entstehung und Ausformung bestimmter Psychosen wurde am deutlichsten von KRETSCHMER am Beispiel des sensitiven Beziehungswahnes beschrieben. Das klassische pathogene Erlebnis der sensitiven, ethisch ambitiösen Persönlichkeit ist hier die beschämende Erkenntnis der eigenen ethischen Niederlage. Es handelt sich um eine unerträgliche Läsion des Persönlichkeitsbewußtseins. In dieser Beziehung analoge Konflikte lagen auch in den wohlbekannten Krankengeschichten von FRIEDMANN (1905), LANGE (1923), und KEHRER (1922a, 1922b) vor. Es scheint gerechtfertigt, anzunehmen, daß bei allen psychogenen Wahnbildungen eine solche Läsion des Persönlichkeitsbewußtseins Ausgangspunkt des Wahnes ist.

Bei den psychogenen Bewußtseinsstörungen scheinen andere Mechanismen am Werke zu sein. Besonders wichtig ist hier in der Pathogenese das plötzliche Einsetzen der psychischen Belastung, und zwar scheint es sich hier durchweg um eine Läsion des Gegenstandsbewußtseins zu handeln. Die Dämmerzustände entstehen, wenn irgend etwas geschieht, was mit dem Weltbild des Betreffenden ganz unvereinbar ist, wenn also das Verhalten der Umwelt unerträglich erscheint, und zwar in *der* Weise „unerträglich", daß die Ereignisse in Gegensatz zu allen bisherigen Erfahrungen stehen und eben dadurch Ratlosigkeit, Angst bis zur Panik und Flucht in den Dämmerzustand hervorrufen.

Bei den psychogenen Depressionen liegen die Verhältnisse wiederum anders. Gewöhnlich läßt sich hier nichts nachweisen, was als Riß im Persönlichkeitsbewußtsein oder Gegenstandsbewußtsein beschrieben werden könnte. Die Belastungen, die in diesen Fällen vorliegen, könnten eher als einfache Situationskonflikte bezeichnet werden. Es handelt sich um Erlebnisse (Todesfälle, Familienkonflikte, unerwünschte Schwangerschaft, Geldverlust, usw.), die, wie betrübend sie auch sein mögen, doch von den Betreffenden als von vornherein durchaus möglich, vielleicht sogar wahrscheinlich und jedenfalls keineswegs als mit seinem Selbst- und Weltbild unvereinbar gewertet werden können. Die Reaktionen wirken hier mehr holothym als katathym, sie sind für den Zuschauer im allgemeinen qualitativ ganz und quantitativ weitgehend einfühlbar.

5. Verlauf

Die Prognose der psychogenen Psychosen ist prinzipiell gut. Die paranoiden Psychosen können zwar jahrelang andauern, wenn keine adäquate Therapie eingesetzt wird. Sekundär kann die paranoide Haltung Konflikte mit sich führen, die die Psychose aggravieren.

Wenn die Bewußtseinstrübungen nicht sachgemäß behandelt werden, besteht die Gefahr der Entwicklung eines akuten, lebensbedrohlichen Delirs.

6. Statistik

Wenn man die Umgrenzung des Begriffes reaktive Psychose verwendet, wie sie in den nordischen Ländern z. Z. gebräuchlich ist, kann man damit rechnen, daß die Krankheitserwartung in der Größenordnung von 1% liegt, also von derselben Größenordnung wie die Krankheitserwartungen für Schizophrenie und manisch-depressive Psychose ist. Von den Aufnahmen in dänische psychiatrische

Krankenhäuser sind gewöhnlich 10—15% psychogene Psychosen, unter sämtlichen Psychosen etwa 15—20%.

Von den drei klinischen Formen sind die emotionellen Syndrome bei weitem die häufigsten. Von den psychogenen Psychosen werden im allgemeinen zwei Drittel als Depressionen bezeichnet. Dabei ist zwar zu bemerken, daß im Norden wohl eine Tendenz besteht, den Begriff der psychogenen Depression etwas weit zu fassen, mit dem Ergebnis, daß auch einige nicht-psychotische Fälle miteinbegriffen werden. Wenn man von solchen Fällen absieht, machen die Depressionen etwa die Hälfte der psychogenen Psychosen aus. Unter den übrigen sind die paranoiden Psychosen etwas häufiger als die Bewußtseinsstörungen.

7. Therapie

Die gute spontane Prognose bewirkt, daß eine Therapie nicht in allen Fällen nötig ist. In der Therapie ist grundlegend, daß die Kranken immer kontaktfähig und kontaktbedürftig sind. Die Durcharbeitung des Konfliktes ist in den meisten Fällen viel leichter durchführbar, wenn der Kranke mit dem Arzt oder einer Pflegeperson so schnell wie möglich Kontakt bekommt. Im allgemeinen ist der Konflikt zum großen Teil bewußt und deshalb einem gewöhnlichen psychagogischen Gespräch zugänglich. Besonders wichtig ist aber die Prophylaxe. Die Kranken sind von Haus aus vulnerabel, und die pathogenen Konflikte sind oft von einer solchen Natur, daß eine Wiederholung der akuten Bedrohung durchaus möglich ist. Besonders wichtig ist es, daß man einen Überblick über die Struktur des Persönlichkeitsbewußtseins bzw. des Gegenstandsbewußtseins des Kranken bekommt und dadurch die vulnerablen Punkte lokalisiert.

In den akuten Stadien ist medikamentöse Behandlung oft angezeigt. Bei den psychogenen Depressionen sind die bei endogenen Depressionen angezeigten Antidepressiva von wenig Nutzen. Von Wert sind dagegen die Phenothiazine, besonders Chlorpromazin, sowie die Thioxanthene, vor allem Chlorprotixen. Bei drohendem akuten Delir kann Elektrokrampftherapie notwendig werden.

8. Diagnose

Differentialdiagnostische Probleme wurden im vorhergehenden wiederholt erwähnt. Es soll nur hervorgehoben werden, daß es nicht immer möglich ist, im akuten Stadium die Natur des Psychotraumas zu entschleiern. Auch später können die wirklichen Konflikte gelegentlich von den Patienten verdrängt oder verschwiegen werden, so daß die Diagnose einer psychogenen Psychose eine Wahrscheinlichkeitsdiagnose bleibt. Es kann dann vorkommen, daß der Kranke Jahre später, wenn die pathogene Situation in genügender Entfernung liegt, schließlich im Stande ist, genauer darüber zu berichten.

Selbstverständlich kann die Differentialdiagnose zwischen psychogener Psychose, akut einsetzender Schizophrenie und atypischer manisch-depressiver Phase bisweilen unmöglich sein. Meistens entscheidet dann der Verlauf. Die meisten Fehldiagnosen gehen in der Richtung, daß beginnende Schizophrenien als psychogene Psychosen verkannt werden. Öfters kommt auch vor, daß sich akute Psychosen, die als hinreichend psychogen motiviert erschienen, später als Phasen einer manisch-depressiven Psychose entpuppen.

9. Klassifikation

Daß Psychosen, die innerhalb vieler psychiatrischer Schulen als reaktive bzw. psychogene Psychosen bezeichnet werden, überall auf der Welt vorkommen, kann wohl nicht bezweifelt werden; da aber viele Psychiater den Begriff nicht anerkennen, ist vorauszusehen, daß die hierhergehörigen Fälle vielenorts *nicht* in die für sie zugeschnittenen Gruppen der ICD (298) eingeordnet werden. Statt dessen werden sie in verschiedenen anderen Gruppen ihren Platz finden: 300.0 "Anxiety neurosis: Anxiety reaction, Panic State", 300.9 "Nervous breakdown", 307 "Transient situational disturbances: Gross stress reaction". Viele Fälle werden sicher auch unter 295.4 "Acute schizophrenic episode" oder 295.7 "Schizophrenia, schizo-affective type" zu finden sein.

Bei transkulturellen epidemiologischen Vergleichen ist es durchaus notwendig, diese klassifikatorischen Fehlerquellen zu berücksichtigen.

Literatur

ALLERS, R.: Über psychogene Störungen in sprachfremder Umgebung. (Der Verfolgungswahn der sprachlich Isolierten.) Z. ges. Neurol. Psychiat. **60**, 281—289 (1920).

BÄLZ, E.: Über Emotionslähmung. Allg. Z. Psychiat. **58**, 717—721 (1901).

BIRNBAUM, K.: Psychosen mit Wahnbildung und wahnhafte Einbildungen bei Degenerativen. Halle: Marhold (1908a).

— Über vorübergehende Wahnbildungen auf degenerativer Basis. Allg. Z. Psychiat. **65**, 524—526 (1908b).

BLEULER, M.: Klinik der Schizophrenien. Dieser Band, S. 7.

BONHOEFFER, K.: Klinische Beiträge zur Lehre von den Degenerationspsychosen. Halle: Marhold 1907.

— Wie weit kommen psychogene Krankheitzustände und Krankheitprozesse vor, die nicht der Hysterie zuzurechnen sind? Allg. Z. Psychiat. **68**, 371—386 (1911).

DUNAIF, S., HOCH, P.H.: Pseudopsychopathic schizophrenia. In: P.H. HOCH and J. ZUBIN, Psychiatry and the law, p. 169—195. New York-London: Grune & Stratton 1955.

FÆRGEMAN, P.: De psykogene psykoser belyst gennem katamnestiske undersøgelser. [Die psychogenen Psychosen durch katamnestische Untersuchungen beleuchtet.] With an English summary. Mit deutscher Zusammenfassung. Kopenhagen: Munksgaard 1945.

FÆRGEMAN, P.: Psychogenic psychoses. A description and follow-up of psychoses following psychological stress. London: Butterworths 1963.

FREY, T.: On reactive psychosis. In: N. RETTERSTØL, F. MAGNUSSEN (eds.): Report on the fifteenth congress of Scandinavian psychiatrists in Geilo, Norway 1967, pp. 1—4. Copenhagen: Munksgaard 1968. Acta psychiat. scand., suppl. 203.

— Om reaktiva psykoser. Nord. psykiat. T. **21**, 3—31 (1967).

FRIEDMANN, M.: Beiträge zur Lehre von der Paranoia. I. Über milde Paranoiaformen. Mschr. Psychiat. Neurol. **17**, 467, 532 (1905).

HOCH, P., POLATIN, P.: Pseudoneurotic forms of schizophrenia. Psychiat. Quart. **23**, 248—276 (1949).

International Classification of Diseases (I.C.D.), vol. 1, 1967; vol. 2, 1969. Geneva: World Health Organization 1967—1969.

JASPERS, K.: Allgemeine Psychopathologie. Berlin: Springer 1913. 8. ed. 1965.

KASANIN, J.: The acute schizoaffective psychoses. Amer. J. Psychiat. **13**, 97—126 (1933).

KEHRER, F.: Erotische Wahnbildungen sexuell unbefriedigter weiblicher Wesen. Arch. Psychiat. Nervenkr. **65**, 315—385 (1922a).

— Der Fall Arnold. Studie zur neueren Paranoialehre. Z. ges. Neurol. Psychiat. **74**, 155—217 (1922b).

KLEIST, K.: Die klinische Stellung der Motilitätspsychosen. Vortrag, gehalten auf der Versammlung bayrischer Irrenärzte München, 6. und 7. Juni 1911. Z. ges. Neurol. Psychiat. (Ref.) **3**, 914—917 (1911).

— Autochthone Degenerationspsychosen. Z. ges. Neurol. Psychiat. **69**, 1—11 (1921).

— Episodische Dämmerzustände. Ein Beitrag zur Kenntnis der konstitutionellen Geistesstörungen. Leipzig: Thieme 1926.

— Über zykloide, paranoide und epileptoide Psychosen und über die Frage der Degenerationspsychosen. Schweiz. Arch. Neurol. Psychiat. **23**, 3—37 (1928).

KRETSCHMER, E.: Der sensitive Beziehungswahn. Ein Beitrag zur Paranoiafrage und zur psychiatrischen Charakterlehre. Berlin: Springer 1918.

— Körperbau und Charakter. Untersuchungen zum Konstitutionsproblem und zur Lehre von den Temperamenten. Berlin: Springer 1921.

LABHARDT, F.: Die schizophrenieähnlichen Emotionspsychosen. Ein Beitrag zur Abgrenzung schizophrenieartiger Zustandsbilder. Berlin-Göttingen-Heidelberg: Springer 1963.

Lange, J.: Der Fall Bertha Hempel. Eine klinisch-genealogische Studie. Z. ges. Neurol. Psychiat. **85**, 170—273 (1923).

Langfeldt, G.: The schizophreniform states. London: Humphrey Milford, Oxford University Press. Copenhagen: Munksgaard 1939.

Legrain, P. M.: Du délire chez les dégénérés. Paris 1886.

Leonhard, K.: Die defektschizophrenen Krankheitsbilder. Ihre Einteilung in zwei klinisch und erbbiologisch verschiedene Gruppen und in Unterformen vom Charakter der Systemkrankheiten. Leipzig: Thieme 1936.

— Aufteilung der endogenen Psychosen in der Forschungsrichtung von Wernicke und Kleist. Dieser Band, S. 124.

Magnan, V.: Leçons cliniques sur les maladies mentales. I, 2. ed. 1893; II, 1897. Paris: Bureaux du Progrès Médical 1893—1897.

Mauz, F.: Die Prognostik der endogenen Psychosen. Leipzig: Thieme 1930.

Mitsuda, H. (ed.): Clinical genetics in psychiatry. Problems in nosological classification. Tokyo: Igaku Shoin Ltd. 1967.

Noreik, K.: Follow-up and classification of functional psychoses with special reference to reactive psychoses. Oslo: Universitetsforlaget 1970.

Pauleikhoff, B.: Atypische Psychosen. Basel-New York: Karger 1957.

Schneider, K.: Die abnormen seelischen Reaktionen. In: G. Aschaffenburg (ed.), Handbuch der Psychiatrie. Spez. Tl. Abt. 7, Tl. 2, 1. Hälfte. Leipzig-Wien: Deuticke 1927.

Schröder, P.: Über Degenerationspsychosen (Metabolische Erkrankungen). Z. ges. Neurol. Psychiat. **105**, 539—547 (1926).

Smith, J. C.: Atypiske Psykoser og heterolog Belastning. [Atypische Psychosen und heterologe Belastung.] Mit einer deutschen Zusammenfassung. With an English summary. Kopenhagen: Levin & Munksgaard 1924.

Sommer, R.: Diagnostik der Geisteskrankheiten. Wien: Urban & Schwarzenberg 1894.

Staehelin, J. E.: Zur Frage der Emotionspsychosen. Bull. schweiz. Akad. med. Wiss. **2**, 121—130 (1946/47).

Stern, F.: Beiträge zur Klinik hysterischer Situationspsychosen. Arch. Psychiat. Nervenkr. **50**, 640—787 (1913).

Stierlin, E.: Über psycho-neuropathische Folgezustände bei den Überlebenden der Katastrophe von Courrières am 10. März 1906. Mschr. Psychiat. Neurol. **25**, 185—323 (1909).

— Nervöse und psychische Störungen nach Katastrophen. Unter besonderer Berücksichtigung der Eisenbahnkatastrophe von Müllheim. Dtsch. med. Wschr. **37**, 2028—2035 (1911).

Strömgren, E.: Pathogenese der verschiedenen Formen von psychogenen Psychosen. In: Mehrdimensionale Diagnostik und Therapie (Festschrift E. Kretschmer), S. 67—70. Stuttgart: Thieme 1958.

Weitbrecht, H. J.: Klinik der manisch-depressiven Psychosen. Dieser Band, S. 83.

Welner, J., Strömgren, E.: Clinical and genetic studies on benign schizophreniform psychoses based on a follow-up. Acta psychiat. scand. **33**, 377—399 (1958).

Widlocher, D.: Psychoses réactionnelles. Encéphale **47**, 533—541 (1958).

Wimmer, A.: Psykogene Sindssygdomsformer. [Psychogene Geisteskrankheitsformen.] In: A. Wimmer (ed.): St. Hans Hospital 1816—1916, Jubiläumsschrift, S. 85—216. Kopenhagen: Gad 1916.

Paranoide Syndrome

Von

PETER BERNER

Mit 1 Abbildung

Inhalt

I. Einleitung 153
II. Die Klassifizierung der paranoiden Syndrome 155
1. „Paranoid“ und „paranoisch“ 155
2. Zum Begriff des paranoiden Wahns 155
3. Gliederung der Symptomatik 156
III. Möglichkeiten und Grenzen der Zuordnung zu den „klassischen“ Krankheitseinheiten 161
1. Beziehung zum manisch-depressiven Formenkreis 161
2. Die Abgrenzung schizophrener von reaktiven und körperlich begründbaren Syndromen 162
IV. Die „Bedingungskonstellationen“ paranoider Syndrome 164
1. Die „Projektionsbereitschaft“ 165
2. Der „aktuelle Projektionsdruck“ 168
3. Fixierung, Schwinden und Strukturwandel der paranoiden Wahnsyndrome . . . 171
V. Genese der „mehrdeutigen“ paranoiden Syndrome 173
VI. Schlußbemerkungen 177
Literatur 177

I. Einleitung

Das psychiatrische Schrifttum zeigt in den letzten Jahren – z. T. in Form monographischer Abhandlungen [11, 74, 145, 148, 152, 157] – eine deutliche Zunahme der Publikationen über die paranoiden und paranoischen Syndrome. Die Gründe hierfür lassen sich im wesentlichen auf ein zunehmendes Unbehagen in der gebräuchlichen Nosologie zurückführen: Das Gefühl, die paranoiden Psychosen nicht in toto zwangslos einem nosologischen System einfügen zu können, das nur zwischen Persönlichkeitsvarianten, psychogenen Störungen, körperlich begründbaren und endogenen Psychosen unterscheidet, hatte wohl schon die klassischen Auseinandersetzungen über die Paranoia und Paraphrenie bestimmt. Damals stand jedoch der Forderung nach Eigenständigkeit dieser Krankheitsbilder einerseits ihre Zuordnung zum Manisch-Depressiven-Krankheitsgeschehen oder zu der Schizophrenie gegenüber, während man andererseits die Abgrenzung psychogener Störungen vom schizophrenen Formenkreis im Sinne der Alternative „Prozeß oder Entwicklung“ [87] diskutierte. MAYERs [129] und KOLLEs [102] Nachuntersuchungen sowie insbesondere M. BLEULERs [26] Arbeit über die Spätschizophrenie schienen das Problem im Sinne der Zuteilung der Paraphrenie zur Schizophrenie zu einem Abschluß gebracht zu haben [33, 36, 37, 92, 153], während man bei der Paranoia im wesentlichen das Vorliegen einer psychogenen Entwicklung – gegebenenfalls bei entsprechender konstitutioneller Prädisposition – annahm [36, 37, 94]. Nur manche Autoren vermuteten auch bei der letzteren Erkrankung das Vorliegen einer „forme fruste“ der Schizophrenie. Dabei wurde der fehlende „Zerfall“ häufig der Schutzfunktion einer zyklothym pyknischen

Konstitution bzw. dem Krankheitsausbruch bei einer schon entsprechend gefestigten Persönlichkeit zugeschrieben [77, 78, 98, 128, 157, 178, 184]. Diese Zuordnungsversuche stützen sich im wesentlichen auf Verlaufsbeobachtungen, die dazu verleitet hatten, in einer paranoiden Symptomatik, insbesondere wenn sie keine Systemisierung erkennen ließ, stets den direkten Ausdruck eines „schizophrenen Krankheitsprozesses" zu vermuten. Dabei wurde jedoch übersehen, daß die immerhin erhebliche Zahl von Patienten, bei welchen die Katamnese keinen „Zerfall" feststellen ließ, neben der Möglichkeit benigner schizophrener Verläufe, noch eine andere Interpretation erlaubt [63]: Es könnte sich nämlich bei paranoischen oder paraphrenen Zustandsbildern um in ihrer Genese – und daher auch in ihrem Verlauf – unterschiedliche, bloß in einem gegebenen Querschnitt voneinander nicht abgrenzbare Erkrankungen handeln. Eine Aktualisierung fand diese Frage, dadurch, daß in letzter Zeit den paranoiden und paranoid-halluzinatorischen exogenen Reaktionstypen wieder erhöhte Aufmerksamkeit gewidmet wurde. (Ausführliche Darstellung bei PETERS [145].) Analoges gilt für das neuerdings der Alterspsychiatrie zugewandte Interesse: [32, 33, 56, 82, 92, 93, 148, 167].

Angesichts der Beobachtung, daß bei allen Arten psychischer Erkrankung eine paranoide Symptomatik vorkommen kann, läßt sich diese allein nicht mehr als diagnostisches Zuordnungskriterium für die Schizophrenie aufrecht erhalten. Ein solches kann vielmehr nur noch in der besonderen Gestaltung der Symptome gesucht werden. K. SCHNEIDERs [161] Ansatz, die betreffende Differentialdiagnose mittels seiner „Symptome ersten Ranges" zu stellen, zielt in diese Richtung, reicht jedoch offenbar nicht aus: [145, 157]. Dem Bedürfnis nach differentialdiagnostischen Unterscheidungsmöglichkeiten wird dann durch den Versuch einer *verbesserten Erfassung der „Feinstruktur"* der Phänomene Rechnung getragen. Die Schwierigkeit, hier voranzukommen, liegt darin, daß diese „Feinstruktur" einer sprachlichen Formulierung bisher nur schwer zugänglich ist, weshalb man weitgehend auf die phänomenologische Intuition angewiesen bleibt [23, 116, 135, 154, 157, 180, 181].

Der Versuch endogene Psychosen schizophrenen Gepräges von körperlich begründbaren „schizoformen" [157] Psychosen deskriptiv abzugrenzen, hat triftige Gründe: Die Zuordnung zu den körperlich begründbaren Störungen hängt dort, wo massive „organische" Symptome fehlen, noch immer am Nachweis des Einwirkens einer entsprechenden Noxe oder sicher morphologisch faßbarer Veränderung des Gehirns, da die Überzeugungskraft von organischen „Mikrobefunden" allenthalben angezweifelt wird [149, 152]. In Anbetracht der praktischen Schwierigkeiten solcher Nachweise wäre es jedoch durchaus denkbar, daß manche, heute noch als endogen aufgefaßte Zustände letztlich doch „exogene" Reaktionstypen wären. Gelänge es, dieselben beschreibend exakt zu erfassen, wäre damit ein erheblicher Fortschritt erzielt. In diesen Überlegungen zeigt sich bereits der Zweifel daran, daß es sich bei „der" Schizophrenie überhaupt um eine einheitliche Somatose handelt [182]. Dieser Zweifel liegt dann in anderer Gestalt als zentrales Anliegen dem vorwiegend von der skandinavischen Schule [45, 55, 110, 115, 124, 152, 175] vertretenen Versuch zu Grunde, aus den bislang einheitlich als endogen aufgefaßten Störungen „reaktive" Psychosen herauszulösen, was bei den paranoiden Syndromen auf die Abtrennung einer schizophrenen Kerngruppe von psychogenen „schizophreniformen" Psychosen hinausläuft.

Das zentrale Augenmerk liegt also heute weitgehend auf dem Gebiet der Abgrenzung „kernschizophrener Syndrome" von körperlich begründbaren Störungen einerseits und psychoreaktiven andererseits. Demgegenüber sind Erwägungen über die nosologische Eigenständigkeit [39, 120, 144] gewisser paranoider Syndrome oder ihre Zuordnungsmöglichekit zu den zyklischen Psychosen [11, 12, 155] etwas in den Hintergrund gerückt, jedoch immer noch von einiger Aktualität. Die Klärung dieser Probleme wird vorwiegend von zwei einander ergänzenden Untersuchungsansätzen angestrebt: Einerseits wird versucht, die „exemplarische" Psychiatrie durch statistisch auswertbare Verlaufsstudien zu ersetzen, wobei man nicht mehr von den umstrittenen nosologischen Kategorien, sondern von relativ einfach zu erfassenden Zustandsbildern ausgeht. Die Registrierung der bei der Erstuntersuchung verzeichneten Einzelsymptome in ihrer spezifischen Gestaltung und lebensgeschichtlichen Verzahnung, sowie im Hinblick auf die „Feinstruktur" des psychopathischen Bildes, soll dann auf Grund der Verlaufsbeobachtung Rückschlüsse auf eine auch für den Querschnitt bei Krankheitsbeginn gültige Zuordnung erlauben. Andererseits trachtet man, unter vorläufiger Hintanstellung nosologischer Zuordnungen und ätiologischer Spekulationen die Bedingungskonstellationen paranoider Syndrome sowohl im Hinblick auf die paranoide Einstellung als auch auf die mit ihr jeweils verknüpften Einzelphänomene zu durchleuchten [12, 74, 86, 88]. Die bisher überblickbaren Ergebnisse dieser Bemühungen stehen hier zur Diskussion.

II. Die Klassifizierung der paranoiden Syndrome

Die aus den Verlaufsbeobachtungen zu gewinnenden Einsichten werden nur faßbar, wenn man von wohlumschriebenen Querschnittssyndromen ausgeht, um sodann deren Wandel oder Konstanz zu verfolgen. Hierfür bietet sich eine Gruppierung der Symptomatik an, die der Verlagerung der differentialdiagnostisch relevanten Unterscheidungskriterien in die „Feinstruktur" Rechnung trägt, zugleich aber auch den präzisen Gebrauch oder die Neufassung gewisser „operationaler Begriffe" [74] erheischt.

1. „Paranoid" und „paranoisch"

So muß zunächst festgestellt werden, daß die Termini *„paranoid"* und *„paranoisch"* im psychiatrischen Schrifttum oft nicht mit genügender Exaktheit abgegrenzt werden. Zum Teil wird der Begriff paranoid sehr weit gefaßt und charakterisiert, wie z. B. in der skandinavischen Literatur, dann das Vorhandensein aller Arten von Wahnvorstellungen. Wir halten uns im folgenden an die im deutschen Sprachraum gebräuchliche Einengung des Eigenschaftswortes paranoid, indem wir es nur zur Kennzeichnung des Vorhandenseins von Verfolgungs- und (oder) Beeinträchtigungsideen verwenden, wobei strukturelle Elemente [118] noch nicht berücksichtigt werden sollten. Bei dem Wort paranoisch handelt es sich hingegen um das dem Begriff Paranoia zugehörige, d. h. eine bestimmte Wahnstruktur charakterisierende Adjektiv. Da diese Form des Wahns auch ohne Verfolgungs- oder Beeinträchtigungsideen auftreten kann, gibt es bei Anwendung unserer — enger gefaßten Definition — auch paranoische „nicht paranoide" Wahnbilder. Innerhalb der paranoiden Syndrome ist dann der paranoische Verfolgungs- und Beeinträchtigungswahn eine Untergruppe.

2. Zum Begriff des paranoiden Wahns

Jede Forschung im Bereiche der paranoiden Syndrome stößt früher oder später auf die von Jaspers [88] aufgeworfene Frage, ob es sich jeweils um „echten" Wahn oder ein „wahnhaftes" (in der Terminologie K. Schneiders [161] „wahnähnliches") Zustandsbild handelt. Die genauere Durchleuchtung des Problems zeigt, daß diese Unterscheidung nur bei jenen Einzelsymptomen sinnvoll ist, auf welchen sich der gegenständliche Verfolgungs- oder Beeinträchtigungswahn

„aufbaut“: Nach Jaspers sind nämlich alle aus Affekten, anderen Erlebnissen oder Trugwahrnehmungen verständlich ableitbaren Phänomene nur „wahnhaft“, während die „echten“ Wahnphänomene psychologisch nicht weiter zurück verfolgbar sind und somit phänomenologisch etwas Letztes darstellen. Das Syndrom des Verfolgungs- und Beeinträchtigungswahnes gehört aber dem „Sekundärwahn“ an [109], der dementsprechend immer nur „wahnhaft“ sein kann. Diese Tatsache hat de Clérambault [38] prägnant zu dem Satz zusammengefaßt „le délire n'est qu'une superstructure“. Die Zugehörigkeit dieser Superstruktur zum Problemkreis des Wahnes läßt sich aus der „hohen subjektiven Gewißheit“ ableiten, von welcher sie getragen wird, und die in ihrer zeitlichen Ausdehnung als „Unkorrigierbarkeit“ imponiert, während das dritte der klassischen Wahnkriterien [88] – die „Unmöglichkeit des Inhaltes“ – nicht mehr als obligatorisch aufgefaßt werden kann [11]. Die phänomenologische Psychiatrie hat das Wesen der subjektiven Gewißheit als „Ausschluß des Zufalls“ [134, 187], als das Herausgreifen einer Möglichkeit unter vielen beschrieben, die als die einzige gültige angesehen wird. Die Suche nach den Gründen für den akuten oder dauernden Ausschluß des Zufalls ist ein Hauptanliegen der gegenwärtigen Forschung auf dem Gebiete der paranoiden Syndrome. Für diese Frage ist dann unter Umständen bedeutungsvoll, ob der sekundäre Verfolgungs- oder Beeinträchtigungswahn von jenen „nicht weiter zurückverfolgbaren“ Phänomenen wie der „Wahnstimmung“ [68], der „Wahnbewußtheit“, dem „Wahneinfall“ oder der „Wahnwahrnehmung“ [88, 161] – der „Beziehungssetzung ohne Anlaß“ [64, 65] – abgeleitet wird, oder aus den von Jaspers erwähnten anderen Erlebnissen hervorgeht. Hier steht jedoch heute nicht mehr die Alternative „echt-unecht“ zur Diskussion, sondern die Entstehungsbedingungen der betreffenden Phänomene, ihre Rolle für die Ausbildung der subjektiven Gewißheit und deren Fortführung als Unkorrigierbarkeit sowie schließlich ihre Verwertbarkeit als nosologische Zuordnungskriterien.

3. Gliederung der Symptomatik

Diese Fragestellungen überblickt man besser, wenn man in Anlehnung an die französischen Strukturanalysen [52, 53, 63, 139], die in modifizierter Form eigenen Untersuchungen [12] zugrunde gelegt wurden, zwischen „Thema“, „Struktur“ und „Aufbauelementen“ des Wahns, sowie der begleitenden „psychiatrischen Allgemeinsymptomatik“ unterscheidet.

Der Sekundärwahn wird zunächst durch sein „*Thema*“ bestimmt, das bei den paranoiden Syndromen im Sinne der Verfolgungs- und Beeinträchtigungsinhalte definiert ist. Die „*Wahnstruktur*“ läßt sich im Rahmen von drei Kategorien charakterisieren: In dem Begriffspaar „logisch-paralogisch“ wird festgehalten, ob die von den Patienten vorgebrachten Überlegungen den Gesetzen des logischen Denkens entsprechen oder nicht. In der Alternative „organisiert“-„unorganisiert“ wird gekennzeichnet, inwieweit der Wahn zu einem einigermaßen geschlossenen Gebäude zusammengefaßt ist, was in der Regel als vorhandene oder fehlende „Systemisierung“ beschrieben wird. Es erscheint jedoch vorteilhaft, auf diesen Begriff zu verzichten, weil oft schwer festzustellen ist, ob ein wirklich geschlossenes System vorliegt [11, 152] und „Systemisierung“ nicht selten mit „Generalisierung“ verwechselt wird. Dieser Begriffsbestimmung entsprechend kann ein logischer Wahn durchaus unorganisiert sein, z. B. wenn sich jemand wegen eines Vergehens durch unbekannte Personen beobachtet fühlt, ohne Vorstellungen darüber zu haben, wer diese Beobachtungen veranlaßt. Die dritte Kategorie hat den „Weltbezug“ zum Gegenstand: Im „polarisierten“ Wahn wird die gesamte reale Welt im Sinne der Problematik „Verfolger“-„Nicht-Verfolger“ verformt, womit jene

Tabelle 1. *Struktur und Aufbauelemente des Wahns bei den „paranoiden Syndromen im engeren Sinne“*

			Rein paranoides Syndrom	Paranoisches Syndrom	Syndrom der *Paraphrenia systematica*	Syndrom der unsystematischen Paraphrenien
Wahnstruktur	polarisiert oder Juxtaposition oder „autistisch“	paralogisch-unorganisiert	■			■
		logisch-unorganisiert	■			■
		paralogisch organisiert	■			■
		logisch-organisiert		■	■	
Aufbauelemente des Wahns	Interpretationen		■	■	■	■
	Erinnerungsfälschungen		■	■	■	■
	Anmutungserlebnisse				■	■
	Dysästhesien				■	■
	Wahnbewußtheit				■	■
	Beeinflussungserlebnisse — Transitivismus				■	■
	Personsverkennungen				■	■
	Illusionen				■	■
	Halluzinationen				■	■
	Fabulationen				■	■

„strukturellen Elemente“ [118] gegeben sind, die HEINRICH [73] als „enkletische Umweltkommunikation“ beschrieb. Bei der „Juxta-Position“ handelt es sich um das Nebeneinanderstehen von realer Welt und Wahnwelt, während der Patient im „autistischen“ Wahn von der Realität keine Kenntnis mehr nimmt und ausschließlich in seiner Wahnwelt lebt.

Bei den *Aufbauelementen* des Wahns handelt es sich um jene Phänomene, aus welchen die Patienten unmittelbar die Begründung für ihren Wahn ableiten (konstituierende Elemente, HELMCHEN [74]), während Störungen, die nur der beobachtende Psychiater nicht aber der Kranke selbst mit der Wahngenese in Zusammenhang bringt, – wie z. B. Verstimmungszustände – der psychiatrischen Allgemeinsymptomatik zugerechnet werden.

Bei den in Tab. 1 aufgezählten Aufbauelementen wurden auch Gesichtspunkte der französischen Schule [8, 36, 37, 42, 53, 63, 139, 166] und JANZARIKs „Entzügelung des impressiven Wahrnehmungsmodus“ [83] berücksichtigt, woraus sich gewisse Abweichungen von der klassischen deutschen Psychopathologie ergeben. So wurde auf den Begriff der „Wahnwahrnehmung“ verzichtet, da dieselbe schwer faßbar ist [145] und die in ihrer Zweigliedrigkeit gesuchte Spezifität heute doch in Frage gestellt erscheint [11]. Im Hinblick auf die Frage nach den Entstehungsbedingungen der Wahnphänomene scheint es vorteilhaft bei jenen von ihnen, die sich auf Wahrnehmungen stützen, zwischen der einfachen „Interpretation“ und der „Interpretation von Anmutungserlebnissen“ zu unterscheiden. Die dem impressiven Wahrnehmungsmodus zugehörigen „Anmutungserlebnisse“ selbst können auf eine bestimmte Wahrnehmung beschränkt bleiben wie auch das gesamte Erlebnisfeld als unbestimmt anmutend empfinden lassen, was dann der Wahnstimmung entspricht. Oft bauen die Kranken ihren Wahn interpretierend auf Veränderungen der Empfindlichkeit in den einzelnen Sinnesbereichen auf, die wir mit HELMCHEN [74] als „Dysästhesien" bezeichnen. Diese können rein quantitativ (z. B. verstärkte Geräuschempfindlichkeit) oder qualitativ sein und haben dann meist wieder „Anmutungscharakter". Gelegentlich werden insbesondere quantitative Dysästhesien nur nebenbei angegeben, ohne daß sie der Kranke als Aufbauelemente seines Wahns verwendet. Dann gehören sie eigentlich der Allgemeinsymptomatik zu. Der Begriff „Wahnbewußtheit" wird im JASPERschen Sinn verwendet. Unter „Fabulation" schließlich wird die phantastische Ausschmückung der Wahninhalte durch die Patienten verstanden.

Der *psychiatrischen Allgemeinsymptomatik* werden alle jene Symptome zugerechnet, die vom Patienten selbst nicht zur Begründung seines Wahns herangezogen werden, also vorwiegend formale Denkstörungen, Stimmungs-, Affekt- und Antriebsstörungen, Orientierungs- und Bewußtseinsstörungen sowie Störungen der intellektuellen Leistungsfähigkeit und des Ausdrucksverhaltens.

Die geschilderte Symptomgruppierung bietet eine geeignete Grundlage für die Charakterisierung der einzelnen mit Wahnbildungen einhergehenden Zustände und ihre Zusammenfassung zu Syndromen. Dabei handelt es sich jedoch nur um Registrierung der Symptome im Hinblick auf ihr Vorhandensein oder Nichtvorhandensein. Die Ungenauigkeit unseres diagnostischen Rüstzeuges und die Einbeziehung vorgefaßter nosologischer Hypothesen in die Zuordnungsproblematik haben jedoch dazu geführt, daß von vielen Forschern in unterschiedlicher Weise auch quantitative Gesichtspunkte mitberücksichtigt werden. Obwohl das in der Psychiatrie bekanntlich auf erhebliche Schwierigkeiten stößt, hat die Intensitätseinschätzung sowohl bei der deskriptiven Klassifikation der paranoiden Syndrome als auch bei dem Versuch ihrer nosologischen Einordnung Eingang in die einschlägige Literatur gefunden. Im ersteren Fall geht es um die Bedeutung, die dem Wahn einerseits und bestimmten Aufbauelementen andererseits jeweils zukommt. Dabei dienen meist die Halluzinationen als Orientierungsmerkmal. In diesem Sinne wird dann eine Reihe aufgestellt, an deren einem Pol rein paranoide oder paranoische Wahnsyndrome ohne Halluzinationen stehen, während der andere von den Halluzinosen gebildet wird und die paranoid-halluzinatorischen Bilder, in welchen sich Wahn und Sinnestäuschungen die Waage halten, die Mitte darstellen.

Von viel größerer Konsequenz ist jedoch die quantitative Wertung bei der nosologischen Zuordnung, die theoretisch eigentlich qualitativ auf Grund des Vorliegens oder Fehlens pathognomonischer Symptome vollzogen werden sollte. Diese müssen angesichts der Erfahrung, daß Thema und Struktur des Wahns offenbar wenig über seine Zugehörigkeit zu einer bestimmten Krankheit aussagen, vorwiegend in der Allgemeinsymptomatik und eventuell auch in gewissen Aufbauelementen beziehungsweise ihrer besonderen Prägung gesucht werden. Terminologisch erweist es sich als vorteilhaft, die einer solchen Zuordnung dienenden Symptomkonstellationen als „Achsensyndrome" [11] zu bezeichnen. Sie konstitutieren sich in der Regel aus den als gesichert angesehenen diagnostischen Erfahrungen der Psychiatrie. Von vielen Autoren wird nun aber bei den Wahnzuständen der quantitativen Ausprägung der Achsensyndrome mehr Bedeutung beigemessen als ihrer qualitativen Feststellung: Treten sie gewichtig in den Vordergrund, so wird das betreffende Zustandsbild in der Regel dem Achsensyndrom entsprechend — z. B. als paranoides Bild bei Melancholie, — klassifiziert. Sind die Achsensyndrome jedoch nicht „grob-klinisch" beeindruckend, verläßt man meist diese Art der Zuordnung. So werden z. B. leichte manische oder depressive Verstimmungen beziehungsweise gering ausgeprägte Zeichen eines organischen Psychosyndroms von vielen Forschern häufig nicht berücksichtigt oder sogar übersehen, wenn die Wahnsymptomatik ihnen gegenüber deutliches Übergewicht hat. Da sich aber eine Reihe von anderen Forschern mit ausreichender Begründung bei ihren Zuordnungsversuchen auch von diskret ausgebildeten Achsensyndromen leiten ließ, erscheint es zumindest zweifelhaft, ob man sich bei nosologischen Überlegungen auf quantitative Wertungen verlassen soll. Im Hinblick darauf, daß die diesbezüglichen Fragen jedoch immer noch offen sind, geht man bei der Abgrenzung der Syndrome am besten rein pragmatisch vor und berücksichtigt hiefür auch quantitative Gesichtspunkte: Läßt die Symptomatik mit genügender Eindeutigkeit und einer Intensität, welche den Wahn in den Hintergrund rückt, die Diagnose eines organischen Abbausyndroms, eines dem Manisch-Depressiven-Krankheitsgeschehen zurechenbaren Verstimmungszustandes oder eines „schizophrenen Krankheitsprozesses" stellen, so sollte man — ebenso wie bei deutlich bewußtseinsgestörten oder verwirrten Patienten – nicht von einem „paranoiden Syndrom im engeren Sinne" sprechen.

Die Schwierigkeiten einer solchen nomenklatorischen Übereinkunft liegen in erster Linie in der „eindeutigen" Diagnose eines schizophrenen Geschehens, über welche die Meinungen stark auseinandergehen, während im Hinblick auf die übrigen aufgezählten Abgrenzungen zwischen den einzelnen Autoren meist keine erheblichen Divergenzen auftreten. Läßt man sich jedoch von der historischen Entwicklung der Paranoia-Paraphrenie-Problematik leiten, so scheint es dennoch gerechtfertigt, sich auch der Schizophrenie gegenüber auf die Festlegung einer Grenzlinie zu einigen, die allerdings angesichts der Besonderheiten dieser Fragestellung praktisch stets im Qualitativen gesucht wird. In dem Bemühen, uns hier nur auf möglichst gut objektivierbare Symptome zu stützen, haben wir in eigenen Untersuchungen [12] jene Patienten, deren formales Denken durch „Zerfahrenheit", „Sperrungen — Gedankenabreißen" oder „Faseln" charakterisiert war, dem „schizophrenen Achsensyndrom" zugerechnet. Desgleichen bedingten katatone Symptome den Ausschluß aus der Gruppe der paranoiden Syndrome im engeren Sinne. Wir haben uns hiebei — unter Weglassung jener Symptome, deren Beurteilung eine große Spielbreite subjektiver Einschätzung in sich birgt — an die psychiatrischen Schulen gehalten, welche die Abgrenzung von der Schizophrenie im Fehlen einer „Dissoziation der Persönlichkeit" [52, 139] beziehungsweise in der Tatsache sehen, daß die Wahnideen nicht „zerfahren" und „bizarr" sind, die affektive Ansprechbarkeit gut ist und ein harmonisches Verhältnis zwischen Wahn und Verhalten besteht [2].

Die geschilderte quantitative und qualitative Einschränkung jener Allgemeinsymptomatik, die man als zulässig erachtet, um von einem „paranoiden Syndrom im engeren Sinne" zu sprechen, ist eine rein utilitaristische: Sie soll alle Symptome umfassen, deren Eindeutigkeit für die nosologische Zuordnung auf Grund des einschlägigen Schrifttums als noch nicht genügend erhärtet angesehen werden kann. Hat man sich dergestalt auf die „zugelassene" Allgemeinsymptomatik geeinigt, so lassen sich im Hinblick auf die Struktur und die Aufbauelemente des Wahns gewisse Gruppierungen vornehmen, die in Tab. 1 dargestellt sind.

Das paraphrene Syndrom unterscheidet sich zunächst nur insofern in den Aufbauelementen von dem paranoischen, als eines oder mehrere der für die Paranoia-Diagnose ausgeschlossenen Symptome vorhanden sein müssen. Die systematische Paraphrenie zeigt im Gegensatz zu den anderen Paraphrenien eine dem paranoischen Syndrom analoge Wahnstruktur. Das „rein paranoide Syndrom" entspricht in den Aufbauelementen dem paranoischen Syndrom, in seiner Wahnstruktur den unsystematischen Paraphrenien. Untergruppen der letzteren wurden nicht berücksichtigt, da ihre Abgrenzung nicht genügend Trennschärfe aufweist. Der Wahn kann bei allen angeführten Syndromen grundsätzlich jede der drei Arten des Weltbezuges aufweisen, praktisch ist jedoch das Auftreten eines „autistischen" Wahns bei einer Allgemeinsymptomatik, die den angegebenen Kriterien entspricht, extrem selten (12).

Die in Tab. 1 vorgeschlagene Syndromgruppierung trägt der Tatsache Rechnung, daß die betreffenden Zustände ursprünglich unter dem Namen „Paranoia“ und „Paraphrenie“ als eigene Krankheiten [104] aufgefaßt wurden und zumindest noch als syndromatische Einheiten beibehalten werden [33, 52, 53, 63, 92, 119, 139, 152]. Neuere Verlaufsuntersuchungen legen jedoch nahe, daß derartige Krankheitstypen „nicht mehr als relativ beständige und wohl unterscheidbare Einheiten, sondern als prägnante Extremvarianten oder Kombinationsformen an den Endpunkten und Schnittpunkten von Übergangsreihen“ erscheinen [86]. Daher erscheint es angezeigt, sie nur als reine Querschnittssyndrome für eine vorläufige Orientierung zu verwenden. In Hinkunft wird es aber wohl unumgänglich sein, jedes einzelne Zustandsbild durch die Charakterisierung der Wahnstruktur, Aufbauelemente und Allgemeinsymptome jeweils exakt zu definieren.

Um Begriffsvermischungen zu vermeiden, muß noch die amerikanische und skandinavische Nomenklatur wegen ihrer Eigenständigkeit kurz skizziert werden: Die erstere [2] trennt „paranoide Zustände mit Halluzinationen“ von den „paranoiden Reaktionen“ ab. Diese werden als Wahnbildungen ohne Halluzinationen bei gut erhaltener Intelligenz, guter affektiver Ansprechbarkeit, sowie einem dem wahnhaften Denken adäquaten Verhalten definiert und in "paranoid states" und "Paranoia" unterteilt. Bei den ersteren sind die Wahnbildungen weder systematisiert wie bei der Paranoia noch zersplittert und bizarr wie bei der Schizophrenie. Die "paranoid states" sind entweder von kurzer Dauer oder können chronisch werden, ohne daß es zu einem Persönlichkeitsabbau kommt. Die Paranoia hingegen wird in Anlehnung an KRAEPELIN als unerschütterliches, komplexes, logisch ausgebautes Wahnsystem von langsamer Entwicklung definiert.

Die skandinavische Psychiatrie ist bestrebt, innerhalb der großteils als „endogen“ aufgefaßten Krankheitsbilder solche abzugrenzen, als deren Ursache eine psychisch traumatisierende Situation angenommen werden kann. Diese Zustände werden dann als „psychogen“ [175], „konstitutionell und psychogen“ [115] oder „reaktiv“ [152] bezeichnet. Für ihre Diagnose wird gefordert, daß der Verlauf und die Symptomatologie der Psychose insofern vom kausalen psychischen Trauma abhängen, als die Bewußtseinsinhalte vom aktuellen Konflikt des Patienten gefärbt werden und die Psychose mit Abklingen des Konfliktes zur Rückbildung neigt. In diesem Sinne gibt es auch „reaktive“ paranoide und paranoische Psychosen. Für ihre Interpretation als psychogen ist die Verankerung des Syndroms in der Lebensgeschichte bedeutungsvoller als das Auftreten bestimmter Symptome der Wahnaufbauelemente oder der psychiatrischen Allgemeinsymptomatik, die lediglich in der Unterteilung eine gewisse Berücksichtigung finden, wobei sowohl qualitative wie auch quantitative Gesichtspunkte zur Geltung kommen. Unter Ablehnung der amerikanischen Klassifizierung, die sich am Vorhandensein oder Fehlen von Halluzinationen orientiert, werden die paranoiden Psychosen in fünf Gruppen geteilt [152]:

a) *Paranoide Psychosen mit deutlich affektiven Zügen:*

Die affektive Störung ist ebenso stark oder noch stärker ausgeprägt als die paranoide Symptomatologie. Die Wahnbildungen erscheinen relativ verständlich, wenn man die Stimmungslage berücksichtigt. An Schizophrenie gemahnende Symptome fehlen; als solche werden Autismus, Ambivalenz, Beeinflussungsphänomene, Depersonalisation und Derealisation bei klarem Bewußtsein aufgefaßt.

b) *Paranoische Psychosen:*

Systematisierte Wahnbildungen, die weder von deutlichen affektiven noch von schizophrenieverdächtigen Symptomen begleitet werden.

c) *Paranoide Psychosen ohne signifikant affektive Züge:*

Die paranoide Symptomatologie hat im Verhältnis zur affektiven das Übergewicht. Die Wahnbildungen werden nicht durch den Hintergrund der Stimmungslage verständlich. Auch schizophrenieverdächtige Symptome fehlen.

d) *Paranoide Psychosen mit „schizophreniformer“ Symptomatologie*

Auf Grund der Lebensgeschichte verständliche — und daher als „reaktiv“ aufzufassende — Erkrankungen, die mit einer auf Schizophrenie verdächtigen Symptomatik einhergehen.

e) *Schizophrene Psychosen:*

Die Krankheit, die durch eine schizophrenieverdächtige Symptomatik ausgezeichnet ist, erscheint auf dem lebensgeschichtlichen Hintergrund unverständlich und läßt sich auch nicht mit anderen affektiven oder körperlich begründbaren Störungen in Zusammenhang bringen.

Angesichts der zwischen den einzelnen Schulen bestehenden Divergenzen scheint es vorteilhaft, zunächst von der in Tab. 1 gegebenen Klassifizierungskonvention auszugehen und die Frage der nosologischen Zuordnung dann jeweils erst beim einzelnen Krankheitsbild auf Grund der spezifischen Gestaltung der Aufbauelemente des Wahns und der psychiatrischen Allgemeinsymptomatik unter Einbeziehung idiographischer und verlaufstypologischer Gesichtspunkte vorzunehmen. In diesem Sinne ist zunächst zu analysieren, zu welchen Ergebnissen die bisherigen Zuordnungsversuche geführt haben.

III. Möglichkeiten und Grenzen der Zuordnung zu den „klassischen" Krankheitseinheiten

Die in der neueren Literatur enthaltenen Versuche, die eben umrissenen paranoiden Syndrome dem üblichen nosologischen System einzuordnen, zeigen zunächst, daß die Zuteilung zu den konstitutionellen „Persönlichkeitsvarianten" weitgehend aus der Diskussion verschwunden ist, wohl weil deren exakte Profilierung bisher nicht mit entsprechender Überzeugungskraft gelungen ist. Andererseits versuchen die einzelnen Forscher meist nur zwei differentialdiagnostische Möglichkeiten voneinander abzugrenzen, von welchen die eine fast immer im Vorliegen einer Schizophrenie gesehen wird. Auffällig ist, daß die Notwendigkeit einer Scheidung zwischen dem zyklischen Formenkreis zugehörigen Verstimmungen und körperlich begründbaren beziehungsweise reaktiven Syndromen höchstens am Rande [152, 167, 175] Beachtung findet. Erbbiologische Untersuchungen haben bisher keine entsprechend eindeutigen Ergebnisse gezeigt, auf Grund deren das Zuordnungsproblem zu lösen wäre [26, 49, 59, 92, 101, 157, 167, 179].

1. Beziehung zum manisch-depressiven Formenkreis

Die Möglichkeit, eine paranoide Symptomatik mit dem manisch-depressiven Krankheitsgeschehen in Zusammenhang zu bringen, wurde offenbar schon frühzeitig erkannt, jedoch immer wieder zugunsten der Eigenständigkeit paranoischer und paraphrener Syndrome beziehungsweise deren Eingliederung in den schizophrenen Formenkreis fallengelassen. So weist Retterstøl [152] darauf hin, daß Griesinger 1845 den paranoischen Wahn als Sekundärphänomen im Gefolge einer Affektstörung manischer oder depressiver Art auffaßt, 1867 jedoch seinen Standpunkt dahingehend revidiert, daß es sich um eine Störung der normalen Funktion von Intelligenz, Denken und Wahrnehmung handle. Kraepelin [104] hatte in der ersten Auflage seines Lehrbuches bei der Verrücktheit zwischen depressiven und expansiven Typen unterschieden und diese von der Amentia und den zur Demenz führenden Formen abgegrenzt. Seit Einführung des Konzeptes der „holothymen Reaktion" [21, 22, 24] hatte man sich angewöhnt, nur den expansiven Wahn der Maniker und den Selbstbeschuldigungswahn der Depressiven dem zyklischen Formenkreis zuzurechnen. Den „katathymen" Wahn hingegen [125] brachte man nicht mit manischen oder depressiven Verstimmungen in Beziehung. Die für ihn charakteristische quantitative und qualitative abnorme Reaktion auf Erlebnisse wurde vielmehr durch Aktivierung vorangegangener seelischer Traumen erklärt und dementsprechend als psychogen oder eventuell als schizophren aufgefaßt. Im letzteren Falle bezog man sich auf E. Bleulers Annahme [25], daß die schizophrene Assoziationsstörung das Durchsickern katathymer Inhalte in das Wachbewußtsein erleichtere. Lediglich die Spechtsche Schule [168] hat daran festgehalten, daß auch paranoide Wahnideen im Rahmen des manisch-depressiven Krankheitsgeschehens auftreten können [51, 170]. Die Grundlage hiefür wurde von den betreffenden Autoren vor allem auch in den Mischaffekten der Angst und des Mißtrauens gesucht, was insbesondere von Leonhard [119] unterstrichen und neuerdings von Sattes [155] wieder hervorgehoben wurde.

Das Vorliegen von manischen, depressiven oder dysphorischen Verstimmungen bei paranoiden Bildern wurde wiederholt auch von Autoren festgehalten [94, 150], die sich deshalb jedoch nicht zu einer Zuordnung zum manisch-depressiven Krankheitsgeschehen aufraffen konnten. Die Gründe hiefür sind mannigfaltig: Obwohl insbesondere das manische und depressive Achsensyndrom recht gut definiert sind, spielt hier zunächst das „quantitative Zuordnungsproblem" insoferne eine große Rolle, als leichtere hypomanische oder subdepressive Verstimmungen nosologisch häufig vernachlässigt werden, wenn die paranoide oder paranoid-halluzinatorische Symptomatik im Vordergrund steht. Die Außerachtlassung dysphorischer Mißgestimmtheit oder leichterer manisch-depressiver Mischzustände mag darin begründet sein, daß sie von den Patienten oft schlecht verbalisiert und vom Psychiater dementsprechend schwer diagnostiziert werden. Andererseits treten im Rahmen dieser Verstimmungen — vorwiegend den Aufbauelementen zugehörige — Phänomene auf, die aus Gründen der psychiatrischen Tradition, insbesondere wenn es sich um Symptome 1. Ranges nach K. Schneider handelt, zur Vernachlässigung des stimmungsmäßigen Hintergrundes und zur Zuordnung zur Schizophrenie führten. Ein weiterer Grund für die Vernachlässigung von zyklischen Verstimmungszuständen bei der Suche nach der Ätiologie paranoider Zustände liegt darin, daß solche nicht selten zwar bei Krankheitsbeginn vorlagen, sich im weiteren Verlauf trotz Persistieren des Wahns jedoch nicht mehr nachweisen ließen. In toto lassen sich aber schließlich die paranoiden Syndrome deshalb nicht dem manisch-depressiven Formenkreis zuordnen, weil bei vielen von ihnen eine entsprechende Verstimmung — auch in quantitativ geringer „hintergründiger" Ausprägung — niemals festzustellen ist.

2. Die Abgrenzung schizophrener von reaktiven und körperlich begründbaren Syndromen

Die Herausarbeitung eines Achsensyndroms, das bereits im Querschnitt die Diagnose „Schizophrenie" erlaubt, hat zu noch wesentlich größeren Divergenzen geführt als das analoge Problem im Hinblick auf den manisch-depressiven Formenkreis. Die Standpunkte der einzelnen Autoren variieren von der rein phänomenologisch-intuitiven Zuordnung auf Grund des „Praecoxgefühls" [154] bis zu subtilen Ergänzungen der Symptome 1. Ranges von K. Schneider [145, 157]. In der Mitte steht hiebei die französische Schule, für welche die „Persönlichkeitsdissoziation" das entscheidende Zuordnungskriterium zur Schizophrenie ist, während die kohärente Persönlichkeit bei den paranoischen und paraphrenen Syndromen als Argument für deren Eigenständigkeit, beziehungsweise für ihre Zugehörigkeit zum zyklischen Formenkreis [53, 63, 139] ins Treffen geführt wird.

Bei der Grenzziehung zwischen reaktiven und schizophrenen Zuständen wird die Tatsache, daß die Krankheit unverständlich auf dem Hintergrund des Lebens erscheint, von der skandinavischen Schule als ernster Verdacht für das Vorliegen einer Schizophrenie betrachtet. Dabei werden sicherlich Aspekte der „Affektverarmung" mitberücksichtigt [19, 20, 28, 152], obwohl diese nach Meinung vieler Autoren trotz ihrer großen Bedeutung für das Krankheitsgeschehen im Querschnitt oft schwer, beziehungsweise nur intuitiv faßbar wird. Die skandinavischen Untersuchungen stellen die Existenz von für die Schizophrenie pathognomonischen Symptomen überhaupt in Frage und erkennen nur gewissen Phänomenen, wie Autismus, Ambivalenz, Beeinflussungserlebnisse, Spaltungssymptome, Depersonalisation und

Derealisation einen hohen Grad von Schizophrenieverdächtigkeit zu, falls sie mit Bewußtseinsklarheit einhergehen, nicht von Stimmungsanomalien begleitet sind und länger als 6 Monate dauern [114, 152]. Die statistische Auswertung von katamnestischen Studien zeigt [152], daß die genannten Symptome in hohem Maße mit einer schizophrenen Entwicklung korreliert sind, ohne jedoch bei den idiographisch als reaktiv aufzufassenden und im weiteren Verlauf gut remittierenden Zuständen zu fehlen. Aber auch Halluzinationen, deren Auftreten an sich heute auch niemand mehr differentialdiagnostisch werten würde, kommen bei schizophrenen Verläufen gehäuft vor [7, 54, 152], während Beziehungsideen eindeutig häufiger bei reaktiven Zuständen auftreten [152]. Derartige Ergebnisse bestätigen — ebenso wie KRETSCHMERs [106] eigene Nachuntersuchungen — die Berechtigung dieses Autors, bei seinen Fällen von sensitivem Beziehungswahn Symptome zu akzeptieren, die in der Regel als pathognomonisch für die Schizophrenie angesehen werden.

PETERS [145] und SCHIMMELPENNING [156, 157] haben die Unterscheidung zwischen schizophrenen und körperlich begründbaren Psychosen im Auge, wobei der erstere von eindeutig nachgewiesenen körperlichen Erkrankungen ausgeht, während der letztere durch Sammeln organischer Befunde den Nachweis dafür anstrebt, daß es unter den paranoiden Psychosen der zweiten Lebenshälfte „schizoforme" Bilder gibt, deren Ätiologie nicht im „endogenen" sondern im „hirnorganischen" Bereich zu suchen ist.

PETERS bemüht sich, die Differentialdiagnose aus der Feinstruktur der Schneiderschen Symptome 1. Ranges zu stellen, die er — mit Ausnahme der auch bei sicher Schizophrenen selten klar faßbaren Wahnwahrnehmung — sämtlich bei den exogenen paranoid-halluzinatorischen Syndromen, jedoch in einer von der Schizophrenie unterschiedlichen Gestaltung, fand:

Das Gedankenlautwerden trete bei der Schizophrenie unmittelbar auf, während es bei den exogenen Psychosen aus Phonemen erschlossen werde (Stimmen äußern Dinge, die sie nach Meinung der Kranken nur erfahren haben können, weil die Gedanken laut geworden sind). Es handle sich somit nicht um wahnhaftes, sondern halluzinatorisches Gedankenlautwerden [171]. Stimmen in Form von Rede und Gegenrede seien bei exogenen Psychosen nie „leiblos" „nur gedanklich" wie bei Schizophrenen, sondern würden auf bestimmte, an der Stimme und den Inhalten erkennbare Sprecher bezogen.

Ebenso handle es sich beim Begleitreden exogen-psychotischer Patienten nicht um abstrakte, sondern bekannte Stimmen. In gleichem Sinne betonen ASTRUP et al. [7] und RETTERSTÖL [152], daß Stimmen, die aus dem eigenen Kopf oder Körper kommen, in hohem Maße schizophrenieverdächtig sind. Die bei der Schizophrenie beobachtbare eigentümliche ambivalente Einstellung zu den halluzinatorischen Phänomenen [157] und die Qualität der „Bedeutsamkeit des Anrufs" [185] fehle den exogenen Psychosen. Bei diesen würden leibliche Sinnestäuschungen und Hypnoseerlebnisse einfacher und banaler als bei Schizophrenien — oft im Sinne einer Erklärung — geschildert. Gedankenentzug, andere Gedankenbeeinflussung, Gedankenausbreitung, das Gefühl des von anderen Gemachten und Beeinflußten auf dem Gebiete des Fühlens, Strebens und Wollens, finde man bei den körperlich begründbaren Psychosen nur in der bildhaften Form des „als ob". Die Wahneinfälle hätten bei Schizophrenen einen „metaphysisch-magisch-abstrakten Charakter", während sie bei den symptomatischen Psychosen relativ einfühlbar seien, wobei sich die in ihnen zu Tage tretenden Verfolgungs- und Beeinträchtigungsideen in der Alltagswelt abspielten. PETERS betont schließlich, daß die Symptome 1. Ranges dann schizophrenieverdächtig seien, wenn der begleitende Affekt als inadäquat angesehen werden müsse, während er bei den exogenen Syndromen stets als adäquat imponiere.

Auch SCHIMMELPENNING [157], der bei seinen, mehr dem chronischen exogenen Schädigungstyp entsprechenden Patienten ebenfalls das Vorkommen von Symptomen 1. Ranges feststellen konnte, verlegt die Differentialdiagnose vorwiegend in Phänomene, die das Gesamterleben der eigenen Persönlichkeit und ihrer Umwelt betreffen.

In diesem Sinne führt er für die Zuordnung zur Schizophrenie folgende Charakteristika an: Erlebnis der Krankheit als unheimliche subjektive Veränderung, als gespürtes Bedrohtsein [76], Erlebnis der aufgehobenen Eigenaktivität [108], der Insuffizienz [16], des gespürten Zerfalls der Individualität [183], der Störung der Ichqualität der Akte [185]. Im Gegensatz zu diesen schizophrenen Veränderungen bleibe bei hirnorganischen Störungen die Einheitlichkeit des Affektes erhalten und es käme zu dem Kontrastsyndrom von affektiver Indolenz und gesteigerter Erregbarkeit [105]. Außerdem sieht Schimmelpenning noch wichtige Unterscheidungskriterien im Ausdrucksverhalten und Denkablauf: Die Mimik sei bei den Hirnorganikern schlaff, emotional nicht erfüllt, jedoch der Gesamtaffektivität entsprechend, während dies bei Schizophrenen nicht zutreffe und es zu paramimischen Bewegungen komme. Analog sei die Gesamtmotorik bei Hirnorganikern und Schizophrenen unterschiedlich gestört. Der Gedankenductus sei bei Hirnorganikern umständlich, weitschweifig, verlangsamt, bei Schizophrenen sprunghaft, in der logischen Ordnung gestört und es träten Sperrungen auf.

Die bisherigen Arbeiten über die Grenzziehung zwischen Schizophrenie einerseits und reaktiven, beziehungsweise körperlich begründbaren Psychosen andererseits sollten eigentlich als Grundlage der nosologischen Zuordnung des einzelnen Krankheitsbildes dienen. Auch hier gibt es jedoch wieder eine Reihe von Gründen dafür, daß sich diesbezüglich noch kein einheitlicher Standpunkt durchgesetzt hat: Die skandinavische Unterscheidung zwischen schizophrenen und schizophreniformen Erkrankungen wurde von vielen Autoren nicht aufgegriffen, weil man bei den letzteren einfach nur einen gutartigeren Verlauf des Leidens annahm. Im Hinblick auf Peters mußte die Frage gestellt werden, ob dort, wo sich das Achsensyndrom einer symptomatischen Psychose ergibt, auch dann eine Schizophrenie ausgeschlossen werden darf, wenn die körperliche Erkrankung nicht klar nachweisbar ist. Schimmelpenning wurde entgegengehalten, daß die von ihm als Hinweis für die organische Genese der Störung angeführten Befunde im vorgeschrittenen Alter häufig anzutreffende, für die Psychose selbst vielleicht belanglose Erscheinungen sein könnten [149]. Trotz dieser Einwände sollte man jedoch die geschilderten, differentialdiagnostischen Ansätze im Auge behalten, wenn man weitere Einsichten in die Problematik der paranoiden Syndrome gewinnen will. Dies ist jedoch nur möglich, wenn man die Bedingungen ihrer Entstehung und ihres weiteren Schicksals zunächst unabhängig von der nosologischen Zuordnung analysiert.

IV. Die „Bedingungskonstellationen“ paranoider Syndrome

Da paranoide Zustände praktisch bei allen psychiatrischen Erkrankungen vorkommen können, muß zunächst die Frage nach ihren „Bedingungskonstellationen“ interessieren [74]. Bei dem Versuch ihrer Beantwortung hat seit E. Bleuler [21, 22], Gaupp [61, 62] und vor allem Kretschmer [106, 107] im Gegensatz zu einseitig „organisch“ oder „psychodynamisch“ ausgerichteten Theorien die eklektische, „mehrdimensionale“ Interpretation immer mehr an Boden gewonnen [11, 12, 145, 152, 157, 167). Dabei geht es um die Frage, inwieweit lebensgeschichtliche Einflüsse einerseits und konstitutionelle Vorgegebenheiten beziehungsweise endogene oder körperlich begründbare Erkrankungen andererseits das Auftreten der paranoiden Einstellung bedingen, beziehungsweise im Sinne einer gegenseitigen Wechselwirkung fördern und ihren weiteren Verlauf bestimmen. Auf Grund der bei Klärung dieser Fragestellungen gewonnenen Erkenntnisse müssen dann allerdings auch die „prima vista“ als psychogen oder als nicht zuordenbar klassifizierten Zustände einer neuerlichen Revision unterzogen werden, um nicht Gegebenheiten zu übersehen, welchen zumindest eine Teilkausalität für die Genese oder das Weiterbestehen der Erkrankung in einer bestimmten Form zukommen könnte.

Die Wechselwirkungen zwischen „vorgegebenen individualen Besonderheiten“ [74], situationsbedingten Einflüssen und eventuellen endogenen oder körperlich begründbaren krankhaften Störungen lassen sich schematisch in drei Problemkreise gliedern, wenn man unterstellt, daß die paranoide Einstellung durch Einsatz des Abwehrmechanismus der „Projektion“ zustande kommt [57, 91, 126, 133). Der erste Problemkreis betrifft die Entstehungsbedingungen der „Projektionsbereitschaft“, des „Vorfeldes paranoiden Erlebens“ [146]. Der zweite hat die Frage zum Gegenstand, warum es aus dieser Bereitschaft heraus zum tatsächlichen Einsatz der Projektion und damit zum „Ausschluß des Zufalls“ kommt, der das entscheidende, die bloße Disposition auf Krankheitsniveau hebende Wahnkriterium darstellt. Diese Frage läßt sich als diejenige nach dem „aktuellen Projektionsdruck“ formulieren. Im dritten Problemkreis steht das weitere Schicksal der Zustandsbilder zur Diskussion: Hier muß geklärt werden, warum es in gewissen Fällen zur kritischen Einsicht und zum Schwinden des Wahns kommt, während er in anderen Fällen „fixiert“ wird, indem die im „Ausschluß des Zufalls“ gegebene akute „subjektive Gewißheit“ zur „Unkorrigierbarkeit“ wird. In diesem Zusammenhang muß aber auch die Frage nach den Bedingungen eines eventuellen „Strukturwandels“ des Wahns aufgeworfen werden.

1. Die „Projektionsbereitschaft“

Die Suche nach dem Boden, auf welchem es zur Manifestation paranoider Syndrome kommt, hat viele Generationen von Psychiatern beschäftigt. Die betreffenden Auseinandersetzungen wurden bei Kehrer [94], Berner [11] und Retterstøl [152] zusammenfassend dargestellt. Die Grundlagen der betreffenden Disposition wurden teils im somatisch-biologischen Bereich, teils mehr in der Psychodynamik im Sinne von Störungen der frühkindlichen oder späteren seelischen Entwicklung vermutet. Eklektisch orientierte Autoren haben auf das Zusammenwirken konstitutionell-angeborener oder erworbener Bereitschaften mit lebensgeschichtlichen Einflüssen hingewiesen [94, 172].

Die Auffassung von der *biologisch-somatischen Disposition* geht auf die Degenerationstheorie [20] zurück und hat in der Diskussion über anlagebedingte Grundstörungen der „Sexualformel“ [94] sowie in den verschiedenen Theorien über die psychopathische Minderwertigkeit [18] ihren Niederschlag gefunden. Zu einem einheitlichen Ergebnis sind die betreffenden Forschungen nicht gelangt [112]. Rein negativ läßt sich die somatische Prädisposition dahingehend bestimmen, daß eine stärkere hirnorganische Beeinträchtigung die Ausbildung paranoider Zustandsbilder nicht gestattet [74].

Die bisherigen Erkenntnisse über eine mögliche *lebensgeschichtliche Bedingtheit der Projektionsbereitschaft* — in diesem Zusammenhang oft als Themenwahl bezeichnet — lassen sich zu zwei Feststellungen zusammenfassen:

a) Paranoide Zustände, gleichgültig ob ihre Zugehörigkeit zu endogenen, beziehungsweise körperlich begründbaren Psychosen eindeutig ist, oder ob ihre nosologische Einordnung offen gelassen werden muß, treten gehäuft in den mittleren Lebensjahren auf [25, 30, 31, 78, 94, 102, 104, 131, 152, 157, 169]. Da diese Altersabhängigkeit sich tatsächlich auf Verfolgungs- und Beeinträchtigungsinhalte, unabhängig von deren Struktur bezieht [11, 12, 15, 43], kann es sich — zumindest in erster Linie — nicht um eine altersspezifische Fähigkeit zur „Systematisierung“ [78] handeln. Man muß vielmehr zu dem Schluß kommen, daß der mittlere Lebensabschnitt selbst eine erhöhte Projektionsbereitschaft in sich birgt.

b) Der gemeinsame Nenner, auf welchen die eigentlichen Auffälligkeiten in der Lebensgeschichte paranoider Patienten gebracht werden können, ist eine Problematik auf dem Gebiete der zwischenmenschlichen Beziehungen, die sich auf ein Unsicherheitsgefühl gründet, das entweder im Gefolge von „Lebensentwicklungen“ oder bei akuten Belastungssituationen entsteht [46]. Den Gründen für diese Problematik wurde mit idiographischen Methoden verschiedenen „Tiefgangs“ nachgespürt. Das auf diesen Wegen erarbeitete Material erlaubt folgende Synthese, die zugleich auch die Altersabhängigkeit und gewisse Unterschiede zwischen den Geschlechtern berücksichtigt.

Dem Menschen scheinen – zumindest im Einflußgebiet des europäischen Kulturkreises – in gewissen Lebensabschnitten bestimmte „Themen" besonders nahe zu liegen, die im Falle seelischer Erkrankung — gleichgültig ob diese nun psychogen, endogen oder cerebral organisch bedingt — ist bevorzugt als Inhalt gewählt werden. Diese Altersabhängigkeit der Themenwahl ließ sich in einem Vergleich zwischen paranoischem Eifersuchts- und Verfolgungswahn sowie hypochondrischen Syndromen [11] demonstrieren und in Untersuchungen über die Inhalte schizophrener Prozeßpsychosen [15] beziehungsweise phasischer Psychosen [43] bestätigen. Die betreffenden Beziehungen sind in Abbildung 1 auf Grund eines eigenen Krankengutes von 696 Fällen dargestellt, deren psychiatrische Allgemeinsymptomatik jenen Kriterien entsprach, wie sie im Abschnitt über Klassifikation auch für die „paranoiden Syndrome im engeren Sinne" gefordert wurden.

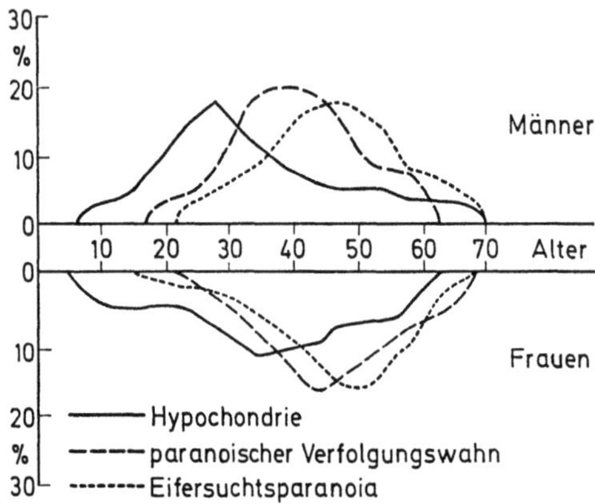

Abb. 1. Krankheitsbeginn bei hypochondrischen Syndromen, paranoischem Verfolgungs- und Eifersuchtswahn

Die statistische Überprüfung der graphisch in Abb. 1 dargestellten Verhältnisse zeigte bei den Männern noch signifikante Unterschiede zwischen Hypochondrie und Paranoia einerseits, zwischen Paranoia und Eifersuchtswahn andererseits (Zufallswahrscheinlichkeit jeweils unter 1%). Bei den Frauen besteht die gleiche Signifikanz nur zwischen Hypochondrie und Paranoia, während der Verfolgungs- und Eifersuchtswahn bei der Frau bezüglich des Beginnalters eindeutig einer einheitlichen Gruppe angehört — der gleichen wie die Eifersuchtsparanoia des Mannes; dem entspricht auch der mit einer Zufallswahrscheinlichkeit unter 1% hoch signifikante Unterschied zwischen männlicher und weiblicher Paranoia.

Wenn man die Inhalte der untersuchten Krankheitsbilder — sicherlich vereinfachend — als „Leibes-", „Begegnungs-" [127] und „Eifersuchtsthema" charakterisiert, so lassen sich diese Befunde folgendermaßen interpretieren: Bis zum frühen Erwachsenenalter steht offenbar das eigene leibliche Befinden im Vordergrund des Interesses. Das mag mit der Frage zusammenhängen, ob man körperlich, insbesondere auch im Hinblick auf die physische Anziehungskraft das Leben wird meistern können. Bei der Frau scheint sich diese Problematik etwas mehr gegen die Lebensmitte hinzudehnen. Die Mitte und beginnende zweite Hälfte des Lebens lassen beim Manne das „Begegnungsthema" aktuell werden: Nachdem die körperliche Bewährung zu einer gesicherten Erfahrung geworden ist, geht es anscheinend um die Erringung und weitere Behauptung der sozialen Stellung. Für die Frau spielen die Probleme der sozialen Position und insbesondere der beruflichen Karriere in der Regel offenbar eine viel geringere Rolle, was auch aus der Sichtung der Inhalte und Auslösungssituationen hervorgeht [11]. Bei ihr handelt es sich vorwiegend um das „Allein-im-Leben-Stehen", weshalb man unter den Paranoiden viele ledige Frauen [25, 67, 98, 101, 157] und meist Inhalte findet, die an Stelle der Verfolgung Beeinträchtigungen in der sexuellen oder Wohnsphäre zum Gegenstand haben [11]. Die Tatsache, daß die Problematik des Allein-Stehens meist erst gegen den Lebensabend hin in voller Deutlichkeit zu Tage tritt, mag erklären, warum paranoide Zustände bei den Frauen offenbar später auftreten als bei Männern. Das Eifersuchtsthema rückt schließlich wohl dann erst in den Vordergrund, wenn der Kampf um die soziale Position seinen Abschluß gefunden hat, wobei man annehmen kann, daß es sich um eine Einengung der Begegnungsproblematik auf die Ich-Du-Beziehung im Sinne einer Aktualisierung der Partnerambivalenz handelt. Wichtig ist jedoch, daß neben dem Eifersuchtsthema im Senium auch das Leibesthema und paranoide Inhalte wieder stärker in den Vordergrund treten. Die ersteren hängen als „Späthypochondrie" wohl mit dem Innewerden des körperlichen Verfalls zusammen, während die letzteren wiederum durch die zunehmende Vereinsamung und die Feststellung eine Erklärung finden, daß man den anderen zur Last fällt. Dadurch verschieben sich die paranoiden Inhalte auch bei Männern von der eigentlichen Verfolgung weg in die Richtung der Beeinträchtigung [98]. Die Zunahme paranoider Beeinträchtigungsinhalte und hypochondrischer Bilder am Lebensabend wird in einschlägigen Statistiken häufig deshalb übersehen und konnte auch in unserem Krankengut der Abb. 1 nicht berücksichtigt werden, weil ihr Auftreten von vorneherein und oft ungerechtfertigter Weise [147, 148, 157] mit Abbauprozessen in Zusammenhang gebracht wird.

Die Beobachtungen über das Beginnalter paranoider Syndrome weisen also darauf hin, daß sich die betreffenden Inhalte in einem bestimmten Lebensabschnitt als naheliegend anbieten. Altersspezifisch ist offenbar die Interessenzuwendung auf die sich im Außenraum vollziehenden zwischenmenschlichen Beziehungsprobleme, was dann wohl bei Auftreten von inneren Konflikten oder Belastungen dazu führt, daß deren Bewältigung unter Einsatz des Abwehrmechanismus der Projektion ebenfalls im äußeren Begegnungsraum versucht wird. Man muß sich nun fragen, wie sich diese Feststellung mit den Befunden über die Rolle frühkindlicher Traumatisierungen oder abnormer Schicksale in Einklang bringen lassen. Die Sichtung der einschlägigen Literatur und eigene Untersuchungen legen hierfür folgende Thesen nahe:

a) Während eine Reihe von psychoanalytisch orientierten Autoren bestimmte Konfliktsituationen, die eine homosexuelle Problematik bedingen [29, 57, 60, 140, 164], als entscheidend für die Wahl des Abwehrmechanismus der Projektion und damit für den Verfolgungswahn ansieht, haben andere [3, 35, 66, 96, 97, 99, 132, 137, 143] eine solche regelhafte Beziehung nicht feststellen können. Vieles spricht eher dafür, daß Störungen der frühkindlichen Entwicklung zunächst ganz allgemein die „Toleranzschwelle" für spätere Belastungen herabsetzen. Dergestalt in ihrer Toleranz herabgesetzte Individuen reagieren offenbar dann mit Einsatz des Abwehrmechanismus der Projektion, wenn die betreffenden Ereignisse in jenem Lebensabschnitt auftreten, in welchem die Begegnungsproblematik im Vordergrund des Interessenfeldes steht.

b) Darüber hinaus gibt es jedoch kindliche und spätere Erfahrungen, die jeweils einzelne Menschen für ein bestimmtes Thema „sensibilisieren", d. h. ihre Belastungsschwelle selektiv während der entsprechenden Lebensperiode erniedrigen können. Hierher gehören z. B. die Lenkung der Aufmerksamkeit auf die Leibessphäre durch länger dauernde echte organische Erkrankungen oder durch nosophobische Eltern, was wir beides bei hypochondrischen Patienten viel häufiger als bei paranoiden fanden [11]. Bei den letzteren scheint sich diese „Sensibilisierung" durch alle jene Ereignisse zu ergeben, die das Selbstbewußtsein und -wertgefühl herabsetzen.

Eine besondere Rolle scheint hier die horizontale soziale Mobilität zu spielen, wie die Erfahrungen mit Emigranten, Flüchtlingen, Soldaten und Gefangenen [1, 11, 44, 47, 48, 50, 69, 70, 95, 111, 117, 123, 137, 141, 152, 177] lehren, die auch die Zusammenhänge zwischen der *allgemeinen* Herabsetzung der Toleranzschwelle durch neurotische Vorentwicklungen und die *besondere* Sensibilisierung durch die Schwierigkeit aufzeigen, mit einer fremden Umgebung in Kontakt zu treten [100, 159], wobei der sprachlichen Isolierung [1], ebenso wie einem Statusverlust oder einer Überforderung durch Eintritt in eine gehobene Sozialschicht großes Gewicht zukommt. Des weiteren wirken andere isolierende und verunsichernde Situationen ebenfalls „sensibilisierend“, wofür insbesondere *Arbeitsplatz, Familien- und Nachbarkonflikte*, aber auch *Sinnesdefekte* in Frage kommen. Die letzteren vor allem dann, wenn sie entweder zu einer Unfähigkeit, verbal zu kommunizieren, oder zu Erziehungs- beziehungsweise Berufshandicaps führen. So besteht eine leichte aber deutliche Korrelation zwischen Taubheit und paranoider Symptomatologie [25, 79, 151]. *Organische Hirnschädigungen, körperliche Überbelastungen* und *somatische Erkrankungen* [9], die zur Isolierung und zum Versagen [157] führen, spielen aber offenbar eine noch wichtigere Rolle als die Sinnesdefekte selbst [152]. Eine experimentelle Unterstützung finden diese Erkenntnisse in Untersuchungen, die zeigen, daß die Isolierung nicht nur Halluzinationen, sondern auch Wahn, und zwar häufig vom Verfolgungstypus, provoziert [17, 72, 128, 186].

Die meisten Autoren stimmen also überein, daß Verunsicherung und Isolierung für die Genese der „Projektionsbereitschaft“ eine wesentliche Bedeutung haben [9, 34, 46, 90, 91, 152, 162, 163, 176]. Die betreffenden Einflüsse können selbstverständlich langsam schleichend oder aber auch als plötzlich hereinbrechende Ereignisse oder Erlebnisse wirksam werden, womit der alte Streit [106, 113, 132], ob Schlüsselerlebnisse für die Entstehung paranoider Inhalte notwendig seien, oder nicht, als überholt betrachtet werden kann.

2. Der „aktuelle Projektionsdruck“

Angesichts der Ergebnisse der idiographischen Forschung muß zunächst die Möglichkeit ins Auge gefaßt werden, daß bei bestehender konstitutioneller oder psychodynamisch bedingter Projektionsbereitschaft der aktuelle Projektionsdruck aus *belastenden Erlebnissen* resultiert. Strömgren [173] hat unter Bezugnahme auf Bonhoeffersche Vorstellungen [28] das Spezifische jener psychischen Traumen, die den aktuellen Projektionsdruck provozieren, darin gesehen, daß es zu einer Lawine im „Selbstbewußtsein der Persönlichkeit“ komme. Dabei sehe sich der Patient plötzlich in einem völlig neuen Licht, weil das präzipitierende Trauma in ihm Eigenschaften und Defekte aufzeige, deren Existenz ihm bis dahin unbekannt war. Derartigen Auffassungen stehen jene gegenüber, die den „aktuellen Projektionsdruck“ in *somatisch bedingten Störungen* vermuten. Die betreffenden Forscher beziehen sich auf die dualistische Trennung zwischen letztlich organisch bedingtem „Primärwahn“ [64, 65, 88, 132, 161] und als Persönlichkeitverarbeitung zu wertendem „Sekundärwahn“ im Sinne des Erklärungswahns Wernickes [183]. Cerebrale Funktionsstörungen seien die Ursache für „primäre Erlebnisvollzugsstörungen“ [4, 5], Anmutungserlebnisse [83, 86], Halluzinationen oder Dysästhesien [74], die wegen ihrer im Vergleich zu den normalen Erlebnisvorgängen überwältigenden Andersartigkeit eine paranoide Ausdeutung nahelegen. Angesichts dessen, was über die Beziehungen zwischen Lebensalter und „Themenwahl“ gesagt wurde, läßt sich dies dahingehend präzisieren, daß derartige Primärerlebnisse in der Regel nur dann paranoid ausgedeutet werden, wenn sich der Patient im entsprechenden Altersabschnitt befindet.

Im Hinblick auf die lebensgeschichtlichen Besonderheiten, die auch bei vielen paranoiden Patienten aufgewiesen werden konnten, deren Zugehörigkeit zu einer endogenen oder körperlich begründbaren Erkrankung außer Zweifel steht, bietet sich eine Synthese zwischen den Ergebnissen der somatischen und idiographischen Forschung an. In neuerer Zeit wurde diese Beziehung durch Conrads Untersuchungen [40, 41] über den „cerebralen Funktionswandel“ und Janzariks Konzept der „dynamischen Grundkonstellation“ [83, 86] in ein neues Licht gerückt und fand bei Helmchen [74] und in eigenen Untersuchungen [10] eine klinische und experimentelle Unterstützung.

Conrad sieht das Wesentliche des Funktionswandels beim Wahnkranken in einem Verlust an „Freiheitsgraden", der sich in der Unfähigkeit auswirke, die „kopernikanische Wendung" durchzuführen: Dem Patienten gehe die Fähigkeit zum „Überstieg" verloren, die darin besteht, daß man sich nicht als Mittelpunkt seiner eigenen Welt, sondern gleichsam aus der Vogelperspektive zu sehen vermag. Da der Verlust der Überstiegsfähigkeit durchaus nicht auf die Schizophrenie beschränkt sei, kann der hierfür verantwortlich zu machende, als Gesamtstörung aufzufassende pathologische Funktionswandel grundsätzlich bei verschiedensten körperlich begründbaren Erkrankungen den aktuellen Projektionsdruck bei einer durch Lebensgeschichte und -alter bedingten Projektionsbereitschaft bedingen.

Während Conrad die Theorien über „Erlebnisvollzugsstörungen" [4, 5, 158] beziehungsweise primäre Wahnerlebnisse [65, 88, 131, 161] in ein umfassenderes System bringt, gelingt es Janzarik [86], auch die Stimmungsstörungen mit zu berücksichtigen. Janzarik [86] hat den „Aktualisierungsdruck" von vorgegebenen Bereitschaften unter dem Gesichtswinkel der „strukturell-dynamischen Kohärenz" dargestellt, wobei der Begriff „Dynamik" im Sinne eines emotionalen und antriebhaft-intentionalen Doppelaspekts gebraucht wird. Unter seelischer Struktur hingegen wird das „komplexe Gefüge" der im Wechsel des psychischen Feldes verharrenden und die individuelle Kontinuität begründeten Gerichtetheiten verstanden.

In ihren Grundrichtungen und nach ihrer dynamischen Wertigkeit werden die strukturellen Bestände auf angeborene Verhaltensweisen zurückgeführt, die während der individuellen Entwicklung im einzelnen im psychischen Feld [121] geprägt und inhaltlich determiniert worden sind. Ein Teil der Dynamik werde in den strukturellen Gerichtetheiten gebunden, während ein anderer frei verfügbar bleibe. Die strukturellen Bestände stehen je nach dem Maß ihrer dynamischen vorgezeichneten Wertigkeit unter einem „Aktualisierungsdruck", der in unserer Terminologie für den Sonderfall der „paranoiden Persönlichkeit" als „Projektionsbereitschaft" zu bezeichnen wäre. Das, was wir „Sensibilisierung" für eine paranoide Thematik genannt haben, besteht ja darin, daß gewissen Besonderheiten der zwischenmenschlichen Beziehung eine hochgradige dynamische Wertigkeit verliehen wird.

Endogene Psychosen sind nun für Janzarik durch Entgleisungen der nicht gebundenen Dynamik — im Sinne der dynamischen „Restriktion", „Expansion" oder „Unstetigkeit" und deren Auswirkungen auf die strukturellen Bestände und des in ihnen gebundenen Dynamikanteiles gekennzeichnet. Diese Störungen der Dynamik können jeweils zur Erklärung des „aktuellen Projektionsdrucks" herangezogen werden, jedoch nur, wenn sie nicht einen gewissen Grad der Ausprägung überschreiten: Janzarik zeigt anschaulich, daß es bei der Depression zu einer „dynamischen Restriktion" kommt, die zu einer Behinderung der „Wertaktualisierung" führt, wobei mit zunehmender Intensität der depressiven Verstimmung die noch aktualisierbaren Wertbereiche immer mehr auf ich-nahe Bestände eingeengt werden. Aus dieser Sicht wird verständlich, warum gerade in leichten Depressionen „naheliegende" Themen — wie etwa dasjenige der Beeinträchtigung — in den Vordergrund des Interesses treten können, während bei stärkerer Verstimmung sich Schuld-, Verarmungs- oder Leibesinhalte zunehmend in den Mittelpunkt schieben [160]. In ähnlicher Weise läßt sich das Anheben eines „naheliegenden Themas" auf Krankheitsniveau bei der „dynamischen Expansion" im Rahmen hypomanischer Verstimmungen damit erklären, daß hier „nur das unversehrte Wertgefüge dynamisch aktiviert" wird. Bei höheren Graden der Manie aber läßt die zunehmende Steuerbarkeit durch Außenreize und die Hypotenazität der Aufmerksamkeit Probleme der persönlichen Struktur zugunsten der Bezogenheit auf die Umwelt zurücktreten. Wenn die dynamische Konstellation labil werde, wie z. B. in agitiert-ängstlichen Depressionen, komme es zunächst zu einer verstärkten Aktualisierung der strukturellen Bestände. Bei Zunahme der „dynamischen Unstetigkeit" trete dann jedoch noch die „Entzügelung des impressiven Wahrnehmungsmodus ein, der durch den Wegfall von übergeordneten Gerichtetheiten, eine vermehrte Reizoffenheit, erhöhte Sensibilität für Anmutungsqualitäten, Emotionalisierung, Physiognomisierung und Bedeutsamwerden des Alltäglichen charakterisiert ist". Erreicht die dynamische Unstetigkeit schließlich höhere Grade, so fallen die wertbezogenen Gerichtetheiten als Determinanten völlig aus und die Eigendynamik der Anmutungen und Aktualisierungen führt zu einem völligen Zerfall des Erlebnisfeldes. Paranoide Syndrome im engeren Sinne können also auch im Rahmen der dynamischen Unstetigkeit nur dann zustandekommen, wenn diese eine bestimmte Intensität nicht überschreitet.

Das Janzariksche Konzept bietet zunächst ein anschauliches Modell dafür, wie man sich die Projektionsbereitschaft als eine lebensgeschichtlich gewordene Struktur mit bestimmten Gerichtetheiten von besonderer strukturgebundener dynamischer Wertigkeit vorstellen kann. Des weiteren erklärt es, welche dynamische Konstellation bei diesen Menschen dann den aktuellen Projektionsdruck darstellen kann. Schließlich eröffnet es Einsichten in die Frage, unter welchen Bedingungen jene Aufbauelemente des Wahns entstehen, die eine Trennung zwischen „rein paranoiden" und paranoischen Syndromen einerseits und paraphrenen Zuständen andererseits ermöglichen: Da Verstimmungszustände leichten Grades, seien sie nun subdepressiver, hypomanischer oder dysphorischer Art, zunächst eine „Wertaktualisierung" provozieren, können sie als aktueller Projektionsdruck durchaus zur Entstehung eines katathymen Wahns führen. Nur stärkere Grade der Depression oder Manie lassen lebensgeschichtliche Elemente zugunsten ganz ich-naher oder ganz umweltbezogener in den Hintergrund treten und bedingen dann einen holothymen Wahn. Freilich kann man noch nicht behaupten, daß die Dysphorie, die man wohl von echten manisch-depressiven Mischzuständen abgrenzen sollte, im Hinblick auf ihre dynamische Konstellation geklärt sei. Dennoch spricht vieles dafür, daß es sich hierbei um eine dynamische Labilität handelt. Erreicht diese nicht jene Unstetigkeitsgrade, die eine Entzügelung des impressiven Wahrnehmungsmodus bedingen, so treten – ebenso wie bei der reinen dynamischen Restriktion oder Expansion — „rein paranoide" oder paranoische Bilder auf, die nur durch Interpretationen oder Erinnerungsfälschungen gestützt werden. Bei verstärkter Untätigkeit der Dynamik hingegen entstehen paraphrene Zustände, indem der impressive Wahrnehmungsmodus zu einem bestätigenden Element für das aktualisierte „naheliegende Thema" wird. Den Zusammenhang zwischen dynamischer Unstetigkeit und impressivem Wahrnehmungsmodus konnte HELMCHEN durch EEG-Untersuchungen objektivieren, die vor allem einen engen zeitlichen Zusammenhang zwischen Abklingen von Wahnstimmungen und Entwicklung von paroxysmaler Dysrhythmie, sowie Allgemeinveränderungen des EEGs zeigen.

Störungen der dynamischen Grundkonstellation können also die Ursache für den aktuellen Projektionsdruck sein, während es vom Grad der dynamischen Unstetigkeit abhängt, ob es dabei zum Auftreten paraphrener Syndrome kommt. JANZARIKs und HELMCHENs Befunde stellen allerdings die Berechtigung in Frage, das Vorhandensein von Halluzinationen, die im übrigen auch Ausdruck organischer — meist occipito-temporaler – Hirnläsionen sein können [167], weiterhin als erstrangiges Kriterium für eine Syndromeinteilung zu verwenden: Die Akuität der Störung manifestiert sich nämlich wesentlich deutlicher in den Symptomen des impressiven Wahrnehmungsmodus, vor allem in der Wahnstimmung und den umschriebenen Anmutungserlebnissen als in den Halluzinationen. Diese können vielmehr ebenso wie der „Sekundärwahn" selbst „erstarren" (HELMCHEN) und dann auch nach Konsolidation der dynamischen Situation weiterbestehen, was in dem von Ey [53] beschriebenen „spielerisch anmutenden" dauernden Halluzinieren von vielen Paraphrenen, beziehungsweise in dem Übergang paranoid-hallzuinatorischer Syndrome in reine Halluzinosen [157] bei deutlich „defektuösen" Patienten zum Ausdruck kommt.

Veränderungen der Dynamik müssen nun durchaus nicht bloß als Ausdruck eines einheitlichen psychotischen Vorganges betrachtet werden. Es ist vielmehr auch denkbar, daß voneinander völlig unabhängige endogene Psychosen – etwa „das" manisch-depressive Krankheitsgeschehen und „die" Schizophrenie im Rahmen ihres eigengesetzlichen Verlaufes ebenso dynamische Verschiebungen hervorrufen können, wie körperlich begründbare seelische Störungen. Dabei könnte man hypothetisch an eine funktionelle Beeinträchtigung der im dienzephal-rhinencephal-mesencephalen Bereich gelegenen „dynamischen Zone" [75] denken [71, 80, 136]. Damit bleibt die Anwendbarkeit des Janzarikschen Modells auch dort bestehen, wo man sich noch nicht darauf festlegen will, daß allen paranoiden Syndromen eine einheitliche Ätiologie zugrunde liegen müsse.

3. Fixierung, Schwinden und Strukturwandel der paranoiden Wahnsyndrome

Psychogenetisch orientierte Theorien müssen den weiteren Verlauf paranoider Wahnsyndrome in Zusammenhang mit den als Grundlage für die Manifestation angenommenen neurotischen Konflikten oder abnormen Lebensschicksalen bringen: Wird der zugrundeliegende Konflikt beseitigt, oder wendet sich das Schicksal, so müßte der Wahn abklingen, der umgekehrte Fall hingegen würde seine Persistenz bedingen. Ein eventuell eintretender Strukturwandel wird schließlich mit der Hinzuziehung anderer Abwehrmechanismen in Abhängigkeit von der Akuität und Intensität des zugrundeliegenden Konfliktes erklärt: Verliert dieser an Aktualität, so kann z. B. eine ordnende Rationalisierung einen vorher als „unorganisiert" zu klassifizierenden Wahn in ein „organisiertes" System bringen. Reicht andererseits die Projektion nicht dazu aus, ein tragfähiges Gleichgewicht herzustellen, so mag der „Leugnung der Realität" diese Aufgabe zufallen, was als „Destrukturierung" des Wahns in Richtung des Organisationsverlustes, des Abgleitens ins Paralogische und in die autistische Abwendung von der Welt zum Ausdruck kommt. Derartige psychodynamische Mechanismen können auch dort vermutet werden, wo man die akute Entstehung des Wahns auf körperlich begründbare oder endogen psychotische Störungen zurückführt. Insbesondere die Wahnpersistenz wurde von Conrad [40] und Janzarik [84] unter diesem Gesichtswinkel diskutiert und von Helmchen [74] mit der bei solchen Fällen fehlenden elektroencephalographischen Reagibilität — als Ausdruck der „äußersten Verdünnung somatischer Bedingungen" in Zusammenhang gebracht.

Betrachtet man die Alternative „Stabilität oder Verschwinden des Wahns" im Hinblick auf Janzariks „strukturell-dynamische Kohärenz", so ergibt sich zunächst, daß die Zustände dynamischer Restriktion, Expansion oder Unstetigkeit für die Dauer ihres Bestehens das dem jeweiligen Patienten auf Grund seiner Projektionsbereitschaft naheliegende paranoide Thema auf Krankheitsniveau erhalten können. Syndrome von dauernd unterhaltenem, eventuell expandierendem Wahn sind dort zu erwarten, wo diese dynamischen Störungen chronisch sind, während andernfalls der Wahn abklingt. In diesem Zusammenhang sollte man nicht vergessen, daß manische oder depressive Verstimmungen nicht selten in eine chronische Dysphorie ausmünden [83], die dann als Träger eines fixierten Wahns fungieren kann. Andererseits kann die „psychotisch angeregte Veränderung der Struktur" im Rahmen dynamischer Entgleisungen auch nach Abklingen derselben die chronische Weiterführung des Wahns erklären.

Janzarik [86] nimmt an, daß die in produktiven Perioden eingetretene Überwertigkeit bestimmter Gerichtetheiten bei Abklingen der dynamischen Störung zu einem rigiden, stabilisierten Gefüge werde, dessen Abwandlung nicht mehr gelinge. Eine solche Umstrukturierung erfolge insbesondere dann, wenn die Dynamik unstetig werde und es zur geschilderten Bestätigung der Aktualisierungen durch Anmutungserlebnisse komme. Hingegen bleibe eine Umwandlung des Wertgefüges und damit eine Wahnpersistenz aus, wenn es nicht zu einer „wechselseitigen" Durchdringung von Wahn und überdauernden repräsentativen Beständen des „gesunden Seelenlebens" komme, was für stürmisch verlaufende schizophrene Psychosen und mit einer ausgeprägten dynamischen Restriktion einhergehende Depressionen zuträfe. Andererseits sieht Janzarik [83, 86] eine Erklärungsmöglichkeit der Fixierung auch in einer den bewegten Perioden oft folgenden — vielleicht gelegentlich auch reversiblen [81] — „dynamischen Entleerung", die ihr Analogon in Conrads „energetischem Potentialverlust" hat, wobei die dynamische Insuffizienz nicht mehr jene Energie aufbringen lasse, die zur Abwendung vom „Thema" nötig wäre.

Es ist nun naheliegend, auch die Destrukturierung des Wahns mit einer verstärkten Unstetigkeit der Dynamik und der damit verbundenen Entzügelung des impressiven Wahrnehmungsmodus in Zusammenhang zu bringen. Dadurch würde nicht nur der Verlust des logischen Aufbaues und der organisierten Gerichtetheit des Wahns, sondern auch der Wandel der Weltbezogenheit unserem Verständnis nähergerückt: Janzarik [83] unterstreicht, daß erst ein Unstetigwerden der Dynamik das erlebensmäßige Gleichgewicht zwischen innerem Raum und begegnender Welt störe, während dieses in der reinen Restriktion oder lediglich aktualisierenden reinen Expansion erhalten bleibe. Wo Aktualisierungen das Krankheitsbild beherrschen, muß es demnach zu einer Polarisierung der Weltbeziehung kommen — die Welt wird nur noch aus der „Aktualität" des aktivierten „naheliegenden" Themas gesehen. Mit dem zunehmenden Hervortreten des impressiven Wahrnehmungsmodus jedoch, in dem die Anmutungen das Übergewicht gewinnen, wird wohl die Lösung von der begegnenden Welt zugunsten des Rückzuges in eine eigene Wahnwelt eingeleitet, soferne die Entstehung eines „autistischen" Wahns nicht bloß Folge der Einengung „auf einige wenige existentielle Anliegen" im Rahmen der dynamischen Restriktion ist. Das Unstetigwerden der Dynamik führt nämlich wohl nicht nur zur Umstrukturierung des Wertgefüges, sondern eröffnet offenbar über den Weg der impressiven Wahrnehmung, eventuell bereichert durch halluzinatorische Erlebnisse, auch den Zugang zum dereistischen Denken, zur fabulatorischen Weltgestaltung, zur Akzeptierung des Hereinwirkens übernatürlicher Kräfte und Mächte in diese Welt, womit grundsätzlich die Möglichkeit einer Juxtaposition gegeben ist. Diese Möglichkeit kann aber, wie eigene Untersuchungen nahelegen [12], anscheinend nur dann genützt werden, wenn eine Beruhigung der Dynamik periodisch oder dauernd den repräsentativen Wahrnehmungsmodus wieder verfügbar macht und damit die Erfahrung vermittelt, daß es neben der im akuten Zustand erlebten Wahnwelt auch eine alltägliche Welt mit ihren eigenen Gesetzen gibt.

Wie aber läßt sich der Rückzug zum autistischen Wahn verstehen? Man darf nämlich durchaus nicht glauben, daß ein neuerliches Unstetigwerden der Dynamik von der Juxtaposition unmittelbar zum autistischen Wahn im Sinne eines stufenweisen Abbaues führen muß. Häufig kommt es vielmehr während periodisch wiederkehrender „Unstetigkeit" wieder zu einer neuerlichen Polarisierung, wobei das in den früheren psychotischen Perioden verformte Wertgefüge aktualisiert und zugleich durch die neu einsetzenden Anmutungen bestätigt wird, ohne daß ein autistischer Wahn auftritt. Eigene Beobachtungen [12] lassen den Schluß zu, daß ein autistischer Wahn dann entsteht, wenn das psychotische Geschehen entweder progredient fortschreitet, oder aber unter Verbleib einer dauernden Funktionsstörung — z. B. im Sinne eines chronischen Fortbestehens halluzinatorischer Erlebnisse — nur zu einem „relativen“ Stillstand kommt und zugleich ein erheblicher „Defekt“ (als dynamische „Entleerung“ verstanden) die durch Beruhigung der „dynamischen Unstetigkeit“ jetzt grundsätzlich möglich gewordene Beziehungsaufnahme mit der Alltagswelt verhindert.

V. Genese der „mehrdeutigen“ paranoiden Syndrome

Die geschilderten Einsichten in die Bedingungskonstellationen paranoider Syndrome und ihres Wandels erlauben im Zusammenhang mit den bisherigen Erkenntnissen über die Möglichkeiten und Grenzen ihrer nosologischen Zuordenbarkeit eine Hypothesenbildung über die Genese der „paranoiden Syndrome im engeren Sinne“, die heute noch als nosologisch „mehrdeutig“ [74] oder unklar [42, 103, 167] bezeichnet werden müssen. Die bisherige Forschung lehrt, daß dort, wo man bei ihnen körperlich begründbare oder endogene Störungen in Erwägung zieht, diese nicht als alleinige Ursache angenommen werden dürfen: Die Lebensgeschichte stellt wohl immer eine bedeutende Determinante — sei es auch nur im Sinne einer altersspezifischen Bereitschaft — für die Themenwahl dar. Lediglich bei „rein psychogenen“ paranoiden Bildern wäre die Entstehung, die Gestaltung und das weitere Schicksal des Wahns auf eine einzige, in der Psychodynamik gelegene Kausalität beziehbar. Insbesondere die Untersuchungen der skandinavischen Schule weisen zwar auf die Existenz solcher Zustände hin, erlauben es jedoch nicht, alle dem „paranoiden Syndrom im engeren Sinne“ zugehörigen Fälle als „reaktiv“ aufzufassen. Bei den nicht als „rein psychogen“ deutbaren Zuständen steht nach wie vor die Zugehörigkeit zu den endogenen Formenkreisen beziehungsweise zu den körperlich begründbaren Störungen zur Diskussion.

Die betreffenden endogenen oder „organischen“ Teilkomponenten müßten als „Achsensyndrome“ in Erscheinung treten. Die Schwierigkeit, diese zu fassen, liegt darin, daß sie grundsätzlich nur diskret ausgeprägt sein können: Die Untersuchungen über die Bedingungskonstellationen paranoider Wahnsyndrome lehren ja, daß diese nur bis zu einem bestimmten Grad der verschiedenen Arten der dynamischen Entgleisung oder der organischen Desintegration entstehen können. Dennoch ist auf Grund unserer bisherigen Kenntnisse nicht von der Hand zu weisen, daß die genannten „Funktionsänderungen“ an der Entstehung und der Verlaufsgestaltung bestimmter paranoider Krankheitsbilder beteiligt sind. Ihre Rolle allerdings kann jeweils grundsätzlich verschieden gedacht werden:

Zunächst könnte die der Achsensymptomatik zugrundeliegende Störung das als Projektionsbereitschaft *naheliegende Thema* auf Krankheitsniveau heben und so den „aktuellen Projektionsdruck“ darstellen. Andererseits wäre es möglich, daß die Achsensymptomatik schon vor Auftreten des paranoiden Syndroms vorhanden war, dessen Manifestation erst durch ein lebensgeschichtliches Ereignis provoziert würde. Diesem wäre dann der Hauptanteil des aktuellen Projektionsdruckes zuzuschreiben, der nur durch das vorbestehende Achsensyndrom eine Verstärkung erführe [152]. Schließlich könnte aber auch das Achsensyndrom selbst, bei einer vorher unauffälligen Persönlichkeit, durch seelische Belastungen ausgeklinkt werden und dann zusätzlich an der Stärke des Projektionsdruckes mitbeteiligt sein. Neben diesen Möglichkeiten des Zusammenspielens psychodynamischer und endogener beziehungsweise „organischer“ Faktoren bei der Krankheitsentstehung können beide in entsprechender Wechselwirkung auch die besondere Symptomgestaltung, die Struktur des Wahns und seinen weiteren Verlauf beeinflussen, wie dies bei den Bedingungskonstellationen geschildert wurde. Diese Probleme müssen nun an Hand der betreffenden Achsensyndrome, die wir in unserem Krankengut [11, 12] feststellen konnten, erörtert werden:

1. Die Diskussion über die Beteiligung *körperlich begründbarer Störungen* an der Genese paranoider Syndrome kam zunächst wohl deshalb ins Stocken, weil man oft nicht mit genügender Schärfe auseinanderhält, ob man akute exogene Reaktionstypen oder chronische Psychodrome annimmt. Die letzteren werden des weiteren häufig nur im Sinne progredienter Abbauprozesse [148, 149] berücksichtigt, während man die Existenz stationärer oder gar reversibler organischer Psychosyndrome meist vernachlässigt.

Ebenso wie SCHIMMELPENNING [157] und SJØRGREN [167] haben eigene Untersuchungen [11, 12] gezeigt, daß bei einem Teil der dem paranoiden Syndrom im engeren Sinne zugehörigen Fälle ein *organisches Psychosyndrom* vorliegt. Das betreffende Achsensyndrom wurde im Hinblick auf seine Besonderheiten des Denk- und Ausdrucksverhaltens im Abschnitt über die Zuordnung bereits dargestellt und läßt sich schematisch als „*klebrige Weitschweifigkeit*“ umreißen. In den klassischen Beschreibungen der Paranoia kann man den psychopathologischen Eigenheiten dieses, der Strömgrenschen Ixoidie [174] entsprechenden Typus allenthalben begegnen.

Überlegungen über die Rolle, die solche organische Psychosyndrome im Pathomechanismus der Wahnsyndrome spielen könnten, führen zwangsläufig zum Problem der „Fixierung“: Weil sie aus einer „Entwicklung“ systematisch Gewordenes fixieren, stellen diese Achsensyndrome offenbar den Hauptteil der paranoischen Syndrome [11], die ASTRUP [6] experimentell an Hand ihrer Inertie abzugrenzen angibt. Die gesteigerte Perseverationstendenz dieser Patienten, die im Rohrschachversuch [13] deutlich zum Ausdruck kommt und von BOHM [27] als „assoziative Leere“ zur Erklärung des „Haftens am Thema“ herangezogen wird, könnte sehr wohl die Ursache dafür sein, daß diese Fälle an einem als Reaktion auf eine „Grenzsituation“ gewählten Inhalt mit jener „Tenazität“ festhalten, die KEHRER [94] bei Patienten mit fixiertem Wahn hervorhebt. Die Frage nach der Genese dieses Psychodroms eröffnet zwei Möglichkeiten: Erstens müßte man an eine erworbene cerebrale Schädigung denken, die entweder schon vorher bestehend das psychogen praevalent gewordene Thema „einfängt“ oder sich erst später als den Zufall ausschließendes und fixierendes Moment zu einem solchen gesellt. Beides scheint vorzukommen, wie anamnestische Angaben lehren [11, 14, 157]. Während die auf erworbene Schädigungen zurückgehenden derartigen Zustände nach STRÖMGREN [174] als „ixophren“ zu bezeichnen wären, käme schließlich zweitens noch das Vorliegen einer speziellen ixoiden [174] Konstitution in Betracht, womit ein präziser Typus einer biologischen Prädisposition [115, 152] erfaßt und zugleich deren Rolle im Sinne der „Fixierungstendenz“ festgelegt wäre.

Einen Strukturzerfall im weiteren Verlauf konnten wir lediglich dort feststellen, wo das organische Achsensyndrom erstes Anzeichen eines fortschreitenden Abbauprozesses war [12]. Zeichen des impressiven Wahrnehmungsmodus treten hier offenbar nur dann auf, wenn es zur Kombination mit einem akuten exogenen Reaktionstypus kommt — sei es durch Intensivierung und Beschleunigung der auch für das chronische Psychosyndrom verantwortlichen Störung selbst oder durch das Hinzukommen zusätzlicher Noxen. In diesem Falle — der sich als somatisch begründbares Unstetigwerden der Dynamik deuten läßt — kommen initial oder im weiteren Verlauf paraphrene Bilder zustande.

Akute exogene Reaktionstypen allein können heute überall dort, wo die von PETERS [145] erarbeiteten Kriterien vorliegen, zwar vermutet, jedoch wohl noch nicht mit Sicherheit angenommen werden, wenn der Nachweis einer körperlichen

Erkrankung nicht gelingt. Die Rolle solcher akut somatischer Störungen, auf die auch SJØRGREN [167] besonders hinweist, kann hier wieder im Sinne der Aktualisierung des Themas als akuter Projektionsdruck definiert werden, wobei wohl Art und Grad der im Sinne JANZARIKs wieder als „dynamisch“ denkbaren Störung die Struktur und die Aufbauelemente des Wahns bestimmen.

2. Bei den von uns *„zyklisch“ genannten Achsensyndromen* handelt es sich um hypomanische, subdepressive oder dysphorische Verstimmungen, beziehungsweise manisch-depressive Mischzustände geringeren Grades, die deshalb häufig übersehen werden, weil man ihr jüngst wieder von STÖRRING [172] hervorgehobenes Achsensyndrom nicht beachtet, das in „Störungen des Triebs-Antrieb-Erlebens und der Leibesgefühle“ sowie in einer „veränderten Lust-Unlust-Tönung des Erlebens“ und häufig in „typischen Tagesschwankungen“ zum Ausdruck kommt. Wie derartige Verstimmungen an der Entstehung, der Symptomgestaltung und dem weiteren Verlauf des Wahns beteiligt sein können, wurde bereits an Hand von JANZARIKs Konzept ausführlich besprochen. Wichtig ist, daß sie gelegentlich miteinander abwechseln, häufig jedoch auch für sich allein — unipolar — und entweder chronisch oder remittierend auftreten, was das Zustandekommen verschiedener Verlaufstypen, z. B. der „periodischen Paranoia“ erklärt. Die besondere Symptomgestaltung zeigt nun, daß für die zyklischen Achsensyndrome alle jene Kriterien gelten, die PETERS für die Abgrenzung der Schizophrenie bei seinen exogenen Psychosen ins Treffen führt: Der Wahn und seine Aufbauelemente sind auch hier durch ihre „Welthaftigkeit“, ihren erklärenden „als-ob Charakter“ ausgezeichnet. PETERS differentialdiagnostischen Kennzeichen erlauben anscheinend nur die Abgrenzung des schizophrenen von den übrigen Achsensyndromen, nicht jedoch die Zuordnung zu den körperlich begründbaren Störungen. Diese Feststellung ist wichtig, weil das Ausbleiben eines intellektuellen Leistungsabfalls häufig als Argument gegen die Existenz cerebral-organisch bedingter „paranoider Syndrome im engeren Sinne“ [105, 138] ins Treffen geführt wird. Hier muß man genauer das Achsensyndrom beachten: Die Beobachtung, daß viele Paraphrene eine besonders lange Lebenserwartung bei erhaltener intellektueller Frische haben [150, 167], konnte von uns [12] bestätigt werden, trifft aber — mit statistischer Signifikanz — eben auf die der zyklischen Gruppe zugehörigen Patienten zu.

Was die Genese des „zyklischen Achsensyndroms“ betrifft, so muß die Frage seiner Zugehörigkeit zum manisch-depressiven Krankheitsgeschehen noch offen gelassen werden. Sicher liegt aber jedenfalls bei einem Teil der Patienten das Achsensyndrom schon vor der Manifestation des paranoiden Zustandes im Sinne einer „Cycloidie“ vor, womit neben der „Ixoidie“ ein zweiter präzis bestimmbarer Konstitutionstyp herausgearbeitet wäre, auf dessen Basis lebensgeschichtliche Ereignisse zur Entwicklung von paranoiden Wahnsyndromen den Anlaß geben. Wieweit auch erworbene Cerebralschädigungen, deren Lokalisation in der „dynamogenen Zone“ [75] angenommen werden kann, zur Ausbildung zyklischer Achsensyndrome führen, muß unter Berücksichtigung entsprechender bisheriger Beobachtungen [11, 12, 83] der weiteren Forschung anheimgestellt werden.

3. Die Abgrenzung des *„schizophrenen Achsensyndroms“* läßt sich mit den von PETERS [145] und SCHIMMELPENNING [157] gegebenen Kriterien an Hand der bizarr-abstrakten Gestaltung des Wahns und seiner Aufbauelemente vollziehen. Das von der skandinavischen Schule betonte Fehlen einer Verstehbarkeit aus dem lebensgeschichtlichen Hintergrund ist sicher ein weiteres brauchbares differentialdiagnostisches Kennzeichen. Erklären läßt es sich vielleicht mit dem eigengesetzlichen Einsetzen einer letztlich doch somatisch begründbaren Erkrankung [152], wobei das beängstigende Innewerden des „Zerfalls der Individualität“ [183] bloß aus dem altersspezifischen Naheliegen des „Begegnungsthemas“ heraus zur Pro-

jektion treibt. Der naheliegende Versuch, für gewisse Fälle einen schizoiden Konstitutionstyp im Sinne einer „verdünnten Schizophrenie“ anzunehmen, wie dies beim zyklischen Achsensyndrom möglich ist, muß angesichts der Untersuchungen Retterstøls [152] fallen gelassen werden: Gerade die üblicherweise als „schizoid“ bezeichneten Persönlichkeiten, insbesondere die sensitiven lassen auf Grund der Katamnese viel eher eine Zuordnung zu den reaktiven Störungen zu. Aufbauelemente, Wahnstruktur und Verlauf werden wohl auch bei dem schizophrenen Achsensyndrom wieder von der Intensität und der Art der auftretenden dynamischen Veränderungen determiniert. Ob es sich bei diesem um etwas grundsätzlich Eigenständiges handelt oder nur um eine besondere Verlaufsform der nämlichen Störung, die auch beim manisch-depressiven Krankheitsgeschehen vorliegt, ist eine Frage, die der Problematik der Einheitspsychose zugehört und noch einer Klärung harrt. Aus prognostischen Gründen ist jedoch die Trennung zwischen „zyklischen“ und schizophrenen Achsensyndromen zweifelsohne weiter aufrecht zu erhalten [12, 152].

Rein *reaktive Syndrome* im Sinne der skandinavischen Psychiatrie müßten durch das Fehlen eines der geschilderten Achsensyndrome ausgezeichnet sein. Mit unserem Krankengut haben wir jedoch die Erfahrung gemacht, daß bei den chronisch fixierten oder rezidivierenden paranoiden Zuständen stets eines der genannten Achsensyndrome vorliegt. Diese werden jedoch oft übersehen, was Störring [172] bezüglich der zyklischen Achsensyndrome als Neigung charakterisiert hat, Emotions- oder Affektpsychosen zu diagnostizieren, „obwohl nur eine besondere Form der Zyklothymie vorliegt“. Demnach muß man sich fragen, ob dies nicht z. B. für Retterstøls „affektive“ Untergruppe seiner „reaktiven“ paranoiden Syndrome zutrifft, deren gute Prognose in diesem Lichte nicht nur durch die Normalisierung lebensgeschichtlicher Belastungen, sondern den eigengesetzlichen Verlauf zyklischer Störungen erklärt werden könnte. In ähnlicher Weise wird oft die Rolle organischer Psychosyndrome, selbst dort wo die Cerebralschädigung nicht übersehen wird, in der Pathogenese und Verlaufsgestaltung nicht entsprechend gewürdigt. Die auch bei solchen Patienten oft nicht ungünstige Prognose läßt sich einerseits im Sinne der gegenseitigen Ergänzung psychodynamischer und organischer Störungen, andererseits damit erklären, daß es eben auch reversible organische Psychosyndrome gibt. Der Anteil „rein reaktiver“ Zustände an den paranoiden Syndromen ist so vielleicht doch geringer als es bei Überbetonung idiographischer Gesichtspunkte aussehen mag.

Schließlich ist nun noch zur Frage Stellung zu nehmen, ob es nicht doch eigenständige paranoide Zustände gibt. Bezüglich der von Leonhard hier aufgestellten Krankheitsbilder hat Störring [172] die Möglichkeit betont, daß es sich um manisch-depressive Mischzustände handle, die nur besonders strukturierte „Ausgangspersönlichkeiten“ träfen. Analoges läßt sich auch Pauleikoffs [144] „paranoider Psychose des vierten Lebensjahrzehntes“ gegenüber sagen. Hinzufügen muß man jedoch, daß endogen und körperlich begründbare Störungen selbstverständlich auch kombiniert vorkommen können. Insbesondere „organisch-zyklische Mischsyndrome“ sind dann oft für das Zustandekommen einer manifesten Wahnpsychose verantwortlich zu machen, wenn etwa körperliche Erkrankungen die Amplitude schon vorher bestehender zyklischer Phasen vergrößern. Desgleichen können auch interkurrente Krankheiten offenbar besonders leicht bei zyklischen Persönlichkeiten eine dynamische Unstetigkeit provozieren [12]. Wieweit solche Umstände gerade bei der „Psychose des vierten Lebensjahrzehntes“ mitspielen, müßte angesichts der Tatsache, daß Frauen viel häufiger an diesem Zustandsbild erkranken [144], unter dem Gesichtswinkel eventueller hormoneller Veränderungen noch genauer erforscht werden, obwohl ein zeitlicher Zusammenhang mit der Menopause selbst nicht evident ist [152, 157, 167]. Die Einbeziehung weiterer Teilkausalitäten in die Frage nach der Pathogenese paranoider Syndrome scheint so vielleicht aussichtsreicher als die Suche nach neuen nosologischen Entitäten.

VI. Schlußbemerkungen

Wenn auch noch viele Fragen ungelöst bleiben, bringt die eklektische Betrachtungsweise doch einiges Licht in das Problem der nosologischen Zuordnung sowie der Entstehungs- und Verlaufsbedingungen der „paranoiden Syndrome im engeren Sinne". Die Prognose [58, 89, 94] und schließlich auch die Therapie dieser Zustandsbilder hängt von der jeweiligen Konstellation der Teilkausalitäten ab, wobei dem Achsensyndrom und seiner Akuität und Intensität [74, 114, 152, 157] eine wesentliche Bedeutung zukommt. Diese kann jedoch nur in einer dem Einzelfall gerecht werdenden Weise gewürdigt werden, wenn man seine Gewichtung im Gesamt einer Ergänzungsreihe zwischen endogen bzw. körperlich begründbarer Störung und Lebensgeschichte berücksichtigt. Der Schwerpunkt der Forschung muß heute in einer besseren – wohl in erster Linie von der experimentellen Psychopathologie zu erwartenden – Objektivierung der Achsensyndrome und einer präzis auf diese bezogenen weiteren Vertiefung unserer Kentnisse über die Bedingungskonstellationen der paranoiden Syndrome mittels elektrophysiologischer und biochemischer Untersuchungen gesehen werden.

Literatur

1. ALLERS, R.: Über psychogene Störungen in sprachfremder Umgebung. Z. Neurol. **60**, 281 (1920).
2. American Psychiatric Associations Diagnostic and Statistical Manual (1952).
3. ARIETI, S.: Interpretation of schizophrenia. New York: Brunner 1955.
4. ARNOLD, O. H.: Schizophrener Prozeß und schizophrene Symptomgesetze. Wien: Maudrich 1955.
5. — Zur Frage der multifaktoriellen Kausalität in der Psychiatrie. Wien. Arch. Psychol. Psychiat. Neurol. **6**, 116 (1956).
6. ASTRUP, C.: Experimentelle Untersuchungen über die Störungen der höheren Nerven-, tätigkeit bei reaktiven (psychogenen) Psychosen. Psychiat. Neurol. med. Psychol. (Lpz.) **9**. 373 (1957).
7. — FOSSUM, A., HOLMBOE, R.: Prognosis in functional psychosis. Clinical, social and genetic aspects. Springfield, Ill.: Thomas 1962.
8. BALLET, G.: La Psychose hallucinatoire chronique. Encéphale 1912.
9. BAUM, H.: Paranoia und Schicksal. Nervenarzt **33**, 11 (1962).
10. BERNER, C., BERNER, P., GABRIEL, E., KÜFFERLE B., PATELSKY, K., SALETU, B.: Psychopathologische und elektroencephalographische Untersuchungen bei paranoischen und paraphrenen Syndromen. 1971. (Im Erscheinen).
11. BERNER, P.: Das paranoische Syndrom. Berlin-Heidelberg-New York: Springer 1965.
12. — Der Lebensabend der Paranoiker. Wien. Z. Nervenheilk. **27**, 115 (1969).
13. — GRÜNBERGER, J.: Zum Problem der Chronifizierung psychogener Störungen. Wien. Z. Nervenheilk. **26**, 154 (1968).
14. — KRYSPIN-EXNER, K., PANAGIOTOPOULOS, J.: Themenwahl und Wahnfixierung bei der alkoholischen Eifersuchtsparanoia. Wien. Z. Nervenheilk. **24**, 204 (1966).
15. — — SRISOPARK, M., ZAPOTOCZKY, H. G.: Zum Problem der Themenwahl bei der Schizophrenie. Wien. Z. Nervenheilk. **27**, 176 (1969).
16. BERZE, G.: Die primäre Insuffizienz der psychischen Aktivität. Leipzig-Wien: Deuticke 1914.
17. BEXTON, W. H., HERON, W., SCOTT, T. H.: Effects of decreased variation in the sensory environment. Canad. J. Psychol. 8, 70 (1954).
18. BINDER, H.: Die psychopathischen Dauerzustände und die abnormen seelischen Reaktionen und Entwicklungen. In: Psychiatrie der Gegenwart, Bd. II. Berlin-Göttingen-Heidelberg: Springer 1960.
19. BIRNBAUM, K.: Über degenerative Phantasten. Allg. Z. Psychiat. **64**, 363 (1907).

20. BIRNBAUM, K.: Psychosen mit Wahnbildung und wahnhafte Einbildungen bei Degenerierten. Halle: Marhold 1908.
21. BLEULER, E.: Affektivität, Suggestibilität, Paranoia. Halle: Marhold 1906.
22. — Wahnhafte Einbildungen der Degenerierten. Zbl. Nervenheilk. **32**, 77 (1909).
23. — Dementia praecox oder die Gruppe der Schizophrenen. In: Hdb. d. Psychiatrie v. Aschaffenburg, Spez. Teil, 4. Abt. Leipzig-Wien: Deuticke 1911.
24. — Die Probleme der Schizoidie und der Syntonie. Z. ges. Neurol. Psychiat. **78**, 373 (1922).
25. — Lehrbuch der Psychiatrie. 9. Aufl. Berlin-Göttingen-Heidelberg: Springer 1955.
26. BLEULER, M.: Die spätschizophrenen Krankheitsbilder. Fortschr. Neurol. Psychiat. **15**, 259 (1943).
27. BOHM, E.: Lehrbuch der Rohrschach-Psychodiagnostik. Bern-Stuttgart: Huber 1957.
28. BONHOEFFER, K.: Klinische Beiträge zur Lehre von den Degenerationspsychosen. Halle: Marhold 1907.
29. BONNER, H.: The problem of diagnosis in paranoic disorders. Amer. J. Psychiat. **107**, 677 (1951).
30. BOSTROEM, A.: Die verschiedenen Lebensabschnitte in ihrer Auswirkung auf das psychiatrische Krankheitsbild. Arch. Psychiat. Nervenkr. **107**, 155 (1938).
31. BRODSCHÖLL, B., STROTZKA, H.: Statistische Untersuchungen zur Paranoiafrage. Arch. Psychiat. Nervenkr. **196**, 241 (1957).
32. BRONISCH, F. W.: Psychopathologie des höheren Lebensalters. Schweiz. Arch. Neurol. Psychiat. **81**, 105 (1958).
33. BUCCI, L.: Senile Psychosis and Paraphrenia — some theoretical and practical considerations. Int. J. Neuropsychiat. **1**, 561 (1965).
34. CAMERON, N.: The Development of paranoic Thinking. Psychol. Rev. **50**, 219 (1943).
35. — Paranoid conditions and paranoia. In: S. ARIETI: American Handbook of Psychiatry. Vol. I, 508. New York: Basic Books 1959.
36. CLAUDE, H.: Paraphrénie et Psychose paranoide. Sem. Hôp. Paris **1933**, 417; zit. nach GEORGIN 1964.
37. — Délires d'imaginetion et Paraphrénies. Concours Médical **1936**, 151; zit. nach GEORGIN 1964.
38. CLÉRAMBAULT, G. DE.: Oeuvre Psychiatrique. Paris: Le François 1942.
39. CONI, A., GIACOMO, P. DE: Sulla paranoia. Acta neurol. Napoli **21**, 715 (1966).
40. CONRAD, K.: Die beginnende Schizophrenie. Versuch einer Gestaltsanalyse des Wahns. Stuttgart: Thieme 1958.
41. — Die symptomatischen Psychosen. Psychiatrie der Gegenwart, Bd. II. Berlin-Göttingen-Heidelberg: Springer 1960.
42. DELAY, J., DENIKER, P., DALLE, B.: Les Syndromes hallucinatoires idiopathiques chroniques de l'adulte. Encephale **55**, 79 (1966).
43. DÖRNER, K., WINZENRIED, F. J.: Die Wahninhalte phasischer Psychosen. Stuttgart: Enke 1964.
44. EITINGER, L.: Studies in Neurises. Acta psychiat. scand. Suppl. **101**, 47 (1955).
45. — Prognosis and therapeutic results in schizophrenia and the schizophreniform states. Report of the II. Int. Congr. Psychiat. Zürich, II, 150 (1957).
46. — Psykiatriske undersøkelser blant flyktninger i Norge. Oslo: Universitetsforlaget 1958; zit. nach RETTERSTØL 1966.
47. — The symptomatology of mental diease among refugees in Norway. J. ment. Sci. **106**, 947 (1960).
48. — Concentration camp survivers in Norway and Israel. Oslo: Universitetsforlaget 1964.
49. ELSÄSSER, G., COLMANT, H.-J.: Atypische phasenhafte Familienpsychosen. Ein Beitrag zur Frage der Endo- und Psychogenese der atypischen endogenen Psychosen. Arch. Psychiat. Nervenkr. **197**, 185 (1958).
50. EVRARD, A.: Paranoide geestesstornessen bij ontheemden. Belg. T. Geneesk. **12**, 1266 (1956); zit. nach RETTERSTØL 1966.
51. EWALD, G.: Paranoia und manisch-depressives Irresein. Z. Ges. Neurol. Psychiat. **49**, 270 (1919).
52. EY, H., PUJOL, R.: Groupe des „Délires chroniques". Paris: Encyclopédie med. chir. I, 37, 299, 1955.
53. — BERNARD, P., BRISSET, CH.: Manuel de psychiatrie. Paris: Masson 1960.
54. FAERGEMAN, P. M.: De psykogene psykoser. Belyst gennem katamnestiske undersøgelser. Copenhagen: Munksgaard 1945; zit. nach RETTERSTØL 1966.
55. — Psychogenic psychoses. London: Butterworth 1963.
56. FISH, F. J.: Senile paranoid states. Gerontologia (Basel) **1**, 127 (1959).
57. FREUD, S.: Psychoanalytische Bemerkungen über einen autobiographisch beschriebenen Fall von Paranoia. Jb. Psychoanal. Psychotherap. Forsch. **3**, 1, 9 (1911).

58. FRIEDMANN, M.: Beiträge zur Lehre von der Paranoia. I. Über milde Paranoiaformen. Mschr. Psychiat. Neurol. 17, 467 (1905).
59. FUNDING, TH.: Genetics of paranoid psychoses in later life. Acta psychiat. (Kbh.) 37, 267 (1961).
60. GARDNER, G. E.: Evidences of homosexuality in 120 unanalyzed with paranoid content. Psychoanal. Rev. 18, 57 (1931).
61. GAUPP, R.: Über paranoische Veranlagung und abortive Paranoia. Allg. Z. Psychiat. 67, 317 (1910).
62. GUAPP, A.: Krankheit und Tod des paranoischen Massenmörders Hauptlehrer Wagner. Eine Epikrise. Z. Neurol. 163, 48 (1938).
63. GEORGIN, B.: Contribution à l'étude nosologique, clinique et structurale des paraphrénies. Thèse. Bourg: Berthod 1964.
64. GRUHLE, H. W.: Der Wahn. In: BUMKE, O.: Hb. d. Geisteskrankheiten. Bd. 9, Spez. Teil V, 170. Berlin: Springer 1932.
65. — Über den Wahn. Nervenarzt 22, 125 (1951).
66. GUIRAULT, P.: Pathogenie-Etiologie des délires I. Psychopathologie des délires. Congr. int. des Psychiatrie Paris 1950. Paris: Hermann & Cie 1950.
67. HAASE., J. v.: Zur Psychodynamik und Pathoplastik paranoider und paranoid-halluzinatorischer Psychosen bei alleinstehenden Frauen. Fortschr. Neurol. Psychiat. 31, 308 (1963).
68. HAGEN, F. W.: Studien auf dem Gebiet der ärztlichen Seelenkunde. Erlangen: E. Besold 1870.
69. HALL, P.: Moving house in the aetiology of psychiatric symptoms. Proc. roy. Soc. Med. 57, 83 (1964).
70. HARRIS, F. G., MEYER, J., BECKER, H. A.: Experiences in the study of combat in the Korean theater. I. Report on psychiatric and psychological data. Research report. Washington, D. C.: Walter Reed Army Institute of Research. Walter Reed Army Medical Center 1955.
71. HAUG, J. O.: Pneumoencephalographic studies in mental disease. Acta psychiat. scand. Suppl. 615 (1962).
72. HEBB, D. O.: The mammal and his environment. Amer. J. Psychiat. 111, 826 (1955).
73. HEINRICH, K.: Über psychotische Gestimmtheiten. In: Pharmakopsychiatrie und Psychopathologie. Stuttgart: Thieme 1967.
74. HELMCHEN, H. Bedingungskonstellationen paranoid-halluzinatorischer Syndrome. Berlin-Heidelberg-New York: Springer 1968.
75. HESS, W. R.: Zit. nach W. JANZARIK. Dynamische Grundkonstellationen in endogenen Psychosen. Berlin-Göttingen-Heidelberg: Springer 1959.
76. HINRICHSEN, O.: Krankheitsbewußtsein und Krankheitseinsicht bei der Dementia praecox. Z. ges. Neurol. Psych. 35, 223 (1917).
77. HIRSCHMANN, J., KLAGES, W.: Konstitutionsspezifische Leitlinien bei den Psychosen des höheren Lebensalters. Arch. Psychiat. u. Z. ges. Neurol. 196, 254 (1957).
78. HOMBURGER, A.: Vorlesungen über Psychopathologie des Kindesalters. Berlin: Springer 1926.
79. HOUSTON, F., ROYSE, A. B.: Relationship between deafness and psychotic illness. J. ment. Sci. 100, 990 (1954).
80. HUBER, G.: Pneumoencephalographische und psychopathologische Bilder bei endogenen Psychosen. Berlin-Göttingen-Heidelberg: Springer 1957.
81. — Reine Defektsyndrome und Basisstadien endogener Psychosen, Fortschr. Neurol. Psychiat. 34/8, 410 (1966).
82. JANZARIK, W.: Zur Problematik schizophrener Psychosen im höheren Lebensalter. Nervenarzt 28, 535 (1957).
83. — Dynamische Grundkonstellationen in endogenen Psychosen. Berlin-Gottingen-Heidelberg: Springer 1959.
84. — Der Aufbau schizophrener Psychosen aus der Sicht der pharmakotherapeutischen Erfahrungen. In: H. KRANZ und K. HEINRICH: Neurolepsie und Schizophrenie. Stuttgart: Thieme 1962.
85. — Der Wahn in strukturdynamischer Sicht. Studium Generale 20, 628 (1967).
86. — Schizophrene Verläufe. Berlin-Heidelberg-New York: Springer 1968.
87. JASPERS, K.: Eifersuchtswahn. Ein Beitrag zur Frage „Entwicklung einer Persönlichkeit" oder „Prozeß". Z. ges. Neurol. Psych. 1, 567 (1910).
88. — Allgemeine Psychopathologie, 7. Aufl. Berlin-Göttingen-Heidelberg: Springer 1959.
89. JOHANSON, E.: Mild paranoia. Description and analysis of fifty-two in-patients from an open department for mental diseases. Acta psychiat. scand. Suppl. 177 (1964).
90. KAHN, E.: Referat über den sensitiven Beziehungswahn KRETSCHMERs. Z. Neurol. 20, 69 (1920).

91. Kahn, E.: Über Wahnbildung. Arch. Psychiat. Nervenkr. **88**, 435 (1929).
92. Kay, D. W. K., Roth, M.: Environmental and hereditary factors in the schizophrenias of old age ("Late paraphrenia") and their bearing on the general problem of causation in schizophrenia. J. ment. Sci. **107**, 649 (1961).
93. — Hokins, B.: Affective Disorders in senium: (I) Their association with organic cerebral degeneration. J. ment. Sci. **101**, 302 (1955).
94. Kehrer, F.: Paranoische Zustände. Bumkes Hdb. d. Geisteskrankheiten, Bd. VI, Spez. Teil II. Berlin: Springer 1928.
95. Kino, F. F.: Aliens' paranoic reactions. J. ment. Sci. **97**, 589 (1951).
96. Klaf, F. S.: Female homosexuality and paranoid schizophrenia. A survey of seventy-five cases and controls. Arch. gen. Psychiat. **4**, 84 (1961).
97. — Davies, C.: Homosexuality and paranoid schizophrenia. A survey of 150 cases and controls. Amer. J. Psychiat. **116**, 1070 (1960).
98. Klages, W.: Die Spätschizophrenie. Stuttgart: Enke 1961.
99. Klein, H. R., Horwitz, R. A.: Psychosexual factors in the paranoid phenomena. Amer. J. Psychiat. **105**, 697 (1949).
100. Knigge, F.: Ein Beitrag zur Frage des primitiven Beziehungswahnes. Z. Neurol. **153**, 622 (1935).
101. Knoll, H.: Wahnbildende Psychosen der Zeit des Klimakteriums in genealogischer Betrachtung. Arch. Psychiat. Nervenkr. **189**, 59 (1952).
102. Kolle, K.: Die primäre Verrücktheit. Psychopathologische, klinische und genealogische Untersuchungen. Leipzig: Thieme 1931.
103. — Der Wahnkranke im Lichte alter und neuer Psychopathologie. Stuttgart: Thieme 1957.
104. Kraepelin, E.: Psychiatrie. Ein Lehrbuch für Studierende und Ärzte. 1. bis 9. Aufl. Leipzig: Barth. 1909/1927.
105. Kretschmer, E.: Über psychogene Wahnbildung bei traumatischer Hirnschwäche. Z. ges. Neurol. Psychiat. **45**, 272 (1919).
106. — Der sensitive Beziehungswahn. 3. Aufl. Berlin-Göttingen-Heidelberg: Springer 1950.
107. — Psychologie und Psychotherapie der Paranoiker. Z. Psychother. **1**, 53 (1951).
108. Kronfeld, A.: Über schizophrene Veränderungen des Bewußtseins der Aktivität. Z. Neurol. **74**, 15 (1922).
109. Kunz, H.: Die Grenze der psychopathologischen Wahninterpretationen. Neurol. **135**, 671 (1931).
110. Labhardt, F.: Die schizophrenieähnlichen Emotionspsychosen. Berlin-Göttingen-Heidelberg: Springer 1963.
111. Lange, E., Pope, G.: Faktoren der sozialen Isolierung im Vorfeld paranoider Beeinträchtigungssyndrome des höheren Lebensalters. Nervenarzt **35**, 194 (1964).
112. Lange, J.: Über Paranoia und paranoische Veranlagung. Z. Neurol. Psychiat. **94**, 85 (1925).
113. — Die Paranoiafrage. In: Aschaffenburg, G. Hdb. d. Psychiatrie. Spez. Teil B. 4, 2. Hälfte, 1. Leipzig-Wien: Deuticke 1927.
114. Langfeldt, G.: The schizophreniform states. A catamnestic study based on individual re-examinations. Copenhagen: Munksgaard 1939.
115. — Laerebok i klinisk psykiatri. Oslo: Aschehoug 1951; zit. nach Retterstøl 1966.
116. — Schizophrenie und schizophreniforme Zustände. Arch. Psychiat. Nervenkr. **196**, 574 (1958).
117. Lee, E. S.: Socio-economic and migration differentials in mental disease, New York State 1949—1951. Milbank mem. Fd. Quart. **41**, 249 (1963).
118. Leibbrand, W., Wettley, A.: Der Wahnsinn. Geschichte der abendländischen Psychopathologie. Freiburg-München: Karl Alber 1961.
119. Leonhard, K.: Eine Sippe affektvoller Paraphrenie mit gehäuften Erkrankungen aus Verwandten-Ehen. Arch. Psychiat. Nervenkr. **184**, 291 (1950).
120. — Aufteilung der endogenen Psychosen. 2. Aufl. Berlin: Akademie Verlag 1959.
121. Lewin, K.: Feldtheorie der Sozialwissenschaften. Bern-Stuttgart: Huber 1963.
122. Lilly, J. C.: Mental effects of reduction of ordinary levels of physical stimuli on intact, healthy persons. Psychiat. Res. Rep. Amer. psychiat. Ass. **5**, 1 (1956).
123. Listwan, I. A.: Paranoid states: Social and cultural aspects. Med. J. Aust. **43**, 776 (1956).
124. Lunn, V.: Paranoide tilstande. Nord. Med. **49**, 831 (1953); zit. nach Retterstøl 1966.
125. Maier, H. W.: Über katathyme Wahnbildung und Paranoia. Z. ges. Neurol. Psychiat. **13**, 555 (1912).
126. Masserman, J. H.: Principles of Dynamic Psychiatry. Philadelphia-London: Saunders Comp. 1946.
127. Matussek, P.: Wahrnehmung, Halluzination und Wahn. In: Psychiatrie der Gegenwart, Bd. 1/2. 23. Grundlagen und Methoden der klinischen Psychiatrie. Berlin-Göttingen-Heidelberg: Springer 1963.
128. Mauz, F.: Über Schizophrenie mit pyknischem Körperbau. Z. Neurol. **86**, 96 (1923).

129. MAYER, W.: Über paraphrene Psychosen. Z. Neur. Psychiat. **71**, 187 (1921).
130. MAYER-GROSS, W.: Paranoide und paraphrene Bilder. Bumkes Hdb. der Geisteskrankheiten. Spez. Teil V. Berlin: Springer 1932.
131. — Psychopathology of delusions. History, classification and present state of the problem from the clinical point of view. Congrès. int. de Psychiatrie. Paris 1950. I. Pathologie des délires. Paris: Hermann & Cie. 1950.
132. — SLATER, E., ROTH, M.: Clinical Psychiatry. 2nd. ed. London: Cassell 1960.
133. MENDEL, E.: Über sekundäre Paranoia. Arch. Psychiat. **15**, 289 (1884).
134. MINKOWSKI, E.: Diskussionsbeitrag: Das paranoide Syndrom in anthropologischer Sicht. Berlin-Göttingen-Heidelberg: Springer 1958.
135. MÜLLER-SUUR, H.: Das sogenannte Praecoxgefühl. Fortschr. Neurol. Psychiat. **29**, 145 (1961).
136. NAGY, K.: Pneumoencephalographische Befunde bei endogenen Psychosen. Nervenarzt **34**, 543 (1963).
137. NIEPORENT, H. J.: Adaption to living and working in the desert. A psychiatric survey among United States Army personnel in the Libyan Sahara. Milit. Med. **128**, 1016 (1963).
138. NOBILE, S.: Sindromi paranoidee sintomatiche di malettie organiche del sistema nervoso. Riv. Sper. Freniat. **80**, 581 (1956).
139. NODET, C. H.: Le groupe des psychoses hallucinatoires chroniques. Essai nosographique. Thèse: Paris 1932.
140. NOYES, A. P., KOLB, L. C.: Modern clinical psychiatry. 5th ed. Philadelphia: Staunders 1958.
141. ØDEGÅRD, Ø.: Emigration and insanity. Acta psychiat. scand. Suppl. 4 (1932).
142. — Marriage and mental health. Acta psychiat. scand. Suppl. **80**, 153 (1953).
143. OVESEY, L.: Pseudohomosexuality, the paranoid mechanism and paranoia. In: REED, C., ALEXANDER, I., TOMKINS, S.: Psychopathology. Cambridge: Mass.: Harvard University Press 1958.
144. PAULEIKHOFF, B.: Die paranoid-halluzinatorische Psychose im 4. Lebensjahrzehnt. Fortschr. Neurol. Psychiat. **34**, 548 (1966).
145. PETERS, U. H.: Das exogene paranoid-halluzinatorische Syndrom. Bibliotheca Psychiatrica et Neurologica, Fasc. 131. Basel-New York: Karger 1967.
146. POPPE, W.: Der paranoide Feldwechsel einer Patientin in lebensgeschichtlicher Abhängigkeit. Nervenarzt **35**, 417 (1964).
147. POST, F.: The clinical Psychiatry of Late Life. Oxford: Pergamon Press 1965.
148. — Persistent Persecutory States of the Elderly. Oxford: Pergamon Press 1966.
149. — Discussion to the Development and progress of senile dementia in relationship to the functional psychiatric disorders of later life. In: Senile Dementia. Edited by Ch. Müller & L. CIOMPI. Bern-Stuttgart: Huber 1968.
150. — Spezielle Alterspsychiatrie. Psychiatrie der Gegenwart. (Im Erscheinen).
151. PRITZKER, B.: Paranoid und Schwerhörigkeit. Schweiz. med. Wschr. **68**, 165 (1938).
152. RETTERSTØL, N.: Paranoid and paranoic psychoses. Oslo: Universitetsforlaget 1966.
153. ROTH, M.: The natural history of mental disorder in old age. J. ment. Sc. **102**, 281 (1955).
154. RÜMKE, H. C.: Das Kernsymptom der Schizophrenie und das „Praecoxgefühl". Nederl. Geneesk. **1941**, 4516, Ref.: Zbl. ges. Neurol. Psychiat. **102**, 168 (1942).
155. SATTES, H.: Paranoische Symptomatik bei der endogenen Depression. In: Das depressive Syndrom. Int. Symposium Berlin 16. u. 17. II. 1968, München-Berlin-Wien: Urban & Schwarzenberg 1969.
156. SCHIMMELPENNING, G. W.: Zur Entstehung paranoider Reaktionen und Entwicklungen auf dem Boden hirnatrophischer Syndrome. Arch. Psychiat. Nervenkr. **199**, 138 (1959).
157. — Die paranoiden Psychosen der zweiten Lebenshälfte. Bibliotheca Psychiatrica et Neurologica. Fasc. 128. Basel-New York: Karger 1965.
158. SCHNEIDER, C.: Die schizophrenen Symptomverbände. Berlin: Springer 1942.
159. SCHNEIDER, K.: Über primitiven Beziehungswahn. Z. ges. Neurol. Psychiat. **127**, 725 (1930).
160. — Die Aufdeckung des Daseins durch die cyclothyme Depression. Nervenarzt **21**, 193 (1950).
161. — Klinische Psychopathologie. 6. Aufl. Stuttgart: Thieme 1962.
162. SCHULTE, H.: Versuch eine Theorie der paranoischen Eigenbeziehung und Wahnbildung. Psychol. Forsch. **5**, 1 (1924).
163. SCHWARTZ, D. A.: A review of the „paranoid concept". Arch. gen. Psychiat. 8, 349 (1963).
164. SEARLES, H. F.: The sources of the anxiety in paranoid schizophrenia. Brit. J. med. Psychol. **34**, 129 (1961).
165. SEELERT, H.: Verbindung endogener und exogener Faktoren in dem Symptomengebilde und in der Pathogenese von Psychosen. Berlin: Karger 1919.

166. Sérieux, P., Capgras, J.: Les délires systématisés chroniques en psychiatrie. Traité de Sergent 1921.
167. Sjøgren, H.: Paraphrenic, Melancholic and Psychoneurotic states in the Presenile-Senile Period of Life. Acta psychiat. scand. Suppl. **176** (1964).
168. Specht, W.: Über den pathologischen Affekt in der chronischen Paranoia. Festschrift der Erlanger Universität 1901.
169. Spiel, W.: Die endogenen Psychosen des Kinder- u. Jugendalters. Basel-New York: Karger 1961.
170. Stöcker, W. Über die Genese der Wahnideen der sekundären Beeinflussung durch anderweitige psychische Fakten sowie einiges über die klinische Stellung der mit Wahnideen einhergehenden Erkrankungen. Z. ges. Neurol. Psychiat. **49**, 94 (1919).
171. Störring, G. E.: Allgemeine Psychiatrie. In: Reichardt, M.: Allgemeine und spezielle Psychiatrie. 4. Aufl. Hrsg. E. Grünthal und G. E. Störring. Basel: Karger 1955.
172. — Zyklothymie, Emotionspsychosen, Schizophrenie. In: Schizophrenie und Zyklothymie, Ergebnisse und Probleme. Hrsg. von G. Huber. Stuttgart: Thieme 1969.
173. Strömgren, E.: Om Bevidsthedsforstyrrelser. Copenhagen: Munksgaard 1945; zit. nach Retterstøl 1966.
174. — Om den ixothyme Psyke. Zit. nach E. Bohm: Lehrbuch der Rohrschach-Psychodiagnostik. Bern-Stuttgart: H. Huber 1957.
175. — Psykiatri. 7. udg. Copenhagen: Munksgaard 1961. Zit. nach Retterstøl 1966.
176. Sullivan, H. S.: Clinical studies in psychiatry. New York: Norton 1956.
177. Tyhurst, L.: Displacement and migration. Amer. J. Psychiat. **107**, 561 (1951).
178. Verbeek, E.: De la Paranoia. Psychiatria et Neurologia. Basel-New York: Karger 1959.
179. Weitbrecht, H. J.: Zur Frage der paranoiden Rückbildungspsychosen. Nervenarzt **12**, 329 (1939).
180. — Die Bedeutung der Psychopathologie in der heutigen Psychiatrie. Fortschr. Neurol. Psychiat. **25**, 475 (1957).
181. — Das Syndrom in der psychiatrischen Diagnose. Fortschr. Neurol. Psychiat. **27**, 1 (1959).
182. — Psychiatrie im Grundriß. Berlin-Göttingen-Heidelberg: Springer 1963.
183. Wernicke, C.: Grundriß der Psychiatrie. 2. Aufl. Leipzig: Thieme 1906.
184. Wigert, V.: Die Körperkonstitution bei Schizophrenie in anthropometrischem Lichte. Acta psychiat. scand. **11**, 405 (1936).
185. Wyrsch, J.: Zur Geschichte und Deutung der endogenen Psychosen. Stuttgart: Thieme 1956.
186. Ziskind, E.: Isolation stress in medical and mental illness. J. Amer. med. Ass. **168**, 1427 (1958).
187. Zutt, J., Kulenkampff, C.: Das paranoide Syndrom in anthropologischer Sicht. Berlin-Göttingen-Heidelberg: Springer 1958.

Aufteilung der endogenen Psychosen in der Forschungsrichtung von Wernicke und Kleist

Von

KARL LEONHARD

Inhalt

I. Grundlinien der Forschungsrichtung 183
II. Cycloide Psychosen 191
1. Motilitätspsychose 192
2. Verwirrtheitspsychose 193
3. Angst-Glücks-Psychose 196
III. Schizophrenien mit relativ gutartigem Verlauf 197
1. Affektvolle Paraphrenie 198
2. Periodische Katatonie 200
3. Kataphasie (Schizophasie) 202
IV. Verwandte und widersprechende Forschungsrichtungen 205
Literatur 208

I. Grundlinien der Forschungsrichtung

WERNICKE hat als Gehirnpathologe großen Erfolg gehabt. Die „klassische Lehre", die ganz vordringlich mit seinem Namen verbunden ist, beherrschte jahrzehntelang die Welt. Später wurde sie zwar durch die Lehre der „Ganzheitspsychologie" zurückgedrängt, vielleicht ist ihr aber ein neuer Aufstieg in verfeinerter Form beschieden, da man bei den physiologischen Reizversuchen moderner Ausgestaltung immer wieder Einzelreaktionen, nicht Ganzheitsreaktionen findet. Als Psychiater war WERNICKE weniger erfolgreich, was teilweise wohl damit zusammenhängt, daß KRAEPELIN zur gleichen Zeit seine Lehre schuf und durch den frühen Tod WERNICKEs mehrere Jahrzehnte länger als dieser wirken konnte. KRAEPELINs Konzept der *Dementia praecox* und des manisch-depressiven Irreseins wurde in der psychiatrischen Welt bald in einem Maße herrschend, daß für andere Auffassungen kaum noch Raum blieb. Man hätte den Weg zu WERNICKE allerdings auch von KRAEPELIN her finden können, wenn man beachtet hätte, was dieser im Bereich der endogenen Psychosen neben seiner Zweiteilung schuf. Den meisten Psychiatern ist nicht mehr bekannt oder jedenfalls nicht mehr geläufig, daß er im Bereich der *Dementia praecox* viele Sonderformen beschrieb. KLEIST nahm in seinen Abgrenzungen nicht nur auf WERNICKE Bezug; seine Sonderformen im Bereich der Schizophrenie wiesen vielfach auch auf Sonderformen hin, die KRAEPELIN dargestellt hatte. Man kann sagen, daß WERNICKE vor allem akute, größtenteils ausheilende Formen endogener Psychose, KRAEPELIN vorwiegend chronische, d. h. im wesentlichen schizophrene Formen beschrieben hat. Es scheint, daß die Psychiater einer differenzierten Unterteilung der endogenen Psychosen in jeder Form abhold waren, sonst hätte man in Anbetracht der Weltgeltung von KRAEPELIN dessen Unterteilungen nicht so völlig ignoriert.

Was in der Zweiteilung der endogenen Psychosen neben der Einfachheit einstmals so sehr bestach, war das *ätiologische Prinzip*, das sie enthielt. Gerade hierin ging Wernicke andere Wege. Er beschrieb zwar Krankheitsformen in der Art, als ob er echte Krankheiten annähme, betonte aber immer wieder deren verschiedene Verursachung. So findet man z. B., nachdem er die Angstpsychose in all ihren charakteristischen Zügen beschrieben hat, die Feststellung, ätiologisch komme für die Psychose Epilepsie, Alkoholismus, Klimakterium, Seneszenz in Frage; anschließend spricht er auch noch von einer paralytischen Angstpsychose und von Angstzuständen bei Kreislaufinsuffizienz. Auch die *Prognose*, von der Kraepelin seine Aussage zur Ätiologie herleitete, war für Wernicke nicht ausschlaggebend. Er konnte von einem gleichen Krankheitsbild einen günstigen und einen ungünstigen Ausgang vermerken, ohne einen Versuch zu machen, doch eine Möglichkeit zur Trennung zu finden. Es fällt jedoch auf, wie häufig er bei seinen Beschreibungen den günstigen Ausgang einer Psychose betonte. Sichtlich legte er Wert darauf, günstige Verläufe herauszustellen. Damit bereitete sich das vor, was zu einem *Kernstück in der Forschung von* Kleist wurde, der feststellte, daß Psychosen, die dem Bild nach an Schizophrenien erinnern, doch grundsätzlich einen günstigen phasischen Verlauf nehmen können. Kleist versuchte nicht — wie Kraepelin selbst und seine Nachfolger taten –, die Formen entweder der Schizophrenie oder der manisch-depressiven Krankheit zuzuordnen, sondern nahm sie als eigene Formen. Schröder, auch ein Schüler von Wernicke, sprach unter ähnlichen Gesichtspunkten von *Degenerationspsychosen*. Kleist begnügte sich des weiteren nicht mit einer derartigen Gesamtschau, sondern beschrieb eine große Zahl von „*Randpsychosen*", wie er sie nannte. In katamnestischen Untersuchungen suchte er sie zusammen mit seinen Mitarbeitern zu sichern.

Indem Kleist den Gedanken von selbständigen Psychosen verfolgte, wich er von den Auffassungen Wernickes ab. Er übernahm zwar dessen Schilderungen in vielfältiger Weise, bestritt auch nicht, daß ähnliche Syndrome verschiedene Ursachen haben könnten, kam aber zu dem Ergebnis, daß es sich im wesentlichen um endogene Psychosen handelt, die ausheilen, also *prognostisch* und *ätiologisch* von den Schizophrenien zu trennen sind. Der manisch-depressiven Krankheit konnte er sie auch nicht zuteilen. Indem Kleist das ätiologische Prinzip von Kraepelin aufnahm, kam eine eigenartige *Verschränkung der Forschungsrichtung* Wernicke *und der Forschungsrichtung* Kraepelin *zustande*. Kleist bekannte sich in dem Punkt der Prognose zur Konzeption von Kraepelin, die Schüler Kraepelins dagegen verließen nach einem längeren Streit der Meinungen dessen Prinzip der Prognose und nahmen Schizophrenien unabhängig von dem Ausgang an, d. h. ähnlich wie Wernicke die Krankheiten unabhängig von der Prognose gesehen hatte. Wenn ich hier zur Veranschaulichung eigene Forschungen einfügen darf, so zeigt sich folgendes: Nach den Untersuchungen, die ich zusammen mit von Trostorff anstellte, heilt die Hälfte der Fälle, die man nach der Kraepelin-Bleulerschen Diagnostik für schizophren hält, aus. Nach der prognostischen Auffassung von Kraepelin sind es also keine Schizophrenien. Obwohl sich diese heilbaren Krankheitsbilder – überwiegend handelte es sich um zykloide Psychosen — ganz von Wernicke ableiten, schließe ich mich mit Kleist der Auffassung von Kraepelin an und spreche sie nicht als schizophren an. Die Schüler Kraepelins dagegen gehen hier den Weg Wernickes, lassen die Prognose in der Beurteilung beiseite und haben keine Bedenken, all diese vielen Psychoseformen schizophren zu nennen, auch wenn immer wieder der Ausgang in Heilung festzustellen ist. Wie einst Wernicke sprechen sie von einer Krankheit, die eine günstige oder ungünstige Prognose haben kann.

Kleist blieb, obwohl er sich in der Bewertung der Prognose Kraepelin annäherte, doch ganz vorherrschend in der Forschungsrichtung Wernickes. Dazu trug auch die Tatsache bei, daß er nicht nur als Psychiater, sondern auch als Gehirnpathologe Wernicke folgte. Beide stellten die Frage nach dem Substrat im Gehirn so sehr in den Mittelpunkt der Betrachtungsweise, daß sie auch die endogenen Psychosen nicht ohne diesen organischen Hintergrund sehen konnten. Wernicke zog immer wieder seinen Begriff der *Sejunktion* heran, Kleist suchte genauer für alle Syndrome, die er bei endogenen Psychosen fand, eine Störungsstelle im Gehirn. Durch Vergleich mit verwandten Symptomen und Syndromen bei organischen Krankheiten glaubte er viele Lokalisationen angeben zu können.

In der Krankheitsbeschreibung sah Wernicke aber vom Gehirn ab, hier war er reiner Kliniker mit sichtlich großer Beobachtungsgabe. Seine Schilderungen zeichnen sich durch ihre Klarheit und Anschaulichkeit aus; man sieht die Kranken, die er vorstellt, mit ihren charakteristischen Symptomen direkt vor sich. Wie ich glaube, ist diese Klarheit der Darstellung darin begründet, daß Wernicke die Gabe hatte, das Wesentliche zu erkennen und von Symptomen abzusehen, die sich vielleicht auch fanden, aber kein Gewicht besaßen. Die Beschreibungen von Kraepelin sind anders. Man findet hier, wenn er eine Sonderform schildert, eine Fülle von Symptomen genannt, hört, daß auch dieses und jenes gelegentlich vorkomme, und verliert dadurch die Möglichkeit, etwas in sich Geschlossenes zu erkennen. Man muß sich bei Kraepelin oft erst fragen, wodurch sich eine Form oder Unterform der *Dementia praecox* nun eigentlich von der anderen Unterform unterscheide, da doch viele Symptome sowohl hier als auch dort genannt werden. Indem ich Schüler von Kleist bin und mich zugleich als Schüler von Wernicke fühle, darf ich das, was ich meine, wieder von meiner persönlichen Warte her erläutern. Man liest bei Psychiatern, die ihre Diagnosen im Sinne der Kraepelin-Bleulerschen Auffassungen stellen, immer wieder die Angabe, genauere Einteilungen seien nicht möglich, weil sich doch alles mische. Dies mag zutreffen, wenn man wie Kraepelin vorgeht, der mit großer Gewissenhaftigkeit jedes Symptom aufzeichnete, das er fand, um es bei seiner Schilderung nicht zu vergessen. Es ist aber ebenfalls möglich, daß eine Katatonie immer eine Katatonie bleibt, und eine Hebephrenie immer eine Hebephrenie, wenn man nur erst das *Achsensyndrom* erkannt hat und dieses wertet, dagegen nicht *Begleitsymptome*, die immer zu erwarten sind, da die Psyche nicht nur erkranken, sondern auch auf die Krankheit reagieren kann. Wenn manche Forscher, vor allem manche modernen Forscher, alle Symptome als Ausdruck des Reagierens ansehen, dann verhalten sie sich mit einem anderen Vorzeichen ähnlich wie Kraepelin, d. h. sehen alle Symptome als gleichwertig an. Wernicke vermochte dagegen zu unterscheiden; er nahm von Begleitsymptomen Abstand und konnte so klare Bilder beschreiben. Wenn er tatsächlich die *Achsensyndrome* erfaßte, so ist seine Leistung um so höher einzuschätzen, als er sich vorwiegend mit akuten Krankheitszuständen beschäftigte. Im Zustand des schizophrenen Defekts ist es nicht mehr schwer, die Grenzen aufzuzeigen, während sie im Laufe des Prozesses immer wieder durch die akzessorischen Symptome verwischt werden.

Um zu veranschaulichen, wie sich Wernickes und Kraepelins Beschreibungen unterscheiden, möchte ich die beiden großen Psychiater selbst sprechen lassen. Sowohl von Wernicke als auch von Kraepelin wird die *konfabulatorische Paraphrenie* beschrieben. Bei Kraepelin beginnt die Darstellung mit folgenden Worten:

„Die nächste, vielleicht mit der vorigen verwandte, konfabulierende Form der Paraphrenie, die freilich nur eine kleine Zahl von Beobachtungen umfaßt, ist durch die beherrschende Rolle ausgezeichnet, die bei ihr Erinnerungsfälschungen spielen. Die Einleitung scheint zuweilen eine Veränderung im Wesen der Kranken zu bilden. Sie werden still, verschlossen, reizbar, ziehen sich zurück, grübeln viel, um dann allmählich mit der Erzählung ganz abenteuerlicher Erlebnisse im Sinne eines Verfolgungs- und Größenwahns herauszurücken. Sie fühlen sich zurückversetzt, werden verfolgt, bestohlen, sollen vergiftet werden. Überall sind verdächtige Zeichen; es werden Steine geworfen, die Fenster eingeschlagen; Schüsse fallen. Man verleumdet, beschimpft und bedroht sie, hustet sie an, zeigt ihnen die Zunge; Anarchisten stellen ihnen nach; eine Kassette mit Wertpapieren wurde gestohlen; Der König von Preußen will sie ermorden lassen; sie werden verkuppelt, vergewaltigt, geköpft. Manche Kranke hören auch Stimmen, ein leises Geflüster; ihnen spricht jemand ins Ohr, sagt, was sie selbst sagen wollten; die Leute tuscheln und lachen.“

Es werden hier psychotische Erscheinungen in großer Zahl angeführt, aber das Charakteristische der konfabulatorischen Paraphrenie erkennt man nicht. Es folgt dann über mehrere weitere Seiten, was die Kranken, die KRAEPELIN beobachtet hat, für vielerlei Angaben machten. Man erfährt auch dazwischen immer wieder, daß sie ihre phantastischen Berichte mit vielen Einzelheiten vorbringen, als ob es sich um wirkliche Erlebnisse handelte. Aber sehr viele der angeführten Behauptungen lassen diesen konfabulatorischen Charakter nicht erkennen, so daß sie zum Krankheitsbild grundsätzlich nichts beitragen. Das plastische Bild der konfabulatorischen Paraphrenie sieht man bei der Schilderung KRAEPELINs nur, wenn man es bereits kennt und vor Augen hat, daß die Kranken zusammenhängende phantastische Berichte geben, die sich durch Anschaulichkeit auszeichnen. Bei WERNICKEs Schilderung tritt das Krankheitsbild dagegen mit voller Klarheit hervor. Man würde auch dann eine ausgezeichnete Vorstellung von der konfabulatorischen Paraphrenie bekommen, wenn man noch nie einen Fall dieser Art gesehen hätte. Nachdem bei einem Kranken das in Alltagsfragen verständige und freundliche Verhalten, das diese Fälle an sich haben, beschrieben ist, heißt es bei WERNICKE:

„Dann erzählt er von einem Konflikt mit einem ihm unterstehenden Gärtnerburschen, kurz vor seinem Eintritt in die Anstalt. Von diesem Menschen sei er im Streite eine Treppe hinuntergeworfen worden, dabei habe er sich das Genick gebrochen. Frage: Wer? Nun ich. Frage: Aber Sie leben doch und sitzen hier? Nun ja, aber der andere liegt wahrscheinlich noch dort. Frage: Welcher andere? Nun, der Rother (Name des Patienten). Frage: Also sind Sie einmal tot gewesen, ist denn das möglich? Natürlich, es hat doch jeder einen Doppelgänger. Der Kranke erzählt dann, daß er noch ganz andere Dinge erlebt habe, die man gar nicht glauben sollte. So sei er einmal ein Stier gewesen und als solcher erst in unmenschlicher Weise gequält und dann geschlachtet worden. Er schildert dabei, wie man ihm einen Ring durch die Nase gezogen und ihn daran fortgeschleift habe. Er sei auch einmal gekreuzigt worden und zwar mit zwei Räubern zusammen. Frage: Wie Jesus Christus? Ja, genau so. Frage: Da sind Sie wohl Jesus Christus? Ja, ich bin auch Jesus Christus.“

Nach dieser Schilderung WERNICKEs hat man die konfabulatorische Paraphrenie klar vor Augen.

Sehr umschriebene Bilder treten bei KRAEPELIN allerdings dann gelegentlich hervor, wenn er nur eine besondere Gestaltung einer Krankheit schildern will, so daß er hier keinen Anlaß hat, anzufügen, was bei der Krankheit sonst noch vorkommen kann. So findet er im Bereich der Manie den Zustand der „manischen Tobsucht“ und schildert hier in klassischer Weise eine *Motilitätspsychose*, wie WERNICKE die Krankheit bezeichnet hätte.

Neben der erregten Motilitätspsychose beschreibt WERNICKE die akinetische Gestaltung und spricht insgesamt von cyclischer Motilitätspsychose. Da Kranke dieser Art, mögen sie hyperkinetisch oder akinetisch sein, bei der heutigen Überdehnung des Begriffes meist schizophren genannt werden, ist folgende Bemerkung WERNICKEs wichtig:

„Die Prognose der Krankheit ist, wie ich im Widerspruch zu den meisten Autoren betonen muß, im allgemeinen günstig zu stellen, indem die meisten Fälle bei sorgfältiger Behandlung nach einer Anzahl von Perioden in vollständige Heilung übergehen. Daran ändert auch die meist vorhandene hereditäre oder degenerative Veranlagung nichts.“

Man erkennt aus diesen Worten, daß WERNICKE die Motilitätspsychose als eine gutartige Krankheit ansieht, wenn auch nicht ohne Einschränkung. Vielleicht hätte ihm KRAEPELIN darin beigestimmt, da er bei seinem Fall erregter Motilitätspsychose sogar von einer Manie sprach. Unter dem Einfluß von E. BLEULER und K. SCHNEIDER verschob sich die Grenze in der Zweiteilung der endogenen Psychosen später – wenigstens im deutschen Sprachraum – ganz in Richtung auf die Schizophrenie, so daß wohl kein späterer Autor, der dieser Diagnostik folgte, bereit gewesen wäre, die „manische Tobsucht" KRAEPELINs oder die Motilitätspsychose WERNICKEs, insonderheit ihre akinetische Form, als eine phasische Psychose aufzufassen.

WERNICKE sagt nun aber nicht, daß die Motilitätspsychose immer gutartig sei, sondern drückt es dahin aus, daß „die meisten Fälle" in Heilung ausgehen. Hier bestätigt sich sehr deutlich, daß er in dem wichtigen Punkt der Prognose grundsätzlich anders dachte als KLEIST. Dieser hätte, wäre eine vermeintliche Motilitätspsychose ungünstig ausgegangen, die Diagnose nicht aufrecht erhalten, sondern hätte zu ergründen versucht, warum er sich diagnostisch täuschte. Die Motilitätspsychose ist für ihn eine sicher heilbare Krankheit, die nach jeder Phase ebenso abklingt wie eine manisch-depressive Krankheit. Wie jeder Psychiater die Diagnose einer manisch-depressiven Krankheit zurücknimmt, wenn sich ein Defekt entwickelt, so tut es KLEIST bei den „Randpsychosen", zu denen die Motilitätspsychose gehört. Es bleibt dann allerdings die Aufgabe aufzuzeigen, wie sich die heilbare und die unheilbare Form der Krankheit nach dem Zustandsbild unterscheidet, denn es wäre nicht zweckvoll, eine nach dem Zustandsbild gleiche Psychose nur nach dem Verlauf mit zwei verschiedenen Namen zu belegen. KLEIST nahm diese Aufgabe, die Unterscheidung auch im Zustandsbild zu geben, sehr genau.

Indem KLEIST von „*Randpsychosen*" sprach, hatte er die zwei großen Krankheitsgruppen von KRAEPELIN vor Augen, sonst hätte er nicht den Begriff „Rand" verwenden können. Er unterschied cycloide und paranoide Randpsychosen, dazu epileptoide in Gestalt der „episodischen Dämmerzustände". Später gab er den Begriff der Randpsychose auf und faßte unter der Bezeichnung der „*Phasophrenien*" alle phasisch verlaufenden Psychosen, die manisch-depressive Krankheit eingeschlossen, zusammen. Den Begriff „cycloid" verließ er ebenfalls, während es mir selbst berechtigt erschien, ihn für die ganze Krankheitsgruppe, die zwischen den Schizophrenien und der manisch-depressiven Krankheit liegt, anzuwenden. Auch in dem Bereich der manischen und depressiven Bilder modifizierte KLEIST seine Auffassungen. Dazu trug die Tatsache bei, daß ich zusammen mit NEELE eine Untersuchungsreihe durchgeführt hatte, die in der Frage der manisch-depressiven Krankheit Ergebnisse zeitigte, die auch KLEIST neue Gesichtspunkte brachten. Er nahm ursprünglich in den manischen und depressiven Psychosen im Gegensatz zur üblichen psychiatrischen Diagnostik seit KRAEPELIN zwei verschiedene Krankheiten an, die er nur durch eine biologische Affinität häufig verbunden glaubte. Ich vermutete, daß seine wie auch die gegensätzliche Auffassung in gewissem Sinne zu Recht bestehe, und führte mit dieser Fragestellung zusammen mit NEELE eine große Untersuchungsreihe an mehreren hundert Patienten durch. Es bestätigte sich, daß KLEIST für einen großen Teil der phasischen Psychosen zweifellos Recht hatte, daß es Formen gibt, die nicht nur zufällig, sondern ihrem Wesen nach einpolig sind, daß aber andererseits doch eine manisch-depressive Krankheit als Einheit besteht.

Es fand sich weiter, daß die einpoligen Formen scharf begrenzte Bilder bieten, die bei Wiederholung der Phase immer wieder in der gleichen Weise wiederkehren, so daß wir von „reinen" Formen sprechen konnten, während sich die anderen Formen nicht nur dadurch als „vielgestaltig" erwiesen, daß sie nach zwei Polen gehen, sondern darüber hinaus in jedem Pol eine erhebliche Spielbreite der Symptome zeigten. Wiederholte depressive oder wiederholte manische Phasen brauchen sich somit bei dem gleichen Patienten hier keineswegs zu gleichen. Ich habe die Gruppierung in die monopolaren und die bipolaren Formen, die Neele in ihrer Monographie schon skizziert hatte, klinisch und erbbiologisch stark ausgebaut, wie meine „Aufteilung der endogenen Psychosen" zeigt. Die Belastung erwies sich bei der manisch-depressiven Krankheit viel höher als bei den reinen Formen. Frau von Trostorff hat inzwischen Nachuntersuchungen vorgenommen und die beträchtlichen erbbiologischen Unterschiede bestätigt. Ferner haben neuerdings, unabhängig voneinander, Angst und Perris großangelegte Untersuchungen vorgenommen, und, wie ich glaube, den endgültigen Beweis erbringen können, daß jedenfalls die depressiven Formen genetisch in monopolare und bipolare Formen zu trennen sind. Eine Bestätigung wurde auch durch neuere Untersuchungen von Winekur et al. erbracht.

Kleist hielt seine Auffassungen, Manie und Melancholie stellten in jedem Fall zwei verschiedene Krankheiten dar, nicht aufrecht, nachdem er die Untersuchung von Neele und mir zur Kenntnis genommen hatte. In der folgenden Tab. 1 ist die endgültige Einteilung der Phasophrenien von Kleist wiedergegeben.

Tabelle 1. Kleists *Einteilung der Phasophrenien*

Stimmungspsychosen	
Melancholie Angstmelancholie Manie	reine Formen
Manisch-depressive Gemütskrankheit)	vielgestaltige Form
Affektpsychosen	
Agitierte Angstpsychose Stuporöse Angstdepression	reine Formen
Agitiert-stuporöse Angstpsychose	vielgestaltige Form
Wahnbildende affektive Psychosen	
Ängstliche Beziehungspsychose Ängstliche Halluzinose Ratlose Bedeutungspsychose Entfremdungspsychose Ekstatische Eingebungspsychose Expansive Konfabulose	reine Formen
Ängstlich-ekstatische Wahnpsychose	vielgestaltige Form
Hypochondrische Psychosen	
Hypochondrische Depression Hypochondrische Erregung	reine Formen
Amentielle Psychosen	
Erregt-stuporöse Verwirrtheitspsychose Hyperkinetische-akinetische Motilitätspsychose	vielgestaltige Formen

Wenn Kritik an der Forschungsrichtung Wernicke-Kleist geübt wird, dann erscheint gelegentlich der Hinweis, daß auch innerhalb dieser Richtung keine einheitlichen Auffassungen bestünden, da meine eigenen Einteilungen doch wesentlich anders aussähen als die von Kleist. Es ist richtig, daß ich mich in der genaueren Differenzierung der phasischen Psychosen von Kleist entfernt habe, doch wird man, wenn man sich die Mühe macht, die Verwandtschaft, die bleibt, finden. Ich gebe in Tab. 2 die phasischen Psychosen wieder, wie ich sie sehe.

Im Bereich der Schizophrenien konnte Kleist weniger als im Bereich der phasischen Psychosen auf Wernicke zurückgreifen; öfter findet man hier auch Hinweise auf Kraepelin. Die Beziehungen zum Gehirn sieht Kleist bei den

Schizophrenien in der Weise, daß er *Systemkrankheiten* annimmt und einen Vergleich mit den systematischen Krankheiten neurologischer Art sieht. Er vermutet nicht nur einfach systematische Formen, vergleichbar der spastischen Spinalparalyse, sondern auch kombinierte, vergleichbar der amyotrophischen Lateralsklerose. Von den *schizophrenen Endzuständen* her glaube ich eine Bestätigung dieser Auffassung geben zu können, da man hier scharf umschriebene Zustandsbilder findet, die auf einen systematischen oder kombiniert systematischen Ausfall hinweisen.

Tabelle 2. *Gruppen und Formen phasischer Psychosen*

Reine Formen endogener Psychosen
- Reine Melancholie
- Reine Manie
- Reine Depressionen
  - Gehetzte Depression
  - Hypochondrische Depression
  - Selbstquälerische Depression
  - Argwöhnische Depression
  - Teilnahmsarme Depression
- Reine Euphorien
  - Unproduktive Euphorie
  - Hypochondrische Euphorie
  - Schwärmerische Euphorie
  - Konfabulatorische Euphorie
  - Teilnahmsarme Euphorie

Vielgestaltige Formen endogener Psychosen
- Manisch-depressive Krankheit
- Cycloide Psychosen
  - Angst-Glücks-Psychose
  - Erregt-gehemmte Verwirrtheitspsychose
  - Hyperkinetisch-akinetische Motilitätspsychose

Als ich zu KLEIST stieß und von der Anstalt Gabersee meine Einteilungen der „*defektschizophrenen Krankheitsbilder*“ mitbrachte, konnten wir unsere Formen zu einem großen Teil in Parallele zueinander setzen. Dazu kam im Laufe der langen Zusammenarbeit eine vielfältige gegenseitige Abstimmung, die vor allem in Zusammenhang mit den Nachuntersuchungen, die ich auf Veranlassung von KLEIST zusammen mit anderen seiner Schüler (SCHWAB, FAUST, NEELE, G. MEYER) vornehmen konnte, zustande kam. Die „sprachträge Katatonie“ konnte mit der „antriebsarmen Katatonie“ von KLEIST in Beziehung gesetzt werden. KLEIST bezog sie auf das Stirnhirn. Dort vermutete er auch das Substrat der „sprechbereiten Katatonie“ meiner Einteilung. Die „proskinetische Katatonie“, die ich beschrieben hatte, deutete er im Sinne einer Bejahungstendenz hirnpathologischer Fundierung. Im Bereich der Hebephrenien hatte auch schon KRAEPELIN manche Unterformen ähnlich gesehen. Bei den Paraphrenien traten deutlichere Unterschiede zutage, die vor allem dadurch zustande kamen, daß ich von Gesamtsyndromen ausging, die erfüllt sein mußten, wenn eine Unterform angenommen werden sollte, während KLEIST im wesentlichen von dem Symptom, das er als führend ansah, ausging. Ich gebe in Tab. 3 die Aufstellung der Schizophrenien nach KLEIST wieder.

Von einem besonderen Interesse sind die verworrenen Formen von KLEIST, die sich durch Denk- und Sprachstörung auszeichnen. Er verglich zusammen mit seinen Schülern FLEISCHHACKER und A. SCHNEIDER die schizophrene Sprachstörung mit aphasischen Symptomen organischer Art und stellte den schizophrenen Wortneubildungen die Paraphasien bei Hirnherden gegenüber. Die Denkstörung, die er paralogisch nannte, suchte er ebenfalls hirnpathologisch zu erfassen und brachte sie mit dem Übergangsgebiet vom Occipitallappen zur 3. Temporalwindung in Zusammenhang.

Tabelle 3. KLEISTs *Einteilung der Schizophrenien*

Systematische Einfache	Kombinierte	Unsystematische Extensive
	Affektive Formen, Hebephrenien	
Läppische Hebephrenie Depressive Hebephrenie Apathische Hebephrenie Autistische Hebephrenie	+	—
	Psychomotorische Formen, Katatonien	
Antriebsarme Katatonie Akinetische Katatonie Parakinetische Katatonie Negativistische Katatonie Proskinetische Katatonie Sprechbereite Katatonie Stereotype Katatonie	+	Iterative Katatonie
	Wahnbildende (paranoide) Formen	
Phantasiophrenie Progr. Konfabulose Progr. Halluzinose Progr. Somatopsychose Progr. Autopsychose Progr. Eingebungspsychose Progr. Beeinflussungspsychose	+	Progr. Beziehungspsychose Progr. Bedeutungspsychose Progr. umschriebene Wahnpsychose (Paraphrenien)
	Verworrene Formen	
Inkohärente Schizophrenie Paralogische Schizophrenie Schizophasie	+	+

+ und — bedeuten, daß kombinierte oder extensive Formen vorkommen oder nicht.

Wenn ich die grundsätzliche Auffassung KLEISTs von einem Systemcharakter der Schizophrenien bestätigte, so mußte ich dabei die „*atypischen*" bzw. „*unsystematischen*" Schizophrenien, die zu einem remittierenden Verlauf neigen und eine wesentlich höhere Belastung aufweisen, abgrenzen. KLEIST überzeugte sich von der Richtigkeit dieser Trennung in zwei verschiedene Krankheitsgruppen, sah aber das Wesentliche der zweiten Gruppe in der Neigung zu einer allmählichen Ausweitung der Symptomatik und sprach daher von „extensiven" Formen, wie die Tabelle zeigt.

Die *unsystematischen* Schizophrenien unterscheiden sich nach Zustandsbild, Verlauf und Erblichkeit von der „*Kerngruppe*", welche die *systematischen* Formen umfaßt. Die unsystematischen Schizophrenien blicken mit ihrem Bild immer wieder nach den *cycloiden Psychosen* hin und gewinnen gerade dadurch eine besondere Bedeutung. Wenn die letzteren Psychosen trotz ihrer günstigen Prognose meist den Schizophrenien zugezählt werden, so liegt das sicher daran, daß sie in den unsystematischen Schizophrenien „bösartige Verwandte" haben, wie man sagen kann, die im Beginn oft ähnliche Bilder bieten. Will man eine Trennung zwischen *prognostisch günstigen und prognostisch ungünstigen Formen* endogener Psychose vornehmen, dann muß man daher neben den cycloiden Psychosen vor allem die unsystematischen Schizophrenien in Rechnung ziehen. Ich gehe daher unten auch auf diese genauer ein. Ich gebe zunächst in Tab. 4 eine Aufstellung der schizophrenen Gruppen und Formen, wie ich sie sehe.

Tabelle 4. *Schizophrene Gruppen und Formen*

Systematische Schizophrenien	
Hebephrenien	
	Läppische Hebephrenie
	Verschrobene Hebephrenie
	Flache Hebephrenie
	Autistische Hebephrenie
Katatonien	
	Manierierte Katatonie
	Parakinetische Katatonie
	Negativistische Katatonie
	Proskinetische Katatonie
	Sprachträge Katatonie
	Sprechbereite Katatonie
Paraphrenien	
	Phantastische Paraphrenie
	Konfabulatorische Paraphrenie
	Hypochondrische Paraphrenie
	Phonemische Paraphrenie
	Expansive Paraphrenie
	Inkohärente Paraphrenie
Unsystematische Schizophrenien	
	Periodische Katatonie
	Affektvolle Paraphrenie
	Kataphasie (Schizophasie)

II. Cycloide Psychosen

In den „Randpsychosen" waren die *cycloiden Formen* als eine wichtige Gruppe enthalten. KLEIST verstand darunter die *Motilitätspsychose* und *Verwirrtheitspsychose*, die beide auf seine Veranlassung von FÜNFGELD genauer beschrieben wurden. Eine weitere Psychose wurde von KLEIST zunächst zu den paranoiden Randpsychosen gerechnet, nämlich die *Eingebungspsychose*, die WERNICKE als *„expansive Autopsychose durch autochthone Ideen"* beschrieben hatte. BOSTROEM hat sie aus der Kleistschen Klinik geschildert. Ich konnte zeigen, daß sie häufig im Wechsel mit der *Angstpsychose*, die ebenfalls schon WERNICKE beschrieben hat, vorkommt, und schloß beide unter der Bezeichnung *Angst-Glücks-Psychose* zusammen. Ich fügte diese bipolare Krankheit als dritte Form den cycloiden Formen bei und sprach nicht mehr von Randpsychosen, sondern einfach von cycloiden Psychosen. KLEIST überzeugte meine Auffassung von der Bipolarität der Krankheit, doch stimmte er mir darin nicht bei, daß ich die Angst-Glück-Psychose so sehr vom Affektiven her sah. Er maß dem Wahnhaften eine größere Bedeutung bei und prägte aus diesem Grunde die Bezeichnung der *ängstlich-ekstatischen Wahnpsychose*. Die Selbständigkeit glaube ich für jede der drei cycloiden Psychosen durch zahlreiche Sippenuntersuchungen erwiesen zu haben, wenn sich auch im klinischen Bilde häufig Überschneidungen zeigen. Dies letztere gibt den cycloiden Psychosen den Character des „*Vielgestaltigen*". Ich darf mich bei der Beschreibung aber auf die charakteristischen Gestalten beschränken.

1. Motilitätspsychose

Die Motilitätspsychose, deren Bezeichnung von WERNICKE stammt, fand auch außerhalb der Kleistschen Schule Beachtung. POHLISCH hat sie bei Darstellung des hyperkinetischen Symptomenkomplexes geschildert, ohne allerdings eine klare Grenze gegenüber ähnlich gearteten katatonen Formen zu ziehen. Nach KLEIST und FÜNFGELD unterscheidet sich die hyperkinetische Motilitätspsychose von den Katatonien dadurch, daß in der Unruhe Ausdrucksbewegungen im Vordergrund stehen, während Iterationen, Stereotypien, Parakinesen fehlen. Auf die genauere Differentialdiagnose zur „periodischen Katatonie" komme ich zurück. Von der Manie hebt sich die Motilitätspsychose dadurch ab, daß die psychomotorischen Erscheinungen viel selbständiger sind, d. h. nicht in das psychische Gesamtverhalten eingebaut erscheinen. Expressivbewegungen werden auf diese Weise zu Pseudoexpressivbewegungen, Reaktivbewegungen zu Kurzschlußbewegungen im Sinne von KLEIST. Ich gebe eine kurze Schilderung einer *hyperkinetischen Motilitätspsychose.*

Klara A., geb. 1916, machte 1942 und 1948 schon psychotische Phasen durch, die mit verworrener Erregung einhergingen. 1955 wurde sie wieder krank und in unserer Nervenklinik aufgenommen. Ihre Erregung wird in der Krankengeschichte folgendermaßen beschrieben: „Sitzt auf dem Stuhl, wackelt mit den Beinen, springt auf, zieht ihr Hemd hoch, tanzt im Walzerschritt durchs Zimmer, breitet die Arme aus, greift zwischendurch an den Lichtschalter, setzt ihre tänzerischen Bewegungen fort, überkreuzt die Arme vor der Brust, faltet die Hände wie zum Gebet, steht stramm wie ein Soldat, streckt ihre Hände vor, greift nach den Sachen auf dem Tisch, grüßt militärisch, blickt kokettierend umher und gibt inkohärente sprachliche Äußerungen von sich." Die Erregung wechselte an Intensität, behielt aber den beschriebenen Charakter. Der Affekt schwankte viel, oft bestand eine Gereiztheit. Wesentlich andere Symptome traten nicht hinzu. Die Kranke beruhigte sich innerhalb von 3 Monaten und wurde im Dezember 1955 entlassen. 2 Jahre später habe ich sie nachuntersucht und völlig gesund befunden. Sie war zugänglich, freundlich, in guter, ausgeglichener Stimmung.

Bei der Kranken lag eine für die Motilitätspsychose typische Hyperkinese vor, die mit einer Fülle von *Ausdrucks-* und *Reaktivbewegungen* einherging. Das inkohärente Sprechen, das erwähnt wird, ist im Rahmen der Motilitätspsychose ein etwas zwiespältiges Symptom. Einerseits kann sich das sprachliche Element an der Hyperkinese beteiligen, dann werden kurze Sätze ausgestoßen, die unter sich oft jeden Zusammenhang vermissen lassen. Andererseits sind der Motilitätspsychose häufig Züge der Verwirrtheitspsychose beigemischt, bei der, wie wir sehen werden, der inkohärente Rededrang das Bild beherrscht. In diesem Falle handelt es sich nicht um kurze, abgerissene Redensarten, sondern um einen fortlaufenden Rededrang mit Verworrenheit. Beides ist nicht immer leicht zu trennen. Am eindeutigsten ist das Bild der Motilitätspsychose dann, wenn sprachliche Äußerungen fehlen, wenn also eine „*stumme Hyperkinese*" vorliegt. Man findet diese gerade bei schweren Formen, d. h. besonders bei der „*bedrohlichen Hyperkinese*" (NEELE), die wohl den Hauptteil der Fälle ausmacht, die STAUDER „*tödliche Katatonie*" nannte. Wahrscheinlich entsteht die stumme Hyperkinese dadurch, daß in der starken Erregung die Artikulation nicht mehr möglich ist; denn unartikulierte Laute werden auch dabei noch ausgestoßen.

Im anderen Pol, d. h. in der *akinetischen Phase*, kommt es zu einem allgemeinen Ausfall der Ausdrucks- und Reaktivbewegungen. Als Beispiel diene folgende Krankengeschichte. Nur vor der ersten Phase bestand eine kurze Hyperkinese.

Helga F., geb. 1940, wurde 1954, d. h. im Alter von 14 Jahren, zum ersten Male krank. Sie war erst kurze Zeit erregt, sprach verwirrt und saß dann etwa 4 Wochen lang, ohne ein Wort zu sprechen, in einer Ecke des Zimmers. Dann war sie wieder gesund. 1 Jahr später trat der gleiche Zustand von Bewegungsarmut auf, der diesmal 14 Tage dauerte. Wieder ein halbes Jahr später, d. h. im Dezember 1955, war sie 6 Tage lang in einem bewegungslosen Zustand. Im Januar 1956 kehrte dieser wieder und dauerte 14 Tage. Schließlich erkrankte das Mädchen im März 1956 von neuem und kam zu uns in die Klinik. Sie war völlig akinetisch, hatte eine starre Miene und starre Haltung. Sie wandte sich nicht zu, wenn man sie ansprach, bewegte nur etwas träge und unbestimmt ihre Augen. Aufforderungen kam sie außerordentlich langsam und unter Fortbestehen der starren Haltung nach. Beim Gehen zeigte sie wohl Mitbewegungen der Arme, doch sahen diese wie hölzern aus. Auf Fragen gab sie keine Antwort. Sie aß von sich aus nicht, das Essen mußte ihr eingelöffelt werden. Sie näßte auch ins Bett ein, wenn sie nicht rechtzeitig zum Klosett geführt wurde. Der Zustand dauerte diesmal etwas über 3 Wochen, dann klang er innerhalb von wenigen Tagen ab. Helga war jetzt psychisch völlig unauffällig, ein aufgeschlossenes, freundliches, natürliches Mädchen von 16 Jahren.

1957 habe ich sie zu einer Nachuntersuchung bestellt. Es ergab sich folgendes: Am Heiligabend 1956, d. h. ein $^3/_4$ Jahr nach der Entlassung, wurde sie wieder akinetisch, stand nicht mehr auf, ging nicht mehr zum Klosett, aß die Nahrung nur, wenn sie ihr unmittelbar gereicht wurde. Nach etwa 5 Tagen war alles wieder vorbei. 8 Tage vor Ostern 1957 kam der Zustand wieder und dauerte diesmal 10 Tage. Danach war das Mädchen, wie die Mutter sagte, „wie frisch geboren", „ganz aus dem Häuschen", lebhafter als in ihren sonstigen Zeiten. Bald ging auch dieser leicht erregte Zustand wieder vorbei und Helga war wieder so wie früher. Als sie bei mir zur Nachuntersuchung war, erschien sie völlig gesund, lebhaft, freundlich, zugänglich. Sie wies vielleicht einen leicht hypomanischen Zug auf, der schon bei der Entlassung aus der Klinik aufgefallen war und anscheinend nach Abklingen der akinetischen Phasen noch etwas deutlicher hervortrat als sonst. Das Mädchen erinnerte sich an alle Einzelheiten ihres Zustandes, wußte genau anzugeben, was sie erlebt hatte, blieb sichtlich in allen ihren Krankheitsphasen zeitlich und örtlich und über ihre Umgebung orientiert. Manchmal hatte sie, wie sie erzählte, depressive Ideen bzw. ängstliche. Sie glaubte, man wolle ihr etwas tun, sie vielleicht ins Gefängnis bringen. — Im Oktober 1971 ergab sich katamnestisch: H. war gesund, als Friseuse tätig und glücklich verheiratet. Sie hat im Laufe der Jahre zu Hause noch viele Phasen, in denen sie nicht sprach und nicht aß, durchgemacht, die letzte vor 7 Monaten.

Bei dieser Patientin hat eine periodische *akinetische Motilitätspsychose* mit sehr kurzen Phasen vorgelegen, die einander in relativ kurzen Abständen folgten. Solch ein Ablauf ist bei der Motilitätspsychose nicht selten, allerdings sind die kurzen Zustände sonst mehr den Hyperkinesen als den Akinesen eigen. Die meisten der akinetischen Zustände traten bei dem Mädchen mit Beginn der Menstruation auf. Auch das ist nicht ungewöhnlich. WERNICKE hat schon eine menstruelle rezidivierende Motilitätspsychose beschrieben.

Die Heilbarkeit der Motilitätspsychose konnte auf Grund vieler langjähriger Beobachtungsfälle erwiesen werden. Ich habe in meinem Buch „Aufteilung der endogenen Psychosen" eine Kranke mit periodischer Motilitätspsychose angeführt, bei der ich den Krankheitsverlauf über 26 Jahre überblicken konnte. Sie hatte in dieser Zeit, wenn leichtere Schwankungen nicht mitgezählt werden, 17 Phasen. Die Akinesen waren bei ihr noch schwerer als die Hyperkinesen. In der vierten Phase etwa, die auf das Jahr 1923 fällt, lag die Patientin steif im Bett, hielt die Augen geschlossen, ließ Urin unter sich gehen, mußte mit der Sonde ernährt werden. In einem ähnlichen Zustand sah ich sie selbst in ihrer 17. Phase. Sie war starr akinetisch, hielt den Kopf zeitweise von der Unterlage abgehoben und zeigte bei der Sondenfütterung keine Reaktion. Sie wurde unter meinen Augen gesund und war dann lebhaft, aufgeschlossen, gefühlswarm und nahm sofort wieder die natürliche Verbindung mit ihren Angehörigen auf. Von Defekt war keine Spur erkennbar.

2. Verwirrtheitspsychose

Von *Verwirrtheit* sprach, wie FÜNFGELD anführt, schon MEYNERT. WERNICKE hatte die Krankheitsform im Auge, als er von der verworrenen Manie Bilder abtrennte, die mit Verkennung der Umgebung einhergingen; denn Personenverkennungen stellen ein charakteristisches Symptom der Verwirrtheitspsychose dar und sind zur Differentialdiagnose gegen verworrene Manien recht wichtig. Als eigene Krankheitsform wurde die Verwirrtheitspsychose von KLEIST beschrieben.

Sie ist in ihrem *erregten Pol* vor allem durch eine *Inkohärenz des Gedankenganges*, die sich mit einem Rededrang verbindet, ausgezeichnet. Die Stimmung erscheint selten gleichmäßig heiter wie bei Manien, sondern viel häufiger labil, was FÜNFGELD betont. Sie kann auch überwiegend ängstlich sein. Differentialdiagnostisch ist ferner, wie ich glaube, besonders wichtig, daß manische Kranken auch in einer verworrenen Erregung auf die Umgebung eingestellt bleiben, sich zuwenden und das aufgreifen, was sie um sich beobachten, während verwirrte Kranke ihre inkohärenten Reden häufig ganz ohne Beziehung auf die augenblickliche Situation von sich geben. Es scheint ihnen die Ablenkbarkeit nach außen hin zu fehlen. Die Inkohärenz verworrener Manien ist auch sonst etwas anderes als die Inkohärenz der Verwirrtheitspsychose. Aus der Ideenflucht der ersteren wird in höheren Graden zwar eine Inkohärenz, aus der Inkohärenz der Verwirrtheitspsychose entsteht aber bei geringerer Ausprägung nicht umgekehrt eine Ideenflucht. Vielmehr fallen verwirrte Kranke in leichter Erregung dadurch auf, daß sie ständig von Dingen reden, die im Augenblick nicht zur Sache gehören, ohne daß sie aber in diesem ihrem Thema ungeordnet zu erscheinen brauchen. Ich nenne das *Inkohärenz der Themenwahl.* Ideenflüchtige Wendungen findet man viel eher in eine schwere als in eine leichtere Form von Inkohärenz eingestreut. Die Hemmung im anderen Pol der Verwirrtheitspsychose geht häufig bis zum *Mutismus.* Sie ist durch eine Ratlosigkeit ausgezeichnet, so daß ich den „ratlosen Stupor“ KLEISTs nur als gehemmten Pol der Verwirrtheitspsychose auffasse. Im Sinne der „intrapsychischen Akinese“ von WERNICKE läßt sich der Mutismus wie auch die Ratlosigkeit auf die starke Denkhemmung zurückführen. Aus dieser entstehen auch die *Beziehungsideen* und *Bedeutungsideen*, die man nachgewiesen haben muß, wenn man einen Stupor als gehemmte Verwirrtheit auffassen will. KLEIST sieht die Zusammenhänge anders, denn er kennt eine „ratlose Bedeutungspsychose“ ohne wesentliche Hemmung.

Von der *akinetischen Motilitätspsychose* läßt sich die *gehemmte Verwirrtheit* in ausgeprägten Fällen unschwer unterscheiden. Es fehlt ihr die allgemeine Erstarrung der Ausdrucksbewegungen. Auch die Reaktivbewegungen bleiben viel besser erhalten. Aufforderungen folgen die Kranken. Sie gehen in der Regel auch ihren körperlichen Bedürfnissen selbst nach. Man könnte besser von einem *Mutismus* als von einem Stupor sprechen, obwohl auch allgemein eine gewisse Verlangsamung der Reaktionen besteht, wie es bei einer schweren Denkhemmung verständlich ist. Die Bestätigung, daß man die Hemmung ihrer Art nach richtig eingeschätzt hat, ergibt sich durch die Beziehungsideen, die in deutlichem Maße nur der gehemmten Verwirttheit, nicht der akinetischen Motilitätspsychose eigen sind. Meist kann man sie schon aus spärlichen Bemerkungen während des Stupors erfahren, sonst sind sie nachher zu erfragen. Auch Halluzinationen sind häufig, nur meist schwer von den Beziehungsideen abzugrenzen. Dem Inhalt nach sind die Stimmen oder anderen Trugwahrnehmungen ganz von der gleichen Art wie die Beziehungsideen, indem man als Hintergrund die Ratlosigkeit, in der häufig auch eine Ängstlichkeit enthalten ist, erkennt. Ich gebe im folgenden eine Krankengeschichte wieder, die in mehreren Phasen sowohl gehemmte als auch erregte Verwirrtheiten zeigt.

Gertrud R., geb. 1913, erkrankte erstmals 1949. Sie äußerte religiöse Ideen und Befürchtungen, bezog die Predigt des Pfarrers auf sich. Vom vermißten Bruder glaubte sie zu wissen, daß er vor 14 Tagen gestorben sei. Dann wurde sie immer stiller, sprach schließlich gar nichts mehr und nahm auch fast keine Nahrung mehr zu sich. Sie kam in die Anstalt W., wo sie sich völlig stuporös verhielt. Unter Elektrokrampfbehandlung wurde sie unter Schwankungen besser. Zunächst war sie noch etwas ängstlich, dann ausgeglichen und konnte nach einem Vierteljahr entlassen werden. 1953 erkrankte sie wieder in ähnlicher Weise und kam in die Anstalt G. Hier betete sie erst laut, dann lag sie regungslos im Bett und nahm von Fragen keine Notiz. Sie aß auch nicht mehr. Später blickte sie mit einem aus Ratlosigkeit und Furcht gemischten Ausdruck um sich. Unter Elektrokrampfbehandlung wurde sie wieder freier und erzählte, sie habe furchtbare Angst gehabt. In ausgeglichener Stimmung und voller Krankheitseinsicht wurde sie 7 Wochen nach der Aufnahme wieder entlassen. 1955 erkrankte sie zum dritten Male. Sie sprach nichts. Auch die Nahrungsaufnahme stellte sie fast völlig ein. Sie kam wieder in die Anstalt W. und war bei der Aufnahme völlig stuporös, stand mit gesenktem Kopf und gab keine Antwort, blickte aber fragend um sich. Unter einer Krampfbehandlung wurde sie wieder freier und erzählte, in der Kirche habe sie Flugzeuge gesehen, mit denen sie Verbindung gehabt habe. Sie blickte ratlos und schien nachzugrübeln. Eine Mitkranke kam ihr wie eine Bekannte vor, sie konnte sich das nicht erklären. Nach einem Vierteljahr war sie wieder frei, voll krankheitseinsichtig, zeigte eine natürliche Affektivität und äußerte die Befürchtung, vielleicht später wieder krank zu werden.

1956 folgte die vierte Phase. Sie hielt sich anhaltend in der Kirche auf und sprach nichts mehr. Sie kam diesmal in die hiesige Nervenklinik. Sie sprach nicht, nickte aber mit dem Kopf, als sie gefragt wurde, ob sie den Arzt verstehe. Aufforderungen kam sie nach. Als sie freier war, berichtete sie, alles sei ihr merkwürdig vorgekommen, als ob man eine Narkose mit ihr mache; als ob alle nach ihr sähen und über sie tuschelten. Andeutungen über ihre Familienverhältnisse seien gemacht worden. Unter Krampfbehandlung war die Kranke diesmal nach 8 Wochen gesund und einsichtig.

1958 erkrankte sie zum fünften Male, jetzt zum ersten Male nicht mit einem Stupor, sondern mit Erregung. Sie entwickelte nach der Aufnahme gleich einen verworrenen Rededrang und äußerte u. a. folgendes: „Jetzt bin ich ausgeruht hier, und dann werden sie noch so gegriffen, bloß weil sie einen Stuhl suchen. Auch die Polizei hat mich schon gegriffen. Hätte alles richtig verteilt werden können, dann wäre alles normal gegangen. Man kann doch den Menschen gehen lassen, ist doch keine Viehherde. Ich habe auch dahinten gesehen, wie sie das Brot wegwarfen, im Mülleimer stand „für Binden" dran, da lag das Brot drin. Soll man denn immer den Mund halten, das geht doch nicht!" (Sie sind ja so aufgebracht!) „Die Männer sind noch viel mehr in Rage gekommen als ich. 1945 haben sie das Brot gesucht. Werden wir denn vorwärts kommen dadurch? Nein! Wir gehen ja immer wieder zurück dadurch, auf Kosten anderer." Später äußerte sie, man stelle ihr nach, aber Kranke und Lahme kämen zu ihr, um sich heilen zu lassen. Es deuteten sich noch öfter religiös-ekstatische Ideen an. Im Vordergrund stand aber auch weiterhin der inkohärente Rededrang. Manchmal war die Kranke gut zugänglich, meist erschien sie eher überheblich und unfreundlich. Nach 8 Wochen beruhigte sie sich. Dann wurde sie für etwa 2 Wochen auffällig ruhig, sprach fast nichts. Anschließend fiel noch eine kurze Zeit eine Gereiztheit auf. Dann kam es wieder zur Genesung. 4 Monate nach der Aufnahme konnte R. geheilt entlassen werden.

Bis zur letzten Phase, die ich selbst sah, nahm man bei der Kranken, obwohl immer wieder völlige Heilung erfolgte, eine Schizophrenie katatoner Prägung an. Tatsächlich lagen nach den Schilderungen gehemmte Verwirrtheiten vor. Auch in die letzte Phase, die als inkohärente Erregung verlief, schaltete sich nochmals eine kurze Phase von Wortkargheit ein.

Die *Heilbarkeit* der Verwirrtheitspsychose kann ich ebenso wie die der Motilitätspsychose durch viele langjährige Beobachtungen belegen. Am eindrucksvollsten war mir folgende: Eine Patientin der Frankfurter Klinik kam seit fast 30 Jahren alle 1—2 Jahre für mehrere Monate in die Klinik. Sie war schwer inkohärent und gab den Mitpatienten und auch den Schwestern, die sie schon lange kannte, falsche Namen. Sie hatte gar nichts Manisches an sich, konnte ihre zusammenhanglosen Äußerungen sogar ohne Zuwendung zu einem anderen Menschen von sich geben. Da ich sie immer nur krank sah – der Mann nahm sie bei Beginn der Besserung stets gleich wieder nach Hause – neigte ich innerlich selbst schon etwas dazu, eine periodische Katatonie anzunehmen. Ich besuchte sie daher einmal zwischen ihren Krankheitsphasen und fand im häuslichen Milieu eine nach jeder Richtung hin unauffällige, warmherzige Pyknika vor.

3. Angst-Glücks-Psychose

Bei der dritten cycloiden Psychose, der *Angst-Glücks-Psychose* ist der eine Pol durch die Angst mit den Angstideen charakterisiert. Die Ängstlichkeit ist mit Mißtrauen verbunden, wie auch schon bei den Fällen, die WERNICKE als Angstpsychose beschrieb. Beziehungsideen lassen sich dadurch verstehen. Daneben treten hypochondrische Ideen hervor. Aber auch andere depressive Vorstellungen, auch Selbstvorwürfe, kommen vor. Nicht selten sind ferner Halluzinationen, die sich nach ihrem Inhalt in das Bild der Angst einfügen, denn sie enthalten ähnlich wie die Beziehungsideen Anklagen oder Bedrohungen. Wie bei der gehemmten Verwirrtheit ist oft nicht zu entscheiden, was Beziehungsidee ist, was Illusion und was Halluzination. Der affektive Hintergrund muß in jedem Fall erkennbar sein, wenn der Rahmen der Angstpsychose gewahrt bleiben soll.

Die Erregung gehört nicht unbedingt zum Bild. Die Kranken können auch, wie man sagen möchte, starr vor Angst sein. Teilweise handelt es sich dabei wohl tatsächlich nur um eine andere Ausdrucksform der Angst. In anderen Fällen ist die Bewegungsarmut dafür zu deutlich, dann muß man eine Beimengung im Sinne der gehemmten Verwirrtheit oder akinetischen Motilitätspsychose annehmen. Bei der Neigung der cycloiden Psychosen, sich zu überschneiden, ist das nicht ungewöhnlich. Die folgende Patientin mit periodischer Angstpsychose war teils erregt, teils gehemmt.

Emma B., geb. 1892, die schon immer etwas ängstlich war, erkrankte erstmals 1949. Sie hatte schwere Angst, wollte nicht allein bleiben, äußerte: „Wenn ihr nicht bei mir bleibt, dann werde ich bestimmt abgeholt." Der Zustand dauerte etwa $^1/_4$ Jahr, Klinikbehandlung erfolgte nicht. B. war dann wieder gesund. 1958 erkrankte sie von neuem an „Verfolgungswahn", wie ihre Schwester sagte. Sie sah überall Spitzel, glaubte, verhaftet zu werden, und machte einen Erhängungsversuch. Sie machte sich Vorwürfe, daß sie nicht mehr zur Arbeit ging, glaubte, man werde sie wegen Sabotage anzeigen. Oft erklärte sie, sie komme doch ins Zuchthaus. Sie stand verängstigt am Fenster, hinter der Gardine versteckt, und äußerte, wenn jemand auf der anderen Straßenseite vorbeiging: „Siehst Du, da steht doch schon wieder einer, der mich holen will."

Am 12. 2. 1958 wurde die Patientin in die hiesige Klinik aufgenommen. Sie war anfangs starr und zu keiner Antwort zu bewegen. Sie blickte den Frager nur angstvoll an. Dann wurde sie erregt, äußerte, sie sei hier eingesperrt, um getötet zu werden. Man möge sie dann um Gotteswillen gleich totschlagen, „nicht halbtot, bitte, bitte nicht halbtot, das ertrage ich nicht, das ist ja furchtbar". Sie glaubte, auch ihre Schwester und ihr Schwager seien hier eingesperrt. Als sie sich etwas beruhigt hatte, äußerte sie ihre alten Befürchtungen, Spitzel seien hinter ihr her, man werfe ihr Sabotage vor, werde sie vor Gericht stellen und töten. Im weiteren lag sie meist regungslos im Bett, gab keine Antwort, blickte mißtrauisch-ängstlich um sich. Dazwischen brach dann immer wieder eine ängstliche Erregung hervor, in der sie flehte, sie am Leben zu lassen, und versicherte, nichts Unrechtes getan zu haben. Sie ließ sich nicht davon überzeugen, daß man sie als krank behandle, glaubte vielmehr, daß Ärzte und Schwestern den Auftrag hätten, sie zu überwachen, und behauptete, die Schwestern und andere Patienten hätten das auch durch ihre Äußerungen zu erkennen gegeben. Unter einer Krampfbehandlung klang die Angst und das Mißtrauen ab. Es bestand zunächst noch eine gewisse Unsicherheit und Ängstlichkeit. Dann war die Stimmung ausgeglichen. Am 10. 5. 1958 konnte die Patientin mit voller Krankheitseinsicht entlassen werden. — $^1/_2$ Jahr später stellte sie sich in der Klinik vor und war unauffällig.

Bei dieser Patientin mit Angstpsychose war ein häufiger Wechsel von einem starren und stummen Verhalten zu einer Agitiertheit zu beobachten. Beides ging aber so ineinander über, daß man nicht an einen phasischen Wechsel, sondern nur an verschiedene Reaktionsweisen der Angst denken konnte. Allem Anschein nach war ein stärkeres Mißtrauen beigemischt, wenn die Kranke zu keiner sprachlichen Äußerung zu bringen war. Das zeigte sich schon bei der Aufnahme, bei der sie sichtlich glaubte, zu anderen Zwecken als zur Behandlung gebracht zu werden, und nur angstvoll blickte, aber keine Antwort gab.

Der Gegenpol der Angstpsychose, d. h. die *Glückspsychose*, ist durch Ideen ausgezeichnet, die sowohl das eigene Glück wie die Beglückung anderer zum Inhalt haben. KLEIST vermerkt besonders das Letztere und betont dadurch den Unterschied gegenüber einfach expansiven Ideen. Das Krankheitsbild ist sehr eindrucksvoll, wie man schon aus der ersten Schilderung von WERNICKE entnehmen kann. Sein Patient wollte die Regierung übernehmen, alle Welt beglücken, den Oberarzt als Leibarzt mit 30000 Mark Gehalt anstellen und in der Nähe des Niederwalddenkmals als Symbol des ewigen Völkerfriedens eine goldene Brücke über den Rhein bauen. Es sei folgende Krankengeschichte wiedergegeben.

Eva C., geb. 1911, machte vor 20 Jahren eine Psychose durch, die mit Angst, Beziehungsideen und Selbstvorwürfen einherging. Sie war 3 Monate in einer Anstalt und wurde als schizophren aufgefaßt. Sie gesundete und blieb in der Folgezeit unauffällig. Im Januar 1956 erkrankte sie wieder, diesmal mit euphorischer Verstimmung. Sie kam in unsere Poliklinik, erzählte, sie habe ein beglückendes Erlebnis gehabt, es sei eine Erleuchtung von Gott. Sie sei begnadet und dazu berufen, die Welt zu erlösen. Plötzlich sei das über sie gekommen. Magnetische Strahlen hätten auf ihren Körper eingewirkt, es sei ein Rieseln durch sie hindurchgegangen. Sie wurde in die Klinik aufgenommen und behielt ihre ekstatische Stimmung bei. Sie nahm segnende Haltungen ein oder betete für sich selbst mit verzücktem Gesichtsausdruck. Wie sie angab, wartete sie auf das Erscheinen Christi. Später stellte sich heraus, daß sie einen Mann, den sie platonisch liebte, für den kommenden Christus hielt. Sie zitierte Bibelsprüche und erklärte, der Herrgott habe sie von Sünden reingewaschen. Er habe ihr ein Zeichen gegeben, in der Offenbarung sei schon alles voraus verkündet. Ein heller Lichtstrahl sei zu ihr ins Zimmer gekommen. Sie habe Christus auch persönlich im Licht gesehen. Wenn man sie fragte, woher sie alles wisse, sprach sie von göttlicher Berufung oder auch von Eingebungen, die ihr von Gott gekommen seien. Nachdem die Kranke einige Tage in der Klinik war, schlug die Stimmung für mehrere Stunden um. Sie saß jetzt mit depressivem Gesicht da und gab keine Antwort. Aber schon am nächsten Tag befand sie sich wieder in der ekstatischen Haltung, die etwa 6 Wochen lang anhielt. Dann klang die Psychose ab, die Patientin korrigierte ihre Ideen und zeigte jetzt eine leicht hypomanische Wesensart. Sie war fröhlich, unterhielt sich gern und machte sich viel Beschäftigung. In diesem Zustand wurde sie entlassen. Sie ging wieder ihrem Beruf als Heilgymnastin nach und besuchte uns öfter in der Klinik. Sie blieb lebhaft, guter Stimmung und zeigte immer eine gemütswarme Art.

Diese Krankengeschichte ist auch verlaufsmäßig charakteristisch, da zwei Phasen erst in einem sehr langen Abstand aufeinanderfolgten. Die Motilitätspsychose neigt in wesentlich höherem Grade zur periodischen Wiederholung als die Angst-Glücks-Psychose.

Der längste *Verlauf* einer Angst-Glücks-Psychose, den ich überblicke, umfaßt 31 Jahre. Der Kranke machte seine erste Phase 1914 an der Erlanger Klinik durch. Daß ihn dort SPECHT, der mein erster Lehrer war, nicht als schizophren, sondern als manisch-depressiv auffaßte, zeigt, wie gut er Prognosen stellen konnte. Der Patient war damals ängstlich, wollte seine Sünden beichten, hatte auch Beziehungsideen, fühlte sich beeinflußt und halluzinierte akustisch. Im Wechsel damit bestand eine ekstatische Verstimmung. Je nach dem Grad derselben erklärte sich der Kranke als Bibelausleger, Prophet oder auch als Christus, der im Auftrag seines Vaters die Menschen erlösen müsse. Er deklamierte im Predigerton. In der zweiten Phase war er wieder gehobener Stimmung, in der dritten Phase ängstlich. Ich selbst sah ihn in seiner vierten und fünften Phase, als er jeweils wieder ekstatisch war, diesmal mit vielen manischen Zügen. Er wurde nach jeder Phase wieder völlig gesund.

III. Schizophrenien mit relativ gutartigem Verlauf

Eine umschriebene Gruppe von Schizophrenien zeichnet sich durch einen relativ günstigen, großenteils remittierenden Verlauf vor der Kerngruppe aus. Die erbliche Belastung ist dagegen größer. Es handelt sich um die „unsystematischen“

Formen, wie oben in Gegenüberstellung zu der Kerngruppe, aber auch zu den cycloiden Psychosen angegeben wurde. Ich kann die *affektvolle Paraphrenie* und die *periodische Katatonie* sowie als *Kataphasie* die *Schizophasie* im Sinne von KRAEPELIN wie im Sinne von KLEIST beschreiben.

Gemeinsam ist den unsystematischen Schizophrenien die große *Spielbreite der Symptome*. Was man zu Unrecht vielfach als Eigenart aller Schizophrenien ansieht, daß sowohl im Einzelverlauf als auch in der Sippe ein Wechsel der Symptomgestaltung vorkomme, das gilt für diese Gruppe von Schizophrenien. Katatone Symptome können hier auch an die Stelle von paraphrenen treten, und umgekehrt. Im Gegensatz dazu behalten die systematischen Formen sowohl im Einzelverlauf als auch in der Sippe die gleichen Bilder bei. Wegen einer gewissen Verwandtschaft zu den *cycloiden Psychosen* muß die Differentialdiagnose gerade diesen gegenüber gesichert werden. Von der Angst-Glücks-Psychose läuft symptomatologisch eine Beziehung zur affektvollen Paraphrenie, von der Motilitätspsychose zur periodischen Katatonie und von der Verwirrtheitspsychose zur Kataphasie. Wenn ich die unsystematischen Schizophrenien als die „bösartigen Verwandten" der cycloiden Psychosen bezeichnete, so handelte es sich doch um keine echte Verwandtschaft, da prognostisch und erbbiologisch keine Beziehung besteht.

1. Affektvolle Paraphrenie

Die affektvolle Paraphrenie beginnt gar nicht selten mit ängstlich-ekstatischen Zuständen, die den Prozeßcharakter der Krankheit noch nicht gleich erkennen lassen. Auch im weiteren Verlauf bleibt das Verhalten der Affektivität auffällig. Der Wahn ist dadurch ausgezeichnet, daß er, anders als sonst bei Schizophrenien stets von einem tiefen Affekt getragen wird, d. h. dem „pathologischen Affekt" im Sinne von SPECHT. Die Patienten geraten daher bei Äußerung ihrer Ideen immer rasch in Erregung, mag es sich um eine Gereiztheit handeln oder eine Begeisterung. Die Krankheit kann sich in einem einfachen Beziehungssyndrom, einer „progressiven Beziehungspsychose" im Sinne KLEISTs erschöpfen. Sie kann auch die Paranoia im Sinne KRAEPELINs verkörpern. Häufig schreitet sie aber fort und erreicht in etwa einem Drittel der Fälle ausgesprochen phantastische Gestaltungen. Die Affektstörung macht sich im Verlauf der Krankheit noch dadurch bemerkbar, daß manche Kranke mehr eine ekstatisch gehobene Stimmung und einen Größenwahn, andere dagegen mehr eine Gereiztheit und einen Verfolgungswahn zeigen. Freilich kann sich auch beides fast gleichmäßig verbinden. Phantastische Bilder werden häufiger erreicht, wenn die gehobene Stimmung vorherrscht.

Ich kann die Differentialdiagnose der affektvollen Paraphrenie gegenüber der Angst-Glücks-Psychose wie auch die große Spielbreite der affektvollen Paraphrenie selbst am besten dadurch darstellen, daß ich auf einige Fälle der *großen Sippe* affektvoller Paraphrenie zurückgreife, die ich veröffentlicht habe. Vorwiegend in Zusammenhang mit Verwandtenehen fanden sich in dieser Sippe *18 Schizophrenien.*

Die Probandin der Sippe, Klara St., erkrankte in ihrem 35. Lebensjahr an religiösen Wahnideen. Sie behauptete, sie sei Christus und könne Teufel austreiben. Gleichzeitig hörte sie Stimmen „aus dem Reich des Lichts". Später nannte sie sich nicht mehr selbst Christus, aber sie glaubte sich doch stets mit ihm in Verbindung und außerdem auch mit allen großen Geistern der Weltgeschichte. Der Krankheitsverlauf war schwankend. Die Patientin war mehrmals in Anstalten, konnte aber dazwischen trotz ihres fortbestehenden Wahns fast 20 Jahre zu Hause behalten werden. Von ihrem 69. bis zu ihrem 83. Lebensjahr war sie in der Frankfurter Nervenklinik und bot hier im wesentlichen folgendes Bild.

Sie stand ihren Angaben nach mit Geistern in Verbindung, z. B. mit Bismarck, Friedrich dem Großen. Sie fragte in Gegenwart des Arztes eine verstorbene Verwandte nach ihrem Todestag und erhielt ein Datum genannt, das sie dem Arzt mitteilte. Gelegentlich sah sie die

Geister auch, die rasch wieder verschwanden. Jesus oder ein Apostel führte ihr beim Schreiben öfter die Hand. Unten im Keller befand sich ihrer Meinung nach eine große Einrichtung, in der Verbrecher seziert und auf Fehler im Kopf untersucht wurden. Sie selbst glaubte, von Jesus die Fähigkeit zu haben, Tote aufzuerwecken, nicht körperlich, sondern im Geiste. Für die Personen ihrer Umgebung hatte sie fast durchweg falsche Namen bereit. Erinnerungsfälschungen traten reichlich hervor, z. T. in Form zusammenhängender Konfabulationen. Trotz ihres Alters war die Kranke noch sehr rege, unterhielt sich gerne, war heiter und aufgeschlossen, wenn man sie nicht kränkte. Äußerte man jedoch Zweifel an ihren Behauptungen, dann wurde sie sofort gereizt, schimpfte heftig, verlangte ihre sofortige Entlassung, schrie den Arzt wütend an und war vorläufig für weitere Unterhaltung nicht zu haben. Gegen manche Personen ihrer Umgebung behielt sie dauernd einen feindseligen Affekt, gegen die meisten war sie aber versöhnlich. Sie hatte in der Regel Freude daran, wenn man sich mit ihr unterhielt.

Man kann an diesem phantastischen Krankheitsbild die affektive Unterlegung nicht übersehen. Die religiösen Ideen, die darin gipfelten, daß die Patientin glaubte, Tote auferwecken zu können, zeigen den ekstatischen Hintergrund. Sie sprach auch immer mit einer feierlichen Gehobenheit von ihren Fähigkeiten. Eine tiefe Reizbarkeit war daneben ebenfalls sehr deutlich. Warum auch nach dem sonstigen Bild keine „systematische“ Schizophrenie vorlag, kann ich hier nicht genauer darstellen, da ich zu weit ausholen müßte. Stattdessen stelle ich nun neben diese Patientin eine andere der gleichen Sippe, die sich durch einen besonders milden Verlauf auszeichnete.

Adelheid H. bot unter Schwankungen mehrere Jahre lang das Bild einer erregten Angstpsychose mit Selbstvorwürfen und Eigenbeziehungen. Die paranoischen Züge waren zwar recht deutlich, gingen aber nach den Krankengeschichten zunächst nicht sicher über das hinaus, was man auch sonst bei den Angstpsychosen findet. Im Laufe der Zeit wurde aber aus der Angst eine Gereiztheit, aus den depressiven Ideen entstanden Verfolgungsideen. Die Kranke konnte jetzt zwar wieder zu Hause sein, beherrschte sich auch Außenstehenden gegenüber so gut, daß man sie nicht für geisteskrank hielt. Der Mann aber beklagte sich in einem Brief darüber, daß sie ihn mit Haß verfolge, Erregungen bekomme, die sich bis zur Tobsucht steigerten. Sie selbst schrieb an die Anstalt folgenden Brief: „An mir habt Ihr alle gesündigt. Täglich sehe ich mehr ein, daß ich in den letzten Jahren keine Geisteskranke war. Mein Mann kann es vor dem jüngsten Gericht nicht verantworten, was er mir getan hat ... Ich besuche jeden Sonntag den Gottesdienst und bitte den lieben Gott, er möchte mir mein unverschuldetes Leiden vergessen machen, aber trotzdem kann ich nicht ... Gott ist gerecht und läßt einen nicht im Stich, wenn einen die böse Welt verläßt.“

Es stellt eine besondere charakteristische Entwicklung im Rahmen der affektvollen Paraphrenie dar, wenn aus der Angst allmählich eine Gereiztheit wird und aus den Angstideen allmählich die Verfolgungsideen entstehen. Im allgemeinen tritt diese Änderung des Zustandsbildes viel schneller als bei der eben geschilderten Patientin ein. Es kommt andererseits in seltenen Fällen vor, daß die affektvolle Paraphrenie überhaupt nicht über das Bild der Angstpsychose hinauskommt, so daß eine Fehldiagnose unvermeidlich wird. Unter den 18 Schizophrenen der genannten Sippe fand sich eine Patientin, die mehrere ängstlich-depressive Phasen durchmachte und danach im wesentlichen gesund blieb. Nur eine „Ängstlichkeit und Peinlichkeit des Wesens“ fielen noch auf.

Wenn der pathologische Affekt nicht akut hervortritt, sondern von Anfang an eine blandere Gestaltung aufweist, dann sind die Voraussetzungen dafür gegeben, daß eine *Paranoia* im Sinne KRAEPELINs entsteht. In der geschilderten Sippe fanden sich 3 Fälle, die dieser Krankheitsform sehr nahe kamen. Die Zugehörigkeit der Paranoia zur affektvollen Paraphrenie wird besonders in den Fällen deutlich, in denen sich die Kranken als Propheten fühlen und die Welt beglücken möchten. Wenn bei Frauen Bilder im Sinne der Paranoia so selten sind, so liegt dies meines Erachtens daran, daß die Affektregungen hier meist heftiger sind, die Neigungen zu logischer Verarbeitung der Ideen dagegen geringer. Daß man im Rahmen der affektvollen Paraphrenie aber auch weibliche Patienten findet mit einem einfach systematisierten Wahn, möge folgende Kranke zeigen. Ein besonders weibliches Gepräge erhält die Krankheit dadurch, daß es sich um einen *Liebeswahn handelt.*

Die unverheiratete 50jähr. Patientin K. kam eigentlich nur durch einen Zufall in unsere Klinik. Sie litt an einer Colitis, bei der man an psychische Entstehung dachte. Dafür fand sich kein Anhaltspunkt. Statt dessen stellten wir fest, daß wir eine chronisch Geisteskranke vor uns hatten. Die Frau übte ihren Beruf als Putzmacherin im eigenen Geschäft ohne Zwischenfall aus. Niemand hielt sie für krank. Es ergab sich aber folgendes: Mit 24 Jahren lernte die Patientin einen Astrologen kennen, der allem Anschein nach sexuelle Gespräche mit ihr führte. Er erzählte ihr auch von seinem Bruder und soll die Äußerung getan haben, sie sei die passende Frau für ihn. Einige Zeit später sah sie diesen Bruder in einem Auto an sich vorbeifahren. Sie nahm jedenfalls an, daß er es war, weil er dem Astrologen ähnlich sah. Der Name, den sie ermittelte, stimmte allerdings nicht mit dem Namen des Astrologen überein. Im Laufe der folgenden Monate bekam sie die Gewißheit, daß dieser Mann sie heiraten wolle. Es vergingen aber die Jahre, ohne daß er sich erklärte. Er kam öfter an ihrem elterlichen Geschäft vorbei und sah herein. Er drehte sich auch auf der Straße nach ihr um. Eines Tages las sie in der Zeitung seine Heiratsanzeige. Daraus entnahm sie mehr noch als aus seinem Zögern, daß feindliche Menschen ihn daran hinderten, sich ihr zu nähern. Sie sah ihn später auch mit seiner Frau, im Laufe der weiteren Jahre auch mit seinen Kindern spazierengehen. Trotzdem machte er ihr weitere Andeutungen, daß er sie liebe, sah sich nach ihr um, und sie wartete weiter auf seine Erklärung. 1945 — die Patientin war jetzt 39 Jahre alt — las sie in der Zeitung seine Todesanzeige. Sie schenkte dieser aber keinen Glauben, sondern hoffte immer noch auf die Heirat. Erst 1952, als sie bei einem Zahnarzt in Behandlung war, empfand sie deutlich, daß sie nicht mehr auf den Mann warten solle. Durch die körperliche Berührung bei der Behandlung gab ihr der Zahnarzt seine Liebe zu erkennen. In Gegenwart der Sprechstundenhilfe sagte er ihr, die Berührung der Lippe sei unbedingt erforderlich. Er weckte dadurch, wie die Patientin sagte, ihr Triebleben, so daß sie nicht mehr zur Ruhe kommen konnte. Wenn sie dem Zahnarzt auf der Straße begegnete, fühlte sie sich durch ihn sexuell belästigt. Sie wußte nicht, ob sie ihm wegen der Nachstellungen böse sein sollte. Im Grunde genommen, wartete sie auf die endgültige Liebeserklärung des Zahnarztes ebenso, wie sie viele Jahre vorher auf die des anderen Mannes gewartet hatte.

Bei der Patientin lag nach dem Bild ein isolierter Liebeswahn bei erhaltener Persönlichkeit vor. Sie hatte wenig Kontakt mit den Mitmenschen und war als etwas anspruchsvoll und herrschsüchtig bekannt. Sonst war sie nicht auffällig. Obwohl sich der Wahn auf zwei Männer richtete, kann man nach dem ganzen Bild ein einheitliches Geschehen annehmen, demnach einen systematisierten Wahn im Sinne der Paranoia nach Kraepelin. Daß die Krankheit der affektvollen Paraphrenie angehört, wird durch das Sippenbild bestätigt. Eine Schwester der Mutter hatte eine Wahnkrankheit, die mit starken affektiven Schwankungen verlief und bis zu einem phantastischen Bild fortschritt. Ein Bruder der Mutter hatte Krankheitsschübe, die immer wieder ekstatisch gefärbt waren.

Wenn die abnorme Affektivität sowohl nach der ängstlichen oder gereizten als auch nach der ekstatischen Richtung geht, dann bekommt auch der Wahn eine doppelte Richtung, wird expansiv und persekutorisch zugleich. Bei chronisch verlaufenden Fällen, die keine Schübe aufweisen, ist das die Regel. So erkläre ich mir die Tatsache, daß die Paranoia von Kraepelin meist expansiv und persekutorisch zugleich ist. Gelegentlich kommt es aber auch bei chronischen Verläufen vor, daß Phasen der einen Stimmungslage von Phasen der anderen abgelöst werden und dementsprechend auch der Wahn einen Wandel erfährt.

2. Periodische Katatonie

Bei der zweiten unsystematischen Schizophrenie, der *periodischen Katatonie*, ist vor allem die Differentialdiagnose gegenüber der *Motilitätspsychose* zu treffen. Um die Verschiedenheit hervortreten zu lassen, gebe ich zwei Schilderungen akuter periodischer Katatonien. Im ersten Fall überwiegt die Hyperkinese, im zweiten die Akinese.

Vorwiegend hyperkinetische Katatonie. Eine 29jähr. Patientin wird in einer Erregung aufgenommen. Sie heult, schimpft, singt religiöse Lieder. Sie läuft umher, nickt taktmäßig mit dem Kopf, dreht an ihrem Haar, klatscht in die Hände, greift nach allem, räumt ihr Bett aus, bohrt ein Loch in die Matratze und legt sich in bizarrer Haltung hin. Im Bad gestikuliert sie mit Armen und Beinen und stößt stereotype Schimpfworte aus. Im Wechsel mit dieser Erregung wird sie in den nächsten Tagen akinetisch, liegt stocksteif da, gibt keinen Laut von sich, hält vertrackte Haltungen ein, den Kopf zur Seite gedreht, die Beine gespreizt, während Finger und Hände spielende Bewegungen ausführen. Immer wieder wechseln Erregung mit statuenhaften Haltungen ab, die mit Grimassieren einhergehen. Manchmal werden bei sonst akinetischem Verhalten stundenlang die gleichen Sätze ausgestoßen.

Vorwiegend akinetische Katatonie. Eine 18jähr. Patientin nimmt bei der Aufnahme schon ungewöhnliche Haltungen ein, wirkt aber zunächst noch demonstrativ, zumal sie berufliche Enttäuschungen erlebt hat. Aber bald entwickelt sich eine schwere katatone Akinese. Die Patientin liegt in vertrackter Haltung im Bett, hängt den Oberkörper stundenlang über die Bettkante hinaus und läßt den Speichel aus dem Mund fließen. Stellt man sie auf die Beine, dann bleibt sie statuenhaft stehen, wie man sie gestellt hat. Oder sie läßt sich auf den Boden fallen und hilft nicht mit, wenn man sie hochheben will. Sie gibt keine Antwort, auch nicht auf Drängen. Dazwischen aber schreit sie laut auf, verlangt mit greller Stimme Tabletten oder zitiert in unzähliger Wiederholung einen Bibelspruch. Oft bohrt sie stundenlang in der Nase, daß die Nasenränder zu bluten beginnen. Oder sie verkrallt ihre Finger im Hals. Manchmal geht sie unvermittelt aus dem Bett, einmal trinkt sie das Wasser aus der Vase ihrer Bettnachbarin aus, einmal geht sie zum Klosett, beugt sich darüber, als ob sie hineinspucken wollte, bleibt dann aber in gebückter Haltung stehen und läßt den Kopf nach unten hängen. Durch solche Handlungen wird die sonstige Bewegungslosigkeit jeweils nur kurz unterbrochen; die Kranke kehrt immer bald ins Bett zurück und nimmt ihre Haltung am Bettrand ein, so daß man oft meint, sie müßte herausfallen. Auf Anrede reagiert sie meist gar nicht, wenn man sehr in sie drängt, wendet sie sich ab. Ihr Gesicht ist starr und teils grimassierend verzogen. Das Essen muß ihr eingegeben werden, oft wehrt sie sich dagegen.

Bei der Hyperkinese der ersten Kranken beobachtet man zwar auch die Vermehrung der Expressiv- und Reaktivbewegungen, wie wir es bei der Motilitätspsychose fanden. Daneben finden sich aber viele Erscheinungen, die sich nicht in dieser graduellen Weise deuten lassen, so die Iterationen, Stereotypien und das Parakinetische im Bewegungsablauf. Und in den Akinesen der ersten Patientin, aber viel deutlicher in der Akinese der zweiten ist nicht nur die allgemeine Erstarrung erkennbar, sondern es bestanden viele Erscheinungen, die zugleich wieder auf falsche Impulse hinweisen, das iterative Schreien, die Ablehnung, die vertrackten Haltungen, das Grimassieren.

Wie ich glaube, liegt der wichtigste *Unterschied zwischen einer Motilitätspsychose und einer periodischen Katatonie* darin, daß im ersten Fall entweder eine Hyperkinese oder eine Akinese vorliegt, im zweiten Fall dagegen in einem gewissen Grade beides zugleich. Wenn die Katatonen in allgemeiner Erregung sind, dann zeigt doch die Starre des Bewegungsablaufes, durch die der parakinetische Charakter entsteht, daß zugleich akinetische Erscheinungen vorliegen. Die Einförmigkeit, d. h. Iterationen und Stereotypien, treten zwar auch bei schweren Motilitätspsychosen auf, sind aber wieder häufig durch akinetische Züge zu erklären und sprechen daher viel eher für die Katatonie (KLEIST, FÜNFGELD). In einer vorherrschenden Akinese andererseits zeigen die periodischen Katatonien außerordentlich häufig doch hier oder dort einen hyperkinetischen Zug. Bei starrer Haltung grimassieren sie vielleicht oder führen, wie es für die erste der oben angeführten Kranken erwähnt wird, Fingerbewegungen oder andere einförmige Bewegungen aus. Auch vertrackte Haltungen, negativistisches Widerstreben, dranghaftes Handeln zeigen, daß mit der Akinese doch wieder eine abnorme Impulsgebung einhergeht.

Trotz oft sehr guter Remissionen tendiert die periodische Katatonie zum Defekt. Mit Wiederholung der Schübe tritt dieser immer deutlicher hervor. Als *Endzustand* nach periodischer Katatonie findet man eine Verarmung im Antrieb und im Affekt. In leichteren Fällen handelt es sich nur um eine gewisse psychische Lahmheit, in schweren Fällen um eine tiefe Abstumpfung. Die schweren Formen des Defektes werden im allgemeinen nur erreicht, wenn in den akuten Schüben die Akinesen überwiegen. Die Motorik hat dann auch im Endzustand meist etwas Starres an sich. Bei Fällen, die vorwiegend Hyperkinesen durchmachen, pflegt man auch im Endzustand Verzerrungen bei Bewegungen des Körpers, der Arme, des Gesichts zu finden. Eine *Störung des Denkens* kommt in allen schweren Fällen hinzu. Sie besteht vornehmlich in einer Unzulänglichkeit in den Lösungen, doch kommen bei parakinetischen Fällen häufig unlogische Abschweifungen hinzu.

3. Kataphasie (Schizophasie)

Als ich das Sippenbild der Schizophasie im Sinne von KRAEPELIN und von KLEIST untersuchte, fiel mir auf, daß viele Fälle vorkommen, die man für kataton halten konnte. Erst später erkannte ich, daß es sich hier um eine gehemmte Form der Krankheit handelte, die nunmehr in das Gesamtbild der „*Kataphasie*" einbezogen wurde, während die Bezeichnung der *Schizophasie* der erregten Form vorbehalten bleiben sollte.

Die Schizophasie, d. h. *erregte Form*, bietet in ausgeprägten Fällen das sehr charakteristische Bild, das KRAEPELIN geschildert hat. Man wird von den Kranken mit einem Rededrang angesprochen, man hört, so lange man bei ihnen stehenbleibt, Worte und Sätze und versteht absolut nichts. Glaubt man, einen Sinn zu erfassen, so zeigt doch schon der nächste Satz, den man zu hören bekommt, daß von diesem Sinn nichts mehr erkennbar ist. Von hier gibt es alle Übergänge zu leichten und beginnenden Fällen, in denen die Verständigung durch die gedanklichen und sprachlichen Fehler noch nicht wesentlich beeinträchtigt wird. In jedem Falle, auch bei schwerster Verworrenheit, kommt es vor, daß ein Kranker, der eben unverständlich gesprochen hat, auf konkrete Fragen, die man ihm stellt, vielleicht im Zusammenhang mit der Arbeit, die er im Klinikbereich verrichtet, richtig Antwort gibt. *Darin liegt ein charakteristischer Zug der Kataphasie.* Einfache Themen werden geordnet behandelt, aber schnell beginnt die Verworrenheit, wenn über das Einfache hinaus etwas gesagt werden soll. Es scheint, daß der Gedankengang logischen Gesichtspunkten noch zu folgen vermag, wenn er auf ganz konkreten Vorstellungen aufbauen kann, aber versagt, wenn er sich abstrakt entwickeln soll. Die schon von KRAEPELIN erwähnte Tatsache, daß die Schizophasiker im Anstaltsbereich oft tüchtige Arbeiter sind, mag damit zusammenhängen, daß das Denken im ganz Konkreten noch geordnet erfolgt.

Zu der Tüchtigkeit in einfachen Arbeiten trägt aber außerdem die Tatsache bei, daß die Kranken in ihrer *affektiven Persönlichkeit* gut erhalten sind und sich darüber hinaus durch eine gute Kontaktbereitschaft auszuzeichnen pflegen. Sie freuen sich, wenn man mit ihnen spricht, werden im Erzählen oft immer lebhafter, wenn man ihnen zuhört. Sie sind auch nicht gekränkt, wenn man über ihre kuriosen Äußerungen lachen muß.

KLEIST hat die Schizophasie etwas anders geschildert als KRAEPELIN, für ihn haben die *Wortneubildungen* eine bevorzugte Bedeutung. Man kann diese bei den Fällen mit dem Rededrang fast oder ganz vermissen, doch gehören hier grammatische Verfehlungen zum Bild. Mitten im Satz verlieren die Kranken in schweren Fällen die Konstruktion, ein Satz ist ohne Substantiv oder auch ohne Verb, ein Substantiv, das im Nominativ stehen sollte, erscheint im Genitiv, ein Verb, bei dem die 1. Person zu verlangen wäre, steht in der 3. Person. Oft kann man die einzelnen Sätze überhaupt nicht mehr gegeneinander abgrenzen, weiß nicht, an welcher Stelle die Satzzeichen einzufügen sind. Man kann manchmal den Einschnitt fast beliebig hier oder dort setzen, da weder auf die eine noch auf die andere Weise ein geordneter Satz zustande kommt.

KRAEPELIN glaubte, es handelte sich bei diesen Kranken mehr um eine *Sprachstörung* als um eine Denkstörung. KLEIST war unter Bezugnahme auf die Wortneubildungen ähnlicher Meinung. Tatsächlich kann man häufig erkennen, daß die Patienten etwas Richtiges im Auge haben und sich nur sprachlich verfehlen. Aber bei vielen anderen Antworten, die sie geben, muß man feststellen, daß die verschiedenen Worte so fehlerhaft zusammengeraten, daß schon die Voraussetzungen im Denken gestört sein müssen. Bei erhaltener Denkfähigkeit müßten die Kranken auch manchmal den Versuch machen, ihre sprachlichen Äußerungen zu korrigieren, was nie der Fall ist. In den konkreten Gesprächen, in denen sie geordnet sind, zeigen sie, daß keine Aphasie vorliegt, daß sie die Sprache an sich beherrschen und korrekt anwenden können. Sie müßten die schwere Verworrenheit ihrer sprachlichen Äußerungen erkennen, wenn sie nicht schon im Denken schwer gestört wären.

Durch die Denkstörung läßt die Kataphasie eine Verwandtschaft mit der *erregten Verwirrtheitspsychose* erkennen. Die Störung geht aber bei der „bösartigen Verwandten“ viel tiefer. Bei der Verwirrtheitspsychose kann man sinnvolle Einzelgedanken feststellen, die nur inkohärent nebeneinander stehen, bei der Kataphasie geht der Bruch bis in die engsten Gedanken und engsten sprachlichen Formulierungen hinein. — Ich gebe die Äußerungen eines Schizophasikers wieder, welcher der Beschreibung von KRAEPELIN entspricht:

„Ich war schon das dritte Mal entlassen in der Höchster Farbwerke, gab auch Speisekarten zurück, die nicht vergütet wurde. Ich sehe viel Geld und gehe danach. Wegen Hochwerkvermögen war er gut. Hat zwei Scheine gehabt. Westdeutscher verlangt 100 Millionen Mark. Ziegeleibesitzer. Meister Luzius müssen wir hier zahlen, wir verlieren oft. Das wäre Trennung. Das Vermögen, das fremde Vermögen hoch verliert, frage nur Druckerei Wagner, zehn Pfennig klein und 30 Jahre vielleicht. Zwei Abonnenten geht sehr schwer. Ich habe Herren hier, reinrassige, Wolf bei der Ausstellung, verliert das Hausgeld. Die Prüfung wegen Rasse und Frauenhand wäre auch ein Herrentier. Ich bin jetzt im Hause ein Jahr lang links und rechts geimpft und wer kein Menschenfresser ist, ist über 30 Jahre. Aber das ist oft anders, wenn er schwach genährt ist, sind andere Leute unzufrieden. Ich wüßte jetzt auch nicht, was los ist. Ich meine, um 4 Uhr gibt es schließlich Pellkartoffeln statt Brot. Ich habe gesagt, wenn ich hinstelle und wir brauchen es, dann weiß ich, wo es ruht.“

Die Intelligenzprüfung ergab folgendes: (Kiste und Korb ?) „Eine Herrenkiste, weil es eine heißt, das er zählt.“ (Unterschied ?) „Ja, geschäftsverpackter Korb kann es geben.“ (Baum und Strauch ?) „Baum hat eine größere Krone, und im Erdreich wird es reicher sein, im Erdreich wird der Wurzelstock reicher sein.“ (Morgenstunde hat Gold im Munde.) „Da kann ich auch oft sehr gut behalten, da will er kommen und zuschließen. Ich sage immer öffnen und schließen.“ (Bedeutung ?) „Das Gold veraffelt so.“ (Der Apfel fällt nicht weit vom Stamm.) „Der Apfel hat eine Krone.“ (Bedeutung ?) „Der Uhrmacher wird es herausnehmen wie eine Krone. Ob es eine kultivierte Krone ist ? Der Stamm hat eine Krone in Freiheit oder im Treibhaus.“ (Wer nicht hören will, muß fühlen ?) „Der hat auch Schmerzen, der Mensch muß sagen, daß er wirklich hört und will nicht horchen.“

Bei der *gehemmten Kataphasie* findet man in bezug auf die Gesprächigkeit das Gegenteil der erregten Form, denn hier sind sprachliche Äußerungen nur noch sehr unvollkommen oder gar nicht mehr zu erhalten. Ein völliger *Mutismus* ist charakteristisch. Man erkennt damit die Verwandtschaft zur *gehemmten Form der Verwirrtheitspsychose*, bei der ebenfalls der Mutismus im Mittelpunkt des Bildes steht. Während er hier aber von Ratlosigkeit, die mimisch erkennbar ist und in den Beziehungsideen eine Bestätigung findet, begleitet wird, zeigt die gehemmte Kataphasie einen stumpfen, leeren Ausdruck des Gesichts. Eine Ratlosigkeit deutet sich höchstens noch an. Die gehemmten Kataphasiker wenden sich der Umgebung meist gar nicht mehr zu, auf Fragen reagieren sie nicht oder nur mit einem ganz unbeteiligten Blick. Der Unterschied in der Mimik, die Ratlosigkeit dort, die Stumpfheit hier, ist so deutlich, daß dadurch eine Unterscheidung ermöglicht wird. Aufforderungen kommen die Kataphysiker noch langsamer nach als die Patienten mit Verwirrtheitspsychose. Andererseits haben sie aber nichts im engeren Sinne Katatones, sie bewegen sich zwar langsam, zeigen aber keine Anomalien im Ablauf ihrer Bewegungen und keine Anomalien der Haltung. – Ich schildere eine Kranke mit gehemmter Kataphasie, deren Sohn ebenfalls eine Kataphasie, aber der erregten Form aufwies. Ich habe die beiden Kranken schon an anderer Stelle (1961) erwähnt und führe jetzt die Mutter an.

Emma D., geboren 1907, war von 1959—1962 in der hiesigen Klinik. Der Vater war immer leicht erregt, sonst ist in der Aszendenz keine Auffälligkeit festzustellen. Die Pat. erkrankte Mitte 1958. Sie klagte, daß sich ihre Nerven zusammenkrampften. Sie äußerte Angst, glaubte, der Ehemann habe sich das Leben genommen, sie selbst müsse sterben. Sie bezog harmlose Vorgänge der Umgebung auf sich. Wenn die Kirchenglocken läuteten oder im Radio eine traurige Melodie erklang, meinte sie, jetzt sei ihre Sterbestunde gekommen. Allmählich wurde sie teilnahmsloser, stand nur noch auf Drängen auf, setzte sich im Nachthemd an den Tisch. In der Klinik war sie von Anfang an sehr antriebsarm, fast stumm. So blieb sie. Sie saß in schlaffer Haltung da und hatte einen ratlosen oder auch leeren Gesichtsausdruck. Manchmal trat eine Angst hervor. Auch äußerte sie bruchstückhaft Beziehungsideen, es sei etwas gegen sie im Gange, man wolle sie umbringen. Einmal breitete sie ihre Decke mitten im Saal aus und weigerte sich, ins Bett zu gehen, sichtlich weil sie glaubte, dort werde ihr etwas angetan. Auf Drängen erklärte sie dann: „Machen Sie doch Schluß mit mir.“ Als ihr Sohn, den sie 2 Jahre nicht gesehen hatte, zu Besuch kam, schien sie sehr erfreut zu sein. Sie umarmte ihn. Gleich darauf war sie aber wieder unbeteiligt, sie verließ den Sohn schon nach kurzer Zeit, um in ihr Zimmer zurückzukehren. Manchmal mußte sie gefüttert werden. Meist nahm sie Nahrung von sich aus, wenn auch mit langsamen Bewegungen. Unrein war sie nie. Meist wartete sie, bis sie aufgefordert wurde, zur Toilette zu gehen.

Bei einer genaueren Untersuchung ergab sich folgendes: Kommt mit etwas unwilliger Miene herein, läßt sich schieben, blickt mit etwas unruhigen, fragenden Bewegungen um sich, macht auch gewisse, etwas grimassierend aussehende Mundbewegungen, nestelt an sich herum, bleibt sofort stehen, wenn man sie nicht mehr schiebt. Auf leichtes Schieben setzt sie sich auf den Stuhl, bleibt aber am Rand sitzen. Das Gesicht ist nicht starr, zeigt jedoch keinen Ausdruck, wirkt stumpf und leer. (Wie geht es?) Eine Antwort erfolgt nicht. Sie blickt mit ihrem etwas mißmutigen Gesicht nur vermehrt hin und her, bewegt sich auch sonst mehr. Aufgefordert aufzustehen, zögert sie anfangs etwas, blickt erst einmal hierhin und dorthin, erhebt sich aber schließlich auf mehrmaliges Auffordern. Aufgefordert, hin und her zu gehen, dreht sie sich erst einmal um. Dann geht sie mit langsamen Schritten hin und her, während sie die Hände an den Körper heranhält, aber ohne Starre in ihrer Gesamthaltung. Im Gegenteil schwankt der Körper beim Laufen etwas lose hin und her. Die Kranke wurde unverändert in ein psychiatrisches Krankenhaus verlegt.

Zweifellos erinnerte der Zustand der Patientin an eine gehemmte Verwirrtheit, denn es bestand ein völliger Mutismus, während einfache Reaktivbewegungen erhalten waren und keine starre Motorik bestand. Der Gesichtsausdruck der Kranken zeigte aber nicht die Ratlosigkeit, die für die gehemmte Verwirrtheit so charakteristisch ist, sondern es war von Anfang an die Leere oder Stumpfheit des Ausdrucks erkennbar. Die Patientin verfolgte die Umgebung nicht mit einer inneren Unsicherheit, einem inneren Fragen und einem Verkennen der Vorgänge, sondern sie verfolgte sie meist gar nicht, war stumpf und in sich zurückgezogen.

Die gehemmte Kataphasie ist anscheinend nicht selten. Kürzlich hatte ich die Möglichkeit, chronische Schizophrene in einem *Budapester psychiatrischen Krankenhaus* zu untersuchen und fand unter 60 Fällen 2 gehemmte Kataphasiker. Da sie beide keine Antwort gaben, brachte es keine Nachteile, daß ich die ungarische Sprache nicht verstehe. An dem Mutismus, dem charakteristischen stumpfen Verhalten mit dem leeren Gesichtsausdruck bei Fehlen katatoner Symptome waren sie zu erkennen. Nach den Krankengeschichten konnte das Vorliegen einer schweren Denkstörung für die Zeit, in der die Kranken noch sprachen, bestätigt werden.

Häufig findet man *beide Pole* der Kataphasie im Wechsel ausgeprägt. Die „katatonen“ Zustände, die ich in der Verwandtschaft der erregten Kataphasiker fand, ließen sich auch bei dem Probanden selbst feststellen, wenn man ihre Krankheit zurückverfolgte. Besonders eindrucksvoll war der Wechsel einer Kranken, die ich seit Jahren in der Berliner Klinik beobachte, bei der man direkt von einer *periodischen Kataphasie* sprechen kann. Sie bietet die meiste Zeit das ausgeprägte Bild einer erregten Kataphasie, indem sie unter einem Rededrang unverständliche Äußerungen von sich gibt. Von Zeit zu Zeit verfällt sie aber für Tage oder Wochen in einen völlig anderen Zustand, indem sie jetzt fast keine Antwort mehr gibt und nur stumpf vor sich hinblickt. Aus spärlichen Äußerungen, die ganz unlogisch sind, kann man entnehmen, daß die schwere Denkstörung unverändert fortbesteht. Sicher ist die Störung des Denkens auch in den Fällen vorhanden, die überhaupt nicht mehr antworten. In dem leeren Gesichtsausdruck, mit dem sie allem, was an sie herantritt, begegnen, möchte man die Bestätigung dafür sehen.

In manchen Fällen liegt weder eine Erregung noch eine Hemmung vor, dann zeigt sich wohl *in reiner Form der Defekt.* Man findet bei solchen Patienten, die zwar antworten, aber von sich aus wenig sprechen und manchmal eher wortkarg erscheinen, daß die Denkstörung und grammatische Störung in geringerem Maße, die Wortneubildungen dagegen vermehrt hervortreten. Vorwiegend solche Fälle hatte Kleist bei seinen Beschreibungen im Auge. – Ich gebe die Antworten eines wortkargen Kataphasikers, der eine traumatische Ulnarislähmung aufwies, wieder:

„Der kleine Finger stört den Körper minus. Ich werde oft strahlkühl, Verfeinerungsstrahlung.“ (Sie gebrauchen eigenartige Ausdrücke!) „Man muß das haben, sehr einfach sprechen. Das Wort wie der Geist hat doch eine Entfaltung.“ (Wie verwundet?) „Es waren da viele wundgeschossene Soldaten dort im Lazarett.“ (Wie es mit dem Arm gehe?) „Der Arm ist im ganzen verwendungsfähig, ich muß aber noch plus rechnen, muß das noch bejahen. Der Finger muß weggegangen sein, muß aufrechnen, das tut mir gut.“ (Was?) „Jetzt ist es noch gut. Wenn es weiter noch gut strahlt und legt, bleibt er dran.“ (Warum in der Anstalt gewesen?) „Da ist mir der Magen kaputt geschlagen worden. Er ist jetzt noch nicht ganz gebunden.“ (Auch geschockt worden?) „Pardon, das war Kopftötung, Kopfplatten. Ich muß näher erklären.“ (Sie haben einmal widerrechtlich Bäume umgeschlagen!) „Pardon, nicht im Wald, das war im Flur. Die Natur ist weitsichtig.“

Auf Intelligenzfragen antwortet er wie folgt. (Kiste und Korb?) „Eine Kiste ist ein begrenzter Raum, ein Korb ebenfalls begrenzt mit Tragbändern, Korb ist ein teilabgeschlossener Raum.“ (Die gleiche Frage an einem anderen Tag!) „Kiste ist eine Transportberäumung, sozusagen beräumt.“ (Treppe und Leiter?) „Eine Treppe ist eine abgeschlossene und geschlossene Steige, eine Leiter ist eine offene Steige, man muß vorsichtig sein.“ (Kind und Zwerg?) „Das sind tiefer gebaute Menschen, klein geprägt sozusagen, pardon, das Kind erfährt eine stabmäßige Erhöhung.“ (Die gleiche Frage an einem anderen Tag!) „Ein Zwerg ist ein körperlich klein gesetzter Mensch.“ (Irrtum und Lüge?) „Irrtum ist unschuldig und Lüge ist Fälschung.“ (Borgen und Schenken?) „Beim Borgen liegt die Rückgabe mit drin, beim Schenken ist es wirklich gegeben.“ (Der Apfel fällt nicht weit vom Stamm) „Wie der Bauer so die Frucht, ein sinnreiches Bild, Baum und Frucht.“ (Steter Tropfen höhlt den Stein.) „Das ist sichtbar und billig, wenn es geschieht, ein zeitlicher Vorgang, dauert sehr lange, so kann man es manchmal erklären.“ (Hunger ist der beste Koch.) „Da gibt es mehrere Äußerungen darüber. Er bringt eine Zielsetzung für die Speise.“ (Morgenstund hat Gold im Mund.) „Das ist ein schönes geläutertes Sprichwort. Ich begrüße den Morgen.“

IV. Verwandte und widersprechende Forschungsrichtungen

Die Auffassung von Kleist, daß es endogene Psychosen gibt, die weder der manisch-depressiven Krankheit noch der Schizophrenie zugehören, wäre nicht zu stützen, wenn es immer möglich wäre, den Einzelfall ohne Schwierigkeit hier oder dort einzureihen. Tatsächlich sind die Schwierigkeiten aber sehr groß. Kaum hatte sich Kraepelin mit seiner Zweiteilung der endogenen Psychosen durchgesetzt, da begann auch schon der wissenschaftliche Streit um die Grenzen zwischen der

Dementia praecox und dem manisch-depressiven Irresein, die hin- und hergeschoben wurden und doch nicht gesichert werden konnten. Die Diskussion kam nur dadurch zu einem gewissen Abschluß, daß man sich nach dem Vorgang von E. BLEULER entschloß, in der Schizophrenie keine unheilbare Krankheit mehr zu sehen, sondern die Diagnose, die man nach dem Zustandsbild gestellt hatte, auch dann aufrechtzuerhalten, wenn eine völlige Heilung eingetreten war. Jetzt konnte man mit K. SCHNEIDER definieren, was man unter manisch-depressivem Irresein und was unter Schizophrenie verstehe, und hatte keine Korrektur zu erwarten, weil das Kriterium der Prognose nicht mehr galt. Befriedigend ist diese Lösung, die einfach festlegt, natürlich nicht.

In früheren Jahren waren die Fälle, die Schwierigkeiten bereiteten, meist dadurch ausgezeichnet, daß *Zustandsbild und Verlauf nicht zusammenzustimmen schienen*. Es handelte sich um Kranke, die nach dem Zustandsbild für schizophren gehalten wurden, aber einen periodischen oder wenigstens stark remittierenden Verlauf aufwiesen. Sehr viele Autoren beschrieben solche Fälle, so etwa v. ANGYAL, BENON, BERLIT, DAGAND, E. MEYER, H. MÜLLER, PERELMUTTER, SCHWARZ, WYRSCH. Um solche Fälle, bei denen Verlauf und Zustandsbild nicht zusammenstimmten, zu deuten, dachte man ursprünglich ganz vorwiegend an eine Mischung aus beiden Formen, gleichgültig, ob man sich schließlich zu der Annahme einer Schizophrenie oder einer circulären Psychose entschloß. Genauere Vorstellungen entstanden auf *erbbiologischer Basis*, indem die ungewöhnlichen Psychosen durch eine Genmischung erklärt wurden. Vor allem KAHN und HOFFMANN bemühten sich, anhand von Sippenuntersuchungen den Nachweis dafür zu erbringen, daß durch ein erbbiologisches Zusammentreffen von manisch-depressivem Irresein und Schizophrenie ungewöhnliche Gestaltungen entstünden. Ähnliche Bestrebungen im Sinne der „Mischpsychose" findet man bei GAUPP, LANGE u. a. Auch WYRSCH berührte sich mit diesen Autoren, wenn er auch weniger erbbiologisch dachte und teilweise auch an KRETSCHMER anknüpfte. MAYER-GROSS hat im Handbuch von BUMKE zu dem ganzen Fragenkomplex der Mischpsychosen Stellung genommen.

Es konnten zweifellos Fälle beigebracht werden, die sich erbbiologisch so deuten ließen. Im ganzen blieb die Ausbeute an sicheren Mischpsychosen aber doch sehr gering. Sehr oft fand man bei ungewöhnlichen Psychosen, obwohl man sehr danach suchte, die zweifache erbbiologische Belastung nicht. FR. und E. MINKOWSKI ebenso wie KRAULIS beschrieben Sippen, bei denen sie über Generationen hinweg die zwei vermeintlichen Wurzeln, das manisch-depressive Irresein und die Schizophrenie, suchten, ohne sie finden zu können. Sie trafen immer wieder nur auf „atypische" Gestaltungen. ELSÄSSER verfuhr umgekehrt, indem er bei seinen Untersuchungen an geisteskranken Elternpaaren u. a. auch den Kranken nachging, die von einem schizophrenen und einem manisch-depressiven Elter abstammten. Er schreibt zusammenfassend: „In der Mehrzahl sind die Psychosen der Kinder reine Schizophrenien oder reine manisch-depressive Erkrankungen gewesen. „Mischpsychosen" wurden nur bei einem oder zwei Fällen für möglich gehalten." In einer späteren Arbeit hat ELSÄSSER zusammen mit COLMANT nochmals ausdrücklich gezeigt, daß sich ungewöhnliche Psychosen in ihrer Sondergestaltung vererben können. Die Befunde sprachen also viel eher dafür, daß nicht alle endogenen Psychosen den Gruppen von KRAEPELIN zuzuordnen waren.

Wenn es nicht eine konvergierende Belastung ist, dann konnten sich Atypien des Verlaufs vielleicht durch die Befunde von KRETSCHMER und MAUZ erklären lassen. Diese zeigten, daß Schizophrene mit einem pyknischen Körperbau und einer präpsychotisch syntonen Wesensart in ihrer Krankheit langsamer fortschreiten und als Persönlichkeiten besser erhalten bleiben als leptosome und präpsychotisch schizoide Kranke. Wesensart und Körperbau sind aber in gleichen

Familien nicht so einheitlich, daß auf diese Weise immer wiederkehrende gleiche Gestaltungen bedingt werden könnten.

So gewann die Auffassung an Boden, daß es neben der Schizophrenie und der manisch-depressiven Krankheit *selbständige endogene Psychosen* gibt. Lange Zeit fand man solche Deutungen mehr außerhalb Deutschlands, wo sich die Kraepelinsche Zweiteilung nicht so sehr festgelegt hatte. Vor allem hielt sich in der französischen Psychiatrie die Freiheit, endogene Psychosen ohne allzu enge Bindungen an das Schema von KRAEPELIN zu sehen. CLAUDE unterschied einst eine „Schizomanie", die sich durch einen besonders günstigen Verlauf auszeichnete. RIETI wie GASSIOT u. LECLERC stellten periodische Schizomanien besonders heraus. Der französische Autor HALBERSTADT betonte, daß atypische Schizophreniegestaltungen auch einer noch nicht erforschten Krankheitsart angehören könnten. In jüngerer Zeit ist GUIRAUD um die Abgrenzung besonderer Formen bemüht. Er hebt u. a. Krankheitszustände heraus, die er mit der affektvollen Paraphrenie meiner Abgrenzung in Beziehung setzt. Von sowjetischen Autoren wiesen SUCHAREWA u. PERSKAJA auf stürmisch verlaufende Schizophrenien hin, die an exogene Psychosen erinnern und eine toxische Genese vermuten lassen. GILJAROVSKIJ unterscheidet sowohl remittierende wie auch circuläre Formen, bei denen es nur langsam zu einem Persönlichkeitsabbau kommt. Ähnlich grenzt in der Gegenwart SNESCHNEWSKI periodisch und in Schüben verlaufende Schizophrenien ab und sucht sie mit seinen Mitarbeitern durch vielseitige Untersuchungen körperlicher, seelischer und erbbiologischer Art genauer zu fassen. In Spanien hat sich neben SOLÉ-SAGARRA, mit dem ich teilweise zusammenarbeitete, vor allem SARRÓ um eine differenzierte Diagnostik bemüht und auf Kongressen immer wieder den Wert verfeinerter klinischer Abgrenzungen betont. In Portugal beschreibt FERNANDES verschiedene Verlaufsformen. In England wurden von FISH besonders ausgedehnte Untersuchungen über Unterformen von Schizophrenie vorgelegt. Ähnliches geschah durch ASTRUP in Norwegen. In Brasilien trat SILVEIRA für eine differenzierte Diagnostik der endogenen Psychosen ein. In Japan setzen sich vor allem MITSUDA und KUROSAWA für die Sonderstellung mancher endogener Psychosen ein und brachten erbbiologisch Bestätigungen dafür.

In besonderem Maße ist LANGFELDT mit seinen Bestrebungen, manchen endogenen Psychosen eine Sonderstellung einzuräumen, bekannt geworden. Er spricht von schizophreniformen Psychosen und trennt diese als heilbar von echten Schizophrenien ab. Auch RÜMKE war in den letzten Jahren sehr darum bemüht, günstig verlaufende Psychosen von den echten Schizophrenien abzusondern. Wie mir scheint, haben die Autoren einerseits cycloide Psychosen im Auge, die ihrem Wesen nach heilbar sind, andererseits aber „unsystematische" Schizophrenien mit dem relativ gutartigen Verlauf. LANGFELDT führt auch eine therapeutische Erfahrung ins Treffen und meint, echte Schizophrenien seien durch Schockbehandlungen nicht zu beeinflussen. Ich stimme ihm insofern bei, als die „systematischen" Schizophrenien durch Schocks jedwelcher Art nicht wesentlich zu beeinflussen sind. Aber unsystematische Formen, die trotzdem sichere Schizophrenien sind, können meines Erachtens auf die Behandlung recht gut ansprechen. Ich glaube sogar, daß sie eine besonders wichtige Indikation zur Schockbehandlung ergeben; denn bei ihnen kann man oft das Fortschreiten des Prozesses aufhalten, während die systematischen Schizophrenien gar nicht reagieren und die circulären und cycloiden Formen auch ohne Behandlung heilen.

In Deutschland hatte gleichzeitig mit KLEIST schon SCHRÖDER die Sonderstellung mancher endogener Psychosen unter dem Begriff der „Degenerationspsychosen" zusammengefaßt. Viele Schüler von KLEIST verbreiteten seine Auffassungen (DRIEST, EDELMANN, FAUST, GIEBNER, KNAUF, G. MEYER, NEELE,

RITTER, SCHULTE VON DER STEIN, SCHWAB, WOLF u. a.). Außerhalb der Kleistschen Schule tritt STÖRRING für die Sonderstellung der „Emotionspsychosen", wie er sie nannte, ein und rückt sie den cycloiden Psychosen nahe. Gegen die Überdehnung des Schizophreniebegriffes setzte sich vor allem BÜRGER-PRINZ immer wieder ein.

Wenn man die ganze Diskussion überblickt, die sich an die Zweiteilung der endogenen Psychosen durch KRAEPELIN knüpft, darf man die Feststellung treffen, daß sich in vielfältiger Weise Berührungspunkte mit der Forschungsrichtung von WERNICKE und KLEIST ergeben, sofern man als das Kernstück dieser Richtung das Bestreben ansieht, endogene Psychosen zu beschreiben, die keiner der beiden von KRAEPELIN aufgestellten Formen entsprechen, sondern Selbständigkeit besitzen.

Literatur

ANGST, J.: Zur Ätiologie und Nosologie endogener depressiver Psychosen. Berlin-Heidelberg-New York: Springer 1966.

ANGYAL, L. v.: Beiträge zu der periodischen Schizophrenie und den schizophrenen Dämmerzuständen. Allg. Z. Psychiat. **102**, 185 (1934).

ASTRUP, C.: Experimentelle Untersuchungen über die Störungen der höheren Nerventätigkeit bei Defektschizophrenien. Psych. Neurol. med. Psychol. (Lon.) **9**, 9 (1957).

— Experimentelle Untersuchungen über die Störungen der höheren Nerventätigkeit bei akuten und subchronischen Schizophrenien. Psych. Neurol. med. Psychol. (Lpz.) **9**, 33 (1957).

— Die Schizophrenien. Untersuchungen unter Anwendung bedingter Reflexe. Leipzig: Hirzel 1967.

BARUK, H.: De la démence précoce, maladie — à la schizophrénie, processus psychopathologique. Int. Kongreß für Psychiatrie, Zürich 1957.

BENON, R.: Délire rémittent et démence précoce. J. Prat. (Paris) **37**, 485 (1923).

BERGMANN, B.: Über die Spielbreite der Symptome bei der affektvollen Paraphrenie. Int. Kongreß für Psychiatrie, Zürich 1957.

BERLIT, B.: Heilung bzw. weitgehende Besserung einiger Fälle von Katatonie. Allg. Z. Psychiat. **78**, 308 (1922).

BLEULER, M.: Vererbungsprobleme bei Schizophrenen. Z. Neurol. **127**, 321 (1930).

BOSTROEM, A.: Die expansive Autopsychose durch autochthone Ideen (WERNICKE) und ihre klinische Stellung. Z. Neurol. **60**, 213 (1920).

CLAUDE, H.: Démence précoce et schizophrénie. Paris méd. **15**, 312 (1925).

DAGAND, H.: Un cas de catatonie intermittente pure suivi depuis vingt-quatre ans. Encéphale **31**, 293 (1936).

EDELMANN, R.: Untersuchungen zur Unterteilung der schizophrenen Endzustände. Allg. Z. Psychiat. **120**, 24 (1942).

ELSÄSSER, G.: Die Nachkommen geisteskranker Elternpaare. Stuttgart 1952.

— COLMANT, H. J.: Atypische phasenhafte Familienpsychosen. Arch. Psychiat. Nervenkr. **197**, 185 (1958).

FAUST, CL.: Die paranoiden Schizophrenien auf Grund katamnestischer Untersuchungen. I. Teil: Die progressive Halluzinose. Z. Neurol. **172**, 308 (1941).

FERNANDES, H. J., DE: Über Holodysphrenie. Kongreßbericht vom II. Intern. Kongreß für Psychiatrie, Vol. IV. Zürich September 1957.

FISH, F. J.: A clinical investigation of chronic schizophrenia. J. ment. Sci. **104**, 34 (1958).

— ASTRUP, C.: The classification of chronic schizophrenia. Folia psychiat. neurol. jap. **18**, 17 (1964).

— Schizophrenia. Bristol: John Wright and Sons 1962.

— The Cycloid Psychoses. Comprehensive Psychiat. **5**, 155—169 (1964).

FLEISCHHACKER, H.: Über Störungen des Sprachverständnisses bei Schizophrenen. Mschr. Psychiat. **77**, 1 (1930).

FÜNFGELD, E.: Die Motilitätspsychosen und Verwirrtheiten. Berlin: S. Karger 1936.

FÜRTHER, H.: Eine Gruppe atypischer endogener Psychosen aus der Sicht zweier psychiatrischer Schulen. Psychiat. Neurol. med. Psychol. (Lpz.) **13**, 324 (1961).

GASSIOT, G., LECLERC, J.: Psychose périodique en schizophrénie chez deux soeurs. Ann. méd.-psychol. **94**, 779 (1936).

GAUPP, R.: Die Frage der kombinierten Psychosen. Arch. Psychiat. Nervenkr. **76**, 73 (1926).

— MAUZ, F.: Krankheitseinheit und Mischpsychosen. Z. Neur. **101**, 1 (1926).

GERLOFF, W.: Über Verlauf und Prognose der Schizophrenie. Arch. Psychiat. Nervenkr. **106**, 585 (1937).

GLAUS, A.: Die Bedeutung der exogenen Faktoren für die Entstehung und den Verlauf der Schizophrenien. Schweiz. Arch. Neurol. Psychiat. **43**, 32 (1939).

GILJAROVSKIJ, V. A.: Lehrbuch der Psychiatrie. Moskau: Staatsverl. f. med. Lit. Medgis 1954.

— Die Rolle der pathologisch-anatomischen Untersuchungen bei der Ausarbeitung des Problems der Schizophrenie. Zh. Nevropat. Psichiat. **55**, 825 (1955).

GUIRAUD, P.: Subdivision clinique de la schizophrénie. Int. Kongreß für Psychiatrie. Zürich 1957.

HALBERSTADT, G.: La démence paranoide. Étude nosologique. Ann. méd.-psychol. **82**, 297 (1924).

HOFFMANN, H.: Familienpsychosen im schizophrenen Erbkreis. Berlin: S. Karger 1926.

— Die Kombination des manisch-depressiven und schizophrenen Erbkreises. Psychiat.-neurol. Wschr. **36**, 508 (1934).

KAHN, E.: Über die Bedeutung der Erbkonstitution für die Entstehung, den Aufbau und die Systematik der Erscheinungsformen des Irreseins. Z. Neurol. **74**, 69 (1922).

KLEIST, K.: Untersuchungen zur Kenntnis der psychomotorischen Bewegungsstörungen bei Geisteskranken. Leipzig: Verl. Dr. Werner Klinkhardt 1908.

— Weitere Untersuchungen an Geisteskrankheiten mit psychomotorischen Störungen. Leipzig: O. Brandstetter 1909.

— Berichte über Verblödungen. Allg. Z. Psychiat. **75**, 242 (1919).

— Autochthone Degenerationspsychosen. Z. Neur. **69**, 1 (1921).

— Über zykloide paranoide und epileptoide Psychosen und über die Frage der Degenerationspsychosen. Schweiz. Arch. Neurol. Psychiat. **23**, 1 (1928).

— Gehirnpathologie. Leipzig: J. A. Barth 1934.

— Leitvortrag über Gehirnpathologie und Klinik der Persönlichkeit und Körperlichkeit. Arch. Psychiat. **103**, 301 (1935).

— Die Katatonien. Nervenarzt **16**, 1 (1943).

— Fortschritte der Psychiatrie. Frankfurt a. M.: Kramer 1947.

— Die paranoiden Schizophrenien. Nervenarzt **18**, 481 (1947).

— Die Gliederung der neuropsychischen Erkrankungen. Mschr. Psychiat. Neurol. **125** (1953).

— DRIEST, W.: Die Katatonie auf Grund katamnestischer Untersuchungen. I. Teil. Z. Neurol. **157**, 479 (1937).

— HERZ, E.: Medizin und Film. 1928, Nr. 18.

— LEONHARD, K., FAUST, E.: Die Hebephrenien auf Grund von katamnestischen Untersuchungen. I. Teil. Arch. Psychiat. Nervenkr. **185**, 773 (1950).

— — SCHWAB, H.: Die Katatonie auf Grund katamnestischer Untersuchungen. III. Teil. Z. Neurol. **168**, 535 (1940).

— SCHWAB, H.: Die verworrenen Schizophrenien auf Grund katamnestischer Untersuchungen. II. Teil. Die denkverwirrten Schizophrenien. Arch. Psychiat. Nervenkr. **184**, 27 (1950).

KNAUF, H. W.: Die Formen der Schizophrenien von KLEIST und LEONHARD, nachgeprüft in einer Anstalt für chronisch Kranke. Z. menschl. Vererb.- u. Konstit.-Lehre **29**, 695 (1950).

KOLLE, K.: Die primäre Verrücktheit. Leipzig: Thieme 1931.

KRAULIS, W.: Zur Klinik der Erbpsychosen. Allg. Z. Psychiat. **113**, 32 (1939).

KUROSAWA, R.: Untersuchung der atypischen endogenen Psychosen (periodische Psychosen). Mie med. J. **10**, 303 (1960).

— Pathophysiological study of the periodic psychoses (atypical endogenous psychoses) with special reference to the comparison with the chronic schizophrenia. Mie med. J. **10**, 317 (1960).

Kurosawa, R.: Untersuchung der atypischen endogenen Pyschosen (periodische Psychosen). Psych. Neurol. med. Psychol. **13**, 364 (1961).

— Untersuchung der atypischen endogenen Psychosen (periodische Psychosen). Folie psychia-psychiat. neurol. jap. **16**, 187 (1962).

Lange, J.: Katatonische Erscheinungen im Rahmen manischer Erkrankungen. Berlin: J. Springer 1922.

— Periodische, zirkuläre und reaktive Erscheinungen bei der Dementia praecox. Z. Neurol. **80**, 200 (1923).

— Periodische, zirkuläre und reaktive Erscheinungen bei der Dementia praecox. Z. Neurol. 80, 200 (1923).

Langfeldt, G.: The Prognosis in Schizophrenia and the Factors Influencing the Course of the Disease. Kopenhagen: E. Munksgaard 1937.

— The Prognosis in Schizophrenia. Kopenhagen: E. Munksgaard 1956.

Leonhard, K.: Die den striären Erkrankungen am meisten verwandten zwei Formen katatoner Endzustände und die Frage der Systemerkrankungen bei Schizophrenie. Arch. Psychiat. Nervenkr. **103**. 101 (1935).

— Die defektschizophrenen Krankheitsbilder. Leipzig: Thieme 1936.

— Das ängstlich-ekstatische Syndrom aus innerer Ursache (Angst-Eingebungspsychose) und äußerer Ursache (symptomatische Psychose). Allg. Z. Psychiat. **110** (1939).

— Zur Unterteilung und Erbbiologie der Schizophrenen. 1.—6. Mitt. in Allg. Z. Psychiat. **120—123** (1942—1944).

— 7. Mitt. Psychiat.-neurol. Wschr. **47**, 23 (1945).

— Eine Sippe affektvoller Paraphrenie mit gehäuften Erkrankungen aus Verwandten-Ehen. (Zugleich ein Beitrag zur Frage der Paranoia). Arch. Psychiat. Nervenkr. **184**, 291 (1950).

— Die atypischen Psychosen und Kleists Lehre von den endogenen Psychosen. In: Psychiatrie der Gegenwart. Berlin-Göttingen-Heidelberg: Springer 1960.

— Über monopolare und bipolare endogene Psychosen. Nervenarzt **39**, 104 (1968).

— Aufteilung der endogenen Psychosen, 4. Aufl. Berlin: Akademie-Verlag 1969.

Mauz, F.: Über Schizophrene mit pyknischem Körperbau. Z. Neur. **86**, 96 (1923).

— Die Prognostik der endogenen Psychosen. Leipzig: Thieme 1930.

Mayer-Gross, W.: Abschnitte über Mischpsychosen und über Degenerationspsychosen in Bumkes Handbuch der Geisteskrankheiten, Bd. 9, S. 482 u. S. 517.

Meyer, G., Leonhard, K., Kleist, K.: Die paranoiden Schizophrenien auf Grund katamnestischer Untersuchungen. IV. Teil: Die paranoide Demenz (progressive Auto- u. Somatopsychosen). Z. Neurol. **177**, 114 (1944).

Minkowski, F., Minkowski, E.: Probleme der Vererbung von Geisteskrankheiten auf Grund von psychiatrischen und genealogischen Untersuchungen an zwei Familien. Schweiz. Arch. Neurol. Psychiat. **12**, 47 (1923).

Mitsuda, H.: On the heterogeneity of schizophrenia. Kyoto med. J. **18**, 276 (1940).

— Klinisch-erbbiologische Untersuchung der Schizophrenie. Psychiatr. neurol. jap. **46**, 298 (1942).

— Klinisch-erbbiologische Untersuchungen der endogenen Psychosen. Psychiatr. Neurol. Jap. **55**, 195 (1953).

— Klinisch-erbbiologische Untersuchungen der endogenen Psychosen. Acta genet. **7**, 371 (1957).

— The concept of atypical psychoses, from the aspect of clinical genetrics. Fol. psychiatr. neurol. Jap. **16**, 214 (1962).

— Clinico-genetical study of endogenous psychoses, with special reference to the so-called borderline cases. Proc. J. Meet. of Jap. Soc. Psychiat. Neurol. and A. P. A. in Tokyo. Fol. psychiatr. neurol. Jap. **7**, 313 (1963).

— Clinical genetics in psychiatry. Jap. J. Human genet. **9**, 61 (1964).

— Clinical genetics in psychiatry. Problems in nosological classification. Suppl. XII, 1967 of Bulletin of Osaka Medical School. Bunko-sha Co Ltd. Kyoto.

NEELE, E.: Die phasischen Psychosen nach ihrem Erscheinungs- und Erbbild. Leipzig 1949.

— KLEIST, K.: Die paranoiden Schizophrenien auf Grund katamnestischer Untersuchungen. III. Teil: Die progressiven Beziehungspsychosen. Z. Neurol. **175**, 4 (1942).

OTREMBA, G.: Über das Krankheitsbild der Kataphasie. Psych. Neurol. med. Psychol. **15**, 61 (1963).

PAULEIKHOFF, B.: Atypische Psychosen. Basel-New York: S. Karger 1957.

PERELMUTTER, M.: Prognose der einzelnen Anfälle von Schizophrenie. Zbl. Neurol **45**, 371 (1927).

PERRIS, C.: A study of bipolar (manic-depressive) and unipolar recurrent depressive psychoses. Acta psychiat. Suppl. 194. Copenhagen: Munksgaard 1966.

— Genetic transmissions of depressive psychoses. Paper read at the 15. Congr. of Scandinavian Psychiatrists, Geilo, Norway, June 22th 1967.

POHLISCH, K.: Der hyperkinetische Symptomenkomplex und seine nosologische Stellung. Beihefte zur Mschr. Psychiat. Neurol. H. 29 (1925).

RIETI, E.: Deux cas de schizomanie périodique. Encéphale **28**, 34 (1933).

RITTER, M. R., KLEIST, K.: Psychosen der Ratlosigkeit. Arch. Psychiat. Nervenkr. **195**, 163 (1956).

SARRÓ-BURBANO, R.: Congresso de Valencia, Mayo-Junio 1950, Madrid 1950.

SCHNEIDER, F. W.: Klinisch-katamnestische Untersuchungen an Schizophrenen eines Nervenlazarettes des Zweiten Weltkrieges. Schweiz. Arch. Neurol. Psychiat. **75**, 227 (1955).

SCHRÖDER, P.: Die Spielbreite der Symptome beim manisch-depressiven Irresein und bei den Degenerationspsychosen. Berlin: S. Karger 1920.

— Degenerationspsychosen und Dementia praecox. Arch. Psychiat. Nervenkr. **66**, 1 (1922).

SCHULTE VON DER STEIN, C.: Nachprüfung der Kleist-Leonhardschen Schizophrenieformen in den Frauenabteilungen einer Heil- und Pflegeanstalt. Arch. Psychiat. Nervenkr. **193**, 303 (1955).

SCHULZ, B., LEONHARD, K.: Erbbiologisch-klinische Untersuchungen an insgesamt 99 im Sinne LEONHARDs typischen bzw. atypischen Schizophrenien. Z. Neurol. **168**, 587 (1940).

SCHWAB, H.: Die Katatonie auf Grund katamnestischer Untersuchungen. II. Teil. Z. Neurol. **163**, 441 (1938).

— Die paranoiden Schizophrenien auf Grund katamnestischer Untersuchungen. II. Teil: Die phantastisch-paranoiden Erkrankungen. Z. Neurol. **173**, 38 (1941).

— Die verworrenen Schizophrenien auf Grund katamnestischer Untersuchungen. I. Teil: Die Schizophasien. Arch. Psychiat. Nervenkr. **182**, 333 (1949).

— Die Schizophasie als psychische Systemkrankheit. Psychiat. Neurol. med. Psychol. **1**, 362 (1949).

SCHWARZ, H.: Studie über den gewöhnlichen Verlauf einer Katatonie. Mschr. Psychiat. Neurol. **59**, 50 (1925).

SNESCHNEWSKI, A. V.: Über den Verlauf und die nosologische Einheit der Schizophrenie. Vestn. Akad. nauk. SSSR **21**, No. 3, 3—10 (1966).

SOLÉ-SAGARRA, J., LEONHARD, K.: Manual de psiquiatria, II. Aufl. Ed. Morata, Madrid 1958.

SPECHT, G.: Über den pathologischen Affekt in der chronischen Paranoia. Erlangen-Leipzig: Deichertsche Verlagsbuchhadlg. Nachf. (G. Böhme) 1901.

STAUDER, K. H.: Die tödliche Katatonie. Arch. Psychiat. Nervenkr. **102**, 614 (1934).

STÖRRING, G. E.: Wesen und Bedeutung des Symptoms der Ratlosigkeit bei psychischen Erkrankungen. Leipzig: Thieme 1939.

STÖRRING, G. E., SUCHENWIRTH, R., VÖLKEL, H.: Emotionalität und cycloide Psychosen (Zur Psychopathologie der sogenannten Randpsychosen). Psych. Neurol. med. Psychol. **14**, 12 (1962).

SUCHAREWA, G., PERSKAJA, S.: Klinisch-psychopathologische Besonderheiten einer eigenartigen Form von akut verlaufender Schizophrenie. Nevropat. i Psichiat. **5**, 567 (1936).

TROSTORFF, S. v.: Über die hereditäre Belastung bei den bipolaren und monopolaren phasischen Psychosen. Schweiz. Arch. Neurol. Psychiat. **102**, 235 (1968).

— Über die hereditäre Belastung bei den zykloiden Psychosen, den unsystematischen und systematischen Schizophrenien. Psych. Neurol. med. Psychol. **20**, 98 (1968).

WERNICKE, C.: Grundriß der Psychiatrie. Leipzig: G. Thieme 1900.

WINEKUR, G.: Genetic findings and Methological Considerations in Manic Depressive Disease. Brit. J. Psychiat. **117**, 267—274 (1970).

— Clayton, P. J., Reich, T.: Manic depressive illness. Saint Louis: The C. V. Mosby Company 1969.

WOLF, R.: Zur Phänomenologie und Psychologie ekstatischer Ausnahmezustände. Allg. Z. Psychiat. **125**, 284 (1949).

— Die Symptomatologie und klinische Stellung des Eingebungssyndroms. München: J. A. Barth 1955.

WYRSCH, J.: Über „Mischpsychosen". Z. Neurol. **159**, 668 (1937).

— Die Person der Schizophrenen. Bern: P. Haupt 1949.

Epidemiology of the Psychoses

By

ØRNULV ØDEGÅRD

Contents

1. Introduction . . . 214
2. The Collection of Epidemiological Data . . . 215
a) Hospital Admissions . . . 215
b) Case Registers . . . 216
c) Intensive Population Studies (Field Studies) . . . 216
d) Hospitalization . . . 216
e) Hospital Facilities and Hospitalization . . . 217
f) Duration of Illnes and Hospitalization . . . 217
g) Hospitalization and Distance to Hospital . . . 218
h) Census Studies as Compared with Admission Statistics . . . 218
3. The Presentation of Epidemiological Data: Rates of Morbidity . . . 218
4. Morbidity in Average Populations . . . 220
a) Prevalence Rates . . . 221
b) Incidence . . . 222
5. Morbidity in Deviating Population Groups . . . 222
6. Time Trends . . . 224
War-Time Changes . . . 225
7. Transcultural Epidemiology . . . 226
8. Racial Difference . . . 229
a) Negro-White . . . 229
b) Spanish-Angloamerican . . . 229
c) Maori-White . . . 229
d) Jews-Non-Jews . . . 230
9. Fertility . . . 230
10. Mortality . . . 231
11. Psychiatric Diagnosis . . . 232
a) Alcoholic Psychoses . . . 232
b) General Paresis . . . 233
c) Senile and Arteriosclerotic Psychoses . . . 233
d) Functional Psychoses . . . 234
e) Schizophrenia . . . 235
f) Affective Disorders . . . 236
12. Socio-Economic Status . . . 237
1. Statistical Data . . . 237
2. Social Class and Psychiatric Care . . . 237
3. Duration of illness . . . 238
4. Total Psychoses and Social Class . . . 239
5. Special Occupations . . . 239
6. Social Class and Psychiatric Diagnosis . . . 240
7. Time Trends . . . 240
8. Social Mobility . . . 241
Conclusions . . . 241
13. Urbanization and Industrialization . . . 242

14. Marital State 243
1. Hospitalization Versus Selection 243
2. Marital State and Sex 244
3. Marital State and Psychiatric Diagnosis 244
4. Marital State and Age 245
5. The Widowed 245
6. The Divorced 246
7. Family Pattern 246
8. Conclusions 246

15. Migration 247
1. Methods and Statistical Material 247
2. Overseas Immigrants to the U.S.A. 248
3. Overseas Immigration to Other Countries 249
4. Internal Migration 249
5. 100 per cent Migration 251
6. Displaced Persons 251
7. Inter-State Migration in the U.S.A. 251
8. Intensive Studies 252
9. Practical Aspects 252

16. Course and Outcome 253
Social Status and Outcome 253
Marital State and Outcome 254
Other Factors 254

References 254

1. Introduction

Psychiatry deals with traits which are not easily handled by epidemiological methods: Traits which are individual rather than collective—and which belong in a sphere of values rather than of quantifiable and taxonomic data. At the same time these mental traits are socially and culturally determined, which means that they are related to *groups* of people and follow the laws which govern group behavior.

It is not surprising, therefore, that mental disease has come to be one of the favourite topics of epidemiology. In psychiatry we are in need of a sharper delineation of our clinical entities, and here the epidemiological point of view may be expected to help. Furthermore long-time studies, likely to be particularly useful in psychiatry, can hardly be carried out otherwise than by epidemiological methods.

Our hopes of reaching an understanding of cause and effect in mental disorder are centered around the old nature-nurture problem: The interaction of endogenous and exogenous factors. In epidemiology this dualism is particularly clearly expressed, namely in the contrasting hypotheses of social selection versus social stress. In biology the relations of the individual to its environment can with some justification be regarded as mechanical. On the psychobiological level of integration, on the other hand, the individual has more or less a freedom of choice and is able to influence and modify its own environment. Social selection is, therefore, not a passive "drift", but an active and to some extent planned movement, whereby the person seeks out the environment in which he sees the best possibilities of an adjustment. Similarly mental stress is no merely one-sided phenomenon, passively endured by the organism, but a reciprocal process of mutual adaptation.

Certain main facts of epidemiology were common knowledge in psychiatry before the introduction of the term itself. Pioneers in clinical and administrative psychiatry could not help discovering that the occurence of mental disease in a population is not random, but follows certain patterns. Pinel (and somewhat later THURNAM) pointed out that the incidence is higher in the single than in the married. KRAEPELIN compared the psychopathology of Indonesia and Central America with that of Europe. The planners of our psychiatric hospital system based their efforts upon careful statistical studies.

In the days of the degeneration hypothesis and the eugenic movement the contrasts between population groups, good and bad, healthy or degenerate, led to heated discussions, but sometimes also to attempts at a scientific approach. The problem of the alleged excess morbidity in over-seas immigrants to the United States was one of the first in which this research led to practical conclusions. Later on the growing emphasis upon the impact of social structure upon human health and happiness encouraged the adoption of epidemiological viewpoints.

These early efforts are not found in the literature under the heading of "epidemiology", but were labelled medical statistics, demography, social psychopathology, ecology etc. The variations in terminology illustrate the intermediate position taken by this topic in the system of medical and social sciences: It is a form of ecology because it deals with the relation of human beings to their environment, its methods are largely those of demography, and its field of action is located where these disciplines meet.

From the standpoint of epidemiology there is a fundamental difference between major and minor psychiatry. The neuroses have much higher incidence than the psychoses, and are less clearly delimited from the normal mental state. This means that the population to be studied does not necessarily have to be very large, but a fairly intensive examination of each member of the group is the method of choice. The psychoses represent only around five percent of the population, and therefore one needs a rather large sample in order to get a sufficient number of cases. Consequently an intensive study of each individual in the population is impracticable. Fortunately most psychoses are reasonably easily identified. The statistical distribution is a discontinuous one, while neurotic patients can with some reason be regarded as merely one end of a normal distribution (as is for instance the case with mental defectives). Certain basic data on psychoses are mostly available in official health statistics, whereas no such information exists on neuroses and personality disorders.

2. The Collection of Epidemiological Data [58, 119]

a) Hospital Admissions

Hospital admission statistics were the starting point of psychiatric epidemiology, because this material was readily available and sufficiently large. The principal limitation of admission data is that they fail to include the considerable number of cases who are not ever admitted to hospital. The coverage can be made more complete by including psychiatric departments in general hospitals, outpatient clinics, nursing homes, organized family care etc., but each extension tends to make the registration more troublesome and less accurate. A critical point is reaced when we come to patients who are only seen in the private practice of psychiatrists or other doctors. The routine inclusion of these cases in a statistical registration is hardly possible (except in countries where public dispensaries have taken the place of private practitioners). In any case there will always remain a certain number of individuals with mental disorder who have never contacted any medical service and never consulted a doctor for their psychiatric symptoms.

b) Case Registers

Some of the drawbacks of admission statistics can be overcome by the building up of a case register in which each individual patient is followed by means of personal index cards from his first admission to an institution in the register area through all his successive discharges and readmissions to his final discharge or death. In this way duplications are avoided, the distinction between first admissions and readmissions is reliable, and the observation period is sufficiently long for the study of such factors as diagnosis and outcome. The main advantage of the register method is that it supplies information on a national scale, and the use of small population samples (hardly ever representative) is avoided. Also the number of cases is sufficiently large for a detailed statistical analysis. National registration of psychotic patients admitted to psychiatric hospitals has been going on for more than thirty years in New York State [69] and in Norway [88], and more recently case registers have been established in an increasing number of countries [8, 51].

c) Intensive Population Studies (Field Studies)

This method implies a more intensive study of a necessarily more limited population, with the purpose of obtaining a complete registration of all mental patients and of calculating rates which represent true morbidity. The classical studies of Brugger [10] were *census investigations*, covering all inhabitants in a certain restricted area. Less commonly a selected group within the population is chosen for examination: recruits, employees in bus companies or coal mines. Finally we have the longitudinal studies of cohorts of people born some 50 to 60 years ago, who are traced and examined retrospectively [8, 34, 46, 81].

For the study of the epidemiology of psychoses a fairly large population is needed because of the relatively low prevalence of these conditions. At the same time a reasonably accurate registration of all psychoses is possible without a personal examination of each individual in the population, whether ill or not. Information gathered from institutions, agencies and key persons goes a long way, at least as a preliminary screening.

Intensive investigations are designed primarily for the study of neuroses or personality disorders, and the number of psychotic cases observed is often insufficient for a detailed statistical analysis, while at the same time the examination is more intensive than is actually needed for the registration of psychotic conditions.

d) Hospitalization

Admission statistics include only a sample of the total mentally ill. For neuroses this sample is so small that it is unsuitable for epidemiological purposes. As far as psychoses are concerned it is estimated that an admission register will include between 50 and 75 per cent of the total cases, which is a fairly satisfactory figure in itself. The problem is that this sample is not in all respects representative, particularly with regard to diagnostic distribution.

Most authors agree that the overwhelming majority of schizophrenics will ultimately be registered in some psychiatric institution, although the delay may be considerable. Depressions are another matter, because they vary continuously from severe psychotic states to every-day mood swings within normal limits. In one study [31] the life-time risk of psychotic depression is given as 1 per cent, but the corresponding risk of slighter pathologic depressions was 14 times as high.

American data [58, 92] indicate that 87 per cent of all schizophrenics are hospitalized as against 55 per cent for all other diagnoses. In one intensive study [59] 40 per cent of the manic-depressive cases were ambulatory and only 14 per cent of the paranoid schizophrenics. Recent data from Sweden [42] show that of 500 schizophrenics only 9 had never been in hospital and of 138 manic-depressives only 10. Altogether 81 per cent of all psychotics were classed as hospitalized, but not all of these admissions were to mental hospitals.

There are considerable local variations, from 80 per cent hospitalized in Baltimore to 67 per cent in New York [58] and 50 per cent in Tennessee [96]. In Iceland [46] only 34 per cent were ever admitted to a mental hospital and an additional 22 per cent to other hospitals, but these data are from a cohort study of persons born as far back as 1895.

Variations in hospitalization are particularly important for senile and other organic psychoses, because there is no sharp delineation between the ordinary old person with senile handicaps and the violently disturbed senile psychotic who craves immediate admission. If hospital beds are scarce, the senile and organic patients are the ones least likely to be welcomed, and furthermore the tolerance towards these patients varies a great deal, which is particularly illustrated by the excessively high admission rates in metropolitan areas.

e) Hospital Facilities and Hospitalization

Admission data are most satisfactory when the psychiatric facilities are reasonably adequate. A comparison between countries or administrative areas may be impossible if the level of psychiatric development is too different. The same applies to comparisons over longer periods of time. A complete registration system will, however, be able to deal with many of these problems, such as the influence upon admission rates of added hospital beds, changes in legislation or administration etc. Mostly it is possible to single out for study regions or periods of time in which the changes have been moderate and reasonably linear. The building of a new hospital will, for instance, inflate the incidence figures for a period of three to four years, and then the rates level off.

The setting up of an epidemiological survey or a registration system in a certain area will in itself generally mean an improvement in the mental health facilities which are offered to the population and accepted by them. This inevitably results in the discovery of a number of psychotic cases who could (or should) have been brought under medical care some time ago. This leads to spuriously high incidence figures. In fact epidemiological registration gives better results when it has lasted continuously for a number of years. The quality of the information about each patient improves with the length of observation (diagnosis, outcome etc.), and the errors which are inherent in all newly established statistical systems are overcome.

f) Duration of Illness and Hospitalization

It has been suggested that the duration of illness previous to first admission can be used as a measure of the hospitalization tendency. If in a certain population group the mean duration is particularly long, then it would seem likely that a relatively great number of psychotic groups members are not hospitalized at all. This is a possible clue to hospitalization differentials in different social groups. In case register material from Norway admission rates were found to be 108.4 for farm labourers and 76.0 for farmers. In both groups the mean duration of illness was 9.4 months. Conclusion: The difference in incidence rates is probably not due to a stronger tendency for farm labourers to be hospitalized [88].

g) Hospitalization and Distance to Hospital

In earlier days it was observed in various countries that available hospital beds were used more readily by people living close by the local mental hospital. Recently this has been confirmed in Pennsylvania [55], where the 1948–51 admissions showed a pattern of decreasing admission rates with increasing distance from the state mental hospital. This trend was most marked for senile and other organic psychoses as well as for neuroses and alcoholic disorders, and was not observed for functional psychoses, which suggests the use of alternative local facilities as the most likely explanation. Similarly the Danish city of Århus, where the psychiatric hospital is located, was found to have 50 to 80 per cent more admissions than neighbouring Ålborg. This applied to short-term admissions only, while there was no difference for chronic nursing patients [2].

Norwegian admission rates 1916–25 were 27 per cent higher in the communities lying most closely to the hospital [88]. The difference was much greater for women than for men, it decreassed gradually, and by 1940 it has disappeared for the male sex. During the war it reappeared, but since 1946 there has been no significant difference. This pattern suggests that travelling problems and the attitude to travelling may have been a factor in a country with poor communications and long travelling distances [39]. The same time trend has been shown to exist in America.

h) Census Studies as Compared with Admission Statistics

The incidence rates found by means of these two methods do not differ much which is surprising in view of the great number of non-hospitalized cases. The explanation is probably that a number of the psychotic patients who are detected outside of hospitals at the census, will be admitted at some later date and so included in the registration. The number of such "not-yet admitted cases" can be estimated from the statistical data on duration of illness previous to first admission. According to one such estimate [86] one would by a hypothetical census find the following distribution of hospitalized psychotics:

In psychiatric institutions at the time of the census	31 per cent
Formerly in institutions, no longer under care	56 per cent
Psychotic at the time of the census, not yet admitted but will live to be admitted	13 per cent.

Evidently the non-hospitalized cases which are found by an intensive census investigation are not a direct measure of the superiority of this method. In order to acertain the net gain versus admission statistics, one should first subtract 13 per cent of the registered cases.

Actually the two methods supplement each other, because they lead us to the discovery of different types of psychotics. In particular the census method will bring to registration a number of moderately severe reactive depressive psychoses, which will probably never be admitted to hospital.

3. The Presentation of Epidemiological Data: Rates of Morbidity [88, 93, 118]

The results of an epidemiological investigation are most simply presented as absolute figures: We have examined a population of 120000 people, in which we have found 784 psychotic individuals. To this is mostly added a *rate*, giving the number per 100000 population. This simplifies reading, but if rates *alone* are given, without mention of the absolute figures, the reader is liable to get into difficulties—for instance if he finds that the rates used are not clearly defined, or if he wants to introduce added rates of his own choice.

Crude rates is a term most commonly used about rates which disregard age distribution. They have a particularly bad reputation in psychiatric epidemiology, because the scarcity of psychoses in children will make them highly misleading. A simple but insufficient correction of this error is to calculate the rate from the adult population (above 15 years) only, and this is the type of rate most frequently given in official statistics.

Better are *age specific rates*, calculated separately for each age group of 5 or 10 years. Such rates are suitable for the study of psychoses, because the morbidity varies with age, and each age group has its own characteristic diagnostic pattern: Schizophrenia predominates in youth, melancholia in the middle age groups and arteriosclerotic psychoses in advanced age.

Rates can be made specific for any other variables such as sex, marital state etc. Rates dealing with two variables (such as age and marital state) are commonly used, because they are conveniently presented in 2×2 tables. A simultaneous splitting up in more than two variables is troublesome but sometimes unavoidable because the variables are correllated. The problems of multiple variables can be overcome by the use of computers, but there remains the difficulty that the splitting up of the material into too many groups will render the figures in each cell very small. A simple analysis of the occupational incidence of psychoses demands a splitting up according to sex, age, marital state and diagnosis, which means a minimum of ca. 400 different subgroups, and a correspondingly large population needs to be studied. As mentioned above a population of 120000 will give around 784 psychotics.

Standardized rates are calculated by applying specific rates to a standard population. They are mostly used in order to eliminate differences in age distribution without having to present tables with the cumbersome age specific rates. They are particularly useful if the other variables are also dependent upon age, such as marital state, migration etc. It is too often forgotten that the more different the two age distributions are (the more one needs standardization in other words) the less satisfactory is the method. It leads to meaningless results if one compares single and widowed persons by means of the same standard population.

Rates of prevalence give the number of patients found in a certain population at a given time. They are useful for the planning of psychiatric facilities, but the picture they give of psychiatric morbidity is not easily interpreted. Until recently the mortality of psychotic patients was three times normal, and in developing countries the chances of a psychotic to stay alive is still so low that prevalence figures have little meaning as a measure of morbidity.

In Western countries the mortality of mental patients has rapidly approached that of the general population, but now another problem has arisen: The increasing number of psychotic conditions which are more or less completely compensated by drug treatment. Whether to leave out such cases or to include them as psychotic becomes a problem when prevalence rates are used. Actually prevalence rates are not suitable for diseases of short duration. Formerly the only psychosis with a consistently short duration was delirium, whereas now the category increases rapidly.

In prevalence rates chronic cases will carry a disproportionately heavy weight, and this leads to an over-representation of socially deprived groups. The excess morbidity of the lower socio-economic classes is, for instance, much more marked in prevalence than in incidence [25, 47]. In epidemiological studies directed at problems of *etiology* rather than of *care* incidence rates therefore seem to be generally preferable.

Some of the draw-backs can be eliminated by the use of *life-time prevalence*, which means that one includes all mental disorders which have occurred in the lives of the individuals up to the time of registration. There is a tendency for such information to be incomplete, because people forget or are unwilling to talk about the remote past when "insanity" is the topic. Also many cases are lost by death or by migration, happenings which are disproportionately common in the lives of psychotics.

Incidence rates are derived from the number of new cases per 100000 per year. When hospital admissions are used, each case is registered according to age and year of first hospital admission. Age and year of *onset of first symptoms* would in many respects be preferable, but one gets into trouble when the cases are to be related to a corresponding general population. In census investigations this problem does not occur, because the so called life table technique is used [86, 90].

Incidence rates are mostly given as age specific, and show the risk of developing a psychosis in the specified age interval: During the twentieth year, between the ages of 20 and 40 etc. When these age specific rates are added, they result in a composite figure which gives the total risk from birth until a given age such as 80 years. This so-called *life-time risk* is convenient for the comparison of two or more population groups. It has the disadvantage of being an artifact, in that it does not correspond to the risk being run by any actual person or group of persons.

In Table 1 are given as an illustration the most commonly used statistical indices calculated from the same source: The Case Register for psychoses of Norway, based upon hospital admissions.

Table 1

Incidence 1956—60		
First admissions per 100000 population above 15 years per year	77.4	
Age and sex specific rates, range from	60 to 115	
Life-time risk for 100000 who survive until age of 90	5200	
Life-time risk for new-born until age of 90	3600	
Prevalence January 1. 1958 (estimated)		
Point prevalence, including patients actually under care per 100000 population above 15 years of age		653
Life-time prevalence, including persons alive who had at any time been admitted to hospital, per 100000 population		1828
Age and sex specific rates, range from		300 to 2800

The life-time risk calculated from incidence rates is higher than the life-time prevalence because of the high mortality of the insane, and also because the life-time risk is calculated from first admissions 1956—60, whereas life-time prevalence is in part based upon data from much earlier years.

Comparable data from other countries lie at about the same level. A first admission rate of 100 is given for Oslo [108] and 97 for New Haven [47].

4. Morbidity in Average Populations [7, 10, 18, 34, 46, 54, 59, 60]

One of the earliest undertakings in psychiatric epidemiology was to determine the morbidity in an "average population" or Durchschnittsbevölkerung. Statistical data from a representative sample of the total population were needed for the planning of psychiatric institutions and in the rapidly developing genetic research. It was generally felt that once such average figures had been calculated, they could be used as a standard for future research, even internationally. Gradually this idea of an all-purpose average population lost ground. Normal control figures in psychiatric research should preferably be calculated from a population which is specially chosen for each particular purpose. The most typical example is the *matched control population*, which is selected from a population register so as to be identical with the patient group with regard to such important variables as sex, age, marital state, occupation etc. [20, 50].

a) Prevalence Rates

The figures given for the prevalence of total mental illness have mostly been found to lie between 20 and 30 per cent, but rates as high as 81 per cent have been given [59]. For most of the variation the minor mental disorders are responsible, while the rates for psychoses alone are more uniform. In his classical studies from 1931—33 Brugger [10] found rates per 1000 of 3.8 in Thuringia and 5.5 in Bavaria. In a majority of the studies from tha last 30 years the point prevalence of psychoses lies between 6 and 8 per thousand. Rates which lie outside these rather narrow limits can mostly be explained as resulting from special traits in the population studied or in the methods and definitions employed. In an arctic village in Norway during the war the rate was as high as 19.5 [7]. In some studies with rates between 10 and 15 per 1000 it can be shown that particularly high frequencies of depressive psychoses are responsible [12, 42, 79, 106]. Possibly some of these cases would have been diagnosed as *neurotic* depressions by other authors.

Prevalence rates are influenced by available hospital facilities. In a rapidly developing hospital system the rates tend to increase with time because admissions will naturally exceed discharges. In the U.S. [69] the prevalence increased from 2.0 in 1923 to 3.8 in 1950 and 6.0 in 1963. The 1950 figures varied according to state from 2.0 to 6.5, which illustrates the dependence upon local hospital facilities. The relatively low rates reported from many developing countries evidently have the same explanation: 3.8 in Formosa [66].

When higher prevalence rates are given, they often turn out to be rates of *life time prevalence*, which are normally about three times as high as the corresponding rates of point prevalence. Sometimes the distinction between the two types of rates is not clear, and it even happens that intermediate types are given (period prevalence). This may explain rates as high as 25 or even 50 per 1000 which have been reported. Recent data from Iceland based upon the highly reliable cohort method gave figures as high as 34 per 1000 for men and 51 for women, while the corresponding life-time incidence risk was 50.3 and 71.6 respectively [46].

The number of patients actually in hospital at a given time lies between 1.7 and 4.0 per 1000 in most Western countries. Estimates for future need of hospital beds lie higher, but have recently been reduced because of the trend towards shorter hospital stay and more extra-mural treatment. Most plans now reckon with 2.5 to 3.5 beds per 1000 adult population, with an added 1.0 in nursing homes and organized family care. For people above 65 years of age one must expect as much as 5 per cent under psychiatric care in view of the rapidly increasing trend towards more hospitalization of old mental patients.

Typical of the present situation are the following figures [58]: With a point prevalence of 7.6 per 1000 half of the patients were in hospital, 15 per cent in nursing homes, and the remaining 35 per cent in private homes. In one Swedish investigation [42] the prevalence was 7 per 1000, and of these 5 were judged to be in need of institutional care. Recent experience in England [12, 100] shows that a well arganized extra-mural care can absorb as many as 72 per cent of all psychiatric referrals, while under less favourable circumstances 57 per cent have to be admitted to hospital.

b) Incidence

The figures given for life-time incidence lie closely around 5 to 7 per cent, somewhat higher for women than for men. Strikingly different methods seem to give nearly identical results. A Swedish census investigation [60] showed a life-time risk 4.7 per cent for men and 5.7 for women. According to data from the Norwegian case register during the same period of time the figures were 5.2 and 5.5 per cent respectively. The figures from the Icelandic cohort study [46] are 4.7 for men and 6.9 for women, while in an exceptionally intensive Swedish investigation [42] they were found to be 4.1 and 5.5 per cent.

The figures are so consistent over the past 30 years and they vary so little from one country to another that they may be regarded as approaching "true morbidity", as far as this concept has any meaning. In other words: It does not seem likely that more intensive population studies in the near future should lead to substantially higher risk figures. There are certain reservations, however.

Borderline psychotic conditions, particularly depressions, may be registered as psychotic more frequently in the future because of change in diagnostic practice or in hospitalization. The Norwegian case register data show that the life-time risk of being hospitalized for reactive depressive psychosis has increased from 0.38 per cent in 1936—40 to 1.05 in 1956—60. Another problem group is that of senile and arteriosclerotic psychoses. Here again true morbidity is unlikely to change much, but there is an increasing tendency, particularly in metropolitan areas, to have these patients hospitalized.

It has been stated that the incidence rate for schizophrenia alone is less variable and consequently more reliable than the rates for "all psychoses". This may be the case as long as one stays within the same "psychiatric region" such as North American or Continental Europe, while comparisons across the Atlantic reveal differences which can only be overcome by pooling all "functional" (i.e. non-organic) psychoses.

5. Morbidity in Deviating Population Groups [5, 17, 27, 81]

The study of average populations in psychiatric epidemiology can with advantage be supplemented with investigation of groups which present unusual characteristics, what has been called "experimental epidemiology". The moving of Jewish populations in toto from Arab countries to Israel is an experiment in migration.

The Hutterites represent a typical example of an unusual population which has been carefully studied [27]. For centuries they have adhered to an orthodox form of protestantism, and they still live according to their old faith in small farming communities in the middle of industrialized North America. Few newcomers are added to these communities, and equally few desert from the ways of their forefathers. The social pattern is one of Christian communism, and from a psychiatric point of view it can be characterized as a community with exceptionally strong social coherence, with a maximum of security obtained by submission under a rigid social order, and with a minimum of anxiety and open aggression. Genetically the Hutterites form a highly uniform isolate being the descendants of a small number of founding families. In this population the total mental morbidity was found to differ surprisingly little from the average: possibly slightly lower, the prevalence of psychoses being 4.7 per 1000. None of the cases were admitted to hospital and very few were seen by doctors at all, but the case-finding is nevertheless felt to be complete. The diagnostic distribution is highly atypical with 17 per cent schizophrenia, 74 per cent manic-depressives and 9 per cent other psychoses. Of the 39 manic-depressive patients there was one manic and 5 mixed, the rest being melancholias. Even the neuroses were predominantly depressive. In spite of this there have been recorded only two suicides in Hutterite history. It may be of importance that depressions are regarded not as diseases but as temptations which supposedly tend to affect the best people.

An interesting contrast is the North-Swedish population studied by Böök [5]. They lived under conditions of marked social isolation in a semi-arctic district, and here the incidence of psychoses was very high. Schizophrenia, including some atypical forms of catatonic confusion and excitement, was the predominant clinical form with a prevalence of 9.5 per 1000 as against 0.8 for manic-depressive psychosis.

In many countries certain regions are popularly believed to have a high incidence of mental disease. In Croatia epidemiological investigation actually led to the confirmation of such a belief: The incidence of psychoses was twice as high as in the country as a whole. There is much emigration to other parts of Jugoslavia, and the resulting decrease in population correlates with morbidity rates, the patients being less mobile than the average population [17].

In a group *chronic paupers* in Stockholm the prevalence of psychoses was 14 per cent, more than three times as high as in a matched control group. The excess morbidity was particularly great for schizophrenia and alcoholic psychoses [49].

The high incidence of crime and insanity among *vagabonds*, gipsies etc. has been regarded as an established fact, and vagabondism has even been described as one of the forms of hebephrenic schizophrenia. A recent study in Norway [83] confirmed the old beliefs, but the excess morbidity was no higher than 45 per cent, highest for schizophrenia, while manic-depressive psychosis was less common than expected. There is some evidence for a difference between the ethnic gipsy group and vagabonds who have their origin in the common population and who have simply joined the gipsy way of life. The morbidity seems to be higher in the latter group, and the same applies to the incidence of delinquency.

The modern state of *Israel* presents a number of population problems which have been shown to be related to the incidence of mental disorders. The total prevalence of psychoses is 12.1 per 1000, which is not particularly high for a careful census study [43]. The rates were highest in villages with private ownership and lowest in the cooperatives, the latter being at the same time the newest settlements. Among immigrants those coming from the Orient in wawes of "total migration" had the highest morbidity, the native-born were nearly as high, while the lowest rates were observed in the relatively selected immigrants from Europe. The relation of schizophrenia to manic-depressive psychosis was 3:1 in the oriental immigrants, while in immigrants of European origin it was 1:1.

The Arctic village of Berlevåg, examined by Bremer [7] during the somewhat unusual circumstances of the second world war is on the borderline between an average and an special population. The life-time incidence (computed from the author's figures) was 7.2 per cent, as against 5.4 for the general population of Norway according to the case register material. For this difference the reactive psychoses, in particular reactive depressions, were responsible, but only half of these cases had been hospitalized. The rates for schizophrenia and manic-depressive psychosis were not raised.

A population which is presumably a result of positive selection is the young people who graduate at the age of 18—19 years from secondary schools. In such a group, followed for 30 years following graduation by means of a national case register, the frequency of psychoses was found to be around 12 per cent below expectancy as far as the male sex was concerned. In women, on the other hand, there was a significant excess morbidity of 28 per cent in the graduate group. In both sexes the diagnostic distribution differed markedly from that of the general population, in that manicdepressive psychosis was more common and schizophrenia correspondingly rarer in the high-school graduates than in the general population [81].

6. Time Trends [24, 39, 58, 69, 110]

In psychiatric epidemiology time trends are important clues to etiology, provided changes in morbidity can be related to social change. Such trends can also be used to assess the effect of therapeutic or preventive efforts. Finally they have practical importance for planning of mental health care, if they can be projected into the future in the form of forecasts.

The idea that insanity and nervousness are on the increase is one of the more common expressions of mans tendency to *laudare tempori acti*, and during the past hundred years it has been voiced loudly and repeatedly. One of the pioneers of psychiatry in Norway stated in 1856 than "in our high strung and restless times mental disorder is bound to increase". But the authors who really studied the problem and discussed it seriously seem to have agreed that the increase is only apparent and due to hospital building, legislation etc. As early as 1860 it was pointed out that the increase was most marked in the poorer classes, and that prevalence increased more than incidence.

Mental disorder is likely to react very slowly to any kind of change, and so one would hardly expect measurable changes in less than 20 years. But over such long periods one meets the problem that registration of mental disease varies sensitively with the progress in psychiatric care, and therefore figures twenty years apart are hardly comparable. Real long time trends can consequently only be studied under special social circumstances.

In the state of Massachusetts psychiatric care was developed very early, and it remained on the same moderately satisfactory level for many decades. It was, therefore, possible for Goldhamer and Marshall [39] to calculate admission rates which were comparable over a period of a hundred years. They found that in 1840—44 the admission rates in Massachusetts were of the same order as those in low rate states in 1940. A real increase has taken place only in age groups over 50 years. The authors draw the conclusion that most likely there has been no great change in true morbidity, presumably because pathogenic social stress has not actually increased.

Hospital admission data from other parts of the U.S. [69, 92] show a moderate increase, particularly in the higher age groups, while the incidence of functional psychoses has probably remained the same. A real increase has taken place in young men as a result of the increasing tendency of admitting to psychiatric institutions young men with personality disorders.

In Norway admission rates to psychiatric hospitals since 1916 can be studied by means of a national case register. Over this period of 45 years the life-time risk of being admitted for a psychosis (senile and arteriosclerotic psychoses excepted) rose from 3.3 per cent to 3.8 per cent in men and from 2.9 to 4.3 per cent in women.

The conclusion seems to be warranted that there is no convincing evidence of any inrease in the true incidence of the major psychoses. The moderate increase which is observed in certain countries or districts can mostly be shown to be associated with improved hospital facilities. Senile and arteriosclerotic psychoses form an exception. Even after correction for the changing age distribution of the general population these conditions have increased markedly. In the Norwegian case register material the life-time risk of being hospitalized for such a condition has increased from 0.31 per cent in 1916/20 to 2.48 per cent in 1956/60. Most likely this does not reflect any increase in true morbidity, but must be regarded as a result of social change and increasing hospitalization tendency.

War-Time Changes

When environmental changes are sufficiently dramatic even short time trends are observable. It has, for instance, been shown that in several countries admission rates to psychiatric hospitals decreased during World War II. There seems to be an agreement that this was due to a decrease in true morbidity and not only to problems of getting the patients to hospital leading to postponement of admission untill after the war.

In Denmark [110] there was an initial decrease, particularly for men, followed by a secondary increase, most marked in women. These changes were greatest in the non-psychotic groups. In schizophrenia the decrease lasted throughout the war without any secondary increase.

In Norway [86, 88] the decrease was most marked for schizophrenia and for the small group of confusional psychoses, while admission rates actually increased for senile and arteriosclerotic psychoses. There was no compensatory increase of admission rates after the end of the war.

The decrease was observed in countries with highly different war-time situations: In neutral Sweden, in occupied Norway and in Finland which was directly involved at least part of the time. In Switzerland the decrease was very slight or even doubtful. In the U.S.A. the admission rates increased, particularly for young men 20 to 24 years of age, possibly because induction in the armed forces led to detection of latent psychotic conditions [24].

The wartime decrease could result from a stronger cohesion within the family and the nation in front of the common enemy, or more psychodynamically the war could have furnished outlet for aggressive tendencies. A change in diet and a shortage of alcohol may have played a part. In any case the worries and anxieties of wartime cannot be shown to have been at all pathogenic as far as psychoses go. A certain number of psychoses were provoked by wartime mental or physical hardships, but they were more than offset by other cases in whom the psychotic outbreak was prevented by these same environmental conditions.

The returning periods of serious *economic crisis*, which were characteristic of the first four decades of the present century have not been definitely shown to have had consequences for the frequency of psychoses, although it has been claimed that in the U.S.A. admission rates went up during the depression of 1937. Decreasing rates for schizophrenia in Sweden between 1936 and 1956 [35] have been related in part to improvement in social conditions ("the welfare state").

In Norway a comparison has been made between 1931—35, a period with serious economical crisis, unemployment etc. and 1951—55, with a stable economy, no unemployment and a much improved system of social welfare. Age at onset was used as a possibly sensitive indicator of environmental influence upon the development of schizophrenia, but no difference was found between the two periods [82].

Modern advances in the treatment of mental disorders are reflected in hospital statistics, and naturally prevalence is affected more than incidence. The duration of hospital stay has become shorter, relatively more patients are treated on an ambulatory basis or are no longer in need of any psychiatric care. Also the number of psychotic patients who can be treated extramurally from the very beginning, without an initial period of hospitalization, is increasing.

According to official U.S.A. statistics [58] the mental hospital population has decreased one per cent per year since 1956.

Table 2. *Patients under psychiatric care per 100000 population*

	1955	1963	1973 (estimated)
In U.S.A. mental hospitals	337	276	209
In mental hospitals, Norway	246	251	—
Total under care, Norway	380	429	—

The incidence rates on the other hand have increased 7.4 per cent yearly, but most of this increase concerns the non-psychotic admissions with a maximum increase for young men with personality disorders. It is estimated that the disappearance of general paresis and the decreasing number of foreignborn accounts for 18 per cent of the decrease.

With an adequate registration system it is possible to estimate the number of persons alive at a certain date who have at any time been admitted to a psychiatric hospital, but who are no longer under any public psychiatric care. In Norway the number increased from 11000 in 1935 to 23000 in 1950 and 40000 in 1965 (absolute figures). The figures reflect an improvement in therapeutic results, a decrease in mortality and increase in the willingness and ability of society to assimmilate former mental patients. Decreasing unemployment is a factor of great importance.

The trend is largely the same in all countries with an adequate statistical registration [8]. Table 2 seems to show the abscence of any such decrease in Norway, but this is mainly because here the main change took place before 1955. In U.S.A. as well the decreasing trend *started* before 1955.

7. Transcultural Epidemiology [11, 21, 64, 66, 76]

The impact of culture upon basic functions of the human mind is a fundamental problem in all behavioural sciences, and it has naturally led to the study of the distribution of mental disorders in cultures different from our own. Kraepelin, who studied the problem in Java, deserves to be mentioned as one of the pioneers.

In developing countries the registration of mental patients is difficult, and generally the number of cases is found to increase proportionate to the modest facilities for psychiatric examination and treatment. In Japan, with Western medical standards in a somewhat Non-Western civilisation, the incidence of mental disorders as well as the clinical picture are the same as in Europe. The general impression seems to be that when careful field studies make a complete registration possible, true morbidity is found to be the same everywhere, regardless of type and level of culture [64, 66]. Hospital admission rates are naturally low because so few beds are available and because so many psychiatric patients are treated by native healers only or die in their psychosis before any treatment or registration is possible.

Admission rates are consistently much higher in males, because of their closer contact with westernized culture, and because they are more likely to represent a potential danger to public order and safety. For similar reasons urban rates have been observed to be nine times as high as rural [23].

Under these conditions a study of diagnostic distribution and clinical picture may be more promising, but it should be kept in mind that the hospitalized patients who are available for such studies represent a small and uncontrolled sample of the total psychotic population.

Most authors agree that *depressive psychoses* are rare in populations still living in a traditional cultural environment. But when Western patterns are being introduced, depressive states show up rapidly in the very first generation, for instance in natives trained as public servants or non-commissioned officers. This is commonly supposed to be related to a different attitude towards the feeling of guilt, and the absence of obsessive-compulsive neuroses seems to confirm this. Another possibility is a difference in biological constitution, and in this connection the scarcity of the pycnic body type in Africans has been mentioned. (Even in Europe the pycnics have been characterized as a more "domesticated" type!) In one East-African hospital CAROTHERS [11] found that only 1.6 per cent of the African patients were depressives, as against 22 per cent of the Europeans.

Until recently depressive patients have a very high excess mortality, and under unfavourable hygienic conditions this will no doubt reduce the number of such patients who reach the hospital alive. It should be mentioned, however, that suicide is rare, because of the strong tabu against it.

But the main reason for the scarcity of depressive states is probably that depressions appear in unfamiliar form, disguised as physical disorders, in analogy with what is frequently seen in depressive children. The traditional delusions of guilt are replaced by hypochondriasis and by delusions of possession and persecution. If such atypical forms are included, the frequency of depressions has been found to be on more usual levels.

Paranoid psychoses (including paranoid schizophrenia) is supposed to be rare, at least in their more elaborate forms. In Kenya CAROTHERS found them mostly among Arab merchants who lived somewhat outside the traditional African culture.

An interesting explanation for the scarcity of depressive and paranoid states is that in cultures without any written language the dimension of time and continuity plays a less important rôle. People "living in the present" do not tend to develop ideas of guilt and persecution, or they are at least less likely to elaborate such delusions.

The place of depressive and paranoid psychoses seems to be taken up by a group of atypical excitements and confusions with a mixed manic, katatonic and hysterical symptomatology, sometimes not easily distinguished from confusional states of toxic or organic origin. They correspond to the bouffées delirantes of French psychiatry. Similar conditions are fairly common in the Lapp population of Northern Scandinavia, which is actually well under way towards cultural assimilation. It has been described also among West-Indian immigrants in England. Motor excitement is a predominant symptom, which may be present in pure culture or with anxiety and aggression. The registration is likely to be highly incomplete, because mortality is high and spontaneous cures frequent.

Schizophrenia is generally supposed to have very much the same incidence and the same clinical picture everywhere, but superficial differences are described by various authors. It is of interest that deeply deteriorated patients are sometimes found to be relatively rare even in primitive hospitals working under difficult conditions.

Some authors [16] feel that African child rearing, which is permissive, with wide social contacts, may protect against the development of schizoid personality traits as well as later schizophrenia. If culture change comes too rapidly, this protective pattern tends to break down and morbidity increases. But on the whole the trans-cultural differences are probably in the nature of cultural distortions on the surface rather than basic and fundamental [74, 116].

Real differences in true morbidity are most likely for organic psychoses. Epilepsy has been found to be enormously prevalent in tropical Africa [52]: 200 cases observed in a tribe of 10000 nomadic people in Tanganijka, with endemic malaria as the probable cause.

Problems of a special kind exist in countries where culturally different groups live more or less alongside each other while maintaining special cultural patterns. In Singapore the admission rates are highest for Hindus, next come English and Chinese, while Malays have the lowest rates. And this pattern holds true regardless of social class and occupational differentials [76]. In Formosa [66] the native tribes differ from the Chinese immigrants in having less neuroses, more psychoses and alcoholism, less schizophrenia and more manic-depressive psychosis. In New Zealand, on the other hand, the maoris present very much the same picture as the whites.

In Canada [77] demographic data on country of origin were registered in the 1961 census, and the pattern of first admissions was studied for twelve immigrant groups, including "old British" which constitutes half of the total population. Clear differences were found for alcoholic psychoses, which were high in the Catholic British (actually Irish) and in Indian women—low in Jews, who had, however, high rates for drug addiction. Admission rates in old age seemd to be related to discrepancies between expected and actual status of the aged, which for instance led to high admission rates for old men of Italian origin. The high incidence of schizophrenia in Italian women could be related to maternal dependency. High admission rates in spite of high socio-economic and educational standard was observed in groups where this upper class represented a clear minority, as in the Polish.

In typically Old French communities in Canada prevalence rates as high as 37 per 100 have been found, as against only 11 in Anglo-Saxon communities and 18 in Modern French ones. These figures include serious neuroses as well as psychoses. The author feels that a strong family coherence together with a deficiency in personal initiative could be responsible.

Clinical studies of small patient groups have shown that a psychosis will frequently represent an exaggeration of what is considered the cultural pattern. Negro schizophrenics are more frequently paranoid, while Jewish ones present catatonic, hebephrenic or schizoaffective pictures. This is felt to correspond with the dispersive-aggressive cultural pattern of the American Negro and the cohesive-controlled of the Jews [6]. These and similar clinical studies have so far not been confirmed on an epidemiological material.

8. Racial Difference [4, 6, 33, 50, 70]

When different anthropological races are compared, ethnic, socioeconomic and trans-cultural factors will outweigh by far the racial ones, and the influence of race itself is not easily isolated. The heated emotional athmosphere around this problem has added to the difficulties, although less in psychiatric epidemiology than otherwise.

a) Negro-White

This problem has been extensively studied in the U.S.A. In Southern states much lower admission rates are generally found for Negros, but this is clearly a result of the scarcity of hospital beds for coloured people in the non-integrated hospitals. In New York and other Northern states Negros invariably have the higher rates, up to twice as high as the white [118]. This finding cannot be taken at its face value, however, because of the lower socioeconomic status and the predominantly urban residence of Negros in Northern states.

Migration is another complication: The high Negro rates in New York disappear when separate rates are calculated for the New-York-born and for immigrants to the state. On the other hand it has been pointed out that among the New-York-born Negros have much higher admission rates than Whites, which indicates that colour is more decisive than migrational status [61]. In this connection it should be stressed that the Negro migrants to New York are a somewhat heterogeneous group: Part of them represent a negative selection with regard to mental health, but a substantial group are positively selected and will to some extent level out the Negro-White differential [62].

As to diagnostic distribution several authors [6, 33] report more schizophrenia and less affective psychoses in Negros than in Whites. The same is true of organic psychoses, and interestingly the virtual disappearance of general paresis started later in Negros. There is also a sex differential in that Negro men have higher rates, while in Whites the rates are generally higher in women.

In populations where the social differences between coloured and white are minimized, the incidence of psychoses has been found to be the same in both racial groups. This is for instance the case in the disintegrating central areas of big cities, and in prison populations.

b) Spanish-Angloamerican

In Texas [50] a comparison of three racial elements has been made. Admission rates adjusted for age were found to be 80 in the Anglosaxon group, 55 in Negros and 42 in Mexican-Spanish. This reversal of the common socio-economical pattern is perhaps due to the inclusion of patients treated by private psychiatrists. Specific rates calculated for age, migrational or socio-economic status show largely the same pattern. Only in age groups below 25 do Negros have the higher rates.

c) Maori-White

In New Zealand the admission rates are about the same for Maoris and Whites, and the hospital facilities are the same for both races. The diagnostic distribution differs in that the Maoris have more schizophrenia and less manic-depressive psychosis. Within the latter group the Maoris have relatively more manic and circular cases. Maori patients tend to be admitted at younger ages, they have longer hospital stay and fewer readmissions [4].

d) Jews—Non-Jews

Considerable attention has been paid to differentials between various white population groups (see also the chapter on Transcultural psychiatry). The results are inconsistent. Generally the same total admission rates have been found in all groups, but the diagnostic distribution may differ somewhat. The most consistent finding is the high rate of alcoholic psychosis in the Irish and a very low rate in Jews. Jews tend to have lower rates for organic psychoses and for schizophrenia and higher for affective disorders than non-Jews. This pattern may to some extent result from the higher socio-economic level of the Jewish element.

Among the more recent and reliable data are MALZBERG'S from New York [70]:

	Jews	Non-Jews
Manic-depressive psychoses	14.8	9.8
Schizophrenia	39.0	38.8
Involutional psychoses	20.4	20.0
Alcoholic psychoses	0.9	16.9
General paresis	3.9	9.2
All psychoses	136.7	168.4

9. Fertility [29, 30]

During the noon-tide of eugenics the fertility of the insane was less in the foreground than that of the mental defectives, and the older literature is not overwhelming (reviewed by ESSEN-MÖLLER [30]). The reproduction of a population group depends upon marriage rate as well as upon biological fertility, and the tendency for psychotic patients to remain single will lead to a correspondingly reduced number of offspring.

Most investigations show that fertility in marriage of psychotic patients up to the time of first hospital admission is only slightly below normal. In one typical study it was found to be 86 per cent of the expected fertility of a corresponding general population. When the low marriage rate was taken into consideration the rate of reproduction was found to be 60 per cent of normal for men and 67 per cent for women [86].

In organic and symptomatic (including alcoholic) psychoses fertility in marriage is low, probably as a result of poor physical health even previous to the outbreak of the psychosis.

As to the *functional psychoses* there is a general agreement that the pre-admission fertility is about normal, somewhat higher in schizophrenia than in the other groups of functional psychosis. Fertility is lower in schizophrenic women than in the men, in one study only half as high [30]. Because of their low marriage rate the schizophrenics have as a whole a rate of reproduction which is reduced to 39 per cent of normal in men and 53 per cent in women [86].

The close association of schizophrenia with the lower socioeconomic classes would be expected to lead to a fertility higher than the average. The fact that this is not observed could indicate that the biological fertility of schizophrenics is actually below the average.

A comparison between admission cohorts to New York hospitals 1934—36 and 1954—56 [29] reveals a *time trend* in that the marriage rate increases while the number of children per marriage remains about the same. There results an increase in the relative fertility of schizophrenic women from 0.58 tp 0.70. The change is most likely due to an increasing tolerance towards mentally deviant persons and to an intensified system of social welfare. A contributory factor seems to be that schizophrenics are somewhat late in following the general pattern of a decreasing birth-rate.

The problem of fertility in psychotics *after discharge* from hospital is gaining in importance because of the increasing rates of discharge and the increase in time spent out of hospital. A number of the extra-mural patients marry, and the fertility in these marriages is only slightly below normal. The resulting relative fertility is nevertheless low, in the New York material only 20 per cent of normal, but in 1934—36 it was only 13 per cent (for women). The increasing trend in the fertility of psychotics is one of the many signs of a levelling-out of demographic differentials between the patient population and the common average.

10. Mortality [1, 69, 86]

As soon as statistical data on the insane came to be available, the high mortality in this population attracted attention, and it was used as one of the arguments for establishing a real medical care for this neglected group. The excessively high mortality must have contributed to keep the number of such patients down, and so explains why it was possible to manage after a fashion with the few, small and poor institutions which were existant before say 1850. Reasonably reliable calculations of this excess mortality are available for the past 50 years, and show that among patients in mental hospitals mortality is on the average five times as high as in the general population of the same country. This excess mortality depends upon several variables, and in fact varies from zero to ten times normal or more. The most important factors are:

Cause of Death. Excess mortality is extremely high from tuberculosis and other infectious diseases as well as for respiratory disorders. Mortality from cancer, on the other hand, has mostly been found to be normal or only slightly raised. This pattern appears to reflect the unsatisfactory hygienic conditions which used to prevail in the psychiatric hospitals. The low incidence of malignant tumours could have something to do with a poor nutritional state.

Duration of Hospitalization. Excess mortality is particularly high during the first year in hospital, which (of course) corresponds to the more acute phase of the psychosis. As time passes, mortality decreases, and for chronic patients who have been in hospital for 4 years or more, mortality is practically normal, with one exception: Mortality from tuberculosis remains excessively high even in chronics.

This pattern was typical of our psychiatric institutions up to around 1945. Mortality decreases slowly, following the sinking mortality in the general population, and consequently the excess mortality of the insane has remained very much the same. In the hospitals as well as outside the decreasing importance of tuberculosis and other infectious diseases as causes of death was mainly responsible for the decrease.

Since 1945 the time trend has changed somewhat, in that mortality has decreased somewhat more in the hospitals than in the general population, and so the relative mortality has decreased from 4—5 to 2—3. The decrease has been particularly dramatic for the acute phase of the psychoses, probably a result of the modern therapy.

In recent years mortality from circulatory diseases has shown an increasing trend, particularly in males. This has been related to an increasing strain resulting from the well known characteristics of modern society. It is interesting, therefore, that the excess mortality of mental patients from circulatory diseases has *decreased* during the last 10 to 15 years, because hospital mortality has failed to follow the increase which has taken place in mortality of the general population. This suggests a relative protection for our hospital patients against the increasing vascular stress which otherwise has taken place, and here the psychotropic drugs seem to be a likely factor.

The decreasing trend in the excess mortality of the insane is a factor of importance in the epidemiology of these diseases. When the trend was first observed, it seemed natural to make the forecast that there would be an inrease in the number of mental patients under care. This increase was, however, more than outweighed by the increasing discharge rates which took place at the same time. The decrease of the hospital population which has been observed in several countries would have been even greater if mortality had remained at its previous high level.

In developing countries the excess mortality of the insane is likely to be an important epidemiological factor for some time to come. Hospital mortality will tend to keep the prevalence figures down, and a high number of deaths during the initial phases of the psychosis, before any psychiatric care has been established and before the case has been registered, will contribute towards making incidence figures spuriously low.

11. Psychiatric Diagnosis [18, 46, 58, 60, 69, 86, 92]

a) Alcoholic Psychoses [80, 86]

This is a fairly well defined clinical group, but in practice the chronic alcoholic psychoses are not easily distinguished from simple chronic alcoholism, and the acute ones are often dealt with as ordinary drunken-ness. Official statistics are, therefore, not very reliable and in particular international comparisons are of limited value. The frequency is naturally determined by the predominant pattern of alcohol use and seems to vary in proportion to alcohol consumption. In a low consumption country like Norway alcoholic psychoses make out around 5 per cent of the male first admissions, and the life-time risk is 0.25 per cent. In high consumption countries figures five times as high are quoted. In places such as New York, where different types of drinking culture meet, national origin is an important factor, the frequency being consistently highest in the Irish, rather high in Negroes and lowest in Jews [69]. The incidence seemed to rise in the Italianborn when they changed from wine to liquor during the prohibition [97].

Interesting time trends have been observed, in that the incidence declines markedly in times of alcohol shortage. In New York [69] a decline from ten percent of all admissions to 5 per cent was observed during the war in connection with a shortage which was actually very moderate. In Norway, with a rather marked wartime-shortage the life-time risk decreased only from 0.16 to 0.14, which illustrates the resistance of chronic alcohol habits against economic factors. But after the war the risk increased to 0.25 per cent.

In Denmark delirium tremens practically disappeared when in 1917—18 the tax on spirits was raised drastically while beer remained at the same price level [80]. Raised incidence was observed in Sweden when alcohol consumption suddenly increased following the abolishment of a (rather liberal) rationing system.

The long-time trend is not encouraging. In Norway the life-time risk has increased from 0.17 per cent in 1926—30 to 0.43 per cent in 1961—65. In Denmark an increase in the consumption of distilled spirits from 1954 to 1960 was accompanied by an increase of 147 per cent in the incidence of delirium tremens.

In the Norwegian case register material [86, 88] the admission rates from alcoholic psychoses ranged from 130 in hotel and restaurant workers and 110 in seamen to 43 in industrial labourers, 31 in public servants, 23 in professionals and 6 in farmers (a non winegrowing country!). This is in good agreement with what is known of the occupational distribution of alcoholism and illustrates that a comparison between different social groups can give meaningful results even if the absolute admission rates may be inaccurate because of problems of registration.

There is no great excess of alcoholic psychoses in the single as compared with the married, but admission rates are very high in the divorced.

b) General Paresis [69, 86]

The decrease and near disappearance of this disease following the introduction of penicillin treatment of syphilis is so far the only striking example of the impact of treatment upon psychiatric epidemiology. Norwegian figures (for men) show that the life-time risk has gone down from around 0.43 per cent in 1926—1940 to a present level of 0.02 per cent. In New York paresis comprised 13 per cent of all admissions in 1920 and had fallen to 3 per cent in 1950 [69].

General paresis presents an interesting occupational distribution. The Norwegian case register material [86, 88] shows rates verying from 369 in seamen and 173 in restaurant workers and shop assistants to 78 in owners and managers, 60 in clerks and public servants down to 18 in farm labourers and 11 in farmers. Interestingly officers in the merchant marine have the same high rate of paresis as crew, while for alcoholic psychoses they lie at a much lower rate: only 12 as against 110 for seamen, crew. This depicts very sensitively a social situation: The importance of alcohol habits for a career at sea, while sex habits have little or no influence.

c) Senile and Arteriosclerotic Psychoses [69, 86, 40]

In this diagnostic category two trends are predominant: 1. The incidence is on the increase in most countries. 2. It is much higher in cities than in rural districts, and it is particularly high in metropolitan areas.

These trends represent two sides of the same problem. The process of industrialization and urbanization has led to a radical change in the social status of elderly people. In stable, rural society they enjoyed a relatively protected life with considerable prestige. Also they had an opportunity of continuing with their accustomed occupation and were more often a help than a burden. Even a mental disorder did not necessarily break down this social equilibrium of the generations, and hospitalization of senile patients was relatively rare. Also the mortality of such patients was naturally high.

In modern industrialized society the elderly have largely lost their privileged position. Housing shortage has made it unusual for two generations to live together, and the labour situation has reduced the possibilities of an elderly person to be gainfully or even usefully employed. This leads to an increasing pressure for the hospitalization of old people with mental disorder. The reduced mortality contributes to making this social problem a great one even numerically.

In the psychiatric hospitals the percentage of patients over 60 years of age has increased from 5.4 in 1890 to more than 50 now, and from 1920 to 1950 the admission rates were doubled [69]. In Germany 16 per cent of all admissions were senile in 1925, and by 1963 the percentage had increased to 28.5. In Norway the life-time risk has increased from 1.3 per cent in 1926—1930 to 3.5 per cent in 1961—65 (both sexes). In Sweden it is predicted that the number of patients above 65 years of age will increase 30—40 per cent in the next fifteen years. There are signs of a reversal of this increasing trend, however. In a recent Swedish census investigation 34 patients with senile psychoses were located, but only one fourth of them had ever been in a psychiatric hospital, and 23 lived in their own homes [42]. American statistics indicate that an increasing number of senile psychotics are taken care of in nursing homes rather than in mental hospital, because recent social security legislation has improved the standard of care in these nursing homes [58]. The introduction of old age pension has changed the picture somewhat in many countries, by making it possible for senile invalids to pay for their keep and so to be economically independent, and on a modest scale a source of income rather than an economic burden for their relatives.

The psychoses of old age afford a good example of the mechanism of differential hospitalization in psychiatric epidemiology. The tremendous difference between rural districts and metropolitan areas can hardly be explained otherwise. Age-adjusted admission rates for the city of Oslo 1931—45 were found to be 102.6 as against only 14.8 for the rest of Norway [86]. A stronger tendency in the city to have elderly mental patients hospitalized, combined with better hospital facilities, is the most likely explanation. It can, however, not be excluded that the social situation of the aged in a modern city represents a very real stress, and clinical experience has shown that this is a possible etiological factor in certain paranoid and depressive psychoses of old age.

d) Functional Psychoses [7, 59]

The organic psychoses are relatively easily identified, and so there is rarely much disagreement as to which cases should be labelled functional or non-organic. The subdivision of this functional group is a serious problem, however. Actually the description given in the various text books of the main disease entities or reaction types do not differ too much, but *diagnostic practice* varies to such an extent that international comparisons are difficult, and even neighbouring hospitals may have problems of communication. It should be pointed out that one will easily get an exaggerated impression of the existing confusion for instance from lively discussions at staff meetings, diagnostic seminars etc. It should be kept in mind that in these situations disagreement and discussion are expected and encouraged, whereas in an epidemiological research project the motivation is that of maximum agreement. In order to reach this aim special steps are taken such as preparative diagnostic excercises.

The diagnostic problem can be radically eliminated by omitting the subdivisions and presenting all non-organic psychoses as one composite "functional" group. For some purposes this may be an acceptable solution, but in principle it would seem preferable to face the diagnostic problems rather than to avoid them. By leaving out diagnostic differentiation one will lose some interesting contrasts between the epidemiological patterns presented by the two classical disease entities of schizophrenia and manic-depressive psychosis. Admittedly the absolute figures given for the incidence of these diagnostic categories should be taken with a grain of salt, but *relative* rates can nevertheless be meaningsful: for instance the predominance of schizophrenia in the single or in lower socio-economic classes. Even here there is doubt, as it has been suggested that a difference in social class between physician and patient will lead to the diagnosis of schizophrenia rather than other terms, and in general to a preference for "psychosis" rather than for "neurosis" as diagnostic labels.

Within the field of functional psychosis the "classical" forms described by Kraepelin have largely retained their position as undisputed landmarks. There is hardly any disagreement as to the classification of "typical" cases, but between the two poles there is a vast intermediate field in which even theoretical agreement is difficult to reach. In the 8th revision of the International Classification of Diseases (issued by the WHO and accepted by a majority of the member countries) this intermediate area is covered by two main categories:

1. *Paranoid States.* A problem child since KRAEPELIN'S days, a moderately clear concept by now, but in practice not easily distinguished from paranoid schizophrenia.

2. A group which has characteristically been labelled "*other psychoses*", and which contains so-called reactive psychoses of depressive, confusional, excitative and acute paranoid type. Internationally this group is new, and no high degree of consistency is to be expected in its use, but from Scandinavian experience it is to be expected that the "intermediate categories" will include around 30 per cent of the total functional psychoses.

If the cases can be followed for some time, for instance by means of a case register, there is a clear tendency for the intermediate diagnostic field to decrease, because some paranoid cases are transferred to "schizophrenia" and some reactive depressions and excitations to manic-depressive psychosis. This reflects a tendency toward using "intermediate" diagnoses in the initial stages when the choice seems difficult, and it also illustrates the dependence of psychiatric diagnosis upon final outcome.

e) Schizophrenia [24, 26, 35, 118]

The life-time risk of developing a schizophrenia is most commonly given as between 0.8 and 1.5 per cent. This corresponds roughly to a point prevalence of 2 to 4 per 1000 population, or to incidence rates of 15 to 35 per 100000 adult population per year. A survey of 20 epidemiological studies showed that in ten of them schizophrenia accounted for more than 40 per cent of all psychoses, in seven studies for 25 to 40 per cent and for less than 25 per cent in only 3. The life-time prevalence varies between 1.7 and 9.5 per 1000 [58], with 2.5 as a typical value.

These figures are all taken from more or less "average populations", and rates 3 to 4 times as high have been observed in population groups which in some respect deviate from the average. In view of the diagnostic discrepanceies one would perhaps have expected a wider scattering of the figures, but probably the diagnostic variations are less marked for schizophrenia than for other diagnostic groups. Several diagnostic tests have in fact shown a complete agreement in more than 70 per cent of the schizophrenic test cases, and the agreement seems to increase proportionate to the intensity of the examination. Above all a long-time observation will contribute to clearing up the diagnosis of schizophrenia, thereby reducing discrepancies.

The problems of case finding are relatively moderate for schizophrenia, because most cases are found to have been at some time admitted to hospital. Less than 75 per cent hospitalized cases are rarely reported, and in several particularly well examined populations no unhospitalized cases of schizophrenia were observed at all.

Nevertheless figures given for the absolute frequency of schizophrenia are of limited value, and a comparison of different population groups is, therefore, the method of choice. Schizophrenia is found to vary from one social group to another much more than for instance affective psychoses. Marital state affords a typical example, admission rates from schizophrenia being three times as high in the single than in the married, while for affective psychoses the difference is insignificant [22, 86]. The same applies to migration: Whenever there is a difference between migrants and non migrants, his difference tends to be greater for schizophrenia than for any other diagnostic group [3, 87]. Evidently there is a tendency for schizophrenia to be closely associated with situations of heavy social stress or low social status. The excess morbidity in the lower or under-privileged classes is observed mainly for schizophrenia, while manic-depressive psychoses is found to have about the same incidence regardless of social class, or it may even be more common in the educational and socio-economical upper strata of society. (See chapter 12.)

f) Affective Disorders [19, 31, 102]

The figures given for the frequency of affective disorders vary so much that the findings are clearly not comparable. The main reason is that diagnostic practice is uncertain, and in diagnostic experiments agreement figures as low as 40 or even 30 per cent have been reported. Furthermore case-finding is difficult because relatively few depressive states lead to hospitalization. For psychotic depressions the percentage of hospitalized cases varies from 50 to 92. For neurotic and other less severe forms the percentage is naturally much lower, and many of these patients do not have any medical contact at all.

If depressive moods within normal limits are included in the registration, the life-time incidence will easily reach 100 per cent, which is meaningless. In a particularly intensive study [31] slight but definitely pathological depressions were reported by 9 per cent of the men and 18 per cent of the women, while for psychotic depressions the life-time risk was only one per cent. A somewhat less intensive investigation on a national scale in Iceland [46] showed that 41 per cent of the registered depressives were psychotic, 53 per cent neurotic and 6 per cent psychopathic. Depression as a symptom was reported in 23.6 per cent of the Midtown population [59].

Among depressive states the psychotic forms are most clearly defined and most accurately registered. Consequently the frequencies are less variable here, and the life-time risk for average populations is mostly given as lying between 1.2 and 1.8 per cent, but figures as low as 0.5 and as high as 4 per cent are not unusual. In some studies a distinction is made between manic-depressive and other (reactive) depressive psychoses, and the figures vary from one third manic-depressives to two thirds, which illustrates the variations in diagnostic practice.

An increasing number of lighter depressive states are admitted to hospital or get medical attention extra-murally. This contributes towards increasing the incidence rates for reactive depressive psychosis, while manic-depressive psychosis will not be much influenced by this trend. The Norwegian case register material shows an increase in the life-time risk of being hospitalized for a reactive depressive psychosis from 0.18 per cent in 1931—35 to 1.04 per cent in 1961—65.

International comparisons are hardly possible unless the author has considerable knowledge of psychiatric administration, legislation and diagnostic practice in the countries to be compared. A combined statistical-clinical study of this type as been made of the incidence of affective psychoses in Scotland and Norway [19]. Rates of first admission were found to be three times as high in Scotland, and the author concludes that this tremendous difference is unlikely to be due entirely to differences in hospitalization. It should be noted, however, that admission rates from senile psychoses are also higher in Scotland, and for this diagnostic group hospitalization is known to be a decisive factor.

Older statements to the fact that the incidence of manic-depressive psychoses is dependent upon "national character": serious and shut-in versus easygoing and temperamental, are loosely-impressionistic and so far not confirmed by epidemiological observations.

Relative frequencies of schizophrenia and manic-depressive psychosis are frequently given, and the variations are great. In New York mental hospitals [69] the ratio has changed from 31/23 to 55/9, probably due to a more ortodox application of Kraepelinian diagnostic procedure. The same low incidence of "true manic-depressive psychoses" is reported in the Midtown study [59]: 4.9 per cent of the registered cases were diagnosed as schizophrenic, 0.3 per cent had cycloid depressions and 3.1 per cent other psychoses.

In special populations rather extreme variations are seen. In American state mental hospitals 30 per cent of the admissions were found to be schizophrenic as against only 4 per cent manic-depressives, but in private hospitals the figures were 23 and 20 per cent respectively. In the Danish Samsöe investigation [79] the rate for affective psychoses was 13.4 times that for schizophrenia. The contrast between the Hutterite population with 17 per cent schizophrenics and 74 per cent affective and Böök's North-Swedish population with 87 and 2 per cent respectively, has already been mentioned (p. 223).

12. Socio-Economic Status [14, 15, 26, 36, 44, 59, 74, 78, 103, 105]

1. Statistical Data

The relations of mental disorder to socio-economic conditions is a health problem of fundamental importance: If such factors are actually pathogenic, ways could possibly open up towards prevention and therapy on a social scale. No wonder, then, that psychiatric epidemiology has felt obliged to tackle the problem, but unfortunately the statistical tools are inadequate. What we want to measure is something rather abstract such as standard of living, social welfare, efficiency, enjoyment of life—things which obviously cannot be registered with any reasonable degree of accuracy. What we have is skeleton information about education, occupation, level of income and area of residence. But the fact that a person is rightly classified as a farm labourer does not exclude that he may be better trained for his job and enjoying a higher degree of socio-economic security than the farmer who is registered as his employer. And financial status as it is experienced by a person and his family does not depend upon actual income as much as upon aspirations and habits.

In our classification we are forced to stay within the narrow limits set by the official census. Here we frequently find a grouping of the various occupations into social classes. *The Professional and Managerial Class I* and the lowest *Class V: Unskilled Labourers* are fairly well defined, but the former is too small, in that it includes only around one per cent of the registered psychotics, and the latter (which includes 50 per cent of them) is too unwieldy and heterogeneous. As to the intermediate social classes such as Sales, Clerical, Skilled and Semiskilled, the delimitation is more vague, and it is not surprising that they yield inconsistent and inconclusive data. Important occupations such as farming and services do not have any definite place in the hierarchy at all, but are vaguely intermediate.

The epidemiological findings reflect this statistical situation: Mental disorder is consistently found to be more frequent in social class V than in class I, while for the intermediate classes the pattern is less clear.

2. Social Class and Psychiatric Care

Hollingshead and Redlich [47] conclude from their New England study that social class is responsible not only for quantitative variations in morbidity but even for type of illness and for outcome. They stress the importance of class differentials in psychiatric facilities. On upper class social levels psychotherapy is readily available and generally accepted, on an ambulatory basis or in good private clinics. Consequently neurotic conditions with a favourable prognosis will predominate among the registered mental disorders. Lower class patients tend to get custodial care in public mental hospitals for psychoses with a predominating chronic course. While psychotherapy is five times as frequent in upper class patients, continuous hospital treatment is three to four times as frequent in social class V as in class I.

Personal contact depends upon social class, and the psychiatrist is handicapped when trying to treat patients from a social level different from his own. This leads to the diagnosis of a psychosis rather than a neurosis. In a hospital the lower class patient is liable to get custodial care rather than efficient milieu therapy because the staff belong to a class not his own. This may lead to a fixation of his symptoms in a form which is associated with social isolation, namely deteriorating schizophrenia. The ethnic, cultural and language differences between social classes, which is so typical of America, will add to the problem.

Under such conditions statistics based upon admissions to public hospitals will seriously under-estimate the number of upper class patients, and a fairly intensive census investigation is needed for a reasonably complete registration of the cases. There will result an excess morbidity from psychoses, particularly schizophrenia, in the lowest social class, while no such difference is to be expected for neuroses. This corresponds with the actual findings.

In other countries the class differential in medical care is not necessarily as marked, because general health insurance has been compulsory for a couple of generations, and because all patients are treated in the same hospitals. Also the social difference between the upper-class doctor and the lower-class patients may be less drastic, and ethnic and language differences are non-existant. In Norway, under such conditions the national case register data [86, 88] show that admission rates are nevertheless twice as high in social class V Farm Labourers as in class I Owners and Managers. It does not seem likely that different treatment facilities should be the sole or main cause. And the hypothesis of a higher morbidity being caused by unfavourable living conditions is less convincing than in the United States.

3. Duration of illness

A possible clue to the problem of hospitalization is offered by the *duration of illness* previous to first admission. The Norwegian case register data show that there is no close relation between low social class and high admission rates on one side and short duration on the other. Seamen belong in social class V and they have higher admission rates than any other occupational group. At the same time they have the highest duration of all with a mean of 13 months. Duration is equally long in officers of the merchant marine, a group with much higher socio-economic status and much lower admission rate. Evidently delayed admission is related to the special working situation of seafaring people and not to social class. At the other extreme business people are admitted after a duration of only 6—7 months (probably because of their predominantly urban residence). But here again social status is irrelevant, as duration is the same in owners and managers as in employees. Similarly we find the same duration in farmers as in farm labourers, in both cases a medium long mean duration of 9 months, consistent with their rural residence. In view of these findings it seems improbably that differential hospitalization should be a factor of decisive importance for the occupational pattern.

4. Total Psychoses and Social Class

The epidemiological findings present a picture which is surprisingly consistent in view of the many statistical problems. Psychoses are more common in the lowest social class, while neuroses have the opposite distribution with a higher incidence on upper social levels [36, 48, 111]. For psychoses the socio-economic differential is of the same order as has been found by comparison of the single with the married: The "high morbidity group" have rates from two to five times as high as the "low groups". The differences are greater for prevalence than for incidence because they are closely associated with prolonged hospital care and poor prognosis.

The socio-economic differential varies according to the corresponding differences in psychiatric care. Case register data from Norway may be taken as typical of a moderately low socio-economic differential. Age adjusted admission rates range from 480 in artisans and craftsmen to a maximum of 1480 in seamen. There is a tendency for incidence to be higher in occupations with a low level of training, income and social prestige, and this becomes particularly clear when more or less parallell groups are compared: Admission rates are 2.9 times as high in seamen as in officers of the merchant marine, 1.6 times as high in farm labourers as in farmers and 2.3 times as high in unskilled labourers as in artisans and technicians.

In the U.S.A. the differential is generally somewhat greater and it is not uncommon to find rates to be from seven to ten times as high in social class V as in class I. The excessively high rates in class V may have something to do with the predominance of Negroes in this class. The intermediate social classes lie much closer to class I than to class V. In the particularly intensive Midtown study the rates ranged from 3.6 to 13.1, giving a high: low ratio of 3.6. to 1.

In Non-Western cultures the pattern is sometimes different. In Japan [76] the incidence of psychoses varies moderately with income from a minimum of 3.9 to a maximum of 6.3, while for neuroses no difference could be observed. This is a Western type pattern, as might have been expected. But in Formosa [66] no difference was found between merchants, farmers, fishermen and labourers, and only the unemployed formed an exception with rates much higher than the rest In Singapore [78] the Malays generally belong to the lower classes, but nevertheless they have low incidence rates, possibly because their social prestige is not so closely linked up with income and with western type social status.

5. Special Occupations

A detailed study of special occupations shows that they do not always conform with the usual pattern, and evidently factors other than plain social class difference are at work. It is relatively common to find in the professional group rates which are higher than expected in view of its social status, higher, for instance, than public service (which is a comparable group on a lower social level), and also higher than owners and managers [50, 86]. In single women gainfully employed very high rates have been observed in highly skilled occupations such as trained nurses, teachers and professionals, higher in fact than for industrial labourers and shop assistants [86, 88].

In public servants schizophrenia has been found to be more common and manic-depressive psychosis more rare than in shop assistants. Both groups are approximately on the same social level, but a selection according to personality type would seem possible in view of the marked difference in working conditions [50, 86].

In mining districts in Wales non-miners were found to have twice as high rates as miners, regardless of social class [12], which is an example of the tendency for minority groups to have higher morbidity [115]. Middle class people with a family background in other social classes are given as a further example [77]. In Texas farmers and labourers are to some extent minority groups in the otherwise higher class Anglo-Saxon population element, and correspondingly they have a high morbidity [50]. In Boston Italians living in non-Italian neighbourhoods have higher admission rates.

In developing countries higher education will sometimes represent a stress, because it isolates the individual from the traditional cultural pattern of the majority. High rates of psychosis have for instance been reported for African students in England, for Negro teachers in Chicago and for university graduates in Java.

Admission data from Norway 1926—50 [88] showed excessively high rates for domestic servants, in fact more than twice as high as in industrial labourers. This servant group was compared with "single women not gainfully employed", many of whom were doing domestic work in their own parental homes. In every age group from 15 to 59 the domestic servants were found to have higher rates, up to twice as high as the "daughters". This can hardly be explained as resulting from social selection, as many of the daughters have remained at home because of some physical or mental health handicap. It would appear that here we have one of the most convincing examples of a high morbidity due to environmental social stress.

6. Social Class and Psychiatric Diagnosis

Whenever the social differential is observed, it is consistently found to be more marked for schizophrenia than for manic-depressive psychosis. In fact this is one of the earliest observations in psychiatric epidemiology. In an American study [47] the ratio of morbidity in social class V to social class I was 8.1 for schizophrenia and 2.6 for manic-depression. In Bristol, England, the corresponding ratios were 3.4 and 0.97, meaning that manic-depressive psychosis was slightly more common in the upper than in the lower classes. This is even more marked in the Norwegian case register material with ratios of 2.8 and 0.85. Similarly in Finland [105], with social Conditions closely similar to those in Norway: Schizophrenia was $4^1/_2$ times as frequent in class V than in class I, while manic-depression had a significantly higher rate in class I.

In a Chicago hospital material [14] admission rates showed a strong negative correlation ($r = -0.70$) with income and social prestige for schizophrenia, while for manic-depressive psychosis the correlation was zero. In Negroes this diagnostic trend is strong enough to break through the racial barriers: The proportion of dependent patients was found to be 30 per cent in schizophrenics but 18 per cent in manic-depressives [69]. In Hagerstown Clausen and Kohn found the same incidence of schizophrenia in all social classes, and this exception to the rule is explained by the authors as a small-town phenomenon.

The association between schizophrenia and social underpriviligation and disorganization seems to be convincingly demonstrated, but interestingly the relation is still closer for behaviour disturbances such as crime and other anti-social tendencies. For these phenomena a class gradient of one to eight is given as against only one to three for schizophrenia [103].

7. Time Trends

When admission rates can be followed over a period of 25—30 years (as with a case register) a time trend may be observed. Certain occupational groups such as farm labour have decreased while others have expanded, notably public service.

There is a tendency for morbidity to decrease in expanding occupations and vice versa. Possibly the expanding groups attract individuals who are on the average better health risks, while those who remain in declining social groups are negatively selected. The high incidence of mental disorder in the declining central parts of cities offers an interesting parallell.

8. Social Mobility

A certain inertia tends to keep the individual in the same socio-economic class to which he and his parents "belong". Social mobility represents a deviation from this pattern, and in psychiatric epidemiology it is of importance for the study of social drift and social selection. In this connection *drift* means that a person moves down to a lower social class because he has developed psychotic (mostly schizophrenic) symptoms. *Selection* is a broader concept, which includes even more active social mobility, not necessarily in a downward direction, and motivated by pre-psychotic personality traits rather than by psychotic symptoms. Social mobility is frequently combined with spatial migration, for instance from towns and rural districts to the disintegrated central areas of big cities.

There seems to be a general agreement that while psychotic patients are most commonly found in the lowest social class, their fathers do not differ much from the average [26, 38, 41]. This would seem to establish the downward movement for these patients. The incidence of psychoses is twice as high in those who have moved down from the social level of their parents than in those who have climbed up [59]. Still there is some doubt as to whether there is sufficient downward drift to explain the class differential in mental morbidity. Some authors have observed a tendency for schizophrenic patients to have fathers in the lowest social class [113], which points towards childhood social stress as a causal factor. Actually all psychotics do not follow the same pattern of mobility: Some move down from an upper class origin, others take the opposite direction, while some remain on the level of their lower class parents. A combination of stress and selection would seem to fit the facts best.

The accummulation of psychotics in the lower social classes could be interpreted as a *lack of social mobility*. Because of some pre-psychotic personality handicap they lag behind from the very beginning, and are unable to achieve anything but the lowest social status. This is most typical in individuals of middle class origin, because of the severe competition on this level. In the lowest social class, which is less competitive, the pre-psychotics do not differ from the rest in status or geographical mobility [68].

Opposite findings were made in the Midtown study [59]. In the lower social classes the incidence of psychoses varied with measurable social stress in the range of one to seven. In class I the incidence was independent of stress because of a class-determined higher resistance. It should be noted that when stress was kept on a constant high level, the class differential in mental morbidity remained, which clearly means that this differential is not primarily a consequence of variations in social stress.

Conclusions

The incidence of psychoses (particularly of schizophrenia and organic psychoses) is consistently and significantly higher in the lowest social class, while for the intermediate and higher levels the findings are less convincing. In part the difference may be due to variations in hospitalization and in treatment facilities, but this is unlikely to be the main factor. A selective recruiting based upon the level of income, training and social prestige of each occupation on one side and the personal assets and handicaps of each individual on the other is likely to play a major role. Specific stress in higher class occupations such as professionals or in lower groups such as unskilled labourers or domestic servants is an added factor of a less general nature. No one hypothesis, be it social drift and selection or social stress, can explain all the findings, and most likely the causal chain is both long, complex and variable.

13. Urbanization and Industrialization [22, 25, 32, 45, 50, 51, 94, 104]

This has been something of a battlefield in psychiatric epidemiology as in sociology and politics. Proponents of the evils of modern urbanization have used as an argument the alleged excess morbidity from mental diseases in cities. Equally dedicated reformers have defended city life, and have brought to bear the same argument in revers. Actually the epidemiological data are not easy to interpret. Hospital facilities tend to be better in cities, which will naturally lead to higher admission rates. Industrialization and psychiatric care have followed more or less parallell time trends, and this makes it difficult to decide if they are causally related. The problem is complex, but some of the factors involved are comparatively easily cleared up.

Psychiatric morbidity is generally low in suburban districts, lower than in either the city proper or the surrounding rural communities. This is most likely a result of selective migration and will naturally result in increased rates in the remaining city population. Sometimes the new suburbs have not been administratively incorporated in the city and will in public statistics count as "rural communities". If the suburban population is added to that of the remaining city, the resulting morbidity rates will approach the rural rates.

In recent years the suburbs have changed character: Instead of the idyllic semi-rural areas with individual houses located in small, private gardens we have now the ultra-modern skyscrapers with thousands of families crowded into a few blocks. Evidently problems of mental hygiene are bound to arise under these conditions, not only for small children but even for adults. The problem is not sufficiently well studied, but preliminary results seem to show a high incidence of mental disorders, in particular paranoid and depressive reactions.

Alcoholic psychoses as well as general paresis are undoubtedly much more common in cities. If these two diagnostic groups are kept apart, a great deal of the urban-rural differential will disappear.

The age factor is of particular importance. The higher age groups are generally more numerous in urban populations, and at the same time admission rates from psychoses of old age are higher in cities than in rural districts. It can be shown that patients above the age of 65 or 70 are responsible for most of the excess morbidity in cities.

What has been described above as an urban pattern holds true mainly for cities above a certain size, while in minor towns the pattern is similar to that of the surrounding rural districts [15]. Rates of recruits rejected because of psychoses show this clearly: Rural 2.53, towns 2.44, and cities 3.26 (U.S.A. 1920). But even here there are exceptions: Urban rates twice as high as rural were found in Texas for urban communities down to 2500 populations [50].

It has been suggested that the decisive factor is social disintegration, which is not necessarily limited to cities. The pathogenic factor could for instance be the social isolation which regularly results from a disintegrating society, and while the metropolitan environment may predispose towards isolation, the small town or country dweller is far from being protected against it.

When diagnostic groups are compared (a most difficult task, with many pitfals) opinions vary. Schizophrenia is mostly found to have a higher incidence in cities, while the difference is insignificant for manic-depressive psychosis [72]. Recent data from Ohio [111] show carefully adjusted admission rates from schizophrenia of 37.3 in metropolitan areas as against 26.7 in other part of the same state. It has also been suggested, however, that there is a tendency for manic patients to move to cities, while schizophrenics and pre-schizophrenics move in the opposite direction. In the city the tolerance is less and the pressure to conform greater, and this results in an urban-rural migration with an increased incidence of schizophrenia [26].

In truly metropolitan areas the city is not uniform but presents a concentric pattern with the oldest part in the center and newer areas added successively along the periphery. Since FARIS and DUNHAM [32] first studied the psychiatric implications of this pattern in Chicago, it has been verified in so many cities that it may be regarded as nearly universal. The older central areas will of necessity become increasingly over-crowded and backward, the inhabitants who have the initiative and the money for it, move to more pleasant surroundings, and those who remain represent a somewhat negative social selection. The vacancies are filled by the immigration of people who are in search of cheap rent. Many of them are single persons who fill up the pensions and rooming-houses which grow up in the formerly pleasant or even elegant apartments. For sensitive pre-psychotics who leave their home in search of an environment which will maximize their adjustment, this may represent a flight from home surroundings felt as unendurable. But it can also be of the nature of a more positive attraction to a more tolerant environment with the personal freedom of volontary isolation and independence. The central areas are not always poor and disorganized. In fact some of them are moderately high class [45], but regardless of that they have very high rates of mental disorders, sometimes rates 3 to 4 times as high as low-rate areas of the same city. The difference is generally most marked for schizophrenia, while manic-depressive psychosis is more evenly distributed.

The concentric pattern seems to be typical of cities with more than 500000 inhabitants, who have been growing rapidly for a period of some 100 years. In medium size cities the pattern is less clear, but there is a concentration of high morbidity in central, lower class areas. In cities and towns of smaller size the pattern disappears, most likely because the various areas lie too closely together for any great differences to be established [15].

14. Marital State [22, 37, 45, 63, 84, 86, 111]

1. Hospitalization Versus Selection

One of the earliest observations in psychiatric epidemiology is that mental disorders are more common in the single than in the married. The great Pinel was aware of this fact and discussed possible explanations, and convincing statistical date were presented by THURNAM as early as 1845 [63]. Today the excess morbidity of the single must be regarded as an established fact, with incidence rates from two to seven times as high as the married.

Most hospital statistics show that the single have longer stays in hospital [84] and also more readmissions [8], which could mean that they are less well tolerated than married patients or less wanted by their relatives. If these factors are at work even previous to hospital admission, the result could easily be a stronger tendency for the single to be hospitalized.

The difference is too great, however, to be explained in this way. Besides the duration of illness previous to admission has been shown to be the same in the single as in the married, which indicates that the hospitalization tendency is largely the same.

A hypothesis of selection is in keeping with the favourable state of health of the married which is an established fact in general health statistics: Poor health is a marriage handicap. Manifest psychotic symptoms make marriage virtually impossible or even illegal, but even pre-psychotic symptoms of a pseudo-neurotic or pseudo-psychopathic nature will represent serious obstacles. And even further back goes personality or constitution. Many psychotic reactions are the end results of something which has been going on in the life of the patient for a very long time, and this "something" is likely to influence social adaptation so as to represent a marriage handicap. The schizoid make-up is a typical example.

The possibility of statistical artefacts must be considered, in particular the well known fact that the marriage rate is lower in the lower socio-economic classes, and in these same classes the incidence of mental disorder is high. It has been shown that incidence rates calculated not only by marital state but also by occupation will reduce the single-married differential. It does not, however, disappear.

2. Marital State and Sex

The excess morbidity of the single is consistently found to be higher in men than in women. When age adjusted incidence rates are compared, the single: married ratio is found to be of the order of 4.2 in men and 2.5 in women [111]. In another investigation the figures were 4.4 and 2.9 respectively [86]. This pattern strongly suggests a mechanism of selection: personality handicaps are more likely to influence the marriage chances of men because of their traditionally more active role in courtship and as providers. One would except this sex difference to diminish gradually with the decrease of socially determined sex differentials. Actually available statistical data do not show any such change over the period from 1931 to 1963, but this interval may be too short for such fundamental social patterns to have changed noticeably.

A comparison with societies in which marriage is a matter for the family rather than for the individual would be interesting, because a selection by marriage would be less likely to carry much weight. Observations from India [98] indicate that the excess morbidity of the single remains the same, but under such social conditions the specific social stress upon the single is likely to be very marked. In U.S.A. it has been observed that the sex differential is non existant in Negroes, while in the corresponding white population it is present [63].

It has been suggested [22] that there is a positive selection to the group of single women, because particularly gifted individuals chose to stay single in the interest of their career. Another possible point is that married life may represent a more drastic change for man than for women, and on the whole a change for the better.

3. Marital State and Psychiatric Diagnosis

The excess morbidity of the single is particularly marked for psychoses which develop upon a background of epilepsy or mental deficiency, both of them representing severe marriage handicaps. Of more interest is the predominance in the single of schizophrenia, while manic-depressive psychosis has more nearly the same incidence in the married as in the single. In the Norwegian case register material the single: married ratio is 4.0 for schizophrenia and 1.4 for manic-depressive psychosis. In an American investigation [58] male admission rates from schizophrenia were seven times as high in the single as in the married.

This diagnostic distribution is most readily explained as resulting from a selection by pre-psychotic personality traits, or possibly by initial and undiagnosed symptoms of an insidious schizophrenic psychosis. Schizoid traits as well as schizophrenic symptoms are known to hamper the social contacts which are decisive on the way towards marriage.

In organic psychoses, including senile and arteriosclerotic as well as alcoholic, the excess morbidity of the single is moderate with a single: married ratio around 1.5. From the point of view of the selection hypothesis this is a natural consequence of the relatively minor role played by pre-psychotic personality in these conditions.

4. Marital State and Age

The excess morbidity of the single is generally found to decrease with age, which is in part a result of the diagnostic distribution. In the Norwegian case register material (Table 3) the single:married ratio decreases regularly with age from 5.6 to 1.8 in men and from 3.1 to 2.3 in women. At the same time the sex difference decreases and above the age of 70 the excess is higher in women than in men. The relatively high incidence rates in young married women have been related to the puerperal psychoses.

Table 3. *Rates of first admission per 100000 per year by age and by marital state. Norway 1931—45*

	Men				Women			
	S	M	W	D	S	M	W	D
25—29	122	22	117	124	107	34	44	47
30—39	183	42	80	196	160	55	61	121
40—49	174	53	72	200	156	58	78	182
50—59	132	50	54	180	135	56	82	139
60—69	124	53	51	102	112	48	50	135
70—79	96	54	40	179	97	39	53	185

5. The Widowed

Somewhat variable findings have been reported, sometimes because the atypical age distribution of the widowed has not been taken into consideration, and in some investigations because the number of cases was insufficient. On the whole the incidence rates of the widowed occupy an intermediate position, but they lie definitely closer to the low rates of the married than to the higher rates of the single. Figures like those given in Table 3 are typical. In most age groups there is no significant difference between the widowed and the married, while the single are twice as high or more. The only exception is the relatively high morbidity of the younger widowers, particularly below the age of 30, which most likely results from a selection by remarriage: Young widowers have a high marriage rate, and those who remain widowers are likely to represent a negative selection with regard to mental health. The findings in some investigations of higher rates in the widowed than in the single [22, 111] may be due to a predominance of younger males in the material.

This epidemiological pattern lends strong support to the hypothesis of selection, provided a selection by re-marriage is added. The death of the spouse means not only the loss of what personal and social protection the marriage may have represented, but a new set of problems is added. From clinical experience we know that depressive reactions of psychotic degree are fairly common after the death of wife or husband. Furthermore we see that mentally unstable individuals are protected by their spouse, but when he or she dies, the psychosis breaks out from latency and leads to hospitalization [22]. It is even possible that the stress of being married to a psychotic or prepsychotic person may lead to an increased mortality. When, in spite of all this, the incidence of psychoses remains low in the widowed, then it is a convincing argument in favour of the hypothesis of social selection. It should be added, however, that some widows and widowers, in spite of their severe loss, will retain a number of the personal and social assets of marriage such as children and grandchildren, a home of their own etc., and their social situation is in fact quite different from that of a single person of the same age.

6. The Divorced

In the divorced the morbidity is invariably found to be very high, often higher than in the single. The findings vary from one country to another according to variations in divorce customs and regulations. The figures in Table 3 stem from a country with a low divorce rate, in which the divorced represent a markedly negative selection. There is some evidence of a decreasing trend in the excess morbidity of the divorced in connection with the increasing divorce frequency.

Clearly divorce is closely associated with problems of interpersonal adjustment, and quite often it is directly caused by mental illness, which in many countries is a legal divorce ground. Clinical experience indicates that divorce is more often a *result* of mental illness than a *cause* of it. In other words: Here again selection is likely to weigh heavier than stress. A factor of selection by remarriage is entering into the picture as for the widowed, resulting in very high admission rates for divorced men below 40 years of age.

7. Family Pattern

Some observations indicate that the classification into single, married, widowed and divorced is too coarse [58, 91]. It has been shown, for instance, that admission rates vary with the number of children in the family. The highest rates were found in families with 6 or more children, and the lowest in one child families. Other investigations show that admission rates are lower the higher the number of children. Non-intact families as well as non-family households have decidedly higher morbidity rates. Particularly high rates have been observed in special groups such as only child living with mother, or women with children and no husband.

8. Conclusions

One of the most consistent findings in psychiatric epidemiology is that mental disorders are from two to five times as frequent in the single as in the married. The excess is higher in men than in women and higher in schizophrenia than in other diagnostic groups. The widowed occupy an intermediate position, but their rates lie closer to the low rates of the married group. In the divorced the rates are invariably high, sometimes higher than in the single.

This epidemiological pattern suggests a selection by marriage as the most likely explanation, whereby pre-psychotic personality traits act as marriage handicaps. A similar selection is at work for the remarriage of widowed and divorced persons.

15. Migration [13, 20, 61, 72, 87, 117]

1. Methods and Statistical Material

The mental health aspects of migration has been brought into the discussion from various points of view—some of them political rather than epidemiological. Emigration is described as a social evil, forcing the best among our young people into a life of stress and hardships which in many cases leads to mental breakdown and illness. Immigrants are described as picked people who are an assett to their new fatherland—by others as an unfavourable selection and a social burden with a disproportionate frequency of crime and insanity. No wonder that migration became a testing ground for epidemiological pitfalls. The first statistics on psychoses among immigrants to the U.S.A. did not take into consideration the age distribution. Naturally the nativeborn, with their high percentage of children had a much lower morbidity than the foreignborn, and a simple correction of the age factor led to a totally different picture. Differentials in education and social status are equally important, but here the correction is a more complicated matter.

In most countries immigration from other nations is restricted and controlled, and among those excluded are nearly always prospective immigrants who suffer from, or have suffered from, a mental disorder. The immigration of actually psychotic persons can in most cases be prevented by routine control measures, but experience shows that such cases are relatively rare. Mostly there are at the time of immigration no psychotic or pre-psychotic symptoms, and an effective screening is therefore hardly possible. The comparatively few studies which include long-time trends seem to show that the excess mental morbidity of the foreignborn is decreasing, but we have no definite proof that this is due to improved methods of control.

When overseas migration is free and unrestricted it has sometimes led to social and health problems, as in the Puerto-Rican immigration to New York and the West-Indian to Great Britain. Internal migration is in principle always free, and it has been suggested that actual mental patients join the migrant stream in search of better medical facilities.

In the census of most countries the registration of country of birth is reliable. Sometimes even the origin of the parents is given, making it possible to distinguish between nativeborn of native and of foreign parentage. If such information is lacking it is possible to classify the population in groups of national origin by using the names (Polish, Italian), but naturally this method is unreliable.

Mostly the census gives information about place of birth and place of residence, while nothing is known about migrations which have taken place in the intervals. In a few countries, such as U.S.A. and Sweden, information is given about residence five years previous to the census date, which makes a distinction between recent and less recent migrations possible. Finally it may be mentioned that the modern technique of recording the census data on tape has made it possible to compute more detailed tables, for instance on migration, than are available in the printed census report.

Migration illustrates instructively the basic problems of psychiatric epidemiology, in particular the contrasting mechanisms of *social stress* and *selection*, both in principle equally feasible in the migration situation. The social forces may have the character of a *push*, represented by such social problems as overpopulation, hunger, unemployment or political and religious persecution, or a *pull:* the streets are paved with gold, good farming land is given away, and social justice prevails. We also have all the variants between passive *drift* and well planned *volontary decision*. It should be emphasized that there can be no question of making a choice between either selection or stress, either push or pull. Interaction of several factors is the key word.

2. Overseas Immigrants to the U.S.A.

Rates of first admission to hospital are generally higher for the foreignborn than the nativeborn, but when statistical errors are corrected, this excess morbidity is greatly reduced and in some studies it disappears altogether. The total rates for all diagnoses generally show an excess of 15 to 25 per cent. When the foreignborn are compared with the "internal migrants" coming from other states in the U.S.A., the latter have much higher admission rates with 60 to 100 per cent excess for whites and as much as 500 per cent for Negroes [72].

Among the earliest data are the following first admission rates to New York hospitals 1930 [72]:

Nativeborn of native parentage	75
Nativeborn of foreign parentage	101
Nativeborn of mixed parentage	118
Foreignborn	109

The differentials were found to be most marked for schizophrenia and least for manic-depressive psychosis. The difference was furthermore greatest for women and above the age of 60 years.

Most investigators have found that schizophrenia and senile psychoses are particularly frequent among the foreignborn, whereas alcoholic psychoses and not-psychotic admissions predominate among the nativeborn. Affective psychoses do not seem to be in excess among the foreignborn, which may be an example of the wellknown association between affective psychoses and high socio-economic status: Overseas migrants tend towards low socio-economical status, which would account for the predominance of schizophrenia in this population group.

Recent migrants (i.e. having immigrated less than 5 years ago) have a particularly high excess morbidity. In New York [76] they have an excess of 100 to 200 per cent, as against only 25 per cent for immigrants with more than 5 years of New York residence. This differential is more marked for internal migrants than for foreignborn, however. Probably the measures of control and restrictions for overseas migration has to some extent prevented actually psychotic patients from immigrating, whereas such cases may be common among internal migrants. Negros moving to New York State have been found to have admission rates six times as high as the New York born, which seems to indicate that search of better medical or social facilities for actual mental invalids is a frequent motive for migration. The excess morbidity of the foreignborn is most marked in women, which could be interpreted in favour of the hypothesis of social stress: The immigrant situation is likely to represent a particularly heavy stress upon the female immigrants, whereas the hypothetical selection is most noticeable in men.

The country of origin does not seem to be a very important variable, except for the almost traditional finding of high rates from alcoholic psychoses in the Irish.

The *Puerto-Rican* immigration to New York in the post-war period presents special problems. No restrictions could be imposed because these immigrants were technically United States citizens. Also the social situation of the Puerto-Ricans was more difficult than that of most immigrants to New York. In 1950 [72] an admission rate of 239 was calculated for Puerto-Ricans as against an expected rate of 185.5. For schizophrenia the difference was even greater: 99.4 against 55.6, and the excess morbidity from schizophrenia was twice as high in Puerto-Ricans as in other foreignborn.

The immigration of *North-Africans* to Paris presents a similar problem, but here it has not been possible to show any increase in admissions to mental hospital, in spite of serious social problems [21]. The psychoses in this population differ from the ordinary pattern, however, in being more chronic, with lower discharge rates and a high mortality.

3. Overseas Immigration to Other Countries

In Australia admission rates have been found to be high in foreignborn, but with a rather variable pattern. Schizophrenia has a low incidence in the nativeborn and the immigrants from Britain, and a high incidence in immigrants from Eastern Europe. Mental deficiency, on the other hand, is more frequent in the Native-born (a typical example of selection). The outbreak of psychoses tends to come rather soon after arrival, in *single male* immigrants of *lower social class*, while in women the breakdown will typically come after 7 to 15 years. Mental illness having existed previous to immigration was found in 24 per cent of the depressive cases and in 40 per cent of the schizophrenias [93b].

In *Singapore* [76] mental health problems vary from one immigrant group to another and appear to depend mainly upon the varying degree of social isolation. "Living together" appears to be a mental health advantage for the Chinese in Singapore, while in the cities of America this may hamper the assimilation of the immigrant. High rates have been recorded, however, for Italians living in "Non-Italian" sections [97].

In *Canada* admission rates for immigrants from Europe were found to be 116, as against 85 for immigrants from the U.S.A. and 76 for native-born and for immigrants of British origin.

4. Internal Migration

Here the findings are less consistent, and it is quite common for migrants to have lower admission rates than non-migrants. This is true of the most common type of internal migration: from rural districts to cities. But it is particularly marked for those who move from the older part of cities to the more modern socially acceptable suburbs.

A lowered migrant morbidity has been established even for those who move from one rural community to another in the same area of the country [3]. In this case there is no dramatic change in social environment, and the explanation seems to be that certain pre-psychotic personality traits will predispose the individual towards remaining in his community of birth rather than to migrate.

Among the many possible routes of internal migration some are definitely associated with an increased incidence of psychoses. This appears to be particularly true of the more uncommon routes of migration, such as from cities to rural districts. Most likely there is an association between personality deviations and deviations from the common social patterns, and a high morbidity in minority groups is well known in epidemiology.

Short distance migration within a city is mostly associated with an increase in morbidity. In Baltimore people with more than ten years residence in the same house had a rate of 15.6 as against 21.1 for those with a shorter residence. Migrants to the city, on the other hand, did not have any excess morbidity. It seems that moving around in fairly small circles is one of the characteristics of the high risk slum population, while moving within the city is less common in the upper social levels.

On the average 20 per cent of the total U.S.A. population moves every year—a figure which is probably higher than in most European countries (war-time excepted). In under-developed countries people move less frequently, only under severe pressure and then in massive groups. Such migrations are less likely to be associated with changes in mental morbidity, but adequate data are lacking. In the 100 per cent immigrant groups to Israel the admission rates were relatively low.

It has been shown [62] that internal migrants tend towards a somewhat atypical, U-shaped curve in occupational and educational standard: there are relatively too many in the very high and the very low brackets. On the whole internal migration tends to tap the remaining, non-migrant population for its educated members. The same happens to the group of "recent migrants", because many of the most highly educated members keep on moving. Migrants with higher education tend to move to regions where the native-born have a poor educational standard.

Some findings indicate that migrants to Metropolitan areas have increased admission rates, while in other regions migration is associated with a lowered morbidity. In Norway [3] the migrants to Oslo, the capital and only big city, are the only ones who have higher rates than the non-migrants. In Helsinki [56] the pattern is less clear cut, however, which confirms the impression that no uniform pattern exists but that local factors play a so far unpredictable role.

The proportion of migrants in the total population may play a part. In Canada [71] the admission rate for migrants (including foreignborn) is given as 168, as against 110 for nonmigrants. But in the Western provinces, with the migrant elements in a majority, the difference is insignificant. In Texas, with a migration which is almost entirely intra-state and rural-urban, there is no difference except for schizophrenia, which is most frequent in non-migrants [50].

On the whole the pattern is far from being uniform, but a certain excess morbidity in non-migrants seems to be most commonly found, particularly from schizophrenia. The migrant-nonmigrant differential is rarely very great, however, and it is for instance much more moderate than the occupational or the single-married differentials [61].

Time Trends. The migrational pattern tends to change with time. During economic depressions there will among migrants be a disproportionate number of umemployed, many of them representing poor risk when it comes to mental disorder. When economic conditions are favourable a much greater proportion of the migrants move to jobs which have already been secured, and clearly the selection will be a different one [92].

Marital State. Statistical data on the inter-relation of migration and marital state are so far rare. In Norway [3] particularly low admission rates among migrants are found for married men, but for single women. In single men and married women the difference is much more moderate. Married men who migrate are likely to represent a more favourable selection with a predominance of well planned migrations. For married women, who follow their men, this selection must be less marked.

Occupation. In the same investigation the occupational pattern was studied, but it proved to be rather less clear-cut. Very low migrant admission rates were found in professional service, a group naturally rich in what one might call higher class migrants. In farm labourers on the other hand, a group with comparatively few migrants, there was very little difference between migrant and non-migrant admission rates. The figures do not give us anything like a clear trend, however, which is due to the complex interrelations between different variables, notably occupation and marital state. Admission rates adjusted for occupation show that the lower admission rates for migrants is characteristic of the married only, while in the single there is hardly any difference.

5. 100 per cent Migration

We have mentioned already the nearly experimental situations which arises when a population is moved in toto, such as when certain Jewish communities in Arab countries or India were moved to Israel. In such groups of Israelis (for instance the Jemenites) relatively low admission rates have been found [43]. This can be interpreted as a result of the complete absence of selection: Migration took place without much active choice on the part of the migrant himself. On the other hand there was a radical change in the social situation of these migrants, largely for the better. The factor of selection comes into the picture as a possible background for the higher admission rates in immigrants to Israel from Western Europe. In these western Jews delayed effects of exceptional environmental stress is a factor to reckon with. Also this group is more likely to have an attitude which makes for a complete registration of mental disorders. On the whole, therefore, this "experiment" is far from simple.

6. Displaced Persons

This small but important group of migrants has been studied in several countries, and has invariable been found to have a very high morbidity. In Norway the incidence of psychoses [28] was five times expectation, an excess which is unusual in psychiatric epidemiology. One could argue that this is a typical example of forced migration in which the choice of the individual plays a very small part. A closer examination shows, however, that this is not so. Among the fugitives a considerable number had shown adjustment difficulties in their own country, and were motivated by these problems rather than by political necessity or principle. This illustrates the general rule that migrants are a heterogenous group which simultaneously contains high risk and low risk elements. In Hungarian refugees in England a predominance of affective psychoses was found, but in the not politically motivated ones schizophrenia predominated.

In the Norwegian material acute reactive psychoses of mixed clinical type predominated during the initial period following arrival. Gradually the diagnostic distribution approaches that of the Norwegian patients.

7. Inter-State Migration in the U.S.A.

This could be regarded as intermediate between international migration and internal migration proper. For hospital admissions the pattern is highly consistent: Much higher admission rates for migrants to the state than for the state-born. In census studies such as the Midtown-Manhattan study, there is on the other hand mostly no great difference between migrants and non migrants. It has been pointed out that migrants are more often single and their residence is more often urban. Both factors will tend to increase their admission rates and so represent statistical errors. It is doubtful if an adjustment for these variables would represent a real correction, however, as one would simply eliminate traits which are actually essential in the relation of migration to mental health.

Inter-state migrants have particularly high rates from schizophrenia while for manic-depressive psychosis there is no difference. *Recent* migrants have a higher excess morbidity, because selective as well as causal forces are most effective during the first years after migration. Migrant morbidity is particularly high in the younger age groups, which fits in with the predominance of schizophrenia and of recent migrants among the psychotic migrants.

On the whole inter-state migrants have an increased morbidity which is significant, but nevertheless more moderate than that found for instance when the single are compared with the married or lower socio-economic classes with higher ones. For New York it has for instance been given as around 40 per cent, about the same for men as for women, for Negroes as for Whites. Other studies give the figure as around 20 per cent [61].

Migration from one country to another in Scandinavia may be regarded as closely related to inter-state migration in the U.S.A. In Norway it has been found that admission rates are moderately raised for people born in Sweden and Denmark [3, 86].

8. Intensive Studies

The epidemiology of migration has mainly been studied on hospital admissions. An intensive study of the migrational pattern of 1105 psychotic patients from Oslo [20] is, therefore, rather exceptional. The psychotics were compared with a controll group matched for age, sex, marital state, occupation and residence within Oslo. A slight excess morbidity was found in non-migrant men, but only in the higher socio-economical levels. In women marital state was found to be more decisive than social class, and the highest morbidity was found in single non-migrants and in married migrants (as in the national Norwegian survey). Contrary to the national figures migrants to Oslo from other parts of Norway had lower admission rates than the Oslo-born non-migrants.

The author stresses the importance of status-inconsistencies for the development of mental disorders: a population group may for instance have a high occupational and educational level, but their sozial status is inconsistent because they are immigrants to Oslo from a rural district. An immigrant labourer would not experience this special problem.

9. Practical Aspects

Psychiatric epidemiology has been blamed for its preoccupation with an objective but sterile registration of facts, with a certain lack of the "spirit of service" which is otherwise characteristic of medicine. In the field of migration epidemiology has, however, been of actual use by pointing out an important mental health problem, by unveiling mistakes and prejudice and by suggesting possible solutions. Migration undoubtedly needs to be *controlled*, in the sense that the social problems of migrants should be discovered and dealt with as soon as possible. Whether migration should be *restricted* would seem to depend upon the practical possibilities of giving the social assistance which the immigrant needs in the receiving country. If a favourable environment is not available, restriction seems to be the better way, and it should preferably be applied in the country of origin so as to have preventive effect. In any case migration should preferably not result from an overwhelming push (political or economical) but should give the individual a reasonably free choice. The probability of a certain number of psychotic or pre-psychotic persons among the immigrants, should be faced squarely, but the risk should not be exaggerated. On the whole the advantages and the draw-backs of migration are fairly equally shared by the country of origin and that of destination.

A problem of practical as well as theoretical interest is whether migration is related more frequently to pre-psychotic personality traits or to actual psychotic states. Clinical studies show that a considerable number of psychotic patients change their residence previous to hospital admission but after the first onset of the disease. Some move back to their place of birth or are fetched home by relatives. But an approximately equal number move away, presumably driven by similar mental symptoms to break with their family and their local environment. In the majority of the cases migration seems to be determined by pre-psychotic traits rather than by psychotic symptoms. This distinction is a difficult one, however, and such "pre-psychotic personality traits" could equally well be regarded as the initial symptoms of an insidious schizophrenic process which started around the age of puberty.

After discharge from hospital many patients who were admitted from a city, will return to their community of birth, and the percentage of non-migrants among the patients will consequently increase—in one instance from 45 per cent to 57 per cent [3].

16. Course and Outcome

Prognosis is mainly a problem for clinical psychiatry, but it has been argued that psychiatric epidemiology has a prognostic aspect because the outcome of psychoses varies from one social group to another. In any case epidemiological technique is useful for the long-term study of results of treatment in psychiatry.

Social Status and Outcome

In several studies it has been shown that the length of hospital stay varies with social status. In an American census study (REDLICH and HOLLINGSHEAD) 56 per cent of the social class V patients were in continuous hospital care, as against only 15 per cent for classes I and II. English hospital statistics [8] show a similar range from 9 per cent "two year retentions" in class I and II to 22 per cent in social class V. This pattern is not quite consistent, however.

A detailed study by means of the Norwegian case register data [88] shows that the pattern is somewhat complex, and that economic *security* may be more decisive than social status in itself. In the professional group the hospital stay is relatively short, but it is equally short in public service, an occupational class with a much more moderate income but with the same high level of protection against such problems as unemployment and sickness. Seamen are in many ways placed at the other end of the scale with regard to economic security, and in accordance with this they have a low rate of early discharges. But the discharge pattern is nearly the same in the group of owners and managers, a group with a corresponding insecurity but on a much higher socio-egonomical level.

The same high discharge rate in professionals as well as technical and clerical workers as against lower rates in owners and managers farmers and domestic workers is reported from America [87].

In the Norwegian case register material the occupational differential is moderate and barely statistically significant. For schizophrenia the rate of early discharges varies occupationally from 46 to 57, and the rate of readmissions from 35 to 44. Probably the well-established universal sick insurance has levelled out most class-determined differentials in the standard of medical care as well as in attitudes of patients and relatives.

Marital State and Outcome

Hospital stay tends to be longer in the single than in the married and the percentage of readmissions higher. Also the results of treatment tend to be better in the married. This is to a great extent a result of the differences in diagnostic and age distribution, but the married retain part of their favoured position even after adjustment of these factors. The widowed lie closer to the married than to the single, while the divorced have the longest hospital stay of all.

A more detailed study of the family conditions [89] has shown that patients living with siblings or in their own lodgings do better than those living with wiwes or parents. This could possibly result from selection: Wiwes or parents could be more ready to receive somewhat doubtful cases. Evidently tolerance is important, and this factor cannot readily be studied by epidemiological methods. Bizarre behaviour is the symptom which is least readily tolerated by the patients surroundings. The relatives have a certain ability to modify their expectations according to the behaviour of the patient—while on the other hand the patient is largely unable to adjust his behaviour to the expectations of the family.

The inferior prognosis of the single should, naturally, not be accepted as an unmodifiable biological fact. It has been shown repeatedly that prognosis can be improved by well organized aftercare, and certain observations seem to show that the improvement will tend to level out the difference between single and married patients.

Other Factors

Place of residence after discharge does not appear to have any influence upon prognosis. Naturally organic cases, which are commonly admitted to the receiving hospitals in metropolitan areas, will tend towards short hospital stays.

Social isolation is likely to be an important factor, and may for instance explain the unfavourable prognosis of the single. It has been shown that patients who do not get any visits from relatives or friends tend to become chronic hospital inmates. Polish patients in English hospitals have a discharge rate which is only one third of the rate for a corresponding English patient population, most likely in connection with their special social situation.

References

1. Alström, C. H.: Mortality in mental hospitals with especial regard to tuberculosis. Acta psychiat., Suppl. **24** (1942).
2. Arentsen, K., Strömgren, E.: Patients in Danish psychiatric hospitals. Acta Jutlandica, Med. ser. No 9 (1959).
3. Astrup, Chr., Ødegård, Ø.: The incidence of psychoses in migrants and non-migrants in Norway 1958—1963. Brit. J. Soc. Psychiat. **4**, 101—109 (1970).
4. Berne, Eric: A psychiatric census of the South Pacific. Amer. J. Psychiat. **117**, 44 (1960).
5. Böök, A. J.: A genetic and neuropsychiatric investigation of a North-Swedish population. Acta genet. (Basel) **4**, 1—100 (1953).
6. Breen, M.: Culture and schizophrenia: A study of Negro and Jewish schizophrenics. Int. J. soc. Psychiat. **14**, 282—289 (1968).
7. Bremer, J.: A social psychiatric investigation of a small community in Northern Norway. Acta psychiat. (Kbh.), Suppl. **62**, (1951).
8. Brooke, E.: A cohort study of patients admitted to mental hospitals in 1954 and 1955. London: Her Maj. Stationary Off. 1963.
9. Brown, G. W.: Length of hospital stay and schizophrenia: A review of statistical studies. Acta psychiat. (Kbh.) **35**, 414—430 (1960).
10. Brugger, C.: Versuch einer Geisteskrankenzählung in Thüringen. Z. ges. Neurol. Psychiat. **133**, 352 (1931).
11. Carothers, J. C.: In: The African mind in health and disease. Wld Hlth Org. Monogr. ser. No 17 (1953).

12. Carstairs, G.M., Brown, G.W.: A census of psychiatric cases in two contrasting communities. J. ment. Sci. **104**, 72—81 (1958).
13. Champion, Y.: Migration et maladie mentale. Paris: Libr. Arnette 1958.
14. Clark, R.E.: Psychoses, income and occupational prestige. Amer. J. Sociol. **54**, 433—440 (1949).
15. Clausen, J.A., Kohn, M.L.: Social isolation and schizophrenia. Amer. Sociol. Rev. **20**, 265—273 (1955).
16. Collomb, H.: Ethno-psychiatrie et evolution de la schizophrenie. Confrontations psychiat. No 2, 87—68, Decembre 1968.
17. Crocetti, G.M., Lemkau, P.V.: Differential rates of schizophrenia in Croatia, Yugoslavia. Amer. J. publ. Hlth **54**, 196—206 (1964).
18. Dahlberg, G., Stenberg, S.: Eine statistische Untersuchung über die Wahrscheinlichkeit der Erkrankung an verschiedenen Psychosen. Z. ges. Neurol. Psychiat. **133**, 447 (1931).
19. Dalgard, O.S.: Affective psychoses in Scotland and Norway. Acta psychiat (Kbh.), Suppl. **180**, 177—187 (1964).
20. — Migration and functional psychoses in Oslo. Oslo: Universitetsforlaget 1970.
21. Daumezon, Y., Champion, Y., Mme. Champion-Basset, J.: L'incidence psychopathologique sur une population transplantee d'origine Nord-Africaine. In: Etudes de sociopsychiatrie. Paris: Ministere de la sante publique 1955.
22. Dayton, N.A.: New facts on mental disorder. Baltimore: Ch.C. Tomas 1940.
23. Diop, M.: La depression chez le noir africain. Psychopat. Afr. **3**, 183—194 (1967).
24. Dohan, F.C.: Wartime changes in hospital admissions for schizophrenia. Acta psychiat. (Kbh.) **42**, 1—23 (1966).
25. Dunham, W.H.: Epidemiology of psychiatric disorders as a contribution to medical ecology. Arch. gen. Psychiat. **14**, 1—19 (1966).
26. — Community & Schizophrenia. Detroit: Wayne University Press 1965.
27. Eaton, J.W., Weil, R.J.: Culture and mental discorders. Glencoe Ill.: The Free Press 1955.
28. Eitinger, L., Grünfeld, B.: Psychoses among refugees in Norway. Acta psychiat. (Kbh.) **42**, 315—328 (1966).
29. Erlenmeyer-Kimling, L., Nicol, Susan, Rainer, J.D., Deming, W.E.: Changes in fertility rates of schizophrenic patients in New York State. Amer. J. Psychiat. **125**, 916—927 (1969).
30. Essen-Möller, E.: Untersuchungen über die Fruchtbarkeit gewisser Gruppen von Geisteskranken. Acta psychiat. (Kbh.), Suppl. **8** (1935).
31. — Hagnell, O.: The frequency and risk of depression within a rural population group in Scania. Acta psychiat. (Kbh.) **37**, 28—32 (1961).
32. Faris, R.E., Dunham, W.H.: Mental disorders in urban areas. Chicago: Chicago University Press 1939.
33. Figelman, M.: A comparison of affective and paranoid disorders in Negroes and Jews. Int. J. soc. psychiat. **14**, 277—281 (1968).
34. Fremming, K.H.: The expectation of mental infirmity in a sample of Danish population. London: Cassell & Co. 1951. (Occ. Papers on Eugenics No 7, Eugenics Society.)
35. Frey, T.S., Petterson, L.: The occurence of schizophrenic and schizophreniform psychoses in younger men in a large urban population. Acta Soc. Med. Uppsalien. **67**, 205—219 (1962).
36. Frumkin, Robert M.: Occupation and major mental disorders. In: Arnold M. Rose, Mental health and mental disorder. A sociological approach. New York: W.W. Norton 1955.
37. Gerard, D.L., Houston, L.G.: Family setting and the ecology of schizophrenia. Psychiat. Quart. **27**, 90—101 (1953).
38. Goldberg, E.M., Morrison, S.I.: Schizophrenia and social class. Brit. J. Psychiat. **109**, 785—802 (1963).
39. Goldhamer, H., Marshall, A.W.: The frequency of mental disease: Long-range trends and present status. New York: The Rand Corp. 1949.
40. Gruenberg, E.: Community conditions and psychoses of the elderly. Amer. J. Psychiat. **110**, 888—896 (1954).
41. Grünfeld, B., Salvesen, C.: Functional psychoses and social status. Brit. J. Psychiat. **114**, 733—737 (1968).
42. Hagnell, O.: A prospective study of the incidence of mental disorder. Stockholm: Nordstedts 1966.
43. Halevi, H.S.: Frequency of mental illness among Jews in Israel. Int. J. soc. Psychiat. **9**, 268—282 (1963).

44. Hare, E. H.: Mental illness and social class in Bristol. Brit. J. prev. soc. Med. **9**, 191 (1955).
45. — Family setting and the urban distribution of schizophrenia. J. ment. Sci. **102**, 753—760 (1956).
46. Helgason, T.: Epidemiology of mental disorders in Iceland. Acta psychiat. (Kbh.), Suppl. 173 (1964).
47. Hollingshead, A. B., Redlich, F. C.: Social class and mental illness.: A community study. New York: John Wiley & Sons 1958.
48. Hyde, R. W., Kingsley, L. V., Chrisholm, R. M.: Studies in medical sociology. New Engl. J. Med. **231**, 543—548, 571—577, 612—618 (1944).
49. Inghe, Gunnar: Mental and physical illness among paupers in Stockholm. Acta psychiat. (Kbh.), Suppl. **121** 1958.
50. Jaco, E. Gartly: The social epidemiology of mental disorders. New York: Russell Sage Foundation 1960.
51. Jaroszewski, Z.: Epidemiologic studies in the domain of psychiatry in Poland. Personal communication.
52. Jilek, Louise Aall: Geisteskrankheiten und Epilepsie im tropischen Afrika. Fortschr. Neurol. Psychiat. **32**, 213—259 (1964).
53. Juel-Nielsen, N., Strömgren, E.: Five years later. A comparison between census studies of patients in psychiatric institutions in Denmark in 1957 and 1962. Acta Jutland. **35** (1963).
53.b. Idem: Ten years later. Acta Jutland. **51**, 2 (1969).
54. Kaila, M.: Über die Durchschnittshäufigkeit der Geisteskrankheiten und des Schwachsinns in Finnland. Acta psychiat. (Kbh.) **17**, 47—56 (1942).
55. Kaplan, B., Reed, R. B., Richardson, W.: A comparison of the incidence of hospitalized and non hospitalized cases of psychosis in two communities. Amer. Sociol. Rev. **21**, 472—479 (1956).
56. Karlsson, K. W.: Migration and mental illness in Helsinki. Proc. Fourth W. Congr. Psychia. **3**, 1479—1481 (1969).
57. Kohn, Melvin L.: Social class and schizophrenia: A critical review. J. psychiat. Res. **6**, 155—173 (1968).
58. Kramer, M.: Trends in the usage of psychiatric facilities etc. Bethesda, Md., Publ. Health Publ. No **1434** (1967).
59. Langner, T. S., Michael, S. T.: Life stress and mental health. The Midtown Manhattan study. London: Collier-MacMillan 1963.
60. Larson, T., Sjögren, T.: A methodological, psychiatric and statistical study of a large Swedish population. Acta psychiat. (Kbh.) Suppl. **89** (1954).
61. Lazarus, J., Locke, B. Z., Thomas, D. S.: Migration differentials in mental disease. Milbank mem. Fd Quart. **41**, 25—42 (1963).
62. Lee, Everett S.: Socio-economic and migration differentials in mental disease, New York State 1949—1951. Milbank mem. Fd Quart. **41**, 249—268 (1963).
63. — Marital status and mental disorder. (Manus 1966). Population studies center in human resources, No 3. University of Pennsylvania.
64. Leighton, A., Lambo, A. T.: Psychiatric disorder among the Yoruba. New York: Cornell University Press 1963.
65. Lemert, E. M.: Social pathology. New York: McGraw-Hill 1951.
66. Lin, Tsung-Li: A study of the incidence of mental disorders in Chinese and other cultures. Psychiatry **16**, 313—336 (1953).
67. Locke, B. Z., Duvall, H. J.: Migration and mental illness. Eugen. Quart. **11**, 216—221 (1964).
68. Lystad, Mary H.: Social mobility among selected groups of schizophrenic patients. Amer. sociol. Rev. **22**, 288—292 (1957).
69. Malzberg, B.: Important statistical data about mental illness. In: American handbook of psychiatry, vol. I, p. 161—174. New York: Basic Books Inc. 1959.
70. — Mental disease among jews. New York: Intercontinental Med. Book. Corp. 1960.
71. — Internal migration and mental disease in Canada 1950—1952. New York: Research Found. for Mental Hygiene 1964.
72. — Lee, Everett S.: Migration and mental disease. New York: Social Science Research Council 1956.
73. Mayer-Gross, V.: Mental health survey in a rural area. Eugen. Rev. **40**, 140—147 (1948).
74. Mishler, E. G., Scotch, N. A.: Sociocultural factors in the epidemiology of schizophrenia. Int. J. Psychiat. **1**, 258—305 (1965).
75. Morris, J. N.: Health and social class. Lancet **1959 II**, 303—305.
76. Murphy, H. B. M.: Culture and mental disorder in Singapore. In: Opler, M. K., Culture and mental health, p. 291—318. Springfield, Ill.: Ch. C. Thomas, 1959.

77. — Mental hospitalization patterns in twelve Canadian subcultures. Montreal: Mc. Gill University 1968. (Mineographed.)
78. — The association between social class, occupation and the incidence of mental hospitalisation. In: Culture, society and mental disorder in South-East Asia. (To be published.)
79. NIELSEN, J., STRÖMGREN, E.: A five-year survey of a psychiatric service in a geographically delimited rural population given easy access to this service. Comprehens. Psychiat. **6**, 139—165 (1965).
80. — Delirium tremens i Copenhagen. Acta psychiat. (Kbh.), Suppl. **187**, (1965).
81. NOREIK, K., ØDEGÅRD, Ø.: Psychoses in Norwegians with a background of higher education. Brit. J. Psychiat. **112**, 43—55 (1966).
82. — — Age at onset of schizophrenia in relation to socio-economic factors. Brit. J. soc. Psychiat. **1**, 243—249 (1967).
83. — Hospitalized psychoses among wandering people in Norway Acta psychiat. (Kbh.), **41**, 157—176 (1965).
84. NORRIS, V.: A statistical study of the influence of marriage on the hospital care of the mentally sick. J. ment. Sci. **102**, 467—486 (1956).
85. — Mental illness in London. Maudsley Monogr. No 6. London 1959.
86. ØDEGÅRD, Ø.: L'epidémiologie des troubles mentaux en Norvege. Évolut. psychiat. **26**, 193—253 (1961).
87. — Emigration and insanity. A study of mental disease among the norwegianborn population of Minnesota. Acta psychiat. (Kbh.), Suppl. **4** (1932).
88. — Psychiatric epidemiology. Proc. roy. Soc. Med. **55**, 831—837 (1962).
89. PASAMANICK, BENJ.: Epidemiology of mental disorder. Washington D. C.: Am. Ass. Adv. of Science 1959.
90. PERSON, P.H.: The relationship between selected social and demographic characteristics of hospitalized mental patients and the outcome of hospitalization. Washington D.C.: The American University Press 1964.
91. POLLACK, E.S.: The application of census socioeconomic and familial data to the study of morbidity from mental disorders. Amer. J. Hlth **58**, 83—89 (1968).
92. PUGH, T.F., MACMAHON, B.: Epidemiological findings in United States mental hospital data. Boston: Little, Brown & Co. 1962.
93. REID, D.D.: Epidemiological methods in the study of mental disorder. Wld Hlth Org. Publ. Hlth Pap. **2** (1960).
94. RICHMAN, A.: Epidemiology of hospitalized mental illness in Metropolitan Vancouver and Victoria, 1958—1960. Acta psychiat. (Kbh.) **44**, 11—23 (1968).
95. ROGLER, LLOYD H., HOLLINGSHEAD, A.B.: Trapped: Families and schizophrenia. New York: Wiley 1965.
96. ROTH, W.F., and LUTON, F.: The mental health program in Tennessee. Amer. J. Psychiat. **99**, 662—675 (1943).
96b. SCHAECHTER, F.: Previous history of mental illness in female migraut patients. Med. J. Aust. **2**, 277—279 (1965).
97. SCHWARTZ, D.T., MINTZ, N.L.: Ecology and psychosis among Italians in 27 Boston communities. Social Problems **10**, 371—374 (1963).
98. SHARADAMBA RAO, M.S.: Socio-economic groups and mental disorders. Psychiat. Quart. **40**, 677—691 (1966).
99. SHEPHERD, M., COOPER, B.: Epidemiology and mental disorder: A review. J. Neurol. Neurosurg. Psychiat. **27**, 277—290 (1964).
100. — A study of the major psychoses in an English county. Maudsley Monogr. No 3. London: Chapman & Hall Ltd. 1957.
101. — COOPER, B., BROWN, A.C., KALTON, G.: Psychiatric illness in general practice. London: Oxford University Press 1966.
102. SILVERMAN, C.: The epidemiology of depression — A review. Amer. J. Psychiat. **124**, 883—891 (1968).
103. STEIN, L.: Social class gradient in schizophrenia. Brit. J. prev. soc. Med. **11**, 181—195 (1957).
104. STENBÄCK, A., ACHTE, K.A.: An epidemiological study of psychiatric morbidity in Helsinki. Acta psychiat. (Kbh.), Suppl. **180**, 287—307 (1965).
105. — — Hospital first admissions and social class. Acta psychiat. (Kbh.) **42**, 113—124 (1966).
106. STRÖMGREN, E.: Contributions to psychiatric epidemiology and genetics. Acta Jutlandica, Med. ser. **16** (1968).
107. SUNDBY, P.: Occupation and insanity. Acta psychiat. (Kbh.), Suppl. **106**, 276—287 (1956).
108. — NYHUS, P.: Major and minor psychiatric disorders in males in Oslo. Acta psychiat. (Kbh.) **39**, 519—547 (1963).

109. Svalastoga, K.: Social differentiation. New York: McKay 1965.
110. Svendsen, B. Borup: Psychiatric morbidity among civilians in wartime. Acta Jutlandica, Med. ser. 8 (1952).
111. Thomas, D. S., Locke, B. Z.: Marital status, education and occupational differentials in mental disease. Milbank mem. Fd Quart. **41**, 145—160 (1963).
112. Tietze, C., Lemkau, P., Cooper, M.: Personality disorder and spatial mobility. Amer. J. Sociol., **48**, 29—39 (1942).
113. Turner, R. J., Wagonfield, Morton, O.: Occupational mobility and schizophrenia, an assessment of the social causation and social selection hypotheses. Amer. Social. Rev. **32**, 104—113 (1967).
114. Walsh, D., Walsh, B.: Some influences on the inter-county variations in Irish psychiatric hospital rates. Brit. J. Psychiat. **114**, 15—20 (1968).
115. Wechsler, H., Pugh, T. F.: Fit of individual and community characteristics and rates of psychiatric hospitalization. Amer. J. Sociol. **73**, 331—338 (1967).
116. Wittkower, E. D., Rin, H.: Transcultural psychiatry. Arch. gen. psychiat. **13**, 387—394 (1965).
117. Epidemiology of mental disorders. Wld Hlth Org. Rep. Ser. No 185 (1960).
118. Yollies, S. F., Kramer, M.: Vital statistics of schizophrenia. In: Bellak, K.: Schizophrenia: A review of a syndrome (New edit. Manuscript).
119. Zubin, J. (ed.): Field Studies in the mental Disorders. New York: Grune & Stratton 1961

Die Somatotherapie der manisch-depressiven Erkrankungen

Von

HANS-HERMANN MEYER und WALTER SCHMITT

Mit 2 Abbildungen

Inhalt

1. Die physikalischen Behandlungsmethoden und die Inhalationstherapie; Allgemeinmaßnahmen bei den manisch-depressiven Erkrankungen 259
   1.1. Zur Einführung 259
   1.2. Heilkrampfbehandlung 261
   1.3. Inhalationstherapie 265
      1.3.1. Stickstoffinhalation 265
      1.3.2. Kohlendioxydinhalation 266
   1.4. Heilkrampfprophylaxe bei manisch-depressiven Erkrankungen 266
   1.5. Die mit Pharmakotherapie kombinierte Heilkrampfbehandlung 266
   1.6. Zusätzliche Therapien 267
   1.7. Allgemeinmaßnahmen 268
   Literatur 269

2. Die moderne Pharmakotherapie der manisch-depressiven Erkrankungen 273
   2.1. Einführende Bemerkungen 273
   2.2. Zu den biologischen Grundlagen der Pharmakotherapie 274
   2.3. Zur Systematik der Pharmakotherapie depressiver Psychosen 277
   2.4. Zur Systematik der Pharmakotherapie manischer Psychosen 282
   2.5. Zum Problem pharmakotherapeutischer Kombinationen 285
   2.6. Die medikamentöse Prophylaxe manisch-depressiver Psychosen 286
   Literatur 287

1. Die physikalischen Behandlungsmethoden und die Inhalationstherapie; Allgemeinmaßnahmen bei den manisch-depressiven Erkrankungen

1.1. Zur Einführung

Seit vor über 40 Jahren JOHANNES LANGE im Handbuch der Geisteskrankheiten (1928) auf nur wenigen Seiten über die Therapie der manisch-depressiven Erkrankungen alles damals Erwähnenswerte berichtete, ist ein entscheidender Wandel in der Behandlung dieser Krankheitsgruppe eingetreten, der eine umfangreiche Darstellung notwendig macht. In den dazwischenliegenden 4 Jahrzehnten sind jene beiden theapeutischen Verfahren hinzugekommen, die derzeit die Grundlage der Behandlung der manisch-depressiven Erkrankungen darstellen: die Heilkrampftherapie und die Pharmakotherapie. Sie stellen heute jede für sich oder in Kombination die wesentlichen therapeutischen Möglichkeiten der manisch-depressiven Erkrankungen dar, während alle anderen uns heute zur Verfügung stehenden Verfahren in ihrer Effektivität weit dahinter zurückliegen. Bei der ersten Auflage dieses Handbuches 1959/60 konnten wir — was die Erprobung der Heilkrampftherapie betraf — bereits über einen Zeitraum von 25 Jahren berichten, während die Pharmakotherapie der manisch-depressiven Erkrankungen noch ganz in ihren Anfängen stand. Abgesehen von Behandlungsbemühungen mit Opium, Phenothiazin-Derivaten und Rauwolfia-Alkaloiden sowie Reserpin war die Therapie mit sog. Antidepressiva, z. B. Iminodibenzylderivaten (1957), erst ca. 2 Jahre in der Erprobung. Schon wenige Jahre später aber mußte bei der italienischen Ausgabe der „Psychiatrie der Gegenwart" (1968) bereits der Abschnitt „Pharmakotherapie der manisch-depressiven Erkrankungen" völlig neu gestaltet und erheblich erweitert werden. Inzwischen sind weitere Erkenntnisse auf diesem Gebiet gewonnen und zahlreiche neuartige Pharmaka oder Kombinationspräparate erprobt worden, so daß wiederum eine Überarbeitung und Erweiterung des Kapitels „Somatotherapie der manisch-depressiven Erkrankungen" erfolgen muß. Die im letzten Jahrzehnt seit der ersten Auflage der „Psychiatrie der Gegenwart" (1960) gemachten therapeutischen Fortschritte sind sehr wesentlich und haben uns unserem Ziel einer erfolgreichen Behandlung der manisch-depressiven Erkrankungen wieder ein Stück nähergebracht. Von einer idealen Lösung der therapeutischen Probleme bei dieser Krankheitsgruppe aber sind wir noch weit entfernt.

Auf einen Überblick über die historische Entwicklung der Therapie der manisch-depressiven Erkrankungen wird hier unter Hinweis auf die erste Auflage der „Psychiatrie der Gegenwart", Bd. 2, S. 120ff. (1960), und auf JEAN STAROBINSKIS „Geschichte der Melancholiebehandlung von den Anfängen bis 1900" verzichtet.

Bis zum Jahre 1935, dem Jahre der Entdeckung der Heilkrampftherapie, gab es außer der Opiumbehandlung nur Allgemeinmaßnahmen, deren Effekte kaum als Therapie im heutigen Sinne interpretierbar sind. Von diesem Zeitpunkt an aber wurde die Heilkrampftherapie zur Methode der Wahl, bis sie nach Entdeckung der antidepressiv wirksamen Pharmaka mehr und mehr zurückgedrängt wurde. Bald gab es Kliniken und Krankenhäuser, die die Heilkrampftherapie ganz aus ihrem therapeutischen Repertoire gestrichen hatten. Nachdem sich aber gezeigt hatte, daß auch die Pharmakotherapie viele Wünsche offen ließ, nahmen die Heilkrampfbehandlungen zahlenmäßig wieder zu. Inzwischen hat sich das Verhältnis von Pharmakotherapie zur Heilkrampftherapie in der Behandlung entsprechend den heutigen Möglichkeiten vielerorts eingependelt. Während die Inhalationstherapie heute keine besondere Bedeutung im Gesamtbehandlungsplan manisch-depressiven Erkrankungen mehr hat, versucht man vermehrt, durch Kombination verschiedener therapeutischer Prinzipien — wobei die Kombination der einzelnen Verfahren sowohl simultan als auch sukzessiv geschehen kann —, zeitliche und medizinische Vorteile zu erzielen. Große Schwierigkeiten ergeben sich dabei aber auch heute noch, wenn es um die Frage einer objektiven Beurteilung des Erfolges von Behandlungsmethoden geht. Zwar ermöglicht die Anwendung moderner mathematisch-statistischer Verfahren den Ausschluß vieler Fehlerquellen; die nicht vermeidbare Subjektivität bei der Feststellung von Veränderungen im seelischen Zustandsbild, die nicht nach einheitlichen Kriterien erfolgende Diagnostik und der von kulturellen, sprachlichen und wissenschaftstheoretischen Positionen abhängige Bedeutungsgehalt der psychiatrischen Nomenklatur bedingen in hohem Maße Unterschiede in der Bewertung therapeutischer Methoden und begründen die oft diametralen Widersprüche einzelner Untersucher.

1.2. Heilkrampfbehandlung

Die Bezeichnung „Heilkrampfbehandlung" (HKB) erscheint uns auch für das Verständnis durch den Laien am besten geeignet. Synonym werden gebraucht: Heilkrampftherapie (HKT), Elektrokrampftherapie (EKT), Elektrokonvulsivtherapie (ECT), elektrische oder physikalische Heilkrampfbehandlung, Elektroschockbehandlung (ESB). Die elektrische Heilkrampfbehandlung hat die anderen Möglichkeiten einer Krampfauslösung fast völlig verdrängt, so daß wir uns praktisch nur mit der physikalischen, d. h. elektrisch ausgelösten, Heilkrampfbehandlung zu beschäftigen haben werden. Erneute Versuche mit Medikamenten, entsprechend dem Cardiazol, Heilkrämpfe auszulösen, wie sie heute etwa mit Indoklon durchgeführt werden, haben keine Vorteile gegenüber der elektrischen Auslösung gezeigt (Small u. Mitarb., 1968; Kalinowsky, 1970; Hippius, 1970). Die Ausführung im Zustand einer Kurznarkose und unter dem Schutz eines kurz wirksamen Muskel-Relaxans ist praktisch gefahrlos und kann mit Ausnahme von wenigen Kontraindikationen (z.B. akute cardiovasculäre Erkrankungen und schwere cerebrale Durchblutungsstörungen) bei allen Kranken erfolgen. Komplikationen wesentlicher Art sind bei lege artis applizierter Methode nicht zu erwarten. Vorübergehende, besonders am Tage der Behandlung auftretende Kopfschmerzen, das Gefühl der Erschöpftheit und Abgeschlagenheit, mitunter auch eine störend erlebte Beeinträchtigung der Merkfähigkeit für einige Stunden oder in seltenen Fällen über einige Tage bis Wochen anhaltend, sind lästig, aber in keiner Weise ernsthafte Nebenerscheinungen. Über Unterschiede der Wirksamkeit und Unterschiede im Auftreten unerwünschter Nebenerscheinungen bei ein- oder beidseitigen elektrischen Behandlungen, bei teil- oder vollmitigierten Schocks (Reisner), bei der Elektronarkose, Elektrostimulation oder Narkostimulation finden wir Berichte von Kalinowsky, Giberti, Abrams, Alpern, Annese, Astrup, Cannicott, Dello Russo, Pancheri u. a. Die Anwendung der Heilkrampftherapie hatte sich bis ca. 1957 auf der ganzen Welt und nahezu konkurrenzlos als die Methode der Wahl in der Behandlung der manisch-depressiven Erkrankungen durchgesetzt. Bis zu diesem Zeitpunkt waren alle damals zur Verfügung stehenden Mittel nur als unterstützende Maßnahmen zu werten, denen ein echter therapeutischer Effekt fehlte. Seit Beginn der Pharmakotherapie der Psychosen (1952) mit Reserpin und Phenothiazinderivaten und besonders mit Entdeckung des ersten Antidepressivums Imipramin erfuhr die Heilkrampftherapie eine erhebliche Einschränkung und wurde mancherorts sogar völlig abgelehnt. Die Gründe hierfür waren vielfältiger Natur. Es war nicht nur der durch die ersten Erfolge mit Psychopharmaka hervorgerufene und unterhaltene Optimismus, es war auch die einfachere, insbesondere auch ambulante Anwendbarkeit der neuen medikamentösen Behandlungsprinzipien. Hinzu kamen noch manche weiteren Faktoren, insbesondere auch der „schlechte Ruf", der dem „Elektroschock" mit seinen vor Einführung der Muskelrelaxantion nicht seltenen Komplikationen noch immer anhaftete. Allmählich wurde die Heilkrampftherapie wieder „rehabilitiert" — freilich nicht allerorts! Nicht alle Therapeuten apostrophieren sie nämlich als eindeutig wirksamere Behandlungsmethode, obwohl an der Effektivität der Heilkrampfmethode an sich, insbesondere bei depressiven Phasen im Rahmen der manisch-depressiven Erkrankung, niemand zweifelt. Sie ist durch große Zahlen aus aller Welt belegt (Berner u. Hoff, De Baets, Lemere, Marshall u. Mitarb., Weitbrecht, Kranz, Bratfos u. Haug, H.-H. Meyer, 1967, Kalinowsky u. Hoch, Kainaru, Gerstner, v. Baeyer, u. a.). Folgt man den Angaben verschiedener Autoren, so kann man in jüngster Zeit eine erneute Wiederzuwendung zur klassischen Heilkrampfbehandlung bei manisch-depressiven Erkrankungen annehmen. Sichere Zahlenangaben über diesen noch nicht eindeutig überschaubaren Vorgang stehen allerdings noch nicht zur Verfügung.

Es erübrigt sich hier, den Nachweis der Wirksamkeit der Heilkrampfbehandlung bei manisch-depressiven Erkrankungen zu bringen, wie wir es bei der ersten Auflage dieses Handbuches getan haben (1960). Umfangreiche Berichte aus aller Welt ermöglichen uns eine eindeutig positive Stellungnahme (v. BAEYER, HOCH, MAYER-GROSS, H.-H. MEYER u. a.). An einer positiven Wertung des therapeutischen Effekts der Heilkrampfbehandlung bei manisch-depressiven Erkrankungen hat sich im zurückliegenden Jahrzehnt kaum etwas geändert. Nach wie vor werden Werte für die Remission der Phase zwischen 80 und 100% angegeben. Zwischen den Erfolgen der mit oder ohne Relaxantienschutz durchgeführten Heilkrampfbehandlung besteht kein meßbarer Unterschied. Der notwendige Klinikaufenthalt bis zum Abklingen einer Phase beträgt etwa 3—5 Wochen, die Zahl der Heilkrampfbehandlungen schwankt zwischen 6—8 Behandlungen, ein wesentlicher Unterschied zwischen Männern und Frauen bestand nicht. Neben vielerlei Fragen interessierte begreiflicherweise vor allen Dingen das Problem, ob es Formen der endogenen Depressionen gibt, die besonders günstig auf die Heilkrampfbehandlung ansprechen. Stellungnahmen zu dieser Frage sind uneinheitlich, wobei neben diagnostischen Differenzen vor allen Dingen konstitutionelle, rassische und andere Faktoren eine Rolle spielen. KAINARU fand, daß die einfache, leibnahe Depression und die mit Selbstvorwürfen, Versündigungs- und Verarmungsgedanken einhergehende auf die Heilkrampfbehandlung am besten ansprechen. Ein möglichst rasches, d. h. frühzeitiges therapeutisches Vorgehen wurde für günstig gehalten (KAINARU, BOERHAAVE). Dieser Annahme wurde vielfach widersprochen. JOST u. PEMSL sahen die besten Erfolge, wenn die Heilkrampfbehandlung erst im Höhepunkt der Phase begann, wie auch REISNER, BALLASTEROS, SCHIMMELPENNING u. a. davon sprachen, daß das Wichtigste bei der Heilkrampfbehandlung der Zeitpunkt der Anwendung sei. Habe die Depression den Höhepunkt nicht überschritten, so sei in der Regel kein dauerhafter Erfolg zu erzielen. Eine Beantwortung dieser Frage für die manische Phase war nicht möglich. KAINARU fand unter 3478 Kranken mit manisch-depressiven Bildern nur 67 manische Phasen, eine zu geringe Zahl, um eine Diskussion über den günstigsten Zeitpunkt der Anwendung von Heilkrampfbehandlung etwas aussagen zu können.

Die heute im Mittelpunkt des Interesses stehende Frage um die Behandlung der manisch-depressiven Erkrankung ist nicht mehr, ob eine Heilkrampfbehandlung bei manisch-depressiven Erkrankungen entbehrbar ist, was bereits negativ entschieden ist, sondern, ob eine kombinierte Heilkrampfbehandlung und Pharmakotherapie das Mittel der Wahl ist. Weiter interessiert die Frage, ob die Heilkrampfbehandlung für eine besondere Gruppe von Depressionen im Rahmen der manisch-depressiven Erkrankungen besonders geeignet sei oder ob diese nur für sonst therapieresistente Fälle aufzuheben sei. SEIBEL unterzog 529 Kranke unseres Krankengutes mit endogenen Psychosen einer exakten statistischen Analyse, u. a. mit der Frage, ob bei manisch-depressiven Psychosen die kombinierte Heilkrampf-Pharmakotherapie bessere Erfolge brächte. Nach statistischen Ergebnissen mußte diese Frage im Gegensatz zu den Erfolgen bei schizophrenen Psychosen verneint werden; auch ergab die Statistik, daß eine „Blockbehandlung“ gegenüber der Einzelbehandlung in kürzeren Abständen für den Behandlungserfolg entscheidend war. Frühzeitig einsetzende Therapie war in diesem Krankengut von signifikant günstigeren Erfolgen gefolgt. Psychosen, die rasch auf Behandlung ansprachen, zeigten auch insgesamt die günstigsten Remissionen. 80% der voll remittierten Depressionen benötigten nur 2—4 Heilkrampfbehandlungen. Die statistische Untersuchung von SEIBEL zeigte, daß, selbst wenn nach kurzer Zeit kein wesentlicher therapeutischer Erfolg erzielt wurde, auch in den Gruppen, die augenscheinlich therapieresistent waren, gleichfalls nach längerer Heilkrampfbehandlung noch gute Erfolge erreicht werden konnten (WEITBRECHT, BALLASTEROS, KALINOWSKY u. HIPPIUS (1970), REISNER, KOUTSKY, CORNU u. a.). Da gerade die ,,Restpsychosen" häufig einer Pharmakotherapie trotzten, könne man diese nach WEITBRECHT oft mit einigen wenigen Heilkrampfbehandlungen noch beseitigen. Die statistischen Ergebnisse von SEIBEL stimmen in vielem mit den Angaben anderer Autoren aus dem Weltschrifttum überein. Differenzen haben ihre Ursache im wesentlichen in der unterschiedlichen Diagnostik und in Differenzen in der Beurteilung therapeutischer Erfolge sowie den außerordentlichen Unterschieden in der therapeutischen Methodik u. a. m. KALINOWSKY hat 1951 gemeinsam mit HOCH und 1969 mit HIPPIUS in der Monographie ,,Pharmacological, Convulsive and other Somatic Treatments in Psychiatry" eine kritische Zusammenstellung der Berichte aus aller Welt und große Eigenerfahrungen vorgelegt, die bestätigen, daß auch heute die Remissionsrate manisch-depressiver Psychosen zwischen 80 und 100% schwankt. Die Dauer der Erkrankung habe wohl keinen Einfluß auf das Behandlungsergebnis. Eine Abkürzung der Phase durch die Heilkrampfbehandlung sei nicht übersehbar, während Rezidive nicht vermieden werden könnten. Bei Remissionen nach Heilkrampfbehandlung scheinen manische Nachschwankungen häufiger zu sein. Direkte Übergänge von depressiven zu manischen Phasen beobachtete KALINOWSKY nur bei Kranken, bei denen dieses Muster auch spontan in Erscheinung trat. Die Anwendung einer Heilkrampfbehandlung bei Kranken, deren Phasen nur wenige Tage anhielten, wird auch von KALINOWSKY mit Recht abgelehnt. KALINOWSKY ist sich des Effekts einer Heilkrampfbehandlung so sicher, daß er empfiehlt, ein Versagen jeden therapeutischen Effekts einer Heilkrampfbehandlung zum Anlaß zu nehmen, die Diagnose zu überprüfen. SARGANT glaubt als ein prognostisch günstiges Zeichen werten zu können, wenn Tagesschwankungen zugunsten des Abends nachweisbar sind. Sicher betonen KALINOWSKY und HIPPIUS zu Recht, daß schwere Fälle von diagnostisch sicheren manisch-depressiven Erkrankungen die Anwendung einer Heilkrampfbehandlung unter allen Umständen rechtfertigen. Jede Verzögerung sei schon wegen der Suicidgefahr unzulässig. Eine Heilkrampfbehandlung kann so rasch und intensiv wirken, daß auch die Kranken selbst zutiefst von der kaum glaublichen Vitalumstellung und Erleichterung so beeindruckt werden, daß sie geradezu ,,schocksüchtig" werden (WEITBRECHT). Bei der Suicidbekämpfung spielt die Heilkrampfbehandlung eine sehr wesentliche Rolle (KALINOWSKY u. HIPPIUS, 1970, ROBIE, IMPASTATO, HOLE u. a.). KALINOWSKY stimmt ENGELHARDT zu, daß bei ausgesprochen suicidalen manisch-depressiven Kranken die Therapie mit einer Heilkrampfbehandlung sofort beginnen sollte. Später könnten dann andere therapeutische Anwendungen hinzukommen. Auch REISNER betont, daß die Heilkrampfbehandlung gute Erfolge zeitige, und zwar in einer Kürze, die mit Psychopharmaka nicht erreicht werden könne. Jeder erfahrene Kliniker wird KALINOWSKY und HIPPIUS recht geben, daß statistische Analysen etwa mit dem Resultat, daß kein signifikanter Unterschied zwischen dem Phasenverlauf behandelter und unbehandelter manisch-depressiver Erkrankungen nachweisbar ist (W. SCHMITT, HEINRICH u. Mitarb., MCDONALD u. Mitarb., MENDELS u.a.), uns nicht abhalten dürften, den Versuch zu machen, das Leiden, die drohende Suicidgefahr und soziale Folgen u.a. sofort aktiv anzugehen.

NÁHUNEK u.a. sprechen von einer statistisch signifikanten Überlegenheit der Konvulsivmethoden gegenüber den Pharmaka. KIELHOLZ u.a. weisen darauf hin, daß mit Hilfe der Elektroschockbehandlung bei der ersten und zweiten Erkrankung die Phase gut zu kupieren sei, jede weitere Phase zeige sich aber immer als therapieresistenter. Die gegenwärtig nicht übersehbare zahlenmäßige Zunahme in der Anwendung der Heilkrampfbehandlung in aller Welt spricht auch nach Ansicht von KALINOWSKY, HIPPIUS u. SELBACH für die eindeutige Wirksamkeit der Heilkrampfbehandlung bei manisch-depressiven Erkrankungen, insbesondere bei depressiven Phasen. KALINOWSKY nennt die Heilkrampfbehandlung die zuverlässigste unter den uns heute zur Verfügung stehenden Methoden. REISNER (1969) betont, daß — nachdem die Kontraindikationen einer Heilkrampfbehandlung immer mehr eingeengt werden konnten und Zwischenfälle auf ein Minimum reduziert werden konnten —, diese einen festen Platz in der Therapie der manisch-depressiven Erkrankungen behaupte. Als Kontraindikation werden nur akute und dekompensierte kardiovasculäre Erkrankungen oder schwere cerebrale Durchblutungsstörungen aufgeführt (REISNER, KALINOWSKY, WEITBRECHT u.a.). Bei Depressionen mittlerer Schwere empfiehlt er, mit einer Psychopharmakotherapie zu beginnen. Die Gesamtzahl der Heilkrampfbehandlungen sollte in der Serie üblicherweise nicht mehr als sechs betragen, bei älteren Kranken nicht mehr als vier. Die meisten Autoren empfehlen etwa 6—8 Anwendungen im Durchschnitt. Es werden aber auch Heilkrampfbehandlungen in Serien von 10—20 und mehr angewandt (KUO, BALLASTEROS u.a.). Liegen keine besonderen Momente vor, ist gegen die Anwendung von 6—8 Heilkrampfbehandlungen in einer Serie nicht das Geringste einzuwenden, wenn das klinische Bild es erfordert. PAULEIKHOFF, SCHIMMELPENNING u.a. empfehlen als besonders wirkungsvolle Heilkrampfbehandlung den Dreierblock, d.h. 3 Behandlungen in 24 Std. Wir möchten aber meinen, daß man solche Blockbehandlungen nur für besonders schwere oder akut bedrohte Fälle reservieren sollte.

Die Frage, ob bestimmte Zustandsbilder im Rahmen manisch-depressiver Erkrankungen oder das Vorliegen spezieller psychopathologischer Phänomene für die Anwendung der Heilkrampfbehandlung besonders geeignet seien, muß nach wie vor offenbleiben. Einzelbeobachtungen oder statistische Angaben in dieser Richtung haben meist einer Nachprüfung nicht standgehalten. Manche Autoren halten agitierte und paranoide, andere vor allen Dingen gehemmte und einfache leibnahe Depressive oder solche mit Versündigungsideen u.a. für eine Heilkrampfbehandlung für besonders geeignet.

Bei manischen Phasen im Rahmen der manisch-depressiven Erkrankungen muß man beim Versagen von Drogen wie etwa Phenothiazinen oder Butyrophenonderivaten etc. sich auch zur Heilkrampfbehandlung entschließen, obwohl die Erfolge nicht denen der Heilkrampfbehandlung bei depressiven Phasen entsprechen (KALINOWSKY, REISNER, NYSTRÖM, H.-H. MEYER, W. SCHMITT u.a.). Bei manischen Phasen empfehlen KALINOWSKY u. HIPPIUS u.a. eine besonders intensive Behandlung, d.h. bis zu 2—3mal tägliche Heilkrampfbehandlung. Man könne hierdurch mitunter in 2—3 Tagen, d.h. nach etwa 5—6 Behandlungen, ein Abklingen einer manischen Phase erreichen. Verfahre man in dieser sehr massierten Weise, so könne man unter Umständen zu ähnlichen Erfolgen wie bei den depressiven Phasen kommen. Ob sich diese therapeutischen Vorschläge einer so intensiven Behandlung durchsetzen und bewähren werden, bleibt abzuwarten. Während man bei den depressiven Phasen vielfach der Ansicht ist, daß diese gerade auf ihrem Höhepunkt am besten therapierbar seien (REISNER, SCHIMMELPENNING u.a.), meinen KALINOWSKY und HIPPIUS u.a., daß die manische Phase im Gegensatz zur depressiven gerade im Beginn am besten therapierbar sei.

Derzeit ist die Situation der somatischen Behandlungsmöglichkeiten manisch-depressiver Erkrankungen so gelagert, daß uns im wesentlichen zwei therapeutische Wege offenstehen: Die Pharmakotherapie und die Heilkrampfbehandlung, einzeln oder in Kombination, nacheinander oder simultan. Hinzu kommt eine Reihe zusätzlicher Therapien und Allgemeinmaßnahmen. Eine allgemeingültige Vorschrift für den Einzelfall gibt es nicht, so daß der Therapeut auch heute noch bei jedem Kranken — ob manisch oder depressiv — zu entscheiden hat, in welcher Weise er vorgehen will. Alle uns zur Verfügung stehenden Mittel gegen die manisch-depressiven Erkrankungen sind noch nicht ideal (MENZEL, KALINOWSKY, H.-H. MEYER u.a.). Der Therapeut hat in jedem Einzelfall zu entscheiden, ob er der Pharmakotherapie oder der Heilkrampfbehandlung den Vorzug geben will, mit welcher dieser Methoden er beginnen möchte und ob er sie gleichzeitig oder, wenn notwendig, nacheinander anwenden will (KIELHOLZ, POROT u. Mitarb., KALINOWSKY, SCHWARZ u.a.). Daß die elektrische Heilkrampfbehandlung rascher als die medikamentöse wirkt, bezweifelt heute niemand. Man wird die Heilkrampfbehandlung also bei akuter Suicidgefahr, bei Nahrungsverweigerung und allen jenen Fällen geben, bei denen der Kranke selbst unter seinem Zustand sehr leidet, oder bei Situationen, bei denen es auf eine besonders rasche Wiederherstellung des Kranken ankommt. Man sollte sie also nicht nur für jene therapieresistenten Fälle aufheben, bei denen die Pharmakotherapie versagt hat. Es hat sich als „Schock-sparend" erwiesen, die Heilkrampfbehandlung gleichzeitig mit einer Pharmakotherapie zu kombinieren, d.h. beide Behandlungsmöglichkeiten simultan durchzuführen (WEITBRECHT, KALINOWSKY, BIDDY u. SMITH, W. SCHMITT, H.-H. MEYER, REISNER u.a.). In der ambulanten Behandlung und bei leichten bis mittelschweren Fällen wird man getrost mit einer Pharmakotherapie beginnen können und in vielen Fällen auch mit ihr auskommen (KALINOWSKY, REISNER, v. BAEYER, WEITBRECHT, H.-H. MEYER u.a.), während die Heilkrampfbehandlung bei vital gefährdeten oder selbst unter ihrer Depression sehr Leidenden ohne Bedenken rasch zur Anwendung kommen sollte. Schließlich müssen alle pharmakotherapieresistenten Fälle intensiv mit Heilkrampftherapie weiterbehandelt werden, wodurch oft noch ein guter Erfolg zu erzielen ist.

1.3. Inhalationstherapie

Dieses somatische Behandlungsverfahren, das schon vor 100 Jahren durch HOESTERMANN versucht wurde und das vor einigen Jahrzehnten zur intensiveren Anwendung kam, hat sich nicht durchgesetzt und wird jetzt nur hier und dort noch angewandt. Daß auch auf diesem Wege ein therapeutischer Effekt hervorgerufen werden kann, ist nicht zu leugnen. Diese Behandlungsmethoden haben sich als besonders schonend und geeignet für die ambulante Behandlung von leichten depressiven Phasen, insbeondere in der ambulanten ärztlichen Praxis, erwiesen und werden auch dort noch in einem gewissen Umfang angewendet.

1.3.1. Stickstoffinhalation

Seit HIMWICH, ALEXANDER und LIPETZ (1938) diese Therapie bei manisch-depressiven Kranken empfohlen hatten, wurde immer wieder über therapeutische Erfolge mit diesen Methoden berichtet (BÜSSOW, ORNSTEIN, BACH, H.-H. MEYER, 1960 u.a.). KALINOWSKY u. HIPPIUS erwähnen sie in ihrer Monographie über die somatischen Behandlungsmöglichkeiten der Psychiatrie (1969). Warum diese Methode keine größere Verbreitung gefunden hat, hängt nicht zuletzt von der Notwendigkeit sehr zahlreicher Einzelbehandlungen ab (30—40 Inhalationen und mehr). Hinzu kommt, daß ihr Erfolg von einer einwandfreien technischen Durchführung abhängt, die eine besondere Sorgfalt und Geduld erfordert. Apparaturen und Technik sind sehr unterschiedlich; am geeignetsten verwendet man ein lungenautomatisches, halboffenes oder offenes Gerät. Wirkungslos ist die Behandlung bei Agitierten und kontraindiziert bei vasculären Schäden, Asthma etc. Eine Kombination mit Psychopharmaka ist möglich. In der ersten Auflage dieses Handbuches sind wir ausführlich auf die Inhalationsbehandlungen eingegangen (s. S. 127). Änderungen am Gasgemisch brachten kaum eine wesentliche Verbesserung (s. KALINOWSKY, u. HIPPIUS 1970; LEHMANN u. BOS u. Mitarb.).

1.3.2. Kohlendioxydinhalation

Diese von LOEVENHART u. Mitarb. (1920) und MEDUNA (1947) in die psychiatrische Behandlung eingeführte Methode wird nur noch selten ausgeübt. Der Effekt entspricht etwa dem der Stickstoffinhalationsbehandlung. Ihr Anwendungsgebiet sind unter anderem leichte Fälle von endogenen Depressionen, Indikation und Kontraindikation entsprechen der der Stickstoffinhalationsbehandlung. Die Ausführung auch einer Kohlendioxydinhalationsbehandlung erfordert besondere Sorgfalt und Geduld (LA VERNE u. HERMAN, MORIARTY, H.-H. MEYER, 1960; KALINOWSKY u. HIPPIUS, 1970 u.a.).

1.4. Heilkrampfprophylaxe

Die Prophylaxe der manisch-depressiven Erkrankungen beschränkte sich bis vor kurzer Zeit auf einige wenige allgemeine Ratschläge im Sinne einer Psychohygiene, um die Psychodynamik in gesunde Bahnen zu lenken (BERNER u. HOFF). Man riet zu einer vernünftigen Lebensführung, sinnvoller Verteilung von Arbeit und Ruhepausen, Vermeidung von körperlicher Überanspruchung und Erkrankungen. Man warnt vor seelischen Aufregungen, rät zu ausreichendem Schlaf, Mäßigung in Alkohol- und Nicotingenuß, d.h. insgesamt zu einem sinnvollen Haushalten mit körperlichen und seelischen Kräften.

Eine Heilkrampfbehandlung als Prophylaxe gegen manisch-depressive Phasen empfehlen GEOGHEGAN u. STEVENSON. Sie empfehlen bei Kranken mit manisch-depressiven Phasen in monatlichen Abständen Heilkrampfbehandlungen. Hierdurch könne das Auftreten von Rezidiven 5 Jahre lang nachweisbar vermieden werden. In den dann folgenden 5 Jahren wählten sie eine prophylaktische Heilkrampfbehandlung im Abstand von 2 Monaten, um dann allmählich noch größere Abstände einzuschalten (HASTINGS, KALINOWSKY). KALINOWSKY u. HIPPIUS, 1970 sahen ebenfalls günstige Erfolge bei diesem Vorgehen, empfehlen es aber nur bei Kranken mit vielen Phasen. Kranke mit nur wenigen depressiven oder manischen Phasen — so meint KALINOWSKY — würden sich auch kaum zu einer solchen prophylaktischen Behandlung entschließen. Wir glauben, daß sich auch in Europa kaum ein Kranker bereit fände, sich einmal monatlich prophylaktisch heilkrampfbehandeln zu lassen, wenn nicht das Krankheitsbild schon wegen seiner Häufigkeit außerordentlich bedrohlich ist. Diese Prophylaxe war nach einer Beobachtung von KALINOWSKY wirkungsvoller als die prophylaktische Drogentherapie; bei manischen Phasen empfiehlt er sie in besonderer Weise.

1.5. Die mit Pharmakotherapie kombinierte Heilkrampfbehandlung

Jeder Psychiater weiß, daß die derzeit zur Verfügung stehenden Therapeutica noch keine endgültige Lösung unserer Probleme in der Behandlung manisch-depressiver Erkrankungen gebracht haben. Obwohl bekanntlich die manisch-depressiven Erkrankungen weit günstiger therapierbar sind als etwa die schizophrenen Psychosen, so kennen wir eine nicht geringe Zahl von Kranken, bei denen unsere therapeutischen Möglichkeiten entweder noch nicht ausreichend sind oder bei denen sich die Anwendung oft zu lange hinzieht, bis eine ausreichende Besserung, d.h. ein Abklingen einer manischen oder depressiven Phase sich erreichen läßt. Trotz intensiver therapeutischer Bemühungen sind hier nur bescheidene Fortschritte zu erreichen gewesen. Noch immer muß es im Einzelfall der Einstellung und Erfahrung des Therapeuten überlassen bleiben, zu entscheiden, welches Therapeuticum und in welcher Weise er es anwenden möchte. Wir wissen heute, daß keine unserer somatischen Behandlungsmöglichkeiten ideal ist, d.h. sicher zu einer Heilung führt. Im Einzelfall ist es oft kaum entscheidbar, welches Therapeuticum am zeitsparendsten oder erfolgversprechendsten ist. Es ist wohl verständlich, daß dieser leidige Umstand in praxi häufig zu einer Kombinationstherapie führt, die für den Außenstehenden oft polypragmatisch anmutet.

Übersieht man unsere therapeutischen Möglichkeiten gegen manisch-depressive Erkrankungen, so ergeben sich vielerlei Kombinationsmöglichkeiten. Im wesentlichen geht es aber um 1. die Frage der Kombination von Heilkrampfbehandlung und Pharmakotherapie und 2. um die Kombinationsmöglichkeiten verschiedener Pharmaka miteinander.

Wir haben im Kapitel Heilkrampfbehandlung schon darauf hingewiesen, daß eine Kombination von Heilkrampfbehandlung mit Pharmakotherapie bei der Behandlung manisch-depressiver Erkrankungen nicht nur möglich, sondern darüber hinaus erfolgversprechend ist. Obwohl eine signifikante Überlegenheit einer solchen Kombinationstherapie nicht immer beweisbar ist, so spricht doch die ärztliche Erfahrung dafür, daß es heute richtig ist, eine solche Heilkrampfbehandlung gleichzeitig mit einer medikamentösen Behandlung bei manisch-depressiven Erkrankungen zu verbinden. Mit Ausnahme einer Reserpinmedikation, die in der Behandlung von manisch-depressiven Erkrankungen kaum mehr Verwendung findet, ist eine Kombination solcher physikalisch-medikamentöser Behandlungsverfahren durchaus möglich. Es empfiehlt sich, einige Stunden (2—4) vor der Heilkrampfbehandlung keine stärker wirkenden Psychopharmaka zu geben, um unter anderem nicht die Krampfschwelle zu verändern. Eine gleichzeitige, gelegentlich auch nur einleitende oder fortsetzende Behandlung mit Medikamenten ist zumindest als „Schock-sparend" anzusehen, d.h. man kommt bei einer solchen Kombinationsbehandlung bis zum Abklingen einer Phase oft mit einer geringeren Zahl von Heilkrampfbehandlungen aus. Das allein wäre schon wichtig genug und eine ausreichende Begründung für eine solche Kombinationsbehandlung. In praxi hat sich ein solches Kombinationsverfahren bei schweren Fällen von manisch-depressiven Erkrankungen schon vielerorts erfolgreich durchgesetzt.

1.6. Zusätzliche Therapien

Die Grundlagen der somatischen Behandlung der manisch-depressiven Erkrankungen, die Heilkrampfbehandlung und die Pharmakotherapie, werden durch eine Anzahl therapeutischer Maßnahmen mehr oder weniger wirkungsvoll ergänzt, von denen auch heute noch das Opium und das Alkaloid Pantopon besonders erwähnt werden sollen (Burchard u.a.). Die euphorisierende Wirkung des Opiums setzte es an die Spitze aller Medikamente gegen Depressionen bis zu der Pharmakotherapie-Ära, die das Opium nahezu völlig verdrängte. Der wohl doch nur rein symptomatische Effekt der Euphorisierung, der Milderung von Angst und Agitiertheit kann mit der Wirkung moderner Antidepressiva nicht Schritt halten. Nur in seltenen Fällen benötigt man diese Stoffe noch, deren Effekt der Euphorisierung sicher das Wesentlichste ist. Burchard hat sich in einer Studie mit einer Reihe von Ähnlichkeiten beschäftigt, die seines Erachtens in der Wirkung der

Opiate und der Neuroleptica bestehen. Bei diesen Opiaten beobachten wir aber eine Reihe von Nebenerscheinungen, die nicht zu Unrecht dazu führten, daß sie durch andere Mittel ersetzt wurden; dazu gehören die häufige Übelkeit und Appetitlosigkeit, die Obstipation, das Abstinenzsyndrom, die Schwierigkeiten in der Verordnung u.a.m. Die Suchtgefahr ist bei manisch-depressiven Erkrankungen durch Opium und Pantopon außerordentlich gering — praktisch zu verneinen. Nur einmal ist eine solche beschrieben worden (SCHMITZ, BURCHARD u.a.). Die zusätzliche Opiumkur (3 × 5 Tropfen Tinct. opii simplex = 10% alkoholische Lösung, täglich um 1 Tr. steigernd bis 3 × 30 Tropfen (seltener mehr), über Wochen in dieser Höhe belassend, um dann wieder abfallend sich allmählich auszuschleichen) wird nur noch hier und dort verordnet. Einfacher ist die Verordnung von Fertigpräparaten. Als zusätzliche Medikation speziell zur Euphorisierung eines tief Depressiven kann eine solche Verordnung im Einzelfall noch sinnvoll sein. Das gleiche gilt von Pantopon. Beide können mitunter auch als Einzeldosis bei Zuständen ängstlicher Erregtheit im Verlauf einer depressiven Phase verordnet werden.

In ähnlicher Weise kann man bei stark gehemmten Kranken einmal Amphetamine bzw. Metamphetamine zur Antriebssteigerung verordnen. Auch bei diesen Mitteln ist der Effekt als ein rein symptomatischer — vorübergehender zu bezeichnen. Ihre Wirkungsbreite bei manisch-depressiven Erkrankungen ist außerordentlich gering, von einem therapeutischen Effekt kann nicht die Rede sein. Wohl sieht man gelegentlich eine gewisse Anregung bei starker Gehemmtheit u.ä.

1.7. Allgemeinmaßnahmen

Bei der Behandlung der manisch-depressiven Erkrankungen spielt eine Reihe von Allgemeinmaßnahmen eine wichtige Rolle. Ihre Durchführung kann die Genesung unterstützen, ihr Nichtbeachten unsere anderen therapeutischen Bemühungen zunichte machen.

An erster Stelle stehen alle Maßnahmen zur Verhütung eines *Suicids*, der im Beginn und Abklingen einer depressiven Phase besonders häufig beobachtet wird. Die Psychopharmakotherapie hat diese Gefahr indirekt erhöht dadurch, daß durch die Einwirkung von Psychopharmaka Suicidgedanken und -absichten nicht selten verschleiert werden und der Zeitpunkt der Suicidgefährdung sich häufig verschiebt. Jeder Depressive ist suicidgefährdet. Wenn auch bestimmte Momente auf eine besondere Gefährdung hinweisen, so besteht doch die Gefahr des Suicids bei jeder Depression, und sie kann auch von dem Erfahrenen niemals mit Sicherheit ausgeschlossen werden (KIELHOLZ, RINGEL, KALINOWSKY, IMPASTATO u.a.).

Ein wichtiges Kapitel unter den Allgemeinmaßnahmen sind die *pflegerischen* Maßnahmen, wie die Sorge um eine *ausreichende Nahrungs- und Flüssigkeitsaufnahme*, nötigenfalls durch Sonde oder Infusionen; Kontrollen des Mineralstoffwechsels sind bei Beeinträchtigung der Nahrungsaufnahme stets erforderlich. Die Überwachung der *Urin- und Stuhlentleerung* gehören zu den wichtigsten pflegerischen Maßnahmen. Auch die Betreuung bei der allgemeinen Körperpflege ist häufig erforderlich.

Ein besonderes Kapitel stellt die Behandlung der *Schlafstörung* in den depressiven Phasen dar. Es ist dies eine sehr schwierige, aber wichtige Aufgabe. Gerade für den Depressiven wird das Nichtschlafenkönnen häufig zur Qual. Diese Kranken können meist leidlich gut einschlafen, um schon nach wenigen Stunden — etwa um Mitternacht oder in den frühen Morgenstunden — wieder zu erwachen. Sorgenvolle Gedanken und die Verzweiflung verhindern nun jedes Wiedereinschlafen. Eine medikamentöse Hilfe wird stets notwendig sein. Schlafmittel müssen aber immer mit Bedacht angewandt werden, ein zu sparsames Vorgehen verhindert jeden Erfolg des an sich so wichtigen Schlafes. Die Grundbedingungen des Schlafes müssen erfüllt werden, wenn die Medikamente Erfolg haben sollen. Die Gefahr der Sucht ist bei manisch-depressiven Kranken im Gegensatz zu anderen Schlafgestörten ganz gering. Solche Kranke pflegen nach Abklingen der Phase auf die Einnahme von Schlafmittel wieder zu verzichten. Eine ideale Lösung der bei den manisch-depressiven Erkrankungen fast obligaten Schlafstörung gibt es nicht. Man hüte sich davor, durch ständiges Steigern der Schlafmedikation den Versuch zu machen, den Schlaf zu erzwingen. Die Gefahr der Medikamentenüberdosierung ist hier außerordentlich groß. Auch manische Phasen zeigen erfahrungsgemäß erhebliche Schlafstörungen. Diese Kranken machen die Nacht zum Tage. Ihre Umtriebigkeit und Hyperaktivität verhindern jedes Einschlafen. Auch diese Störungen sind medikamentös nur in gewisser Weise zu korrigieren.

Im Einzelfall muß der Therapeut entscheiden, ob er sich zur Erreichung des Schlafes der Tranquilizer, Neuroleptica, Hypnotica oder ihrer Kombinationen bedienen will und in welchen Dosen er sie anwenden wird. Das Alter der Erkrankten, die Kreislaufverhältnisse, aber auch die „antidepressive" oder „antimanische" Medikation müssen bei der Auswahl bedacht werden. Je harmloser ein Mittel ist, das uns im Einzelfall einen ausreichenden Schlaf erreichen läßt, je günstiger ist es für die Gesamtsituation. Die Ausnützung der potenzierenden Wirkung der Phenothiacine erlaubt oft, mit nur geringen Dosen der üblichen Schlafmittel auszukommen. Gelegentlich helfen zur Schlafvorbereitung oder Einleitung Ataraktika oder Mittel wie Baldrian, Hopfen oder physikalische Maßnahmen, Bäder, kalte Abwaschungen, Packungen etc.

In der Rekonvaleszenz von manisch-depressiven Phasen bewährten sich häufig eine *Krankengymnastik*, Atem- und Entspannungsübungen. *Arbeits-* oder *Beschäftigungstherapie* ist nicht immer bei den depressiven Phasen am Platze. Manchen Depressiven tun eine gewisse Ablenkung und Anregung und Beschäftigung gut, anderen ist das Sich-zwingen-müssen, das Angehaltenwerden zu einer Tätigkeit, die sie eben nicht erfüllen können, eine zusätzliche Qual und verschlimmert die Verstimmung. Im Abklingen einer Depression wird eine geschickt geleitete, die Rekonvaleszenz begleitende Beschäftigungstherapie nützlich sein können und andere therapeutische Bemühungen unterstützen. Es wird hierdurch dem Kranken gelingen, das Selbstvertrauen rascher wieder zu gewinnen.

Literatur

ABRAMS, R., DE VITO, R. A.: Clinical efficacy of unilateral ECT. Dis. nerv. Syst. **30**, 262—263 (1969).

ALPERN, H. P., MCGAUGH, J. L.: Retrograde amnesia as a function of electroshock stimulation. J. comp. physiol. Psychol. **65**, 265—269 (1968).

ANNESE, A., BALESTRIERI, A., DELLO RUSSO, G., RUTIGLIANO, G., TANSELLA, M.: Primi risultati dell'elettroshock monolaterale. G. Psichiat. Neuropat. **96**, 95—108 (1968).

ASTRUP, C., FLEKKÖY, K.: Verbal and electrical stimulation in psychiatric patients and normal controls. Activ. nerv. sup. (Praha) **11**, 1—10 (1969).

BACH, W.: Beiträge zur Anoxiebehandlung; über die psychische Wirkungsweise der Stickstoffatmung und über ihre therapeutische Anwendung. Nervenarzt **19**, 449—464 (1948).

BAETS, P. DE: Les indications actuelles de l'electro-choc. Scalpel (Brux.) **110**, 925—931 (1957).

BAEYER, W. V.: Schocktherapie der Depression. Regensburg. Jb. ärztl. Fortbild. **6**, 1—6 (1958).

BALLASTEROS, L. R.: La depresión y su tratamiento. In: Proceedings Fourth World Congress of Psychiatry, part 1. Amsterdam: Excerpta Medica Foundation 1967.

BERNER, P., HOFF, H.: Die Therapie der endogenen Depressionen. Ärztl. Mitt. (Köln) **43**, 433—436 (1958).

BIDDY, R.L., SMITH, R.S.: Shock treatment. Progr. Neurol. Psychiat. **23**, 557—562 (1968).

BLEULER, E.: Lehrbuch der Psychiatrie, hrsg. von M. BLEULER, 11. Aufl. Berlin-Heidelberg-New York: Springer 1969.

BOERHAAVE, A.: Praelectiones academicae de morbis nervorum, quas ex auditorum manuscriptis collectas edi curavit. Leyden 1761.

BRATFOS, O., HAUG, J.O.: Electroconvulsive therapy and antidepressant drugs in manic-depressive disease. Treatment results at discharge and 3 months later. Acta psychiat. scand. **41**, 588—596 (1965).

BÜSSOW, H., DUNKER, E., ALBRECHT, H.: Über die Wirkung von Stickstoffatmung auf Zustandsbild und Verlauf endogener Depressionen. Nervenarzt **18**, 229—238 (1947).

BURCHARD, J.M.: Opiumtherapie und moderne Psychopharmaka. Arzneimitt.-Forsch. **17**, 557—561 (1967).

CANNICOTT, ST.M., WAGGONER, R.W.: Unilateral and bilateral electroconvulsive therapy. A comparative study. Arch. gen. Psychiat. **16**, 229—232 (1967).

CORNU, F.: Psychopharmakotherapie. In: Psychiatrie der Gegenwart, hrsg. von H.W. GRUHLE, R. JUNG, W. MAYER-GROSS, M. MÜLLER, Bd. I/1. Berlin-Göttingen-Heidelberg: Springer 1963.

DELLO RUSSO, G.: Effetti clinici dell'E.S. monolaterale. Sist. nerv. **21**, 217—222 (1969).

ENGELHARDT, D.M.: Drug treatment of chronic ambulatory patients. Amer. J. Psychiat. **123**, 1329—1337 (1967).

ENKE, W.: Endogene Depression. Fortschr. Med. 88, 507—509 (1970).

GEOGHEGAN, J.J., STEVENSON, G.H.: Prophylactic electroshock. Amer. J. Psychiat. **105**, 494—496 (1949).

GERSTNER, H.H.: Statistische Untersuchungen über die Beeinflussung zyklothymer Phasen durch Heilkrampfbehandlung. Erlangen, Med. Diss. 1954.

GEYER, N.: Zur Indikation der Elektroschockbehandlung. In: Depressive Erkrankungen. München: Banaschewski 1969.

GIBERTI, F.: Aspetti comparativi degli efetti dell'elettroshock (bi- e monolaterale), dell'elettronarcosi e del trattamento chemioconvulsivante (flurotil) in pazienti psychiatrici. Sist. nerv. **21**, 210—216 (1969).

HASTINGS, D.W.: Circular manic-depressive reactions modified by „prophylactic electroshock". Amer. J. Psychiat. **118**, 258—260 (1961).

HEINRICH, K., KRETSCHMAR, J.H., KRETSCHMAR, CHR.: Vergleichende Untersuchungen über die Ergebnisse der Pharmakotherapie und der älteren somatischen Behandlungsverfahren bei endogenen Depressionen. Pharmakopsychiat. Neuropsychopharmakol. **3**, 50—60 (1970).

HIMWICH, H.E., ALEXANDER, F.A.D., LIPETZ, B.: Effects of acute anoxia by breathing nitrogen on the course of schizophrenia. Proc. Soc. exp. Biol. (N.Y.) **39**, 367—369 (1938).

HIPPIUS, H., SELBACH, H. (Hrsg.): Das depressive Syndrom. München-Berlin-Wien: Urban & Schwarzenberg 1969.

HOESTERMANN, C.E.: Über die Anwendung von Amylnitrit bei Melancholie. Wien. med. Wschr. **42**, 1—14 (1872).

HOFF, H. (Hrsg.): Lehrbuch der Psychiatrie, Bd. 1—2. Basel-Stuttgart: Schwabe 1956.

HOLE, G.: Moderne Therapie der Depressionen. Med. Mschr. **23**, 206—213 (1969).

IMPASTATO, D.J.: Indications and complications of EST and pharmacotherapy. Dis. nerv. Syst. **23**, 653—656 (1962).

— ALMANSI, R.: Study of over 2000 cases of electrofit-treated patients. N.Y. St. J. Med. **43**, 2057—2063 (1943).

— KARLINER, W.: Control of memory impairment in EST by unilateral stimulation of the non-dominant hemisphere. Dis. nerv. Syst. **27**, 183—188 (1966).

JOST, F., PEMSL, H.: Prospektive Psychiatrie (Faktor „Zeit"). Münch. med. Wschr. **99**, 889—891 (1957).

KAINARU, A.: Statistisches über die somatische Behandlung der Zyklothymien. Heidelberg, Med. Diss. 1958.

KALINOWSKY, L.B.: Praktische Gesichtspunkte für die Anwendung der verschiedenen somatischen Behandlungen bei Depressionen. In: Das depressive Syndrom, hrsg. von H. HIPPIUS, H. SELBACH. München-Berlin-Wien: Urban & Schwarzenberg 1969.

— HIPPIUS, H.: Pharmacological, convulsive, and other somatic treatments in psychiatry. New York-London: Grune & Stratton 1970.

— HOCH, P.H.: Schockbehandlung, Psychochirurgie und andere somatische Behandlungsverfahren in der Psychiatrie. Bern: Huber 1954.

KIELHOLZ, P.: Diagnose und Therapie der Depressionen für den Praktiker, 2. Aufl. München: Lehmann 1966.

— Klinik, Differentialdiagnostik und Therapie der depressiven Zustandsbilder. Basel 1969: Documenta Geigy.

KOLLE, K.: Psychiatrie, 6. Aufl. Stuttgart: Thieme 1967.

KOUTSKY, C.D.: A choice-drugs or electroshock for depression. Dis. nerv. Syst. **27**, 806—807 (1966).

KRANZ, H.: Die moderne Behandlung depressiver Psychosen. Dtsch.-engl. med. Rundsch. **2**, 715—726 (1965).

KUO, S.W.: General survey of electroconvulsive therapy. In: Proceedings Fourth World Congress of Psychiatry, part 3. Amsterdam: Excerpta Medica Foundation 1968.

LABHARDT, F. (Hrsg.): Depressionen und ihre Behandlung. Dépressions et leur traitement. Basel, New York: Karger 1968.

LAVERNE, A.A., HERMAN, M.: Evaluation of carbon dioxide therapy. Amer. J. Psychiat. **112**, 107—113 (1955).

LEHMANN, H.: Clinical perspectives on antidepressant therapy. Amer. J. Psychiat. **124**, Suppl. (1968).

— BOS, C.: Advantages of nitrous oxide inhalation in psychiatric treatment. Amer. J. Psychiat. **104**, 164—170 (1947).

LELORD, G.: Indications de la sismothérapie dans les états dépressifs. Vie méd. **47**, 1075—1083 (1966).

LOEVENHART, A.S., LORENZ, W.F., WATERS, R.W.: Cerebral stimulation. J. Amer. med. Ass. **92**, 880—883 (1929).

MCANDREW, J., HAUSER, G.: Preventilation of oxygen in electroconvulsive treatment: a suggested modification of technique. Amer. J. Psychiat. **124**, 251—252 (1967).

MCDONALD, I.M., PERKINS, M., MARJERRISON, G., PODILSKY, M.: A controlled comparison of amitriptyline and electroconvulsive therapy in the treatment of depression. Amer. J. Psychiat. **122**, 1427—1431 (1966).

MARTINI, P.: Methodenlehre der therapeutisch-klinischen Forschung. 3. Aufl. Berlin-Göttingen-Heidelberg: Springer 1953.

MATUSSEK, P., HALBACH, A., TROEGER, U.: Endogene Depression. München: Urban & Schwarzenberg 1965.

MAYER-GROSS, W., SLATER, E., ROTH, M.: Clinical psychiatry. London: Cassel 1954.

MEDUNA, L. VON: Die Konvulsionstherapie der Schizophrenie. Halle: Marhold 1937.

— Über experimentelle Campherepilepsie. Arch. Psychiat. Nervenkr. **102**, 333—339 (1934).

MENDELS, J.: The prediction of response to electroconvulsive therapy. Amer. J. Psychiat. **124**, 153—159 (1967).

MENZI, W.: Zur Therapie der somatogenen Psychosen. Schweiz. Arch. Neurol. Neurochir. Psychiat. **101**, 184—188 (1968).

MEYER, H.-H.: Die Therapie der manisch-depressiven Erkrankungen. In: Psychiatrie der Gegenwart, hrsg. von H.W. GRUHLE, R. JUNG, W. MAYER-GROSS, M. MÜLLER, Bd. 2. Berlin-Göttingen-Heidelberg: Springer 1960.

— La terapia delle psicosi maniaco-depressive. Vaduz 1966.

— Die Insulin- und Heilkrampftherapie und ihre Stellung zur Pharmakotherapie der Psychosen. Arch. Psychiat. Nervenkr. **210**, 126—139 (1967).

MEYER, H.-H.: Die Therapie der zyklothymen Manie. Med. Welt **18**, 538—542 (1967).

MORIARTY, J.D.: Evaluation of carbon dioxide inhalation therapy. Amer. J. Psychiat. **110**, 765—769 (1954).

NÁHUNEK, K.: Zur Qualität und Quantität der therapeutischen Wirkung von Neuroleptika, trizyklischen Thymoleptika und Konvulsionsmethoden bei endogenen Depressionen. Int. Pharmacopsychiat. **2**, 140—147 (1969).

NYSTRÖM, S.: Present indications for electric convulsive therapy. In: Proceedings Fourth World Congress of Psychiatry, part 2. Amsterdam: Excerpta Medica Foundation 1968.

OLTMAN, J., FRIEDMAN, S.: Analysis of temporal factors in manic-depressive psychosis, with particular reference to the effect of shock therapy. Amer. J. Psychiat. **107**, 57—68 (1950).

ORNSTEIN, P.H.: Pathophysiologische Untersuchung der Stickstoffinhalationsbehandlung der Psychosen. Heidelberg, Med. Diss. 1951.

PANCHERI, P.: Esperienze cliniche con l'elettroshock unilaterale. Sist. nerv. **21**, 223—233 (1969).

PAULEIKHOFF, B.: Ist die elektrische Behandlung bei endogenen Psychosen heute entbehrlich? Nervenarzt **32**, 329—333 (1961).

POROT, M., AILLOT, J., PETIT, G., COUADAU, A., BOSSON, P.: L'association des anti-dépresseurs et de l'électrochoc sous anesthésie est-elle dangereuse? Ann. méd.-psychol. **126**, 586—591 (1968).

REISNER, H.: Die klinische Bedeutung der Elektrokrampfbehandlung für die moderne Psychiatrie. Wien. med. Wschr. **120**, 9—12 (1970).

RINGEL, E.: Der Selbstmord. Wien: Maudrich 1953.

ROBIE, T.R.: Is shock therapy on trial? Amer. J. Psychiat. **106**, 902—910 (1950).

SARGANT, W.: The treatment of depressive states. Int. J. Neurol. (Montevideo) **6**, 53—64 (1967).

SCHIMMELPENNING, G.W.: Zur Behandlung der depressiven Krankheitsbilder in der ambulanten Praxis. Hippokrates (Stuttg.) **38**, 543—549 (1967).

SCHMITT, W.: Vorergebnisse einer statistischen Untersuchung der somatischen Behandlungsverfahren bei Psychosen. Med. exp. (Basel) **2**, 183—194 (1960).

— Zum Problem des therapeutischen Mißerfolges. Untersuchungen an 1800 endogenen Psychosen. In: Begleitwirkungen und Mißerfolge der psychiatrischen Pharmakotherapie, hrsg. von H. KRANZ, K. HEINRICH. Stuttgart: Thieme 1964.

— Kombinationstherapie bei depressiven Syndromen. In: Probleme der pharmakopsychiatrischen Kombinations- und Langzeitbehandlung, hrsg. von H. KRANZ, N. PETRILOWITSCH. Basel, New York: Karger 1966.

SCHMITZ, H.: Die Opiumbehandlung bei Geisteskrankheiten insbesondere bei Melancholie, ihre Geschichte, ihr heutiger Stand und eigene Erfahrungen. Allgem. Z. Psychiat. psych.-gerichtl. Med. **83**, 92—113 (1926).

SCHULTE, W., MENDE, W.: Melancholie in Forschung, Klinik und Behandlung. Stuttgart: Thieme 1969.

SCHWARZ, H.: Psychiatrische Therapie ohne Psychopharmaka. Pharm. Prax. **8**, 169—171 (1966).

SCHWARTZMAN, A.E., TERMANSEN, P.E.: Intensive electroconvulsive therapy: a follow-up study. Canad. psychiat. Ass. J. **12**, 217—218 (1967).

SEIBEL, B.: Über die Relevanz von Frequenz und Intervallen für den Behandlungseffekt bei der elektrischen Heilkrampftherapie. Saarbrücken-Homburg/Saar, Med. Diss. 1965.

SMALL, J.G., SMALL, I.F., SHARPLEY, P., MOORE, D.F.: A double-blind comparative evaluation of flurothyl and ECT. Arch. gen. Psychiat. **19**, 79—86 (1968).

STAROBINSKI, J.: Geschichte der Melancholiebehandlung von den Anfängen bis 1900. Basel 1960: Documenta Geigy.

THOMAS, K. (Hrsg.): Handbuch der Selbstmordverhütung. Stuttgart: Enke 1964.

WALCHER, W.: Die larvierte Depression. Wien: Hollinek 1969.

WEITBRECHT, H.J.: Psychiatrie im Grundriß, 2. Aufl. Berlin-Heidelberg-New York: Springer 1968.

WIECK, H.H.: Lehrbuch der Psychiatrie. Stuttgart: Schattauer 1967.

2. Die moderne Pharmakotherapie der manisch-depressiven Erkrankungen

2.1. Einführende Bemerkungen

Mit zunehmender Differenzierung der Therapie körperlich nicht begründbarer Psychosen verstärkten klinische und theoretische Forschung ihre Suche nach Substraten sowohl der Psychosen als auch der Therapie. Besonderen Auftrieb erhielt die Grundlagenwissenschaft schließlich durch die Entdeckung der modernen Psychopharmaka einschließlich der Halluzinogene, die nun weit mehr als je zuvor Analysen metabolischer Vorgänge und neurophysiologischer Zusammenhänge ermöglichte. So ist inzwischen die Abhandlung eines therapeutischen Themas in der Psychiatrie nur unter dem Aspekt etwa der Dosisfrage und des globalen therapeutischen Resultates indiskutabel geworden.

Wenn Kurt Schneider 1947 bei der Einleitung eines „Gespräches über Schocktherapie" die Methode der Krampfbehandlung recht global als eine „im wesentlichen" nur auf die Struktur (im Sinne der älteren Sprache von Klages, also auf Temperament, Naturell, Energie, Affizierbarkeit, Stimmungslage) einwirkende „Temperamentstherapie" bezeichnete, auf die „die Strukturkrankheit schlechthin, die Cyclothymie", besonders gut ansprechen dürfte, muß man heute über den Wirkungsmechanismus der einzelnen Behandlungsmethoden vom Therapeuten bereits ein detailliertes und naturwissenschaftlich ausgerichtetes Wissen über Wirkungsweisen und Wirkungsmechanismen seiner Verordnungen verlangen. Allerdings sei zugestanden, daß sich die Erweiterung des Wissenshorizontes mehr auf den pharmakotherapeutischen Bereich als auf die Methoden der sog. Schockbehandlung erstreckt. Es scheint auch, daß die in ihren Wirkungsmodalitäten viel nuanciertere und bezüglich der Indikationsstellung empfindlichere Pharmakotherapie mehr wissenschaftliches Interesse verdient als die sog. Schockmethoden, die eben doch weitgehend die Züge eines sinnblinden Schlages ins Affektivum (Kurt Schneider) tragen. Im übrigen sollte sich jeder Therapeut, dem die Wahl zwischen Krampfbehandlung und medikamentöser Therapie belassen ist, auch einmal die Frage vorlegen, in welch unterschiedlicher Weise wohl vom Patienten die beiden therapeutischen Prinzipien verarbeitet werden mögen. Freilich erlebt auch der Differenziertere die pharmakogene Beeinträchtigung seines Erlebens und Befindens als einen Eingriff in die Intimsphäre, gegen den er sich nicht selten zur Wehr setzt, besonders dann, wenn ein vorbereitendes und aufklärendes ärztliches Gespräch versäumt worden war. Jüngst hat Broeren auf solche Schwierigkeiten bei der Einstellung auf die Drogenwirkung hingewiesen. Ohne Zweifel liegen die Verhältnisse der Erlebnisverarbeitung bei der Heilkrampftherapie jedoch viel schwieriger. Oft muß der Patient gegen — wenigstens inneren — Widerstand behandelt werden, oft fürchtet er die ihm aufgezwungene Episode der Bewußtlosigkeit und die Ungewißheit, was während dieser Zeit mit ihm geschieht. So zählen ja auch solche Kranken zu den Ausnahmen, die expressis verbis um die Applikation von Heilkrämpfen nachsuchen. Dagegen wüßten wir eine große Zahl solcher Patienten zu nennen, die bei den ersten Anzeichen erneuten depressiven Krankseins zum Nervenarzt kommen, um sich „ihr Antidepressivum" verordnen zu lassen. Teilweise nehmen sie sogar in Kauf, daß die Pharmakotherapie der Psychose unter Umständen eine längere Behandlungszeit als eine Krampftherapie erfordern wird. In solchen Fällen ist es sehr wesentlich, spezielle Wünsche der Kranken zu berücksichtigen, da oft die Bereitschaft, sich helfen zu lassen und das Vertrauen in eine besondere Therapieform zu günstigen Präliminarien der Prognose avancieren können. Diese Forderung schließt jedoch nicht aus, daß bei fehlender

Krankheitseinsicht oder gar bei Ablehnung jeder therapeutischen Hilfe mitunter der Wille des Kranken nicht berücksichtigt werden kann. Das gilt in ganz besonderem Maße bei der Behandlung manischer Phasen, bei der der Therapeut sich unerwartet auch mit einem anthropologischen Problem konfrontiert sehen kann: Bedeutet es nicht eine Anmaßung, einen Menschen des maximalen Glücksgefühls und höchsten Wohlbefindens zu berauben, einen Menschen unbedingt wieder zu der Einsicht bringen zu wollen, daß er sich gar nicht in bester körperlicher Verfassung, auf dem Gipfel seiner Vitalität befinde und daß seine Produktivität doch nur Ausdruck einer Krankheit sei? Freilich sehen auch wir keine so weitgehende Entscheidungsfreiheit für den Therapeuten, daß er die Behandlung ihm anvertrauter manischer Psychosen aus solchen oder ähnlichen Erwägungen ablehnen dürfte.

2.2. Zu den biologischen Grundlagen der Pharmakotherapie

In der 1. Auflage dieses Handbuches berichtete C. RIEBELING äußerst kritisch über die Bedeutung der biochemischen Befunde, die beim manisch-depressiven Kranksein bisher publiziert wurden. Heute besteht kein Anlaß, trotz Verfeinerung biochemischer Methoden und Entwicklung neuer Praktiken mit geringerer Skepsis den publizierten naturwissenschaftlich-somatologischen Befunden beim manisch-depressiven Kranksein zu begegnen. Jedenfalls kann bisher lediglich von biochemischen Befunden gesprochen werden, die „bei" manisch-depressiven Psychosen gehäuft festzustellen waren; keiner der Befunde war jedoch bislang in der Lage, entweder das Dasein oder das Sosein einer Psychose vom manischen und depressiven Typ zu erklären. Biochemische Befunde sind daher in ihrem Stellenwert kaum anders zu beurteilen als das jeweilige klinisch-psychopathologische Syndrom.

In Zusammenhang mit therapeutischen Problemen haben vor allem drei biochemische Themenkreise allgemeines Interesse verdient: Die Catecholamin-Hypothese, die Serotonin-Hypothese und Untersuchungen über die Verteilung der Elektrolyte. Die Serotonin-Hypothese wurde von WOOLLEY selbst — ausgehend von der Konzeption, daß Schizophrenie und manisch-depressives Kranksein eine Krankheitseinheit darstellen — von der Schizophrenie auch auf die Depression ausgedehnt. Die Bedeutung des Serotonin für die depressiven Psychosen wurde durch Befunde von COPPEN u. Mitarb. (1963) sowie von PARE (1963) unterstrichen, wonach die antidepressive Wirkung von Mao-Hemmern bei gleichzeitiger Verabreichung von Tryptophan intensiviert wurde. RODNIGHT (1961) sowie COPPEN u. Mitarb. (1965) konnten außerdem zeigen, daß die Ausscheidung von Tryptamin während der Depression signifikant erniedrigt ist, nach der Remission einer Phase dann aber wieder normale Werte erreicht. Von D. RICHTER, der eine kritische Übersicht über die biochemischen Aspekte der endogenen Depression gegeben hat, wird deshalb die Frage diskutiert, ob bei der Depression der verminderte Spiegel derjenigen Amine, die sich vom Tryptophan herleiten, die Folge einer Beeinträchtigung der Tryptophandecarbonoxylierung sein könnte. BIRKMAYER u. Mitarb. fanden bei Depressiven bereits die essentiellen Aminosäuren Tryptophan, Tyrosin und Phenylalanin, aus denen die biogenen Monoamine Serotonin, Noradrenalin und Dopamin synthetisiert werden, signifikant vermindert, was durch die Annahme eines biochemischen Shunts über eine fermentative Fehlleitung zu erklären versucht wird, die möglicherweise die Ursache des sekundär gestörten Monoaminmetabolismus im ZNS ist. Eine weitere Stütze erfuhr die Serotonin-Hypothese durch Befunde von ASHCROFT und SHARMAN (1960), besonders aber von DENCKER (1966) sowie ASHCROFT u. Mitarb. (1966), wonach bei Vergleichsuntersuchungen des Spiegels der 5-Hydroxyindolessigsäure im Liquor bei depressiven Kranken signifikant niedriger war und sich parallel zur Rückbildung der Psychose normalisierte. Das häufig gegen die Serotonin-Hypothese ins Feld geführte Argument, daß die intravenöse Applikation von Tryptamin keinen Einfluß auf die depressive Verstimmung gezeigt habe, ist unzureichend, da fraglich ist, ob Tryptophan die Bluthirnschranke durchwandern kann. Trotzdem bezweifelt N. MATUSSEK, daß Serotonin bei der Entstehung und Rückbildung von Depressionen eine entscheidende Rolle spiele; er verweist darauf, daß sich aus Tryptophan unter anderem Nicotinsäureamid oder Vitamin B_6, ein wichtiges Coferment für das Nervensystem, bilde. Nicht unerwähnt bleiben darf, daß in letzter Zeit für Septumkerne, Amygdala und Hypothalamus eine Beteiligung bei affektiven Störungen nachgewiesen werden konnte (D. RICHTER); gleichzeitig ist bekannt, daß gerade in diesen Regionen biogene Amine besonders stark vertreten sind. In diesem Zusammenhang ist es interessant, daß nach FELDBERG und MYERS über Catecholamin und 5-Hydroxytryptophan im hypothalamischen Zentrum die Temperaturkontrolle erfolgt und daß bei Depressiven häufig erniedrigte Körpertemperaturen gefunden werden (KIELHOLZ, POLLITT). Schließlich ist 5-Hydroxytryptophan beim Schlaf-Wach-Mechanismus beteiligt (RICHTER, 1965); bekanntlich ist aber auch die Schlafstörung ein führendes Symptom der endogenen Depression und der Manie.

Die Catecholamin-Hypothese sieht im Catecholamin-Mangel an den spezifischen Receptoren im Zentralnervensystem die Ursache der Depression. Diese Hypothese stützt sich im wesentlichen auf Beobachtungen, nach denen im Verlauf einer Reserpinbehandlung von Hypertonikern depressive Verstimmungszustände auftraten, die symptomatologisch nicht von endogen-depressiven Phasen zu unterscheiden waren. Entsprechende Veränderungen der Stimmung können durch Guanethidin und Methyldopa herbeigeführt werden, was verschiedene Autoren auf eine Entleerung der Depots von biogenen Aminen im Gehirn beziehen. ROSENBLATT u. Mitarb. nehmen an, daß die Depression im Zusammenhang mit einem relativen Absinken von Catecholaminen in wichtigen Hirnbereichen zu sehen ist, während ein Überschuß von Catecholaminen in Verbindung mit manischen Syndromen gebracht wird. RICHTER zählt als unterstützende Hinweise für die Catecholamin-Hypothese pharmakologische Befunde auf, wonach die Reserpin-induzierte Sedierung bei Tieren durch Dopa und durch Imipramin beseitigt werden kann; ferner führt er an, daß Imipramin den Effekt von Noradrenalin potenziert. Wie N. MATUSSEK u. Mitarb. nachweisen konnten, ist bei solchen Thymoleptica die Antriebssteigerung am meisten ausgeprägt, die die Noradrenalin-aufnahme in die Nervenzellen blockieren und damit zu einem Noradrenalin-anstieg am Receptor führen. Als besonders wirksam wurde Desmethylimipramin befunden, das am stärksten den Rücktransport in die Zelle hemmt, während Chlorimipramin und Melitracen im Experiment wesentlich geringer wirkten. Auch STILLE lieferte Befunde, nach denen ein gesteigerter Antrieb und Anstieg der Noradrenalinkonzentration am Receptor in engem Zusammenhang stehen müssen. In Analogie zu seinen tierexperimentellen Untersuchungen schließt N. MATUSSEK, daß die depressive Antriebsschwäche durch einen Catecholaminmangel an den Receptoren verursacht wird, der einerseits durch eine Atrophie der Speicherorganzellen bedingt sein könnte. Es wird dafür auch die größere Empfindlichkeit Depressiver gegenüber exogen zugeführten Catecholaminen angeführt (N. MATUSSEK u. Mitarb., 1966). Umgekehrt stellt sich natürlich sofort die Frage, ob ein gesteigerter Antrieb mit einem Übermaß an Noradrenalin am Receptor in Zusammenhang gebracht werden darf. Akzeptiert man die therapeutische Wirkung des Lithium bei manischen Syndromen, darf man wohl — bei aller gebotenen Zurückhaltung — dieser Frage durchaus positiv gegenüberstehen. Untersuchungen von SCHILDKRAUT u. Mitarb., von HASKOVEC und RYSANEK sowie von COLBURG u. Mitarb. ergaben nämlich, daß Lithium die Noradrenalinkonzentration am Receptor diminuiert. Auch MATUSSEK u. Mitarb. (1968) sahen im Tierversuch eine Dämpfung motorischer Hyperaktivität durch Lithium-Vorbehandlung. In diesem Zusammenhang sind auch Mitteilungen von KETY u. Mitarb. zu erwähnen, nach denen durch Elektrokrampfbehandlung das Noradrenalin am Receptor vermehrt wird. Alle diese Befunde aber und die Versuche, sie mit klinischen Gegebenheiten zu korrelieren, zeigen immer wieder, daß eine einseitige Betrachtungsweise etwa nur aus der Perspektive der Catecholamin-Hypothese irreführend und unzulässig ist, da sie höchstens einen winzigen Teilaspekt freigibt. So darf man auch die an den Biochemiker und klinischen Pharmakologen gerichtete Aufforderung von N. MATUSSEK begrüßen, die biochemischen Analysen viel stärker als bisher auf Syndrome und Symptome der Psychosen zu beziehen.

Die Verknüpfung von Elektrolytverteilung und Erregbarkeit des Nervengewebes weisen auf die Bedeutung der bei depressiven Psychosen gefundenen Veränderungen im Wasser- und Elektrolytstoffwechsel hin. Es ist bekannt, daß die Erregbarkeit des Neurons von der Differenz der Ionenkonzentration abhängt. Bereits CRAMMER (1962) und später COPPEN und SHAW (1963) wiesen Störungen in der Verteilung des Natriums während der Depression nach. In noch stärkerem Maße ist das Restnatrium nach COPPEN u. Mitarb. (1966) in manischen Phasen vermehrt. Teilweise wird vermutet, daß die veränderte Verteilung von Wasser und Elektrolyten die Folge einer Störung des Elektrolyttransports durch die Zellmembran ist. Da die Elektrolytverteilung in den Geweben durch im Hypothalamus gelegene Kontrollinstanzen bestimmt wird, schließt D. RICHTER auf eine Funktionsstörung dieser Kontrollmechanismen bei manisch-depressiven Psychosen. Bezeichnenderweise führt Lithiumcarbonat zu einem Ansteigen des extracellulären Wassers und des gesamten Körperwassers, ohne daß es zu großen Veränderungen im Elektrolytbild kommt (COPPEN und SHAW, 1967). Bei Experimenten mit isolierten Organen war der direkte inhibitorische Effekt auf die synaptische Übertragung (KLINGMAN) sowie eine „mehr allgemeine" Wirkung auf die Rückführung des intracellulären Natriums nachzuweisen, wobei eine Blockierung der Natriumpumpe angenommen wird (RICHTER).

Ein grundlagentheoretischer Exkurs als Basis für ein besseres Verständnis der Therapie endogener Psychosen vom manischen und depressiven Typ wäre unvollständig, würden nicht auch die Prinzipien der Regulationspathologie erwähnt werden, wie sie vor allem H. SELBACH lehrt. Für ihn ist die endogene Depression als Regulationskrankheit interpretierbar und ihre Therapie dem Ordnungsprinzip der Regelkreislehre zu unterwerfen.

SELBACH geht davon aus, daß Regelkreissysteme höher differenzierter Organismen bipolar-vegetativ angelegt sind; dabei sind die übergeordneten Regelzentralen Halbzentren, die die Fähigkeit haben, in Abhängigkeit vom Funktionsziel „vegetative Führungsgrößen aufzuschalten". SELBACH interpretiert nun die endogene Psychose vom manischen oder depressiven Typ regeltheoretisch als „periodische Instabilität sich induzierender Regelzentralen", als „fehlerhafte Synergie der Regelpartner". Versagt die induktive Tonussteigerung in vegetativen Regelzentralen, so daß eher der Regelpartner das Übergewicht bekommt, tritt eine Leistungsdysharmonie des Gesamtorganismus ein (HERTEL). In der endogen depressiven Phase besteht ein trophotropes Übergewicht. Manische Phasen werden zum ergotropen Spiegelbild der Depression. Da in beiden Fällen die Sollwert-Verstellung inadäquat ist, weil die Gegenwirkung des Regelpartners weitgehend ausfällt, werden beide Regelpartner aktivitätsgemindert, so daß neben der ergotropen auch eine trophotrope Insuffizienz in der Depression bzw. eine ungebremste Aktivitätssteigerung des ergotropen und trophotropen Partners in der Manie wirksam werden können. Als entscheidendes Kennzeichen endogener Psychosen vom manischen und depressiven Typ wird das Auftreten kontroverser Symptome als gemischt trophotroper und ergotroper Fehlleistungen betrachtet. „Partial-Manifestationen" (z. B. „latente" und „vegetative" Depressionen; „depressio sine depressione") haben nach SELBACH ihre Ursache im „Quotienten aus organspezifischem Stabilitäts-Wert und zentrogenem Stabilitärs-Verlust". Durch die Pharmakotherapie wird die Rückführung „exogen" provoziert, indem die ergotrope Funktionsschwäche durch Einfluß auf den Catecholaminstoffwechsel ausgeglichen wird oder indem auf funktionstragende Strukturen stabilisierend eingewirkt wird. Die Rückverstellung ist aber auch als teilkritische Homöostasierung, etwa durch plötzliches Absetzen hochdosierter Antidepressiva, durch Gabe von kontrovers wirkenden Mitteln oder durch Provokation deliranter Episoden regeltheoretisch konstruierbar. Schließlich läßt sich durch den Elektrokrampf über die erzwungene Extremauslenkung mit nachfolgendem Kipp-Einschwing-Vorgang eine kritische Homöostase-Gewinnung erreichen. Insgesamt werden die endogenen Psychosen vom manischen und depressiven Typ als Folge einer genetisch bedingten Reglerentartung betrachtet, die zu periodischer und in Phasen alternierender Sollwert-Instabilität führt. Die Untersuchungen von HARRER zum vegetativen Differenzeffekt führten zu eindrucksvollen Resultaten, durch die die Konzeption von SELBACH experimentell unterbaut wurde.

2.3. Zur Systematik der Pharmakotherapie depressiver Psychosen

Nun würde freilich die Kompetenz eines Kapitels über Behandlungsmethoden überschritten werden, wenn alle auch nur einigermaßen relevanten Ergebnisse der Grundlagenforschung, insbesondere biochemischer, neurophysiologischer und pharmakologischer Art, in extenso Berücksichtigung fänden. Ein solches Vorgehen im Rahmen dieses Handbuches würde im übrigen nicht nur zu überflüssigen Wiederholungen führen, sondern auch den klinisch orientierten Leser, an dessen Adresse sich ein therapeutisch thematisiertes Kapitel in erster Linie wenden will, überfordern. Es sollte aber auch dem Kliniker und Praktiker ein Minimum an Grundlagenwissen vermittelt werden, um der noch weit verbreiteten Unkenntnis dessen entgegenzuwirken, was die Applikation eines potenten Psychopharmakons dem menschlichen Organismus an metabolischen Reaktionen abverlangt und um außerdem nach Kräften der heute mehr denn je verbreiteten Tendenz zur therapeutischen Polypragmasie zu begegnen. So hat es schließlich keinen Zweck, zwei pharmakodynamisch oder gar strukturchemisch identische Präparate gleichzeitig zu verordnen, wie es selbst in renommierteren Kliniken auf Fieberkurven gelegentlich zu sehen ist; sinnvoll wäre statt dessen die Dosissteigerung bei einem Präparat. Aber auch die Kombination wirkungs- und strukturdifferenter Psychopharmaka wirft häufig Probleme auf, die nicht vorherzusehen sind, insbesondere bei noch fehlender klinischer Erfahrung über Art und Umfang gegenseitig sich aufhebender oder potenzierender Komponenten der einzelnen Wirkungsspektren. Darüber wird im Zusammenhang mit der Kombinationstherapie weiter unten noch zu sprechen sein. Nicht zuletzt aus dem gleichen Grund hatte KIELHOLZ eine „Verbundforschung" zwischen Klinik und grundlagentheoretischen Einrichtungen, insbesondere auch experimenteller Pharmakologie, angeregt und 1966 auf dem IV. Weltkongreß der Psychiatrie in Madrid ein spezielles Symposion ausgerichtet. Hier stellten SCHMITT, HEINRICH und TAESCHLER die Frage zur Diskussion, ob es für den Behandlungsverlauf von Depressionen wesentlich sei, welchen psychopharmakologischen Zugangsweg man wähle: den mit ausschließlich oder überwiegend zentral anticholinergisch wirksamen Präparaten oder den mit ausschließlich oder überwiegend catecholaminpotenzierenden Präparaten. NICKÄS und FEHRINGER gingen dieser Frage weiter nach und kamen aufgrund eingehender klinisch-pharmakologischer und klinisch-psychopathologischer Untersuchungen zu dem Schluß, daß ein Antidepressivum klinisch dann als optimal wirksam befunden wird, wenn es in „wohl abgewogener" Weise anteilig beide pharmakologische Wirkkomponenten besitzt. Allerdings mußten Verfasser Angaben zum Mengenverhältnis schuldig bleiben. Im übrigen wird mit diesen statistisch gesicherten Befunden die Empirie experimentell bestätigt, die zur Bildung des Begriffs eines „Breitbandthymolepticums" oder „Neurothymolepticums" führte.

Immerhin scheint in Abhängigkeit von den beiden erwähnten prominenten Wirkqualitäten wenigstens in gewisser Hinsicht eine Indikationsangabe für antidepressiv wirksame Substanzen möglich zu werden. Geht man zunächst von der Tatsache aus, daß die Monoaminoxidasehemmer zu einem Anstieg des Noradrenalin- und Serotoningehaltes im Gehirn führen und stellt die klinischen Beobachtungen gegenüber, daß diese Präparate vordergründig intentional aktivierend wirken, wird man auch von der Gruppe antidepressiver Psychopharmaka eine Antriebssteigerung erwarten können, die — wie einige Imipramin-artige Stoffe — einen Adrenalin- und Serotonin-potenzierenden Effekt haben. Als Faustregel dürfte gelten, daß Antidepressiva mit starker Adrenalin-potenzierender Wirkung oder mit Monoaminoxidase-Hemmung (wodurch der Abbau der biogenen Amine, insbesondere Noradrenalin und Serotonin, auf oxydativem Wege gehemmt wird) besonders dann indiziert sind, wenn klinisch mehr psychomotorische Aktivität gewünscht wird und umgekehrt, daß diese Präparate gemieden werden sollen, wenn das klinisch-psychopathologische Bild ein Zuviel an motorischer Aktivität bietet. In diesem Zusammenhang sind die Untersuchungen von N. MATUSSEK zu erwähnen, die hierfür den pharmakologisch-experimentellen Beweis erbringen: Durch Anstieg des Noradrenalin am Receptor wurde ein gesteigerter Antrieb erreicht. N. MATUSSEK betont übrigens, daß seine tierexperimentellen Befunde auffällig mit den von KIELHOLZ empirisch-klinisch gefundenen Wirkungen der antidepressiv wirksamen Substanzen übereinstimmten. Da aber — wie N. MATUSSEK weiter betont — nicht die gesamte Symptomatik endogener Depressionen oder manischer Psychosen durch Störungen des Noradrenalinstoffwechsels erklärt werden kann und beispielsweise auch das Neurohormon Serotonin beteiligt sein dürfte, läßt sich auch nicht die gesamte Wirkung eines Thymolepticums aus dieser speziellen Sicht erklären. Damit wird zugleich die erwähnte Faustregel in ihrer Aussagekraft stark relativiert, wie im übrigen schon der klinische Alltag lehrt. So müssen nicht selten beträchtliche interindividuelle Unterschiede im Wirkungsprofil eines Psychopharmakons registriert werden. Hierfür kann nur teilweise eine Abhängigkeit von den Resorptionsverhältnissen unterstellt werden. Ferner weist IDESTRÖM (1967) darauf hin, daß wohl deshalb nur 75% aller an endogenen Depressionen leidenden Patienten auf Antidepressiva reagierten, weil die Medikamente im Organismus unterschiedlich rasch inaktiviert würden; er zieht diesen Schluß aus Beobachtungen, wonach der Serumspiegel bei allgemein üblicher Dosierung nicht in jedem Falle und auch nicht vorausschaubar auf der entsprechenden Höhe liege. In diesem Zusammenhang vermutet SJÖQVIST, daß z.T. durch vorangegangene Barbitursäuremedikation eine Aktivitätssteigerung der Leberenzyme erfolgt sein könne, weshalb dann auch die Psychopharmaka vermehrt und beschleunigt abgebaut würden. Schließlich ist auch an das durch Untersuchungen von BROEREN und SCHMITT nachgewiesene Konvergenzphänomen: Personstruktur und Dosis zu erinnern, welches besagt, daß bei gesunden Versuchspersonen in Abhängigkeit von auf der Personseite — Person wird hier als psychophysisch Ganzes verstanden — liegenden Faktoren die psychologische Testleistung auf ein und dasselbe Präparat variiert wird, daß aber diese unterschiedlichen Reaktionen durch Änderung der verabfolgten Dosis korrigierbar sind. Schließlich ist die Dosis-Zeitregel von BENTE und HIPPIUS zu berücksichtigen, wonach bei den sog. Breitband-Neurothymoleptica sowohl steigende Dosis als auch zunehmende Medikationsdauer jeweils die neuroleptische Wirkungskomponente zum Nachteil der thymoleptischen in den Vordergrund treten lassen. Diese Autoren weisen auch darauf hin, daß Qualität und Intensität der pharmakogenen Wirkung nicht unveränderlich, sondern im Medikationsverlauf oft einem charakteristischen Wandel unterworfen sind; sicher ist auch dieses auf einer unterschiedlichen Adaptationsfähigkeit zentralnervöser Teilsysteme und auf der Interferenz homöostatisch regulierender Prozesse (Bente und Hippius) beruhende Phänomen, das die „Phasenstruktur" des klinischen Wirkungsprofils ausmacht, immer mitzuberücksichtigen, wenn Wirkungsprobleme und in Verbindung damit Fragen der Klassifizierung von Psychopharmaka diskutiert werden. Da aber der erfahrene Therapeut unabhängig von den erwähnten Unsicherheiten durch die Möglichkeiten einer nuancenreichen pharmakodynamischen Skala der antidepressiv wirksamen Präparate in die Lage versetzt ist, mit den modernen Psychopharmaka eine derart individuelle Behandlung zu betreiben, wie dies bislang in der Therapie der Psychosen nicht gelingen mochte, fehlte es nicht an Versuchen, Indikationslisten für die einzelnen Medikamente zu erstellen. Dabei ist man aber nicht über ein relativ grobes Raster hinausgekommen und konträre Meinungen sind nicht selten. Hinzu kommt, daß die oft einen weit gefächerten Katalog von Indikationen nennenden Packungsprospekte den Unerfahrenen dazu verführen, die der Psychose eigene dynamische Grundkonstellation (Janzarik) psychopharmakologisch einzufrieren und ein phänomenologisch eintöniges, farbloses und uniformes Psychosyndrom zu provozieren. Nicht von ungefähr entstand der Terminus des pharmakogenen Defektsyndroms, der mehr als nur die Gefährlichkeit einer psychopharmakologischen Langzeitbehandlung beleuchtet.

Wären nun aber außer diesen wenig verbindlich erscheinenden Empfehlungen keine weiteren Regeln zur Indikation der antidepressiv wirksamen Psychopharmaka bei endogenen Depressionen und der antriebshemmenden Neuroleptica bei manischen Psychosen aufzustellen? Die Antwort kann nach dem derzeitigen Stand unseres Wissens weder ein eindeutiges Ja noch ein entschiedenes Nein sein. Wir versuchen deshalb noch eine weitere Abgrenzung des Themas.

Neuerdings haben Angst und Hippius darauf hingewiesen, daß mit Antidepressiva bei endogenen Depressionen günstigere Resultate als etwa bei neurotischen Depressionen zu erzielen seien; dies dürfe jedoch nicht zu dem Schluß veranlassen, die Wirksamkeit der Antidepressiva auf endogene Depressionen einzuschränken oder gar die Annahme rechtfertigen, Erfolg und Nichterfolg einer Therapie mit Antidepressiva ließen retrospektiv eine differentialdiagnostische Entscheidung zwischen reaktiver neurotischer und endogener Depression zu. Eher darf umgekehrt aus der Unwirksamkeit eines Medikamentes bei gesicherten endogenen Depressionen geschlossen werden, daß es kein „modernes Psychopharmakon im engeren Sinn" (Hippius) ist; dies träfe z.B. für die Psychostimulantien vom Amphetamin-Typ zu, die bekanntlich bei reaktiven und freisteigenden depressiven Verstimmungen zur Symptombeseitigung verhelfen können, aber auch für die Vielzahl von sog. Tranquilizern (z.B. Chlordiazepoxyd, Diazepam, Oxazepam, Meprobamat etc.). Wenn somit auch die Indikationsgrenze für Antidepressiva nicht unbedingt nosologisch determiniert ist, kann nicht bestritten werden, daß die Therapie mit Psychopharmaka bei verschiedenen Krankheitsbildern einen unterschiedlichen Stellenwert besitzt. So ist man sich heute wohl darüber einig, daß der Genese des depressiven Syndroms bei der Erstellung des Gesamtbehandlungsplans weitaus größeres Gewicht zukommt als etwa dem speziellen psychopathologischen Spektrum; ein Tatbestand, auf den der häufig in seinem Konzept der Zielsymptome mißverstandene und fehlinterpretierte Freyhan schon immer abgehoben hat. In diesem Zusammenhang ist auch die von Tellenbach erkannte Resistenz mancher Verstimmungen gegenüber antidepressiv wirksamen Psychopharmaka als Folge einer Mitwirkung peristatischer Faktoren zu erwähnen, ferner die von Janzarik beschriebene Therapieresistenz der inkompletten und nicht eindeutig phasisch akzentuierten depressiven Syndrome sowie auf die von PETRILOWITSCH mitgeteilte Verschlimmerung mancher reaktiven Depressionen durch thymoleptische Therapie.

Ist man unter Berücksichtigung aller erwähnten und darüber hinaus durch die Empirie diktierten Vorbehalte dennoch bemüht, zu einer Systematik der Pharmakotherapie endogener Depressionen vorzustoßen, bietet sich als Ausgangsposition zunächst das von ANGST und HIPPIUS entworfene, wenn auch — nach

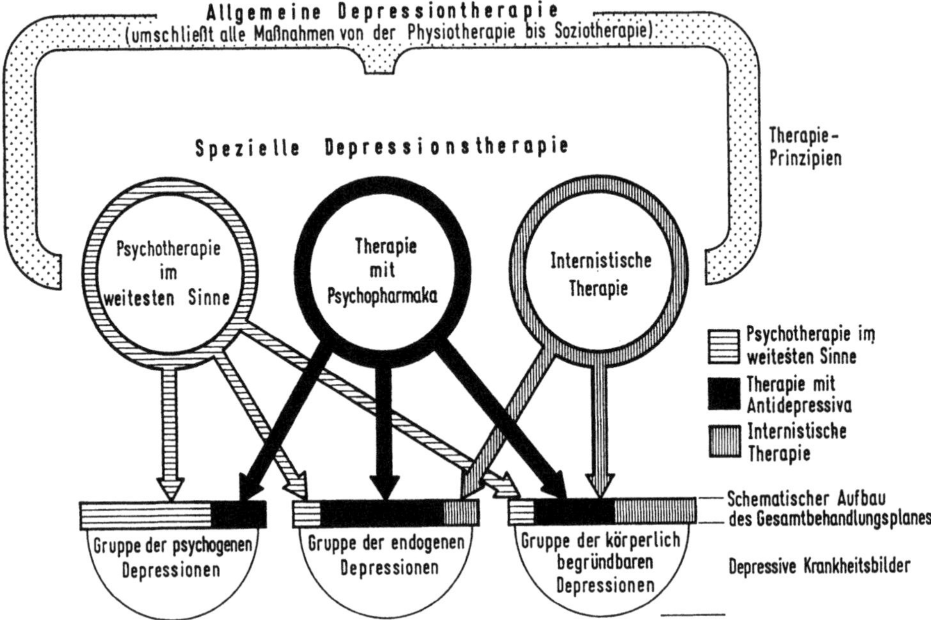

Abb. 1. Schema der Depressionstherapie. (Nach ANGST und HIPPIUS)

den Worten der Autoren — die Zusammenhänge stark vereinfachende Schema (Abb. 1) an. Es soll zeigen, daß die Pharmakotherapie bei den endogenen Depressionen „Kernstück" der Behandlung sein muß; bei den vorwiegend psychogenen und bei den körperlich begründbaren (symptomatischen) Depressionen können Psychopharmaka entweder Adjuvans oder auch „ultima ratio" bei Versagen aller kausal gerichteten Therapieversuche sein. Bei den endoreaktiven Dysthymien (WEITBRECHT) und bei psychoreaktiv ausgelösten Depressionen hingegen gewinnt die Psychotherapie Bedeutung, die auch als Hilfe für das „Herausgeraten" (SCHULTE) aus der („endogenen") Depression und im Stadium der sozialen Rehabilitation unentbehrlich ist. Schließlich kann bei endogenen Depressionen im höheren Lebensalter eine zusätzliche internistische Therapie nötig werden.

Obwohl sich in den zurückliegenden Jahren viele Untersucher immer wieder bemühten, für einzelne antidepressiv wirksame Psychopharmaka charakteristische Wirkungsspektren herauszuarbeiten, mußten die Wirkungsskalen letztlich auf die Dreiheit „depressive Verstimmung, psychomotorische Gehemmtheit, ängstliche Erregtheit" reduziert werden. Ein solches Vorgehen hat KIELHOLZ empfohlen und nach übereinstimmender Meinung vieler Autoren (z.B. ANGST und HIPPIUS; LABHARDT; LECHNER; PETRILOWITSCH und BAER; PÖLDINGER) erlaubt die sich damit bietende Möglichkeit, drei gegeneinander oder miteinander laufende Komponenten auszunutzen, wenigstens bis zu einem gewissen Grade ein Abwägen der therapeutischen Intentionen. Auf ähnlichen Überlegungen beruhen auch die

Empfehlungen anderer Autoren, die sich um eine Systematik psychopharmakotherapeutischer Indikationen bemüht haben (z.B. DEGKWITZ; HIPPIUS; W. SCHMITT; THIELE). Ordnet man die als wirksam erkannten Antidepressiva in dieses dreidimensional zu denkende System ein, indem man sie entsprechend ihrer klinischen Wirkung lokalisiert (Abb. 2), erhält man eine relativ bequeme Möglichkeit, für jedes individuelle depressive Syndrom das geeignete Medikament

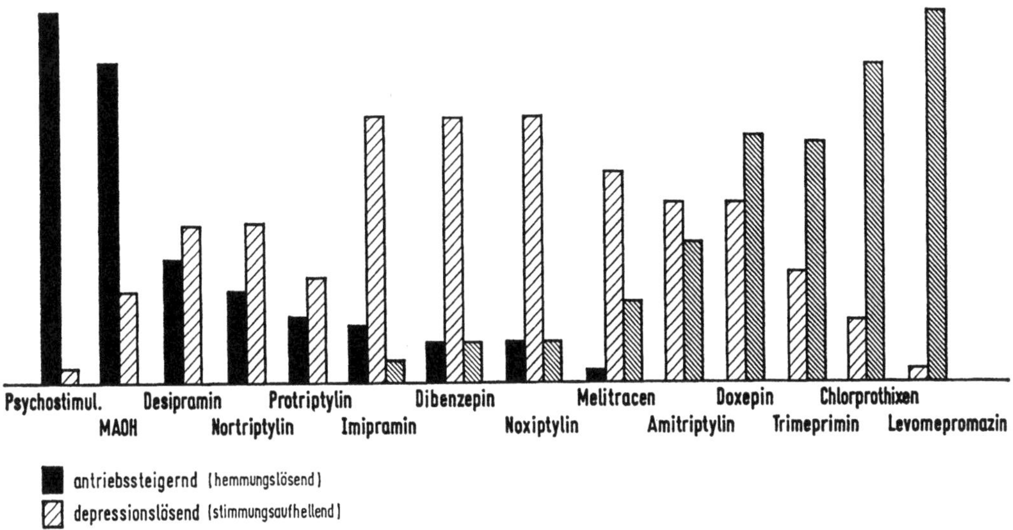

Abb. 2. Schematische Darstellung der Wirkungsspekten verschiedener antidepressiv wirksamer Psychopharmaka. (Nach KIELHOLZ)

auszuwählen. Die breiteste Indikation haben nach PETRILOWITSCH jene Thymoleptica, bei denen die Antriebs-Stimmungs-Relation ausgewogen ist; dazu rechnen die Präparate vom Imipramin-Typ, welche etwa in gleicher Intensität der intentionalen Hemmung und der ängstlichen Beunruhigung entgegenwirken, daneben aber auch die depressive Verstimmung und die Störungen der vitalen Gefühle günstig beeinflussen.

Immer wieder haben Autoren auf die Gefahr hingewiesen, daß die primäre und relativ rasche Beseitigung der Hemmung durch eine antriebssteigernde Pharmakotherapie eine ganz erhebliche Suicidgefahr einschließt (z.B. HAASE, KIELHOLZ, PÖLDINGER). Von klinischer Seite wurde deshalb wiederholt diskutiert, ob es nicht gelingen könnte, pharmakotherapeutisch primär eine Aufhellung des depressiven Vitalverlustes herbeizuführen und dann erst eine Antriebssteigerung folgen zu lassen. Die sinnvolle Korrektur und Steuerung des solchermaßen dissoziierten Therapieeffektes ist derzeit aber noch nicht mit Sicherheit möglich; Autoren wie BENTE und N. MATUSSEK diskutieren in diesem Zusammenhang, ob neben den für den Pathomechanismus des manisch-depressiven Krankseins weitgehend verantwortlich gemachten Neurotransmittern Serotonin und Acetylcholin ein weiteres, heute noch unbekanntes biogenes Amin beteiligt sei. So könnten etwa nach gelungenem Nachweis eines Neurotransmitters für den Vitalverlust weiterführende therapeutische Ansätze realisierbar werden.

Für den Therapieerfolg ist neben der syndromalen Gestaltung einer depressiven Psychose sicher auch eine Reihe anderer Faktoren verantwortlich, die sehr wahrscheinlich genetisch determiniert sind. So trifft man immer wieder auf Patienten, die bereits während mehrerer depressiver Phasen immer gleich gut auf die Pharmakotherapie reagierten; andererseits gibt es Kranke, bei denen sich jede Phase gleich resistent zeigt. Außerdem kann wohl auch eine Abhängigkeit des therapeutischen Ansprechens depressiver Psychosen vom Lebensalter und der Phasenhäufigkeit insofern angenommen werden, als vor dem 50. Lebensjahr auftretende Erkrankungen sowie erste Phasen und erste Rezidive bzw. seltene Rezidive günstigere Behandlungsresultate erwarten lassen. In diesem Sinne haben sich bereits zahlreiche Autoren (z.B. ANGST, GROSS und KALTENBÄCK, KIELHOLZ, LABHARDT, LECHNER, SCHMITT und VOGT) geäußert; über diese Ergebnisse hinausreichende Zusammenhänge zwischen anamnestischen oder familiär-hereditären Faktoren — etwa in dem Sinne, daß Blutsverwandte gleichsinnig auf einzelne Präparate reagieren (ANGST, 1964, 1966; KUHN; PARE; DELAY u. Mitarb.) — konnten jedoch nicht verifiziert werden. Allerdings ist es außerordentlich schwierig, mathematisch-statistisch abgesicherte Ergebnisse zu diesen Fragen vorzulegen, da einerseits die Homogenität des Krankengutes (besonders hinsichtlich nosologischer, genetischer und ätiologischer Entitäten) praktisch nie gewährleistet und ein Vergleich mit unbehandelten Stichproben gleicher Zusammensetzung aus ethischen Gründen nicht zu realisieren ist. Berücksichtigt man, was bisher an Erläuterungen zum Wirkungsmechanismus, an Anmerkungen und Relativierungen vorgebracht wurde, wird die nachfolgende Tabelle richtig verstanden: sie soll Richtpunkte schaffen und Indikationshilfe sein, ohne zwingende Verbindlichkeiten diktieren zu wollen (Tab. 1).

2.4. Zur Systematik der Pharmakotherapie manischer Psychosen

Obwohl nach den Ausführungen zu den biologischen Grundlagen der Pharmakotherapie der Eindruck entstehen konnte, daß manische Psychosen pathophysiologisch und biochemisch das polare Gegenstück zur depressiven Psychose seien und daß bei Berücksichtigung dieser Erkenntnis für eine effiziente Therapie sehr wohl praktikable Wege offenstünden, ergeben sich erfahrungsgemäß bei der Behandlung manischer Psychosen häufig große Schwierigkeiten. Bei voll ausgeprägten manischen Syndromen ist die Dynamik in einer Weise expansiv (JANZARIK), daß die intentional dämpfende Potenz der herkömmlichen Psychopharmaka kaum ausreicht. Oft muß deshalb so hoch dosiert werden, daß die Toxizitätsgrenze der Substanzen in bedenkliche Nähe rückt; oder es müssen mehrere Präparate kombiniert angewendet werden, bis die „chemische Zwangsjacke“ stark genug ist und den psychoenergetischen Überschuß neutralisiert. Das manische Syndrom ist viel eindeutiger durch Impulse und Intentionen sowie durch das Gesamt emotionaler Zuständlichkeiten mit Entzügelung, Auflockerung und Übersteigerung des Geschehens (JANZARIK) bestimmt und erfährt weitaus weniger als das depressive Syndrom durch seine melancholischen Erlebnis-Inhalte eine Differenzierung der Kontinuität seelischer Dynamik. Damit entfällt die Notwendigkeit, aber auch die Möglichkeit, für einzelne Psychopharmaka Sonderindikationen zu nennen. Es bleibt zunächst lediglich die Wahl zwischen stark sedierenden und gleichzeitig inaktivierenden Präparaten vom Typ des Chlorpromazin und den mehr als Antriebsbremse zu betrachtenden Medikamenten aus der Gruppe der besonders potenten Neuroleptica (Phenothiazinderivate mit Piperazinyl-Seitenkette oder Butyrophenonderivate) (Tab. 2). Mit dieser Feststellung kann jedoch heute ein Beitrag zur Therapie manischer Psychosen glücklicherweise nicht abgeschlossen werden. Neben den trizyklischen Psychopharmaka und den Butyrophenonderivaten nahm nämlich in den letzten Jahren

Tabelle 1. *Auswahl von Medikament-Indikationen nach nosologischen und psychopathologischen Gesichtspunkten: Endogene Depressionen*

Leitsymptome	Indizierte Medikamente	
	Generic name	Handelsname
Hemmung	MAO-Hemmer	
	z.B. Nialamid	Niamid
	Desipramin	Pertofran
	Imipramin	Tofranil
	Dibenzepin	Noveril
Angst	Imipramin	Tofranil
	Opipramol	Insidon
	Desitriptylin	Acetexa
		Nortrilen
	Dibenzepin	Noveril
	Trimeprimin	Surmontil
		Stangyl
	Doxepin	Aponal
		Sinquan
Innere, Unruhe,	Melitracen	Trausabun
Agitiertheit	Amitriptylin	Laroxyl
		Saroten
		Tryptizol
	Opipramol	Insidon
	Thioridazin	Melleril
	Chlorprothixen	Taractan
		Truxal
Depressiver Wahn	Thioridazin	Melleril
	Amitriptylin	Laroxyl
		Saroten
		Tryptizol
	Chlorpromazin	Megaphen
		(Largactil)
	Dipiperon	Dipiperon
Zwang	Chlorpromazin	Megaphen
		(Largactil)
	Imipramin	Tofranil

das Lithium in Form verschiedener Salze einen gewichtigen Platz in der Therapie manischer Phasen ein. Wenn Lithium dennoch als Therapeuticum der Manie vielerorts im Schatten der Phenothiazinderivate blieb, mag dies verschiedene Gründe haben. So konnten sich beispielsweise manche Autoren infolge unzureichender Erfahrungen, die auf die regional unterschiedliche Häufigkeit manischer Psychosen zurückzuführen ist, nicht selbst von der therapeutischen Potenz der Lithiumsalze überzeugen; ein zu kleines Krankengut läßt wohl die entscheidenden Nuancen nicht genügend hervortreten. Auch ist zu berücksichtigen, daß „atypische" manische Syndrome, besonders solche schizo-affektiver Art auf Lithium schlechter ansprechen als „echte" manische Phasen des cyclothymen Formenkreises. Ebenso reagieren neurotisch-psychotische Mischzustände oder manische Syndrome, die überwiegend durch konstitutionelle Faktoren bestimmt sind, weniger eindrucksvoll auf die Lithiumtherapie. Anders können die nur sporadischen negativen Beurteilungen der Lithiumtherapie manischer Psychosen nicht interpretiert werden. Hierzu darf auf Schou verwiesen werden, der 1968 die bis dahin zum Thema erschienenen 42 Publikationen sichtete und damit einen Überblick über annähernd 1000 behandelte Fälle zu geben vermochte; nur ein Autor (Giustino) stellte Lithium als therapeutisches Prinzip in Frage, wobei er sich allerdings nur auf zwei eigene Beobachtungen stützen konnte.

Tabelle 2. *Auswahl von Medikament-Indikationen nach nosologischen und psychopathologischen Gesichtspunkten: Endogene Manien*

Leitsymptome	Indizierte Medikamente	
	Generic name	Handelsname
Manische Betriebsamkeit	Lithiumsalze	Quilonum
		Hypnorex
		Lithium Duriles
	Trifluperazin	Jatroneural
	Chlorperphentixen	Ciatyl
	Butyrylperazin	Randolectil
Manische Erregung	Lithium	Quilonum
		Hypnorex
		Lithium Duriles
	Perphenazin	Decentan
	Fluphenazin	Lyogen
		Omca
	Haloperidol	Haloperidol

Viel zu wenig ist bekannt, daß die ersten therapeutischen Erfahrungen mit Lithium bei manischen Psychosen bereits 1949 durch Cade veröffentlicht wurden; dieser australische Forscher begann mit seinen Therapieversuchen, nachdem sich mit Lithium-Urat versetzter Urin manischer Patienten bei Experimenten an Meerschweinchen als weniger toxisch, dafür aber stärker sedativ wirksam erwiesen hatte. Die erste kontrollierte Studie mit Lithium als Therapeuticum manischer Psychosen stammt von Schou u. Mitarb.; sie wurde initiiert durch Strömgren nach Kenntnis der australischen Forschungsergebnisse. 8 Jahre später folgte eine kontrollierte Untersuchung in England durch Maggs, während die dritte kontrollierte Studie in den USA von Wharton und Fieve sowie von Fieve u. Mitarb. bei rezidivierenden manisch-depressiven Psychosen erfolgte. Bunney u. Mitarb. zeigten, indem sie ihre Untersuchungen über eine reine Erfolgsstatistik hinaus führten, daß die Lithiumwirkung nahezu mit experimenteller Sicherheit reversibel ist, sobald das Präparat im Verlauf der Therapie abgesetzt wird. Schließlich fanden Johnson u. Mitarb. bei Vergleichsuntersuchungen mit Chlorpromazin, daß Lithium bei manischen Psychosen „spezifisch" und direkt wirke; Chlorpromazin und Haloperidol würden zwar aufgrund ihres pharmakologischen Primärsyndroms schon am ersten Tag manische Symptome unterdrücken können; die eigentliche remissive Wirkung setze jedoch bei Lithiumtherapie eindeutig früher, nämlich in ein bis zwei Wochen gegenüber zwei bis drei und mehr Wochen bei Chlorpromazin ein. Daraus ergibt sich heute als Behandlungsmethode der Wahl bei manischen Psychosen, mit hohen Chlorpromazin- oder Haloperidol-Dosen zu beginnen, gleichzeitig aber auch schon Lithium zu verabreichen, so daß nach wenigen Tagen die Chlorpromazin-(bzw. Haloperidol-)Dosis reduziert und kontinuierlich weiter abgebaut werden kann.

Nach den Erfahrungen von Schou besteht kein Unterschied in der Wirksamkeit der verschiedenen Lithiumsalze. Bezüglich der Dosierung sind die Auffassungen der Autoren unterschiedlich; erfahrungsgemäß besteht jedoch die größte Sicherheit, wenn man die Lithium-Medikation dosismäßig am Lithium-Blutspiegel orientiert. Baastrup und Schou betrachten 0,6—0,8 mval/l als Minimum für volle therapeutische (und prophylaktische) Wirkung und 1,6—2,0 mval/l als maximalen Blutspiegel, wenn eine Lithiumintoxikation vermieden werden soll.

Die experimentell erkannte und wiederholt nachgewiesene Rolle des Lithium in der Körperwasser-Bilanz (Kerry und Owen) gab im übrigen auch Anlaß,

Behandlungsversuche manischer Syndrome mit anderen, in den Wasserhaushalt regulierend eingreifenden Präparaten zu unternehmen; solche Versuche, etwa mit Saliuretica, speziell auch mit Diamox, wurden bald wieder aufgegeben, da sie sowohl der Lithiumtherapie unterlegen als auch zu gefährlich waren (H.-H. MEYER).

2.5. Zum Problem pharmakotherapeutischer Kombinationen

Im folgenden soll ausschließlich von der Kombination verschiedener Medikamente die Rede sein; die kombinierte Applikation von Heilkrämpfen und Psychopharmaka wurde schon weiter oben erwähnt.

Im Verlauf des ersten Rothenburger Gesprächs im Jahre 1965 hat PETRILOWITSCH zur Kombinationstherapie im Lichte der psychiatrischen Krankheitslehre referiert; er unterschied drei Prinzipien: 1. kann eine korrigierende Wirkung durch Arzneimittelkombinationen angesteuert werden [etwa: Zugabe von sog. Anxiolytica bei angstbedingten Schlafstörungen; Zugabe von Chlordiazepoxyd bei Akathisien (GROSS und KALTENBÄCK); Zugabe von Antiparkinsonmitteln zur Prophylaxe extrapyramidalmotorischer Manifestationen; Verhütung von Delirien durch Kombination mit Chlordiazepoxyd (PÖLDINGER) oder Dihydroergotamin (BAUER)]; 2. wird eine sog. potenzierende oder zügelnde Wirkung bestimmter Kombinationen angestrebt [etwa: Kombination verschiedener Neuroleptica mit differenten Wirkungsspektren bei Manien; Kombination von Thymoleptica mit Neuroleptica bei motorisch unruhigen, ängstlich-agitierten, jammerig-klagsamen Depressionen, beispielsweise Thymolepticum mit Perazin (HIPPIUS, TÖLLE), Thymolepticum mit Chlorprothixen (KIELHOLZ), Thymolepticum mit Lävomepromazin (DELAY, ENGELMEIER, KIELHOLZ), oder Thymolepticum mit Butyrophenon, Thymolepticum mit Thioridazin (PETRILOWITSCH, RICHERT, SATTES), Thymolepticum mit Acepromazin (BONNET); neuroleptisch-analeptische Kombinationen bei neurotischen Depressionen (GUYOTAT); Thymolepticum in Kombination mit Anxiolyticum oder Tranquilizer (BONNET) bei ängstlichen Depressionen]; 3. kann schließlich die sog. stabilisierende Ko-Wirkung etwa als Startbehandlung bewegter Depressionen in Form eines Thymolepticums mit einem Tranquilizer (GROSS und KALTENBÄCK) therapeutisch genutzt werden.

In der Folgezeit sind viele Diskussionen über die Zweckmäßigkeit medikamentöser Kombinationen geführt worden. Nachdem TAESCHLER die pharmakologischen Grundlagen zum Verständnis der Kombinationstherapie geliefert hatte, wurde endlich auch klar, daß nicht unbedingt und nur eine Addition der speziellen Wirkungsspektren zweier oder mehrerer Psychopharmaka erwartet werden durfte; es muß vielmehr immer auch mit möglichen synergistischen, also potenzierenden, aber auch mit antagonistischen Effekten gerechnet werden. Für den Therapeuten ist es wichtig zu wissen, daß allein vom strukturchemischen oder klinischen Gesichtspunkt her keine Gesetzmäßigkeiten abgeleitet werden können; bei „freien" Kombinationen kann es daher immer wieder zu Überraschungen kommen. Nach TAESCHLER und LOEW handelt es sich dabei um Receptorprobleme, die nur das pharmakologische Experiment lösen kann. Daraus muß eine Warnung resultieren, sich vor planlosen medikamentösen Kombinationen zu hüten und sich auf die klinisch geprüften und bewährten Rezepte zu beschränken. Als solche gelten etwa Kombinationen zwischen Imipramin und Thioridazin, Opipramol und Desipramin zur Behandlung angstbesetzter und beunruhigter, insbesondere auch der im Klimakterium und im Involutionsalter auftretenden Depressionen; dagegen bewährte sich die Kombination Imipramin und Desipramin bei gehemmten Depressionen oder auch Imipramin plus Haloperidol bei agitierten depressiven Syndromen. Während der Kliniker in der Regel der nicht gebundenen Kombination den Vorzug gibt, sind bei ambulanter Behandlung aus Sicherheitsgründen Kombinationspräparate etwa in Form des Amitriptylin plus Chlordiazepoxyd (Handelspräparat: Limbatril) beliebter. Gerade am Beispiel dieser Kombination läßt sich im übrigen ausgezeichnet demonstrieren, daß die gemeinsame und gleichzeitige Applikation zweier Psychopharmaka ein pharmakodynamisches Wirkprofil ergeben kann, das nicht durch einfache Addition der einzelnen Komponenten entsteht.

2.6. Die medikamentöse Prophylaxe manisch-depressiver Psychosen

Eine Zeitlang wurde heftig über die Frage diskutiert, ob die Dauerapplikation eines Thymolepticums auch das Wiederauftreten von Phasen verhindern könne. Ganz abgesehen von den neueren Erkenntnissen, wonach die Dauermedikation auch zu Organveränderungen führen kann, waren die Resultate solcher Maßnahmen nicht überzeugend ausgefallen, geschweige denn statistisch zu sichern. Offenbar liegen bei den Psychosen vom depressiven und manischen Typ die Verhältnisse anders als bei den schizophrenen Psychosen, wo insbesondere nach Beobachtungen der Arbeitskreise von HIPPIUS und von SELBACH pharmakogene Stabilisierungseffekte wahrscheinlich zu machen waren.

Anders verhält es sich mit der Lithiumprophylaxe manisch-depressiver Psychosen. Als maßgeblich sind inzwischen die Untersuchungen von SCHOU anerkannt worden. Dieser Autor hat bereits mehrfach zusammenfassend über die zum Thema vorliegende Literatur und eigene Erfahrungen berichtet, zuletzt 1969 und 1971. In einer ersten systematischen Studie berichteten BAASTRUP und SCHOU 1967, nachdem sie 88 manisch-depressive Patienten während eines Zeitraums von 1—5 Jahren mit Lithium behandelt hatten. Inzwischen haben viele offene Versuche unter kontrollierten Bedingungen und Doppelblindstudien gezeigt, daß Lithium sowohl bei bipolar wie monopolar verlaufenden Psychosen vom manischen und depressiven Typ einerseits eine gewisse prophylaktische Wirkung besitzt, andererseits — sofern diese fehlt — Phasen mildert und abkürzt. Es kommt darauf an, daß die Lithiumdosis für die Dauermedikation individuell exakt ermittelt wird und die kontinuierliche und regelmäßige Einnahme gewährleistet ist. SCHOU empfiehlt, die Behandlung mit einer Tagesdosis von 20—25 mval Lithium zu beginnen; ob die Tagesdosis auf einmal verabreicht oder aufgeteilt wird, hängt von der Wahl des Präparates ab (Retardform bzw. Standardform). Am 7. Tag soll die erste Bestimmung des Lithiumspiegels im Blut 12 bis 18 Std nach der letzten Verabreichung erfolgen. Eine Lithiumkonzentration unter 0,7 mval/l ist unzureichend; der Lithiumspiegel soll vielmehr zwischen 0,7 und 1,3 mval/l liegen; Konzentrationen über 1,3 mval/l sind als Folge einer Überdosierung anzusehen. Sobald die Erhaltungsdosis durch wöchentliche Kontrollen gefunden ist, ist die Serumlithiumbestimmung nur noch in größeren Abständen nötig, es sei denn, daß sich die Symptome einer drohenden Intoxikation einstellen. Ansonsten empfiehlt SCHOU Kontrollen des Lithiumserumspiegels beim Auftreten neuer Phasen, nach Änderung der Dosis, beim Auftreten schwerer körperlicher Erkrankungen, nach wesentlichen Änderungen im Salzgehalt der Nahrung, während einer Behandlung mit diuretischen Medikamenten, in der Schwangerschaft, vor allem auch in den Wochen vor und nach der Entbindung. Da eine teratogene Wirkung des Lithium noch nicht ausgeschlossen werden konnte, ist einer Applikation in den frühen Schwangerschaftsmonaten zu widerraten; Frauen im empfängnisfähigen Alter sollten Lithium nur in Verbindung mit einem effektiven Antikonzeptionsmittel einnehmen.

Zur Frage der Phasenprophylaxe darf abschließend festgestellt werden, daß zwar eine Fülle bestätigender Veröffentlichungen bereits vorliegt (außerhalb des Arbeitskreises um SCHOU z.B. ANGST und WEIS, BLACKWELL und SHEPHERD, FIEVE, PLATMAN und PLUTCHIK, PLATMAN, KLINE); es werden aber auch immer wieder kritische Stimmen laut (z.B. LADER), die vor allem kritisieren, daß der Beobachtungszeitraum noch zu kurz für ein abschließendes Urteil sei. Dessen ungeachtet wird heute die Lithium-Phasenprophylaxe bei rezidivierenden manisch-depressiven Psychosen bereits weltweit geübt. Weiteren Aufschluß werden die inzwischen auch mit dokumentationsgerechten Protokollverfahren vielerorts eingeleiteten katamnestischen Kontrollen der Lithiumtherapie (z.B. LAUTER, WERNER) in den nächsten Jahren bringen.

Literatur

ANGST, J.: A clinical analysis of the effects of Tofranil in depression. Longitudinal and follow-up studies. Treatment of blood-relations. Psychopharmacologia (Berl.) **2**, 381—407 (1961).

— Antidepressiver Effekt und genetische Faktoren. Arzneimittel-Forsch. **14**, 496—500 (1964).

— HIPPIUS, H.: Pharmakotherapie depressiver Syndrome. In: Melancholie in Forschung, Klinik und Behandlung, Hrsg. W. SCHULTE und W. MENDE. Stuttgart: Thieme 1969.

— WEIS, P.: Periodicity of depressive psychoses. In: BRILL, A.A., COLE, J., DENIKER, P., HIPPIUS, H., BRADLEY, P.B. (eds.), Neuropsychopharmacology, p. 703—710. Excerpta Medica Foundation, ICS 129. Amsterdam, 1967.

ASHCROFT, G.W., CRAWFORD, T.B.B., ECCLESTON, D., SHARMAN, D.F., MCDONGALL, E.J., STANTON, J.B., BINNS, J.K.: 5-hydroxy indoles compounds in the cerebro spinal fluids of patients with psychiatric or neurological diseases. Lancet **1966II**, 1049—1052.

BAER, L., PLATMAN, S.R., FIEVE, R.R.: The role of electrolytes in affective disorders. Arch. gen. Psychiat. **22**, 108—113 (1970).

BENTE, D.: Vortrag und Diskussionsbemerkungen bei psychiatrisch-neurologischem Kolloquium über Basismechanismen der Depression, 24. 6. 1970 in München-Haar.

— HIPPIUS, H.: Klassifikation und Indikationen psychotroper Medikamente. In: Psychopharmaka und Psychotherapie in Klinik und Praxis, Hrsg. D. GROSS. Stuttgart: Hippokrates 1967.

— SHARMAN, D.F.: 5-hydroxy indoles in human cerebro spinal fluids. Nature (Lond.) **186**, 1050 (1960).

BIRKMAYER, W., NEUMAYER, E., STÖCKL, W., WEILER, G.: Biochemischer Shunt bei der endogenen Depression. In: Das depressive Syndrom, Hrsg. H. HIPPIUS und H. SELBACH. München-Berlin-Wien: Urban & Schwarzenberg 1969.

BLACKWELL, B.: Lithium: Prophylactic or panacea? Med. Counterpoint, p. 52—59, Nov. 1969.

— SHEPHERD, M.: Prophylactic lithium: Another therapeutic myth? An examination of the evidence to date. Lancet **1968I**, 968—971.

BONNET: Zit. nach PETRILOWITSCH, N., 1966.

BROEREN, W.: Experimental-psychologische Befunde über die Wirkung von Antidepressiva an geistesgesunden Personen als Abbildung klinischer Effekte. In: Therapie mit Jatrosom. Berichte vom Symposium in Salzburg am 21. 3. 1969, Hrsg. G. HARRER. Stuttgart: Thieme 1970.

BUNNEY, W. E., JR., GOODWIN, F.K., DAVIS, J.M., FAWCETT, J.A.: A behavioral-biochemical study of lithium treatment. Amer. J. Psychiat. **125**, 499—512 (1968).

CADE, J.: Lithium salts in the treatment of psychotic excitement. Med. J. Aust. **2**, 349—352 (1949).

COLBURG, R.W., GOODWIN, F.K., BUNNEY, W.E., JR., DAVIS, J.M.: Effect of lithium on the uptake of Noradrenaline by synaptosomes. Nature (Lond.) **215**, 1395—1397 (1967).

COPPEN, A.J., SHAW, D.M.: Mineral metabolism in melancholia. Brit. med. J. **1963II**, 1439.

— — The distribution of electrolytes and water in patients after taking lithium carbonate. Lancet **1967II**, 805—806.

— — MALLESON, A.: Chances in 5-hydroxy tryptophane metabolism in depression. Brit. J. Psychiat. **111**, 105 (1965).

— — — COSTAIN, R.: Mineral metabolism in mania. Brit. med. J. **1966I**, 71.

CRAMMER, J. L.: In: RICHTER, D. (ed.), Aspects of psychiatric research, p. 401—419. Oxford: University press 1962.
DEGKWITZ, R.: Die psychologische Eigenwirkung der Psycholeptika. In: Psychopharmaka und Psychotherapie in Klinik und Praxis, Hrsg. D. GROSS. Stuttgart: Hippokrates 1967.
DELAY, J., ROPERT, M., COLIN, W., OGRIZEK, B.: Etude de l'efficacité de l'imipramine (G 22355) dans le traitement des états dépressifs. Ann. méd.-psychol. **117**, 521—535 (1959).
DENCKER, S. J., MALM, V., ROOS, B.-E., WERDINIUS, B.: Acid monamin metabolit of cerebro spinal fluid in mental depression and mania. J. Neurochem. **13**, 1545—1548 (1966).
ENGELMEIER, M.-P.: Neuroleptische Therapie und Stammhirntrias. Psychiat. et Neurol. (Basel) **138**, 47—64 (1959).
FELDBERG, W., MYERS, R. D.: Further studies on the effects of petides on the suprarenal medulla. J. Physiol. (Lond.) **177**, 239—245 (1965).
FIEVE, R. R., PLATMAN, S. R., PLUTCHIK, R. R.: The use of lithium in affective disorders: I. Acute endogenous depression. Amer. J. Psychiat. **125**, 487—491 (1968).
— — — The use of lithium in affective disorders: II. Prophylaxis of depression in chronic recurrent affective disorder. Amer. J. Psychiat. **125**, 84—90 (1968).
FREYHAN, F. A.: Psychomotilität, extrapyramidale Syndrome und Wirkungsweisen neuroleptischer Therapien. Nervenarzt **28**, 504—509 (1957).
GERSHON, S., TRAUTNER, E. M.: The treatment of shockdependency by pharmacological agents. Med. J. Aust. **43**, 783—787 (1956).
GIUSTINO, P.: Il citrato de litio nel trattamento degli stati di eccitazione psicotica. Riv. Psichiat. (Pesaro) **79**, 307—311 (1953).
GROSS, M., KALTENBÄCK, E.: Psychopharmaka. Wien: Facultas-Verlag 1967.
GUYOTAT, J.: In: Französisch-deutsche Gespräche über die psychiatrische Therapie. Basel u. New York: Karger 1962.
HAASE, H.-J.: Therapie mit Psychopharmaka und anderen psychotropen Medikamenten. Oldenburg: Gerhard Stolling 1969.
HARRER, G.: Untersuchungen zum „vegetativen Differenz-Effekt" Selbachs. In: Das Depressive Syndrom, Hrsg. H. HIPPIUS und H. SELBACH. München-Berlin-Wien: Urban & Schwarzenberg 1969.
HASKOVEC, L., RYSANEK, K.: Die Wirkung der Lithiumsalze auf den Metabolismus der Catecholamine und Indolalkylamin beim Menschen. Zentraleuropäisches Symposium für Pharmakopsychiatrie und Psychopharmakologie, Karlsbad 1967.
HEHLMANN, W.: Wörterbuch der Psychologie, 4. Aufl. Stuttgart: Alfred Gröner Verlag 1965.
HERTEL, H.: Untersuchungen zur biologischen Theorie der endogenen Depression. Psychiat. et Neurol. (Basel) **147**, 138—156 (1964).
IDESTRÖM, C.-M.: Zit. nach Medical Tribune **5**, (25) 8—9 (1967).
JANZARIK, W.: Dynamische Grundkonstellation in endogenen Psychosen. Berlin-Göttingen-Heidelberg: Springer 1959.
— Die Wirkungsebene der Pharmakotherapie im Aufbau depressiver Syndrome. Arzneimittel-Forsch. **14**, 493 (1964).
JOHNSON, G., GERSHON, S., HEKIMIAN, L. J.: Controlled evaluation of lithium and chlorpromazine in the treatment of manic states: An interim report. Comprehens. Psychiat. **9**, 563—573 (1968).
KERRY, R. J., OWEN, G.: Lithium carbonate as a mood and total body water stabilizer. Arch. gen. Psychiat. **22**, 301—303 (1970).
KETY, S. I., JAVOY, F., THIERRY, A. M., JOLOU, L., GLOWINSKI, J.: A sustained effect of electroconvulsive shock on the turnover of norepinephrine in the central nervous system of the rat. Proc. nat. Acad. Sci. (Wash.) **58**, 1249—1254(1967).
KIELHOLZ, P.: Klinik, Differentialdiagnostik und Therapie der depressiven Zustandsbilder. Documenta Geigy. Acta psychosomatica 2. Basel: J. R. Geigy 1959.
— Diagnose und Therapie der Depressionen für den Praktiker. München: Lehmann 1965.
— Psychiatrische Pharmakotherapie in Klinik und Praxis. Bern: Huber 1965.
— PÖLDINGER, W.: Die Behandlung endogener Depressionen mit Psychopharmaka. Dtsch. med. Wschr. **93**. 701 (1968).
KLINE, N. S.: Lithium as a prophylactic against recurrence of affective disorders. Presented at the 5th International Congress for Suicide Prevention, London, Sept. 23—28, 1969. In press, 1970.
KLINGMAN, J. D.: Effects of lithium ion on the rat superior cervical ganglion. Life Sci. **5**, 365—373 (1966).
KUHN, R.: Über die Behandlung depressiver Zustände mit einem Iminodibenzylderivat (G 22355). Schweiz. med. Wschr. **87**, 1135 (1957).
LABHARDT, F.: Depressionen und ihre Behandlung. Basel: S. Karger 1968.

LADER, M. H.: Prophylactic lithium? Lancet **1968 II**, 103.

LAUTER, G.: Zum gegenwärtigen Stand der Lithiumtherapie. Dtsch. med. Wschr. **94**, 2512—2518 (1969).

LECHNER, H.: Medikamentöse Therapie bei depressiven Zustandsbildern. In: Depressive Erkrankungen. München-Gräfelfing: Werk Verlag Dr. E. Banaschewski 1970.

MAGGS, R.: Treatment of manic illnes with lithium carbonate. Brit. J. Psychiat. **109**, 56—65 (1963).

MATUSSEK, N.: Neurobiologische Untersuchungen im Hinblick auf antriebsteigernde und antriebshemmende Mechanismen im ZNS. In: Melancholie in Forschung, Klinik und Behandlung, Hrsg. W. SCHULTE und W. MENDE. Stuttgart: Thieme 1969.

— Vortrag und Diskussionsbemerkungen bei psychiatrisch-neurologischem Kolloquium über Basismechanismen der Depression, 24. 6. 70 in München-Haar.

— The effect of lithium and amphetamine on desmethylimipramine — Ro 4-1284. Life Sci. **7**, 371—375 (1968).

— POHLMEIER, H.: Zentrale Mechanismen und psychopathologische Gesichtspunkte der Antriebssteigerung bei gehemmten Depressionen. In: Pharmakopsychiatrie und Psychopathologie, Hrsg. K. HEINRICH und H. KRANZ, S. 195—202. Stuttgart: Thieme 1967.

— — RÜTHER, E.: Die Wirkung von Dopa auf gehemmte Depressionen. Klin. Wschr. **44**, 727 (1966).

MEYER, H.-H.: Persönliche Mitteilung.

NICKÄS, V., FEHRINGER, L.: Vergleichende klinisch-pharmakologische und psychopathologische Untersuchungen mit neuen Antidepressiva. Med. Diss. Homburg/Saar 1970.

PARE, C. M. B.: Some clinical aspects of antidepressant drugs. In: MARKS, J., PARE, C. M. B., The scientific basis of drug therapy in psychiatry, p. 103—113. Oxford-London-Edinburgh-New York-Paris-Frankfurt: Pergamon Press 1965.

PETRILOWITSCH, N.: Psychiatrische Krankheitslehre und psychiatrische Pharmakotherapie. Basel: S. Karger 1966.

— BAER, S.: Zyklothymie (1964—1969). Fortschr. Neurol. Psychiat. **38**, 601—692 (1970).

PLATMAN, S. R.: A comparison of lithium carbonate and imipramine in the prevention of manic-depressive disease. Dis. nerv. Syst. (1970). (In press.)

PÖLDINGER, W.: Kompendium der Psychopharmakotherapie. Grenzach/Baden: Deutsche Hoffmann-La Roche AG 1967.

POLLITT, J. D.: Suggestions for a physiological classification of depression. Brit. J. Psychiat. **111**, 489—496 (1965).

RICHERT, J.: Über den Indikationsbereich des Thioridazins in der nervenärztlichen Praxis. Med. Welt **1963**, 973.

RICHTER, D.: Biochemical changes during sleep. Verh. dtsch. Ges. inn. Med. **71**, 819—824 (1965).

— Biochemische Aspekte der endogenen Depression. In: Melancholie in Forschung, Klinik und Behandlung, Hrsg. W. SCHULTE und W. MENDE. Stuttgart: Thieme 1969.

RODNIGHT, R.: Body fluid indoles in mental illness. Int. Rev. Neurobiol. **3**, 251 (1961).

ROSENBLATT, S., CHANLEY, J. D., SOBOTKA, H., KAUFMANN, M. R.: Interrelationship between electroshock, the blood-brain barriere and catecholamin. J. Neurochem. **5**, 172 (1959).

SATTES, H.: Behandlung der gehemmten endogenen Depression. Med. Klin. **61**, 1876—1878 (1966).

SCHILDKRAUT, J. J.: The catecholamine hypothesis of affective disorders: a review of supporting evidence. Amer. J. Psychol. **122**, 509 (1965).

— SCHANBERG, S. M., KOPIN, I. J.: The effect of lithium ion on H^3-norepinephrine metbaolism in brain. Life Sci. **5**, 1479—1483 (1966).

SCHMITT, W.: Psychiatrische Pharmakotherapie. Heidelberg: Dr. A. Hüthig-Verlag 1965.

— Vademecum psychopharmacologicum. Karlsruhe: G. Braun Verlag 1968.

— HEINRICH, K., TAESCHLER, M.: Zur Frage der Korrelierbarkeit pharmakologischer und klinischer Daten: Untersuchungen mit Thioridazin, Nor-Thioridazin und Nor-Thioridazin-sulfoxyd. Psychiat. et Neurol. (Basel) **154**, 150 (1967).

— VOGT, K.: Endogene Psychosen vom manischen und depressiven Typ. In: Melancholie in Forschung, Klinik und Behandlung, Hrsg. W. SCHULTE und W. MENDE. Stuttgart: Thieme 1969.

SCHNEIDER, G., SCHNEIDER, G.: „Ileus“ als Folge chronischer Gaben von Psychopharmaka bei der Ratte. Pharmakopsychiat. **3**, 273—292 (1970).

SCHOU, M.: Lithium in psychiatric therapy and prophylaxis. J. Psychiat. Res. **6**, 67—95 (1968).

— Lithium als Psychopharmakon. Fortschr. Neurol. Psychiat. **37**, 349—383 (1969).

— Biochemie der Depressionen. Mögliche Wirkungsmechanismen des Lithium. In: Das depressive Syndrom, Hrsg. H. HIPPIUS und H. SELBACH. München-Berlin-Wien: Urban & Schwarzenberg 1969.

— Die Lithiumprophylaxe bei manisch-depressiven Psychosen. Nervenarzt **42**, 1—10 (1971).

Schou, M., Juel-Nielsen, N., Strömgren, E., Voldby, H.: The treatment of manic psychoses by the administration of lithium salts. J. Neurol. Psychiat. **17**, 250—260 (1954).

Schulte, W.: Über das Wesen melancholischen Erlebens und die Möglichkeiten der Beeinflussung. Stuttgart: Hippokrates 1965.

— Kombinierte Psycho- und Pharmakotherapie bei Melancholikern. In: Probleme der Pharmakopsychiatrischen Kombinations- und Langzeitbehandlung. Basel: Karger 1965.

Selbach, H.: Klinische und theoretische Aspekte der Pharmakotherapie des depressiven Syndroms. Wien. med. Wschr. **1960**, 264—268.

— Die endogene Depression als Regulationskrankheit. Schweiz. Arch. Neurol. Neurochir. Psychiat. **94**, 380—392 (1964).

— Prinzipien der vegetativen Regulation als Vergleichsbasis für medikamentös bedingte Verhaltensänderungen an Tier und Mensch. In: Neuropsychopharmacology, vol. 3, p. 30—41. Amsterdam: Elsevier Publishing Comp. 1964.

— Pathophysiologie der endogenen Depression und Manie. In: Depressive Erkrankungen. Veldener Symposien 4. München-Gräfelfing: Werk-Verlag Dr. E. Banaschewski 1970.

Sjöqvist, F., Ideström, C.-M.: Zit. nach Medical Tribune **5** (25), 8—9 (1967).

Stille, G.: Pharmacological investigation of antidepressant compounds. Pharmacopsychiat. Neuropsychopharmacol. **1**, 92 (1968).

Strömgren, E.: Siehe Schou, M. (1968).

Taeschler, M., Loew, D.: Pharmakodynamische Grundlagen der Kombinationstherapie mit Psychopharmaka. In: Probleme der pharmakopsychiatrischen Kombinations- und -Lang zeitbehandlung. 1. Rothenburger Gespräch. Basel: S. Karger 1966.

Tellenbach, H.: Grundsätze der Behandlung Melancholischer. Nervenarzt **36**, 339 (1965).

— Kritische Empfehlungen zur Behandlung Depressiver. Nervenarzt **38**, 167 (1967).

Thiele, W.: Kursus der Psychopharmakotherapie. München-Gräfelfing: Werk-Verlag Dr. E. Banaschewski 1969.

Tölle, R.: Indikationen des Perazin (Taxilan) und die Psychopathologie seiner Wirkung bei endogenen Psychosen. Nervenarzt **31**, 277 (1960).

Tschudin, A.: Die Behandlung depressiver Zustände mit Tofranil. Praxis **47**, 1100 (1958).

Vogt, K.: Endogene Psychosen vom manischen und depressiven Typ. Med. Diss. Homburg/Saar 1969.

Weitbrecht, H. J.: Psychiatrie im Grundriß, 2. Aufl. Berlin-Heidelberg-New York: Springer 1968.

Werner, W.: Lithium. Zur Prophylaxe und Therapie der manisch-depressiven Erkrankung. Ein neues psychopharmakologisches Prinzip. Saarl. Ärztebl. **24**, 356 (1971).

Woolley, D. W.: The biochemical basis of psychoses or the serotonin hypothesis about mental diseases. New York, London: John Wiley and Sons, Inc. 1962.

Wharton, R. N., Fieve, R. R.: The use of lithium in the affective psychoses. Amer. J. Psychiat. **123**, 706—712 (1966).

Psychotherapie und Soziotherapie der endogenen Psychosen

Von

CHRISTIAN MÜLLER

Inhalt

I. Einleitung 292

II. Geschichtliches 293

III. Theoretische Grundlagen, Modellvorstellungen 297
A. Schizophrenie 297
B. Depression 303

IV. Praxis der Psychotherapie (Methoden, Technik) 304
A. Individuelle Psychotherapie 304
1. Motivation 304
2. Die therapeutische Situation 305
3. Die Persönlichkeit des Therapeuten und seine Vorbildung 307
4. Der Beginn der Therapie und ihr zeitlicher Ablauf 307
5. Übertragung—Gegenübertragung 310
6. Das Agieren 311
7. Das Deuten 312
8. Besondere Probleme 313
a) Der Widerstand des Kranken 313
b) Nähe und Distanz 313
9. Nicht tiefenpsychologisch orientierte individuelle Psychotherapieformen . 314
B. Kollektive Psychotherapie 314
1. Das Psychodrama 314
2. Die Gruppentherapie 314
3. Familientherapie 317
4. Verhaltenstherapie 318
5. Die therapeutische Gemeinschaft 320
C. Psychotherapie und Somatotherapie. Kombinationsformen 323
D. Ambulante oder stationäre Behandlung 325

V. Anwendungsbereich der Psychotherapie 326
A. Indikationen 326
B. Resultate 327

VI. Praxis der Soziotherapie 330
A. Die Beschäftigung 330
B. Die Rehabilitation 332
C. Freizeitgestaltung 333
D. Organisationsfragen 334

VII. Anwendungsbereich der Soziotherapie 334
A. Indikation 334
B. Resultate der Soziotherapie 335

VIII. Zusammenfassung, Ausblick 337

IX. Literatur 337

I. Einleitung

Wer im heutigen Zeitpunkt die Psychotherapie und Soziotherapie der endogenen Psychosen in ihrem Gesamtaspekt darzustellen versucht, muß sich der mannigfachen Widerstände bewußt sein, die sich ihm in den Weg stellen. Einmal sind wir sowohl auf europäischer wie auch auf internationaler Ebene weit davon entfernt, eine einheitliche Auffassung darüber zu besitzen, was diese Begriffe meinen. An der monolithischen Kraepelin-Bleulerschen Auffassung der endogenen Psychosen wurde schon seit langem mit Recht gerüttelt. Von verschiedenen Gesichtspunkten her wurde ihre Wesenseinheit in Frage gestellt. Dies kann uns jedoch hier nicht primär beschäftigen, vielmehr müssen wir den Leser auf die einschlägigen Kapitel dieses Werkes verweisen. Anders steht es mit den Begriffen Psychotherapie und Soziotherapie. Hier ist der Versuch einer knappen Begriffserläuterung am Platze. Wenn in den folgenden Abschnitten von Psychotherapie gesprochen wird, so meinen wir im wesentlichen das Vorgehen des Arztes und seiner Hilfskräfte, das einem seelisch kranken Menschen die Möglichkeit bietet, sein krankhaftes „anders" sein im persönlichen Kontakt mittels eines verbalen oder präverbalen Austausches zu wandeln. In der Literatur finden sich die verschiedensten Versuche, das Wesen der psychotherapeutischen Beziehung, ihre Grundlagen und Wirkungsweisen zu definieren. Ob dabei ein psychoanalytisches Grundmodell mit allem, was es an theoretischen Konzepten des Seelenlebens impliziert, angenommen wird oder ob man sich anderer Hypothesen bedient, immer bleibt eine fast unüberbrückbare Schwierigkeit bestehen. Es gelingt nämlich praktisch keiner noch so allgemein gehaltenen und umfassenden Definition, das Wesentliche knapp auszudrücken. BALLY hat seinerzeit von „dialogischer Leidenshilfe" gesprochen, MEINERTZ von „kognitiv-heilender Tat", doch haftet auch diesen Formulierungen etwas Künstliches an. Je nach den philosophischen und psychologischen Überzeugungen der Autoren werden die Akzente anders gesetzt. Hier wird die Psychotherapie ausschließlich auf den verbalen Austausch von affektiven Regungen verlegt, da geht es um die Anbahnung von Lernprozessen. Schließlich helfen sich manche Autoren damit, alle jene therapeutischen Methoden als psychotherapeutisch zu deklarieren, die sich nicht eines biologischen Vehikels, beispielsweise des Medikaments bedienen.

Angesichts dieser erwähnten Schwierigkeiten wird es in dem folgenden Kapitel unvermeidbar sein, „Psychotherapie" nicht als einen einheitlichen, ein für allemal festgelegten Begriff zu verwenden. Der kurze Abriß der geschichtlichen Entwicklung wird dabei hilfreich sein.

Zum Begriff „Soziotherapie" kann einleitend gesagt werden, daß er neueren Ursprunges ist und in den Lehrbüchern erst seit dem 2. Weltkrieg aufgetaucht ist. Er wird nicht einheitlich verwendet und überschneidet sich in manchen Belangen mit andern Bezeichnungen wie „Milieutherapie", „Beschäftigungstherapie" usw. Im Wörterbuch der Psychiatrie von HARING u. LEICKERT wird er nicht angeführt. Soziotherapie meint im wesentlichen die Beeinflussung der seelischen Krankheit durch situative Faktoren, die zusammengefaßt das soziale Gefüge der Um- und Mitwelt bestimmen. Dies betrifft also vor allem das Gemeinschaftsleben in einer natürlichen oder künstlichen Gruppe mit ihren dynamischen Auswirkungen, die Arbeit des Individuums, die Stimulierung der Persönlichkeit durch Erschließung neuer Interessen und Tätigkeiten, die Gestaltung der Freizeit usw.

Während die Psychotherapie bis zu einem gewissen Grade unabhängig von einer bestehenden Institution gestaltet werden kann und infolgedessen breite Anwendungsmöglichkeiten in der Privatpraxis bietet, kann die Soziotherapie eines festen Rahmens kaum entbehren. Wir werden deshalb nicht erstaunt sein, sie vor allem im Bereich des Spitals und der Übergangs-Institutionen (Tages- und Nachtheim, geschütztes Heim, geschützte Werkstätte, Wiedereingliederungszentrum usw.) zu finden.

Nun scheint in gewissen Kreisen angesichts der Schwierigkeit, den Begriff Psychotherapie korrekt zu definieren, die Tendenz zu bestehen, die Soziotherapie als Unterform einer „Psychotherapie im weitesten Sinne" aufzufassen. So gewiß es ist, daß sich Parallelen, Überschneidungen und Vermischungen aufzeigen lassen, so dringend sei vor einer völligen Vermengung dieser Begriffe gewarnt und dies vor allem aus praktischen Gründen. Wir werden noch darauf zurückkommen und zu zeigen haben, daß es gefährliche Konsequenzen haben würde, wenn jeder Versuch der gezielten Milieugestaltung der Anregung und Beeinflussung des Kranken durch die Umwelt eo ipso als Psychotherapie bezeichnet würde. Vorläufig nur dies: Wir halten daran fest, daß Psychotherapie ein zeitlich begrenztes, an eine bestimmte ätiologische Hypothese gebundenes und in ihrem Bereich nicht die numerisch begrenzte Gruppe überschreitendes Vorgehen ist. Würde man nicht an dieser Einschränkung festhalten, so müßte in Kauf genommen werden, daß der Begriff Psychotherapie unhaltbar und uferlos würde.

II. Geschichtliches

Der Fundus an Wissen der Antike über psychotisches Verhalten wurde in den letzten Jahren mehrfach zum Gegenstand von Untersuchungen gemacht. Dabei konnte es nicht ausbleiben, daß auch die Frage nach den Vorläufern unserer heutigen psychotherapeutischen Methoden gestellt wurde (z. B. LAIN ENTRALGO, PIVNICKI usw.). Sofern den unvollständigen und teilweise rudimentären kasuistischen Darstellungen der griechischen, römischen und arabischen Ärzte ein gewisser Aussagewert beigemessen wird, kann sicher nicht geleugnet werden, daß wir bei ihnen deutliche Ansätze finden, den Wahnsinn „psychotherapeutisch" zu behandeln. Freilich geschieht dies im Schatten einer magischen Weltanschauung und mehr oder weniger weit entfernt vom hippokratischen Lehrgebäude. Tatsache ist jedoch, daß offenbar kathartische Erlebnisse, das Aufgreifen von Trauminhalten, die inkantative Beschwörung im Sinne der εφοδη (LAIN ENTRALGO) eine Rolle spielten. Bei den Arabern wird von Beeinflussung Geisteskranker durch Musik und Tanz gesprochen.

So verlockend es für den geschichtlich Interessierten ist, diesen Vorläufern nachzugehen, müssen wir uns doch davor hüten, ihnen ein allzugroßes Gewicht beizumessen. Vor allem müßten wir sie dann in Parallele stellen mit den magischen Prozeduren heutiger primitiver Stämme, bei denen ohne Zweifel Formen der heilenden Beeinflussung des Wahnsinns durch die Einschaltung eines „Heilers" gefunden werden können. Dieser kann unter Umständen latente Konflikte aktualisieren und unter Anwendung magischer Praktiken einer Lösung zuführen (GRESSOT).

All dies kann jedoch im Rahmen dieser geschichtlichen Betrachtung nur gestreift und nicht grundlegend abgehandelt werden.

Auch hinsichtlich der späteren geschichtlichen Perioden bis zum Ende des 18. Jahrhunderts können wir uns kurz fassen. Wohl zeigen sich sporadische Ansätze, den Geisteskranken sinnvoll zu beschäftigen, ihn aus seiner Lethargie zu reißen (z. B. in GHEEL), ferner wandelt sich die Einstellung der Ärzte zum Geisteskranken unter dem Einfluß der Aufklärung und vor allem J.-J. ROUSSEAUs, wie dies unter anderem in den Werken von DAQUIN und CHIARUGI zum Ausdruck kommt. Die genannten Autoren verfechten eine humanitäre Einstellung dem Kranken gegenüber und betonen den günstigen Einfluß, den die Persönlichkeit des Arztes ausüben kann. Von einer praktischen Anwendung ist man allerdings noch weit entfernt, bis mit PINEL der Durchbruch eintritt. In Abhängigkeit von der individuellen Auffassung der Psychose, kommt es nun zu zahlreichen Versuchen einer „moralischen" Behandlung der Geisteskranken, die wir aber in erster Linie unter dem Gesichtspunkt der Erziehung verstehen müssen (z.B. REIL). Der Kranke soll an gewisse Verhaltensweisen gewöhnt werden, und dieses Ziel versucht man durch Strafe und Belohnung zu erreichen.

Die großen Wellen, die der Magnetismus und seine therapeutische Anwendung aufwirft, geht an den Geisteskranken vorbei und berührt sie nicht. Die Ärzte des 19. Jahrhunderts, vor allem in seiner zweiten Hälfte, kümmern sich um die Hirnanatomie und versuchen daneben in den großen Anstalten, die inzwischen gegründet wurden, Ordnung und Disziplin herrschen zu lassen, wozu freilich auch eine geregelte Tätigkeit der Kranken gehört, ohne daß man dies jedoch bereits als gezielte Arbeitstherapie ansprechen könnte. Uns heutigen mutet der Streit darüber, welche Institution als erste die Beschäftigungstherapie in Europa eingeführt habe, etwas sinnlos an. Tatsächlich gibt es mindestens ein Dutzend Spitäler, die den Anspruch erheben die ersten gewesen zu sein, während sich in Wirklichkeit ungefähr gleichzeitig an den verschiedensten Orten Ärzte und Pfleger darum bemühten, den Kranken zu einer Tätigkeit anzuleiten und ihm auch Unterhaltung zu verschaffen.

Die Wissenschaft, mit der Aufklärung der somatischen Ursache der Psychosen beschäftigt, kümmerte sich wenig um jene Versuche und hielt sich bis zu Beginn unseres Jahrhunderts an die Doktrin der Unheilbarkeit der Psychosen. Besonders kraß hat dies BERNHEIM, der Vater der Hypnose, 1911 ausgedrückt, als er sagte: »Un cerveau qui n'a pas d'idée, qui délire ou qui est concentré en lui même par la stupeur, étranger aux impressions du monde exterieur, ou qui est absorbé par des idées, des hallucinations effaçant la réalité n'est pas suggestible. Il n'écoute pas, il ne comprend pas ce qu'on lui dit. Le dément, le confus, le maniaque, l'halluciné ne peuvent être raisonnés, l'autosuggestion les domine. Les psychoses diverses sont des évolutions organiques ou toxiques, affectant le cerveau psychique et bien que certains symptomes puissent être améliorés ces évolutions ne sont pas enrayées ni raccourcies par la psychothérapie.«

Mit dem Aufkommen der Freudschen Psychoanalyse bahnt sich nun allerdings eine Wende an. Zwar bedarf es jahrzehntelanger tastender Versuche, bis die Kluft zwischen der theoretischen Durchdringung der psychotischen Mechanismen und einer therapeutischen Methodik überbrückt wird. FREUD selbst liefert zwar schon in seinen ersten Arbeiten (1896 Analyse eines Falles von chronischer Paranoia) die Elemente, welche die Verknüpfung einer schizophrenen Symptomatik mit der Lebensgeschichte deutlich werden lassen. Andererseits schließt er noch 1904 die Anwendung der Psychoanalyse auf Psychosen aus, ohne indessen spätere Anwendungsmöglichkeiten völlig zu verneinen.

Im Rückblick können wir heute mit FLARSHEIM und BLUM sagen, daß die psychoanalytische Therapie der Neurosen sich gradlinig und stetig entwickelt hat, während die praktische Anwendung der psychoanalytischen Theorie in der Psychosenbehandlung Höhen und Tiefen, Zeiten des überbordenden Enthusiasmus und der kritischen Ablehnung erlebte. Den vorsichtigen Skeptizismus FREUDs teilten zu Beginn unseres Jahrhunderts übrigens auch erfolgreiche Psychotherapeuten anderer Observanz wie z.B. PAUL DUBOIS, der Schöpfer der Persuasionsmethode.

Inwieweit die theoretischen Erkenntnisse FREUDs in der modernen psychoanalytisch orientierten Psychotherapie der Psychosen Gültigkeit haben, soll später dargestellt werden.

Die Geschichte der praktischen Anwendung der Psychoanalyse auf die Psychosen hat davon auszugehen, daß zwischen 1910 und 1920 sich in Zürich unter E. BLEULER ein Zentrum der klinischen Psychiatrie entwickelte, welche die psychotherapeutischen Anliegen ernst nahm. C. G. JUNG schrieb dort seine beiden Werke „Über die Psychologie der *Dementia praecox*" und „Der Inhalt der Psychose". Diese beiden Arbeiten zielten zwar noch nicht explizit auf eine therapeutische Methode hin, waren aber doch die Frucht einer intensiven analytischen Arbeit mit den Schizophrenen des Burghölzli. Geht man die bald darauf erschienen kasuistischenen Arbeiten der Burghölzlischule durch (MAEDER, ABRAHAM, SPIELREIN, ITTEN, GREBELSKAJA), so fällt auf, daß die in der Beschäftigung mit dem Schizophrenen und seiner Symbolwelt erzielten Besserungen beinahe verschämt und nur am Rande vermerkt werden.

BRILL, der später als erster analytisches Gedankengut in den USA verbreitete, erhielt seine ersten Anregungen in Zürich und interessierte sich für die Behandlung Schizophrener.

Immerhin scheint nach einer ersten Woge des Enthusiasmus eine Ernüchterung eingetreten zu sein, die nicht nur mit dem Weggang C. G. JUNGs und ABRAHAMs zusammenhing, sondern wohl vor allem mit der Erkenntnis, daß die intensive Deutungsarbeit vor allem im Bereich der sexuellen Symbolik dem Schizophrenen nicht weiterhalf. So zog man sich auf einen vorsichtigen Standpunkt zurück, der schließlich in der Auffassung KLAESIs gipfelte, wonach es vor allem gelte, beim Schizophrenen die Selbstheilungstendenzen aufzuspüren und kräftig zu unterstützen. Auf ihn hat sich auch in späteren Jahren die deutsche Psychiatrie immer wieder mit Recht berufen, und seine Anschauungen spiegeln sich letzten Endes auch in den Arbeiten zur Psychosepsychotherapie von KOGERER, KRETSCHMER, MAUZ, SPEER und STRANSKY wider. Nach diesen Autoren galt es, den „gesunden Rest" der Persönlichkeit zu fördern und zu erhalten. Sie waren auch überzeugt, daß nur gewisse Formen von Schizophrenie psychotherapeutisch angehbar seien, während die sog. Kernschizophrenie jeden Anstrengungen trotze.

Parallel dazu begann man sich unter dem Einfluß SIMONs aktiver mit der Gestaltung des Milieus der Spitäler und mit der systematischen Beschäftigung der Geisteskranken zu befassen.

Ohne Übertreibung kann SIMON als Vater der Soziotherapie gelten. Obwohl seine theoretischen Vorstellungen relativ einfach und handfest waren und sich ebenfalls vorwiegend auf die Idee des zu fördernden „gesunden Rests" der Persönlichkeit stützten, hat er doch eine Fülle von praktischen Anweisungen gegeben, die noch heute beherzigenswert sind und die vor allem die damalige Generation der Anstaltspsychiater begeisterte. Er erkannte die strukturierenden und ichstärkenden Eigenschaften der produktiven Tätigkeit und kämpfte gegen die stereotypiefördernden Vermassungstendenzen im Spital.

Zu den Vorläufern der *Gruppentherapie* gehört MARSH, der zwischen den beiden Weltkriegen seine Versuche beschrieb, mit Geisteskranken in Spitälern zu arbeiten. Seine Zielsetzung mutet uns allerdings heute etwas einfach an: Er wollte durch das Erleben der Gruppe die Schizophrenen „zur Extroversion" zwingen. In ähnlicher Richtung bewegten sich die Bestrebungen in den USA, ein "total push"-Programm aufzustellen, d. h., den Kranken in eine möglichst intensive pausenlose Beschäftigung einzuspannen.

Unter den analytisch orientierten Psychiatern kam es in den 40er Jahren zu einem neuen Aufschwung in der Beschäftigung mit dem Psychotiker. In den USA war es vor allem der Einfluß SULLIVANs, dem es zuzuschreiben ist, daß die Beziehung Arzt—Patient neu durchdacht wurde. FRIEDA FROMM-REICHMANN, aber auch die Brüder MENNINGER beschäftigten sich intensiv mit der Psychologie des

Schizophrenen und mit den Problemen der Gestaltung des Klinikmilieus auf psychoanalytischer Grundlage.

In Europa rüttelte das kleine Buch GERTRUD SCHWINGs, einer Analytikerin, auf, die als Krankenschwester mit Schizophrenen arbeitete, und das den Titel trug „Neue Wege zur Seele des Geisteskranken".

Während die Arbeiten kasuistischer Natur aus psychoanalytisch, aber auch behaviouristisch orientierten Kreisen immer mehr zunahmen, blieb die Frage offen, inwiefern bei der individuellen Psychotherapie psychotisch Kranker bestimmte neue Methoden herausgearbeitet werden können. Die meisten Psychoanalytiker blieben auf dem schon von FREUD geäußerten Standpunkt stehen, daß mit Schizophrenen keine Übertragung möglich sei.

Die zwei wesentlichsten Versuche, die individuelle Psychotherapie Schizophrener in methodischer Weise zu systematisieren und entsprechende technische Regeln herauszuarbeiten, stammen einerseits von J. N. ROSEN, andererseits von M. A. SÉCHEHAYE. Beide erregten ein weltweites Interesse, blieben jedoch sowohl, was ihre theoretische Grundlage, als auch die Resultate betrifft, nicht unwidersprochen. Da ihre Gedankengänge noch heute von Bedeutung sind, soll später auf sie eingegangen werden.

Als sicher kann gelten, daß die individuelle Psychotherapie der Psychosen ihre maßgebenden Impulse von der Psychoanalyse empfangen hat, während die *Gruppentherapie* (MORENO) und die *Soziotherapie* im engeren und weiteren Sinne sich weniger eindeutig an Freudschem Gedankengut orientierte und entwickelte, Sicher hatte FRIEDA FROMM-REICHMANN recht, wenn sie sagte, daß man in der Geschichte der Psychotherapie der Psychosen drei Dekaden unterscheiden könne:

1. Eine des Verstehens aber unmäßigen Deutens.
2. Eine der Kontaktnahme mit dem Kranken.
3. Eine in der man gelernt habe, wie diese Kontaktnahme zu handhaben sei.

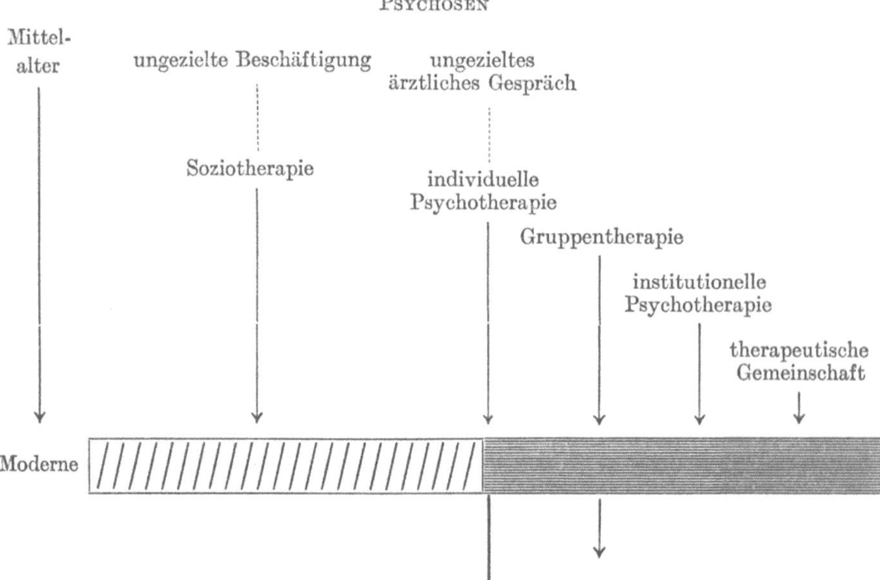

In den letzten Jahren kam es zu einer gewissen Verschmelzung aller jener Bestrebungen, die zum Ziel haben, durch das gestaltete Milieu, durch das Gemeinschaftsleben, kurz die Gruppe, den Geisteskranken zu beeinflussen. Es erscheint heute immer schwieriger, scharfe Trennungen zwischen der Soziotherapie und der kollektiven Psychotherapie, namentlich der institutionellen Psychotherapie und dem jüngsten Sproß, der therapeutischen Gemeinschaft, vorzunehmen. Demgegenüber hat sich die individuelle Psychotherapie eine gewisse Autonomie bewahrt, obschon es selbstverständlich geworden ist, daß eine individuelle Psychotherapie eines Schizophrenen nicht ohne Beteiligung eines ganzen Teams durchgeführt werden kann.

Zur Verdeutlichung der chronologischen Entwicklung mag das Schema auf Seite 296 beitragen, das vereinfachend das zeitliche Auftreten der verschiedenen Behandlungsmodalitäten illustriert.

III. Theoretische Grundlagen, Modellvorstellungen

Ein therapeutisches Vorgehen, das nicht implizite an eine Theorie über die Entstehung der Krankheit gebunden wäre, ist nicht denkbar. So muß denn auch hinsichtlich der endogenen Psychosen danach gefragt werden, was denn eine Psychotherapie im Hinblick auf die mögliche Ätiologie überhaupt rechtfertigen könne.

A. Schizophrenie

Der alte Streit zwischen Psychikern und Somatikern ist bezüglich der *Schizophrenie* noch keineswegs begraben und wirkt sich ganz direkt auch auf die Frage der Psychotherapie aus. Wie man weiß, enthält die Lehre von Bleuler schon recht deutliche Hinweise auf die psychogenetischen, d.h. lebensgeschichtlich bedingten Faktoren. Mit der Annahme von primären und sekundären Symptomen hat E. Bleuler Akzente gesetzt, die wegweisend für die ganze spätere Entwicklung waren. Allerdings wurde während langer Zeit der formale Aspekt zugunsten der Inhalte vernachlässigt und erst in neuerer Zeit konnten einzelne Autoren (z.B. Stierlin) auf die wesentlichen Beziehungen zwischen formalen Störungen und lebensgeschichtlichen Elementen, wie sie sich aus dem Werk Bleulers ergeben, hinweisen.

Immerhin sind heute die extremen Positionen etwas abgeschwächt worden. Kaum mehr werden von ernstzunehmenden Forschern Meinungen vertreten, daß etwa die Schizophrenie sich völlig unabhängig von dynamisch-lebensgeschichtlichen Einflüssen entwickle, oder aber daß andrerseits zwischen Neurose und Psychose nur ein gradueller, aber kein qualitativer Unterschied bestehe. Es besteht heute mehr und mehr ein Konsensus darüber, daß die Schizophrenie multifaktoriell bedingt sei, d.h., daß auf der Grundlage einer letztlich im organischen Substrat verankerten Schwäche des Ich die Umweltfaktoren, d.h. vor allem die Qualität der Beziehungen unter den Mitgliedern einer Familie eine maßgebliche Rolle spielten.

Entscheidend für die Konzeptbildung einer Psychotherapie ist nun freilich das Gewicht, das man diesen verschiedenen Elementen beimißt. Es leuchtet ein, daß derjenige, der von der überwiegenden Bedeutung der hereditären Faktoren überzeugt ist, eine Psychotherapie der Schizophrenie nur unter dem Gesichtspunkt der Beeinflussung sekundärer Erscheinungen sehen kann. Es würde sich dann gewissermaßen um eine „orthopädische" Grundeinstellung dem ganzen Problem gegenüber handeln. Man behandelt den Schizophrenen „trotz" seiner somatisch bedingten Grundkrankheit und befindet sich damit weit entfernt von einer kausalen Verknüpfung ätiopathogenetischer Gesichtspunkte mit der Therapie. Man wird dem Schizophrenen gewissermaßen helfen wollen, mit seiner Krankheit besser fertig zu werden, ihm eine bessere Adaptation trotz seiner Invalidität zu ermöglichen.

Dies hat grundsätzliche Bedeutung für die Gestaltung der Beziehung zwischen Therapeut und Patient. Ausgehend von der genannten Grundhaltung wird der Therapeut sich nicht belastet fühlen durch die verwirrende Fülle obskurer Phänomene, die er nur schwer in einen lebensgeschichtlichen Zusammenhang bringen kann. Er wird infolgedessen auch relativ frei von Schuldgefühlen dem Kranken gegenüber sein, wird sich nicht verpflichtet fühlen, sich mit seiner Not zu identifizieren. Das „Anders-sein" des Schizophrenen ist für ihn eine Tatsache, mit der er sich abgefunden hat, die ihm unter Umständen sogar eine gewisse innere Freiheit im Umgang verschafft.

Ganz anders wird jedoch die Position des Psychotherapeuten sein, der davon ausgeht, daß letztlich sämtliche Erscheinungen der Schizophrenie im mit- und umweltlichen Rahmen zu verstehen und zu erklären seien, also psychogenetisch determiniert seien. Er wird sich dem ungeheuren Anspruch ausgesetzt sehen, daß im Prinzip jedes zur Schizophrenie gehörige Symptom reversibel sein müsse, da ja nicht einzusehen wäre, warum ein nicht im organischen verankertes Geschen nicht wandelbar wäre. Die qualitative Annäherung von Schizophrenie und Neurose bedeutet für den Psychotherapeuten, daß von seinem Einsatz, seiner Kunst letztlich alles abhängt und daß infolgedessen ein Mißlingen der Therapie, die Chronifizierung einer schizophrenen Psychose beispielsweise auf sein Schuldkonto gebucht werden könnte.

Schließlich müßte hier auch noch einer relativ neuen Einstellung zum Problem der Schizophrenie gedacht werden, die darin besteht, daß die Schizophrenie überhaupt aus jedem medizinisch-klinischen Rahmen herausgehoben wird. So gibt es Autoren, welche die These verfechten, daß der Schizophrene nicht im üblichen Sinne krank sei, sondern durch eine repressive Gesellschaft zu seinem Verhalten gezwungen werde. Schizophrenie sei ein soziales Ereignis, keine Krankheit, schreibt LAING. Es gehe also gar nicht darum, das schizophrene Individuum zu behandeln, sondern die Gesellschaft zu ändern (BASAGLIA). Die Schizophrenie wird dadurch zu einem politischen Problem umfunktioniert. Es ist überflüssig zu betonen, wie wirklichkeitsfremd solche Überlegungen sind, die ja überdies durch den Nachweis des Bestehens der Schizophrenie in sämtlichen Gesellschafts- und Kulturformen der Menschheit genügend widerlegt werden. Wenn eine solche Hypothese in diesem Rahmen dennoch erwähnt wird, so geschieht es lediglich im Hinblick auf die beunruhigende Popularität, die sie gegenwärtig in verschiedenen westlichen Ländern gewinnt.

Ähnliche Gedanken finden wir bei Autoren, die von ganz anderen Voraussetzungen ausgehen und die im Schizophrenen auch ein „Opfer" sehen, jedoch nicht im politisch-wirtschaftlichen Sinn, sondern auf dem Hintergrund einer religiös-weltanschaulichen Betrachtungsweise (SIIRALA).

Die erwähnten Tendenzen stehen natürlich nur indirekt in Beziehung zu den uns beschäftigenden Fragen, sie zu nennen erscheint jedoch auch deshalb richtig, da sie nämlich zeigen, in welchem Maße die Beschäftigung mit der Situation des Schizophrenen die Affekte der Gesunden mobilisieren kann. Daß dies geschieht ist kein Zufall und kann die vertiefte Beschäftigung mit den Grundproblemen anregen und bereichern.

Kehren wir zurück zu den etwas überspitzt gezeichneten Auswirkungen der verschiedenen Kausaltheorien auf die Psychotherapie.

Autoren, welche der somatischen Genese der Schizophrenie ein Hauptgewicht beimessen, finden wir kaum unter jenen Therapeuten, die sich intensiv um eine spezifische Theorie der individuellen Psychotherapie bemüht haben. Wir finden sie viel eher im Lager derjenigen, welche durch Milieugestaltung bzw. Soziotherapie die Schizophrenie bessernd zu beeinflussen suchen.

Zu jenen, welche den psychogenetischen Elementen einen Vorrang einräumen gehören die Analytiker verschiedener Observanz (SULLIVAN, FRIEDA FROMM-REICHMANN, BYCHOWSKI, SEARLES, FEDERN, ARIETI, BENEDETTI, SCHULTZ-HENCKE, RACAMIER, HILL, STIERLIN u. a.). Man wird deshalb verstehen, daß in den folgenden Abschnitten der psychoanalytischen Auffassung ein breiter Raum zugestanden wird. Die Psychoanalytiker — und unter Ihnen vor allem die genannten Autoren — sind es, welche die Theorie und Praxis der Psychotherapie Schizophrener am konsequentesten durchdacht haben. Sie vernachlässigen zwar die vorsichtige Einschränkung FREUDs nicht, wonach immer auch mit einem unbekannten, der Analyse nicht zugänglichen initialen Faktor zu rechnen sei, halten aber doch dafür, daß die erlebnisbedingten Elemente nicht nur die größere Rolle spielen, sondern auch einer analytisch therapeutischen Durcharbeitung zugänglich seien.

Welches sind nun diese Elemente?

Das eingehende Studium der beim Schizophrenen zu beobachtenden *affektiven* Störungen, z.B. des *Autismus*, der *Regression*, der *Depersonalisation*, der *Ambivalenz*, hat ergeben, daß chronologische Verknüpfungen mit frühen Entwicklungsstadien der Persönlichkeit nicht nur möglich sind, sondern z.T. experimentell nachgewiesen werden können. Hierher gehören die Beobachtungen an Säuglingen von SPITZ. Genau bekannte Biographien Schizophrener lehren uns, daß die Psychose meist nicht erst mit einer „klinisch“ manifesten Symptomatik in der Pubertät oder im Erwachsenenalter beginnt, sondern daß abnorme Verhaltensweisen und Persönlichkeitsstörungen schon viel früher auftauchen. Ja man muß heute annehmen, daß sie schon vor der eigentlichen Ich-Strukturierung einsetzen. Angst vor der Trennung, vor der Zersplitterung, Diskontinuität der Beziehung zur spendenden Mutter, Ambivalenz hinsichtlich der immer nötiger werdenden Trennung von außen und innen, das sind Phänomene die initiale Bedeutung haben und aus denen sich spätere Symptome ableiten lassen.

So nimmt die Psychoanalyse an, daß der Autismus eine Abwehr, einen Schutz darstellt vor der Alternative, entweder sich der Realität total zu bemächtigen oder aber von ihr überwältigt und vernichtet zu werden.

Der Schizophrene benützt die Regression um sich vor unlösbaren Konflikten zu schützen, er gehorcht dem Gesetz der Wiederholung und des Alles — oder Nichts. Er ist in seiner Elternbeziehung meist vor der ödipalen Phase stehen geblieben, prägenitale Strebungen beherrschen ihn, vor allem oraler Natur.

Der Schizophrene ist in extremer Weise narzistisch, er hängt mehr als andere Menschen von der Beziehung von einem Ideal-Objekt ab. Sein Ich ist nicht in normaler Weise strukturiert, es ist nicht zu einer Ur-Identifikation gekommen (LOCH). Die Beziehung zum Ideal-Objekt hat nicht zur Bildung eines stabilen „Ich-Kerns“ geführt, so daß der Kranke stets auf ein äußeres Ideal-Objekt angewiesen ist (M. KLEIN, LOCH). „Die Psychose wird manifest, wenn diese Beziehung aus äußeren Gründen unterbrochen wird, d.h. wenn entweder ein ‚Verlust‘ des Ideal-Objekts eintritt oder wenn eine narzistische Kränkung durch reaktive Mobilisierung aggressiver Tendenzen diese Verbindung unterbricht“ (LOCH).

Während lange Zeit die pathogene Haltung der Mutter in der frühkindlichen Phase als besonders wichtig angesehen wurde, hat sich diese etwas einseitige Auffassung heute erweitert. Kritische Autoren haben immer wieder mit Recht eingewendet, daß diese sog. „Traumen“ nichts spezifisches hätten und daß es zahlreiche Nicht-Schizophrene gäbe, die unter ebendenselben Bedingungen aufgewachsen seien. Dem kann immerhin entgegengehalten werden, daß ja auch die Symptomatik des erwachsenen Schizophrenen nicht eine absolute Spezifität aufweist, indem beispielsweise Autismus, Depersonalisation aber auch komplexe Phänomene wie Halluzination und Wahn bei Nicht-Schizophrenen vorkommt. Es ist also gar nicht einzusehen, weshalb nicht ein relativ wenig scharf profiliertes Syndrom auch eine relativ wenig spezifische Grundlage haben sollte.

Wie sehr übrigens nuancierte Verhaltensmuster der Eltern auch bei hereditär vollkommen identischen Schizophrenen das Zustandsbild beeinflussen können, haben die Untersuchungen schizophrener Vierlinge durch Rosenthal ergeben.

Handelt es sich bei diesen frühkindlichen Konflikten, welche die spätere „Personnation“ (Racamier) stören oder verhindern, um Frustrationen auf einer realen Grundlage? Hier scheiden sich die Geister. Pioniere der Psychotherapie Schizophrener, wie z.B. M.-A. Séchehaye, waren überzeugt, daß der Schizophrene einen echten Mangel erlitten habe, den es später wieder zu ergänzen, auszugleichen gelte, z.B. mit Hilfe der »réalisation symbolique«.

Andere Analytiker sind nicht dieser Auffassung.

Sie meinen, daß es in erster Linie um fehlgerichtete Triebentwicklungen gehe. Für sie besteht denn auch in der Therapie das Ziel darin, die versäumte Integration des Ideal-Objekts zu erreichen. Durch die Aktualisierung der Angst im Kontakt mit dem Therapeuten — auf verbaler aber auch präverbaler Ebene — kommt es zum Aufbau neuer, stabilerer Introjekte (Loch). Der Kranke kann in der Beziehung zum Arzt neue Trieberfahrungen machen (Winnicott) und es kommt zu einer „Struktur aufbauenden Therapie“. Diese unterscheidet sich ihrem Wesen nach demnach nicht grundsätzlich von der Neurosenpsychotherapie, wohl aber ist die Art des Vorgehens verschieden. Viel häufiger als bei Neurotikern wird das „Probehandeln“ eine wichtige Funktion ausüben. Das bisher Gesagte bezieht sich vorwiegend auf die intrapsychische Dynamik des einzelnen Schizophrenen. Im Rahmen des psychoanalytisch orientierten Denkens hat sich nun aber in den letzten Jahren der Akzent von der individuellen Psychodynamik des Schizophrenen auf die gesamte Familie verschoben, vor allem unter dem Einfluß der Arbeiten von Lidz, Fleck, Don Jackson, Wynne, Stierlin.

In der *Familienstruktur* wird das wesentliche Element gesehen, das uns die Entstehung der schizophrenen Symptomatik verstehen läßt.

Dabei lassen sich zwei Entwicklungsstadien unterscheiden (Kaufmann), die auf die Theorienbildung Einfluß hatten. Einmal fand man in differenzierten Längsschnittstudien (Alanen, Mc Ghie), daß Väter von schizophrenen Kindern oft ebenso gestört wie die Mütter sind. Ferner konnte die Häufigkeit gestörter Ehen unter den Eltern Schizophrener nachgewiesen werden, z.T. mit regelmäßig vorkommenden Konstellationen: die Rollenumkehr der Eltern, das Nachgeben des gesünderen Partners einem latent psychotischen gegenüber, die gestörte Differenzierung der Generationen, die Verwendung des Kindes als symbiotisches Objekt im Kampf der Partner. Diese gestörte Rollenverteilung mit all ihren affektiven Begleiterscheinungen könnte die Schwierigkeit des Kindes zu einer Identität auch im sexuellen Bereich zu gelangen, erklären.

Zur zweiten Gruppe gehören jene Untersuchungen, welche die formalen Aspekte der gestörten Kommunikation in der Familie zum Ziel haben. So wäre beispielsweise nicht das Inhaltliche und auch nicht die psychodynamischen Verschränkungen maßgeblich, sondern die Starrheit im formalen Ausdruck, mit welcher die Rollenverbiegungen aufrecht gehalten werden (Kisker).

Die Familien Schizophrener werden einseitig vom Gesetz der Homeostase beherrscht, d.h. es darf sich nichts ändern, auch das Wachstum und die Emanzipation des Kindes darf es nicht geben. Nicht die Sexualität wird tabuiert, sondern die Autonomie der Person.

Für WYNNE verbirgt sich im Festhalten an einer „Pseudomutuality" oder „Schein-Objektbeziehung" eine tiefe Angst. Bei BATESON, der im übrigen den sehr nützlichen Begriff des "double bind" geprägt hat, erscheint die Schizophrenie in ihrer produktiven und adaptiven Dimension als einzig mögliche Existenzform, die es erlaubt, in einer spezifisch gestörten Umwelt zu überleben. ("Double bind" meint permanente Doppelsinnigkeit einer Kommunikation auf einer ambivalenten Grundhaltung.)

Die äußeren Erscheinungsformen dieser paradoxalen Kommunikationen in schizophrenen Familien wurden nun in gründlichen Untersuchungen unter Zuhilfenahme von technischen Einrichtungen (Tonband, Statistik) studiert. KAUFMANN faßt sie wie folgt zusammen:

1. Schwierigkeiten des Schließens, Beschließens, Fertigmachens in Form von Disqualifikationen der Mitteilung durch sie selbst, z.B. als solche nicht ausgesprochene Gegensätze oder in Form von unscharfen Formulierungen, von sog. Versuchsmitteilungen u.a.

2. Banale Störungen wie unverständliches oder zu leises Aussprechen.

3. Fragmentieren durch Überspringen auf andere Inhalte, andere Objekte oder Auslassen eines zum Verständnis nötigen Elements.

4. Syntaktische und semantische Störungen der Sprache, der Logik — bis zum Wahn, aber auch sinngemäße Risse in der Mitteilung.

KAUFMANN erwähnt noch andere Stileigenheiten der schizophrenen Familie, auf die hier nicht eingegangen werden kann.

Falls nun diese Kommunikationsstörungen in der schizophrenen Familie spezifische Züge trägt — und es scheint alles dafür zu sprechen — so würde sich hier ein wichtiger Ansatzpunkt dafür ergeben, daß gestörte Lernvorgänge eine wichtige Rolle für den späteren Schizophrenen spielen. Die Kenntnisse dieser gestörten Familienstruktur und insbesondere ihrer kommunikativen Anomalien hat bereits zu therapeutischen Versuchen geführt. Autoren wie ACKERMAN, WYNNE, FLECK, KAUFMANN u.a. benützen die gesammelten Erfahrungen, um in therapeutischen Familiensitzungen, an welchen der Patient, die Familie und der Therapeut teilnehmen, eine Veränderung dieser Kommunikationsmodi herbeizuführen.

Auf Einzelheiten werden wir später eingehen.

Daseinsanalytische und existentialphilosophische Grundlagen zur Psychotherapie der Schizophrenen. Es kann nicht unsere Aufgabe sein, hier die Auffassung der Daseinsanalyse zur Schizophrenie darzulegen. Dazu sei auf das Schizophreniekapitel verwiesen. Immerhin muß doch betont werden, daß die Arbeiten von L. BINSWANGER, M. BOSS, ZUTT, KUHN u.a. das Denken der Schizophrenietherapeuten — zum mindesten in Europa — beeinflußt haben. Da die Daseinsanalyse bewußt und ihrem Wesen nach im Gegensatz zu einer kausalen Denkweise wie sie die Psychoanalyse vertritt, steht, konnten indessen nicht konkrete Regeln aufgestellt werden. Es darf auch nicht außer acht gelassen werden, daß beispielsweise das Anliegen L. BINSWANGERS in seinen großartigen Falldarstellungen nicht ein primär therapeutisches war. Der Hauptbeitrag der Daseinsanalyse kann wohl darin gesehen werden, daß sie dem Therapeuten durch die Erhellung des „In-der-Welt-seins" des Schizophrenen, Möglichkeiten tieferen Verständnisses schuf. Das schizophrene Phänomen erhielt neue Dimensionen und Tiefen. Das Mit-leben des Therapeuten im Behandlungsprozeß wurde in einer neuen Bedeutung gesehen, wenn auch in der Frage der Übertragung und Gegenübertragung nicht auf die psychoanalytische Theorie verzichtet werden konnte.

Die komplexe Psychologie C.-G. JUNGs hat sich unter dem Einfluß ihres Schöpfers seit Jahren mit der psychotherapeutischen Behandlung Schizophrener befaßt. Nach ihrer Auffassung wird der Kranke durch archaische Prozesse überschwemmt. Er ist unter Umständen der Held, der in sich selbst zerrissen Gefangener ist, wie sich dies auch in den Mythen zeigt. Wichtig ist der Jungschen Psychologie auch der Begriff der Inflation.

Der Individuationsprozeß ist beim Schizophrenen gestört, er ist oft fasziniert durch die chaotischen Inhalte seines Unbewußten.

Der Heilfaktor im therapeutischen Geschehen ist die Persönlichkeit des Arztes. Wie FIERZ betont, hat C.-G. JUNG keine „psychotherapeutische Methode begründet, die als therapeutische Zusatzmethode in der Klinik angewendet werden könnte".

Der Therapeut Jungscher Richtung versucht die spontan auftauchenden Bilder, die sich auch in Malereien konkretisieren können, nach ihrem archetypischen Gehalt zu deuten. Im Gespräch werden diese Bilder einem tieferen Verständnis zugeführt. Dadurch, daß der Therapeut dem Kranken zeigt, daß er den tieferen Sinn dieser Bilder versteht, kann er katalysierend den Heilungsprozeß in Fluß bringen.

Eine recht große Breitenwirkung für die Psychotherapie Schizophrener hatte in den letzten Jahren die *Verhaltens resp. Lerntheorie* (Behaviourismus).

Ausgehend von WATSON, der seinerzeit das Phänomen der Phobie unter lerntheoretischen Aspekten an einem Kind experimentell erforschte, hat die Verhaltenstherapie heute vor allem in USA zahlreiche Anhänger gefunden. Zu den Autoren, die sich mit dem Problem der Behandlung Schizophrener befaßten, gehören AYLLON, AZRIN und WOLPE. Soweit uns die Literatur zugänglich ist, scheint jedoch noch nicht der Versuch unternommen zu sein, die schizophrene Symptomatologie in ihrer weiten Verzweigung lerntheoretisch zu erklären. Da indessen über zahlreiche praktische Anwendungen der Lerntherapie bei chronischen schizophrenen Anstaltspatienten berichtet wird, scheint eine gewisse theoretische Vorstellung doch zu bestehen. In Analogie zur Neurose kann vermutet werden, daß auch das schizophrene Symptom als Ausdruck eines falschen Lernens, als eine fehlgesteuerte Gewöhnung aufgefaßt wird. In der Therapie wird deshalb auch versucht, mit Hilfe der Prinzipien der *Verstärkung* und der *Auslöschung* (reinforcement, extinction) das abnorme Verhalten der Schizophrenen zu beeinflussen. Zum Teil wird auch das Prinzip der paradoxen Intention verwendet.

Die theoretischen Grundlagen der *Soziotherapie*, wie sie bei Schizophrenen angewendet wird, decken sich weitgehend mit den bereits geschilderten Lehrmeinungen. Der abgekapselte, unter Objektverlust leidende Kranke, der Paranoide, dessen Wahnwelt die Realität immer mehr verdrängt oder überdeckt hat, soll durch aktive Stimulation, durch Geben und Nehmen, durch schöpferische Tätigkeit, eine Stärkung des Ichs erfahren. Dabei geht es selbstverständlich nicht um eine äußerliche Adaption an eine dem Kranken gleichgültige oder fremde Realität, beispielsweise der Klinik. Er soll nicht neue Automatismen lernen, sondern es soll zu einem Durchbrechen alter circuli vitiosi kommen. In der Tat wissen wir, daß das Gefühl der totalen Vereinsamung, der Entfremdung und des Ausgeschlossenseins beim Schizophrenen oft durch ein geglücktes Einfügen in eine sinnvolle Tätigkeit in der Gruppe bedeutend gemildert werden kann. Bei DUNTON und LICHT lesen wir, daß das Hauptziel der Soziotherapie in der *Resozialisierung* besteht, die erreicht wird durch:

Förderung der Sublimierungsvorgänge.
Bessere Austragungsmöglichkeiten von Aggression und feindlichen Gefühlen.
Ersatz für bedrückende Schuldgefühle.
Freilegung und Ausdrucksmöglichkeit für Phantasien.
Schaffung von Möglichkeiten zur schöpferischen Betätigung.

B. Depression

Will man sich über die Grundlagen einer individuellen oder kollektiven Psychotherapie bei Depressiven Klarheit verschaffen, so muß vorerst darauf hingewiesen werden, daß die Ausgangssituation eine ganz andere ist als bei der Schizophrenie. Unter dem Generalnenner Depression erscheint ja nicht nur die *endogene Depression*, für welche wir eine relative Unabhängigkeit von lebensgeschichtlichen und Milieu-Faktoren postulieren. Gemäß der heute gültigen Nosologie unterscheiden wir zwischen neurotischen und reaktiven Depressionen einerseits und den endogenen andrerseits. Die Depression im Gefolge eines organischen Hirnabbaus, beispielsweise der senilen Demenz, lassen wir hier aus dem Spiel. Hinsichtlich der Involutionsdepression aber auch der schizophrenen Depression gehen die Auffassungen noch recht weit auseinander, inwiefern nämlich erlebnisbedingte Faktoren eine maßgebliche Rolle spielen. Nach den Untersuchungen CIOMPIs scheint bei der Involutionsdepression die innere Auseinandersetzung mit den Problemen, welche dieses Lebensalter mit sich bringt, von großer Bedeutung zu sein. Über die Psychotherapie neurotischer und reaktiver Depressionen haben wir hier nicht zu sprechen, da sich ihre Voraussetzungen mit denjenigen aller neurotischen resp. psychogenen Erkrankungen decken.

Für die endogenen Depressionen könnte eigentlich angenommen werden, daß die Psychotherapie nur eine untergeordnete Rolle spiele, da ja der kausale Faktor im biologischen Feld liege. Indessen ist es doch auffällig, daß nicht selten der Kliniker eine gemischte Ätiologie vermutet. Es soll hier nicht der Weitbrechtsche Begriff der endoreaktiven Depression diskutiert werden. Vielmehr wollen wir uns schlicht an die Tatsache halten, daß im Alltag der Praxis immer wieder „endogen“ Depressive beobachtet werden, bei welchen Konfliktsituationen nicht nur als auslösender Faktor eine Rolle zu spielen scheinen, sondern bei denen die depressive Verstimmung in einen inneren Zusammenhang mit der ganzen Lebensgeschichte gebracht werden kann.

Die Psychoanalyse hat sich seit jeher wenig um die klinischen Unterschiede zwischen endogenen und nicht endogener Depression gekümmert. Sie vermutet, daß bei allen Depressionsformen eine Verschiebung der Aggressionstendenzen am Werk ist. Die Aggression ist nicht mehr auf ein äußeres Objekt gerichtet, sondern gegen ein inneres, d.h. intrajiziertes. Der Depressive befindet sich in einem *circulus vitiosus* von Schuld und Aggression, sein Überich ist übermächtig. In der Psychotherapie muß es deshalb auch in erster Linie darum gehen, die klaffenden Gegensätze auszugleichen. Während wir in der Literatur zahlreiche Hinweise auf die Behandlung leichterer, resp. neurotischer Depressionen finden, wird die vorwiegend als „endogen“ aufgefaßte Depression bedeutend seltener erwähnt als beispielsweise die Schizophrenie. Das mag unter anderem mit dem besonderen Verlauf, resp. mit der relativ günstigen Spontanprognose zusammenhängen. Darauf haben wir bereits 1959 hingewiesen und die Durchsicht der Literatur der letzten 10 Jahre gibt keinen Anlaß, diese Meinung zu ändern. Zu den lesenswertesten Abhandlungen gehören nach wie vor diejenigen von FRIEDA FROMM-REICHMANN, LEBOVICI und COHEN. Das therapeutische Vorgehen unterscheidet sich nicht von dem bei Neurosen gültigen.

IV. Praxis der Psychotherapie (Methoden, „Technik“)

A. Individuelle Psychotherapie

In diesem Abschnitt soll versucht werden, das zu ordnen und herauszuheben, was die individuelle Psychotherapie „endogener“ Psychosen von derjenigen anderer seelischen Störungen unterscheidet. Dabei ist es unumgänglich, gewisse Einschränkungen zu präzisieren. Da — wie wir gesehen haben — die Praxis der Psychotherapie bei endogenen Depressionen beschränkt und selten ist, beziehen sich die nachfolgenden Abschnitte vorwiegend auf die Schizophrenietherapie. Ferner müssen wir den Hauptakzent auf die analytisch orientierte Therapie legen, da auch hier die umfassendsten Erfahrungen vorliegen.

1. Motivation

Hier sei ein Zitat BENEDETTIs vorangestellt, das so recht die Besonderheit der therapeutischen Situation beleuchtet: „Ob es sich bei der Psychotherapie um die von beiden Seiten bewußt gewollte Zusammenarbeit von zwei Menschen handelt oder um das Ringen eines Arztes um den ablehnenden und sich verschließenden Geisteskranken: immer ist das Wesen der Psychotherapie durch die Tatsache bestimmt, daß ein Arzt in der Existenz des Kranken für etwas eintritt, das in dieser Existenz gefährdet ist und dem, seinem Wesen entsprechend, nur noch in der Kategorie der Mitmenschlichkeit geholfen werden kann... Die Psychotherapie wurzelt im Glauben des Arztes an die Möglichkeit, eine verschüttete und immer irgendwie verkannte Existenzseite des Kranken zu vertreten, zu verteidigen, zu pflegen, zum Leben zu rufen und am Leben zu erhalten. Dieser unbeirrbare Glaube an ein nie ausgelöschtes Menschliches ist in der hoffnungsarmen und öden Welt der psychischen Krankheit das Moment, das zwei Menschen, den Arzt und seinen Kranken wirklich verbinden kann. Alles psychologische Wissen bewegt sich auf dieser Grundlage oder es ist unnütz und nichtig.“

Weshalb unternimmt ein Psychotherapeut die Behandlung eines Geisteskranken? Es lassen sich oft *bewußte* und *unbewußte Motive* unterscheiden. Auch spielt die äußere Situation des Arztes eine bedeutende Rolle. Der im Spital tätige Psychiater wird, vor allem wenn er psychotherapeutisch interessiert und ausgebildet ist, immer wieder in die Lage geraten, daß er durch das Schicksal eines Kranken angesprochen wird, den er vielleicht zu Beginn nur als einen unter vielen kannte.

Zu den bewußten Motiven wird dann gehören, daß er die Voraussetzungen für eine erfolgreiche Therapie für günstig einschätzt, wozu nicht nur eine sich rasch verdichtende Einsicht in psychodynamische Zusammenhänge gehört, sondern beispielsweise auch die Tatsache, daß keine rapide Spontanheilung in Aussicht steht, daß der Kranke auf andere Therapien nicht anspricht, daß er so oder so längere Zeit in der Institution verweilen wird, zu welcher der Arzt gehört. Der erfahrene Psychotherapeut wird sich genau überlegen, ob der große Zeitaufwand, von ihm selbst her gesehen und auch in Berücksichtigung der ökonomischen Verhältnisse, zu leisten ist.

Viel entscheidender wird jedoch eine Motivierung sein, die dem Therapeuten nicht immer restlos bewußt ist. So geht es oft um ein primäres Gefühl der Sympathie und des Mitleids, um das Bedürfnis gerade diesem bestimmten Kranken eine besondere Aufmerksamkeit zu widmen. Diesem Gefühl der primären Sympathie und Affinität sind oft Elemente der persönlichen Problematik des Therapeuten beigemischt. Er ist vielleicht in der Lebensgeschichte des Kranken auf Umstände gestoßen, die Ähnlichkeiten mit eigenen Lebenserfahrungen haben (s. MANN). Der Kranke hatte Schwierigkeiten zu bewältigen, welche dem Therapeuten besonders vertraut sind. Gelegentlich fühlt sich der Therapeut zum Kranken hingezogen, weil sich in ihm und durch ihn eine ungelöste Familienproblematik neu belebt.

(Beispielsweise stellte sich heraus, daß ein Psychotherapeut eine 30jährige Schizophrene zu behandeln anfing, weil sie unter anderem starke Wesensähnlichkeit mit seiner Schwester hatte, mit der er in Konflikte verstrickt war.)

Solche nur teilweise bewußten Motivationen müssen nicht unbedingt als ungünstig gelten. Im Gegenteil, auch für die Psychosentherapie gilt das, was wir von der Psychotherapie der Neurosen wissen, daß nämlich die Selbsterkenntnis und die Arbeit am Charakter beim Therapeuten gerade durch die Beziehung mit dem Kranken immer wieder gefördert wird. Der Arzt versucht also nicht nur dem Kranken, sondern indirekt auch sich selbst zu helfen und beide sind aufeinander angewiesen.

Negativ können sich unbewußte Motive dann auswirken, wenn es sich um folgende Konstellationen handelt:

1. Das *Ausleben narzißtischer Strebungen* des Arztes.

Während einer gewissen Epoche und z.T heute noch, galt es als besonders heroisch, sich mit schwer kranken, schwierigen und aggressiven Schizophrenen abzugeben. Für das Prestige eines jungen angehenden Psychotherapeuten wurde es als wichtig betrachtet, eine solche Erfahrung gemacht zu haben. Man wollte nicht hinter andern zurückstehen und wurde durch die dramatischen Schilderungen eines J. N. ROSEN u.a. in seinem Ehrgeiz angestachelt. Je nach dem Grad der narzißtischen Motivierung kann eine solche Grundhaltung zu einer gefährlichen Klippe werden. Der Therapeut will sich und den andern beweisen daß er fähig ist, schwierigste und z.T. sogar gefährliche Situationen auszuhalten und durchzustehen. Die Therapie darf nicht scheitern, weil es sonst um den Ruf des Therapeuten geschehen wäre.

2. Aggressive Tendenzen.

Der Therapeut wählt gelegentlich einen schizophrenen Kranken, bei welchem es mit größter Wahrscheinlichkeit früher oder später zu aggressiven Auseinandersetzungen kommt und während welchen der Therapeut zeigen muß und kann, daß er „der stärkere ist“. Was beim Kranken oft verzweifelter Ausbruchsversuch aus einer tödlich bedrohenden Situation ist, wird dann für den Therapeuten eine willkommene Gelegenheit, Dominationsgelüsten in einer sehr subtilen Weise einen Weg zu öffnen.

3. Homosexualität.

Bei gleichgeschlechtlichen Kranken ist es fast unvermeidlich, daß homosexuelle Ängste nicht nur im Patienten, sondern auch im Arzt geweckt werden. Negativ wirkt sich dies dann aus, wenn die homosexuelle Problematik beim Therapeuten nicht von vorneherein bewußt ist, sondern wenn aus einer latenten homosexuellen Spannung heraus die Wahl des Kranken geschieht und dadurch die Versuchungssituation provoziert wird.

2. Die therapeutische Situation

Nur in seltenen Ausnahmen wird die erste Begegnung des Kranken mit seinem zukünftigen Therapeuten auch die erste Begegnung mit der Psychiatrie überhaupt sein. In der Regel wird der Schizophrene zuerst durch andere Kollegen untersucht und häufig auch medikamentös behandelt worden sein. Vor allem aber wird seine Psychose ihn in immer offensichtlichere Konflikte mit seiner näheren Umgebung gebracht haben, die oft in der zwangsweisen Hospitalisation endeten. Es ist also nicht verwunderlich, daß der Kranke dem Therapeuten vorerst Mißtrauen entgegenbringt. Dieser wird von ihm nicht ohne weiteres als Helfer und Freund angenommen. STIERLIN hat prägnant auf die Schwierigkeiten hingewiesen, die sich einer „therapeutischen Allianz" in den Weg stellen. Der Kranke kann nicht frei wählen und die „Rolle" des zu Behandelnden ist ihm nicht selbstverständlich. Es gilt in der gemeinsamen Arbeit das Stadium der fehlenden Motivierung zu überwinden. Besonders schwierig gestaltet sich die Situation, wenn der zukünftige Therapeut im Rahmen der Institution, welche den Kranken beherbergt, administrative Funktionen innehat. In dramatischer Weise kann sich gelegentlich die Frage stellen, ob der Therapeut zugleich für die Sicherheit des Kranken verantwortlich sein kann und muß, ob er also beispielsweise eine Einschränkung der Freiheit anordnen wird.

In Chestnut-Lodge in Washington, das als Modellinstitut für die Psychotherapie Schizophrener gelten kann, wurde konsequenterweise eine Rollenverteilung durchgeführt. Während der Psychotherapeut sich ausschließlich als Partner des Kranken betrachtete, übernahm ein anderer Arzt die Aufgabe, die Realität zu vertreten, die Einordnung des Kranken in den Tagesablauf des Spitals zu gestalten und die auftauchenden Gruppenprobleme zu lösen. Die Diskussion darüber, ob dieses Vorgehen das Beste sei, ist noch nicht geschlossen. In Europa hat man eher die Tendenz, dem Therapeuten eine Doppelrolle aufzubürden.

Um es nochmals zu betonen: die Arzt-Patientenbeziehung wird in keinem Fall die gleiche sein wie bei einer Neurosenbehandlung. Es kann nicht von einem freiwillig geschlossenen Kontrakt zwischen den beiden Hauptpersonen gesprochen werden. Die nicht selten auftretende Notlage, daß der Therapeut einen Kranken behandeln muß, ohne daß dieser in der Lage ist seine gültige Zustimmung zu geben, führt über zu heiklen juridischen Problemen. Muß vor jeder Behandlung das Einverständnis der Familie resp. des Kostenträgers eingeholt werden? Eine allgemein gültige Regel kann hier nicht aufgestellt werden, da die familiäre Ausgangslage sich sehr verschieden gestalten kann. Gewiß gibt es Angehörige, die dem Therapeuten von vorneherein Vertrauen entgegenbringen. Es kann aber auch sein, daß der Familienkonflikt so kraß ist, daß jede Hilfe abgelehnt wird, ja daß man dem Therapeuten verbieten will, sich um den Kranken zu kümmern. In extremen Fällen, wo trotz positiver Indikation eine negative Einstellung sowohl des Kranken als auch der Familie besteht, wird sich eine gezielte Psychotherapie wohl kaum durchführen lassen.

Es gibt nun einige praktische Regeln die sich uns für die Gestaltung der initialen Situation bewährt haben:

a) Der Therapeut soll einen Patienten nur dann übernehmen, wenn er die Gewißheit hat, daß keine äußeren Umstände ihn zu einem vorzeitigen Abbruch der Therapie zwingen würden. Dies betrifft vor allem die heikle Situation junger Kollegen, die sich z.T. noch in Ausbildung befinden, bei denen Stellenwechsel vorauszusehen sind usw. Der Therapeut muß über sehr lange Zeitstrecken verfügbar sein. Es wäre m.E. ein grober Kunstfehler, wenn eine intensive individuelle Psychotherapie mit einem Schizophrenen begonnen würde im Moment da der Therapeut bereits weiß, daß er innerhalb eines Jahres seinen Arbeitsort wechseln und den Kranken jemand anderem übergeben müßte.

Wird diese Regel nicht eingehalten, so riskiert man den Kranken aufs schwerste zu frustrieren und zu enttäuschen. Kommt es nämlich zu einer fruchtbaren Beziehung, so wird diese bald für den Kranken im Zentrum seines Daseins stehen. Der Therapeut wird Vater- und Mutterrollen übernehmen müssen. Falls es zu einem Unterbruch der Behandlung kommt, bedeutet dies für den Kranken eine Wiederholung traumatischer Erlebnisse, die für die Entwicklung der Psychose mitverantwortlich waren.

b) Der Therapeut muß während der Therapie zeitlich nicht zu sehr an andere Verpflichtungen gebunden sein. Er kann sich nicht darauf verlassen, daß der Kranke nur zu festgesetzten Zeiten gesehen wird. Er muß damit rechnen, daß der Zustand des Kranken es gelegentlich nötig macht, ihn außerhalb der geplanten Stunden zu behandeln, vielleicht auch an einem Sonntag.

c) Der Therapeut muß die Gewißheit haben, daß er den Kranken auch in akuten Episoden in der Klinik weiterbetreuen kann. Es dürfen sich nicht äußere Umstände ergeben, beispielsweise organisatorische Eigenarten eines Spitals, die einen Unterbruch der Behandlung mit sich bringen würden. So ist es auch wichtig, daß der ambulant tätige Psychotherapeut von vorneherein die Fortsetzung der Therapie im Spital ins Auge faßt.

Die wichtigste Voraussetzung für die geplante Behandlung ist jedoch immer die absolute *Solidarität* des Therapeuten mit dem Kranken. Von ihr wird letzten Endes alles abhängen.

3. Die Persönlichkeit des Therapeuten und seine Vorbildung

Die Psychotherapie eines psychotischen Menschen durchzuführen gehört zu den schwierigsten Aufgaben vor die sich ein Psychiater gestellt sehen kann. Zahlreich sind die Anforderungen die an ihn gestellt werden. BETZ verlangt, daß er wohlwollend, fest und gerecht sei. SULLIVAN fordert daß er die Fähigkeit habe, ein gerütteltes Maß an Versagung auszuhalten. EISSLER betrachtet als eine der wichtigsten Eigenschaften, emotionales Mitschwingen mit Objektivität zu vereinigen. Der letztere Punkt scheint auch mir von hervorragender Bedeutung zu sein. Immer wieder kommt es vor, daß jüngere enthusiastische Therapeuten sich unter Anspannung aller Kräfte in eine Therapie stürzen und wohl auch — getragen von ihrem Impetus — Anfangserfolge aufweisen. Ohne kritisches Wissen um die Bedeutung der neuauftauchenden Inhalte, ohne die Fähigkeit die Bedeutung ihrer eigenen Person im Erleben des Kranken richtig zu erfassen, werden sie sich jedoch bald in unlösbare Schwierigkeiten verstricken. Andrerseits ist eine wissenschaftlich distanzierte Haltung, auch bei vollkommener Beherrschung aller theoretischen Elemente geeignet, jede fruchtbare Arbeit zu verhindern.

Es muß also gefordert werden, daß der Psychotherapeut ein solides klinisch-psychopathologisches Wissen besitzt. Er muß eigene Lebenserfahrung haben und seine neurotischen Konflikte wenn möglich im Rahmen einer Lehranalyse aktiv bearbeitet haben. Er muß aber auch ein gutes Maß an Spontanität, Phantasie und rascher Reaktionsfähigkeit besitzen. Wenige vereinigen alle diese Qualitäten in sich. Jedenfalls muß nach wie vor der Standpunkt vertreten werden, daß die Selbsterfahrung in der eigenen Analyse zu den wertvollsten Bestandteilen des Rüstzeugs gehört. Es ist auch klar, daß vor der intensiven individuellen Psychotherapie Geisteskranker durch Nicht-Ärzte, z.B. Psychologen gewarnt werden muß. Hervorragende Ausnahmen wie z.B. M.A. SÉCHEHAYE bestätigen nur die Regel.

4. Der Beginn der Therapie und ihr zeitlicher Ablauf

Der Beginn der Therapie ist an keine bestimmte topographische Voraussetzung gebunden. Die erste Begegnung kann sich im Zimmer des Therapeuten, in demjenigen des Kranken, in einem Gemeinschaftsraum, auf einem Spaziergang ergeben. Wichtig ist von Anfang an die Berücksichtigung nicht nur der verbalen, sondern auch der averbalen Kommunikationsformen. Was der Kranke durch seinen Blick, seine Mimik und Gestik ausdrückt ist ebenso wichtig wie das, was er sagt. Der Therapeut muß sich auch bewußt sein, daß von Anfang an jedes seiner Worte und jede Geste auf die Goldwaage gelegt wird und — vor allem durch den Wahnkranken — in doppeltem Sinne erlebt wird. Eine einfache Handlung (Anbieten einer Zigarette, Feuer geben usw.) kann sofort in einem zweifachen Sinne gedeutet werden: eine realitätsgerechte Belohnung und zugleich eine symbolische Handlung.

WILL, ehemaliger Mitarbeiter von FRIEDA FROMM-REICHMANN, hat plastisch geschildert, wie sich ein erster Kontakt gestalten kann. Er schreibt:

a) Ich erwähne in wenigen, möglichst einfachen Worten, was ich über die Schwierigkeiten des Kranken weiß.

b) Ich erwähne kurz meine eigene Situation, „zeige" dem Kranken meine Identität, antworte auf Fragen, die er hinsichtlich meiner Person stellt und erwähne, daß der Beweggrund dieser Begegnung ein beruflicher sei, da ich Therapeut sei und er (der Schizophrene) offenbar Probleme habe.

c) Ich ermuntere den Kranken, etwas von seinem Leben zu erzählen.

d) Ich versuche mich so zu verhalten, daß der Kranke nicht in starke Angst gerät und hüte mich in einer Richtung weiterzugehen, die beim Kranken ein Gefühl des Mißbehagens auslöst.

e) Ich versuche nicht, den Kranken in seinem äußeren Verhalten zu beeinflussen oder einzuschränken.

f) Wenn ich Verzerrungen bemerke in der Art, wie der Kranke die momentane Umgebung wahrnimmt, versuche ich ihm dies zu sagen und ihm andere Deutungsmöglichkeiten anzubieten.

g) Ich erkläre dem Kranken, wie ich mir die Fortsetzung unserer Zusammenkünfte vorstelle und gebe ihm ein festes zeitliches Programm.

Viel wird nun davon abhängen, in welchem Zustand der Kranke sich zu Beginn der Therapie befindet. Handelt es sich nämlich um eine akute Phase mit stark regressivem Verhalten, so wird der Therapeut fürs erste sich mit einer wohlwollenden, nicht-deutenden Präsenz begnügen. Er wird unter Umständen pflegerische Aufgaben übernehmen, bei der Ernährung und Lagerung des Kranken helfen. Das Ziel dieser regelmäßigen, ruhigen, gütigen Präsenz ist, daß der Kranke den Therapeuten überhaupt erst einmal in sein Erlebnis- und Wahrnehmungsfeld aufnimmt. Handelt es sich dagegen um einen relativ stabilen, nicht massiv regredierten Kranken, so kann sich das Gespräch um banale Inhalte des täglichen Lebens drehen, bis dann — oft schlagartig — eine akute Problematik sich enthüllt, die den Therapeuten zur Stellungsnahme zwingt. Die Ungeduld des Therapeuten wird oft auf eine harte Probe gestellt, vor allem die des Anfängers. Es mag den Anschein haben, als ob durch lange Stunden „nichts passiere", während in Wirklichkeit dieses Warten von seiten des Kranken nichts anderes bedeutet, als daß er den Therapeuten auf seine Ausdauer und Standfestigkeit prüfen will. Bei schweren akuten katatonen Zuständen kann man sich auch fragen, wie weit die Fähigkeit des Kranken, den Therapeuten wahrzunehmen, überhaupt geht. Die nachträgliche Amnesie kann sowohl dafür sprechen, daß es sich um eine Schutzfunktion gegen übermächtige Gefühlsregungen handelt als auch um eine echte perzeptorische Unfähigkeit.

Während der Therapeut aus solchen akuten Zuständen oft sehr wertvolle Erhellungen über das Wesen des Kranken gewinnen kann, ist, wie bereits erwähnt, keine unmittelbar heilende Wirkung aus dieser Begegnung zu erwarten. Immerhin kann durch die wohlwollende Präsenz des Arztes der akute Angstzustand gemildert werden.

Gelegentlich kann allerdings auch die Begegnung in einem akuten Erregungszustand das Verhältnis zum Therapeuten in dramatischer Weise festigen und bekräftigen. Eine Kranke sagte mir mehrere Jahre nach dem Beginn der Therapie in einer akuten Phase: „Daß Sie mir damals zu Beginn das Essen mit dem Löffel eingegeben haben, war für mich das Entscheidende. Was im übrigen mit mir geschah, weiß ich nicht mehr, aber diese Begebenheit ist in meiner Erinnerung ganz stark geblieben."

Ist der Kranke einmal aus der akuten Phase herausgekommen oder hat die Therapie im Zeitpunkt einer relativen Stabilität begonnen, so lassen sich nach SEARLES gewisse Phasen der Beziehung unterscheiden.

Während einer ersten Zeitspanne, die einige Wochen, Monate, aber auch Jahre dauern kann, besteht kein eigentlicher tiefer Kontakt. SEARLES spricht in diesem Zusammenhang von der *autistischen Phase*. Der Kranke verfügt nicht über seine Affekte, er kann sie nicht mitteilen. Der Therapeut „empfängt" deshalb auch vom Kranken wenig, es sei denn das Gefühl des Bizarren und Fremden. Der Kranke rechnet noch nicht mit dem Therapeuten, er hat für ihn noch kein Profil. Mit SZALITA PEMOW kann man annehmen, daß in dieser Phase die Individualität des Kranken, das Gefühl seiner eigentlichen Identität, ganz in der psychotischen Symptomatik liegt. Dies führt auch dazu, daß der Kranke jeden Annäherungsversuch des Therapeuten abwehrt. „Gesund werden" ist in diesem Zeitpunkt für den Kranken noch Synonym mit Rückkehr in einen früher erlebten und d.h. lebensunwürdigen und gefährlichen Zustand. Er fürchtet, daß der Therapeut ihn zwingen will, zu einem regressiven Beziehungsmodus zurückzukehren, welcher ihn gerade eben der Möglichkeit einer authentischen Kontaktnahme beraubt hatte. Die hebephrene Apathie, die katatone Steifheit andererseits, können den tiefen *Wunsch* nach diesem regressiven Verhalten ausdrücken. Jedenfalls ist der Kranke nicht einem abgestellten Motor zu vergleichen, den der Therapeut in Gang setzen muß, noch handelt es sich darum, daß der Therapeut ein Vakuum mit seiner Energie füllen muß. Vieles wird demnach davon abhängen, ob der Therapeut die Geduld und die innere Ruhe hat, diese Warteperiode gelassen und in einer ständigen aufmerksamen Bereitschaft im Sinne einer wohlwollenden Präsenz durchzuhalten (SEARLES).

Die zweite Phase bezeichnet SEARLES als diejenige der *ambivalenten Symbiose*. Es tauchen nun Zeichen einer sehr labilen und inkonstanten *Übertragung* auf. Für den Kranken beginnen sich die Grenzen zwischen den funktionierenden Ich-Anteilen und dem Ich des Therapeuten zu verwischen. Es kommt zu gegenseitigen Projektionen und Introjektionen. In dieser Phase reagiert der Kranke vor allem auf die unbewußten Prozesse des Therapeuten, dieser wiederum erlebt immer deutlicher, wie ambivalent er selbst dem Kranken gegenüber ist. Es tauchen Konflikte in der gegenseitigen Beziehung auf, und der Kranke nimmt einen immer zentraleren Platz im Denken des Arztes ein. Kranker und Arzt frustrieren sich gegenseitig, und der Therapeut muß oft Gefühle der Feindschaft von Seiten des Kranken ertragen lernen.

In der *dritten Phase* endlich wird es dem Kranken und dem Therapeuten gelingen, sich von Schuldgefühlen zu befreien, wenn reziproke aggressive Gefühle auftauchen. Beide werden nun entdecken, daß auf einem Grund von Entdifferenziertheit Haß und Zuneigung gleiche Wurzeln haben und synonym sind und daß das Tragende eine starke reale Zuneigung ist. In dieser Phase kommt es unter Umständen zu gemeinsamen Tätigkeiten, zum Austausch von Anteilen an der Realität, aber auch von Phantasmen. Die *vierte und letzte Phase* sei gekennzeichnet durch die Beendigung der Symbiose, die Ablösung des Kranken, die nicht ohne schmerzlichen Verzicht durch den Therapeuten vor sich geht.

Dieses Schema von SEARLES hat nicht allgemeingültigen Charakter, entspricht aber durchaus einem häufigen Ablauf. Die Dauer einer Behandlung kann zwischen einigen Monaten und vielen Jahren schwanken. Manchmal erfolgt die Ablösung vom Therapeuten nur sehr langsam, ja gelegentlich bilden sich dauernde Beziehungen heraus. Der Kranke wird dann in einem lockeren brieflichen oder telephonischen Kontakt mit dem Therapeuten bleiben, oder ihn gelegentlich in Krisensituationen aufsuchen.

Der Leser, der uns bis hierher gefolgt ist, wird mit einem gewissen Recht einwenden, daß noch nichts über die spezifischen Probleme, die sich in einer Psychotherapie mit psychotischen Mensch ergeben, gesagt worden sei. Wir werden deshalb versuchen, in den folgenden Abschnitten auf jene Punkte hinzuweisen, welche die Unterschiede zu einer Neurosen-Psychotherapie kennzeichnen.

5. Übertragung-Gegenübertragung

FREUD ging von der Auffassung aus, daß beim Schizophrenen keine Übertragung möglich sei. Heute wissen wir, daß diese Meinung ein Irrtum ist. Sicher ist es so, daß der Schizophrene teilweise die Gefühle, die er dem Therapeuten gegenüber hegt, nicht kontrollieren kann, er erlebt sie als nicht zu seinem Ich gehörig und versucht sie abzuwehren oder zu projezieren. Vom Therapeuten her gesehen scheint es dann, als ob eine chaotische, oft blitzschnell wandelbare Haltung sich zeige. Positive und negative Emotionen, Nähe und Ferne wechseln rasch ab. Der Kranke ist zerrissen zwischen Gefühlen tiefster Anziehung und Abhängigkeit einerseits und Angst und Haß andererseits. Unter Wiederbelebung alter ambivalenter Mutterbindungen versucht der Schizophrene seine auseinanderstrebenden Gefühle dem Therapeuten gegenüber zu neutralisieren, beispielsweise indem er ihn auf ein unerreichbares Piedestal erhebt. Erlebt er den Therapeuten als Christus oder den Teufel, dann ist für ihn das Problem gelöst: die fragwürdige Figur des Partners ist lokalisiert und aus einem persönlichen Rahmen herausgelöst.

Wenn der Neurotiker immer noch die Möglichkeit hat, die Gefühle für den Therapeuten als ein „wie wenn" zu erleben und einen Unterschied zwischen Vergangenheit und Gegenwart zu machen, so ist dies dem Psychotiker versagt. Es gibt für ihn kein „wie wenn" in dem Sinne, daß Vergangenes „wie gegenwärtig" wäre, sondern das Vergangene „ist" die Gegenwart. Diese die Grenzen der Wirklichkeit auslöschende Übertragung wurde auch Übertragungspsychose genannt (SEARLES, ROSENFELD).

Je intensiver die Beziehung wird, desto heftiger werden oft auch die Auswirkungen dieser Übertragungspsychose. Der Kranke will zugleich geliebt und bemuttert werden, zugleich fürchtet er als tödliche Gefahr das völlige Aufgehen im Therapeuten.

Für den Therapeuten wird es besonders wichtig sein, daß er die aggressiven und feindschaftlichen Äußerungen richtig versteht. Besitzt er die notwendige emotionale Reife und Distanz, wird er erkennen, daß die Angriffe und Kritiken des Kranken sich nicht eigentlich an ihn, sondern an phantasierte Objekte, die er in den Therapeuten projiziert, wenden. Durch diese aggressive Form der Beziehung wird ihm dann auch sein eigenes Bedürfnis nach Schutz und Abhängigkeit transparent.

In der Übertragung kann der Schizophrene oft ein äußerst feines Sensorium für die Schwächen des Therapeuten entwickeln. Er wird ihn erbarmungslos dort angreifen, wo er ihn wehrlos weiß. Wie SEARLES berichtet, erscheinen unbewußte

Ängste des Therapeuten in verhüllter Form in den psychotischen Äußerungen des Kranken, beispielsweise in seinen Halluzinationen. Jede, auch die harmloseste Mitteilung des Therapeuten wird durch den Kranken auf ihren scheinbar doppeldeutigen Gehalt geprüft. Versucht der Therapeut, auf die ungeschickten Annäherungsversuche des Kranken mit Wohlwollen und Freundlichkeit zu antworten, so nimmt dies für den Kranken die Proportionen einer sexuellen Verführung an. Will er andererseits dieser Gefahr ausweichen und entscheidet er sich dafür, dem Kranken deutend seine Haltung zu erklären, so erlebt dies der Kranke als Kritik, Verurteilung und Zurückweisung. Er hält sich dann für betrogen und reiht den Therapeuten in die Kategorie der Personen ein, die ihn schon früher durch ihr Unverständnis frustriert hatten.

Eine häufige Erscheinung ist es, daß im Rahmen der Gegenübertragung beim Therapeuten mütterliche Gefühle geweckt werden. Er versucht die Angstspannung zu mindern, indem er den Kranken in die Rolle des Kindes drängt. In schwer regressiven Zuständen kann diese Haltung dem Schizophrenen nützlich sein, doch wird sie oft auch eine Reifung und Individuation verhindern (RACAMIER). Aggressive Regungen des Kranken sind übrigens oft so zu verstehen, daß er sich dafür wehrt, vom Therapeuten auch als Erwachsener ernst genommen zu werden.

Praktisch bedeutet das Erkennen dieser Übertragungs- und Gegenübertragungsprobleme, daß der Therapeut ständig bereit sein muß, auf verschiedenen Ebenen mit dem Kranken zu kommunizieren. So wie er zugleich die unmittelbare Realität *und* die Summe der projektiv verzerrten Erfahrungen verkörpert, so wird der Kranke dem Therapeuten auch immer wieder zugleich als Säugling mit all seinen Bedürfnissen *und* als Erwachsener begegnen.

6. Das Agieren

Im Gegensatz zur Psychotherapie mit Neurosen wohnt der Behandlung Schizophrener beinahe immer ein dramatischer Aspekt inne (BENEDETTI). Dieser führt dazu, daß nicht nur der Kranke, sondern auch der Therapeut gelegentlich handelt und nicht nur spricht. Wie wir bereits erwähnten, kann dies in einer akuten initialen Phase bedeuten, daß der Arzt pflegerische Funktionen übernimmt. Es kann sich aber auch darum handeln, daß er den zerstörerischen Impulsen des Kranken durch eine physische Kontrolle entgegentritt.

So haben wohl alle erfahrenen Therapeuten Situationen erlebt, wo es galt, Grenzen zu ziehen, die überbordenden auto- oder heteroaggressiven Impulse mit Gewalt in Schach zu halten. Voraussetzung ist natürlich, daß die körperliche Konfrontation nicht einem versteckten Wunsch des Therapeuten entspricht und zur Befriedigung seiner unbewußten sadistischen Bedürfnisse dient.

Hinter dem Problem, ob der Therapeut in gewissen Situationen nicht nur reden, sondern auch handeln soll, steckt natürlich auch die Frage, ob der Weg zur Heilung für den Kranken nur über das Wort oder auch über die Geste gehe.

Die „maternage“ (eine glückliche Wortneuschöpfung von RACAMIER), bedeutet meist beides. Auch die „symbolische Wunscherfüllung“ von M. A. SÉCHEHAYE bedient sich der Geste: der in seiner Mutterbeziehung gestörte Kranke — so meint M. A. SÉCHEHAYE — soll nicht nur die Deutung seines versteckten Wunsches nach Mutterliebe erhalten, sondern diese soll sich im Symbol konkretisieren. So wird der kranken Renée ein Apfel — Symbol der Mutterbrust — gereicht. In dieser Geste soll beides zusammenfließen: Deutung und damit verstehen des Phantasieinhaltes als auch reale Kompensation. Die „symbolische Wunscherfüllung“ war eine wichtige Etappe in der Entwicklung der Psychotherapie der Schizophrenie. Sie hat aber nicht mehr Anspruch darauf, eine Methode im eigentlichen

Sinne des Wortes zu sein. Ob und wann die Geste an Stelle des Wortes treten soll oder sich mit ihm zu verbinden habe, hängt weitgehend auch vom Grad der momentanen Regression ab. Wie bereits früher erwähnt, kann es akute Zustände geben, in welchen jeder Versuch einer verbalen Kommunikation zum Scheitern verurteilt ist und wo der Kranke nicht Worte versteht, sondern höchstens den behutsamen Druck der Hand, den Brei, den der Löffel in den Mund führt, die Wärmeflasche, die ihm ins Bett geschoben wird. Das Beachten dieser Unterschiede von Grad und Art der Regression schließt von vorneherein jede vereinfachende Regelbildung für das Verhalten des Arztes aus.

7. Das Deuten

Aus zahlreichen Erfahrungen wissen wir, daß beim Psychotiker das Deuten nicht den gleichen Sinn des zur Heilung führenden Bewußtmachens eines verdrängten Inhaltes hat wie beim Neurotiker. Zudem liegt es ja gerade im Wesen der Schizophrenie, daß Inhalte, die beim Neurotiker verdrängt sind, offen da liegen. So kann der Psychotiker oft in wildschweifenden Bildern von seinen inzestuösen Wünschen und Phantasien berichten, er kann hemmungslose Todeswünsche kraß aussprechen und aller Tabus spotten.

Wie weit allerdings die von der Psychoanalyse postulierte Unfähigkeit des Schizophrenen zur Verdrängung immer gültig ist, muß offen bleiben. Oft kann man den Eindruck haben, daß neben den laut und ungehemmt vorgetragenen Triebansprüchen, z.B. sexueller Natur, die ganze prägenitale Sphäre als wohlbehütetes Geheimnis bewahrt wird. Wie auch RACAMIER vermutet, kann gelegentlich der Schizophrene nur deshalb von seinen ödipalen Strebungen so offen reden, weil sie auf keinem wirklichen Erleben beruhen. Tatsächlich hat es ja oft den Anschein, daß der Schizophrene vor dem Stadium der ödipalen Konstellation stehen geblieben ist.

BENEDETTI versteht das Deuten im Rahmen der Psychotherapie Schizophrener in einem weiten Sinne. Er spricht von der Deutung als Vermittlung, beispielsweise wenn dem Kranken der doppelte Aspekt einer bedrohlichen Wahnvorstellung gezeigt wird.

In anderem Zusammenhang schreibt er von der Deutung als Ausdruck der Resonanz beim Therapeuten.

Wir sind der Meinung, daß es auch eine Form des nichtverbalen Deutens gibt, indem nämlich der Therapeut durch sein Verhalten dem Kranken zeigen kann, daß er den tieferen Sinn einer schizophrenen Mitteilung erfaßt hat. Beispiel: Eine Schizophrene sitzt vor dem gefüllten Teller. Statt zu essen, schlägt sie sich immer wieder ins Gesicht. Der Therapeut nimmt einen Löffel und ißt selbst einen Bissen. Die Schizophrene hört auf sich zu schlagen und beginnt zu essen. Es wäre nun einleuchtend anzunehmen, daß sie dies tut, weil der Therapeut ihr durch sein Handeln die Angst vor vergifteter Speise genommen hat, oder auch einfach, weil sie ihn imitieren will. Aus dem übrigen Kontext ist jedoch zu entnehmen, daß der Zusammenhang folgender war: Die Schizophrene betrachtete ihren Hunger als einen unerlaubten bösen Triebanspruch, der sie schuldig werden ließ und für den sie sich strafen zu müssen glaubte. Durch seinen Akt deutete ihr der Therapeut diese Angst und entkräftete sie dadurch, daß er selbst diesen Trieb als etwas natürliches auslebte.

Gewisse psychoanalytische Richtungen (M. KLEIN, ROSENFELD) vertreten die Meinung, daß die Deutungsarbeit sich in der gleichen Richtung wie beim Neurotiker bewegen müsse.

Eine extreme Position hat J. Rosen vertreten, der das Deuten zum Angelpunkt seines Vorgehens gemacht hat, weshalb er auch seine Methode „direkte Analyse" genannt hat. Es hat sich inzwischen herausgestellt, daß diese Art des Vorgehens zweifelhaft ist. Obschon J. N. Rosen zu den Pionieren der Psychotherapie der Schizophrenie gehört, hat er durch sein massives Vorgehen sowie durch wenig stichhaltige Falldarstellungen und unbewiesene Erfolgsberichte die Kritiker auf den Plan gerufen.

8. Besondere Probleme

a) Der Widerstand des Kranken

Die therapeutische Intention des Arztes ist dem Kranken zu Beginn nicht durchsichtig. Er sträubt sich gegen ihn und wehrt sich dagegen, etwas preiszugeben. Meist hält er auch den Arzt für unfähig, seine besondere Situation zu verstehen. Es handelt sich also in der Regel nicht um ein Widerstreben, peinliche oder kompromittierende Gedanken und Gefühle mitzuteilen, sondern um ein primäres Mißtrauen. Wie Benedetti schreibt, muß der Therapeut lernen, die Widerstandshaltung des Schizophrenen als Schutz vor einer allzugroßen Empfindsamkeit und Abhängigkeit zu verstehen und daher auch zu respektieren. Die Formen, welche dieser Widerstand annehmen kann, sind mannigfach. Die Spielbreite geht vom einfachen mutistischen Schweigen bis zu raffinierten Manövern, die schließlich eine Fortsetzung der Therapien verunmöglichen würden. Besonders schwierig wird die Situation, wenn der Kranke vorhandene Spannungen in einer Spitalgemeinschaft ausnützt, wenn er also z. B. andere Ärzte oder Pflegepersonen gegen den Therapeuten ausspielt. Er kann auch im Rahmen seiner massiven Erotisierungstendenz den Arzt in heikle Situationen bringen. Hinter massivsten Versuchen, den Arzt sexuell zu verführen, kann sich oft ein starker Widerstand verbergen. Derartiges erotisches Agieren kann unter Umständen den Arzt dazu führen, die Therapie abbrechen zu müssen, um nicht das Gleichgewicht einer ganzen Gruppe zu gefährden. Überhaupt gilt es zu beachten, daß eine individuelle Psychotherapie Schizophrener im Spital nicht ohne starke Belastung für das ganze Team abgeht. Darauf hat u. a. Meerwein hingewiesen.

Wie weit darf und soll der Therapeut *autoritär* sein? Wir meinen, daß immer dort eine feste versagene Haltung am Platze ist, wenn der Kranke in Gefahr gerät, sich durch sein realitätsfremdes Verhalten ernsthaften dauernden Schaden zuzufügen. Dazu gehören nicht nur die suicidalen Tendenzen, sondern auch das ungehemmte Ausleben aggressiver Impulse. Der Kranke muß erfahren, daß ihnen Grenzen gesetzt werden können.

b) Nähe und Distanz

Die von Freud geprägten Begriffe der „frei flottierenden Aufmerksamkeit" und der „neutralen" Haltung, wie sie in der Neurosentherapie verwendet werden, lassen sich nicht ohne weiteres auf die Psychotherapie übertragen. Der Therapeut muß in höchstem Maße präsent und engagiert sein, zugleich jedoch dem Kranken die Gewißheit einer festen Distanz geben. Hill hat den Ausdruck „intransitiv mood" geprägt.

Gefühlsmäßige Nähe resp. Distanz wird vom Schizophrenen unmittelbar auch im körperlichen Bereich erlebt. So wird es nicht gleichgültig sein, in welchem körperlichem Abstand der Therapeut dem Kranken begegnet. Daß die "face à face"-Situation die absolute Regel ist, braucht wohl nicht betont zu werden. Die psychoanalytische Anordnung, bei welcher der Therapeut unsichtbar hinter dem liegenden Kranken sitzt, wird kaum je anzuwenden sein.

9. Nicht tiefenpsychologisch orientierte individuelle Psychotherapieformen

Hier wäre vor allem die Methode von ROGERS (non directif methode) zu erwähnen. Unseres Wissens wurde sie bisher mit Ausnahme von TRUAX (s. Artikel GELDEN in diesem Band) kaum bei Psychosen verwendet. Jedenfalls wird in den Literaturübersichten von BENEDETTI, KIND, JOHANNSON und WENGER aus den Jahren 1951—1965 ihrer nicht Erwähnung getan.

Hypnoseversuche gab es zwar gelegentlich im letzten Jahrhundert. In den letzten Jahren haben nur vereinzelte Autoren, z.B. BOWERS u. Mitarb. darüber berichtet. Abgesehen von einer oberflächlichen, symptomatischen und zeitlich begrenzten Wirkung lassen sich wohl keine ernstzunehmenden Erfolge erzielen.

Über die *Verhaltenstherapie* von WOLPE u.a. (s. z.B. COWDEN) soll unter dem Abschnitt der kollektiven Psychotherapie berichtet werden. Diese Eingliederung wird dem Prinzip, das dieser Methode zugrunde liegt, zwar nicht ganz gerecht. Da indessen die Anwendung bei Psychotischen meist im Rahmen eines Kollektivs geschieht, haben wir uns zu diesem Vorgehen entschlossen.

B. Kollektive Psychotherapie

Mit Absicht wurde den Besonderheiten der individuellen Beziehung Arzt—Patient ein breiter Platz eingeräumt. Alles was zur Haltung des Therapeuten, zur Übertragung und Gegenübertragung gesagt wurde, gilt *eo ipso* auch für die Formen der kollektiven Psychotherapie. Der Leser wird deshalb nicht erstaunt sein, wenn das wichtige Kapitel der kollektiven Psychotherapie, die heute stärker im Zentrum des Interesses steht als die individuelle, kürzer abgehandelt wird. Die Kenntnisse der Besonderheiten der individuellen Psychotherapie gelten als *Voraussetzung* für jede kollektive Art des Vorgehens.

1. Das Psychodrama

MORENO kommt unbestritten der Verdienst zu, das Psychodrama nicht nur erfunden, sondern auch erstmals bei Schizophrenen angewendet zu haben. Zu seinen ersten Kranken gehörten solche mit florider Wahnentwicklung. Er und seine Schüler improvisieren dramatische Szenen, in welchen die Kranken ihren Problemen angepaßte Rollen agieren. Beim einzelnen Spiel steht ein Kranker im Vordergrund. Die übrigen Teilnehmer sekundieren ihn gemäß ihren eigenen Einfällen oder den Anweisungen des therapeutischen Leiters, der u.U. selbst eine Rolle übernehmen kann. Die Mitspieler können wechselweise die Rolle des Kranken übernehmen und dadurch, daß sie in einer gegebenen dramatischen Situation, anders handeln, als es der Kranke getan hätte, die Funktion eines Hilfs-ich (auxiliary ego) übernehmen. MORENO betont die Wichtigkeit dieser „Spiegeltechnik". Im übrigen geht er nicht auf unbewußte Konstellationen ein, sondern begnügt sich mit einem offenen kathartischen Effekt. MORENO verwendet auch bewußt eine Bühne und läßt größere Zuschauergruppen zu. Je nach dem Temperament und der Phantasie des Leaders hat diese Methode zu zahlreichen Abwandlungen geführt.

Bedeutend verfeinert wurde sie, seitdem Analytiker wie LEBOVICI und DIATKINE sich mit ihr beschäftigten. Für sie steht nun nicht mehr das kathartische Element im Vordergrund, sondern die dramatische Bearbeitung der Übertragung in ihrer ganzen Breite. In der Praxis ist das psychoanalytische Psychodrama an die Existenz einer kleinen, gut aufeinander abgestimmten Gruppe von Analytikern gebunden, die unter der Leitung eines Leaders mit einem oder höchstens zwei

Kranken über längere Zeitspannen regelmäßig arbeiten. Auch hier wird es dem Kranken überlassen, ein Thema vorzuschlagen, das gespielt wird. Der Leader wird jedoch die erscheinenden Konflikte und Phantasmen des Kranken interpretieren. Gelegentlich wird der Kommentar auch von den Mitspielern übernommen im Sinne des Chores der antiken Tragödien (RACAMIER).

Im weiteren beschreibt RACAMIER das Vorgehen wie folgt: in ihrem Spiel begnügen sich die Therapeuten nicht damit, die oft vagen Hinweise des Kranken auf die Rollen auszuführen, sondern sie versuchen die dahinterstehenden Phantasmen und Abwehrmechanismen in größtmöglichster Intensität darzustellen, ja oft werden sie bis zur karikaturalen Übertreibung dessen gehen, was der Kranke vorgeschlagen hatte.

Es kommt dann zu sog. lateralen Übertragungen, d.h. der Kranke erlebt in den Mitspielern die Wiederbelebung kindlicher Erlebnismuster. Die Hilfe, die das analytische Psychodrama dem Psychotiker bieten kann, besteht nach RACAMIER darin, daß er seine heftigen und ambivalenten Affekte im Spiel, d.h. auf einer unwirklichen Ebene ausdrücken kann, was seine Angst verringert. Die Gestik erleichtert es ihm, die starre Maske fallen zu lassen. Die Scheinwirklichkeit des Wahns findet ihre Entsprechung in der Dramatik des Spiels. Die Heftigkeit der polarisierten Ich-Du-Problematik wird dadurch gemildert, daß die Übertragung sich verteilt. Für die Therapeuten wiederum ist die Gruppe ein Schutz vor der überwältigenden Gegenübertragung.

Im übrigen hat das Psychodrama für den angehenden Psychotherapeuten einen unschätzbaren didaktischen Wert. Hier kann die Omnipräsenz und Gewalt unbewußter Kräfte *ad oculos* demonstriert werden.

Ein Einwand, der mit Recht gegen das Psychodrama mit Schizophrenen gemacht werden kann, ist seine Aufwendigkeit, was den ärztlichen Einsatz betrifft. Wie bereits erwähnt, müssen mehrere Therapeuten für einen einzigen Patienten viele Stunden aufwenden. Das Psychodrama ist deshalb selten als ausschließliche Therapieform zu gebrauchen, sondern meistens befindet sich der Kranke zusätzlich noch in Einzeltherapie. Im Gegensatz zu MORENO sind die Vertreter des analytischen Psychodramas (LEBOVICI, KESTEMBERG) viel vorsichtiger in der Einschätzung des therapeutischen Erfolges. Das Psychodrama ist ein wertvolles zusätzliches Hilfsmittel, das z.B. bei schwer asozialen Schizophrenen im Beginn mit Erfolg verwendet werden kann.

2. Die Gruppentherapie

Es soll nochmals betont werden, daß hier die Gruppenarbeit im engeren Sinne gemeint ist und nicht die Milieu- und Soziotherapie. Es liegt auf der Hand, daß ein Vorteil der Gruppenpsychotherapie darin liegt, daß ein oder zwei Therapeuten eine größere Zahl von Schizophrenen gleichzeitig behandeln können.

Gerade fur Spitalverhältnisse kann dieser Faktor von großer Bedeutung sein. Er verringert u.a. auch die bisher nicht erwähnte Gefahr, daß der hospitalisierte Schizophrene, der das „Privileg“ einer individuellen Therapie hat, auch leicht in eine Außenseitenrolle den übrigen Kranken gegenüber gedrängt wird.

Eine Schwierigkeit besteht andererseits darin, daß es oft nicht leicht ist, geeignete Gruppen von Schizophrenen zu bilden. Die Homogenität und die Konstanz der Beziehungen wird darunter leiden, daß gewisse Kranke oft plötzlich das Spital verlassen und dann aus äußeren Gründen nicht mehr an der Gruppe teilnehmen können. Eine akute psychotische Verschlimmerung kann den Kranken zum mindesten vorübergehend aus der Gruppe ausscheiden lassen, da es ja nicht immer möglich ist, erregte Kranke an einer Sitzung teilnehmen zu lassen. Hier befindet sich die individuelle Psychotherapie im Vorteil, da sie nicht an Ort und Zeit gebunden ist. Der Therapeut kann seinem Kranken auch in den schwierigsten Situationen treu bleiben.

Unter den Autoren, die sich intensiv mit der Gruppentherapie Schizophrener befaßt haben, erwähnen wir SCHINDLER, BATTEGAY, LAI, STANDISH, SEMRAD. Wie bei der individuellen Psychotherapie kann die Grundhaltung des Therapeuten sehr verschieden sein. Im einen Fall wird er seine Leaderposition voll im suggestiven Sinne ausnützen und direktiv einwirken. Die Gruppe identifiziert sich dann ganz mit ihm. Eine andere Form ist die des analytischen Arbeitens. Hier hält sich der Therapeut im Hintergrund. Er wirkt als Katalysor, beobachtet und interpretiert gelegentlich die zwischen den Mitgliedern der Gruppe auftauchenden Spannungen und sucht ein Gruppengleichgewicht aufrecht zu halten. Schließlich muß noch die Diskussionsgruppe erwähnt werden, deren Ziel es nicht ist, die individuelle Problematik im Kollektiv zu bearbeiten, sondern bei welcher es um die Auseinandersetzung mit der unmittelbaren Realität und ihrer Bewältigung geht. Es handelt sich in der Regel um situationsbedingte Gruppen, beispielsweise Abteilungszusammenkünfte, bei denen nicht nur Arzt und Patienten, sondern auch das Personal teilnimmt. Sie sind in vielen Spitälern zum festen institutionalisierten Bestand geworden. Wir gehen hier nicht weiter darauf ein, da diese Art der Zusammenarbeit bereits in den Bereich der Soziotherapie gehört. Von Gruppen mit neurotischen Patienten unterscheiden sich die schizophrenen Gruppen durch die Distanz zwischen den Mitgliedern sowie durch die Heftigkeit und Unmittelbarkeit gewisser affektiver Reaktionen. BATTEGAY meint, daß die Kollektivsituation oft eher den Kranken dazu bringt, sich für das äußere Geschehen zu interessieren, als dies in einem Zweierverhältnis Arzt—Patient der Fall wäre.

Besonders wertvoll wird es sein, wenn der Kranke durch das Gruppenerlebnis im Gefühl der Einmaligkeit seiner Wahnvorstellungen erschüttert wird. Allmählich wird er dazu gebracht, Wahnideen anderer Gruppenmitglieder und schließlich seine eigenen zu bezweifeln. Die Gruppe besitzt eine emotionale Aufnahmefähigkeit, die zur Überwindung hemmender Angstzustände beiträgt (WONG). Die Gruppe darf nicht zu klein sein, damit der einzelne sich nicht zu sehr exponiert fühlt. Andererseits ist eine zu zahlreiche Teilnehmerschaft ungünstig, weil dann die Gefühle, die ausgedrückt werden, ohne konkrete Resonanz bleiben und leicht ins Chaotische umschlagen. Wünschbar ist bei der Zusammenstellung der Gruppe auch ein relativ einheitliches Niveau hinsichtlich Intelligenz, Reflexionsvermögen und kommunikativem Potential.

Ganz allgemein muß bedacht werden, daß die Teilnahme eines Schizophrenen an einer Gruppenarbeit auch gefährdend wirken kann, worauf bereits SLAVSON hinwies. So kann es vorkommen, daß der ichschwache Kranke, dem es an den Grundvoraussetzungen für einen geordneten verbalen Kontakt fehlt, ganz einfach überfordert wird. Statt in der Gruppe sich geborgen zu fühlen, wird er sich beständig als ausgestoßen betrachten. Es kommt leicht zu übermäßigen Schuldgefühlen, die sich dann in aggressivem Verhalten äußern. Immer wieder wird er aus der Gruppe ausbrechen und den Therapeuten als Mutter- oder Vaterfigur ganz für sich in Beschlag nehmen wollen.

Umgekehrt kann es für ihn zu einer sehr positiven Entwicklung führen, wenn er beispielsweise die Leaderposition einnehmen kann.

Trotz der gemachten Einwände kann die Gruppentherapie mit Schizophrenen ein wichtiges Hilfsmittel sein, vor allem wenn man bedenkt, daß die emotionalen Bindungen der Schizophrenen in der Gruppe oft leichter zu bewältigen sind, weil sie sich auf die Gruppenglieder verteilen, die wechselweise zu Aktoren und Rezeptoren der liebenden oder hassenden Zuwendung werden.

3. Familientherapie

Nachdem die analytisch orientierte individuelle und Gruppentherapie während langen Jahren als Hauptform der Psychotherapie mit Geisteskranken zu gelten hatten ist in der jüngsten Zeit die Familientherapie neu dazugekommen. Wir erblicken in ihr einen grundsätzlich ganz neuen Versuch der spezifischen Problematik des Schizophrenen therapeutisch näher zu kommen. Als ein Pionier hat hier R. SCHINDLER zu gelten. Schon vor mehr als 10 Jahren hat er in Wien angefangen sog. bifokale Gruppen zu bilden, und hat seither diese Methode weiter ausgebildet. Dadurch daß versucht wird, die Haltung und die Persönlichkeitsstruktur der wichtigsten Familienglieder des Schizophrenen zu beeinflussen, soll es indirekt auch gelingen, dem Kranken selbst zu helfen. Dieses Prinzip liegt auch den neueren Therapiemodalitäten zu Grunde. Bifokal nennt SCHINDLER die Verteilung in zwei Gruppen, wobei die eine durch die Kranken, die andere durch die entsprechenden Mütter, Väter usw. gebildet wird. Das Vorgehen in den beiden Gruppen entspricht im übrigen weitgehend den allgemeinen Regeln der Gruppentherapie.

Daß jede auch die feinste Veränderung im Zustand des Kranken unmittelbare Beziehungen und Auswirkungen auf das Familiengleichgewicht habe, daß die direkten und indirekten Interventionen und Manipulationen der Angehörigen den Kranken ständig beeinflussen, wußte man längst. Nun galt es jedoch die Kenntnisse dieser Interaktionen auch therapeutisch auszunutzen. Wie bereits erwähnt, geben uns vor allem die Arbeiten von WYNNE, LIDZ, ACKERMAN, BOSZORMENYI-NAGY, KAUFMANN Aufschluß über das Vorgehen.

Nicht immer leicht zu lösen ist das Problem der Indikation und der Organisation regelmäßiger Sitzungen. Häufig beginnt eine Familientherapie damit (KAUFMANN), daß eine junge Schizophrene individuell behandelt wird, daß jedoch die Familie dieser Behandlung Widerstände entgegensetzt. Das erste Ziel der Familiensitzung ist dann diese Widerstände der Familie zu durchleuchten und bewußt zu machen. Daraus kann sich später eine regelmäßige Beziehung entwickeln, deren Ziel anspruchsvoller ist. Die Familie soll sich besser kennenlernen und sich über ihre Rollenverteilung klar werden. Der Schizophrene nimmt an allen Besprechungen teil, die ein- bis dreimal wöchentlich stattfinden. In der Regel handelt es sich um hospitalisierte Kranke, gelegentlich auch um solche die im Sinne der Tages- oder Nachtklinik gepflegt werden. Die therapeutischen Sitzungen, in welchen sich der Kranke, seine Eltern und evtl. Geschwister sowie der Therapeut — möglicherweise auch ein Co-Therapeut — zusammenfinden, stehen meist unter dem Zeichen starker Spannungen. Jedes Mitglied der Gruppe soll dahin gebracht werden, in den gemeinsamen Aussprachen zu einer persönlichen Schwierigkeit im Familienverband Stellung nehmen zu können. Die im Kapitel III geschilderten Kommunikationsstörungen werden vom Therapeuten zum Ausgangspunkt genommen um die Familienproblematik zu erhellen. Er legt den Finger auf die vorkommenden Paradoxien im Verhalten und Sprechen der Familienmitglieder, zeigt ihre gegenseitigen Abhängigkeiten auf und sucht vorsichtig den Stellenwert der schizophrenen Abwehr im Familiengleichgewicht zu deuten. KAUFMANN berichtet über massive Skotomisierungen, auf die er stößt, auf kaum verhüllte Inzestwünsche bei den Vätern ihrer schizophrenen Tochter gegenüber, auf die oft sehr weitgehende Rollenumkehr Vater-Mutter und ganz allgemein auf die Tatsache, daß unter den engen Familiengliedern Schizophrener schwerste Persönlichkeitsstörungen vorkommen, die unter einem Firnis von äußerlicher Adaptation deutlich werden. Der Schizophrene nimmt im Leben der Familie einen ganz besonderen Platz ein, in ihm polarisieren sich die Spannungen zwischen den

Eltern. Auf diese Zusammenhänge aufmerksam zu machen ist nicht leicht und es gehört ein großes Fingerspitzengefühl dazu, um als Therapeut nicht mit in den Kampf der Parteinahme und der gegenseitigen Anschuldigungen hineingezogen zu werden. In diesem Zusammenhang erscheint es immer wieder hilfreich, die formalen Kommunikationsstörungen zum Angelpunkt der therapeutischen Intervention zu machen. Eltern, Geschwister und Patient müssen so allmählich lernen, sich verbal in adäquater und verständlicher Weise zu äußern. Der Therapeut kann immer wieder auf die Kommunikationslöcher und auf die Verzerrungen der Mitteilungen, aber auch auf das Ausschließen und die Wahrnehmungsabwehr hinweisen und ihre Bedeutung signalisieren. Er kann gelegentlich das Tonband zu Hilfe nehmen und Gespräche der Familie durch diese selbst wiederholt abhören lassen.

KAUFMANN schreibt: „Unser Ziel ist also nicht etwa den armen Patienten gegen seine bösen Eltern zu beschützen (obschon dies mitunter auch nötig ist), sondern die ausgetauschten Mitteilungen und Botschaften ständig zu klären, Verschwommenes in Faßbares zu übersetzen, Zweideutiges als solches zu identifizieren. Das hat zunächst mit psychoanalatischem Interpretieren nichts zu tun, denn es wird nicht mehr begriffen als gesagt wird, sondern weniger, und in den ersten Monaten der Therapie lassen wir auch die Übertragung aus dem Spiel".

Aus den Falldarstellungen von KAUFMANN geht im übrigen die aufwühlende Wirkung solcher Familiensitzungen hervor und es zeigt sich klar, in welch dramatischer Form die zentralen Konflikte der schizophrenen Familie oft zu Tage treten.

Zu den Gegenindikationen für eine Familientherapie zählt KAUFMANN folgende Kriterien:

1. Zu niedriges kulturelles und intellektuelles Niveau welches verhindert, daß die Deutung der Kommunikationsstörungen überhaupt verstanden würde.

2. Familien mit Mitgliedern die kränker als der im Zentrum stehende hospitalisierte Kranke sind, bei denen es zu gefährlichen psychischen Dekompensationen kommen könnte.

3. Familien in denen die Starrheit der Rollenbildung und des Kommunikationsstils zu ausgeprägt sind, um therapeutisch beeinflußt werden zu können.

Wir betonten bereits, daß wir in dieser neuartigen Form der Psychotherapie Schizophrener eine der vielversprechendsten Möglichkeiten sehen. Man kann erstaunt sein, daß die seit langem vorhandene Kenntnis der Familiendynamik bei Schizophrenen nicht schon viel früher auf diesen Weg geführt hat.

4. Verhaltenstherapie

In Europa sind systematische Versuche, die Verhaltenstherapie bei endogenen Psychosen anzuwenden noch kaum gemacht worden. Wir müssen uns deshalb auf die bisher erschienene Literatur aus den USA stützen. Ausgangspunkt war dort die Erkenntnis, daß chronische Schizophrene mit langdauernder Hospitalisierung in eine „Randposition" geraten, auf welche sie einerseits mit ungezielter Aggressivität, andererseits mit Apathie und Rückzug aus der Realität reagieren. Aufgabe einer Psychotherapie müsse es demnach sein, diesen Kranken einen neuen „Status" zu geben, sie zur Übernahme einer neuen Rolle zu bewegen.

Ferner wird angenommen (LINDSLEY), daß bei diesen Kranken die verbale Kommunikation schwer gestört sei, so daß nur auf dem Umweg über eine *operative Konditionierung* eine Hebung des Niveaus zu erreichen sei. Es wird das Prinzip der „Verstärkung" eines Stimulus ("reinforcement") systematisch angewendet und wiederholt, d. h., fehlangepaßte Verhaltensweisen des Schizophrenen werden durch bessere zu ersetzen gesucht. Dabei geht es um Verweigerung der Nahrungsaufnahme, exzessiver Sammeltrieb usw. Als „Verstärker" resp. Belohnungen werden Zigaretten, Bonbons, Gewährung von Freiheiten usw. verwendet.

AYLLON hat die Anwendung dieser „Verstärker" im System der "token economy" kodifiziert. Diese "token economy" ist durch drei Kriterien bestimmt:

1. Ein bestimmtes Verhalten wird als gut und wünschenswert definiert, muß also verstärkt werden.

2. Ein Tauschobjekt oder "token" wird geschaffen, in Form eines Bon, Gutschein, Münze oder Jeton.

3. Diese "token" werden dem Kranken jedesmal abgegeben, wenn es ihm gelingt, das wünschbare Verhalten anzunehmen. Mit diesen "token" erwirbt er sich das Recht auf Belohnungen, die er wählen kann (Zigaretten, Bonbons, Bücher, Musik usw.).

Die Protagonisten dieser Methode betonen, daß das ausschließliche Element die Belohnung, d.h. die positive Verstärkung sei, daß es hingegen keine Strafe gebe, sondern höchstens eine negative Verstärkung durch Entzug der Belohnung.

Nach BLÖSCHL erlernten die Kranken einer Untersuchungsreihe von ALLYON folgende sozial-kooperative Verhaltensweise: Zunächst wurde die instrumentelle Reaktion des Einwurfes einer von der Pflegerin überreichten Münze in eine Büchse als Bedingung für den Eintritt zum Speisesaal konditioniert. Anschließend an diesen Lernprozeß fand vor dem Speisesaal ein tischähnliches Gerät Aufstellung, das an jedem Ende einen Druckknopf hatte. Wurden beide Knöpfe zur selben Zeit betätigt, so ertönte ein Signal und leuchtete ein rotes Licht auf. Das Gerät konnte auf Grund seiner räumlichen Ausdehnung nur von zwei Personen gemeinsam bedient werden. War die Aufgabe gelöst, so erhielten beide Partner die Münze, die für den Eintritt in den Speisesaal erforderlich war. Obwohl es sich fast durchwegs um schwere Fälle chronischer Schizophrenie handelte (Hospitalisierungsdauer bei 20 Jahren), erlernten praktisch alle Kranken in wenigen Wochen die geforderte Reaktion. Im Zug dieses Lernprozesses habe sich der sprachliche Kontakt mit dem Personal, aber auch untereinander, beträchtlich verbessert.

Die Vertreter der Verhaltenstherapie betonen die Wichtigkeit, für jeden Kranken ein genaues Programm der möglichen Verstärkungen und der einzusetzenden Mittel zu entwerfen. Wie man sieht, wendet sich die Verhaltenstherapie ganz besonders an stark regredierte chronische Schizophrene mit massivem Hospitalismus. So ist es denn nicht erstaunlich, daß Autoren wie ISAACS, THOMAS und GOLDIAMOND über spektakuläre Erfolge bei jahrelang mutistischen Kranken berichten. Das Wiederaufnehmen sprachlicher Äußerungen wurde dadurch gefördert, daß systematisch Annäherungen an den sprachlichen Ausdruck geübt wurden (zuerst Augenbewegungen, dann Gesichtsmuskulatur, Lippenbewegungen bis zu gutturalen Lauten und schließlich Sprache, dies alles unter Verwendung von „Verstärkern").

Auch Wahnkranke sollen positiv beeinflußt worden sein. Obwohl im allgemeinen die Behaviouristen das Wort Krankheit nicht verwenden, wird in diesem Zusammenhang doch von "sick talk" und "healthy talk" gesprochen (DAVISON).

ULLMANN u. Mitarb. haben die Behandlung eines Wahnkranken folgendermaßen durchgeführt: Jedesmal wenn inkohärentes Sprechen mit Wahninhalten auftauchte, blickten sie vom Patienten weg und befaßten sich mit anderen Objekten. Jedesmal dagegen wenn es zu einem realitätsgerechten wirklichkeitsnahen Sprechen kam, verstärkten sie diese Tendenz durch aktive Zustimmung, Lächeln, Bekräftigen durch Kopfnicken usw.

Wichtig scheint bei diesem Vorgehen, um es nochmals zu betonen, die genaue Programmierung zu sein, die Regelmäßigkeit und Pünktlichkeit mit welcher die

Verstärkung gegeben wird. Schließlich wird es auch davon abhängen, ob ein ganzes Team in dieses Programm eingespannt werden kann. Als Vorteil betrachten die Verfechter der Verhaltenstherapie auch die Tatsache, daß diese Methode leicht zu lernen sei und von Pflegern und Schwestern, ja selbst durch Familienangehörige angewendet werden könne.

Natürlich kann generell eingewendet werden, daß es sich bei dieser operativen Konditionierung um uralte Praktiken handle, die jedem Spitalpsychiater und jeder geschulten Schwester längst vertraut und bekannt seien. Ja schon bei SIMON finden sich Ansätze zu einer Art von Verhaltenstherapie. Es kann den Vertretern dieser Methode auch der Vorwurf nicht erspart bleiben, daß sie mit recht naiven Vorstellungen über das Wesen der Schizophrenie operieren. Schließlich ist es leicht nachzuweisen, daß solche schwer regredierte Patientengruppen in einem modernen psychiatrischen Spital auch ohne Psychotherapie gar nicht mehr vorkommen. Trotzdem glauben wir — und eine bescheidene eigene Erfahrung an unserer Klinik hat uns darin bestärkt —, daß bei gewissen chronischen Kranken die systematische Anwendung der operativen Konditionierung nicht ohne Interesse ist. Voraussetzung dafür ist, daß es sich nicht um ein schablonehaftes Erziehen der Kranken zu willfährigen Produktions- und Konsumationsautomaten handelt.

5. Die therapeutische Gemeinschaft

In gewissem Sinne ist es verfehlt, das Wesen der therapeutischen Gemeinschaft in unmittelbarer Nachbarschaft zu den bisher abgehandelten psychotherapeutischen Methoden zu sehen. Das Wort therapeutische Gemeinschaft wird übrigens in recht verschiedener Weise verwendet, worauf unter andern ZEITLYN hingewiesen hat.

Ausgangspunkt der Bewegung — und um eine solche handelt es sich — war die immer erdrückendere Erkenntnis mancher Spitalpsychiater, daß die Symptomatik, das Verhalten des Kranken, in einem unmittelbaren Zusammenhang mit seinem institutionellen Status steht. Soziologische Untersuchungen in großen staatlichen Spitälern (z.B. GOFFMAN) hatten erschütternde Tatsachen ans Licht gebracht, daß nämlich gewisse erstarrte und autoritative Spitalstrukturen den Kranken in eine restlose Abhängigkeit bringen, auf die er nur regressiv antworten kann. So entstand die Auffassung, daß es nicht so sehr gelte den einzelnen Kranken zu behandeln, sondern die gesamte psychiatrische Institution.

Einer der Pioniere dieser Bewegung ist zweifellos M. JONES. Er fordert, daß die therapeutische Gemeinschaft das uneingeschränkte Interesse aller, d.h. der Kranken und des Behandlungsteams vertreten, wecken und fördern solle. Jedes Mitglied der therapeutischen Gemeinschaft soll über die Freiheit verfügen, sich optimale Behandlungs- und Lebensbedingungen zu schaffen. Dazu gehört in der Praxis, daß alle hierarchischen Unterscheidungen weitmöglichst abgebaut werden, daß der Kranke nicht als Objekt, sondern als vollgültiges Glied der Gemeinschaft behandelt wird, daß es zur Ausbildung von bestimmten demokratischen Organisationen (Clubs, Kommissionen usw.) kommt, die das Leben der Gemeinschaft weitgehend bestimmen.

JONES betont, daß die therapeutische Gemeinschaft das Ziel darin sehe, die therapeutischen Fähigkeiten der Kranken und der "staff" optimal zu verwenden. Dazu gehöre eine entsprechende soziale Struktur, die immer wieder in bezug auf die Rollenverteilung, die Modalitäten der Kommunikation, die Meinungsbildung und das Treffen von Entscheidungen neu durchdacht werde.

Fast in allen Institutionen, die sich das Prinzip der therapeutischen Gemeinschaft zu eigen machten, wurde mit der Schaffung von täglichen Abteilungsbesprechungen begonnen. Kranke, Ärzte und Schwestern besprechen in ein- bis zweistündigen Sitzungen die gemeinsamen Probleme. Oft schließt sich dann eine gesonderte Besprechung der "staff" ohne Dabeisein der Kranken an.

Das Verwischen der traditionellen Rollenverteilung, die Notwendigkeit aus einer falsch verstandenen „Standeshaltung" herauszutreten, mobilisiert oft starke Ängste unter den Beteiligten. Der Arzt kann nicht mehr unter dem Schutz des weißen Mantels Anweisungen geben und dann sich zurückziehen, die Schwester und der Pfleger werden sich ihrer Abwehrhaltungen und ihres Schutzbedürfnisses bewußt. JONES betont mehrfach, daß es um das *hic et nunc* und nicht um die analytische Aufdeckung alter Konflikte gehe. Das gemeinsame spontane Besprechen aller Schwierigkeiten führe auch zu einem starken Gemeinschaftsgefühl.

Die therapeutische Gemeinschaft muß sich ihre Normen und Verhaltensmaßstäbe selbst geben. Dabei werden sich ständige Wandlungen ergeben. JONES postuliert, daß ein ständiger evolutiver Prozeß im Fluß bleiben müsse, der alle Teilnehmer mit einbeziehe. Er spricht von einer "living-learning situation" in die jedes Mitglied gestellt sei. Er führt Beispiele auf, wie beispielsweise das in manchen Spitälern verpönte Zusammenleben der beiden Geschlechter viel eher der Angst der "staff" als derjenigen der Kranken entsprang.

Je nach dem Temperament und der Risikofreudigkeit der Leader werden die Grenzen der therapeutischen Gemeinschaft weiter oder enger gezogen. Während an einem Ort die Gruppe nur Meinungen austauscht, aber keine Entscheidungen fällen kann, wird anderswo der Gemeinschaft praktisch alles überbunden. Manche Versuche wurden sehr weit getrieben, so daß beispielsweise in solchen Gemeinschaftssitzungen die Krankengeschichten verlesen, über Verordnung oder nicht Verordnung von Medikamenten, Aufnahme oder Ablehnung neuer Kranker, Gewährung von Ausgängen usw. durch Abstimmung entschieden wurde.

RACAMIER hat als Psychanalytiker eine therapeutische Gemeinschaft gebildet und in seinem Buch «le psychanalyste sans divan» beschrieben.

Als technische Grundregeln bezeichnet er folgende Punkte:

1. Die Zusammenkünfte sollen regelmäßig und zu bestimmten Zeiten stattfinden.

2. Alle Angehörigen der Institution sind automatisch zu den Besprechungen zugelassen, wo jeder frei ist, sich auszudrücken, wie er will. Die Gruppe kann Gäste zulassen und ihnen das Mitspracherecht zugestehen.

3. Vor jeder Sitzung wird eine Tagesordnung aufgestellt, gemäß den Vorschlägen der Kranken, Schwestern und Ärzte.

4. Niemand soll zur Teilnahme gezwungen werden. Kranke, die nicht teilnehmen wollen oder sich nicht über ihre Schwierigkeiten oder ihre Wünsche äußern, erhalten keinen Entscheid, der sie betrifft. Alles Wichtige wird in den Zusammenkünften entschieden.

5. Jeder akute Konflikt zwischen Teilnehmern wird nur in deren Gegenwart behandelt.

6. Eine Entscheidung wird erst getroffen, wenn alle wesentlichen Elemente berücksichtigt sind.

7. Gewisse Entscheidungen können durch Abstimmung getroffen werden. Die verantwortlichen Ärzte haben indessen ein Vetorecht, wenn es sich um Entscheidungen handelt, die nicht dem Wohl der Kranken dienen. Sie haben dieses Veto jedoch zu begründen.

8. Das in den Sitzungen Besprochene bleibt geheim.

9. Der Sitzungspräsident sorgt für den normalen Ablauf der Zusammenkunft (Präsident kann ein Arzt, ein Kranker, eine Schwester sein).

10. Die Gruppe kann beschließen, daß gewisse Probleme in kleinem Kreis behandelt werden.

RACAMIER sieht den großen Vorteil dieses Vorgehens vor allem in der Stimulierung und Aufwertung des Pflegepersonals. Er schreibt: „Man beobachtet, daß die Toleranz den Affekten der Kranken gegenüber und ihrer projektiven Motivierung wächst. Die Fähigkeit diese zu erkennen wird gefördert. Man nimmt die Ängstlichkeit der Kranken und ihre regressiven Bedürfnisse besser wahr. Es kann besser unterschieden werden zwischen wirklich kritischen Situationen und solchen, die es nur scheinbar sind. Die verkappte Aggressivität des Schizophrenen wie auch sein Zärtlichkeitsbedürfnis werden besser erkannt. Die eigenen Emotionen werden freier geäußert und können offen und ohne Scham und Pedanterie diskutiert werden. Zugleich lernt die Schwester erkennen, daß die Projektionen des Kranken nicht ihr gelten, sie lernt ertragen zeitweilig für das „schlechte Objekt" gehalten zu werden, sie kann ihre mütterlichen Reaktionen besser dosieren, lernt fest zu bleiben, manchmal auch zu versagen. Mißgünstigkeiten unter den Schwestern vermindern sich, der Korpsgeist wird gefördert. Die Schwester tritt aus ihrer rein ausführenden Untergebenenrolle heraus und wird selbständig.

RACAMIER erkennt freilich auch die Gefahren, die in der therapeutischen Gemeinschaft auftauchen können. So muß verhütet werden, daß es zur allgemeinen Auffassung kommt, man müsse alles ertragen lernen, es sei die Schuld der Equipe, wenn die Kranken nicht Fortschritte machten. Er warnt auch ausdrücklich davor, aus der therapeutischen Gemeinschaft eine Ideologie zu machen und sie im Namen einer politischen Doktrin zu betreiben. Deutlich wendet er sich auch gegen das falsche Pathos einer Pseudo-Demokratisierung der Institution.

Versucht man die heutige Situation zu überblicken, so halten sich positive und negative Aspekte die Waage. Während einerseits der starke enthusiastische Impuls dieser Bewegung erstarrte formalistische Strukturen entlarvt und korrigiert hat, zeigen sich andererseits auch die Schattenseiten. So besteht die Gefahr, daß alle jene Kranken noch tiefer in ihre psychotische Abkapselung gedrängt werden, die den Stress dieser Therapeutischen Gemeinschaft nicht aushalten. Es wird schwer sein jene Therapeuten zu zügeln, die in einem blinden kritiklosen Idealismus die Grenzen des Möglichen nicht mehr sehen. Die Therapeutische Gemeinschaft kann einem kollektiven Exhibitionismus frönen und dabei jede Beziehung zur nicht-institutionellen Realität verlieren. Werden alle Freiheitsbeschränkungen der Kranken als „schlecht" qualifiziert und aufgehoben, so kann dies zu einer starken Verunsicherung der Kranken führen.

Auf Grund all dieser Überlegungen kommt man zum Schluß, daß die therapeutische Gemeinschaft etwas Neues gebracht hat, daß jedoch ihre Anwendungsmöglichkeit beschränkt ist. Persönlich scheint mir ihre Durchführung dann möglich und zu rechtfertigen

1. Wenn es sich um eine Institution handelt, die ihre Kranken auswählen kann, die also nicht genötigt ist sowohl hochdifferenzierte Schizophrene als auch schwer abgebaute Alkoholiker, Schwachsinnige usw. aufzunehmen. In einem Spital mit Aufnahmezwang würde es notgedrungen zu einer gefährlichen Segregation kommen, in dem Sinne, daß die gemeinschaftfähigen von den unfähigen getrennt würden, es gäbe dann wieder gute und schlechte, heilbare und unheilbare Kranke, kurz man würde zu alten längst überwundenen Zuständen zurückkehren. Auch in einer ausgesprochenen Durchgangsklinik mit starkem Patientenwechsel ist die Gemeinschaft schwer vorstellbar.

2. Wenn die betreffende Institution so gefestigt ist, daß sie sich ein Experimentieren erlauben kann.

3. Wenn es von vorneherein feststeht, daß der mögliche Abbruch des Experiments nicht die Auflösung der gesamten Institution zur Folge hat.

4. Wenn die ganze therapeutische Equipe aus fähigen ausgewählten und erfahrenen Leuten besteht, die Belastungen gewachsen sind.

Es muß offen eingestanden werden, daß diese Voraussetzungen nur selten und in staatlichen Spitälern wohl kaum je gegeben sind. So ist es denn nicht verwunderlich, daß Versuche die therapeutische Gemeinschaft zu verwirklichen oft in zwei Sackgassen enden: Entweder wird sie zur Routine und verliert an dynamischem Gehalt oder es kommt zu einer kollektiven Überforderung und zur dramatischen Sprengung, wobei dann oft die Schuld auf äußere Umstände geschoben wird.

Die moderne psychiatrische Institution hat auf jeden Fall dieser Möglichkeit des Zusammenlebens Rechnung zu tragen. Wie überall gilt es den Rahmen des Möglichen festzulegen. Weder stures Ordnungsprinzip noch überbordende Aufgabe jeder hierarchischen Gliederung nach Funktionen soll die Leitlinie sein. RACAMIER hat aphoristisch die Situation der psychiatrischen Institution beleuchtet, wenn er sagt: «Toute institution psychiatrique nous paraît avoir à s'organiser entre les deux risques extrêmes de l'incarcération asilaire et de la folie collective».

C. Psychotherapie und Somatotherapie. Kombinationsformen

Die Ära des extremen aut-aut liegt hinter uns. Aus der psychotherapeutischen Literatur sind jene Hinweise und Meinungen verschwunden, wonach eine individuelle oder Gruppen-Psychotherapie nur dann durchgeführt werden könne, wenn der Kranke weder medikamentös noch sonstwie „biologisch" behandelt worden sei. Eine einleuchtende Erklärung dieser exklusiven Haltung war ja auch nie gegeben worden, wie dies schon in der ersten Auflage dieses Bandes betont worden war. Es wird heute im klinischen Bereich durchwegs kombiniert behandelt nach dem Prinzip, daß nichts außer acht gelassen werden dürfe, das in irgendeiner Weise dem Kranken nützlich sein könne. Gewiß wird nach wie vor je nach der grundsätzlichen Einstellung der Verantwortlichen die Akzentsetzung verschieden sein. Während in der einen Institution die somatische Therapie den ersten Rang innimmt und die Psychotherapie als akzessorisches Hilfsmittel betrachtet wird, st die Situation andernorts gerade umgekehrt. Das Hauptgewicht wird auf die Psycho- und Soziotherapie im weitesten Sinn gelegt und die Somatotherapie nur als Unterstützung betrieben. Da die Somatotherapie keinesfalls etwas Einheitliches ist, gilt es immerhin auch zu differenzieren.

Die *Insulintherapie* nach SACKEL ist heute an den meisten Kliniken außer Kurs gekommen, wohl vor allem deshalb, weil die Aufwendigkeit und das Risiko der Methode nicht mehr in einem günstigen Verhältnis zu den Resultaten stand. Vom psychotherapeutischen Standpunkt aus ist dies zu bedauern, denn wie schon M. MÜLLER immer wieder betonte, ergeben sich besonders in der Phase des Aufwachens aus dem hypoglykämischen Koma äußerst wertvolle Möglichkeiten der vertieften Kontaktnahme. Der Kranke befindet sich im Zustand der „erlaubten Regression" (C. MÜLLER), d.h., er wird unter der aktiven Hilfe der Pflegeequipe in jenen Zustand der kleinkindlichen Abhängigkeit gebracht, den er so sehr fürchtet und zugleich ersehnt. In der feuchten Geborgenheit des schweißnassen Insulinbettes, dämmerig und erschöpft nach der dramatischen Erschütterung seines physischen Gleichgewichts, bei herabgesetzter Bewußtseinshelligkeit ist der Kranke mehr denn je bereit einen fürsorgenden, verstehenden Therapeuten zu akzeptieren. Die erlaubte Regression bringt mit sich, daß die Angstspannung, die mit dem Realitätsverlust der Schizophrenie einhergeht, auf eine andere Ebene verlagert wird. Das Hauptziel des Kranken ist nicht mehr, den Objektverlust durch allerlei Manöver zu kompensieren, seine Abwehrhaltung ist durchbrochen. So kann denn der Therapeut durch seine ruhige Gegenwart und einfache Handreichungen ein Klima des Vertrauens und der Zuwendung schaffen. Dies sind unter anderem die Gründe, weshalb wir an unserer Klinik auch heute noch die Insulintherapie häufig mit einer intensiven individuellen Psychotherapie kombinieren. Da in der Aufwachphase der Schizophrene sukzessive verschiedene Stufen der Reintegration der Persönlichkeit durchläuft (M. MÜLLER), kann der Therapeut die Gelegenheit fruchtbar machen und eingreifen.

Die Beziehungen zwischen Psychotherapie und Elektroschockbehandlung sind wesentlich komplizierter. Wie auch RACAMIER betont, haben wir vom dynamischen Standpunkt aus wenig über die Wirkungsweise dieser Behandlung gelernt, wohl aber recht viel über die Motivationen ihrer Anwendung. In dieser Hinsicht ist eine Arbeit von RABINER und GRALNICK aufschlußreich. Diese haben 100 Kranke verschiedener Diagnosegruppen untersucht, die alle psychotherapeutisch behandelt wurden. Die Hälfte davon erhielten im Lauf der Behandlung zusätzlich Elektroschocks. Es ergab sich nun, daß die Indikation zur ES-Behandlung ganz unabhängig von der Diagnose und Symptomatik der Kranken war, sondern fast immer Ausdruck einer uneingestandenen Spannung zwischen dem Therapeuten und dem Kranken. Mit anderen Worten: Der Elektroschock wurde für den Therapeuten in einer bestimmten Situation ein Instrument, das ihm ein Agieren erlaubte.

Die soll nicht heißen, daß eine Kombination zwischen ES und Psychotherapie nicht auch fruchtbar sein könne. Gerade bei suicidgefährdeten Depressiven kann der Elektroschock befreiend wirken. Es muß durchaus nicht so sein, daß die behandlungsbedingte Amnesie störend auf den psychotherapeutischen Kontakt wirken muß. Diese bezieht sich ja meistens nicht auf die früheren Lebensphasen, so daß in der Durcharbeitung im Dialog keine Lücken entstehen. Die Indikation zur ES-Therapie hat sich bekanntlich sehr eingeengt und wird in manchen Kliniken nur noch bei ganz vereinzelten Fällen gestellt. Das Problem der Beziehung zwischen ES-Therapie und Psychotherapie bei *Schizophrenen* wird sich kaum mehr stellen. Immerhin kann auch da gesagt werden, daß in Ausnahmefällen, z.B. in hochakuten katatonen Erregungszuständen, eine ES-Behandlung die lebensrettende Maßnahme darstellen kann, welche überhaupt erst die Voraussetzungen für eine individuelle oder kollektive Psychotherapie schafft.

Das Problem der gleichzeitigen *medikamentösen Therapie* ist komplexer. Mit einem gewissen Recht fürchteten und fürchten die Analytiker, daß durch die Einwirkung starker *Neuroleptika* der psychotherapeutische Prozeß gehemmt werde. Das Neuroleptikum drosselt ja die Eigenaktivität des Kranken, verringert den Antrieb und die Spontaneität, verhindert oder lähmt also in einem gewissen Sinn die Konfrontation mit den Problemen. Die psychotischen Erlebnisse werden farbloser, so daß sie für den Kranken wie für den Therapeuten als lebendige Auseinandersetzung wegfallen. Die verbale Kommunikation ist dürftig, die Übertragung mit all ihren polaren Gegensätzlichkeiten gebremst.

Es kommt hinzu, daß die Anwendung des Medikaments für den Kranken und den Therapeuten eine symbolische Bedeutung hat, die im Rahmen des analytischen Prozesses nicht zu übersehen ist. GREEN hat dieser ,,chemotherapeutischen Beziehung“ eine größere Studie gewidmet. Das Medikament schafft gelegentlich eine eigenartige Distanz zwischen Arzt und Patient. Seine Anwendung kann der uneingestandenen Absicht dienen, unbewußte Probleme zu vermeiden resp. auf eine andere Ebene zu verschieben. Arzt und Kranker können die Anwendung des Medikaments sehr verschieden erleben: Mittel der oralen Befriedigung, Mittel die körperliche und sexuelle Integrität wiederherzustellen — Mittel zur Beherrschung und Fortführung einer sadomasochistischen Beziehung usw. Je nach der Persönlichkeit des Kranken, des Therapeuten, der Umgebung kann das Medikament einen ganz verschiedenen Stellenwert erhalten. Der Depressive wird es im Rahmen seiner Selbstentwertungs- und Zerstörungstendenz ablehnen, der Schizophrene kann die neuroleptische Wirkung als einen verstümmelnden Eingriff empfinden, als eine künstliche Einmischung in sein Innenleben. Das Medikament kann zum „guten" und zum „schlechten" Objekt schlechthin werden, manchmal zu beiden gleichzeitig. Im schlimmsten Fall kann das Medikament an die Stelle jeder persönlichen Beziehung treten. Es bewirkt dann nichts anderes als eine „Infantilisierung" des Kranken. Der Kranke verharrt in einem Zustand der Anonymität, seine Persönlichkeit wird nicht mehr berücksichtigt.

Demgegenüber muß festgehalten werden, daß die medikamentöse Behandlung oft einen psychotherapeutischen Zugang erstmals erlaubt. Dies gilt vor allem im Hinblick auf die Integration des Kranken in eine Gruppe im Spital. Dadurch, daß der Kranke medikamentös beruhigt wird, kann sich ihm auch das Personal spannungsfreier nähern. Ohne die positive Mitarbeit des Personals ist jedoch im klinischen Bereich jede Psychotherapie zum Scheitern verurteilt. Vergegenwärtigt man sich den chronologischen Ablauf der Entwicklung so steht fest, daß es zuerst die breite Anwendung psychotroper Substanzen war, welche eine Veränderung des Klimas der Krankenhäuser mit sich brachte und sekundär den Aufbau psychotherapeutischer Behandlungen im größeren Stil erlaubte.

Die Kombination von *thymoleptischen* Mitteln mit Psychotherapie scheint relativ problemlos zu sein, wenn man von den obenerwähnten symbolischen Bedeutungen der Medikamentenverabreichung an sich absieht. Auch die Lithiumbehandlung schließt eine gleichzeitige Psychotherapie nicht aus, kann sie im Gegenteil fördern.

Wohl wird sich öfters als in anderen Fällen der Psychotherapeut sagen müssen, daß durch die Symptomheilung die tiefere Problematik des Kranken nicht berührt wurde und daß die Stimmungsveränderung durch das Medikament ihm einen willkommenen Anlaß bietet, um einer vertieften Konfrontation mit seinen Lebensproblemen aus dem Weg zu gehen.

Angesichts der heute noch vorhandenen, bereits erwähnten, Unsicherheit hinsichtlich der ätiologischen Bedeutung endogener resp. lebensgeschichtlich bedingter Faktoren für das Zustandekommen der Depression darf der Psychotherapeut auch da sich nicht auf einen exklusiven Standpunkt stellen, sondern muß pragmatisch von Fall zu Fall das Beste wählen.

D. Ambulante oder stationäre Behandlung

Bei Schizophrenen wie auch bei Depressiven sind beide Behandlungsmodalitäten denkbar und auch praktisch erprobt worden. Zahlreiche Analytiker (ARIETI, FROMM-REICHMANN, SÉCHEHAYE) haben langdauernde ambulante Behandlungen durchgeführt. Voraussetzung dazu ist eine relativ stabile soziale Adaptation des Kranken. Problematisch kann die Situation beim Auftreten einer deutlich negativen Übertragung werden. Erlebt der Kranke Haßgefühle und Aggressionen dem Therapeuten gegenüber, so wird es in der Sprechstunde schwierig sein, ihm einen genügenden Schutz gegen diese Tendenzen zu bieten. Schwere Schuldgefühle können zu autodestruktiven Handlungen führen. Die institutionelle Behandlung wird sowohl dem Therapeuten wie dem Kranken größere Sicherheit bieten. Der feste Rahmen des Krankenhauses kann dem Patienten Garantie dafür sein, daß seine zerstörerischen Tendenzen nicht übermächtig werden können. Das Spital als Ganzes wird dann gewissermaßen die Funktionen eines Hilfs-ich übernehmen müssen. Gelegentlich kommt es auch vor, daß Kranke, die sich in ambulanter Psychotherapie befinden, spontan den Wunsch nach Hospitalisierung äußern. Selbstverständlich kann es sich um ein Manöver handeln, das zum Ziel hat, die Therapie zu sabotieren und zu unterbrechen. Es können ferner Regressionswünsche im Spiel sein, welche der Therapeut durchschauen muß und die ihn gelegentlich dazu führen werden, eine Hospitalisierung abzulehnen, resp. dem Kranken diesen Wunsch zu versagen. Feste Regeln lassen sich nicht aufstellen.

Recht häufig sind jene Fälle, wo relativ stabilisierte Kranke unter Dauermedikation in der lockeren ambulanten Betreuung, die sich über Jahre erstrecken kann, eine unterschwellige Ideal-Objekt-Beziehung weiterführen. Es handelt sich hier gewiß nicht um eine optimale Lösung, indessen bieten solche Dauerbeziehungen doch oft die einzig mögliche Sicherheit und verhindern gelegentlich akute Dekompensationen.

V. Anwendungsbereich der Psychotherapie

A. Indikationen

Damit daß heute an den meisten Orten eine pluralistische, d.h. kombinierte Therapie betrieben wird, ist es auch schwierig geworden, die Indikationen in einer strengen und exklusiven Weise auseinanderzuhalten. Man wäre fast versucht zu sagen, daß im Prinzip jeder Schizophrene und jede endogene Depression sowohl medikamentös als auch psychotherapeutisch behandelt werden sollte. Auch in der Literatur der letzten Jahre fehlen Arbeiten fast ganz, die den Versuch unternehmen würden, eine Indikationsstellung Psychotherapie versus Somatotherapie herauszuschälen. In der älteren Literatur, so bei FROMM-REICHMANN, BRODY und REDLICH, SÉCHEHAYE usw. finden wir vorwiegend allgemeine Bemerkungen etwa der Art, daß alle endogenen Psychosen im Prinzip einer Psychotherapie zugänglich sind, und daß es von der persönlichen Haltung des Therapeuten abhänge wie lange und in welcher Form er behandeln wird.

Für WINKLER steht es fest, daß die Indikation zur Psychotherapie nicht von der Struktur der Institution getrennt werden kann. Er schreibt: „Fragen wir uns welche psychotherapeutische Methode bei psychotischen Patienten am meisten indiziert erscheint und die beste Prognose verspricht, so würde ich meinen: Diejenige Methode, die am ehesten von der institutionalisierten Psychiatrie verkraftet werden kann, also die Methode, der die Institution als Ganzes am ehesten gewachsen ist und die am leichtesten integriert werden kann."

BRÄUTIGAM setzt die Indikation in Beziehung zum Vorhandensein neurotischer Elemente im Rahmen der Schizophrenie, kann indessen auch nicht faßbare Richtlinien angeben. Verschiedene Teilnehmer des 3. Internationalen Symposiums über Psychotherapie der Schizophrenie betonten, daß die differenzierte Persönlichkeit, eine entwickelte Reflexionsfähigkeit, jüngeres Alter, Fehlen einer Abkapselungstendenz, ausreichende Intelligenz und motorische Entfaltungsmöglichkeiten zu den positiven Elementen einer Indikation gehören. Man wird jedoch beachten, daß diese Kriterien fast wörtlich für die Vorhersage einer guten Spontanprognose verwendet werden können. Dreht man das Problem um, so gibt es relativ begründete Hinweise zur Gegenindikation. So sollte ein debiler Schizophrener nicht in einer Gruppe mit Intellektuellen behandelt werden. Hysterische Persönlichkeitskomponenten erschweren meines Erachtens ebenfalls eine Psychotherapie. Eine Schizophrenia simplex ohne produktive Symptomatik wird man seltener als eine floride Psychose mit Wahnentwicklung psychotherapeutisch beeinflussen wollen.

Wenn also die Erarbeitung genereller positiver Kriterien mehr oder weniger obsolet ist, so können doch einige Ratschläge zur *Form* der Psychotherapie gegeben werden. Sieht man für die intensive psychoanalytisch orientierte individuelle Psychotherapie von der persönlichen Affinität des Therapeuten und seiner Einstellung zur Person des Kranken ab, so kann auf Grund persönlicher Erfahrungen gesagt werden, daß zu den positiven Indikationskriterien gehören:

1. Alter nicht über 50 Jahre. Hier gilt dasselbe wie in der Neurosenbehandlung: Im fortschreitenden Alter nimmt die Plastizität der Persönlichkeit ab, die Abwehrmechanismen sind zu ihren festen Bestandteilen geworden, sie wandeln zu wollen, würde heißen, an den vitalsten Bedingungen des Überlebens zu rütteln.
2. Das Vorhandensein aktiver Tendenzen sich gegen eine innere Entleerung resp. gegen einen Objektverlust zur Wehr zu setzen, beispielsweise durch fortgesetzte Wahnproduktion.
3. Ein nicht zu weit fortgeschrittener Verlust der Sprache als Kommunikationsmittel.
4. Eine nicht ausschließlich auf leibnahe, z.B. hypochondrische Inhalte beschränkte Symptomatik.

Wie aus den vorhergehenden Kapiteln ersichtlich ist, gelten nun aber die meisten dieser Kriterien nicht oder in geringerem Maße für die Anwendung der Verhaltenstherapie nach Wolpe. Weder die Differenziertheit des Kranken noch seine sprachliche Ausdrucksfähigkeit spielen hier eine maßgebliche Rolle, da es ja gerade darum geht, durch einfache Konditionierungen Verhaltensmuster auf einer primitiven Stufe neu aufzubauen.

Auch die groben Unterscheidungen zwischen akuten und chronischen Zuständen resp. Graden der momentanen Regression können uns nicht maßgebend für die Indikation, höchstens für die Art des Vorgehens sein. Mit dem mutistischen oder nur auf orale Stimuli reagierenden Kranken wird sich der Therapeut anders verhalten als mit einem spitzfindig argumentierenden Wahnkranken.

Für die Familientherapie schließlich sind oft äußere Umstände wie das Vorhandensein mehrerer Verwandter und ihrer Bereitschaft zur Mitarbeit maßgebend.

Das bisher Gesagte bezieht sich vor allem auf die Schizophrenie. Hinsichtlich der *endogenen Depression* läßt uns wiederum die Literatur im Stich. In der Praxis können aber doch gewisse Faustregeln gelten, so z.B.:

Spricht eine endogene Depression rasch und regelmäßig auf eine somatische Therapie an und ist der Zustand im Intervall subjektiv befriedigend, so wird sich die Psychotherapie in der Regel auf das Bearbeiten akuter Konfliktsituationen beschränken. Gelegentlich finden wir uns jedoch vor Situationen, wo der Kranke auch außerhalb seiner akuten Depression an einem Gefühl des Versagens und Ungenügens leidet, kurz wo sich eine deutliche neurotische Struktur zeigt. Er wird dann nicht selten spontan eine Psychotherapie wünschen und suchen. Diese hat den Regeln der Neurosenpsychotherapie zu folgen, wobei jedoch von außerordentlicher Wichtigkeit sein kann, daß der Therapeut sie auch während einer akuten Depression weiterführt.

B. Resultate

Zahlreich sind die Versuche, die Resultate der Psychotherapie bei Schizophrenen zu wägen und zu messen. Vor allem wurde immer wieder versucht die psychotherapeutischen Anteile einer Behandlung den somatotherapeutischen gegenüberzustellen. Für die Schizophrenie muß jedoch auf die grundsätzliche Schwierigkeit hingewiesen werden, zwischen Spontanverlauf und Therapieresultat zu unterscheiden, aber auch darauf, daß im Rahmen einer gegebenen

Behandlungssituation statistisch relevante Fakten kaum zu erhalten sind, da sich ja die pharmakotherapeutische Wirkung kaum von den Umwelteinflüssen trennen läßt. Cremerius hat in seiner Monographie die grundsätzlichen Schwierigkeiten einer Erfolgsbeurteilung der Psychotherapie aufgezeigt. Er geht bis zum kategorischen Postulat, daß es für die pragmatische Psychotherapie (zudeckende und übende Verfahren) „keine wissenschaftlich begründete Erfolgsbeurteilung gibt und geben kann". Für die psychoanalytisch orientierten Behandlungen scheint er weniger skeptisch zu sein.

Wollte man sich auf gewisse kritische Autoren verlassen, die entweder an großen Zahlen, aber ohne eingehende katamnestische Untersuchung, Statistiken veröffentlicht haben, oder die experimentell parallele Gruppen mit und ohne Psychotherapie untersuchten, so müßte der Psychotherapie nur ein geringer therapeutischer Wert zugeschrieben werden. So hat z.B. Feldman 1961 eine große Umfrage in amerikanischen Krankenhäusern durchgeführt und Berichte über 150000 hospitalisierte Schizophrene in über 300 Krankenhäusern gesammelt. Die zusammengefaßte Meinung der angefragten Ärzte ging dahin, daß die Psychotherapie bei chronischen Schizophrenen ebenso wirksam sei wie Beschäftigungstherapie, Elektroschockbehandlung und Insulin, daß indessen die Chemotherapie bessere Resultate ergebe.

Psychotherapie wirke sich am günstigsten aus, wenn sie als adjuvans zu einer Pharmakotherapie gegeben werde.

Die Problematik einer derartigen Untersuchung liegt auf der Hand. Nicht nur wurden kaum 1% der erfaßten Schizophrenen im engeren Sinne psychotherapeutisch behandelt, sondern die Aussagen basierten auf vagen Eindrücken.

Differenzierter sind Arbeiten wie diejenigen von Grinspoon. Zusammen mit Ewalt und Shader hat er 20 chronische Schizophrene sehr gründlich untersucht. Es handelte sich um Kranke die seit mindestens 3 Jahren dauernd hospitalisiert waren und zwischen 18 und 35 Jahren alt waren. Grinspoon teilte diese Kranken in zwei Gruppen zu 10 ein, wobei die eine Gruppe ausschließlich psychotherapeutisch, die andere kombiniert mit Neuroleptika und Psychotherapie behandelt wurde. Alle wurden während 2 Jahren in einer gesonderten Behandlungsstation aufgenommen. Grinspoon fand zusammengefaßt, daß die Gruppe der ausschließlich psychotherapeutisch behandelten keine wesentlichen Veränderungen resp. Besserungen aufwies. Die Gruppe der kombiniert behandelten dagegen war gebessert, indem die schizophrene Symptomatik gemildert und die Kranken aufgeschlossener und besser integriert waren. Daß diese 20 Kranken während 2 Jahren intensiv psychotherapeutisch behandelt wurden, kann keinem Zweifel unterliegen. Auch ist nicht zu übersehen, daß der pharmakotherapeutische Effekt dadurch untermauert wurde, daß die Plazebomethode angewendet wurde, d.h. alle Kranken der beiden Gruppen erhielten dieselben Kapseln. Trotzdem meinen wir, daß es gefährlich wäre, aus einer solchen Studie weitgehende Schlußfolgerungen über Wert und Sinn einer Psychotherapie zu ziehen.

Es ist doch zu bedenken, daß bei diesem Versuch die Frage der Indikation zur Psychotherapie, vor allem aber die individuelle Motivierung der Psychotherapeuten völlig außer acht gelassen werden mußte.

Uns scheint daß gerade eine Arbeit wie diejenige von Grinspoon deutlich macht, daß es bei der Frage der Anwendbarkeit der Psychotherapie nicht um die Alternative Psychotherapie *oder* Pharmakotherapie geht. Aufschlußreicher erscheinen uns katamnestische Untersuchungen, die darüber Auskunft geben, was Kranke nachträglich zum Erlebnis der Psychotherapie aussagen können.

An der Klinik von Chestnut Lodge hat seinerzeit Schulz eine größere Untersuchung über ehemals psychotherapeutisch behandelte Psychotiker durchgeführt.

Es ist ihm jedoch nicht gelungen, persönliche Katamnesen zu erheben, sondern er mußte sich auf schriftliche Auskünfte beschränken. Dieses Vorgehen setzt natürlich den Wert seiner Ergebnisse herab.

Whitehorn und Betz haben schon 1954 auf die engen Beziehungen zwischen dem Therapieerfolg und der Persönlichkeit des Arztes hingewiesen. Auf Grund einer größeren katamnestischen Studie an Schizophrenen und ihren Therapeuten kamen sie zum folgenden Schluß:

Schlechte Erfolge haben jene Ärzte, die Symptome statt menschliche Probleme behandeln, die in den Krankengeschichten objektive Daten, aber nicht die Wünsche der Kranken beschreiben, die eine Haltung der analytischen "passive permissiveness" einnehmen und die den Hauptwert auf Deutungen legen. Gute Erfolge haben jene Ärzte, welche in den Krankenbeschreibungen die Wünsche, Ängste und Bedürfnisse der Kranken hervorheben und die aktiv darauf hinarbeiten, diese Wünsche, soweit erreichbar, zu erfüllen und die Konflikte zu lösen.

In Zürich konnte ich selbst 1961 66 Schizophrene nachuntersuchen, die alle über kürzere oder längere Zeit psychotherapeutisch behandelt worden waren. Die Katamnesendauer war durchwegs länger als 5 Jahre. Es handelte sich um Schizophrene aller Untergruppen und mit unterschiedlicher Krankheitsdauer. Wie bei allen Untersuchungen über Resultate einer Psychotherapie war es auch hier schwierig, faßbare Kriterien über die „Wirksamkeit“ herauszukristallisieren. Faßte man mehrere Variablen zusammen (Wandel der Symptomatik, Arbeitsfähigkeit, Ausbleiben von Rückfällen mit Hospitalisationen, subjektive Beurteilung des Kranken, subjektive Beurteilung durch Angehörige, Beurteilung durch ehemaligen Therapeuten, Beurteilung durch andere Ärzte) so ergab sich global, daß in etwa 45% der Fälle keine eindeutige, dauernde Wirksamkeit festzustellen war, in rund 30% war diese jedoch vorhanden, während in rund 15% nicht genügend Variablen einbezogen werden konnten, um zu einer globalen Beurteilung zu kommen. Die 30% „Erfolge“ nähern sich also deutlich den Zahlen, die man bei vielen psychiatrischen Behandlungen erhält, sagen also nicht viel aus. Dem stehen nun aber die eindeutig positiven subjektiven Angaben vieler Kranker gegenüber. Eine Patientin meinte beispielsweise: „In jener Zeit hatte ich das Gefühl, es gebe gar keine Menschen mehr um mich herum, nur noch Frau Dr. C. Sie war die einzige, die wirklich für mich existierte und Leben brachte.“

Die Schlußfolgerung, die ich damals aus der katamnestischen Studie zog, scheint mit noch heute gültig: „Obschon das meßbare Resultat nicht den Schluß erlaubt, daß die Psychotherapie andern Behandlungsformen überlegen sei, hat sie sich doch als sinnvoll erwiesen. Es läßt sich mit größerer Sicherheit vertreten, daß im Prinzip jedes schizophrene Symptom, sei es der Autismus, die Ambivalenz, der Wahn oder die Halluzination unter ihrem Einfluß wandelbar ist. Auch wenn das gemeinsame Erlebnis der intensiven Beziehung während hunderten von Stunden von manchen Kranken wieder verdrängt und amnesiert wird, so bleiben doch viele Kranke, in welchen die Überzeugung fest verankert ist, daß hier etwas Gewaltiges und Entscheidendes geschehen sei und daß die Beziehung zum Therapeuten ein einmaliges, lebenswichtiges und fruchtbares Erlebnis bedeutet habe.“

Das bisher Gesagte bezieht sich vor allem auf die individuelle Psychotherapie Schizophrener. Es wird aber implizite auch für die Behandlung endogener Depressionen Gültigkeit haben, obschon hier die Hinweise in der Literatur noch viel spärlicher sind. Es sind uns keine Arbeiten bekannt, welche die Therapieresultate systematisch nachprüften.

Für die Gruppentherapie, Familientherapie und für die therapeutische Gemeinschaft ist die Beurteilung der Therapieresultate ebenfalls äußerst unübersichtlich. Es scheint sinnlos, die verschiedenen Arbeiten zusammenfassen zu wollen, die über situationsbedingt unausgelesene Patientengruppen berichten oder noch häufiger nur einzelne Fälle beschreiben. Es kommt letzten Endes dann doch auf die Voreingenommenheit des Autors an, ob er an die Wirksamkeit seiner Methode glaubt oder nicht.

VI. Praxis der Soziotherapie

Die Soziotherapie ist, wie wir gesehen haben, weder eine scharf umschriebene Behandlungsmethode, noch basiert sie auf einheitlichen Vorstellungen über die Grundlagen der Geisteskrankheiten. Sie ist eng an das Vorhandensein institutioneller Strukturen gebunden und andererseits auch abhängig von den in einer gegebenen Gesellschaft gültigen Normen.

Die *Tätigkeit* der Kranken, ihre berufliche *Wiedereingliederung*, die Gestaltung der *Freizeit*, gehören zu den wesentlichen Elementen der Soziotherapie, wobei es natürlicherweise zu zahlreichen Überschneidungen kommt. An diese Tatsache ist bei den nachfolgenden Abschnitten stets zu denken.

Sie steht ihrem Wesen nach in einem deutlichen Gegensatz zu jeder Psychotherapie, welche das Aufdecken einer verschütteten Problematik, die Selbstreflexion, die Selbstbeobachtung zum Ziel hat. Die Soziotherapie will neue Impulse verleihen und hat somit nicht eine rückwärtsbezogene, sondern vorwärtsweisende Funktion. Es gilt für sie das was E. KRETSCHMER sagte, als er kritisch die Schattenseiten gewisser Psychotherapieformen beleuchtete: „Vieles Analysieren und Selbstbetrachten schafft nicht nur Klarheit, sondern schwächt auch die geschlossene Dynamik der Persönlichkeit." Von hier aus gesehen könnte man auch so sagen: „*Wenn man einem Leben eine starke zielgerichtete Strömung gibt, so reißt sie die Hindernisse mit sich fort.* Im stagnierenden Wasser aber wird das kleinste Steinchen auf dem Grund sichtbar, bedeutsam und betrachtenswürdig und die Komplexe beginnen zuletzt wie die Algen von unten herauf zu wuchern."

A. Die Beschäftigung

In Übereinstimmung mit den meisten Autoren (MERGUET, VAN DER DRIFT, SCHULTE usw.) ist es sinnvoll, zwischen *Arbeitstherapie* und *Beschäftigungstherapie* zu unterscheiden. HARLFINGER hat die wesentlichsten Unterschiede folgendermaßen umrissen: in der Arbeitstherapie richtet sich die Anstrengung auf die Erreichung eines konkreten, nützlichen Ziels. Sie ist produktozentrisch (VAN DER DRIFT). Die Arbeit muß von gültiger Qualität sein und soll einem notwendigen Bedarf entsprechen. Sie erleichtert die Selbstbestätigung durch das Produkt. Dadurch, daß sie in Gruppen geschieht, erleichtert sie die Einordnungsfähigkeit des Kranken. Sie fördert die Trennung zwischen Arbeit und Freizeit, sie bringt Pflichten und damit auch Anrechte. Sie benötigt bestimmte Materialien und Apparate.

Die *Beschäftigungstherapie* dagegen ist aktozentrisch. Das möglichst ungebundene, relativ zweckfreie phantasievolle Handeln steht im Vordergrund. Musische Elemente werden besonders gepflegt. Nicht auf die Leistung kommt es an, sondern auf die Gestaltungskraft. Die Beschäftigung kann zu einer subjektiven Selbstbestätigung beitragen, die nicht der Objektivierung durch das Arbeitsergebnis bedarf. Es werden Betätigungsmöglichkeiten angeboten, unter denen der Kranke frei wählt. Die Zusammenarbeit unter mehreren Kranken ist locker und kann individuell gestaltet werden, die Individualität der Tätigkeit wird betont. Nach SIVADON ist es von besonderer Wichtigkeit, daß ein innerer Zusammenhang zwischen dem Material und dem Bearbeiter besteht. Der Kranke soll eine neue

Beziehung zu seiner Körperlichkeit gewinnen und von da her seine Haltung der Realität gegenüber ändern können. Es geht also in gewissem Sinne um ein Funktionstraining, zu dem auch die spielerische Aktivität gehört. So schließt die Beschäftigungstherapie nicht nur handwerkliche, kunstgewerbliche oder künstlerische Tätigkeiten ein, sondern auch gesellige Veranstaltungen, Spiel, Lese- und Musikkreise.

Die *Arbeitstherapie* ist heute an Bedeutung deutlich zurückgetreten, und zwar aus folgenden Gründen: hat sie zum Ziel, das kranke Individuum zu „resozialisieren", d.h. ihm die verlorene Fähigkeit der Integration in einen aktiven Arbeitsprozeß zu ermöglichen, so wird sie zu den Rehabilitationsmethoden gezählt, worüber noch zu sprechen sein wird. Soll es jedoch lediglich um die sinnvolle Ausnützung und Gestaltung der Zeit bei chronischen unheilbaren Kranken gehen, dann sind ihr in der modernen Psychiatrie zum Glück weitgehend die Grundlagen entzogen. Wir finden in den modernen Krankenhäusern ja kaum mehr jene großen Gruppen von körperlich gesunden jungen Schizophrenen als Dauerpatienten, vielmehr sind es die Alterskranken, welche langdauernd hospitalisiert bleiben, denen eine systematische Arbeitstherapie im Simonschen Sinne kaum zugemutet werden kann.

Während die Arbeitstherapie in den meisten psychiatrischen Zentren vom Pflegepersonal durchgeführt wird, hat sich für die *Beschäftigungstherapie* (engl. "occupational therapy"; franz. «ergothérapie» ein eigener Berufsstand herausgebildet. Beschäftigungstherapeutinnen werden an besonderen Schulen ausgebildet, bilden eine Fachschaft mit eigenen Statuten, Zeitschriften und Kongressen.

In der Regel erhalten die Kranken für die geleistete Arbeit in der Arbeitstherapie eine Entlöhnung oder wenigstens ein Taschengeld, während dies an den meisten Orten für die Beschäftigungstherapie nicht gilt.

Während für die Arbeitstherapie im alten Sinn meistens auf die zweckgebundenen Einrichtungen der Institution zurückgegriffen wird (Garten, Landwirtschaft, Küche, Schreinerei, Spenglerei usw.), wird die Beschäftigungstherapie in eigens hergerichteten Lokalen oder auf den Krankenabteilungen selbst durchgeführt. Um einen Überblick der Möglichkeiten in der Beschäftigungstherapie zu geben, bedienen wir uns der Liste der Einrichtungen in der Lausanner Klinik.

1. Unter der Leitung ausgebildeter Beschäftigungstherapeutinnen arbeiten Kranke in Gruppen von 3—10 Teilnehmern zusammen. Es werden die verschiedensten Materialien verwendet, um Gegenstände herzustellen, Bast, Stoffe, Holz, Glasperlen, Metall, Lehm. Eine Keramikerin führt mit den Kranken das Modellieren durch, die Töpfereien werden anschließend gebrannt.

2. In einer Mal- und Zeichenklasse wird entweder nach einem Unterrichtsplan oder aber nach der Methode des spontanen Malens gearbeitet.

3. In einer Gruppe werden unter der Leitung eines Filmtechnikers Kurzfilme gedreht, wobei das Szenario und das Spiel in den Händen der Kranken liegt, während der Techniker nur die nötigen Anleitungen gibt.

4. Eine Gruppe beschäftigt sich mit Marionettenspiel.

Die Auswahl der Kranken geschieht in Zusammenarbeit mit Ärzten, Pflegepersonal und Beschäftigungstherapeutinnen. Es finden regelmäßige Besprechungen über die Resultate statt. Die Dauer der Teilnahme an der Beschäftigungstherapie ist beschränkt, sie ist vor allem den akut Kranken offen. Das alte Simonsche Prinzip, wonach gleich nach dem Spitaleintritt die Beschäftigung organisiert werden muß, wird nach wie vor hochgehalten, selbst wenn Kranke unter starken Dosen von Neuroleptika stehen.

Sivadon hat mit Recht immer wieder betont, daß die Form der Beschäftigungstherapie dem Zustand des Kranken resp. seinem Regressionsgrad anzupassen sei. So werden verwirrte und dissoziierte Kranke mit Vorteil zuerst mit Modellieren resp. einfachem Kneten von Lehm beschäftigt. Später kann die Beschäftigungstherapeutin auf schwierigere Arbeitstechniken übergehen.

B. Die Rehabilitation

Vor allem in England, aber auch in den skandinavischen Ländern und Holland wurde in den letzten Jahren ein immer größeres Gewicht auf die Probleme der systematischen Rehabilitation Geisteskranker gelegt. Mehr oder weniger unabhängig von einer klinischen Diagnostik oder auch einer individuellen dynamischen Interpretation der Krankheitssituation wird versucht, durch progressive Steigerung der Leistungsansprüche den Kranken in einen normalen Arbeitsprozeß zu bringen. In vielen Ländern sind eigentliche Wiedereingliederungszentren entstanden, oft mit aktiver Unterstützung der Industrie (s. dazu HÄFNER, WING). Tatsache ist, daß der Schizophrene, aber gelegentlich auch der rezidivierend endogen Depressive an seinem bisherigen Arbeitsplatz versagt und deshalb in einen *Circulus vitiosus* von sozialer Diskrimination, Schuldgefühl, Verstärkung der psychotischen Abwehrhaltung gekommen ist. In der Rehabilitationsabteilung, die sich in oder außerhalb des Krankenhauses befinden kann, wird versucht, sein Selbstbewußtsein zu stärken und ihm die Möglichkeit zu geben, einen neuen Arbeitsrhythmus zu finden, möglicherweise im Rahmen eines Berufswechsels.

Für die Möglichkeiten, die sich innerhalb des Spitals ergeben, greifen wir wiederum auf das Beispiel der Lausanner Klinik zurück:

1. Schreibstube. Unter Anleitung einer geschulten Sekretärin wird im kleinen Gruppenverband (5—10 Teilnehmer) das Schreibmaschinenschreiben geübt, Vervielfältigungsarbeiten ausgeführt, Adressiermaschinen bedient.

2. Die Buchbinderei gibt Gelegenheit, diesen Beruf soweit zu lernen, daß Kranke später als Hilfskräfte in einer Buchbinderei arbeiten können. Zugleich können sie auch in der Krankenbibliothek als Mitarbeiter tätig sein.

3. Papierindustrie. Kranke werden zu einfachen Falz- und Klebearbeiten angeleitet, was ihnen später die Möglichkeit gibt, in der Industrie als Arbeiter tätig zu sein.

4. Haushaltschule. In dreimonatigen Kursen wird das Wesentliche der Haushaltkenntnisse vermittelt.

5. Im Atelier für Kleinmechanik werden einfache Arbeiten gelernt (Stanzen, Bohren, Wickeln, Zusammensetzen einfacher Apparate).

Die Liste der Möglichkeiten läßt sich beliebig verlängern, vieles wird von der Phantasie der verantwortlichen Leiter sowie auch von der lokalen Situation des Arbeitsmarktes abhängen.

VEIL faßte die Rehabilitations- und Beschäftigungstherapie zusammen und stellte ein progressives System nach Stadien auf. Er unterscheidet 6 Gruppen, je nach Grad der Ansprüche, der sozialen Adaptation resp. Desadaptation. In der ersten Kategorie figurieren ganz leichte motorische Übungen, Handhabung einfachster Werkzeuge (z.B. Schaufel usw.). In der letzten finden wir die regelrechte neue Berufslehre oder aber die Eingliederung in eine geschützte Werkstatt als Dauerlösung. Es ist nicht möglich, auf knappem Raum die Differenzierung der übrigen Gruppen zu schildern, die im Original nachgelesen werden muß.

Wichtig ist, wie auch HARLFINGER betont, daß in der Rehabilitation der Kranke sich den Anforderungen seiner zukünftigen Umgebung anzupassen lernt, während in der ursprünglichen Arbeitstherapie die Umweltsbedingungen den Bedürfnissen des Kranken angepaßt werden.

Wie HÄFNER sagt, sollte die Soziotherapie einer Patientengruppe, deren Wiedereingliederung in die Gesellschaft aussichtsreich ist, von vorneherein an den Sozialrollen orientiert werden, die mit der Rehabilitation angestrebt werden.

Wichtig für das Gelingen der Rehabilitation ist die Schulung der Mitarbeiter. Meistens mußten bisher entweder Schwestern und Pfleger eingesetzt werden oder Fachleute aus der Industrie, die durch Kurse und vor allem durch laufende Besprechungen mit den Ärzten geschult wurden. In England scheint sich eine neue Berufsgattung herauszubilden von technisch vorgebildeten Helfern, die zusätzlich in die Probleme der Rehabilitation eingeführt wurden.

Wichtig wird in diesem Zusammenhang die Gesetzgebung sein. Während in einzelnen Ländern die Rehabilitationsmaßnahmen von den Krankenversicherungen mitgetragen werden, ist dies andernorts nicht der Fall. Die scharfe Unterscheidung zwischen therapeutischen und Wiedereingliederungsmaßnahmen kann jedoch gerade in der Psychiatrie nicht durchgeführt werden. Dies führt dann oft zu unerquicklichen Diskussionen, wer nun eigentlich der Kostenträger für die Rehabilitation sein soll.

Die Kriterien für die Auswahl der Kranken, die einer Rehabilitation zugänglich sind, scheinen noch wenig untersucht worden zu sein. BALIER meint, daß es sich meist um eine intuitive, persönliche Einstellung des verantwortlichen Arztes handle, der nach empirischen Gesichtspunkten vorgehe. Auch hinsichtlich des Alters als Faktor für die Rehabilitation gehen die Meinungen auseinander (N. J. COLE, BREWER, HARDIN).

C. Freizeitgestaltung

Musik, Spiel, Basteln, Tanz, kulturelle Weiterbildung gehören heute zum Lebensbereich jedes Menschen. Sie müssen also auch in der Soziotherapie berücksichtigt werden. Verschiedentlich wurde versucht, in einseitiger Weise „Techniken" zur Behandlung Kranker zu entwickeln, die dann unter etwas pompösen Bezeichnungen wie „Musiktherapie, Ludotherapie, Bibliotherapie usw." segelten. Wir finden diese Bestrebungen etwas sinnlos und überholt, denn kein ernsthafter Psychiater wird ja in diesen Beschäftigungen eine spezifische Wirkungsweise sehen wollen. Es scheint uns richtiger und vernünftiger, sie im Rahmen der gesamten Lebensgestaltung des Kranken inner- und außerhalb des Spitals zu betrachten. Wie auch J. E. DAVIS betont, geht es bei dieser "recreational therapy" nicht darum, dem Kranken ein Amüsement zu verschaffen. Vielmehr sollen diese Freizeitbeschäftigungen so organisiert werden, daß sie dazu beitragen, das Klima der Gruppe und des Milieus günstig zu beeinflussen. Nicht nur in der Arbeit, sondern auch im Spiel kann der Kranke eine neue Form der Existenz entdecken, kann sich bestätigt sehen und seine Rolle in der Gemeinschaft harmonischer gestalten. Mit SIVADON und FOLLIN wird man sagen können, daß es genügt, wenn eine Anzahl Kranker gemeinsame Interessen entwickeln und ihnen die Möglichkeit geboten wird, diese in die Tat umzusetzen.

Aus den reichhaltigen in der Literatur erwähnten Anregungen sei erwähnt: Schaffung von Patientenklubs inner- und außerhalb des Krankenhauses. Diese veranstalten Diskussionsabende, besuchen Konzerte, machen Ausflüge, Musikstunden, bei denen die Kranken als Gruppe mitwirken unter Verwendung einfacher Instrumente (Orffsches Instrumentarium). Das letztere hat sich besonders bei schwer regredierten Schizophrenen oder aber Oligophrenen sehr bewährt. Sport, Heilgymnastik, Rhythmik: diese Tätigkeiten greifen bereits in das Gebiet der Entspannungstherapie über, welche hier nicht behandelt wird. Beim Sport ist auf die Equipenbildung zu achten, welche unter Umständen ängstlichen, selbstunsicheren Kranken sehr hilfreich sein kann. Rhythmik wird vor allem von weiblichen Patientinnen geschätzt. Verkrampfte Katatone können gelockert werden, Depressive können dadurch zu einer weniger leibfeindlichen Einstellung gebracht werden. Neben den erwähnten Freizeitbeschäftigungen haben wir an unserer Klinik eine Erwachsenenschule eingerichtet. Regelmäßig können die Kranken Vorträge aller Art hören, Sprachunterricht, Geschichtsunterricht im Sinne der Volkshochschulen sind geplant. Man lernt Photographieren, schwimmen, besucht Museen. In unserem Cinéclub werden ihnen regelmäßig gute Filme gezeigt. Regelmäßige, gruppenweise Ferienaufenthalte für 10 Tage, in Begleitung von Schwestern, in einem gemieteten Ferienhaus runden das Ganze ab.

D. Organisationsfragen

Im Rahmen der soziotherapeutischen Bestrebungen wurde es nötig, auch neue Formen der institutionellen Organisation zu finden. Der alte Rahmen des psychiatrischen Krankenhauses wurde erweitert, flexible Strukturen, die einen lebhaften Austausch intra- und extra muros erlaubten, geschaffen.

a) Das Tagesspital. Kranke wohnen weiterhin zu Hause, kommen jedoch regelmäßig im Tagesspital zusammen, wo sie gruppentherapeutisch, oft auch medikamentös behandelt werden und eine sinnvolle Tätigkeit finden. Die Tagesspitäler können sich im Rahmen des Krankenhauses konstituieren, aber auch völlig unabhängig davon bestehen. Das Tagesspital ist der ideale Ort für jede Soziotherapie.

b) Das Nachtspital. Kranke wohnen im Krankenhaus, arbeiten tagsüber jedoch außerhalb, sei es in einer regelrechten Arbeitsstelle, in einer geschützten Werkstätte oder in einem Wiedereingliederungszentrum. Diese Einrichtung ist besonders geeignet, den Kranken schrittweise zur Unabhängigkeit zu führen. Er fühlt sich durch die behandelnde Equipe noch getragen und gestützt, muß aber doch selber Entscheidungen treffen und sich in der Gesellschaft adäquat verhalten.

c) Das geschützte Heim. Es kann unter lockerer ärztlicher Betreuung unabhängig vom Krankenhaus aufgebaut werden, meist werden geschulte Hauseltern, z.B. Krankenpfleger, es leiten.

Die Kriterien, nach welchen ein Kranker in der einen oder anderen Form unter Obhut bleibt, variieren von einem Ort zum anderen, immer wird es jedoch um die Frage des Grades der Anpassungsfähigkeit und des sozialen Verhaltens gehen. In neuester Zeit wurden eigentliche Wohngemeinschaften geschaffen, wo beispielsweise Gruppen von Studenten mit Schizophrenen zusammenleben. Solche, von hohen Idealen getragenen Versuche, können heute noch nicht auf ihre Nützlichkeit und Dauerhaftigkeit beurteilt werden.

Die in den USA heute sehr intensiv propagierten "community mental health centers" sind nicht Sonderformen der psychiatrischen Institution. Es wäre falsch, sie mit spezifischen kollektiven Behandlungsformen, wie etwa der therapeutischen Gemeinschaft, zu verwechseln. Vielmehr geht es um die möglichst gute Gruppierung der verschiedenen psychiatrischen Institutionen in einer relativ kleinen demographischen Einheit, was z.T. dem französischen Prinzip der „sectorisation" entspricht.

VII. Anwendungsbereich der Soziotherapie

A. Indikation

Noch sinnloser als in der individuellen Psychotherapie wäre es, hier nach diagnostischen oder verlaufstypischen Kriterien eine Selektion vornehmen zu wollen, wer soziotherapeutisch behandelt werden soll oder nicht. Selbstverständlich sollen alle endogenen Psychosen, ja überhaupt alle Geisteskranken in eine Soziotherapie eingegliedert werden können. Maßgeblich für die Wahl der Mittel werden die Intelligenz, das Alter, das kulturelle Niveau und die berufliche Vorbildung sein. Die Soziotherapie entfernt sich damit bewußt von sog. klinischen Erwägungen. Immerhin muß vor Überforderungen gewarnt werden. So ist es sicher sinnlos, einen pfropfschizophrenen Landarbeiter an eine Schreibmaschine setzen zu wollen. Tüchtige Sozialarbeiterinnen verfallen nicht selten der Gefahr, des Guten zuviel tun zu wollen. Auf Grund eigener unbewußter sozialer Ressentiments wollen sie möglichst weit gehen und dem Kranken zu einem hohen „Standard" verhelfen, auch wenn dies gar nicht seiner Persönlichkeit entspricht. Die Zeitströmung, welche einfache manuelle Tätigkeiten unterbewertet, kann hier unheilvolle Früchte hervorbringen. Es bedarf einer großen Erfahrung, um die richtige Lösung zu finden. Auch muß vor dem Schaden gewarnt werden, den sachunkundige Berufsberater, die zur Wiedereingliederung Schizophrener herbeigezogen werden, anrichten können, wenn sie völlig wirklichkeitsfremde Vorschläge machen. Die Wiedereingliederung muß in den Händen der psychiatrisch geschulten Equipe bleiben. Häfner ist sicher recht zu geben, wenn er sagt, daß die Verabsolutierung der sozialen Anpassung ein Mythos sei. „Die konkreten Rehabilitationsmaßnahmen müssen ein angemessenes Verhältnis zwischen den Möglichkeiten des Patienten und den Anforderungen seiner beruflichen und privaten Umgebung anstreben."

Unter den endogen Psychotischen bilden wohl die chronischen Schizophrenien das Hauptkontingent deren, die aus rehabilitativen Maßnahmen Gewinn ziehen. Endogen Depressive werden nur in seltenen Fällen neu eingegliedert werden müssen. Bei akuten Schizophrenen kann sich das Problem dann stellen, wenn eine ungünstige berufliche Situation die psychotische Krise mitkonstellierte.

Ganz allgemein muß hervorgehoben werden, daß es für die Anwendung soziotherapeutischer Methoden nicht gleichgültig ist, ob eine psychiatrische Institution *Aufnahmezwang* für sämtliche Kranke einer geographischen Region hat oder ob es sich um eine Privatklinik, ein wissenschaftliches Zentrum resp. ein Modellinstitut handelt.

Es wird oft die banale Tatsache vergessen, daß die kühnen und ausgeklügelten Neuerungen nur deshalb möglich sind, weil das betreffende Institut seine Kranken *auswählt*. Kein Wunder, daß wir dann mit Staunen hören, wie ein, großer Prozentsatz der Kranken in differenzierten Ateliers und Wiedereingliederungsstätten beschäftigt werden können. Die Gefahr einer Segregation zwischen „guten" und „schlechten" Kranken liegt auch hier vor. Das alte furchtbare Gespenst der Unterteilung in „heilbare" und „unheilbare" Kranke taucht gerade im Zusammenhang mit der Soziotherapie gelegentlich wieder auf. Es muß selbstverständlich das Bestreben jedes verantwortlichen Klinikleiters sein, eine solche Segregation nicht aufkommen zu lassen. Diese kurz skizzierten Probleme beziehen sich indessen bereits auf die Gesamtorganisation der psychiatrischen Pflege, auf die hier nicht einzugehen ist.

B. Resultate der Soziotherapie

Wie wir gesehen haben, ist das Ziel der Soziotherapie nicht in erster Linie, eine klinische Symptomatik zum Verschwinden zu bringen, sondern den Kranken zu *resozialisieren*, d.h. ihn gelegentlich *trotz* seines Wahns oder Autismus in eine Situation der Selbsständigkeit und Unabhängigkeit zu führen. Die Beurteilung der Erfolge hängt demnach auch von diesem Gesichtspunkt ab.

Besonders eindrücklich sind die Resultate — wie zu erwarten war — bei chronischen Schizophrenen.

Hamilton hat in mehreren Arbeiten darüber berichtet, ebenso Wing. Es stellte sich unter anderem heraus, daß dann die besten Resultate erzielt wurden, wenn diese chronisch Kranken mit Arbeiten betraut wurden, die ein relativ beschränktes Spektrum von Reaktionsmöglichkeiten zuließen. Auch mußten die aufeinanderfolgenden Arbeitsgänge so unkompliziert wie möglich gehalten werden (Wadsworth u. Mitarb.). Es wurden auch Untersuchungen darüber angestellt, ob sich die Wirksamkeit eines Aktivierungsprogrammes im Rahmen der Rehabilitation von der Gruppentherapie unterscheide. Es ergab sich, daß die Kranken, die ein derartiges Programm durchliefen, sich signifikant von einer Kontrollgruppe unterschieden. Dagegen konnten keine deutlichen Unterschiede innerhalb der verschiedenen soziotherapeutischen Methoden festgestellt werden (Anker u. Walsch).

Wing hat eine aufschlußreiche Studie an 212 Kranken durchgeführt, welche sich im letzten Stadium der Rehabilitation befanden (innerhalb einer industrialisierten Rehabiliationsabteilung). Sie waren alle beim Eintritt in die Rehabilitationsabteilung auf den Grad ihres Selbstvertrauens getestet worden. Es zeigte sich, daß die Eingliederung in die Rehabilitationsabteilung bei einer großen Zahl erfolgreich war, daß sich indessen die Resultate mit der zu Beginn festgestellten Haltung des Individuums deckten: Probanden, welche gleich zu Beginn eine konstruktive positive Haltung eingenommen hatten, waren am Schluß besser angepaßt als diejenigen, welche zu Beginn eine passiv-lässige Haltung oder starke emotionale Schwankungen aufgewiesen hatten.

Nach Wing hängt der Rehabilitationserfolg aber vor allem davon ab, ob die Arbeitsatmosphäre realitätsgerecht gestaltet ist. Das zunehmende Selbstvertrauen wird in der Rehabilitationsabteilung durch zwei Faktoren erreicht: erstens dadurch, daß der Eintretende auf seine tatsächlichen Fähigkeiten aufmerksam gemacht wird, zweitens durch den Druck, welcher durch die Gruppe in stimulierendem Sinne ausgeübt wird.

Gastager hat über 400 Schizophrene berichtet, welche in der Rehabilitationsabteilung der Wiener Klinik beobachtet wurden. Er stellte ein positives Ergebnis in 72,5% der Fälle fest. Sein Bestreben war, die Faktoren, welche das Rehabilitationsergebnis beeinflussen, herauszuschälen. Als interessantes Ergebnis kann gewertet werden, daß das Erkrankungsalter keinen Einfluß auf die Rehabilitationsresultate hatte. Die Krankheitsdauer zeigte eine deutliche Korrelation zur Rehabilitationserwartung jedoch nur in der Weise, daß eine Krankheitsdauer von 5 Jahren noch die mittlere Rehabilitationserwartung von 72,5% aufwies. In bezug auf die Berufsgruppen ergab sich eine statistisch signifikant höhere Rehabilitationserwartung bei Angestellten und Facharbeitern gegenüber intellektuellen Berufen.

Die positiven Erfolge der Soziotherapie spiegeln sich im allgemeinen weniger in der Darstellung einzelner Fälle, sondern vor allem in den statistisch erfaßbaren Veränderungen der Bettenbelegung in psychiatrischen Krankenhäusern. So darf angenommen werden, daß die massive Verringerung der durchschnittlich hospitalisierten Kranken in England auf die großen Anstrengungen im Gebiet der Soziotherapie zurückzuführen sind. Optimistische Beurteiler sind der Ansicht, daß es dank einer konsequent durchgeführten Rehabilitation gelingen wird, die Zahl der benötigten Betten auf 1,8 pro 1000 Einwohner zu halten. Dieser Abwärtsbewegung der Bettenzahl sind aber wohl Grenzen gesetzt, indem ja die Alterskranken einen immer größer werdenden Anteil der Krankenhauspopulationen bilden werden. Für diese sind aber rehabilitative Maßnahmen nur beschränkt anwendbar.

VIII. Zusammenfassung, Ausblick

Es wird im Zusammenhang mit der Entwicklung der Psychiatrie gelegentlich von „Revolutionen" gesprochen. Auch die Psychotherapie und Soziotherapie der endogenen Psychosen ist als solche bezeichnet worden. Aber auch die Ära der Neuroleptika wurde mit diesem Attribut bedacht und so könnte man denn darüber streiten, was mehr dazu beigetragen habe, die Physiognomie der modernen Psychiatrie zu wandeln. Seien wir uns indessen bewußt, daß weder das eine noch das andere Element das Problem der Behandlung der Psychosen gelöst hat. Wir sind weit entfernt davon, mit unseren Methoden ähnliche Erfolge zu erzielen, wie dies in der Körpermedizin dank der Antibiotica, der Strahlentherapie usw. möglich war. Nach wie vor muß sich der Psychiater als Therapeut bescheiden und froh sein, wenn er Besserungen, wenn auch nicht Heilungen, erzielt.

Blicken wir zurück. Nicht ohne Absicht haben wir die ausführliche Darstellung der individuellen Psychotherapie an den Anfang gestellt, um schließlich bis zur Rehabilitation resp. den Möglichkeiten der sozialen Integration vorzustoßen. Es zeichnet sich in dieser auch chronologisch durchlaufenen Entwicklung eine innere Gesetzmäßigkeit ab. In der dualen Begegnung zwischen Arzt und Krankem eröffnete sich erstmals die Perspektive der echten Partnerschaft. Durch qualvolles versagungsreiches Ringen um den einzelnen Schizophrenen und Depressiven, unter Blut und Tränen möchte man sagen, brach sich die Erkenntnis Bahn, daß das Dogma von der Uneinfühlbarkeit der Psychose und ihrem prozeßhaft unbeeinflußbaren Ablauf eine Irrlehre war. Nur mit Schaudern wenden wir uns heute zurück und bedenken die unsagbaren Leiden, welchen in der ganzen Welt Geisteskranke als Stigmatisierte ausgesetzt waren. Durch die Bemühungen der Psychotherapie und Soziotherapie ist das Gewissen der Öffentlichkeit geweckt worden. Wohl ist es im Rahmen aktueller gesellschaftskritischer Theorien zu grotesken Übertreibungen gekommen. Dies soll uns jedoch nicht hindern, den einmal eingeschlagenen Weg weiter zu beschreiten. Zwei parallele Richtungen sehen wir vor uns: einmal muß dafür gesorgt werden, daß immer mehr geschulte Helfer und Therapeuten bereit sind, in eine persönliche engagierte Beziehung zum einzelnen Kranken zu treten und ihm in seiner Not als Partner beizustehen. Auf der anderen Seite müssen jene Maßnahmen gefördert werden, die es erlauben, die ganze Gruppe der Geisteskranken aus ihrer Isolierung zu lösen, sie als vollwertige Mitglieder der Gemeinschaft zu betrachten und ihnen im Rahmen ihrer Möglichkeiten zu einer sozialen Integration zu verhelfen. Dies bedeutet eine fortschreitende Wandlung der institutionellen Strukturen, aber auch eine Wandlung in der Gesellschaft. Der Psychiater wird weiterhin sein „Wächteramt" ausüben müssen, denn trotz aller progressiven Tendenzen wird nie jene Gefahr völlig gebannt sein, daß der Geisteskranke in seiner Minoritätsrolle zum Paria gestempelt und der Verbannung oder der Vernichtung ausgesetzt wird. Die Geschichte der Psychiatrie ist eine tragische Geschichte, und sie soll uns zur immerwährenden Wachsamkeit erziehen.

IX. Literatur

Abraham, K.: Ansätze zu einer psychoanalytischen Erforschung des manisch-depressiven Irreseins. Zbl. Psychoanal. 2, 302 (1912).

Ackerman, N.W.: Treating the troubled family. New York: Basic Books 1966.

— Behrens, M.L.: A study of family diagnosis. Amer. J. Orthopsychiat. 26, 66—78 (1956).

Alanen, Y.O.: The family in the pathogenesis of schizophrenic and neurotic disorders. Acta psychiat. scand. 42, Suppl. 189 (1966).

Anker, J.M., Walsch, R.P.: Group psychotherapy, a special activity program, and group structure in the treatment of chronic schizophrenics. J. cons. Psychol. 25, 476—481 (1961).

Arieti, S.: American Handbook of psychiatry, 3 vol. New York: Basic Books 1959—1966.

Ayllon, T., Azrin, N.: The token economy. A motivational system for therapy and rehabilitation. New York: Appleton-Century-Crofts 1968.
Balier, C.: Les ateliers thérapeutiques de réadaptation au travail. Inform. psychiat. numéro spécial 7, 603—612 (1965).
Bally, G.: In: Symposium International sur la Psychothérapie de la Schizophrénie, Lausanne 1956, Zürich 1959, Lausanne 1964. Basel: Karger.
Basaglia, F.: L'istituzione negata. Torino: Giulio Einaudi 1968.
Bateson, G., Jackson, D. D.: Some varieties of pathogenic organization. In: Disorders of communication. Res. Publ. Ass. nerv. ment. Dis. 42, (1964).
— — Haley, J., Weakland, J.: Toward a theory of schizophrenia. Behav. Sci. 1, 251—264 (1956).
Battegay, R.: Der Mensch in der Gruppe. Bern-Stuttgart: Huber 1967—1969. 3 vol.
Benedetti, G.: Klinische Psychotherapie. Bern: Huber 1964.
— Kind, H., Wenger, V.: Forschungen zur Schizophrenielehre 1961—1965. Übersicht. Fortschr. Neurol. Psychiat. 35, 1—121 (1967).
Bernheim, M.: De la psychothérapie dans les psychoses. Encéphale 6, 375 (1911).
Betz, B. J.: Strategic conditions in the psychotherapy of persons with schizophrenia. Amer. J. Psychiat. 107, 203 (1950).
Binswanger, L.: Schizophrenie. Pfullingen: Neske 1957.
Blöschl, L.: Grundlagen und Methoden der Verhaltenstherapie. Bern-Stuttgart: Huber 1969.
Blum, E.: Sigmund Freuds Beiträge zum Psychoseproblem. Mschr. Psychiat. 131, 265—273 (1956).
Boss, M.: In: Symposium International sur la Psychothérapie de la Schizophrénie, Lausanne 1956. Basel: Karger 1957.
Bowers, M. K.: The use of hypnosis in the treatment of schizophrenia. Psychoanal. Rev. 51, 451—460 (1964).
Bräutigam, W.: In: Symposium International sur la Psychothérapie de la Schizophrénie, Lausanne 1956, Zürich 1959, Lausanne 1964. Basel: Karger.
Brill, A. A.: The application of psychoanalysis to psychiatry. J. nerv. ment. Dis. 68, 561—577 (1928).
Brody, E. B., Redlich, F. C.: Psychotherapy with schizophrenics. Monograph series on schizophrenia. New York: Int. Univ. Press 1952.
Bychowski, G.: Psychoanalytisches aus der psychiatrischen Abteilung. Int. Z. Psychoanal. 11, 350—352 (1925).
— Über Psychotherapie der Schizophrenie. Nervenarzt 1, 478—487 (1928).
— Psychotherapy of psychosis. New York: Grune and Stratton 1952.
Carp, E. A. D. E.: Psychodrama. Dramatisierung als Form der Psychotherapie. Amsterdam: Scheltema & Holkema 1949.
Ciompi, L., Lai, G.: Dépression et vieillesse. Bern: Huber 1969.
Cohen, A. J.: Estimating the degree of schizophrenic pathology from recorded interview samples. J. clin. Psychol. 17, 403—406 (1961).
Cole, N. J., Brewer, D. L., Hardin-Brench, C. H.: Adaptation socio-économique d'un échantillon de patients schizophrènes. Amer. J. Psychiat. 120, 465—471 (1963).
Cowden, R. C., Ford, L. I.: Systematic desensitization with phobic schizophrenics. Amer. J. Psychiat. 119, 241—245 (1962).
Cremerius, J.: Die Beurteilung des Behandlungserfolges in der Psychotherapie. Berlin-Göttingen-Heidelberg: Springer 1962.
Daquin, J.: La philosophie de la folie. Chambéry 1791.
Davis, J. E.: La thérapie récréative. In: La thérapie occupationnelle. Springfield: Thomas 1950.
Davison, G. C.: Appraisal of behavior modification techniques with adults in institutional settings, chap. 6. In: Frank, C. M. (ed.), Behavior therapy—appraisal and status. New York: McGraw-Hill Inc. 1969.
Drift, H. van der: Auctoritas in der psychiatrischen Anstalt. Psychiat. Neurol. Neurochir. (Amst.) 64, 69 (1961).
Dunton, W. R., Licht, S. (eds.): Occupational therapy. Principles and practice. Springfield: Thomas 1950.
Eissler, K. R.: Limitations to the psychotherapy of schizophrenia. Psychiatry 6, 381—391 (1943).
The Elements of a Community Mental Health Program. New York: Milbank Memorial Fund 1956.
Ellenberger, H.: Psychothérapie de la schizophrénie. Encyclopédie médico-chirurgicale, Psychiatrie, vol. 2, 37295 C10, p. 1—11. Paris: Encyclopédie médico-chirurgicale 1955.
Federn, P.: Ego psychology and the psychoses. New York: Basic Books 1952; London: Imago Publ. 1953.

FELDMAN, P.: Inquiry into the use of psychotherapy for hospitalized schizophrenics. Amer. J. Psychiat. **118**, 405—409 (1961).
FIERZ, H.K.: Die analytische Psychotherapie (C.G. JUNG) in der psychiatrischen Klinik. Acta psychother. (Basel) **10**, 219—232 (1962).
FLARSHEIM, A.: Freuds contributions to schizophrenia and paranoia. Cincinn. J. Med. **30**, 418 (1949).
FLECK, S.: The intrafamilial environment of the schizophrenic patient. Incestuous and homosexual problems. In: MASSERMAN, J.H., Science and psychoanalysis: Individual and familial dynamics. New York: Grune & Stratton 1959.
— Some general and specific indications for family therapy. 6th Int. Congr. of Psychotherapy, London 1964. Confin. psychiat. (Basel) **8**, 27—36 (1965).
FREUD, S.: Gesammelte Werke, 4. Aufl. Frankfurt am Main: Fischer 1968.
FROMM-REICHMANN, F.: Transference problems in schizophrenics. Psychoanal. Quart. Albany **8**, 412 (1939).
— Notes on the development of treatment of schizophrenics by psychoanalytic psychotherapy. Psychiatry **11**, 263 (1948).
— Intensive psychotherapy of manic-depressives. Confin. neurol. (Basel) **9**, 158 (1949).
— Principles of intensive psychotherapy. Chicago: Univ. Chicago Press 1940.
GASTAGER, H.: Die Rehabilitation des Schizophrenen. Bern: Huber 1965.
GOFFMAN, E.: Asylums: Essays on the social situation of patients and other inmates. New York: Doubleday C0. 1961.
GREEN, A.: Chimiothérapies et psychothérapies. Encéphale **50**, 29—101 (1961).
— Du thérapeute au médicament (Réponse à un questionnaire). Perspect. psychiat. **21**, 35—43 (1968).
GRESSOT, M.: Übertragungsphänomene in der Medizin der Primitiven. Psyche (Stuttgart) **10**, 714—732 (1956).
GRINSPOON, L., EWALT, J.R., SHADER, R.: Psychotherapy and pharmacotherapy in chronic schizophrenia. Amer. J. Psychiat. **124**, 1645—1652 (1968).
HÄFNER, H., ZERSSEN, D. VON: Soziale Rehabilitation, ein integrierender Bestandteil psychischer Therapie. Nervenarzt **35**, 242—247 (1964).
HAMILTON, V.: Psychological changes in chronic schizophrenics following differential activity programmes: A repeat study. Brit. J. Psychiat. **110**, 283—286 (1964).
— SALMON, P.: Psychological changes in chronic schizophrenics following differential activity programmes. J. nerv. ment. Sci. **108**, 505—520 (1962).
HARING, C., LEICKERT, K.H.: Wörterbuch der Psychiatrie und ihrer Grenzgebiete. Stuttgart-New York: Schattauer 1968.
HARLFINGER, H.: Arbeit als Mittel psychiatrischer Therapie. Stuttgart: Hippokrates 1968.
HILL, L.B.: Psychotherapeutic intervention in schizophrenia. Chicago: Univ. Press 1955.
ISAACS, W., THOMAS, J., GOLDIAMOND, I.: Application of operant conditioning to reinstate verbal behavior in psychotics. J. Speech Dis. **25**, 8—12 (1960).
ITTEN, W.: Beiträge zur Psychologie der Dementia praecox. Jb. psychoanal. psychother. Forsch. **5**, 1—54 (1913).
JONES, M.: Therapeutic community practice. Amer. J. Psychiat. **122**, 1275—1279 (1966).
JUNG, C.G.: Über die Psychologie der Dementia praecox. Halle a. S.: Marhold 1907.
— Der Inhalt der Psychose. Wien-Leipzig: F. Deuticke 1908.
KAUFMANN, L.: La famille du schizophrène (recherche et traitement). Rev. méd. Suisse rom. **86**, 287—294 (1966).
— Premières expériences de la thérapie de famille en clinique psychiatrique. Psychiat. soc. **4**, 16—25 (1969).
— Familientherapie. In: PETRILOWITSCH, N., FLEGEL, H. (eds.), Sozialpsychiatrie. Akt. Fragen Psychiat. Neurol., Vol. 8, p. 103—118. Basel-New York: Karger 1969.
— MÜLLER, C.: Über Familienforschung und Therapie bei Schizophrenen. Nervenarzt **40**, 302—308 (1969).
KIND, H.: Welche Fakten stützen heute eine psychogenetische Theorie der Schizophrenie? Psyche (Stuttgart) **19**, 188—218 (1965/66).
KISKER, H.P.: Schizophrenie und Familie. Nervenarzt **33**, 13—21 (1962).
KLAESI, J.: Einiges über Schizophreniebehandlung. Z. Neurol. (Berl.) **78**, 606 (1922).
KLEIN, M.: The psychotherapy of the psychoses. Brit. J. med. Psychiat. **10**, 242—244 (1930).
KOGERER, H.: Psychotherapie der Psychosen. Z. Neurol. (Berl.) **96**, 125 (1925).
KRAEMER, R.: Psychotherapie bei Psychosen. In: Handbuch der Neurosenlehre und Psychotherapie. München-Berlin: Urban & Schwarzenberg 1958.
KRETSCHMER, E.: Der Aufbau der Persönlichkeit in der Psychotherapie. Z. Neurol. (Berl.) **150**, 729 (1934).
— Psychotherapeutische Studien. Stuttgart: G. Thieme 1949.

KRETSCHMER, E.: Psychotherapie der Schizophrenie und ihrer Grenzzustände. Z. Neurol. (Berl.) **121**, 211 (1929); Zbl. Psychother. **2**, 143 (1929); Nervenarzt **20**, 137 (1949); Universitas (Stuttg.) H. 5 (1956).
KUHN, R.: Daseinsanalytische Studie über die Bedeutung von Grenzen im Wahn. Mschr. Psychiat. Neurol. **124**, 354—383 (1952).
LAI, G.: Quelques considérations sur la psychothérapie de groupe de psychotiques. Acta psychother. (Basel) **12**, 354—368 (1964).
LAIN-ENTRALGO, P.: Heilkunde in geschichtlicher Entscheidung. Salzburg: Otto Müller 1950.
— Die platonische Rationalisierung der Besprechung (Epode) und die Erfindung der Psychotherapie durch das Wort. Hermes **86**, 298—323 (1958).
LAING, R.D.: Is schizophrenia a disease? Int. J. soc. Psychiat. **10**, 184—193 (1964).
LEBOVICI, S.: Contribution psychanalytique à la compréhension et au traitement de la mélancolie. Evolut. psychiat. **3**, 502—529 (1955).
LIDZ, R.W., LIDZ, T.: Family environment of schizophrenies. Amer. J. Psychiat. **106**, 332—345 (1949).
LINDSLEY, O.R.: Operant conditioning methods applied to research in chronic schizophrenia. Psychiat. Res. Rep. **5**, 118—139 (1956).
— Characteristics of the behavior of chronic psychotics as revealed by free-operant conditioning methods. Dis. nerv. Syst. Monogr. Suppl. **21**, 66—78 (1960).
LOCH, W.: Zur Struktur und Therapie schizophrener Psychosen aus psychoanalytischer Perspektive. Psyche (Stuttgart) **19**, 172—187 (1965/66).
MAEDER, A.: Psychoanalyse bei einer melancholischen Depression. Zbl. Nervenheilk. **33**, 50 (1910).
— Psychologische Untersuchungen an Dementia-praecox-Kranken. Jb. psychoanal. psychother. Forsch. **2**, 185 (1910).
MANN, J., MANN, H.: The organization and technic of group treatment of psychoses. Dis. nerv. Syst. **9**, 46 (1948).
— MENZER, D., STANDISH, C.T.: Psychotherapy of psychoses: some attitudes in the therapist influencing the course of treatment. Psychiatry **13**, 16 (1950).
MARSH, L.C.: Group treatment of the psychoses by the psychological equivalent of the revival. Ment. Hyg. (N. Y.) **15**, 328—349 (1931).
MATUSSEK, P.: Psychotherapie bei Schizophrenen. In: Handbuch der Neurosenlehre und Psychotherapie. München-Berlin: Urban & Schwarzenberg 1958.
MAUZ, F.: Der kompensierte und dekompensierte schizophrene Defekt, seine Prognose und Psychotherapie. Dtsch. med. Wschr. **55**, 2053 (1929).
— Der psychotische Mensch in der Psychotherapie. Arch. Psychiat. **181**, 337 (1948).
MCGHIE, A.: A comparative study of the mother-child relationship in schizophrenia. Brit. J. med. Psychol. **34**, 195—221 (1961).
MEERWEIN, F.: Die Bedeutung der Anstalt für die Gegenübertragung des Therapeuten. In: Symposium international sur la Psychothérapie de la Schizophrénie. Lausanne, octobre 1956. Basel: Karger 1957.
MEINERTZ, J.: Psychotherapie als Wissenschaft. Stuttgart: Klett 1952.
MENNINGER, K.A.: Psychoanalytic psychiatry: theory and practice. Bull. Menninger Clin. **4**, 105—123 (1940).
MENNINGER, W.C.: Therapeutic methods in psychiatric hospital. J. Amer. med. Ass. **99**, 538—542 (1932).
— Individualization in prescriptions for nursing care of psychiatric patients. J. Amer. med. Ass. **106**, 756—761 (1936).
— Psychoanalytic interpretation of the patients reaction in occupation therapy, recreational therapy and physiotherapy. Bull. Menninger Clin. **1**, 148—157 (1937).
— MCCOLL, I.: Recreational therapy as applied in modern psychiatric hospital. Occup. Ther. **16**, 15—24 (1937).
MERGUET, H.: Die Anstaltspsychiatrie in unserer Zeit. Nervenarzt **26**, 384 (1955).
MORENO, J.L.: Psychodrama. New York: Beacon House 1946.
— Who shall survive? 2è éd. New York: Beacon House 1953.
MÜLLER, C.: Über Psychotherapie bei einem chronischen Schizophrenen. Psyche (Stuttgart) **9**, 350—369 (1955).
— Les thérapeutiques analytiques des psychoses. Rev. franç. Psychanal. **22**, 575—647 (1958).
— Die Pioniere der psychoanalytischen Behandlung Schizophrener. Nervenarzt **29**, 456—462 (1958).
— Die Psychotherapie der Psychosen. Fortschr. Neurol. Psychiat. **27**, 363—391 (1959).
— Die Psychotherapie Schizophrener an der Zürcher Klinik. Nervenarzt **32**, 354—368 (1961).
— MASSON, D.: La psychothérapie clinique des schizophrènes. Évolut. psychiat. **28**, 609—615 (1963).

MÜLLER, C.: Traitement de la schizophrénie. Encyclopédie médico-chirurgicale, Psychiatrie, vol. 1; 37295 A10, C10, E10. Paris: Encyclopédie médico-chirurgicale 1967.

MÜLLER, M.: Die körperlichen Behandlungsverfahren in der Psychiatrie, Bd. I. Die Insulinbehandlung Stuttgart: Thieme 1952.

PIVNICKI, D.: The beginnings of psychotherapy. J. Hist. behav. Sci. **5**, 238—247 (1969).

RABINER, E.L., GRALNICK, A.: Transference-contre-transference phenomena in choice of shock. Arch. Neurol. Psychiat. (Chic.) **81**, 517—521 (1959).

RACAMIER, P.C.: Indications du psychodrame analytique et des actions sociothérapiques dans les psychoses. In: P.B. SCHNEIDER (ed.): Pratique de la psychothérapie de groupe. Paris: Presses univ. France 1965.

— Du rôle thérapeutique et réadaptif du groupe institutionnel en psychiatrie dynamique. 4è Congr. internat. de Psychotherapie de groupe, Vienne, oct. 1968. Comptes-rendus, Vienne, II, p. 183—194.

— Le psychanalyste sans divan. Paris: Payot 1970.

RACLOT, M.: Psychothérapie de la schizophrénie. Rev. Méd. (Paris) **5**, 827—835 (1964).

ROGERS, C., KINGET, G.M.: Psychothérapie et relations humaines. Théorie et pratique de la thérapie non-directive, 2 Vol. Louvain: Publ. Universitaires 1962.

ROSEN, J.N.: A method of resolving acute catatonic excitement. Psychiat. Quart. **20**, 183 (1946).

— The treatment of schizophrenic psychoses by direct analytic therapy. Psychiat. Quart. **21**, 3—37 u. 117—119 (1947).

— Direct analysis. New York: Grune & Stratton 1953.

ROSENFELD, H.: Notes on the psychoanalysis of the uper-ego conflict of an acute schizophrenic patient. Int. J. Psychoanal. (Lond.) **33**, (1952).

— Considerations regarding the psychoanalytic approach to acute and chronic schizophrenia. Int. J. Psychoanal. (Lond.) **35**, 135 (1954).

ROSENTHAL, D.: The genain quadruplets. A case study and theoretical analysis of heredity and environment in schizophrenia. New York-London: Basic Books 1963.

SCHINDLER, R.: Grundprinzipien der Psychodynamik in der Gruppe. Psyche (Stuttgart) **11**, 308 (1957/58).

— Über den wechselseitigen Einfluß von Gesprächsinhalt, Gruppenposition und Ich-Gestalt in der analytischen Gruppentherapie. Psyche (Stuttgart) **14**, 382 (1960/61).

SCHULTE, W.: Thérapie de groupe comme fille légitime de la thérapie occupationnelle dans les atteintes schizophréniques. II. Int. Kongr. Psychiat., Zürich 1957. Congr. Rep., **3**, 375—379 (1959).

SCHULTZ-HENCKE, H.: Das Problem der Schizophrenie. Stuttgart: Thieme 1952.

SCHULZ, C.G.: A follow-up report on admissions to Chestnut Lodge: 1948—1958. Psychiat. Quart. **37**, 220—233 (1963).

SCHWING, G.: Ein Weg zur Seele der Geisteskranken. Zürich: Rascher 1939.

SEARLES, H.F.: Collected papers on schizophrenia and related subjects. London: Hogarth Press 1965.

SÉCHEHAYE, M. A.: La réalisation symbolique. Nouvelle méthode de psychothérapie appliquée à un cas de schizophrénie. Rev. suisse Psychol. Suppl. **12**, (1947).

— Introduction à une psychothérapie des schizophrènes. Paris: Presses Univ. France 1954.

— Journal d'une schizophrène. Paris: Presses Univ. France 1954.

— La réalisation symbolique, un catalyseur de la structuration du Moi schizophrénique. In: Symposium international sur la Psychothérapie de la Schizophrénie. Lausanne 1956. Basel: Karger 1957.

SIIRALA, M.: Die Schizophrenie des Einzelnen und der Allgemeinheit. Göttingen: Vandenhoeck & Ruprecht 1961.

SIMON, H.: Aktivere Therapie in der Irrenanstalt. Zbl. ges. Neurol. **40**, 366 (1925).

— Aktivere Krankenbehandlung in der Irrenanstalt. Allg. Z. Psychiat. **87**, 97 (1927).

— Aktivere Krankenbehandlung in der Irrenanstalt. II. Teil: Erfahrungen und Gedanken eines praktischen Psychiaters zur Psychotherapie der Geisteskrankheiten. Allg. Z. Psychiat. **90**, 69—121 u. 245—349 (1929).

— Psychotherapie in der Irrenanstalt. Ber. d. allg. ärztl. Kongr. f. Psychotherap. 1927.

SIVADON, M.P.: Les activités de groupe à l'hôpital psychiatrique. Ann. méd.-psychol. **105**, 192—196 (1947).

SLAVSON, S.R.: Einführung in die Gruppentherapie. Göttingen: Verlag med. Psychol. 1956.

SPEER, E.: Spezielle Psychotherapie bei Schizophrenie. Z. Neurol. (Berl.) **109**, 641 (1927).

— Beitrag zur Kritik der speziellen Psychotherapie bei Schizophrenie. Allg. ärztl. Z. Psychother. (Lpz.) **1**, 148 (1928).

— Psychotherapie an Manisch-Depressiven. 6. allg. ärztl. Kongr. f. Psychotherap. Dresden, Mai 1931. Zbl. ges. Neurol. **61**, 642 (1932).

SPITZ, R.: Die Entstehung der ersten Objektbeziehungen. Stuttgart: Klett 1957.
— Le non et le oui. La genèse de la communication humaine. Paris: Presses Univ. France 1962.
STANDISH, C.T., SEMRAD, E.V.P.: Group psychotherapy with psychotics. In: ROSENBAUM-BERGER (ed.), Groupe psychotherapy and group function. New York: Basic Books 1963.
STIERLIN, H.: Treatment dilemmas with psychotic and sociopathic patients. Brit. J. med. Psychol. **36**, 75—84 (1963).
— Bleulers Begriff der Schizophrenie im Lichte unserer heutigen Erfahrung. Psyche (Stuttgart) **18**, 630—642 (1965).
STORCH, A.: Zur Psychogenese und Psychotherapie der Schizophrenie. Z. Psychother. med. Psychol. **4**, 170—179 (1954).
STRANSKY, E.: Direkte Psychotherapie bei Geisteskrankheiten. Jkurse ärztl. Fortb. München **14**, 22 (1923).
SULLIVAN, H.: The modified psychoanalytic treatment of schizophrenia. Amer. J. Psychiat. **11**, 519—540 (1931).
— Psychiatric training as a prerequisite of psychoanalytic practice. Amer. J. Psychiat. **91**, 1117—1126 (1935).
SULLIVAN, H.: Conceptions of modern psychiatry. Psychiatry **3**, 1 (1940).
— Therapeutic investigations in schizophrenia. Psychiatry **10**, 121 (1947).
ULLMANN, L.P., KRASNER, L. (eds.): Case studies in behavior modification. New York: Holt, Rinehart & Winston 1965.
VEIL, C.: Le travail dans le traitement et la réadaptation. Psychiat. soc. **1**, 29—32 (1966).
WADSWORTH, W. V., SCOTT, R. F., WELLS, B. W. P.: Employability of long-stay schizophrenic patients Lancet 1961 II, 593—595.
— WELLS, B.W.P., SCOTT, R.F.: A comparative study of chronic schizophrenics and normal subjects on a work task involving sequential operations. J. ment. Sci. **108**, 309—316 (1962).
WHITEHORN, J.C., BETZ, B.J.: A study of psychotherapeutic relationships between physicians and schizophrenic patients. Amer. J. Psychiat. **111**, 321—331 (1954).
WILL, G.T.: A sociopsychiatric nursing approach intervention in a problem of mutual withdrawal on a mental hospital ward. Psychiatry **15**, 193—217 (1952).
WING, J.K.: Social and psychological changes in a rehabilitation unit. Psychiat. soc. **1**, 21—28 (1966).
WINKLER, W.TH.: Indikation und Prognose zur Psychotherapie der Psychosen. Z. Psychother. med. Psychol. **16**, 41—51 (1966).
WOLPE, J., LAZARUS, A.A.: Behavior therapy techniques. A guide to the treatment of neuroses. Oxford-London: Pergamon Press 1966.
WONG, N.: Gruppenpsychotherapie mit schizophrenen Patienten. II: Technik und Behandlungsverlauf. In: PREUSS, H.G.: Analytische Gruppenpsychotherapie. München: Urban & Schwarzenberg 1966.
WYNNE, L.: The study of intrafamilial alignments and splits in exploratory family therapy. In: Exploring the base for family therapy. New York: Family Service Ass. Amer. 1961.
— Some indications and contraindications for exploratory family therapy. In: BOSZORMENYI-NAGY, I., FRAMO, J.L. (eds.), Intensive family therapy. New York: Harper & Row 1965.
— Thought disorder and family relations of schizophrenics. I and II. Arch. gen. Psychiat. **9**, 191—206 (1963); III and IV. Arch. gen. Psychiat. **12**, 187—212 (1965).
— RICKOFF, I.M., DAY, J.: Pseudo-mutuality in the family relations of schizophrenics. Psychiatry **21**, 205—220 (1958).
ZEITLYN, B.B.: The therapeutic community — fact or fantasy ? Int. J. Psychiat. **7**, 195 (1969).

B. Neurosen, Psychopathien, abnorme Reaktionen und Entwicklungen

Psychopathie — Neurose

Von

Joachim-Ernst MEYER

Mit 1 Abbildung

Seit FREUD gezeigt hat, daß die Psychoanalyse in der Lage ist, die bis dahin zumeist als degenerative oder konstitutionelle Mängel bezeichneten Normabweichungen des Befindens und Verhaltens biographisch zu verstehen (und kausalgenetisch zu behandeln), ist das Problem Psychopathie—Neurose immer aktuell geblieben. Der Begriff der psychopathischen Persönlichkeiten verfiel unter dem Einfluß der Psychoanalyse einer zunehmenden Abwertung — bis hin zu der Forderung, den Terminus „Psychopathie" überhaupt zu eliminieren [47, 49]. Ausgangspunkt der älteren Psychopathielehre war die klinische Erfahrung von der Gleichförmigkeit abnormen Reagierens und abnormer Befindlichkeit, die bei bestimmten Persönlichkeiten unter anscheinend nur geringen Belastungen lebenslang anzutreffen war. Dieser Erfahrung entsprach auch die damals empirisch nicht weniger einleuchtende Feststellung der therapeutischen Unbeeinflußbarkeit. Mit dem Anwachsen kasuistischer Mitteilungen von überzeugender psychodynamischer Interpretation und erfolgreicher analytischer Behandlung solcher Fälle, die bis dahin als irreversible psychopathische Dauerverfassungen angesehen worden waren, wurde die Grundkonzeption von der Psychopathie als einer „mitbekommenen, vorgegebenen, anlagemäßigen" Spielart der Norm [45] in vielem der Boden entzogen [26a], zumal die psychiatrische Erbforschung weder damals noch in ihrer gegenwärtigen, besonders methodenkritischen Entwicklung überzeugende Befunde von der Erblichkeit der Psychopathie[1] vorweisen konnte.

Der neurotische „Rekapitulierungszwang" macht es — jetzt auch gestützt durch lerntheoretische Überlegungen — verständlich, daß schon einmalige oder kurzfristig andauernde Entbehrungen oder Belastungen zu lebenslangen Fehleinstellungen führen können und so anlagemäßige Persönlichkeitsabnormitäten vortäuschen können. Historisch ist interessant, daß BIRNBAUM 1928 im Handbuch der Geisteskrankheiten darauf hinwies, daß Umweltreize protrahierte psychische Reaktionsbildungen, aber auch weitgehende „Strukturverschiebungen" der Persönlichkeit nach sich ziehen können. Genauere Beobachtungen dieses Neurotisierungsprozesses zeigten, daß nicht nur jeweils gleiche oder ähnliche, sondern zunehmend auch unspezifische Reize (nach Art einer Sensibilisierung) wirksam werden und das abnorme Reagieren weiter bahnen bis hin zu einer für das

---

1 Diese ist auch von GRUHLE und K. SCHNEIDER niemals postuliert worden, während EYSENCK in der Disposition zur Neurose, dem „Neurotizismus", eine vererbte oder überwiegend vererbte emotionale Labilität sieht.

Individuum dann typisch erscheinenden, ihn „charakterisierenden“ Erlebnisverarbeitung und Verhaltensbereitschaft.

Gegenwärtig wird der Psychopathiebegriff vorwiegend noch unter folgenden Voraussetzungen angewandt:

1. Bei denjenigen seelischen Auffälligkeiten, die sich als dys-, a- oder antisozial hauptsächlich in den zwischenmenschlichen Beziehungen auswirken;

2. bei denjenigen Persönlichkeiten, die an ihrem Anderssein nicht unmittelbar leiden[2];

3. bei angenommener oder „erwiesener“ Unbeeinflußbarkeit durch psychotherapeutische Maßnahmen.

Unter diesen oder verwandten Gesichtspunkten spricht man heute statt von Psychopathie auch von „Soziopathie“ [39], „Anethopathie“ [30] oder „Oligothymie“ [13]. Manche dieser Beschreibungen erscheinen wie eine Kumulation sozial unerwünschter Eigenschaften und Verhaltensweisen [11, 12, 34], als benötige die Psychiatrie für die Gesellschaft eines solchen *Gegen*bildes zum „erwünschten“ Menschen [32].

Zu den überwiegend praktischen Erwägungen entsprungenen Kriterien eines enger gefaßten Psychopathiebegriffs ist zu bemerken: Wenn die Erfahrungen der Psychoanalyse gezeigt haben, daß die früher als „Leider“ etikettierten abnormen Persönlichkeiten aufgrund ungünstiger Früherfahrungen so geworden sind, bleibt unverständlich, warum man bei den „Störern“ solche frühe Prägung und Fehlentwicklung durch Umwelteinflüsse ablehnt oder nur ausnahmsweise gelten läßt. Das hat zu einer Differenzierung zwischen idiopathischen und symptomatischen, d. h. milieubedingten Psychopathen geführt [29]. Abgesehen von der Tatsache, daß die Differenzierung zwischen Leidenden und Störenden nur als pragmatisch brauchbares Unterscheidungskriterium anzusehen ist [7], hat die moderne soziologisch orientierte Psychoanalyse unter Stichworten wie Identifikation, Rollenübernahme, Internalisierung tradierter Normen oder modischer Ideologien deutlich gemacht, daß soziale Anpassungsstörungen in ganz besonderem Maße umweltgeprägt sind[3].

Bei den meist als besonders klares Beispiel für Psychopathie genannten Querulanten hat sich zeigen lassen, daß neben der sensitiven „Anlage“ die soziale Immobilisierung im mittleren und höheren Lebensalter zu den entscheidenden Entstehungsbedingungen des Querulatoriums gehört [36]. Wenn trotzdem der Psychopathiebegriff auch heute im Bereich der Dyssozialität als noch am besten begründet imponiert [28], so dürfte das z. T. damit zusammenhängen, daß hier überzeugende psychodynamische Interpretationen und psychotherapeutische Erfolge bis jetzt in viel geringerem Umfang aufgewiesen werden können. Dies mag z. T. auch damit zusammenhängen, daß nach ALEXANDER Charakterneurosen meist erst als ältere Menschen in psychoanalytische Behandlung kommen.

Ob der *Leidensdruck* als Grundvoraussetzung psychotherapeutischer Behandlung bei den Störenden wirklich fehlt, oder, wie es auf den ersten Blick den Anschein hat, nur sekundärer Natur ist, bedarf noch weiterer Untersuchung. Die Differenzierung von K. SCHNEIDER zwischen Leiden *infolge* der Abnormität und *Leiden an der Abnormität* der eigenen Persönlichkeit genügt wohl nicht; denn die

---

2 Auf den nomenklatorischen Widerspruch, gerade die nicht oder nicht unmittelbar Leidenden als Psycho*pathen* zu bezeichnen, sei hingewiesen.

3 Es ist kein Zufall, daß „junge“ Gesellschaften mit ausgeprägten Erziehungstendenzen, auch wenn sie so verschiedenartig sind wie in den USA und in der UdSSR, in ihren psychiatrischen Konzeptionen eine deutliche Abneigung gegenüber der Bedeutung des Hereditären oder Anlagebedingten erkennen lassen. Der in seiner Aktivität erstaunliche therapeutische und heilpädagogische Optimismus in den USA erweckt manchmal den Eindruck, man gehe von der Vorstellung aus, der Mensch werde als ein „unbeschriebenes Blatt“ geboren.

eigene Abnormität kann nur im Sich-Messen an den anderen erlebt werden. Wenn man etwa sagt, ein selbstunsicherer, durchsetzungsgehemmter Mensch leide unmittelbar an seinem Versagen, ein streitsüchtiger Hyperthymer mittelbar an den Reaktionen seiner Mitwelt, so besteht der Unterschied doch nur darin, daß der Leidende dann persönliche Hilfe sucht, wenn er die Ursache seines Gestörtseins bei sich selbst vermutet und nicht bei einer intoleranten oder verständnislosen Gesellschaft. Wendet sich dagegen ein Transvestit oder Querulant an den Arzt, so geht es ihm in der Regel nicht um Befreiung von seiner Abnormität, sondern nur um die Durchsetzung seiner Wünsche, um Anerkennung und um Schutz vor der Gesellschaft.

Der mangelnde innere Leidensdruck hatte zur Folge, daß die Störenden bis in die neueste Zeit unter psychoanalytischen Gesichtspunkten seltener untersucht und behandelt worden sind. Eine Ausnahme macht die große Gruppe der Kinder und Jugendlichen mit sozialen Verhaltensabweichungen. In der Kinder- und Jugendpsychiatrie ist der Terminus Psychopathie wohl am vollständigsten eliminiert worden — in erster Linie offenbar deshalb, weil man hier am besten in der Lage ist, den Einfluß ungünstiger familiärer und extrafamiliärer sozialer Faktoren zu beobachten. Auch ist der Kinderpsychiater im Umgang mit Eltern und Erziehern besonders geneigt, den Begriff „Psychopathie" wegen seiner „emotionellen Ladung" ganz zu vermeiden (van Krevelen). Umgekehrt ist die Tendenz, „Psychopathie" zu diagnostizieren, dort am stärksten, wo man es mit älteren Menschen zu tun hat. Dafür ist einmal maßgebend, daß man in diesem Lebensalter die Art der Lebensbewältigung an leicht objektivierbaren Fakten (Beruf, Familie usw.) abschätzen kann; außerdem ist das Problem der Neurosen der zweiten Lebenshälfte mit Ausnahme der C. G. Jungschen Schule von psychotherapeutischer Seite bis heute weitgehend unerörtert geblieben. Daß es sich bei den psychopathischen oder neurotischen Komplikationen des mittleren und höheren Lebensalters häufig um soziale Anpassungsstörungen handelt, paßt gut zu der Klischeevorstellung des Psychopathen als einer „fertigen" abnormen Persönlichkeit. Erst in jüngster Zeit hat man bemerkt, daß diese Spätmanifestation vor allem mit der Veränderung der Umwelt des reifen und alternden Menschen zusammenhängt [9].

In der Diskussion Psychopathie—Neurose ist heute aber auch eine gegenläufige Entwicklung deutlich, wiederum aus den Erfahrungen der Psychoanalyse. Es hat sich nämlich herausgestellt, daß der therapeutische „Totalanspruch" der Psychoanalyse bei vielen Neurosen trotz anscheinend durchsichtiger Psychodynamik nicht haltbar ist. Ausdruck dieser Einsicht sind einerseits die trotz jahrzehntelanger Erfahrung nicht nennenswert erweiterten, z. T sogar noch eingeengten Kriterien der Indikation zur Psychoanalyse, andererseits die Bildung von Psychopathie-Ersatzetikettierungen wie Kernneurosen, Charakterneurosen [38], neurotische Charaktere [1], neurotische Störungen mit überwiegend charakterologischer Manifestierung [15] oder "attitudinal pathoses" [50]. Hier zeichnet sich also eine Grenze der analytischen oder heilpädagogischen Beeinflußbarkeit ab, die zwar von den Autoren ganz verschieden lokalisiert und interpretiert wird, an deren Bestehen aber — auch nach psychotherapeutischen Langstreckenkatamnesen — nicht mehr zu zweifeln ist. Von psychoanalytischer Seite wird bei Psychopathen ein Mangel an innerer Auseinandersetzung mit den eigenen Problemen, eine ego-inflation durch Mangel an Angst (angeboren oder in der frühesten Kindheit erworben [20]) oder eine relative Schwäche des Über-Ich [1] angenommen. Nunberg führt den mangelnden Leidensdruck darauf zurück, daß Konflikte durch die Bildung von Charakterzügen „gelöst", durch neurotische Symptombildung jedoch „bloß beschwichtigt" werden. Alexander hebt hervor, daß Psychopathen die Konflikte zwischen Individuum und Gesellschaft agieren. Auch in der Theorie von Manne wird auf das "action-orientated" Verhalten des Soziopathen verwiesen; es ist Ausdruck einer oft non-verbalen Kommunikation, die während der Kindheit ein angemessenes Reagieren ermöglicht, später aber das Verständnis komplexer verbaler Mitteilungen erschwert.

Darüber hinaus kennen wir jetzt in hinreichender Zahl kasuistisch genau beobachtete schwere Störungen nicht-psychotischer und nicht-organischer Natur, die trotz ihrer Zugehörigkeit zu den Neurosen bzw. Psychopathien psychodynamisch „unergiebig" bleiben, und bei denen der (immer mögliche) Zweifel unzulänglicher Bewertung biographischer Details nicht überzeugt. Genannt seien — um je ein Beispiel aus der Gruppe der Leidenden und der Störenden zu nehmen — schwere Zwangsneurosen, die man daher oft als „Zwangskrankheit" bezeichnet oder auch zu den pseudo-neurotischen Schizophrenien rechnet, und die Transvestiten, bei denen in der Regel jede psychodynamische Interpretation versagt, obwohl andererseits genetische, chromosomale oder endokrine Abweichungen sicher fehlen [37].

Einige neuere Differenzierungsversuche

Binder unterscheidet zwischen dem weltzugewandten und daher umweltabhängigen Charakter und dem primär richtungslosen Temperament (Grundstimmung und Antriebe). Das Temperament ist nach Binder vorwiegend autochthon und wird im Verlauf des Lebens von Umwelteinflüssen nur überformt. Demgegenüber wurde besonders von Schultz-Hencke und seiner Schule herausgearbeitet, daß gerade der Antrieb durch frühe orale und kaptative Hemmungen entscheidend verändert werden kann. Weniger klar scheint die Frage der Beeinflussung unseres Temperaments durch Umwelteinflüsse; Gottschaldt hält es für autochthon und relativ peristostabil.

Petrilowitsch spricht bei den psychopathischen Persönlichkeiten vom ganzheitlichen Hintergrund eines Persönlichkeitsstils, von dem sich das Neurotische „vergleichsweise als ein isolierbarer, analysierbarer und ableitbarer Komplex von Strebungen" abhebt. Auch eine solche Differenzierung wird fragwürdig, wenn man etwa die Zwangsneurosen bedenkt, bei denen eine besonders enge Verflechtung der anankastischen Persönlichkeitsstruktur (als eines durchaus ganzheitlichen Persönlichkeitsstils) mit manifesten zwangsneurotischen Symptomen anzutreffen ist. Es gibt alle Übergänge von einer niemals der Hilfe des Psychiaters bedürftigen, im Leben erfolgreichen anankastischen Persönlichkeit bis hin zum zwangsneurotischen Endzustand schwersten Grades. Bei einem Zwangsneurotiker kann man von einem Stilbruch, von „gekünstelt" oder „unecht" im Sinne von Petrilowitsch wohl überhaupt nicht sprechen.

Bräutigam versucht, die neurotische Struktur als eine *innerlich* konflikthafte, ambivalente[4] abzugrenzen von der mehr extravertierten Struktur des Psychopathen, der ein Über-Ich nicht internalisiert hat. Auch hier deutet sich also die Tendenz an, das soziale Verhalten als ein Unterscheidungskriterium anzusehen.

Am gründlichsten hat sich Häfner in einer daseinsanalytischen Untersuchung mit dem Psychopathieproblem auseinandergesetzt. Er findet zwei Kriterien gegenüber der Neurose: die Art der mitmenschlichen Kommunikationsstörung und deren Schwere. Als Neurotiker verbleibt der Mensch „in den Grenzen mitmenschlicher Ordnung" und versucht, den „ausbrechenden Anspruch" zu unterdrücken oder einen Kompromiß mit ihm einzugehen. Der Psychopath dagegen verfehlt nach Häfner denjenigen mitmenschlichen Bereich, „in dem sich das eigentliche Anliegen erschließen könnte", er verfehlt den „Aufgabencharakter des Mitseins". Neurosen stellen zumeist Konflikte innerhalb der Kollektivnormen dar. Häfner spricht in diesem Zusammenhang von malignen oder prozeß-ähnlichen Psychopathien. Pro-

4 Ähnlich auch Binder (1962).

zeß wird hier nicht im Sinne von JASPERs sondern als „anthropologischer Prozeß" verstanden, welcher im Gegensatz zu den Neurosen in der Regel eine „Rückkehr in die bergende Ordnung des Mitseins" nicht mehr erlaubt. HÄFNER schildert in seinen Fallbeispielen extreme Abwandlungen der Persönlichkeit und ihrer Lebensgestaltung, wie sie als neurotische Endzustände [17] beschrieben worden sind. Er vermeidet eine Stellungnahme zur Genese fast ganz, räumt aber die Möglichkeit einer Entstehung durch ungünstige frühkindliche Erfahrungen ein: „Es ist dabei prinzipiell nicht zu klären, ob aus einer ‚Anlage' heraus wesentliche eigene Ansprüche nicht mit der nötigen Intensität durchgesetzt werden können, oder ob sich alleine die Mitwelt ihrer Verwirklichung verschließt." Es erscheint uns unvermeidlich, diese Frage offen zu lassen. Damit erhebt sich aber auch sogleich der Einwand, woraus dann noch die Berechtigung abgeleitet werden kann, den Terminus „Psychopathie" zu verwenden; denn „die Abwandlungen des existentiellen Vollzugs zum zwangsläufigen Geschehen" sind etwa in einer chronifizierten *Anorexia nervosa* [35], in einem zwangsneurotischen Endzustand [14] oder in einer hypochondrischen Entwicklung [19], also in — die Kollektivnormen nicht direkt durchbrechenden — Neurosen nicht geringer oder qualitativ anderer Art. Darüberhinaus stellt sich die Frage, ob die von HÄFNER beschriebenen extremen Abweichungen von der Norm, die er wohl mit Recht als nicht-psychotisch bezeichnet, geeignet sind, zur Differenzierung von Psychopathie und Neurose beizutragen; denn gerade bei den schweren Verläufen müssen sich viel häufiger als bei den leichten Varianten normaler Persönlichkeitsstruktur im Verlauf des Lebens sekundäre reaktive Charakterentwicklungen [2], neurotische Überformungen einstellen. Infolgedessen meinen wir, daß der Persönlichkeitsstil, das „Wesen "des Betroffenen im sub-klinischen Bereich, das „Neurotische" dagegen in den schweren Leidenszuständen deutlicher hervortritt. Ist das, was HÄNFNER als existentiellen Stillstand wesentlicher Daseinsweisen bei Psychopathen beschreibt, nicht überhaupt Folge oder Epiphänomen *jedes* schweren und lang anhaltenden psychischen Gestörtseins? — Kürzlich hat auch ZELDENRUST auf das Fehlen einer lebensgeschichtlichen Zeitstruktur als Kernsymptom der Psychopathie hingewiesen.

Die Einsicht ist unvermeidlich, daß eine Differenzierung zwischen dem Neurotisch-Umweltbedingten und dem Psychopathisch-Anlagebedingten in aller Regel nicht gelingt [31, 42]. Dem liegt einmal zugrunde, daß wir auch bei der gesunden Persönlichkeit das Anlagebedingte im Sinne psychischer Grundfunktionen von den Milieueinflüssen als Lern- und Anpassungsresultat nicht oder nicht eindeutig zu unterscheiden vermögen. Auf einige gewichtige Untersuchungen von psychologischer Seite sei verwiesen: CATTELL et al., EYSENCK, HOLZINGER, SCHWESINGER.

PETRILOWITSCH spricht davon, daß die prägenden Umwelteinflüsse nicht hinzukommen, sondern daß die sich verfestigenden Anlagen eine Unifikation von Ererbtem und Erworbenem darstellen. Nach GOTTSCHALDT (1960) (ähnlich auch BROWN) kommen die Umwelteinflüsse „im Rahmen der erblichen Ansprechbarkeiten" zur Geltung. Auch im pathologischen Bereich verfügen wir nicht über feinere Unterscheidungskriterien, weil psychischer Stress nicht absolut, sondern nur in Relation zur Persönlichkeitseigenart eingeschätzt werden kann. Dafür sind die psychiatrischen Erfahrungen an Kriegsneurosen ein guter Beleg. E. ROBINS hat gezeigt, daß antisoziales Verhalten oft mit zahlreichen neurotischen Symptomen verbunden ist, daß ihr Vorhandensein jedoch die Prognose nicht verbessert.

K. SCHNEIDER erklärte die Unterscheidung des Anlagemäßigen und des Erlebnisreaktiven schlechthin als eine „Idee". Die Klinik aber hat von dieser Situation bis heute keine Kenntnis genommen! Die Tatsache, daß man nicht-psychotische und nicht-organische Störungen ebenso überzeugend aus der Sicht der Persönlichkeitseigenart wie aus dem biographisch-psychodynamischen Aspekt darstellen kann, hat nicht verhindert, daß man fortfährt, Psychopathien oder Neurosen zu klassifizieren. Der Sinn statistischer Untersuchungen, die ohne Klassifikation nicht möglich sind, liegt aber im Vergleichen mit den Resultaten anderer. Es empfiehlt sich daher, für eine internationale Klassifikation eine gemeinsame Gruppe neurotischer *und* psychopathischer Störungen zu bilden und sie, da die Einführung eines neuen übergreifenden Terminus wenig sinnvoll erscheint, als „Neurosen und Psychopathien" ("neurotic and personality disorders") zu bezeichnen.

Wie oben dargelegt, sind auch die gegenwärtig angewandten, eingeschränkten Kriterien des Psychopathie-Begriffs (Dyssozialität, mangelnder Leidensdruck, Therapieresistenz) nicht aufrecht zu erhalten. Andererseits zeigen die therapeutischen Grenzen psychoanalytisch durchsichtiger Neurosen und die Einführung von — dem Psychopathie-Begriff äquivalenten — Neurose-Etikettierungen, daß der Anlagefaktor nicht ausgeklammert werden kann [16].

Im — zweifellos extremen — *Einzelfall* kann es durchaus gelingen, rein psychogene Reaktionen und reaktive Persönlichkeitsveränderungen zu verifizieren, wenn es sich um einen Erwachsenen mit überschaubarem Lebensweg handelt, der auf außergewöhnlichen Stress vorübergehend oder auch lang anhaltend [51] verändert war oder reagierte. Es wird ausnahmsweise auch gelingen, einen abnormen Menschen so eingehend bis in die Kindheit zurück zu analysieren, daß aus der Konstanz seines abnormen Befindens oder Verhaltens [12, 48a] und aus dem Fehlen frustrierender Erfahrungen die Annahme einer Psychopathie gut begründet ist.

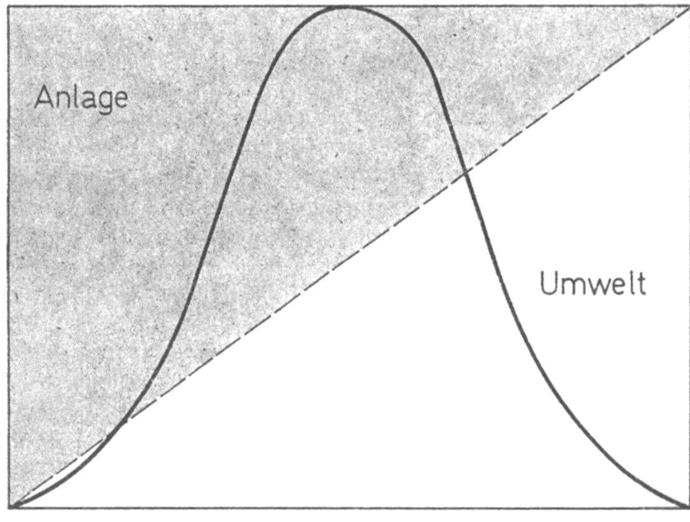

Abb. 1

Bei FREUD heißt es sehr anschaulich: „An dem einen Ende der Reihe stehen die extremen Fälle, von denen Sie mit Überzeugung sagen können: Diese Menschen wären infolge ihrer absonderlichen Libido-Entwicklung auf jeden Fall erkrankt, was auch immer sie erlebt hätten, wie sorgsam sie das Leben auch geschont hätte. Am anderen Ende stehen die Fälle, bei denen Sie umgekehrt urteilen müssen, sie wären gewiß der Krankheit entgangen, wenn das Leben sie nicht in diese oder jene Lage gebracht hätte."

Die „reinen" Fälle von Neurose oder Psychopathie sind — und das ist das Entscheidende — nicht Kerngruppen mit sich weit überschneidenden Geltungsbereichen sondern Extremfälle in der einen Dimension Anlage-Umwelt mit einer breiten Mischzone, die die „Normalfälle" beinhaltet. Dieses läßt sich an dem vorstehenden Verteilungsschema sichtbar machen (Abb. 1).

Wenn man sich den Einzelfall als Vertikale vorstellt, so läßt sich am Schnittpunkt mit der gestrichelten Linie der Anlage- und Umweltanteil ablesen, während die Gaußsche Kurve die Verteilung innerhalb einer neurotisch-psychopathischen Population verdeutlicht. Mit einem ähnlichen Diagramm hat SCHULTZ-HENCKE die Schneiderschen Typen nach ihrem genotypischen und peristatischen Anteil geordnet.

Dieses Ärgernis unseres fehlenden Unterscheidungsvermögens kommt unserer ärztlichen Haltung zugute: Sie bewahrt uns ebensosehr vor einer fatalistischen oder/und bequemen therapeutischen Resignation wie vor einem kompromißlosen therapeutischen Imperativ, dem wir nicht gewachsen sind.

Literatur

1. ALEXANDER, F.: The neurotic character. Int. J. Psycho-Anal. **11**, 292—311 (1930).
2. BINDER, H.: Psychopathische Dauerzustände und abnorme seelische Reaktionen. In: Psychiatrie der Gegenwart, II. Berlin-Göttingen-Heidelberg: Springer 1960.
3. — Der psychopathologische Begriff der Neurose. Schweiz. Arch. Neurol. Psychiat. **89**, 185—198 (1962).
4. — Zum heutigen Stand des Psychopathieproblems. Schweiz. Arch. Neurol. Psychiat. **100**, 457—474 (1967).
5. BIRNBAUM, K.: Die psychoreaktiven (psychogenen) Symptombildungen. In: Hb. d. Geisteskrankheiten (O. Bumke), II, 1. Berlin: J. Springer 1928.
6. BRÄUTIGAM, W.: Reaktionen, Neurosen, Psychopathien. Stuttgart: Thieme 1968.
7. BRODY, E. B., LINDBERGH, S. S.: Personality disorders I: Trait and Pattern Disturbances. In: FREEDMAN, A. M., KAPLAN, H. I.: Comprehensive Textbook of Psychiatry. Baltimore: William & Wilkins 1967.
8. BROWN, J. F.: The psychodynamic of abnormal behavior. New York-London: McGraw Hill 1940.
9. BÜRGER-PRINZ, H.: Endzustände in der Entwicklung hyperthymer Persönlichkeiten. Nervenarzt **21**, 476—480 (1950).
10. CATTELL, R. B., BLEWETT, D. B., BELOFF, J. R.: The inheritance of personality. J. Human Genet. **7**, 122—146 (1955).
11. CLECKLEY, H.: The mask of sanity. St. Louis: C. V. Mosby 1950.
12. CURRAN, D., MALLISON, P.: Psychopathic personality. Ment. Sci. **90**, 266—285 (1944).
13. DAVIDSON, G. H.: The syndrome of Oligothymia (psychopathy). J. nerv. ment. Dis. **124**, 156—162 (1956).
14. DELKESKAMP, H.: Langstrecken-Katamnesen von Zwangsneurosen. Acta psychiat. (Kbh.) **41**, 564—581 (1965).
15. DÜHRSSEN, A.: Zur Frage der Anlagefaktoren, welche die Persönlichkeitsentwicklung gefährden. Psyche **6**, 67—80 (1952/53).
16. — Psychopathie und Neurose. Psyche **11**, 380—400 (1957/58).
17. ERNST, K.: Die Prognose der Neurosen. Berlin-Göttingen-Heidelberg: Springer 1959.
18. EYSENCK, H. J.: The scientific study of personality. London: Routledge & Kegan Paul 1952.
19. FELDMANN, H.: Hypochondrie. (In Vorbereitung.)
20. FRANKENSTEIN, C.: Psychopathy. New York-London: Grune & Stratton 1959.
21. FREUD, S.: Vorlesungen zur Einführung in die Psychoanalyse, XXII. Ges. Werke XI. London: Imago Publ. 1948.
22. GOTTSCHALDT, K.: Das Problem der Phänogenetik der Persönlichkeit. In: Hb. der Psychologie IV. Göttingen: Hogrefe 1960.
23. — Zwillingsuntersuchungen vom zweiten bis zum sechsten Lebensjahrzehnt. Vortr. D. Ges. f. Altersforschung. 1967.
24. GRUHLE, H. W.: Der Psychopathiebegriff. Allg. Z. Psychiat. **114**, 233—236 (1940).
25. HÄFNER, H.: Psychopathen. Berlin-Göttingen-Heidelberg: Springer 1961.
26. HOLZINGER, K. J.: The relative effect of nature and nurture influences on twin differences. J. Educat. Psychol. **20**, 241—248 (1929).

26a. HUMBERT, F.: Les états dits psychopathiques constitutionels; termes, notions et limites. Schweiz. Arch. Psychiat. **59**, 179—195 (1947).

27. JASPERS, K.: Eifersuchtswahn. Ein Beitrag zur Frage „Entwicklung einer Persönlichkeit" oder „Prozeß". Z. Neurol. **1**, 567—637 (1910).
28. KALLWASS, W.: Der Psychopath. Berlin-Heidelberg-New York: Springer 1969.
29. KARPMANN, B.: On the need of separating psychopathy into two distinct clinical types: the symptomatic and the idiopathic. J. Crim. Psychopath. **3**, 112—137 (1941).
30. — Psychopathy in the scheme of human typology. J. nerv. ment. Dis. **103**, 276—288 (1946).
31. — Psychopathy as a form of social parasitism — a comparative biological study. J. clin. Psychopathol. **10**, 160—194 (1949).
32. — Psychosis with psychopathic personality: an untenable diagnosis. Psychiat. Quart. **25**, 618—639 (1951).
32a. KREVELEN, A. VAN: Über den Begriff der Psychopathie in der Kinderpsychiatrie. Acta paedopsychiat. **37**, 67—84 (1970).
33. MANNE, S. H.: A communication theory of sociopathic personality. Amer. J. Psychother. **21**, 797—807 (1967).
34. MAUGHS, S.: A concept of psychopathy and psychopathic personality. J. Crim. psychopath. **3**, 494—516 u. 664—714 (1942).
35. MEYER, J. E.: Das Syndrom der Anorexia nervosa. Arch. Psychiatr. **202**, 31—59 (1961).
36. — Das Sozialverhalten des Querulanten. Mschr. Krim. **46**, 250—257 (1963).
37. MONEY, J., POLLITT, E.: Cytogenetic and psychosexual ambiguity. Arch. gen. Psychiat. **11**, 589—595 (1964).
38. NUNBERG, H.: Allgemeine Neurosenlehre. 2. Aufl. Bern-Stuttgart: H. Huber 1959.
39. PARTRIDGE, G. E.: Current conceptions of psychopathic personality. Amer. J. Psychiat. **10**, 53—99 (1930).
40. PETRILOWITSCH, N.: Abnorme Persönlichkeiten. Basel-New York: S. Karger 1960.
41. — Psychopathie und Neurose. Psychiat. et Neurol. (Basel) **152**, 17—27 (1966).
42. ROBINS, E.: Personality disorders II. Sociopathic Type: Antisocial disorders and sexual deviations. In: FREEDMAN, A. M., KAPLAN, H. I.: Comprehensive Textbook of Psychiatry. Baltimore: William & Wilkins 1967.
44. SCHNEIDER, K.: Die psychopathischen Persönlichkeiten. 9. Aufl. Wien: F. Deuticke 1950.
45. — Klinische Psychopathologie. Stuttgart: G. Thieme 1950.
46. — Psychopathie und Neurose. 13. Ärztetreffen Kärnten 1961, Paracelsus-Beiheft.
47. SCHULTZ-HENCKE, H.: Lehrbuch der analytischen Psychotherapie. Stuttgart: G. Thieme 1951.
48. SCHWESINGER, G. C.: Heredity and environment. New York: McMillan Comp. 1933.
48a. SMALL, I. F., SMALL, J. G., ALIG, V. B., MOORE, D. F.: Passive-aggressive personality disorder. Amer. J. Psychiat. **126**, 973—983 (1970).
49. STUMPF, F.: Heredität und Neurose. In: Hb. d. Neurosenlehre, II. München-Berlin: Urban & Schwarzenberg 1959.
50. THORNE, F. C.: The attitudinal pathosis. J. clin. Psychol. **5**, 1—21 (1949).
51. VENZLAFF, U.: Die psychoreaktiven Störungen nach entschädigungspflichtigen Ereignissen. Berlin-Göttingen-Heidelberg: Springer 1958.
52. ZELDENRUST, E. L. K.: Psychopathie. Ned. T. Geneesk. **110**, 1737—1745 (1966).

Klinik der Neurosen

Von

WERNER SCHWIDDER †

Inhalt

Zum Begriff der Neurose 352

Allgemeiner Teil

Äußerungs- und Manifestationsformen der Neurose 353
Verschiedene Aspekte neurotischer Symptome 354
Vorkommen und Häufigkeit neurotischer Symptombilder 355
  Vorkommen in der Bevölkerung, in ärztlichen Institutionen und Praxen 355
  Häufigkeit bei den Geschlechtern und in verschiedenen Altersklassen 358
  Häufigkeit und Geschlechtsverteilung im Kindes- und Jugendalter 360
  Berufsverteilung, soziale Schicht, Arbeitsfähigkeit 362
  Transkulturelle Aspekte zur Symptomatik und Häufigkeit der Neurosen 365

Symptombild und „Schwere" der Neurosen 367
Verlaufsformen der Neurosen 370
  Spontanheilungen 370
  Chronische und intermittierende Verläufe 373
  Progrediente und maligne Verlaufsformen 376
  End- und Residualzustände. Neurosen im Alter 378
  Erlebnisreaktive Persönlichkeitsveränderungen 379

Familie und Entwicklungsverlauf 380
  Neurosen und endogene Psychosen bei Familienmitgliedern 380
  Ungünstige Umwelteinflüsse in der frühen Kindheit und genetische Faktoren ("broken-home", gestörte Familien, Zwillingsforschung) 381
  Pubertät und Adoleszenz 387
  Soziale Bewährung, Ehe, Familie und Generationsvorgänge 388
  Morbidität der Neurotiker 390

Spezieller Teil

Einleitende Gesichtspunkte zur Klassifikation und Ätiologie der Neurosen 390
Konversionsneurose (die sog. Hysterie) 391
  Klinische Symptome 391
    Psychische und somatische Manifestationen 391
    Gestörte Verhaltensweisen 393
  Übertragungssymptome 395
  Interpersonelle Symptome 396
  Psychodynamik und Ätiologie 398
  Vorkommen, Häufigkeit und Verlauf 399

Angstneurose 400
  Klinische Symptome 400
    Psychische und somatische Manifestationen 400
    Gestörte Verhaltensweisen 401
  Übertragungs- und interpersonelle Symptome 402
  Psychodynamik und Ätiologie 402
  Vorkommen, Häufigkeit und Verlauf 403

Neurotische Phobien 404
  Klinische Symptome 404
    Psychische und somatische Manifestationen 405
    Gestörte Verhaltensweisen 406
  Übertragungs- und interpersonelle Symptome 407
  Psychodynamik und Ätiologie 408
  Vorkommen, Häufigkeit und Verlauf 410

Zwangsneurose . . . 410
Klinische Symptome . . . 410
Psychische und somatische Manifestationen . . . 410
Gestörte Verhaltensweisen . . . 413
Übertragungssymptome . . . 415
Interpersonelle Symptome . . . 416
Psychodynamik und Ätiologie . . . 416
Vorkommen, Häufigkeit und Verlauf . . . 419
Neurotische Depressionen . . . 421
Zur Nosologie der Depression . . . 421
Klinische Symptome . . . 422
Psychische und somatische Manifestationen . . . 422
Gestörte Verhaltensweisen . . . 426
Übertragungssymptome . . . 426
Interpersonelle Symptome . . . 427
Psychodynamik und Ätiologie . . . 428
Vorkommen, Häufigkeit und Verlauf . . . 430
Schizoide Neurose . . . 431
Zum Krankheitsbegriff . . . 431
Klinische Symptome . . . 432
Psychische und somatische Manifestationsformen, gestörte Verhaltensweisen . . 432
Übertragungssymptome . . . 433
Interpersonelle Symptome . . . 433
Psychodynamik und Ätiologie . . . 434
Vorkommen, Häufigkeit und Verlauf . . . 435
Hypochondrisches Syndrom . . . 435
Neurasthenie . . . 437
Depersonalisationssyndrom . . . 438

Literatur
Allgemeiner Teil . . . 440
Spezieller Teil . . . 459

Zum Begriff der Neurose

Eine synoptische Darstellung der Klinik der Neurosen ist bei dem heutigen Stand unseres Wissens und den zahlreichen, stark voneinander differierenden Auffassungen schwierig. Als vor gut einem Jahrzehnt dieses Thema in zwei Handbüchern [175, 563] bearbeitet wurde, fehlten den Autoren wichtige klinische Grundlagen. So schrieb Stengel [563] vom angloamerikanischen Gesichtspunkt aus, daß es erstaunlich wäre, wie lückenhaft unser Wissen z. B. über neurotische Krankheitsverläufe sei. Die klinischen Forschungen im letzten Jahrzehnt haben unsere Kenntnisse zwar vertieft und erweitert, aber auch heute noch fehlt wichtiges klinisches Grundwissen. Eine weitere Schwierigkeit liegt in der Verschiedenartigkeit klinischer Daten und ihrer Interpretation in der Fachliteratur. Das hat wohl vor allem folgende Gründe: Einerseits ist das untersuchte Patientengut sehr unterschiedlich, und andererseits sind die persönlich-psychologischen, anthropologischen, theoretischen und methodischen Voraussetzungen der Untersucher stark divergent.

Über den Begriff der Neurose und seine Abgrenzung besteht ebenfalls noch keine einheitliche Auffassung. Diese Sachlage zwingt dazu, vor Schilderung klinischer Forschungsergebnisse den hier zugrundegelegten Neurosebegriff zu definieren.

Für diese Definition sind Anregungen aus den letzten 10 Jahren berücksichtigt worden, die von Bräutigam [64—66], Ernst [140], Weitbrecht [626], J. H. Schultz [518—519], Dührssen [121], Schwidder [529, 534] und den Psychiatern gegeben wurden, die für das Bundesarbeitsministerium ein Gutachten für die Beurteilung der Neurose zusammenstellten [51].

Als Neurose wird bezeichnet: Eine krankhafte Störung der Erlebnisverarbeitung mit Symptomen abnormen Erlebens, Verhaltens und (oder) gestörter somatischer Funktionsabläufe. Der Störung liegen eine Fehlentwicklung und konflikthafte Fehlhaltungen zugrunde, die dem Leidenden unzureichend einsichtig sind und deren ätio- und pathogenetische Bedingungen bis in die Kindheit zurückreichen. Die Störung ist primär psychogen, überwiegend umweltbedingt. Sie wird also nicht durch hirnorganische Veränderungen oder überwiegend krankhafte Erbanlagen hervorgerufen.

Ohne auf die historische Entwicklung des Begriffes Neurose näher einzugehen, wird in dieser Definition eine scharf abgrenzende Fassung gewählt, wie sie von der genannten Psychiater-Kommission angestrebt und von Bräutigam [64] angesichts der gegenwärtig herrschenden Ausweitungstendenzen nachdrücklich vorgeschlagen wurde. Spezielle Fragen der Abgrenzung von der Norm [410] von psychotischen, psychopathischen und psychoreaktiven Entwicklungen und Verläufen sollen hier nicht erörtert werden.

Eine kritische Vorüberlegung zur Begriffsdefinition scheint mir noch wichtig: Eine solche enge Fassung des Neurosebegriffes ist für die klinische Praxis, also die Diagnostik, Indikationsstellung und Beurteilung des einzelnen Patienten wünschenswert. Bei der Bearbeitung klinischer Ergebnisse einer größeren Zahl von Kranken wird jedoch selten (besonders im Hinblick auf positive ätiologische Kriterien) ein scharf umschriebener Neurosebegriff verwandt. Ernst [144] berichtet, daß „in der empirisch ausgerichteten Neurosen-Literatur an die Stelle positiver ätiologischer Kriterien teils unvermerkt, teils bewußt, *negative deskriptive Kriterien*" getreten sind. Die von ihm verwendete Definition nennt Neurose eine psychische Störung unter deskriptivem Ausschluß von Psychopathie, endogener Psychose, psychosomatischen Leiden, Körperkrankheiten und ubiquitären Normvarianten. Ernst sieht die Gefahr, daß bei einem Verzicht auf ätiologische Kriterien Unvergleichbares zusammengestellt werden kann und meint mit Recht, daß bis heute ein ätiologisch definierter Neurosebegriff noch nicht auf Reihenuntersuchungen angewandt werden kann.

Es muß also betont werden, daß in der herangezogenen Literatur – besonders bei großen Zahlen über Vorkommen, Häufigkeit und Verlaufsformen von Syndromen – *häufig verschiedenartige Neurosebegriffe* zugrundeliegen.

Allgemeiner Teil

Äußerungs- und Manifestationsformen der Neurose

Neurotische Symptome sind Signale für gestörte psychophysische Abläufe, die den gesamten Menschen betreffen. Insbesondere von den analytischen Arbeitsrichtungen wurde die Individualität jedes einzelnen Kranken hervorgehoben, die dem typischen Krankheitsbild eines Lehrbuches niemals vollständig entspricht. Das Symptom hat nur sekundäre Bedeutung gegenüber den konflikthaften Fehlverarbeitungen der erkrankten Persönlichkeit.

Diese Auffassung wird am striktesten von den anthropologisch-analytischen Richtungen [63, 811] vertreten. So kritisiert beispielsweise D. Wyss [657] die Schule Freuds wegen der „Überschätzung des Symptoms" zum Nachteil des Subjektes, des kranken Menschen.

Die psychoanalytischen und viele psychiatrische Auffassungen stimmen heute darin überein, daß die Neurose nicht mehr allein vom Symptom her erfaßt werden kann, sondern daß die verschiedenen Symptome, das Syndrom, als Kennzeichen der gestörten Persönlichkeitsdynamik angesehen werden müsse. Im letzten Jahrzehnt sind mehrere Versuche unternommen worden, den Zusammenhang Symptom-Persönlichkeitsdynamik auch in der terminologischen Kennzeichnung der Neurosen deutlich werden zu lassen. Im Handbuch der Neurosenlehre [175] werden beispielsweise die Grundformen der Neurosen beschrieben und als Fehlhaltungen mit einem Hauptsyndrom bezeichnet: Hysterische [1225], phobische, anankastische, depressive [808–810], schizoide, paranoide [929—930], süchtige [1001], perverse [518, 815] Fehlhaltung.

Andere Möglichkeiten sind mehrgliedrige Kennzeichnungen mit Angabe des Syndroms oder der Symptome, der Fehlhaltungen der Persönlichkeit und dazu ätiologische und weitere determinierende Komponenten. Solche Mehrgliedrigkeit ist von ESSEN-MØLLER [149], ZEH [663] und HIPPIUS [251] empfohlen worden. SCHULTZ-HENCKE [522] führte Ende der vierziger Jahre eine dreigliedrige Neurosenbeschreibung im Berliner Institut für psychogene Erkrankungen ein (Symptom – Neurosestruktur = Reaktionsbasis der Persönlichkeit – Ätiologie). KUIPER [308] beschreibt die verschiedenen Äußerungsformen der Neurosen und schlägt eine viergliedrige Erfassung vor: 1. Beschreibung der Symptome, 2. Bezeichnung des Syndroms, 3. Persönlichkeitsdynamik, die in den Symptomen zum Ausdruck kommt, 4. ätiologische Faktoren.

Diesen Vorschlägen liegt die Erfahrung zugrunde, daß ein neurotisches Syndrom die gesamte Persönlichkeit betrifft, also Erleben, Verhalten und körperliche Funktionen. Wir finden regelmäßig Symptome und gestörte Abläufe gleichzeitig in allen diesen Bereichen, die Hauptsymptome manifestieren sich jedoch überwiegend als Störung des Erlebens (wie im Falle einer Phobie), als Störung des Verhaltens (z. B. als süchtige Fehlhaltung) oder als somatische Störung, die zu besonderen Krankheitsbildern führen kann (s. Beitrag QUINT). Die Ordnung der vielfältigen neurotischen Erscheinungsbilder nach der Manifestationsform der Hauptsymptome [121] hat für eine unvoreingenommene empirische Forschung manche Vorzüge gegenüber den älteren Begriffen Aktualneurose, Psychoneurose, Organneurose und Charakterneurose.

Bei einer Ordnung der neurotischen Symptome nach Manifestationen im psychischen, charakterologischen oder somatischen Bereich sind nur relativ wenig Einordnungsschwierigkeiten zu überwinden. So beschrieben z. B. RICHTER u. BECKMANN [479] ein klinisches Syndrom als „Herzneurose", das von anderen Beobachtern als „Angstneurose" [182], als „Herzhypochondrie" [66], als „Herzphobie" [938a] oder mit internistischer Nomenklatur bezeichnet wurde. Die Manifestation dieser Neurose mit dem Hauptsymptom Angst kann im psychischen Bereich erfolgen, die im körperlichen Bereich bestehenden Symptome sind fast gleichgewichtige Begleiterscheinungen, die durch die Verhaltensstörungen ergänzt werden. Ähnliche Einordnungen sind bei den diagnostisch oft schwer erfaßbaren vegetativen funktionellen Symptomen bei depressiven oder hysterischen neurotischen Entwicklungen möglich.

Scheinbar symptomlose Neurosen kommen in Familienneurosen bei gut kompensierten oder verborgenen Manifestationen im charakterologischen Bereich und bei spezieller Entlastung in der Familie vor. Oft werden erst durch Berichte über das Leiden von Familienmitgliedern oder deren Symptome die neurotischen Verhaltensstörungen bei dem Patienten diagnostizierbar.

Verschiedene Aspekte neurotischer Symptome

Wenn die nosologische Einordnung neurotischer Symptome nicht zu einer Schranke werden soll, die den Diagnostizierenden vom Kranken mehr trennt als einen Zugang zu ihm eröffnet, so ist die Einbeziehung der neurotischen Interaktionen des Patienten notwendig. Sie sind ein wichtiger Bestandteil der neurotischen Symptomatik, die dem Patienten nur zum geringsten Teil bewußt ist, die sich aber in der therapeutischen Begegnung störend auswirkt. Es geht hier um die Integration psychoanalytischer Erfahrungen in die Psychiatrie durch Ergänzung der klinisch-diagnostischen Gesichtspunkte um zwei Aspekte:

1. Die Beachtung der Übertragungssymptome,

2. die Erfassung des neurotischen Erlebens und Verhaltens in den zwischenmenschlichen Beziehungen, einschl. der familiären Beziehungen (Familien-Diagnose).

Das Phänomen der Übertragung ist in der Begegnung mit dem Patienten schon zu Beginn an seinem Verhalten zu beobachten. Die Beachtung, wie der Patient dem Arzt gegenübertritt, in welcher Weise er seine Beschwerden mitteilt, wie er auf Fragen, Einwände oder versuchsweise Interpretationen reagiert, eröffnet einen Zugang zu neurotischen Interaktionsweisen, über die der Patient nur wenig berichten kann, da sie seiner bewußten Reflexion nicht zugänglich sind. Die sich in den Übertragungssymptomen zeigenden Störungen der Interaktion sind daraufhin zu prüfen, wie weit sie sich auch in den zwischenmenschlichen Beziehungen des Patienten als symptomatische Behinderungen auswirken. Weiterhin gehört die Beurteilung der Familiensituation und der Rolle, die der Patient in ihr spielt, in dieses Untersuchungsfeld.

Die klinische, diagnostische und therapeutische Beschäftigung mit den Neurosen hat sich historisch von den Symptomen zu den intrapsychischen Konflikten der einzelnen Persönlichkeit und schließlich zu dem gesamten mitmenschlichen Beziehungsgefüge des Patienten in Familie und Gesellschaft weiterentwickelt.

Für die sozialpsychiatrische Betrachtung haben sich als neue Dimensionen Familienpsychiatrie und Gruppendynamik entwickelt. Trotz zahlreicher Veröffentlichungen — bei Howells [262] sind weit über 1000 Arbeiten zitiert — liegen bisher mehr klinische Einzelbeobachtungen als an größeren Patientenzahlen gut geprüfte Grundlagen über diese interpersonellen Symptome bei den einzelnen Neurosen und die typischen Wechselbeziehungen in neurotischen Familien vor.

Die Berücksichtigung der verschiedenen Aspekte der Neurose (klinische Symptome, Übertragungssymptome, interpersonelle Symptome) ist als Grundlage für die therapeutischen Indikationen nützlich und wurde in ähnlicher Form bereits für die moderne Diagnostik der Neurosen vorgeschlagen.

So wird von Kuiper [308] eine der Nosologie entlehnte Diagnostik nach Syndromen nicht abgelehnt, da er es für nützlich hält, „bestimmte Kombinationen von Symptomen zu kennen und zu erkennen". Er fügt aber hinzu: „Die Neurosen-Diagnostik, wenn sie nur auf Symptome und Charakterzüge gerichtet ist, bleibt unvollständig — auch die neurotischen Beziehungen und Manöver müssen untersucht werden. Die Beziehungen zur Umgebung sind häufig das Spiegelbild der intrapsychischen Verhältnisse . . .".

Bräutigam [64, 66] charakterisiert die Neurose durch ihre spezielle Symptomatik und „eine charakterneurotische Erlebnisdynamik (mit Hemmung, Konflikthaftigkeit und Fixierung) im Rahmen einer Fehlentwicklung mit Aussparung und Verdrängung elementarer Lebensbereiche". Er weist auf die Wichtigkeit der frühen Familienbeziehungen für die späteren mitmenschlichen Beziehungsformen hin (Übertragung) und auf die enge Verflechtung der Neurose mit dem familiären und persönlichen Lebensweg.

In der nachfolgenden Besprechung klinischer Forschungsergebnisse sind die vorwiegend somatischen Manifestationsformen der Neurosen nicht berücksichtigt (s. Beitrag Quint) und die charakterologischen Manifestationen nur in dem engen, hier für den Begriff der Neurose festgelegten Rahmen. Die Angaben beziehen sich also im wesentlichen auf die psychischen Manifestationsformen: die hysterischen, angstneurotischen, phobischen, zwangsneurotischen, neurotisch-depressiven, schizoiden, neurotisch-hypochondrischen und neurasthenischen Syndrome.

Vorkommen und Häufigkeit neurotischer Symptombilder

Vorkommen in der Bevölkerung, in ärztlichen Institutionen und Praxen

Pflanz gibt in einer großen Tabelle eine Übersicht über die Häufigkeit neurotischer Störungen, wie sie von vielen Autoren verschiedener Länder bis 1962 mitgeteilt wurden [452, Tab. 14 u. 15].

Er weist auf Erfahrungsberichte hin, daß neurotische Störungen oft mit vegetativen einhergehen, so daß Zählungen aus diesen beiden Rubriken zum gleichen Problemkreis gehören (objektiv-neurotische Störungen). Es bestehe in westlichen Ländern eine gewisse Übereinstimmung, daß *ein Drittel der den Arzt aufsuchenden Kranken an vegetativ-neurotischen Störungen* leide.

Geringere Übereinstimmung besteht hinsichtlich des Vorkommens und der Häufigkeit von Neurosen in der Bevölkerung, also unter „Gesunden". Auch in späteren Untersuchungen der letzten Jahre [44, 211, 243, 321, 462, 560 u. a.] bleiben gewisse Differenzen bestehen, die hauptsächlich auf verschiedene Methodologien, auf Abweichungen hinsichtlich des zugrundegelegten Neurosebegriffes und nomenklatorische Unterschiede zurückzuführen sind.

In der von Ernst [145] zitierten Literatur werden die statistischen Häufigkeitsziffern über das Vorkommen von Neurosen in der Gesamtbevölkerung als sehr hoch angegeben. Ernst meint, daß dies nicht für die psychische Krankheitsverseuchung der untersuchten Bevölkerung spräche, sondern eher für die Tatsache, daß der zugrundegelegte Normbegriff zu eng sei, weil er häufige Normvarianten bereits als neurotisch ausschließe.

Zu diesem Schluß kommt er, weil z. B. nach den Ergebnissen der Midtown-Manhattan-Study [321] „60% der Einwohner von New York an erheblichen neurotischen oder psychosomatischen Symptomen" leiden. Eine Aufgliederung der Zahlen ergibt, daß nur etwa 20% der Bevölkerung frei von allen Symptomen sind, daß andererseits nur eine um weitere 20% liegende Zahl von Patienten an ernsthaften neurotischen Störungen leidet [560]. Da die in der Bevölkerung vorliegenden Verhältnisse für einen Arzt, der neurotische Störungen behandelt, von größter Wichtigkeit für sein fachliches Urteil sind, sollen zwei vergleichbare Untersuchungen aus New York und Berlin etwas genauer betrachtet werden. Die Veröffentlichungen zur Midtown-Manhattan-Study [321, 390, 392, 560] und die Berliner Studie von Esther Winter [644] stammen beide etwa aus der gleichen Zeit und beziehen sich auf zwei repräsentative Gruppen der Bevölkerung (1660 New Yorker – 200 Berliner).

Die Gesamtzahl neurotischer Störungen war in Berlin mit 64% noch etwas höher als in New York. Die Zahl der Patienten, die als psychisch relativ gesund beurteilt wurden, betrug in New York 18,5%, in Berlin 24,5% (unterschiedliche Kriterien im Midtown-Manhattan-Projekt). Bei den hier speziell interessierenden psychoneurotischen Störungen standen 34,4% in New York 44,8% in Berlin gegenüber. Interessant ist nun das Ausmaß der gefundenen neurotischen Störungen. Der Schweregrad der Symptome wird von Winter in vier Gruppen erfaßt. In der ersten Gruppe, die weder bei der Untersuchung noch im Verlauf ihres Lebens Symptome angaben, sind nur 5% der Untersuchten vermerkt. Weitere 19,5% mit einem Durchschnittsalter von 36 Jahren hatten „leichtere Störungen". Gelegentliche Symptome scheinen mehr psychoreaktiv als neurotisch zu sein, da nur bei wenigen ungünstige Entwicklungsbedingungen in der Kindheit gefunden wurden. In der dritten Gruppe („mittelschwere Fälle") zeigen sich fließende Übergänge von Gruppe 2 zu Gruppe 4, den „Schwergestörten" (8,5%). Die Autorin schätzt, daß 10% der mittleren Fälle den Schwergestörten näherstehen, so daß in der untersuchten Population 18,5% zu den schwerer neurotisch Gestörten zu zählen wären. In einer gesonderten Gruppe wurden die nicht sicher zu beurteilenden Probanden aufgeführt (11,5%). Die ungünstigen frühkindlichen Milieueinflüsse korrespondierten mit der Häufigkeit der neurotischen Störungen.

Winter weist in der Diskussion ihrer Ergebnisse daraufhin, daß wegen der zu verschiedenartigen methodischen und diagnostischen Voraussetzungen ein Vergleich mit anderen internationalen Statistiken schwer möglich ist, z. B. auch nicht mit Frasers [177] Untersuchung über die Arbeitsausfälle durch Neurosen bei 3000 Fabrikarbeitern in England (Fraser fand 10% schwere und 20% leichte Neurosen, die bei den Arbeitern zu Arbeitsunfähigkeit geführt hatten). Relativ gut vergleichbar sind dagegen die Ergebnisse der Stirling County Study [325], nach der nur 17% der Bevölkerung in Neu-Schottland als sicher frei von jeder psychiatrischen Störung befunden wurden. Andererseits hatten auch nur weitere 17% eine schwere Störung ("significant impairment", 3% psychotische und organische Krankheiten ausgenommen). Trotz unterschiedlicher Kriterien und Methoden sind bei genauerer Betrachtung die Ergebnisse ähnlicher als es auf den ersten Blick erscheint.

Die Unterschiedlichkeit der Zählungsergebnisse und ihrer Kriterien ist vielleicht noch störender bei der vergleichenden Betrachtung der Häufigkeit von Neurosen im *Krankengut ärztlicher Institutionen*, so daß Ernst [145] mit Recht die gewonnenen Resultate lediglich als ungefähre Werte ansieht.

Ernst faßt Ergebnisse aus psychiatrischen und medizinischen Polikliniken und Kliniken mit Erhebungen aus der allgemeinärztlichen Praxis dahingehend zusammen, daß übereinstimmend (Schätzungen und präzise Untersuchungen) *etwa ein Drittel* neurotische Störungen (im weiten Sinne) gefunden wurde. Als bisher wohl präziseste Untersuchung kann die einzigartige epidemiologische Studie von Shepherd, Cooper u. Brown [539] über Patienten Londoner Allgemeinpraxen gelten. Der Anteil reiner Psychoneurosen ohne Psychosen und somatisch-funktionelle Störungen wurden bei diesen Patienten mit 88,8 per 1000 ermittelt. Die Differenz zu der Zahl von Ernst ergibt sich aus der engeren Fassung des Neurosebegriffes (vgl. S. 352). Unterdessen haben Shepherd, Brooke, Cooper u. Lin [540] ein Zehnjahresprogramm der WHO veröffentlicht, nach dessen Durchführung die psychiatrische Epidemiologie wesentlich fundiertere Unterlagen haben wird.

In der nervenärztlichen Praxis beträgt nach einer Zählung von Amtenbrink [12] an 1857 Patienten nach $2^1/_2$jähriger Bilanz trotz des Überwiegens neurologischer Patienten der Anteil aller Neurosen und konfliktbedingten Reaktionen etwa 45% (durch die angegebenen Symptomgruppen ist der Anteil der Psychoneurosen nicht ganz sicher zu eruieren).

Häusslers [212] Umfrage, die Bräutigam in seinem „Grundriß der kleinen Psychiatrie" [66] erwähnt, war an 467 deutsche Ärzte gerichtet [12% Nervenärzte, 33% Internisten, 55% praktische Ärzte). Das Ergebnis, daß 11% der Patienten psychische Störungen haben und 43% persönlichkeitsbedingte Konflikte bei der Gestaltung des Leidens, ist nur im Vergleich mit präzise gewonnenen Ergebnissen aufschlußreich, weil es die Einstellung einer größeren Zahl von Ärzten spiegelt.

Interessant sind die Ergebnisse aus der Klientel der *Allgemeinpraktiker* Londons [89—91, 128, 284, 285, 539, 619], weil sie viel Material gründlicher Untersuchungen, aber auch einen Einblick in die klassifikatorischen Schwierigkeiten geben. Watts [619] erreicht mehr als den Drittel-Anteil, wenn er nach der Diagnose der Praktiker die formalen psychiatrischen und psychosomatischen Störungen zusammenfaßt (338, 7 per 1000). Wie groß die Unterschiede je nach diagnostisch-klassifikatorischer Einordnung sein können, zeigt Kessels [284] Bericht. Er hat die ICD (International Classification of Diseases) benutzt und gelangt zu einer psychiatrischen Morbidität von nur 5%. Diese Zahl erhöht sich fast auf das Doppelte (9%), wenn alle offensichtlich psychiatrischen Störungen ohne feste diagnostische Einordnung berücksichtigt werden. Der Anteil steigt auf 38% bei Berücksichtigung körperlicher Klagen ohne nachweisbare körperliche Ursachen. Werden auch psychosomatische Krankheiten wie Ulcuskrankheit und Asthma zugezählt, erhöht sich die Zahl gar auf 52%. Dabei sind die Patienten mit organischen Krankheiten und sogenannten neurotischem Überbau ("neurotic overlay") noch nicht berücksichtigt.

Ein Drittel-Anteil der Neurosen wurde auch bei einer differenzierten Untersuchung in einer Berliner Allgemeinpraxis beobachtet [96]. Reine Neurosen zusammen mit neurotischer Teilsymptomatik (*ohne* sog. psychogene Überlagerung. bzw. „neurotisch überbaute Symptomatik") wurden bei 34,5% (42% männl. und 27% weibl. Patienten) gefunden. Der Anteil der „reinen Neurosen" (aller Manifestationsformen) betrug jedoch nur 19,8% (15,3% männl. und 24,3% weibl.). Der Anteil der hier abgegrenzten psychisch und charakterlich manifestierten Neurosen ist also erwartungsgemäß kleiner als der Drittel-Anteil.

In einer großangelegten transnationalen diagnostischen Studie über seelische Störungen bei amerikanischen und englischen Patienten [298] beträgt der Anteil der Psychoneurosen unter den Erstaufnahmen in Mental Hospitals:

Tabelle 1

	1956 %	1957 %	1960 %
in England und Wales	18,3	—	17,9
in den USA	—	9,0	11,6

Während die amerikanischen Angaben nicht aufzuschlüsseln sind, fallen von den 18,3% (1956 in England) 6,9% auf psychoneurotische depressive Reaktionen und 11,4% auf andere Psychoneurosen (1960: 7,3%:10,6%).

KRAMER [298] schreibt in seiner Einleitung zu der Studie, daß für die Klärung der statistischen Differenzen zwischen beiden Ländern (die hinsichtlich der affektiven Störungen beträchtlich sind, dagegen unerheblich bei Schizophrenie und cerebral-arteriosklerotischen Psychosen) die Erstaufnahme-Diagnosen die beste Grundlage darstellen. Es ist nicht erstaunlich, daß bei der Aufnahme in psychiatrische Krankenhäuser der Anteil neurotischer Depressionen im Verhältnis zu anderen Psychoneurosen relativ hoch ist.

Die Resultate zeigen – wie die der praktischen Ärzte – höhere prozentuale Anteile von Neurosen, wenn die Unterlagen poliklinischer Patienten herangezogen werden, wie es in einer anderen Studie KRAMERs [297] geschieht. Hier sind verständlicherweise auch die Zahlen der Behandlungs- und rein diagnostischen Institute verschieden, wie es der nachstehende übersetzte Auszug größerer Tabellen [297] zeigt:

Tabelle 2.

Art des Instituts und der Störung	Pat. unter 18 J. Zahl	Pat. unter 18 J. %-Verteilung	Pat. 18 J. und älter Zahl	Pat. 18 J. und älter %-Verteilung
Poliklinische Behandlungsinstitute				
Gesamtzahl der Patienten	29488	100	66074	100
Psychoneurotische Störungen	4464	15,1	19162	29
Persönlichkeitsstörungen (personality disorders)	6216	21,1	16888	25,6
Situationsbedingte, vorübergehende Persönlichkeitsstörungen (transient situational personality disorders)	13017	44,1	3933	6,0
Diagnostische Institute				
Gesamtzahl der Patienten	59832	100	66067	100
Psychoneurotische Störungen	3859	6,4	10856	16,4
Persönlichkeitsstörungen	8375	14,0	15161	22,9
vorübergehende Persönlichkeitsstörungen	14579	24,4	2947	4,5

Auszug aus der Tabelle von M. KRAMER [297] über Patienten von 968 poliklinischen Instituten der USA im Jahre 1963.

Häufigkeit bei den Geschlechtern und in verschiedenen Altersklassen

In der klinischen Forschung interessieren Häufigkeitsfragen ganz besonders im Zusammenhang mit Fragen des Krankheitsverlaufs und der prognostischen Beurteilung. Manche Ergebnisse sind daher besser bei den einzelnen Syndromen zu besprechen, z. B. das Überwiegen der Frauen bei hysterischen und der Männer bei zwangsneurotischen und hypochondrischen Syndromen. Zählt man dagegen die Häufigkeitsverteilung auf die beiden Geschlechter bei allen Symptomen einschließlich der somatischen zusammen, so scheinen die Unterschiede der Geschlechtsverteilung der Bevölkerung zu entsprechen. Auch Ernst [145] findet in den Angaben der meisten Autoren ein gleich häufiges Vorkommen neurotischer Störungen bei den Geschlechtern, manchmal mit „zwar signifikantem, aber doch nicht mehrfachem Überwiegen der Frauen". Cooper [91] meint dagegen, daß auf Grund der Erhebungen in Londoner Allgemeinpraxen ein Übergewicht von Neurosen bei Frauen in der Bevölkerung bestehe, das sehr viel größer sei als es aus den Krankenhausstatistiken hervorgehe. Unterschiede der Zählungen können nach den Ergebnissen der Yale-Studie [254] in der Zugehörigkeit der Patienten zu verschiedenen Sozialklassen begründet sein. Während in der Bevölkerung die Geschlechtsverteilung in den einzelnen 5 Klassen nach Hollingshead [254] keine über 1% hinausgehende Differenz zeigt, überwiegen bei allen psychiatrischen Patienten zusammengenommen die Frauen um 10% in den ersten 4 sozialen Klassen. In der untersten Sozialklasse (in der allerdings Psychosen häufiger als Neurosen vorkommen) wurden 10% mehr männliche als weibliche Patienten gezählt.

Aus den Veröffentlichungen deutscher Institutionen ergibt sich folgendes Bild: Im Berliner Institut für psychogene Erkrankungen der AOK waren von 1000 Patienten aller neurotischen Manifestationsformen 57,2% weibl., 42,8% männl. Geschlechts [593]. In späteren größeren und differenzierteren Statistiken überwogen unter 1833 Patienten die weiblichen mit 61% [26]. Sowohl bei psychischen wie bei somatischen Manifestationen war der Anteil der Frauen größer, bei den Psychoneurosen mit 59%. Die vorwiegend psychischen Manifestationsformen betrugen 38% der insgesamt registrierten Symptome (40,5% männl. — 37% weibl.). In den Vergleichsuntersuchungen von Jorswieck [276] waren unter 958 Patienten-Stichproben (der Jahre 1947, 1956, 1965) 531 Frauen und 427 Männer. (Keine signifikanten Unterschiede zwischen den Untersuchungsjahren).

Von 2531 Patienten der psychotherapeutischen Ambulanz in Freiburg [16] waren 66% Frauen und 44% Männer (ebenfalls keine signifikanten Unterschiede zwischen den Untersuchungsjahren).

Berichte der psychoanalytischen Institute, die Künzler [306] aus Chicago, London, Heidelberg und Berlin mitgeteilt hat, werden hier nicht herangezogen, da es sich bei den Behandelten um eine spezielle Patientenauswahl und um kleinere Zahlen handelte. Daß aber in diesen Zusammenstellungen der Anteil der Männer größer war, soll am Rande vermerkt werden.

Schwierig bei der Interpretation der Häufigkeitsverhältnisse ist, daß die Erhebungen in verschiedenen Jahren und an verschiedenen Orten stattfanden. Ein Vergleich mit der Geschlechtsverteilung in der Gesamtpopulation ist daher schwer möglich. In der Zeit der referierten Untersuchungen bestand wohl durchweg ein Überwiegen der Frauen in der Bevölkerung, allerdings örtlich unterschiedlichen Grades.

Die sehr sorgfältig durchgeführte und nach Symptomen aufgegliederte Statistik von Jorswieck [276] ergab keine signifikanten Unterschiede der Beteiligung der Geschlechter bei psychoneurotischen und somatischen Manifestationsformen, während von manchen Autoren von einem Überwiegen der Frauen bei den erstgenannten und der Männer bei den letzteren berichtet wurde.

Zur *Altershäufigkeit* zeigt eine Aufstellung der United States Department of Health, nach der WHO-Veröffentlichung Kramers [297], daß in amerikanischen psychiatrischen Polikliniken Behandlungen einer großen Zahl psychoneurotischer Patienten aller Altersklassen erfolgen (vom Alter < 15 bis > 65 Jahre), erwartungsgemäß am häufigsten zwischen 15 und 44 Jahren, wie es auch in deutschen Polikliniken und psychotherapeutischen Behandlungsinstituten [16, 26, 111, 115] der Fall ist.

Die *Erstmanifestation neurotischer Symptome* ist in allen Altersklassen beobachtet worden. Legt man den vorgeschlagenen Neurosebegriff zugrunde, kann eine erste Symptom-Manifestation in der Kindheit bei mehr als zwei Drittel der Patienten eruiert werden. Diese Früh-Symptome einer neurotischen Entwicklung (Primordialsymptome) klingen meist in der Pubertätszeit ab. Von 300 klinisch behandelten Neurotikern zwischen 18 und 60 Jahren berichteten mehr als 70% [214] über das Auftreten von Primordialsymptomen in der Kindheit [528]. Das gleiche Ergebnis wurde in einer später an 600 Patientinnen durchgeführten Untersuchung gefunden [530]. Von ERNST und CÉCILE ERNST [146] wird in einer kürzlich erschienenen Arbeit berichtet, daß von 91 neurosekranken Patientinnen 61 kinderneurotische Symptome vor der Pubertätszeit angaben. Bei einer Untersuchung über die Häufigkeit und Bedingungen chronischer neurotischer Verläufe an 786 psychoanalytisch behandelten Patienten [275] wurde ebenfalls ein frühes Auftreten neurotischer Symptome sowie hochgradige Chronifizierungen bei persistierender Primordialsymptomatik gefunden. Das Bestehenbleiben von Primordialsymptomen wird von verschiedenen Beobachtern als Signal für eine besonders schwere neurotische Entwicklung und damit als prognostisch ungünstiges Zeichen angesehen [237, 522, 528, 593].

Am häufigsten ist das erste Auftreten von Primordialsymptomen im 3. bis 12. Lebensjahr beobachtet worden. Bei der Entwicklung spezieller Neurosestrukturen fiel eine Häufung des Symptombeginns in bestimmten Altersabschnitten [527, 593] auf: um das 3. Lebensjahr herum bei depressiven Neurosestruktur-Entwicklungen, zwischen dem 5. und 7. Lebensjahr bei vorwiegend zwangsneurotischen und vom 8. bis 12. Lebensjahr bei hysterischen Strukturentwicklungen.

Bei erwachsenen Patienten wurde ein gehäufter Beginn neurotischer Symptome zwischen dem 20. und 25. Jahr und um das 35. Lebensjahr gefunden. ERNST [140] bestätigt an seinen Patienten nur den ersten Häufigkeitsgipfel. Die chronischen Erkrankungen die JORSWIECK [275] beschrieben hat, lassen den meist früheren Beginn der neurotischen Symptomatik bei solchen Verlaufsformen erkennen.

Unter den Neurosen, deren psychische Symptome sich erstmals im höheren Lebensalter manifestieren, werden in der Literatur hauptsächlich depressive Symptome erwähnt [145]. In dem Bericht eines Experten-Komitees der WHO (Nr. 171) [633] wird darauf hingewiesen, daß ein erstes Manifestwerden von Neurosen im Alter (nach der 4. Dekade) sehr selten ist. Nach der Erwähnung, daß Feldstudien noch fehlen, wird die Meinung vertreten, die auch durch breite klinische Erfahrung bestätigt wird, daß bei älteren Patienten meist schon früher Symptom-Manifestationen bestanden haben. Diese Zusammenhänge werden wohl nicht immer eingehend genug geprüft [184]. Für die Beurteilung der Altersverläufe empfiehlt sich die Beachtung folgender Möglichkeiten: die Vielgestaltigkeit der chronischen Verlaufsformen, die sich oft wandelnden Symptome (im Alter manchmal „Somatisierung"), die neurotischen Residualzustände nach ERNST [145] und deren Zurücktreten hinter Alterserscheinungen.

Häufigkeit und Geschlechtsverteilung im Kindes- und Jugendalter

Abgrenzungen neurotischer Symptome im Kindesalter können bekanntlich besonders schwierig sein [145]. Die Manifestationsformen sind bei Kindern oft noch nicht deutlich abgrenzbar und endgültig. Verhaltensstörungen, körperliche und psychische Symptome werden gleichzeitig oder alternierend beobachtet. Rein psychische Symptome werden überwiegend als Angsterscheinungen registriert [40, 117, 218, 526], während schizoide, depressive, zwangsneurotische und hysterische Entwicklungen in den Symptomen oft noch nicht sehr ausgeprägt sind [218, 360].

Bei der Darstellung der Verläufe dieser Entwicklungen werden verschiedene Frühsymptome zu erwähnen sein, die allerdings nur unter Berücksichtigung der Psychodynamik, also im Zusammenhang mit der gestörten Erlebnisverarbeitung, dem Fehlverhalten und der Ätiologie als neurotisch bezeichnet werden können.

Oft diskutiert wird das nosologische Problem der Abgrenzung psychoreaktiver Störungen, die nach Fortfall der belastenden Umwelteinflüsse abklingen, von neurotischen Symptomen von Krankheitswert, die als Frühsymptome einer gestörten Entwicklung mit fixierten Abwehrmechanismen, Hemmungen und Persönlichkeitseinengungen aufzufassen sind [121, 360].

Die ganze Skala der Schwierigkeiten von Häufigkeitsfeststellungen kindlicher Neurosen zeigte sich in den gründlichen Untersuchungen von Harnacks [218, 219]. In einer unausgelesenen Bevölkerungsgruppe (2400 Hamburger Schulanfänger) hatten 61% aller Kinder eine oder mehrere ausgeprägte Störungen, deren Häufigkeit in den sozial schlechter gestellten Schichten mehr als das Doppelte betrug. Bei drei Viertel der Familien waren ungünstige, störende Milieueinflüsse nachweisbar. Besondere Gefährdungen zeigten sich bei bestimmten Familienkonstellationen (Scheidung, alleinstehende Mütter, Einzelkinder). Wie zu erwarten — da es sich um ein komplexes Bedingungsgefüge handelt — waren direkte Abhängigkeiten von Einzelfaktoren nicht zu eruieren. Eine Unterscheidung zwischen reaktiven, leicht reversiblen Verhaltungsstörungen und neurotischen Verhaltensabweichungen und damit einer fortschreitenden gestörten Entwicklung wurde durch Katamnesen, Untersuchung der sozialen Bedingungen und schädigenden Milieu-Einflüsse versucht. Trotzdem war auch nach den katamnestischen Untersuchungen nur eine *Schätzung* möglich: Bei etwa 5—6% der 10jähr. Kinder besteht eine „ernsthafte seeliche Gefährdung bzw. Störung".

Tabelle 3.

Geschlechtsverteilung und Häufigkeit primär-psychogener Störungen im Kindes- und Jugendalter in verschiedenen Polikliniken und Erziehungsberatungsstellen

Untersuchungs-Institution und Berichterstatter	Gesamtzahl der statistisch ausgewerteten Patienten	Zeit der Untersuchung	Geschlechtsverteilung			Prozentzahl der primär psychogenen Störungen
			männl.	weibl.	Verhältnis	
Zentralinstitut für psychogene Erkrankungen Berlin (Schwidder, 1952 [527])	1000	1946—1951	66,7%	33,3%	2:1	81,6%
Psychosomatische Beratungsstelle der Universitätskinderpoliklinik München (Biermann u. Mitarb. 1963 [42])	926	1951—1955	65%	35%	2:1	79,4%[a]
	1339	1955—1961	64,7%	35,3%	2:1	
Jugendpsychiatrische Universitätspoliklinik Berlin (West) 1966—1968 (Hartmann, Henseler, Tuschy, 1969 [222])	835	1966—1968	65,9%	34,1%	2:1	81,1%
Katholische EB-Stelle Köln (Matzutt, 1966 [372])	735	1964—1965	67,5%	32,5%	2:1	[b]
EB-Stelle Göttingen (Adam, 1969 [4])	173	1968	71,1%	28,3%	$2^1/_2$:1	[b]

[a] Häufigkeitsaufstellung an neuaufgenommenen Patienten der Jahre 1959—1961.

[b] Die Prozentzahl ist nicht zu ermitteln, da lediglich Symptome angegeben sind, die sich teilweise überschneiden. In der Göttinger Statistik werden z. B. bei 173 Patienten 172 primärpsychogene Symptome neben einer geringeren Zahl anlagebedingter oder erworbener körperlicher Mängel, geistiger Unterentwicklung und Entwicklungsstörungen angegeben.

Ähnliche Schätzungen (5% eindeutig neurotische Schulkinder) werden nach den Diskussionsbemerkungen von HARNACKS [219] aus England, den USA und schließlich auch aus Berlin [527] mitgeteilt. WEBER [621] fand hingegen in 43 Schulen eines Schulkreises des Kantons Bern unter 4100 Schülern 21% seelisch erkrankte Kinder.

In Tabelle 2 (S. 358) ist der Anteil von psychoneurotischen Patienten unter 18 Jahren an diagnostischen und Behandlungsinstituten der USA aufgeführt. Zum Vergleich folgt eine Zusammenstellung vier verschiedener Typen deutscher Polikliniken: einer psychotherapeutischen (Berlin), einer psychosomatischen (München), einer jugend-psychiatrischen (Berlin) und zweier Erziehungsberatungsstellen (einer konfessionellen in Köln und einer städtischen in Göttingen).

In diesen Polikliniken wird also der größte Teil der zur Untersuchung kommenden Kinder als psychoreaktiv oder neurotisch gestört angesehen. Unter den in den Statistiken angeführten Symptomen sind Verhaltensstörungen und psychosomatische Störungen häufiger als psychische Manifestationen, die beispielsweise in der jugendpsychiatrischen Poliklinik nur einen Anteil von 17,4% (222), in anderen Polikliniken einen noch geringeren Prozentsatz haben [40, 42, 588].

Die Geschlechtsverteilung zeigt übereinstimmend – wie auch in der Zusammenstellung von ERNST [145] – im Gegensatz zu erwachsenen Neurotikern ein deutliches Überwiegen des männlichen Geschlechtes. Auch bei den untersuchten Schulanfängern [218, 219, 621] war dies der Fall, ebenso bei stationär behandelten Patienten in verschiedenen Ländern [145]. VON HARNACK [218] zeigte, daß manche Symptome unter den Schulanfängern bei den Mädchen gehäuft vorkommen (in der Reihenfolge der Häufigkeit: Daumenlutschen, Kopfschmerzen, Appetitstörungen, Übelkeit und Erbrechen, Nägelkauen). Nach klinischen Erfahrungen sind dies besondere Reaktionen auf orale Enttäuschungen. In den katamnestischen Überprüfungen der 10–12jährigen wurden allerdings nur noch Schlafstörungen (erschwertes Einschlafen) und Daumenlutschen bei Mädchen deutlich häufiger beobachtet.

Für das auffällige Überwiegen der Knaben bei den meisten der übrigen Symptome sind verschiedene Vermutungen geäußert worden: Knaben bereiten wegen ihrer expansiveren Art mehr Schwierigkeiten als Mädchen [42, 145, 621]. Sie geraten häufiger in Konflikte durch ihre motorische Aggressivität und haben entsprechende Symptome [218]. ADAM [4] vermutet eine größere Zahl von bedingenden Faktoren: Rückszugsverhalten aus Konflikten sei zum Beispiel mit der Rolle des Mädchens besser vereinbar als mit der des Jungen. Das Leistungsversagen des Jungen sei für viele Familien ein stärker alarmierendes Signal. Die Münchener Arbeitsgruppe [42] meinte, der Junge müsse sich früher als das Mädchen mit sozialen Forderungen und Frustrationen durch die Gesellschaft auseinandersetzen.

Die schon erwähnten Ersterkrankungshäufigkeiten an primär-psychogenen Symptomen, die oft auch Primordialsymptome der späteren Neurose sind, bedürfen auch bei Prüfung der vorliegenden Statistiken keiner Korrektur. Als Alter, in dem die Kinder am häufigsten zur poliklinischen Behandlung gebracht werden, wird der Zeitraum zwischen 9 und 11 Jahren angegeben [4, 372, 527, 528], als zweithäufigste Zeit das Alter zwischen 6 und 8 Jahren. Bei HARTMANN [222] ist die zusammengefaßte Altersgruppe von 6–11 Jahren ebenfalls mit Abstand die größte.

Berufsverteilung, soziale Schicht, Arbeitsfähigkeit

Lange Zeit hindurch bestand das Vorurteil, daß Neurotiker hauptsächlich einer begüterten, gehobenen sozialen Schicht angehören würden. Der heute schon fast klassischen Arbeit aus der Yale-Universität von HOLLINGSHEAD u. REDLICH [254], die das Vorkommen von Neurosen und Psychosen in fünf sozialen Klassen studiert haben, sind weitere sozial-psychiatrische und epidemiologische Forschungen gefolgt. HÄFNER [211] interpretierte einige Arbeiten und teilte neue Forschungsergebnisse über Feldstudien in Mannheim mit. Er zeigte die verhältnismäßig niedrige Inzidenzrate für Neurosen in Bezirken mit Villen und Wohnungen gehobenen Standards und interpretiert: „Das Vorurteil, daß Neurosen und erlebnisreaktive Syndrome Erkrankungen der Reichen seien, läßt sich durch unsere Ergebnisse nicht bestätigen." Bei ihrer Untersuchung in Baltimore fanden PASAMANICK u. Mitarb. [436] die größte Häufigkeit von Neurosen unter der Gruppe mit dem niedrigsten Einkommen. Andere Autoren [148, 462] fanden keine Zusammenhänge zwischen Neurosehäufigkeit und bestimmten sozialen Klassen. FRASER [177] hatte in seiner Untersuchung an 3083 Arbeitern aus 13 Fabriken bei jedem 5. Arbeiter neurotische Symptome als Grund von Arbeitsunfähigkeit gefunden (10% schwere, 10% leichtere).

Aus zahlreichen großen Statistiken [16, 26, 99, 276 u. v. a.] geht das häufige Vorkommen von Neurosen in allen, besonders auch den unteren sozialen Schichten hervor.

Nach dem Bericht von BAUMEYER [26] sind im Verlauf von 15 Jahren in der Berliner psychotherapeutischen Poliklinik 17855 erwachsene Sozialversicherte und 6243 Kinder von Versicherten behandelt worden. In den letzten 3 Jahren der Berichtszeit überwogen Patienten einer sozial besonders schwachen Bevölkerungsgruppe, da sozial Bessergestellte aus der AOK zu anderen Krankenkassen z. B. Ersatzkassen abwanderten. In verschiedenen Statistiken und Behandlungsberichten aus diesem Institut [109—112] ist bisher nichts über Unterschiede des Vorkommens, des Verlaufes neurotischer Störungen oder unterschiedlicher Behandlungsverläufe in verschiedenen sozialen Schichten mitgeteilt worden.

In der Statistik über die in psychoanalytischen Instituten (Berlin-Heidelberg-Chicago) behandelten Patienten [306] ist die Gruppe „Ohne Beruf" (Hausfrauen, Studenten, Lehrlinge, Rentner, Arbeitslose, Schüler) mit 31—43% am stärksten vertreten. An zweiter Stelle stehen die Angestellten (21—36%), dann folgen Selbständige (4—17%), freie intellektuelle Berufe (1—13%), gelernte Arbeiter und Handwerker (4—11%) und ungelernte Arbeiter (2—11%). Unter 1% (Berlin) bis 1% (Heidelberg) und überhaupt nicht in Chicago waren Landwirte in psychoanalytischer Behandlung.

In der Freiburger Statistik [16] (2531 ambulant untersuchte Patienten) ergaben sich annähernd ähnliche Verhältnisse. Dort war die Gruppe der Angestellten (27%) an erster Stelle, aber fast ebenso groß die Gruppe der Berufslosen (25%). Dabei wird vermutet, daß ein größerer Teil fehlender Eintragungen (22%) zur Gruppe der Berufslosen gehört. Unter den stationär aufgenommenen Patienten steht eindeutig die Gruppe der Angestellten bei beiden Geschlechtern an erster Stelle (27,4% der Männer, 46,5% der Frauen). Bei den Frauen folgen Hausfrauen (21,9%), Schülerinnen und Studentinnen (12,3%) vor den Arbeiterinnen (7,5%). Bei den Männern sind an zweiter Stelle Beamte (22,5%) und dann gleich häufig Studenten, Schüler (15,7%) und Arbeiter (15,7%).

In einer Teilauswertung 5jähr. Katamnesen stationär psychotherapeutisch behandelter Patienten in Tiefenbrunn [240, 661] ist folgende Verteilung nach Berufsgruppen (Teilnahme an analytischer Gruppentherapie) angegeben: Bei beiden Geschlechtern zusammen stehen Angestellte und Beamte an erster Stelle (52% der Frauen, 41% der Männer). Der Anteil der Männer ist in der Gruppe der Facharbeiter noch höher (45%), während bei den weiblichen Patienten Hausfrauen (24%) und ungelernte Arbeiterinnen (18%) in der nächsthäufigen Gruppe zu finden sind.

Obwohl die Auswahl der Patienten entsprechend den lokalen Gegebenheiten und Möglichkeiten (Universitäts-, Landes- oder Krankenversicherungsinstitut) unter verschiedenen Aspekten erfolgen mag, ist die Zugehörigkeit zu einer sozialen Schicht oder Berufsgruppe in diesen Institutionen kein entscheidendes Kriterium für Aufnahme oder Ablehnung des Patienten (vielleicht mit einer gewissen Einschränkung bei den psychoanalytischen Instituten der KÜNZLER-Statistik [306]). Die Zahlen geben also Hinweise auf die Häufigkeit von Neurosen in den verschiedenen Sozialschichten, soweit bei den Patienten eine Behandlungsbereitschaft besteht. Ob der Eindruck richtig ist, daß in einigen Bereichen Deutschlands durch die jahrzehntelangen Modellversuche psychotherapeutischer Behandlung für sozial schwächere Bevölkerungsschichten (AOK Berlin – Niedersächsisches Sozialministerium – neuerdings auch RVO-Krankenkassen) eine positivere Einstellung dieser Sozialschichten zur Neurosebehandlung besteht, als es z. B. aus den USA berichtet wird, werden erst größere Untersuchungen bestätigen können. Ein Vergleich mit der Berufsverteilung in der Gesamtbevölkerung ist wegen der unterschiedlichen Jahrgänge und Ortsverteilungen wiederum schwer möglich, so daß eine Erklärung der Berufsverteilung hinsichtlich der verschiedenen Syndrome noch aussteht.

Die Untersuchung des Anteils bestimmter neurotischer Symptome bei den Angehörigen verschiedener Sozialklassen wurde durch die Ergebnisse der Yale Studie [254, 416] sehr stimuliert.

HOLLINGSHEAD u. REDLICH [254] hatten signifikante Häufigkeiten des Vorkommens bestimmter Neurosen in den von ihnen unterschiedenen fünf sozialen Klassen gefunden. Die Ergebnisse zeigten kurz zusammengefaßt ein häufiges Vorkommen von depressiven, zwangsneurotischen und charakterneurotischen Syndromen in den sozial gehobenen Schichten (Klasse I und II). Die somatischen Manifestationsformen der Neurosen waren in Klasse IV und V, Charaktermanifestationen im Sinne der Unreife und Asozialität in Klasse II und V, die hysterischen Reaktionen in Klasse V besonders häufig. PFLANZ [452] hat diese Ergebnisse im größeren soziokulturellen Zusammenhang besprochen.

ERNST [145] führt mehrere Autoren an, die bestätigen, daß somatische Manifestationen („Somatisierungstendenz") in den unteren sozialen Schichten, die psychischen Manifestationen dagegen in den oberen häufiger vorkommen.

GOECKENJAN [825] fand in Münster bei 112 Patienten mit grob motorischen psychogenen Körperstörungen (nach den Symptomen überwiegend hysterische Anfälle, Gangstörungen, Paresen, Tremor usw.) ein tiefes Niveau hinsichtlich psychosozialer Reifung, Intelligenz und Schulbildung. Der Sozialstatus entsprach doppelt so oft der unteren Schicht wie in der Bevölkerung.

Als Bestätigung für das Ergebnis der Yale-Studie [254] ist die Tatsache angesehen worden, daß in der psychotherapeutischen Privatpraxis mehr Psychoneurosen als somatische Manifestationen behandelt werden und daß der Anteil der Patienten aus den beiden ersten Sozialschichten bei den privat Behandelten stark überwiegt [93, 95, 577].

Die von ERNST [145] geäußerte Vermutung, es könnte mit den sozialen Faktoren zusammenhängen, daß die psychotherapeutische Zugänglichkeit von Organneurosen als schlechter gelte, halte ich nach eigenen Erfahrungen für nicht zutreffend. Hier sind wohl eher Hindernisse aus der Art der intrapsychischen dynamischen Prozesse verantwortlich, da diese Schwierigkeiten auch aus Behandlungsinstituten berichtet werden, in denen Patienten der unteren sozialen Gruppen intensiv behandelt werden (Berlin/Göttingen-Tiefenbrunn). Von STONE [573] wurden 5 Jahre nach Abschluß eines experimentellen Psychotherapie-Versuches bei somatischen Manifestationsformen ebenfalls am wenigsten Besserungen gesehen. Die „Somatisierung" ist erfahrungsgemäß als Ergebnis von Abwehrvorgängen anzusehen, psychische Konflikte nicht wahr haben zu können.

Es ist bisher vielleicht noch zu wenig systematisch geprüft worden, in welchem Ausmaß sich die Frühentwicklung der Neurosen verschiedener Manifestation auf eine adäquate Berufswahl auswirkt. Bestehen vielleicht dort bereits durch reaktive Persönlichkeitseinengungen oder Einseitigkeiten Unterschiede bei psychischen und somatischen Manifestationen? Die starke Verbesserung sozialer Lebensbewältigung durch Psychotherapie ist bei Neurotikern und speziell bei Patienten mit somatischen Symptomen verschiedentlich aufgefallen [240, 570].

Interessant ist in diesem Zusammenhang ein Ergebnis der vergleichenden Studie über Art und Auftreten neurotischer Symptome 1947, 1956 und 1965 von JORSWIECK [276]: Er fand, daß 1965, als die Patientenschaft durch ihre Zugehörigkeit zur AOK vorausgewählt war (dadurch also einer niedrigeren Sozialschicht angehörte als in den früheren Jahren der Stichproben), die Nennung psychoneurotischer Symptome anstieg, während die Angaben somatischer Symptome abnahmen. Dieses Ergebnis spricht also *nicht* für die angenommene Beziehung zwischen sozialer Klasse und Symptom-Manifestation. Offenbar müssen bei auffallenden Zusammenhängen sehr viel mehr Variable in Betracht gezogen werden als dies bisher geschehen ist. JORSWIECK vermutet beispielsweise, daß die „Organizität" der Symptome eher zum Facharzt führt (was auch in der Yale-Studie erwähnt wird), aber auch daß die Möglichkeit der Behandelbarkeit somatischer Syndrome von Ärzten noch zu wenig erwogen wird.

Patienten mit neurotischen Störungen sind durch ihre Symptome und deren oft chronischen Verlauf von wirtschaftlicher Unsicherheit bedroht. Leider sind präzise Untersuchungen und Angaben über Häufigkeit und Art der Einschränkungen der *Arbeitsfähigkeit* von Neurotikern selten. In den Londoner Untersuchungen mit Einbeziehung von Allgemeinpraxen [539] waren bei Neurotikern häufigere Arbeitsausfälle aufgefallen. Von fast 1100 Lohnempfängern waren im Untersuchungsjahr (1961/62) 21% länger als einen Monat arbeitsunfähig. Vollständige oder teilweise Berufsunfähigkeit durch chronische psychiatrische Krankheiten (3/5 Neurosen) wurde von 41,5% dann berichtet, wenn gleichzeitig eine chronische somatische Krankheit vorhanden war, während chronische psychiatrische Krankheiten allein nicht häufiger zur Invalidität führen als andere chronische Erkrankungen (17,4%). Aus klinischen Erfahrungen ist bekannt, wie unterschiedlich bei den verschiedenen neurotischen Syndromen die Behinderungen der Aktivität, aber auch der Rezeptivität (Studenten!), der mitmenschlichen Kommunikation und die einseitige Entwicklung spezieller Fähigkeiten (sozialer Aufstieg trotz starker Gehemmtheiten) sein können. In ambulanten psychotherapeutischen Behandlungen gehört die Aufhebung dieser Behinderungen zum therapeutischen Ziel. Deshalb legen Psychotherapeuten besonderen Wert darauf, daß neurotische Patienten auch dann ihre Tätigkeit beibehalten, wenn sie ihnen aufgrund der Symptomatik schwerfällt. Arbeitsausfälle wegen neurotischer Störungen sind nach FRASERS [177] Erhebungen an 13 Fabriken mit 30000 Arbeitern mit 30% recht häufig (sowohl bei Ungelernten wie bei Facharbeitern).

Nach eigenen Erfahrungen werden bei stationär behandelten Neurotikern oft stärkste Grade der Leistungsminderung und damit Zeiten langdauernder Arbeitsunfähigkeit, drohender oder schon eingetretener Frühinvalidisierung beobachtet [533, 661, 1155].

Etwa die Hälfte von 1200—1500 in verschiedenen Jahren stationär aufgenommenen neurotischen Patienten waren nach der Untersuchung von ZAUNER [661] von Rentenversicherungsträgern eingewiesen und brauchten kombinierte psychotherapeutische und rehabilitative Maßnahmen zur beruflichen Wiedereingliederung. In der katamnestischen Stichprobe hatten 16,3% (77 von 473 Patienten) so schwere Leistungsbeeinträchtigungen, daß eine dauernde Frühinvalidität drohte. (Bei etwa der Hälfte war bereits Rente bewilligt oder ein Rentenverfahren eingeleitet, die andere Hälfte war seit über einem halben Jahr arbeitsunfähig.)

Günstigere Ergebnisse hatte die Untersuchung von 100 Neurosekranken der Züricher psychiatrischen Klinik [289]. Bei 82% der Patienten betrug die Dauer der Arbeitsunfähigkeit vor der Krankenhausaufnahme höchstens 3 Monate. Verlaufsstudien bei neurotischen Patienten haben gezeigt, daß nach der Behandlung bei den meisten mit einer Erhaltung der Erwerbsfähigkeit für lange Zeit gerechnet werden kann.

Transkulturelle Aspekte zur Symptomatik und Häufigkeit der Neurosen

Die Entwicklung der Sozialpsychiatrie brachte mit dem zunehmenden Interesse für epidemiologische und ökologische Arbeiten neue Erkenntnisse über die Psychopathologie vieler kultureller Gruppen [431, 452]. Transkulturelle Vergleiche von Forschungsergebnissen konnten vorgenommen werden, wobei allerdings auch die Schwierigkeiten und Probleme eines solchen Vorgehens deutlich wurden. Sie beginnen mit den verschiedenen Inhalten der Begriffe „Normal" und „Gesund" in verschiedenen Kulturen, der diagnostischen Terminologie [75, 431] und setzen sich in der Diskussion über Forschungsmethoden fort (85a, 76]. Die kulturellen Unterschiede verstärken die Diskrepanzen der zwischen manchen Autoren [76, 210, 415a, 879, 920] nachgewiesenen Abhängigkeiten der Diagnosen von den geltenden theoretischen Auffassungen der jeweiligen Klinik-Direktoren, der Lehrbücher und regional anerkannten psychiatrischen Lehren. Weitere Schwierigkeiten durch Besonderheiten des Sprachgebrauches und der Lebensformen anderer Kulturen werden von Epidemiologen erwähnt [431, 879].

Die Untersucher transkultureller Aspekte [76, 497, 547, 647, 1062, 1230] suchen nach den *in allen Kulturen übereinstimmenden* Symptomen und Häufigkeitsquoten, um daraus Erkenntnisse über die von Umwelteinflüssen unabhängigen Grundsymptome und deren genetische Faktoren gewinnen zu können. Das Nichtübereinstimmen in bestimmten Kulturen und sozialen Gruppen erlaubt dagegen Rückschlüsse auf die Umgebungseinflüsse, die sich auf die neurotische Symptomatik, ihre Variationsbreite und Ätiologie auswirken.

Wie außerordentlich schwierig es ist, sehr exakt gewonnene Zahlen über die Gesamthäufigkeit des Vorkommens von Neurosen in verschiedenen Ländern und Kulturen zu vergleichen, das zeigt sehr anschaulich die Zusammenstellung jährlicher Inzidenzraten von HÄFNER [211] über zwei Kulturkreise und vier Länder (USA, Schweden, England, Deutschland). Die Jahresinzidenzrate für alle psychischen Störungen schwankt zwischen 2,8 und 10,74 (per Tausend), entsprechend auch in besonderem Maß der Anteil der neurotischen Störungen. HÄFNER [211] erklärt die Differenzen aus verschiedenen ökologischen und methodischen Voraussetzungen und meint, daß die höchste Jahresinzidenzrate (in der deutschen Untersuchung) *nicht* einer tatsächlich höheren Inzidenz entspricht.

Ebenso irreführend würde eine einfache Gegenüberstellung der Mannheim-Untersuchung etwa mit den Ergebnissen der Taiwan-Studie von LIN [341] sein.

Tabelle 4

	Mannheim	Taiwan
Inzidenzrate für alle psychischen Störungen (per 1000)	10,74	10,8
Inzidenzrate für Neurosen und Erlebnisreaktionen verschiedener Art (Mannhein) und Psychoneurosen (Taiwan)	3,65	3,8

Die Ähnlichkeit der Inzidenzraten ist frappierend. Die in beiden Studien zugrundegelegten ökologischen Verhältnisse und sozialen Substrukturen sind annähernd vergleichbar.

In Mannheim sind dicht besiedelte Bezirke der Innenstadt, umliegende Bezirke mit Arbeiter-, Mittelstandssiedlungen und einigen Villengebieten sowie Randgebiete mit ortsansässiger Dorfbevölkerung in die Untersuchung einbezogen worden (Bevölkerung: 328106 Personen) — im chinesischen Kulturkreis waren es ein Bezirk einer großen Stadt, eine Kleinstadt und ein ländlicher Bezirk mit mehreren Dörfern (Bevölkerung: 19931 Personen).

Im methodologischen Vorgehen bestehen dagegen große Unterschiede, so daß zu vermuten ist, daß eine erhebliche Differenz in der wahren Inzidenzrate besteht.

Die Taiwan-Studie dehnte sich über drei Jahre aus und umfaßte drei Etappen der Materialsammlung mit Heranziehung der Unterlagen öffentlicher Dienste. Zum Teil wurden Unterlagen der Schullehrer und Allgemeinpraktiker geprüft. Nach der Aufspürung eventueller Fälle psychischer Störungen erfolgten Familien-, Nachbarschafts- und Hausuntersuchungen.

Die Mannheimer Studie hat für das Zensusjahr 1965 Erstaufnahmen in Krankenhäusern, Sanatorien, nervenärztlichen Praxen und sozialen Institutionen sorgfältig erfaßt, nicht jedoch die Praxen nicht-psychiatrischer Ärzte. Die praktischen Ärzte wurden wegen verschiedener zu erwartender Schwierigkeiten nicht berücksichtigt. Untersuchungen in Familien und in der Nachbarschaft wurden nicht durchgeführt.

Die Vermutung liegt also nahe, daß die wahre Inzidenzrate für Neurosen in Mannheim höher liegt, denn viele neurotisch Erkrankte wenden sich in Deutschland zunächst an praktische Ärzte. Die Zahl der dadurch nicht erfaßten Patienten schätzt HÄFNER [211] relativ hoch ein. Sie würde wahrscheinlich noch steigen, wenn die LINsche [341] Erhebungsmethode zur Anwendung käme. Dieser Vergleich macht deutlich, daß transkulturelle Inzidenz- und Häufigkeitsunterschiede erst interpretierbar werden, wenn für die Untersuchung sowohl hinsichtlich der ökologischen und sozialen Gegebenheiten, der Repräsentanz-Auswahl wie der Diagnose-Prinzipien und des methodischen Vorgehens eine vergleichbare Erhebungsbasis hergestellt werden kann. Sicher ist aber, daß in diesem Forschungsbereich Ergebnisse systematischer Forschung zu erwarten sind, die das bisher vorliegende mosaikartige Wissen über neurotische Symptome in den verschiedenen Kulturen zusammenfassen werden.

Mitteilungen über häufigeres oder selteneres Vorkommen bestimmter Neurosen in anderen Kulturkreisen führen immer zu Fragen nach den zugrundegelegten diagnostischen Maßstäben und nach vielleicht andersartig in Erscheinung tretenden Symptomen. So haben z. B. die Diskussionen über transkulturelle Untersuchungen depressiver Syndrome [920, 957, 1061, 1062, 1063, 1128, 1230] Unsicherheiten hinsichtlich der Unterscheidung neurotischer und reaktiver Syndrome von endogenen nicht beseitigen können.

PFEIFFER [1062, 1063] gelangte aufgrund sorgfältiger transkultureller Vergleiche zu der Annahme, daß ein endogenes depressives Grundsyndrom und außerdem kulturabhängige, wechselnde Begleitsymptome anzunehmen sind. Diese Annahme wirft neue Aspekte für die Forschung, Diagnostik und Therapie auf. Untersuchungsergebnisse aus verschiedenen Kulturkreisen legen die Vermutung nahe, das auch bei den anderen neurotischen Entwicklungen Grundsymptome psychischer Störungen wie Angst, projizierte Befürchtungen (Phobien), Zwangsmechanismen und motorische Fehlsteuerungen überall vorkommen, aber in ihrer Häufigkeit und in den Erscheinungsbildern umgebungsabhängigen Veränderungen unterworfen sind. Auf jeden Fall erklärt WITTKOWER [647, 648] mit Recht die Ansicht als einen Mythos, daß Psychoneurosen auf höhere Kulturen beschränkt seien, auf die "overdeveloped countries" im Sinne M. MEADS. Bei Naturvölkern und in primitiven Gesellschaften kommen akute Angstreaktionen mit gesteigerten einzigartigen Ausdrucksformen sowie hysterische Reaktionen mit verschiedener Symptomatik häufiger als in euroamerikanischen Ländern vor. Dagegen sind zwangsneurotische Symptome dort seltener beobachtet worden. Manche kultische Rituale scheinen die Zwangsabwehr des einzelnen zu ersetzen. Es gibt einige spezielle, ungewöhnliche, meist an bestimmte Kulturkreise gebundene Symptome ("Culture bound disorders" WITTKOWER [648]): Zustände von Besessenheit, Verzauberung, Koro, Tarantismus u. a. Man könnte daran denken, daß die Zwangsneurose mit dem bei uns vorkommenden Symptombild eine typische Ausprägung unserer westlichen Kultur ist.

Symptombild und „Schwere“ der Neurosen

Für eine Betrachtung der Ergebnisse der Verlaufsforschung von Neurosen, die diesem Kapitel folgen soll, ist es wichtig zu diskutieren, welche Kriterien für

„leichte“ und „schwere“ Neurosen zugrundegelegt werden können. Die vorhergehende differentialdiagnostische Abgrenzung der Symptomatik als „neurotisch“ bedarf als selbstverständlicher Voraussetzung keiner Erörterung. Psychoanalytische Forschungen hatten übereinstimmend das Ergebnis, daß die „Schwere“ einer Neurose nicht aus dem Symptombild und einer nosologischen Zuordnung abzuleiten ist; es besteht oft sogar ein umgekehrt proportionales Verhältnis zwischen der „Schwere“ des Symptoms und der Neurose. Schultz-Hencke [522] berichtete, daß „im großen Überblick gesehen, die lärmendsten Symptome manchmal ausgesprochen nur auf neurotoidem Untergrund aufruhen“. Verlaufsbeobachtungen zeigen, daß ein Symptom subjektiv schwer belastend und quälend sein und für die Umgebung sehr dramatisch in Erscheinung treten kann (wie viele hysterische oder angstneurotische Symptome), aber spontan oder mit leichten therapeutischen Mitteln schnell zum Abklingen kommt. Auch eine in solchen Fällen bestehende Arbeitsunfähigkeit kann nicht als Beleg für eine „schwere“ Neurose angesehen werden. Dührssen [115] hat am Beispiel der Beurteilung von Eysenck gezeigt, zu welchen Fehlschlüssen man gelangt, wenn das wahre Ausmaß der gesundheitlichen Beeinträchtigung nicht berücksichtigt wird. Dies verlangt eine Einbeziehung der Befunde über die vorliegenden Fehlhaltungen, neurotischen Konflikte und die Faktoren der neurotischen Entwicklung [20, 26, 116, 121, 164, 314, 379, 401, 471, 522, 523, 529].

Unter analytisch orientierten Psychiatern besteht Übereinstimmung darüber, daß der neurotische Patient nur zu verstehen — und damit die Schwere des Erscheinungsbildes abzuschätzen — ist, wenn die Diagnose in dieser Richtung „vertieft“ wird, wie es Balint [20] und Laforgue [314] nennen. Menninger [380] spricht von der Notwendigkeit einer „dreidimensionalen Betrachtungsweise“. Laughlin [322] widmet in seinem klinischen Lehrbuch der Neurosen das größte Kapitel der Erkennung der Fehlhaltungen und intrapsychischen Abwehrmechanismen. Erikson [139] meint, daß jeder gute Arzt wisse, daß die Klage des Patienten ausgedehnter sei als sein Symptom, sein Krankheitszustand aber umfassender als die angegebenen Beschwerden. Horney [257] vertrat ähnlich wie Sullivan [583] die Auffassung, daß die Entstellung des Charakters ein Ergebnis jeder Neurose und daß die Kenntnis der Neurosestruktur wichtiger sei als die der Symptome: „Psychoanalytiker haben ihre Aufmerksamkeit mehr auf die Verbildung des Charakters gerichtet als auf die Symptome.“

Zum weiteren Verständnis scheint es zweckmäßig zu sein, hier einen kurzen historischen Exkurs über die Begriffe Neurose„struktur“ und neurotische „Verbildungen des Charakters“ einzuschalten.

Fenichel [164] hat 1946 versucht, daß damalige psychoanalytische Wissen zusammenzufassen. Er beschrieb unter dem Gesichtspunkt der klassischen psychoanalytischen Theorie psychoneurotische Symptome im wesentlichen als Ergebnis von Konflikten zwischen Triebansprüchen, Über-Ich-Forderungen und Abwehrkräften des Ich. Während die Symptome als Kompromisse dieser Konflikte angesehen wurden, galten die sogenannten „Reaktionsbildungen“ als Dauerabwehrversuche, mit denen sich also Verhaltensweisen (des Ich) ständig wiederholten. Sie wurden als „reaktive Charakterzüge“ und als „Charakterwiderstand“ von Reich beschrieben, der die ursprüngliche Freudsche Theorie der Charakterbildung aus dem Jahre 1908 weiterentwickelte. Die psychoanalytische Charakterlehre ging von den Beobachtungen aus, daß manche der erworbenen, dauerhaften Verhaltensweisen die Funktion der Sicherung gegen Triebdurchbrüche hatten, andere hingegen Triebregungen in entstellter Form erkennen ließen. So kann z. B. ein Mensch mit großer Fügsamkeit, Freundlichkeit und Übergüte seine Mitmenschen in verkleideter Form schwer tyrannisieren und quälen. Schultz-Hencke [523] hat zur Beschreibung dieser Zusammenhänge die Begriffe Hemmung und Haltung (Abwehr oder teilweise Durchsetzung von Antriebserlebnissen) gewählt. Beide Reaktionen werden durch Furcht, Angst und Schuldgefühle hervorgerufen und sind als Grundelemente der sich entwickelnden „Neurosestruktur“ anzusehen. Die Beobachtung, daß sich um diese beiden Reaktionsweisen bestimmte sekundäre und tertiäre Folgeerscheinungen entwickeln, führte zu den Begriffen „Gehemmtheits- und Haltungsstruktur“ [531]. Der fügsame, übergütige Mensch braucht nämlich zum Beispiel einen immer größeren inneren Aufwand, um sein unbewußt gewünschtes, aber abgewehrtes aggresives Verhalten den Mitmenschen gegenüber zu rechtfertigen. Wenn er nach allgemein geschätzten Vorbildern handeln oder besonders „gute“ und „edle“ Motive vorgeben kann, kann die sonst verbotene zu einer gerechtfertigten „guten" Tat werden. So entwickeln sich Rationalisierungen, Idealisierungen, unter Umständen ganze Ideologien als Elemente der um den Kern der Haltungen (larvierte Triebbefriedigung) entstandenen Neurosestruktur.

Der Strukturbegriff als Charakterisierung aufeinander bezogener, voneinander abhängiger neurotischer Erlebnis- und Verhaltensweisen wurde wohl unabhängig voneinander zuerst von SCHULTZ-HENCKE [523] und HORNEY [257] verwandt. E. FROMM [186] beschreibt mit der Strukturauffassung vergleichbare neurotische Entwicklungen in seinen „unproduktiven" Charaktertypen. Er plädiert ausdrücklich für einen „dynamischen Charakterbegriff" und weist darauf hin, daß von behavioristisch orientierten Psychologen Charakterzüge so angesehen werden, als seien sie synonym mit Verhaltensweisen. Auch SULLIVAN [583] sah die Entstehung gewohnheitsmäßiger, irrationaler Verhaltensweisen — allerdings von einem anderen Ausgangspunkt her.

CHRZANOWSKI [82] hat in seiner Darstellung der Grundpositionen der interpersonellen Theorie eine strukturelle Auffassung skizziert.

Obwohl der Strukturbegriff einerseits kritisiert und abgelehnt, andererseits aber heute in vielfältiger Weise benutzt wird und daher abundant geworden ist, wird er wahrscheinlich in der zukünftigen klinischen Krankheitsforschung der Psychiatrie nicht zu entbehren sein [236, 443]. PETERS [443] spricht von einer „strukturalen Nosogenese" und von neuen methodischen Ansätzen mit strukturellen Gesichtspunkten.

Welche Begriffe auch immer für die Beschreibung der *psychodynamischen Zusammenhänge neurotischer Verhaltensweisen* gewählt werden, in ihnen sind wichtige Kriterien für die Beurteilung der „Schwere" der Neurose enthalten. Sie sind zusammen mit einigen klinischen Daten (Dauer der Symptomatik, Alter des Patienten, Vorhandensein von Primordialsymptomen) eine wissenschaftlich geprüfte Ausgangsbasis, von der aus verifizierbare prognostische Aussagen gewagt werden können [120, 236].

Die einzige wissenschaftlich einwandfreie Methode, prognostische Voraussagen zu verifizieren, besteht in einer schriftlichen Fixierung der prognostischen Beurteilung aufgrund angehbarer Kriterien und der späteren Nachprüfung, ob das Urteil zutreffend war. In der Berliner Arbeitsgruppe wurde auf diese Weise eine Prognose der psychoanalytischen Behandelbarkeit fixiert und in mehreren Untersuchungen nach Abschluß der Behandlung geprüft [110, 111, 112, 115]. Es kann also begründet von einer zuverlässigen Ausgangsbasis der Beurteilung gesprochen werden.

Ist also der „Schwere"grad der Neurose durch die Kriterien psychotherapeutischer Behandelbarkeit recht gut zu erfassen, so interessiert doch weiterhin die Frage, wie ein neurotisches Krankheitsbild unbehandelt verlaufen würde. Bei sorgfältiger Prüfung der heute vorliegenden Ergebnisse zeigt es sich, daß die bisherige Forschung mit großen methodischen Mängeln belastet ist. CREMERIUS [95] zeigte, daß positive Verlaufsergebnisse um so seltener werden, je sorgfältiger untersucht wurde. ERNST [145] billigt den bisher vorliegenden Forschungsergebnissen immer noch fast nur den Charakter von Arbeitshypothesen zu.

Von CREMERIUS [95] werden die oft zitierten günstigen Verlaufsergebnisse EYSENCKS [151—156] wegen methodischer Unzulänglichkeiten als „Musterbeispiel dafür" bezeichnet, „wie man es nicht machen kann". Die Einführung psychodynamischer Gesichtspunkte läßt die erstaunlich hoch angegebenen Heilungs- und Besserungsraten einzelner Autoren stark absinken. Vor allem werden psychogene Reaktionen, die überwiegend im Verlauf eines Jahres spontan abklingen und neurotische Symptome (auf der Basis einer Neurose „struktur") oft unzureichend unterschieden. Dadurch wird eine große Diskrepanz in den verschiedenen Ergebnissen vorgetäuscht.

Unter den psychiatrischen Kriterien für Besserungschancen der Neurosen nennt ERNST [145] unter Berücksichtigung eigener Erfahrungen und der einschlägigen Literatur ebenfalls die prämorbide Persönlichkeit an erster Stelle. Als positiv werden relativ „gesundes" Verhalten, Lebenstüchtigkeit, Begabung und Intelligenz angesehen, während sich die Verlaufstendenz verschlechtert, je abnormer und unbegabter die prämorbide Persönlichkeit ist. Die Oberbegriffe „Lebenstüchtigkeit" und „Begabung" wurden absichtlich so weit gefaßt, damit sie alle verschiedengewichtigen Faktoren (milieubezogene, soziale, ausbildungsmäßige) umfassen können. Für günstige Verläufe spricht nach ERNST weiterhin ein akuter Krankheitsbeginn im Gegensatz zu einem schleichenden und eine emotional beteiligte Reaktion (aufgewühlt oder depressiv) im Gegensatz zu einer gleichmütig besonnenen. Dieser letzte Faktor ist wohl infolge der günstigeren Verläufe bei hysterischen Syndromen und reaktiven Depressionen und der viel ungünstigeren bei affektiv beherrschten Zwangsneurotikern formuliert worden. Eine Parallele kann wohl auch zu den prognostisch günstig bewerteten Zeichen des echten Leidensdruckes (im Gegensatz zum „funktionalen“ [236, 258, 261] gezogen werden. Das Fehlen des Leidensdruckes als Zeichen besonderer „Schwere“ der Neurose verdient wohl als gesondertes Kriterium Erwähnung.

Als weiteres Zeichen der „Schwere“ gilt allgemein ein starkes Ausmaß des sekundären Krankheitsgewinnes, wodurch besondere Probleme entstehen [580].

Einen anderen Versuch „leichte“ und „schwere“ Neurosen bereits diagnostisch zu kennzeichnen unternahm J. H. SCHULTZ [519] mit der Unterscheidung von exogenen Fremdneurosen, physiogenen Randneurosen, psychogenen Schicht- und charakterogenen Kernneurosen.

Verlaufsformen der Neurosen

Spontanheilungen

Die Mitteilungen über das Vorkommen von Spontanheilungen bei Neurosen divergieren stark. Seit langer Zeit berichtet EYSENCK [151–156] über gute Selbstheilungstendenzen der Neurosen. Er vertritt die Auffassung, daß sich fast die Hälfte der Neurosekranken ohne besondere psychotherapeutische Behandlung innerhalb eines Jahres, und 90% im Verlauf von 5 Jahren spontan entscheidend besserten. Im Gegensatz dazu werden von den meisten der anderen Autoren nach sorgfältiger diagnostischer Vorklärung und katamnestischer Überprüfung Spontanheilungen bei einem wesentlich kleineren Teil der Neurosekranken beobachtet. Die Verschiedenartigkeit des zugrundeliegenden Krankheitsgutes wurde bereits betont. Alle Kritiker der EYSENCKschen Auffassung [65, 95, 115, 118] haben auf Ungenauigkeiten hingewiesen, die bei unklarer nosologischer Abgrenzung zu Irrtümern führten. Akute psychogene Reaktionen und Versagenszustände auf Konfliktsituationen haben viel günstigere Spontanheilungstendenzen als Neurosen [66, 519, 529]. Sie klingen meist nach Fortfall der belastenden Situation und der Konflikte ab. Bei neurotischen Erkrankungen verläuft die Spontanheilung nicht so einfach und günstig. BRÄUTIGAM [66] stellte drei Untersuchungsergebnisse von zuverlässigen Langstreckenkatamnesen [10–20 Jahre] bei Patienten mit nosologisch gut definierten Krankheitsbildern zusammen [140, 143, 630]. Danach kann bei Spontanverläufen nur mit 10% (höchstens – in einer Statistik bis 20%) praktischer Heilung gerechnet werden. Bei einer größeren Gruppe (zwischen 35 und 58%) bestehen weiterhin Symptome, die meist als gebessert angegeben werden, aber mit unterschiedlichen Behinderungen verknüpft sind. ERNST [145] spricht von einem „neurotischen Defekt“, von einem „Residualzustand“. Auch BRUN [72] hatte beobachtet, daß akute neurotische Symptome sich bessern und in ein „mehr oder weniger labiles Latenzstadium“ übergehen können. Auch er spricht von einer „Heilung mit Defekt“, bei der sich sogar neurotische Charakterveränderungen verstärken (oft im Sinne ausgeprägter Vermeidungen, Hemmungen, Beziehungsarmut, Lebensfremdheit).

Die Frage nach den Bedingungen, unter denen es zu Spontanheilungen kommt, ist in der Neuroseforschung zwar immer wieder aufgeworfen und diskutiert worden, es fehlen jedoch noch gründliche systematische Untersuchungen.

Die psychoanalytischen Erfahrungen schienen nach den in der Literatur immer wieder mitgeteilten klinischen Erfahrungen zunächst dagegen zu sprechen, daß echte Spontanheilungen überhaupt in nennenswertem Ausmaß vorkommen. Zu oft wurde das Verschwinden von Symptomen (besonders bei Hysterikern) und ihr Wiederauftreten in anderer Form beobachtet. Man sah — wie auch bei anderen Neurosen — psychische Symptome mit körperlichen oder auch mit ausgeprägten Verhaltensstörungen alternieren. In manchen Verläufen schien ein Dauerleiden an die Stelle der akuteren Symptome getreten zu sein. Reine Symptomheilungen waren hingegen nicht selten, sie wurden sowohl bei der Entwicklung kompensierender Aktivitäten wie bei Ersatzbefriedigungen, Ersatz-Leidenszuständen und beim Fortfall bestimmter Konfliktsituationen beobachtet. Also hatten offenbar viele Variable einen nachhaltigen Einfluß auf die Symptom-Besserung, allerdings ohne daß damit eine Veränderung der Hauptstörungsquelle, der neurotischen Reaktionsbasis der Persönlichkeit erfolgt wäre. Die klinische Erfahrung legte den Schluß nahe, daß ohne eine Beeinflussung dieser Symptomgrundlage keine dauerhafte Besserung, sondern lediglich Symptomverschiebungen mit Rezidiven in verschiedener Form zu erreichen seien. Diese Auffassung wurde durch hypnotische Experimente bestätigt, in denen ein Symptom unterbunden wurde, was das Auftreten eines anderen zur Folge hatte.

FENICHELS [164] Interpretation des „klinischen Verlaufes der Neurosen" basiert auf Einzelbeobachtungen und breiter praktischer Erfahrung. Er unterschied spontan heilende, stationäre und progrediente Verläufe und begann mit der Diskussion *wirklicher* und *scheinbarer* Spontanheilungen. Als Voraussetzung für reale Spontanheilungen wird eine Lösung der neurotischen Grundkonflikte angesehen. Sie kann z. B. dadurch zustande kommen, daß die Gründe für das Aufrechterhalten der Abwehrmechanismen fortfallen. FENICHEL weist auf die Beobachtung hin, daß zum Beispiel manche Kindheitsneurosen spontan abklingen, wenn das Kind genügend positive Beziehungen und Selbstvertrauen durch natürliche Reifung gewinnt. Aber auch andere Umstände können zu größerer innerer Sicherheit und Vertrauen beim Erwachsenen führen und frühere Abwehrmaßnahmen überflüssig werden lassen. Die Besserungen, die auf einer nur partiellen Änderung der neurotischen Reaktionsbasis beruhen, nennt FENICHEL „scheinbare" Spontanheilungen. Die Grundlage zur Erörterung einer ganzen Reihe von psychodynamischen Veränderungen, die zu einer Besserung führen können, sind therapeutische Erfahrungen. Hier konnten dann weitere Überlegungen anknüpfen, wie zum Beispiel eine „Besserung durch Verführung", also mit Hilfe einer Entlastung durch angstfreiere Triebbefriedigung, eintritt oder welche Veränderungen durch die Beseitigung von Versuchungs- und Versagungssituationen entstehen. Erwogen wurden auch die Umstände, die zur Symptombesserung durch Verstärkung oder Schwächung von Ich-Abwehr-Mechanismen führen.

SCHULTZ-HENCKE [522] schätzte, daß bei der Hälfte aller neurotischen Erkrankungen spontane Besserungen und Heilungen vorkommen. Er zeigte, daß wirkliche und dauerhafte Heilungen von *Symptomen* möglich sind, ohne daß sich an der zugrundeliegenden Neurosestruktur etwas ändert. Dies träte besonders dann ein, wenn ungewöhnliche Versuchungs- und Versagungssituationen fortfielen.

Neue Gesichtspunkte werden von der Medizinsoziologie zur Diskussion gestellt. Die Rolle, die Gesundheits- und Krankheitsverhalten [377, 455] mit vorwiegend emotionaler Verankerung in unbewußten und irrationalen Motivationen spielt, ist für den Spontanverlauf der Neurose ein wichtiger Faktor. VON MEHRING [377] hat das Erkranken und Gesundwerden als eine Erlebniseinheit beschrieben, die einen Problemlösungsvorgang intendiert. Ob der Kranke selbst zu einer Lösung findet, hängt von seiner Fähigkeit zur Selbstbeobachtung, von seinem Zugang zu wichtigen Informationsquellen und damit vom Begreifen seiner Krankheit ab. Unter den Elementen dieser Erlebniseinheit sind das Kräftepotential und die Fähigkeit zur Selbsthilfe ebenso wichtig wie Anschauungen und Reaktionen der Umwelt. Die Zahl der Such-Unternehmungen, die Zeit, die benützte Methode und die Ausdauer in der Aktivität der Lösungsversuche sind die wichtigsten

Faktoren des Problemlösungsvorganges. Unter den Gesichtspunkten solcher Zeit- und Suchzahl-Variablen lassen sich Beobachtungen von LANGEN [319] an 41 unbehandelten (die Behandlung ablehnenden) Patienten betrachten. Er meint, hilfreich seien bei Selbstheilungstendenzen in erster Linie der Wechsel des konflikthaften Milieus, der Zeitfaktor und die Nachreifung der Persönlichkeit.

Aus den Bemühungen um eine psychoanalytische Kurz- und Fokaltherapie hat sich ein neuer Forschungszweig entwickelt, der sich mit der Einbeziehung der spontanen Heilungsfaktoren in einen kurzfristigen Therapieplan beschäftigt [21, 27a, 359].

MALAN [359] hat mit Hilfe der Anregungen von BALINT [21] Auswahlkriterien für die psychoanalytische Kurztherapie erwogen, mit denen günstige Heilungsverläufe erfaßt werden sollen. Erkrankungen, die erst kurze Zeit bestehen und relativ leicht sind, werden in erster Linie genannt. Folgende Kriterien werden für eine leichtere Erkrankungsform als kennzeichnend angesehen:

1. Eine leichte, „umschriebene Psychopathologie", in psychoanalytischer Terminologie: insbesondere Konflikte auf „genitalem Niveau" im Zusammenhang mit dem „Ödipus-Komplex" und Konflikte in Dreierbeziehungen (im Gegensatz etwa zu Konflikten auf „oralem Niveau" und in Zweierbeziehungen).
2. „Eine gesunde Persönlichkeitsbasis", also das Fehlen einer stärker veränderten neurotischen Persönlichkeitsstruktur.
3. Befriedigende zwischenmenschliche Beziehungen in der Lebensgeschichte.
4. Mitarbeitsbereitschaft des Patienten. Dieses Kriterium enthält mehrere Faktoren: starke Motivation für das Gesundwerden, z. B. Leidensdruck, Aufgeschlossenheit für den Kontakt mit dem Arzt, Ansprechen auf erste Interpretationen der Zusammenhänge und günstige äußere oder innere Situation.

Unter den Autoren, die EYSENCK zum Beweis der guten Spontanverläufe von Neurosen zitiert, werden seit 1965 [151—156] zwei Forschungsgruppen erwähnt [192, 617]. Sie untersuchten einen Patientenkreis gründlich statistisch, dessen Krankheiten offensichtlich viele den MALANschen ähnliche Auswahlkriterien für leichtere Erkrankungsformen erfüllen würden. Auch MALAN zitiert die gleichen Arbeiten.

WALLACE u. MARION WHITE [617] haben von 83 auf einer Warteliste für Psychotherapie stehenden Patienten offenbar nach einigen Jahren[1] 49 von ihnen in einem Interview nachuntersuchen können. 15 waren symptomfrei, in der Arbeitsfähigkeit nicht beeinträchtigt und ohne sozialen Abstieg. Weitere 17 waren gebessert, hatten aber noch Störungen durch Restsymptome; die gleiche Zahl war ungebessert oder gestorben [4].

GIEL u. Mitarb. [192] fanden, daß von 94 poliklinisch untersuchten Patienten nach 5 Jahren 27% symptomfrei und 44% sehr gebessert waren. Ein durch die Untersuchung gefundenes prognostisches Kriterium war die Beobachtung, daß für Patienten, deren erste psychiatrische Konsultation weniger als *3 Monate* zurücklag, der Verlauf günstiger war.

Wenn man bei einer Gruppe von Patienten die Frage aufwerfen kann, ob die erste Konsultation mehr oder weniger als 3 Monate zurückliegt, sind dies wesentlich leichtere Fälle (wahrscheinlich psychogene Reaktionen) als sie im allgemeinen in psychotherapeutischen Behandlungsinstitutionen gesehen werden. Dort findet zum Beispiel eine Erörterung von Fragen statt, ob der Krankheitsbeginn 2, 5, 10 Jahre oder länger zurückliegt. Auch eine Mitteilung über den Wegfall von Symptomen nach Besserung der Eheverhältnisse läßt den Schluß zu, daß leichtere Fälle untersucht wurden, die in Deutschland z. B. meist gar nicht in spezielle psychotherapeutische Behandlung kommen. Sie werden vorwiegend in der ärztlichen Allgemeinpraxis behandelt.

Eine sehr wichtige Tatsache ist in diesen Arbeiten herausgearbeitet und mit Recht auch von EYSENCK [151—156] hervorgehoben worden: Die größte Zahl der Spontanheilungen fällt in den Zeitraum von 2 Jahren nach Krankheitsbeginn. Wenn Symptome länger bestehen, ist an die nachstehenden Verlaufsformen zu denken.

---

1 Die Zeit ist nicht angegeben, nur daß manche Patienten bis 7 Jahre auf der Warteliste standen.

Chronische und intermittierende Verläufe

Welche Verlaufsform eine neurotische Erkrankung hat, hängt von der Neurosen-„Schwere" des untersuchten Patienten ab. In psychotherapeutischen Behandlungsinstituten wie in Privatpraxen werden vorwiegend schwere chronische Verläufe beobachtet. Wenn es nicht in kurzer Zeit zu spontanen Heilungen — oder vorsichtiger ausgedrückt zu einer Remission zum status quo ante – kommt, sind folgende Verlaufsformen zu unterscheiden: *chronische* und *intermittierende* Neurosen, *progrediente* und *maligne* Verläufe, *End-* und *Residualzustände*. Abzugrenzen sind schließlich exogene Persönlichkeitsveränderungen, die mit einer Neurose im engeren Sinn nichts zu tun haben.

Bei *chronischen Neurosen* bleiben die Symptome manifest. Art und Zahl der Symptome, Leidensgefühl und Krankheitsverhalten sind bei den einzelnen Neuroseformen zwar unterschiedlich, aber das Bestehenbleiben belastender Symptome mit oft erheblichen Behinderungen im Berufs- und Familienleben ist das Hauptkennzeichen.

Mit der Zeitangabe der Symptomdauer allein werden nicht alle wichtigen Faktoren der Chronifizierung erfaßt. Sie liegen zum Teil auch im Ausmaß der psychodynamischen Störung der prämorbiden Persönlichkeit und der während der neurotischen Erkrankung auf Erleben und Verhalten einwirkenden chronifizierenden Faktoren [523].

Ich werde mich auf das Hauptcharakteristikum Symptomdauer beschränken, weil damit für die prognostische Beurteilung das wichtigste Faktum erfaßt wird. Zwischen der manifesten Symptomdauer einerseits und den klinischen und sozialen Behandlungsergebnissen andererseits bestehen deutliche Korrelationen [55a, 110, 111, 112, 115, 275, 305].

Wir bezeichnen wegen der mitgeteilten Spontanverlaufsergebnisse (90% Heilung in 5 Jahren) nur die Neurosen als chronisch, die länger als 5 Jahre bestehen. Da aber die psychogenen Reaktionen, also der größere Teil der günstigen Spontanverläufe (70%) bereits in den ersten 2 Jahren nach Erkrankungsbeginn abklingen, wäre DÜHRSSEN [115] zuzustimmen, daß bereits nach einem Zeitraum von 2 Jahren überwiegend mit chronischen Verläufen zu rechnen ist.

In der Tab. 5 sind Angaben über fast 7000 in einem Zeitraum von 2 Jahrzehnten untersuchte neurotische Patienten zusammengestellt worden. In allen Untersuchungen ist eine sorgfältige Neurosediagnostik mit Berücksichtigung psychodynamischer und tiefenpsychologischer Gesichtspunkte erfolgt. Der Anteil sicher chronischer Verläufe (Symptomdauer länger als 5 Jahre) wird übereinstimmend sehr hoch, durchschnittlich etwa um 50% angegeben. (Tab. 5 s. S. 374–375).

Zu einigen in der Tabelle aufgeführten Untersuchungen sind weitere Einzelheiten erwähnenswert. Die Untersuchungen, *aus den 40er Jahren (Nachkriegszeit)*, berichten über einen *besonders hohen Anteil chronifizierter Neurosen*. THIEMANN [593], der 51,6% länger als 5 Jahre bestehende Symptome fand, erwähnt eine Auszählung des Jahres 1947, nach der zwei Drittel der Patienten über 5 Jahre krank waren. Unter 108 im Jahre 1946 behandelten Patienten von JORSWIECK [275] bestand bei 66% die neurotische Symptomatik länger als 5 Jahre. Vermutlich haben Kriegs- und Nachkriegseinflüsse, die sich in Berlin besonders hart auswirkten, chronische Verläufe besonders begünstigt.

Über sehr lange bestehende neurotische Symptome berichtet JORSWIECK [275] in den verschiedenen Altersklassen. In der Gruppe der 20—30jährigen fand er 3,4% Neurotiker mit über 20 Jahre dauernden Symptomen. Unter den 30—40jährigen waren 11% und unter den Älteren (über 40 Jahre) schließlich 33% so hochgradig chronische Verläufe.

Im klinischen Patientengut der Psychotherapeutischen Fachklinik Tiefenbrunn [244a] betrug der Anteil chronischer Neurosen, die länger als 5 Jahre bestanden, 60%. STROTZKA [577] fand bei einem Vergleich zwischen psychotherapeutischem Ambulatorium und der Privatpraxis, daß der Anteil der chronischen Neuroseverläufe in der Praxis höher war (52% in der Praxis mit über 5 Jahre Manifestationsdauer gegenüber 39% in der Ambulanz). Dieses Beispiel wirft ein

Tabelle 5. *Dauer neurotischer Symptome*

Klinik, Institut, Autor, Jahr der Veröffentlichung	Zeit der Untersuchung	Gesamtzahl der Patienten	Alter der Patienten	Dauer der neurotischen Symptomatik						
				bis 1 J.	1—2 J.	2—5 J.	5—10 J.	über 10 J.	unklar	eindeut. chron. über 5 J.
Poliklinisches Behandlungsinstitut Berlin-West (Zentralinst. f. psychog. Erkrankungen; THIEMANN [593], 1952)	1947	1000	Erwachsene ab 21. Lj.	15,3%	15,3%	17%	12,2%	39,4%	0,8%	51,6%
Poliklinisches Behandlungsinstitut Berlin-West (Zentralinst. f. psychog. Erkrankungen; JORSWIECK [275], 1952)	1946—47	786[a]	17 Jahre bis 6. Jahrzehnt		336 (45%)			450 (55%)	—	55%
	Rest 1951	58[a]	17.—20. Lj.		31 Pat.		27 Pat.		—	46%
		286[a]	20.—30. Lj.		132 Pat.		154 Pat.		—	55%
Privatklinik für psychogene Störungen Berlin-West WIEGMANN [634], 1951	1950	200	Erwachsene					80%	—	80%
Poliklinisches Behandlungsinstitut Berlin-West (Zentralinst. f. psychog. Erkrankungen der AOK Berlin; DÜHRSSEN [115], 1962)	1960 Katamnesen 5 J. nach Abschl. der analyt. Behandlung	1004	Jahre % 18—20 8 bis 22 4 bis 24 10 bis 30 29 bis 35 20 bis 40 10 bis 50 14 über 50 5	6%	14%	13%	14%	32%	21%	46%

Tabelle 5 (Fortsetzung)

Klinik, Institut, Autor, Jahr der Veröffentlichung	Zeit der Untersuchung	Gesamtzahl der Patienten	Alter der Patienten	Dauer der neurotischen Symptomatik						
				bis 1 J.	1—2 J.	2—5 J.	5—10 J.	über 10 J.	unklar	eindeut. chron. über 5 J.
Klinische Psychotherapieabtl.d. Med. Uni.-Klinik Freiburg i. Br. (L. HELLMEYER, ÜBERLA u. ENKE [603], 1962)	1957—61	491	Jahre % bis 19 11,6 20—29 30,2 30—39 35,4 40—49 15,1 über 50 8,0	22%	12,9%	22,4%	20,9%	21,7%	0,1%	42,6%
Dies. Abtlg. (ARNDS u. Mitarb. [16], 1967)	1961—65	289[b]	Jahre % bis 19 11,6 20—29 39,7 30—39 28,3 40—49 13,8 über 50 7,4	10%	11,5%	30,4%	17,7%	25,9%	4,5%	43,6%
Ambulanz der Psychosom. Uni.-Klinik Heidelbg. (KÜNZLER [306], 1964—65)	1950—59	3190[a]	Jahre % 15—19 9 20—29 34 30—39 28 40—49 19 über 50 10		31%		45%	24%	—	ca. um 50%[c]

[a] Es wurden nur Patienten herangezogen, bei denen die Dauer der neurotischen Symptomatik sicher festzustellen war. Daher kein Prozentsatz unklarer Fälle.

[b] Zufallsstichprobe erstmals stationär behandelter Patienten (1961—1965).

[c] Der 5-Jahres-Zeitraum läßt sich nach dieser Statistik und dem Ausgangsmaterial (DE BOOR-KÜNZLER, 1963) nicht genau angeben, da als Zeit „über 6 Jahre" angegeben wird.

Schlaglicht auf die in der Literatur anfallenden Diskrepanzen. In Ambulanzen und vorwiegenden Überweisungspraxen kommen sicher viel mehr Patienten mit psychogenen Reaktionen, akuten und aktuellen Schwierigkeiten zur Behandlung als in den Privatordinationen, in denen Neurosen überwiegen.

Bei *intermittierenden Verläufen* wechseln Zeiten von relativem Stillstand mit Besserung und Verschlechterung ab. Dabei kann es sich um die gleichen Syndrome, oft aber auch um ein Alternieren verschiedener Symptome oder Manifestationsformen handeln. Gelegentlich soll der Eindruck scheinbarer Phasenhaftigkeit bei wiederholt krankenhausbehandelten Neurotikern entstehen [145]. Oft jedoch liegen intermittierende chronische Verläufe vor.

Progrediente und maligne Verlaufsformen

ERNST [145] schreibt, daß er keine Berichte über Neurosen kenne, in denen so deletäre Verschlechterungen beobachtet wurden wie bei krankenhausbedürftigen Schizophrenen. Verläufe bei schweren stationär behandelten Neurotikern sind dagegen ungünstiger beurteilt worden als bei manisch-depressiven Kranken. ERNST berichtet ebenfalls über progrediente Verläufe, hebt aber deren Bedeutung nach meiner Erfahrung etwas zu wenig hervor.

Die beiden ersten der nachstehend aufgeführten Verlaufsformen können vorwiegend bei chronischen Neurosen, die beiden zuletzt genannten bei akuten Neurosen beobachtet werden:

a) Verlauf mit zunehmender Einengung durch Symptome und Ich-Einschränkungen und Persönlichkeitsveränderungen,
b) fortschreitende somatische Symptom-Manifestationsformen der Neurose,
c) zunehmende Verwahrlosung,
d) Übergang in psychotische Verlaufsformen.

Zu a): Bei manchen phobischen und zwangsneurotischen Patienten dehnen sich die Abwehr- und Sicherheitsmaßnahmen auf immer größere Bereiche aus, so daß schließlich immer mehr gesunde Aktivitäten unmöglich werden [164]. Die in solchen Fällen durch Symptome erzwungene Einengung kann aber auch durch Funktionseinschränkungen des Ichs [182] oder Reaktionsbildungen erfolgen, um Symptome zu vermeiden, also letzten Endes, um nicht mit Antriebserlebnissen oder moralischen Instanzen („Über-Ich"—„Ich-Ideal") in Konflikt zu geraten.

Grundlegende Gesichtspunkte zum Verständnis für ein solches Fortschreiten der Neurose in Hemmungsautomatismen hat FREUD [182] in seiner Arbeit „Hemmung, Symptom und Angst" beschrieben. In späteren Arbeiten [162, 163, 471, 520] wurden Differenzierungen entwickelt, die weitere Einblicke in die Dynamik der Symptomabwehr durch Ausdehnung und Umsichgreifen von Reaktionsbildungen gaben.

FENICHEL [163] schilderte eine *spezielle Form der Progredienz* bei Verarbeitungen, die er als Kombinationen zwischen traumatischen und Psychoneurosen bezeichnet. Solche Patienten bemühen sich zeitlebens vergeblich, die zu Beginn der Neurose-Entstehung erlebten Gefahren und traumatischen Zustände zu bewältigen. Sie vermeiden Angst und Wiederholung von Traumen durch einen Circulus vitiosus von Abwehrmaßnahmen, die sie nie zur Ruhe kommen lassen. „Man wartet bei solchen Patienten vergebens auf eine spontane Heilung", schreibt FENICHEL.

Zu b): Die soeben erwähnte Verarbeitungsform hat eine Parallele in der Abwehr psychischer Symptome und Konflikte bei Patienten mit somatischen Symptom-Manifestationsformen. Die empirischen Beobachtungen werden in verschiedener Terminologie (damit auch Therapie) z. B. als „Konversion" (unter Erweiterung des ursprünglichen Begriffes), als „zweiphasige Verdrängung“ [400], als Äquivalente psychischer Affekte [317a], als „Haltungsstruktur“ [529] beschrieben. Es handelt sich um gestörte innere Verarbeitungen, die dem Erleben nicht mehr zugänglich sind und daher als Dauerstörfaktoren stationär oder progredient wirksam bleiben können.

Zu c) und d): ERNST [145] spricht von *kritischen Wendungen*, die „im langstreckenprognostischen entscheidenden Sinn nach überraschend zahlreichen übereinstimmenden Befunden innerhalb weniger Jahre nach der Erstuntersuchung eintreten“. Dies gelte für die in Verwahrlosung übergehenden Verläufe ebenso wie für den Ausbruch von Psychosen. Die Tatsache, daß sowohl Spontanheilungen wie kritische Wendungen in relativ kurzen Zeitabschnitten nach der Erstuntersuchung erkennbar werden, wird durch die Beobachtung bestätigt, daß chronische Neurosen selten zu Verwahrlosung und Psychose führen. Über eine erhöhte Schizophreniemorbidität beim Gesamtkrankengut der Neurotiker ist öfter berichtet worden [145]. Die Erkrankungswahrscheinlichkeit ist bei den einzelnen neurotischen Entwicklungen unterschiedlich. Zum Beispiel ist bei jungen zwangsneurotischen und neurasthenischen Patienten nach den vorliegenden Untersuchungsergebnissen eine erhöhte Schizophreniemorbidität anzunehmen.

Über *maligne Verlaufsformen* ist viel geschrieben worden. Trotzdem ist über die tatsächliche Häufigkeit wenig bekannt. In den vorliegenden katamnestischen Untersuchungen ist immer von einem kleinen Prozentsatz von Patienten berichtet worden, die gestorben sind oder langer Krankenhausaufenthalte bedurften. Bei den Todesfällen konnte bisher nicht immer genau geprüft werden, wie weit sie im Zusammenhang mit der neurotischen Erkrankung standen.

In der Untersuchung von GIEL u. Mitarb. [192], die eine so hohe Prozentzahl von Patienten (94%) erfaßten, besteht immer noch eine gewisse Dunkelziffer. Von den 94 Patienten hatten zwei Suicid verübt, einer war im Asthma-Anfall gestorben.

Die gründliche katamnestische Langstreckenuntersuchung psychischer Krankheiten von CIOMPI u. MÜLLER [84] zeigte bei Depressionen aller diagnostischen Untergruppen eine wesentlich höhere Suicidhäufigkeit (14%) als in der schweizerischen Durchschnittsbevölkerung. Dagegen war eine verkürzte Lebenserwartung nur bei organischen und endogenen Depressionen nachweisbar. In den übrigen diagnostischen Untergruppen war sie nicht signifikant verkürzt. Die Untersuchung der Mortalität und der Todesursachen von Hysterikern ist noch nicht abgeschlossen. Bei Suchtkranken war ein frühes durchschnittliches Todesalter (58,3 Jahre) zu finden, jedoch keine eindeutige Beziehung zur Toxikomanie, keine Suicide.

ZAUNER [662] ist 65 Todesfällen der Tiefenbrunner Katamnese-Untersuchung nachgegangen und fand bei einem Teil der Patienten für den vorzeitig eintretenden Tod Zusammenhänge mit der Neurose. Von 1282 Patienten waren nach 5 Jahren 65 (3,1%) gestorben. Bei 36 Verstorbenen ließen sich ausreichende Unterlagen über Todesursachen beschaffen. Der relativ hohe Anteil von Suiciden (20%) kam häufiger bei der Gesamtheit der Neurosekranken als selektiv bei neurotisch Depressiven vor. Unfalltod war bei 4 Patienten die letzte Konsequenz einer neurotischen Entwicklung. An Folgeerscheinungen psychosomatischer Krankheiten (*Status asthmaticus*, Colitis, Magenresektion) starben 4 Patienten, weitere 4 an Herzinfarkt. Andere organische Ursachen lagen bei den übrigen Todesfällen vor (bei 9 Patienten Carcinom!).

Es ist bekannt, daß bei neurotischen Entwicklungen schwere Gesundheitsschäden und Todesfälle auf verschiedene Weise eintreten können: „psychogener Tod“, Suicide, bewußte oder unbewußte Selbstschädigungen, scheinbar zufällige, tatsächlich aber motivierte Unfälle, schwergestörtes Krankheitsverhalten mit Resignation und Aufgabe des Lebenswillens, körperliche Funktionsstörungen, vorzeitiges Altern. Exakte detaillierte und systematische Untersuchungen solcher Verläufe bei Neurosen fehlen bisher, jedoch gibt es seit Jahrhunderten kasuistische Berichte über die beobachteten desparaten Zustände und Selbstzerstörungsprozesse. Nach den vorliegenden Berichten erscheint es zunächst höchst fraglich, ob das, was als „psychogener Tod“ bezeichnet wurde, und ob manche Formen von Suicid zu den Endphasen progressiv-maligner neurotischer Fehlentwicklungen zu rechnen sind.

Was über den „psychogenen Tod" ("voodoo-death") bekannt wurde, spricht mehr dafür, daß der Mensch im wörtlichen Sinn „zu Tode erschrecken" kann. Ellenberger [130] berichtet von „gesunden, kräftigen Menschen, die innerhalb weniger Stunden sterben können". Er hält dieses Faktum für eine gut belegte Tatsache und schildert drei Typen des psychogenen Todes bei Naturvölkern (afrikanische, polynesische und australisch-melanesische Form). Menninger [380] sagt, die Anthropologen wüßten darüber mehr als die Psychiater, schlägt aber vor, die anthropologischen Beispiele mit klinischen Fällen aus der militärischen Psychiatrie [397] zu vergleichen. Ein so bedeutender Physiologe wie Cannon [74] und später C. P. Richter [475] haben physiologische Erklärungen für das Phänomen gegeben. Der letztere zeigt auch im Tierversuch, daß solche Fälle möglich sind, "apparently as a result of hopelessness". Und doch ist die Glaubwürdigkeit der Berichte über „Voodoo"-Tod bei Menschen noch umstritten. Während Ellenberger [130] z. B. fest vom Vorkommen überzeugt ist und sogar meint, daß viele Todesfälle, die der Wirkung eines Giftes oder einer Infektion zugeschrieben worden sind, in Wirklichkeit "voodoo-deaths" waren, zweifelt Barber [24a] am tatsächlichen Auftreten "among nonliterate people" und argumentiert umgekehrt: Die als „psychogener Tod" angenommenen Fälle könnten durch chronische Krankheiten und Vergiftungen gestorben sein. Angeblich „verzauberte" Opfer verweigerten manchmal auch Nahrungs- und Flüssigkeitsaufnahme und stürben an den Folgen.

Selbst wenn man aufgrund der Tierexperimente und der Kriegsbeobachtungen [375, 397] das Vorkommen von Todesfällen durch extreme Schreck- und Angsteinflüsse annimmt, gehören sie nach allem, was darüber berichtet wurde, zu Extremvarianten und nicht zu neurotischen Verlaufsformen.

Auch bei Suiciden sind plötzliche Kurzschlußhandlungen, demonstrative oder Racheakte, Flucht vor dem unausweichlichen Schicksal (z. B. unheilbare Krankheiten), Pubertätsreaktionen (s. Beitrag J.-E. Meyer) manchmal kultische oder spezielle kulturgebundene Handlungsweisen zu beobachten. „So ist Selbstmord als eine Art magischer Tötung manchmal ein Selbstopfer, das man den Göttern darbringt, manchmal ein Todesurteil als Folge der Mißachtung eines Tabus" [380].

Diese Reaktionsweisen sind von den maligne verlaufenden neurotischen Desintegrationen zu unterscheiden. Deutliche Anzeichen von autodestruktiven und autopunitiven Tendenzen, von Verzweiflung, Einsamkeit und Hoffnungslosigkeit begleiten in der Regel eine zunehmende Desorganisation der psychischen Steuerungsfunktionen. Die dynamischen Zusammenhänge, die zu dem Zustand führen, der mit dem Terminus Desorganisation bezeichnet wird, sollen hier nicht im einzelnen erörtert werden. Dagegen erscheint es mir wichtig zu verdeutlichen, daß gegenüber den Kurzschlußhandlungen hier eine vielschichtige, zunehmende Entscheidungsunfähigkeit vorliegt, gegen die sich lebenserhaltende Tendenzen nicht mehr durchsetzen können.

Menninger [380] geht in einer Fünf-Stufen-Ordnung der Schweregrade psychischer Störungen von dem biologischen Standpunkt aus, daß der Tod negativer ist als jede Art von Leben. Er nennt ihn ein „Stadium jenseits der schwächsten und unwirksamsten Bemühung um Überleben und Organisation". Für ihn ist die Selbstzerstörung und Selbsttötung das fünfte und letzte Stadium der Abweichung vom „Normalen". Das Aufgeben des Lebenswillens ist damit der äußerste Zustand, noch jenseits von „Psychose". Wenn der Lebensfunke in der Verzweiflung allmählich ausglimmt, wenn jede Hoffnung, jedes Bedürfnis, jede Anstrengung zu nichts wird, wenn die einzige Erlösung zu sein scheint, jeden weiteren Kampf aufzugeben — dann ist eine Desintegration „fünfter Ordnung" erreicht, und Selbstmord ist oft die Folge.

End- und Residualzustände. Neurosen im Alter

Die von Fenichel [164] bei progressiven Verlaufsformen erwähnten schweren Endzustände bei phobischen und zwangsneurotischen Patienten sind nach den vorliegenden Katamnesen nicht die typischen Krankheitsausgänge [772, 1028, 1030]. Häufiger kommen chronische Verläufe mit einem im Alter eher abgeschwächten Symptombild, aber einer mehr oder weniger ausgeprägten Einengung und Verarmung der Persönlichkeit vor. Über ungünstigere Altersverläufe bei klinisch-stationär behandelten Hysterien berichtet Ciompi [83, 84, 759].

Ernst [141] hat den Vorschlag gemacht, von „neurotischen Residualzuständen" zu sprechen und bezeichnet damit eine „dauernde, das Persönlichkeitspotential beeinträchtigende Wesensveränderung, die nach dem Abklingen emotional und symptomatologisch bewegter neurotischer Krankheitszeiten zurückbleibt". Unter der „Beeinträchtigung des Persönlichkeitspotentials" versteht er eine oft mit verstärkter Labilität (Reizbarkeit), Manierismus und parathymen Reaktionen einhergehende Aktivitäts- und Widerstandsverminderung, also auch ein Nachlassen der psychischen Spannkraft und Elastitzität. Er empfiehlt, andere Verlaufsformen und besonders umschriebene, aber noch manifeste Residual*symptome*, gewöhnliche Alterserscheinungen, allmähliche ungünstige Persönlichkeitsveränderungen ohne neurotische Symptomatik, depressive Nachschwankungen und normales „Verspießern" ohne psychische Krankheit auszuschließen.

Aufgrund des eigenen poliklinischen [140] und klinischen [142] Krankengutes hat Ernst – wie er 1968 [145] schreibt — den Anteil der Residualsymptome mit ungefähr der Hälfte bis ein Drittel der Probanden zu hoch geschätzt. Nach seiner revidierten Meinung ist der Anteil geringer, wenn man die chronischen Neurosen und die Patienten mit manifesten Restsymptomen (Residualsymptomen) konsequent nicht miteinbezieht.

Einen neuen Aspekt stellt Ernst zur Diskussion, in dem er auf die Ähnlichkeit neurotischer Residualzustände mit endogenen und hirnorganischen Folgezuständen (zum Beispiel mit dem hirnlokalen Psychosyndrom M. Bleulers) und Folgen dystrophischer und traumatischer Hirnschäden hinweist. Er zieht den Schluß, daß die Neigung zur Defektbildung nicht als etwas spezifisch Endogenes oder Schizophrenes gelten könne. Er schlägt deshalb den ätiologisch unspezifischen, neutralen Begriff des „allgemeinen residuären Psychosyndroms" vor. Obwohl es mir fraglich erscheint, ob sich dieser Begriff einbürgern wird, weil in der erst im Beginn stehenden Verlaufsforschung eher nach abgrenzbaren Unterschieden, Nuancen und Differenzierungen gesucht werden wird, ist der Hinweis auf die psychopathologische Ähnlichkeit mancher neurotischer Endzustände mit hirnlokalen und endogenen Defektbildungen für die wissenschaftliche und praktische Beurteilung von Neurosen von Wert und verlangt ein sorgfältiges Durchdenken der Konsequenzen.

Generell werden *Neurosen im Alter* seltener diagnostiziert als in der ersten Lebenshälfte.

Spiegelberg u. Betz [551] fanden beim Studium von 1001 Krankengeschichten eine signifikante Senkung der Häufigkeit von Neurosen im Alter ($P < 0{,}001$) für alle Formen, auch für depressive Neurosen ($P < 0{,}05$).

Erlebnisreaktive Persönlichkeitsveränderungen

Die am Anfang der Darstellung chronischer Verlaufsformen erwähnten nichtneurotischen, exogenen Persönlichkeitsveränderungen sind durch das Schicksal der Verfolgten des Nationalsozialismus viel diskutiert worden. Beobachtungsergebnisse aus vielen Ländern und den verschiedensten Quellen (Klinik, Begutachtungspraxis, psychiatrisch-psychotherapeutische Sprechstunden) veranlaßten U. Venzlaff [608] zu den Bemerkungen, (1) daß die bis ins Detail gehenden Übereinstimmungen geradezu überraschend seien, (2) daß an der Existenz eines spezifischen Störungskomplexes, dem Syndrom des seelischen Verfolgungsschadens nicht gezweifelt werden kann und (3) daß die Frage des Zusammenhanges mit der Verfolgung heute grundsätzlich entschieden sein dürfte.

In drei grundlegenden Büchern von Venzlaff [607], von von Baeyer, Häfner u. Kisker [19] sowie von Paul u. Herberg [438] wurden die internationalen und deutschen Untersuchungsergebnisse ausführlich dargestellt. Sie stimmen in den wichtigsten Punkten überein. *Chronische Angstreaktionen, Depressivität* und *Asthenie* werden als Kernsyndrom psychischer Verfolgungsschäden angesehen, das nach einer Latenzzeit am häufigsten mit blanden Erschöpfungssymptomen in Erscheinung tritt [19, 438]. Zwei Tatsachen sind für die klinische Neuroseforschung besonders bemerkenswert. Neben aktuellen Erlebnisreaktionen und Erschöpfungszuständen sind auch *erlebnisreaktive Dauerfolgen* beobachtet worden. Bei der Gegenüberstellung Reaktion—Neurose und den bekannten dynamischen Hintergründen liegt die Vermutung nahe, daß bei den abnormen Persönlichkeitsveränderungen eine Kombination von schweren Belastungen und besonderen prämorbiden Persönlichkeitsvoraussetzungen zugrundeliegt. Auf jeden Fall zwingt die Tatsache des „*erlebnisreaktiven Persönlichkeitswandels*" [607] zur Revision einer lange bestehenden Meinung, daß nämlich bedrohliche, erschütternde und belastende Ereignisse keine *bleibenden* psychischen Folgezustände hinterließen. VON BAEYER, HÄFNER u. KISKER [19] sprechen wegen dieser Erfahrungen von reversibler Disposition (für gleichartige künftige Erfahrungen), die klinisch als Reaktion bezeichnet wird, und irreversibler Disposition, die dem Persönlichkeitswandel entspricht. Die neuen Erfahrungen haben also gezeigt, daß die seelische Belastbarkeit Grenzen hat, deren Überschreitung Dauerschädigungen hervorrufen kann, obgleich die Klinik täglich anschauliche Belege bringt, daß die Plastizität des Menschen auch gegenüber starken Belastungen (Unfälle, Krieg, Verluste) im allgemeinen recht groß ist. Unter welchen Voraussetzungen Belastungen Dauerschäden entstehen lassen, wurde beschrieben. Die Fragen sind noch offen, in welcher Weise die extremen Einflüsse, VENZLAFF nennt sie „hochpathogene Belastungssituationen" [608], die Summation pathogener Reize oder vielleicht die vorhergehende Schwächung der gesunden psychischen Plastizität (evtl. durch gesellschaftliche Isolierung, Entwertung und Entrechtung der Person, ausweglose und entlastungslose Dauersituationen usf.) die abnorme Persönlichkeitsveränderung bewirken.

Die zweite für die Neuroseforschung wichtige Tatsache dieser Verlaufsbeobachtungen wird durch VON BAEYER, HÄFNER u. KISKER [19] unterstrichen: Der bisherige Trauma-Begriff der Psychiatrie, aber auch der Psychoanalyse ist zu eng und vermittelt keine ausreichenden Einsichten in die abnormen Verarbeitungen und Extrembelastungen. Die genannten Autoren empfehlen eine Orientierung an dem „traumatisch deformierten Weltbezug" der Entwurzelten.

Weitere Konsequenzen für die Klinik und Theorie der Neurosen sind aus der Untersuchung der erlebnisreaktiven Syndrome und des Persönlichkeitswandels sicher nur mit großer Vorsicht zu ziehen. Mit den oft sehr komplexen und extremen Belastungen sind andere Lebenssituationen schwer zu vergleichen. Vielleicht kommt auch bei traumatischen Neurosen anderer Art dem Faktor der Verunsicherung mitmenschlicher Beziehungen mit nachfolgender Isolierung eine größere Bedeutung zu, als bisher angenommen wurde.

Familie und Entwicklungsverlauf

Neurosen und endogene Psychosen bei Familienmitgliedern

ERNST [145] kommt in seiner Literaturübersicht zu dem Schluß, daß für einige neurotische Syndrome eine familiäre Häufung gut belegt ist (Hysterien, chronische Angstneurosen, Zwangsneurosen und nicht-neurotische Depressionen bei Verwandten ersten Grades, soweit die Neurose-Symptome denjenigen der Probanden ähnlich sind).

Da eindeutige Vererbung bisher nicht nachzuweisen war, ist eine Art sozialer Vererbung, eine Milieu-bedingte Übertragung viel diskutiert worden. Die meisten Fachleute scheinen die Auffassung zu vertreten, daß Milieueinflüsse überwiegen, daß aber auch Erbeinflüsse in verschiedenem Ausmaß beteiligt sind. Dabei kann nach einer Formulierung von DÜHRSSEN [113] meist in dem Rahmen diskutiert werden, ob sich die Gewichte 60% zu 40% oder umgekehrt verhalten.

Endogene Psychosen waren in der bisherigen Familienforschung bei Eltern und Geschwistern neurotischer Patienten (mit Ausnahme der klinisch-stationär behandelten) nicht häufiger als in der Gesamtbevölkerung zu beobachten.

Unter den Verwandten poliklinisch behandelter Neurotiker fand sich keine erhöhte Morbidität an krankenhausbedürftigen endogenen Psychosen, so daß ERNST [145] den Schluß zieht, daß vom Familienbild her gesehen, die „ambulanten Neurosen nicht als Rand- oder Abortivformen der endogenen Psychosen, sondern als andersartige, eigenständige Störungen erscheinen. Anders ausgedrückt: Neurosen und endogene Psychosen gehören nicht ein und demselben familiären Belastungstyp an“.

Vereinzelte Berichte über erhöhte Morbidität an endogenen Psychosen bei Verwandten ersten Grades von hospitalisierten Neurotikern führt ERNST auf das verschiedenartige Gesamtkrankengut zurück, in dem Grenzfälle, Depressionen und Charakterstörungen häufiger als bei ambulant behandelten Neurotikern vorkommen.

Ungünstige Umwelteinflüsse in der frühen Kindheit und genetische Faktoren ("broken-home", gestörte Familien, Zwillingsforschung)

Die erwähnten groben Störungen des Kindheitsmilieus mit Fehlen beider Eltern oder eines Elternteiles sind für eine Statistik „harte Daten“, so daß sie oft gezählt und dargestellt wurden.

ERNST [145] schrieb kritisch zu den vorliegenden Forschungsergebnissen, daß „je zahlreicher, größer und sorgfältiger die 'broken-home'-Statistiken, desto uniformer wird, unerwarteterweise, ihr Resultat: sowohl bei endogenen Psychosen wie bei Neurosen und vor allem bei der Gesamtbevölkerung erleben rund 30—35% der Kinder vor dem 16. Lebensjahr ein 'broken-home'“. Ein Jahr später [146] zeigte er in einer Gegenüberstellung von Familienstörungen bis zum Ende des 15. Lebensjahres, daß die ungünstigen Familieneinflüsse in den Entwicklungsgeschichten von Neurosekranken und Schizophrenen nicht sehr voneinander abweichen.

In einem Punkt sind die vorliegenden Ergebnisse widersprüchlich: ERNST meint mit Hinweis auf einige Autoren, daß auch das Alter, in dem das "broken-home" erlitten wird, massenstatistisch bedeutungslos für die Entstehung der Neurose und ihre Prognose sei. Die Ergebnisse der Midtown-Manhattan-Studie [321] zeigten dagegen gehäufte neurotische Entwicklungen beim Vorliegen eines „broken-home" vor dem 7. Lebensjahr. An dieser Differenz kann vielleicht ein Grundproblem im Hinblick auf die frühen Entstehungsbedingungen deutlicher in Erscheinung treten: wenn man viele neurotische Entwicklungsverläufe beobachtet und die einzelnen Phasen genau studieren und vergleichen kann, kommt man unausweichlich zu dem Ergebnis, daß nicht die groben Tatsachen der unehelichen Geburt oder der fehlenden Eltern, sondern die Störung der zwischenmenschlichen Gefühlsbeziehungen am stärksten und nachhaltigsten schädigen. Solche Schädigungen sind manchmal mit "broken-home"-Verhältnissen verknüpft, manchmal werden die ungünstigen Gegebenheiten durch Großeltern oder andere Pflegepersonen gut kompensiert, aber manchmal besteht auch bei scheinbar geordneten Elternbeziehungen eine schwer schädigende Familienatmosphäre.

In einer Untersuchung von 300 stationär-klinisch behandelten Patienten ausgesuchter verschiedener Geburtsjahrgänge [534] fand ich den prozentualen Anteil früh bestehender "broken-home"-Verhältnisse sehr hoch. 41% der Vorkriegsjahrgänge, 76% der Kriegsjahrgänge und 56% der Nachkriegsjahrgänge stammten aus Familien, die in den ersten 7 Lebensjahren der Patienten unvollständig waren. Bei genauerer Untersuchung erwies sich aber die unvollständige Familie nicht als ohne weiteres pathogen hinsichtlich der Neuroseentstehung. In Deutschland war in der Kriegszeit die Unvollständigkeit der Familien die Regel. Aber gerade damals zeigte sich wie in einem großen Experiment, daß auch beim Fehlen des Vaters oder der Mutter oder bei sonstigen schweren äußerlichen Belastungen (Bombenangriffe, Vertreibung) neurotische Entwicklungen nicht entstanden, wenn das Kind in guten affektiven mitmenschlichen Beziehungen lebte. Die Anamnesen zeigten, daß immer ganz spezielle affektive Beziehungsstörungen bei neurotischen Entwicklungen zu beobachten sind. Anna Freud u. Dorothy Burlingham [179] haben in London entsprechende Beobachtungen gemacht, daß Kleinkinder bis zum Alter von 3 Jahren während der Bombenangriffe nur dann Angst bekamen, wenn die Mütter keinen sicheren Schutz boten, sondern selbst Angst signalisierten. Auch Hau [230] hat beobachtet, daß selbst bei schweren Belastungen durch Kriegsverhältnisse weitere Faktoren wie Fehleinstellungen dem Kind gegenüber hinzukommen müssen, wenn sich ausgeprägte Neurosen entwickeln.

Der Ausgangspunkt bei einer reinen Zählung der "broken-home"-Verhältnisse ist daher meist im Ansatz falsch. Die Fragestellung müßte sich darauf richten, ob und gegebenenfalls wodurch die ungünstigen Entwicklungsbedingungen des Kindes aus unvollständigen Familien ausgeglichen, kompensiert, nicht verändert oder sogar verstärkt werden. Ein häuslicher Hospitalismus entsteht [230], wenn in den frühen Kinderjahren die Mutter oder die entsprechende Beziehungsperson zwar körperlich vorhanden aber für das Erleben des Kindes nicht präsent ist. In den ersten Lebensjahren ist das Kind auf eine Fülle gefühls- und stimmungsmäßiger, präverbaler und verbaler Verständigungen als Schlüsselreize für seine Entwicklung angewiesen. Deren Fehlen oder kommunikative Störung können das eigentliche Trauma darstellen.

Für den Einfluß ungünstiger affektiver Umwelteinflüsse dieser Art scheinen nach vielen Beobachtungen [60, 61, 522, 527, 535, 558, 559 u. v. a.] das Lebensalter und der in dieser Zeit vorliegende Reifegrad und die damit verbundene psychische Verarbeitungsfähigkeit eine entscheidende Bedeutung zu haben. Die schwersten Störungen durch pathogene Einflüsse sind in den ersten 18 Lebensmonaten des Kindes beobachtet worden. Bowlby trug vor jast 20 Jahren im Auftrag der WHO die Fakten über schädigende Einflüsse in der frühen Kindheit zusammen, die in den verschiedenen Ländern beobachtet wurden [60] und ergänzte sie in der letzten Zeit [61]. Viele Untersucher haben in direkten Beobachtungen und Untersuchungen über Kinder mit schweren Entwicklungsschäden und erheblichen Retardierungen, mit psychischen und körperlichen Krankheitssymptomen berichtet. Bowlby [60] hat schon in seiner ersten WHO-Veröffentlichung auf die bereits damals vorliegenden retrospektiven und follow-up-Studien hingewiesen, in denen die ungünstige Weiterentwicklung der früh gesetzten Schäden beobachtet wurde.

Die nachstehende skizzenhafte Übersicht kann nur einen kleinen Ausschnitt der empirisch belegten Ergebnisse enthalten, über die Bowlby [60, 61], Spitz [559], Dührssen [114] und in einem kurzen Überblick Nathalie Shainess [537] berichtet haben. Nach dem Vorschlag von Spitz [559] sind die Hinweise auf schädigende Umwelteinflüsse nach *unzureichenden* und *ungeeigneten* Mutter-Kind-Beziehungen aufgestellt, (s. Tab. 6 u. 7, S. 383—386).

Natürlich blieb den kritischen Untersuchern nicht verborgen, daß die schweren Schädigungen nicht eingleisig-kausal, sondern durch komplexe Bedingungen hervorgerufen wurden, deren Aufklärung im einzelnen noch heute Gegenstand der Forschung ist. So erwägen sowohl Bowlby [60] wie auch Spitz [559] und Dührssen [114] die Bedeutung konstitutioneller Faktoren, da unter vergleichbar ungünstigen Bedingungen die beobachteten Folgeerscheinungen unterschiedlich sind und manche Kinder relativ gesund bleiben.

Die Ergebnisse der *Zwillingsforschung* [62, 264, 277, 541, 542, 544, 598] divergieren ziemlich weitgehend und sprechen ebenso wie die in Berlin und Tiefen-

Tabelle 6. *Unzureichende Mutter-Kind-Beziehungen*

Autor und Erscheinungsjahr	Alter der Kinder	Umwelteinflüsse ätiolog. Faktoren	Reaktionen und Symptome	Zeitpunkt des Auftretens
DURFEE u. WOLF, 1933	Säuglinge im Heim	Fehlende Fürsorge d. Mutter, Mangel an Reizen	Physische und psychische Beeinträchtigung, die mit der Länge eines Heimaufenthaltes zunimmt. Sinkender Entwicklungsquotient (EQ).	unter 3 Monaten keine nachweisbare Schädigung
RIBBLE, 1943	Säuglinge	Fehlende mütterliche Fürsorge	Schwere psychische und physische Beeinträchtigungen.	
SPITZ u. WOLF, 1946	unter 6 Monate	Fehlende mütterliche Fürsorge (Institutionen)	Ausbleiben des reizentspr. Antwort des Lächelns.	
BRODDECK u. IRWIN, 1946	Säuglinge unter 6 Monaten	Fehlende mütterliche und familiäre Fürsorge im Waisenhaus	Weniger und geringe Lautäußerungen als bei Familienkindern.	Unterschiede zu Familienkindern sind vor dem 2. Lebensmonat zu bemerken
BAKWIN, 1949	unter 6 Monaten	Fehlende mütterliche Fürsorge (in Heimen, Institutionen, Kliniken)	Blässe, Abmagerung, Teilnahmslosigkeit, relat. Unbeweglichk., Ruhe, ohne Antwort auf äußere Reize. Indifferenter Appetit, trotz genügender Nahrung keine Gewichtszunahme. Häufiger Stuhlgang, schlechter Schlaf, anfällig für Infektionen.	Keine Folgen in den ersten 4 Lebenswochen zu bemerken, aber in jeder späteren Zeit, manchmal wenige Tage nach Trennung von der Mutter
SPITZ, 1945, 1946	Säuglinge 1. Lj.	Fehlende mütterliche Fürsorge, im Findelheim Kinder (ohne Mütter)	Psychische und physische Symptome des Hospitalismus, katastrophaler Rückgang des EQ (nach HETZER-WOLF) von 124 auf 72 im 1. Lebensjahr, Marasmus.	Vom 3. Monat an extr. Anfälligkeit für Infek. u. Krankheiten. 2-J. Katamnesen: 37% der der Kinder gestorben (Sterblichkeit gleichaltr. Kinder in der Bevölkerung 0,5%!)
		Kontrollgruppe: Kinder im Säuglingsheim (mit Mutter)	Kinder sind aktiv und munter. Am Ende des 1. Lebensjahres steigt EQ von 101,5 auf 105	
SPITZ, 1946	Kleinkinder, die zwischen dem 6. und 8. Monat von der Mutter getrennt wurden	Entzug einer befriedigenden Mutter-Kind-Beziehung im 6.—8. Monat	Anaklitische Depression, stufenweise Entwicklung, Kinder werden weinerlich, anspruchsvoll, anklammernd.	1. Monat nach Trennung
			Weinen geht in Schreien über, Gewichtsverluste, EQ steigt nicht mehr.	2. Monat
			Kontaktverweigerung, Schlaflosigkeit, motor. Verlangsamung mit starrem Gesichtsausdruck. Weitere Gewichtsverluste.	3. Monat
			Übergangsperiode zu hospitalistischen Dauerzuständen.	4.—5. Monat

Tabelle 6 (Fortsetzung)

Autor und Erscheinungsjahr	Alter der Kinder	Umwelteinflüsse ätiolog. Faktoren	Reaktionen und Symptome	Zeitpunkt des Auftretens
GESELL u. AMATRUDA, 1947	Säuglinge und Kleinkinder bis $1^1/_2$ Jahre	Fehlende mütterliche Fürsorge in Institutionen	Stufenweise Entwicklung Vermindertes Interesse und Reagieren	8.—12. Woche
			Beginn deutl. Retardierung durch Verschiedenheit angelehnten und freien Sitzens. Überstarke Befangenheit Fremden gegenüber.	12.—16. Woche
			Allg. Retardierung (geringe Differenzierung im Gesichtsausdruck, schwache Initiative, senso-motorische Stereotypien).	24.—28. Woche
			Unbeholfenheit in neuen sozialen Situationen.	44.—48. Woche
			Retardierung der Sprachentwicklung.	12.—15. Monat
SIMONSEN, 1947	Kleinkinder 1—4 Jahre	Fehlende mütterliche Fürsorge bei Kleinkindern seit Geburt	EQ bei Heimkindern schlechter als bei Familienkindern mit unbefriedigenden häuslichen Verhältnissen.	Unterschiede in allen Altersgruppen von 2-3-4 Jahren
ROUDINESCO und APPELL, 1950	Kleinkinder 1—4 Jahre	Fehlende mütterliche Fürsorge bei Heimkindern (wenigstens 2 Monate)	EQ wesentlich niedriger als bei Familienkindern (59 gegenüber 95). Bei emotionaler Zuwendung durch „Ersatzmütter" steigt EQ bis zu Normalwerten	
DÜHRSSEN, 1958	6—7 jährige Kinder	Erste Lebensjahre in Heimpflege	Ungünstiger IQ, allg. rückständiges oder lückenhaftes Leistungsprofil, 80% gestörte Schulentwicklung (zurückgestellt oder sitzengeblieben). Über 80% neurot. Symptome und ebenso häufig gestörtes Sozialverhalten.	Vor Beginn der Schulzeit
		Erste Lebensjahre in Familienpflege	Gespannte Ängstlichkeit, Abhängigkeit v. Bestätigung im Leistungsvollzug. Über 70% neurotische und soziale Störungen.	Vor Beginn der Schulzeit
		Bei vorheriger Heimbetreuung (bis zu 2 Jahren)	Allg. ungünstigere Entwicklung. Geschädigte Abstraktionsfähigkeit Detailauffassung und Gedächtnisleistung).	Je früher die Schädigung, desto nachhaltiger die Folgen
		Erste Lebensjahre in der Familie	Vergleichsgruppe mit in jeder Hinsicht günstigerer Entwicklung.	

brunn durchgeführten Zwillingsuntersuchungen dafür, daß sowohl genetische Faktoren wie Umwelteinflüsse in verschiedenem Ausmaß ätiologisch beteiligt sind. Beachtenswert ist das gleichzeitige Auftreten neurotischer Symptome bei eineiigen Zwillingen, die kurz nach der Geburt getrennt wurden [274, 542]. Dies sind jedoch vereinzelt beobachtete Vorkommnisse, von JUEL-NIELSON [277] zum Beispiel in drei Fällen. Nach den vorliegenden, noch nicht sehr umfangreichen

Tabelle 7. *Ungeeignete Mutter-Kind-Beziehungen*

Autor und Erscheinungsjahr	Alter der Kinder	Umwelteinflüsse ätiolog. Faktoren	Reaktionen und Symptome	Zeitpunkt des Auftretens
RIBBLE, 1938	Neugeborene	Ablehnung des Kindes	Präkomatöser Stupor, dann gefährliche komatöse Zustände mit starker Blässe und herabgesetzter Sensibilität, evtl. mit Cheyne-Stokescher Atmung	kurz nach der Geburt
SPITZ u. WOLF, 1949	Kleinkinder im Säuglingsheim bis 1 Lj.	Extravertierte Mütter mit intensiven, alloplastischen Kontakten, Wechsel in ihren Affekten (zwischen Zärtlichkeit, Verwöhnung und feindseligen Ausbrüchen), widersprüchliches, inkonsequentes Verhalten der Mütter.	„Schaukeln", Jaktationen. Rückstand in der sozialen Entwicklung u. in der Materialhandhabung	Auftreten zu irgendeiner Zeit im 1. Lj. Auftreten in den ersten 8 Lebensmonaten nicht pathologisch (infantile Form „narzistischen Verhaltens")
	Kleinkinder im Säuglingsheim	Alternierende Stimmungsschwankungen meitst schwer gestörter, meist psychotischer Mütter	Fäkalspiele, Koprophagie, Viele koprophile Kinder erlitten Schäden durch die Schuld der Mütter (Fallenlassen, Verbrennungen u. ä.).	1. Lj.
ROBERTSON, 1964	20 Kinder im 1. Lj. mit guter mütterlicher Betreuung	Gute mütterliche Betreuung, Befriedigung kindlicher Bedürfnisse. Eingehen auf affektive Gestimmtheit der Säuglinge. Blick- u. Körperkontakte. Sprechen mit dem Kind von frühester Zeit an. Liebevolle Zuwendung und spielerische Förderung aller sich entwikkelnden Funktionen	Gute Entwicklung aller 20 Kinder: frühes Reagieren auf die Mutter. Gute Entwicklung der Kommunikation.	erste 2 Monate
			Gutes Repertoire von ersten Fähigkeiten.	$2^1/_2$—3 Monate
			Mutter wird gut von anderen Personen unterschieden. Vielseitige Kommunikation.	4.—6. Monat
			Zunehmende Freude bei spielerischen Betätigungen. Eroberung der Umwelt mit Hilfe der Mütter	ab 6. Monat
			Alle 20 Kinder sind lebhaft, aktiv, kommunikativ und ausdrucksfähig, keines schlecht entwickelt.	12. Monat
	5 Kinder im 1. Lebensjahr	Mütterliche Fehlhaltungen: Unzureichende Rücksichtnahme auf die affektiven kindlichen Bedürfnisse. Keine liebevolle Kommunikation. Unbeteiligtheit, ablehnende oder zwiespältige mütterliche Gefühle.	Schlechte Allgemeinentwicklung aller 5 Kinder, die den Folgen organischer Defekte ähnlich ist: In allen Phasen schlechtere Kommunikation, ungenügende Entwicklungsforschritte in allen Funktionen und Fähigkeiten.	1.—12. Monat

Tabelle 7 (Fortsetzung

Autro und Erscheinungsjahr	Alter der Kinder	Umwelteinflüsse ätiolog. Faktoren	Reaktionen und Symptome	Zeitpunkt des Auftretens
ROBERTSON, 1964	5 Kinder im 1. Lebensjahr	Mütterliche Fehlhaltungen	*Keines der 5 Kinder befriedigend entwickelt.* Weiterbeobachtung von 3 Kindern zeigt noch mit 4 Jahren schwer gestörte Entwicklung mit Behandlungsbedürftigkeit.	12. Monat 4 Jahre
SANDER u. JULIA, 1966	Neugeborene in den ersten 10 Lebenstagen	Stationäre Pflegesituation	Gesteigertes motorisches Verhalten und Schreien. Interaktion zwischen Pflegeperson und Neugeborenem ist schlechter als in Vergleichsgruppe (Kind am Bett der Mutter — "rooming-in")	sofort apparativ registriert
SPITZ, 1967	Säuglinge unter 3 Monaten	Ängstlich übertriebene Besorgnis der Mütter	Kolikartige Leibschmerzen, manchmal leichte Durchfälle (Dreimonatskolik)	Zwischen 3. Lebenswoche bis Ende des 3. Lebensmonats.
	Säuglinge unter 3 Monaten	Ablehnung der Mutterschaft oder des Kindes von seiten der Mutter.	Stillschwierigkeiten, Erbrechen des Kindes, präkomatöser Stupor, evtl. Koma.	von den ersten Lebenstagen an
	Säuglinge v. d. Geburt meist 1 J. oder länger beobachtet (in einer Strafvollzugsgestalt)	Die Neugeborenen erleben bei erhöhter Hauterregbarkeitsreaktion (dispositioneller Faktor) ein infantiles, ablehnendes mütterliches Verhalten: Feindseligkeit ist als Ängstlichkeit getarnt, Kinder werden ungern gepflegt und berührt.	Ekzemative Hautaffektionen, besonders der Beugeseiten („Säuglingsekzem"), Weinerlichkeit, Rückstand der Nachahmungsfähigkeit, des Lernens und sozialer Beziehungen.	in der 2. Hälfte des 1. Lebensjahres
	Kleinkinder im 1. u. 2. Lebensjahr	Bewußt kompensierte Feindseligkeit der Mütter (z. B. durch „salbungsvolle Sanftheit") Extravertiertes, lautes, oft aggressives Verhalten der Väter	Hyperaktivität, Rückstand in der sozialen Entwicklung. Dagegen große Geschicklichkeit im Umgang mit Material, zunehmende Aggressivität	Tritt meist im 2. Lebensjahr in Erscheinung

Diese Aufstellung könnte weiter ergänzt werden, sie soll hier aber hauptsächlich einen kurzen Einblick in die gewissermaßen klassisch gewordenen Ergebnisse der Nachkriegsforschung vermitteln. Sie zeigten — unterstützt durch zahlreiche Filme von SPITZ — den schädigenden Einfluß von Umweltfaktoren: der fehlenden oder ungünstigen mütterlichen Fürsorge auf die psychische, soziale, intellektuelle und schließlich auch körperliche Entwicklung der Kinder.

Ergebnissen scheinen erbgenetische Faktoren bei Zwangsneurosen [545, 598] beteiligt zu sein.

Bei den *frühen schädigenden Umwelteinflüssen* der Kleinkindzeit geht es bei der mütterlichen Fürsorge um die zentrale Frage, wie weit die elementaren Bedürfnisse des Kleinkindes befriedigt und damit Entwicklungskräfte aufgeschlossen werden oder stattdessen Furcht- und Angstquellen bestehen bleiben. Mit zunehmendem Alter bekommen alle Interaktionen in der Familie einen differenzierter werdenden prägenden Einfluß. Für eine Neurosenlehre, die im Rahmen dieser klinischen Abhandlung nicht zu erörtern ist, wäre es wichtig, solche Fakten zu berücksichtigen. Dazu gehört auch das Studium der 20% Familien von neurotischen Patienten, die als „unauffälliges Milieu" gelten [140]. Handelt es sich dabei nicht um eine Pseudo-Unauffälligkeit? In den neueren Familienuntersuchungen [2, 38, 126, 477, 480, 642] wird von frühen Kommunikationsstörungen und einer pathogenen Familiendynamik berichtet, die nicht sofort grob auffällig in Erscheinung treten muß.

Stärker gestörte Familien fand Ivy Bennett [38] bei einem Vergleich der familiären Umgebung von 30 neurotischen und 50 Delinquentenkindern bei den letzteren. Die neurotischen Kinder hatten 37 mal, die der Delinquenten nur 17 mal relativ stabile häusliche Verhältnisse. In den Familien der neurosekranken Kinder war mindestens ein Elternteil ebenfalls neurotisch, die Kinder machten in der Regel einen übermäßig braven, folgsamen und wohlerzogenen Eindruck. Es bestand eine deutliche Korrelation zwischen elterlichem Verhalten und der Ich-Einschränkung der Kinder.

Henseler [245] hat auf verschiedene Formen neurotischer Persönlichkeitsentwicklungen aufmerksam gemacht, die oft übersehen und daher nicht behandelt werden. Dazu gehören besonders die übermäßig braven, folgsamen, aber auch übermotorische oder einseitig auf Pflicht und Leistung eingestellte Kinder.

Eine modellartige Studie über konditionale Verknüpfungen von Familienatmosphäre, sozialer und affektiver Familienkonstellation und neurotischer Symptomatik zeigte Dührssen auf einem WHO-Seminar [113] und später in einer theoretischen Darstellung mit zahlreichen Fallbeispielen [116]. Sie mißt den sozialen Problemen, den Auseinandersetzungen der Generationen in heutigen Familien und den ideologischen Fixierungen eine besonders große Bedeutung für die neurotisierende Familienatmosphäre zu, die an das Kind herangetragen wird.

Pubertät und Adoleszenz

Der in der Pubertät beginnende neue Lebensabschnitt bringt nicht nur eine Wiederbelebung früherer psychosexueller Konflikte mit sich [180] und ist nicht allein eine Belastungsprobe für früher erlerntes Verhalten, sondern kann auch als eigenständiger neuer Anfang im psychischen und psychosozialen Reifungsprozeß angesehen werden [385].

Unter den in dieser Zeit auftretenden psychopathologischen Syndromen hebt J.-E. Meyer [385] diejenigen hervor, die fast nur in der Adoleszenz vorkommen: z. B. das Depersonalisations-Syndrom und die Anorexia nervosa. Dazu können auch die phasenspezifischen inneren Auseinandersetzungen mit dem eigenen Körper und seinen Anfälligkeiten gehören. Reifungskrisen mit relativ guter Prognose wären abzugrenzen gegen Fortsetzungen von in der Kindheit beginnenden Neurosen, für deren Weiterentwicklungsformen Meyer auf vielfältige Zwischenstufen von mehr oder minder geglückter Kompensation neurotischer Pubertätsprobleme hingewiesen hat.

Bei den Longitudinalstudien wurde ein besonders häufiges Auftreten von neurotischen Symptomen während der Adoleszenz nicht beobachtet [146, 527]. In statistischen Übersichten steigt die Häufigkeit von Manifestationen neurotischer Erkrankungen die Adoleszentenzeit hindurch bis zum Gipfelpunkt zwischen dem 20. und 25. Lebensjahr steil an [275]. Ernst [146] zeigte, daß selbst traumatisierende Menarche-Erlebnisse durch mangelnde oder unrichtige elterliche Information in keinem statistisch faßbaren zeitlichen Zusammenhang mit manifestem Neurosebeginn standen, obwohl die neurotische Persönlichkeitsentwicklung beeinflußt wurde.

Er meint, daß eine „Latenzphase“ zwischen neurotischer Persönlichkeitsentwicklung und Symptombeginn liege. Eine solche Phase ist von vielen anderen Beobachtern ebenfalls bemerkt worden, aber über die Verlaufsgesetzmäßigkeiten dieser Latenzphase ist bisher wenig bekannt.

Soziale Bewährung, Ehe, Familie und Generationsvorgänge

Massenstatistisch wird die *berufliche Bewährung* der Neurotiker relativ günstig beurteilt [145], obwohl Krankheitsausfälle oft vorkommen. Sozialer Abstieg wurde nicht gehäuft beobachtet. Ob diese Erfahrung korrigiert werden wird, wenn Patienten praktischer und anderer Fachärzte stärker in Untersuchungen einbezogen werden, muß wohl offen bleiben bis mehr Ergebnisse vorliegen als die von SHEPHERD, COOPER u. Mitarb. [539] aus London berichteten.

Dort wurde beobachtet, daß bei einer Kombination chronisch neurotischer und chronisch somatischer Krankheiten 41,5% der Patienten vollständig oder teilweise arbeitsunfähig wurden, während es nur 17,4% waren, wenn die Patienten nur chronisch somatisch oder chronisch neurotisch erkrankt waren.

Sozialer Aufstieg ist bei Neurotikern eher öfter als in der Gesamtbevölkerung festgestellt worden [254]. CREMERIUS [95] war über den großen Anteil von Patienten mit sozialem Aufstieg in seiner Untersuchung (26—32%) überrascht und ermittelte in seiner Analyse, daß die Aufstiegsbemühungen einen Kompensationsversuch neurotischer Konflikte darstellen können. STÜBER (581] analysierte, welche Zusammenhänge bei ausgesprochenen „Aufstiegsneurosen“ bestanden. Sie fand sie bei 2% von 1000 stationär behandelten Neurotikern. Die Registrierung von Aufstieg und beruflicher Bewährung allein geben wenig Aufschluß über das Ausmaß der neurotischen Arbeitsstörungen, der neurotischen Berufswahl [116] und des faktischen Scheiterns, daß durch chronische Krankheiten verdeckt sein kann. Einzeluntersuchungen geben erst einen Einblick, welche inneren Behinderungen der Berufsausübung vorliegen und welche negativen familiären Konstellationen mit ihr verbunden sind.

Die statistischen Angaben über *Eheschließungen*, *Scheidungen* und *Erziehung der Kinder* zeigen starke Divergenzen. Die einfache Zählung enthält viele Irrtumsmöglichkeiten für die Auswertung. Ehen, die nach außen ungestört erscheinen, können durch schwer neurotische Partnerbeziehungen charakterisiert sein. Trotz großen Leidens und Unglücks für die Beteiligten bleiben manche neurotischen Ehen ungeschieden, weil alle Familienmitglieder durch nicht eingestandene neurotische Ersatzbefriedigungen aneinander gekettet sind. Aufeinander eingespielte neurotische Befriedigungen können wiederum für andere Familienmitglieder stark schädigend und reaktiv symptombildend werden (Familienneurose). In jeder Neurose entstehen auch interpersonelle Symptome, die ständig sich wiederholende zwischenmenschliche Konflikte hervorrufen. Die Eheschließung selbst kann manchmal ein neurotisches Symptom oder ein Symptomersatz sein.

In den letzten Jahren sind die Erfahrungen bestätigt und erweitert worden, daß Neurotiker wieder *neurotische Familien* gründen [43, 146, 262, 480]. In keinem Bereich wirken sich parataktische Verzerrungen [583] durch fehlorientierende Kindheitserlebnisse so folgenschwer aus wie in der neurotischen Partnerschaftswahl und Familiengründung. Durch die Erforschung der Interaktionsweisen der verschiedenen Familienmitglieder sind wichtige Erkenntnisse über die wechselseitigen affektiven Beziehungen und daraus entstehenden Konflikte gewonnen worden. Im letzten Jahrzehnt hat das Interesse für die Familienforschung, die Dynamik der Interaktionsstile und der Identifikationsprozesse in der Psychoanalyse aber auch im Bereich der Sozialpsychiatrie zugenommen.

Einen nicht unwesentlichen Einfluß auf diese Entwicklung hatten die umfangreichen Untersuchungen der Familienumwelt Schizophrener in den USA (Yale-Forschungsgruppe um TH. und RUTH LIDZ und FLECK, Palo-Alto-Gruppe in Californien um BATESON und JACKSON, Bethesda-Gruppe um BOWEN, WYNNE und SINGER und weitere Forschungszentren[2].) Die Aufdeckung stark pathologischer Interaktionen hinter maskierten, scheinbar normalen Familienbeziehungen und die zu diesem Zweck erforderlichen Vergleichsuntersuchungen haben auch differenziertere Forschungen in neurotischen Familien angeregt.

Grundfunktionen und *Entwicklungsstadien* der Familie sind in ihren verschiedenen Aspekten und in ihren Beziehungen zur *Familiendynamik* untersucht worden. Klinische Erfahrungen führten zu der Hypothese, daß die Familiendynamik und Kommunikationsweise in spezifischer Beziehung zu neurotischen Verhaltensweisen und Symptomen stehen.

Vom Wechselspiel der dynamischen Kräfte ausgehend wurde die Konzeption der Famlien-Homöostase[265]unter dem Gesichtspunkt derKommunikationstheorie entwickelt: ein geschlossenes Informationssystem der familiären Interaktionen. Die Auswirkung spezieller Kommunikationsweisen, z. B. die Pseudo-Wechselseitigkeit des Kommunikationsaustausches, Pseudo-Gemeinschaft und Pseudo-Feindschaft (Pseudo-mutuality) [1236], die doppelte Bindungssituation des Kindes oder Partners in unerfüllbaren, widerspruchsvollen Forderungen [620], werden mit weiteren Beobachtungen in neurotischen Familien überprüft [664]. EHRENWALD [126] schildert in seinem Buch verschiedene neurotische Interaktionsstile und dazugehörige typische Familienstörungen.

In Deutschland hat RICHTER [477] eine Rollentheorie für Eltern-Kind-Beziehungen — wie er es nennt — entwickelt, die aber als Kern einer viel weiterreichenden Theorie der emotionalen Partnerschaftserwartungen angesehen werden kann. Die Erwartungen richten sich darauf, daß der Partner einen anderen ersetzen („Partner-Substitut"), einen Aspekt der unbefriedigten Lebenswünsche oder des eigenen unverwirklichten Idealbildes darstellen („Abbild" und „ideales Selbst) oder aber als negativ erlebte Gefühle oder Schwächen („negatives Selbst") übernehmen soll. Während RICHTER den Übergang dieser z. T. ubiquitären Erwartungen zum Pathologischen in solchen Fällen beobachtete, in denen sie dominierende Bedeutung für das Partnerverhalten erlangten, ist mir bei einer Nachprüfung in neurotischen Familien die von der Realität abweichende illusionäre Unangemessenheit solcher Erwartungen und besonders die starke Ambivalenz mit Handlungen, die den Erwartungen kraß widersprechen, aufgefallen [1143]. Hier gibt es sicher noch Parallelen zur Double-bind-situation [629]. In neurotischen Familien ist regelmäßig der Patient widerspruchsvollen und unvereinbaren Erwartungen eines oder mehrerer Familienmitglieder ausgesetzt.

RICHTER [480] leistete einen weiteren Beitrag zur Klassifizierung der neurotischen Familienstörungen, indem er die Merkmale und die Dynamik zweier unterschiedlicher Typen, der „familiären Symptomneurosen" und der „familiären Charakterneurosen" beschrieb.

HEIGL-EVERS fand bei Zwillingsuntersuchungen Zusammenhänge zwischen der Dynamik der Familienkonstellationen und dem Auftreten neurotischer Symptome. Diese wurden in dem Augenblick manifest, in dem die soziodynamische Einstellung der Komplementarität, der Konformität oder der Divergenz, die sich zwischen den Partnern in der Familie entwickelt hatte, nicht aufrecht erhalten werden konnte.

Besonders auffällige Begleiterscheinungen der gestörten Familienbeziehungen sind *Störungen der Fruchtbarkeit*, der *Schwangerschaft* und *Post-partum-Neurosen* bei neurotischen Frauen. Alle Störungen im Zusammenhang mit der Mutterschaft sind nach den vorliegenden Statistiken recht beträchtlich und häufig (ERNST [146]: 43%, SCHWIDDER [530]: 67% stationär behandelter neurotischer Frauen). Die Divergenz in den Häufigkeitsangaben liegt sowohl an dem unterschiedlichen Patientengut (z. B. sind in meiner Statistik wesentlich mehr uneheliche Geburten enthalten).

Aufgrund solcher Untersuchungsergebnisse wurden wirksame Präventivmaßnahmen gefordert. (ERNST [146] schrieb: „Ehe, Generationsvorgänge und Mutterschaft sind so selten von günstiger und so häufig von ungünstiger Wirkung auf den Neurosenverlauf, daß der Arzt einen Kunstfehler begeht, wenn er sich von der neurotischen Patienten dahin bringen läßt, ihr zur Heirat zu raten".

---

2 Literatur bei WINKLER [641] und HOWELLS [262], in größeren Übersichten bei HALEY u. GLICK [216], sowie MISHLER u. WAXLER [399].

Morbidität der Neurotiker

Zur sicheren Beurteilung der allgemeinen Morbidität von Neurotikern fehlt bisher eine genügende Zahl gründlicher vergleichbarer Longitudinalstudien. Eine detallierte Untersuchung solcher Art stammt von DOWNES u. KATHERIN SIMON [108] aus dem östlichen Health-District von Baltimore. Sie berichten über ein häufigeres Vorkommen von akuten und chronischen somatischen (psychosomatischen?) Krankheiten bei Psychoneurotikern und ihren Familienangehörigen.

Jede der gesondert untersuchten Affektionen: akute Erkrankungen des Respirationstraktes, Unfallverletzungen und alle anderen akuten Krankheiten waren wesentlich häufiger aufgetreten als in einer Kontrollgruppe. Am größten war diese Differenz bei Unfallverletzungen. Chronische Krankheiten (Herzkrankheiten, Hochdruck-Gefäßkrankheiten, Diabetes, rheumatisches Fieber, Arthritis u. a.) die in einer früheren Lebenszeit oder erst in der Beobachtungszeit auftraten, wurden bei 27 von 90 Patienten festgestellt. Bei den Familienmitgliedern hatten 27% chronische Krankheiten gegenüber 15% in 828 Kontrollfamilien.

Auch die Untersuchungen in Londoner Allgemeinpraxen [539] hatten das Ergebnis, daß die allgemeine Morbidität der Neurotiker höher war als bei anderen Patienten. Sie suchten häufiger den Arzt auf, hatten mehr Krankheitskategorien pro Person in der Statistik als sonstige Patienten. Chronische körperliche Krankheiten wurden ebenfalls gehäuft beobachtet, oft eng mit psychischen Symptomen verwoben.

Kinder neurotischer Frauen erkrankten im ganzen und an emotionalen Störungen häufiger als Kinder von Patienten in Kontrollgruppen.

Den Londoner Ergebnissen zufolge scheint die Vermutung ausgeschlossen werden zu können, daß eine erhöhte Morbidität durch das stärkere Bedürfnis neurotischer Patienten nach Zuwendung, Schutz und ärztlicher Fürsorge vorgetäuscht wird. Ob diese Ergebnisse generell zu bestätigen sind, bedarf sorgfältiger Nachprüfung. Es ist auch noch nicht genügend sicher nachgewiesen, ob die größere Erkrankungshäufigkeit der Patienten und Familienmitglieder konditional mit neurotischen Faktoren verknüpft ist. Vieles spricht zwar für die Richtigkeit dieser Hypothese, überzeugende Beweise fehlen jedoch noch.

Spezieller Teil

Einleitende Gesichtspunkte zur Klassifikation und Ätiologie der Neurosen

Die gewählte Einteilung der Neurosen nach Manifestationsformen entspricht weitgehend den heutigen internationalen Klassifikationen (WHO: I. C. D., 8. Revision).

Die Bemerkung von BRÄUTIGAM [66], daß die Systematik der Neurosen in der psychoanalytischen Literatur relativ wenig Aufmerksamkeit gefunden hat, trifft bis in die zweite Hälfte der vierziger Jahre zu. Nach dem Erscheinen der "Psychoanalytic Theory of Neurosis" von FENICHEL [164] ist den Beschreibungen und Abgrenzungen der Neurosen von verschiedenen Psychoanalytikern mehr Aufmerksamkeit zugewandt worden [64, 65, 66, 72, 116, 308, 322, 346, 522].

Da zur Zeit noch keine allgemein anerkannte Systematik vorliegt, werden im Bereich der psychischen und charakterologischen Manifestationsformen somatische Manifestationsformen (s. Beitrag QUINT) die typischen, auch im I. C. D. im Mittelpunkt stehenden Symptombilder als Ausgangspunkt gewählt, (s. Tab. 8).

Über die Bedingungen des Auftretens von neurotischen Symptomen liegt eine umfangreiche Literatur vor.

In der Psychoanalyse sind die entdeckten Zusammenhänge unter den Oberbegriffen „Neurosenwahl“ [182], „Symptomwahl“ [383a], „Symptombildung“ [424], „Symptomentstehung und Symptomart“ [522] beschrieben worden. FREUD hatte die psychoanalytische Theorie der Symptomentstehung knapp und klar formuliert: „Das Symptom ist Anzeichen und Ersatz einer unterbliebenen Triebbefriedigung, ein Erfolg des Verdrängungsvorganges“ (in „Hemmung, Symptom und Angst“ [182]).

Tabelle 8.

Vorwiegend psychische Manifestationen (gestörte Erlebnisweisen als Symptom)	Vorwiegend Charakter-Manifestationen (gestörte Verhaltensweisen als Symptom)
Konversionsneurose („Hysterie")	Charakterneurosen (abnorme Verhaltensweisen auf der Basis neurotischer Strukturen)
Angstneurose	Hysterische, zwangsneurotische, depressive und schizoide Charakterneurosen
Phobien	
Zwangsneurose	
Neurotische Depression	
Hypochondrisches Syndrom	
Depersonalisations-Syndrom	Neurotische Verwahrlosung
Schizoide neurotische Reaktionen	Neurotische Abhängigkeit und Sucht
Sonstige psychoneurotische Syndrome (z. B. sog. Neurasthenie)	Neurotische Perversionen

Nach den Ausführungen S. FREUDs in der gleichen Arbeit kann man das letzte Wort durch „Abwehrvorgang", dessen Spezialfall die Verdrängung ist, ersetzen. Im Sinne der Libidotheorie ist die Triebbefriedigung eine sexuelle, das Symptom also eine entstellte Sexualbefriedigung. Das Wort „Erfolg" ist in der Definition insofern irreführend, als FREUD an zahlreichen Beispielen geschildert hat, daß dem Symptom die Bedeutung einer Hilfsfunktion im Abwehrvorgang zukommt. Gelingt es dem Ich nicht, die angsterzeugenden sexuellen Impulse abzuwehren, übernimmt das Symptom die weitere Abwehr, es ist also Produkt des Es-Durchbruchs und der abwehrenden Kräfte.

Die psychoanalytischen Beobachtungsergebnisse fast aller Schulen stimmen darin überein, daß neurotische Symptome Begleiterscheinungen eines mißlungenen Abwehrvorganges sind. Die Abwehr betrifft hauptsächlich sexuelle und aggressive Antriebsqualitäten [186, 257—261, 520—523, 583—585], über deren letzte Motivationen unterschiedliche Hypothesen entwickelt worden sind. Übereinstimmung besteht ferner darüber, daß an der Basis aller Verarbeitungen, die zu Symptomen führen, Furcht und Angst entstehen, die erst die komplizierten Abwehrvorgänge in Bewegung setzen.

Die Ergebnisse der Zwillings- und Familienforschungen an Neurotikern zeigen die Wahrscheinlichkeit, daß sowohl *Erbfaktoren* wie die *soziale Übertragung von Problemen der Eltern auf das Kind* einen Anteil an der Disposition zur neurotischen Symptombildung haben. Diese beiden Faktoren zusammen rufen die erhöhte Erkrankungswahrscheinlichkeit an gleichen Symptomen in neurotischen Familien hervor [70, 113, 145, 200, 576, 935]. Wenn anzunehmen ist, daß die Disposition zu Neurosen durch exo- und endogene Faktoren entsteht, so ist die spezielle Auffassung der Neurosestruktur und das Manifestwerden der Symptome nach den Erfahrungen der meisten Forscher durch Umwelteinflüsse der speziellen Lebensgeschichte bedingt. Auslösende Situation und Psychodynamik passen zusammen wie Schlüssel und Schloß.

Konversionsneurose (die sog. Hysterie)

Von der „sogenannten Hysterie" spreche ich, weil das in der Vergangenheit so bezeichnete Syndrom dringend einen neuen Namen braucht. Im allgemeinen Sprachgebrauch ist „Hysterie" ein Schimpfwort geworden. Die diagnostische Bezeichnung sollte deshalb nach dem Hauptsymptom in „Konversionsneurose" umbenannt werden. Dieser Terminus wird in den USA bereits weit häufiger als bei uns benutzt [322].

Klinische Symptome

Psychische und somatische Manifestationen

Die klassische „hysterische" Neurose wurde hauptsächlich mit vier Syndromen beschrieben:

1. Symptome pathologischer Angstverarbeitung,

2. Konversionssymptome,
3. Bewußtseinsstörungen,
4. Sexuelle Funktionsstörungen.

Störungen des Erlebens und der körperlichen Funktionen erscheinen immer eng gekoppelt. Das zeigt sich in der so oft wiederkehrenden ärztlichen Interpretation der Symptome als körperlich übersetzte Impulse geheimer Wünsche, als „Körpersprache" der Affekte, als symbolischer Ausdruck verschiedener psychischer Angst- und Konfliktverarbeitungen. Die *konversionsneurotische Angst* droht immer desintegrierend zu wirken. Manche Hysteriker verleihen ihr Ausdruck, indem sie heftige Angst äußern, zum Beispiel laut schreien, andere geraten in affektive und motorische Erregungszustände, deren Heftigkeit im Hinblick auf die geringfügigen Anlässe den Beobachter oft erstaunen. Manchmal gelingt es den Patienten, die Affekte zu beherrschen, dann treten hauptsächlich motorische und sensible Symptome (Muskelspannungen bis zu Lähmungen und verschiedenartige Parästhesien) in Erscheinung. Bei diesen Symptomen ist besonders deutlich erkennbar, wie anstelle der im psychischen Ablauf blockierten Erregung und Handlung körperliche Störungen (Symptome) auftreten (Konversion).

Bei Beobachtung solcher Zusammenhänge wird verständlich, warum in der Psychoanalyse die Konversion als Abwehrmechanismus bezeichnet wurde. Die „Verdrängung" der Angst und ihrer Anlässe reicht nicht aus, affektive Erregungen und Handlungsimpulse zu vermeiden oder auszuschalten. Eine weitere Abwehr — die Konversion — verhindert das Bewußtwerden der Angst, verursacht aber gleichzeitig das Symptom (Konversionssymptom). Es besteht in der Regel ein Nebeneinander von psychischen Symptomen mit pathologischer Angst und Affektverarbeitung und verschiedenen Körperfunktionsstörungen.

Solche *somatischen Konversionssymptome* können bekanntlich in sehr großer Fülle und Verschiedenartigkeit auftreten und — wie BRÄUTIGAM schreibt — „beinahe jede Krankheit vom Hirntumor bis zum Ileus, vom Gelenkrheumatismus bis zum epileptischen Anfall" imitieren. Typisch für die Lokalisation ist, daß sie oft nur den Vorstellungen der Patienten und nicht den anatomisch-physiologischen Realitäten entspricht. Bei vielen konversions-neurotischen Patienten sind Schmerzen ohne primär-organische Ursachen das hauptsächliche Symptom. Die großen hysterischen Anfälle, die z. Z. CHARCOTs noch sehr häufig waren, sind wie fast alle dramatischen hysterischen Symptome (wie etwa hysterische Blindheit, schwere Sehstörungen, Taubheit, Mutismus mit Stimmlähmungen u. ä.) in den letzten Jahrzehnten viel seltener geworden. Auch einige andere der klassischen Symptome wie arc de cercle oder die *hysterischen Bewußtseinsstörungen*, Tagtraum- und Dämmerzustände werden nicht mehr oft gesehen.

Sexuelle Funktionsstörungen sind nicht obligate, aber fast regelmäßige Begleitsymptome der Konversionsneurosen. Bei Frauen besteht meist eine Dyspareunie, die am häufigsten als sog. Frigidität in verschiedenen Ausprägungen aber auch als Ekel oder heftiger Abscheu vor dem Verkehr, genitalen Schmerzen, Vaginismus u. ä. vorkommt.

Konversionsneurotische Männer haben oft wenig bemerkte Orgasmusstörungen, Erektions- oder Ejakulationsstörungen (z. B. *Ejaculatio praecox*). Es gibt viele Anzeichen dafür, daß bei beiden Geschlechtern die Bewältigung der Ödipus-Situation nicht gelungen ist. Daher kommt es oft zu ausgedehnten sexuellen Phantasien und Tagträumereien, in denen inzestuöse Wünsche erkennbar sind. In psychoanalytischen Behandlungen wurde bemerkt, daß in diesen Phantasien gelegentlich der sexuelle Inhalt vergessen und verdrängt worden war und erst später erinnert werden konnte. Die verbleibende, scheinbar nicht sexuelle Phantasie wurde deshalb als „Deckerinnerung" bezeichnet.

Gestörte Verhaltensweisen
(der „hysterische Charakter")

Die abnormen Verhaltensweisen der Konversionsneurotiker stehen – wie erwähnt – mit der gesteigerten Angst in engem Zusammenhang (heftiges Weinen, Lamentieren, Schreien, Erregungsausbrüche u. dgl.). Regelmäßig werden die Angstanlässe verdrängt oder verschoben. Gleichzeitig versuchen die Patienten, die Angst durch eine Art Flucht vom Erleben fernzuhalten. An Stelle der angstvollen Erregungen treten dann zahlreiche wenig sinnvolle, gesteigerte Aktivitäten, deren Wurzel – die abgewehrte Angst – nicht immer leicht zu erkennen ist.

Diese planlose Aktivität gehört zu den hervorstechendsten Verhaltensweisen der Konversionsneurotiker. Nichts von dem, was sie tun, führt bei genauerer Betrachtung zu einer wirklichen Befriedigung. Sie sind unerfüllt, spüren dies zutiefst, finden aber keine wirklich befriedigenden Ziele. Ihnen fehlt z. B. die Fähigkeit, vernünftig abzuwägen, Verzichte zu leisten wo sie notwendig sind, um mit planvoller Initiative eine befriedigende Tätigkeit auszuführen. Diese Unfähigkeit zu verzichten, wird von der Umgebung oft als Ansprüchlichkeit, als ständig Zu-viel-haben-wollen an Besitz, Geltung, Ruhm, Liebe erlebt, wobei zu wenig beachtet wird, daß dieses diffuse Streben nie zu einer glückhaften und erfüllenden Befriedigung führt.

Ein sehr typisches Beispiel ist das Verhalten konversionsneurotischer Frauen, die alles tun, um die Liebe und Aufmerksamkeit eines Mannes zu erringen, in dem Moment aber abweisend und uninteressiert werden, wenn sich der Mann ihnen liebevoll zuwendet. Ähnlich ist es mit allen anderen erstrebten Zielen, die nie das erträumte Glück bringen.

Wir können dieses Verhalten als neurotisch ansehen, weil es irrational und selbstschädigend und mit einer Kette leidvoller Erlebnisse verbunden ist. Diese Kranken betrachten Verzicht als Schwäche und sehen nicht, daß sie der Entscheidung ausweichen, nein oder ja zu eigenen Wünschen und Plänen und damit auch zu anderen Menschen sagen zu müssen. Mit dieser Entscheidungsunfähigkeit hängt auch die überstarke Neigung zusammen, alles zu begehren, was nach ihrer Beobachtung anderen Menschen Befriedigung und Glück gibt. Sie leben heteronom, von fremden Lebenszielen bestimmt, sie spielen wechselnde Rollen, so daß oft von ihnen gesagt wird, sie seien unecht und theatralisch.

Mit diesem soeben geschilderten Verhalten hängt auch die oft beschriebene *Suggestibilität* und die in der Psychoanalyse als Abwehrvorgang beschriebene *Identifikation* zusammen. Die starke Beeindruckbarkeit durch planvoll und sicher auftretende oder glücklich erscheinende Menschen ist aus der eigenen Entscheidungsunfähigkeit und der daraus entstehenden Anlehnungsbereitschaft zu verstehen. Sie wird verstärkt durch infantile Sehnsüchte. Die „hysterische" Identifizierung ist in psychoanalytischer Betrachtung eine Abwehrphänomen als Ersatzobjektbeziehung, die dann zustande kommen kann, wenn eine wirklich befriedigende Objektbeziehung nicht möglich ist. Das oft schwer beeinflußbare Rollenspiel enthält damit einen psychodynamischen Stellenwert, der einen therapeutischen Zugang erleichtert.

Das auffälligste und paradoxeste Verhalten der Konversionsneurotiker besteht im Bereich von Liebeserleben und Sexualität. Gesteigerte sexuelle Erregung und fehlende Befriedigungsmöglichkeit sind die schon erwähnten Hauptkennzeichen. Sexuelle Erregung und Wünsche, einen Partner zu erobern, treten besonders dann auf, wenn wirklich vorhandene, mögliche oder eingebildete Rivalinnen oder Rivalen ausgeschaltet werden können. Ist z. B. ein möglicher Partner schon gebunden, so hat er eine besonders große Anziehungskraft. In krasser Weise Aufmerksamkeit erregen, glänzen, andere überspielen und übertrumpfen, Meinungen, Urteile und Gefühle ganz nach dem erstrebten Liebesobjekt einstellen, Beseitigung von Rivalen durch Intrigen, wenn nötig Verleumdungen und gefühllose Brutalität können bei beiden Geschlechtern Mittel im Rivalitätskampf werden. Der neurotische Widersinn liegt darin, daß Konversionsneurotiker den größten

Teil ihrer Kraft und Lebensenergie in solche Arrangements investieren, ohne jemals die erstrebten Ziele glücklich und befriedigt erleben zu können.

In der psychoanalytischen Hysterie-Forschung hat FREUD [182] schon nach ersten Einblicken in die psychodynamischen Zusammenhänge Hypothesen über die Gründe solcher Verhaltensstörungen entwickelt, die bei Anwendung analytischer Methoden regelmäßig bestätigt wurden. Er hatte an der Hysterie entdeckt, daß der Ödipus-Komplex der Kern des neurotischen Geschehens ist. Der spätere Hysteriker hat bereits als Kind seine sexuellen Befriedigungswünsche verdrängt, weil sie inzestuös und verboten, damit angstauslösend sind. Angst und Schuldgefühle knüpfen sich an ursprüngliche Furcht vor Bestrafung, vor Liebesverlust und manchmal auch vor Beschädigung des Genitales. Die Entstehung dieser Ängste wurde in der Entwicklungsphase beobachtet, in der die kindliche Sexualität einen Höhepunkt erreicht; in der Psychoanalyse wird sie die „phallische“ genannt.

Die Ängste vor der Sexualbeschädigung und vor dem Genitale des anderen Geschlechts äußern sich nicht nur in Phantasieprodukten (Vorstellungen, Tagträumereien, Onaniephantasien, Träumen), sondern auch in gestörtem Verhalten, das verschiedene Formen der Ablehnung und des Abscheus bis zur Verachtung der Sexualität annehmen kann. Dieses sexualfeindliche Verhalten versucht der Kranke durch entgegengesetzte Idealbildungen, z. B. das der Jungfräulichkeit, der Unabhängigkeit, der Askese, der Verachtung weicher Gefühle („Idealisierung“) zu rechtfertigen. Manchmal werden weltanschauliche oder religiöse Positionen zu Hilfe genommen, um aus der Not eine Tugend zu machen („Ideologilierung“). Andererseits kann auch gerade durch das Gegenteil, z. B. wahllosen, häufig wechselnden Geschlechtsverkehr ohne innere Erfüllung und Beteiligung, meist auch ohne Genuß, Ablehnung und Verachtung zum Ausdruck kommen. Meist läßt sich beobachten, daß parallel mit der Ablehnung und Abwertung der eigenen Geschlechtsrolle eine besondere Hochschätzung der andersgeschlechtlichen verbunden ist. Konversionsneurotische Frauen finden dann die Möglichkeiten des Mannes viel begehrenswerter als die weiblichen: sie äußern oft Wünsche, eigentlich lieber ein Mann sein zu wollen.

In der psychoanalytischen Literatur gibt es eine schon fast klassisch zu nennende Arbeit von K. ABRAHAM [668], in der er zwei Einstellungen der hysterischen Frau zum Mann von der Verarbeitung des Kastrationskomplexes herleitet. Eine Verarbeitungsform nennt er den „Wunscherfüllungstyp“, die zweite den „Rachetyp“. Frauen des ersten Typs versuchen den Geschlechtsunterschied und ihre als minderwertig erlebte Geschlechtszugehörigkeit dadurch aufzuheben, daß sie weibliche Attribute ablehnen, sich wie ein Mann verhalten und in der Überzeugung zu leben versuchen, daß sie alles ebenso, im Grunde besser als Männer könnten. Frauen des zweiten Verarbeitungstyps rächen sich mit Hilfe ihrer weiblichen Fähigkeiten und Möglichkeiten, indem sie den Mann klein und machtlos machen oder als Mittel benutzen, um über andere zu dominieren.

Diese beiden Verhaltensweisen kommen unter konversionsneurotischen Patienten so oft vor, daß man sie zum regelmäßigen klinischen Symptombild zählen kann. Es mag dabei offen bleiben, ob die Verarbeitung des Kastrationskomplexes der Ausgangspunkt für das Verhalten ist oder ob die Lebensweisen des anderen Geschlechts als so begehrenswert erlebt wurden oder die Rivalität mit dem gleichgeschlechtlichen Elternteil oder viele Faktoren zusammen in dieser Richtung prägend gewirkt haben. Zwei analoge Typen finden sich auch bei Männern: passiv-feminine Männer, die Frauen um ihre Möglichkeiten beneiden und Männer mit maskulinen Attributen, die sich an den Frauen rächen, indem sie ihnen die mißgönnte Befriedigung vorenthalten, das Mutter- und Frausein abwerten und Frauen als Besitz vorzeigen und benutzen, um ihr eigenes Prestige zu festigen.

Aus der Schilderung der Verhaltensweisen wird verständlich, warum die Bezeichnung „Hysterie“ den abfälligen Sinn eines Schimpfwortes erhielt und der Krankheitswert zu wenig beachtet wird. Auch erfahrene Analytiker können sich oft nicht ganz von einer abwertenden Antipathie freihalten. So schildert KUIPER [308] z. B. als Hauptsymptome des hysterischen Charakters: Geltungssucht, Egozentrik, Infantilität und Unechtheit. Er distanziert sich dann allerdings von diesen Kennzeichnungen wegen der ungenügenden Prägnanz und des moralisierenden Beiklanges.

Ein Aspekt des konversionsneurotischen Verhaltens verdient besondere Beachtung: Im Verhältnis zu ihrer ursprünglichen Intelligenz zeigen sich Konversionsneurotiker relativ unintelligent. Dies ist durch die erwähnten Züge der Planlosigkeit, Propulsivität und labilen Steuerung bedingt. Schultz-Hencke [523] spricht von einer psychogenen „minderwertigen Denkfunktion“:

„Denken, Planen, Vorausschauen, Genau-Hinsehen, die ‚Realität prüfen‘, gehört nicht in den Bereich des Erlebens so gearteter Menschen. Sehr häufig handeln sie bevor sie denken. Sie sprechen auch bevor sie denken. Sie planen nicht, aber sie sind aktiv, eben ohne zu planen. Ihre Ratio funktioniert nicht, jedenfalls nicht da, wo es auf längere Sicht unbedingt im eigenen Interesse läge. Die Belange der anderen Menschen mögen dabei ruhig zunächst im Hintergrund bleiben.“

Diese psychogene Denkstörung tritt bei intelligenten und weniger intelligenten Patienten auf, wie auch die Ergebnisse der Studie von Hollingshead u. Redlich [254] zeigen.

Übertragungssymptome

In der dyadischen Beziehung der Therapie zeigen sich Übertragungssymptome – also dem Patienten nicht bewußte und nicht realitätsgerechte Verhaltensweisen aus früheren Lebenserfahrungen. Konversionsneurotische Patienten stellen sich aufgrund der immer wieder versuchten Anlehnung an Leitbilder auch auf ihren Therapeuten mit hohen Erwartungen darauf ein, neue erfolgreiche Lebensprinzipien vermittelt zu bekommen. Bei gleichgeschlechtlichen und gegengeschlechtlichen Therapeuten bilden sich in der Regel die Übertragungssymptome verschieden aus.

Der gleichgeschlechtliche Therapeut wird oft zunächst in der Phantasie erhöht und unangreifbar gemacht, um von ihm die Geheimnisse zu erfahren, die ihn zum Erfolg beim anderen Geschlecht und im Leben überhaupt gebracht haben. Die Patienten sind zutiefst unsicher, möchten eigentlich ständig fragen und belehrt werden, wagen aber nicht, ihren Wissensdurst zu äußern in der Angst, dann für klein, unreif und kindlich gehalten und nicht ernstgenommen zu werden.

Anstelle dieses eigentlichen Anliegens kommt es später zu heftigen Rivalitätsauseinandersetzungen. Dabei treten einige wichtige Verhaltensweisen auf, die der Patient nur wenig berichten, wohl aber in der Übertragung erleben kann:

1. *Große Nachgiebigkeit und Gefügigkeit*, hauptsächlich aus der Angst, mit einem gleichgeschlechtlichen Wesen nicht konkurrieren zu können.
2. *Minderwertigkeits- und Unterlegenheitsgefühle* begünstigen eine Art *Unterwerfungsverhalten* in der Hoffnung, daß der Geschlechtsgenosse ermöglichen würde, die Hilflosigkeit, Unausgereiftheit und Unsicherheit im sexuellen und Liebeserleben zu ändern.
3. *Schwere Gehemmtheiten im Wissens- und Erfahrungserwerb.* Die Patienten erleben Angst und Minderwertigkeitsgefühle, wenn sie eigentlich fragen, Wissenslücken ausfüllen, reale Planungen besprechen wollen. Die erwähnte „minderwertige“ Denkfunktion erweist sich als Angst vor den nicht der Wunschwelt entsprechenden Forderungen der Realität. Wenn sie es einmal fertigbringen zu fragen oder der Therapeut helfen will, Realität besser zu erfassen, zeigt sich eine weitere Störung: ein *Nichtzuhören* und *Nicht-aufnehmen-*, und daher auch *Nicht-behalten-können.* Eine Auswirkung der Möglichkeit zum blitzartigen Verdrängen unlusterregender Erlebnisse zeigt sich auch in folgendem Verhalten:
4. Zur Schau getragene *scheinbare affektive Unberührtheit* («la belle indifférence»). Das dahinter beobachtbare Erleben ist durch ständiges Verharmlosen, Nichternstnehmen, Bagatellisieren eigener Impulse und Gefühle gekennzeichnet. Es ist ein Abwehrverhalten gegen das Überflutetwerden von aggressiven oder sexuellen Gefühlen.
5. *Aggressive und Haßausbrüche* bei Enttäuschungs- und Gekränktheitserlebnissen, wenn Bagatellisieren zur Abwehr nicht mehr ausreicht.
6. *Aggressive Dauereinstellungen* (negative Übertragung im Sinne Freuds), wenn der Analytiker nicht mehr als stark genug erlebt wird.

7. *Willkür-Verhalten,* hinter dem oft die nicht bewußt erlebte Verachtung der Beziehungspersonen und der Realitätsanforderungen erkennbar wird. Diese Willkür ist eine Zerrform des bewußten Wollens, das nicht gewagt wird, weil vor wichtigen inneren Entscheidungen ausgewichen und auf andere Menschen zu stark Rücksicht genommen wird. Zu den Wurzeln gehört auch das Nicht-nein- und Nicht-ja-sagen-können.
8. *Verschweigen, Realitätsentstellungen und Lügen* sind vorwiegend Begleiterscheinungen der Angst, werden oft aber mit der Begründung als berechtigt erlebt, daß ihnen selbst auch nie die volle Wahrheit gesagt worden sei. Der Vorwurf, Liebe entbehrt zu haben, rechtfertigt manche kleine Willkür- und Verwahrlosungshandlung.

Auch beim gegengeschlechtlichen Therapeuten beginnt die Entwicklung der Übertragungsneurose in ähnlicher Weise. In der Erwartung so klein und unvollkommen nicht mehr liebenswert zu sein, verhindern die gleichen Befürchtungen und Ängste das Aussprechen der eigentlichen Anliegen. Statt dessen wird die Übertragung nun bald ganz durch die Äußerung und das Agieren von Liebesgefühlen bestimmt. Manchmal kommt schon in der ersten Patient-Arzt-Begegnung eine starke Übertragungsverliebtheit zustande, unter der vorübergehend (bis zu nicht ausbleibenden Enttäuschungs- oder Gekränktheits-Erlebnissen) die konversionsneurotischen Symptome verschwinden können (sogenannter Übertragungserfolg).

Wenn der Therapeut dem anderen Geschlecht angehört, ist das geschilderte Gehemmtheitsverhalten in der Übertragung meist noch stärker ausgeprägt. Gefügigkeit und Unterwerfungsverhalten werden für notwendig erachtet, um Liebeszuwendung zu erlangen.

Von einer Patientin wurde dieses Verhalten beim Durcharbeiten sehr treffend „Liebedienerei" genannt. Das ständige Bemühen, liebenswert zu erscheinen („positive" Übertragung FREUDs) kann zu einem besonders starken Hindernis werden, die schweren Gehemmtheiten im Aufnehmen, Behalten, im Wissens- und Erfahrungserwerb, im Verharmlosen und Bagatellisieren überhaupt zu erleben und zu begreifen.

Meist machen die Patienten aber in einer langen Auseinandersetzung mit dem Therapeuten und im Durcharbeiten der Übertragungswiderstände die Erfahrung, wie stark auch ihre feindseligen Regungen und das Bestreben sind, den Analytiker scheitern zu lassen. Andererseits erleben sie, daß die Enttäuschungs- und Gekränktheitsreaktionen am Analytiker die traumatischen Erlebnisse, die zur Entwicklung der Konversionsneurose geführt haben, widerspiegeln und festhalten.

Interpersonelle Symptome

In der Gruppenpsychotherapie werden außer klinischen und Übertragungssymptomen auch auffällige und oft symptomatische Verhaltensweisen, die sich in der Primärgruppe der Familie und in späteren zwischenmenschlichen Beziehungen entwickelt haben, beobachtet. Konversionsneurotiker versuchen, in einer Gruppe mit Angehörigen beider Geschlechter auf jeden Fall im Mittelpunkt zu stehen. Die konversionsneurotische Frau z. B. versucht um jeden Preis, die Aufmerksamkeit der Männer zu erringen und die Frauen als Rivalinnen zu übertrumpfen. Nicht selten macht sie den Versuch, die Männer aufeinander eifersüchtig zu machen, damit sie sich gegenseitig in der Liebeswerbung um sie übertreffen und sich möglichst keiner anderen Frau zuwenden. In therapeutischen Gruppen läßt sich beobachten, wie die Bereitschaft der einzelnen Männer vorsichtig geprüft wird, zu welchem Liebesdienst sie bereit wären. Sie teilt dann unter den Männern in mehr oder weniger subtiler Weise Belohnungen aus oder gibt ihr Mißfallen kund. Die Schwierigkeit der konversionsneurotischen Frau liegt darin, keinen sie wirklich befriedigenden Partner zu finden. Die Männer, die auf das Angebot eingehen und sich abhängig machen, verachtet sie im Grunde und bleibt bei ihnen sexuell unbefriedigt und frigide. Die Männer, die nicht auf sie eingehen, bleiben – wie früher der Vater – unerreichbar und begehrenswert. Die große Liebessehnsucht wird also nur in der Vorstufe der Liebeswerbung ein wenig befriedigt. Da aber keine größere Erfüllung erreicht wird, kommt es zu ständiger Ersatzbefriedigung, die von vielen Menschen, die nicht die faktische innere Not verstehen, als Herrschsucht verkannt wird.

Aus diesem interpersonellen Verhalten entwickeln sich eine Anzahl von neurotischen Beziehungen, die besonders bei Familiengründung zum Anlaß ständiger Konflikte und Symptome werden können (Familienneurose).

Auf das Verhalten konversionsneurotischer Frauen sprechen besonders die Männer an, die eine manifeste oder latente Neigung haben, sich den dominierenden Wünschen der Frau unterzuordnen. Oft sind es Männer, die bei beherrschenden Müttern oder Schwestern aufgewachsen sind oder von Frauen verlassen wurden. Ehen, in denen der Mann sich beherrschen läßt und die Frau regieren darf, können ohne große Konflikte verlaufen. Bei den Kindern treten dann oft Symptome auf, weil sie von den Müttern hauptsächlich als Beweis ihrer Potenz angesehen und mit wenig Mütterlichkeit bedacht werden und weil sie sich mit Geschlechtsrollen unter dem Aspekt der speziellen Machtauseinandersetzung der Eltern identifizieren müssen.

Wenn konversionsneurotische Frauen das Gefühl haben, sie können die Männer nicht überflügeln, versuchen sie oft indirekt zu herrschen, indem sie den Mann zum Ehrgeiz, zu größeren Leistungen, höheren Positionen, höherem Einkommen, zu Rivalität und Konkurrenz aufstacheln. Sie möchten ihr Prestige über den Mann vermehren, mit ihm imponieren, andere regieren und immer größeren Einfluß gewinnen. Männer, die sich in solches Arrangement einspannen lassen, sind immer etwas als komische Figuren dargestellt worden, zum Beispiel als Pantoffelhelden, die ihre gestauten Aggressionen an Arbeitskollegen abreagieren, die ständig von der Frau aufgehetzt ihre männliche Kraft zeigen und nachweisen müssen, daß sie auch jemand sind und größere Leistungen als andere vollbringen können. Die konversionsneurotischen Frauen tragen selbst zum Lächerlichwerden und zur Erfolglosigkeit ihrer Männer bei, indem sie durch Hochloben größere Konflikte oder Scheitern für ihn hervorrufen oder indem sie anderen Menschen ihr Leid klagen, einen solchen Mann ertragen zu müssen, den man doch eigentlich nicht achten und nicht lieben könne. Ein ähnlich ambivalentes Verhalten zeigen konversionsneurotische Frauen oft den Kindern gegenüber. Sie hetzen den Vater gegen die Kinder auf und beschweren sich andererseits bei den Kindern über den Vater.

In der Psychoanalyse sind diese interpersonellen Verhaltensweisen darauf zurückgeführt worden, daß die hysterische Frau den Mann, der den Penis trägt, aufgrund des unbewältigten Kastrations- und Ödipus-Komplexes kleinhalten oder aber gewissermaßen als aggressiven Phallus benutzen, vielmehr mißbrauchen muß [938]. Wenn man weitere als „Rachetyp" [668] bezeichnete Verhaltensweisen nicht nur als eine Form der Verarbeitung des Kastrationskomplexes ansieht, sondern im weitesten Sinn als ein Scheitern in der Rivalität mit dem Mann und seinen Lebensmöglichkeiten, werden die verschiedenen Austragungsweisen des Ressentiments gegen das andere Geschlecht im interpersonellen Verhalten verständlich.

In analytischen Therapiegruppen läßt sich oft beobachten, wie bei konversionsneurotischen Frauen Enttäuschung und Gekränktheit in der rivalisierenden Auseinandersetzung mit Männern Rachetendenzen hervorrufen. Der Mann soll für seine scheinbare (jedenfalls so erlebte) Überlegenheit bestraft werden. Die häufigsten Verhaltensweisen sind dann: den Mann triumphierend abzuweisen, ihn durch andere Verehrer eifersüchtig zu machen, ihn zu verführen und abhängig zu machen, in jeder Beziehung auszunutzen und dann kalt fallen zu lassen. Gefühlskalte, ständig kokette oder untreue Frauen und als „demi vierge" und „Vamp" oder „Dirne" bezeichnete Typen sind Beispiele des Racheverhaltens. Sehr häufig wird die sexuelle Anziehung als Waffe eingesetzt, um den Mann dann verächtlich oder geringschätzig zu behandeln und zu verhöhnen. Die aggressiven Gegenreaktionen der Männer sind oft heftig, so daß Körperverletzungen, Mord und Selbstmord bei solchen Interaktionen vorkommen können. Die „Opfer" der konversionsneurotischen Frauen sind meist von ihren Müttern frustrierte oder weiche und masochistische Partner.

Mütter, die in der amerikanischen Literatur als „overprotective" bezeichnet werden, haben eine solche Einstellung. Sie erschweren den Kindern das Groß- und Selbständigwerden und unterdrücken die Proteste bei Kindern, weil „Mutter es doch so gut meint". Kuiper [938] beschreibt in Anlehnung an Abraham [668] die liebevoll-dominierende und die liebevoll-kastrierende Hysterika.

Die beschriebenen interpersonellen Verhaltensweisen sind bei konversionsneurotischen Männern in entsprechender Weise vorhanden. Auch sie wollen die Frau in den weiblichen Möglichkeiten übertreffen und rächen sich, wenn sie in diesem Bestreben enttäuscht werden. Den erwähnten weiblichen Typen entsprechen etwa geckenhafte oder angeberhafte Schürzenjäger und ständig untreue Männer, manche Playboys, die als parasitäre Muttersöhnchen leben, Gigolos und Strichjungen.

Willi [1224] hat eine pathologische hysterische Partnerschaft und Ehestruktur bei 20 Paaren beschrieben. Er unterscheidet vier Phasen der hysterischen Ehe: Die Ausgangssituation, in der die hysterische Frau aus dem Bedürfnis nach Unterstützung und Schutz einen „klar definierbaren Typus von Mann" wählt („hysterophilen" Mann), in den sie sich jedoch „nie eigentlich verliebt". In der zweiten Phase bilden sich komplementäre Projektionen der Frau und Identifikationen des Mannes aus. In der dritten Phase kommt es zur Enttäuschung („Überforderung und Regression des Mannes"), die vierte, in der beide Partner nach langen Ehekämpfen erschöpft seien, wird als „hysterische Defektehe" bezeichnet.

Richter [480] hat außer den Familien, in denen ein Mitglied an hysterischen Symptomen erkrankt, die hysterische Veränderung einer gesamten Familie beschrieben. In ihr organisiert eine „hysterische Zentralfigur" die Familie nach ihren Bedürfnissen. Dabei sticht ein Merkmal besonders hervor: das Theaterhafte des Familienlebens.

Psychodynamik und Ätiologie

Die gestörte sexuelle Erlebnisverarbeitung ist bei Konversionsneurotikern beider Geschlechter sehr auffallend. Sie leben in ständigem Konflikt mit der eigenen Geschlechtsrolle, in der sie auf sexuellem Gebiet ebensowenig Befriedigung erreichen wie in ihrem Liebesstreben. Auch die nicht gelungene Ablösung ödipaler Bindungen, mit denen sie auf ihre inzestuös fixierten sexuellen Objektwünsche reagieren, ist in den Ängsten erkennbar. Zur Abwehr und Vermeidung von Angst werden vor allem die Abwehrmechanismen der Verdrängung, Verschiebung, Verleugnung, der Identifikation und der Konversion ausgebildet. Für die Entstehung dieser Abwehrmechanismen und damit der neurotischen Struktur wurde nach Erfahrungen in analytischen Behandlungen und bei Kinderbeobachtungen immer wieder die Zeit vom 4. bis 6. Lebensjahr angegeben. Die hier entstehenden Hemmungen betreffen hauptsächlich das Antriebserleben der infantilen sexuellen Strebungen (ödipale Objektliebe), das Zärtlichkeitsstreben, die motorisch-aggressiven Impulse und als Folge der entstehenden Angst und Abwehrmechanismen auch den altersgemäßen Wissenserwerb (Realitätsprüfung, S. Freud). Es kann hier nicht auf die speziellen ätiologischen Faktoren eingegangen werden. Für die entstehende neurotische Struktur ist von größter Bedeutung, daß vor allem die Handlungsvollzüge, die planmäßige und zielbewußte Verwendung der Motorik gestört werden. Dies geschieht hauptsächlich durch Verdrängung der Zielvorstellungen der Antriebserlebnisse. Das Ergebnis ist ein in seinen Gefühlen und der motorischen Bewegtheit planloses Kind, das nicht genügend lernt, sein Handeln nach eigenen Wünschen, eigenem Planen und zielbewußter Initiative einzurichten. So entsteht die Neigung, sich zu stark an Vorbilder, an fremde Ideale anzulehnen (Abwehrphänomen der Identifikation). So entwickeln sich frühzeitig Wünsche, eine Rolle zu spielen, zu schauspielern, ganz von der Bestätigung der Erwachsenen her und nicht aus eigener Initiative zu leben. Findet in dieser Entwicklungszeit eine derartige Behinderung der handelnden Weltbewältigung statt, so wird das Kind planlos-aktiv, bleibt gefühlsbewegt aber unsicher und verständlicherweise verstärkt anlehnungsbedürftig. Dadurch werden die in dieser Phase ohnehin starken Zärtlichkeitswünsche und ersten infantil-sexuellen Impulse gesteigert. Ätiologisch sind wohl regelmäßig einengende Faktoren wie Ablehnung, Verbote, Härte, Willkür, manchmal auch nur Nichtbestätigung durch die Umgebung zu finden. Andererseits nimmt fast immer eine Beziehungsperson – meist ein Elternteil – diese Wünsche in verwöhnender Weise an, so daß sie dadurch später einen sehr drängenden, quasi süchtigen Charakter erhalten, da in ihrer Befriedigung gewissermaßen eine Entschädigung für die sonstige mißlungene Weltbewältigung und Gefühlsunsicherheit gesucht wird.

Im Vergleich zu den ersten psychoanalytischen Ergebnissen ist nach dem heutigen Stand des Wissens eine viel breitere Entwicklungsbehinderung in der Zeit des 4.—6. Lebensjahres anzunehmen. Es ist wohl zutreffend, daß in dieser Entwicklungsphase das Entdecken der Verschiedenartigkeit der Geschlechtsmerkmale, das Phantasieren und Vermuten über deren Bedeutung und Funktion — was Eltern meist viel zu wenig kindgemäß erklären — im Erleben des Kindes einen großen Raum einnimmt. Daß nun phantasierend und probierend-handelnd alles Mögliche unternommen wird, was das Kind bei Erwachsenen und anderen Kindern sieht, entspricht durchaus der Entwicklungsphase. Es werden wohl auch immer Identifizierungen zur Erprobung verschiedener Möglichkeiten vorgenommen. Erregt das Kind durch Verletzung des Sexualtabus Anstoß, was wohl regelmäßig vorkommt, so ist es für die hysterische Strukturentwicklung bezeichnend, daß dies die Erziehungspersonen zum Anlaß nehmen, heftige Angst- und Schuldgefühle beim Kind zu erzeugen. Meist wird auch der motorische Betätigungsdrang ätiologisch in ähnlicher Weise eingeengt. Das Kind wird entweder übermäßig zur Unterwerfung, Fügsamkeit und zum Stillsein angehalten oder es werden ihm zu wenig vernünftige Grenzen aufgezeigt. In beiden Fällen wird ein schwer lösbarer Konflikt zwischen Bedürfnis und Anforderung die Folge sein.

Wenn sich nun eine konversionsneurotische („hysterische") Neurosestruktur ausbildet, lassen sich verschiedene Entwicklungslinien verfolgen, je nachdem, ob sie sich mehr auf der Basis der entstehenden Gehemmtheiten, der sekundären Folgeerscheinungen oder eventuell durch Ersatzbefriedigungen ausbilden. Im ersten Fall sehen wir zum Beispiel eine Frau, die sich aktiv ins Leben stürzt, im Grunde aber allein bleibt, sehnsüchtig leidet, der auch der Beruf bei ihrem leidvoll erlebten planlosen Verhalten keine Befriedigung gibt. Konversionsneurotische Frauen und Männer mit einer Gehemmtheitsstruktur findet man oft unverheiratet. Sie lehnen den hetero-sexuellen Kontakt ab und leben in großer Verehrung für den andersgeschlechtlichen Elternteil.

Als Ergebnis der Entwicklungslinie, die sich von den Haltungen, Fehlerwartungen und Ersatzbefriedigungen her ausbildet (Haltungsstruktur) sehen wir aktive, phantastische Illusionisten, anscheinend Zauberkünstler des Lebens, angeblich verkannte Genies, unberufene Künstler, Propheten, Schauspieler, Clowns, Bajazzos.

Wenn Petrilowitsch [1059] meint, daß der Hysterie-Begriff aufgelöst werden müsse, so ist ihm sicher im Prinzip zuzustimmen. Die „hysterischen" Reaktionen sind auch bei gesunden Menschen zu finden und sollten nicht mit diesem Namen bezeichnet werden. Die hier beschriebene neurotische Entwicklung führt aber auf der Basis einer gestörten Persönlichkeitsdynamik zu verschiedenen in ihrem Entwicklungsverlauf verfolgbaren Verhaltensweisen.

Vorkommen, Häufigkeit und Verlauf

Es ist sehr schwierig, ein einheitliches Bild zu gewinnen, weil der „Hysterie" so viel verschiedene Symptombilder zugeordnet werden, daß der Begriff auch wegen seiner Abundanz fragwürdig geworden ist [45, 1059]. Der Kliniker meint, wenn er von „Hysterie" spricht, im allgemeinen die „hysterische Reaktion" [1059]. Die Definition von Ernst [145] bezieht sich ebenfalls auf die Reaktionen, da er als Kriterien lediglich senso-motorische Konversionssymptome und Dämmerzustände angibt, die weder hirnorganischer noch schizophrener Herkunft sind. Für andere Kliniker gehören der hysterische Charakter oder die Verhaltensweisen der hysterischen Neurosestruktur zum Symptombild der „Hysterie" [109, 523, 767, 770, 932, 970, 1139].

Diesen zuletzt genannten Autoren entspricht auch die Einordnung der Konversions*neurose* („hysterische Neurose") im Sinne der anfangs vorgeschlagenen Neurosedefinition. Es sind also folgende klinische Bilder zu unterscheiden:

1. *Konversionsreaktionen*, die auch bei „Gesunden" unter bestimmten Belastungen auftreten.
2. *Konversionsneurose* („hysterische" Neurose, „Hysterie" im engeren Sinne). Auftreten von Konversionssymptomen nach Entwicklung eines „hysterischen" Charakters.
3. *Hysterische Charakterneurose.* Entwicklung der Verhaltensweisen einer „hysterischen" (Konversions-) Neurosestruktur, ohne daß zum Zeitpunkt der Untersuchung Konversionssymptome bestehen.
4. „*Hysterische Psychose*", meist dramatische Erregungs- und Verwirrtheitszustände, zum Teil mit halluzinatorischen Erlebnissen auf der Basis einer „hysterischen" (Konversions-) Neurose-Struktur.

Bei der Erörterung von Fragen der Häufigkeit und des Vorkommens werden natürlich die höchsten Zahlen angegeben, wenn auch die Reaktionen (Gruppe 1) einbezogen wurden. In Feldstudien wird verständlicherweise Gruppe 3 kaum erfaßt. Aus der ambulanten und stationären Behandlung werden nicht allzu unterschiedliche Zahlen berichtet. Im Krankengut einer neurologischen Klinik war der Anteil „hysterischer" Patienten in 10 Jahren 4% [66], was einem Drittel der nichtorganischen Fälle entsprach, während in einer psychiatrischen Klinik der Anteil der „Hysterien" in mehreren Jahren nur 1,2% betrug. In der nervenärztlichen Praxis wurden 2,5% Konversionsneurotiker registriert. In Allgemeinpraxen und speziellen psychotherapeutischen Behandlungsinstituten sind die Prozentzahlen natürlich wesentlich höher.

Die Ergebnisse aller Untersuchungsquellen zeigen ein Überwiegen der Frauen bei den Konversionsneurosen [145].

Allgemein wird berichtet, daß die lärmenden, dramatischen Symptome abgenommen haben. Als Beispiel werden oft die Schüttellähmungen des ersten Weltkrieges und ihr fast völliges Fehlen im zweiten genannt. Auch LAUGHLIN [322] berichtet aus den USA, daß im ersten Weltkrieg die Häufigkeit somatischer Konversionen groß war, während sie in einer ausgedehnten klinischen Militärpraxis des letzten Krieges nur selten zu sehen waren.

Bei Einbeziehung der Reaktionen (Gruppe 1) ist über sehr günstige *Verlaufsformen* in dem Sinn berichtet worden, daß die Symptome im Zeitraum einiger Wochen bis weniger Jahre abzuklingen pflegen. ERNST [145] weist allerdings darauf hin daß Autoren um so weniger von „Heilungen" sprechen, je gründlicher die Nachuntersuchung und je länger die Katamnesen" sind. Es wird dann nämlich sehr häufig ein Symptomwandel beobachtet, der in der Regel der Sukzession von auffallenden „hysterischen" Symptomen zu blanderen organneurotischen oder neurasthenischen entspricht („Sukzessionsregel", [140]). Viel seltener ist ein Symptomwandel in umgekehrter Richtung. Es werden auch Ausgänge in depressive Verläufe beobachtet, wenn die Patienten durch das Scheitern der Partnerwahl in eine stärkere Isolierung geraten. KUIPER [938] ist der Meinung, daß viele klimakterische Depressionen dekompensierte Konversions- („hysterische") Neurosen sind.

Von ungünstigen Verläufen klinisch behandelter Patienten berichtete CIOMPI [83, 84, 759].

Angstneurose

Klinische Symptome

Psychische und somatische Manifestationen

Das Krankheitsbild, in dem diffuse frei flottierende Angst anfallsweise als Hauptsymptom auftritt, wird als Angstneurose bezeichnet. Im Unterschied zu den Phobien ist die Angst nicht offen erkennbar an bestimmte Situationen gebunden. Für den Patienten tritt sie scheinbar ohne Anlaß plötzlich mit einer großen Zahl mehr oder weniger ausgeprägter körperlicher Begleiterscheinungen auf. Zu diesen gehören in erster Linie funktionelle Herz-Kreislauf-Reaktionen (Tachykardie, Kontraktion oder Dilatation von Gefäßen mit Rot- oder Blaßwerden). Weitere vegetative Reaktionen sind: Schwitzen, Atemstörungen, Diarrhoe, Urindrang, Spasmen der glatten Muskulatur und motorische Symptome wie Tremor und Spasmen der quergestreiften Muskulatur.

Über die Physiologie der somatischen Angstkorrelate in den verschiedenen Organsystemen, den hormonalen und zentralnervösen Regulationen liegen zahlreiche experimentelle und klinische Ergebnisse vor. Cannon (74) brachte die Angst als „Notfallfunktion" in Beziehung zur Stimulierung des sympathico-adrenalen Systems, was auch in neuen experimentellen Untersuchungen am Angsterleben Depressiver bestätigt wurde [724]. Seit den Ergebnissen von W. R. Hess [248] sind die Verbindungen mit dem diencephalen System bekannt.

Der Anatom Stieve [1174a] hat Ergebnisse mitgeteilt, daß nach der Todesangst von zur Hinrichtung Verurteilten auch pathologisch-organische Veränderungen an den Generationsorganen zu finden waren. Von anderen Autoren konnte durch zahlreiche hypnotische Experimente demonstriert werden, wie suggerierte Schmerz- und Angstreize mit körperlichen Veränderungen bis hin zu feinsten physikalisch-chemischen Reaktionen verbunden waren.

Die innere Verarbeitung der Angsteinbrüche erfolgt hauptsächlich in zweierlei Weise: Am häufigsten bekommen die Patienten „Angst vor der Angst". Sie fürchten das Wiederauftreten des Angstanfalles, und wenn dies tatsächlich mehrmals geschehen ist, beschäftigen sie sich häufiger in Vorstellungen und Phantasien mit dem drohenden Ereignis und geraten dadurch in erhöhte Angstspannungen. Durch Hineinsteigern in solche Phantasien werden manchmal neue Anfälle ausgelöst. Die zweite häufige Verarbeitung mit ähnlich chronifizierender Wirkung kommt als Angstverstärkung durch Begleitsymptome vor. Besonders die funktionellen Herz-Kreislaufstörungen können zum Ausgangspunkt neuer Ängste werden. Die von Richter [479, 1091] beschriebene Herzneurose ist zum Beispiel eine solche Weiterverarbeitung einer Angstneurose. In manchen Fällen erhalten die körperlichen Begleiterscheinungen als Angstäquivalente sogar eine gewisse Selbständigkeit, wenn es den Patienten gelingt, den Angsteffekt selbst weitgehend zu unterdrücken.

Gestörte Verhaltensweisen

Alle psychoanalytischen Untersuchungen ergaben Ähnlichkeiten der Verhaltensweisen von Angstneurotikern und manchen Phobikern mit denen der Konversionsneurotiker („Hysteriker").

Auf sexuellem Gebiet sah Freud [182] noch stärkere Störungen als bei der Hysterie, so daß er zuerst die Angst aus der aktuellen Stauung der erregten, aber nicht befriedigten Sexualbedürfnisse (Aktualneurose) ableiten zu können glaubte. Bis heute werden ähnliche Beobachtungen mitgeteilt. So zeigte eine Untersuchung von 100 verheirateten tschechoslowakischen Frauen eine statistisch signifikante Übereinstimmung zwischen dem Vorkommen von Angst und mangelnder sexueller Befriedigung [931]. Breitere Überprüfungen bestätigen allerdings diese Hypothese nicht, und Freud selbst hat sie korrigiert. Auf die Verwandtschaft mit hysterischen Verhaltensweisen ist jedoch immer wieder hingewiesen worden. In den psychoanalytischen Klassifikationen wurde aus diesem Grund die Angstneurose zur „Angsthysterie" oder als Aktualneurose zu „hysteriformen" Krankheiten gerechnet [164].

Unterschiede bestehen hauptsächlich hinsichtlich der propulsiven Aktivität, die bei Angstneurotikern wesentlich geringer ist als bei Konversionsneurotikern. Es ist zwar eine ähnliche Planlosigkeit zu bemerken, doch anstelle der Flucht nach vorn in alle möglichen turbulenten Aktivitäten, ist der Angstneurotiker eher gehemmt, erregt, kopflos und unschlüssig. Im Hinblick auf seine eigenen Motivationen verdrängt er wie der Konversionsneurotiker, zeigt aber oft ein naives und hilfloses Verhalten.

Übertragungs- und interpersonelle Symptome

In den zwischenmenschlichen Interaktionen sind meist die bei der Konversionsneurose besprochenen Symptome mit einigen Abweichungen zu beobachten. In der Übertragungsbeziehung sind Angstneurotiker gehemmter, längere Zeit sehr gefügig, haben aber oft noch naivere und höher gespannte Fehlerwartungen als Konversionsneurotiker, während die Übertragung der aggressiven und Liebesgefühle in sehr ähnlicher Weise erfolgt. Die Übertragungssymptome haben größeren Aufforderungscharakter für liebevolle und sonstige Aktivitäten der Beziehungspersonen.

Im *interpersonellen Verhalten* – z. B. in Gruppen – tritt die Hilflosigkeit in der Regel erst mit der Neigung, sich bevormunden, aktiv helfen und führen zu lassen, in Erscheinung. Die wegen der hohen Fehlerwartungen oft erlebten Enttäuschungen und Kränkungen führen mehr zu kopflosem Anklammern als zu aggressiven Reaktionen und Flucht. Das Verhalten kann jedoch für die Angstneurotiker oft unbemerkt ähnlich anspruchsvoll-dominierend und rachsüchtig werden wie bei Konversionsneurotikern.

Das Leitmotiv, unter dem sich eine „angstneurotische Familie" bildet, charakterisiert RICHTER [480] mit dem Begriff „Sanatorium". „Die Familie schafft sich eine sanatoriumsartige Schonwelt, die sie mit allen möglichen Mitteln gegen angstauslösende Reize abzuschirmen versucht."

Psychodynamik und Ätiologie

Angst spielt in der Psychodynamik aller Neurosen nach übereinstimmender Ansicht fast sämtlicher Fachleute eine so entscheidende Rolle, daß die Frage auftaucht, warum Angst als Hauptsymptom so verhältnismäßig selten auftritt.

Tab. 9 zeigt zwar, daß in einer Gruppe von unausgewählten stationär behandelten Neurotikern 54% über Angstsymptome berichteten; davon war bei 13% Angst das Hauptsymptom. Die Angstneurose ist also keine Seltenheit, immerhin ist es nach dieser Statistik etwa 9 von 10 Neurotikern gelungen, wirksame Abwehrmaßnahmen gegen das quälende Angsterleben zu finden. Natürlich ist es sehr fraglich, ob man hier von einem „Gelingen" sprechen kann, da erfahrungsgemäß die anstelle der abgewehrten Angst entstehenden Folgen noch stärkere und einschneidendere Störungen hervorrufen können [1142]. Die zur Abwehr verwandten inneren Kräfte werden der Lebensgestaltung entzogen, so daß eine Persönlichkeitsverarmung eintritt. Andererseits drosselt auch die neurotische Angst in hohem Maße Lebensmöglichkeiten, so daß es schwer ist zu entscheiden, ob die neurotische Entwicklung mit manifester oder latenter Angst ungünstiger ist. Immerhin scheint das Angstsymptom ursprünglicher und dem neurotischen Geschehen näher zu sein, wie es auch in der ersten Angsttheorie FREUDS zum Ausdruck kam.

Wenn die ersten psychoanalytischen Vermutungen über zugrundeliegende chronische Orgasmusstörungen und gestaute, an der Abfuhr gehinderte sexuelle Erregung auch zu vereinfacht waren, das Modell der gestauten Erregung scheint für alle Motivationsverarbeitungen der Angstneurotiker doch zuzutreffen. Welche Antriebserlebnisse auch immer konflikthaft werden, mit Hilfe des Abwehrmechanismus der Verdrängung können – wie bei Konversionsneurotikern – Furchtanlässe ausgeschaltet werden. Im Gegensatz zum Konversionsneurotiker sind nun aber aufgrund von Hemmungen keine entlastenden Handlungen, keine motorische Abfuhr möglich. Bei stärkeren Reizen und Erregungen sind die Patienten also dem im Inneren entfesselten Erregungssturm mit seinen Angstaffekten hilflos ausgeliefert.

Diese Verarbeitungsform kommt auch ohne neurotische Entwicklung vor, wenn außergewöhnliche Antriebserregungen nicht zu planvollen Handlungen oder Ersatzhandlungen führen und auch nicht durch innere Tat (planendes Denken) verarbeitet oder aufgeschoben werden können. Dies geschieht z. B. bei Katastrophen und Paniken (Brand, Schiffsuntergang), im Krieg oder in ausweglosen Gefahrensituationen.

Bei neurotischen Entwicklungen haben schon die Primärbedingungen in der Kindheit Voraussetzungen für ausweglose Erregungsstauungen geschaffen. Meist führen bereits präödipale starke Bindungen zu Handlungseinschränkungen und Gehemmtheiten. Oft kommen schon die kleinen Verselbständigungsschritte, die mit der frühen Probierphase des eigenen Willens eingeleitet werden, die als erste „Trotzphase" bezeichnet wird, nicht zustande. Die Angst vor Bestrafung oder Liebesverlust ist oft so groß, daß eine übermäßige Anpassung mit Entwicklung früher Gehemmtheiten erfolgt.

Wir haben bei Angstneurotikern eine starke und konflikthafte Mutterbindung und ständiges Ringen um Ablösung beobachtet. Die Beobachtungen von RICHTER u. BECKMANN [479] insbesondere über den „Typ A" könnten auch an Angstneurotikern ohne besonders stark ausgeprägte Herzsymptomatik gewonnen worden sein. Es besteht eine Parallele, die besonders in der Schilderung der Persönlichkeitsstruktur auffällt, wenn die Beziehung zum Herzerleben ausgeklammert wird.

In der ödipalen Situation wird die frühe Handlungseinschränkung eher weiter verstärkt und nicht wie bei Konversionsneurotikern in Flucht und pseudoselbständiges Handeln umgewandelt.

Vorkommen, Häufigkeit und Verlauf

Über die Häufigkeit der Angstneurosen in der Bevölkerung sind zum Teil nur Schätzungen möglich, da in epidemiologischen Untersuchungen selten so spezielle Unterteilungen der Neurosen vorgenommen wurden. HOLLINGSHEAD u. REDLICH [254] führen Angst und phobische Reaktionen zusammen auf und schätzen deren Vorkommen auf 0,5/1000, der Anteil dieser Reaktionen an den in psychiatrischer Behandlung stehenden Patienten wird mit 20% angegeben. In der Burlington Studie [671] wird das Vorkommen leichter Angstzustände und Phobien mit 74,7/1000, schwerere (severely disabling) mit 2,2/1000 angegeben. In der Midtown-Manhattan-Study [321] wird dagegen von einer sehr viel höheren Häufigkeit berichtet. Für freiflottierende Angst wird eine Häufigkeit von 15,1%, für Phobien von 26,1% genannt [391]. WINTER [644] fand Angstzustände bei 26,5% der Untersuchten (Männer:Frauen fast 1:1). Die Angstneurosen kommen sowohl nach der Yale – wie der Midtown-Manhattan-Study häufiger in den beiden oberen Sozialschichten vor [254, 321, 391, 474].

Aus einer jugendpsychiatrischen Poliklinik [222] wurde über 5,3% der Patienten mit dem Hauptsymptom Angst und Phobien berichtet. Relativ selten – nämlich nur 47mal – wurde die Diagnose „Angsthysterie" unter vielen hundert poliklinischen Patienten der psychosomatischen Klinik Heidelberg gestellt [306].

Unter 200 nicht ausgewählten, an schweren Neurosen Erkrankten, die stationär klinisch behandelt werden mußten, zeigte sich folgende Verteilung von Angstsymptomen:

Tabelle 9. *200 Patienten (100 Frauen und 100 Männer) mit primär psychogenen Symptomen* (nach SCHWIDDER [1142])

	Insgesamt	Frauen	Männer
Bei der Untersuchung bestehendes Angsterleben wird spontan oder auf Befragen angegeben	108 (54%)	69 (34,5%)	39 (19,5%)
Davon			
Große Angstanfälle	2 (1%)	1	1
freiflottierende Angst	4 (2%)	3	1
Rationalisierte Angst (besonders rat. freiflottierende Angst mit Herzsymptomen)	20 (10%)	9	11
Phobische Reaktionen	36 (18%)	28	8
„kleine" diffuse oder objektbezogene Ängste	46 (23%)	28	18
Angst bestand als Hauptsymptom	26 (13%)	18	8
als Nebensymptom	82 (41%)	51	31
Angst bestand bereits in der Kindheit (als Primordialsymptom)	132 (66%)	87	45

Die Tabelle zeigt das häufige Vorkommen von Angst als Primordialsymptomatik in der Kindheit (66%), wobei man natürlich noch nicht von einer Angstneurose sprechen sollte. Aus den kindlichen Angstsymptomen entstehen relativ wenige Angstneurosen, sondern verschiedene neurotische Symptombilder. Bei dem Anteil von Angstneurosen unter den erwachsenen Patienten (13%) ist der Schweregrad der meist stark chronischen Neurosen zu beachten. MARGRIT ROTACH-FUCHS [491] sah unter 100 stationären Patienten 11% Angstneurosen in fast gleichem Geschlechtsverhältnis (Frauen : Männern = 2 : 1).

Über das Angsterleben der 108 Patienten aus Tab. 9, die Angstsymptome angegeben hatten, informiert die nachstehende Aufstellung:

Tabelle 10. *Angsterleben bei 108 Patienten*
(nach SCHWIDDER [1142])

1. Todesangst (Angst vor Herzversagen, plötzlichem Umfallen)	40
2. Beklemmungsgefühle (Herz-Luftbeklemmung)	71
2a. Schlafstörung	43
3. Aggressive Beeinträchtigung („Es ist, als wenn mir jemand die Kehle zudrückt, mich ins Herz sticht, auf den Kopf schlägt“)	21
4. Angst vor Ohnmacht oder Zusammenbrechen	31
5. Schwindelgefühl	36
6. Weinen	9
7. Magen-Darm-Sensationen (Angst schlägt auf den Magen oder Darm; Appetitlosigkeit, Brechreiz, Obstipation, Durchfall, Blähungen)	22
8. Zittern	3
9. Schweißausbruch	18
10. Kopfschmerzen	30
11. Unsicherheit beim Gehen	16
12. Phobische Reaktionen	36
Dunkelheit	31
Alleinsein	10
Gewitter	22
Krankheitsfurcht	16
Höhenangst	5
Straße	12
Menschen	4
Prüfung	2
Tod anderer Menschen	8

Zur Häufigkeit ist noch zu erwähnen, daß JORSWIECK [276] in drei Stichproben-Untersuchungen 1947, 1956, 1965 eine durchgängige Vermehrung von Angstsymptomen und Phobien gefunden hat.

Die Verlaufsbeobachtungen bei Angstneurotikern stimmen weitgehend darin überein, daß die Krankheit meist chronisch wird und daß ein Symptomwandel bei weitem nicht so häufig vorkommt wie bei Hysterien.

CREMERIUS hat zwar 1962 [93] auch vom Symptomwandel berichtet. Er schreibt aber 1966 [94], daß die Angstneurose, die er genetisch auch als eine Form der Hysterie ansieht, von dieser in ihrer Entwicklungstendenz auffallend abweicht: „Das Angstsyndrom bleibt — in der Regel bis zur Vollendung des 5. Lebensjahrzehnts — konstant und meist in ausgeprägter Stärke bestehen. Bei häufig zu beobachtenden Veränderungen innerhalb des Symptombildes behält es dauernd seine führende Rolle bei“.

Neurotische Phobien

Klinische Symptome

Schwierigkeiten der Definition und Klassifikation

Unterschiedlich zur Angstneurose sind bei Phobien die pathologischen Angst- und Furchtsymptome auf äußere Anlässe bezogen. Die Phobie ist im weitesten

Sinne als „krankhafte Furcht vor etwas" bezeichnet worden. Das Attribut „krankhaft" bezieht sich nicht nur auf die Stärke des Furchtaffektes und der somatischen Begleiterscheinungen, sondern auch auf die Inadäquatheit und häufige Irrationalität des Verhältnisses zwischen auslösendem Reiz und Antwort. Eine so weite Definition umfaßt sowohl *phobische Reaktionen* – häufige Vorkommnisse bei Kindern und Erwachsenen in belastenden Situationen – als auch *neurotische Phobien*, denen eine neurotische Entwicklung zugrundeliegt. Das Merkmal der neurotischen Verarbeitung ist die Verschiebung einer psychischen, also im Innern erlebten und gefürchteten Gefahr auf ein Objekt in der Außenwelt oder auf eine äußere Situation [182].

Nach der Lehre PAWLOFFS kann man auch von einem Konditionierungsprozeß sprechen, was in letzter Zeit die Verhaltenstherapeuten bevorzugen [1081]. Die in der Psychoanalyse als Abwehrmechanismus beschriebene Verschiebung und Projektion wäre bereits das Ergebnis der Konditionierung: ein bedingter Reflex. Es ist nun wichtig zu beachten, in welcher Weise die Konditionierung oder Projektion in die neurotische Gesamtabwehr der Angst einbezogen wird. MICHAUX [1018] erwähnt die Auffassung mancher Autoren, daß man vor einer „Pseudo-Phobie" dann sprechen sollte, wenn phobische Symptome nach begründetem und bewußtem Erleben von Furcht bestehen bleiben. Er räumt aber ein, daß es keinen klinischen Unterschied zwischen Phobie und Pseudophobie gibt, da auch bei den sog. pseudophobischen Symptomen bedingte Reflexe wirksam werden.

Mit der Verschiebung und Projektion der Furchtanlässe korrespondieren neurotische Verhaltensweisen, die eine psychische Angstverarbeitung erschweren. Klinisch lassen sich bei manchen neurotischen Phobien Verhaltensstörungen finden, die für die konversionsneurotische (hysterische) Charakterstruktur typisch sind, bei anderen Phobien herrschen dagegen zwangsneurotische Züge vor. Man kann also überwiegend zwangsneurotische und überwiegend konversionsneurotische Phobien unterscheiden und schließlich auch solche, bei denen zwangsneurotische und konversionsneurotische Verhaltensweisen zusammen anzutreffen sind.

Die Klassifikation ist besonders dadurch schwierig, daß es nicht nur alle denkbaren Übergänge von Zwangsbefürchtungen bis zu den sog. hysterischen Angstverarbeitungen gibt, sondern darüber hinaus haben auch weitere ganz andersartige Symptome den Namen Phobie erhalten, insbesondere solche, bei denen eine Verschiebung psychischer Furchtanlässe auf somatische erfolgt ist (Erythrophobie, die sog. „Herzphobie", Carcinophobie, Luophobie und andere Krankheitsphobien). Hierbei handelt es sich meist entweder um hypochondrische Symptome, um Korrelate des Angsterlebens, wie bei der Herzneurose oder auch um Beziehungs-, manchmal auch Wahnideen oder schließlich auch um Angstabwehrformen schizoider Patienten [1144]. Klinische Beobachtungen sprechen dafür, die Gruppe der Krankheitsphobien (Nosophobien) von den typischen neurotischen Phobien abzutrennen und damit das Phänomen der Projektion von Furcht auf äußere Situationen und Objekte (Konditionierung mit Außenreizen) als Abgrenzungsmerkmal zu wählen. RICHTER u. Mitarb. [479, 807] plädieren auch aus dem Grund für eine solche Abtrennung, weil typische Phobiker die Ersatzobjekte und Angstsituationen meiden können, während z. B. „der Herzneurotiker keinen Bogen um sein Herz machen kann". Die Krankheitsbefürchtungen sind also keine echten Phobien, sondern andersartige, nur sehr begrenzt phobieähnliche pathologische Furchtverarbeitungen.

Psychische und somatische Manifestationen

Die Symptome der Phobien manifestieren sich im psychischen Bereich hauptsächlich als Befürchtungen vor Menschen, Tieren, Gegenständen und Situationen.

Die verschiedentlich versuchte Klassifizierung nach angsterregenden Objekten und Situationen [72, 953] mit Einführung vieler wohlklingender griechischer und lateinischer Termini hat wissenschaftlich wenig Wert, denn es können in Abhängigkeit von den konditionierenden Erlebnissen beliebige banale oder auch ganz ausgefallene Objekte und Situationen im Mittelpunkt des phobischen Symptoms stehen. LAUGHLIN [953] zählt 64 beobachtete phobische Objekte auf. Am häufigsten sind folgende neurotische Phobien zu beobachten (Reihenfolge in der Häufigkeit des Vorkommens bei stationär-klinisch behandelten neurotischen Patienten):

Bei Erwachsenen:

Angst vor der Dunkelheit oder der Nacht (Nyktophobie),
Angst vor Blitzen und Gewitter (Keraunophobie),
Platzangst (Agoraphobie),
Tierphobien (Zoophobie),
Angst in geschlossenen Räumen (Theater, Konzert, Kino) (Claustrophobie),
Angst in der Höhe, auch „Höhenschwindel" genannt (Akrophobie),
Angst vor Menschen (allgemein oder bestimmte, z. B. Mörder),
Angst vor drohenden Krankheiten (Nosophobie),
Angst vor Berührung und Beschmutzung (Mysophobie),
Angst vor Prüfungen (Examensphobie),
Angst vor Alleinsein.

Bei Kindern

Angst vor der Dunkelheit oder der Nacht
Tierphobie (meist Hundephobie, Kynophobie),
Angst vor Menschen, meist gewalttätigen (Anthropophobie),
Phobien gegenüber bestimmten Nahrungsmitteln (Milch, Fisch, Fleisch),
Angst vor Wasser oder Feuer (Aquaphobie, Pyrophobie).

Bei Jugendlichen kommen phobische Erwartungsängste relativ häufig vor, d. h. Ängste, die sich auf gefürchtete und nach Möglichkeit zu meidende Situationen beziehen.

Wenn körperliche Symptome bestehen, sind es meist Angstäquivalente (funktionelle Herzkreislauf-, Atem-, Magen-, Darmstörungen o. ä.). Körperliche Störungen bei Angstneurosen gehen nicht selten unter Besserung der körperlichen Beschwerden in einen phobischen Verlauf über [95, 479]. Die erfolgreiche Vermeidung der Angstanlässe wird dann durch die für Phobiker typische Bewegungs- und Freiheitseinschränkung erkauft.

Gestörte Verhaltensweisen

Wie die phobische Symptombildung im Erleben Furcht und Angst zurückdrängen und vermeiden soll, so sind auch Schutz- und Sicherungsversuche gegen Angst im Verhalten zu beobachten. Beim Studium neurotischer Entwicklungsverläufe habe ich oft gesehen, daß phobische Reaktionen der Kindheit nach der Entdeckung von angstaufhebendem oder angstvermeidendem Verhalten abklingen. Wenn es dem Kind z. B. gelingt, entgegen der inneren Unsicherheit als forsch, straff, aktiv, sicher zu erscheinen, als gefühlsmäßig nicht erschütterbar, überlegen spöttelnd, ironisch oder auch als streng sachlich, fachmännisch-orientiert, dann treten die phobischen Symptome oft zurück. Bei neurotischen Phobien sind Ansätze zu ähnlichen Reaktionsbildungen und zur Errichtung eines entsprechenden Ideal-Ichs vorhanden. Bei Fortdauer der phobischen Symptome bleiben diese Bestrebungen ambivalent und angstbesetzt. Ein fast obligater Befund bei Phobikern ist der mißglückte Versuch, Ich-Ideale für Verhaltensweisen zu entwickeln, die möglichst im Gegensatz zum Verhalten des gleichgeschlechtlichen Elternteils stehen. Solche *antithetischen Ich-Ideal-Bildungen* (antithetisch gegen das gleichgeschlechtliche Elternvorbild) sind oft schon bei der Frage zu erkennen, ob die Patientin wie die Mutter oder der Patient wie der Vater werden wollte. Die mehr oder weniger offene Verneinung dieser Frage und die Art der Begründung eröffnen meist einen guten Einblick in permanente Konflikte zwischen reaktiven Unabhängigkeitsbedürfnissen einerseits und starken Hingabe- und Anlehnungswünschen andererseits.

In der psychoanalytischen Forschung sind solche Konflikte und daraus entstehende Verhaltensstörungen in verschiedener Weise beschrieben worden. Die Haß- und Rachephantasien gegen den Vater, über die S. Freud in der Analyse des 5jähr. Hans berichtet, sind Vorstadien der antithetischen Ideal-Ich-Bildung. ALEXANDERs [8] Beobachtung, daß es den phobischen Patienten nicht gelungen ist, ihr Ich den Strafdrohungen des Über-Ich anzupassen, weist vom topischen, metapsychologischen Aspekt auf ähnliche Zusammenhänge hin. REICH [471] beschrieb einen „vornehmen Charakter", der sich als Abwehr einer Phobie entwickelte. Auch bei diesem Patienten bildeten sich in der Kindheit Ideale aus, „nicht so zu sein, wie der Vater, sondern das gerade Gegenteil". REICH kannte damals die Bedeutung der durch antithetische Ideal-Ich-Bildungen entstehenden Verhaltensweisen noch nicht. SCHUR [796] vertritt die Auffassung, daß sich bei jeder Phobie ein Konflikt hinsichtlich der Identifikation abspielt. WANGH [1205] zeigt an einem Fall von Topophobie, daß es zu angsterregenden Triebkonflikten kommt, weil eine Lösung allerfrühester Ambivalenzkonflikte hinsichtlich der Identifikation nicht gelingt.

Für die Entwicklung von Verhaltensstörungen ist in diesem Zusammenhang die Einstellung des gleichgeschlechtlichen Elternteils von großer Bedeutung, weil die Vater- bzw. Mutter-Kind-Interaktion in einem reziproken Verhaltnis zueinander steht. Meist wird auf die Liebeszuwendung von seiten des Kindes betonter Wert gelegt, ihm aber zuwenig Freiheit gelassen und zugleich im Ganzen kein zur Nachahmung und Identifizierung geeignetes Vorbild gegeben.

Bei manchen Phobikern bilden sich der Konversionsneurose („Hysterie") ähnliche, bei anderen mehr zwangsneurotische Verhaltensstörungen, sehr häufig aber Mischbilder beider Neurosestrukturen aus. FELDMANN [795] hat die psychopathologischen Unterschiede der „angstreduzierenden" zwangsneurotischen Phobien gegenüber den hysterischen herausgearbeitet. Die Verhaltensstörungen entsprechen also diesen Neurosestruktur-Entwicklungen, wobei erfahrungsgemäß folgende Zuordnungen am häufigsten sind:

Tabelle 11.

Überwiegend zwangsneurotische Verhaltensstörungen	Überwiegend konversionsneurotische Verhaltensstörungen	Mischbilder
Phobien mit aggressiven Inhalten (z. B. Phobie vor Messern, spitzen Gegenständen, vor Blitzen, Feuer, Schädigung durch die moderne Technik oder auch vor eigenem schädigendem Verhalten) (Mysophobie, Beschmutzungs- und Berührungsphobien) Phobien vor ansteckenden Krankheiten, vor „Verrücktwerden" und vor dem Tod (soweit es sich nicht um hypochondrische, wahnhafte oder sonstige psychotische Inhalte handelt)	Agoraphobie Claustrophobie Tierphobien (Haustiere, wie Pferd und Hund, kleine Tiere, z. B. Spinnen, Ratten, Mäuse, Phobien vor Menschen, Wasserphobie (Meer, Überschwemmung)	Manche Tierphobien (z. B. Schlangen, Reptilien) Manche Agora- u. Topophobien (bestimmte Orte u. Situationen) Phobien vor bestimmten Nahrungsmitteln. Polyphobien (sich auf mehrere Objekte und Situationen ausbreitende Phobien) Akrophobie (Höhenschwindel, Angst v. d. Tiefe) Examensängste

Bei den meisten Ängsten, die den eigenen Körper betreffen — sie werden ebenfalls als Phobien bezeichnet (Dysmorphophobie = Auseinandersetzung mit angeblichen Körperanomalien, besonders der Nase; Angst vor Körpergeruch und Schweiß o. ä.) — handelt es sich wie bei den Krankheitsphobien meist um ein Symptom anderer Art.

Übertragungs- und interpersonelle Symptome

An Übertragungssymptomen werden ebenso wie in zwischenmenschlichen Beziehungen zuerst Hilflosigkeit, ausgeprägtes Vermeidungsverhalten und Fluchttendenzen deutlich. In der dyadischen Beziehung sind neurotische Phobiker durch ihre Hilflosigkeit und Handlungsunfähigkeit zu jeder vorgeschlagenen Behandlung bereit, ohne sich genügend zu orientieren. Sie reagieren auf die eigenen ambivalenten Abhängigkeitswünsche meist mit verstärkter Angst und Symptombildung. In Einzelanalyse und Gruppenbehandlung fällt in den Anfangsphasen ein ständiges Ausweichen auf. So kommt es bei Vorherrschen zwangsneurotischer Abwehrmechanismen (wie Isolierung von Affekten und Versuch des Ungeschehenmachens) oft zu einem schweigenden Gehemmtsein, dagegen bei Überwiegen der konversionshysterischen Abwehr (wie sofortiges Vergessen durch Verdrängung) zu einem Überspielen der Gefühle.

Oft erfolgt auch gerade in der Anfangsphase ein Fluchtversuch. Die stärksten Übertragungssymptome treten gleichgeschlechtlichen Therapeuten gegenüber auf, da der Wiederholungsversuch antithetischer Ich-Ideal-Bildungen starke Angst und Vermeidungswünsche mobilisiert und die therapeutische Hilfe wie das Arbeitsbündnis erschweren. Dem heterosexuellen Therapeuten gegenüber werden die gleichen Konflikte dadurch hervorgerufen, daß ein ständiges Schwanken zwischen einem Verhalten, daß im ganzen gesehen einer Identifikation mit dem gleichgeschlechtlichen Elternteil entsprechen würde und einem diametral entgegengesetzten nicht gelöst werden kann.

In der Gruppe wird ein Zug des interpersonellen Verhaltens meist deutlich erkennbar, der auch in der Familie zu ständigen Konflikten führt: Im Zusammenhang mit der Hilflosigkeit werden Ansprüche auf Hilfe, Schutz und manchmal auch ständige Anwesenheit gestellt, die von den Mitmenschen als beherrschenwollende, aggressive Haltung erlebt werden. GLOVER (824a) hat bereits vor 20 Jahren auf die Bedeutung dieser in der Therapie und Familie sehr störenden Herrschsuchtshaltungen hingewiesen. Sie stellen gewissermaßen die zugrundeliegende Ambivalenz gleichzeitigen Schutzsuchens, Anlehnens und Herrschenwollens (Unabhängigsein) dar.

Die sonstigen in der Übertragung und in zwischenmenschlichen Beziehungen auftretenden Symptome entsprechen der Psychodynamik bei Konversionsneurosen und Zwangsneurosen.

Psychodynamik und Ätiologie

In der Psychoanalyse wurde die Psychodynamik der neurotischen Phobien von dem zentralen Gesichtspunkt aus betrachtet, daß sich ein Triebkonflikt in eine Angst vor äußeren Wahrnehmungen verwandelt [164, 182, 322, 424, 471]. FREUD [182] unterschied zwei Phasen: in der ersten kommt es nach dem Erleben von Furcht zu Angstentwicklung und Verdrängung; in der zweiten folgt die Projektion der Libidogefahr nach außen mit einer zunehmenden „Verschanzung" gegen die nun scheinbar äußeren Gefahren. Die Schwäche dieses Abwehrsystems liegt in der großen Schutz- und Hilflosigkeit hinsichtlich der inneren Abwehr.

Die Ätiologie der Phobien ist umstritten. Frühere organische Hypothesen waren nicht zu bestätigen [66]. Die verhaltenstherapeutische Theorie der Phobien [1081] stützt sich auf Laboratoriumsuntersuchungen über die Erzeugung künstlicher und experimenteller „Neurosen" bei Tieren und Menschen. Es handelt sich dabei um durch bestimmte Reize erzeugte Antworten, also *Reaktionen*, die zwar zeigen, daß Phobien in Angstsituationen erworben und erlernt werden, die aber die neurotische Entwicklung nicht klären. Psychoanalytiker stellten ätiologische Hypothesen auf, die zu einer durch Krankengeschichten belegten theoretischen Grundlage für die analytische Therapie wurden.

FREUD hat ätiologisch früh und später beginnende (Kastrationsangst) Fehlentwicklungen zu Phobien unterschieden. Viele der frühen Fehlentwicklungen sind offenbar keine echten Phobien. Meist ist der Beginn der gestörten Psychodynamik bis in das 3. Lebensjahr zurückzuverfolgen, also bis in die Entwicklungsphase, in der normalerweise Angsterleben bei Kindern beim Erwerb neuer motorischer Erfahrungen so häufig wie in keinem anderen Altersabschnitt ist. In libidotheoretischer Sprache sind es also hauptsächlich die Kastrationsängste der phallischen Entwicklungsstufe und der frühen ödipalen Situation, mit denen die Fehlentwicklung beginnt. Wenn GREENSON [834] und andere Psychoanalytiker [796, 1089], die einen früheren Beginn fanden, erste Bedingungen phobischer Symptome bereits in allerfrühester Kindheit — im Stadium der Primärangst — annehmen, so ist zu vermuten, daß den Beobachtungen meist phobieähnliche Symptome bei schizoidem oder schizoid-zwangsneurotischem Erleben zugrundeliegen. Dafür geben die Veröffentlichungen verschiedene Anhaltspunkte.

GREENSON [834] erwähnt in seiner Arbeit vier Fälle mit dem Hauptsymptom Phobie, bei denen sowohl hysterische wie auch zwangsneurotische und schizoide Züge bestanden (ein Patient war „ziemlich typisch zwangsneurotisch mit mehr als leichter paranoider Färbung“. Paranoide Züge bestanden bei drei und hypochondrische bei zwei Patienten). Es waren „gemischte praegenitale Neurosen“ (mixed prägenital neurosis with oral, anal, hypochondrical and paranoid trends). GREENSON stellt den ängstlichen, phobischen, gehemmten Patienten dem depressiven gegenüber, der "counterphobic" ist und agiert.

RHEAD [1089] beschreibt eine agoraphobe Patientin, deren Mutter eine narzistische Bindung zu ihr hatte, so daß in den Phantasien der Patientin intensive Wünsche nach symbiotischer Partnerschaft auftraten. Es lagen weitere Symptome und schizoide Störungen vor ("narcissistic personality disorder"), was bei den meisten neurotischen Phobien nicht der Fall ist.

Die Ergebnisse der ätiologischen Forschung zeigen, daß die Anlässe der Phobien – trotz der verschiedenen Angstinhalte – hauptsächlich Versuchungssituationen für früher abgewehrte und gefürchtete Triebregungen sind. Die gefürchtete Gefahr ist gegenüber dem Angstinhalt nicht adäquat, entspricht aber der subjektiv erlebten Ohnmacht hinsichtlich der Triebsteuerung.

Als auslösend für die verschiedenen Phobien sind oft übereinstimmende Untersuchungssituationen beschrieben worden.

Tierphobien hat FREUD selbst in zwei Krankengeschichten beschrieben (Pferdephobie des kleinen Hans und „Wolfsmann“). Die Entstehung der entscheidenden Ängste führte FREUD bei beiden Patienten auf die mißlungene aggressive Ödipus-Auseinandersetzung mit dem Vater zurück. FENICHEL [163] erwähnt, daß nicht alle Tierphobien den von FREUD untersuchten Fällen gleichen. DÜHRSSEN [116] hat bei Tierphobien die drei vor den Versuchungssituationen zu eruierenden wichtigsten ätiologischen Faktoren erwähnt, die mutatis mutandis für phobische Affekt-Assoziationen in Betracht zu ziehen sind:

1. das gefürchtete Tier wurde tatsächlich einmal als stark furchterregend erlebt,
2. es war zufällig in einer aus anderen Gründen furchterregenden Situation anwesend,
3. die Eigenart des Tieres war repräsentativ für Furcht, die ganz anderen Objekten und Vorgängen gilt.

Bei phobischen Neurosen ist der wahre Angstanlaß der bewußten Reflexion nicht zugängig. Die dritte Möglichkeit liegt bei vielen Tierphobien vor. Zum Beispiel wird bei den meisten Hundephobien entweder die beobachtete schnelle Motorik, das Bellen, Anspringen, die Gefahr gebissen zu werden oder die Beobachtung sexuellen Verhaltens repräsentativ. Bei Katzenphobien kann repräsentativ werden: Fauchen, Kratzen, „Mausen“, aber auch Zärtlichsein und Schnurren. Bei Pferden sehen Kinder meist die Größe, gewaltige Kraft, die großen Genitalien, manchmal auch die Unbekümmertheit und Gewalt der Ausscheidungen. In besonderem Maße ist an solche Entstehungsmöglichkeiten bei den Tieren zu denken, denen der Patient praktisch nicht oder nur selten (Zoo) begegnet, z. B. Giftschlangen und Reptilien. Bei Phobien vor kleineren Tieren (Mäusen, Käfern, Fliegen, Insekten usw.) ist vielleicht zu beachten, daß bei bestimmten angeborenen Reaktionen Urängste durch gewisse Reizauslöser (kleine Tiere, Insekten) hervorgerufen werden [232]. Bei Neurosen wird jedoch von der symbolischen Repräsentanz berichtet.

Für die Straßenangst sind verschiedene Versuchungssituationen als Anlässe für das Auftreten berichtet worden: sexuelle Versuchung auf der Straße, unterdrückte Bewegungs- [1] und Exhibitionslust [775a], aber auch orale und aggressive Versuchungen, bei Kindern Austoben, ohne sofort zur Ordnung gerufen und bestraft zu werden [116]. Am größten ist in der agoraphoben Versuchung vielleicht die Angst vor der eigenen Verantwortlichkeit. Dafür spricht die Tatsache, daß die Angst sofort nachläßt, oder ganz ausbleibt, wenn ein Mensch – manchmal ein Kind — den Agoraphoben begleitet.

Nach einer Fragebogenuntersuchung von 1200 Agoraphoben (95% Frauen, von denen 80% verheiratet waren) beschreiben MARKS u. HERST [996] den Hauptkonflikt etwas unspezifischer: Frustrierung und Einschränkung von im Grunde lebhaften, extravertierten Frauen.

Die Angst beim Überschreiten von Plätzen kann durch ähnliche Faktoren ausgelöst werden. VON GEBSATTEL [808] bezeichnete als hauptsächlichen Auslöser solcher Angstanfälle „die Raumqualität der Weite".

VON GEBSATTEL meinte, daß sich der Agoraphobiker gegen das Element der Weite abdichte wie der Höhenphobiker gegen den Abgrund. Der Gesunde könne in die Weite vorstoßen und von ihr Besitz ergreifen wie von einem Stück Zukunft, „in der Kommunikation mit dem Symbolgehalt der Weite sind wir entweder Bewältiger oder Überwältigte."

Für das Erleben der *Akrophobie* (Höhenangst, Höhenschwindel) ist vielfach auf den gefürchteten Sog des Abgrundes, der Tiefe hingewiesen worden [740, 808, 1248]. ZUTT [1248] sieht im „Höhenschwindel" eine „Grenzsituation der Daseinsordnung", die Gefahr, Einordnung und Geborgenheit in der Raumordnung zu verlieren. BAUMEYER [694] sah als Hintergrund der „Angst vor dem Verlust der physiognomischen Raumordnung" [1248] starke Ambivalenzkonflikte zwischen verdrängten Macht- und Besitzstrebungen auf der einen und anlehnungsbereiten Hingabewünschen auf der anderen Seite.

Auch bei den übrigen Phobien bestehen zwischen der anthropologischen, daseinsanalytischen und psychoanalytischen Interpretation der Ängste und auslösenden Konfliktsituationen ähnliche Unterschiede aber keine grundsätzlichen Widersprüche.

Vorkommen, Häufigkeit und Verlauf

Vorkommen und Verlaufsformen von Phobien wurden bereits bei der Angstneurose besprochen. Detaillierte Ergebnisse von Verlaufsbeobachtungen der einzelnen phobischen Symptome fehlen. Agoraphobien sind von einigen Autoren als besonders schwer beeinflußbar im Vergleich mit anderen Phobien bezeichnet worden [933, 1159]. Nach den bereits erwähnten Untersuchungsergebnissen von 1200 vorwiegend weiblichen (95%) Mitgliedern eines Klubs von Agoraphoben [996] ist ein chronischer Verlauf die Regel. Die mittlere Symptomdauer betrug 13 Jahre.

Interessant sind die Mitteilungen, daß 5% niemals einen Arzt aufsuchten, 95% praktische Ärzte und davon 67% auch Psychiater konsultierten.

Zwangsneurose

Klinische Symptome

Über die klinischen Symptome und die verschiedenen psychiatrischen Auffassungen vom Zwang liegen viele informative Übersichten vor, in denen die in der Literatur behandelten Probleme sehr ausführlich dargestellt werden. KURT SCHNEIDER [1122] berichtete über die definitorischen Differenzen aus den letzten Jahren des vorigen Jahrhunderts und die klinischen Beobachtungen bis 1917. Diese Arbeit ergänzte DE BOOR [734] in einem Sammelbericht über die Zeit von 1918—1947. Über die letzten 20 Jahre geben RÜMKE [1111] und TASCHEV [1184] einen guten Überblick und kritische Darstellungen der Klinik der Zwangszustände.

Eine umfassende Darstellung der Klinik der Zwangssymptome müßte zuerst das Vorkommen kleiner Zwangsgedanken und -impulse bei Gesunden berücksichtigen [741, 826, 1123, 1245], dann Zwangssymptome bei Intoxikationen, Encephalitiden und anderen primär somatischen Erkrankungen, bei Psychosen — besonders der Schizophrenie, aber auch endogenen Depressionen — und schließlich bei den abnormen Persönlichkeiten. Zu dieser letzten Gruppe gehören nach Abgrenzung der anankastischen Psychopathien die neurotischen Entwicklungen im Sinne unserer Definition, also die eigentlichen Zwangsneurosen.

Psychische und somatische Manifestationen

Bei zwangsneurotischen Entwicklungen sind im psychischen Bereich in erster Linie Zwangsvorstellungen, -gedanken und -befürchtungen zu finden. Bei TASCHEV

[1184] herrschten diese Symptome bei 85,65% (von 547 Zwangskranken) vor. Zwangsimpulse und Zwangshandlungen sind manchmal sekundär, werden aber auch als erste Symptome beobachtet, besonders bei zwangsneurotisch-schizoiden Neurosestrukturen. BRÄUTIGAM [66] formuliert es so, daß mit den zwangsneurotischen Gedanken und -vorstellungen auch Impulse und Handlungsantriebe aufsteigen und durch „ritualisierte Praktiken" abgewehrt werden.

Nach Mitteilung der psychoanalytischen Ergebnisse ist die enge Beziehung zwischen Angst und die gegen den Willen der Kranken und ihre bessere vernünftige Einsicht auftretenden Zwangsvorstellungen und -gedanken kaum ernsthaft bestritten worden.

Auch KRAEPELIN [928] sprach von der Entstehung der meisten Zwänge „auf dem Boden einer deutlich ängstlich gefärbten Gemütslage". VON GEBSATTEL [809] glaubt nach seinen Erfahrungen, daß die Primärstörung der anankastischen Fehlhaltung phobischer Natur ist. Er hat wie spätere Untersucher auch (z. B. [795]) die zwangsneurotische Angst von der angstneurotischen und von der Angst im Bereich der reinen Phobien unterschieden. Nach phänomenologischen Kriterien hebt er außerdem die „psychasthenische" von der „anankastischen" Phobie ab.

G. E. STÖRRING [1175] hat die ängstliche Gespanntheit und quälende Unruhe, die von ständigen gedanklichen Abwehrmaßnahmen begleitet sind, als „anankastische Angst" bezeichnet. Oft ist darüber berichtet worden, daß starke Angst auftritt, wenn Zwangsgedanken und besonders Zwangsimpulse unterbunden werden.

Die psychoanalytischen Erfahrungen haben zu der Auffassung geführt, daß die Zwangssymptome als durch Angst und Abwehr entstellte Triebbefriedigungen oder gewissermaßen als Strafe oder Buße für Wünsche nach solchen Befriedigungen angesehen werden können [164]. Eine solche Auffassung sieht die Symptome im engen Zusammenhang mit der Psychodynamik. Es wird dabei vorausgesetzt, daß die motivierenden Triebimpulse nicht bewußt erlebt werden, daß sie den moralischen Grundsätzen der Persönlichkeit widersprechen, Schuldgefühle auslösen und deshalb entstellt wie auch ihres Affektgehaltes weitgehend entkleidet werden (Abwehrmechanismus der „Isolierung").

Die nachfolgend skizzierte Interpretation der Symptomatologie ist für die psychoanalytische Therapie und als heuristisches Prinzip wichtig geworden:

1. *Symptome lassen entstellte Befriedigungswünsche erkennen:*

a) *Zwangsgedanken und Vorstellungen* mit aggressiven, sexuellen (oft obszönen), unästhetischen oder als unmoralisch und ekelerregend erlebten Inhalten. Auch Zwangsgedanken aus dem kaptativ-oralen und retentiven Bereich sind nicht selten, z. B. Grübeln, ob der Patient genug gegessen oder ob er nichts verloren habe.

b) *Zwangsimpulse und -handlungen* betreffen Impulse aus den gleichen Bereichen, die meist als streng verboten, als unmoralisch, verletzend, schädigend, kriminell oder krass egoistisch erlebt werden. Auch dem Patienten undurchsichtig erscheinende Handlungen können larvierte und entstellte Befriedigungsversuche sexueller, besonders homosexueller und aggressiver Impulse sein.

2. *Symptome mit Abwehr-, Bestrafungs- und Bußtendenzen*

a) *Zwangsgedanken und -vorstellungen*, die sich immer wieder mit der Kontrolle, oft komplizierter, den Patienten einengenden Vermeidungen und Sicherungen beschäftigen. Oft wird ein großer Gedankenaufwand betrieben, um etwas wieder gutzumachen, um das Gewissen zu beruhigen oder eine gefürchtete Strafe zu vermeiden. Charakteristisch ist die Verschiebung auf „kleine", oft fast lächerliche Vergehen. Zwanghafte Gedanken, bald zu sterben oder krank zu werden, gehören in diesen Zusammenhang (Thanato- und Nosophobien).

b) *Zwangsimpulse und -handlungen* treten besonders als übertriebene Sicherungen, Kontrollen, Ordnungs- und Waschzwänge in Erscheinung. Wer ständig kontrolliert und Sicherungen überprüft, kann keinen Schaden anrichten, seine schweren Schuldgefühle beruhigen und nichts Unerlaubtes tun. Waschen schützt vor dem Schmutzigwerden, was sich in Assoziationen oft als verknüpft mit verbotenen Triebbefriedigungen erwiesen hat.

3. *Gemischte Befriedigungs-, Abwehr- und Strafsymptome*

a) *Zwangsgedanken und -vorstellungen* enthalten zugleich entstellte Triebbefriedigungswünsche und deren Abwehr und manchmal auch deren Bestrafung, z. B. dann, wenn Gedanken an sexuelle Wünsche von Waschzwang oder anderen Bußhandlungen gefolgt sind. Auch in vielen nicht endenden Grübeleien (z. B. den im englischen Sprachgebrauch als "obsessional rumination" bezeichneten) ist die grobe Ambivalenz häufig: Darf ich den Befriedigungswünschen nachgeben oder nicht? Diese Frage im Zusammenhang mit der Ungewißheit, ob man sich selbst trauen könne oder nicht, wird als Problematik oft ins Metaphysische oder Religiöse verschoben.

b) *Zwangsimpulse und -vorstellungen*, in denen widersprechende Handlungen geplant oder ausgeführt werden, wurden schon in der Analyse des „Rattenmannes" von Freud als „zweiseitige Symptome" beschrieben. Fenichel [164] berichtete von einem Patienten, der sich nach Zwangsgebeten für seine Mutter einen leichten Schlag auf den Mund geben und so die Wirkung des Gesagten wieder aufheben mußte.

Die aus dem vorigen Jahrhundert stammende Frage, ob die Zwangssymptome primär als eine Störung des Denkens oder der Emotionalität anzusehen ist, blieb letzten Endes strittig, damit auch alle daraus abzuleitenden Folgerungen. Mit der Zunahme des Interesses für die Quellen und Auswirkungen der Angst ist jedoch die Grundfrage durch komplexere Fragestellungen abgelöst worden.

Binder [45] hat den *„Störungspsychismus"* vom *„Abwehrpsychismus"* unterschieden, was nach von Gebsattel [809] „einer gewissen Künstlichkeit nicht entbehrt", jedoch für die-Orientierung unentbehrlich sei. Von Gebsattel stellte die beiden diesem Psychismus entsprechenden *pathischen* und *kognitiv-volitiven* Aspekte der Zwangssymptome und die besondere Natur der zutiefst wirksamen Angst heraus. Er weist auf die Angstinhalte hin, die in anderer Weise bedrohen als eine aktuelle Situation. Die Angst vor Schmutz, Besudelung, aktiver und passiver Unheilsverbreitung stellen eine Bedrohung des idealisierten Eigenbildes und der Selbstachtung durch nicht integrierte innere Kräfte dar.

Von der zentralen Bedeutung der Angst in der Zwangsbefürchtung (Aggressionsangst, Schuldangst, Zweifelangst) geht auch Feldmann [795] aus und zeigt in seiner gründlichen Situationsanalyse komplexe Zusammenhänge, in denen es zu Angstproduktion und angstreduzierenden Verhaltensweisen kommt. Da er den Lewinschen Begriff der Situation benutzt („Zusammenhangganzes von motivationalem Personzustand, psychologischer Umwelt und situationsgebundenem Auswahlprinzip"), kann er zu Aspekten gelangen, die das psychoanalytische Motivations-Abwehrmodell nicht eröffnet.

Zu den psychischen Symptomen gehört auch die oft beschriebene unfrohe, gedrückte Stimmungslage als Begleiterscheinung der Zwangssymptome. Taschev [1184] hat sowohl über „ständige mißlaunische Furchtempfindungen" wie „tiefbedrückte Stimmungen" berichtet. Goodwin u. Mitarb. [831] sprechen von Dysphorie und erwähnen gespannte Reizbarkeit und gelegentliches trauriges Bedrücktsein.

In den anfangs erwähnten Übersichtsreferaten ist der Beziehung der Zwangsneurose zur Cyclothymie viel Aufmerksamkeit gewidmet worden. Anankasmus kann auch in Depressionen ein vorherrschendes Symptom sein [956].

Körperliche Symptome sind bei Zwangsneurosen bisher nicht viel beachtet worden. Einige funktionelle und vegetative Störungen kommen aber so häufig vor, daß diese Beobachtung mich veranlaßte, die Symptome: funktionelle Herzbeschwerden, Kopfschmerzen, Obstipation und Schlafstörungen als „zwangsneurotisches Organsyndrom" zu bezeichnen [1140].

Diese Symptome sind auch bei Patienten mit zwangsneurotischen Strukturen ohne Zwangssymptome zu finden. Völkel [1194] hat ein Alternieren von Zwangssymptom und zwangsneurotischem Organsyndrom beobachtet.

Zauners [1240] Studie über die Symptomatologie der Zwangsneurose bestätigte die Häufigkeit des zwangsneurotischen Organsyndroms sowohl bei Haltungs- wie auch bei Gehemmtheitsstruktur-Entwicklungen. Störungen der Atemfunktion und des Appetits waren besonders bei zwangsneurotischen Haltungsstrukturen zu finden. Zu den häufig anzutreffenden Ermüdungs- und Erschöpfungssymptomen äußert Zauner die Vermutung, daß die Dauerabwehr ständig andrängender aggressiv-motorischer Impulse zu vorzeitigem Ermüden führt.

Auch Taschev [1184] berichtet, daß vegetative Störungen eine wichtige Rolle spielen und ist geneigt, von einem „vegetativen Psychosyndrom" zu sprechen (funktionelle Herzstörungen mit Tachycardie, Kopfschmerzen, Atemnot, Schweißausbrüche, Zittern der Knie). Über

Schmerzzustände (an erster Stelle Kopfschmerzen) klagten 41,13%, über Schlafstörungen 58,5%, über funktionelle Herzstörungen 23,35%.

Erwähnenswert ist weiterhin, daß TASCHEV noch häufiger als ZAUNER, bei gut einem Drittel (33,64%) der zwangsneurotischen Patienten *„pathologische Müdigkeit und Abgeschlagenheit"* fand.

Bei Zwangsneurotikern sind außerdem vagotone Reaktionslagen, besonders steife und starre Körperhaltung sowie die Neigung zu Spasmen der glatten und quergestreiften Muskulatur häufig beobachtet worden. Zwangsneurotische Entwicklungen wurden bei verschiedenen psychosomatischen Krankheiten und bei Störungen der muskulären Koordination gefunden.

Gestörte Verhaltensweisen

FREUD [182] beschrieb die bekannte Trias typischer Verhaltensweisen des Zwangsneurotikers: übergroße Sparsamkeit bis zum Geiz, übertriebene Ordnungsliebe, die leicht zur Pedanterie wird und Eigensinn, der sich bis zu ausgesprochenem Trotz steigern kann. Charakteristisch ist weiterhin die große innere Zwiespältigkeit und Widersprüchlichkeit des Verhaltens. Neben der typischen Trias besteht zeitweise aber auch ein völlig entgegengesetztes Verhalten. Der übertrieben Sparsame macht plötzlich leichtsinnige Ausgaben, ist in bestimmten Bereichen extrem unordentlich und zeigt sich nachgiebig und ohne eigenen Willen, wo es völlig unangebracht ist. Die Freudsche Trias ist nur eine Seite eines polaren Geschehens [1149], dessen sich scheinbar ausschließende Pole auf ein gemeinsames Kerngeschehen bezogen sind: auf eine Ambivalenz, die ein fruchtbares Spannungsverhältnis nicht zuläßt. In diesen polaren Gegensätzen spürt man den untauglichen Versuch, mit „gutem Gewissen", mit Gewissenhaftigkeit und „Reinheit" einer inneren Entscheidung auszuweichen. Die Entscheidungsunfähigkeit zeigt sich besonders kraß in ständig zögerndem und zweifelndem Verhalten. Je stärker die Fähigkeit zu aktiven Entscheidungen beeinträchtigt ist, desto mehr scheinen Gewissenhaftigkeit, Ordnung und Perfektion auch dazu mißbraucht zu werden, andere Menschen moralisch zu übertreffen. Entscheidungsunfähigkeit und Ambivalenz sind fast regelmäßig mit schweren Gehemmtheiten und Schuldgefühlen im Bereich des aggressiven Antriebserlebens verbunden [116, 691, 711, 1040, 1078, 1079, 1131, 1140 u. a.]. Ja- und Neinsagen hat affektiv dann die Bedeutung von Verletzen, Wehtun, Hartsein. Eine Möglichkeit verwerfen heißt: sie völlig streichen, quasi töten.

In der Psychoanalyse ist der Zwangscharakter als Reaktionsbildung gegenüber analsadistischen Triebregungen aufgefaßt worden. FREUDs (182) erste Formulierungen wurden von verschiedenen Analytikern, die ABRAHAM [1] erwähnt, zur „Lehre vom Analcharakter" entwickelt. ABRAHAM hat diese Lehre ausgebaut und beschrieb die Ambivalenz zwischen Bravheit, Korrektheit und Folgsamkeit einerseits und andererseits die in der Tiefe liegenden rebellischen Antriebe. Er schilderte die Ausdrucksformen der Exkretionslust und der damit verbundenen Machtvorstellungen (Allmacht der Wünsche und Gedanken) und die Ambivalenz zwischen Macht- und Ohnmachtsgefühlen. Er zeigte Zusammenhänge zwischen frühem Protest gegen *„MÜSSEN"* (Ausdruck der Kindersprache für Stuhlgang) — also der Ambivalenz zwischen Retentions- und Entleerungslust — und der späteren Zwiespältigkeit im Bereich der Pflicherfüllung. Er sah Parallelen im angstvollen Verhalten, Körpersubstanz, Geld, Besitz und Zeit zu verlieren.

In späteren psychoanalytischen Arbeiten sind die aggressiven Verhaltensweisen und Konflikte stärker beachtet und untersucht worden [116, 471, 520, 690, 691, 802, 858, 1078, 1079, 1131, 1140].

ADLER [5] und andere Individualpsychologen [1147] betonten die finale Seite des Verhaltens der Zwangsneurotiker: ihr Herrschenwollen in scheinbarem Sklavendasein. VON GEBSATTEL [809] entwickelte eine daseinsanalytische Auffassung der anankastischen Fehlhaltung als ein der willkürlichen Steuerung entzogenes Dauerverhalten, aus der Zwangsbefürchtung und ihrem begleitenden spezifischen, komplexen Mischaffekt der Schuldangst. Die Dialektik zwischen Selbstunsicherheit und einem hypertrophierenden und maßlos werdenden Sicherungsdrang bestimmt die Fehlhaltung, deren Hauptgefahr ein innerer Vorgang der „Entordnung und des Entwerdens“ ist.

Feldmann [795] zeigte, wie sich Handlungsbereitschaften nach ängstlich-zwanghaften Erwartungen richten, die nicht nur von der inneren Dynamik, sondern auch von situativen Sonderbedingungen bestimmt sind. Die schon durch von Gebsattel [809] aufgeworfene Frage nach der Beziehung zwischen Zwangsbefürchtung und Abwehrverhalten wird an klinischen Beispielen verfolgt, wobei das dynamische Wechselspiel von Zwangsbefürchtung und Abwehr als ein Konflikt von Gradienten mit unterschiedlichem Aufforderungscharakter verstanden wird.

J. H. Schultz [518] versuchte, eine zusammenfassende Beschreibung des „zwangsneurotischen Gehabes“ ausgehend von den Charakterisierungen von Kurt Schneider [509], Jaspers [270] und von Gebsattel [809] unter Berücksichtigung tiefenpsychologischer Ergebnisse zu geben. Von Gebsattel nennt diesen Versuch einer „Sinnbildlehre“ eine Ergänzung seiner eigenen Auffassung.

J. H. Schultz [518] geht von der gestörten Beziehung zur Realität und der mißlungenen denkerischen Verarbeitung aus (unablässiges Zurückhalten, Zögern, Ausweichen), die er auf zu hochgespannte Forderungen nach „absoluter“ Sicherung, Ordnung, Sauberkeit usw. zurückführt. Als „Sinn-bildliches Wesen“ des anankastischen Gehabes bezeichnet er eine „hemmende pervertierte Primitiv-Vital-Sicherungsreaktion“. Das Überwuchern und quasi Ersticken des Erlebens durch primitive Sicherungsreaktionen zeigt J. H. Schultz dann in ständiger Gegenüberstellung zum „hysterischen Gehabe“: er teilt die Auffassung des Psychoanalytikers Felix Boehm [730], daß zwischen zwangsneurotischem und hysterischem Verhalten eine polare Antitypik besteht, wie etwa zwischen manischen und depressiven Zustandsbildern.

Die letzte Darstellung der psychoanalytischen Ergebnisse mit anschaulicher Kasuistik gab Quint (1079).

Übereinstimmend wird in den Verhaltensschilderungen die Unfähigkeit zur Spontaneität, zum Natürlichsein und zu freien Entscheidungen hervorgehoben. J.-E. Meyer [1014] beschrieb, daß der Zwangsneurotiker trotz aller Sicherungen und Schutzmaßnahmen seiner Umwelt ausgeliefert bleibt. Er hat keine umfassenderen Konzeptionen für sein Handeln, er kann vor allen Dingen keinen „entlastenden Kontakt mit der Welt“ (Gehlen) herstellen. Dadurch sei er – wie Meyer beschreibt – immerfort zu „Jetztbewältigungen“ aktueller Situationen genötigt. Es ist verständlich, daß dieses Ausgeliefertsein auch Befürchtungen vor Berührungen, dem Berührtwerden, vor Gefühlskontakt und Sexualität und dann die entsprechenden Abwehrmaßnahmen hervorruft. Christian Müller [1029] betrachtet ähnlich wie Riemann [1094] das „Streben nach Sekurität“ als Verhaltensweise, bei der es um „den Kern der Symptombildung geht“. Er setzt dabei die Angstmotivation voraus. Riemann sieht in zwangsneurotischen Verhaltensweisen pathologisch überspitzte und einseitige Bestrebungen nach Dauer, Stabilität und Sicherheit. Übersteigerte Angst vor der Vergänglichkeit motiviert verkrampftes, starres Festhalten am Alten, prinzipielles Ordnen, Pedanterie und Vermeiden möglichst aller Unsicherheiten.

Die Eingeengtheit und Begrenztheit des zwangsneurotischen Verhaltens ist also unter ganz verschiedenen Aspekten beschrieben worden.

Übergewissenhaftigkeit und moralische Einengung als Abwehr von Triebgefahren (S. Freud, Abraham), charakterliche „Panzerung“ (Abwehr) durch schematisierte Verhaltensweisen mit Bindung aggressiver Energien (Reich), Vermeidungsverhalten mit Hemmung der Affektivität und aggressiven Motorik (Schultz-Hencke), selbstunsichere Enge und Starre der Verhaltensmöglichkeiten (von Gebsattel), übertriebene Sicherungsreaktionen (J. H. Schultz) umständliches Haften am Gegenstand (Dührssen), Rückzug und Einengung unter erlebter Durchbruchsgefahr latenter Willkür- und Verwahrlosungstendenzen (Margarete Seiff), überspitztes und einseitiges Streben nach Dauer und Sicherheit (Riemann), (ähnlich Ch. Müller), das Ausgeliefertsein an aktuelle Jetztbewältigung (J.-E. Meyer) und durch eingeengte Situationserfassung (Feldmann).

Übertragungssymptome

In der Übertragungsbeziehung ist das gestörte Verhalten in der Regel sehr schnell zu bemerken. Meist sind die Patienten schon bei den ersten Begegnungen übermäßig bereitwillig, möchten auf alles eingehen, ohne sich genügend zu informieren. Wenn man den Patienten die Diskrepanz zeigt, wie sehr sie sich sich selbst gegenüber unsicher fühlen und von Sicherungsbedürfnissen erfüllt sind und wie wenig kritisch sie sich dem Arzt gegenüber verhalten, wird aus den Reaktionen oft schon das Ausmaß der Gehemmtheiten mit starker Fügsamkeit, falschen Verpflichtungsgefühlen und Riesenerwartungen an die übermächtige Potenz des Analytikers erkennbar. Die Patienten halten es scheinbar zu Anfang für unmöglich, selbst stärker und tüchtiger zu werden und hoffen auf maximale Unterstützung durch die Autorität des Arztes. Bald zeigt sich jedoch an kleinen Signalen — oft an deutlichem Mißtrauen [858] – wie stark trotz aller Scheinangepaßtheit das Macht- und Rivalitätsbedürfnis und die aggressiven Haltungen sind. HAU [858] zeigte den Zusammenhang zwischen Passivität und illusionären Fehlerwartungen einerseits und reaktiven aggressiven Spannungen und Willkürverhalten bei Enttäuschungen andererseits. Die Patienten geben z. B. zu erkennen, wie sehr sie selbst durch Gewissenhaftigkeit und Sorgfalt andere übertreffen, was sie leisten könnten, wenn sie keine Symptome hätten oder wie gute Ärzte sie selbst sein würden und wie unzureichend die wirkliche ärztliche Hilfe ist, die sie erhalten.

Ein Patient schilderte beispielsweise mit leicht triumphierendem Lächeln, daß schon vier psychotherapeutische Behandlungsversuche bei ihm gescheitert seien. Auf meine Frage, ob er sich darüber freue, daß schon vier Analytiker an seinem Weg erfolglos zusammengebrochen seien, lachte er zunächst stärker und fragte dann entsetzt und in ängstlicher Erregtheit, daß ich doch wohl nicht wirklich glaubte, daß dies an ihm liege.

Aggressive Haltungen sind in der Übertragungsbeziehung das Hauptproblem [116, 471, 522, 691, 858, 1140, 1179]. Die Patienten können lange Zeit überhöflich sein und scheinbar korrekt mitarbeiten, trotzdem aber das wichtigste nicht berichten. Spontan bringen sie selten Korrekturen oder Ergänzungen, können Fehler und Irrtümer nicht zugeben, machen aber dem Analytiker verbal oder indirekt Vorwürfe, was er auf keinen Fall hätte übersehen, zulassen oder sagen dürfen. Wenn der Analytiker auf dieses Verhalten eingeht, können lange rechthaberische und haarspalterische Auseinandersetzungen die Folge sein. Auch die Eulenspiegel-Übertragung [862] ist in diesem Zusammenhang zu beobachten (Polarität zwischen Übergefügigkeit und sublimer Rache, Unterordnung und destruktiver Rebellion, scheinbarer Anpassung und Machtkampf).

Im Beginn der therapeutischen Arzt-Patient-Beziehung wird oft eine Diskrepanz zwischen den sehr hoch geschraubten Erwartungen, die der Patient an seine eigene Mitarbeit stellt und der faktischen Passivität deutlich. Häufig drückt sich die Diskrepanz in dem Angebot der Patienten aus, alles über sich ergehen zu lassen, bereit zu sein, alles zu tun, was der Arzt wünsche, um sich heilen *„zu lassen"*. Gleichzeitig ziehen sie sich aber oft in eine Art moralische und ethische Festung zurück, von der aus sie unter ständigem Hinweis auf ihr Leiden und Nichtkönnen den Arzt scheitern lassen und ihn häufig tyrannisieren. Ein ähnliches Verhalten ist auch in ihrem Familienleben zu beobachten. Aggressive Haltungen sind besonders deutlich bei den Zwangsneurotikern zu finden, die ihre Gehemmtheiten durch Ideologien gut rationalisiert und dadurch aus der Not eine Tugend gemacht haben. Dem Erleben der Patienten werden diese Verhaltensweisen meist nur zugänglich, wenn sie ihre faktische Hilflosigkeit und Angst hinter den tyrannischen, sadistischen und sonstigen aggressiven Haltungen begreifen lernen.

Interpersonelle Symptome

Zwangsneurotiker geraten in therapeutischen Gruppen schnell in von ihnen provozierte aggressive Auseinandersetzungen, wenn sie nicht vorziehen, sich schweigend abzuschließen – oft unter dem Vorwand, daß es unter ihrer Würde sei, sich mit solchen Bagatellen und Nebensächlichkeiten zu befassen. Sie glauben, ihre Überlegenheit und Unverletzlichkeit schützen zu müssen und lassen doch sehr schnell erkennen, wie schwer es ihnen fällt, eigene Fehler, sogar Irrtümer einzugestehen. Dagegen versuchen sie, anderen ihre Prinzipien und konservativen Standpunkte aufzudrängen.

Riemann [483] fand die Anerkennung eines gleichberechtigten Partners als grundlegende Schwierigkeit. Der Partner wird zu leicht als Besitz erlebt und zu formen versucht. Bindungen — wie z. B. die Ehe — werden als absolut und dauerhaft angesehen, wenn auch einer der Partner daran zugrunde geht.

Heigl-Evers und Heigl [239] haben auf zwei charakteristische interpersonelle Verhaltensweisen der Zwangsneurotiker hingewisen, die sie in therapeutischen Gruppen beobachtet haben:

1. Sie frustieren die Gefühlsbedürfnisse der Mitmenschen durch die Einstellung, daß es „nichts Neues unter der Sonne gebe" und dadurch, daß sie keine Gefühle ausdrücken.
2. Sie streben mit verschiedenen Mitteln eine vertikale mitmenschliche Beziehung — ein „Hammer-Amboß-Verhältnis" — an.

Machttendenzen werden oft nicht bewußt erlebt, auch wenn sie so deutlich zutagetreten, daß andere Menschen in die eigenen Bahnen gezwängt werden sollen. Stattdessen weisen die Patienten oft auf die Macht der Prinzipien und auf alle Menschen verpflichtende „objektive Werte" und Ideale hin. Die Mitglieder einer therapeutischen Gruppe spüren aber recht bald die aus Unsicherheit praktizierten aggressiven oder sadistischen Haltungen, die sich hinter einer idealistischen, scheinbar wohlwollenden oder religiösen Fassade verbergen.

Zwangsneurotiker scheinen Partner zu suchen und gelegentlich zu finden, die sich ihren latenten herrschsüchtigen Wünschen unterwerfen. Delkeskamp u. Meyer [773] beschrieben eine Patientin mit einer 17 Jahre bestehenden schweren Zwangsneurose, deren Ehemann sich sklavisch in den Dienst der Zwänge der Patientin gestellt hatte. Durch das komplementäre Verhalten hatten die ehelichen Interaktionen einen symbiotischen Charakter angenommen. In den meisten zwangsneurotischen Partnerbeziehungen sind mehr oder weniger offene heftige Auseinandersetzungen mit einem komplizierten aufeinander bezogenen sadomasochistischen Wechselspiel zu finden.

Viele Zwangsneurotiker suchen mitmenschliche Beziehungen in ideologisch festgelegten Gemeinschaften. Ch. Müller [1029] fand Zwangskranke unter überzeugten Kommunisten, in sektierischen Gruppen, unter fanatischen Vegetariern und als Anhänger von zum Teil abstrusen Weltanschauungen.

Psychodynamik und Ätiologie

Die Ätiologie und Pathogenese der Zwangskrankheit – also aller klinisch beobachtbaren Zwangszustände – ist bis heute unbekannt. Bisher hat auch keine Arbeitshypothese allgemein Anerkennung gefunden, die das Vorkommen aller Zwangssymptome, also bei Gesunden, bei Neurotikern, Psychotikern, organischen Hirn- und Nervenkrankheiten erklären könnte.

Taschev [1184] erwähnt die pathophysiologische Theorie Pawlows einer milden „inerten Gedankenstauung". Schon die Tatsache allein, daß die Erklärung der Paranoia und der Zwangsneurose bei Pawlow nur in einem kleinen quantitativen Unterschied besteht, erschwert eine Koordinierung mit psychopathologischen Befunden.

Die Untersuchung der Zwangssymptome in *neurotischen* Entwicklungen hat dagegen die Formulierung von Arbeitshypothesen ermöglicht, mit deren Hilfe

Zwangssymptome therapeutisch erfolgreich behandelt werden können [116, 164, 1037, 1079, 1131, 1140]. Ich will zuerst auf die Psychodynamik eingehen, die von verschiedenen psychoanalytischen Forschungsrichtungen in Verbindung mit ätiologischen Faktoren studiert und beschrieben wurde [1, 164, 182, 471, 584, 888, 1095, 1131, 1169]. Im Laufe der psychoanalytischen Erforschung der Psychodynamik sind als hauptsächliche Abwehrmechanismen *Regression*, *Isolierung*, *Ungeschehenmachen* und der Abwehr dienende *reaktive Verhaltensweisen („charakterliche Reaktionsbildungen")* beschrieben worden.

FREUD [182] hatte bei Zwangsneurosen zuerst ein als *Regression* aufgefaßtes „Nicht-Handeln", ein Zurückdrängen der Handlungsimpulse in den Bereich des Denkens und Vorstellens beschrieben. Er sprach von „Gedanken", die „regressiv Taten vertreten".

Der libidotheoretischen Auffassung entsprechend wurden später „Trieb- und Ich-Regressionen" beschrieben. Der zentrale Vorgang ist die topische und zeitliche Trieb-Regression zur anal-sadistischen Organisationsstufe mit den ihr anhaftenden unreifen psychischen Vor-Vorgängen wie Ambivalenz, Bisexualität, anale und sadistische Sexualauffassung. Gleichzeitig findet eine Ich-Regression auf Vorstufen des rationalen Denkens statt, die animistisch-magisch genannt werden. Eine Erweiterung des regressiven Abwehrmodells wurde insbesondere durch STEKEL, FROMM, HORNEY, SCHULTZ-HENCKE u. SULLIVAN erarbeitet [186, 584, 888, 1131, 1169].

Isolierung ist die von FREUD [182] beschriebene Abwehrart, die ganz speziell bei Zwangsneurosestrukturen vorkommt und als wichtigste Hypothese zur psychodynamischen Erklärung der Entstehung von Zwangssymptomen Geltung fand. Diese Abwehr bewirkt, daß der ursprünglich assoziativ verknüpfte Zusammenhang, das zusammengehörige Antriebserleben: Vorstellung (Gedanke) — Gefühl (Affekt) — Handlung (Motorik) auseinandergerissen wird. SCHULTZ-HENCKE [520] wies darauf hin, daß bei Zwängen (z. B. einem Mordimpuls) nur immer Teile des Antriebserlebens, nie aber der Gesamtzusammenhang bewußt wird. Die Vorstellungen sind mehr oder weniger affektleer und durch Schuld, Skrupel und Hemmungen vom motorischen Handeln getrennt.

Die Abwehrform des *Ungeschehenmachens* faßt FENICHEL [164] wohl mit Recht als einen Spezialfall der Isolierung auf. Impulse, die nur entfernt — auch symbolisch oder magisch — an die Ausführungsmöglichkeit einer gefürchteten Handlung erinnern, sollen durch Gegenhandlungen unschädlich gemacht werden. Das Immer-noch-einmal-Tun der Ordnungs- und Rückversicherungszwänge soll Schutz und Sicherheit gegen einen der bewußten Kontrolle möglicherweise doch entgehenden Impulsdurchbruch geben („Regression", auch prälogische Denkformen).

In der späteren metypsychologischen Formulierung wurde von einer „doppelten Abwehrfront des Ichs" gesprochen, das auf der einen Seite gegen das Es, auf der anderen gegen das zu strenge Über-Ich zu kämpfen hat.

Psychodynamisch werden seit längerer Zeit verschiedene Entwicklungsverläufe und Erscheinungsbilder unterschieden [308, 522, 529, 1095, 1140].

SCHULTZ-HENCKE [522] gab in diesem Zusammenhang einige psychodynamische Charakterisierungen bei der Beschreibung der Herrschsucht, des Duckmäusers und Strebers, des Unterwürfigen und Ultrakonservativen.

RIEMANN [1095] versuchte eine Linie von den normalen bis zu schwerpathologischen zwanghaften Einstellungen aufzuzeigen: Vom „Sachlichen und Pflichttreuen" über den „Pedanten, Kriecher, Nörgler, Zweifler und Zauderer, den Streber, den Radfahrer bis zum Tyrannen, Autokraten, Despoten" und den verschiedenen als Zwangskranke gescheiterten Typen dieser Art.

Meine [1140] klinischen Erfahrungen haben mich veranlaßt, zur besseren therapeutischen Indikationsstellung drei verschiedene Entwicklungslinien zu unterscheiden: Reaktionsbildungen, die um den Kern der Gehemmtheiten, der Haltungen oder der Ersatzbefriedigungen entstehen. Bei der Entwicklung einer neurotischen Gehemmtheitsstruktur überwiegen die schweren Einengungen durch Gehemmtheiten (übermäßige Folgsamkeit bis zur Unterwürfigkeit, zwar ambivalente aber strikte Anlehnung an Autoritäten, an geltende Moral, Gesetze und Vorschriften, Pedanterie, Überkorrektheit und übermäßige Pünktlichkeit, übertriebene Sauberkeit, Reinheit; Verausgabungen überwiegen trotz aller sparsamen Prinzipien usw.). Bei der zwangsneurotischen Haltungsstruktur setzen sich in der Entwicklung mehr analretentive, aggressive und sexuelle Haltungen durch (Neigung zum Schmutzigen in verkleideter Form, nichts-wegwerfen-können, also quasi Abfall sammeln, Schmutz und Unordnung machen, „Besudeln", „In-den-Schmutz-ziehen", „Anstinken", „Stänkern", Sparsamkeit bis zum Geiz, Schweigen, starkes Verhaltensein oder affektleere Höflichkeit, Eigensinn bis zur

Halsstarrigkeit und Rechthaberei, ständiges Protestieren). Wenn ein Ausweg in Ersatzbefriedigungen vorherrscht, findet man Entwicklungen mit verschiedenen Verwahrlosungs-, aggressiven und perversen Bestätigungen. Es wurde schon erwähnt, daß die Ambivalenz der polaren Gegensätze für die innere Dynamik charakteristisch ist. Bei den verschiedenen Entwicklungslinien finden sich immer sowohl Hemmungen wie Haltungen und Ansätze zu Ersatzbefriedigungen. Entscheidend für das manifeste Verhalten sind Umwelteinflüsse und die Art und Weise, wie Angst- und Schuldgefühle und in welchem Ausmaß sie erlebt werden (ätiologische Primärbedingungen). Bei dieser Betrachtungsweise könnte weiterhin unterschieden werden, ob es in den drei Entwicklungslinien jeweils zur Passivität (Resignation, Bequemlichkeit), oder zu überkompensatorischen Bestrebungen (z. B. Intellektualismus gegen Analität) kommt.

KUIPER [308] erwähnt verschiedene Formen des zwangsneurotischen Charakters und beschreibt als Beispiel einen Typ, den man den Überangepaßten nennen könnte und einen weiteren, den intellektualisierenden Übersystematiker.

Bei psychoanalytischen Untersuchungen sind neben primären Dispositionen fast übereinstimmend Primärbedingungen der Psychogenese der zwangsneurotischen Entwicklung in schädigenden Einflüssen während der Sauberkeitserziehung gefunden worden. Früher wurden die elterlichen Einwirkungen auf das Sauberwerden des Kindes zu einseitig verantwortlich gemacht. Sie werden zwar oft im Sinne einer strengen, willkürlichen Reinlichkeitsdressur mit zu einengender Verbotsatmosphäre ausgeübt, in der Regel aber ist die Art der Sauberkeitserziehung nur *ein* Ausschnitt aus einer für das Kind ungünstigen Familienatmosphäre: zu harte, zu starre, zu sachbezogene oder auch zu willkürliche Einflüsse – manchmal mit doppelter Moral [872, 1169] – in denen Spontaneität, gesunder Eigenwille, lebhafte Motorik und Aggressivität [116, 483, 522, 1079, 1140] angst- und schuldhaft abgewehrt werden müssen. Aggressivität und Willkürlichkeit der Eltern sind oft aufgefallen [166, 983, 1131, 1140, 1169]. Über Familien- und Geschwisterkonstellationen gibt es widersprechende Mitteilungen.

SCHULTZ-HENCKE [1131] hält die Entwicklung von aggressiven Phantasien in solcher Familienatmosphäre für entscheidende *Sekundärbedingungen*. „Ausgedehntes Phantasieren von Gewalttätigkeit" mit gleichzeitiger Unterdrückung von Gefühlen und Motorik hält er für eine wichtige Entwicklungsphase der zwangsneurotischen Struktur. Schließlich siegen aber Schuldgefühle und Vergeltungsangst [888], so daß meist auch die Phantasien und Vorstellungen entstellt werden. Die Abwehr der Vorstellungen bleibt am ungenügendsten, am labilsten (Gedanken als Tatvorstellungen [888]). KUIPER [308] leitet aus solchen Situationen – z. B. Kampf mit der Mutter – die zwanghafte Trotzhaltung ab, die später zu einer entsprechenden Auseinandersetzung mit dem internalisierten Objekt werden kann.

RIEMANN [1095] hält die Zeit für die Schädigung durch die Umwelt für die wichtigste, in der schon ein Ich-Kern und motorische Expansion entwickelt sind. Es entsteht quasi ein „Ur-Zweifel", ob man eigenem oder fremdem Willen, natürlicher Neigung oder der Angst gehorchen soll.

MARGARETE SEIFF berichtete über Familien, in denen eine versteckte Feindseligkeit und Lieblosigkeit herrscht, in denen das Kind „ums Verrecken" gehorchen muß[3]. Frühgestörte Kindheitsentwicklungen in ungünstigem Familienmilieu fanden auch Katamnese-Untersucher [935, 976, 1029]. CH. MÜLLER [1029] sah „entscheidende Einflüsse des Milieus und sozialer Lebensbedingungen". Er äußerte die Vermutung, daß widrige Umweltfaktoren eine wichtige pathogenetische Rolle spielen.

Als *auslösende Bedingungen* für die Zwangssymptome hat BRÄUTIGAM [65] die wichtigsten Situationen treffend als „krisenhafte Zuspitzungen" bezeichnet, in denen sowohl aggressive wie andere Triebregungen zugleich mit Schuldgefühlen

3 Mündliche Mitteilung (zitiert nach [1140]).

wachgerufen werden. In der Kindheit können schon Konflikte der Schul- und häuslichen Situation oder später in der Pubertät Versuchungssituationen verschiedener Art – auch sexuelle Konflikte – auslösende Bedingungen sein.

LUXENBURGER [983], der sich schon vor über 30 Jahren mit der *Heredität und dem Familienbild der Zwangsneurotiker* beschäftigte, unterschied die Zwangsneurose von der anankastischen Psychopathie durch nicht sehr präzise Kriterien der Symptomschwere. Heute können zur Unterscheidung positive Kriterien der neurotischen Entwicklung herangezogen werden. Aber selbst wenn eindeutige Anzeichen für eine solche Entwicklung bestehen, bleibt noch die Frage nach dem Anteil der Disposition, besonders erblich-konstitutioneller Faktoren offen. In der Praxis ist eine Entscheidung oft schwer möglich.

Auch in der vorliegenden Literatur über Erbfaktoren, die AUBRY LEWIS einmal als „meagre" bezeichnete — wurde zwar über belastete Familien der Zwangsneurotiker und wahrscheinliche erbkonstitutionelle Grundlagen berichtet [972, 973, 983], aber es konnte noch nicht geklärt werden, welche Radikale vererbt werden. Vermutungen über dispositionelle Faktoren sind wohl aufgrund genetischer als auch klinischer Untersuchungen oft formuliert worden[4].

Anankastische Psychopathie (K. SCHNEIDER), Legierung schizothymer und cyclothymer Konstitutionselemente (HOFFMANN), sensitive, selbstunsichere Charaktere (E. KRETSCHMER), Anomalien der Sexualkonstitution (KEHRER, HOFFMANN), Abarten der Schizophrenie (BLEULER, WIZEL), empfindliche, übergewissenhafte Modifikation einer schizothymen Charakter- und Temperamentsspezifität (LUXENBURGER), weniger Schizothymie, sondern uneinheitliche psychopathische Züge (LEWIS), konstitutionelle Verstärkung der Gefühlsambivalenz (BRUN), Hypersensibilität und Hypermotorik (SCHULTZ-HENCKE).

Die Asthenie-Lehre, die in Frankreich und in östlichen Ländern als Grundlage der Zwangsneurose viel diskutiert wurde, soll nur kurz erwähnt werden. Abschließend möchte ich noch einmal betonen, daß viele Forscher die Mitbeteiligung einer erblichen Disposition zur Zwangsneurose in Erwähnung gezogen haben, daß aber – wie es BRÄUTIGAM [66] kurz und lapidar äußerte – die Frage bleibt, worin sie besteht. Das schließt die Bedeutung prägender Umweltfaktoren nicht aus. Ganz offen ist die Frage, wie häufig nicht eine echte Vererbung, sondern eine Art Symptomtradition vorliegt. Aufgrund eigener Beobachtungen halte ich das Urteil von CH. MÜLLER [1028–1030] für zutreffend, daß nach den Untersuchungen von EDITH RUDIN [1108] die Möglichkeit der Symptomtradition innerhalb der Familie mehr Beachtung verdient.

Vorkommen, Häufigkeit und Verlauf

Es ist recht schwierig, exakte Zahlen über das Vorkommen von Zwangsneurosen zu erhalten. Meist werden Zwangszustände oder Zwangserscheinungen ohne weitere Differenzierung registriert.

In der Yale-Studie [254] wurden "obsessive-compulsive reactions" ohne weitere nosologische Einteilung in den 5 sozialen Klassen gezählt. Unter allen erfaßten neurotischen Syndromen hatten in den beiden höchsten Sozialklassen 7%, in Klasse III 5%, in Klasse IV 5% und in Klasse V 0% Zwangserscheinungen. In der Midtown-Manhattan-Studie [321] wurden 8,1% "obsessive-compulsive trends" (nach der definitorischen Erläuterung überwiegend Zwangsneurosen) gefunden, 6,6% in der obersten, 9,2% in der mittleren und 8,6% in der untersten sozialen Gruppe. Symptome einer Zwangskrankheit sind also auch bei Berücksichtigung aller Erscheinungsformen und der verschiedenen Ursachen seltene Vorkommnisse (häufiger in den oberen sozialen Klassen).

Aus den 0% der Klasse V der Yale-Studie müßte der Schluß gezogen werden, daß praktisch in der untersten sozialen Klasse keine Zwangsneurosen vorkommen. Die Midtown-

4 Ältere Arbeiten — soweit nicht im Literaturverzeichnis — zitiert nach LUXENBURGER [983].

Manhattan-Studie ist nicht ganz vergleichbar, da der „sozial-ökonomische Status" (SES) nur in 3 Gruppen (high-middle-low) erfaßt wird. Es könnte also auch eine täuschende Übereinstimmung der Klasse IV von HOLLINGSHEAD u. REDLICH und der Gruppe "low SES" von LANGNER u. MICHAEL bestehen, so daß weitere Überprüfungen wünschenswert erscheinen.

Zu dem Überwiegen der Zwangsneurose im oberen und mittleren SES-Bereich äußern MICHAEL u. LANGNER [321] Vermutungen über unterschiedliche Primärbedingungen für die Zwangsneurose-Entstehung in der Kindheit. Die Sauberkeitserziehung sei z. B. in den unteren Schichten oft toleranter und weniger einengend. Zu allen ähnlichen Detailfragen fehlen noch größere Untersuchungen. Der höhere SES könnte beispielsweise einfach auch durch das überspannte Leistungsstreben erreicht werden.

ESTHER WINTER [644] hat in ihrer Untersuchung über 1,5% Zwangssymptome in der Bevölkerung berichtet. TASCHEV [1184] erfaßte in der Bevölkerung von Südbulgarien 0,2% Zwangskranke, die sich in klinische Behandlung begaben. Nach allen vorliegenden Ergebnissen scheinen Zwangsneurosen bei weniger als 1% der Bevölkerung vorzukommen.

Aus der klinischen Erfahrung in Bethesda schätzt LAUGHLIN [322] den Anteil der stationär behandelten Zwangsneurotiker auf annähernd 12% und weitere 6–7% zwangsneurotische Charakterneurosen. Das ist eine höhere Prozentzahl als sie selbst in sehr spezialisierten Neurosekliniken bei uns gefunden wurde. Die meisten klinischen Angaben liegen niedriger. Aus einer deutschen psychiatrischen Klinik berichtet BRÄUTIGAM [66] über 1% Zwangsneurosen der gesamten Aufnahmen und über 4% der konfliktbedingten Störungen. In der psychoanalytischen Ambulanz [306] waren etwa 2% der Diagnosen „Zwangsneurose". BAUMEYER [27] berichtet aus der Berliner psychotherapeutischen Poliklinik über 2,1%.

Unter psychiatrisch erkrankten Kindern sind Zwangsneurosen sehr selten. JUDD [899] fand unter 405 Kindern einer neuropsychiatrischen Abteilung 5 (1,2%) mit Zwangssymptomen.

Seit KRAEPELIN [928] besteht die Ansicht, daß Männer häufiger an Zwangsneurose erkranken als Frauen. Manche Autoren bestätigen das (z. B. [109, 908]). Andere Untersucher fanden ein Überwiegen der Frauen (z. B. KRINGLEN [935] in Oslo ein Verhältnis Männer zu Frauen von 5:6, TASCHEV [1184] in Südbulgarien 2:3).

Zum *Verlauf:* Zuerst ist der oft sehr frühe Beginn der Zwangssymptome zu erwähnen. Die meisten Untersucher sahen, daß Symptome bei einigen Patienten schon vor dem 10. Lebensjahr (10—20%) und bei dem größten Teil (insgesamt $^2/_3$ der Kranken) in der Pubertätszeit bis zum 20. Lebensjahr – überwiegend mit schleichendem Beginn – entstehen [831, 893, 935, 936, 976, 1029, 1075, 1108].

Lo [976] beobachtete bei Chinesen in Hongkong die frühesten Zwangssymptome im Alter von 8 Jahren. JUDD [899] gibt einen durchschnittlichen Beginn im Kindesalter mit $7^1/_2$ Jahren an. Ich habe öfter erste Symptome um das 6. Jahr gefunden, TASCHEV [1184] berichtet sogar von 8 Kranken, bei denen Zwangssymptome bis zum 5. Jahr aufgetreten sind. ERNST [145] berichtet von einer Verdüsterung der Prognose bei einem Beginn in der Kindheit und einem späteren gleichförmigen Verlauf. Wir haben in Tiefenbrunn ähnliche Beobachtungen gemacht. CH. MÜLLER [1028] hat dagegen bei 7 Patienten, deren Zwangssymptome vor dem 10. Lebensjahr einsetzten, sowohl leichte wie schwere Verläufe gesehen.

Folgende Verlaufsformen sind am häufigsten beobachtet worden:

1. Zwangsreaktionen, die in relativ kurzer Zeit abklingen (keine neurotische Entwicklung).

2. „Symptomatische" Zwangssymptome als Vorläufer oder Begleiterscheinungen anderer Krankheiten (Schizophrenie, endogene Depression, organische Krankheiten).

3. Zwangsneurosen

a) remittierender, chronischer Verlauf mit langsamem Abklingen der Symptome bzw. mehr oder weniger stabiler Besserung.

Solche Verläufe wurden bei leichten oder atypischen Symptomen [831], beim Vorherrschen von Zwangsbefürchtungen ohne Zwangshandlungen und bei stabilen, relativ normalen prämorbiden Persönlichkeiten beobachtet [893, 935, 936, 976, 1075].

b) Wellenförmige, episodische oder phasenhafte Verläufe.

Ch. Müller [1028—1030] hat bei einem zeitlich begrenzten Auftreten des Zwanges und bei vor- und nachherigem Wohlbefinden neurotische Episoden ohne endogene Periodizität gesehen (bei wiederholten Konflikten oder multiplen Abwehrmöglichkeiten). Delkeskamp [772] bestätigt andererseits die Erfahrung, daß in dieser Verlaufsform auch endogen-depressive Perioden zu finden sind.

c) Kontinuierlich-chronischer Verlauf. Es gibt keine wesentlichen Remissionen, manchmal subjektiv erlebte ganz geringfügige Besserungen.

Diese Verlaufsform wird von fast allen Autoren berichtet (Literatur bei Ernst [145]). Die subjektive Beeinträchtigung durch das Symptom kann bei diesem Verlauf sehr unterschiedlich sein [1028—1030].

d) Chronisch-progredienter Verlauf. Er wird seltener beobachtet. Immerhin werden Zahlenangaben um 5–10% gemacht [1108]. Der Zwang steigert sich „zu einer alles dominierenden Besessenheit" [1028–1030].

Suicide werden in allen Verlaufsformen so selten berichtet, daß bei einem Vorkommen wohl immer die Frage nach einer anderen Grundkrankheit zu prüfen ist.

Die Beschreibung der *Endausgänge* ist in besonders starkem Maße von der Auswahl der Patienten abhängig. Einige Untersucher haben leichtere Fälle und günstigere Ausgänge beobachtet [976, 1075], während bei anderen sehr schwere Neurosen [772, 1030, 1120] und z. T. Psychosen unter den Patienten waren [1108].

Eine ungünstige Gesamtprognose wurde bei Patienten beobachtet, die krankenhausbedürftig wurden und bei solchen, in deren Symptomatik Zwangs*handlungen* vorherrschten [145, 893, 976].

Neurotische Depressionen

Zur Nosologie der Depression

Altschule [675] berichtete, daß schon Paulus im Neuen Testament eine psychotische und eine nicht-psychotische Depression unterschied. Für manche nicht-psychiatrische Spezialisten – darauf wies kürzlich Strömgren [1177] hin – mag es Gründe geben, bei solchen einfachen „Paulinischen" Diagnosen zu bleiben. Ein Blick auf die Literatur der letzten Jahre zeigt jedoch eine sehr verfeinerte psychiatrische Klassifizierung [66, 678—680, 685, 696, 726, 731, 732, 740, 750, 814, 871, 873, 878, 879, 900, 906, 909, 916, 920, 944, 957, 968, 980, 986, 991, 1002, 1007, 1008, 1033, 1038, 1061, 1062, 1070, 1092, 1128, 1129, 1171, 1172, 1177, 1186, 1214, 1219, 1230]. Diese Literatur enthält manche strittige Fragen und es hat den Anschein, daß eine klare diagnostische Abgrenzung mit der heutigen Verfeinerung der „mehrdimensionalen" Betrachtung eher komplizierter als einfacher geworden ist. Über die heutige Problematik der Klassifikation und Differentialdiagnose informieren zwei Sammelbände der letzten Zeit [879, 1129]. Ich kann mich hier auf eine kurze nosologische Abgrenzung der neurotischen Depression beschränken.

Strömgren [1177] hat auf zwei grundsätzlich verschiedene Klassifizierungsversuche der Depressionen hingewiesen: die angelsächsische und die kontinentale Theorie. Er meinte, daß die Doktrin Adolf Meyers und die Forschungen von Aubry Lewis „bei den meisten angelsächsischen Psychiatern zu der Auffassung geführt haben, daß zwischen manisch-depressiven und reaktiven Depressionen kein prinzipieller Unterschied bestehe; alle Depressionen hätten sowohl endogene wie exogene Ursachenkomponenten". Es gibt also nach dieser Auffassung nur quantitative Unterschiede im Bereich dieser Ergänzungsreihe.

In der „kontinentalen Theorie" erfolgt eine Klassifikation in Gruppen, die sich durch verschiedene Ursachen und daher auch hinsichtlich der Symptomatologie, der Verlaufsformen und der therapeutischen Indikation unterscheiden.

KIELHOLZ versuchte in Anlehnung an SELBACH gewissermaßen eine Kombination der beiden Auffassungen in einem Schema darzustellen, indem er Gruppen in das Koordinatensystem somatogen-psychogen einordnete. Faßt man die nosologische Einstellung von KIELHOLZ [916, 920] mit der von STRÖMGREN [1177] zusammen, so ergibt sich folgendes Bild:

I. *Depression bei manisch depressiven Psychosen*

Endogene Depressionen. Monopolare (monophasische) und bipolare (biphasisch-cyclische) und Involutionspsychosen (nach ANGST: phasisch endogene Psychose).

II. *Primär-somatogene Depressionen*

1. Symptomatische Depressionen bei somatogenen Krankheiten des Zentralnervensystems (hirnarteriosklerotisch, posttraumatisch, epileptisch u. a.) oft mit organischem, hirndiffusem Psychosyndrom.
2. Symptomatische Depressionen bei Allgemeinerkrankungen (toxisch, postinfektiös, endokrin u. a.), Depression bei Psychopathie.

III. *Primär-psychogene Depressionen*

1. Depressive Reaktionen bei besonderen psychischen Belastungen (einschließlich „Erschöpfungsdepression", KIELHOLZ).
2. Reaktive Depressionen auf innere Veränderungen („psychogene Reaktion auf das Gefühl des eigenen Andersseins", STRÖMGREN),
3. Neurotische Depressionen.

Die Internationale Klassifikation [632] führt die depressiven Symptome getrennt unter Psychosen und Neurosen auf. In der WHO-Klassifikation wurden bisher 7 große Gruppen unterschieden: Endogene (1), schizophrene (2), organische (3), symptomatische (4), und psychogene (5) Depressionen (neurotische, reaktive und Erschöpfungsdepression) und schließlich Depressionen bei Psychopathie (6) und Oligophrenie (7).

Da sich die weiteren Ausführungen nur auf die neurotische Depression beziehen, sind noch einige Bemerkungen zur Abgrenzung notwendig. *Depressive Reaktionen* (psychoreaktive Depressionen — depressive Erlebnisreaktionen) entstehen durch umweltbedingte psychische Traumen oder längere Belastungen, zeigen keine neurotischen Verarbeitungen, bleiben also inhaltlich und zeitlich auf die auslösenden Ereignisse und Belastungen zentriert. Von den einfachen depressiven Reaktionen sind mit verschiedenen Bezeichnungen nicht-psychotische psychogene Depressionen unterschieden worden. KIELHOLZ [916, 920] schlug vor, die von verschiedenen Depressionsforschern als „*Entlastungsdepression*" (W. SCHULTE), „*Entwurzelungsdepression*" (BÜRGER-PRINZ), „*endoreaktive Dysthymien*" (WEITBRECHT), „*existentielle Depressionen*" (HÄFNER), „*vegetative Depressionen*" (LEMKE) und „*vegetativ-dystone Depressionen*" (HEMPEL) als „*Erschöpfungsdepressionen*" zusammenzufassen. Bei allen diesen Formen handelt es sich um depressive Manifestationen, die unter längerdauernden psychischen Belastungen reaktiv zustande kommen — meist mit starken vegetativen Symptomen (nach KIELHOLZ mit neurasthenischer Prodromalphase, psychosomatischer Phase und der eigentlichen Erschöpfungsdepression). Ob sich bei diesen Formen auch neurotische Symptome finden, ist wohl nicht immer mit Sicherheit zu sagen. Bei Vorliegen einer neurotischen Verarbeitung und einer vorausgehenden neurotischen Entwicklung sollte jedoch per definitionem nicht mehr von Erschöpfungsdepression gesprochen werden. Diese gehören nach BINDERS [45] Einteilung zu den „einfachen seelischen Fehlentwicklungen".

Eine gute umfassende Definition der neurotischen Depression hat KIELHOLZ [920] gegeben, der sie als „eine durch ganz oder teilweise verdrängte Konflikte bedingte Störung der psychischen Erlebnisverarbeitung" bezeichnete, „die zeitweise oder dauernd mit einer vorwiegend depressiven Symptomatik einhergeht. Sie ist eine der vielfältigen psychoneurotischen Manifestationsformen, die je nach frühkindlicher Persönlichkeit, Persönlichkeitsstruktur und Umweltsituation in Erscheinung treten".

Klinische Symptome

Psychische und somatische Manifestationen

Die psychischen Hauptsymptome sind: trauriger Affekt, niedergedrückte Stimmung und allgemeine Hemmung des Antriebserlebens (insbesondere der Triebbedürfnisse, der Psychomotorik, des Denkens und der Willensvorgänge). Minderwertigkeitsgefühle, die Neigung zu Selbstvorwürfen, Selbstanklagen und zu Gedanken, nicht mehr leben zu wollen und Suicid zu begehen, sind regelmäßige Begleiterscheinungen. Oft sind auch neurasthenische und hypochondrische Beschwerden vorhanden.

Nach der Formulierung von KIELHOLZ besteht das depressive Grundsyndrom aus der Trias der traurigen oder ängstlichen Grundstimmung, der Hemmung des Denkens und der Störungen der zentrifugalen, psychischen und motorischen Funktionen. Akzessorische und somatische Symptome kommen hinzu. Als wichtigste Syndrome werden das „agitiert-ängstliche", das „gehemmt-ängstliche", „gehemmt-apathische" und „neurasthenisch-hypochondrische" depressive Syndrom unterschieden [915, 916, 920].

Bekanntlich ist es sehr schwierig, aus der Symptomatik allein die Art der depressiven Erkrankung abgrenzen zu wollen. Über diese Frage gibt es eine kaum noch überblickbare Literatur. Es gibt aber heute bessere differentialdiagnostische Möglichkeiten, wenn das Symptombild zusammen mit der Psychodynamik, der biographischen Entwicklungsgeschichte, der Familienanamnese und dem Verlauf für die Abgrenzung berücksichtigt wird. Nach wie vor und trotz mancher in der Literatur strittiger Fragen gibt aber die Symptomatologie die ersten wichtigen Hinweise.

Der Schweregrad der Symptomatik, besonders der Motilitätsstörungen und des wahnhaften Erlebens lassen das psychotische Ausmaß der Symptome erkennen. Das „vitale" [509] Ausmaß der affektiven Verstimmung ist bei neurotischen Depressionen (ND) nicht so ausgeprägt wie bei endogenen Depressionen (ED). Die psychomotorische und ideatorische Hemmung werden oft als Unterscheidungsmerkmale aufgeführt, sind jedoch nicht immer sicher, da entsprechende Hemmungen auch bei psychogenen Depressionen vorkommen [1195]. Der Grad der motorischen Hemmungen und der „vitalen" Behinderung ist bei ED wesentlich stärker ausgeprägt. KAY u. Mitarb. [906] haben auch faktorenanalytisch die psychomotorische Hemmung als eines der wichtigsten Unterscheidungsmerkmale herausgestellt.

Schuldgefühle und Selbstvorwürfe sind bei der ND klarer auf innere Hemmungen, erlebte Unfähigkeit und bestimmte Situationen bezogen, es fehlen die von WEITBRECHT [626] als primär bezeichneten, elementaren Schuldgefühle, dislogisches Denken und Wahnideen. VÖLKEL [1195] hat jedoch gezeigt, daß die Schwere der Schuldgefühle bei ND sehr erheblich sein und die Unterscheidung erschweren kann.

BOJANOVSKY [731] hat differentialdiagnostische Kriterien von CAMPBELL [751] zu einer Tabelle ergänzt, in der differentialdiagnostische Zeichen für ED und psychogene Depressionen gegenübergestellt werden. Als wichtigste Unterscheidungsmerkmale werden neben den somatischen Symptomen und Persönlichkeitszügen eine ganze Reihe von Einzelheiten verglichen, deren diagnostischer Wert jedoch zum großen Teil noch strittig ist. So werden z. B. Depersonalisationssymptome nur den ED zugeordnet. Die Autoren haben aber selbst bei 3 von 42 psychogenen Depressionen Depersonalisationssymptome gefunden (vgl. auch J. E. MEYER [382]).

Es ist noch nicht sicher geklärt, in welchem Ausmaß auch bei ND Tagesschwankungen vorkommen, die oft bei ED gefunden und als biologisch begründet angesehen wurden – bis zu klinischen Untersuchungen der letzten Zeit [731, 851].

In BOJANOVSKYs [731] Untersuchung gaben 19 von 42 psychogen Depressiven an, daß sie sich am Morgen schlechter fühlten. Nach eigenen Beobachtungen an Patienten fehlt selten ein morgendliches schlechteres Befinden, das jedoch eher psychologisch als biologisch zu verstehen ist. Der Depressive erwartet vom Tage so wenig Erfreuliches, daß sich Mißgefühle schon beim Erwachen zu verstärken scheinen. Auch BOJANOVSKY spricht von der Möglichkeit einer „künstlich" entstehenden morgendlichen Verstimmung — wie er es nennt —, die sich z. B. auf berufliche Konfliktsituationen vor dem Gang zur Arbeit beziehen kann (s. hierzu andererseits MIDDELHOFF [1018a]).

Die psychische Verarbeitung der depressiven Symptome – das Krankheitsgefühl – scheint bei ND fast immer adäquater zu sein [1195]. Das subjektive Leidensgefühl entspricht meist der Schwere des Zustandes und dem Grad der Behinderungen, während bei ED das Krankheitsgefühl mit der zunehmenden Schwere des Zustandsbildes schwächer werden oder sogar ganz fehlen kann. Der Verlust des Selbstwertgefühls ist bei der ND nicht so total wie bei vielen ED.

Vegetative Symptome und funktionelle Organstörungen können sehr vielfältig sein [731, 916, 944]. Die meisten vorliegenden Forschungsergebnisse erstrecken sich auf manisch-depressive Psychosen und endogene Depressionen. Somatische Symptome werden aber bei allen psychogenen Depressionen (am ausgeprägtesten bei Erschöpfungsdepressionen) gefunden [731, 870, 871, 876, 883, 915, 916, 920, 942, 944, 1002, 1071]. Die meisten dieser Autoren sind zu dem Ergebnis gekommen, daß aus den vegetativen Symptomen allein keine ausreichenden Rückschlüsse auf die nosologische Zuordnung möglich sind.

Bei der engen Beziehung zwischen Angst und Depression ist es nicht erstaunlich, daß hauptsächlich das sympathisch-adrenergische System betroffen ist (Übersicht: [793, 1002, 1071, 1219]). Folgende somatische Symptome sind bei ND – ebenso wie bei Erschöpfungsdepressionen [920] – oft zu finden:

1. *Allgemeinsymptome und Veränderungen vegetativer Rhythmen* (Schlaf, Allgemeinbefinden, Appetit, Menses).
   Schlafstörungen betreffen bei ND mehr die erste, weniger die zweite Schlafhälfte. Die morgendliche Mißstimmung ist bei ED und ND oft nicht unterschiedlich [731, 850]. Bei affektiven Dauerbelastungen beobachtete Kielholz [916] oberflächlichen, „zerhackten" Schlaf ähnlich wie bei ED. Andere Autoren [764, 875] finden keine Unterschiede der Schlafstörungen bei ED und ND.
   Über Störungen des Appetits berichten viele Autoren. Die Menstruation scheint bei Neurotisch-Depressiven weniger als bei ED gestört zu sein [731]; manchmal treten Dysmenorrhoen auf [916].
   Zu weiteren Allgemeinsymptomen gehören: schnell eintretende Erschöpfbarkeit und Müdigkeit, motorische Unruhe, Kopfdruck, Schwindelgefühl, Angstäquivalente wie Schwitzen, Zittern und Überempfindlichkeit.
2. *Funktionelle Magen-Darm-Störungen* sind bei ND wie bei allen übrigen Depressionsformen sehr häufig. Sie betreffen hauptsächlich die Nahrungsaufnahme (Anorexie, Trockenheit und Mißempfindungen im Mund und Rachenraum, Schluckstörungen, Erbrechen, funktioneller gastrischer Symptomkomplex).

Gewichtsabnahmen werden als Folgeerscheinungen beobachtet [731]. Andererseits treten auch Gewichtszunahmen, der „Kummerspeck" auf. Unter den Darmstörungen ist Obstipation häufig, es werden aber auch Diarrhoen, Spasmen und andere Symptome gefunden.

3. *Störungen der Libido und Sexualität*
   Sie kommen bei leichten ND seltener vor. Bei längerer Dauer der Depression wird öfter über Nachlassen der Libido, über Potenzstörungen und Frigidität berichtet.
4. *Weitere Störungen des autonomen Nervensystems mit funktionellen Organstörungen*
   Zahlreiche weitere Symptome sind bei affektiven Dauerbelastungen — also vorwiegend bei Erschöpfungsdepressionen gefunden worden. Sie kommen auch bei Neurosen vor: Herz-Kreislauf-Atmungssyndrom, Schmerzsyndrom (Kopfschmerzen, Muskulatur), endokrine und Stoffwechselsyndrome, muskuläre Syndrome [697, 761, 871, 916, 920, 1002).

Die Vielfalt der somatischen Symptome führt oft dazu, daß neurotische Depressionen – besonders chronisch-neurotische Verläufe – nicht erkannt und als körperliche Erkrankungen behandelt werden. Bei solchen „larvierten" Depressionen wird — wenn überhaupt – leicht zu ausschließlich an zugrundeliegende endogene Depressionen, aber zu wenig an Erschöpfungsdepressionen und Neurosen gedacht [697, 871, 968, 1070, 1199a].

Walcher [1199a] findet z. B. bei ungeklärten Cephalgien 38,2% larvierte endogene Depressionen, 18,2% Neurosen und reaktive Depressionen. In einer weiteren Gruppe „Gefäßkopfschmerzen" werden weitere 23,5% aufgeführt. Nach meinen klinischen Erfahrungen liegen bei solchen Patienten mit Hochdruck, Migräne und anderen gefäßbedingten Beschwerden aber häufig Neurosen vor.

Labhardt [942–944] hat bei psychosomatischen Krankheiten des Intestinaltraktes, bei rheumatischen und allergischen Erkrankungen Beziehungen zur Depression gefunden. Am häufigsten scheinen Magen-Darm-Störungen, Herzbeschwerden, Schmerzsyndrome (besonders Cephalgien) und diffuse Allgemeinbeschwerden Depressionen zu überdecken [871, 969, 1070, 1199a]. Hinweise auf eine zugrundeliegende Depression geben oft Berichte über begleitende Schlafstörungen und die Schilderung der Lebenssituation.

Bei zahlreichen weiteren psychosomatischen Krankheiten sind depressive Anteile in den Neurosestrukturen gefunden worden (s. Beitrag QUINT).

Tabelle 12.

Autor und Erscheinungsjahr	Verhaltensstörungen
FENICHEL, 1946[a]	Fundamentale Störung des Selbstgefühls (self-esteem), orale Fixierungen, Ambivalenz.
SCHULTZ-HENCKE, 1940/1951	Unsichere, hilflose Abhängigkeit, oral-aggressive Gehemmtheiten mit Schuldgefühlen, vermindertem Selbstgefühl, Neigung zu Selbstanklagen. Starke Ambivalenz. Projektion der gehemmten oral-aggressiven Tendenzen (Mitmenschen werden als fressend, verschlingend, fordernd und angreifend übermäßig gefürchtet). Gefügigkeit, Nachgiebigkeit, Verzichts- und Opferbereitschaft.
DÜHRSSEN, 1954	Starke anteilnehmende Zuwendung zur Gefühlswelt anderer Menschen. Drosselung eigener aktiver, positiver Lebensimpulse. Gehemmtheit der oralen Wunschwelt mit der zugehörigen Unfähigkeit, Pläne, Hoffnungen und Phantasien zu erleben. Gestörte Besitzwünsche. Resignation durch dauernd unabgesättigte Bedürfnisspannungen.
LAUGHLIN, 1956	Übermäßige Ernsthaftigkeit und Humorlosigkeit, Beflissenheit (studiousness), Übergewissenhaftigkeit, Abhängigkeit, Willfährigkeit (compliance). Unterwürfigkeit (subservience). Übergefügigkeit (obsequiousness). Ambivalentes Erleben und Verhalten.
RIEMANN, 1961	Angst vor der „Ich-Werdung", vor dem Herausfallen aus der Geborgenheit. Sehnsucht nach Verschmelzung (Symbiose) mit dem anderen. Starke Wünsche nach Anerkennung. Überschätzung des anderen Menschen. Idealisierung von Welt und Menschen. Verzicht auf Eigen-Sein, Subjekt-Sein. Entwicklung altruistischer Tugenden: Bescheidenheit, Aufopferung, Verzichtsbereitschaft, Selbstlosigkeit, Friedfertigkeit.
KIELHOLZ, 1965	Schwäche des Selbstgefühls, Bedrohtheitsgefühl durch eine als feindlich empfundene Umwelt, Hilflosigkeit, orale Fixierung (Sehnsucht nach oraler Beziehung zur Mutter). Verdrängung aggressiver Tendenzen. Insuffizienzgefühle, zwiespältige Charaktere (Ambivalenz, Widersprüchlichkeit).
BRÄUTIGAM, 1968	Tendenz zu symbiotischen und abhängigen Beziehungen zu anderen. „Orale" Charakterzüge. Gehemmte Aggressionen, gefügiges Verhalten, können nicht nein sagen. Starke Bemühung um Anerkennung. Selbstüberforderung, Selbstvorwürfe. Eigene Wünsche können nicht geäußert werden, um Mitmenschen nicht zu belästigen. Introjektion der Aggressionen.
KUIPER, 1968	Starkes Verlangen nach symbiotischen Liebesbeziehungen, manchmal nach „Liebesnahrung" bei vielen Menschen. Liebe-Haß-Ambivalenz (FREUD). „Nach-innen-Wenden" von Aggressionen (FREUD). Neurotisch-Depressive können schlecht allein etwas genießen, ohne andere Menschen teilnehmen zu lassen. Unterwerfung, übermäßige Abhängigkeit („passive Adaptation"). Große Leistungswilligkeit, starke Wünsche nach Lob und Bewunderung. Bevorzugung passiver Befriedigungen.

[a] Da in der frühen psychoanalytischen Literatur kein prinzipieller psychodynamischer Unterschied zwischen neurotischer Depression und manisch-depressiven Psychosen getroffen wurde, bleiben die Arbeiten hier unberücksichtigt. Sie betreffen seit ABRAHAM [1] hauptsächlich depressive Psychosen. Übereinstimmend wurde die große Bedeutung gewisser zwangsneurotischer Ansätze (Sorgfältigkeit), sowie die Oralität (Oral-Erotik und orale Fixierungen) betont.

Gestörte Verhaltensweisen

Gestörtes Verhalten ist wie bei allen Neurosen auch bei neurotisch-depressiven bereits in der prämorbiden Persönlichkeit mit der Vorgeschichte einer typisch neurotischen Entwicklung zu finden. Tabelle 12, (S. 425) gibt eine Übersicht über die Verhaltensstörungen, die von verschiedenen Autoren für die wichtigsten angesehen werden.

Die Tabelle kann nur einen kleinen Ausschnitt vorliegender Ergebnisse wiedergeben. Absichtlich fortgelassen wurden außer zahlreichen Ergebnissen psychoanalytischer Autoren auch daseinsanalytische und „sinnbildliche" Auffassungen, die das „Wesen der Depression" – also weit mehr als Verhaltensstörungen bei neurotisch-Depressiven – zu erfassen versuchen.

VON GEBSATTEL [811] hat einen solchen Versuch der Wesenserfassung unternommen und in das Zentrum die „Störung der gelebten Zeit des Werdens", also das Stocken des werdezeitlichens Lebensgeschehens in seinem endothymen Grund gestellt. Er weist auf ähnliche Versuche von E. STRAUS (Störung des Zeiterlebens) und MINKOWSKI („Synchronizität des Werdens") hin. J. H. SCHULTZ wollte in seiner „Sinnbildlehre" ebenfalls das „depressive Gehabe", also den Sinngehalt des depressiven Erscheinungsbildes überhaupt erfassen. Er sah ihn in der Verneinung des „Lebenswillens", in einer zunehmenden „Lähmung des immanenten Ich" und möchte statt von „depressiv" besser von einer „aversiven fluchthaften Abkehrhaltung vom Leben" sprechen, denn sie beherrsche und erfülle bis in jede Einzelheit das „depressive Gehabe".

Soweit ich es überblicke, wird die differentialdiagnostische Unterscheidung von CAMPBELL [751], die BOJANOVSKY [731] in seiner Tabelle zusammengestellt und ergänzt hat, von keinem mit neurotischen Depressionen gut vertrautem Autor bestätigt. In dieser Tabelle wird die cyclothyme Persönlichkeit als extrovertiert, edelmütig, freundlich, verträglich, aber auch autistisch bezeichnet, während die *neurotisch-depressive Persönlichkeit* als egozentrisch, rachsüchtig, sadistisch, verächtlich, kritisch, unverträglich, exhibitionistisch charakterisiert wird. Eine solche Angabe müßte vielleicht in der Weise ergänzt werden, daß bewußtes Verhalten von unbewußten Tendenzen unterschieden werden muß. Ein solcher Befund erinnert aber auch daran, daß psychoreaktive Depressionen bei verschiedenen Neuroseformen vorkommen, sich mit zwangsneurotischen, konversionsneurotischen und anderen Strukturentwicklungen überschneiden und auch bei mannigfachen Mischformen auftreten können.

Übertragungssymptome

Bei den meisten neurotisch-depressiven Patienten ist schon beim ersten Kontakt eine sehr große Fügsamkeit und Anpassungsbereitschaft auffallend. Schnell wird auch deutlich, wie hohe Anforderungen die Patienten an sich selbst stellen, um den Erwartungen des Analytikers zu entsprechen. Sie wagen zu Anfang nicht, Kritik zu äußern, nicht einmal informative oder gar sie persönlich interessierende Fragen zu stellen. Sie versuchen den anderen Menschen so schonend und vorsichtig zu behandeln, als könnte der kleinste Schritt auf den anderen zu furchtbare Folgen haben. Man hört in der Analyse zahlreiche Befürchtungen, der Analytiker könne „verletzt" sein oder durch die Ansprüche des Patienten schockiert, wütend, seiner inneren Freiheit beraubt werden u. ä. Sie sind meist sehr erstaunt, wenn ihnen auffällt, daß sie andere Menschen überwiegend als feindlich, als abweisend und verständnislos erleben. Sie fürchten, Kontakt, Zuwendung und Liebe zu verlieren, wenn sie nicht völlig selbstlos, bescheiden, verzichtsbereit, aufopfernd und friedfertig sind. Angst- und Schuldgefühle sind im Kontakt so stark, daß Vorwürfe anderen gegenüber gar nicht gespürt, sondern in Form von Selbstvorwürfen und Selbstanklagen erlebt werden können. FREUD hatte in diesem eigenartigen Übertragungsverhalten die Wirkung der starken Angst vor dem Objektverlust und des Abwehrmechanismus der Introjektion entdeckt. In den Übertragungsbeziehungen kann man immer wieder Berichte über große Ängste hören, wenn nur entfernt der Gedanke auftaucht, ein anderer Mensch könnte auf sie „böse“ sein. Diesen Ängsten entspricht auch die starke eigene Bemühung, anderen Menschen gegenüber keine „bösen“ Gedanken zu haben. Sie entschuldigen also lieber deren Fehler, wollen erlebte Enttäuschungen nicht wahrhaben, sondern bagatellisieren und verkleinern sie. So entsteht ein idealisiertes Bild anderer Menschen und die Neigung, eigene böse Regungen streng zu bestrafen. Mit solchen inneren Verarbeitungen können sich mehr oder weniger ausgeprägte psychisch masochistische Züge entwickeln [164, 308, 471, 483]. Die Berichte ähnlicher Übertragungssymptome bei neurotisch-Depressiven zeigen weitgehende Übereinstimmungen [164, 308, 483, 685, 1093, 1141].

Nach Kuiper [308] ist für die starke abhängige Einstellung „das Verlangen nach Symbiose der alles beherrschende Faktor“. Riemann [483] unterstrich besonders die Angst vor dem Verlust der Geborgenheit, der Trennung, hinter der ebenfalls die Sehnsucht nach ungetrenntem Verschmelzen, nach der völligen Hingabe und Identifikation wirksam ist. Ich konnte einer Patientin an einem Skelett-Traum die selbstzerstörerische Auswirkung ihrer Wünsche nach „fressender Liebe“ in der Übertragungsanalyse deutlich werden lassen [1141]. Bräutigam [740] zeigt an einem Beispiel, wie eine Patientin starke Freß- und Stehlimpulse bekam, als sie sich immer wieder bemühte, einer mütterlichen Wirtin nicht weh zu tun, nicht neinsagen zu müssen, aber die eigenen Enttäuschungen nicht verarbeiten konnte.

H. Bach [685] wies auf ähnliche Zusammenhänge zwischen oralen symbiotischen Wünschen und der resigniert-wunschlosen Ich-Schwäche hin. Er hielt auch die häufige Projektion der latenten zugrundeliegenden Wünsche für sehr wichtig: Statt des Patienten fordert die gierige Welt ihren Tribut, dem der Patient mit einem übermäßigen Angebot entgegenkommt.

Interpersonelle Symptome

Die für depressive Neurotiker typische zwischenmenschliche Kontaktstörung entsteht in der Regel durch eine Kette von Enttäuschungen, daß trotz aller verzichtsbereiten, selbstlosen Anpassungsversuche die ersehnte symbiotische Verschmelzung von Ich und Du [1093] nie zustande kommt. Heigl-Evers u. Heigl [239] sehen den Schwerpunkt der interpersonellen Symptome in Fehlerwartungen an die Mitmenschen, die durch übergroße Liebe das ständige Opfer des Eigenlebens belohnen sollen. Da diese Erwartungen auch einen oral-verschlingenden Charakter haben, der dem Patienten aber kaum erlebbar werden kann, entwickelt sich ein circulus vitiosus: Menschen ziehen sich zurück und wehren sich gegen das „quasi Gefressenwerden“. Der Neurotisch-Depressive fühlt sich in seinen Erfahrungen bestätigt, verzichtet vielleicht noch stärker auf sein Eigen-Sein, wodurch wiederum Fehlerwartungen wachsen und größere Enttäuschungen drohen.

Diese Grundkonflikte sind bei den verschiedenen Neurosestrukturentwicklungen graduell verschieden. Der Kern der neurotischen Verarbeitungen bleibt jedoch die Ich-Schwäche, die Unfähigkeit, das oral-aggressive Antriebserleben positiv zu integrieren und damit das Unvermögen des Subjekt-Seins unter anderen Menschen [116, 239, 522, 685, 1093].

Riemann [1093] hat sehr anschaulich beschrieben, wie sich die Verhaltensstörungen im alltäglichen Zusammenleben des depressiven Neurotikers mit anderen Menschen auswirken. Versuche der restlosen Aufopferung, des „nur für den anderen da-seins“ müssen — wie es Riemann formuliert — „unvermeidlich zur Last, zur Forderung werden und in der Tiefe Feindseligkeit konstellieren“.

Wenn die Beobachtungen der Mehrzahl der Autoren zutreffend sind, ist die Mitteilung von Briggs [742] fast eine logische Konsequenz, daß Neurotisch-Depressive sehr früh nach festen Partnerbeziehungen in der Ehe drängen. Er fand, daß neurotisch-depressive Frauen öfter verheiratet sind, als es der Häufigkeit in der Bevölkerung entsprach. In der Ehe leidet der depressive Neurotiker oft unter den mehr oder weniger verdeckten feindseligen Abwehrreaktionen der anderen Familienmitglieder gegenüber den unbewußten Ansprüchen und Fehlerwartungen. Infolge der pathologisch gesteigerten Idealforderungen kommt es nie zu einer ebenbürtigen Partnerschaft. Wenn Ehepartner komplementär auf die infantilen Wünsche eingehen, kommt es zu einer Art Eltern-Kind-Verhältnis. Wenn sich der Partner zurückzieht, wird die zunehmende Vereinsamung als besonders drückend erlebt [1093]. Kinder werden oft zu Ersatzobjekten [477] der „fressenden" Liebeswünsche. Es besteht dann die Gefahr, daß sie in zu großer Abhängigkeit bleiben.

Psychodynamik und Ätiologie

Die neurotischen Verhaltensstörungen und ihre Entstehungsgeschichte sind die entscheidenden differentialdiagnostischen Kriterien für die Abgrenzung einer neurotischen Depression. Die Mehrzahl der Autoren stimmt darin überein, daß diese Verhaltensstörungen als Reaktionsbildungen anzusehen sind, deren Entstehungsgeschichte bei der nicht gelingenden Verarbeitung von Angst- und Schuldgefühlen beginnt («Symptômes, qui sont des mécanismes de défense contre l'angoisse» [1063a]). Fast alle Neuroseforscher fanden die Primärbedingungen für die Entstehung der die depressive Verarbeitung auslösenden Angst- und Schuldgefühle in der frühen Kindheit.

Für die Prägung der Fehlentwicklung sind nach psychoanalytischen Ergebnissen frühkindliche Erlebnisse in der oralen und oral-aggressiven Entwicklungsphase von entscheidender Bedeutung [1, 182]. Schultz-Hencke [522] bestätigte und ergänzte die Ergebnisse über frühkindliche Störungen der inneren Verarbeitung des oral-kaptativen und aggressiven Antriebserlebens. Die in der Kindheit so früh beginnende Störung der Triebbefriedigung oder des Antriebserlebens wird von vielen Autoren mitgeteilt [66, 116, 164, 308, 322, 529, 685, 732, 736, 814, 833, 915, 916, 1093, 1141, 1159].

Auch von Kinderärzten und Kinderpsychiatern werden bei depressiven Kindern nicht zu bewältigende Schädigungen und Schwierigkeiten in der frühen Kindheit gefunden [582, 963, 1038].

Nach Spiel [1166] besteht eine Hemmung, bei Kindern ein manisch-depressives Geschehen zu diagnostizieren. Die depressive Entwicklung sei in den „Entwicklungsphasen verschiedenartig eingekleidet" und schwer sicher zu diagnostizieren. Lempp [963] schlägt vor, die Lebensgeschichte frei von vorgefaßten Theorien zu betrachten. Auch Bodenheimer [729] ist dieser Ansicht, da er ein Verstehen der Depression nur aus der Kontinuität des Lebenslaufes für möglich hält. Lempp [962] berichtete, daß nach seiner Beobachtung die meisten depressiven Symptome bei Kindern neurotisch seien und hielt es „aufgrund reichlicher Erfahrung für sicher, daß gestörte Umweltbeziehungen in den ersten Lebensjahren eine mitentscheidende Bedeutung für die Gestimmtheit der Kinder haben". Stutte [582] sah bei reaktiven Verstimmungen von Kindern: Folgen von Hospitalismus und „freudlos-entbehrungsreiche Lebensumstände, vor allem in der ersten Lebenszeit".

Kielholz [915] machte ebenso wie viele Psychoanalytiker darauf aufmerksam, daß bei neurotischer Depression vom Kleinkindalter an eine „langsam zunehmende neurotische Entwicklung" zu verfolgen ist, die dann zur auslösenden Situation führt, die vielleicht mit der „typischen Situation" – wie es M. Bleuler nennt – identisch ist, in der „alle Wege zur Triebbefriedigung eines Individuums verbarrikardiert sind" [725]. Verfolgt man diese Entwicklung in der biographischen Lebensgeschichte, sind ungünstige Umwelteinflüsse einmal durch unvollständige Familien („broken-home") und ungünstige mitmenschliche Beziehungen zwischen den Polen einer zu stark einschränkenden, versagenden oder einer ebenso ängstigenden, zu stark verwöhnenden Umgebung beschrieben worden [66, 116, 308, 483, 522, 915, 1093, 1141].

Kielholz [915] fand in einer Untersuchung von 48 depressiven Neurosen ausschließlich in früher Kindheit beginnende Fehlentwicklungen, die primär durch Mangel an affektiver Wärme und Zuneigung, durch wiederholten Mutter- und Liebesentzug hervorgerufen waren. Die unmittelbare Folge war eine Störung der Beziehungen des Kindes zum eigenen Ich mit dem Gefühl innerer Schwäche und Hilflosigkeit. Daraus resultierten verschiedene widerstreitende Strebungen, die er als Wurzel der Schuld- und Insuffizienzkomplexe ansieht.

Riemann [483, 1093, 1094] beschrieb den ungünstigen Einfluß der frühen Verwöhnung, durch die das Kind zu klein, hilflos, abhängig gehalten wird. Diese Verwöhnung kann schon sehr früh mit der Art des Stillens beginnen und sich in der Neigung fortsetzen, dem Kind jede eigene Aktivität abzunehmen. Die von Riemann beschriebene Psychodynamik führt zu einer depressiven Struktur mit starker Ich-Schwäche, Unselbständigkeit und Fehlerwartungen. Er zeigt noch eine zweite Entwicklungslinie, die mit der Versagung wichtiger kindlicher Bedürfnisbefriedigungen beginnt, das Kind überfordert und zu frühzeitiger Resignation, Hoffnungslosigkeit und Pessimismus führt.

Kuiper [308] weist auf ähnliche Entwicklungsverläufe hin. Er geht von der frühesten symbiotischen Beziehung zur Mutter aus und beschreibt in libidotheoretischer Terminologie, wie das Kind in späteren neurotischen Konflikten in die frühinfantile Situation regrediert. Zu einer „malignen Regression" kommt es, wenn die blockierten Regressionsimpulse zur Selbstdestruktion führen. Die Psychodynamik (Inkorporation, Introjektion) wird in Anknüpfung an die ersten psychoanalytischen Ergebnisse [1, 182] beschrieben. Eine ähnliche Beschreibung der Psychodynamik gibt auch Laughlin [322].

Bibring [704] hält ebenso wie Bräutigam [740] den oral-abhängigen Typ, der ständige narzistische Selbstgefühl-Zufuhr von außen braucht und sich aus einer verwöhnenden peristatischen Situation entwickelt, für die am häufigsten vorkommende depressive Entwicklung.

Wie bei anderen Neurose-Struktur-Entwicklungen lassen sich auch bei depressiven Neurosen Reaktionsbildungen um den Kern der Gehemmtheiten, um Haltungen und Ersatzbefriedigungen unterscheiden [529]. Die *Gehemmtheitsstruktur* entwickelt sich meist unter dem Einfluß einer harten und versagenden Familienatmosphäre. Kinder, deren Bedürfnisbefriedigungen schon frühzeitig auf Ablehnung stoßen und nicht gefördert werden, reagieren zunehmend hoffnungsloser und resignierter. Sie isolieren sich, wirken still und niedergedrückt. Sie erleben Leere-, Mangel-, Insuffizienz- und Minderwertigkeitsgefühle. Ihre Stimmung ist überwiegend pessimistisch, oft wirken sie schon äußerlich grob gehemmt. Bei schwer schädigenden Umwelteinflüssen ist häufig eine starke Passivität mit den Gehemmtheiten verbunden. Diese *passiven* Gehemmtheitsstrukturen führen zu sehr schweren Fehlentwicklungen. Bei einer *überkompensatorischen* Verarbeitung steht dem Kind noch genügend Initiative zur Verfügung, so daß es um jeden Preis versucht, die innere Leere und Hoffnungslosigkeit durch Arbeit, Leistung, Ehrgeiz und hochgesteckte Lebensziele zu kompensieren. Diese überkompensatorische Entwicklung der Gehemmtheitsstruktur setzt voraus, daß Familienmitglieder durch Lob und Bestätigung die Kompensationsversuche unterstützen.

Bei der Entwicklung der depressiven *Haltungsstruktur* wird das Kind ebenfalls in seinen oralen und oral-aggressiven Entfaltungsmöglichkeiten eingeengt, erlebt aber in der Familie Bestätigungen bestimmter oraler Haltungen. Wird ein Kind z. B. in seinem Lese- und Wissenshunger, in Sammelneigungen oder in ganz bestimmten Zukunftserwartungen und Ansprüchen bestätigt, können schon vor dem Erleben innerer Leere und Hoffnungslosigkeit und vor dem Entstehen gröberer Gehemmtheiten einseitige Kompensationen entwickelt werden. Auch diese Kinder haben Erlebnislücken, und in vielen Lebenssituationen zeigen sie eine ungenügende oder fehlende Initiative, jedoch überdecken Haltungen, Fehlerwartungen und Riesenansprüche die Gehemmtheitserlebnisse. In der depressiven Haltungsstruktur überwiegen also die sekundären Verarbeitungsweisen. Auch bei diesen Entwicklungsverläufen kann mehr das *passive* oder das *überkompensatorische* Verhalten hervortreten. „Im Falle der Passivität sieht man etwa Menschen, die ständig gekränkt sind, die mit einem Jargon-Ausdruck z. B. als ‚beleidigte Leberwurst' bezeichnet werden, oder vorwurfsvolle Mäkler, Menschen mit unersättlichen Fehlerwartungen. Die ‚unverstandene Frau', die ständig vorwurfsvoll sich immer zu kurz gekommen fühlt und orale Riesenerwartungen hat, gehört zu diesem Typus. Überwiegt die Überkompensation, so findet man je nach der Verarbeitung ‚ewige Optimisten', Phantasten, Menschen mit ‚beißender Ironie' oder Kritik, ‚bärbeißige' Pharisäer und Fanatiker" [529]. Überwiegen die *Ersatzbefriedigungen*, sieht man starke Abhängigkeiten entstehen, die so hartnäckig festgehalten werden, weil sie eine Auseinandersetzung mit der quälenden Insuffizienz, Leere und depressiven Stimmungen verhindern [529].

Auch Kielholz [915] deutet verschiedene Entwicklungsverläufe mit unterschiedlichen Verhaltensweisen an („trotzige, drohende, aber auch distanzierte, hochmütige Verhaltensweisen").

Hinsichtlich der Suicidgefährdung – darauf hat zuletzt nachdrücklich Kuiper [308] hingewiesen – ist die neurotische Depression keine weniger ernstzunehmende Krankheit als eine vital getönte Melancholie. Die Mehrzahl der Autoren seit Freud hält die Selbstdestruktivität als nach-innen-Wendung der Aggression für ein Kerngeschehen der pathologischen Psychodynamik. Ernst [145] hält es jedoch nicht für bewiesen, daß ND häufiger suicidal werden als Patienten mit anderen neurotischen Syndromen. Nach KIELHOLZ [915] gehört die Abschätzung der Suicidgefahr zu den schwierigsten Aufgaben des Arztes. Er nennt in weitgehender Übereinstimmung mit anderen Autoren 10 Kriterien, die für erhöhte Suicidgefahr sprechen.

Dazu gehören: Hereditäre Belastung mit Selbstmord (1), frühere Suicidversuche (2), Angst, akute Angstattacken und Verschlimmerung der Depression (3), konkrete Vorstellung über die Art der Durchführung (4), absteigender oder aufsteigender Schenkel der depressiven Kurve (5), Fehlen eines Aufgabenkreises (6), Vereinsamung (7), Fehlen religiöser Bindungen (8), finanzielle Sorgen (9), schmerzhafte körperliche Krankheiten und Drogenabhängigkeit (10) [915].

Wie bei allen überwiegend umweltbedingten Neurosen ist für den Beginn der neurotischen Erkrankung mit einer individuell unterschiedlichen Mitbeteiligung neurosebegünstigender Anlagefaktoren zu rechnen.

SCHULTZ-HENCKE [522] teilte mit, daß man bei der lebensgeschichtlichen Betrachtung nicht allzu selten auf *nicht*reaktive dysphorische Gefühle und Erlebnisse stößt. Er vermutet, daß Anlagefaktoren — eine „autochthone" Dysphorie — neurosebegünstigend sein könnten. KIELHOLZ [915] schließt auf die Beteiligung erbbiologischer Faktoren, weil in der Aszendenz der Kranken mit ND gehäuft Persönlichkeiten zu finden sind, die mit ihren Lebensschwierigkeiten nur schwer fertig werden. STENSTEDT [1171, 1172] hat als Genetiker nach der Untersuchung von 1418 Verwandten (Eltern und Geschwister) von stationär behandelten Neurotisch-Depressiven die Wirksamkeit der Umweltfaktoren betont. Bei endogenen Depressionen ist die Erbanlage von weit größerer Bedeutung.

Vorkommen, Häufigkeit und Verlauf

Vorkommen und Häufigkeit der neurotischen Depression ist wegen der diagnostischen Schwierigkeiten gerade bei größeren Untersuchungen schwer mit einer gewissen Sicherheit anzugeben. Meist werden nur manisch-depressive Psychosen (einschließlich der monopolaren) (DP) und reaktive Depressionen (RD) unterschieden. In einer der frühen epidemiologischen Untersuchungen, die LEMKAU u. Mitarb. [327] in Baltimore durchführten, fanden sie 367 Psychosen, daruntet 41 manisch-depressive Psychosen und 425 Neurosen, darunter 18 reaktive Depressionen (12 Frauen, 6 Männer). In der Yale-Studie [254] fanden sich unter 462 Neurotikern 42 reaktive Depressionen (etwas häufiger in den oberen sozialen Klassen).

In der Midtown-Manhattan-Studie [321] wurden 23,6% der Untersuchten in der Gruppe „Depression" registriert. Das waren jedoch klinisch nicht abgrenzbare Verstimmungszustände aller Art, von denen ein kleiner Teil als cyclische oder endogene Depression diagnostiziert werden konnte. Der Anteil der neurotischen Depressionen ist aber trotzdem schwer abzuschätzen. Im Gegensatz zu HOLLINGSHEAD u. REDLICH [254] war die größte Zahl depressiver Reaktionen in der Gruppe mit niedrigem sozialökonomischen Status zu finden. Die Autoren sprechen bei den meisten dieser Fälle von „Frustrations-Depression".

In der Berliner Studie von WINTER [644] sind Berichte über „wiederkehrende Verstimmungen ohne für den Betroffenen erkennbaren Grund, bzw. bei ‚nichtigen' Anlässen" an der Spitze aller Symptome (43,5%). Der Prozentsatz schwererer neurotischer Depressionen war nicht sicher zu eruieren, aber unter 5%.

LAUGHLIN [322] schätzt, daß unter klinisch behandelten Neurosen bei 16–18% ein depressives Symptombild vorherrscht. Etwas geringere Zahlen (10–15%) werden für Patienten in ambulant-klinischer Behandlung aus Deutschland berichtet [26, 94]. BRÄUTIGAM [66] teilt ein Vorkommen der RD von 3% bei den Aufnahmen in eine psychiatrische Klinik mit, während in der nervenärztlichen Praxis mit etwa 10% RD zu rechnen ist.

Angaben über die Häufigkeit der ND bei den Geschlechtern sind nicht einheitlich. Die meisten Autoren berichten von einem Überwiegen der Frauen.

Während das am häufigsten beobachtete Verhältnis Frauen zu Männer etwa um 2:1 liegt, fanden TAYLOR u. CHAVE [591] ein elfmal häufigeres Vorkommen der ND bei Frauen. In der Berliner Studie von WINTER [644] hatten dagegen mehr Männer depressive Verstimmungen angegeben.

Für den *Verlauf* depressiver Neurosen ist es charakteristisch, daß oft von früher Kindheit an verschiedene neurotische Manifestationen zu beobachten sind. KIELHOLZ [915] erwähnt dieses Faktum als wichtiges differentialdiagnostisches Kriterium.

In der Kindheit und Jugend wird die Diagnose wegen der vielfältigen und oft uncharakteristischen Symptome für schwierig gehalten [774, 962, 963, 1038, 1166]. ZIOLKO [1244] fand bei der Hälfte von 500 neurotisch gestörten Studenten ein Erschöpfungssyndrom, dem nach der Beschreibung öfter depressiv-zwangsneurotische Entwicklungen zugrunde liegen können.

Das Lebensalter bei der Manifestation depressiver Symptome scheint im ganzen bei ND jünger zu sein als bei ED [916]. Nach den Ergebnissen von MATUSSEK [1002], ANGST [678] und ERNST [142] können auch die ersten Symptom-Manifestationen von ED durch psychologisch verstehbare auslösende Situationen und lebensgeschichtliche Zusammenhänge fehldiagnostiziert werden. WEITBRECHT [1214] hat über die Möglichkeit berichtet, daß es auf dem Boden endogener Depressionen zu einer sekundären Neurosenbildung kommt. Es scheint aber auch die umgekehrte Möglichkeit zu geben, daß bei einer psychogenen Depression in besonders zugespitzten Konfliktsituationen psychotische Symptome auftreten [884].

Der Gesamtverlauf der ND tendiert zu einer schwankenden, wellenförmigen Chronifizierung. Es kommt also meist zu mehr oder weniger starken Rezidiven [140, 145, 491, 915, 916]. CIOMPI u. LAI [760] fanden eine Verschlechterung der mittleren Lebenserwartung bei Neurotisch-Depressiven. Die Symptomatik verändert sich oft im Alter (verstärkte Reizbarkeit, Unzufriedenheit, anscheinend mehr neurotische Haltungen und psychosomatische Störungen).

Schizoide Neurose

Zum Krankheitsbegriff

„Seit der Konzeption des Schizoids (E. KRETSCHMER) ist eine schon fast nicht mehr übersehbare Literatur darüber entstanden", schrieb KRANZ [930] als er die verschiedenen Aspekte des Begriffes und seines Inhaltes diskutierte. In diesem Rahmen hier sollen nur die neurotischen Entwicklungen besprochen werden. Auch Fragen der Schizophrenie, einschließlich der psychogenetischen Theorien (Übersichten: [922, 1226]), der reaktiven und sonstigen Psychosen („schizoider Reaktionstyp" älterer Fassung, schizophrenieähnliche Emotionspsychosen [141], psychotische Primitivreaktionen [1053]) werden hier nicht erörtert. RÜMKE [1110] hat sicher mit Recht betont, daß Schizophrenie-Ähnliches — also auch die neurotischen schizoiden Entwicklungen — nichts mit der „nosologischen Entität" (dem konzeptionellen Modell) der Schizophrenie zu tun haben.

Als schizoide Neurose werden die Syndrome zusammengefaßt, die in Verbindung mit einer schizoiden Neuroseentwicklung stehen [66, 116, 230, 483, 522, 684, 768, 1093, 1097, 1144]. Eine Gruppe von Erkrankungen, die unter verschiedenen anderen Namen beschrieben wurden, gehört zu diesen Neurosen: Schizoneurosen genannte Randsymptome zwischen schweren chronischen Neurosen und Schizophrenie [1168], einige „schizophreniforme" Reaktionen [880] und psychogene Formen des schizoiden Reaktionstypus nach POPPER [1076] u. a. Die differentialdiagnostische Abgrenzung von den verschiedenen Schizophrenieformen ist notwendig, auch von den reaktiven und den durch neurotische Symptome verdeckten („pseudoneurotische" Schizophrenien: [880, 1153, 1210]) und den nicht neurotischen schizoiden Psychopathien.

Klinische Symptome

Psychische und somatische Manifestationsformen, gestörte Verhaltensweisen

Oft ist es nicht leicht, Störungen des Verhaltens von psychischen Symptomen klar zu unterscheiden. Besonders auffallende Symptome sind: tiefreichende Kontaktstörungen zu Menschen und Beziehungsstörungen zur dinglichen Welt. Die Realitätswahrnehmung ist in der Weise gestört, daß Wahrnehmungen lückenhaft und einseitig, durch Fehlwahrnehmungen infolge von Projektionen [182] entstellt und oft mit negativen Gefühlstönen besetzt sind [116].

SCHULTZ-HENCKE [520] hat diese Störungen auf eine Gehemmtheit intentionalen Antriebserlebens zurückgeführt, deren Hauptmerkmale Fremdheitsgefühle, dadurch nur lockere Beziehungen zu Welt und Menschen mit ständiger Bereitschaft zum Objektverlust sind. Den Begriff des Intentionalen entlehnte SCHULTZ-HENCKE von BRENTANO u. HUSSERL. Er erweiterte ihn, indem der die frühesten Bedürfnisse nach aktiver Gefühlszuwendung zur Welt mit diesem Terminus charakterisierte. Merkmale intentionaler Gehemmtheit sind tiefe Unsicherheit und Zwiespältigkeit den Menschen gegenüber. Anstelle von Vertrautheits- und Bekanntheitsgefühlen wird Fremdheit erlebt. Diese Entfremdung dehnt sich auch auf eigene emotionale und Gefühlregungen aus.

Die stärkste Ambivalenz besteht im mitmenschlichen Kontakt zwischen extremen Wünschen nach enger Bindung, oft nach völliger (symbiotischer) Vereinigung und andererseits starker Distanziertheit, Isolierung und Unbeteiligtheit. Solche Ambivalenz kann sich in unterschiedlichen Graden eines „gespalten" wirkenden Verhaltens zeigen: zum Beispiel können starke Zurückhaltung und zeitweilige Vertrauensseligkeit, „blindes" Vertrauen und krasses Mißtrauen, zurückhaltende Ungeselligkeit und Ausgelassenheit, stumpfe Gleichgültigkeit und feinfühlige Intuition, scheue Gutmütigkeit und aggressive Haltungen zugleich vorhanden sein. Im Gegensatz zu schizophrenen Entwicklungen bemerken schizoide Neurotiker solche Diskrepanzen, sie leiden unter ihnen und haben – in Grenzen – Zugang zu ihrem ambivalenten Erleben und Verhalten. BRÄUTIGAM [66] sah als hervorstechendstes Merkmal der schizoiden Neurosestruktur die Empfindlichkeit und Labilität der Patienten in den mitmenschlichen Beziehungen. Er erwähnt außerdem das den Patienten fehlende Gespür dafür, wie ihre Äußerungen von anderen aufgenommen werden.

In der psychoanalytischen Terminologie FREUDs sind die Symptome von schizoiden Patienten als narzistisch und als Folgen von Objektverlusten beschrieben worden. Fragwürdig bleibt, ob man wie FENICHEL [162] von „abortiven Psychosen" und zum Beispiel von einem „hebephrenoiden" und „paranoiden" Charakter sprechen kann.

RIEMANN [483, 1093, 1097] hat die klinischen Symptome von Schizoiden, besonders die speziellen Formen der Angstverarbeitung und ihre Auswirkungen auf den mitmenschlichen Kontakt beschrieben. Er unterscheidet eine „primäre" und „sekundäre" (regressive) Schizoidie. Während bei der regressiven Schizoidie oft sehr differenzierte Reaktions- und Erlebnismöglichkeiten bestehen, zeigt die primäre Form viel mehr Lücken und Ausfälle in der Entwicklung. Diese Unterscheidung ist in Verbindung mit den ätiologischen Beobachtungen RIEMANNs und seiner Erweiterung der psychoanalytischen Konzeption für die Therapie und Prognose wichtig.

Psychoanalytische und psychiatrische klinische Beobachtungen stimmen darin überein, daß bei manchen *sensitiv-phobischen*, *sensitiv-paranoischen*, *hypochondrischen*, *Depersonalitäts-Syndromen* und *Perversionen* schizoide Verarbeitungen zugrundeliegen. Mit diesen Leit-Syndromen können besondere Formen der schizoiden Neurose beschrieben werden.

Über körperliche Korrelate bei schizoid-neurotischen Entwicklungen liegen bisher nur wenige sichere Kenntnisse vor. Störungen der Sinneswahrnehmungen und der Motorik sind wohl klinisch am häufigsten zu beobachten.

E. KRETSCHMER [301] sprach schon bei der Beschreibung von Schizothymikern von „Leistungsstörungen, die es ihnen nicht erlauben, lebhaft empfundene Eindrücke zu verarbeiten". Dadurch komme es leicht zu Affektstauungen und „komplizierten, unvermuteten Seitenwegen des Affektablaufes". Er erwähnt die „Ausstrahlungen der affektiven Vorgänge im vegetativen System". In der neurotischen Entwicklung sind diese psychischen Abläufe und ihre körperlichen Korrelate oft verstärkt und einseitig ausgebildet.

SCHULTZ-HENCKE brachte in seinem Lehrbuch [522] die intentionalen Gehemmtheiten hypothetisch mit Funktionsstörungen von Cortex, Stammhirn und Sinnesorganen in Verbindungen, ohne im einzelnen darauf einzugehen.

In der psychosomatischen Medizin sind bei verschiedenen Krankheiten schizoide Neurosestrukturen gefunden worden (z. B. beim sog. endogenen Ekzem in Verbindung mit konstitutionellen Faktoren [557, 558, 564, 863a u. a.). MENG (378, 1010] hat die Beobachtung gemacht, daß psychotische Störungen beim Auftreten organischer Krankheiten zurückgingen. Da MENG in solchen Fällen nicht neurotische, sondern mehr den Psychosen ähnliche Ich-Störungen fand, sprach er von „Organ-Psychosen". Er hat den Blick darauf gelenkt, daß zwischen narzistischen Regressionen und somatischen Krankheiten enge Zusammenhänge bestehen können. Unterdessen liegen eine Reihe von Ergebnissen vor, die diese Hypothese bestätigen.

Übertragungssymptome

Analytische Erfahrungen über die in der Übertragungsbeziehung mit schizoiden Patienten auftretenden Verhaltensweisen und Symptome hat hauptsächlich RIEMANN [483, 1093, 1097] mit anschaulichen Beispielen mitgeteilt.

Er ging von früheren psychoanalytischen Erfahrungen aus, daß bei narzistischen Neurosen entweder die Analyse lange Zeit nicht in Gang kam oder nach wenigen Stunden abgebrochen wurde. Analytiker begründeten das oft damit, „daß eine Übertragung nicht zustande kam". RIEMANN [1093] berichtet dann, daß schizoide Patienten sich sicherer fühlen, wenn möglichst frühzeitig damit begonnen wird, ihre ihnen selbst nicht wahrnehmbaren Wirkungen auf andere Menschen zu besprechen. Das Erkennen der Zusammenhänge zwischen eigenem Verhalten und Reaktion des anderen in der Übertragung wirkt ebenso befreiend und ich-stärkend, wie gleichmäßige positive Gefühlszuwendung.

Nach diesen und ähnlichen Erfahrungen bestehen die Übertragungssymptome vorwiegend aus Angst vor Nähe, Abhängigkeit und eigenen Projektionen. Oder positiv ausgedrückt: Bedürfnisse nach Abgrenzung, Unabhängigkeit, klarem, sachlichem Überblick und Bekanntheit sind Bedingungen für eine tragfähige Übertragungsbeziehung und Kontaktaufnahme. Negative Übertragungssymptome bestehen dann in einer Verstärkung der Angst vor Abhängigkeit und Hingabe, vor den damit verbundenen reaktiven Aggressionen, die oft nicht bewußt werden, in Flucht und verstärktem Rückzug, in Isolierung und illusionären Scheinsicherungen. Manchmal werden sehr komplizierte Arrangements getroffen, um die zugrundeliegenden Ängste und Fluchttendenzen zu rationalisieren und die aggressiven Regungen nicht erkennbar werden zu lassen (z. B. Ableitung in scheinbar sachliche Bereiche oder autopunitive und destruktive Regungen).

Interpersonelle Symptome

Wenn schizoide Neurotiker unter Menschen sind, pflegen Abwehrmaßnahmen gegen die in Übertragungsbeziehungen auftauchende Angst fast reflexmäßig aufzutreten. Sie werden ebenfalls hauptsächlich als Schutzmaßnahmen gegen Angst vor dem Unbekannten, vor unvertrauter emotionaler Nähe und vor gefühlsmäßigen Bindungen betrachtet [483, 520, 1093, 1144]. Durch Beobachtungen in der Gruppenpsychotherapie ließe sich eine breite Skala solcher Abwehrmaßnahmen die in zwischenmenschlichen Beziehungen auftreten, zusammenstellen. Sie würde von unnahbarer, kühler Distanzierung über scheue, hilflose Abgrenzungsversuche bis zu blind vertrauenden Erwartungen mit sofort eintretenden Enttäuschungen reichen.

Fast regelmäßig ließ sich die Erfahrung machen, daß Gruppensitzungen von Anfang an so stark als Versuchungs- und Versagungssituationen erlebt werden, daß sich neurotische

Symptome verstärken und vermehrte Abwehranstrengungen unternommen werden müssen. Mit unterstützender analytischer Einzeltherapie kann sich der von der Individualanalyse „differente Realitätsbezug der Gruppe“ [866] mit seinen andersartigen Auseinandersetzungsmöglichkeiten positiv auswirken (z. B. in der Verhinderung der Regression). In der Gruppenpsychotherapie fällt oft eine Diskrepanz zwischen schroff und feindselig abgewehrten Kontaktangeboten mit insgeheimen Wünschen nach totaler und absoluter Liebe auf [239].

Familienbeziehungen – bereits die Gründung einer eigenen Familie – sind wegen der Kontaktängste und des tiefen Mißtrauens mit Schwierigkeiten verbunden. Manche schizoide Neurotiker heiraten gar nicht, manche spät im Leben, manche führen kurzdauernde Ehen und wieder andere schließlich leben in einer schizoiden Familienneurose. RIEMANN [483] sah öfter eine Faszination durch den depressiven Gegentypus, der sich unbekümmert zuwenden, öffnen und hingeben kann und seine eigene Selbstbewahrung vernachlässigt. Nach meiner Beobachtung entwickelt sich aus einer solchen Ehe leicht eine sado-masochistische Beziehung. Oft sind schizoide Neurotiker auch von hysterischen Partnern fasziniert. Dann sind meist starke Abgrenzungskämpfe und manchmal ein distanziertes Nebeneinanderherleben zweier im Grunde enttäuschter Partner die Folge. Auf jeden Fall scheinen für neurotisch-schizoide Patienten Partner mit großer Anpassungsbereitschaft, mit aggressiven und sexuellen Gehemmtheiten eine starke Anziehungskraft zu haben. Mit solchen Partnern kann es zu einer schizoiden Familienneurose kommen, in der innerfamiliäre Konflikte externalisiert und durch gemeinsam gebildete Fiktionen einer wunschgemäß entstellten Realität vermieden werden sollen. Diese Familiendynamik beschrieb RICHTER [480] bei den paranoiden Familien unter dem Stichwort „Festung“, in die sich die Mitglieder gemeinsam einsperren, „von der Illusion der eigenen Überlegenheit zehren und Ausfälle gegen die vermeintlichen äußeren Unruhestifter und Verfolger machen“. Ähnliche Bewältigungsversuche der Partnerprobleme werden auch in der Gruppenpsychotherapie agiert.

Psychodynamik und Ätiologie

Im Bereich der Freudschen Psychoanalyse sind bei schizoiden Patienten hauptsächlich zwei dynamische Vorgänge beobachtet und herausgestellt worden: Die Beziehung zum Narzismus und das Reagieren mit Objektverlust. Bei Schizoiden bestehe ein großer Rest von primärem Narzismus und Zeichen einer gesteigerten narzistischen Haltung, meint FENICHEL [164]. Durch diese Fixierungen bestehe in Versagungssituationen die Neigung zu (bei Schizoiden meist partiellem) Objektverlust und zu narzistischer Regression. Zeichen narzistischer Haltungen, die in Kombination mit dem Objektverlust beobachtet werden können, sind Organsensationen mit hypochondrischen Befürchtungen und Entfremdungserlebnisse. SCHULTZ-HENCKE [520] setzt den Objektverlust in Beziehung zu frühen Einengungen und Hemmungen der intentionalen Grundbedürfnisse und die dadurch eintretenden Unvertrautheiten und lockeren Objekt- und Realitätsbeziehungen. H. BINSWANGER [710] zeigte Unterschiede zwischen neurotischen und „massiven“ psychotischen Objektverlusten in Beziehung zur Klagesschen Auffassung von Selbstbehauptung und Selbsthingabe. RIEMANN [483, 1093] gab ergänzende Darstellungen der Angstabwehr bei Schizoiden und verband gewissermaßen die alten psychoanalytischen Auffassungen mit den späteren Ergänzungen von SCHULTZ-HENCKE [523] durch die Konzeption einer präoralen, sensorischen Entwicklungsphase [1097], die für die erste kommunikative Beziehung des Kindes zur Welt entscheidend ist.

Die Arbeitshypothesen des intentionalen Strebens und der sensorischen Phase haben dem Bemühen um das Verstehen der dynamischen Zusammenhänge und damit der Therapie neue Impulse gegeben. Sie haben sich auch auf die Klärung der Ätiologie ausgewirkt. RIEMANN [1097] unterschied zwei ätiologische Möglichkeiten: Wenn eine emotionale Bindung durch frühe Trennungsschicksale, durch Verlusterlebnisse, Heimaufenthalte oder aus anderen Gründen an die Mutter oder an stabile Bezugspersonen gar nicht erst zustande kommt, spricht er von *primärer Schizoidie*. Wenn ausgleichende Beziehungen völlig fehlen, sind oft schwerste Defekte die Folge. Von einer *sekundären* oder *regressiven Schizoidie* spricht RIEMANN, wenn eine erste Bindung zwar zustande kam, aber so enttäuschend oder bedrohlich erlebt wurde, daß Ausweichen und Rückzug die Folge waren.

Über die ätiologischen Faktoren bestehen verschiedene Ansichten in bezug auf das Ausmaß konstitutioneller Faktoren. In der Ergänzungsreihe zwischen gefährdenden Erbanlagen und schädigenden Umwelteinflüssen liegen im Einzelfall wohl jeweils verschiedene, nie mit Präzision zu erfassende Anteile dieser Faktoren vor. Die Forschungen über frühe Mutter-Kind-Trennung (s. Tab. 6 u. 7) haben die Wirkung schädigender Umweltfaktoren hinreichend wahrscheinlich gemacht.

„Von Anlagefaktoren ist die Entwicklung der schizoiden Struktur insofern abhängig, als Asthenie, erhöhte Empfindsamkeit und Sensibilität intentionale Gehemmtheiten auch bei leichteren Umweltschädigungen eher entstehen lassen, als dies bei einer robusten psychischen Anlage der Fall ist. Bei sthenischen Kindern müssen die schädigenden peristatischen Einflüsse für die gleiche Wirkung schon recht massiv sein" [529]. Es besteht wohl kein Zweifel darüber, daß konstitutionell- und anlagebedingte schizoide Persönlichkeitsentwicklungen vorkommen, ohne daß schädigende peristatische Einflüsse zu eruieren sind. Zur Diagnose einer Neurose sind daher auch hier positive ätiologische Kriterien erforderlich.

Analytische Forscher stimmen darin überein, daß Umweltschädigungen, die zu schizoiden Neurosen führen, bereits frühzeitig – im 1. und 2. Lebensjahr – einwirken. Die Überprüfung von Entwicklungsverläufen und die Weiterentwicklung psychodynamischer Gesichtspunkte brachte keine Korrektur dieser Erfahrungen. Übereinstimmend wurde beobachtet, welche psychischen Funktionen durch die Umweltschäden zuerst betroffen werden: Die Bedürfnisse nach erstem emotionalem Kontakt, nach Vertrautwerden (Urvertrauen im Sinne ERIKSONs), passivem Beeindrucktwerden und aktiver Weltzuwendung. In diesen Bereichen wirkt sich die Frustration schädigend aus und es beginnt eine Fehlentwicklung, deren Etappen und Einzelheiten in unterschiedlicher Terminologie beschrieben werden [1144].

Vorkommen, Häufigkeit und Verlauf

Da der Begriff „schizoide Neurose" verschiedene Symptombilder zusammenfaßt (psychische, psychosomatische und Perversionen), sind Angaben über Häufigkeit und Verlaufsformen nur bei den einzelnen Syndromen möglich. Die Erfassung wird dadurch erschwert, daß differentialdiagnostische Abgrenzungen wegen des Vorkommens vieler Syndrome – z. B. des hypochondrischen – sowohl bei verschiedenen Neurosen als auch bei Psychopathien und Psychosen, im Einzelfall äußerst schwierig sein können.

Eine Häufung des Vorkommens von schizoiden Neurosen ist im letzten Jahrzehnt aus der psychoanalytischen Praxis, Erziehungsberatungsstellen und Kliniken berichtet worden [483, 856, 857, 859], so daß die Hypothese zur Diskussion gestellt und untersucht wurde, ob die Kindheitsentwicklung in zerrissenen und existentiell bedrohten Familien der Kriegszeit in Verbindung mit der Häufigkeitszunahme steht.

HAU [857, 859] fand bei jugendlichen Patienten aus 15 Aufnahmejahrgängen (1950—1964) der Neurosenklinik Tiefenbrunn, daß der prozentuale Anteil von Patienten mit schizoiden Neurosestrukturen von 1957 an relevant zunahm (Geburtsjahrgänge des Krieges).

Außer den bisher dargestellten neurotischen Hauptsyndromen gibt es einige Symptomkomplexe, die ebenfalls bei Neurosen vorkommen und deswegen noch einer kurzen Erwähnung bedürfen. Es sind die hypochondrischen, neurasthenischen und Depersonalisationssyndrome.

Hypochondrisches Syndrom

Ängstliche und besorgte Gedanken um die eigene Gesundheit können mit zahlreichen Krankheitsbefürchtungen in mannigfaltiger Form auftreten. Diese hypochondrischen Befürchtungen, krank zu sein oder krank werden zu können, sind bei verschiedenen schweren Neurosen [66, 716, 1045, 1046, 1170] besonders bei schizoiden und depressiven Neurosen, sowie zusammen mit dem neurasthenischen Syndrom zu finden [72, 164, 755, 910].

Eine differentialdiagnostische Abgrenzung ist vor allem gegenüber folgenden Möglichkeiten des Vorkommens hypochondrischer Symptome notwendig:

1. Sensitive Reaktionen psychisch und somatisch Gesunder in verschiedenen Altersphasen (Adoleszenz: s. Beitrag J.-E. MEYER [66, 849, 1152] — Alter: [716, 849, 1112]).
2. Reaktionen auf Unfälle, vorübergehende Schmerzen und Krankheiten.
3. Reaktionen auf tatsächlich vorliegende organpathologische Veränderungen
   a) cerebrovasculäre Insuffizienzen,
   b) hirnatrophische Prozesse,
   c) verschiedene organische Krankheiten.
4. Psychopathien (besonders bei depressiven und asthenischen Psychopathen nach K. SCHNEIDER [509] oder hypochondrischen Psychopathien, HÄFNER [849]).
5. Endogen-depressive Psychosen.
6. Schizophrene Psychosen.

KENYON [910] hat in seiner Übersicht 18 ätiopathogenetische Faktoren erwähnt und auf die häufige erblich-konstitutionelle Disposition der prämorbiden Persönlichkeit hingewiesen. In der modernen psychiatrischen und psychotherapeutischen Beurteilung ist die Multikonditionalität der hypochondrischen Syndrome kaum noch strittig.

In einem medizin-historischen Versuch haben KEYSERLINGK u. OPITZ [914] die Auffassungen über die Hypochondrie vom Altertum bis zu KRAEPELIN, der das einheitliche Krankheitsbild aufgelöst hat und bis zu den modernen Auffassungen von BLEULER, RUFFIN, HÄFNER und WEITBRECHT dargestellt. Sie gelangen zu dem Ergebnis, daß die „Hypochondrie" als selbständige Krankheitseinheit im deutschen Sprachbereich kaum noch diagnostiziert wird.

In der psychoanalytischen Forschung wurden hypochondrische Beschwerden meist im Rahmen narzistischer Neurosen gefunden. FREUD stellte in seiner Arbeit „Zur Einführung des Narzismus" die Hypothese auf, daß die Funktionen und Organe, mit denen sich Patienten hypochondrisch beschäftigen, eine gesteigerte Libidobesetzung haben. S. FREUD meinte, daß der Hypochonder Interesse und Libido von den Objekten der Außenwelt zurückziehe und beides auf das ihn beschäftigende Organ konzentriere. In späteren Arbeiten wurde über die Erforschung psychischer Organrepräsentanzen — das jeweilige Körperschema der Patienten — berichtet (Literatur bei FENICHEL [164]). CHRZANOWSKI [755] stellte neuere Ergebnisse und Auffassungen dar.

HÄFNER [849] kritisierte an den psychoanalytischen Ergebnissen den „theoretischen Vorentwurf des Verstehens". Er bestätigt zwar, daß der von der Psychoanalyse unternommene Versuch, verdeckte Sinnzusammenhänge ans Licht zu bringen, einige neue Einsichten gebracht hat, fordert aber eine Grundlagenerörterung der „phänomenalen Struktur unseres Leibseins". Er sieht neue Ansatzpunkte bei RUFFIN [1112] und anderen und versucht eine daseinsanalytische Wesenserfassung nicht-psychotischer Hypochondrien. Hinsichtlich des neurotischen hypochondrischen Erlebens stimmte er mit RUFFIN [1112] und VON GEBSATTEL [811] überein, daß sich im „Schrumpfen des Mitseins auf die Hilfsbedürftigkeit des Leibes" eine Fülle unbefriedigter Wünsche ausdrücken kann. In der neurotischen Verarbeitung besteht noch der Wunsch nach einem „spärlichen Rest von Geborgenheit" in der Pflege und Hilfe des krank geglaubten Leibes.

Die Häufigkeit der hypochondrischen Symptome bei Neurosen ist schwer zu schätzen. In der Midtown-Manhattan-Studie [321] wurden Krankheitsbefürchtungen aller Art (ohne nosologische Einteilung) sehr oft gefunden (25,1%), am häufigsten in der Klasse mit niedrigem sozialökonomischen Status (31,2%). Unter poliklinisch behandelten Neurosen in Berlin war der Anteil hypochondrischer Symptome sehr klein (unter 0,5%) [96]. STENBÄCK u. RIMON [1170] fanden unter 200 Patienten (143 psychotische und 57 neurotische) hypochondrische Symptome, prozentual häufiger in der Gruppe der Neurosen, am meisten bei neurotischen Depressionen. PAAL [1047] berichtete zur Ätiopathogenese (EEG-Untersuchungen), daß fast die Hälfte von 89 Kranken mit hypochondrischem Syndrom cerebrovasculäre und hirnatrophische Prozesse hatte. Von den Patienten ohne organpathologische Veränderungen besteht bei einem kleinen Teil eine „kernneurotische" Entwicklung [1047].

Neurosen mit hypochondrischen Symptomen haben meist einen gleichbleibend chronischen Verlauf [93, 94, 140, 143, 145, 200, 491]. Wenn sie in Verbindung mit Depressionen vorkommen oder Ausdruck einer larvierten Depression sind [145, 777, 813, 910, 967], werden eher phasische Verlaufsformen beobachtet.

Neurasthenie

Seit Jahren ist bei den Einweisungen von Patienten in klinische Behandlung zu bemerken, daß der Begriff Neurasthenie kaum noch verwandt wird. Die meisten Symptome, die früher zu dieser Störung gezählt wurden: „reizbare Schwäche", Mattigkeit, Ermüdbarkeit und Erschöpfbarkeit, vegetative Störungen und Kopfschmerzen, weitere multiple Beschwerden und gestörter Schlaf werden heute anderen neurotischen Syndromen zugeordnet. Bräutigam [66] behandelt die Neurasthenie unter den Konfliktreaktionen (Erschöpfungsreaktion). Die Abgrenzung der Reaktionen gegen neurotische Verläufe ist recht schwierig, aber für die Prognose und Indikationsstellung wichtig [95].

Die Neurasthenie wird trotz der zahlreichen vegetativen Symptome selten falsch als organische Krankheit diagnostiziert. Die fehlenden somatischen Befunde sind eher Anlaß zu Diagnosen wie: Organneurose, vegetative Neurose, vegetative oder neurovegetative Dystonie, neurocirculatorische Asthenie oder vegetativendokrines Syndrom. Jores [271] spricht von „nervös Kranken", von Uexküll [604] und Cremerius [95] von „funktionellem Syndrom". Psychiatrisch ist die asthenische Psychopathie K. Schneiders [509] abzugrenzen.

Ernst [145] versucht in seiner Definition eine Abgrenzung gegenüber Organneurosen und neurotischer Depression. Binder [45] faßt die Neurasthenie nicht als psychogene, sondern als erworbene körperliche Störung (toxische Schädigung) auf. Cremerius [95] sieht keine Möglichkeit einer einheitlichen Definition und beschreibt Reaktionen und verschiedene neurosenpsychologische Zusammenhänge.

S. Freud hat sich bereits in seinen ersten Arbeiten aus den neunziger Jahren öfter mit dem Begriff der Neurasthenie auseinandergesetzt. Er trennte bekanntlich den Symptomkomplex der Angstneurose von der Neurasthenie ab. In der Arbeit, in der Freud diese Abtrennung vorschlug, sprach er davon, daß es „gemischte Neurosen" gäbe, bei denen sich Symptome verschiedener Neurosen und eine Vermengung verschiedener spezifischer Ätiologien nachweisen ließen. Er nahm zuerst an, daß bei den Neurasthenikern eine Schwächung der Sexualspannung (durch Masturbation und Pollutionen) die wichtigste Ursache sei. Fenichel [164] meint aufgrund späterer psychoanalytischer Beobachtungen, daß manchmal die Freudsche Hypothese zutreffe, daß aber oft eine orgastische Impotenz und eine abfuhrgehemmte „Libidostauung" für neurasthenische Symptome verantwortlich zu machen sei. Ferenczi [166] hat bei seiner Beschreibung der „Pathoneurosen" auf eine Möglichkeit neurasthenischer und hypochondrischer Symptombildung hingewiesen, indem er zeigte, daß körperlich erkrankte Organe und Funktionen zu einer erhöhten Libidobesetzung Anlaß geben. Schultz-Hencke [522] hielt die sexuellen Konditionen nicht für die wichtigsten, sondern vertrat die Auffassung, daß Symptome einer „neurotischen Mischstruktur" also mit Anteilen neurotisch-depressiver-, zwangsneurotischer und hysterischer Psychodynamik mit dem übereinstimmen, „was in breitester Schilderung seit je als ‚neurasthenisch' bezeichnet wurde".

Der Begriff „Neurasthenie" ist seit seiner Einführung im vorigen Jahrhundert wegen einer Abundanz und schwierigen Abgrenzbarkeit viel kritisiert worden. Heute ist die Neurasthenie nicht mehr der vielverwandte Modeterminus, sondern kann nur noch als ein historischer Begriff gelten. Die Art der vorliegenden Syndrome, ihre Beziehung zur Psychodynamik und Ätiopathogenese sind daraufhin zu prüfen, ob einfache Reaktionen auf Konflikte [1], psychoneurotische Störungen mit Erschöpfungssyndrom (2), somatische Manifestation von Neurosen (vegetative Störungen und psychosomatische Krankheiten) (3), eine Psychopathie (4), Symptome einer larvierten endogenen Depression (5) oder ein Mischbild mit mehreren ätiologischen Faktoren (6) vorliegt.

CREMERIUS [95] hat eine gründliche Untersuchung über sogenannte neurasthenische Symptombilder („funktionelle Syndrome"), ihre nosologische Einordnung, Verlaufsformen und Prognose durchgeführt und sich zugleich mit der vorliegenden Literatur auseinandergesetzt. Für die Klinik des neurasthenischen Syndroms hat diese Arbeit wichtige Ergebnisse beigetragen.

CREMERIUS hält es für möglich, daß Erbfaktoren eine Rolle spielen, fand aber bei seiner Untersuchung keine Bestätigung der Ansicht, daß es sich bei funktionellen Syndromen um milde Formen der endogenen Depression handeln könne. Nach seinen Ergebnissen kommen Konfliktreaktionen ohne neurotische Entwicklung und ohne chronischen Verlauf bei knapp 8% der Patienten vor. Nur bei diesem so kleinen Prozentsatz der 371 katamnestisch untersuchten Patienten war eine echte Spontanheilung zu finden. Die katamnestische Untersuchung 9—11 Jahre nach dem ersten Aufsuchen der Poliklinik hatte zwar das Ergebnis, daß 71% der Patienten angaben, eine Besserung zu empfinden oder nicht mehr an den ursprünglichen Symptomen zu leiden. Bei genauerer Nachforschung zeigte sich jedoch meist ein *Symptomwandel.* Zum Beispiel waren andere vegetative Symptome aufgetreten. Oft war anstelle eines diffusen, polysymptomatischen Syndroms ein eindeutiges Monosyndrom zu finden.

Bei 11% der Patienten war eine organische Krankheit am vorher funktionell gestörten Organ vorhanden (Ulcus pepticum, chronische Bronchitis, Herzinsuffizienz). (Statistisch nicht gesichert erhöht — Durchschnittserwartung: 9%.).

Die häufigste Symptom-Veränderung bestand im Auftreten psychoneurotischer Störungen nach Abklingen der vegetativen Symptome (24%). Es waren besonders neurotisch-depressive Züge, Manifestationen der Angst und ihre Abwehr, sowie verschiedene charakterneurotische Störungen.

Die bei neurasthenischen Symptomen typische Kombination von psychischen und körperlichen Beschwerden wird in der Midtown-Manhattan-Studie [321] von 18,3% der Befragten angegeben. CREMERIUS [95] fand unter 21 500 Patienten der medizinischen Poliklinik 2330 mit funktionellen Syndromen. JORES [271] schätzt, daß etwa die Hälfte aller Patienten, die den Arzt aufsuchen, „nervös Kranke" (mit funktionellen Symptomen) seien. Er schließt das aus 2 extremen Zahlenangaben aus 2 Polikliniken (25 und 80%). BRÄUTIGAM [66] berichtet, daß 2,3% der Aufnahmen in die psychiatrische, und 4% der in die neurologische Klinik aufgenommenen Patienten als Erschöpfungsreaktionen oder als neurasthenische Reaktionen diagnostiziert werden, in der nervenärztlichen Praxis etwa 3%. Diese Angaben entsprechen der täglichen Erfahrung, daß Patienten mit „neurasthenischen" Syndromen häufiger Internisten und Allgemeinpraktiker als Psychiater oder Psychotherapeuten aufsuchen.

ERNST [145] bestätigt aus seinem Literaturüberblick die chronische Verlaufstendenz („flach wellenförmige Verlaufskurve") und die Neigung zum Syndromwandel bei neurasthenischen Syndromen.

Depersonalisationssyndrom

Depersonalisation als Störung der Ich-Wahrnehmung und Derealisation als Störung der Realitätswahrnehmung der Außenwelt stehen als „Entfremdungserlebnisse" in einem engen inneren Zusammenhang [386].

In der Einführung zu einer synoptischen Darstellung, die den vielseitigen Aspekten des Phänomens der Depersonalisation zu entsprechen trachtet, hat J. E. MEYER [386] eine kurze Zusammenfassung der wichtigsten Befunde der klinischen Empirie gegeben: Entfremdungserlebnisse kommen sowohl bei Veränderungen des Ich-Bewußtseins, wie auch des Wachbewußtseins vor:

1. Störungen des Ich-Bewußtseins:

a) „Primär" bei beginnender Schizophrenie, außerdem bei endogenen Depressionen.

b) Psychoreaktiv (bei Katastrophen, Schreckeinwirkung und in Konfliktsituationen).

c) Spezifische Reaktionen in den Reifungskrisen der Pubertät (Ausdruck weltflüchtiger Tendenzen [386]).

d) Neurotisch.

2. Störung des Wachbewußtseins (Vigilität):

a) Bei normalen, besonders traumähnlichen Zuständen, in meditativer Versenkung, unter Einwirkung halluzinogener Substanzen.

b) Bei Epilepsie, hirnorganischen Störungen, "sensory deprivation".

Als Begleiterscheinungen von Neurosen sind Entfremdungserlebnisse als klinische Symptome bei fast allen Syndromen (hysterische, zwangsneurotische, depressive, schizoide Neurosen) in verschiedenen Erscheinungsbildern beobachtet worden, so daß auch die Frage der grundsätzlichen Bedeutung für die neurotische Entwicklung ausführlich diskutiert wurde. Dies geschah besonders in den Arbeitsgruppen von HORNEY u. FROMM, die sich mit der „Selbstentfremdung" als gegensätzlichen Pol der „Selbstverwirklichung" am ausführlichsten beschäftigten [185, 257, 258, 260].

KAREN HORNEY [257] war der Auffassung, daß *neurotische Tendenzen* den Menschen sich selbst entfremden. Die Gewalt und die ständigen Wiederholungen dieser neurotischen Tendenzen (und damit zunehmender Selbstentfremdung) erklärt HORNEY aus der wichtigen Rolle, die diese Tendenzen als Sicherungsfunktion haben. Sie sieht als Kern einer sich entwickelnden neurotischen Charakterstruktur Angst und — wie alle analytischen Richtungen — den Versuch, sie abzuwehren.

Bei neurotischer Entwicklung gelingt die Angstabwehr nicht vollständig, daher müssen Möglichkeiten gesucht werden, im Leben möglichen Gefahren auszuweichen. Diese Möglichkeiten nennt sie „neurotische Tendenzen". Nur mit ihnen — glaubt der Neurotiker fälschlicherweise — könne er sich im Leben behaupten, während er sich in Wirklichkeit sich selbst entfremdet und seine Beziehung zur Umwelt verschlechtert.

FROMM [185] erinnert daran, daß in verschiedenen Sprachen das Wort „Entfremdung" in älteren Bedeutungen für Geisteskrankheit benutzt wurde („alienation", „aliéné", „alienado"). Er stellt der „absolut sich selbst entfremdeten Persönlichkeit" des Psychotikers die weniger ausgeprägten Formen der Selbstentfremdung durch soziale Gegebenheiten (in Anlehnung an den Entfremdungsbegriff bei HEGEL u. MARX) und durch neurotische Entwicklung gegenüber.

Wenn man von den psychopathologischen Erfahrungen ausgeht, deren Ergebnis J.-E. MEYER [386] dahingehend zusammenfaßt, daß alles, was das Verhältnis zwischen Ich und Außenwelt beeinträchtigt, Entfremdungssymptome hervorrufen kann, muß jede neurotische Entwicklung in einem gewissen Grad Entfremdungserlebnisse enthalten. Die Befunde von MAYER-GROSS [1002a] und von LAUGHLIN [322] bestätigen das Vorkommen des Syndroms bei vielen Neurosen und Psychosen. Der subjektive Störungsgrad ist sehr unterschiedlich. Bei vielen Patienten werden die klinischen Manifestationen nicht bemerkt.

Die wichtigsten psychoanalytischen Erfahrungen von S. FREUD, SCHILDER, NUNBERG, FEDERN und phänomenologisch-daseinsanalytische Interpretationen (VON GEBSATTEL, KIMURA) sind in der schon erwähnten synoptischen Darstellung enthalten (386). S. FREUD hat — wenn man sich auf das neuerschienene Register zu den Gesammelten Werken verlassen kann — nur in dem Brief an ROMAIN ROLLAND etwas über Depersonalisation geschrieben. Vom eigenen Erlebnis einer Erinnerungsverfälschung ausgehend, widmet er sich besonders der Abwehrfunktion der Depersonalisation und Derealisation. Dem „Ich" gefährlich erscheinende Reize aus der Außen- und Innenwelt sollen vom Erleben ferngehalten werden. Er stellte der Entfremdung als gleichsam positives Gegenstück die Täuschung durch falsches Vertrautheitserleben, die «fausse reconnaissance» gegenüber. Die Beziehung zwischen außen und innen, zwischen objektiver Realitätswahrnehmung und subjektiver Vorstellung hatte FREUD lange vorher in der Arbeit über „Die Verneinung" behandelt und hatte auf die „Entfremdung zwischen Subjektivem und Objektivem" im Rahmen des Verdrängungsvorganges aufmerksam gemacht.

Aus SCHILDERs [1118a] sehr gründlicher „deskriptiv-psychologischer Analyse" läßt sich das Ergebnis vielleicht kurz zusammenfassend so charakterisieren, daß dem Erleben der Depersonalisation eine „widersprochene, nicht vereinheitlichte" Ich-Wahrnehmung zugrundeliegt. Die „Widersprochenheit" liegt in der Wahrnehmungstendenz selbst. Der Erlebende ist durchaus er selbst, er ist es nur nicht ganz. „Irgendein tieferer Affekt hindert die Zuwendung aus voller Persönlichkeit" oder positiv ausgedrückt: Der Mensch kann um so mehr Identität erleben und „Ich-selbst" sein, „je rückhaltloser er sich den Gegenständen zuwendet".

NUNBERG [424] fand bei narzistischen und Übertragungsneurosen Depersonalisationssymptome und äußerte die Vermutung, daß sie alle Neurosen einleiteten.

FEDERN [159a] bestätigt die Ubiquität des Vorkommens, hat sich aber ebenso wie FENICHEL [164] vorwiegend mit den Vorstufen und der beginnenden Schizophrenie befaßt.

Die Aspekte der *Kommunikationsstörung* hat besonders VON GEBSATTEL [811] betont.

KUIPER [308] ordnete die Depersonalisation und mit ihr einhergehende Derealisationssymptome als Störungen des Ich-Bewußtseins der Hysterie zu, weist aber darauf hin, daß dieses Symptom auch beim zwangsneurotischen Charakter vorkommt. Er beschreibt dann die oft zu beobachtende Verminderung der Erlebnisintensität und die emotionale Abschaltung. Die Ubiquität solcher „Resultate der Verdrängung" mit Affekt- und Ich-Bewußtseinsstörungen wird von KUIPER nicht ausdrücklich, aber doch implizit erwähnt, wenn er auf die schwierige Differentialdiagnostik hinweist. Das Depersonalisationssyndrom kann unter dem Bild der „beginnenden Schizophrenie, endogener und organischer Zustandsbilder und Depressionen" verlaufen.

ROTH [386] zeigte einen Zusammenhang von phobischer Angst (hysterische Züge) und Depersonalisation. Er berichtete weiterhin über eine Gruppe junger Männer — im Alter um 20 Jahre — mit ausgesprochen zwangsneurotischen Zügen, deren Depersonalisationssyndrom häufig ernst und langdauernd war.

Das ubiquitäre Vorkommen der Entfremdungserlebnisse unter verschiedenen Erscheinungsbildern läßt es nicht als sehr sinnvoll erscheinen, das Syndrom isoliert hinsichtlich der Fragen nach Häufigkeit, Verlaufsformen und Ätiologie zu behandeln. In der psychotherapeutischen Behandlung können Entfremdungserlebnisse aufgrund starker positiver Übertragungserlebnisse auftreten, sie mögen manchmal die Abwehr verstärken oder auch regressive Tendenzen ankündigen [1, 164, 322, 386, 424, 522, 786a].

Diese skizzenhafte Darstellung des Entwurfs einer Klinik der Neurosen möchte ich mit dem Wunsch und der Hoffnung beenden, daß die klinische Erforschung der Neurosen bald zu einem vollständigen empirischen Fundament für die Therapie ergänzt werden kann. Auf diese Weise wird die in einer Wissenschaft von der Pathologie menschlichen Erlebens und Verhaltens unvermeidliche Anfangsphase divergenter Hypothesen- und Theorienbildungen fruchtbar weiterentwickelt werden können.

Literatur*

Allgemeiner Teil

1. ABRAHAM, K.: Psychoanalytische Studien zur Charakterbildung und andere Schriften. Frankfurt a. M.: Fischer 1969.
2. ACKERMAN, N. W.: The psychodynamics of family life. New York-London: Basic Books 1958.
3. ADAM, R.: Beitrag zur Häufigkeit und Prognose psychogener Organkrankheiten. In: Analyt. Psychotherapie und Erziehungshilfe. Berlin: Elwert & Meurer 1952.
4. — 10 Jahre Erziehungsberatungsstelle Göttingen. Prax. Kinderpsychol. **18**, 152—156 (1969).
5. ADLER, A.: Praxis und Theorie der Individualpsychologie. 3. Aufl. München: Bergmann 1927.
6. ALANEN, Y. O.: The family in the pathogenesis of schizophrenic and neurotic disorders. Acta psychiat. scand. Suppl. 189. Copenhagen: Munksgaard 1966.
7. ALEXANDER, F.: Psychoanalysis and Psychotherapy. 1. Ed. New York: Norton and Co. 1956.
8. — Fundamentals of Psychoanalysis. 2. Aufl. London: Allen & Unwin 1960.
9. — The dynamics of psychotherapy in the light of learning theory. Int. J. Psychiat. **1**, 189—207 (1965).
10. — FRENCH, TH. M., POLLOCK, G. H. (Hrsg.): Psychomatic Specifity. Vol. I: Experimental study and results. Univ. of Chic. Pr., Chicago Ill. 1968.

* Es war dem Verfasser nicht mehr möglich, eine letzte Überprüfung des Literatur-Verzeichnisses selbst vorzunehmen.

11. ALLERTON, W. S.: Disaster medical care. Psychiatric casualties. N. Y. St. J. Med. 65, 1041—1044 (1965).
12. AMTENBRINK, H.: Aus der Kartei eines Nervenarztes. Nervenarzt 34, 183—185 (1963).
13. ARIETI, S.: The present status of psychiatric theory. Amer. J. Psychiat. 124, 1630—1639 (1968).
14. ARLOW, J. A.: The reaches of intrapsychic conflict. Amer. J. Psychiat. 122, 425—431 (1965).
15. — BRENNER, CH.: Psychoanalytic concepts and the structural theory. New York: Int. Univ. Press 1965.
16. ARNDS, H.-G., HILLENBRAND, D., STUDT, H. H.: Psychotherapeutische Ambulanzuntersuchungen und Psychodiagnostik. I. Klinische Psychotherapie 1957—1965. Münch. med. Wschr. 108, 2280—2286 (1966) und 109, 467—471 (1967).
17. ASCHOFF, G.: Die Termini Neurose, Psychopathie, Verwahrlosung bei deutschsprachigen Heilpädagogen. Marburg: Elwert 1968.
18. ASTRUP, CH.: Pavlovian psychiatry. A new synthesis. Springfield, Ill.: Thomas 1965.
19. BAEYER, W. Ritter von, HÄFNER, H., KISKER, K. P.: Psychiatrie der Verfolgten. Berlin-Heidelberg-New York: Springer 1964.
20. BALINT, M.: Der Arzt, sein Patient und die Krankheit. Stuttgart: Klett 1957.
21. — Die Urformen der Liebe und die Technik der Psychoanalyse. Bern-Stuttgart: Gem.-Verl. Huber und Klett 1965.
22. BALLY, G.: Grundfragen der Psychoanalyse und verwandter Richtungen. Psychiatrie der Gegenwart Bd. I, S. 274—331. (s. Nr. 204)
23. — Soziologische Aspekte der Tiefenpsychologie. Nervenarzt 36, 66—70 (1965).
24. BAN, TH. A.: Conditionning and psychiatry. London: Allen & Unwin 1966.
24a. BARBER, T. X.: Death by Suggestion. — A critical note. Psychosomat. Med. 23, 153—155 (1961).
25. BASH, K. W.: Lehrbuch der allgemeinen Psychopathologie. Stuttgart: Thieme 1955.
26. BAUMEYER, F.: Erfahrungen über die Behandlung psychogener Erkrankungen in Berlin. Fünfzehn Jahre Zentralinstitut für psychogene Erkrankungen. Z. psychosom. Med. 8, 167—183 (1961/62).
27. — Die Neurose als Krankheit in der Krankenversicherung. Med. Sachverständige 61, 148—151 (1965).
27a. BECK, D.: Technische Probleme der analytischen Kurztherapie. In: Fortschritte der Psychoanalyse (Hrsg. L. SALZMAN, W. SCHWIDDER, A. J. WESTERMAN HOLSTIJN) Band IV. Göttingen: Hogrefe 1970.
28. — LEMPP, R.: Die Bedeutung nicht normaler Familienverhältnisse für die Entstehung und Art psychoreaktiver Störungen. Z. Psychother. med. Psychol. 19, 1—11 (1969).
29. BECK, S., LEMPP, R.: Die Bedeutung der Stellung in der Geschwisterreihe für Entstehung und Art psychoreaktiver Störungen. Z. Psychother. med. Psychol. 15, 145—154 (1965).
30. — — Die Stellung in der Geschwisterreihe und ihre Bedeutung für das Auftreten psychoreaktiver Störungen. Dtsch. med. J. 16, 743—745 (1965).
31. BECKER, P. E. (Hrsg.): Humangenetik. Band 5, Teil 2: Psychiatrische Krankheiten. Stuttgart: Thieme 1967.
32. — HEIGL-EVERS, A., SCHEPANK, H., SCHEPANK, H.: 100 Zwillingspaare: Ein psychoanalytischer Beitrag zur Ätiologie neurotischer Erkrankungen. Fortschr. Psychoanal. 4, 57—90 (1970).
33. BEELI, A.: Psychotherapie-Prognose mit Hilfe der „Experimentellen Triebdiagnostik“. Bern-Stuttgart: Huber 1965.
34. BENEDETTI, G.: Psychiatrie und Psychotherapie in Widerspruch und Übereinstimmung. Acta Psychother. 10, 206—218 (1962).
35. — Der psychisch Leidende und seine Welt. Stuttgart: Hippokrates 1964.
36. — Klinische Psychotherapie. Bern-Stuttgart: Huber 1964.
37. — Neurose und Gesellschaft im Lichte der neueren Kriegspsychiatrie. Schweiz. Arch. Neurol. Neurochir. Psychiat. 95, 337—344 (1965).
38. Bennett, I.:Delinquent and neurotic children. New York: Basic Books 1960.
39. BERNER, P., GRÜNBERGER, J.: Zum Problem der Chronifizierung psychogener Störungen. Wien. Z. Nervenheilk. 26, 154—167 (1968).
40. BERLIN-HEIMENDAHL, S. von, ROSENBAUER-WILLEITNER, S.: Zur Prognose neurotischer Verhaltensstörungen im Kindesalter. Münch. med. Wschr. 105, 1328—1331 (1963).
41. BIBRING, G. L. (Ed.): The teaching of dynamic psychiatry: a reappraisal of the goals and techniques in the teaching of psychoanalytic psychiatry. New York: Int. Univ. Press 1968.
42. BIERMANN, G., GALM, D., KASSIAN, A., KLÜWER, K., SCHMEER, G., SIX, M.: Die Tätigkeit der Psychosomatischen Beratungsstelle für Kinder bei der Universitäts-Kinderpoliklinik München. Praxis Kinderpsychol. 12, 193—204 und 246—256 (1963).

43. BIERMANN, G.: (Hrsg.): Handbuch der Kinderpsychotherapie. München-Basel: Reinhardt 1969.
44. BILLE, M., JUEL-NIELSEN, N.: Incidence of neurosis in psychiatric and other medical services in a Danish county. Dan. med. Bull. **10**, 172 (1963) zit. nach HELGASON 1964.
45. BINDER, H.: Die psychopathischen Dauerzustände und die abnormen seelischen Reaktionen und Entwicklungen. In: Psychiatrie der Gegenwart. 1. Aufl., S. 180—202 (s. Nr. 204)
46. BIRAN, S.: Dynamische und genetische Erklärung der Neurose. Acta Psychother. **4**, 1—20 (1956).
47. — Die funktionelle Analyse der neurotischen Störung. München-Basel: Reinhardt 1962.
48. BLEULER, E.: Lehrbuch der Psychiatrie. 10. Aufl. Berlin-Heidelberg-New York: Springer 1966.
49. BLEULER, M., WILLI, J., BÜHLER, H. R.: Akute psychische Begleiterscheinungen körperlicher Krankheiten. „Akuter exogener Reaktions-Typus". Übersicht und neue Forschungen. Stuttgart: Thieme 1966.
50. — Psychopathologic reactions in acute somatic distress. Psychother. Psychosom. **15**, 94—104 (1967).
51. BODECHTEL, G., DUBITSCHER, HIRT, PANSE, STÖRRING: Die „Neurose". Ihre Versorgungs- und sozialmedizinische Beurteilung. Schriftenreihe des Bundesversorgungsblattes, Bonn 1960.
52. BOLLAND, J., SANDLER, J. u. a. (Hrsg.): The Hampstead Psychoanalytic Index. New York: Int. Univ. Press 1966.
53. BOLLES, R. C.: Theory of Motivation. New York-London: Harper & Row 1967.
54. BONZI, A.: Wechselbeziehungen im Familienverband bei neurotischen Störungen. Kasuistischer Beitrag. Prax. Psychother. **12**, 223—230 (1967).
55. BOOR, CL. DE: Strukturunterschiede unbewußter Phantasien bei Neurosen und psychosomatischen Krankheiten. Psyche (Stuttg.) **18**, 664—673 (1965).
55a. — KÜNZLER, E.: Die psychosomatische Klinik und ihre Patienten. Stuttgart: Klett 1963.
56. BORGOTTA, E. F., LAMBERT, W. W. (Hrsg.): Handbook of Personality Theory and Research. Chicago: Rand McNally 1967.
57. BOSS, M.: Einführung in die psychosomatische Medizin. Bern: H. Huber 1954.
58. — Der Mensch — Gegenstand der wissenschaftlichen Forschung. Psychosom. Med. **1**, 3—6 (1968/69).
59. BOSZORMENYI-NAGY, I., FRAMO, J. L. (Edit.): Intensive family therapy. Theoretical and practical aspects. New York: Hoeber Med. Div. — Harper & Row 1965.
60. BOWLBY, J.: Maternal care and mental health. Genf: WHO 1951.
61. — Attachment and Loss. Vol. I Attachment. London: Hogarth 1969.
62. BRACONI, L.: Le psiconeurosi e le psicosi nei gemelli. Acta genet. med. **10**, 100—136 (1961).
63. BRÄUTIGAM, W.: Psychotherapie in anthropologischer Sicht. Stuttgart: F. Enke 1961.
64. — Begriff, Erlebnisweise und Genese der Neurose. Nervenarzt **36**, 49—65 (1965).
65. — Neurosen und Psychosen in neuerer Sicht. Mkurse ärztl. Fortbild. **18**, 503—508 (1968).
66. — Reaktionen. Neurosen. Psychopathien. Ein Grundriß der kleinen Psychiatrie. Stuttgart: Thieme 1968.
67. BRAND, N.: Psychoneurosis in four collective agricultural settlements in Israel. Psychiat. Neurol. (Basel) **150**, 1—7 (1965).
68. BREMER, J.: Social psychiatric investigation of a small community in Northern Norway. Acta psychiat. neurol. scand. Supp. 62. Copenhagen: Munksgaard 1951.
69. BRONISCH, F. W.: Die psychischen Störungen des älteren Menschen. Stuttgart: Enke 1962.
70. BROWN, F. W.: Heredity in the psychoneurosis. Proc. roy. Soc. Med. **35**, 785—790 (1942).
71. BRÜEL, O.: On primary psychotraumatic neurosis. Acta Psychother. **1**, 74—83 (1953).
72. BRUN, R.: Allgemeine Neurosenlehre. 3. erw. Aufl. Basel-Stuttgart: Schwabe 1954.
73. CAMPAILLA, G., BOVI, A.: Zur Erbpathologie der Neurosen. Fortschr. Neurol. Psychiat. **36**, 590—599 (1968).
74. CANNON, W. B.: "Voodoo" Death. Psychosom. Med. **19**, 182—190 (1957).
75. CAROTHERS, J. C.: The African mind in health and disease. Geneva: WHO Monographs 1953.
76. CARSTAIRS, G. M.: Chronic mental illness. In: Witts, L. J. (Ed.): Medical surveys and clinical trials. London: Oxford U. P. 1959.
77. CARUSO, I. A.: Schema, Gewissen und Neurose. In: Handbuch der Neurosenlehre Bd. II, S. 727—732. (s. Nr. 175)
78. — Die Trennung der Liebenden. Eine Phänomenologie des Todes. Bern-Stuttgart: Huber 1968.
79. CHARMS, R. DE: Personal Causation. New York-London: Academic Press 1968.

80. Chertok, L.: Psychiatric dialogue between East and West. Brit. J. med. Psychol. **41**, 295—297 (1968).
81. Christozov, C.: Sur quelques aspects du problème névrotique sous l'optique de l'analyse comparative. Ann. Med. Psychol. **124**, (II), 155—173 (1966).
82. Chrzanowski, G.: The independent roots of ego-psychology and their therapeutic implications. In: Science and Psychoanalysis XI. New York: Grune & Stratton 1967.
83. Ciompi, L.: Geronto-psychiatrische Literatur der Nachkriegszeit. Fortschr. Neurol. Psychiat. **34**, 49—159 (1966).
84. — Müller, Ch.: Katamnestische Untersuchungen zur Altersentwicklung psychischer Krankheiten. Nervenarzt **40**, 349—355 (1969).
85. Claessens, D.: Instinkt, Psyche, Geltung. Bestimmungsfaktoren menschlichen Verhaltens. Köln-Opladen: Westd. Verlag 1967.
85a. Collomb, H.: Methodological problems in crosscultural research. Int. J. Psychiat. **3**, 17—19 (1967).
86. Condrau, G.: Angst und Schuld als Grundprobleme der Psychotherapie. Bern: Huber 1962.
87. — Daseinsanalytische Psychotherapie. Bern: Huber 1963.
88. — Medizinische Psychologie. Freiburg: Herder 1968.
89. Cooper, B.: The epidemiological approach to psychosomatic medicine. J. Psychosom. Res. **8**, 9—15 (1964).
90. — A study of one hundred chronic patients identified in general practice. Brit. J. Psychiat. **111**, 595—605 (1965).
91. — Psychiatric disorder in hospital and general practice. Sozialpsychiatrie **1**, 7—10 (1966).
92. Crandell, D. L., Dohrenwend, B. P.: Some relations among psychiatric symptoms, organic illness, and social class. Amer. J. Psychiat. **123**, 1527—1538 (1967).
93. Cremerius, J.: Die Beurteilung des Behandlungserfolges in der Psychotherapie. Berlin-Göttingen-Heidelberg: Springer 1962.
94. — Zur Prognose unbehandelter Neurosen. Z. psychosom. Med. **12**, 106—111 (1966).
95. — Die Prognose funktioneller Syndrome. Ein Beitrag zu ihrer Naturgeschichte. Stuttgart: Enke 1968.
96. Curtius, F., Adam, R.: Über psychogene und funktionelle Erkrankungen in der inneren Medizin. Dtsch. Arch. klin. Med. **196**, 70—101 (1949).
97. — Individuum und Krankheit. Berlin-Göttingen-Heidelberg: Springer 1959.
98. Dabrowski, K.: La décompensation des structures psychonévrotiques d'après la théorie de la désintégration positive. Ann. Med.-Psychol. **124** (II), 475—482 (1966).
99. Degler, R., Diedrich, R., Enke, H., Studt, H. H.: 5-Jahres-Katamnesen stationär psychotherapeutisch behandelter Patienten. Münch. med. Wschr. **109**, 925—934 (1967).
100. Delay, J., Pichot, O.: Medizinische Psychologie. Stuttgart: Thieme 1966.
101. Delius, L.: Psychovegetative Syndrome. Stuttgart: Thieme 1966.
102. Demoulin, P.: Névrose et psychose. Louvain: Nauwelaerts 1968.
103. Denker, P. G.: Results of treatment of psychoneuroses by the general practitioner: a follow up study of 500 cases. Arch. neurol. Psychiat. **57**, 504—505 (1947).
104. Dimitrov, C., Kolev, N.: Le névrose dans son travail. Ann. méd.-psychol. **124**, (II), 603—620 (1966).
105. Dörner, K.: Hochschulpsychiatrie: Ein Problembereich der Sozialpsychiatrie. Nervenarzt **40**, 1—7 (1969).
106. Dollard, J., Miller, N. E.: Personality and Psychotherapy. An analysis in terms of learning, thinking and culture. New York: McGraw-Hill 1950.
107. Dongier, M.: Névroses et troubles psychosomatiques.
108. Downes, J., Simon, K.: Characteristics of psychoneurotic patients and their families as revealed in a general morbidity study. Psychosom. Med. **15**, 463—476 (1953).
109. — Dührssen, A.: Zur Frage der Häufigkeit zwangsneurotischer und hysterischer Strukturen. Z. Psychother. med. Psychol. **1**, 247—253 (1951).
110. — Die Überprüfung prognostischer Urteile bei psychogenen Erkrankungen. Z. Psychother. med. Psychol. **2**, 174—186 (1952).
111. — Katamnestische Untersuchungen bei Patienten nach analytischer Psychotherapie. Z. Psychother. med. Psychol. **3**, 167—170 (1953).
112. — Die Beurteilung des Behandlungserfolges in der Psychotherapie. Z. psychosom. Med. **3**, 201—210 (1957).
113. — Psychiatrische Aspekte zur Familiensoziologie. In: König, R., Tönnesmann, M., (Hrsg.): Probleme der Medizin-Soziologie. Köln-Opladen: Westd. Verlag 1958.
114. — Heimkinder und Pflegekinder in ihrer Entwicklung. Göttingen: Vandenhoeck & Ruprecht 1958.

115. DOWNES, J.: Katamnestische Ergebnisse bei 1004 Patienten nach analytischer Psychotherapie. Z. Psychosom. Med. 8, 94—113 (1962).
116. — Psychotherapie bei Kindern und Jugendlichen. 2. Aufl. Göttingen: Vandenhoeck & Ruprecht 1963.
117. — Katamnestische Untersuchungen an 150 Kindern und Jugendlichen nach analytischer Psychotherapie. Prax. Kinderpsychol. **12**, 241—255 (1964).
118. — JORSWIECK, E.: Eine empirisch-statistische Untersuchung zur Leistungsfähigkeit psychoanalytischer Behandlung. Nervenarzt **35**, 166—169 (1965).
119. — JORES, A., SCHWIDDER, W.: Zum Stressbegriff in der psychosomatischen Medizin. Begriffskritik und Arbeitshypothese. Z. psychosom. Med. **11**, 234—263 (1965).
120. — Die Prognose in der Psychoanalyse. Z. psychosom. Med. **12**, 97—105 (1966).
121. — Psychogene Erkrankungen bei Kindern und Jugendlichen. 6. Aufl. Göttingen: Vandenhoeck & Ruprecht 1967.
122. — Präventive Maßnahmen in der Familie. Psychother. Psychosom. (Basel) **16**, 319—332 (1968).
123. DUNBAR, FL.: Mind and body. New York: Random House 1948.
124. EDELWEISS, M. L., TANCO DUQUE, R., SCHINDLER, S. (Hrsg.): Personalisation. Studien zur Tiefenpsychologie und Psychotherapie. Wien-Freiburg-Basel: Herder **1964**.
125. EHRENWALD, J.: Neurosis in the family. Arch. gen. Psychiat. **3**, 232—242 (1960).
126. — Neurosis in the family and patterns of psychosocial defense. New York: Hoeber 1963.
127. EIDELBERG, L. (Hrsg.): Encyclopedia of Psychoanalysis. New York: Free Pr. 1968.
128. EIMERL, T. S.: The keeping of records in general practice. J. Coll. gen. Practit. **3**, 411—419 (1960).
129. ELHARDT, S.: Über gesunde und neurotische „Aggression". Z. psycho-somat. Med. **14**, 175—187 (1968).
130. ELLENBERGER, H.: Tod aus psychischen Ursachen bei Naturvölkern. ("Voodoo Death".) Psyche (Stuttgart) **5**, 333—344 (1951).
131. ELSÄSSER, G.: Erfahrungen an 1400 Kriegsneurosen. Psychiatrie der Gegenwart 1. Aufl., Bd. III. Berlin-Göttingen-Heidelberg: Springer 1961.
132. — Diagnostik der Neurosen und Indikationsstellung zur analytischen Psychotherapie. Internist. Prax. **7**, 287—293 (1967).
133. ENDICOTT, E. G., ENDICOTT, J.: "Improvement" in untreated psychiatric patients. Arch. gen. Psychiat. **9**, 575—585 (1963).
134. ENGELHARDT, K.: Über kurzbiographische Untersuchungen in der Ambulanz. Münch. med. Wschr. **108**, 2286—2289 (1966).
135. ENKE, H.: Der Verlauf in der klinischen Psychotherapie. Berlin-Heidelberg-New York: Springer 1965.
136. ENOCH, M. D., TRETKOWAN, W. H., BARKER, J. C.: Some uncommon psychiatric syndromes. Bristol: Wright & Sons 1967.
137. ERIKSON, E. H.: Kindheit und Gesellschaft. 2. Aufl. Stuttgart: Klett 1965.
138. — Eight ages of man. Int. J. Psychiat. **2**, 281—307 (1966).
139. — Einsicht und Verantwortung. Stuttgart: Klett 1966.
140. ERNST, K.: Die Prognose der Neurosen. Berlin-Göttingen-Heidelberg: Springer 1959.
141. — Neurotische und endogene Residualzustände. Arch. Psychiat. Z. Neurol. **203**, 61—84 (1962).
142. — Neurotische Langstreckenverläufe und ihre Beeinflussung durch Psychotherapie. Z. Psychother. med. Psychol. **15**, 185—194 (1965).
143. — ERNST, C.: 70 zwanzigjährige Katamnesen hospitalisierter neurotischer Patientinnen. Schweiz. Arch. Neurol. **95**, 339—415 (1965).
144. — Verlaufsforschung bei Neurosen und Indikation zur Psychotherapie. Z. psychosom. Med. **12**, 89—97 (1966).
145. — KIND, H., ROTACH-FUCHS, M.: Ergebnisse der Verlaufsforschung bei Neurosen. Berlin-Heidelberg-New York: Springer 1968.
146. — ERNST, C.: Familie, Pubertät und Generationsvorgänge in der Anamnese neurotischer Klinikpatienten. Arch. Psychiat. Nervenkr. **212**, 357—370 (1969).
147. ERON, L. (Hrsg.): The Classification of Behavior Disorders. Chicago-London: Aldine 1967.
148. ESSEN-MØLLER, E.: Individual traits and morbidity in a Swedish rural population. Acta psychiat. scand. Suppl. 100. Copenhagen: Munksgaard 1956.
149. — On classification of mental disorders. Acta psychiat. scand. **37**, 119—126 (1961).
150. EY, H.: Névroses et Psychoses. Acta Psychother. **1**, 193—210 (1953).
151. EYSENCK, H. J.: The effects of psychotherapy: An evaluation. J. Consult. Psychol. **16**, 319—324 (1952).

152. EYSENCK, H. J.: The effects of psychotherapy: An evaluation. In: Handbook of Abnormal Psychology. London: Pitman 1960.
153. — (Hrsg.): Experiments in Motivation. Oxford: Pergamon 1963.
154. — Neurose, Konstitution und Persönlichkeit. Z. Psychol. **172**, 145—181 (1966).
155. — Neue Wege der Psychotherapie. In: Bericht über den 25. Kongreß der Deutsch. Ges. f. Psychologie. Göttingen: Hogrefe 1967.
156. — RACHMAN, S.: Neurosen — Ursachen und Heilmethoden. 3. Aufl. Berlin: VEB Deutscher Verl. d. Wiss. 1970.
158. FAHRENBERG, J.: Psychophysiologische Persönlichkeitsforschung. Göttingen: Hogrefe 1967.
159. FARIS, R. E., DUNHAM, H. W.: Mental disorders in urban areas. Chicago: Univ. of Chicago Press 1939.
159a. FEDERN, P.: Ich-Psychologie und die Psychosen. Bern-Stuttgart: Huber 1956.
160. FELDMANN, H.: Vertikale Mobilität und psychosoziale Anpassung. Sozialpsychiatrie **1**, 187—194 (1967).
161. FENICHEL, O.: Statistischer Bericht über die therapeutische Tätigkeit. In: Zehn Jahre Berliner psychoanalytisches Institut. Wien: Int. psychoanal. Verl. 1930.
162. — Perversionen, Psychosen, Charakterstörungen. Wien: Int. psychoanal. Verl. 1931.
163. — Der Begriff „Trauma" in der heutigen psychoanalytischen Neurosenlehre. Int. Z. Psychoanal. **23**, 339—359 (1937).
164. — The psychoanalytic theorie of neurosis. London: Routledge & Kegan 1946.
165. FERBER, C. v.: Die modernen Befindlichkeitsstörungen aus der Sicht des Soziologen. Arbeitsmedizin Sozialmed. Arbeitshyg. **3**, 1—4 (1968) und 4—7 (1968).
166. FERENCZI, S.: Bausteine zur Psychoanalyse. 4 Bde. 2. Aufl. Bern-Stuttgart: Huber 1964.
167. FERNAU-HORN, H.: Die Sprechneurosen. Stuttgart: Hippokrates 1969.
168. FEUERHAHN, G., MÜLLER-HEGEMANN, D., ROCHE, E. DE LA, VATER, D., OEHMISCH, W.: Über die Verbreitung nervöser Störungen in Berliner Wohngebieten. Psychiat. Neurol. med. Psychol. (Lpz.) **20**, 281—286 (1968).
169. FINCH, S. M.: Fundamentals of Child Psychiatry. New York: Norton 1960.
170. FISCHEL, W.: Struktur und Dynamik der Psyche. 2. Aufl. Bern-Stuttgart: Huber 1967.
171. FLECK, H. C.: Psychosen und Neurosen in Diagnostik und Therapie. Bericht über drei Kongresse. Z. psychosom. Med. 8, 65—71 (1961/62).
172. FLECK, S.: Some general and specific indications for family therapy. Confin. psychiat. 8, 27—36 (1965).
173. FÖRSTER, E.: Über den spontanen Verlauf neurotischer Störungen im Kindesalter. Nervenarzt **26**, 285—287 (1955).
174. — WEWETZER, K. H. (Hrsg.): Systematik der psychogenen Störungen. Bern-Stuttgart: Huber 1968.
175. FRANKL, V. E., GEBSATTEL, V. E. v., SCHULTZ, J. H. (Hrsg.): Handbuch der Neurosenlehre und Psychotherapie. 5 Bände. Berlin-München: Urban & Schwarzenberg 1959—1961.
176. — Theorie und Therapie der Neurosen. Einführung in die Logotherapie und Existenzanalyse. 2. Aufl. München-Basel: Reinhardt 1968.
177. FRASER, R.: The incidence of neurosis among factory workers. London: Med. Research Counc. Rep. No. 90, 1947.
178. FREEDMAN, L. Z., HOLLINGSHEAD, A. B.: Neurosis and social class. Amer. J. Psychiat. **113**, 769—775 (1957).
179. FREUD, A., BURLINGHAM, D.: War and children. New York: Int. Univ. Press 1943.
180. — Diagnostic skills and their growth in psychoanalysis. Int. J. Psycho-Anal. **46**, 31—38 (1965).
181. — Das Ich und die Abwehrmechanismen. (Taschenbuch) Neuaufl. München: Kindler 1968.
182. FREUD, S.: Gesammelte Werke. 3. Aufl. Frankfurt/Main: Fischer 1969.
183. FRIEDEMANN, A.: Neurosen des Jugendalters. In: Handbuch der Neurosenlehre Bd. II, S. 343—383. (s. Nr. 175).
184. FRIEDMAN, J. H., HADER, M., DUTCHEN, W., BRESSLER, D. M.: The prognosis of the psychoneuroses in younger adults as predicated from a geriatric mental hygiene clinic. Amer. J. Psychiat. **121**, 1014—1017 (1965).
185. FROMM, E.: Der moderne Mensch und seine Zukunft. Frankfurt/Main: Europäische Verlagsanstalt 1960.
186. — Grundpositionen der Psychoanalyse. Fortschr. d. Psychoanalyse II, S. 19—36. Göttingen: Hogrefe 1966.
187. FROMM-REICHMANN, F.: Intensive Psychotherapie. Stuttgart: Hippokrates 1959.
188. FURST, S. S. (Ed.): Psychic Trauma. New York: Basic Books 1967.

189. GANONG, W. F.: Clinical rounds with experimental animals. Psychosomatics 8, 69—72 (1967).
190. GAY, M. J., TONGE, W. L.: The late effects of loss of parents in the childhood. Brit. J. Psychiat. **113**, 753—759 (1967).
191. GIBERTI, F., ROSSI, R., PASTORINO, P., MONTINARI, G., CONFORTO, C.: Il mutamento delle nevrosi nel tempo. Neuropsychiatria (Genova) **23**, 13—48 (1967).
192. GIEL, R., KNOX, R. S., CARSTAIRS, G. M.: A five year follow up of 100 neurotic outpatients. Brit. med. J. **1964**, 160—163.
193. — GEZAHEGN, Y., LUIJK, J. N. VAN: Psychiatric morbidity in 200 Ethopan medical outpatients. Psychiat. Neurol. Neurochir. (Amst.) **71**, 169—176 (1968).
194. GILJAROWSKY, W. A.: Die Lehre von den bedingten Reflexen und ihre Entwicklung in der russischen Psychiatrie. In: Psychiatrie der Gegenwart, 1. Aufl. Band 1, S. 444—477. (s. Nr. 204)
195. GÖPPERT, H.: Die Rolle des Kindheitstraumes für Genese und Therapie der Neurosen. Prax. Psychother. **15**, 7—12 (1970).
196. GÖRRES, A.: Methode und Erfahrungen der Psychoanalyse. 2. Aufl. München: Kösel 1961 (Kindlers TB) 1966.
197. GORDON, W. W.: A pavlovian approach to psychiatry. Condit. Reflex **1**, 125—134 (1966).
198. GREEN, B. A.: Character structure and its functions. Psychoanal. Rev. **54**, 329—354 (1967).
199. GREENSON, R.: The Technique and Practise of Psychoanalysis. London: Hogarth Press 1967.
200. GREER, H. S., CAWLEY, R. H.: Some observations on the natural history of neurotic illness. Glebe, N. S. W.: Austral. Publ. Co. 1966.
201. GRINKER, R. R., SPIEGEL, J. P.: Men under stress. London: Churchill 1945.
202. GRINKER, R. R., sen.: Toward an unified theory of human behavior. 2nd ed. New York: Basic Books 1967.
203. — Emerging concepts of mental illness and models of treatment: the medical point of view. Amer. J. Psychiat. **125**, 865—869 (1969).
204. GRUHLE, H. W., JUNG, R., MAYER-GROSS, W., MÜLLER, M. (Hrsg.): Psychiatrie der Gegenwart. 3 Bände, I. Aufl. (I, 1A, I 1 B, I, 2, II, III). Berlin-Göttingen-Heidelberg: Springer 1960/64.
205. — Verstehende Psychologie (Erlebnislehre). 2. Aufl. Stuttgart: Thieme 1956.
206. GUNTRIP, H.: The concept of psychodynamic science. Int. J. Psycho-Anal. **48**, 32—43 (1967).
207. HABER, R. N. (Hrsg.): Current Research in Motivation. 2. Aufl. London: Holt, Rinehart and Winston 1967.
208. HÄFNER, H.: Das Gewissen in der Neurose. In: Handbuch der Neurosenlehre Bd. II, 692 (s. Nr. 175).
209. — Psychopathen. Daseinsanalytische Untersuchungen zur Struktur und Verlaufsgestalt von Psychopathen. Berlin-Göttingen-Heidelberg-New York: Springer 1961.
210. — CESARINO, A. C., CESARINO-KRANTZ, M.: Konstanz und Variabilität klinisch-psychiatrischer Diagnosen über sechs Jahrzehnte. Sozialpsychiatrie **2**, 14—25 (1967).
211. — Modellvorstellungen in der Sozialpsychiatrie, dargestellt am Beispiel einiger psychiatrisch-epidemiologischer Forschungsergebnisse. Z. Psychother. med. Psychol. **19**, 85—114 (1969).
212. HÄUSSLER, S.: Die Beratungsursachen in der Allgemeinpraxis. Dtsch. Ärztebl. **64**, 241 (1967).
213. HAGNELL, O.: Neuroses and other nervous disturbances in a population etc. Acta psychiat. scand. Suppl. **136**, 214—219 (1959).
214. HAGSPIHL, K.: Spezifische Persönlichkeitsstruktur als Grundlage neurotischer Erkrankungen. Fortschr. Psychoanal. **2**, 87—100 (1966).
215. HAHN, P.: Über die Indikation zu verschiedenen psychotherapeutischen Verfahren. Hippokrates (Stuttg.) **40**, 941—950 (1969).
216. HALEY, J., GLICK, I.: Psychiatry and the family: an annotated bibliography of articles published 1960—1964. Palo Alto: Family Proc. 1965.
217. HARE, E. H., PRICE, J. S.: Mental disorder and season of birth: comparison of psychoses with neuroses. Brit. J. Psychiat. **115**, 533—540 (1969).
218. HARNACK, G.-A., VON: Wesen und soziale Bedingtheit frühkindlicher Verhaltensstörungen. Basel-New York: Karger 1953.
219. — Nervöse Verhaltensstörungen beim Schulkind. Stuttgart: Thieme 1958.
220. HARTMANN, H.: Zur psychoanalytischen Theorie des Ichs. Stuttgart: Klett 1964.
221. — KRIS, E., LOEWENSTEIN, R. M.: Paperson Psychoanalytic Psychology. New York: Int. Univ. Press 1964.

222. Hartmann, H., Henseler, H., Tuschy, G.: Tätigkeitsbericht der jugendpsychiatrischen Universitäts-Poliklinik Berlin (West) 1966—1968. Prax. Kinderpsychol. 18, 168—172 (1969).
223. Hau, E. C.: Familienneurose und Familientherapie. Z. psychosom. Med. 10, 145—152; 221—227 (1964).
224. Hau, E. M.: Verschiedene Formen neurotischer Arbeitsstörungen im Jugendalter. Prax. Kinderpsychol. 16, 128—132 (1967).
225. — Psychodynamik des Katastrophenerlebens. Z. prakt. Psychol. 1970, 246—253.
226. Hau, Th. F.: Entwicklung und Weiterentwicklung der analytischen Ich-Psychologie. Z. Psychosom. Med. 8, 54—63 (1961/62).
227. — Zum Problem der Ich- oder Charakterstörungen. Fortschr. Psychoanal. I, 129—138 (1964).
228. — Ich-Organisation und die Struktur des Erlebens. Z. psychosom. Med. 11, 119—128 (1965).
229. — Strukturwandel der Neurosen Jugendlicher nach dem Kriege. Z. Psychother. med. Psychol. 15, 208—210 (1965).
230. — Frühkindliches Schicksal und Neurose. Göttingen: Vandenhoeck & Ruprecht 1968.
231. Haub, B. M.: Über den Einfluß des mütterlichen Lebensstiles auf die Entstehung der Neurose des Kindes. Prax. Kinderpsychol. 17, 3—11 (1968).
232. Hebb, D., von: Einführung in die moderne Psychologie. Weinheim-Berlin: Beltz 1967.
233. Hegg, J. J.: Neurosen des Kindes- und Jugendalters und soziale Umwelt. Schweiz. Arch. Neurol. Neurochir. Psychiat. 98, 121—147 (1966).
234. Heigl, F.: Die humanistische Psychoanalyse Erich Fromms I—III. Z. psychosom. Med. 77—84, 153—161, 235—249 (1960/61).
235. — Gemeinsamkeiten der Neurosenlehren von E. Fromm, K. Horney und H. Schultz-Hencke; verglichen mit der Psychoanalyse S. Freuds. Fortschr. Psychoanal. 1964 I, 75—100.
236. — Persönlichkeitsstruktur und Prognose. Z. psychosom. Med. 10, 102—114 (1964).
237. — Prognostische Kriterien in der Psychotherapie. Z. psychosom. Med. 12, 196—203 (1966).
238. — Zur Psychodynamik der Lernstörungen. Z. psychosom. Med. 15, 239—251 (1969).
239. Heigl-Evers, A., Heigl, F.: Zum Problem der Einsamkeit in der Ehe und bei Unverheirateten. In: W. Bitter (Hrsg.): Einsamkeit, S. 67—85. Stuttgart: Klett 1967.
240. — Zum sozialen Effekt klinischer analytischer Gruppenpsychotherapie. Psychother. Psychosom. 17, 50—62 (1969).
241. Heiss, R.: Allgemeine Tiefenpsychologie. Bern-Stuttgart: Huber 1956.
242. — (Hrsg.): Handbuch der Psychologie. Bd. 6: Psychologische Diagnostik. 2. Aufl. Göttingen: Hogrefe 1966.
243. Helgason, T.: Epidemiology of mental disorders in Iceland. Acta Psychiat. Scand. Suppl. 173. Copenhagen: Munksgaard 1964.
244. Helmchen, H., Hippius, H., Meyer, J.-E.: Ein neues psychiatrisches Diagnosenschema. Nervenarzt 37, 115—118 (1966).
244a Hempfing, L.: Dissertation, Göttingen 1971.
245. Henseler, H.: Fünf oft übersehene Formen neurotischer Persönlichkeitsentwicklung. Ein Beitrag zur Früherkennung psychosomatischer Krankheiten. Hippokrates (Stuttg.) 39, 484—489 (1968).
246. Herzog-Dürck, J.: Menschsein als Wagnis. Neurose und Heilung im Sinne einer personalen Psychotherapie. Stuttgart: Klett 1960.
247. — Probleme menschlicher Reifung. Stuttgart: Klett 1969.
248. Hess, W. R.: Das Zwischenhirn. Basel: Schwabe 1949.
249. — Psychologie in biologischer Sicht. Stuttgart: Thieme 1962.
250. Heyer, G. R.: Praktische Seelenheilkunde. Neuaufl. (Taschenbuch). München: Kindler 1967.
251. Hippius, H.: Diskussion zur „Klassifikation der Depressionen“. In: Hippius-Selbach (Nr. 829) (Hrsg.): Das depressive Syndrom, S. 353—354. München-Berlin-Wien: Urban & Schwarzenberg 1969.
252. Hirschmann, J.: Abnorme seelische Reaktionen und Entwicklungen nach Unfall. In: Handb. d. Neurosenlehre Bd. II, S. 735—760 (s. Nr. 175).
253. Hoff, H. Ringel, E.: Aktuelle Probleme der psychosomatischen Medizin. Krit. Beitr. zur Somatisierung der Neurose und ihrer Therapie. München: Jolis 1965.
254. Hollingshead, A. B., Redlich, F. C.: Social class and mental illness. New York: Wiley & Sons 1958.
255. Home, H. J.: The concept of mind. Int. J. Psycho-Anal. 47, 43—49 (1966).
256. Hook, S.: Psychoanalysis, Scientific Method and Philosophy. New York: Int. Univ. Press 1959.
257. Horney, K.: Der neurotische Mensch unserer Zeit. Stuttgart: Kilper 1951.

258. HORNEY, K.: Unsere inneren Konflikte. Stuttgart: Kilper 1954.
259. — Our Inner Conflicts: A Constructive Theory of Neurosis. 4. Ed. London: Routledge & Kegan Paul 1964.
260. — Neurosis and Human Growth. 2. Ed. London: Routledge & Kegan Paul. 1965.
261. — Der neurotische Mensch unserer Zeit. Neuaufl. (Taschenbuch). München: Kindler 1968.
262. HOWELLS, J. G. (Hrsg.): Theory and practice of family psychiatry. Edinburgh-London: Oliver & Boyd 1968.
263. HUEBSCHMANN, H.: Der Begriff einer kranken Gesellschaft, dargestellt am Beispiel der Pathogenese des Herzinfarkts. Nervenarzt **36**, 54—56 (1965).
264. IHDA, S.: A study of neurosis by twin method. Psychiat. Neurol. jap. **63**, 681—892 (1961). Ref. Zbl. ges. Neurol. Psychiat. **166**, 227 (1962).
265. JACKSON, D. D.: The question of family homeostasis. Psychiat. Quart. **31**, Suppl. 79—90 (1957).
266. JACOBI, J.: Komplex, Archetypus, Symbol in der Psychologie C. G. Jungs. Zürich-Stuttgart: Rascher 1957.
267. — Der Weg zur Individuation. Zürich: Rascher 1965.
268. JACOBSEN, E.: On the diagnosis of neurosis. Acta psychiat. scand. suppl. **136**, 207—213 (1959).
269. — Psychoneuroses. Danish med. Bull. **14**, 119—123 (1967).
270. JASPERS, K.: Allgemeine Psychopathologie. 8. Aufl. Berlin-Heidelberg-New York: Springer 1965.
272. JORES, A.: Vom kranken Menschen. 3. Aufl. Stuttgart: Thieme 1968.
273. — Menschsein als Auftrag. 2. Aufl. Bern-Stuttgart: Huber 1967.
274. — Um eine Medizin von Morgen. Bern-Stuttgart: Huber 1969.
275. JORSWIECK, E.: Häufigkeit und Bedingungen der Chronizität psychogener Erkrankungen. Im Kongreßbericht: Analytische Psychotherapie und Erziehungshilfe Berlin: Daehler 1952.
276. — KATWAN, J.: Neurotische Symptome — Eine Statistik über Art und Auftreten in den Jahren 1947, 1956 und 1965. Z. psychosom. Med. **13**, 12—24 (1967).
277. JUEL-NIELSON, N : Individual and environment. A psychiatric-psychological investigation of monozygotic twins reared apart. Acta psychiat. scand. Vol. 40. Suppl. 183. Copenhagen: Munksgaard 1965.
278. JUNG, C. G.: Gesammelte Werke. Zürich: Rascher 1959.
279. KÄCHELE, H.: Der Begriff „psychogener Tod" in der medizinischen Literatur. Z. psychosom. Med. **16**, 105—129 und 220—222 (1970).
280. KEDWARD. H. B.: A study of 73 new cases of psychiatric illness identified in general practise. Unveröffentlichte Dissertation London: Institute of Psychiatry of the Univ. 1964.
281. KEHRER, F. A.: Die Psychoneurotik der zweiten Lebenshälfte und ihre Behandlung. In: Handb. d. Neurosenlehre, Bd. II, S. 386. (s. Nr 175).
282. KEISER, S.: Superior intelligence. Its contribution to neurosogenesis. J. Amer. Psychoanal. Ass. **17**, 452—473 (1969).
283. KELLNER, R.: The seasonal prevalence of neurosis. Brit. J. Psychiat. **112**, 69—70 (1966).
283a. KEMPER, W.: „Organwahl" und Psychosomatische Medizin. Z. Psychoth. med. Psychol. **4**, 101—113 (1954).
283b. — Persönlichkeitsstruktur, Konfliktart, Organwahl und Psychosomatische Medizin. Z. Psychosom. Med. **4**, 186—192 (1958).
284. KESSEL, W. I. N.: Psychiatric morbidity in a London general practice. Brit. J. Pre. Soc. Med. **14**, 16—22 (1960).
285. — Conducting a psychiatric survey in general practice. In: The burden on the Community. London: Nuffield Prov. Hosp. Trust 1962.
286. KIDD, C. B., MACKIE, R. E.: The psychiatric factor in case register data interpretation. Sozialpsychiatrie **2**, 168—173 (1967).
287. KIDSON, M. A., JONES, I. H.: Psychiatric disorders among aborigines of the Australian Western Desert. Arch. gen. Psychiat. **19**, 413—417 (1968).
288. KILIAN, K.: Ermüdung als neurotisches Symptom. Med. Klin. **60**, 1199—1202 (1965).
289. KIND, H., ROTACH-FUCHS, M.: Der Einfluß einer stationären Psychotherapie auf den langen Verlauf von Neurosen im Lichte einer 10jährigen Katamnese von 100 unausgelesenen Fällen. Z. Psychother. med. Psychol. **18**, 97—102 (1968).
290. KISKER, K. P., STRÖTZEL, L.: Zur vergleichenden Situationsanalyse beginnender Schizophrenien und erlebnisreaktiver Fehlentwicklung bei Jugendlichen. Arch. Psychiat. Nervenkr. **202**, 1—30 (1961).
291. KLAGES, W : Neurotische Verhaltensstörungen und ihre diagnostische Abgrenzung. Internist. Prax. **6**, 265—271 (1966).

292. KLAGES, W.: Der menschliche Antrieb. Psychologie und Psychopathologie. Stuttgart: Thieme 1967.

293. KLEIN, M.: Das Seelenleben des Kleinkindes und andere Beiträge zur Psychoanalyse. Stuttgart: Klett 1962.

294. KLEINSORGE, H., KLUMBIES, G.: Psychotherapie in Klinik und Praxis. München-Berlin: Urban & Schwarzenberg 1959.

295. KLINK, K.: Die Neurose in der Kranken- und in der Rentenversicherung. Med. Sachverständige **61**, 125—134 (1965).

296. KRAMER, M.: Collection and utilization of statistical data from psychiatric facilities in the United States of America. Bull. Wld. Hlth. Org. **29**, 491—510 (1963).

297. — Applications of mental health statistics. Uses in mental health programmes of statistics derived from psychiatric services and selected vital and morbidity records. Geneva: WHO 1969.

298. — et al.: Cross-national study of diagnosis of the mental disorders. Amer. J. Psychiat. **125**, 10 Suppl. 1969.

299. KRETSCHMER, E., CIMBAL, W. (Hrsg.): Bericht über den 5. allgemeinen ärztlichen Kongreß für Psychotherapie in Baden-Baden 1930. Leipzig: Hirzel 1930.

300. — Medizinische Psychologie. 12. Aufl. Stuttgart: Thieme 1963.

301. — Der sensitive Beziehungswahn. 4. Aufl. Berlin-Heidelberg-New York: Springer 1966.

302. KRETSCHMER, W., JR.: Neurose und Konstitution. In: Handbuch der Neurosenlehre Bd. II (s. Nr. 175).

303. KÜHNEL, G., SCHWIDDER, W.: Entwicklungsprobleme und seelische Störungen bei weiblichen Kindern und Jugendlichen. In: Handbuch der Heimerziehung. Frankfurt/Main-Berlin-Bonn: Diesterweg 1953.

304. KÜNKEL, F.: Einführung in die Charakterkunde. 14. Aufl. Stuttgart: Hirzel 1968.

305. KÜNZLER, E.: Statistischer Beitrag zur Frage der Grenzfälle in der klinischen Praxis. Psyche (Stuttgart) **18**, 52—58 (1964).

306. — Erfahrungsberichte psychoanalytischer Institute. Psyche (Stuttgart) **18**, 204—240 (1964).

307. KÜTEMEYER, W.: Die Krankheit in ihrer Menschlichkeit. Göttingen: Vandenhoeck & Ruprecht 1963.

308. KUIPER, P. C.: Die seelischen Krankheiten des Menschen. Psychoanalytische Neurosenlehre. Bern-Stuttgart: Huber und Klett 1968.

309. KURLAND, M. L.: Gilles de la Tourette's syndrome: the psychotherapy of two cases. Comprehens. Psychiat. **6**, 298—305 (1965).

310. KUTSCHERA-AICHBERGEN, H.: Die Sozialneurose. Münch. med. Wschr. **106**, 2375—2379 (1964).

311. LAFORGUE, R.: Familienneurosen in psychoanalytischer Sicht. Z. psychosom. Med. **7**, 2—9 (1960/61).

312. — A propos du rôle joué par le chirurgien au service de la névrose de ses malades. Acta Psychother. **9**, 163—168 (1961).

313. — Clinique psychoanalytique. Genève: Editions du Mont-Blanc 1963.

314. — La psychanalyse et les névroses. Genève: Editions du Mont-Blanc 1964.

315. — Collection des oeuvres. Genève: Editions du Mont-Blanc 1962—1965.

316. — Über Persönlichkeitsstruktur und neurotische Krankheitssymptome. Z. psychosom. Med. **13**, 2—12 (1967).

317. LAMPL-DE GROOT, J.: Psychoanalytische Ich-Psychologie und ihre Bedeutung für die Fehlentwicklung von Kindern. Acta Psychother. **4**, 195—202 (1956).

317a. LANDAUER, K.: Äquivalente der Trauer. Int. Z. Psychoanal. **11**, 194—205 (1925).

318. LANGEN, D.: Methodische Probleme der klinischen Psychotherapie. Stuttgart: Thieme 1956.

319. — Faktoren der Spontanheilung bei psychoreaktiven Störungen. Acta psychiat. scand. **41**, 428—435 (1965).

320. — Die Problematik der Diagnose in der Psychotherapie. Prax. Psychother. **14**, 53—62 (1969).

321. LANGNER, TH. S., MICHAEL, ST. T.: Life, stress and mental health. The Midtown Manhattan Study. In: TH. A. C. RENNIE: Series in Social Psychiatry, Vol. II. London: Collier-MacMillan 1963.

322. LAUGHLIN, H. P.: The Neuroses in clinical practice. Philadelphia-London: W. B. Saunders Comp. 1956.

323. LEBOVICI, S., BRAUNSCHWEIG, D.: A propos de la névrose infantile. Psychiat. Enfant **10**, 43—122 (1967).

324. LEGGERI, G.: Aspetti costitutivi delle nevrosi posttraumatiche di tipo neurastenico. Neopsichiatria **31**, 209—235 (1965).

325. LEIGHTON, D. C., HARDING, J. S., MACKLIN, D. B., HUGHES, C. C., LEIGHTON, A. H.: Psychiatric findings of the Stirling County Study. Amer. J. Psychiat. **119**, 1021—1026 (1963).
326. LEIKEN, ST. J.: Traumatic war neuroses revisited. Military Med. **131**, 789—795 (1966).
327. LEMKAU, P., TIETZE, C., COOPER, M.: Mental hygiene problems in an urban district. Ment. Hyg. **26**, 100—119 (1942).
328. LEMPP, R.: Frühkindliche Hirnschädigung und Neurose. Bern-Stuttgart: Huber 1964.
329. LEONHARD, K. (Hrsg.): Normale und abnorme Persönlichkeiten. Berlin: VEB Volk u. Gesundheit 1964.
330. — Iatrogene Neurosen. Dtsch. Gesundh.-Wes. **21**, 1411—1417 (1966).
331. — Prävention von Neurosen durch rechtzeitige Differenzierung wunschneurotischer und befürchtungsneurotischer Ansätze. Dtsch. Gesundh.-Wes. **23**, 1560—1562 (1968).
332. LERCHENTHAL, VON, MENNINGER, E.: Death from psychic causes. Bull. Menninger Clin. **12**, 31—36 (1948).
333. LERSCH, PH., THOMAE, H. (Hrsg.): Handbuch der Psychologie Band 4. Persönlichkeitsforschung und Persönlichkeitstheorie. 2. Aufl. Göttingen: Hogrefe 1964.
334. — Aufbau der Person. 10. Aufl. München: Barth 1966.
335. LEUNER, H.: Die experimentelle Psychose. Berlin-Göttingen-Heidelberg-: Springer 1962.
336. LEVI, L.: Stresss. Körper, Seele und Krankheit. Göttingen: Musterschmidt 1964.
337. — ROWITZ, L.: The spatial distribution of treated mental disorders. Sozialpsychiatrie **5**, 1—11 (1970).
338. LEWIN, K.: Principles of topological psychology. New York: McGraw-Hill 1966.
339. LIDZ, TH.: Psychoanalytic theories of development and maldevelopment: some recapitulations. Amer. J. Psychoanal. **27**, 115—126 (1967).
340. — The Person. His development throughout the life cycle. New York-London: Bas. Books 1968.
341. LIN, T. Y.: A study of the incidence of mental disorder in Chinese and other cultures. Psychiatry **16**, 313 (1953).
342. LIN, T., STANDLEY, C. C.: The scope of epidemiology in psychiatry. Geneva: WHO 1962.
343. LIPOWSKI, Z. J.: Review of consultation psychiatry and psychosomatic medicine. II. Clinical aspects. Psychosom. Med. **29**, 201—294 (1967).
344. LO, H. H.: Aetiological factors in childhood neurosis. Brit. J. Psychiat. **115**, 889—894 (1969).
345. LOCH, W.: Regression. Über den Begriff und seine Bedeutung in einer allgemeinen psychoanalytischen Neurosentheorie. Psyche (Stuttgart) **17**, 516—545 (1963).
346. — Die Krankheitslehre der Psychoanalyse. Stuttgart: Hirzel 1967.
347. LOEWENSTEIN, R. M. (Hrsg.), SCHUR, M. (Hrsg.): Drives, Affects, Behavior. Vol. I and II. New York: Int. Univ. Pr. 1956/65.
348. LÖWNAU, H. W.: Reifungskrisen im Kindes- und Jugendalter. Ein neurosenpsychologischer Beitrag. Göttingen: Hogrefe 1961.
349. — Jugendlicher und Sexualität aus neurosenpsychologischer Sicht. Prax. Kinderpsychol. **17**, 242—250 (1968).
350. — Zur Frage des soziogenetischen Hintergrundes der Neurosen im Kindes- und Jugendalter. Sozialpsychiatrie, Akt. Fragen Psychiat. Neurol. Bd. 9, 63—76. Basel-New York: Karger 1969.
351. LOPEZ-IBOR, J. J.: Der Einfluß der Psychotherapie auf die klinische Nosographie. Acta Psychother. **10**, 409—418 (1962).
352. LORENZER, A.: Zum Begriff der „traumatischen Neurose". Psyche (Stuttgart) **20**, 481—492 (1966).
353. — Methodologische Probleme der Untersuchung traumatischer Neurosen. Psyche (Stuttgart) **22**, 861—874 (1968).
354. LOWER, R. B.: Psychotherapy of neurotic dependency. Amer. J. Psychiat. **124**, 514—519 (1967).
355. LÜCKERT, H. R.: Der Mensch, das konfliktträchtige Wesen. München-Basel: Reinhardt 1964.
356. — Konflikt-Psychologie. 4. u. 5. Aufl. München-Basel: Reinhardt 1965.
357. LUXENBURGER, H.: Psychiatrische Erblehre. München-Berlin: Lehmann 1938.
358. MAHLER, M. S.: On human symbiosis and the vicissitudes on individuation. New York: Int. Univ. Press. 1968.
359. MALAN, D.: Psychoanalytische Kurztherapie. Bern-Stuttgart: Gem. Verl. Huber u. Klett 1965.
360. MALE, P.: Les névroses infantiles. Rev. Neuropsychiat. infant. **14**, 643—649 (1966).
361. MALZBERG, B.: A statistical study of first admissions with psychoneuroses in New York State 1949—1951. Amer. J. Psychiat. **116**, 152—157 (1959).

362. MANDELBROTE, B. M., MONROE, M.: Neurotic illness as a factor in reproduction. Acta psychiat. scand. **40**, 419—426 (1964).
363. MARCHAIS, P.: Les processus névrotiques. Contribution à l'étude psychopathologique des névroses. Paris: Expansion Scient. Franç. 1968.
364. MARKOWITZ, I.: Family therapy in a child guidance clinic. Its limitations and social context. Psychiat. Quart. **40**, 308—318 (1966).
365. MARMOR, J. (Ed.): Modern psychoanalysis. New directions and perspectives. New York-London: Basic Books 1968.
366. MASSERMAN, J. H. (Ed.): Individual and familial dynamics. New York-London Grune & Stratton 1959.
367. — Psychoanalysis and social process. New York-London: Grune u. Stratton 1961.
368. — KOSTRUBALA, T., DU SOLD, D. D.: The neuroses. Progr. Neurol. Psychiat. **20**, 650—660 (1965).
369. — SMALL, S. R., FAI, L, KAPPUS, H. C.: The neuroses. Progr. Neurol. Psychiat. **22**, 445—458 (1967).
370. — (Ed.): Childhood and adolescence. New York-London: Grune & Stratton 1969.
371. — (Ed.): The dynamics of work and marriage. New York-London: Grune & Stratton 1970.
372. MATZUTT, M.: Tätigkeitsbericht 1964 und 1965 der Katholischen Erziehungsberatungsstelle Köln. Prax. Kinderpsychol. **15**, 62—65 und 139—142 (1966).
373. MAZER, M.: Psychiatric disorders in general practice: the experience of an island community. Amer. J. Psychiat. **124**, 609—615 (1967).
374. MCGHIE, A.: A comparative study of the mother-child relationship in schizophrenia. Brit. J. med. Psychol. **34**, 195—221 (1961).
375. MEERLOO, J. A. M.: Persecution trauma and the reconditioning of emotional life: a brief survey. Amer. J. Psychiat. **125**, 1187—1191 (1969).
376. MEERWEIN, F.: Psychiatrie und Psychoanalyse in der psychiatrischen Klinik. Basel: Karger 1965.
377. MEHRING, O. VON: Disease, Healing and problem solving: a behavioral science approach. J. Soc. Psychiat. 8, 137—148 (1962). Deutsch in: MITSCHERLICH, A. et al.: Der Kranke in der modernen Gesellschaft (Nr. 402). Köln-Berlin: Kiepenheuer & Witsch 1967.
378. MENG, H., STERN, E.: Zum Problem der Organpsychose. Z. psychosom. Med. 1, 286—294 (1955).
379. MENNINGER, K.: A manual for psychiatric case study. New York: Grune & Stratton 1952.
380. — Das Leben als Balance. Seelische Gesundheit und Krankheit im Lebensprozeß (unter Mitarbeit von M. MAYMAN und P. PRUYSER). München: Piper 1968.
381. MERIN, J. H.: The Etiology of the Neuroses. Palo Alto: Science and Behavior Books 1966.
382. MEYER, J.-E.: Die Entfremdungserlebnisse. Über Herkunft und Entstehungsweisen der Depersonalisation. Stuttgart: Thieme 1959.
383. — Die abnormen Erlebnisreaktionen im Kriege bei Truppe und Zivilbevölkerung. In: Psychiatrie der Gegenwart. Bd. 3. (s. Nr. 204).
384. — Diagnostische Einteilungen und Diagnoseschemata in der Psychiatrie. In: Psychiatrie der Gegenwart, Bd. 3, 130—180 (s. Nr. 204).
385. — Reifungskrisen der Adoleszenz, ihre Entstehungsbedingungen und ihre Prognose. Arch. Psychiat. Nervenkr. **203**, 235—247 (1962).
386. — (Hrsg.): Depersonalisation. Wege der Forschung Bd. 72. Darmstadt: Wissensch. Buchges. 1968.
387. — Ein internationales psychiatrisches Diagnosenschema. Bundesgesundheitsbl. **11**, 217—218 (1968).
388. MEYER, H. H. (Hrsg.): Seelische Störungen. Abnormes und krankhaftes Verhalten des Menschen in der modernen Gesellschaft. Frankfurt/Main: Umschau 1969.
389. MIASSISTCHEV, V. N., KARVASSARSKY, B. D.: Quelques conclusions théoretiques et pratiques tirées de l'étude de 1000 malades du service des névroses. Z. Nevropat. Psichiat. **67**, 897—900 (1967). Ref. im Zbl. Neurol. **191**, 447 (1968).
390. MICHAEL, ST. T.: Social attitudes, socio-economic status and psychiatric symptoms. Acta psychiat. scand. **35**, 509—517 (1960).
391. — Neurotic symptoms in an urban population. In: JANOTA, O. u. WOLF, E. (Hrsg.): Neuroses. Praha: Státní zdravotnické nakladatelství 1961.
392. — LANGNER, TH. S.: Social mobility and psychiatric symptoms. Dis nerv. Syst. **24**, 4, Sect. 2, 128—132 (1963).
393. — Social class and psychiatric treatment. J. Psychiat. Res. **5**, 243—254 (1967).
394. —Authoritarianisme, anomie and the disordered mind. Acta psychiat. scand. **43**, 286—299 (1967).

395. MICHAEL, ST. T.: Psychopathology and educational achievement. Exc. Med. Congr. Ser. **150**, 2481—2483 (1967).
396. MINUCHIN, S.: Conflict-resolution family therapy. Psychiatry **28**, 278—286 (1965).
397. MIRA, E.: Psychiatric experience in the Spanish war. Brit. med. J. I, 1217—1220 **1939**.
398. MISCHEL, W.: Personality and assessment. New York: Wiley & Sons 1968.
399. MISHLER, E., WAXLER, N.: Family interaction processes and schizophrenia. A review of current theories. Merrill-Palmer Quart. **11**, 269—315 (1965).
400. MITSCHERLICH, A.: Zur psychoanalytischen Auffassung psychosomatischer Krankheitsentstehung. Psyche (Stuttgart) **7**, 561—578 (1954).
401. — Krankheit als Konflikt. Bd. 1, Bd. 2. Frankfurt/Main: Suhrkamp 1966 u. 1967.
402. — BROCHER, T., MEHRING, O. VON, HORN, K. (Hrsg.): Der Kranke in der modernen Gesellschaft. Köln: Kiepenheuer & Witsch 1967.
403. MÜLLER, CH.: Alterspsychiatrie. Stuttgart: Thieme 1967.
404. MÜLLER-HEGEMANN, D.: Untersuchungen zur Frage der Ätiopathogenese der Neurosen. Psychiat. Neurol. med. Psychol. **17**, 125—131 (1965).
405. — Neurologie und Psychiatrie. Berlin: VEB Verlag Volk u. Gesundheit 1966.
406. — Zum Problem der Neurosen-Begutachtung. Psychiat. Neurol. med. Psychol. **19**, 10 (1967).
407. — Soziogene Neurosen und Psychosen. Sozialpsychiatrie **2**, 81—85 (1967).
408. — Über die Neuroseauffassung in der Lehre von der höheren Nerventätigkeit. Psychiat. Neurol. med. Psychol. **20**, 168—170 (1968).
409. MÜLLER-SUUR, H.: Das psychisch Abnorme. Berlin-Göttingen-Heidelberg-New York: Springer 1950.
410. — Abgrenzung neurotischer Erkrankungen gegenüber der Norm. In: Handbuch der Neurosenlehre Bd. I., 251 (s. Nr. 175).
411. — Über kulturelle Bedingtheit des Begriffes der Normalität. Sozialpsychiatrie **1**, 138—141 (1966).
412. — Untersuchungen zur Frage der Ätiopathogenese der Neurosen. Psychiat. Neurol. med. Psychol. **17**, 125—131 (1965).
413. MÜLLER, CH.: Influence de l'âge sur les maladies mentales préexistante. Schweiz. med. Wschr. **95**, 1001—1005 (1965).
414. MUNROE, R. L.: Schools of psychoanalytic thought. London: Hutchinson 1957.
415. MURPHY, J. M., LEIGHTON, A. H. (Eds.): Approaches to cross-cultural psychiatry. New York: Cornell Univ. Press 1965.
415a. MURPHY, H. B. M., WITTKOWER, E. D., CHANCE, N. A.: Crosscultural inquiry into the symptomatology of depression: a prelim. report. Int. J. Psychiat. **3**, 6—15 (1967).
416. MYERS, J. K., ROBERTS, B. H.: Social class, family dynamics and mental illness. New York: Willy & Sons 1959.
417. NACHT, S. (Hrsg.): La Psychanalyse d'aujourd'hui. 2. Aufl. Paris: Presses Univ. de France 1968.
418. NAGERA, H.: Early childhood disturbances, the infantile neurosis and the adulthood neurosis. New York: Intern. Univ. Press 1966.
419. NATHAN, P. E., SAMAVAWEERA, A., ARNDBERG, M. M., PATCH, V. D.: Syndromes of psychosis and psychoneurosis. A clinical validation study. Arch. gen. Psychiat. **19**, 704—716 (1968).
420. NAVRATIL, L., WENGER, R.: Ein seltener Fall iatrogener „Herzneurose". Wien. med. Wschr. **104**, 825—829 (1954).
421. NEUMANN, J.: Der nervöse Charakter und seine Heilung. Stuttgart: Hippokrates 1954.
422. — Névrose et caractère. Rev. franç. Psychanal. **30**, 295—344 (1966).
423. NIEDERMEYER, K.: Über die Entstehung der Neurosen. Ärztl. Jugendk. **55**, 300—306 (1964).
424. NUNBERG, H.: Allgemeine Neurosenlehre auf psychoanalytischer Grundlage. 2. Aufl. Bern-Stuttgart: Huber 1959.
425. NUTTIN, J.: Psychoanalyse und Persönlichkeit. Freiburg-Schweiz: Universitäts-Verlag 1956.
426. OCKEL, H. H.: Zum Problem der auslösenden Konfliktsituation in der Diagnostik neurotischer Erkrankungen. Ärztl. Mitt. **46**, 441 (1961).
427. — Zur „Differentialdiagnose": Funktionelles Organsyndrom — Neurose. Z. psychosom. Med. **14**, 248—257 (1968).
428. OFFER, D., SABSHIN, M.: Normality — theoretical and clinical concepts of mental health. New York: Basic Books 1966.
429. OHM, G.: Über die Bewertung der Neurosen hinsichtlich Berufs- und Erwerbsfähigkeit. Med. Sachverständige **61**, 235—240 (1965).
430. OLTMAN, J. E., FRIEDMAN, S.: Parental deprivation in psychiatric conditions. III. In: Personality disorders and other conditions. Dis. nerv. Syst. **28**, 298—303 (1967).

431. OPLER, M.K.: Culture psychiatry and human values. The methods and values of a social psychiatry. Springfield/Ill.: Thomas 1956.
432. PAAL, G.: Psychogen-somatogen. Stuttgart: Enke 1966.
433. PANSE, F.: Der Krankheitswert der Neurose. Med. Sachverständige **61**, 114—120 (1965).
434. PARKIN, A.: Neurosis and schizophrenia. I. Historical review. Psychiat. Quart. **40**, 203—216 (1966). III. Clinical considerations. Psychiat. Quart. **40**, 405—428 (1966).
435. PASAMANICK, B. (Ed.): Epidemiology of mental disorder. Washington: Publ. No. 60. Amer. Ass. Advanc. Sci. 1959.
436. — ROBERTS, D.W., LEMKAU, P., KRUEGER, D.B.: A survey of mental disease in an urban population. In (Nr. 435): PASAMANICK, B. (Ed.): Epidemiology of mental disorder. Washington 1959.
437. PASCHE, F.: L'anti-narcissisme. Rev. franç. Psychanal. **29**, 503—518 (1965).
438. PAUL, H., HERBERG, H.-J. (Hrsg.): Psychische Spätschäden nach politischer Verfolgung. 2. erw. Aufl. Basel-New York: Karger 1967.
439. PAULEIKHOFF, B.: Die Zeit bei der Entstehung seelischer Störungen. Nervenarzt **36**, 207—211 (1965).
440. — Strömungen in der gegenwärtigen Psychopathologie. Stuttgart: Hippokrates **36**, 897 (1965).
441. — MESTER, H.: Abnorme Reaktionen und Entwicklungen. In dieser Ausgabe: Psychiatrie der Gegenwart.
442. PAWLOW, J.P.: Sämtliche Werke. 6 Bände. Berlin: Akademie-Verlag 1953—1955.
443. PETERS, U.H.: Strukturale Nosogenese. Schweiz. Arch. Neurol. Neurochir. Psychiat. **105**, 369—377 (1969).
444. PETRILOWITSCH, N.: Abnorme Persönlichkeiten. 3. erw. Aufl. Basel: Karger 1966.
445. — Beiträge zur vergleichenden Psychiatrie. 2. Bd. New York: Karger 1967.
446. — Probleme der Psychotherapie alternder Menschen. 2. erw. Aufl. Basel: Karger 1968.
447. — Psychopathien. In dieser Ausgabe: Psychiatrie der Gegenwart.
448. PFEIFFER, W.M.: Vergleichende psychiatrische Untersuchungen bei verschiedenen Bevölkerungsgruppen in Westjava. Arch Psychiat Nervenkr **204**, 404—414 (1963)
449 PFLANZ, M : Entstehung und Bedeutung von Vorstellungen über die Ursachen der Krankheiten. Acta Psychother. **6**, 156—168 (1958).
450 — Soziokulturelle Faktoren und psychische Störungen. Fortschr. Neurol. Psychiat. **9**, 471—508 (1960).
451 — Münchhausen-Syndrom. Dtsch. med. Wschr. **86**, 2323—2327 (1961).
452. — Sozialer Wandel und Krankheit. Stuttgart: Enke 1962.
453. — Soziokulturelle, epidemiologische und ökologische Aspekte der Krankheit. In: MITSCHERLICH, A. et al.: Der Kranke in der modernen Gesellschaft. 369, (402). Köln: Kiepenheuer & Witsch 1967.
454. — Soziale Epidemiologie. Verh. dtsch. Ges. inn. Med. **73**, 78—90 (1967).
455. — Gesundheitsverhalten. In: MITSCHERLICH, A. et al.: Der Kranke in der modernen Gesellschaft, s. 283—289, (s. Nr. 402).
456. PHILLIPS, D.L.: Social class and psychological disturbance: the influence of positive and negative experiences. Sozialpsychiatrie **3**, 41—46 (1968).
457. PISANI, D., NIGRO, A.: La patogenesi della psiconevrosi. Neopsichiatria **32**, 1—11 (1966).
458. PLOOG, D.: Über den Abbau menschlichen Verhaltens am Beispiel motorischer Stereotypen. Dtsch. med. J. 8, 261—262 (1957).
459. — Verhaltensforschung und Psychiatrie. Psychiatrie der Gegenwart, Bd. I, 1 B, 291—443, (s. Nr. 204).
460. POLAK, P.: Zum Problem der noogenen Neurose. In: Handbuch der Neurosenlehre, Bd. II, 664 (s. Nr. 175).
461. POLLOCK, G.H.: On symbiosis and symbiotic neurosis. Int. J. Psycho-Anal. **45**, 1—30 (1964).
462. PRIMROSE, E.J.R.: Psychological illness. A community study. London: Lippincott 1962.
463. — Psicosomatica transculturale. Med. psicosom. **12**, 209—217 (1967).
464. PUNELL, G.: Über Capgras'-Syndrom. Nord. psykiat. I **19**, 262—268 (1965). Ref. in Zbl. Neurol. **186**, 53 (1966).
465. QUINT, H.: Einführung in die Psychologie der Neurosen. In: WEISE, H. (Hrsg.): Wege der Med. Forschung, 59—68. Göttingen: Weise 1961.
466. — Zur Diagnostik der Neurose. Fortschr. Med. **80**, 63—66 (1962).
467. RACY, J.: Psychiatry in the arab east. Acta psychiat. scand. Suppl. 211. Copenhagen: Munksgaard 1970.
468. RAPPAPORT, E.A.: Beyond traumatic neuroses. Int. J. Psychoanal. **49**, 719—731 (1968).
469. REDLICH, F.C.: Die Psychoanalyse und das Wertproblem. Psyche (Stuttgart) **13**, 481—498 (1959/60).
470. — (Ed.): Social psychiatry. Baltimore: Williams & Wilkins 1969.

471. REICH, W.: Charakteranalyse. Wien: Selbstverlag 1933.
472. REMPLEIN, H.: Die seelische Entwicklung des Menschen im Kindes- und Jugendalter. 15. Aufl. München: Reinhardt 1967.
473. RENNIE, T. A. C.: Prognosis in the psychoneuroses: benigne and malignant developments. In: HOCH, P. H. and ZUBIN, J.: Current problems in psychiatric diagnoses. New York: Grune & Stratton 1953.
474. — SROLE, L., OPLER, M. K., LANGER, T. S.: Urban life and mental health. Amer. J. Psychiat. **113**, 831—837 (1957).
475. RICHTER, C. P.: On the phenomenon of sudden death in animals and men. Psychosom. Med. **19**, 191—198 (1957).
476. RICHTER, H.-E.: Zur Theorie und Therapie von Familienneurosen aus psychoanalytischer Sicht. Nervenarzt **37**, 1—7 (1966).
477. — Eltern, Kind und Neurose. 2. Aufl. Stuttgart: Klett 1967.
478. — Einige sozialpsychologische Aspekte der Psychologischen Medizin. Z. Psychother. med. Psychol. **17**, 41—54 (1967).
479. — BECKMANN, D.: Herzneurose. Stuttgart: Thieme 1969.
480. — Patient Familie. Hamburg-Reinbek: Rowohlt 1970.
481. RICKELS, K., DOWNING, R. W., DOWNING, M.: Personality differences between somatically and psychologically oriented neurotic patients. J. nerv. ment. Dis. **142**, 10—18 (1966).
482. RIEMANN, F. (Hrsg.): Lebendige Psychoanalyse. München: Beck 1956.
483. — Grundformen der Angst und die Antinomien des Lebens. 3. Aufl. München-Basel: Reinhardt 1967.
484. RIESMAN, D.: Freud und die Psychoanalyse. Frankfurt/Main: Suhrkamp 1965.
485. ROBERTSON, J.: Der Einfluß der mütterlichen Betreuung auf die frühe Entwicklung. Psyche (Stuttgart) **18**, 273—291 (1964).
486. ROFF, M., MINK, W., HINRICHS, G.: Developmental Abnormal Psychology. London: Holt, Rinehart and Winston 1966.
487. ROGERS, C., KINGET, G. M.: Psychothérapie et relations humaine. Théorie et pratique de la thérapie non directive. 3. Ed. Tome I: Exposé général. Paris: Nauwelaerts 1967.
488. ROSEN, I.: The male response to frigidity. J. psychosom. Res. **10**, 135—141 (1966).
489. ROSHCO, M.: Perception, denial, and depersonalization. J. Amer. Psychoanal. Ass. **15**, 243—260 (1967).
490. ROSU, S., SIRBU, A., BERECZ, L., SIMULESCU, E.: Pseudoneurotischer Beginn der Schizophrenie. Neurol. Psichiat. Neurochir. **10**, 289—295 (1965). Ref. in Zbl. Neurol. **186**, 104 (1966).
491. ROTACH-FUCHS, M.: Hundert zehnjährige Katamnesen von stationär behandelten Neurosekranken. Monograph. a. d. Ges.gebiet d. Neurol. und Psychiatr. Heft **125**, Berlin-Heidelberg-New York: Springer 1968.
492. ROTHACKER, E.: Die Schichten der Persönlichkeit. 7. Aufl. Bonn: Bouvier 1966.
493. RUBINS, J. L.: Holistic (Horney) psychoanalysis today. Amer. J. Psychother. **21**, 198—219 (1967).
494. RUBINSTEIN, D.: Family therapy. Progr. Neurol. Psychiat. **18**, 542—548 (1963).
495. RUESCH, J.: Social psychiatry. An overview. Arch. gen. Psychiat. **12**, 501—509 (1965).
496. RYLE, A.: Neurosis in the Ordinary Family. London: Tavistock 1967.
497. SAENGER, G.: Psychiatric outpatients in America and the Netherlands. A transcultural comparison. Sozialpsychiatrie **3**, 149—164 (1968).
498. SALZMAN, L.: Developments in Psychoanalysis. New York-London: Grune & Stratton 1962.
499. — SCHWIDDER, W., WESTERMAN HOLSTIJN, A. J. (Hrsg.): Fortschritte der Psychoanalyse. Int. Jahrbuch Bd. I, Göttingen 1964; Bd. II, Göttingen 1966; Bd. III, Göttingen: Hogrefe 1968.
500. SANDLER, J., JOFFE, W. G.: Toward a basic psychoanalytic model. Int. J. Psycho-Anal. **50**, 79—90 (1969).
501. SANUA, V. D.: Sociocultural aspects of psychotherapy and treatment: a review of the literature. Progr. clin. Psychol. **7**, 151—190 (1966).
502. SCHELKOPF, A. (Hrsg.): Möglichkeiten moderner Psychotherapie. Göttingen: Vandenhoeck & Ruprecht 1968.
503. — ELHARDT, S. (Hrsg.): Aspekte der Psychoanalyse. Göttingen: Vandenhoeck & Ruprecht 1969.
504. SCHEPANK, H.: Neurotische Erkrankungsformen unter dem Einfluß von Erbdeterminanten und frühkindlicher Umweltkonstellation. Fortschr. Psychoanal. **4**, 65—71 (1970).
505. SCHINDLER, W.: Die Folgeerscheinungen der Pubertät für die Neurose der Erwachsenen. Prax. Psychother. **6**, 258—262 (1961).

506. SCHIPKOWENSKY, N.: Pathologische Reaktionen der Persönlichkeit, Neurosen und psychogene Psychosen. Wien-Bonn-Bern: Mandrich 1961.
507. SCHJELDERUP, H.: Das Verborgene in uns. Bern-Stuttgart: Huber 1964.
508. SCHMIESCHECK, H.: Die Auffassung der Neurose in der behavior therapy in Gegenüberstellung zu den Individualtherapien. Psychiat. Neurol. med. Psychol. **18**, 342—347 (1966).
509. SCHNEIDER, K.: Klinische Psychopathologie. 7. erw. Aufl. und 8. erw. Aufl. Stuttgart: Thieme 1966/67.
510. SCHNEIDER, P. B.: Considérations pratiques sur le traitement des névroses. In: Psychiatrie der Gegenwart. Bd. II, 214, (s. Nr. 204).
511. SCHÖNFELDER, T. H.: Sexuelle Traumata in der Kindheit und ihre Folgen. Prax. Psychother. **15**, 12—20 (1970).
512. SCHRAML, W. J.: Die Psychoanalyse und der menschliche Lebenslauf. Psyche (Stuttgart) **19**, 250—268 (1965).
513. — (Hrsg.): Klinische Psychologie. Bern-Stuttgart-Wien: Huber 1970.
514. SCHULTE, W.: Studien zur heutigen Psychotherapie. Heidelberg: Quelle & Meyer 1964.
515. — Über das Problem der seelischen Entstehungsbedingungen von Krankheiten. Wien. med. Wschr. **116**, 533—538 (1966).
516. — Psychotherapeutisch-psychiatrisches Seminar. Stuttgart: Thieme 1967.
517. SCHULTZ, J. H.: Bionome Psychotherapie. Stuttgart: Thieme 1951.
518. — Grundfragen der Neurosenlehre. Stuttgart: Thieme 1955.
519. — Die seelische Krankenbehandlung. 7. Aufl. Stuttgart: Fischer 1958.
520. SCHULTZ-HENCKE, H.: Einführung in die Psychoanalyse. Jena: Fischer 1927.
521. — Schicksal und Neurose. Jena: Fischer 1931.
522. — Lehrbuch der analytischen Psychotherapie. 3. Aufl. Stuttgart: Thieme 1969.
523. — Der gehemmte Mensch. 2. Aufl. Stuttgart: Thieme 1970.
524. SCHULZ, J.: Einige Erfahrungen aus einer analytisch-psychotherapeutischen Krankenstation. Z. psychosom. Med. **11**, 104—119 (1965).
525. SCHULZE, H.: Der progressiv domestizierte Mensch und seine Neurosen. München: Lehmann 1964.
526. SCHWIDDER, W.: Depression, Zwangsneurose und Hysterie als Grundformen seelischer Erkrankung. Psyche **11**, 1951.
527. — Zur poliklinischen Behandlung psychogener Erkrankungen des Kindes- und Jugendalters. Prax. Kinderpsychol. **1**, 33—39 (1952).
528. — La psychiatrie infantile américaine. Psychiat. Enf. **2**, 537—570 (1959).
529. — Neopsychoanalyse. Handbuch d. Neurosenlehre und Psychotherapie Bd. III, 171—220, (s. Nr. 175).
530. — Erfahrungen über psychische Gesundheitsschäden von Müttern und deren Kindern. Prax. Kinderpsychol. Kinderpsychiat. **12**, 289—296 (1963).
531. — Hemmung, Haltung und Symptom. Fortschr. Psychoanal. I, 115—128 (1964).
532. — Zur Bedeutung des Vaters bei der Entstehung und Behandlung von Neurosen. Prax. Kinderpsychol. Kinderpsychiat. **16**, 193—202 (1967).
533. — Zur Strukturspezifität von Arbeitsstörungen. Z. Psychosom. Med. **13**, 244—246 (1967).
534. — Einige grundsätzliche Gesichtspunkte zur Diagnostik psychischer und psychosomatischer Krankheiten. Diagnostik (1970) (im Druck).
535. — (Hrsg.): Die Bedeutung der frühen Kindheit für die Persönlichkeitsentwicklung. 2. Aufl. Göttingen: Verl. f. Med. Psychol. 1970.
536. SCOTT, J. P.: Early Experience and the Organisation of Behavior. Belmont/Calif.: Brooks/Cole 1968.
537. SHAINESS, N.: Mother-child relationship: An overview. 1969. In: J. MASSERMAN: Childhood and Adolescence. New York: Grune & Stratton 1969.
538. SHAPIRO, D.: Neurotic Styles. New York: Basic Books 1965.
539. SHEPHERD, M., COOPER, B., BROWN, A. J., KALTON, G.: Psychiatric illness in general practice. London: Univ. Press 1966.
540. — BROOKE, E. M., COOPER, J. E., LIN, T.: An experimental approach to psychiatric diagnosis. An international study. Copenhagen: Munksgaard 1968.
541. SHIELDS, J.: Personality differences and neurotic traits in normal twin school children. A study in psychiatric genetics. Eugen. Rev. **45**, 213—246 (1954).
542. — Monozygotic twins brought up apart and brought up together. London: Oxford Univ. Press 1962.
543. SINGER, E.: Key concepts in psychotherapy. 2. Ed. New York-London: Basic Books 1970.
544. SLATER, E.: Psychotic and neurotic illnesses in twins. London: Med. Res. Counc. 1953.
545. — „Hysteria 311". J. ment. Sci. **107**, 359—381 (1961).

546. SPECHT, F.: Reifungsschwierigkeiten und Reifungskrisen. Dtsch. med. Wschr. **92**, 1674—1680 (1967).
547. SPEIJER, N.: Transkulturelle Psychiatrie. Ned. T. Geneesk. **112**, 1365—1369 (1968).
548. SPERLING, E.: Müdigkeit, ein Leitsymptom neurotischer Lernstörungen bei Studenten. Z. psychosom. Med. **13**, 188—190 (1967).
549. — Neurotische Feldwirkung chronischen Leidens. In: WIESENHÜTTER, E. (Hrsg.): Einführung in die Neurosenlehre. Stuttgart: Hippokrates 1969.
550. SPIEGELBERG, U.: Zum Problem der Psychogenie. In: Randzonen menschlichen Verhaltens. Stuttgart: Enke 1962.
551. — BETZ, B.: Neurose im Alter. Arch. Psychiat. Nervenkr. **212**, 294—308 (1962).
552. — Zur Psychosomatik des Syndromwechsels. Z. Psychother. med. Psychol. **16**, 1 (1966).
553. SPIEL, W.: Nachuntersuchungsergebnisse psychopathischer und neurotischer Entwicklungen. Wien. med. Wschr. **117**, 1166—1169 (1967).
554. SPIRO, H. R.: Chronic factitious illness. Münchhausens syndrome. Arch. gen. Psychiat. 18, 569—579 (1968).
555. SPITZ, R. A.: Hospitalism. In: The psychoanalytic study of the child **1**, 53—74 (1945) und **2**, 115—117 (1946).
556. — WOLF, K. M.: Anaclitic depression. Psychoanal. Stud. Child **2**, 313 (1946).
557. — — Autoerotisme: Some empirical findings and hypotheses on three of its manifestations in the first year of life. Psychoanal. Stud. Child **3/4**, New York: Int. Press 1949.
558. — Die Entstehung der ersten Objektbeziehungen. Stuttgart: Klett 1957.
559. — Vom Säugling zum Kleinkind. Stuttgart: Klett 1967.
560. SROLE, L., LANGNER, TH. S., MICHAEL, ST. T., OPLER, M. K., RENNIE, T. A. C.: Mental Health in the Metropolis. New York: McGraw-Hill 1962
561. STEIN, R.: Die Familie als Patient. Bericht. Berl. Ärztebl. **83**, 821—826 (1970).
562. STENGEL, E.: Classification of Mental Disorders. Bull. Wld. Hlth. Org. **21**, 601—663 (1959).
563. — Neurosenprobleme vom anglo-amerikanischen Gesichtspunkt. In: Psychiatrie der Gegenwart Bd. II, 203—213, (s. Nr. 204).
564. STERN, E.: Lebenskonflikte als Krankheitsursachen. Zürich: Rascher 1952.
565. — (Hrsg.): Die Psychotherapie in der Gegenwart. Zürich-Stuttgart: Rascher 1958.
566. — (Hrsg.): Handbuch der klinischen Psychologie. Bd. II. Zürich: Rascher 1958.
567. — Lebenskonflikte als Krankheitsursachen. Neuaufl. (Taschenbuch). München: Kindler 1968.
568. STEWART, W. A.: Panel report: Depersonalization. J. Amer. Psychoanal. Ass. **12**, 171—186 (1964).
569. STÖRRING, G. E.: Besinnung und Bewußtsein. Stuttgart: Thieme 1953.
570. STOKVIS, B.: Results of psychotherapy. In: Top. problems Psychother. Basel-New York: Karger 1960.
571. — Kulturpsychologie und Psychohygiene. Stuttgart: Hippokrates 1965.
572. — Psychotherapie für den praktischen Arzt. 2. neubearb. Aufl. v. E. WIESENHÜTTER. Basel: Karger 1968.
573. STONE, A. R., FRANK, J. D., NASH, E. H., IMBER, ST. D.: An intensive five-year follow-up study of treated psychiatric outpatients. J. nerv. ment. Dis. **133**, 410—422 (1961).
574. STRAUS, E.: Psychologie der menschlichen Welt — gesammelte Schriften. Berlin-Göttingen-Heidelberg: Springer 1960.
575. STRÖMGREN, E., HOCH, P., ZUBIN, J.: Comparative epidemiology of the menta-disorders. London: Grune & Stratton 1961.
576. — Psychiatrische Genetik. In: Psychiatrie der Gegenwart, Bd. I, Teil A. (s. Nr. 204).
577. STROTZKA, H.: Beobachtungen zur Frage des Therapieerfolges. Acta psychother. **12**, 341—353 (1964).
578. — Über Ambivalenz. Psyche (Stuttgart) **22**, 287—300 (1968).
579. — LEITNER, I.: Sozialpsychiatrische Auswirkungen einer akuten ökonomischen Krise. Wien. med. Wschr. **119**, 196—199 (1969).
580. — Rehabilitation bei Neurosen und Charakterstörungen. In: Psychiatrie der Gegenwart. In diesem Band.
581. STÜBER, G.: Ein Beitrag zu dem Thema Aufstiegsneurosen. Z. psychosom. Med. **15**, 260—272 (1969).
582. STUTTE, H.: Kinder- und Jugendpsychiatrie. Psychiatrie der Gegenwart II. (s. Nr. 204).
583. SULLIVAN, H. S.: The interpersonal theory of psychiatry: New York: Norton 1953.
584. — Conceptions of modern psychiatry. London: Tavistock 1955.
585. — Clinical studies in psychiatry. New York: Norton 1956.
586. SZASZ, TH.: The Myth of mental illness. New York: Hoeber & Harper 1961.
587. SZONDI, L.: Schicksalsanalyse. 3. Aufl. Basel-Stuttgart: Schwabe 1965.

588. Tätigkeitsbericht der Psychosomatischen Beratungsstelle für Kinder bei der Universitäts-Kinderpoliklinik München 1951—1955. München: Selbstverlag 1956.
589. TAYLOR, C.: The explanation of behavior. London: Kegan 1964.
590. TAYLOR, Lord: Mental health in new communities. Lecture 1963, Memorial University of Newfoundland. Manuskript.
591. — CHAVE, S.: Mental health and environment. London: Longmans 1964.
592. TERHUNE, W. B.: Psychoneuroses. Special point of view. N. Y. St. J. Med. **67**, 535—541 (1967).
593. THIEMANN, E.: Statistische Erhebungen zur Symptomatik und Charakterstruktur der Neurosen. Im Kongreßbericht: Analytische Psychotherapie und Erziehungshilfe. Berlin: Daehler 1952.
594. THOMAE, H. (Hrsg.): Handbuch der Psychologie, Bd. 2. Motivation. Göttingen: Hogrefe 1965.
595. — LEHR, U. (Hrsg.): Altern — Probleme und Tatsachen. Frankfurt/Main: Akad. Verlagsges. 1967.
596. THOMAS, A., CHESS, S., BIRCH, H. G., HERTZIG, M. E., KORN, S.: Behavioral individuality in early childhood. New York: Univ. Press 1963.
597. THOMPSON, G. N.: Post-traumatic psychoneurosis. A statistical survey. Amer. J. Psychiat. **121**, 1043—1048 (1965).
598. TIENARI, P.: Psychiatric illness in identical twins. Acta psychiat. scand. **39**, Suppl. 171. Copenhagen: Munksgaard 1963.
599. TOMAN, W.: Familienkonstellationen. Ihr Einfluß auf den Menschen und seine Handlungen. München: Beck 1965.
600. TRAMER, M.: Lehrbuch der allgemeinen Kinderpsychiatrie. 4. Aufl. Basel-Stuttgart: Schwabe 1964.
601. TRUSSELL, R. E., ELINSON, J.: Chronic illness in rural area. The Hunterdon-Study. Vol. III. Chronic illness in the USA. Cambridge/Mass.: Com. Chron. Illn. 1959.
602. TSUNG, Y. L., STANDLEY, C. C.: The scope of epidemiology in psychiatry. Geneva: WHO 1962.
603. ÜBERLA, K., ENKE, H.: Drei Jahre klinische Psychotherapie innerer Krankheiten. Münch. med. Wschr. **104**, 504—510 (1962).
604. UEXKÜLL, TH. v.: Grundfragen der psychosomatischen Medizin. Hamburg-Reinbek: Rowohlt 1963.
605. USDIN, L.: Psychoneurosis and schizophrenia. Philadelphia: Lippincott 1966.
606. VALENSTEIN, A. F.: Panel report: The psychoanalytic concept of character. J. Amer. Psychoanal. Ass. **6**, 567—575 (1958).
607. VENZLAFF, U.: Die psychoreaktiven Störungen nach entschädigungspflichtigen Ereignissen (Die sogenannten Unfallneurosen). Berlin-Göttingen-Heidelberg: Springer 1958.
608. — Erlebnishintergrund und Dynamik seelischer Verfolgungsschäden. In: PAUL, H. und HERBERG, H. J.: Psychische Spätschäden nach politischer Verfolgung. 2. erw. Aufl. Basel-New York: Karger 1967.
609. VIERU, TH.: Quelques considérations sur la notion de „structure" dans la psychothérapie. Ann. méd. psychol. **126**, 487—492 (1968).
610. VISCHER, A. L.: Seelische Wandlungen beim alternden Menschen. Basel-Stuttgart: Schwabe 1960.
611. VÖLKEL, H.: Neurose, Pseudoneurose und organische Dekompensation. Fortschr. Med. **81**, 171—175 (1963).
612. — Neuroseauffassung auf psychoanalytischer Grundlage. Psychiat. Neurol. med. Psychol. (Lpz.) **20**, 164—168 (1968).
613. — Umwelt und seelische Geschlechtsentwicklung. Sozialpsychiatrie. Akt. Fragen Psychiat. Neurol. **8**, 148—168 (1969).
614. VOGEL, TH.: Zur Typologie der Antriebsstörungen bei abnormen Persönlichkeiten. Nervenarzt **37**, 150—155 (1966).
615. WAELDER, R.: Die Grundlagen der Psychoanalyse. Bern-Stuttgart: Gem.Verl. Huber u. Klett 1963.
616. WALDMAN, R. D.: Neurosis and the social structure. Amer. J. Orthopsychiat. **38**, 89—93 (1968).
617. WALLACE, N. E. R., WHITE, M. P. H.: Natural history of the psychoneuroses. Brit. med. J. I, 144—148. **1959**
618. WARREN, W.: A study of adolescent psychiatric in-patients and the outcome six or more years later. I. Clinical histories and hospital findings. J. Child. Psychol. Psychiat. **6**, 1—17 (1965).
619. WATTS, C. A. H.: Psychiatric disorders. London: H. M. S. O. 1962.

620. WEAKLAND, J. H.: The "double bind" hypothesis of schizophrenia and three-party interaction. In: JACKSON, D. D. (Ed.): The etiology of schizophrenia. New York: Basic Books 1960.
621. WEBER, A.: Psychiatrische Durchmusterung der Schulkinder eines kant.-bernischen Schulkreises. Mschr. Psychiat. Neurol. **124**, 22 (1952).
622. WEBER, J. J., ELINSON, J., MOSS, L. M.: Psychoanalysis and change. Arch. gen. Psychiat. **17**, 687—709 (1967).
623. WEISE, K., STARKE, H., FELDES, D., PETERMANN, H.: Zur Methodik sozialpsychiatrischer Familienuntersuchungen. Nervenarzt **38**, 305—311 (1967).
624. WEISFOGEL, J., DICKES, R., SIMONS, R. C.: Diagnostic concepts concerning patients demonstrating both psychotic and neurotic symptoms. Psychiat. Quart. **43**, 85—122 (1969).
625. WEITBRECHT, H. J.: Psychiatrische Fehldiagnosen in der Allgemeinpraxis. Fibel der Differentialdiagnostik. Stuttgart: Thieme 1966.
626. — Psychiatrie im Grundriß. 2. Aufl. Berlin-Heidelberg-New York: Springer 1968.
627. WEIZSÄCKER, V. v.: Pathosophie. 2. Aufl. Göttingen: Vandenhoeck & Ruprecht 1967.
628. WENDT, C. F.: Psychopathologie und Psychotherapie. Berlin-Göttingen-Heidelberg: Springer 1962.
629. WENDT, H.: Neuroseauffassung unter mehrdimensionalem Aspekt. Psychiat. Neurol. med. Psychol. (Lpz.) **20**, 170—173 (1968).
630. WHEELER, E. O., WHITE, P. D., REED, E. W., COHEN, M. E.: Neurocirculatory asthenia (anxiety neurosis, effort syndrome, neurasthenia). A twenty year follow-up study of one hundred and seventy-three patients. J. Amer. med. Ass. **142**, 878—889 (1950).
631. WHITE, K. L., BROWNE, J. S. L., WITTKOWER, E. D.: Integrative forces in contemporary medicine. Acta Psychother. **2**, 1—16 (1954).
632. WHO: Manual of the international statistical classification of diseases, injuries, and causes of death. I and II. Geneva: WHO 1957.
633. — Techn. Rep.: Mental health problems of aging and the aged. Geneva: WHO 1959.
634. WIEGMANN, H.: Die Klinik für psychogene Störungen Berlin-Grunewald. Psyche (Stuttgart) **4**, 389—393 (1951).
635. — Der Neurotiker in der Klinik. Göttingen: Vandenhoek & Ruprecht 1968.
635a. — Grundlagen korrekter Neurosenbeurteilung. Z. psychosom. Med. **1**, I: 206—210; II: 294—307 (1955).
636. WIESENHÜTTER, E.: Entwicklung, Reifung und Neurosen. Stuttgart: Enke 1958.
637. — Betriebsneurosen. In: Handbuch der Neurosenlehre, Bd. II, 761, (s. Nr. 175).
638. — (Hrsg.): Einführung in die Neurosenlehre. Stuttgart: Hippokrates 1969.
639. WIESER, S.: Psychische Überforderungsreaktionen. Arch. Psychiat. Nervenkr. **206**, 96—112 (1964).
640. WILLIAMS, F. S.: Family therapy: A critical assessment. Amer. J. Orthopsychiat. **37**, (1967).
641. WINKLER, W. TH.: Die Schizophrenie als sozialer Prozeß. Z. Psychother. med. Psychol. **17**, 54—72 (1967).
642. WINNICOTT, D. W.: The family and individual development. London: Tavistock 1965.
643. — Kind, Familie und Umwelt. München-Basel: Reinhardt 1969.
644. WINTER, E.: Über die Häufigkeit neurotischer Störungen bei „Gesunden". Z. psychosom. Med. **5**, 153—167 (1958/59).
645. WITTKOWER, E. D., CLEGHORN, R. A.: Recent developments in psychosomatic medicine. London: Pitman & Sons 1954.
646. — Predictive psychophysiological studies: Acta Psychother. **6**, 11—22 (1958).
647. — FRIED, J.: A cross-cultural approach to mental health problems. Amer. J. Psychiat. **116**, 423—428 (1959).
648. — RIN, H.: Transcultural psychiatry. Arch. Gen. Psychiat. **13**, 387—394 (1965).
649. WOLBERG, L. R.: Psychotherapy and the behavioral sciences. New York: Grune & Stratton 1966.
650. WOLMAN, B. B. (Hrsg.): Handbook of clinical psychology. New York: McGraw-Hill 1965.
651. — Classification of mental disorders. Psychother. Psychosom. **14**, 50—65 (1966).
652. WOLSTEIN, B.: Theory of psychoanalytic therapy. New York: Grune & Stratton 1967.
653. — The new psychoanalytic structure. Amer. J. Psychother. **23**, 260—270 (1969).
654. WOOLF, M.: Über „die Flucht in die Krankheit". Acta Psychother. **9**, 241—250 (1961).
655. WRIGHT, B., TUSKA, S.: The nature and origin of feeling feminine. Brit. J. soc. clin. Psychol. **5**, 140—149 (1966).
656. WYRSCH, J.: Gesellschaft, Kultur und psychische Störung. Stuttgart: Thieme 1960.
657. WYSS, D.: Die tiefenpsychologischen Schulen von den Anfängen bis zur Gegenwart. 2. Aufl. Göttingen: Vandenhoeck & Ruprecht 1966.
658. YATES, A. J.: Frustration and conflict. New York-Chichester: Wiley 1966.

659. YINGER, M.: Toward a field theory of behavior. New York-Maidenhead: McGraw-Hill 1965.
660. ZANDER, W.: Arbeitsstörungen und Neurosestruktur. Z. psychosom. Med. **13**, 236—244 (1967).
661. ZAUNER, J.: Berufliche Wiedereingliederung durch klinische Psychotherapie. Ergebnisse einer katamnestischen Untersuchung. Psychother. Psychosom. **17**, 63—72 (1969).
662. — Studie über Todesursachen ehemaliger Patienten einer psychotherapeutischen Klinik an Hand einer katamnestischen Untersuchung. Vortrag 1969 im Druck der Z. psychosom. 1970.
663. ZEH, W.: Bemerkungen zu einem Klassifikationsvorschlag der psychischen Störungen von Erik ESSEN-MØLLER, Lund. Nervenarzt **33**, 404—410 (1962).
664. ZILBACH, J. J.: Family development. In: MARMOR, J. (Ed.) (No. 365) 355—386 (1968).
665. ZIOLKO, H. U.: Halluzinationen und Neurose. Neurosenpsychologische Betrachtung zu halluzinatorischen Phänomenen. Psyche (Stuttgart) **24**, 40—56 (1970).
666. ZULLIGER, H.: Bausteine zur Kinderpsychotherapie und Kindertiefenpsychologie. 2. Aufl. Bern-Stuttgart: Huber 1966.

Spezieller Teil

667. ABE, K., MORAN, P. A. P.: Parental age of homosexuals. Brit. J. Psychiat. **115**, 313—317 (1969).
668. ABRAHAM, K.: Äußerungsformen des weiblichen Kastrationskomplexes. Int. Z. Psychoanal. **7**, 422—452 (1921).
669. ABSE, W.: Hysteria and related mental disorders. An approach to psychological medicine. Bristol: Wright & Sons 1966.
670. ADLER, N.: The antinomian personality: the Hippie character type. Psychiatry **31**, 325—338 (1968).
671. AGRAS, ST., SYLVESTER, D., OLIVEAU, D.: The epidemiology of common fears and phobia. Comprehens. Psychiat. **10**, 151—156 (1969).
672. ALBRECHT, W.: Konversionssymptom und Organneurose — eine Relation. Acta Psychother. **9**, 281—294 (1961).
673. ALLEN, A.: Stealing as a defense. Psychoanal. Quart. **34**, 572—583 (1965).
674. AL SALIH, H. A.: Phobia: types, dynamics and treatments. Canad. psychiat. Ass. J. **13**, 181—185 (1968).
675. ALTSCHULE, M. D.: The two kinds of depression according to St. Paul. Brit. J. Psychiat. **113**, 779—780 (1967).
676. ANDREAE, S.: Zur Funktion der Angst. Jb. Psychol. Psychother. **17**, 206—237 (1969).
677. ANDREWS, J. D. W.: Psychotherapy of phobias. Psychol. Bull. **66**, 455—480 (1966).
678. ANGST, J.: Zur Ätiologie und Nosologie endogener depressiver Psychosen. Berlin-Heidelberg-New York: Springer 1966.
679. — Zur Ätiologie und Nosologie endogener depressiver Psychosen. Fortschr. Med. **85**, 977—978 (1967).
680. — PERRIS, C.: Zur Nosologie endogener Depressionen. Vergleich der Ergebnisse zweier Untersuchungen. Arch. Psychiat. **110**, 373—386 (1968).
681. ARIETI, S.: Il processo secondario nella psicodinamica della schizofrenia. Arch. Psicol. Neurol. Psichiat. **28**, 255—269 (1967).
682. ASCH, ST. S.: Claustrophobia and Depression. J. Amer. Psychoanal. Ass. **14**, 711—729 (1966).
683. ASSAEL, M.: Hysterical blepharospasm. Dis. nerv. Syst. **28**, 256—258 (1967).
684. BACH, H.: Das sogenannte praegenitale Erleben und seine Bedeutung bei der Behandlung einer Angstkranken. Z. psychosom. Med. **6**, 254—261 (1960).
685. — Auslösung und Erscheinungsbild reaktiver neurotischer Depressionen. Dtsch. med. J. **20**, 60—62 (1969).
686. BAERWOLFF, H.: Kindheitsentwicklung und auslösende Schicksalssituation bei einem Fall von sensitivem Beziehungswahn. Z. psycho-som. Med. **1**, 277—285 (1955).
687. BALDUZZI, E.: In tema di depressioni da successo. Arch. Psicol. Neurol. Psichiat. **25**, 145—162 (1964).
688. BALINT, M.: Perversionen und Genitalität. Psyche (Stuttgart) **20**, 520—528 (1966).
689. BALSLER-OLESEN, T., and GEERT-JORGENSEN, E.: The prognosis of obsessive-compulsive neurosis. Acta psychiat. scand. **34**, 232—241 (1959).
690. BARNETT, J.: On cognitive disorders in the obsessional neurosis. Contemp. Psychoanal. **2**, 122—134 (1966).
691. — On aggression in the obsessional neuroses. Contemp. Psychoanal. **6**, 48—57 (1969).
692. BATTEGAY, R.: Angst und Sein. Stuttgart: Hippokrates 1970.

693. BAUMEYER, F.: Zur Kasuistik und Theorie der Straßenangst. Z. Psychoanal. 1, 164—179 (1949/50).
694. — Der Höhenschwindel. Nervenarzt 25, 467—473 (1954).
695. BAYER, D., BRÄUTIGAM, W., DIEBOLD, K.: Beobachtungen zur gesellschaftlichen Situation und Psychotherapie bei einer Gruppe jugendlicher Sexualdelinquenten. Jb. Psychol. Psychother. 12, 5—16 (1965).
696. BECK, A. T.: Depression — clinical, experimental and theoretical aspects. London: Staples Press 1969.
697. BECK, D.: Vegetative Untersuchungen, Therapie und Prognose der Erschöpfungsdepressionen. Schweiz. Arch. Neurol. Neurochir. Psychiat. 90, 370—376 (1962).
698. BEESE, F. W.: Zur Frage der Umweltschäden oder Konstitutionsfaktoren bei der Schizophrenie. Z. psychosom. Med. 1, 260—268 (1955).
699. — Der psychotische Objektverlust im Verlauf der analytischen Psychotherapie. Acta Psychother. Psychosom. 5, 231—248 (1957).
700. BENE, E.: On the genesis of male homosexuality: an attempt at clarifying the role of the parents. Brit. J. Psychiat. 111, 803—813 (1965).
701. BENEDETTI, G.: Psychopathologie und Psychotherapie der Grenzpsychose. Prax. Psychother. 12, 1—15 (1967).
702. BERECZ, J. M.: Phobias of childhood: etiology and treatment. Psychol. Bull. 70, 694—720 (1968).
703. BIBRING, E.: The mechanism of depression. In: P. GREENACRE (Hrsg.): Affective Disorders, 13—48. New York: Int. Univ. Press 1953.
704. — Affective disorders. In: GREENACRE, P. (Ed.) (Nr. 833) 13—49 (1953).
705. BIEBER, I., DAIN, H. J., DINCE, P. R., DRELLICH, M. G., GRAND, H. G., GUNDLACH, R. H., KREMER, M. W., RIFKIN, A. H., WILBUR, C. B., BIEBER, T. B.: Homosexuality. New York: Basic Books 1962.
706. — Etude psychanalytique des homosexuels manculins. Med. et Hyg. (Genève) 25, 778—780 (1967).
707. BIEBER, T.: On treating male homosecuals. Arch. gen. Psychiat. 16, 60—63 (1967).
708. BIERMANN, G.: Behandlung einer psychogenen Depression. Acta Psychother. 8, 307—318 (1960).
709. BILZ, R.: Trinker. Stuttgart: Enke 1958.
710. BINSWANGER, H.: Der Objektverlust. Ein Beitrag zur Neurosen- und Psychosenlehre. Basel-New York: Karger 1957.
711. — Psychotherapeutische und graphologische Aspekte zur Genese und Struktur der Zwangsneurosen. Z. psycho-som. Med. 12, 178—185 (1966).
712. BIRAN, S.: Der Unterschied zwischen Phobie und Angsthysterie. Acta Psychother. 3, 319—327 (1955).
713. — Über den Mechanismus des neurotischen Konversionsvorganges. Acta Psychother. 3, 219—225 (1955).
714. — Melancholie und Todestriebe. Basel: Reinhardt 1962.
715. — Die funktionelle Analyse der neurotischen Störung. München-Basel: Reinhardt 1962
716. — Die Hypochondrie und der Sammelbegriff des eingebildeten Krankseins. Acta Psychother. 11, 343—369 (1963).
717. — Zum Problem der Homosexualität. Acta Psychother. 12, 402—453 (1964).
718. BISIO, B.: La deliquenza giovanile. Riv. Neuropsichiat. 13, 1—108, 109—277 und 279—651 (1967).
719. — La delinquenza giovanile. (Rivista bibliografica). Ann. Neuropsichiat. Psicoanal. 16, 97—152 (1969).
720. — SPAGGIARI, G.: La personalitá antisociale. Ann. Neuropsichiat. Psicoanal. 16, 153—321 (1969).
721. BISTER, W.: Symptomwandel bei Schizophrenen in psychotherapeutischer Sicht. Stuttgart: Enke 1965.
722. BJARSCH, H.: Kybernetische Aspekte bei anankastischen Wiederholungen. Z. Psychother. med. Psychol. 19, 58—66 (1966).
723. BLANE, H. T.: The personality of the alcoholic. New York-London: Harper & Row 1968.
724. BLASER, P., GEHRING, A., PÖLDINGER, W.: Toward a measurement of depressive symptoms. In: SHNEIDMAN, E. S.: Aspects of Depression. Boston: Little Brown 1969.
725. BLEULER, M.: Die Depressionen in der ärztlichen Allgemeinpraxis. 2. Aufl. Basel: Schwabe 1948.
726. — Bedeutung der modernen Lehre über die Depressionen in der Allgemeinpraxis. Ther. Umschau 25, 3—4 (1968).
727. BLINDER, M. G.: The hysterical personality. Psychiatry 29, 227—235 (1966).

728. BLOCH, R.: Zur Stellung der Monomanien und Süchte in der speziellen Psychiatrie. Nervenarzt 40, 28—32 (1969).
729. BODENHEIMER, A. R.: Das Bild der geheilten Depressionen. Jb. Psychol. Psychother. med. Anthr. 12, 305—319 (1964).
730. BOEHM, F.: Reaktive-depressive Persönlichkeiten. Z. Psychother. med. Psychol. 1, 20—25 (1951).
731. BOJANOVSKY, J.: Differenzierung der psychogenen und endogenen Depressionen. Jena: Fischer 1969.
732. BONIME, W.: The psychodynamics of neurotic depression. In: ARIETI, S. (Ed.): American Handbook of Psychiatry Vol. III, 239—255. New York: Basic Books 1966.
733. BOOR, CL. DE: Hysterie, konversionsneurotisches Symptom oder Charakterstruktur? Psyche (Stuttgart) 20, 588—599 (1966).
734. BOOR, W. DE: Die Lehre vom Zwang. Fortschr. Neurol. Psychiat. 17, 49—85 (1949).
735. BORELLI, S., STAUCK, W.: Die Prostitution als psychologisches Problem. Berlin-Göttingen-Heidelberg: Springer 1957.
736. BOROWITZ, A.: Some aspects of the psycho-dynamics of depression. Med. Proc. 11, 336—341 (1965).
737. BOSS, M.: Sinn und Gehalt der sexuellen Perversionen. 3. Aufl. Stuttgart-Bern: Huber 1966.
737a. BOVET, L.: Psychiatric aspects of juvenile delinquency. Geneva: WHO 1951.
738. BRACHA, S.: Report on an obsessive-compulsive syndrome and its treatment. Acta Psychother. 7, 54—64 (1959).
739. BRÄUTIGAM, W.: Formen der Homosexualität. Stuttgart: Enke 1967.
740. — Psychotherapeutische Führung und Behandlung depressiver Patienten. Dtsch. med. J. 20, 66—68 (1969).
740a. — Analyse der hypochondrischen Selbstbeobachtung. Nervenarzt 27, 409—418 (1956).
741. BRAST, R.: Beitrag zur Zwangsneurose im Kindesalter und Pubertät. Schweiz. Arch. Neurol. Neurochir. Psychiat. 99, 313—347 (1967).
742. BRIGGS, P. F. et al.: Working outside the home and the occurrence of depression in middle-aged women. Ment. Hyg. 49, 438—442 (1965).
743. BRISSET, CH.: Hystérie et pathologie psychosomatique. Rev. Prat. 14, 1459—1470 (1964).
744. BRODY, E. B., REDLICH, F. C.: (Ed.): Psychotherapy with schizophrenics. New York: Int. Univ. Press 1952
745. BULLOUGH, V. L.: The history of prostitution. New York: Univ. Books 1964
746. BURCHARD, J. M.: Struktur und Soziologie des Transvestitismus und Transsexualismus. Stuttgart: Enke 1961
747. BURNS, Ch.: Autopathie: follow up of cases.
748. BUSTAMANTE, J. A.: Cultural factors in hysterias with schizophrenic clinical picture. Int. J. Soc. Psychiat. 14, 113—118 (1968).
749. BYCHOWSKI, G.: Obsessive compulsive facade in schizophrenia. Int. J. Psycho-Anal. 47, 189—197 (1966).
750. CAHN, L. A.: Die Depression im Alter und ihre Behandlung. Ned. T. Geneesk. 111, 829—833 (1967).
751. CAMPBELL, J. D.: Manic-depressive disease. Philadelphia: Lippincott 1953.
752. CARDEN, N. L., SCHRAMEL, D. J.: Observations of conversion reactions seen in troops involved in the Viet Nam conflict. Amer. J. Psychiat. 123, 21—31 (1966).
753. CASTILLA DEL PINO, C.: Los dinamismos de la tristeza y de la inhibición en los enfermos depresivos. Arch. Neurobiol. 29, 205 (1966).
754. CHODOFF, P.: Hysteria, the mimicry of disease. Med. Ann. D. C. 34, 536—539 (1965).
755. CHRZANOWSKI, G.: Neurasthenia and hypochondriasis. In: American Handbook of Psychiatry I. New York: Basic Books 1959.
756. — An interpersonal view of phobias. Voices 3, 10—15 (1967).
757. — Dinamica e genetica dei disturbi del pensiero negli stati schizopatici. Arch. Psicol. Neurol. Psichiat. 28, 295—305 (1967).
758. — Symptom choice in schizophrenic manifestations. Contemp. Psychoanal. 4, 41—52 (1967).
759. CIOMPI, L.: Hystérie et vieillesse, étude catamnéstique. Lausanne: 65° Congrès Psychiat. Neurol. 1965.
760. — LAI, G.: Dépression et vieillesse, études catamnestiques sur le vieillissement et la mortalité de 555 anciens patients dépressifs. Bern-Stuttgart: Huber 1968.
761. CLEGHORN, R. A., CURTIS, G. C.: Depression: Mood, Symptom, Syndrome. Acta Psychosomat. 4, Basel: Geigy 1959.
762. CONDRAU, G.: Angst und Schuld als Grundprobleme der Psychotherapie. Bern-Stuttgart: Huber 1962.

763. Cormier, B.M.: Depression and persistent criminality. Canad. psychiat. Ass. J. **11**, Spec. Suppl. 208—220 (1966).
764. Costello, C.G., Selby, M.H.: The relationship between sleep patterns in reactive and endogenous depressions. Brit. J. Psychiat. **111**, 497—501 (1965).
765. Cremerius, J., Elhardt, D., Klüwer, R.: Wurzeln und Entwicklung des neurotischen Charakters. Z. psycho-som. Med. **9**, 16—26 und 94—108 (1963).
766. Crisp, A.H., Moldofsky, H.: A psychosomatic study of writer's cramp. Brit. J. Psychiat. **111**, 841—858 (1965).
767. Cruchet, R.: Le syndrome hystérique. Paris méd. 687—693 (1950) und 45—51 (1951).
768. Daly, R.W.: Schizoid rule-following. Psychoanal. Rev. **55**, 400—414 (1968).
769. Davidson, S.I.: Auto-Enucleation of the eye: A study of self-mutilation. Acta Psychother. **10**, 286—300 (1962).
770. Delgado, H.: Definition de la hysteria. Rev. Psicopat. Psicol. méd. **5**, 1—7 (1966).
771. Delhees, K.H.: Die psychodiagnostische Syndromatik der Homosexualität nach psychoanalytischen Gesichtspunkten. Bern-Stuttgart: Huber 1966.
772. Delkeskamp, H.: Langstrecken-Katamnesen von Zwangsneurosen. Acta psychiatr. scand. **41**, 564—581 (1965).
773. — Meyer, J.-E.: Zum Problem der symbiotischen Neurose. Entstehungsbedingungen eines zwangsneurotischen „Endzustandes". Z. psycho-som. Med. **13**, 153—159 (1967).
774. De Negri, M., Mastropaolo, C., Moretti, G.: Contributo clinico allo studio delle depressioni dell' etá evolutiva. Infanz. anorm. **72**, 909—933 (1966).
775. Denford, J.D.: The psychodynamics of homosexuality. N. Z. med. J. **66**, 743—744 (1967).
775a. Deutsch, H.: Zur Genese der Platzangst. Int. Z. Psychoanal. **14**, 1928.
775b. Dietrich, H.: Manie, Monomanie, Soziopathie und Verbrechen. Stuttgart: Enke 1968.
776. Döhner, W.: Ursachen der Sucht und Problematik ihrer Behandlung. Ther. d. Gegenw. **105**, 756—769 (1966).
777. Dorfman, W.: Hypochondriasis as a defense against depression. Psychosomatics **9**, 248—251 (1968).
778. Dube, K.C.: Mental disorder in Agra. Sozialpsychiatrie **3**, 139—143 (1968).
779. Dubois, J.-Cl., Rancurel, G.: Vol et mélancholie: à propos de cinq observations. Ann. méd.-psychol. **125**, Bd. 1, 572—579 (1967).
780. Easser, B.R., Lesser, St. R.: Hysterical personality: a re-evaluation. Psychoanal. Quart. **34**, 390—405 (1965).
781. Eberhard, K.: Merkmalssyndrome der Verwahrlosung (I). Prax. Kinderpsychol. **18**, 60—66 (1969).
782. — Dimensionierung der Verwahrlosung (II). Prax. Kinderpsychol. **18**, 109—112 (1969).
783. Eckhardt, M.: Psychotherapie of anxiety states. Amer. J. Psychiat. **122**, 940 (1966).
784. Edwards, F.H.: Aetiological patterns in delinquent adolescents. Psychother. Psychosom. **13**, 256—264 (1965).
785. Eggers, C.: Zwang und jugendliche Psychosen. Prax. Kinderpsychol. **18**, 202—208 (1969).
786. Ehrhardt, H.: Rauschgiftsucht. Hamm/Westf.: Hoheneck 1967.
786a. Eicke, D.: Psychotherapie einer depersonalisierten Patientin als Beitrag zur Psychopathologie der Depersonalisation. Z. psycho-som. Med. **12**, 149—163 (1966).
787. El-Islam, M.F.: Depression and guilt: a study at an Arab psychiatric clinic. Sozialpsychiatrie **4**, 56—58 (1969).
788. Emde-Boas, C. van: Die Lage der Homosexuellen in den Niederlanden. Z. psychosom. Med. **13**, 55—63 (1967)
789. Fanai, F.: Verlauf und Prognose der Verwahrlosung. Katamnesen Jugendlicher mit gestörtem Sozialverhalten. Psychiat. clin. (Basel) **2**, 1—13 (1969).
790. — Die Familienstruktur verwahrloster Jugendlicher. Acta paedopsychiat. **36**, 27—35 (1969).
791. Farley, J., Woodruff, R.A., jr., Guze, S.B.: The prevalence of hysteria and conversion symptoms. Brit. J. Psychiat. **114**, 1122—1125 (1968).
792. Fau, R., Neel, D., Delolme, E. : Aspects particuliers de l'hystérie chez les étudiants. Rev. Neuropsychiat. infant. **15**, 551—576 (1967).
793. Feer, H.: Pathophysiologie der Depressionen. Fortbild. Schweiz. Ges. Psychiat. Bd. 1, 43—47. Basel: Karger 1968.
794. Feldmann, H.: Sozialpsychiatrische Aspekte jugendlicher Verwahrlosung. Fortschr. Neurol. Psychiat. **33**, 332--346 (1965).
795. — Situationsanalyse der Zwangsbefürchtung (Phobie). Zur Dynamik von Zwangsbefürchtung und Abwehrverhalten. Arch. Psychiat. Nervenkr. **209**, 53—66 und 67—78 (1967).

796. FERBER, L.: Panel report: Phobias and their vicissitudes. J. Amer. Psychoanal. Ass. 7, 182—192 (1959).
797. FERNANDO, S. J. M.: Cultural differences in the hostility of depressed patients. Brit. J. med. Psychol. 42, 67—74 (1969).
798. FINK, H. K.: Compulsive Gambling. Acta Psychother. 9, 251—261 (1961).
799. FINKELSTEIN, B. A.: Offenses with no apparent motive. Dis. nerv. Syst. 29, 310—314 (1968).
800. FISH, F.: The cycloid psychoses. Comprehens. Psychiat. 5, 155—169 (1964).
801. FORBIS, O. L., jr., JANES, R. H., jr.: Hysteria in childhood. Sth. med. J. 58, 1221—1225 (1965).
802. FREUD, A.: Obsessional neurosis. Int. J. Psycho-Anal. 47, 116—122 (1966).
803. FREUND, K.: Die Homosexualität beim Mann. 2. Aufl. Leipzig: Hirzel 1965.
804. FREY, T.: Über reaktive Psychosen. Nord. psykiat. T. 21, 3—31 (1967). Ref. in Zbl. Neurol. 190, 442—443 (1967/68).
805. FRIEDEMANN, A.: Zugangswege zum schwererziehbaren, verwahrlosungsgefährdeten Kinde. Prax. Psychother. 15, 20—34 (1970).
806. FUCHS-KAMP, A.: Die Innenwelt einer paranoiden Psychose. Acta Psychother. Psychosom. 5, 205—219 (1957).
807. FÜRSTENAU, P. et al.: Untersuchungen über Herzneurose. Psyche (Stuttgart) 18, 177—190 (1964/65).
808. GEBSATTEL, V. E. VON: Die phobische Fehlhaltung. In: Handbuch der Neurosenlehre Bd. II, 102—124 (s. Nr. 175).
809. — Die anankastische Fehlhaltung. In: Handbuch der Neurosenlehre Bd. II, 125—142 (s. Nr. 175).
810. — Die depressive Fehlhaltung. In: Handbuch der Neurosenlehre Bd. II, 143—156 (s. Nr. 175).
811. — Aspekte eines anthropologisch orientierten Verstehens im Gebiet der Neurosenlehre. In: Imago Hominis. Schweinfurt: Neues Forum 1964.
812. GERSON, W., SCHWIDDER, W.: Ein jugendlicher Brandstifter. Prax. Kinderpsychol. 2, 202—212 (1953).
813. GIBERTI, F.: Hypocondrie et dépression endogène. Evolut. psychiat. 30, 97—110 (1965).
814. — Dimensioni depressive nelle nevrosi: le depressioni neurotiche e reattive. Lav. neuropsichiat. 39, 221—243 (1966).
815. GIESE, H.: Perverse Fehlhaltungen. In: Handbuch der Neurosenlehre Bd. II, 213. (s. Nr. 175).
816. — GEBSATTEL, V. E. VON (Bearb. u. Hrsg.): Psychopathologie der Sexualität. Stuttgart: Enke 1962.
817. — Der homosexuelle Mann in der Welt. 2. Aufl. Stuttgart: Enke 1964.
818. GILLESPIE, W. H.: Neurotic Ego distortion. Int. J. Psycho-Anal. 39, 258—259 (1958).
819. — Homosexualité. Rev. franç. Psychoanal. 29, 323—336 (1965).
820. GITELSON, M.: On Ego Distortion. Intern. J. Psycho-Anal. 39, 245—258 (1958).
821. GITTLESON, N. L.: The effect of obsessions on depressive psychosis. — The phenomenology of obsessions in depressive psychosis. Brit. J. Psychiat. 112, 253—259 u. 261—264 (1966).
822. — Depressive psychosis in the obsessional neurotic. Brit. J. Psychiat. 112, 883—887 (1966).
823. GLASNER, S.: Benign paralogical thinking. Arch. gen. Psychiat. 14, 94—99 (1966).
824. GLATZER, H.: Neurotic factors of voyeurism and exhibitionism in group psychotherapy. Int. J. Group. Psychother. 17, 3—9 (1967).
824a. GLOVER, E.: Psychoanalysis. New York: Staples Press 1949.
825. GOECKENJAN, G., SCHIMMELPFENNING, G. W.: Zum heutigen Vorkommen grob motorischer psychogener Körperstörungen. Z. Psychother. med. Psychol. 17, 139—144 (1967).
826. GÖPPERT, H.: Zwangskrankheit und Depersonalisation. Basel: Karger 1960.
827. — Zur Psychopathologie der Zwangskrankheit. Jb. Psychol. Psychother. med. Anthropol. 7, 38—47 (1960).
828. — Phänomenologie und Prognose der Zwangskrankheit. Z. psychosom. Med. 12, 111—118 (1966).
829. GOLD, S.: Hysterical contracture: diagnosis and management. Brit. med. J. I, 21—23. 1965
830. GOLOVANE, L. I.: Sur l'importance prognostique des phénomènes obsessifs observés en cours de la schizophrénie. Z. Nevropat. Psichiat. 65, 1218—1224 (1965); Ref. Zbl. Neurol. 186, 103 (1966).
831. GOODWIN, D. W., GUZE, S. B., ROBINS, E.: Follow-up studies in obsessional neurosis. Arch. gen. Psychiat. 20, 182—187 (1969).

832. GREEN, A.: Névrose obsessionelle et hystérie, leurs relation chez FREUD et depuis. Rev. franç. Psychanal. **28**, 679—716 (1964).
833. GREENACRE, P. (Ed.): Affective disorders. Psychoanalytic contributions to their study. New York: Int. Univ. Press 1953.
834. GREENSON, R.: Phobia, anxiety, depression. J. Amer. Psychoanal. Ass. **7**, 663—674 (1959).
835. — Homosexualité et identité sexuelle. Rev. franç. Psychanal. **29**, 343—348 (1965).
836. GRIMSHAW, L.: The outcome of obsessional disorder: A follow-up study of 100 cases. Brit. J. Psychiat. **111**, 1051—1056 (1965).
837. GRINBERG, L.: Culpa y depresion. Buenos Aires: Paidos 1964.
838. — The relationship between obsessive mechanisms and a state of self disturbance: Depersonalization. Int. J. Psycho-Anal. **47**, 177—183 (1966).
839. GRINKER, R. R., sen.: An essay on schizophrenia and science. Arch. gen. Psychiat. **20**, 1—24 (1969).
839a. GROSCH, M.: Über Hypochondrie. Z. psychosom. Med. **4**, 195—205 (1958).
840. GROSZ, H., ZIMMERMANN, J.: Experimental analysis of hysterical blindness. Arch. gen. Psychiat. **13**, 255—260 (1965).
841. — The depression-prone and the depression-resistant sibling: a study of 650 threesibling families. Brit. J. Psychiat. **114**, 1555—1558 (1968).
842. GRUNBERGER, B.: Einige Überlegungen zu Freuds „Rattenmann". Psyche (Stuttgart) **21**, 576—591 (1967).
843. GUZE, S. B., PERLEY, M. J.: Observations on the natural history of hysteria. Amer. J. Psychiat. **119**, 960—965 (1963).
844. — Conversion symptoms in criminals. Amer. J. Psychiat. **121**, 580—583 (1964).
845. — The diagnosis of hysteria: what are we trying to do? Amer. J. Psychiat. **124**, 491—498 (1967).
846. GUYOTAT, J.: Die Behandlung der Angst durch den praktischen Arzt. Münch. med. Wschr. **107**, 706—710 (1965).
847. HABERLAND, C., WEISSMAN, S.: The Kleine-Levin-Syndrome. Acta psychiat. scand. **44**, 1—10 (1968).
848. HÄFNER, H.: Zur Daseinsanalyse der Schwermut. Z. Psychotherap. 8, 223—235 (1958).
849. — Hypochondrische Entwicklungen. Nervenarzt **30**, 529—539 (1959).
850. HAIDER, I.: Patterns of insomnia in depressive illness: a subjective evaluation. Brit. J. Psychiat. **114**, 1127—1132 (1968).
851. HALL, P., SPEAR, F. G., STIRLAND, D.: Diurnal variation of mood in depressive states. Psychiat. Quart. **38**, 529—536 (1964).
852. HALL, ST.: zit. nach BRUN (s. Nr. 72).
853. HALLECK, S. L.: Hysterical personality traits. Arch. gen. Psychiat. **16**, 750—757 (1967)
854. HAMMER, E. F.: Symptoms of sexual deviation: dynamics and etiology. Psychoanal. Rev. **55**, 5—27 (1968).
854a. HARTMANN, K.: Theoretische und empirische Beiträge zur Verwahrlosungsforschung. Berlin-Heidelberg-New York: Springer 1970.
855. HASTINGS, D. W.: Follow-up results in psychiatric illness. Amer. J. Psychiat. **114**, 1057—1065 (1958).
856. HAU, E. M.: Pubertätsproblematik und neurotische Fehlentwicklung. Prax. Kinderpsychol. **10**, 124—130 (1961).
857. HAU, TH. F.: Strukturwandel der Neurosen Jugendlicher nach dem Kriege. Z. Psychother. med. Psychol. **15**, 208—210 (1965).
858. — Die spezifischen Widerstände in der Behandlung einer Zwangsneurose. Z. psychosom. Med. **12**, 119—128 (1966).
859. — Frühkindliches Schicksal und Neurose. Schizoide und depressive Neurose-Erkrankungen als Folge frühkindlicher Erlebnisschäden in der Kriegszeit. Göttingen: Vandenhoeck & Ruprecht 1968.
860. HAYMAN, M.: The myth of social drinking. Amer. J. Psychiat. **124**, 585—594 (1967).
861. HEIDTKE, P.: Don Quijoterie — ein Aspekt männlicher Verwahrlosung. Prax. Kinderpsychol. **18**, 66—71 (1969).
862. HEIGL, F.: Über eine spezielle Gegenübertragungsreaktion in der psychoanalytischen Behandlung. Z. psycho-som. Med. **9**, 41—50 (1963).
863. HEIGL-EVERS, A.: Die „dienende Magd" — ein Charaktertyp. Struktur und psychoanalytische Therapie einer Charakterneurose. Z. psycho-som. Med. **11**, 281—295 (1965).
863a. — Einige psychogenetische und psychodynamische Zusammenhänge beim Krankheitsbild des endogenen Ekzems. Z. psycho som. Med. **12**, 163—178 (1966)
864. — Zur Frage der hysterischen Abwehrmechanismen. Z. psycho-som. Med. **13**, 116—130 (1967).

865. HEIGL-EVERS, A.: Aggressivität als Abwehrmechanismus: Die Identifizierung mit dem Angreifer. Z. psychosom. Med. **11**, 91—104 (1965).
866. — HEIGL, F.: Analytische Einzel- und Gruppenpsychotherapie: Differentia specifica. Gruppenpsychother. Gruppendynam. **2**, 21—52 (1968).
867. — LAUX, G.: Angst und Aggression in der Gruppe. Z. psycho-som. Med. **14**, 137—147 (1968).
868. HEINICKE, C. M., WESTHEIMER, I.: Brief separations. London: Int. Univ. Press 1965.
869. HEINRICH, K.: Ätiologische Gesichtspunkte in der Schizophrenieforschung. Stuttgart: Hippokrates **38**, 377—385 (1967).
870. HELD, R. R.: Dépressions à expression somatique. Rev. Prat. **13**, 3001—3008 (1963).
871. HELMCHEN, H.: Die Erkennung von Depressionen in der Allgemeinpraxis. Dtsch. med. J. **20**, 57—60 (1969).
872. HERMANN, I.: Beobachtungen über die Zwangsneurose. Acta Psychother. 8, 81—88 (1960).
873. HILL, D.: Depression: disease, reaction, or posture? Amer. J. Psychiat. **125**, 445—457 (1968).
874. HILL, O. W., PRICE, J. S.: Childhood bereavement and adult depression. Brit. J. Psychiat. **113**, 743—751 (1967).
875. HINTON, J. M.: Patterns of insomnia in depressive states. J. Neurol. Neurosurg. Psychiat. **26**, 184—189 (1963).
876. HIRASAWA, H., MIYOSHI, K.: Zur Typologie der leichteren Depressionszustände. Psychiat. Neurol. jap. **67**, 480—487 u. Abstr. 25—26 (1965). Ref. Zbl. Neurol. **185**, 338 (1966).
877. HIRSCH, ST. J., HOLLENDER, M. H.: Hysterical psychosis: clarification of the concept. Amer. J. Psychiat. **125**, 909—915 (1969).
877a. HIRSCHMANN, J.: Abnorme seel. Reaktionen und Entwicklungen nach Unfall. In: Handb. der Neurosenlehre u. Psychotherapie 735—760 (s. Nr. 175).
878. HIPPIUS, H.: Die Antidepressiva und ihre Indikationsgebiete. Ther. Umschau **25**, 21—26 (1968).
879. — SELBACH, H. (Hrsg.): Das depressive Syndrom. München: Urban & Schwarzenberg 1969.
880. HOCH, P.: Experimental induction of psychoses. In: The biology of mental health and disease. New York: 1952.
881. HØJER-PEDERSEN, W.: The hysterical personality type. Its relation ot other neurotic characters and hysteriform syndromes. Acta psychiat. scand. **41**, 122—128 (1965).
882. HOFF, H.: Über die Angst. Ther. d. Gegenw. **104**, 287—292 (1965).
883. HOFFET, H.: Typologische Gliederung depressiver Syndrome und somatotherapeutische Indikationsstellungen. Basel: Karger 1962.
883a. HOLE, G.: Grundzüge der Depressionsdiagnostik. Med. Mschr. **22**, 443—448 (1968).
883b. — PÖLDINGER, W.: Larvierte Depressionen und vegetative Symptome bei der Depression. Mh. ärztl. Fortbild. 18, 526—530 (1968).
884. HOLFELD, H., LEUNER, H.: Der „Vatermord" als zentraler Konflikt einer psychogenen Psychose. Nervenarzt **40**, 203—209 (1969).
885. HOOPES, J. E., KNORR, N. J., WOLF, S. R.: Transsexualism: considerations regarding sexual reassignment. J. nerv. ment. Dis. **147**, 510—516 (1968).
886. HOPKINSON, G.: The prodromal phase of the depressive psychosis. Psychiat. et Neurol. (Basel) **149**, 1—6 (1965).
887. HOPPE, K. D., MOLNAR, J., NEWELL, J. E., LAND, A.: Diagnostic and developmental classification of adolescent offenders. Comprehens. Psychiat. 8, 277—283 (1967).
888. HORNEY, K.: Die spezifische Problematik der Zwangsneurose im Lichte der Psychoanalyse. Im Kongreßbericht: (s. Nr. 299) Leipzig: Hirschel 1930.
889. HORNSTRA, L.: Homosexuality. Int. J. Psycho-Anal. **48**, 394—402 (1967).
890. HOUSDEN, J.: An examination of the biologic etiology of transvestitism. Int. J. soc. Psychiat. **11**, 301—305 (1965).
891. HUNTER, R. C. A.: The analysis of episodes of depersonalization in a borderline patient. Int. J. Psycho-Anal. **47**, 32—41 (1966).
892. INGRAM, I. M.: Obsessional personality and analerotic character. J. ment. Sci. **107**, 1305—1342 (1961).
893. — Obsessional illness in mental hospital patients. J. ment. Sci. **107**, 382—402 (1961).
894. ISAY, R. A.: The submariners wives syndrome. Psychiat. Quart. **42**, 647—652 (1968).
895. ISRAËL, L.: La victime de l'hystérique. Evolut. psychiat. **32**, 517—546 (1967).
896. JAMES, B.: Learning theory and homosexuality. N. Z. med. J. **66**, 748—751 (1967).
897. JARDIN, F., FLAVIGNY, H.: Le rôle du père dans les fugues de l'enfant. Rev. Neuropsychiat. infant. **13**, 744—765 (1965).
898. JONES, E.: Fear, guilt and hate. Int. J. Psychoanal. **10**, 383—397 (1929).

899. Judd, L. L.: Obsessive compulsive neurosis in children. Arch. gen. Psychiat. 12, 136—143 (1965).
900. Julian, T., Metcalfe, M., Coppen, A.: Aspects of personality of depressive patients. Brit. J. Psychiat. 115, 587—590 (1969).
901. Kahn, E.: Über Angst und traurige Verstimmung. Psychiat. et Neurol. (Basel) 148, 321—332 (1964).
902. Kammerer, Th., Singer, L., Michel, D.: Les incendiaires. Etude criminologique, clinique et psychologique de 72 cas. Ann. med.-psychol. 125, 687—716 (1967).
903. — Gurfin, L., Durand de Bousingen, R.: Training autogène et structure hysterique. Rev. Méd. Psychosom. 9, 117—126 (1967).
904. Karpman, B. (Hrsg.): Symposia on child juvenile delinquency. Washington: Psychodyn. Mon. Sev. 1959.
905. Katan, M.: Fétichisme dissociation du moi et dénégation. Rev. franç. Psychanal. 31, 447—464 (1967).
906. Kay, D. W. K., Garside, R. F., Roy, J. R., Beamish, P.: Endogenous and neurotic syndromes of depression: 1) Clinical features. Brit. J. Psychiat. 115, 377—388 (1969); 2) a 5-to 7-year follow-up of 104 cases. Brit. J. Psychiat. 115, 389—399 (1969).
907. Kaye, H.E., Berl, S., Clare, J., a. o.: Homosexuality in women. Arch. gen. Psychiat. 17, 626—634 (1967)
908. Kayton, L., Borge, G.F.: Birth order and the obsessive compulsive charact. Arch. gen. Psychiat. 17, 751—754 (1967).
908a. Kemper, W.: Frühkindliche Erlebniswelt, Neurose und Psychose. Psyche 6: 641—667 (1952/53) Stuttgart. Überarbeitete Fassung 1969. In: Biermann, G.: Handbuch der Kinderpsychotherapie Bd. 1, 19—39. München-Basel: Reinhardt 1952/53.
909. Kendell, R.E.: The continuum model of depressive illness. Proc. Roy. Soc. Med. 62, 335—339 (1969).
910. Kenyon, F. E.: Hypochondriasis: a survey of some historical, clinical and social aspects. Brit. J. med. Psychol. 38, 117—133 (1965).
911. Kessell, A.: The borderlands of the depressive states. Brit. J. Psychiat. 114, 1135—1140 (1968).
912. Kestemberg, E.: Problèmes posés par la fin de traitements psychoanalytiques dans le névroses de caractère. Symposium. Rev. franç. Psychanal. 30, 271—286 (1966).
913. Kestenberg, J. S.: Rhythm and organization in obsessive-compulsive development. Int. J. Psycho-Anal. 47, 151—159 (1966).
914. Keyserlingk, H. von, Opitz, B.: Von der Hypochondrie zum hypochondrischen Symptomenkomplex. Ein medizin-historischer Versuch. Psychiat. Neurol. med. Psychol. (Lpz.): 20, 121—129 (1968).
915. Kielholz, P.: Klinik, Differentialdiagnostik und Therapie der depressiven Zustandsbilder. Acta Psychosomat. Bd. 2. Basel: Geigy 1959.
916. — Diagnose und Therapie der Depressionen für den Praktiker. München: Lehmann 1965.
917. — (Hrsg.): Angst. Psychische und somatische Aspekte. Bern-Stuttgart: Huber 1967.
918. — Pöldinger, W.: Psychosomatische Aspekte der Depressionsforschung. Wien. med. Wschr. 117, 1151—1155 (1967).
919. — Allgemeine Aspekte der Depressionsforschung. Fortb. Schweiz. Ges. Psychiat., Bd. 1, 1—7. Basel-New York: Karger 1968.
920. — Klassifizierung der depressiven Verstimmungszustände. In: Hippius-Selbach (Hrsg.) (s. Nr. 879) 1969.
921. Kiloh, L. G., Garside, R. F.: The independance of neurotic depression and endogenous depression. Int. J. Psychiat. 1, 447—465 (1965).
922. Kind, H.: Welche Fakten stützen heute eine psychogenetische Theorie der Schizophrenie? Eine kritische Übersicht über die Literatur der letzten 30 Jahre. Psyche (Stuttgart) 19, 188—218 (1965).
923. — The psychogenesis of schizophrenia. A review of the literature. Int. J. Psychiat. 3, 383—403 (1967).
924. Kisker, K. P.: Der Egopath: Problemkind der Familienforschung bei Schizophrenen. Sozialpsychiatrie 3, 19—23 (1968).
925. Kluge, E.: Zwangskrankheit und Cyclothymie. Nervenarzt 36, 11—14 (1965).
926. Köhler, A.: Homosexualität und Strafrecht. Z. psycho-som. Med. 11, 200—206 (1965).
927. Kohut, H.: Formen und Umformungen des Narzißmus. Psyche (Stuttgart) 20, 561—587 (1966).
928. Kraepelin, E., Lange, J.: Psychiatrie. Leipzig: J. A. Barth. 1927.
929. Kranz, H.: Die schizoide Fehlhaltung. In: Handbuch der Neurosenlehre Bd. II, 263—284 (s. Nr. 175).

930. KRANZ, H.: Die paranoide Fehlhaltung. In: Handbuch der Neurosenlehre Bd. II, 285—315 (s. Nr. 175).
931. KRATOCHVIL, S., ZDIMALOVA, M.: Die Angst und Sexualleben der Frauen. Psychiat. Neurol. med. Psychol. (Lpz.) **20**, 13—15 (1968).
932. KRAULIS, W.: Zur Vererbung der hysterischen Reaktionsweise. Z. ges. Neurol. Psychiat. **136**, 174—258 (1931).
933. KRETSCHMER, E.: Hysterie, Reflex und Instinkt. 6. Aufl. Stuttgart: Thieme 1958.
935. KRINGLEN, E.: The prognosis in obsessional illness. A follow-up study. Acta psychiat. scand. **40**, Suppl. **180**, 155—157 (1965).
936. — Obsessional neurotics. A long-term-follow-up. Brit. J. Psychiat. **111**, 709—722 (1965).
937. KÜNZEL, E.: Familiensituation und neurotische Verwahrlosung. Prax. Kinderpsychol. **15**, 284—289 (1966).
937a. KÜNZLER, E.: Jugendkriminalität und Verwahrlosung. 2. Aufl. Göttingen: Vandenhoek & Ruprecht 1968.
938. KUIPER, P. C.: Hysterische Neurosen beim Mann. Psyche (Stuttgart) **22**, 215—232 (1968).
938a. KULENKAMPFF, C., BAUER, A.: Über das Syndrom der Herzphobie. Nervenarzt **31**, 443—454 u. 496—507 (1960).
939. KUNDU, R.: A review of psychoneurotic studies. Calcutta, Samiksa **20**, 135—150 (1966).
940. KUROSAWA, R., OKADA, S., WAKOH, T. u. a.: Process and reactive types of schizophrenia. Folia psychiat. neurol. jap. **21**, 251—270 (1967). Ref. in Zbl. ges. Neurol. **193**, 570 (1968).
940a. KURTSIN, J. T.: On the problem of selective lesion of an internal organ in experimental neurosis. Zh. vyssh. nerv. Deyat Pavlova **15**, 414—423 (1965). Ref. in Zbl. Neurol. **185**, 271 (1966).
941. LABHARDT, F.: Die schizophrenieähnlichen Emotionspsychosen. Berlin-Göttingen-Heidelberg: Springer 1963.
942. — Körperliches und seelisches Krankheitsgeschehen bei Depressiven und Süchtigen als Ausdruck einer Persönlichkeitsstörung. Praxis (Bern) **53**, 1083—1086 (1964).
943. — (Hrsg.): Depressionen und ihre Behandlung. Basel: Karger 1968.
944. — Depression und psychosomatische Krankheit. Fortb.-K. Schweiz, Ges. Psychiat. **1**. 25—31 Basel: Karger 1968.
945. LADEE, G. A.: Hypochondriacal Syndromes. New York-London-Amsterdam: Elsevier Publ. Co. 1966.
946. LADER, M., SARTORIUS, N.: Anxiety in patients with hysterical conversion symptoms. J. Neurol. Neurosurg. Psychiat. **31**, 490—495 (1968).
947. LADEWIG, R., et al.: Stimulantien: Abhängigkeit und Psychosen. Dtsch. med. Wschr. **94**, 101—107 (1969).
948. LAI, G.: L'évolution psychodynamiques des patients déprimés dans la sénescence. Evolut. psychiat. **33**, 113—137 (1968).
949. LAMPL-DE GROOT, J.: Ideal-Bildung bei Neurotikern und Delinquenten. Psyche (Stuttgart) **19**, 454—464 (1965).
950. LANE, E. A.: The influence of sex and race on processreactive ratings of schizophrenics. J. Psychol. **68**, 15—20 (1968).
951. LANGNESS, L. L.: Hysterical psychosis: the cross-cultural evidence. Amer. J. Psychiat. **124**, 143—152 (1967).
952. LAUBENTHAL, F. (Hrsg.): Sucht und Mißbrauch. Kurzgef. Handbuch. Stuttgart: Thieme 1964.
953. LAUGHLIN, H. P.: Unraveling the phobic defense. Amer. J. Psychiat. **123**, 1081—1086 (1967).
954. LAUNAY, C., COL, Ch.: L'hystérie chez l'enfant et l'adolescent. Rev. Prat. **14**, 1473—1480 (1964).
955. LAURAS, A.: Symptomes et critères diagnostiques de l'hystérie. Rev. Prat. **14**, 1443—1457 (1964).
956. LAUTER, H.: Die anankastische Depression. Arch. Psychiat. Nervenkr. **203**, 433—451 (1962).
957. — SCHÖN, W.: Über den Gestaltwandel der Melancholie. Arch. Psychiat. Nervenkr. **209**, 290—306 (1967).
958. LA VEGA, G. DE: Quod nihil scitur: about addicts. Rev. Cienc. psicol. neurol. **3**, 159—173 (1966).
959. LAZARE, A., KLERMAN, G. L.: Hysteria and depression. Amer. J. Psychiat. **124**, 11 Suppl. 48—56 (1968).
960. LE BEUF, J., LEFEBVRE, P.: Contributions à l'étude de la Sado-nécrophilie. Canad. psychiat. Ass. J. **11**, 123—131 (1966).

961. LEBOVICI, S., KREISLER, L.: L'homosexualité chez l'enfant et l'adolescent. Psychiat. Enf. 8, 57—134 (1965).
962. LEMPP, R.: Die Depression im Kindes- und Jugendalter. Landarzt **41**, 94—96 (1965).
963. — Anmerkungen zum Thema „Melancholie im Kindes- und Jugendalter". In SCHULTE-MENDE (s. Nr. 1129) 219—220 (1969).
964. LEONHARD, K., BRIEWIG, E.M.: Ätiologische Differenzierung von Depressionen jenseits des 60. Lebensjahres. Arch. Psychiat. Nervenkr. **205**, 358—374 (1964).
965. — Was ist eine Sexualstörung? Psychiat. Neurol. med. Psychol. (Lpz.) **20**, 1—3 (1968).
966. — Individualtherapie und Prophylaxe der hysterischen, anankastischen und senso-hypochondrischen Neurosen. Jena: Fischer 1959.
967. LESSE, St.: Hypochondriasis and psychosomatic disorders masking depression. Amer. J. Psychother. **21**, 607—620 (1967).
968. — Masked depression — a diagnostic and therapeutic problem. Dis. nerv. Syst. **29**, 169—173 (1968).
969. — MATHERS, J.: Depression sine depression (masked depression). N. Y. St. J. Med. **68**, 535—543 (1968).
970. LEVENSTEIN, S., KLEIN, D.F., POLLACK, M.: Follow-up study of formerly hospitalized voluntary psychiatric patients; the first two years. Amer. J. Psychiat. **122**, 1102—1109 (1966).
971. LEVIN, S.: Depression and Object Loss. J. Amer. Psychoanal. Ass. **14**, 142—153 (1966).
972. LEWIS, A.: A note on personality and obsessional illness. Psychiat. et Neurol. (Basel) **150**, 299—305 (1965).
973. — Problems of obsessional illness. S. 141—156 u. Obsessional illness. 157—172. In: Inquiries in psychiatry. London: Routledge & Kegan Paul 1967.
974. LEWIS, W.C., BERMAN, M.: Studies of conversion hysteria. I. Operational study of diagnosis. Arch. gen. Psychiat. **13**, 275—282 (1965).
975. LINNEMANN, E.: On anxiety states. Acta psychiat. neurol. scand. **34**, Suppl. 136, 153—164 (1959).
976. LO, W.H.: A follow-up study of obsessional neurotics in Hongkong Chinese. Brit. J. Psychiat. **113**, 823—832 (1967).
977. LOCH, W.: Zur Struktur und Therapie schizophrener Psychosen aus psychoanalytischer Perspektive. Psyche (Stuttgart) **19**, 172—187 (1965).
978. LONDON, N.J., MYERS, J.K.: Young offenders. Psychopathology and social factors. Arch. gen. Psychiat. **4**, 274—282 (1961).
979. LORAND, S.: Perversions, psychodynamics and therapy. New York: Random 1958.
980. — Adolescent depression. Int. J. Psycho-Anal. **48**, 53—60 (1967).
982. LUNGERSHAUSEN, E., MATIAR-VAHAR, H.: Erlebnisreaktive psychische Dauerschädigungen nach Kriegsgefangenschaft und Deportation. Nervenarzt **39**, 123—126 (1968).
981. LUNDQUIST, G.A.R.: Various types of depression. Ref. Zbl. Neurol. **185**, 459 (1966).
983. LUXENBURGER, H.: Heredität und Familientypus der Zwangsneurotiker. Im Kongreßbericht: Nr. 299 Leipzig: Hirschel 1930.
984. MACHT, L.B., MACK, J.E.: The firesetter syndrome. Psychiatry **31**, 277—288 (1968).
985. MADDI, S.R.: The existential neurosis. J. abnorm. Psychol. **72**, 311—325 (1967).
986. MADDISON, D., DUNCAN, G.M. (Hrsg.): Aspects of depressive illness. Edinburgh/London: Livingston 1965.
987. MAEROV, A.S.: Prostitution. A survey and review of 20 cases. Psychiat. Quart. **39**, 675—701 (1965).
988. MAHLER, M.S.: On human symbiosis and the vicissitudes of individuation. Bd. I. New York: Int. Univ. Press 1968.
989. MALE, P.: La névrose d'échec chez l'adolescent. Rev. Neuropsychiat. infant. **16**, 447—461 (1968).
990. MALERSTEIN, A.J.: Depression as a pitoval affect. Amer. J. Psychother. **22**, 202—217 (1968).
991. MARDER, L., HOOGERBEETS, J.D.: Psychosomatic disease as a masked depression. Psychosomatics 8, 263 (1967).
992. MARKOWITZ, I.: Respect, disrespect and the schizoid individual. Psychiat. Quart. **42**, 452—478 (1968).
993. MARKS, I.M., GELDER, M.G.: A controlled retrospective study of behavior therapy in phobic patients. Brit. J. Psychiat. **111**, 561—573 (1965).
994. — Fears and phobias. London Heinemann: Medical 1969.
995. — CROWE, M., DREWE, E., YOUNG, J., DEWHURST, W.G.: Obsessive compulsive neurosis in identical twins. Brit. J. Psychiat. **115**, 991—998 (1969).
996. — HERST, E.R.: A survey of 1200 agoraphobics in Britain. Sozialpsychiatrie **5**, 16—24 (1970).

997. MARMOR, J. (Ed.): Sexual Inversion: the multiple of homosexuality. New York: Basic Books 1965.
998. MARRA, A., RANZATO, P.: Malattia ossessiva e trattamento psicoterapico. Med. Psicosom. **11**, 345—354 (1966).
999. MASSERMAN, J. H.: Anxiety revisited. Amer. J. Psychoanal. **25**, 115—128 (1965).
1000. — The beatnik: up-, down-, and off-. Arch. gen. Psychiat. **16**, 262—267 (1967).
1001. MATUSSEK, P.: Süchtige Fehlhaltungen. In: Handbuch der Neurosenlehre (s. Nr. 175) Bd. II, 188.
1002. — HALBACH, A., TROEGER, U.: Endogene Depression. Eine statistische Untersuchung unbehandelter Fälle. Berlin: Urban & Schwarzenberg 1965.
1002a. MAYER-GROSS, W.: On depersonalization. Brit. J. med. Psychol. **15**, 103—122 (1936).
1003. McCLURE, D. J., CLEGHORN, R. A.: Suppression studies in affective disorders. Canad. psychiat. Ass. J. **13**, 477—488 (1968).
1004. McDOUGAL, J.: Introduction à un colloque sur l'homosexualité feminine. Rev. franç. Psychanal. **29**, 357—406 (1965).
1005. MENDE, W.: Zur Kriminologie depressiver Verstimmungen. Nervenarzt **38**, 546—553 (1967).
1006. MENDEL, G.: Fatigue, dépression névrotique et suicides inconscients. Rev. méd. psychosom. **9**, 155—162 (1967).
1007. MENDELS, J.: The nosology of depression. Excerpt. med. Congr. Ser. **150**, 1854—1857 (1967).
1008. — Depression: the distinction between syndrome and symptom. Brit. J. Psychiat. **114**, 1549—1554 (1968).
1009. — COCHRANE, C.: The nosology of depression: the endogenous-reactive concept. Amer. J. Psychiat. **124**, 1—11 (1968).
1010. MENG, H.: Organpsychosen. Hippokrates (Stuttg.) **21**, 424—429 (1950).
1011. MENTZEL, G.: Die Rückfallsituation des chronischen Alkoholikers. Z. psycho-som. med. **13**, 276—282 (1967).
1012. MEYER, A. E.: Psychoanalytic versus behavior therapy of male homosexuals; a statistical evaluation of clinical outcome. Comprehens. Psychiat. **7**, 110—117 (1966).
1013. MEYER, J.-E.: Die sexuellen Störungen der Hirnverletzten. Arch. Psychiat. **193**, 449—469 (1955).
1014. — Studien zur Depersonalisation II. Depersonalisation und Zwang als polare Beziehungen der Ich-Außenwelt-Beziehung. Psychiat. et Neurol. (Basel) **133**, 63—79 (1957).
1016. — FELDMANN, H.: Anorexia nervosa. Stuttgart: Thieme 1965.
1017. — DITTMAR, H.: Katamnestische Untersuchungen an jugendlichen Fortläufern. Z. Psychother. med. Psychol. **12**, 49—58 (1962).
1018. MICHAUX, L.: Les phobies. Bourges: Hachette 1968.
1018a. MIDDELHOFF, H. D.: Tagesrhythmische Schwankungen bei endogen Depressiven im symptomfreien Intervall und während der Phase. Arch. Psychiat. **209**, 315—339 (1967).
1019. MILLER, J. G.: Medical and social aspects of anxiety. J. Neuropsychiat. **5**, 389—394 (1964).
1020. MINZI, S. L., MAREGGIATI, M., TAGLIAVINI, S.: In tema di alcoolismo feminile. Rass. Studi psichiat. **54**, 403—427 (1965).
1021. MISHLER, E., WAXLER, N.: Family interaction processes and schizophrenia: a review of current theories. Int. J. Psychiat. **2**, 375—428 (1966).
1022. MIŠŠIK, T.: The incidence of depressions in South Slovakia by the experience of psychiatric ward of a hospital. Csl. Psychiat. **64**, 177—182 (1968). Ref. in Zbl. Neurol. **194**, 146 (1969).
1023. MITSCHERLICH, A.: Vom Ursprung der Sucht. Stuttgart: Klett 1947.
1024. MOELLER, M. L., ZIOLKO, H. U.: Neurotische Examensangst. Münch. med. Wschr. **111**, 429—432 (1969).
1025. MÖLLHOFF, G.: Sucht in sozialmedizinischer Sicht. med. Sachverständige **62**, 77—81 (1966).
1026. MORSIER, G. DE: La „grande hystérie de Charcot". Rev. méd. Suisse Rom. **89**, 177—203 (1969).
1026a. MOSER, T.: Jugendkriminalität und Gesellschaftsstruktur. Frankfurt/Main: Suhrkamp 1970.
1027. MÜLLER, CH., BENEDETTI, G. (Hrsg.): Psychotherapie der Schizophrenie. 3. Int. Symposium. Basel-New York: Karger 1965.
1028. MÜLLER, CH.: Vorläufige Mitteilung zur langen Katamnese der Zwangskranken. Nervenarzt **24**, 112—115 (1953).

1029. MÜLLER, Ch.: Weitere Beobachtungen zum Verlauf der Zwangskrankheit. Psychiat. Neurol. Basel **133**, 80—94 (1957).
1030. — Le sort des obsessionels. Rév. méd. Suisse Rom. **83**, 615—622 (1963).
1031. MULLAHY, P.: Harry Stack Sullivan's theory of schizophrenia. Int. J. Psychiat. **4**, 492—521 (1967).
1032. MÜLLER, CH.: Der Übergang von Zwangsneurose in Schizophrenie im Lichte der Katamnese. Schweiz. Arch. Neurol. Psychiat. **191**, 14—54 (1953).
1033. MURPHY, H.B.M., WITTKOWER, E.D., CHANCE, N.A.: Crosscultural inquiry into the symptomatology of depression: a prelimit. report. Int. J. Psychiat. **3**, 6—15 (1967).
1034. NACHT, S.: The interrelationship of phobia and obsessional neurosis. Int. J. Psycho-Anal. **47**, 136—138 (1966).
1035. NADEL, E.R., HORVATH, St.M.: Physiological responsiveness of schizoid adolescents to physical stress. Int. J. Neuropsychiat. **3**, 191—200 (1967).
1036. NAVA, V.: Ossessioni e depressioni; contributo allo studio delle ossessioni sintomatiche. Rass. Studi psichiat. **56**, 142—160 (1967).
1037. NEUMANN, U.: Über eine jugendliche Patientin mit Zwangssymptomatik. In: Nr. 526 2. Aufl. 65—83 (1970).
1038. NISSEN, G.: Depressive und hypochondrische Störungen im Kindesalter. Prax. Kinderpsychol. **16**, 6—14 (1967).
1039. OCKEL, A.: Zur Clownerie im Kindesalter. Prax. Kinderpsychol. **16**, 41—51 (1967).
1040. ÖDEGARD, Ö.: Reactive psychoses. Acta psychiat. scand. Suppl. **203**, 23—28 (1969).
1040a. OPITZ, E.: Verwahrlosung im Kindesalter. Göttingen: Hogrefe 1959.
1041. OSTOW, M.: The struggle against depression. Canad. psychiat. Ass. J. **11**, Spec. Suppl. 193—207 (1966).
1042. — The syndrome of narcissistic tranquillity. Int. J. Psycho-Anal. **48**, 573—583 (1967).
1043. OTREMBA, G.: Die Entwicklung des Hysteriebegriffs seit Bonhoeffer. Sitzungsbericht. Zbl. Neurol. **194**, 95 (1969).
1044. OVESEY, L., GAYLIN, W.: Psychotherapy of male homosexuality. Amer. J. Psychother. **19**, 382—396 (1965).
1045. PAAL, G.: Über Hypochondrie. med. Welt II, 2022—2027 (1965).
1046. — Hypochondrische Syndrome. Nervenarzt **39**, 16—22 (1968).
1047. — Hypochondrische Syndrome und EEG. S.-B. Zbl. Neurol. **194**, 218 (1969).
1048. PALEOLOGUE, A.: Considérations sur l'expression clinique et le caractère nosologique des états dépressifs. Arch. Neurol. Psychiat. (Athen) **1**, 155—163 (1963), [zit. nach franz. Zusammenfassung und Ref. Zbl. Neurol. **179**, 155 (1965)].
1049. PANKEN, S.: On masochism: a re-evaluation. Psychoanal. Rev. **54**, 527—541 (1967).
1050. PANSE, F.: Angst und Schreck in klinisch-psychologischer und sozialmedizinischer Sicht. Stuttgart: Thieme 1952.
1051. PARKER, N.: Close identification in twins discordant for obsessional neurosis. Brit. J. Psychiat. **110**, 496—504 (1964).
1052. PASCHE, F.: Note sur la structure et l'étiologie de l'homosexualité masculine. Rev. franç. Psychanal. **29**, 349—355 (1965).
1053. PAULEIKHOFF, B., MEISSNER, U.: Die psychotische Primitivreaktion. Fortschr. Neurol. Psychiat. **35**, 475—488 (1967).
1054. PAULY, I.B.: Male psychosexual inversion: transsexualism. A review of 100 cases. Arch. gen. Psychiat. **13**, 172—181 (1965).
1055. PETERS, U.H.: Die hysterische Reaktion und die hysteroparen Erscheinungen aus psychogener, somatogener und pharmakogener Ursache. Nervenarzt **39**, 213—217 (1968).
1056. PETRI, H.: Exhibitionismus. Nervenarzt **40**, 220—228 (1969).
1057. PETRILOWITSCH, N.: Zur Charakterologie der Zwangsneurotiker. Halle: Marhold 1956.
1058. — Zur Anatomie des Zwanges. In: Charakterstudien. Basel-New York: Karger 1969.
1059. — Zur Auflösung des Hysterie-Begriffes. In Charakterstudien. Basel-New York: Karger 1969.
1060. — Über die charakterologischen Voraussetzungen der Phobien. In: Charakterstudien. Basel-New York: Karger 1969.
1061. PFLANZ, M., LAMBELET, L.: Epidemiologische Aspekte der Depression. In: Schulte, W. Mende, W. (s. Nr. 1129).
1062. PFEIFFER, W.M.: Transkulture Aspekte der Depression. In: Schulte-Mende (s. Nr. 1129).
1063. — Die Symptomatik der Depression in transkultureller Sicht. In: Hippius-Selbach: (s. Nr. 879).
1063a. PICHOT, P.: L'anxiété pathologique et son traitement. Thérapeutique **37**, 601—605 (1961).
1064. PILOWSKY, I.: Dimensions of hypochondriasis. Brit. J. Psychiat. **113**, 89—93 (1967).

1065. PINNEY, E. L.: Determinants for the classification of drug addicts. Dis. nerv. Syst. **27**, 7. Suppl. 55—59 (1966).
1066. PITT, B.: "Atypical" depression following childbirth. Brit. J. Psychiat. **114**, 1325—1335 (1968).
1067. PLANT, P.: Der Sexualverbrecher und seine Persönlichkeit. Stuttgart: Enke 1960.
1068. PLOEGER, A.: Persönlichkeitseigentümliche Angstabwehr durch psychogene Halluzinose: die „Realangst-Halluzinose": Z. Psychother. med. Psychol. **18**, 134—140 (1968).
1069. PODOLSKY, E.: The psychodynamics of criminal behavior. Int. J. Neuropsychiat. **2**, 166—174 (1966).
1070. PÖLDINGER, W., HOLE, G.: Diagnostik und Therapie der Depressionen. M-kurse ärztl. Fortbild. **18**, 537—543 (1968).
1071. — GEHRING, A.: Vegetative Untersuchungen im Rahmen der Depressionsdiagnostik. Ärztl. Fortbild. **18**, 190—192 (1968).
1072. POHLEN, M.: Über Errötungspsychose. Über die strukturelle Verwandtschaft von Erythrophobie und Beobachtungs-Verfolgungswahn. Z. psycho-som. Med. **16**, 45—71 (1970).
1073. POKORNY, A. D.: A follow-up study of 618 suicidal patients. Amer. J. Psychiat. **122**, 1109—1116 (1966).
1074. POLHEIM, R. W.: Das Wesen der Erythrophobie. Psychother. Psycho-som. **14**, 32—49 (1966).
1075. POLLITT, J. D.: Natural history of obsessional states. A study on 150 cases. Brit. med. J. **I**, 194—196. **1957**
1076. POPPER, E.: Mschr. Psychiatr. **46**, 362 (1919) zit. nach Nr. 930
1077. PROSEN, H.: Sexuality in females with "hysteria". Amer. J. Psychiat. **124**, 687—692 (1967).
1078. QUINT, H.: Psychoanalytische Therapie einer Zwangsneurose in einem Krankenhaus. Nervenarzt **35**, 429—436 (1964).
1079. — Über die Zwangsneurose. Göttingen: Med. Psychol.-Vandenhoeck & Ruprecht, 1970.
1080. RACAMIER, P. C.: Agression et jalousie: deux singuliers visages de la dépression. Evolut. psychiat. **33**, 291—307 (1968).
1081. RACHMAN, S.: Verhaltenstherapie bei Phobien. München-Berlin-Wien: Urban & Schwarzenberg 1970.
1082. RADO, S.: Obsessive behavior. In: Arieti, S. (Ed.): American Handbook of Psychiatry. Vol. 1, 324—344. New York: Basic Books 1959.
1083. RAMZY, I.: Factors and features of early compulsive formation. Int. J. Psycho-Anal. **47**, 169—176 (1966).
1084. RAINER, J. D., MESNIKOFF, A., KOLB, L. D., CARP, A.: Homosexuality heterosexuality in identical twins. Psychosomat. Med. **22**, 251—258 (1960).
1085. RANGELL, L.: A further attempt to resolve the "problem of anxiety". J. Amer. Psychoanal. Ass. **16**, 371—404 (1968).
1086. RATTNER, J.: Das Wesen der schizophrenen Reaktion. München: Reinhardt 1963.
1087. REGEL, H., PARNITZKE, K. H.: Entstehungsbedingungen des Fortlaufens bei Kindern. Psychiat. Neurol. med. Psychol. (Lpz.) **19**, 281—290 (1967).
1088. REIMER, F.: Transvestitismus und Psychose. Psychiat. et Neurol. (Basel) **149**, 269—275 (1965).
1089. RHEAD, C.: The role of pregenital fixations in agoraphobia. J. Amer. psychoanal. Ass. **17**, 448—861 (1969).
1090. RICE, D. C., GREENFIELD, N. S.: Psychophysiological correlates of La belle indifference. Arch. gen. Psychiat. **20**, 239—245 (1969).
1091. RICHTER, H.-E.: Zur Psychodynamik der Herzneurose. Z. psycho-som. Med. **10**, 253—267 (1964).
1092. RICHTER, D.: Biochemische Aspekte der Depression. Zbl. ges. Neurol. (Zentralbl. Neurol.) **195**, 256 (1969).
1093. RIEMANN, F.: Erfahrungen aus der Analyse schizoider und depressiver Persönlichkeiten. Z. psycho-som. Med. 8, 114—128 (1961/62).
1095. — Grundformen der Angst. Fortschr. Psychoanal. **2**, 189—200 (1966).
1096. — Psychoanalyse der Perversionen. Z. psycho-som. Med. **14**, 3—15 (1968).
1097. — Über den Vorteil des Konzeptes einer präoralen Phase. Z. psycho-som. Med. **16**, 1—14 (1970).
1098. RIGOTTI, S.: Nosografia dell'isterismo. I. L'evoluzione del concetto di isterismo e i suoi riflessi sulla nosografia. Lav. Neuropsichiat. **39**, 75—101 (1966).
1099. — HANAU, R.: Nosografia dell'isterismo. II. Contributo clinico alla nosografia dell'isterismo in base ai 1033 casi ricoverati nella Clinica Neuropsichiatrica di Bari nel trentennio 1935—1964. Lav. neuropsichiat. **39**, 103—126 (1966).

1100. RIMON, R., STENBÄCK, A., HUHMAR, E.: Electromyographic findings in depressive patients. J. psycho-som. Res. **10**, 159—170 (1966).
1101. ROLLET, B. A.: Die delinquente Charakterstruktur bei Kindern und Jugendlichen und ihre therapeutische Beeinflußung. Schweiz. Z. Psychol. **24**, 33—50 (1965).
1102. ROMANO, J. (Ed.): The origins of schizophrenia. Amsterdam u. a. Städte: Excerpta Med. Found 1967.
1103. ROSENBERG, C. M.: Personality and obsessional neurosis. Brit. J. Psychiat. **113**, 471—477 (1967).
1104. ROSENFELD, H. A.: Infantile anxiety and psychosis. Int. J. Psychiat. **4**, 549—551 (1967).
1105. ROSENTHAL, S. H., GUDEMAN, I. E.: The endogenous depressive pattern. An empirical investigation. Arch. gen. Psychiat. **16**, 241—249 (1967).
1105a. ROTTENECKER, H., FEGER, G., HUPPERSCHWILLER, L., KAISER, J.: Familie und Jugendkriminalität. Bd. I-III. Stuttgart: Enke 1969/70.
1106. ROTH, M.: Anxiety neuroses and phobic states. I. Clinical features. Brit. med. J. **I**, 489—492, II. Diagnosis and Management (zus. mit D. H. MYERS) **1**, 559—562 und 619—620 (1969).
1107. RUBINFINE, D. L.: Notes on a theory of depression. Psychoanal. Quart. **37**, 400—417 (1968).
1108. RUDIN, E.: Ein Beitrag zur Frage der Zwangskrankheit, insbesondere ihrer hereditären Beziehungen. Arch. Psychiat. Nervenkr. **191**, 14—54 (1953).
1109. RÜMKE, H. C.: Psychotherapie der Angst. Münch. med. Wschr. **107**, 711—714 (1965).
1110. — Die nosologische Stellung der Gruppe der Schizophrenien. Wien. Z. Nervenheilk. **24**, 1—13 (1966).
1111. — Über die Klinik und Psychopathologie der Zwangserscheinungen. In: Eine blühende Psychiatrie in Gefahr. Berlin-Heidelberg-New York: Springer 1967.
1112. RUFFIN, H.: Leiblichkeit und Hypochondrie. Nervenarzt **30**, 195—203 (1959).
1113. SAENGER, G.: Psychiatric outpatients in America and the Netherlands. A transcultural comparison. Sozialpsychiatrie **3**, 149—164 (1968).
1114. SALZMAN, L.: The obsessive personality. New York: Cloth. Science House 1968.
1115. — Obsessions and phobias. Int. J. Psychiat. **6**, 451—468 (1968).
1116. — Sexuality in psychoanalytic theory. In J. Marmor (Ed.): Modern Psychoanalysis. 123—145. New York-London: Basic Books 1968.
1117. SCHELKOPF, A. (Hrsg.): Sexualität. Formen und Fehlentwicklungen. Göttingen: Vandenhoeck & Ruprecht 1968.
1118. SCHER, J.: Patterns and profiles of addiction and drug abuse. Arch. gen. Psychiat. **15**, 539—551 (1966).
1118a. SCHILDER, P.: Selbstbewußtsein und Persönlichkeitsbewußtsein. Berlin: J. Springer 1914.
1119. SCHINDLER, R.: Die Bedeutung der Angst für die Entwicklung. Fortschr. Psychoanal. **2**, 201—210 (1966).
1120. SCHINDLER, W.: Was wissen wir von den Endzuständen der Zwangsneurose? Im Bericht über den 5. allgem. ärztl. Kongreß für Psychotherapie, 138—145 (s. Nr. 299).
1121. SCHNEIDER, G.: Beitrag zum Problem der Homosexualität. Z. psycho-som. Med. **11**, 193—200 (1965).
1122. SCHNEIDER, K.: Die Lehre vom Zwangsdenken in den letzten zwölf Jahren. Z. ges. Neurol. Psychiat. (R.) **16**, 113—146 und 193—251 (1918).
1123. SCHÖNFELDER, Th., GROSS, H.: Über Zwangserscheinungen und Gewohnheitsbildung. Prax. Kinderpsychol. **18**, 254—259 (1969).
1124. SCHOFIELD, M.: Sociological aspects of homosexuality. London: Longmans, Green & Co. 1965.
1125. SCHRAPPE, O.: Gewöhnung und Süchte. Nervenarzt **39**, 337—350 (1968).
1126. SCHUCMAN, H., THETFORD, W. N.: Expressed symptoms and personality traits in conversion hysteria. Psychol. Rep. **23**, 231—243 (1968).
1127. SCHULTE, W.: Melancholische Phase und depressive Erlebnisreaktion. In Almanach Neur. Psychiat. München: Lehmann 1961.
1128. — (Hrsg.): Über das Wesen melancholischen Erlebens und die Möglichkeit der Beeinflußung. Stuttgart: Hippokrates 1965.
1129. — MENDE, W. (Hrsg.): Melancholie in Forschung, Klinik und Behandlung. Stuttgart: Thieme 1969.
1130. SCHULTZ, P. R.: Eine katamnestisch-statistische Untersuchung an Probanden der Berliner Bewährungshilfe. Prax. Kinderpsychol. **18**, 133—141 (1969).
1131. SCHULTZ-HENCKE, H.: Der zwangsneurotische Charakter. Im Kongreßbericht (s. Nr. 299).
1132. SCHUMACHER, W.: Psychoanalytische Erfahrungen zum Problem des jugendlichen Gammlers. Z. Psychother. med. Psychol. **19**, 75—80 (1969).
1133. — Bemerkungen zur Theorie des Narzißmus. Psyche (Stuttgart) **24**, 1—22 (1970).

1134. SCHUTZ, F.: Homosexualität und Prägung. Psychol. Forsch. **28**, 439—463 (1965).
1135. SCHWAB, J.J., BIALOW, M., BROWN, J.M., HOLZER, Ch.E.: Diagnosing depression in medical inpatients. Ann. intern. Med. **67**, 695—707 (1967).
1136. — BROWN, J.M., HOLZER, Ch.E., SOKOLOF, M.: Current concepts of depression: the sociocultural. Int. J. Soc. Psychiat. **14**, 226—234 (1968).
1137. SCHWARZ, B.: Klinische und katamnestische Untersuchungen zum Problem der chronischen Depression. Psychiat. Neurol. med. Psychol. (Lpz.) **18**, 373—376 (1966).
1138. SCHWIDDER, W.: Zur Ätiologie und Therapie des Pavor nocturnus. Dtsch. med. J. **2**, 422—424 (1951).
1139. — Depression, Zwangsneurose und Hysterie als Grundformen seelischer Erkrankung. Psyche **11**, 1951.
1140. — Symptombild, Grundstruktur und Therapie der Zwangsneurose. Psyche (Stuttgart) **8**, 126—142 (1954/55).
1141. — Analytische Psychotherapie bei depressiven Symptombildern. Z. psycho-som. Med. **3**, 256—265 (1957).
1142. — Angst und Neurosestruktur. Z. psycho-som. Med. **6**, 91—100 (1960).
1143. — Regression als Abwehrphänomen. Prax. Psychother. **15**, (im Druck) 1970.
1144. — Zur schizoiden Neurose. Klinische Aspekte und psychodynamische Befunde. Vortrag Internationales Forum für Psychoanalyse Madrid 1970. Z. psycho-som. Med. (im Druck).
1145. SEGAL, H.: Fear of Death: Notes on the analysis of an old man. Int. J. Psycho-Anal. **39**, 178—181 (1958).
1146. SEGEL, N.P. (rep): Panel report: Narcistic resistance. J. Amer. Psychoanal. Ass. **17**, 941—954 (1969).
1147. SEIF, L.: Die Zwangsneurose. In: Handbuch der Individualpsychologie I. München: Bergmann 1926.
1148. SEIFF, M.: Zit. nach SCHWIDDER, W., s. Nr. 1140 (1954).
1149. SEIFERT, F.: Psychologische Aspekte des Problems von Gut und Böse. In: W. BITTER (Hrsg.): Gut und Böse in der Psychotherapie. Stuttgart: Hippokrates 1959.
1150. SENDBUEHLER, J.M., NEMETH, G.A.: Münchhausen's syndrome. A note on schizoid mechanisms. Canad. psychiat. Ass. J. **12**, 317—321 (1967).
1151. SEQUIN-HESS, V.: Psychotherapie einer aichmophoben Patientin. Acta Psychother. **9**, 410—428 (1961).
1152. SICHEL, J.-P.: Les bouffées hypocondiaques aignës de l'adolescence. Cah. Psychiat. Nr. Spéc. **18/19**, 159—179 (1967).
1153. SIMKO, A.: „Pseudoneurotische Schizophrenien" im Lichte einer strukturellen Psychopathologie. Nervenarzt **39**, 242—250 (1968).
1154. SLATER, E.: Diagnosis of "hysteria". Brit. med. J. **I**, 1395—1399. **1965.**
1155. — GLITHERO, E.: A follow-up of patients diagnosed as suffering from "hysteria". J. Psycho-som. Res. **9**, 9—13 (1965).
1156. SLUGA, W., SPIEL, W.: Die Gammler. Eine sozialpsychische Studie. Nervenarzt **39**, 260—266 (1968).
1157. SMITH, S.: The adolescent murderer. A psychodynamic interpretation. Arch. gen. Psychiat. **13**, 310—319 (1965).
1158. SMITH, St.L., SAUDER, C.: Food craving, depression, and premenstruell problems. Psycho-som. med. **31**, 281—287 (1969).
1159. SNAITH, R.P.: A clinical investigation of phobias. Brit. J. Psychiat. **114**, 673—697 (1968).
1160. SØRENSON, A., STRÖMGREN, E.: Frequency of depressiv states within geographically delimited population groups. Acta psychiat. scand. Suppl. **162**, 62—68 (1961).
1161. SPECHT, F.: Sozialpsychiatrische Gegenwartsprobleme der Jugendverwahrlosung. Stuttgart: Enke 1967.
1162. SPERLING, E., BOROFFKA, A.: Erfahrungen mit der Leukotomie bei den sogenannten „Zwangsneurosen" Arch. Psychiat. Nervenkr. **192**, 143 (1954).
1163. SPERLING, M.: Analyse eines Knaben mit transvestitischen Tendenzen. Ein Beitrag zur Genese und Dynamik des Transvestitismus. Psyche (Stuttgart) **21**, 520—541 (1967).
1164. SPIEGEL, R.: Kommunikationsprobleme mit schizophrenen Patienten. Im Bericht der Int. Arbeitstagung der Deutschen Psychoanalytischen Gesellschaft. Z. Psycho-som. med. **15**, 63 (1969) erscheint in: Fortschr. Psychoanal. **4**, (1970) im Druck.
1165. SPIEL, W.: Zur Problematik sogenannter schizoid-autistischer Zustandsbilder. Wien. Z. Nervenheilk. **24**, 26—30 (1966).
1166. — Depressive Zustandsbilder im Kindes- und Jugendalter. In: Schulte-Mende (Hrsg.): 208—215. (s. Nr. 1129)
1167. SPRINCE, M.P.: A contribution on the study of homosexuality in adolescence. J. Child. Psychol. Psychiat. **5**, 103—107 (1964).
1168. STEFANACHI, L., BELSANTI, R., CRECENZIO, M. de: "Psicomarginali" (Schizonevrosi). Folia neuropsychiat. **10**, 345—391 (1967).

1169. STEKEL, W.: Die Psychologie der Zwangskrankheit. In: Kongreßbericht (s. Nr. 299),
1170. STENBÄCK, A., RIMON, R.: Hypochondria and paranoia. Acta psychiat. scand. **40**, 379—385 (1964).
1171. STENSTEDT, A.: Genetics of neurotic depression. Acta psychiat. scand. **42**, 392—409 (1966).
1172. — Die genetischen Grundlagen bei Depressionen. Zbl. Neurol. **195**, 249—250 (1969).
1173. STEPHENS, J., ASTRUP, C. H.: Prognosis in "process" and "nonprocess" schizophrenia. Amer. J. Psychiat. **119**, 945—953 (1963).
1174. STIERLIN, H.: Conflict and reconciliation. A study in human relations and schizophrenia. New York: Anch. Books 1969.
1174a. STIEVE, H.: Der Einfluß von Angst und psychischer Erregung auf Bau und Funktion der weiblichen Geschlechtsorgane. Zbl. Gynäk. **1942**, Heft 43.
1175. STÖRRING, G. E.: Zur Psychopathologie und Klinik der Angstzustände. Berlin: Karger 1934.
1176. STOLOROW, R. D.: Anxiety and defense from three perspectives. Psychiat. Quart. **43**, 685—710 (1969).
1177. STRÖMGREN, E.: Klassifizierung der Depressionen. In: HIPPIUS-SELBACH (Hrsg.): (Nr. 879) 1969.
1178. STUMPFL, F. J.: Brandstiftung bei Melancholie. Wien. med. Wschr. **117**, 1173—1177 (1967).
1179. SUBRA, G.: Névrose de caractère et relations humaines. Rev. Neuropsychiat. infant. **16**, 489—498 (1968).
1180. SULLIVAN, H. S.: Schizophrenia as a human process. New York: Norton 1962.
1181. SYMONDS, M.: The depressions in childhood and adolescence. Amer. J. Psychoanal. **28**, 189—195 (1968).
1182. SZEKELY, G. A.: The role of affect in the structure of schizophrenic psychosis of childhood. Acta paedopsychiat. **36**, 355—362 (1969).
1183. TÄHKÄ, V.: The alcoholic personality. A clinical study. Helsinki: Finnish Found. f. Alcoh. Stud. 1966.
1184. TASCHEV, T.: Zur Klinik der Zwangszustände. Fortschr. Neurol. Psychiat. **38**, 89—110 (1970).
1185. TALLENBACH, H.: Der Oralsinn und das Atmophärische. Jb. Psychol. Psychother. **12**, 254—276 (1965)
1186. — Endogenität als Ursprung der Melancholie und als Ursprung des Typus melancholicus. Fol. Psychiat. Neurol. Japon. **21**, 241—249 (1967).
1187. THOMAE, H.: Zur Psychoanalyse der männlichen Homosexualität. Studium Generale **19**, 315—322 (1966).
1188. TOKER, E.: Recurrent obsessional episodes as a symptom of underlying depression. Psychiat. Quart. **42**, 352—357 (1968).
1189. TSUDA, K.: Clinico-genetic study of depersonalization neurosis. Bull. Osaka med. Sch., Suppl. **12**, 332—342 (1967).
1190. VENZLAFF, U.: Die „pathologischen" Alkoholreaktionen, Ätiologie, Klinik und forensisch-psychiatrische Beurteilung. Med. Welt **1965 II**, 2623—2631.
1191. — Probleme der Jugendkriminalität. Nieders. Ärzteblatt 1968, Kongreß-Sonder-Nr. 15.11.1968.
1192. VESZY-WAGNER, L.: Zwangsneurose und latente Homosexualität. Die Bedeutung des Zwangsrituals. Psyche (Stuttgart) **21**, 592—623 (1967).
1193. VIEBAHN, I. von: Über den Begriff der Regression. Prax. Kinderpsychol. **13**, 193—204 (1964).
1194. VÖLKEL, H.: Funktionelle Herzstörungen als zwangsneurotisches Organsyndrom. Z. psycho-som. Med. **1**, 111—116 (1954/55).
1195. — Neurotische Depression. Stuttgart: Thieme 1959.
1196. VONDRACEK, V.: Depression als Krankheit und Depression als Kulturerscheinung. Psychiatrie (Lpz.) **21**, 87—90 (1969).
1197. WAELDER, R.: Neurotic Ego Distortion. Intern. J. Psycho-Anal. **39**, 243—245 (1958).
1198. WAHL, C. W.: The Fear of Death. Bull. Menninger Clin. **22**, 214—223 (1958).
1199. WALCHER, W., CARUSO, I. A.: Einige Bemerkungen über die Kongruenz psychopharmakologischer und psychotherapeutischer Behandlungsmethoden insbesondere der Depressionen. Z. psycho-som. Med. **13**, 130—138 (1967).
1199a. — Die larvierte Depression. Wien: Hollinek 1969.
1200. WALINDER, J.: Transsexualism. Definition, prevalence and sex distribution. Acta psychiat. scand. Suppl. **203**, 255—258 (1968).
1201. WALSER, H. H.: Melancholie in medizingeschichtlicher Sicht. Therap. Umschau **25**, 17—22 (1968).

1202. WALSER, P.: Verlauf und Endzustände bei Transvestiten und Transsexuellen. Schweiz. Arch. Neurol. Neurochir. Psychiat. **101**, 417—433 (1968).
1203. WALSHE, F.: Diagnosis of hysteria. Brit. med. J. **1965 II**, 1451—1456.
1204. WALTHER, W.: Die Angst im menschlichen Dasein. Eine psychologische Betrachtung über die Angst, aufgezeigt am Leben und Werk SÖREN KIERKEGAARDS. München u. Basel: Reinhardt 1967.
1205. WANGH, M.: Structural determinants of phobia. A clinical study. J. Amer. Psychoanal. Ass. **7**, 675—695 (1959).
1206. — Psychoanalytic thought on phobia: its evolution and its relevance for therapy. Amer. J. Psychiat. **123**, 1075—1080 (1967).
1207. WASSERMANN, I.: Ein Fall von Agoraphobie 28 Jahre nach der Behandlung. Prax. Psychother. **11**, 8—12 (1966).
1208. WEBER, D.: Zur Differentialdiagnose und Polygenese der Schulphobie. Prax. Kinderpsychol. **16**, 167—171 (1967).
1209. WEILAND, H.: Considerations on the development of symbiosis, symbiotic psychosis, and the nature of separation anxiety. Int. J. Psycho-Anal. **47**, 1—5 (1966).
1210. WEINGARTEN, L. L., KORN, S.: Pseudoneurotic schizophrenia. Psychological test findings. Arch. gen. Psychiat. **17**, 448—453 (1967).
1211. WEISMAN, Ph.: The counterphobic state and its objects. Int. J. Psycho-Anal. **47**, 486—491 (1966).
1212. WEISS, E.: Ichstörungen bei der Agoraphobie und verwandten Erscheinungen im Lichte der Federnschen Ichpsychologie. Psyche (Stuttgart) **11**, 286—307 (1957).
1213. WEISS, H.: Agoraphobia in the light of Ego psychology. New York: Grune & Stratton 1964.
1214. WEITBRECHT, H. J.: Die chronische Depression. Wien. Z. Nervenheilk. **24**, 265—281 (1967).
1215. WENDT, C.-F.: Zur Anthropologie des Zwanges. Jb. Psychol. Psychother. **12**, 191—219 (1965).
1216. WENDT, H.: Gedanken zur Psychotherapie der Süchte. In SCHWARZ, H.: Vorträge der 7. Tagung der Medizinisch-Wissenschaftlichen Gesellschaft der DDR. Jena: VEB Fischer 1969.
1217. WESTERMAN HOLSTIJN, A. J.: Verschiedene Definitionen und Auffassungen von Angst. Fortschr. Psychoanal. **2**, 173—188 (1966).
1218. WHO Expert-Commitee on Drug Dependence. Geneva: WHO Techn. Rep. Ser. No. 437 (1970).
1219. WHYBROW, P. C., MENDELS, J.: Toward a biology of depression: some suggestions from neurophysiology. Amer. J. Psychiat. **125**, 1491—1500 (1969).
1220. WHITLOCK, F. A.: The aetiology of hysteria. Acta psychiat. scand. **43**, 144—162 (1967).
1221. — The Ganser syndrome. Brit. J. Psychiat. **113**, 19—29 (1967).
1222. WIDSOM, J. O.: A methodical approach to the problem of hysteria. Int. J. Psycho-Anal. **17**, 224—237 (1961).
1223. WIEDEMAN, G. H.: Quelques remarques sur l'étiologie de l'homosexualité. Rev. franç. Psychoanal. **29**, 337—342 (1965).
1224. WILLI, J.: Zur Psychopathologie der hysterischen Ehe. Nervenarzt **41**, 157—165 (1970).
1225. WINKLER, W. Th.: Die hysterische Fehlhaltung. In: Handbuch der Neurosenlehre II, S. 157, (s. Nr. 175).
1226. — Die Schizophrenie als sozialer Prozeß. Z. Psychother. med. Psychol. **17**, 54—72 (1967).
1227. WINOKUR, G., LEONARD, C.: Sexual life in patients with hysteria. Dis. nerv. Syst. **24**, 1—7 (1963).
1228. — PITTS, F. N., Jr.: Affective disorders. Is reactive depression an entity? J. nerv. ment. Dis. **138**, 541—547 (1964).
1229. WINTROB, R. M.: Sexual guilt and culturally sanctioned delusions in Liberia, West Africa. Amer. J. Psychiat. **125**, 89—95 (1968).
1230. WITTKOWER, E. D., HÜGEL, R.: Transkulturelle Aspekte des depressiven Syndroms. In: HIPPUS-SELBACH (s. Nr. 879).
1231. WOERNER, Ph. I., GUZE, S. B.: A family and marital study of hysteria. Brit. J. Psychiat. **114**, 161—168 (1968).
1232. WOODRUFF, R. A., Jr.: Hysteria: An evaluation of objective diagnostic criteria by the study of women with chronic medical illnesses. Brit. J. Psychiat. **114**, 1115—1119 (1968).
1233. — CLAYTON, P. J., GUZE, S. B.: Hysteria: An evaluation of specific diagnostic criteria by the study of randomly selected psychiatric clinic patients. Brit. J. Psychiat. **115**, 1243—1248 (1969).
1234. WULFF, E.: Der Hypochonder und sein Leib. Nervenarzt **29**, 60—71 (1958).
1235. WYNBERG, D.: The recognition of depression. Med. Proc. (Johannesburg) **11**, 333—336 (1965).

1236. WYNNE, L. C., RYCKOFF, I. M., DAY, J., HIRSCH, S. T.: Pseudo-mutuality in the family relations of schizophrenics. Psychiatry **21**, 205—220 (1958).
1237. — SINGER, M. T.: Denkstörung und Familienbeziehung bei Schizophrenen. Psyche (Stuttgart) **19**, 82—160 (1965).
1238. WYRSCH, J.: Über Depressionen. Acta Psychosomatica 1 Basel: Geigy 1958.
1239. WYSS, R.: Unzucht mit Kindern. Untersuchungen zur Frage der sogenannten Pädophilie. Berlin-Heidelberg-New York: Springer 1967.
1240. ZAUNER, J.: Zwangsstruktur und Organsymptomatik. Z. psycho-som. Med. **10**, 169—176 (1964).
1241. ZEC, N.: Das pseudoschizophrene Syndrom. Wien. Z. Nervenheilk. **24**, 51—54 (1966).
1242. ZELDENRUST, E. L. R.: Über das Wesen der Hysterie. Basel: Karger 1956.
1243. ZIEGLER, D. K., PAUL, N.: On the natural history of hysteria in women. Dis. nerv. Syst. **15**, 301—306 (1954).
1244. ZIOLKO, H. U.: Neurotische Erschöpfung bei Studenten. Med. Welt **18**, 1400—1402 (1967).
1245. ZULLIGER, H.: Zwangsneurotische Erscheinungen bei gesunden Kindern. Jb. Jugendpsychiat. **1**, 54—68 (1956).
1246. — Über jugendliche Diebe und die Psychologie ihres delinquenten Verhaltens. Psyche (Stuttgart) **20**, 362—376 (1966).
1247. ZUNG, W. W. K.: Depression in the normal aged. Psychosomatics 8, 287—292 (1967).
1248. ZUTT, J.: Über Daseinsordnungen. Nervenarzt **24**, 177—187 (1953).

Psychopathien

Von

N. PETRILOWITSCH †

Inhalt

Der Norm- und Persönlichkeitsbegriff in der Psychopathielehre 477
Zur Anlage-Umwelt-Problematik; Neurosen und Psychopathien 481
Zur pathocharakterologischen Typologie 483
Pseudopsychopathien 487
Psychopathische Verlaufsformen und abnorme Persönlichkeitsentwicklungen . . . 488
Katamnestisch-prognostische Untersuchungen 490
Genealogische Fragen 491
Sozialpsychiatrische und transkulturelle Aspekte 493
Literatur 495

Der Norm- und Persönlichkeitsbegriff in der Psychopathielehre

Die Auflösung des Krankheitsbegriffs als eines Wertbegriffs in „wertfreie Seinsbegriffe" (JASPERS) ist heutzutage nur noch von medizinhistorischem Interesse. Die Zukunft der Lehre von den Psychopathien aber ist unlösbar mit der Frage verbunden, ob man allenthalben bereit sein wird, moralisierende Betrachtungsweisen durch objektivierende pathocharakterologische Aussagen abzulösen.

In den Anfängen der Psychopathie-Forschung überwog der moralisierende Aspekt; die Psychopathen wurden mehr verurteilt als beurteilt. J. F. FRIES beschrieb (1820) „ethisch Verwilderte und Verkümmerte", die er von den echten Geisteskranken abgrenzte, und I. L. A. KOCH sprach von den psychopathischen Minderwertigkeiten als einem psychiatrischen „Zwischengebiet", das sich unter anderem auf die psychopathischen „Dispositionen", „Belastungen" und „Degenerationen" erstreckt. Demgegenüber barg schon der altehrwürdige Begriff der Deséquilibrés in seinem Kern den Ansatz zu jener wertungsfreien Betrachtungsweise in sich, die sich mit dem Ausweis von Ungereimtheiten der charakterlichen Komposition zufrieden gibt. Gleiches gilt für den zu Beginn dieses Jahrhunderts vorgelegten Entwurf von BIRNBAUM, in dem die „gestörten Maßbeziehungen zwischen den Persönlichkeitselementen" bereits unter dem sozialpsychiatrisch wichtigen Aspekt der Diskrepanz zwischen dem persönlichen Anspruchs- und Leistungsniveau gesehen werden. Hier vollzieht sich der Übergang zu „affektfreier", deskriptiv-feststellender Hinwendung zu den abnormen Varianten seelischen Seins: Man nimmt schlicht zur Kenntnis, daß der Persönlichkeitsaufbau der Menschen eine sehr große Spielbreite aufweist und daß es Menschen von exponierter und „exzentrischer" Ausprägung von Persönlichkeitszügen gibt und geben muß.

Wenn der Begriff der Psychopathie dennoch in weiten Kreisen auf Widerstand stößt, dann gehört dies zu den Folgen der Tatsache, daß man in einer verflossenen Epoche die Psychopathie allzu sehr auf Anlagebedingtes und Konstitutionelles einengte und mehr oder minder geradlinig auf Auswirkungen ererbter Anlagen bezog. In überschießender Reaktion sträubt man sich vielerorts dagegen, den „Anlagen“, zumal den ererbten, eine besondere Bedeutung zuzubilligen und engt den Begriff der Psychopathie so weitgehend ein, daß der Psychopath mit dem gemütlosen Kriminellen mehr oder minder ausdrücklich gleichgesetzt wird (vgl. Referate von Kisker sowie Petrilowitsch u. Baer). Auf eine scheinbar paradoxe Weise wird der Begriff der Psychopathien gerade von jenen Autoren an den der ererbten unmodifizierbaren Anlage stark gekoppelt, die im übrigen generell jede Persönlichkeitsentfaltung in entscheidendem Maße als milieuabhängige Entwicklung auffassen: Die Bedeutung von Anlagefaktoren wird auf die *schwersten* und *unerfreulichsten* Abweichungen von der Norm reduziert, wodurch sich die moralisierende Betrachtungsweise des Psychopathischen gleichsam durch die Hintertür erneut Zugang verschafft. Dahinter verbirgt sich ein weltanschaulich fundiertes Mißverständnis. Die Wunschvorstellung von der Gleichheit aller Menschen kann nur von einer soziologischen, aber nicht von einer biologischen Konzeption getragen sein (Dobzhansky). Entwicklungen, gleich ob biologische oder kulturelle, führen nicht zur Uniformität, sondern zu Mannigfaltigkeit. Man sollte allen Menschen gleiche Chancen gewähren, damit sie sich alle verschieden entwickeln können. Von diesem Standpunkt aus trägt die normalpsychologische und pathopsychologische Charakterologie der Grunderfahrung von der *Unterschiedlichkeit* der Menschen Rechnung, die das jeweils „eigene Gesicht“ des Menschen — seine Individualität — repräsentiert.

In der psychiatrischen Klinik hat sich die konsequente Unterscheidung von *Wertnorm* und *Durchschnittsnorm* (K. Schneider) durchgesetzt. Die totale Abhängigkeit der Wertnorm von der persönlichen Werthierarchie – im Sinne der Wertnorm ist derjenige als normal anzusprechen, der dem persönlichen Norm-Ideal entspricht oder nahekommt — macht sie für wissenschaftliche Zwecke ungeeignet. Im Sinne der rein quantitativ gemeinten Durchschnittsnorm ist das vom Gewohnten, Üblichen und Durchschnittlichen Abweichende abnorm. Dabei ist zuzugeben, daß streng genommen und allen Bemühungen um reine Deskription zum Trotz der Begriff des Abnormen insofern wertbezogen bleibt, als für ihn ein von wertbezogenen Gesichtspunkten nicht freier Bezug zum Normalen kennzeichnend ist (Mezger). Aus reiner Deskription heraus läßt sich noch kein Urteil darüber fällen, ob jemand geltungssüchtig oder selbstunsicher ist. Die Entscheidung wird erst ermöglicht, wenn wir die zur Frage stehenden herausragenden Persönlichkeitszüge zu einem uns vertrauten Wertsystem in Beziehung setzen. Wesentlich ist dabei, den Begriff des Abnormen nicht zu einer wertenden Stellungnahme werden zu lassen, sondern die *Intention* wertfreier deskriptiver Feststellungen zu bewahren. Die Durchschnittsnorm sollte man möglichst weit fassen und dabei das Streben des Menschen, ein einzelner zu sein, voll beachten. Damit wirkt man einer mißverständlichen Gleichsetzung der Durchschnittsnorm mit der *Massennorm* entgegen (Müller-Suur), die etwas zu tun hat mit der gegenwärtig modernen Forderung nach völlig syntonen Persönlichkeiten, hinter der sich die Leitvorstellung von umgänglicher, dabei farblos-glatter, an die Gesellschaft unter allen Umständen angepaßter Mittelmäßigkeit als dem vollendet „Normalen“ verbirgt.

Vor diesem Hintergrund sind die Bemühungen zu betrachten, den breiten Übergangsbereich zwischen psychopathischen zu (noch) normalen Persönlichkeiten begriffich zu gliedern. Kahn sprach von „diskordanten Normalen“, in der französischen Psychiatrie (vgl. die Übersicht von Witter) werden die Deséquilibrés simples von den Deséquilibrés complexes unterschieden (Sutter u. Pascalis), wobei die Deséquilibrés simples den sozial noch hinreichend Angepaßten entsprechen, und LEONHARD unterscheidet die akzentuierten Persönlichkeiten, die sich durch einen exponierten Wesenszug auszeichnen, von den psychopathischen Extremvarianten.

Als psychopathisch pflegt man (nach einem Vorschlag von GRUHLE) jene Abnormen zu kennzeichnen, die sich als „Konfliktpersönlichkeiten" erweisen, im sozialen Raum immer wieder auffällig werden, erhebliche Schwierigkeiten bereiten oder unter dem Druck ihrer Abnormität fremde Hilfe beanspruchen. Weite Verbreitung hat die Definition K. SCHNEIDERs gefunden: „Psychopathische Persönlichkeiten sind solche abnorme Persönlichkeiten, die an ihrer Abnormität leiden oder unter deren Abnormität die Gesellschaft leidet." Bereits I. L. A. KOCH sprach 1891 von Menschen, die „nur für sich selber, oder auch für andere eine Last und Beschwer" sind. Mit KOLLE und im Hinblick auf eine mißverständliche Gleichsetzung von Durchschnitts- und Massennorm wird man sich in concreto an eine sehr enge Fassung der obigen Formel halten. Der Störungscharakter psychopathischen Verhaltens beruht meistenfalls auf unzulänglicher Fähigkeit zu intrapsychischer *Selbststeuerung*. Man kann daher mit STÖRRING von Psychopathie dann sprechen, wenn die Abweichungen im Trieb-, Gefühls- und Willensleben so stark sind, daß sie die innere Ordnung, Stetigkeit und Einheitlichkeit des Persönlichkeitsgefüges sprengen.

Der Begriff der *Persönlichkeit* wird in der Normalpsychologie bekanntlich sehr unterschiedlich gefaßt. In die Pathocharakterologie haben hauptsächlich die Schichtentheorien Eingang gefunden (KAHN, HOMBURGER, GRUHLE). Da die Gliederung in entwicklungsmäßig Urtümliches und Frühes (Trieb, Vitalität) sowie Späteres (Wille und Verstand) zugleich einer Differenzierung nach dem Grade der Bewußtheit entspricht, ergeben sich Beziehungen zum Persönlichkeitsmodell der Psychoanalyse (so bei ROTHACKER). Die Frage, in wieviele Schichten man die Persönlichkeit gliedert, ist unerheblich gegenüber der doppelten Aufgabe, die Bereiche der Persönlichkeit in allen ihren Verzweigungen zu „inventarisieren" und zugleich die Persönlichkeit als eine unitas multiplex und – darüber hinausgehend — als ein Intentionalitätsgefüge (GILBERT) zur Darstellung zu bringen.

Die Unterscheidung von Charakter und Persönlichkeit wird sehr unterschiedlich durchgeführt. Überwiegend wird dem Charakter relative Konstanz (STUTTE), der Persönlichkeit relative Wandelbarkeit (STUMPFL) zugesprochen. Eine neue Differenzierung nach dem Akt-Potenz-Modell hat WIECK angeboten. In seiner Sicht stellt der Charakter des Menschen das *individuelle Potenzprofil* dar. In diesem Profil sind die Grenzen vorgezeichnet, innerhalb derer sich das seelisch-geistige Leben zu vollziehen vermag, und die es nicht überschreiten kann. Innerhalb der Entfaltungsmöglichkeiten, die das individuelle Profil zuläßt, werden niemals alle Potenzen verwirklicht. Von den ungenutzten inneren Möglichkeiten ist das *relevant gewordene* Potenzprofil zu unterscheiden. Dieses bildet die Persönlichkeitsstruktur des Menschen und repräsentiert die im jeweiligen Status praesens konkret zur Entfaltung gekommenen Persönlichkeitsdispositionen. Gegenüber dem anlagebedingten Potenzprofil schließt das relevant gewordene Profil die erarbeiteten und gewordenen Gesinnungen und Überzeugungen des Menschen — seine Wertskala — ein. Das Relevanzsystem des Menschen, also die Bestände, die für ihn wertvoll und wesentlich sind, unterliegt grundsätzlich einer Dynamik, ist wandelbar und damit auch therapeutisch angehbar. Es stellt sich dar als die beherrschende und das Menschsein bedingte Mitte zwischen festgelegtem Charakter und beeinflussender Umwelt. Im Hinblick auf die Psychopathen ergibt sich daraus, daß die therapeutische Bemühung an den abnormen Dispositionen des individuellen Potenzprofils wenig zu ändern vermag, aber das gerade dominante Relevanzsystem beeinflussen kann. Ein Mensch kann soweit zu einem

„anderen“ Menschen werden, als es ihm gelingt, seine Grundüberzeugungen, Gesinnungen und Wertmaßstäbe zu modifizieren. Verwandte Ansätze zu einer wertpsychologisch orientierten „Positionstherapie“ findet man bei Störring (Entwicklung der Besinnungsfähigkeit), in der Logotherapie (Frankl) und bei den mit dieser in Zusammenhang stehenden struktur-psychopathologischen Bemühungen (Petrilowitsch).

K. Schneider gliedert das individuelle seelische Sein in drei Eigenschaftskomplexe: Persönlichkeit, Intelligenz, vitales Gefühls- und Triebleben. Zwischen diesen Bereichen bestehen so innige Wechselbeziehungen, daß sich die pathocharakterologische Analyse auf *drei Dimensionen* bewegt, wobei die eigentliche charakterologische Fragestellung als die mittlere Dimension durch die Frage nach der Beschaffenheit des *Temperaments* und durch die nach dem *Intelligenzniveau* und nach der *Differenzierungsstufe* der Persönlichkeit ergänzt wird. Die Erfahrung lehrt, daß das Subjekt in gewissen, nicht zuletzt von der Intelligenz her vorgezeichneten Grenzen darauf Einfluß nehmen kann, welche Folgerungen sich aus einem exponierten Persönlichkeitszug für den Lebenslauf ergeben. Die gleiche Eigenschaft kann sowohl sinnvoll in den Lebensweg eingebaut werden, als auch das Fortkommen behindern. Ein Gemütloser von geringer Intelligenz läuft Gefahr, kriminell zu entgleisen, während sich der Gemütlose von guter Intelligenz im Leben erfolgreich bewähren kann. Der intelligente Gemütlose versagt meist erst in jenen komplexen Wertfragen, deren Lösung nur vom Gemüt her gefunden werden kann. Auch wenn er die Rolle einer „menschlich" empfindenden Persönlichkeit mit Geschick gelernt hat, lauert für ihn die Gefahr einer Entgleisung mit groben Taktfehlern und inadäquaten Reaktionen immer dann, wenn im engeren zwischenmenschlichen Kontakt die Fähigkeit zum gemütsmäßigen Mitschwingen gefordert wird (Störring). An solchen Beispielen wird es deutlich, daß sich die reine *intellektuelle Leistungsfähigkeit* mit der *Differenzierungsstufe* der Gesamtpersönlichkeit nicht zur Deckung bringen läßt. Diese spiegelt sich nicht zuletzt in der Fähigkeit des Subjektes zur *Besinnung* wider – im Vermögen zu umfassender personaler Stellungnahme, die auf Ganzheitlichkeit, innere Ordnung und Harmonie ausgerichtet ist und die sowohl die affektiv-triebhafte als auch die intellektuell-voluntative Ebene integriert und eine Synopsis des Vergangenen, Gegenwärtigen und Zukunftsbezogenen gestattet (Störring).

Bei den psychopathischen Persönlichkeiten ist die Besinnungsfähigkeit, wie Störring gezeigt hat, meist unzulänglich entwickelt. Bei hyperthymisch-expansiven Persönlichkeiten wird die Entwicklung von dauerhaften Grundsätzen und Gesinnungen, in denen die Persönlichkeit die Gegenwart mit vergangenen Erlebnissen und in die Zukunft weisenden Bestrebungen sinnvoll verknüpft, vom Temperament her behindert. Bei willenlosen Persönlichkeiten wirkt die übermäßige Abhängigkeit von Milieueinflüssen der Entfaltung eigenständig besinnungserfüllter Stellungnahme entgegen. Während bei geltungssüchtigen Menschen die Fähigkeit zur Selbstbesinnung durch lebhafte Phantasiebegabung und Suggestibilität verdrängt wird und die Person in ihrem jeweiligen Rollendasein aufgeht, wirkt bei fanatischen Menschen die Rigidität des Charakters einengend auf die Besinnungsfähigkeit. Die anankastischen Persönlichkeiten schließlich erscheinen durch innere Zwiespältigkeit, Hemmungen und Ängste in der Fähigkeit zur Besinnung alteriert.

Wenn der Aspekt der Besinnungsfähigkeit die charakterologische Betrachtungsweise gleichsam von „oben“ vervollständigt, dann wird sie durch den des Temperaments von „unten“ ergänzt. Demgemäß steht im Kern der mehrdimensionalen Betrachtung von Kahn das Erfordernis, im Einzelfall das relative Trieb-Temperamentsgleichgewicht und das intellektuelle Niveau abzuschätzen. Das

Temperament läßt sich als die *Antriebsseite* der Persönlichkeit interpretieren, als das dynamische Prinzip, das Merkmale wie vitale Aktivität, psychisches Tempo und Lebensmächtigkeit einschließt. Die Durchgängigkeit des Temperaments in seinen psychischen Auswirkungen zeigt sich daran, daß von diesem die Stoßkraft des Wollens, die Prägnanz und Lebendigkeit der Vorstellungen, die Regsamkeit der Phantasie, die Eindringlichkeit der Empfindungen, die Fülle und Mannigfaltigkeit des Gefühlslebens und der Einfallsreichtum sowie die „Farbigkeit" der Denkleistung gleichermaßen mitabhängen. Anomalien des Temperaments lassen sich bei vielen Psychopathen als ein begünstigender Faktor der abnormen Ausprägung der Persönlichkeitsstruktur nachweisen. Manche Willenlose zeigen allgemeine Antriebsschwäche, manche Querulanten sind übermäßig antriebskräftig. Überwiegend durch eine Verschiebung des Temperaments nach der „Plusseite" oder „Minusseite" sind die expansiven und hyperthymischen Persönlichkeiten einerseits sowie die asthenischen und depressiven Persönlichkeiten andererseits charakterisiert. Expansiv und asthenisch meint dabei vorwiegend die von der Lebensspannkraft bestimmte Antriebsgröße, expansiv ist antriebskräftig, asthenisch ist antriebsschwach. Grundstimmung und Antriebsgröße hängen in der Mehrzahl der Fälle in der Weise eng zusammen, daß der expansive Typ meist gehobener und der asthenische „gesenkter" Grundstimmung ist. Auch das Ausmaß der Erregbarkeit und Störbarkeit der Lebensgrundstimmung ist von der Artung des habituellen Temperaments mitabhängig. So wird die Stimmungslabilität (im Sinne affektiver Beeindruckbarkeit) und die Explosivität (im Sinne affektiver Erregbarkeit) mancher Psychopathen von ihrem Temperament her fundiert.

Zur Anlage-Umwelt-Problematik; Neurosen und Psychopathien

Schon Kraepelin führte die Psychopathien auf „umschriebene Entwicklungshemmungen" zurück, und Schröder sah in psychopathischen Abartigkeiten eine Art von Hypertrophie oder Hypotrophie einzelner Seiten des Seelischen. Es wird davon ausgegangen, daß es dem Menschen nicht gegeben ist, die Gesamtstrecke des Entwicklungsvorganges zu bewältigen, die nötig wäre, um eine völlig harmonisch gewachsene und in sich geschlossene Persönlichkeit zu bilden. Die normale Ontogenese verläuft unter Schwerpunktbildungen, sie ist somit disharmonisch. So gesehen, rückt die Frage nach dem rechten Maß in den Mittelpunkt: Als normal ist jener Mensch anzusehen, bei dem sich die Disharmonien der Persönlichkeit in Grenzen halten und bei dem das gegenseitige Verhältnis der Einzelzüge der Persönlichkeit nicht in auffälliger Weise von einer durchschnittlichen Streuungsbreite abweicht.

Fragt man nach dem „Anteil" der Anlagen und der Milieueinflüsse am Entwicklungsvorgang, so muß man sich die Tatsache klarmachen, daß Anlage und erlebte Umwelt nicht zwei aufeinanderstoßende blinde Kräfte sind, sondern einen *Wirkungskreis* bilden (K. Schneider). In den Anfängen der Entwicklung kommt die prägende Wirkung der Familie und der Gemeinschaft, in der sich das Individuum entwickelt, nicht zu den ererbten Anlagen (additiv) hinzu, sondern in den sich allmählich verfestigenden Persönlichkeitsstrukturen vollzieht sich eine Unifikation von Ererbtem und Erworbenem. Den einzelnen, gerade erreichten Entwicklungsstufen liegt nicht einfach ein Bündel angelegter und erworbener Einflüsse zugrunde, sondern diese Einflüsse stehen untereinander in Wechselwirkung und zeitigen immer wieder „neue" Ergebnisse, die sich nicht ohne weiteres und geradlinig auf eine isolierbare Ursache zurückführen lassen. „Innen" und „außen" sind in dem, was uns in späten Entwicklungsstufen als die Wesensart eines Menschen gegenübertritt, bereits untrennbar vereinigt. Diese *gewachsenen Anlagen*, die Ererbtes und Erworbenes vereinigen, erweisen sich dann als mächtige Konstanten, die das persönliche Schicksal nicht unbeträchtlich bestimmen und den Betrachter dazu verleiten können, das Charakteristische und Wiederkehrende seiner Konstanz wegen voreilig für ererbt zu halten. Die gegensätzliche Behandlung von Anlage und Umwelt ist daher erst im Erwachsenenalter überzeugend, wenn die Umwelteinflüsse auf eine bereits durchstrukturierte Persönlichkeit einwirken. In diesem Sinne tritt auch Häfner für die Vorstellung von einer plastischen Organisation der angelegten Eigenschaften ein. Zur Ausprägung der Verhaltensmuster komme es erst im Zusammenwirken dispositioneller Momente mit weltlichen Erfahrungen.

Der Standpunkt der einzelnen Autoren zur Differentialtypologie von Neurosen und Psychopathien widerspiegelt die Grundüberzeugung zum Anlage-Umwelt-Problem. Demgemäß war man oft gerne bereit, die Psychopathien in den Neurosen oder die Neurosen in den Psychopathien – möglichst ohne Rest – aufgehen zu lassen. In neuerer Zeit tritt an die Stelle simplifizierender Identifikation oder aber auch schroffer Trennung beider Bereiche immer mehr die Analyse der wechselseitigen Abhängigkeiten und Zusammenhänge. Die glatte Formel, wonach es sich bei den Psychopathien um ererbte und angeborene Mißbildungen der charakterlichen Struktur handele und bei den Neurosen ausschließlich um erworbene Fehlentwicklungen des Charaktergefüges, stößt zunehmend auf Widerstand. Diese Formel ist genauso anfechtbar wie die Auffassung, Anlagebedingtes sei stets irreversibel und Umweltabhängiges stets reversibel. Walther weist auf psychagogische Erfahrungen hin, wonach Psychopathen in Erziehungsanstalten zum Teil bessere erzieherische Resultate zeigen als sozial entgleiste Neurotiker. Allgemein gilt, daß psychopathisches Anlagenpotential durch das Leben modifizierbar ist und daß Neurosen überwiegend bei anlagemäßig labilen Persönlichkeiten aufzutreten pflegen. Stumpfl nimmt an, daß eine Neurose in der vorgegebenen Persönlichkeit gewisse „Insertionsstellen“ findet, an denen sie anknüpft und die ihr zur Ermöglichungsgrundlage dienen und Frankl hält die psychopathische Grundlegung der meisten Neurosen für wahrscheinlich. In analogem Sinne sprach Stransky davon, daß viele Neurotiker „Psychopathen mit neurotischer Außenseite“ seien. Je nach dem Schwerpunkt der seelischen Anomalien kann man sowohl von „neurotischen Psychopathen“ als auch von „psychopathischen Neurotikern“ sprechen (Walther). Derartige Mischstrukturen mit sich überdeckenden Grenzen sind in der klinischen Praxis häufiger als reine Fälle. Schließlich ist die Tatsache zu berücksichtigen, daß Neurosen *bei* Psychopathen sogar als *kompensierender* und *regulierender* Faktor auftreten können. Neurotische Hemmung kann dem Übergewicht eines Persönlichkeitszuges entgegenwirken, die Selbstgefährdung des Subjektes verringern und zur Ausbalancierung des innerseelischen Gleichgewichtes beitragen.

Zur Unterscheidung von *Charakterneurosen* und *Psychopathien* ist mit Binder hervorzuheben, daß die durch schwere Milieuschäden überwiegend bewirkten Charakterneurosen stets eine Einstellung zur Umwelt erkennen lassen und sich durch spezifische Strebungen von konkretem Inhalt auszeichnen, die mit bestimmten Situationen in faßbarer Beziehung stehen. Den Psychopathien liegen demgegenüber viel allgemeinere, formale Grundeigentümlichkeiten, insbesondere der Emotionalität, zugrunde, die keinen unmittelbaren Bezug auf konkrete Inhalte haben. Bei Charakterneurosen registriert man nicht selten ein deutliches Krankheitsgefühl, während die Psychopathen sich nicht für krankhaft verändert halten (Hoff). Die Mitwelt neigt dazu, die neurotischen Verhaltensstörungen – gleichgültig ob sie sich als Trotz,Böswilligkeit, passive Haltlosigkeit, schwächliche Gutmütigkeit oder Hartherzigkeit äußern – moralisch zu bewerten und als Schuld zu interpretieren. Die formalen Charaktereigentümlichkeiten des Psychopathen – beispielsweise dessen Lebensgrundstimmung, persönliche Aktivität, Ansprechbarkeit des Gefühlslebens usw. – rechnet der Volksmund nicht als Schuld an, sondern findet es nur ärgerlich, daß jemand nicht so ist, wie man ihn gerne hätte (Wyrsch). Bräutigam weist darauf hin, daß bei Psychopathen die inneren Bedürfnisse und Spannungen nicht verbal geäußert werden, sondern in charakteristischen Durchbruchshandlungen hervortreten. Es kommt mitunter zu gewaltsamen Alles-oder-Nichts-Reaktionen, die sinnblind, fremd, zerstörerisch bzw. selbstzerstörerisch hervorbrechen. Die Psychopathen seien starr, uneinsichtig, situationsunangepaßt und neigten dazu, ihre Tendenzen unbeeindruckt von allen realen Gegebenheiten und Auswirkungen durchzusetzen. Bräutigam faßt die Psychopathen als Extravertierte auf und stellt ihnen die introvertierten Neurotiker gegenüber. Diese Definition beinhaltet eine problematische Einengung des Psychopathiebegriffs, der beispielsweise die depressiven, selbstunsicheren und anankastischen Persönlichkeiten unberücksichtigt läßt.

Zur pathocharakterologischen Typologie

Die großen Entwürfe zu einer pathocharakterologischen Typologie liegen Jahrzehnte zurück: In neuerer Zeit bemüht man sich weniger um die Ausarbeitung geschlossener typologischer Systeme als (und im Sinne einer mehrdimensionalen Betrachtungsweise) um die Synopsis der verschiedenen möglichen Aspekte. Zudem verlagert sich das allgemeine Interesse vom Typischen zum Individuellen, was daran erkennbar ist, daß katamnestische und biographische Analysen zahlreicher und typologische Beiträge seltener werden.

Pathocharakterologische Typen werden im allgemeinen auf die Weise gewonnen, daß man grobe Abweichungen vom *Mittelwert* bestimmter psychischer Grundfunktionen herausarbeitet und in polare Gegensatzpaare zusammenfaßt. So unterscheidet beispielsweise Gruhle im Hinblick auf die Aktivität zwischen einem „übernormalen" erethischen Typ und einem „unternormalen" torpiden Typ und im Hinblick auf die affektive Ansprechbarkeit zwischen Roheit und Härte auf der einen Seite und Empfindsamkeit sowie Beeinflußbarkeit auf der anderen. In der Schichtentypologie von Kahn wird zwischen Triebpsychopathen, Temperamentspsychopathen (Dysthymen) und Charakterpsychopathen (Dystonen) unterschieden. Ebenfalls schichtentheoretisch orientiert waren die Typologien von Homburger, I. H. Schultz, neuerdings von Nyirö sowie von Freyhan.

Einen ganz anderen Weg hat Kretschmer mit seiner *Reaktionstypologie* eingeschlagen. Er geht davon aus, daß man bei jedem Erlebnis zwischen Aufnehmen, Festhalten, Verarbeiten und Erledigen des Erlebnisses unterscheiden kann. Als seelische Kräfte entsprechen dem: Eindrucksfähigkeit, Retentionsfähigkeit, innerseelische Aktivität und Leitungsfähigkeit. Die einzelnen Anomalien der Verarbeitungsweise sind für bestimmte Charaktere kennzeichnend. So ist etwa die Primitivreaktion durch die Formel „leichte Ein- und Ausdruckfähigkeit bei mangelnder Retention" charakterisiert, die Sensitivreaktion durch die „bewußte Retention affektstarker Vorstellungsgruppen bei lebendiger intrapsychischer Aktivität und mangelnder Leitungsfähigkeit". Weitgehende Anerkennung hat die systemlose Typologie K. Schneiders gefunden. Es werden folgende Typen differenziert: hyperthymische, depressive, selbstunsichere, fanatische, geltungsbedürftige, stimmungslabile, explosible, gemütlose, willenlose und asthenische Psychopathen.

Neuerdings wurde die interessante Frage aufgeworfen, auf welche Weise sich das Zusammenspiel zweier dominanter Persönlichkeitsmerkmale im Sinne der Summation oder aber der gegenseitigen Abschwächung auf die *Gesamt*komposition der Persönlichkeit auswirkt. BERGMANN konnte zeigen, um nur ein Beispiel herauszuheben, daß die Entwicklung von sensitiver zu paranoischer Einstellung durch das gleichzeitige Vorhandensein anankastischer Züge gehemmt werden kann. Wenn demonstrative und anankastische Persönlichkeitszüge zusammentreffen, kann es zu einem faktischen Ausgleich der abnormen Dispositionen kommen. Mit Hilfe empirischer Trennschärfeuntersuchungen hat BOCHNIK Befunde zusammengetragen, die Auskunft über die Frage geben, mit welchem Wahrscheinlichkeitsgrad einzelne Persönlichkeitsmerkmale zu anderen disponieren. Beispielsweise trifft man bei Männern mit leichten asthenischen Zügen häufig auf Geltungsbedürfnis, bei Frauen hingegen selten. Infantile Züge sind bei hochgradig asthenischen Frauen außerordentlich häufig, bei Männern selten. Hochgradig asthenische Menschen sind weit überdurchschnittlich subdepressiv verstimmbar und, so bei Frauen, selten weich-sensitiv, während Menschen mit leichteren asthenischen Zügen selten subdepressiv-verstimmbar sind und sich überzufällig als weich-sensitiv erweisen.

Die statistischen Untersuchungen von BOCHNIK zeigen, daß die bei Typeneinteilungen gewonnene Ordnung überprägnant ist, da die Variationsbreite der in einer Typengruppe vereinigten Erscheinungen unterschätzt und die Unterschiede zwischen den verschiedenen Typengruppen überschätzt werden. Es ist somit eine „Randunschärfe" typologischer Begriffe zu registrieren.

Gegenüber dem Interesse, das man pathocharakterologischen Gesamtentwürfen entgegenbringt, wird die Tatsache noch wenig beachtet, daß pathocharakterologische Aspekte das Verständnis für psychopathologische Phänomene von komplexem Aufbau ebnen und zu deren Abklärung beitragen können. An dieser Stelle seien *Hysterie* und *Zwang* als Beispiele für Phänomene genannt, die sich nur einer multikonditionellen Betrachtungsweise erschließen und die zugleich Ansatzpunkte für charakterologische Differenzierungen bieten.

Im Umkreis hysterischer Phänomene hat die Tatsache, daß Organisches und Psychogenes eine breite Zone der körperlichen Ausdrucksgemeinschaft miteinander teilen kann und daß der phänomenologischen Einheit hysteroparer Erscheinungen die spezielle Ätiologie nicht anzusehen ist (PETERS), Verwirrung gestiftet. Obendrein blieb unklar, ob man unter Hysterie abnorme Körperstörungen – *Reaktionen* vom Darstellungstyp – oder etwas primär *Charakterogenes* zu verstehen habe. Der sogenannte hysterische Charakter wurde oft derart schillernd und widerspruchsvoll dargestellt, daß der Verdacht nahe lag, hier seien Vorurteile des Betrachters mit am Werk. (K. SCHNEIDER stellte einmal fest, daß es kaum einen Charakterzug gibt, den man dem Hysteriker nicht zugesprochen hätte, wenn dieser nur der Umwelt unangenehm ist.) Im wesentlichen beruht die Widersprüchlichkeit der Verhaltensformen auf der labilen und ungefestigten Persönlichkeitsstruktur dieser Menschen, die man als eine charakteristische Variante des geltungssüchtigen Typs auffassen kann. Die Skala an Gefühlsregungen, die dem hysteroiden Geltungssüchtigen für Rollenspiel und dramatische Inszenierung zur Verfügung steht, ist in der Tat ungewöhnlich groß. Er kann in schwindelerregendem Wechsel sonnig-heiter, unbeschwert-vergnügt, warmherzig-tiefempfindend wirken, um in je unvermitteltem Wechsel in das Gegenteil umzuschlagen. Bei aller Fülle und Farbigkeit des Erlebens versiegen die zunächst sehr lebhaften Gefühlsregungen meist schnell, ohne daß sie eine Verfestigung in Dauerhaltung erfahren würden, weshalb man diesen Menschen gleichsam „tausend Gefühlchen“ aber „kein Gefühl“ zusprach (Jaensch). Das unzulängliche Vermögen zu Gemütsbeziehungen wird durch aufdringlich-aufgebauschte Bekundung von Interesse für alles und jedes, durch affektiert-forcierte Kontaktnahme, durch exaltierte Effekthascherei übertönt. Das suchtartige Bedürfnis dieser Menschen nach Selbstbestätigung – keineswegs immer im Sinne des positiven Geltungserfolges, sondern vor allem im Sinne des Auffallens um jeden Preis (v. Gebsattel) – steht mit einem Mangel an *Innerlichkeitsgehalt* der Gefühlserlebnisse in Zusammenhang. Bei dem deutlichen Zusammenhang zwischen der überschießenden emotionellen Reagibilität hysteroider Geltungssüchtiger mit dem Unvermögen zu dauerhafter, verbindlicher Verankerung der Gefühlsregungen in der Persönlichkeitsstruktur dürfte es gerechtfertigt sein, diese Menschen als „geltungssüchtige Thymopathen“ (Petrilowitsch) von den sonstigen Formen abnormer Geltungssucht abzuheben.

Die geltungssüchtigen Thymopathen haben gewiß eine Disposition zu grob psychogenen Reaktionen vom Darstellungstyp zu Zeiten gezeigt, zu denen man sich mit solchen Reaktionen wirkungsvoll in Szene setzen und Aufsehen erregen konnte. In neuerer Zeit ist ein zeitgeschichtlich bedingter Symptomenwandel psychogener Reaktionsbildungen feststellbar. An Stelle der psychogenen Lähmungen, Tremoren, Sinnesausschaltungen, Dämmerzustände und Anfälle haben sich immer mehr organisch-psychogene Mischgebilde von Herz-, Magen- und anderen internistischen Leiden, hartnäckige Organneurosen und vegetativ-vasomotorische Dysfunktionen in den Vordergrund geschoben. Die hysteriformen *Darstellungsformen* mit ihrer massiven und demonstrativen Symptomatik sind gegenüber den weniger exponierten *Intimformen* psychogenen Reagierens in den Hintergrund getreten (v. Baeyer). Den Gestaltwandel der Symptomatik möchte man mit der Tatsache in Zusammenhang bringen, daß die feinmaschigen Ordnungssysteme unserer Zeit dem Appell an Mitgefühl und Mitleid keine Chance bieten und daß sich das Subjekt gezwungen sieht, seine Ansprüche überindividuellen Instanzen gegenüber zu vertreten, die ihre Entscheidung unpersönlich „von Amts wegen“ treffen. Der geltungssüchtige Thymopath ist seiner charakterlichen Komposition nach avantgardistisch gestimmt, betontermaßen „modern“, und bedient sich keineswegs veralterter und unzweckmäßig gewordener Mechanismen, die jegliche Zugkraft eingebüßt haben. So ist in unserer Zeit ein Zusammenhang zwischen „hysterischem Charakter“ und „hysterischer Reaktion“ nicht mehr nachweisbar. Das Auftreten grob hysterischer Reaktionen von Darbietungscharakter beobachtet man gegenwärtig weniger bei geltungssüchtigen Persönlichkeiten als bei *dürftig strukturierten*, primitiven und an den Zeitgeist nicht angepaßten Menschen, die zum ungebremsten, spontanen Ausleben ihrer Affekte neigen. Goeckenjan u. Schimmelpenning haben demgemäß jüngst nachgewiesen, daß die Menschen mit psychogenen Körperstörungen hysteriformen Gepräges ganz überwiegend der „unteren Unterschicht“ angehören, die bei diesem Personenkreis fast doppelt so häufig vertreten ist wie in der Durchschnittsbevölkerung. Interessanterweise gehören die Patienten überwiegend niedrigeren Sozialschichten an als ihre Eltern und lassen damit eine vorwiegend abwärts gerichtete Intergenerationenmobilität erkennen.

Der Zusammenhang zwischen *anankastischer* Persönlichkeitsstruktur und manifesten *Zwangserscheinungen* wird als naheliegend empfunden, ist aber noch wenig untersucht. K. Schneider hatte bereits darauf hingewiesen, daß den Zwangserscheinungen in vielen Fällen eine „inhaltlose angstvolle Zwangsstimmung“ vorausgeht, die dann in das manifeste Zwangsphänomen überleitet. Dieses Vorstadium, von Binder „Störungspsychismus“ genannt, wird von den Kranken als drängendes Mißbehagen und „kalte“ Spannung erlebt. Der manifeste

Zwang entspricht nach Binder einem „Abwehrmechanismus“. Der Störungspsychismus entspricht jenem unbefriedigten Bedürfnis, das nach den Untersuchungen aus dem Lewinschen Kreise dann entsteht, wenn Aufgaben in Angriff genommen, aber dem subjektiven Empfinden nach nicht endgültig gelöst werden. Experimentelle Untersuchungen von Hartmann haben ergeben, daß Zwangskranke dazu neigen, Aufgaben trotz objektiven Fertigseins als unerledigt zu erleben. Die Annahme liegt nahe, daß Anankasten im Alltag in besonders hohem Maße unter der bedürfnisartigen Spannung unabgeschlossener Vornahmen zu leiden haben. Die Hinwendung zu neuen Aufgaben führt dazu, daß ein unbefriedigtes Bedürfnis von dem jeweils neu entstehenden abgelöst wird, was zu deren wechselseitigen Intensivierung und Summation führt. Auf diese Weise entsteht ein unbewußt bereitliegendes „gespanntes System“, das auf Entladung in manifester Zwangssymptomatik drängt, wobei für das Ingangkommen des Zwangsmechanismus die denkbar verschiedensten dekompensierend wirkenden Noxen und Konstellationen maßgebend sein können. Die charakterogen verankerte Abschlußerschwerung der Anankasten gehört zu jenen Phänomenen, in denen sich abnorm ausgeprägte Gewissensdispositionen bis in die Zwangserscheinungen hinein auswirken. Das früh verfestigte, auf der Ebene vorpersonaler Überich-Grundsätzlichkeit erstarrte Gewissen – in einem Bilde könnte man von einem gleichsam chondrodystrophischen Gewissen sprechen – errichtet eine rigide „Persönlichkeitsschranke“ (Wellek), die sich gleichermaßen unter *leistungsstrebigen* als auch *ethisch-moralischen* Aspekten betrachten läßt. An ihr liegt es, wenn die Problemschwelle der Zwangskranken erniedrigt ist und das Erlebnis des Unfertigen und Ungestalteten in ungewöhnlichem Maße bedürfnisartige Spannungen provoziert. Andererseits ist die Persönlichkeitsschranke auch für die Frage ausschlaggebend, welche psychischen Regungen und Intentionen annehmbar und bewußtseinsfähig sind. Die Anankasten neigen dazu, Erlebnisse, die aus dem Bereich des Trieblebens stammen, abzudrängen und der Konfrontierung mit diesen aus dem Wege zu gehen. Gleichsam durch Akkumulation können die triebhaften Impulse einen Durchbruch erzwingen und in Form von manifester Zwangssymptomatik das Bewußtsein überfluten. Manche Zwänge stellen Irradiationsphänomene unterdrückter aggressiver oder triebartiger Regungen dar, denen die Entlastung versagt geblieben war. Der Anankast, dem von Haus aus jede Großzügigkeit und „Liberalität“ abgeht, sieht sich im Zwangserleben paradoxerweise einer dauernden Präsenz von im Grunde Unannehmbarem ausgeliefert. Insbesondere bei aggressiven Zwängen, beispielsweise sakrilegischen oder pornographischen Inhalts, trifft man auf ein beziehungsloses Nebeneinander von ethischem Rigorismus, die die Persönlichkeit in ihren *Überzeugungen* vertritt und einer aufgestauten aggressiven innerseelischen Dynamik, die sich im manifesten Zwangs*symptom extrapersonal* durchsetzt und sich der Verfügungsgewalt der Persönlichkeit entzieht. In ähnlicher Weise faßte Kretschmer den hyperästhetischen Übermoralismus der Anankasten als ein Widerlager gegen die abnorm ausgeprägten, meist sadistisch-masochistischen Partialtriebe auf. Müller-Eckhard hält bei Zwangsneurosen Konflikte für wesentlich, die sich aus der Konfrontation der sinnlichen mit der asketischen Richtung in der Lebensführung ergeben. Die sexuell determinierten Zwangsinhalte lassen sich aber nicht zwingend auf Störungen der frühen Libidoentwicklung beziehen, sondern können mit Konflikten der verschiedensten Altersstufen zusammenhängen, so auch mit einer „Torschlußpanik“ des alternden Menschen (Petrilowitsch). Man findet Krankheitsfälle mit Freudscher, Adlerscher und Franklscher Problematik, mitunter ein Aufpfropfen von typischen Konfliktlagen der verschiedenen psychotherapeutischen Schulen im Laufe der Lebensentwicklung.

Pseudopsychopathien

Seitdem man bei Kindern, die eine *Encephalitis epidemica* durchgemacht hatten, Persönlichkeitsveränderungen beobachtete, die an eine explosible bzw. stimmungslabile Psychopathie erinnerten, hat man Pseudopsychopathien bei den verschiedensten Krankheitsvorgängen beschrieben. Die Bewertung des Stellenwertes des organischen Fundamentes ist in vielen Fällen schwierig und eine nicht immer zu lösende Aufgabe. Die gleiche somatisch fundierte Funktionsanomalie kann in dem einen Fall *die* pathogene Noxe sein, in dem zweiten nur *eine* der Bedingungen des Psychopathischen darstellen, im dritten gleichsam den Initialstoß für das Ingangkommen einer pathogenen Ergänzungsreihe verschiedenster Noxen abgeben und im vierten so etwas wie den pathophilen *Hintergrund* der Persönlichkeitsentwicklung bilden, der sich nur unter besonders ungünstigen Bedingungen zu pathogener Noxe wandelt.

Von besonderer praktischer Bedeutung ist es, daß nach umfassenden Reihenuntersuchungen (Göllnitz, Lempp) erhebliche Vergröberungen und Verzerrungen von Persönlichkeitszügen bei schwer erziehbaren Kindern besonders häufig mit durchgemachter *frühkindlicher Hirnschädigung* zusammenhängen. Die Verhaltensstörungen sind in ihrer „Endgestalt" meist das Ergebnis des Zusammentreffens der durch die Hirnschädigung veränderten Persönlichkeiten mit negativen Milieufaktoren. Über psychopathieartige Persönlichkeitsveränderungen nach *Hirntraumen* sowie nach *Infektions-* und Tropenkrankheiten haben Faust sowie Scheid zusammenfassend berichtet. Neuroradiologisch gesicherte *hirnatrophische Prozesse* manifestieren sich nicht selten in Form von „psychopathischen" Persönlichkeitsveränderungen. Vor allem findet man hypochondrische Zustandsbilder, stimmungslabile, unstete und explosible, mitunter auch anankastische Verhaltensweisen (Huber). Uncharakteristische Dysrhythmien im Elektroencephalogramm sind bei Psychopathien wiederholt beschrieben worden, wobei sich Anomalien vorwiegend in jenen Fällen finden, bei denen sich eine organische Komponente des Zustandsbildes nicht ausschließen läßt. Dies gilt für manche hysteriforme und anankastische Syndrome und insbesondere für aggressiv-explosible Psychopathen, bei denen man im EEG gelegentlich Hinweise auf eine Erniedrigung der zerebralen Krampfschwelle findet. Zu einem manifesten Krampfleiden kommt es aber nur bei einem Teil der Fälle.

Besonderes Interesse beansprucht das von Niedermeyer beschriebene Vorkommen von 14 und 6/sec positiven Spitzen im Schlaf-EEG von Psychopathen, die Niedermeyer als Ausdruck von Veränderungen im primär rhinenzephalen Bereich auffaßt. Auch hier findet sich eine deutliche Bevorzugung des aggressiven Persönlichkeitstyps. Unter 87 Patienten von Niedermeyer, die aggressive Persönlichkeitszüge aufwiesen, hatten 38 entsprechende EEG-Veränderungen. Die ersten katamnestischen Erfahrungen sprechen dafür, daß die Spitzenpotentiale im Gefolge von Encephalitis oder Schädeltrauma nach Abklingen der akuten EEG-Veränderungen in Erscheinung treten und mit einer deutlichen Wesensveränderung oder dem Abgleiten in eine psychopathische Entwicklung parallel laufen.

Beinahe sämtliche Abnormitäten des *Stoffwechsels* ("inborn errors of metabolism", Garrod) gehen mit psychischen Störungen einher, die sehr häufig an Psychopathien erinnern. Dies gilt für die erblichen Anomalien der Erythrocyten und der Leukocyten (z. B. Pelger-Anomalie, Ovalocytose), für die Phosphaturie und Calciurie, die Alkaptonurie und die Porphyrie.

Die leichteren Wesensveränderungen im Rahmen *endokriner Psychosyndrome* betreffen vor allem die Stimmungslage, die Triebstruktur, die affektive Erregbarkeit und das Antriebsniveau und können häufig als „psychopathisch“ imponieren. Auf dem Boden einer Chorea Huntington-Anlage entwickeln sich häufig psychopathische Persönlichkeitszüge. Eindeutig miteinander korreliert sind Akromegaloid und psychopathische Persönlichkeitsentwicklungen. Nach E. BLEULER sind die akromegaloiden Verwandten eines akromegaloiden Psychopathen häufiger psychopathisch als seine körperlich unauffälligen Verwandten. Psychopathologisch stehen unbeschwert-verantwortungslose Heiterkeit sowie trieb- und dranghafte Ausnahmezustände im Vordergrund. Im Rahmen des Klinefelter-Syndroms findet man nicht selten infantil anmutende Fügsamkeit und sensitiv-paranoide Züge. Endokrine Psychosyndrome können sich in den Entwicklungsjahren als Infantilismus und Retardierung darbieten. Man findet meist eine abnorme Verstimmbarkeit und Unberechenbarkeit, Ängstlichkeit und Unbeherrschtheit.

Psychopathische Verlaufsformen und abnorme Persönlichkeitsentwicklungen

Die einzelnen Psychopathieformen zeigen unterschiedliche *Erstmanifestationstermine.* Persönlichkeitszüge im Sinne von sensitiver Selbstunsicherheit und Willensschwäche pflegen früh manifest zu werden, doch kommt es im Rahmen der Persönlichkeitsreifung nicht selten zum Ausgleich dieser Wesensmerkmale. Paranoische, fanatische und querulatorische Züge hingegen werden meist erst im Erwachsenenalter, mitunter erst in der zweiten Lebenshälfte, manifest. Hierfür sind nicht zuletzt sozialpsychologische Faktoren maßgebend. Im Vergleich zum jüngeren Menschen ist es für den älteren ungleich schwieriger, einen Berufs- oder Wohnwechsel zu verwirklichen. Wo man nicht mehr ausweichen, weder flüchten noch sich „durchbeißen“ kann, da ist man auf eine mißtrauische „Rundumverteidigung“ angewiesen. Querulanz pflegt dann zu entstehen, wenn das Netz sozialer und familiärer Verpflichtungen eng geworden ist. Dies ist aber vor der Lebensmitte selten der Fall (J.-E. MEYER). Psychopathische *Spät*manifestationen hypochondrischen, paranoischen, asthenischen oder depressiven Gepräges haben, obgleich sie unter deutlicher Mitwirkung von Umweltfaktoren aufzutreten pflegen, meist eine ungünstige Prognose, da bei diesem Personenkreis die Persönlichkeitsdynamik bereits erschöpft ist. *Früh* ausgeformte Psychopathie aus dem asthenischen Lager hingegen kann das Abnorme geradezu als eine dynamisierende Leistungsquelle erfahren. Jener qualvolle intrapsychische Kampf um den Ausgleich von Persönlichkeitsmängeln, der gerade diese Menschen auszeichnet und vielfältige Maskierungen bewirkt (K. SCHNEIDER), kann in den Dienst der prospektiven Tendenzen der Persönlichkeit gestellt werden, und das Bemühen, das zunächst allein dem Verstellen und Verdecken galt, kann einen als positiv zu wertenden Umformungsprozeß einleiten.

Hinsichtlich der *Verlaufstypik* des Abnormen kann man zwischen episodischer Psychopathie (z. B. autistische Haltungen in der Pubertät), periodischer Psychopathie (nur in Lebenskrisen in Erscheinung tretende abnorme Haltungen) und biologisch fundierten psychopathischen Entwicklungen unterscheiden (KAHN).

Mitunter beobachtet man einen *Stilwandel* psychopathischer Züge mit Änderungen des dominanten charakterlichen „Vorzeichens“. Der Stilwandel steht mit Anpassungsvorgängen an die Lebensanforderungen, mit innerseelischen Kompensationsvorgängen, also mit Lebenserfahrung im weitesten Sinne, oder aber auch mit altersbedingter Dekompensation in Zusammenhang. So kann eine tiefreichende Unsicherheit in jungen Jahren als reine Selbstunsicherheit imponieren und in reiferem Alter einen Gestaltwandel in Richtung auf eine paranoische Entwicklung zeigen. Ein Depressiver oder Selbstunsicherer mit starker kompensatorischer Entwicklung seines Selbstwertgefühls kann unter bestimmten lebensgeschichtlichen Voraussetzungen beispielsweise zum Fanatiker werden. Ein von Haus aus ängstlich-schüchterner und asthenischer Mensch kann sich zu einem leicht erregbaren und stimmungslabilen Menschen wandeln und schließlich in eine schwere hypochondrische Fehlhaltung einmünden.

Die abnormen *Persönlichkeitsentwicklungen* bei früher nicht auffälligen Persönlichkeiten zeigen einen Bezug zur Umwelt und stellen sich als Entgleisungen von Menschen dar, die in der Auseinandersetzung mit ihrer Mitwelt gescheitert sind. Beispielsweise können sich hinter der asthenisch-autistischen Resignation vor unbewältigten Aufgaben, dem hypochondrischen Rückzug aus der Verbindung zur Außenwelt in die Innenwelt der Organfunktionen, hinter dem Verbrämen des Leistungsversagens durch paranoisch-querulatorisches Räsonieren und hinter der Konversion von Konfliktlagen in psychogene Körperstörungen vergleichbare und auf die Gemeinschaft bezogene Grundtendenzen verbergen. In den abnormen Entwicklungen, die eine Antwort des Subjektes auf ungünstige Relationen zur Mitwelt beinhalten, ist meist ein *autistischer* Zug aufweisbar, der sich sowohl im Rückzug aus den vielfältigen Verstrickungen mit der Mitwelt als auch in dem Niveauverlust der verbliebenen Kontakte zur Außenwelt ausdrückt. Die abnormen Entwicklungen können je nach Prädisposition und Lebensumständen jede Form der Psychopathie „nachahmen". In ihrem Entstehungsmechanismus leicht durchschaubar sind abnorme Entwicklungen, die sich an isolierbare äußere Anlässe anschließen. PANSE sowie STUTTE haben sich mit den Weisen beschäftigt, in denen Verstümmelungen und Entstellungen bewältigt werden. Unter anderem kann sich in solchem Zusammenhang ein Thersites-Komplex (STUTTE) entwickeln, eine von Ressentiment bestimmte Reaktion mit Zügen des Sichhervortuns, der Schmähsucht und der Boshaftigkeit.

Von großer praktischer Bedeutung, weil besonders zahlreich, sind *paranoische*, *depressive*, *asthenische* und *hypochondrische* Entwicklungen. Entstehung, Ausdrucksgehalt und innerseelische Funktion der abnormen Symptombildung sind von Fall zu Fall verschieden. Hypochondrische Entwicklungen zum Beispiel schließen sich nicht selten an ein alltägliches Schlüsselerlebnis an, wobei es das meist somatogene Ausgangserlebnis mit sich bringt, daß Körperorgane von dem Subjekt erstmals voll bewußt als autonome Gebilde erlebt werden, über die es nicht verfügt. Das Subjekt bleibt im Erlebnis der Brüchigkeit der vitalen Existenz befangen, so daß die hypochondrische Angst in der Unfähigkeit wurzeln kann, unser Ausgesetztsein dem Tode bewußt zu tragen (WULFF). Von hieraus gewinnt das Erleben der Unbestimmtheit und Zweideutigkeit der körperlichen Existenz die zentrale Rolle im Erlebnisfeld. Auch SCHAAR wies auf die Unfähigkeit des Hypochonders hin, über die Grenzen der gegebenen Situation hinauszugreifen, und interpretiert die hypochondrische Einstellung als eine „Minderung der Transzendenzmöglichkeiten" des Menschen. In der „hypochondrischen Stase" entzieht sich der Mensch der Kontinuität des Geschehens und verbaut sich den Weg zum anderen und zum eigenen Selbst.

Nicht selten erweist sich die Hypochondrie als eine der Möglichkeiten, Machtansprüche, besonders in familiärem Rahmen, durchzusetzen und Agressionen zu realisieren. BRÄUTIGAM demonstrierte kasuistisch, wie Hypochondrie an die Stelle nicht ausgelebter aggressiver Todeswünsche treten kann. In den *appellativen* und *demonstrativen* Formen der Hypochondrie ertrotzt das Individum fürsorgliche Zuwendung und bedingungslose Rücksichtnahme von seiner Mitwelt. Schließlich gibt es so etwas wie eine „Erfordernis-Hypochondrie" (PETRILOWITSCH): Schwerwiegende Ausfälle in mitmenschlichen Bezügen gleichen manche vereinsamte und betagte Menschen durch die Faszination von den eigenen Organempfindungen aus. In ihrer weltabgewandten, passiven Erscheinungsform entspricht die Hypochondrie einer irreversiblen Resignationsstufe menschlicher Existenz. Sie besiegelt die Ablösung der intentional-engagierten durch die ent-pflichtete, nur noch selbstbezogene Daseinsform.

Katamnestisch-prognostische Untersuchungen

Die Lebensgeschichte psychopathischer Persönlichkeiten läßt mannigfaltige psychodynamische Verarbeitungsmodi abnormer Dispositionen erkennen. Nach eigenen Erfahrungen mit 200 Probanden nehmen Reaktionsweisen, die sich als Ausdruck fehlgehender oder aber auch zweckmäßiger autoprotektiver Tendenzen der Persönlichkeit interpretieren lassen, einen weiten Raum ein. Hierher gehören die vielfältigen Weisen der *Selbststilisierung*, wobei das Subjekt widrige Konstellationen mit einem überbetonten Verharren auf seinen abnormen Reaktionen beantwortet (z. B. bewußter Ausbau und zunehmende „Ideologisierung" pedantischer Verhaltensweisen bei Anankasten). Von den Formen echter Selbstüberhebung zu unterscheiden ist die *Instrumentalisierung* persönlicher Eigenarten, die absichtsvoll im Lebenskampf genutzt werden (z. B. bewußter Einsatz explosibler Ausbrüche im Eheleben, um sich den Partner gefügig zu machen). Der Aspekt *defensiver Selbstbewahrung* steht beispielsweise bei der krampfhaft betonten Selbstherrlichkeit leistungsgeminderter alternder Hyperthymiker im Vordergrund, die ihre Leistungseinbuße durch ungezügelte Aggressivität und querulatorische Betriebsamkeit zu verdecken suchen. Einer autoprotektiven *Ich-Entlastung* dient die Projektion eigenen Fehlverhaltens in die Mitwelt (z. B. Eifersuchtsideen chronischer Alkoholiker als eine „Paranoia des schlechten Gewissens"). Häufig sind kompensatorische Verschiebungen innerhalb des Persönlichkeitsgefüges (z. B. Entwicklung insuffizienter, unter Minderwertigkeitskomplexen leidender Menschen zu fanatischen und geltungsbedürftigen Sektierern). Hingewiesen sei schließlich auf Verschiebungen in der Relation zwischen dem *Anspruchs-* und dem *Leistungsniveau* (z. B. autistische Leistungsbesessenheit als Ausdruck einer neurotischen Einengung der Weltbezüge), in der Polarität von *Extraversion* und *Introversion* (sekundäre Introversion als Grundzug abnormer Entwicklungen in höherem Lebensalter) und in der Dimension von *Rationalität* und *Emotionalität* (z. B. intellektualistische Verstiegenheit als Reaktion auf Frustrationserlebnisse bei in ihrem Gefühlsleben gehemmten Menschen).

Unter daseinsanalytischen Aspekten wird von HÄFNER mit Hinweis auf neurotische Implikationen im Psychopathischen die Möglichkeit einer scharfen Trennung beider Bereiche verneint. In reiner Form unterscheiden sich nach HÄFNER die psychopathischen Verlaufsgestalten von neurotischen durch ihre „starre Konsequenz". Die aus der Starrheit der psychopathischen Fassade hervorbrechenden abnormen Reaktionen sind als „Durchbruchshandlungen" von den neurotischen „Ausdruckshandlungen" abzuheben, wobei in den psychopathischen Reaktionen eigentliche Daseinsanliegen weder symbolisch noch unverstellbar zum Ausdruck zu kommen pflegen.

Nach *katamnestischen Nachuntersuchungen* von TÖLLE sind es in erster Linie die asthenischen und sensitiven Persönlichkeiten, denen trotz (oder gerade wegen) ihrer erheblichen Schwierigkeiten die Daseinsbewältigung am ehesten gelingt. Man kann in etwa sagen, daß das Leben der Psychopathen in etwa einem Drittel der Fälle von Versagen und schweren Zusammenstößen mit der Umwelt dauernd geprägt ist. Etwa einem Drittel gelingt wenigstens eine gewisse Anpassung und eine noch erträgliche Existenz. Einem weiteren Drittel gelingt, wenn auch in sehr unterschiedlicher Ausprägung, ein erfolgreiches und sinnerfülltes Leben.

Die Residualzustände zeigen in Übereinstimmung mit eigenen Erfahrungen eine Tendenz zur Einengung der Beziehungen zur Umwelt, insbesondere der mitmenschlichen Kommunikation.

Unter den Zwangskranken, die Ch. Müller katamnestisch nachuntersucht hat, dominierten in der Guppe der allenfalls leicht gebesserten, sozial nicht angepaßten und verunsicherten Menschen die Persönlichkeiten von habituell eindeutig psychopathischer Charakterstruktur. Ein unbefriedigtes Leben in subalternen Stellungen führten häufig intellektuell hochstehende, affektiv jedoch verkümmerte und eingeengte Typen. Die völlig therapieresistenten Zwangskranken erweisen sich im Längsschnitt als einsiedlerische, innerlich gebrochene Menschen, die ein Schattendasein führen und sozial ausnahmslos von Stufe zu Stufe sinken. Insgesamt allerdings zeigte über die Hälfte der 57 Zwangskranken, die nach durchschnittlich 25 Jahren nachuntersucht worden waren, mit fortschreitendem Alter eine Besserung des Zustandes. Anhaltende Besserungen jenseits des 50. Lebensjahres beobachtete auch Delkeskamp bei ihren Nachuntersuchungen.

Psychopathien, die auf vorgegebenen Anomalien des Temperaments beruhen, können in höherem Lebensalter ganz unterschiedliche Verläufe zeigen. Bürger-Prinz fand bei seinen Hyperthymikern meist eine Intensivierung der abnormen Persönlichkeitszüge mit zunehmender Erregbarkeit und Egozentrizität. Die vormals prägnante Persönlichkeitsstruktur wird in manchen Fällen verschwommener, das Gefüge lockerer und durchlässiger, in anderen Fällen beobachtet man das Einmünden in wandlungsunfähige, kompakt-eingeengte Starrheit. Häufig kontrastiert der zunehmende Mangel an echter Aktivität und Schwung mit dem Festhalten an pathetischen Denkschemen der schwungvollen Zeit, die dann nur noch hohl und maniriert klingen. Verhältnismäßig häufig ist die Entwicklung zum Querulanten und Weltverbesserer oder zum Paranoiker. Andererseits kann man bei Hyperthymikern im Längsschnitt der Lebensgeschichte selbstregulative Vorgänge registrieren, die eine späte Normalisierung bewirken können. Manche Hyperthymiker bewähren sich durch ihre Anpassungsfähigkeit und Strebsamkeit sozial bis ins höchste Alter gut (Kolle, Mayer-Gros).

Genealogische Fragen

Der Wandel von der mendelistischen zur molekularen Genetik hat für die Psychiatrie – erinnert sei an die Erfolge der biochemischen Genetik und die Ergebnisse der Chromosomenpathologie – neue Aspekte erschlossen. Die Psychopathielehre berührt die Abklärung metabolisch-genetischer Schwachsinnszustände sowie der metabolisch-genetischen Krampfleiden nur im Bereich der sogenannten Pseudopsychopathien. Grundsätzlich ist die Überprüfung genetischer Grundlagen überall dort überschaubar, wo *somatische* Unterscheidungsmerkmale herangezogen werden können (Konstitutionsforschung, Analyse endokrin-hormonaler und vegetativer Prozesse). Ganz anders liegen die Verhältnisse dann, wenn sich das Abnorme nur mit pathocharakterologischen Begriffen kennzeichnen läßt. Scharf umrissene „Charakterelemente" liefern zu können, nimmt keine pathocharakterologische Typologie für sich in Anspruch. Man findet nie reine Bilder, sondern Überschneidungen und Kombinationen von Einzelzügen, die aus übergeordneten Zusammenhängen nicht ohne Willkür herauslösbar sind, so daß die charakterologische Analyse ein nur *akzentuierendes*, aber nicht *determinierendes* Verfahren darstellt. Die gleiche charakterliche Auffälligkeit hat einen völlig verschiedenen Stellenwert, je nachdem ob man sie triebdynamisch, wertpsychologisch, sozialpsychologisch usw. interpretiert. Mit brauchbarem „Ausgangsmaterial" ist nur zu rechnen, wenn sich das Abnorme in genau umschreibbarer Symptomatik von Krankheitswert manifestiert (Anankasmen, Phobien).

Gegen die unbekümmerte genetische Formulierung von Häufigkeitsbeziehungen zwischen psychopathischen Charakteren und Auffälligkeiten jedweder Art in der Blutsverwandtschaft sind zu Recht Bedenken angemeldet worden. Abnorme Persönlichkeiten leben oft in einem ungünstigen Milieu, das andere Abnorme anzieht und in dem die Bedingungen für eine norme Persönlichkeitsentwicklung denkbar ungünstig sind (STRÖMGREN), so daß sich Erb- und Umwelteinflüsse nur schwer differenzieren lassen. CONRAD hat (im Rahmen seiner Epilepsieuntersuchungen) darauf hingewiesen, daß das Subjekt, das, aus welchem Grunde auch immer, eine Tendenz zum sozialen Absinken aufweist, seinen Ehepartner meist unter seinesgleichen wählen muß, wodurch die Kinder von beiden Seiten belastet und milieugeschädigt sind. Mit der Zeit, wenn eine solche selektive Paarung fortgesetzt wird, erhalten wir eine Population, in welcher eine ganze Reihe von Abnormitäten aller Art vorkommt. Da es sich dabei um Störungen handelt, die, vom Genotypus aus betrachtet, ursprünglich nichts miteinander zu tun haben, verbirgt sich hinter der Annahme einer spezifischen „dominanten" Erbanlage nur die Affinität von Connubialkreisen.

Schätzungen über die Häufigkeit psychopathischer Persönlichkeiten in der Durchschnittsbevölkerung finden sich nur in der älteren Literatur. Nach PANSE beträgt diese etwa 5–7 1/2%. RIEDL fand unter den Kindern von Psychopathen in 73% charakterlich Abnorme. In der Blutsverwandtschaft der 122 Patienten von TÖLLE lag der Prozentsatz an abnormen Persönlichkeiten bei 61,7. KERVIKOV, der 110 Psychopathen erfaßt hat, fand in 65% der Eltern abnorme Persönlichkeitszüge, bei einer unauffälligen Vergleichsgruppe lag der Prozentsatz bei 18.

Selbst die Aussagekraft der *Zwillingsforschung*, die bislang als die unanfechtbare Methode der Humangenetik galt, wird neuerdings in Zweifel gezogen. Man stellt die Frage, ob die psychische Ebenbildlichkeit eineiiger Zwillinge auf Erbfaktoren zurückgeht, und rückt das Problem der Prägung durch den bei Zwillingen besonders wirksamen Zwang bzw. Wunsch nach Identifikation mit dem Partner in den Vordergrund. Wie verwickelt die Zusammenhänge sind, läßt sich an dem nicht von der Hand zu weisenden Gegenargument ablesen, wonach die Identifikationstendenz gerade eine *Folge* der außerordentlichen seelischen Ähnlichkeit sein dürfte. Besonderes Interesse beanspruchen daher Untersuchungen an *getrennt* aufgewachsenen erbgleichen Zwillingen. Die Befunde von SHIELDS sowie von JUEL-NIELSEN sprechen dafür, daß die Ähnlichkeit der Zwillinge nur unbedeutend größer ist, wenn die Paarlinge zusammen aufwachsen, so daß die Tragfähigkeit der genetischen Schlußfolgerung auch für getrennt aufgewachsene Zwillinge als gesichert gelten darf. Genetisch bedingt erscheinen sowohl die Intelligenz als auch die basalen Charakter- und Temperamentseigentümlichkeiten, wobei bei den Probanden von JUEL-NIELSEN die Ähnlichkeit in bezug auf motorisches Tempo, Körperhaltung, Mimik und Stimme ganz besonders auffällig war.

Die Vorbehalte mancher Autoren gegen die psychiatrische Genetik dürften z. T. daher rühren, daß man mitunter die genetische Abhängigkeit des Individuums in der Weise mißverstand, als man unbesehen das *Schicksal* des Menschen bis in die einzelnen *Verhaltensweisen* hinein für genetisch determiniert hielt. Im Hinblick auf psychopathologisch relevante Einzelhandlungen und Verhaltensformen findet man bei eineiigen Zwillingen keine Konkordanzen, und sie wären auch nicht zu erwarten. So hat KALLMANN eine unausgelesene Serie von 181 eineiigen und 21 zweieiigen Zwillingen veröffentlicht, bei denen jeweils ein Partner Selbstmord beging. Bis auf ein einziges eineiiges Paar, das schizophren war, fand sich kein Fall von Selbstmord beim zweiten Paarling. Angesichts dieser ganz ungewöhnlich hohen Diskordanz stellt STRÖMGREN die Frage, ob die Zwillingseigenschaft für den Paarling – im Sinne eines psychodynamischen Regulationsvorgangs – nicht gleichsam einen Schutz gegen Suicid bedeuten könnte und der Selbstmord des einen Partners die Selbstmordgefahr für den anderen aus psychologischen Gründen vermindert. Generell dürften sich sozialpsychiatrisch definierte pathologische Verhaltensweisen (z. B. Kriminalität) und ebenso mehrdeutige klinische Sammelbezeichnungen (Neurasthenie, Hysterie, Rentenneurose) für genetische Fragestellungen nur eignen, wenn sie psychopathologisch voranalysiert und überprüft worden sind.

Sozialpsychiatrische und transkulturelle Aspekte

Die meisten sozialpsychiatrischen Untersuchungen über psychopathische Persönlichkeiten stammen von nordamerikanischen Autoren und beschäftigen sich beinahe ausschließlich mit dem Typus des moralisch defekten Soziopathen. Die mitgeteilten Ergebnisse lassen sich daher *nicht* auf einen weiteren und pathocharakterologisch definierten Bereich psychopathischer Menschen übertragen. Dies gilt, um ein Beispiel zu geben, etwa für die im Vergleich zu normalen Kontrollgruppen signifikante Häufung von Psychopathen, die ihre Eltern in der Kindheit verloren haben (GREER) oder auch für die behauptete sehr enge Koppelung zwischen Psychopathie und Alkoholismus (FRAME). Ebensowenig lassen sich die auf Regelhaftigkeit abzielenden Annahmen bezüglich ungünstiger Familienverhältnisse (Broken Home) und abnormer Mutterbindung psychopathischer Persönlichkeiten verallgemeinern (MUELLER und PRESTON).

Hinsichtlich der charakterlichen Beschaffenheit von *asozialen* Psychopathen wird übereinstimmend auf die Bedeutung der Willensschwäche, der Unbeständigkeit mit Mangel an innerem Halt sowie auf die Häufung stimmungslabiler und explosibler Züge hingewiesen (STUMPFL). Häufig findet man unter den Asozialen oligophrene Menschen, die charakterlich dem Typ der indolenten Passiven zuzurechnen sind. Auf Gemütsarmut trifft man häufig, doch darf nicht übersehen werden, daß Gemütsarmut durch Trotz und Verbitterung und aus ressentimentgeladenen Haltungen heraus vorgetäuscht werden kann. Die Prognose gemütloser Psychopathen ist im übrigen, wie GLAUS gezeigt hat, wesentlich besser als allgemein angenommen wird.

Wie sehr soziale Fragen das Schicksal psychopathischer Menschen mitbestimmen, läßt sich in verschiedensten Zusammenhängen verdeutlichen. HAASE hat festgestellt, daß ledig gebliebene bzw. geschiedene Psychopathinnen wesentlich häufiger klinisch behandelt werden als verheiratete. Die Ledigen adaptieren sich in der Geborgenheit des Krankenhauses ausreichend, scheitern aber nach der Klinikentlassung häufig in der Auseinandersetzung mit der Gesellschaft. TÖLLE hat registriert, daß es für psychisch abnorme Frauen, insbesondere für depressive und asthenische, schwerer ist, einen Ehepartner zu finden als für charakterlich abnorme Männer.

Die Gliederung psychopathischer Persönlichkeiten nach dem *Klassenstatus* ergibt, daß hysteriforme Persönlichkeitszüge bei niedrigen Bevölkerungsschichten überwiegen, während depressive Züge in höheren Schichten häufiger sind als in den niedrigeren (HOLLINGSHEAD). WULFF berichtete aus Vietnam, daß grobe hysterische Mechanismen bei der Landbevölkerung, hypochondrische Entwicklungen bei Beamten und Studenten überwiegen, während psychosomatische Funktionsstörungen keine sichere sozio-ökonomische Spezifität aufweisen. Nach J.-E. MEYER fehlt der Mehrzahl der Querulanten die selbstverständlich gewordene, von den Eltern überkommene Klassenzugehörigkeit. Man findet sie in der Regel in einer höheren, selten in einer niedrigeren Klasse als die Eltern.

In der Kriegsgefangenschaft führen die physischen und psychischen Belastungen oft zur Verdeutlichung von sonst latenten Persönlichkeitszügen (KORNHUBER), so daß man von einer Dekompensation latenter Psychopathien sprechen kann. Hierbei wird die soziale Relativität der Psychopathien besonders deutlich. Manche Geltungssüchtige, Fanatiker und antriebsstarke Gemütsarme kommen mit der Gefangenschaft in jenes Element, in dem sie am besten gedeihen. Sonst sozial störende Hyperthymiker werden in der Gefangenschaft zu unverwüstlichen Kameraden. Dagegen vermögen sich viele asthenische, depressive und selbstunsichere Psychopathen an die ungewöhnlichen Anforderungen nicht zu adaptieren. Während sich zahlreiche Psychopathen nicht in ein strenges Reglement einordnen lassen, weist der Militärdienst manche Züge auf, die der Veranlagung von Anankasten entgegenkommen, so daß sich diese meist gut einordnen (MICHAELS). WULFF konnte in Vietnam, PFEIFFER in Indonesien und CAROTHERS in Kenia keine Zwangsneurosen auffinden. Dies wird vor allem damit erklärt, daß rituelle Kulturen die soziale Einordnung und allgemein anerkannte und tolerierte Befriedigungen zwangsneurotischer Impulse gestatten. In Vietnam und in Indonesien (WULFF, PFEIFFER) werden Psychopathien viel vollständiger absorbiert als in Europa, da das gesellschaftliche System nicht auf dem Leistungsprinzip, sondern auf Familienbeziehungen und persönlichen Loyalitäten aufgebaut ist. Es ist für Psychopathen in Vietnam leicht, ein Milieu zu finden, in dem ihre abnormen Verhaltensweisen mit Verständnis oder zumindest mit Nachsicht hingenommen werden. Die gute soziale Integration mildert vitiöse Zirkel zwischen dem eigenen abnormen Verhalten und den Reaktionen der Umgebung, die in unserem Kulturkreis bekanntlich leicht zu sekundären Akzentuierungen der abnormen Reaktionsweisen führen. Hinsichtlich der Erfahrung, daß die jeweiligen soziokulturellen Bedingungen den einzelnen Psychopathieformen unterschiedliche Chancen bieten, ist die Schilderung von PFEIFFER von Interesse, wonach man unter Javanern, die unter dem Einfluß des höfischen Vorbildes stehen, häufig ausdrucks- und kontaktgehemmte Sensitive findet. Auf Bali hingegen geht die institutionalisierte Darbietung hysterischer Phänomene mit starken Tendenzen weiter Kreise zur Selbstdarstellung einher. Auf Westjava erweist sich passive Haltlosigkeit als an das angestammte Milieu angepaßt, während bereits das im Westen noch normale Maß an Selbstdurchsetzung und Expansivität als psychopathisch akzentuiertes Verhalten empfunden würde. Daß auch innerhalb des gleichen Kulturkreises die jeweiligen Kulturepochen eine unterscheidbare Affinität zu den einzelnen Formen des Psychopathischen aufweisen, ist wahrscheinlich. Erinnert sei beispielsweise an die Affinität zur Hypochondrie in der Biedermeierzeit und – auf einer ganz anderen Ebene – an den Rückgang explosibler Reaktionsweisen in unserer Zeit (MAUZ, STÖRRING). Auch Änderungen der Lebensbedingungen innerhalb der gleichen Generation können folgenreich sein. Hinsichtlich der Phobien ist es bekannt, daß diese in Kriegszeiten und wirtschaftlicher Not zurücktreten, unter Wohlstandsbedingungen hingegen und im Zusammenhang mit dem Entstehen hyperästhetisch-kultivierter Zivilisationsformen bis zu einem gewissen Grade „gezüchtet" werden.

Literatur*

BAEYER, W. v.: Zur Statistik und Form der abnormen Erlebnisreaktionen in der Gegenwart. Nervenarzt **19**, 408 (1948).
BERGMANN, B.: Kombiniert akzentuierte Persönlichkeiten. In: LEONHARD, K.: Normale und abnorme Persönlichkeiten. Berlin: Volk u. Gesundheit 1964.
BINDER, H.: Zum heutigen Stand des Psychopathieproblems. Schweiz. Arch. Psychiat. **100**, 457 (1967).
— Zur Psychologie der Zwangsvorgänge, Berlin: S. Karger 1936.
— Die psychopathischen Dauerzustände und die abnormen seelischen Reaktionen und Entwicklungen. In: Psychiatrie der Gegenwart. Bd. II. Berlin: Springer 1960.
BIRNBAUM, C.: Über psychopathische Persönlichkeiten. Wiesbaden: Bergmann 1909.
BLEULER, M.: Endokrinologische Psychiatrie. Stuttgart: Thieme 1954.
BOCHNIK, H. J.: Faktoren nichtpsychotischer Erschöpfungs- und Versagenszustände. In: Probleme der phasischen Psychosen. (Hrsg. von BÜRGER-PRINZ), Stuttgart: Enke 1961.
BRÄUTIGAM, W.: Analyse der hypochondrischen Selbstbeobachtung. Beitrag zur Psychopathologie und zur Pathogenese mit Beschreibung einer Gruppe von jugendlichen Herzhypochondern. Nervenarzt **27**, 409 (1956).
— Reaktionen, Neurosen, Psychopathien. Stuttgart: Thieme 1968.
BÜRGER-PRINZ, H.: Endzustände in der Entwicklung hyperthymer Persönlichkeiten. Nervenarzt **21**, 476 (1950).
DELGADO, H.: Curso de Psiquiatria. 4. Aufl. Barcelona: 1967.
DELKESKAMP, H.: Langstrecken-Katamnesen von Zwangsneurosen. Acta psychiat. scand. **41**, 564 (1965).
FRAME, M., OSMOND, U. W. M. G.: Alcoholism: Psychopathic personality and psychopathic reaction type. Med. Prov. **2**, 257 (1956).
FRANKL, V. E.: Theorie und Therapie der Neurosen. 2. Aufl. München: Urban & Schwarzenberg 1968.
FREYHAN, F. A.: Psychopathology of personality functions in psychopathic personalities. Psychiat. Quart. **25**, 458 (1951).
— Psychopathic Personalities. In: Oxford Loose Leaf Medicine. New Jersey: 1955.
FRIES, J. F.: Handbuch der psychischen Anthropologie. Jena: 1820.
GEBSATTEL, V. E. v.: Prolegomena einer medizinischen Anthropologie. Berlin: Springer 1954.
GILBERT, A. R.: Neuere deutsche Schichtentheorien der Persönlichkeit. In: Zur Psychologie der Persönlichkeit. Darmstadt: Wiss. Buchges. 1967.
GLAUS, A.: Zur Prognose und Behandlung der unsozialen Psychopathie. Schweiz. med. Wschr. **81**, 722 (1951).
GOECKENJAN, G., SCHIMMELPENNING, G. W.: Zum heutigen Vorkommen grob motorischer psychogener Körperstörungen. Z. Psychother. med. Psychol. **17**, 139 (1967).
GÖLLNITZ, G.: Die Bedeutung der frühkindlichen Hirnschädigung für die Kinderpsychiatrie. Leipzig: Thieme 1964.
GRUHLE, H. W.: Psychologie des Abnormen. München: Reinhardt 1922.
HAASE, H. J.: Soziopsychiatrische Untersuchungen an alleinstehenden Frauen. Fortschr. Neurol. **32**, 279 (1964).
HÄFNER, H.: Psychopathen. Daseinsanalytische Untersuchungen zur Struktur und Verlaufsgestalt von Psychopathien. Berlin: Springer 1961.
HOFF, H., SLUGA, W.: Das psychopathische Syndrom. Wien. Z. Nervenheilk. **183**, 241 (1962).
HOLLINGSHEAD, A. B., REDLICH, F. C.: Social class and mental illness. A community study. New York, London: Chapman & Hall, 1958.
HOMBURGER, A.: Versuch einer Typologie der psychopathischen Konstitutionen. Nervenarzt **2**, 134 (1929).
JAENSCH, E.: Grundformen menschlichen Seins. Berlin: 1929.
JUEL-NIELSEN, N.: Individual and environment. Kopenhagen: 1965.
KAHN, E.: Die psychopathischen Persönlichkeiten. In. Handb. d. Geisteskrankh. V. Berlin: Springer 1928.
— Über psychopathische Verläufe. Münch. med. Wschr. **1927**, 1404. Wiederabdruck in: Psychologie der abnormen Persönlichkeiten. Darmstadt: Wiss. Buchges. 1967.
— Betrachtungen zum Problem der Psychopathie: Mschr. Psychiat. **118**, 242 (1949).
KERVIKOV, O. V.: Le problème clinique des psychopathies. Rev. Neuropsychiat. infant. 8, 363 (1960).
KISKER, K. P.: Psychopathologie in den Vereinigten Staaten und England. Fortschr. Neurol. **27**, 187 (1959).

* Ein Überblick über die Gesamtliteratur findet sich bei N. PETRILOWITSCH und R. BAER: Psychopathie 1945 bis 1966 [Fortschr. Neurol. **35**, 557 (1967)].

Klages, W.: Der menschliche Antrieb. Stuttgart: Thieme 1967.
Koch, G.: Erbfaktoren, Konstitution und eugenische Probleme. In: Epilepsie und ihre Randgebiete in Klinik und Praxis. München: Lehmanns 1964.
Koch, I. L. A.: Die Psychopathischen Minderwertigkeiten. Ravensburg: 1891–1893.
Kolle, K.: Psychopathen für sich und unter sich. Psychiat. Clin. **2**, (1969).
— Pathologie des sozialen Kontaktes. In: Offener Horizont. München: Piper 1953.
Kornhuber, H. H.: Psychologie und Psychiatrie der Kriegsgefangenschaft. In: Psychiatrie der Gegenwart. Bd. III. Berlin: Springer 1961.
Kranz, H.: Abgrenzung gegenüber Psychopathie und Psychose. In: Hdb. Neurosenlehre und Psychother. Bd. I, München 1959. Wiederabdruck in: Psychologie der abnormen Persönlichkeiten. Darmstadt: Wiss. Buchges. 1968.
Kretschmer, E.: Medizinische Psychologie. 12. Aufl. Stuttgart: Thieme 1963.
Lempp, R.: Frühkindliche Hirnschädigung und Neurose. Bern: Huber 1964.
Leonhard, K.: Individualtherapie der Neurosen Jena: Fischer 1963.
— Normale und abnorme Persönlichkeiten. Berlin: Volk u. Gesundheit 1964.
Lewin, K.: Untersuchungen zur Handlungs- und Affekt-Psychologie. Psychol. Forsch. **7**, 330 (1926).
Meyer, J.-E.: Das Sozialverhalten des Querulanten. Mschr. Kriminol. Strafrechtsreform. **46**, 250 (1963).
Mezger, E.: Über kriminelle Typen. Arb. Z. Psychiat. Neurol. und ihren Grenzgebieten. Heidelberg: Willsbach 1947.
Michaels, J. J.: Disorders of charakter. Persistant enuresis, juvenile delinquency and psychopathic personality. Springfield: Thomas 1955.
Müller, Ch.: Vorläufige Mitteilungen zur langen Katamnese der Zwangskranken. Nervenarzt **24**, 112 (1953).
— Weitere Beobachtungen zum Verlauf der Zwangskrankheit. Psychiat. Neurol. **133**, 80 (1957).
Mueller, E. E., Preston, B. H.: Personality and social implications in the socalled "psychopathic personality". Dis. Nerv. Syst. **14**, 296 (1953).
Müller-Eckhard, H.: Zur Phänoanalyse des Zwangs. Psyche **8**, 143 (1954).
Müller-Suur, H.: Das psychisch Abnorme. Berlin: Springer 1950.
Niedermeyer, E.: Das EEG bei Psychopathen. Nervenarzt **34**, 168 (1963).
— Gedanken zum Problem der Krampfpotentiale ohne Anfallssymptomatik. Fortschr. Neurol. **28**, 162 (1960).
— Knott, I. R.: Psychiatric implications of the 14 and 6 positive spike pattern of the EEG. Ver. 3. Weltkongr. Psychiat. Montreal 1961.
Nyirö, G.: Psychopathie und Zurechnungsfähigkeit. Ideggyóg. Szle. **17**, 161 (1964).
Panse, E.: Erbpathologie der Psychopathien. In: Hdb. d. Erbbiologie d. Menschen. Bd. V, Teil. 2. Berlin 1939.
Panse, F.: Pathopsychologie der Entstellung. Med. Kosmetik **7**, 228 (1958). Wiederabdruck in: Psychologie der abnormen Persönlichkeiten. Darmstadt: Wiss. Buchges. 1968.
Pauleikhoff, B. (Hsg.): Situation und Persönlichkeit in Diagnostik und Therapie. Basel-New York: Karger 1968.
Peters, U. H.: Die hysterische Reaktion und die hysteroparen Erscheinungen aus psychogener, somatogener und pharmakogener Ursache. Nervenarzt **39**, 213 (1968).
Petrilowitsch, N.: Charakterstudien. Basel-New York: Karger 1969.
— Abnorme Persönlichkeiten. 3. Aufl. Basel: Karger 1966.
— Flegel, H. (Hsg.): Sozialpsychiatrie. 2 Bd. Basel-New York: Karger 1969.
— Probleme der Psychotherapie alternder Menschen. 2. Aufl. Basel-New York: Karger 1968.
— Strukturpsychiatrische Notizen zur Konflikt-Psychotherapie. Psychiat. Clin. **2**, (1969).
Rothacker, E.: Schichten der Persönlichkeit. 3. Aufl. Leipzig: 1947.
Sacherl, K.: Die Pedanterie. Göttingen: Hogrefe 1957.
Schaar, P. J. van der: Über Hypochondrie. Schweiz. Arch. Neurol. **83**, 130 (1959).
Scheid, W.: Die psychischen Störungen bei Infektions- und Tropenkrankheiten. In: Psychiatrie der Gegenwart, Bd. 2. Berlin: Springer 1960.
Schneider, K.: Die psychopathischen Persönlichkeiten. 9. Aufl. Wien: Deuticke 1950.
— Kritik der klinisch-typologischen Psychopathenbetrachtung. Nervenarzt **19**, 6 (1948).
— „Der Psychopath" in heutiger Sicht. Fortschr. Neurol. **26**, 1 (1958).
— Psychopathie und Neurose. Paracelsus-Beiheft 13. Ärztetreffen in Kärnten 1961.
Seidel, K.: Biographie und Symptomwandel bei einer ungewöhnlichen Zwangskrankheit. Psychiat. Neurol. **152**, 104 (1966).
Shields, J.: Personality differences and neurotic traits in normal twin schoolschildren. A study in psychiatric genetics. Eugen. Rev. **45**, 213 (1953).

SKOOG, G.: The anancastic syndrome and its relation to personality attitudes. A clinical study. Göteborg: Munksgaard 1959.
— The anancastic individual in psychological research. In: Psychologie und Psychiatrie. Basel: Karger 1964.
STÖRRING, G. E.: Besinnung und Bewußtsein. Persönlichkeitsaufbau und Persönlichkeitszerfall aus psychologisch-pädagogischer, soziologischer und psychiatrischer Sicht. Stuttgart: Thieme 1953.
— Zum Menschenbild der Seelenheilkunde. Düsseldorf 1962. Wiederabdruck in: Psychologie der abnormen Persönlichkeiten. Darmstadt: Wiss. Buchges. 1968.
STRÖMGREN, E.: Psychiatrische Genetik: In: Psychiatrie der Gegenwart 1/1 A. Berlin-Heidelberg-New York: Springer 1966.
STUMPFL, F.: Asozialität. In: Handwörterbuch der Kriminologie. 2. Aufl. Berlin: Gruyter 1965.
STUTTE, H.: Körperliche Selbstwertkonflikte als Verbrechensursache bei Jugendlichen. Mschr. Kriminol. Strafrechtsreform **40**, 71 (1957).
SUTTER, J. M., PASCALIS, G. J.: In: Manuel alphabétique de Psychiatrie de A. Porot. Paris: Presses Universitaires 1960.
TÖLLE, R.: Katamnestische Untersuchungen zur Biographie abnormer Persönlichkeiten. Berlin-Heidelberg-New York: Springer 1966.
VOGEL, Th.: Zur Typologie der Antriebsstörungen bei abnormen Persönlichkeiten. Nervenarzt **37**, 150 (1966).
WALTHER-BÜEL, H.: Zur Apologie der Psychopathie. Mschr. Psychiat. **124**, 432 (1952).
WEITBRECHT, H. J.: Psychiatrie im Grundriß. 2. Aufl. Berlin-Heidelberg-New York: Springer 1968.
— Über Hypochondrie. Dtsch. med. Wschr. **1951**, 312.
WELLEK, A.: Die Polarität im Aufbau des Charakters. 3. Aufl. Bern: Francke 1966.
WIECK, H. H.: Lehrbuch der Psychiatrie. Stuttgart: Schattauer 1967.
— Der Situationsbegriff in der Psychiatrie. In: Persönlichkeit und Situation in Diagnostik und Therapie. Basel: Karger 1968.
WITTER, H.: Französische Psychiatrie. Fortschr. Neurol. **29**, 500 (1961).
WULFF, E.: Der Hypochonder und sein Leib. Nervenarzt **29**, 60 (1958).
— Psychiatrischer Bericht aus Vietnam. In: Beiträge zur vergleichenden Psychiatrie. Bd. 1. Basel-New York: Karger 1967.
WYRSCH, H.: Psychopathien. In: Allgemeine und spezielle Psychiatrie von REICHHARDT. Basel: Karger 1955.

Abnorme Reaktionen und Entwicklungen

Von

BERNHARD PAULEIKHOFF und H. MESTER

Inhalt

A) Abnorme Reaktionen

1. Begriffsbestimmung 499
   Abgrenzung von normalen Reaktionen, abnormen Entwicklungen und Neurosen . . 500
   Mangelhaftes Interesse am Grundgeschehen 501
2. Beziehungen zwischen Reaktion und Situation 501
   Kriterien 502
   Nomenklatur 502
   Stilwandel 503
   Häufigkeit 503
   Einfluß von Alter und Geschlecht 503
   Schwierigkeiten einer Unterteilung 504
3. Depressive Reaktionen 504
4. Suicidhandlungen 505
5. Psychogene Körperstörungen 506
6. Andere Formen 507
7. Differentialdiagnose 507
8. Therapie 508

B) Abnorme Entwicklungen

1. Zur Problematik der Definition und nosologischen Einordnung, Abgrenzung von Neurosen und Psychopathien 508
2. Zur Frage der Anlage- und Umweltbedingtheit 509
   Psychosoziale Einflüsse 510
   Fehlprägungen 510
   Die Bedeutung von Einzelerlebnissen und dauernden Belastungen 511
   Einfluß von Alter und Geschlecht 511
   Individuelle Verschiedenartigkeit 511
   Möglichkeiten einer Unterteilung 512
3. Asthenische Entwicklungen 512
4. Depressive Entwicklungen 512
5. Hysterische Entwicklungen 513
6. Hypochondrische Entwicklungen 514
7. Paranoide Entwicklungen 515
8. Differentialdiagnose 516
9. Therapie 517

Literatur 517

A) Abnorme Reaktionen

Die abnorme Reaktion ist unter allen diagnostischen Begriffen, die sich auf nichtpsychotische Störungen des Seelenlebens beziehen, immer noch der einfachste und klarste. Dennoch gibt es auch auf diesem Gebiet bei näherer Betrachtung viel mehr offene Fragen und Probleme, als es zunächst den Anschein hat. K. SCHNEIDER definiert: „Abnorme Erlebnisreaktionen weichen vom Durchschnitt normaler Erlebnisreaktionen ab vor allem durch ungewöhnliche Stärke, wozu man auch die Inadäquatheit im Verhältnis zum Anlaß rechnen muß, oder durch Abnormität der Dauer oder des Aussehens oder durch abnormes Verhalten". Diese relativ klare *Definition* gilt zwar auch heute noch. Dennoch läßt sie im Grunde sehr viele Fragen offen, die sich sowohl auf abnorme als auch auf normale Reaktionen erstrecken. Die Begriffsbestimmung „eine Erlebnisreaktion ist die sinnvoll motivierte gefühlsmäßige Antwort auf ein Erlebnis" (K. SCHNEIDER) kann wiederum keineswegs alles klären. Vielmehr übertreiben wir gar nicht, wenn wir sagen: In der wissenschaftlichen Erforschung der Erlebnisreaktionen stehen wir überhaupt erst am Anfang.

Das Wort Reaktion stammt aus der Physiologie. Es bezeichnet dort die elementare Muskelbewegung als Reaktion auf einen Reiz. In der Psychologie bedeutet es die sinnvolle Antwort (response) auf eine bestimmte Situation. Damit wird seine Bedeutung komplexer. Es erhebt sich sogleich die Frage: Wer antwortet? Einige Autoren nennen hier den Charakter. LERSCH und THIELE definieren den Charakter geradezu als Inbegriff der Reaktionsbereitschaften bzw. als Inbegriff der Reaktionsweisen. Gegen diese Definition wendet sich GRUHLE. Wie aber auch immer der Charakter zu definieren ist, beim Begriff der Reaktion bleibt schwer zu bestimmen, wo sich die Reaktion im einzelnen abspielt und wie überhaupt das ganze Geschehen, das als Reaktion verstanden wird, genau zu umgrenzen ist. Es handelt sich hier einerseits um einen elementaren Grundvorgang des Seelenlebens, der andererseits in der Regel kaum klar und eindeutig genug aus dem Ganzen herauszulösen ist. Auch der Begriff der Situation ist hier problematisch. THOMAE betont: So zweckmäßig der Begriff der Reaktion dann ist, wenn er auf eine spezifische Situation bezogen wird (Frustration, Mißerfolg, Belastung), „so problematisch wird er, wenn dieser Begriff auf die – sei es momentane, sei es überdauernde – Situation eines Menschen überhaupt ausgeweitet wird". (Vgl. auch DUFFY; ROSENZWEIG; HECKHAUSEN u. ROELOFSEN; THOMAE u. SIMONS.)

Auf den Begriff der normalen Reaktion können wir allerdings im Rahmen dieser Arbeit im einzelnen nicht näher eingehen, obgleich er die Basis für die abnorme Reaktion abgibt. Beide Begriffe sind aber stets in engster Beziehung zueinander zu sehen. Die abnorme Reaktion sollte sich jedoch nicht – wie bei K. SCHNEIDER – so sehr am Begriff der Durchschnittsnorm, sondern mehr an der individuellen Seinsnorm (MÜLLER-SUUR, PAULEIKHOFF) orientieren. Eine abnorme Reaktion liegt vor, wenn die Reaktion in ihrem Aussehen oder Ausmaß, ihrer Dauer oder Stärke quantitativ von der individuellen Norm abweicht und zu einem Leidenszustand führt. Unabhängig von der Durchschnittsnorm ist eine depressive Reaktion von bestimmter Intensität und Dauer bei dem einen Menschen bereits abnorm, während sie bei einem anderen mit stärkerer depressiver Bereitschaft noch normal ist. Gar nicht möglich ist meist eine scharfe Trennung zwischen normaler und abnormer Reaktion. Vielmehr gibt es in diesem Bereich zahlreiche Übergänge. Eine Diskussion darüber, ob eine Reaktion noch normal oder schon abnorm zu nennen ist, lohnt sich in keinem Falle. Wichtig ist dagegen die Frage, ob diese oder jene Reaktionsform bzw. die ihnen zugrundeliegenden Ursachen ärztlich behandlungsbedürftig sind. In ihrem Wesen sind normale und abnorme Reaktionen gleichartig. Diese Unterscheidung wird möglicherweise eines Tages überhaupt hinfällig.

Etwas schärfer ist die *Abgrenzung* der abnormen Reaktion von Neurosen und abnormen Entwicklungen. Im Unterschied zu diesen haben wir bei ihr – wenigstens zunächst – stets einen Einzelvorgang im Auge. Zwar können auch abnorme Reaktionen länger dauern und sich häufig wiederholen, ohne schon unter den Begriff der Neurosen und abnormen Entwicklungen zu fallen. Aber erst wenn die Reaktion nicht mehr in erster Linie ein vorübergehender Vorgang, sondern vor allem Ausdruck einer bestimmten Entwicklung darstellt, fällt das Bild unter den Begriff der Neurosen oder abnormen Entwicklungen. Auch bei diesen gibt es also immer wieder abnorme Reaktionen, so daß die Grenze zwischen diesen Begriffen bzw. Bildern wiederum keineswegs scharf zu ziehen ist. In den meisten Fällen ist es von untergeordneter Bedeutung, ob die Diagnose „abnorme Reaktion" oder „abnorme Entwicklung" gestellt wird. Wichtig bleibt dagegen: Bei der abnormen Reaktion wenden wir unseren Blick in erster Linie auf den Einzelvorgang, in welchem weiteren Rahmen dieser auch immer stehen mag.

Überblicken wir die Literatur der letzten Jahrzehnte, so ist eher ein zunehmend *mangelhaftes Interesse* an dem Krankheitsbild der abnormen Reaktion festzustellen. Zumindest wird dieses Problem in der Literatur relativ selten behandelt und sind Arbeiten über Neurosen und auch Psychopathien um ein Vielfaches häufiger. Insbesondere sind kaum Bemühungen zu erkennen, die sich im einzelnen gründlicher mit dem Geschehen selbst und seiner begrifflichen Differenzierung beschäftigen. Die heutige Situation ist am ehesten so zu charakterisieren: Man glaubt zwar bereits zu wissen, was mit diesem Begriff bzw. Krankheitsbild gemeint ist, besitzt jedoch im Grunde kaum genauere Kenntnisse. Das gilt auch für die depressive Reaktion und für die Suicidhandlung als Reaktion, wenn auch diese beiden Reaktionsformen in der Literatur ein größeres Interesse finden. Bemerkenswerterweise wird die reaktive Depression meist nur am Rande der endogenen Depression untersucht, indem die endogene depressive Erkrankung ausführlich im Mittelpunkt der Abhandlung steht, während die depressive Reaktion mehr als Nebensache behandelt wird, obgleich sie gleichgewichtig neben der endogenen Phase stehen sollte, um bei einer vergleichenden Betrachtungsweise die Unterschiede dieser beiden Krankheitsbilder um so deutlicher herausstellen zu können.

Wie bei normalen (vgl. BERGIUS) sind auch bei abnormen Reaktionen *Reaktion* und *Situation* einerseits aufs engste miteinander verbunden und nach bestimmten Gesetzen sinnvoll aufeinander abgestimmt, andererseits wiederholen sich aber Reaktionen auch bei (anscheinend) weitgehend gleichen Bedingungen keineswegs immer wieder in der gleichen Weise, sondern sind eher von Fall zu Fall verschieden. Derselbe Reiz bzw. Faktor kann bei verschiedenen Menschen einmal sehr schwache und zum anderen sehr starke Reaktionen hervorrufen. Bei demselben Menschen kann der gleiche Reiz bzw. Faktor zu verschiedenen Zeiten zu sehr unterschiedlichen Antworten führen. Form und Ausmaß der Reaktion können sich sogar im Laufe eines Tages und gar von Minute zu Minute ändern, da sie stets abhängig sind vom jeweiligen Zusammentreffen vieler situativer und persönlichkeitsbedingter Faktoren, deren Konstellation einem dauernden Wechsel unterworfen ist. Bei dieser Sachlage können verschiedenartige Reize bzw. Faktoren bei demselben und verschiedenen Menschen auch weitgehend gleiche Reaktionen auslösen. In jedem Falle unterscheidet über Art und Ausmaß einer Reaktion in erster Linie die von J.-E. MEYER und PETRILOWITSCH in ihren Beiträgen bereits ausführlicher dargestellte Anlage-Umwelt-Problematik bzw. das gegenseitige Aufeinandereinwirken von Persönlichkeit und Situation. Wichtig ist dabei in unserem Zusammenhang vor allem: Nicht Anlage und Umwelt als mehr oder minder abstrakte Begriffe, sondern die im Augenblick der Reaktion vorhandene, so oder so beschaffene Persönlichkeit und die jeweils dazugehörige Situation müssen bei der Entstehung der abnormen Reaktion gesehen und in ihrem gegenseitigen Zusammenwirken erkannt werden.

JASPERS hat bereits vor Jahrzehnten bestimmte Kriterien für eine abnorme Erlebnisreaktion aufgestellt. Seine drei Kriterien lauten bekanntlich: 1. Der Anlaß ist ein für unser Verständnis zureichender. 2. Zwischen Erlebnisinhalt und Inhalt der abnormen Reaktion besteht ein verständlicher Zusammenhang. 3. Die Abnormität gleicht sich im Laufe der Zeit aus, insbesondere hört sie mit Wegfall der Ursache auf. Alle drei Kriterien sind heute in dieser Weise nicht mehr haltbar, zumal bei ihnen das ganze Geschehen der Reaktion als ein zu eingleisiger Vorgang gesehen wird. Oft ist gar nicht genau zu bestimmen, wo der Anlaß liegt. In der Regel sind nicht ein, sondern mehrere Faktoren verantwortlich zu machen. Der Inhalt der Reaktion muß keineswegs stets mit der Ursache übereinstimmen, wie schon K. SCHNEIDER und BRAUN hervorhoben. Ob und wann die Ursache wegfällt, ist ebenfalls oft weder genau zu bestimmen noch ist der Verlauf der Reaktion stets in dieser engen Weise von der Ursache abhängig. Der Vorgang der Reaktion ist in der Regel wesentlich umfassender und komplexer, als diese drei Kriterien zum Ausdruck bringen.

Das einzige gemeinsame Kriterium, das für alle Erlebnisreaktionen zutrifft, bleibt die sinnvolle Antwort auf eine bestimmte Situation. Die Antwort kann seelischer oder körperlicher Natur, die Situation einfach und sehr komplex, der Sinnzusammenhang verschiedenartig sein. *Unterscheidungen* zwischen Reaktionen, an deren Zustandekommen einerseits vor allem die Persönlichkeit oder andererseits in erster Linie die Situation beteiligt ist, haben sich bisher nicht allgemein durchsetzen können. Das gilt sowohl für die „inneren Konfliktreaktionen" und „Reaktionen auf äußere Erlebnisse" bei K. SCHNEIDER und die „Persönlichkeitsreaktionen" und „Primitivreaktionen" bei KRETSCHMER als auch für die „Persönlichkeitsreaktionen" und „Milieureaktionen" bei BRAUN und für die „Situationsreaktionen" HOMBURGERs. Ebenso haben die Bezeichnungen „pathologische Reaktion" und „psychopathische Reaktion" mit Recht keine allgemeine Anerkennung gefunden. Eingebürgert hat sich dagegen der Begriff „psychogene Körperstörung" für die abnorme Erlebnisreaktion mit körperlichen Funktionsstörungen, z. B. mit psychogen bedingten funktionellen Lähmungserscheinungen. Weitere Differenzierungen haben bisher deshalb keine allgemeine Gültigkeit gewonnen, da wir im Einzelfall noch zu wenig über das zugrunde liegende Geschehen wissen. In vielen Fällen liegt zwar das Hauptgewicht für die Entstehung der abnormen Reaktion mehr auf der Persönlichkeit oder mehr auf der Situation. Aber bei dem engen Ineinanderverwobensein beider Seiten ist es heute noch nicht möglich, hier eine genauere Trennung und klarere Unterscheidung vorzunehmen. Lediglich nach den im Vordergrund stehenden Symptomen sind heute – wie schon der Begriff der psychogenen Körperstörung zeigt und wie wir später noch näher darlegen – weitere Unterteilungen durchzuführen.

Noch nicht allgemein durchsetzen konnte sich bisher auch die von K. SCHNEIDER in seinen späteren Schriften immer deutlicher herausgestellte Unterscheidung zwischen *Untergrundsreaktionen* und *Hintergrundsreaktionen*. Der nicht motivierend, sondern rein kausal wirkende, nicht erlebte und nicht erlebbare Untergrund ist nach K. SCHNEIDER für die Erlebnisreaktion sehr bedeutsam. Er ist allerdings ein Grenzbegriff, der die Erfahrung überschreitet und eine rein philosophische Frage darstellt. Der jeweilige Untergrund, der sich ohne ersichtlichen Grund ändern kann, beeinflußt einerseits die Erlebnisreaktionen in starkem Maße und kann andererseits von sich aus Depressionen, die reinen Untergrunddepressionen hervorrufen, die von endogenen Phasen abzugrenzen sind. Der Hintergrund dagegen wird erlebt. „Es gehört zu ihm, daß etwas Erlebtes, wenn auch nicht stets im Augenblick Erinnertes, die Reaktion auf ein anderes Erlebnis beeinflußt. Dies kann als Verstärkung oder als Abschwächung, als negative oder als positive Gefühlsfärbung dieser Reaktion zum Ausdruck kommen." In der allgemeinen klinischen Diagnostik spielen diese Unterscheidungen bisher kaum eine Rolle, wenn sie auch grundsätzlich etwas Wichtiges treffen.

Bereits im Jahre 1948 machte v. BAEYER auf einen *Stilwandel* in der Form der abnormen Erlebnisreaktionen aufmerksam, der bis heute zu beobachten ist. „Vieles spricht in der Tat dafür", schreibt v. BAEYER damals, „daß in den letzten 10—12 Jahren eine Verschiebung der reaktiven Bilder, ein Formwandel vom Darbietungsmäßigen zum Intimen, von der äußeren Gebärde zur psychophysisch tiefer verankerten Funktionsstörung, oder, wenn wir einmal die mehrdeutigen, aber die Atmosphäre richtig bezeichnenden Begriffe verwenden dürfen: von der „Hysterie" zur „Neurose" stattgefunden hat." Dieser Stilwandel, der generell für alle seelischen Störungen gilt, hat seinen Grund in den veränderten situativen bzw. soziologischen Bedingungen mit ihrem Einfluß auf die Persönlichkeit. In seinem äußeren Ausdrucksverhalten ist der Mensch sparsamer geworden. Er kann sich nicht mehr so darbieten, wie er gerade will, sondern muß in der heutigen „Massengesellschaft" mehr als früher Rücksicht nehmen auf seine Umwelt. Daher überrascht es nicht, daß seit längerem blande depressive Reaktionsformen immer häufiger werden.

Die *Häufigkeit* abnormer Reaktionen genauer zu bestimmen, ist allerdings insofern schwierig, als die bei diesen Bildern gestellten Diagnosen sehr unterschiedlich sein können. Das zeigt eindrucksvoll eine Statistik aus der Hamburger Klinik (BOCHNIK). In den Jahren von 1935 bis 1957 nahm dort die Diagnose „Psychopathie", die vor dem Kriege um ein Vielfaches häufiger war als die Diagnosen „Neurose" und „Erschöpfungs- und Versagenszustand" (= abnorme Erlebnisreaktion), stetig ab und wurde schließlich im Laufe eines Jahres nur noch selten gestellt. Genau gegenläufig entwickelte sich die Häufigkeit der Diagnose „Erschöpfungs- und Versagenszustand", während sich die Zahl der Neurosen in diesen Jahren kaum veränderte. Insgesamt wurde bei 2000 Fällen die Diagnose eines Erschöpfungs- und Versagungszustandes 985 mal, die einer Psychopathie 756 mal und die einer Neurose 259 mal gestellt. K. SCHNEIDER fand in München-Schwabing in den Jahren von 1934 bis 1938 unter 7571 Fällen 953 abnorme Erlebnisreaktionen, davon etwa 75% reaktive Depressionen. In der Heidelberger Klinik kam in den Jahren 1949/50 die Diagnose „abnorme Erlebnisreaktion" bei 1000 männlichen Aufnahmen 128 mal und bei 1000 weiblichen 126 mal vor (PAULEIKHOFF). Diese Zahlen verdeutlichen zwar die Häufigkeit der gestellten Diagnosen, geben aber kein genaues Bild über das tatsächliche Vorkommen dieser Krankheitsbilder. In den letzten Jahrzehnten scheinen diese Bilder eher zuzunehmen.

Für die Beurteilung abnormer Erlebnisreaktionen spielt das jeweilige *Alter* eine nicht geringe Rolle. In jeder Altersstufe treten sie auf. STUTTE (1961) berichtet über ein neunjähriges Mädchen, das nach einem Zahnarztbesuch in eine starke motorische Erregung mit Ängsten, insbesondere Trennungs- und Vereinsamungsängsten geriet. Er betont, daß derartige „hysterische" Reaktionen früher häufig beschrieben wurden, heute aber eine Rarität darstellen. Auch in diesen Fällen ist also ein Stilwandel zu beobachten. Bei Kindern sind abnorme Erlebnisreaktionen keineswegs selten, vielleicht sogar häufiger als bei Erwachsenen. Kinder kommen aber deswegen wohl nur seltener in ärztliche Behandlung. Im allgemeinen reagiert das Kind einerseits schneller, andererseits klingen bei ihm die Reaktionen wieder eher ab als beim Erwachsenen. Wenn sie länger anhalten, weist das stets auf eine schwere situative Belastung hin, der ein Kind meist hilfloser ausgeliefert ist als ein Erwachsener. Bei Jugendlichen gehören „abnorme" Reaktionen sogar notwendig zu ihrem Entwicklungsstadium, gelegentlich können sie zu unbewältigten Konflikten und zu einer dauernden Entwicklungsstörung führen. Im reiferen und höheren Alter treten in erster Linie dann abnorme Reaktionen auf, wenn das Ordnungsgefüge dieser Menschen, das sich im Laufe ihres Lebens gebildet hat, eine plötzliche eingreifende Änderung erfährt und die Umstellung auf die neue Situation nicht mehr so leicht möglich ist. Diese wenigen Hinweise sollen deutlich machen, wie sehr das Geschehen der abnormen Reaktion in jeder Altersstufe seine besonderen Merkmale trägt.

Auch das *Geschlecht* ist bei der Beurteilung abnormer Erlebnisreaktionen zu beachten. Die belastenden Faktoren liegen bei der Frau eher im familiären und häuslichen und beim Manne eher im beruflichen und öffentlichen Bereich. Die Anfälligkeit bei Frauen und Männern ist nach den vorliegenden Statistiken über klinische Aufnahmen bei diesem Krankheitsbild etwa gleich groß. Nach BOCHNIK ist das Risiko zum Versagen für die Frau in jüngeren Jahren, für den Mann in älteren Jahren am größten. Frauen erkranken zwischen dem 22. und 40. Lebensjahr, Männer dagegen zwischen dem 40. und 60. Lebensjahr signifikant häufiger. Die Gründe für diese Unterschiede mögen am ehesten darin liegen, daß bei der Frau eher die Angst vor dem Ledigbleiben und Liebes- und Ehekonflikte, die im früheren Alter eine größere Rolle spielen, beim Manne dagegen eher berufliche Schwierigkeiten, die im Beginn der beruflichen Laufbahn meist weniger belastend sind als in ihrem späteren Verlauf, als Ursachen für die abnormen Reaktionen infrage kommen.

Besondere Schwierigkeiten bestehen bisher bei der Suche nach einem *Einteilungsprinzip* für die abnormen Reaktionen. JASPERS unterteilt die reaktiven Zustände 1. nach den Anlässen der Reaktion, 2. nach der eigenartigen seelischen Struktur der reaktiven Zustände, 3. nach den Arten der seelischen Konstitution, die die Reaktivität bedingt. K. SCHNEIDER beschreibt die Reaktionen nach ihren Leitgefühlen: Traurigkeit, Schreck und Angst bzw. Furcht (vgl. auch E. KRETSCHMER). BRAUN unterscheidet depressive Reaktionen, Reaktionen nach Schreck und Angst, hypochondrische und hysterische Reaktionen, Isolierungsreaktionen und induzierte Reaktionen. Er betont dabei ausdrücklich, daß Ungleichartiges in eine Reihe gebracht wird. Diese Einteilungen können nicht zufrieden stellen. Die einzelnen Bilder sind kaum scharf genug voneinander zu trennen. Vor allem in der Praxis ist eine Trennung meist nicht mit der notwendigen Klarheit und Sicherheit durchzuführen. Wir legen unserer Einteilung in erster Linie Belange der klinischen Diagnostik zugrunde. Folgende Reaktionsformen sind heute neben einigen anderen bei der klinischen Arbeit deutlich genug voneinander abzugrenzen und besitzen insbesondere auch eine große praktische Bedeutung: Depressive Reaktionen, Suicidhandlungen und psychogene Körperstörungen.

Depressive Reaktionen gibt es oft. Sie sind eine alltägliche Erscheinung. Im einzelnen ist ihr Erscheinungsbild vielgestaltig. Wenn sie sich vorwiegend in der Gefühlssphäre abspielen, handelt es sich um echte Trauer, die den Menschen bedrückt, sein Tun und Handeln lähmt, die Gedanken auf bestimmte Ereignisse fixiert und die Sicht verdunkelt. Meist sind dabei auch körperliche, insbesondere vegetative Beschwerden und Störungen vorhanden. Das Essen schmeckt nicht, der Schlaf ist gestört, Herzfunktion und Atmung sind erheblich belastet oder der Druck kann sich auch auf den Magen und andere Organe legen. Ein jeder kennt diese Beschwerden aus eigener Erfahrung. Allerdings sind in vielen Fällen eigene Erfahrungen nicht ohne weiteres auf andere zu übertragen, da die Art der Reaktion von Mensch zu Mensch verschieden ist. Während der eine mehr stilltraurig oder vorwiegend antriebsgestört ist oder eher über körperliche Beschwerden klagt, verhält sich ein anderer vor allem unruhig, umtriebig, gereizt oder gar agressiv. Dieser Mensch nimmt Enttäuschungen, Mißerfolg und Schicksalsschläge in erster Linie passiv-leidend hin, jener sucht sie dagegen durch größere Aktivität zu bewältigen.

Wie jemand reagiert und wie er mit seiner Depression fertig wird, hängt weitgehend von seiner *Persönlichkeit* ab. In der Art des Reagierens lernen wir geradezu die persönliche Struktur des einzelnen kennen. Die Diagnose einer reaktiven Depression kann daher und sollte auch stets zu einer Persönlichkeitsdiagnostik führen. Keineswegs neigen in erster Linie depressiv veranlagte Menschen zu abnormen Reaktionen. Eher sind es sogar solche, die nicht gewohnt sind, mit Depressionen umzugehen. Die depressive Reaktion ist im allgemeinen weniger als Hinweis auf eine depressive Struktur, als vielmehr als Zeichen eines Nichtfertigwerdens mit der Depression bzw. mit den der Depression zugrundeliegenden situativen Faktoren zu werten. Gerade der Vorgang der Reaktion ist aber in Zukunft erst noch gründlich zu untersuchen. Bisher sind zu diesem Geschehen vorwiegend eigene persönliche Erfahrungen und Meinungen mitgeteilt, aber kaum allgemeine Untersuchungen durchgeführt worden.

Neben der Persönlichkeit ist selbstverständlich die *Situation*, die die Reaktion in Gang bringt, von ausschlaggebender Bedeutung.

An anderer Stelle (1964) haben wir ausführlicher über eine 19-jährige Patientin berichtet, die in einer unehelichen Schwangerschaft an einer schweren reaktiven Depression erkrankte. Die junge Mutter wurde sehr depressiv, weil ihr Onkel, zu dem sie wegen ihrer Schwangerschaft gebracht wurde, für diesen Zustand kein Verständnis zeigte und sie nur beschimpfte. Die Depression klang erst Monate nach der Geburt des Kindes ab. Obwohl die Patientin später Schweres durchzumachen hatte — ihr Mann ließ sie mit 4 kleinen Kindern allein —, trat in den folgenden 25 Jahren keine derartige Depression mehr auf. Die Patientin meisterte die Schwierigkeiten ihres Lebens sogar besonders tapfer. Das Hauptgewicht für die Entstehung dieser Depression lag in der Situation der unehelichen Schwangerschaft mit den ständigen Vorwürfen ihres Onkels, mit denen die Patientin in ihrer Jugend und Unerfahrenheit nicht fertigwerden konnte. Ohne diese massive Situation wäre die Patientin nicht erkrankt.

Es ist zweckmäßig, Depressionen im Hinblick auf die Situationen, in denen sie entstehen, also Patienten mit reaktiven Depressionen in der Schwangerschaft, bei Entlobungen, Pensionierungen und anderen Ereignissen jeweils gesondert zu betrachten und miteinander zu vergleichen, weil dieser Vergleich zumindest in einigen Punkten von gleichen Verhältnissen ausgehen kann.

Wie unsere Patientin zeigt, ist die lange *Dauer* der Reaktion keineswegs stets Zeichen einer ungünstigen Prognose. Die Dauer ist zwar in erster Linie von den auslösenden Ursachen abhängig, aber nicht unmittelbar von der Ursache selbst, sondern vielmehr von der neuen Situation, die durch die auslösenden Momente herbeigeführt wurde. Die Ursachen selbst können im weiteren Verlauf sogar kaum eine Rolle spielen. Bei der abnormen Reaktion infolge einer Entlobung ist einerseits der Verlust eines guten Bekannten oder Freundes von Bedeutung, andererseits sind aber auch die Möglichkeiten einer neuen Bekanntschaft und überhaupt die Gesamtsituation, in der der Mensch lebt, für die Dauer der Depression ausschlaggebend.

Neben der Dauer ist stets auch die *Tiefe* der Depression zu beachten. Allerdings ist die Tiefe oft schwer zu bestimmen, zumal sie auch immer wieder wechseln kann. Auch ist dieser Begriff komplex und vieldeutig. Für die ärztliche Tätigkeit ist in erster Linie die Tatsache von Bedeutung, wie schwer der Kranke in seiner Depression bzw. an den der Depression zugrunde liegenden Ereignissen zu tragen hat, ob und inwieweit er mit den Schwierigkeiten fertig wird und diese überhaupt bewältigen kann. Mit der Beantwortung dieser Fragen gewinnt der Arzt vor allem auch Ansatzpunkte für seine Therapie. Von großer praktischer Bedeutung sind insbesondere die Konsequenzen, die ein Kranker aus seiner Depression zieht, insbesondere seine möglicherweise vorhandenen suicidalen Absichten.

Suicidhandlungen gehören eng zum Krankheitsbild der Depression. Zwar treten sie bei Depressionen verschiedenster Art und Genese auf. Aber auch bei reaktiver Depression kommen nicht selten mehr oder minder ernst gemeinte suicidale Tendenzen vor. Diese Bilder sind einmal genügend scharf aus der Gruppe der übrigen reaktiven Depressionen herauszuheben. Zum anderen ist es zweckmäßig und notwendig, sie wegen der großen praktischen Bedeutung des Suicids gesondert zu betrachten und zu untersuchen. Die Literatur über den *Suicid* nimmt gerade in letzter Zeit einen relativ breiten Raum ein (PÖLDINGER, RINGEL, STENGEL, THOMAS u. a.). Hier ist allerdings nicht der Platz, den *Suicid* in seiner ganzen Breite zu behandeln. Wir heben nur einige wichtige Gesichtspunkte der *Suicidhandlung* als abnorme Reaktion hervor.

Viele reaktive Depressionen kommen erst nach einem versuchten *Suicid* in ärztliche Behandlung. Vorher wurde die Schwere des Zustandes nicht genügend ernst genommen. Die *Suicidhandlung* dient als *Alarmsignal*. Oft genug wollen die Kranken mit dieser Tat auf sich und ihre Schwierigkeiten aufmerksam machen. Nicht immer sind zwar Suicidversuche ernst gemeint. Gelegentlich haben sie nur „Appellfunktion" (STENGEL), mit der die Angehörigen in ihrer Einstellung umgestimmt werden sollen. Der Arzt hat aber jeden auch noch so harmlos aussehenden Suicidversuch genügend ernst zu nehmen. In der Regel ist nicht genau genug zu beurteilen, ob und inwieweit auch ein zunächst harmlos aussehender Versuch später wirklich Ernst werden kann. Der Arzt tut gut daran, jeden Suicidversuch so zu betrachten, als könne daraus eines Tages eine ernstgemeinte Selbstmordhandlung werden.

Die *Motive* einer Suicidhandlung als Reaktion können verschiedenartig sein. Erstens kann sie – wie soeben erwähnt – lediglich einen Appell darstellen, wobei überhaupt keine wirkliche Selbstmordabsicht vorhanden sein muß. Zweitens ist die Suicidhandlung als Kurzschlußreaktion bekannt und oft genug beschrieben worden. Plötzlich taucht im akuten Affekt ohne weitere Überlegung der Gedanke auf, sich etwas anzutun, weil die augenblickliche Situation unerträglich zu sein scheint. Drittens kennen wir die Suicidhandlung als Bilanz-Selbstmord. Nach einer Reihe von Mißerfolgen und Enttäuschungen wird der Entschluß gefaßt, nicht mehr weiterzumachen. Viertens kann aber auch allein die depressive Stimmung mit ihrer Hoffnungslosigkeit Anlaß zur Suicidhandlung sein. In den meisten Fällen ist die Suicidabsicht nicht dauernd und auch nicht über längere Zeit vorhanden, sondern tritt plötzlich in einem bestimmten Augenblick stärker in den Vordergrund und kann durch äußere Ereignisse wieder in den Hintergrund gedrängt oder gar völlig beseitigt werden. Die Telefon-Seelsorge in Großstädten übernimmt hierbei heute eine wichtige Funktion.

Die *Prophylaxe* des Selbstmordes spielt heute eine große Rolle. Rückblickend ist meist leicht festzustellen, aus welchen Motiven ein Selbstmordversuch begangen wurde. Vorausschauend dagegen ist nur schwer zu sagen, ob und wann, insbesondere bei welchen Menschen und aus welchen Motiven eine ernstgemeinte Selbstmordabsicht zu erwarten ist. Die Prophylaxe hat sich vorwiegend mit zwei Gruppen von gefährdeten Personen zu beschäftigen, einmal mit denjenigen, die bereits einen Selbstmordversuch begangen haben. Stets ist mit diesen Menschen ein eingehendes ärztliches Gespräch zu führen und zu ihnen ein möglichst guter Kontakt herzustellen. Diese ärztliche Behandlung und Betreuung darf in keinem Fall zu gering eingeschätzt werden. Zum anderen hat sich die ärztliche Fürsorge vor allem jenen Personen zuzuwenden, die Selbstmordabsichten äußern. Die Art des Kontaktangebotes für diese Menschen muß sehr differenziert sein. Wichtig ist, daß die in Frage kommenden Personen auch wissen, wohin sie sich in ihrer Not zu wenden haben. Die Kontaktaufnahme darf nicht zu aufdringlich sein. Eine besondere Beachtung verdienen Personen, in deren Familien wiederholt Selbstmordhandlungen vorgekommen sind.

Die *psychogenen Körperstörungen* sind klinisch ebenfalls aus dem großen Topf der abnormen Reaktionen gut abzugrenzen. Wegen der besonderen differentialdiagnostischen Problematik und Gemeinsamkeit der Therapie empfiehlt es sich, sie gesondert zu betrachten. Folgende Arten von Körperstörungen sind häufiger zu beobachten: Neben Beschwerden und Störungen innerer Organe, Zittern, ticartige Bewegungsstörungen, Lähmungen der Arme und Beine bis hin zur Astasie-Abasie, Stottern und andere Störungen der Sprache bis hin zum Sprachverlust, Anfälle mit Ohnmacht und auch mit Krämpfen. Alle diese Formen kamen früher und kommen auch heute noch vor. Allerdings ist bei ihnen heute das äußere Gehabe nicht mehr so laut und dramatisch wie früher.

Bei den psychogenen Körperstörungen handelt es sich um eine somatische *Fixierung* von Gemütsbewegungen und damit verbundenen körperlichen Ausdrucksbewegungen. Einmal kann sich fast reflexartig bei einer starken Gemütsbewegung eine körperliche Fehlhaltung einstellen, die sich nicht sogleich wieder zurückbildet, sondern zu einer mehr oder minder lang anhaltenden Dauerhaltung wird. Zum anderen kann es aber auch in belastenden Situationen aufgrund von Wünschen und Überlegungen zu einer körperlichen Funktionsstörung kommen. In diesen Fällen ist mit den psychogenen Körperstörungen ein bestimmter Zweck und die Absicht verbunden, sich einer unangenehmen Situation zu entziehen oder sich auf diesem Wege sonst einen bestimmten Vorteil zu verschaffen, wie wir es bei den allerdings nur selten auftretenden psychogenen Körperstörungen bei einem Rentenwunsch sehen. Zwischen diesen Formen bestehen keine scharfen Grenzen, sondern fließende Übergänge.

Von *weiteren Formen* erwähnen wir hier nur noch die psychogenen Dämmerzustände und die psychotischen Primitivreaktionen, zumal auch diese klar abzugrenzen sind und oft differentialdiagnostische Schwierigkeiten bereiten. Die *psychotischen Primitivreaktionen* haben wir an anderer Stelle (1967) ausführlicher beschrieben. Sie treten plötzlich auf. Angst und Unruhe, paranoide Symptome, Stupor und Erregung prägen das Bild. Die akute Reaktion dauert meist nur wenige Tage. Die Störungen klingen in der Regel ebenso plötzlich ab, wie sie gekommen sind. Stets ist eine belastende Situation vorhanden, die erkannt und möglichst geändert werden muß. Auch der *psychogene Dämmerzustand* ist als Reaktion auf eine schwer lastende Situation zu verstehen, die der Kranke nicht mehr ertragen kann und daher in den Dämmerzustand ausweicht. Auch dieser Zustand setzt plötzlich ein und dauert meist nur Stunden oder höchstens wenige Tage. Während des Zustandes wissen die Kranken nicht klar, was sie tun. Später können sie sich aber gelegentlich doch mehr oder minder deutlich an den Zustand erinnern.

Die *Differentialdiagnose* kann bei allen erwähnten Formen Schwierigkeiten bereiten. Bei den depressiven Reaktionen kann vorübergehend die Abgrenzung zu endogenen Depressionen schwierig sein, wenn auch im weiteren Verlauf fast immer eine klare Entscheidung zu treffen ist. Die Grenze ist streng zu ziehen. Auch bei situativ ausgelösten endogenen Depressionen ist es in der Regel nicht so, daß zunächst eine reaktive Depression besteht, aus der sich schließlich die endogene Phase entwickelt. Vielmehr setzt die endogene Depression bei einer entsprechenden Situation, z. B. beim Wohnungswechsel unmittelbar ein. Das Grundgeschehen bei reaktiver und endogener Depressionen ist grundverschieden. Bei psychogenen Körperstörungen sind insbesondere die somatisch bedingten Krankheiten mit entsprechender Symptomatik abzugrenzen. Dabei ist zu beachten: Diejenigen Kranken, die bereits von sich aus bestimmte psychische Ursachen ihres Leidens anbieten, leiden meist eher an organischen Krankheiten, während gerade bei psychogenen Funktionsstörungen die zugrunde liegenden situativen Belastungen erst erfragt werden müssen. Bei den psychotischen Primitivreaktionen ist differentialdiagnostisch vor allem die Grenze zur Katatonie und zu endogenen paranoiden Psychosen genauer zu bestimmen. Auch diese Bilder sind wesensverschieden. Bei den Primitivreaktionen ist die relativ kurze Dauer diagnostisch besonders zu beachten. Von den psychogenen Dämmerzuständen sind die genuin-epileptischen und andere hirnorganische Zustände abzugrenzen.

Psychotherapie ist bei allen abnormen Erlebnisreaktionen die Methode der Wahl, wenn auch zusätzlich oft noch eine gelinde medikamentöse Unterstützung angezeigt ist. Zwei mögliche Ansatzpunkte für die Therapie sind voneinander zu unterscheiden: Einmal kann die Situation, zum anderen kann die Einstellung der Persönlichkeit zur Situation geändert werden. Beides ist meist miteinander zu verbinden. Stets kommt es darauf an, die Bewältigung einer Situation zu erleichtern und zu ermöglichen. Im Einzelfall muß die Therapie individuell gestaltet werden. Sie ist von Fall zu Fall der jeweiligen Persönlichkeit und Situation anzupassen. Diagnostik und Therapie, d. h. die Erkennung der vorhandenen persönlichen Strukturen und der dazugehörigen situativen Belastungen und sonstigen Umstände und die sich daraus ergebenen therapeutischen Konsequenzen und Maßnahmen gehören stets aufs engste zusammen.

B) Abnorme Entwicklungen

Die Frage der *Definition* ist bei den abnormen Entwicklungen nicht weniger schwierig als bei den abnormen Reaktionen, eher sogar noch problematischer. Hier sind nicht nur die Grenzen zu den Reaktionen, Neurosen und Psychopathien fließend, sondern nach Ansicht vieler Autoren, insbesondere vieler angloamerikanischer Schulen, sogar in Richtung der endogenen Psychosen. Es ist ernsthaft zu überlegen, ob wir die abnorme Entwicklung lediglich als übergeordneten Begriff für die soeben genannten Krankheitsbilder wählen oder sie vielmehr von diesen schärfer abgrenzen sollen. Im Rahmen dieses Buches, vor allem im Hinblick auf seine Einteilung, sind wir eher letzterem verpflichtet.

Um die *Einordnung* der verschiedenartigen funktionellen psychischen Symptomverbände in diese oder jene nosologische Einheit mit letztlich befriedigender Begründung vornehmen zu können, wäre es erforderlich, das Gewicht und gegenseitige Kräfteverhältnis der verschiedenen Ursachenfaktoren ziemlich genau abschätzen zu können. Bei jeder einzelnen klinisch-phänomenologisch herausgearbeiteten Entität bliebe zunächst zu klären, inwieweit für sie überwiegend hereditäre oder andere konnatale Bedingungen verantwortlich zu machen sind oder aber vielmehr Momente, die erst im späteren Leben wirksam werden, seien es nun somatische Schädigungen oder soziale Einflüsse, ehe ein einigermaßen natürliches System der psychischen Fehlentwicklungen und krankhaften Dekompensationen gefunden werden kann. Da Einblicke in das Ursachengefüge bisher aber nur partiell gelangen, verwundert es kaum, wenn E. BLEULER – was heute noch gültig ist – in seinem Lehrbuch nicht ohne Anflug von Resignation schreibt, an gut zutreffenden Begriffen, die allgemeine Anerkennung fanden, fehle es gerade auf diesem Arbeitsfeld der Psychiatrie noch weitgehend. Ein nach ätiologischen Gesichtspunkten orientiertes Einteilungsprinzip ließe sich nicht herausarbeiten.

Während bei den abnormen Reaktionen die Konfliktbewältigung schließlich doch soweit gelingt, daß die aufgetretenen Störungen sich wieder verlieren, scheitert bei den *abnormen Entwicklungen* die endgültige Verarbeitung und Erledigung der pathogenen Einwirkungen; das einmal erschütterte psychische Gleichgewicht pendelt sich nicht wieder vollständig auf die Ausgangslage ein. Bei den *Neurosen* ist es ein innerer Konflikt, der womöglich seit der Kindheit persistierte bzw. im Keime bereitlag und durch gegenwärtige Schwierigkeiten entweder aktualisiert oder doch erheblich verschärft wird. Die Konflikte, die zur Symptombildung führen, entstammen im wesentlichen unbewußten „Komplexen". Die erhöhte Bereitschaft zur Symptomproduktion ergibt sich aus bestimmten „Hemmungen", die phasenspezifisch durch traumatisierende Einflüsse zustande kamen. Aus psychoanalytischer und anthropologischer Sicht gilt als obligates Kennzeichen neurotischer Entwicklungen, daß der Boden für die ungewöhnliche Dynamik der intrapsychischen Auseinandersetzungen durch eine „konflikthafte Erlebniseinstellung“ (Bräutigam) sehr weitgehend präpariert ist und daß die zugrunde liegende „Ausgangsstruktur“ bereits sehr frühzeitig ihre entscheidende Prägung erhielt. Demgegenüber zeichnen sich einfache abnorme Entwicklungen nach Binder dadurch aus, daß die Faktoren, die zur psychischen Erschütterung führen und den Betroffenen nicht mehr zur Ruhe kommen lassen, nicht unbedingt so weit zurückliegen und diesem selbst in ihrer Bedeutung weitgehend offenkundig sind. Verdrängungen spielen keine so große Rolle.

Die Grenze zwischen diesen Bildern — wie auch zwischen allen übrigen theoretisch erarbeiteten Grundtypen erlebnisdeterminierter Störungen – ist jedoch an vielen Stellen nur sehr unscharf. In der Mehrheit aller Fälle ist eine konkrete psychogene Symptomatik jeweils kaum eindeutig entweder als direkte Reaktion oder als einfache Entwicklung oder als „Verdrängungsneurose“ zu bezeichnen (Ernst u. a.).

Die Abgrenzung der *Psychopathien* von abnormen Entwicklungen geschieht theoretisch nach dem als jeweils grundsätzlich verschieden angesehenen ursächlichen Einfluß von Anlage und Umwelt auf die Entstehung der Verhaltensabnormität. Je nachdem, ob man bei psychischen Auffälligkeiten den Akzent mehr auf eine Anlagebedingtheit setzen zu können glaubt oder ob man im Gegenteil Grund zu der Annahme hat, das ausschlaggebende kausale Moment bestehe in Milieufaktoren, wird die Grenze gezogen. Nach K. Schneider liegt bei den Entwicklungen „das Gewicht auf dem, was die Erlebnisse aus der Anlage gemacht haben“. Wie schwierig das Problem allerdings wird, wenn beide Kraftfelder in ihrer ursächlichen Bedeutung einigermaßen konkret gegeneinander abgeschätzt werden sollen, bedarf keiner besonderen Ausführung. Denn die allgemeine Erfahrung lehrt, daß es sowohl eine breite Skala der individuellen Spielbreite im Intensitätsgrad dieses oder jenes Triebbereichs und ganz unterschiedliche Dominanzverhältnisse in der instinktiven Ausstattung gibt, als auch eine primäre Variabilität im damit eng verknüpften Antriebs- und Temperamentsbereich sowie auf dem Gebiet des Emotional-Affektiven. Ebenso ist die Entäußerungs- oder Signalisierbereitschaft der aktuellen Gestimmtheit nicht nur einer beträchtlichen persönlichen Schwankungsbreite unterworfen, sondern darüber hinaus auch zwischen verschiedenen Völkern nicht selten auffällig divergent. Dührssen machte auf die besondere Bedeutung der Antriebselemente und der dazu gehörigen Gefühlsabläufe für die Herausdifferenzierung unterschiedlicher abnormer Persönlichkeitsentwicklungen aufmerksam und unterstrich gleichzeitig die psychodynamische Auffassung der Psychopathien dadurch, daß sie diese als neurotische Charakterentwicklungen solchen neurotischen Syndromen gegenüber stellte, die außerdem oder hauptsächlich zu besonderen Manifestationen im Körperlichen oder Psychischen führen.

Bereits Kraepelin hob ausdrücklich hervor, daß psychopathische Charakterentwicklungen vielfach auf circumscripten Entwicklungshemmungen bzw. ungewöhnlichen „Abwehrhilfsmitteln“ beruhten. Deutlicher als K. Schneider trat er für eine überwiegend dynamische Theorie des Bedingungsgefüges zur Ausbildung abnormer Persönlichkeitsstrukturen ein. Er betont: „In der Hauptmasse der Fälle dürften Veranlagung und äußere Einflüsse zusammenwirken, so daß es unmöglich erscheint, den Anteil der einen und der anderen genauer zu bestimmen“.

Die Frage der Abgrenzung hängt im Bereich der abnormen Entwicklungen aufs engste mit der *Anlage- oder Umweltbedingtheit* psychischer Abnormitäten zusammen. Unter psychischer Konstitution verstehen wir die angeborenen und somit auch weitgehend biologisch festgelegten Tendenzen eines Individuums, bestimmte Reizkonstellationen zumindest zunächst mit mehr oder weniger stereotypem Verhalten zu beantworten, sodann aber auch die Disposition dazu, das entsprechende Verhaltensmuster später mehr oder weniger schnell innerhalb bestimmter Grenzen abzuwandeln. Bei schlecht miteinander zu vereinbarenden Anlagen könnte es zu einer beträchtlichen inneren Zerrissenheit, intrapsychischen Disharmonie und Gespanntheit kommen, aus denen erhöhte Bereitschaften zu bestimmten abnormen Reaktionsweisen und Entwicklungen resultieren.

Alles in allem führten erbpsychiatrische Forschungen jedoch zu wenig gesicherten Resultaten in der Frage, inwieweit für konstante Verhaltensweisen, die den Rahmen des Normalen sprengen, zur Hauptsache hereditäre Faktoren angeschuldigt werden müssen. Zwillingsuntersuchungen weisen in die Richtung, daß die Entwicklung einer Neurose sehr weitgehend von der Lebenssituation des einzelnen abhängig ist, das Reaktionsmuster beim Eintreten einer abnormen Erlebnisverarbeitung, also die jeweilige Ausgestaltung der Symptomatik, jedoch in maßgeblichem Umfange durch genetisch weitergegebene Einflüsse vorausbestimmt sein könnte (SHIELDS). Bei Familienstudien stellte sich heraus, daß unter den Konsanguinen zumindest die Verwandten ersten Grades eindeutig überdurchschnittlich oft an gleichen oder sehr ähnlichen neurotischen Symptomverbänden erkrankten, wie sie die Ausgangsprobanden aufwiesen (EY u. HENRIC). Die Heredität mitenthaltende Disposition scheint in der Genese von Neurosen und psychopathischen Charakteranomalien eine größere Bedeutung zu besitzen als im Ursachengeflecht anderer erlebnisreaktiver Störungen.

Die Diskussion darüber, ob und inwieweit *psychosoziale Einflüsse* das entscheidende Moment im Bedingungsgefüge abnormer Persönlichkeitsentwicklungen darstellen oder ob konstitutionell vorgegebenen Determinanten die ausschlaggebende Rolle zugewiesen werden muß, entspricht solange einem rein akademischen Streit, wie sie mehr oder minder auf eine Alternativentscheidung zustrebt. Schon das Denkmodell, es gäbe kongenitale Triebinsuffizienzen oder -deviationen, die vergleichsweise einer körperlichen Verstümmelung entsprechen, ist nicht beweisbar. Auch läßt sich vorläufig kaum genau festlegen, über welche Triebausstattung wir durchweg angeborenerweise verfügen und wie sich das weitere Entwicklungsschicksal der einzelnen Instinkte bei weitgehend freier Entfaltung gestaltet. Stets haben wir bei einem bestimmten Entwicklungsstadium einen durch psychosoziale Einflüsse weitgehend mitgeprägten Zustand vor uns, von dem bei allen Untersuchungen und Überlegungen auszugehen ist. Zweifellos sind diese Einflüsse in jeder Entwicklungsgeschichte von sehr starkem Einfluß. Zu beantworten ist noch die Frage, in welcher Weise sie im einzelnen wirken. Hier steht die Forschung erst am Anfang eines großen und wichtigen Aufgabenbereiches.

Bestimmte Erfahrungen sprechen für die Annahme, daß es sich bei manchen habituellen Verhaltensabwegigkeiten, die in eine abnorme Entwicklung einmünden, im wesentlichen um *Fehlprägungen* handelt. Je nach ihrer Art werden diese phasenspezifisch früher oder später im Leben erfolgen. Im Vordergrund steht dabei das Problem der sozialen Einpassung. Bemüht sich der Heranwachsende mit Erfolg um eine Adaptation an die sozialen Gemeinschaften, denen er angehört, so hat er sich „Rücksichtnahmen“ in bestimmten Bereichen aneignen müssen. Das Mißlingen dieses Sozialisierungsprozesses führt entweder zu gesellschaftsfeindlichem oder aber zu leidendem, von mangelhafter Durchsetzungsfähigkeit bestimmtem Verhalten (MCCULLOCH). Insofern besitzt die Formulierung gewisse Berechtigung, jeder Mensch werde als Psychopath geboren und erst die soziale Reifung mache ihn zum „*Homo domesticus*“ mit Selbstdisziplin und genügend Bereitschaft, sich zu bescheiden (JENKINS). Dabei ist allerdings nichts darüber ausgesagt, auf welche Weise Schwächen und Unausgeglichenheiten in der Persönlichkeitsentwicklung entstehen und warum gerade diese oder jene Komponente an den Diskrepanzen im Charakteraufbau besonders beteiligt ist. Offenbar unterliegen schon die im Konstitutionellen bereitgehaltenen Fähigkeiten, in die von der

Umgebung geforderten sozialen Rollen hineinzuwachsen und sie zu akzeptieren, einer beträchtlichen individuellen Spielbreite. Auch muß eine sehr früh erworbene und sich kontinuierlich schärfer konturierende Schwierigkeit zur sozialen Eingliederung und Anpassung keineswegs unbedingt zu Verhaltensstilen führen, die entweder von der Gesellschaft verpönt sind oder aber einem Sichzurückziehen von den Anforderungen der Mitwelt entsprechen. Andere Wege, das eigene „Gleichgewicht" zu erhalten, sind ebenfalls möglich.

Unter den Erlebnissen mit traumatisierender Wirkung als Anlaß zu abnormen Entwicklungen finden sich sowohl *einzelne* psychische Erschütterungen und Belastungen, welche die gewöhnlich geforderte Reizbewältigung weit übersteigen, als auch *dauernde* und wiederholt einwirkende Beunruhigungen, denen oft sogar eine größere pathogenetische Bedeutung beigemessen werden muß als einem solitär gebliebenen Trauma. Anhaltende Belastungen sind in der Regel dann besonders schwer zu ertragen, wenn kein Ende abzusehen ist. Der Blick in die Zukunft spielt bei allen Entwicklungsschwierigkeiten eine große Rolle. Häufig hängt das Gewicht einer Belastung weitgehend davon ab, wie sie aus der Sicht des Betroffenen die Zukunft verändert. Weiter ist zu beachten: Krankhafte Einbrüche in die somatische oder psychische Integrität verschieben eventuell die Widerstands- und Tragfähigkeit gegenüber seelischen Belastungen in solchem Ausmaß, daß früher bewältigte Konflikte infolge der nunmehr herabgesetzten Belastbarkeit plötzlich nicht mehr ertragen werden können.

Neben vielem anderen spielt bei den meisten abnormen Entwicklungen der *Einfluß von Alter und Geschlecht* eine große Rolle. Bestimmte Stadien der Entwicklung sind besonders gefährdet, insbesondere die Lebensabschnitte der Pubertät und der Involution. Sehr kritisch scheint die Zeit des Übergangs von einer Altersstufe in die nächste bzw. von einem Entwicklungsstadium zu einem anderen zu sein. Dabei kommt es weniger auf das eigentliche Alter als auf den Entwicklungsstand der Persönlichkeit in ihrer jeweiligen Situation an. Auch zeichnen sich im Hinblick auf die Geschlechter wesentliche Unterschiede ab: Wie bei den abnormen Reaktionen, so liegen auch bei den abnormen Entwicklungen die ursächlichen Konflikte und Schwierigkeiten bei der Frau eher im familiären und Liebesbereich, während beim Manne relativ öfter eine Berufs- oder Leistungsproblematik im Vordergrund steht. Die kritischen Zeiten in Ehe und Familie einerseits und in der beruflichen Situation andererseits zeigen altersspezifische Abhängigkeiten, die allerdings je nach Art der Partnerbindungen bzw. in den einzelnen Berufsgruppen recht unterschiedlich sein können.

Die *individuelle Verschiedenartigkeit* der Entwicklungen ist allgemein sehr groß. Normale und abnorme Entwicklungen unterscheiden sich nur graduell. Die immer irgendwie voneinander abweichende psychobiologische Ausstattung führt dazu, daß zwei Menschen einen nach Art und Intensität gleichartigen Reiz nie ganz identisch beantworten. Welches Ereignis einen Menschen widerfährt, ist für seine Weiterentwicklung viel weniger ausschlaggebend und kennzeichnend als die Art und Weise, wie er die bestimmte Situation, der er sich plötzlich ausgesetzt sieht, innerlich erlebt und wie er sich mit ihr alsdann auseinandersetzt. Was läßt den einen Mann, nachdem er über die Untreue seiner Ehefrau Gewißheit erlangte, kaum Notiz davon nehmen oder diese Information ohne wesentliche Erschütterung ertragen, den anderen Suicid begehen oder aber kurzschlüssig Mord an der Verräterin und ihrem Verführer ausüben? Warum kreisen schließlich die Gedanken des vierten fortwährend um eine Eifersuchtsthematik, während der fünfte seine Frau zur Prostitution auf die Straße treibt? Stets ist die doppelte Determiniertheit menschlichen Verhaltens, nämlich seine Ausformung und mehr oder weniger zunehmende Festlegung zum einen aus der persönlichen Struktur heraus und zum anderen aus den Lehren, Vorbildern und Geboten der Familie, des persönlichen Bekanntenkreises und des gesamten Kulturraumes, mit in die Betrachtung einzubeziehen, wenn darüber entschieden werden soll, ob eine bestimmte Entwicklung als normal, abnorm oder bereits als krankhaft zu beurteilen ist.

Bei der *Unterteilung* abnormer Entwicklungen können wir zunächst nur syndromatisch vorgehen, da uns der Einblick in die bei ihrer Entstehung jeweils besonders bedeutsamen Zusammenhänge noch weitgehend verborgen ist. Nicht immer sind die einzelnen Syndrome klar gegeneinander abgrenzbar. Vielmehr weisen sie auch vom Erscheinungsbild her oft Übergänge auf, ebenso wie sie sich hinsichtlich ihrer Genese vielfach mehrdeutig darstellen. Gleiche Syndrome können verschiedene Ursachen, verschiedene Syndrome gleiche Ursachen haben. Jede Einteilung trägt daher den Charakter des Vorläufigen. Bisher ist eine lange Reihe verschiedener Typen abnormer Entwicklungen beschrieben worden, wobei die einzelnen Autoren bei ihrer Einteilung sowohl in der Zahl als auch in der Benennung der Formen oft weit voneinander abweichen.

Wir führen hier nur die wichtigsten und häufigsten Typen einer abnormen Persönlichkeitsentwicklung auf, und zwar die asthenischen, depressiven, hysterischen, hypochondrischen und paranoiden Entwicklungen.

Der Begriff der *asthenischen Entwicklungen* erfuhr gegenüber JANET, der im wesentlichen alle dauerhaften psychogenen Störungen, die er nicht zu den Hysterien zählte, unter der Bezeichnung Psychasthenie beließ, später eine weitgehende Einengung. An sich bedingen Überanspannung und chronische Erschöpfung noch keine abnorme Symptombildung, wie schon E. BLEULER betonte, vor allem dann nicht, wenn die abverlangten Leistungen weitgehend eigenem Entschluß und Antrieb entstammen. Doch führen unmäßige Belastungen immer dann ziemlich leicht zu einem allgemeinen psychischen Versagenssyndrom, wenn sie unfreiwillig ertragen werden müssen, unbelohnt bleiben und zu einem erheblichen Ambivalenzkonflikt führen. Augenscheinlich stellt erst die „selbstwidersprochene Anstrengung“ (v. BAEYER) das eigentlich pathogene Moment dar. So ist heute in der geringen Überzeugungskraft, die in moderner Massengesellschaften von den alltäglichen Bemühungen der Erwachsenen auf die Jugendlichen gemeinhin ausstrahlt, ein wesentlicher Anlaß für die weitverbreitete Resignation zu sehen, die der Heranwachsende gegenüber der ihm vorgelebten Leistungswelt empfinden kann.

Bei der asthenischen Entwicklung stehen neben dem vorherrschenden Gefühl der Müdigkeit mit eingeschränkter Willenstenazität und dem apathischen Unberührtbleiben, das einem Sichzurückziehen von den nicht mehr bewältigten Anforderungen entspricht, regelmäßig vielfältige vegetative Störungen bis hin zu hypochondrisch anmutenden Beschwerdebildern im Vordergrund. Im frühen und mittleren Erwachsenenalter, im dritten und in der ersten Hälfte des vierten Lebensjahrzehntes, werden solche Versagenszustände bevorzugt beobachtet. Das ist nicht in erster Linie auf biologische Ursachen zurückzuführen, sondern überwiegend durch die gerade in dieser Periode forcierte Auseinandersetzung mit der Leistungswelt motiviert. Dabei sind die Geschlechter nicht auffällig unterschiedlich oft betroffen. Obschon sich der Verlauf oft protrahiert gestaltet, die Symptomatik sich mit situationsabhängigen Intensitätsschwankungen durchaus über Jahrzehnte hinziehen kann, ist gerade bei diesen Entwicklungen eine spontane Restitution ebenfalls nicht selten.

Vielfach sind *depressive Entwicklungen* gegenüber bestimmten Psychopathieformen, aber auch von neurotischen Symptombildungen besonders schwer abzugrenzen, zumal die depressiven Erscheinungen zumeist noch mit anderen Störungen eng verknüpft sind, die sich eher in den anderen diagnostischen Kategorien finden. Besonders auch zu den asthenischen Versagenszuständen hin bestehen oft Übergänge. Im Einzelfall läßt sich meistens kaum genauer bestimmen, inwieweit die Persönlichkeitsstruktur oder äußere Belastungen für die abnorme Entwicklung verantwortlich zu machen sind. Da diese Menschen alles skeptisch und pessimistisch sehen, ist nur schwer zu entscheiden, ob und inwieweit die von ihnen gemachten „trüben Erfahrungen" lediglich den Inhalt oder aber das Motiv der Depression darstellen.

Die Symptomatik kann im einzelnen recht verschieden sein, die Tönung der Grundstimmung bei dem einen hauptsächlich asthenisch-verzagt, bei dem anderen geduldig-leidend, bei einem dritten mehr mürrisch-aggressiv erscheinen. Die primäre Antriebs- und Temperamentslage besitzt hier wesentlichen Einfluß. Wie sehr die Aktivität, das fruchtbringende Tätigsein unter dem Einfluß des depressiven Befindens jeweils leidet, ist wiederum sehr unterschiedlich.

Da die depressive Grundstimmung überhaupt weit verbreitet sein dürfte, läßt sich gerade bei diesen Entwicklungen eine eindeutige Abgrenzung von Normalem und Schon-Abnormem nicht vollziehen. Vielleicht hängt damit zusammen, daß depressive Entwicklungen im Schrifttum auffällig wenig behandelt wurden. Sie stellen ein zu wenig aufdringliches Geschehen dar. Wissenschaftliche Beachtung fanden diese Syndrome in erster Linie, wenn es galt, ihre Differenzierung von den psychotischen Depressionen herauszuarbeiten.

Sieht man in der depressiven Einstellung einen Rückzug von der Mitwelt insbesondere auch insofern, als Zuwendung und Hilfe nun nicht mehr als solche angenommen, sondern als versteckte Forderungen erlebt und zurückgewiesen werden (Bonime), und führt man sich gleichzeitig vor Augen, wie sehr diese Persönlichkeiten primär zumeist auf eine Bestätigung durch andere verwiesen sind, so wird verständlich, daß gerade für solche Verunsicherung frühkindliche Erfahrungen von ausschlaggebender Bedeutung sein müssen („Ich-Schwäche"). Dabei sind es wohl nicht so sehr Verwöhnungstendenzen seitens der Eltern, sondern mehr noch die gleichzeitig damit verknüpften besonderen Anforderungen und Erwartungen, die das mangelhafte Selbstwerterleben entstehen lassen. Ein betonter, zwanghafter Leistungswille und Tendenzen zu besonders angepaßtem Verhalten, die so entstanden, können schließlich einen entscheidenden Stellenwert in dem psychodynamischen Geschehen erlangen, das zur depressiven Entwicklung weiterführt. Durch narzißtisch-autistische Fiktionen, die über das Jugendalter hinaus beibehalten werden, gelingt es vielleicht, lange Zeit ein mehr oder minder labiles Gleichgewicht aufrechtzuerhalten; dahinter schwelt aber immer das Grundgefühl der Wertlosigkeit oder Ohnmacht, das stets dann überhand nehmen wird, wenn es nicht möglich ist, wachgerufene Aggressionstendenzen zu entäußern. Daß Frauen häufiger von depressiven Reaktionen und Entwicklungen betroffen zu sein scheinen als Männer, könnte hiermit zusammenhängen.

Hysterische Entwicklungen nehmen in der Literatur nach wie vor einen relativ breiten Raum ein, doch führten spätere Untersuchungen nicht weit über den schon vor einigen Jahrzehnten erreichten Wissensstand hinaus. Immer noch läßt sich mit gutem Recht darüber streiten, ob die von S. Freud hypostasierten Bedingungen frühkindlich in Gang gesetzter sexueller Komplexe nur in der von ihm angenommenen Form die Basis für später auftretende hysterische Entwicklungen bilden. Die klassische psychoanalytische Beschreibung des hysterischen Charakters mit den besonders kennzeichnenden Merkmalen einer egoistischen Einstellung, „exhibitionistischen" Verhaltens sowie besonderer Suggestibilität umreißt aber auch heute noch prägnant die Wesenseigentümlichkeiten, welche in dieser Patientengruppe immer wieder auffallen.

Die relative Bindung des Hysterischen an eine undifferenzierte Persönlichkeitsstruktur und an das weibliche Geschlecht ist eine Erfahrung, die seit eh und je gilt und die sich im Gegensatz zum äußeren Erscheinungsbild der Symptomatik nicht gewandelt hat. Undifferenziert heißt in diesem Zusammenhang auch, daß die Emotionalität und Einbildungskraft bei einer solchen Struktur gegenüber der Bereitschaft zur logischen Abstraktion einer Situation dominieren (Vorherrschen des „affektogenen und eidetischen pathogenetischen Mechanismus" nach SCHIPKOWENSKY).

In der amerikanischen Armee wurden an verschiedenen Kriegsschauplätzen konversionshysterische Zustandsbilder bei einfachen Soldaten verhältnismäßig häufiger festgestellt als innerhalb des Offizierscorps, in dem Angstneurosen dominierten. Diese Beobachtung entspricht den von EYSENCK wiedergegebenen Befunden, nach denen Patienten mit hysterischen Symptomverbänden bei testpsychologischer Untersuchung im statistischen Mittel ein niedrigeres Intelligenzniveau aufweisen als andere Neurotikergruppen. Hiermit läßt sich auch der Nachweis auffällig vieler partieller Retardierungen bzw. überhaupt konstitutioneller „Kümmerformen" bei Hysterikern in Beziehung setzen (E. KRETSCHMER). Daß hysterische Manifestationen nicht ausschließlich bei Mädchen und Frauen vorkommen, was schon KRAEPELIN betonte, hat sich seit S. FREUD zwar immer wieder bestätigt. Aber die zugrunde liegenden Persönlichkeitsdeterminanten finden sich tatsächlich im weiblichen Geschlecht sehr viel häufiger als im männlichen.

Beobachtungen, nach denen die Eltern der Hysteriker sich überdurchschnittlich oft bei der Erziehung der Kinder nur wenig affektiv engagieren, daß insbesondere die Mütter häufig Schwierigkeiten bei der Annahme der weiblichen Rolle gehabt zu haben scheinen, andererseits die Väter nicht selten „von Hause abwesend" waren (BLINDER), entsprechen weitgehend der pathogenen Konstellation, die für viele neurotische Entwicklungen charakteristisch ist, insbesondere auch für die psychogene Magersucht. Diese „Fehlprägungen", zu denen es möglicherweise im Kindesalter kommt, führen aber doch erst mit deutlichem Häufigkeitsgipfel am Ende des zweiten oder Anfang des dritten Lebensjahrzehnts zu dem eigentlichen Versagen mit hysterischer Symptomgestaltung. Daran hat sich seit der Statistik von KRAEPELIN nichts geändert. Mehr als daß der heranwachsende Hysteriker kein hinreichend entfaltetes Anpassungsvermögen zur Verfügung hat, um jene Krisenzeit des Sich-Einorientierens zu Beginn des Erwachsenenalters endgültig zu bewältigen, läßt sich daraus aber nicht eindeutig schließen.

Auch bei der hysterischen Entwicklung sind die Valenzen der Grundpersönlichkeit weitgehend dafür ausschlaggebend, wie sich der weitere Verlauf gestaltet. Zu absolut neuen Symptombildungen kommt es mit fortschreitendem Alter kaum noch, obschon sich die abnormen Reaktionsweisen des Hysterikers öfter zunehmend verfestigen als endgültig abschleifen. Einige katamnestische Untersuchungen lassen erkennen, daß pauschal etwa ein Viertel der Hysteriker späterhin eine sehr weitgehende Kompensationsneigung erkennen läßt, jedoch annähernd die Hälfte eine ungünstige Weiterentwicklung aufweist. Falls die grobe hysterische Fehlhaltung fortbesteht, erhält das psychische Bild in den Endzuständen häufig dadurch noch besondere Tönungen, daß sich affektive Störungen wie depressive oder ängstliche Dysphorien und hypochondrische Einstellungen einmischen (CIOMPI).

Hypochondrische Entwicklungen werden neuerdings eng mit Antriebsstörungen in Verbindung gebracht (HANSEN). Ob aber das angstbesetzte und mißtrauische Ausgerichtetsein der Aufmerksamkeit auf das eigene Befinden grundsätzlich primär durch irgendwelche Störungen der Leibgefühle hervorgerufen wird, oder vielmehr umgekehrt das permanente und gespannte Kreisen des Denkens um die vermeintlich ernsthaft bedrohte Gesundheit auf die Dauer erst zu derartigen Dysästhesien führt, die das Sichbeschäftigen mit den leiblichen Funktionen ihrerseits weiter anfachen, ist eine früher oft gestellte und heute im Einzelfall immer noch nicht klar zu entscheidende Frage. Tatsächlich gibt es viele Übergänge zwischen somatisch in Gang gesetzten und ausschließlich psychogenen Hypochondrien. Eine weitgehende Gleichsetzung hypochondrischer Entwicklungen mit der Neurasthenie, wobei eine Unterscheidung nur noch insofern belassen wird, als bei letzterer mehr ein allgemeines, vages subjektives Unbehagen und eine generelle Leistungsschwäche im Vordergrund stünden, bei hypochondrischer Einstellung jedoch eine Introjektion der Mißbefindlichkeit in ein bestimmtes Organsystem erfolge (Chrzanowski), erscheint nicht berechtigt. Das abnorme Verhaftetbleiben in der Neigung zur Selbstbeobachtung und -interpretation geht über das matte Versagen und die etwaige Manifestation vielfältiger vegetativer Erscheinungen wesentlich hinaus.

Schon Kinder tendieren nicht selten zu fixierter hypochondrischer Selbstreflexion (Göllnitz, Nitzschke). Wenn ältere Menschen häufiger hypochondrisch werden, so erklärt sich das durch die wieder zunehmende Einengung des Interessenfeldes auf das eigene somatische Wohl. Mit dieser in der zweiten Lebenshälfte zunehmenden Egozentrizität hängt vielleicht auch zusammen, daß wahnhafte hypochondrische Ideen bei Involutionsdepressionen besonders häufig sind (Sattes). Die anankastische Persönlichkeitsstruktur mit der Tendenz zur Affektretention scheint besonders disponiert zu sein für eine Manifestation hypochondrischen Eingenommenseins. Im Vergleich zum Hysteriker, der seine Klagen durchweg weniger penetrant vorträgt, vielleicht sogar nicht einmal ausdrücklich auf sie verweist, ist bemerkenswert, daß mittels der Symptome kaum jemals ein festgefügtes Arrangement mit der Umwelt aufgebaut wird. Ob die hypochondrische Entwicklung allerdings tatsächlich einen erheblich höheren Differenziertheitsgrad voraussetzt als das Abgleiten in hysterische Reaktionsweisen (Janzarik), erscheint fraglich.

Bei psychodynamischer Betrachtungsweise hypochondrischer Entwicklungen fällt immer wieder auf, wie beträchtlich die subjektive Erleichterung sein kann, die durch den etwaigen Nachweis eines ernsthaften Organleidens eintritt. Entsprechende Beobachtungen deuten schon darauf hin, daß solche Patienten der offenen Auseinandersetzung mit den die Person betreffenden Problemen weitgehend ausweichen und wie sehr diese Charakterstrukturen danach trachten, sich von der Mitwelt abzusondern. Das Hineingeraten in eine Situation sozialer Isolierung und die daraus resultierende Herabsetzung des Selbstwertgefühls betrachtete Sullivan als maßgebliche Entstehungsbedingungen einer hypochondrischen Einstellung. Als deren besondere Kennzeichen hob S. Freud außer dem weitgehenden Rückzug aller Interessen und libidinösen Zuwendung von der Mitwelt die bemerkenswerte Gleichgültigkeit hervor, die durchweg sogar gegenüber aggressiven Annäherungen gezeigt wird.

Paranoide Entwicklungen sind von den paranoischen zu trennen. Doch erweisen sich beide diagnostisch nach wie vor oft äußerst problematisch. Wie weit entfernt von den endogenen Psychosen die paranoiden Entwicklungen eingeordnet werden sollten, ist eine vielfach heftig umstrittene Frage. Definierte doch Kraepelin die Paranoia als „schleichende Entwicklung eines dauernden unerschütterlichen Wahnsystems, das mit vollkommener Erhaltung der Klarheit und Ordnung im Denken, Wollen und Handeln“ und „aus inneren Ursachen“ zustande komme, wohingegen äußeren Bedingungsfaktoren allenfalls eine nebensächliche Bedeutung zugesprochen werden könne. Der Begriff der Paranoia wurde einigen Forschern so sehr zum Ärgernis, daß sie ihn schließlich ganz ignorierten und aus dem Vokabular psychiatrischer Diagnosen strichen (Bumke, K. Schneider).

Auf die ganze Problematik dieses großen und interessanten Themenkreises können wir hier nicht näher eingehen. Grundsätzlich wichtig ist: Bei paranoiden Entwicklungen ist der Wahn verständlich aus der Lebensgeschichte, aus Persönlichkeit und Situation abzuleiten. Eigentliche psychotische Symptome sind nicht vorhanden, insbesondere keine halluzinatorischen Erlebnisse nachweisbar. Bei der Paranoia ist die Frage des Vorkommens von Halluzinationen zumindest problematisch. Nach unseren Erfahrungen gehören bestimmte Formen von szenenhaften Halluzinationen sogar notwendig zu diesem Krankheitsbild. Damit wird allerdings keineswegs ausgeschlossen, daß es sich auch bei der Paranoia vom Aufbau her um eine abnorme Entwicklung handelt.

Neben der Tatsache, daß sich die Wahngedanken letztlich doch noch deutlich erkennbar auf dem Erlebnishintergrund der provozierenden Ereignisse bewegen, ist für die paranoiden Entwicklungen das weitgehende Erhaltenbleiben der affektiv-emotionalen Aufgeschlossenheit charakteristisch. Mutet der Wahn auch zuweilen noch so phantastisch an, so bleiben seine Prämissen doch durchaus logisch ineinandergefügt und entspricht die affektive Mitbeteiligung im Grunde noch seinem Inhalt. Fast niemals führen akute Konflikte in eine derartige wahnhafte Auseinandersetzung mit der Welt. Vielmehr erscheint das Hineingleiten in eine partielle Verlegung der Kontaktmöglichkeiten zu dem anderen in einem solchen Fall verhängnisvoll geworden zu sein. Voraussetzung solcher sozialer Isolierung kann eine progressive Einschränkung der Anpassungsmöglichkeiten des Individuums sein. Gerade Kontaktverarmung ruft oft eine ausgeprägte Mißtrauenshaltung und paranoide Einstellung hervor. Inhaltlich beziehen sich die paranoiden Gedankengänge zumeist auf einen realen, allerdings sehr subjektiven Konflikt, der für den in einer weitgehend anderen Wertwelt Verankerten womöglich nur schwer nachempfindbar bleibt.

Wird die Häufigkeit paranoider Entwicklungen aus klinischer Sicht eher gering eingeschätzt, so hängt das auch damit zusammen, daß die Patienten selbst ihre Wahnbildungen zwar nicht als krankhaft ansehen, aber dennoch nach außen fast immer gut abschirmen. Nur selten suchen diese Kranken von sich aus ärztliche Hilfe. Ihre Persönlichkeitsstruktur zeichnet sich trotz aller womöglich gezeigten Asthenie auf der einen Seite vor allem durch eine tiefwurzelnde Unsicherheit aus, sowie auf der anderen Seite durch eine ständige mißtrauische Anspannung und darüber hinaus durch eine mit diesen Eigentümlichkeiten verbundene Verschlossenheit und unflexible, wenig adaptationsfähige Wesensart. Bezüglich der Entstehungsgeschichte bestimmter Besonderheiten ihres Charakters läßt sich annehmen, daß frühkindlich das „Urvertrauen" in die Welt nicht erlangt werden konnte und die eigentümlich rigide Haltung späterhin ständig benötigt wird, um die dahinter verborgene Unsicherheit nicht durch etwaiges Fehlverhalten noch zu vergrößern. Auch die von KRETSCHMER betonte Sensitivität könnte z. T. ihre Wurzeln in derartigen Frustrationen haben.

Die *differentialdiagnostischen Fragen*, die sich bei den einzelnen Grundtypen einer abnormen Entwicklung jeweils aufdrängen können, sind sehr verschiedener Art. Die Antriebslosigkeit und Schwäche eines zunehmend asthenischen Nachlassens wird nicht selten einen hebephrenen Prozeß in Erwägung ziehen lassen oder, wenn vegetative Beschwerden stärker in den Vordergrund gerückt und auf hypochondrisch-abstrus anmutende Weise geklagt werden, unter Umständen auch eine „coenästhetische" Schizophrenie. Gelegentlich kann es in diesen Fällen unmöglich sein, den Defekt eines blande abgelaufenen psychotischen Schubs mit Sicherheit auszuschließen. Die Trennung von endogen-depressiven Phasen gestaltet sich schon von den jeweiligen Symptomgruppierungen her durchweg sehr viel einfacher. Die Monoformie und Umweltstabilität des Bildes einer Erkrankung aus dem cyclothymen Formenkreis ist bei einer abnormen Entwicklung nie in gleicher Weise zu sehen. Die außerordentlich bunte Symptomatik hysterischer Störungen führt am häufigsten zu zweierlei diagnostischen Schwierigkeiten: Gelegentlich kann der Bereich dessen, was als einfache Simulation zu bezeichnen ist, nicht sicher ausgeschlossen werden; auf der anderen Seite wird jede Regression des Verhaltens infolge hirnorganischer Defekte oder Prozesse die Bereitschaft zu hysterischen Reaktionsweisen mehr oder weniger stark erhöhen, so daß gerade bei hysterischen Entwicklungen hin und wieder der Verdacht auf eine anderweitig noch latent gebliebene Encephalopathie eine gute Begründung besitzt. Fixierte hypochondrische Attitüden können aus verschiedenen Quellen entspringen und gespeist werden. Manifestiert sich eine derartige zwanghafte Beschäftigung mit der eigenen Gesundheit bereits in der Kindheit, so ist neben Persönlichkeitsfaktoren oft suggestiven Einflüssen eine wesentliche oder die hauptsächliche Bedeutung für das Zustandekommen der Fehlhaltung beizumessen. Im Erwachsenenalter gilt es in erster Linie einen schizophrenen Prozeß auszuschließen, in den Involutionsjahren insbesondere auch eine endogene Depression.

Jede *psychotherapeutische Einflußnahme* kann sich bei abnormen Entwicklungen äußerst schwierig gestalten. Ob eine sogar über längere Zeit fortgesetzte Behandlung wesentliche Besserung bewirkt, erscheint immer dann fraglich, wenn das therapeutische Vorgehen zu sehr auf Äußerlichkeiten ausgerichtet bleibt und es im Einzelfall nicht einmal gelingt, aus der detailliert erhobenen biographischen Anamnese Ansatzpunkte für den Beginn einer wirklichen Umorientierung herauszufinden, die es dem Patienten schließlich gestatten würde, eine bessere Anpassung an die Realität zu erreichen und die ihn befähigen sollte, seine Lebensproblematik, wenn schon nicht endgültig zu bewältigen, so doch besser zu ertragen. Selbstverständlich sind die Aussichten auf Erfolg dabei stets um so günstiger, je mehr der in seiner Kontaktfähigkeit beeinträchtigte Patient noch in der Lage ist, eine vertrauensvolle Bindung an den Therapeuten zu wagen und zu finden.

Literatur

Abrahamsen, D.: Psychomatic disorders and their significance in antisocial behavior. J. nerv. ment. Dis. **107**, 11—24 (1948).

Abse, W.: Hysteria and related mental disorders. An approach to psychological medicine. Bristol: Wright & Sons 1966.

Aichhorn, A.: Verwahrloste Jugend. Bern: Huber 1951.

Alberca Lorente, R.: Las personalidades psicopáticas. Valoración penal y profilaxis de sus delitos. Arch. Neurobiol. **23**, 217—252 (1960).

Alexander, F.: Der neurotische Charakter. Int. Jb. Psychoanal. **11**, 26—44 (1930).

— Fundamental concepts, basic principles and assumptions of the psychodynamic position on mental disease. In: Integrating the Approaches to Mental Disease. New York: Hoeber & Harper 1958.

Arieti, S.: Psychopathic personality: some views on its psychopathology and psychodynamics. Comprehens. Psychiat. **4**, 301—312 (1963).

Arkonac, Q., Guze, S. B.: A familial study of hysteria. New Engl. J. Med. **268**, 239—242 (1963).

Baeyer, W. von: Zur Statistik und Form der abnormen Erlebnisreaktion in der Gegenwart. Nervenarzt **19**, 402—408 (1948).

— Erschöpfung und Erschöpftsein. Nervenarzt **32**, 193—199 (1961).

— Häfner, H., Kisker, K. P.: Psychiatrie der Verfolgten. Berlin-Heidelberg-New York: Springer 1964.

Bennett, I.: Delinquent and neurotic children. London: Tavistock Publications 1960.

Bergius, R.: Behavioristische Motivationsbegriffe. In: Hdb. d. Psychol. Bd. 2. Göttingen: Hogrefe 1965.

Bergmann, B.: Kombiniert abnorme Wesenszüge in neurotischen Reaktionen. Jena: Fischer 1961.

Bilz, R.: Psychotische Umwelt. Stuttgart: Enke 1962.

Binder, H.: Die psychopathischen Dauerzustände und die abnormen seelischen Reaktionen und Entwicklungen. In: Psychiatrie der Gegenwart, Bd. 2. Berlin-Heidelberg-New York: Springer 1960.

— Die menschliche Person. Bern: Huber 1964.

Binswanger, L. A.: Aus der Analyse eines hypochondrischen Psychopathen. Jb. Psychother. **9**, 269—283 (1962).

Birnbaum, C.: Die psychopathischen Verbrecher. Berlin: Langenscheidt 1914.

— Psychische Verursachung seelischer Störungen und die psychisch bedingten abnormen Seelenvorgänge. München: Bergmann 1918.

BISSET, Ch.: Hystérie et pathologie psychosomatique. Rev. Prat. (Paris) **14**, 1459—1470 (1964).
BLEULER, E.: Affektivität, Suggestibilität, Paranoia. Halle: Marhold 1926.
— Das autistisch-undisplinierte Denken. Berlin-Heidelberg-New York: Springer 1962.
BLEULER, M.: Endokrinologische Psychiatrie. Stuttgart: Thieme 1954.
— Iatrogene Geistesstörungen. Praxis **50**, 248—254 (1961).
BLINDER, M. G.: The hysteric personality. Psychiatry **29**, 227—235 (1966).
BOCHNIK, H. J.: Faktoren nichtpsychotischer Erschöpfungs- und Versagenszustände. Forum der Psychiatrie **2**, 35—63 (1961).
BOJANOVSKÝ, J.: Differenzierung der psychogenen und endogenen Depressionen. Jena: Fischer 1969.
BONIME, W.: The psychodynamics in neurotic depression. In: American Handbook of Psychiatry, Vol. III. New York: Basic Books 1966.
BOOR, C. DE: Hysterie: konversionsneurotisches Symptom oder Charakterstruktur? Psyche **20**, 588—599 (1966).
BOWMAN, K. M., ROSE, M.: A criticism of the terms "psychosis", "psychoneurosis", and "neurosis". Amer. J. Psychiat. **108**, 161—166 (1951).
BRÄUTIGAM, W.: Psychotherapie in anthropologischer Sicht. Stuttgart: Enke 1961.
— Reaktionen, Neurosen, Psychopathien. Stuttgart: Thieme 1968.
BRAUN, E.: Psychogene Reaktionen. In: Bumkes Handbuch der Geisteskrankheiten, Bd. 5, Berlin: Springer 1928.
— Abnorme Persönlichkeiten und abnorme Reaktionen. Klinik der Gegenwart, Bd. 4. München-Berlin: Urban & Schwarzenberg 1957.
BRUN, R.: Die Neurose als kulturelles und soziales Problem. Zürich: Europa-Verlag 1949.
BÜRGER-PRINZ, H.: Die Problematik der Überforderungs- und Versagenszustände. Regensburg. Jb. ärztl. Fortbild. **14**, 311—314 (1966).
BUMKE, O.: Lehrbuch der Geisteskrankheiten, 7. Aufl. München: Bergmann 1948.
CAMERON, N. A.: Psychology of the Behavior Disorders. Boston: Houghten 1947.
— Paranoid conditions and paranoia. In: American Handbook of Psychiatry, Vol. I. New York: Basic Books 1959.
CARSTAIRS, G. M.: Attempted suicide: A challenge for preventive action. In: Der 7. Intern. Kongreß Psychoth. Basel: Karger 1968.
CASTETS, B.: Eléments pour une systématique de l'hystérie. Ann. méd.-psychol. **118**, 245—266 (1960).
CHECKLEY, H.: Psychopathic states. In: American Handbook of Psychiatry, Vol. I. New York: Basic Books 1959.
CHODOFF, P.: Hysteria, the mimicry of disease. Med. Ann. D. C. **34**, 536—539 (1965).
CHRZANOWSKI, G.: Neurasthenia and hypochondriasis. In: American Handbook of Psychiatry, Vol. I. New York: Basic Books 1959.
CIOMPI, L.: Le vieillissement des hystériques; étude catamnestique. Encéphale **55**, 287—335 (1966a).
— Psychogene Störungen im Alter. Z. Psychother. med. Psychol. **16**, 201—211 (1966b).
CITTERIO, C., DELLA ROVERE, M.: Contributo allo studio della sindrome di Ganser in soggetti che hanno presentato-distanziati nel tempodue distinti episodi ganseriani. Arch. Psicol. Neurol. Psichiat. **23**, 19—34 (1962).
DELAY, J., KLOTZ, H. P., PICHOT, P., WEIL, F., PERSE, J.: Tétanie et hystérie. Éncéphale **50**, 437—449 (1961).
DELLA ROVERE, M., PRIORI, R.: Contributo allo studio delle cosiddette psicosi carcerarie. Lav. neuropsichiat. **31**, Suppl. zu Nr. 3, 521—590 (1962).
DONNELLY, J.: Aspects of the psychodynamics of the psychopath. Amer. J. Psychiat. **120**, 1149—1154 (1964).
DÜHRSSEN, A.: Neurose und Psychopathie. Psyche **2**, 380—394 (1948). [Heimkinder und Pflegekinder in ihrer Entwicklung 2. Aufl. Göttingen: Vandenhock & Ruprecht 1964.
— Psychogene Erkrankungen bei Kindern und Jugendlichen, 6. Aufl. Göttingen: Vandenhoeck & Ruprecht 1967.]
DUFFY, E.: The psychological significance of the concept of 'arousal' or 'activation'. Psychol. Rev- **64**, 265 (1957).
EITINGER, L.: The concentrations-camp survivors in Norway and Israel. Oslo: Universitetsforl. 1964.
ENOCH, M. D., IRVING, G.: The Ganser syndrome. A case report. Acta psychiat. scand. **38**, 213—222 (1962).
ERNST, K.: Die Prognose der Neurosen. Berlin-Göttingen-Heidelberg: Springer 1959.
EY, H., HENRIC, E.: Hérédité et nevroses. Évolut. psychiat. **1959**, 285—304.
EYSENCK, H. J.: The effects of psychotherapy: An evalution. In: Handbook of Abnormal Psychology. London: Pitman Med. Publ. 1960.

FOLLIN, S., CHAZAUD, J., PILON, L.: Cas cliniques de psychoses hystériques. Évolut. psychiat. **26**, 257—286 (1961).
FRANKL, V.: Definition und Klassifikation der Neurosen. In: Hdb. d. Neurosenlehre u. Psychotherapie, Bd. 1. München: Urban & Schwarzenberg 1959.
FREUD, A.: Das Ich und die Abwehrmechanismen. Wien: Intern. Psa. 1954.
FREUD, S.: Gesammelte Werke. Frankfurt: Fischer 1952.
FUNK, F.: Abnorme Erlebnisreaktion und Minderbegabung. Ein Beitrag zum Problem der „Primitiv"-Reaktionen. Arch. Psychiat. Nervenkr. **213**, 55—65 (1970).
GEBSATTEL, V. E. VON: Die phobische Fehlhaltung. In: Handbuch d. Neurosenlehre u. Psychotherapie, Bd. 2. München: Urban & Schwarzenberg 1959.
GIBBENS, T. C. N., POND, D. A., STAFFORD-CLARK, D.: A follow-up study of criminal psychopaths. J. ment. Sci. (Brit. J. Psychiat.) **105**, 108—118 (1959).
GLUECK, S., GLUECK, E.: Deliquents in the making. New York: Harper & Brothers 1952.
GRUHLE, H. W.: Verstehende Psychologie. 2. Aufl. Stuttgart: Georg Thieme 1956.
GUTHEIL, E. A.: Reaktive depressions. In: American Handbook of Psychiatry, Vol. I. New York: Basic Books 1959.
GUZE, S. B., PERLEY, M. J.: Observations on the natural history of hysteria. Amer. J. Psychiat. **119**, 960—965 (1963).
HÄFNER, H.: Psychopathen. Berlin-Göttingen-Heidelberg: Springer 1961.
— CESARIO-KRANZ, A. C.: Konstanz und Variabilität klinisch-psychiatrischer Diagnosen über 6 Jahrzehnte. Sozialpsychiatrie **2**, 14—33 (1967).
HAFFTER, C.: Zur Frage der kulturellen Bedingtheit der Heimwehreaktionen. Schweiz. med. Wschr. **93**, 79—80 (1963).
HALLEN, O.: Über isolierte Phobien nach Verkehrsunfällen. Nervenarzt **31**, 454—462 (1960).
HANSEN, J.: Hypochondrie und Antrieb. Stuttgart: Enke 1969.
HARLOW, H. F., HARLOW, M. K.: A study of animal affection. Primate Social Behavior. Toronto-London-New York: Southwick 1963.
— — The affectional systems. In: Behavior of nonhuman primates, Vol. II. New York: Academic Press 1965.
HECKHAUSEN, H., ROELOFSEN, I.: Anfänge und Entwicklung der Leistungsmotivation. Psychol. Forsch. **26**, 313—397 (1962).
HENDERSON, SIR D.: Psychopathic States. New York: Norton 1939.
HILLMANN, J.: Selbstmord und seelische Wandlung. Zürich-Stuttgart: Rascher 1966.
HIRSCHMANN, J.: Primitivreaktionen. In: Hdb. der Neurosenlehre und Psychotherapie, Bd. 2. München: Urban & Schwarzenberg 1959.
HOFF, H.: Lehrbuch der Psychiatrie. 2 Bd. Basel-Stuttgart: Schwabe 1956.
— SLUGA, W.: Das psychopathische Syndrom. Z. Nervenheilk. **183**, 241—270 (1962).
HOFFMANN, F. A.: Über neurasthenisch-depressive Krankheitsbilder. Med. Welt N. F. **18**, 2563—2569 (1967).
HOJER-PEDERSEN, W.: The hysterical personality type. Its relation to other neurotic and hysteriform syndromes. Acta psychiat. scand. **41**, 122—128 (1965).
HOLLENDER, M. H., HIRSCH, S. J.: Hysterical psychosis. Amer. J. Psychiat. **120**, 1066—1074 (1964).
HONEGGER-LAVATER, W., BURLA, H.: Vererbung — Erbgut — Umwelt — Persönlichkeit. München: Droemersche Verlagsanstalt 1962.
HORNEY, K.: Unsere inneren Konflikte. Stuttgart: Kilpper 1954.
JANZARIK, W.: Zur Klinik und Psychopathologie des hypochondrischen Syndromes. Nervenarzt **30**, 539—545 (1959).
JASPERS, K.: Allgemeine Psychopathologie, 8. Aufl. Berlin-Heidelberg-New York: Springer 1965.
JENKINS, R. L.: The psychopathic or antisocial personality. J. nerv. ment. Dis. **131**, 318—334 (1960).
JUNG, C. G.: Über die Energetik der Seele. Zürich: Rascher 1928.
KAHN, E.: Psychopatic Personalities. New Haven: Yale Univ. Press 1931.
KERVIKOV, O. V.: Etude dynamique des psychopathies et des névroses. Rev. Neuropsychiat. infant. **13**, 155—173 (1965).
KIENLE, G.: Entwurzelungsreaktionen der Balkandeutschen. Fortschr. Neurol. Psychiat. **33**, 600—611 (1965).
KILOH, L. G., GARSIDE, R. F.: The independence of neurotic depression and endogenous depression. Brit. J. Psychiat. **109**, 451—463 (1963).
KIND, H.: Endokrine Dysregulationen und Persönlichkeitsstörungen. In: Hdb. Neurosenlehre u. Psychotherapie, Bd. 2. München: Urban & Schwarzenberg 1959.
KORNHUBER, H. H.: Zur Situationsabhängigkeit von Bedürfnissen und Neurosen nach Erfahrungen in Gefangenenlagern. In: Psychopathologie heute. Stuttgart: Thieme 1962.
KRAEPELIN, E.: Psychiatrie, IV. Bd., III. Teil, 8. Aufl. Leipzig: Barth 1915.

KRANZ, H.: Abgrenzung gegenüber Psychopathie und Psychose. In: Hdb. d. Neurosenlehre u. Psychotherapie, Bd. 1. München: Urban & Schwarzenberg 1958.
— Die paranoide Fehlhaltung. In: Hdb. d. Neurosenlehre u. Psychotherapie, Bd. 2. München: Urban & Schwarzenberg 1959.
KRETSCHMER, E.: Hysterie, Reflex und Instinkt, 6. Aufl. Stuttgart: Thieme 1958.
— Medizinische Psychologie, 12. Aufl. Stuttgart: Thieme 1963.
— Der sensitive Beziehungswahn, 4. Aufl. Berlin-Heidelberg-New York: Springer 1966.
LANGE, J.: Die endogenen und reaktiven Gemütserkrankungen und die manisch-depressive Konstitution. In: Bumkes Hdb. der Geisteskrankheiten. Berlin: Springer 1928.
LAURAS, A.: Symptomes et critères diagnostiques de l'hystérie. Rev. Prat. **14**, 1443—1457 (1964).
LAZARE, A., KLERMAN, G. L., ARMOR, D. J.: Oral, obsessive, and hysterical personality patterns. An investigation of psychoanalytic concepts by means of factor analysis. Arch. gen. Psychiat. **14**, 624—630 (1966).
LEHR, U.: Erscheinungsweisen des Konfliktes. Hdb. d. Psychologie, Bd. II. Göttingen: Hogrefe 1965.
LEMPERIÈRE, T.: Les dépressions psychogènes Dépressions réactionelles, dépressions d'épuisement, dépressions névrotiques. Rev. Prat. **13**, 3021—3031 (1963).
LEMPP, R.: Frühkindliche Hirnschädigungen und Neurose. Bern: Huber 1964.
LEONHARD, K.: Kinderneurosen und Kinderpersönlichkeiten, 3. Aufl. Berlin: VEB Volk u. Gesundheit 1967.
— Akzentuierte Persönlichkeiten. Berlin: VEB Volk u. Gesundheit 1968.
LERSCH, Ph.: Aufbau der Person, 7. Aufl. München: Joh. Ambrosius Barth 1956.
LEWIS, W. C., BERMAN, M.: Studies of conversation hysteria. I. Operational study of diagnosis. Arch. gen. Psychiat. **13**, 275—282 (1965).
LINDBERG, B. J., LINDEGARD, B.: Studies of the hysteroid personality attitude. Acta psychiat. scand. **39**, 170—180 (1963).
LJUNBERG, L.: Hysteria. A clinical, prognostic an genetic study. Acta psychiat. scand. Suppl. 112 (1957).
LOCH, W.: Die Krankheitslehre der Psychoanalyse. Stuttgart: Hirzel 1967.
LUNGERSHAUSEN, E., MATIAR-VAHAR, U.: Erlebnisreaktive psychische Dauerschädigungen nach Kriegsgefangenschaft und Deportation. Nervenarzt **39**, 123—126 (1968).
MASSERMAN, J.: Principles of Dynamic Psychiatry. Philadelphia: Saunders 1961.
MAYER-GROSS, W., SLATER, E., ROTH, M.: Clinical Psychiatry. London: Cassel 1960.
MC CORD, W., MC CORD, J.: The Psychopath. Toronto-London-New York 1964.
MEYER, J. E.: Das Syndrom der Anorexia nervosa. Katamnestische Untersuchungen. Arch. Psychiat. Nervenkr. **202**, 31—59 (1961).
MILLER, H.: Accident neurosis. Brit. med. J. **1961** I, 919—925.
MITSCHERLICH, A.: Krankheit als Konflikt. Frankfurt: Suhrkamp 1966.
MÜLLER, M.: Alterpsychiatrie. Stuttgart: Thieme 1967.
MUELLER, W.: Zur Frage der kindlichen Hysterie. Psychiat. Neurol. med. Psychol. (Lpz.) **15**, 248—254 (1963).
MÜLLER-HEGEMANN, D.: Psychosen bei schweren Störungen zwischenmenschlicher Beziehungen. Psychiat. Neurol. med. Psychol. **9**, 291—304 (1957).
MÜLLER-SUUR, H.: Das psychisch Abnorme. Berlin-Göttingen-Heidelberg: Springer 1950.
— Abgrenzung neurotischer Erkrankungen gegenüber der Norm. In: Hdb. d. Neurosenlehre u. Psychotherapie, Bd. I. München: Urban & Schwarzenberg 1959.
— Untersuchungen zur Frage der Ätiopathogenese der Neurosen. Psychiat. Neurol. med. Psychol. **17**, 125—131 (1965).
ØDEGÅRD, J.: Psychogenic (hysterical) blepharospasm. Acta psychiat. scand. **36**, 132—140 (1961).
PAAL, G.: Psychogen-Somatogen. Stuttgart: F.Enke 1966.
PANSE, F.: Angst und Schrecken in klinisch-psychologischer und sozialmedizinischer Sicht. Arbeit u. Gesundheit, H. 47. Stuttgart: Thieme 1952.
PARIN, P.: Abwehrmechanismen der Psychopathen. Psyche (Stuttg.) **15**, 322—329 (1961/62).
PAULEIKHOFF, B.: Atypische Psychosen. Basel: Karger 1957.
— Unfreiheit, Schuld, Suicid bei seelisch Kranken. Conf. psychiat. **5**, 161—176 (1962).
— Seelische Störungen in der Schwangerschaft und nach der Geburt. Ihre Häufigkeit, Entstehung, lebensgeschichtliche Problematik, Diagnose, Prognose und Therapie. Stuttgart: Enke 1964.
— MEISSNER, U.: Die psychotische Primitivreaktion. Fortschr. Neurol. **35**, 475—488 (1967).
PERLEY, M. J., GUZE, S. B.: Hysteria, the stability and usefulness of clinical criteria. A quantitive study based on a followup period of six to eight years. New Engl. J. Med. **266**, 421—426 (1962).

PETRILOWITSCH, N.: Abnorme Persönlichkeiten, 3. erw. Aufl. Basel-New York: Karger 1966.
— Psychopathie und Neurose. Psychiat. Neurol. **152**, 17—27 (1966).
POECK, K.: Hypochondrische Entwurzelungsdepressionen bei italienischen Arbeitern in Deutschland. Dtsch. med. Wschr. **87**, 1419—1424 (1962).
PÖLDINGER, W.: Die Abschätzung der Suizidalität. Bern-Stuttgart: Huber 1968.
PONGRATZ, L. J.: Psychologie menschlicher Konflikte. Göttingen: Hogrefe 1969.
QUANDT, J.: Zur Frage der neurotischen Reaktion. Nervenarzt **23**, 261—262 (1952).
RECHENBERG, H. K. VON: Psychogener Wandel körperlicher Symptomatik (Gefahr der Verwendung „psychogen"). Praxis **52**, 798—804 (1963).
REISNER, H.: Die Hysterie. Mkurse ärztl. Fortbild. **12**, 471—475 (1962).
RIEMANN, F.: Grundformen der Angst und die Antinomien des Lebens, 2. Aufl. München: Reinhardt 1965.
RINGEL, E.: Der Selbstmord. Wien: Maudrich 1953.
— Neue Untersuchungen zum Selbstmordproblem. Wien: Maudrich 1961.
ROSENZWEIG, S.: The Rosenzweig Picture-Frustation Study, Children's form. In: Projective Technique with Children. New York-London: 1960.
ROSSELLA, E.: Analisi della reazione psicogena di tipo paranoico. Rass. Studi psichiat. **50**, 136—150 (1961).
RUFFIN, H.: Leiblichkeit und Hypochondrie. Nervenarzt **30**, 195—203 (1959).
SATTES, H.: Die hypochondrische Depression. Halle: Marhold 1955.
SCHIPKOWENSKY, N.: Pathologische Reaktionen der Persönlichkeit; Neurosen und psychogene Psychosen. Wien: Maudrich 1960/61.
SCHNEIDER, K.: Die psychopathischen Persönlichkeiten, 9. Aufl. Wien: Deuticke 1950.
— Klinische Psychopathologie, 6. Aufl. Stuttgart: Thieme 1962.
SCHULTE, W.: Melancholische Phase und depressive Erlebnisreaktion. In: Almanach Neur. Psychiat. München: Lehmann 1961.
SCHULTZ, J. H.: Grundfragen der Neurosenlehre. Stuttgart: Thieme 1955.
SELYE, H.: Stress beherrscht unser Leben. Düsseldorf: Econ 1957.
SHIELDS, S.: Monozygotic twins brought up apart and brought up together. London: Oxford Univ. Press. 1962.
SIEGERT, C.: Die psychogene Aphonie und ihre Therapie. Z. ärztl. Fortbild. **57**, 576—579 (1963).
SLATER, E.: Diagnosis of "hysteria". Brit med. J. **1965** I, 1395—1399.
— GLITHERO, E.: A follow-up of patients diagnosed as suffering from "hysteria". J. psychosom Res. **9**, 9—13 (1965).
SPIEGELBERG, U.: Zum Problem der Psychogenie. In: Randzonen menschlichen Verhaltens (Festschr. für Bürger-Prinz). Stuttgart: Enke 1962.
SPITZ, R.: Anaclitic depression. Psychoanal. Stud. Child **2**, 313—342 (1946).
— Die Entstehung der ersten Objektbeziehungen. Stuttgart: Klett 1960.
STEINBÄCK, A., VANLA, J.: Hypochondria, Depression. Acta psychiat. scand. Suppl. **162**, 240—246 (1961).
STENGEL, E.: Selbstmord und Selbstmordversuch. In: Psychiatrie der Gegenwart, Bd. 3. Berlin-Göttingen-Heidelberg: Springer 1961.
— Suicide and attempted suicide. London: Studies in Social Pathologie 1965.
STERN, E.: Über Verhaltens- und Charakterstörungen bei Kindern und Jugendlichen. Zürich: Rascher 1953.
STRÖMGREN, E.: Psychiatrische Genetik. In: Psychiatrie der Gegenwart, Bd. 1, Teil A. Berlin-Heidelberg-New York: Springer 1967.
STUMPFL, F.: Heredität und Neurose. In: Hdb. d. Neurosenlehre u. Psychotherapie, Bd. 2. München: Urban & Schwarzenberg 1958/59.
STUTTE, H.: Der instruktive Fall. V. Hysterischer Ausnahmezustand. (Zum Erscheinungsbild abnormer Erlebnisreaktionen im Kindesalter.) Acta paedopsychiat. **28**, 254—258 (1961).
SULLIVAN, H. S.: The Interpersonal Theory of Psychiatry. New York: Norton 1953.
THIELE, R.: Person und Charakter. Leipzig: Georg Thieme 1940.
THOMAE, H.: Der Mensch in der Entscheidung. München: Barth 1960.
— Das Individuum und seine Welt. Göttingen: Hogrefe 1968.
— SIMONS, H.: Reaktion auf Belastungssituationen im höheren Lebensalter. Z. exp. angew. Psychol. **14**, 290—312 (1967).
THOMAS, K.: Handbuch der Selbstmordverhütung. Stuttgart: Enke 1964.
VALLET, R.: La participation volontaire dans la conduite hystérique. Evolut. Psychiat. **28**, 467—491 (1963).
VENZLAFF, U.: Die psychoreaktiven Störungen nach entschädigungspflichtigen Ereignissen. Berlin-Göttingen-Heidelberg: Springer 1958.
VÖLKEL, H.: Neurotische Depression. Samml. psychiat. neurol. Einzeldarst. Stuttgart: Thieme 1959.

VOGEL, Th.: Zur Typologie der Antriebsstörungen bei abnormen Persönlichkeiten. Nervenarzt **37**, 150—155 (1966).
WALSHE, Sir F.: Diagnosis of hysteria. Brit. med. J. **1965** I, 1451—1454.
WEINER, H., BRAIMAN, A.: The Ganser syndrome: A review and addition of some unusual cases. Amer. J. Psychiat. **111**, 267—273 (1955).
WEITBRECHT, H. J.: Psychiatrie im Grundriß. Berlin-Heidelberg-New York: Springer 1963.
WENDT, C. F.: Grundzüge einer verstehungspsychologischen Psychotherapie. Berlin-Göttingen-Heidelberg: Springer 1956.
WHITEHORN, J. C.: Social dissatisfaction and personality disorder. J. nerv. ment. Dis. **107**, 287—291 (1948).
WHITLOCK, F. A.: The aetiology of hysteria. Acta psychiat. scand. **43**, 144—162 (1967a).
— The Ganser syndrome. Brit. J. Psychiat. **113**, 19—29 (1967b).
WIDLÖCHER, D.: La personnalité des hystériques. Rev. Prat. **14**, 1433—1441 (1964).
WIESENHÜTTER, E.: Soziologie der Neurosen. In: Hdb. der Neurosenlehre u. Psychotherapie, Bd. 1. München: Urban & Schwarzenberg 1959.
WIESER, S.: Psychische Überforderungsreaktionen. V. Zur Periodizität abnormer Erlebnisreaktionen. Arch. Psychiat. Nervenkr. **206**, 96—112 (1964).
WRETMARK, G.: A study in grief reactions. Acta psychiat. scand. Suppl. **136**, 292—299 (1959).
WOLFF, H. G.: Protective reactions patterns and disease. Ann. intern. Med. **27**, 944—969 (1947).
WULFF, E.: Der Hypochonder und sein Leib. Nervenarzt **29**, 60—71 (1958).
ZELDENRUST, E. L. K.: Psychopathie, Thema mit Variationen. Ned. T. Geneesk. **110**, 1737—1745 (1966).
ZWINGMANN, Ch.: Die Heimwehreaktion alias „pothopatridalgia". Arch. Psychiat. Nervenkr. **201**, 445—464 (1961).

Die sexuellen Verirrungen

Von

WALTER BRÄUTIGAM

Inhalt

Einleitung . . . 524

1. Ausgangspunkt dieser Darstellung . . . 524
2. Der Perversionsbegriff — die Frage nach der Norm . . . 526
3. Gesichtspunkte zu einer Geschichte der Sexualforschung und der Perversionstheorien . . . 528
4. Die sexuellen Verirrungen in psychoanalytischer Sicht . . . 530
5. Anthropologische Kritik und anthropologische Theorie der sexuellen Verirrung 531
6. Soziologie der sexuellen Verirrungen . . . 533

I. Situationsbedingte Nebenwege sexueller Befriedigung

1. Antriebsüberschuß, entwicklungsbedingte Unschärfe und sexuelle Notsituationen 536
2. Selbstbefriedigung . . . 537
3. Gleichgeschlechtliche Handlungen in der Pubertät und in Notsituationen . . . 538
4. Zoophile Handlungen . . . 539
5. Inzesthandlungen . . . 539
6. Gewaltsame sexuelle Handlungen von Jugendlichen . . . 541

II. Fixierungen an Vorstufen und Teilziele der sexuellen Partnerbeziehung

1. Allgemeine Bedingungen sexueller Partnerschaft . . . 542
2. Die pathologische sexuelle Aggressivität . . . 545
   a) Einzelformen sexueller Aggressivität . . . 547
      1) Frotteure, Saliromane, Rockaufschlitzer . . . 547
      2) Notzucht . . . 547
      3) Sexualmord . . . 548
      4) Nekrophilie . . . 549
   b) Pädophilie . . . 550
   c) Exhibitionismus . . . 553
   d) Voyeurismus . . . 555
   e) Fetischismus . . . 555
   f) Sadismus und Masochismus . . . 557

III. Bedingungen und Varianten der Geschlechtsrolle und der Partnerwahl

1. Allgemeines zur Geschlechtsrolle und zur Partnerwahl . . . 558
2. Bedingungen und Varianten der Geschlechtsrolle . . . 558
   a) Körperliche und seelische Voraussetzungen der Geschlechtsrolle . . . 558
   b) Transvestitismus, Transsexualismus . . . 559
3. Bedingungen und Varianten der Partnerwahl . . . 562
   a) Körperliche und psychosoziale Faktoren der Partnerwahl . . . 562
   b) Homosexualität als Variante der Partnerwahl . . . 563
      1) Häufigkeit und Formen der Homosexualität . . . 563
      2) Der Homosexuelle in einer heterogenen Gesellschaft . . . 564
      3) Psychologie und Psychopathologie der Homosexuellen . . . 565
      4) Ursachen der Homosexualität . . . 566
      5) Behandlungen der Homosexuellen . . . 571

IV. Therapie bei Personen mit sexuellen Verirrungen . . . 572

V. Ausblick auf die Forschung . . . 575

Literatur . . . 575

Einleitung

1. Ausgangspunkt dieser Darstellung

Aufgabe der nachfolgenden Darstellung ist es, abweichendes sexuelles Erleben und Verhalten zu beschreiben, in eine anschauliche Ordnung zu bringen, sowie Ursachen und Behandlungswege aufzuzeigen. Wir fassen das Gebiet unter den Begriff der sexuellen Verirrungen.

In der Wahl der Begriffe und den theoretischen Zuordnungen, unter denen man einen Gegenstand beschreibt, liegt eine Vorentscheidung. Gewisse Oberbegriffe der Psychiatrie wie Neurose, Psychose, Psychopathie müssen mit Vorsicht gebraucht werden. Sie führen leicht zur Illusion, daß 1. eine in Erscheinung und Ursachen feststehende und einheitliche Gruppierung vorliegt; 2. sie verführen zur Vorstellung, daß, wie in der Körpermedizin, Krankhaftes sicher vom Normalen abgrenzbar sei. Eine solche Anwendung des Krankheitsbegriffes auf Verhaltensweisen ist um so fragwürdiger, je mehr in den abnormen Erscheinungen seelische und gesellschaftliche Faktoren mit im Spiele sind. 3. Sie spiegeln vor, ihre Beschreibung sei, ähnlich wie bei Schmetterlingsarten, gänzlich unabhängig vom geschichtlichen und gesellschaftlichen Standort und von der Subjektivität des Beschreibenden durchzuführen. – Diese Bedenken gelten u. E. besonders auch für den sehr gängigen Begriff der sexuellen Perversion. Bis zur Jahrhundertwende in mancher Hinsicht nützlich und ein Fortschritt, etwa gegenüber einer rein wertenden Auffassung der sexuellen Verirrungen als Sünde und Schuld, lenkt er heute das Denken in bestimmte überkommene Geleise, trägt noch mehr oder weniger moralische Werturteile in sich, täuscht eine feststehende Krankheitsgruppe vor, verdeckt in dieser Verfestigung psychosoziale Einflüsse auf Entstehung und Schicksal der betroffenen Menschen. Für den Psychiater und die Rechtsprechung droht der Begriff der Perversion zu einem Mittel der Distanzierung und zu einem Alibi für die eigene therapeutische und soziale Untätigkeit zu werden.

Bei dem von uns bevorzugten Begriffsbild der sexuellen Verirrung ist deutlich, daß eine gerichtete Bewegung auf ein Ziel hin besteht, dieses Ziel auf Neben- und Umwegen erreicht, aber auch im ganzen verfehlt werden kann. Wir beschreiben das Sexuelle als Teil einer geschichtlichen Lebensbewegung, die auf ein leibliches Miteinander angelegt ist, die aber den anderen auch vorübergehend oder dauernd verlieren kann. Es kann zu dauernden Trennungen und Abirrungen kommen, wenn es nicht gelingt, spontan zurückzufinden oder den Partnern nicht gelingt, den anderen zu einer Gemeinsamkeit zurückzuführen. — Das schließt an die Metapher von Zutt vom Lebensweg menschlicher Geschichtlichkeit und Leiblichkeit im physiognomisch-ästhetischen Erlebnisbereich an. Im Bild des Schreitens auf dem Lebensweg ist die Dimension der Zeitlichkeit des Lebensganges und das leiblich Welthafte der Erscheinung gezeichnet. Im In-Erscheinung-Treten und Von-Erscheinung-Ergriffen-Werden, im Stand gewinnen, im Miteinander des Gehens, sind präsexuelle Bedingungen erkannt, die für die sexuellen Verirrungen noch wichtiger sein können als die Störungen der Triebhaftigkeit und die Störungen im sexuellen Vollzug im engeren Sinne. Im ästhetischen Erlebnisbereich, in der Sinnlichkeit im weitesten Sinne, was die Psychoanalyse unter dem Begriff des Prägenitalen faßt, liegen, wie sie zeigen wird, ebenso wichtige Störungsmöglichkeiten wie in der Geschichte des sexuellen Triebes. Jedenfalls erscheint die Reduktion der sexuellen Abnormitäten auf einen hypothetischen körperlichen Partialtrieb oder eine psychopathische Variante des Temperamentes in ihrer Vernachlässigung der Zeitlichkeit und der Leiblichkeit der Erscheinung von vornherein als ein Verlust, der den Zugang zu wichtigen Erscheinungen dieses Gebietes verdeckt.

Eine weitere Vorentscheidung bei jedem Handbuchartikel liegt in der theoretischen Ordnung des Stoffes und in der Darstellung der Zusammenhänge des Normalen und Allgemeinen zu den pathologischen Abwandlungen. Die sexuellen Verirrungen haben innerhalb der Psychiatrie und ihres Stoffes insofern eine Sonderstellung, als sie mit dem sexuellen Thema zunächst die einzigen inhaltlich gebundenen Kapitel der Handbücher darstellten. Sie erschienen als Sexualpsychopathologie (KRONFELD), wenn sie nicht von vornherein anderen Gesichtspunkten untergeordnet wurden, etwa der Psychopathenlehre (KAHN) oder, wie häufig, nur als Sittlichkeitsdelikte unter forensischen Gesichtspunkten in Lehr- oder Handbüchern abgehandelt wurden. Der hier zugrunde liegende Mangel ist Folge der nur in Ansätzen vorhandenen allgemeinen psychologischen Entwicklungs- und Strukturlehre der menschlichen Sexualität, von der sich die sexuellen Verirrungen abheben ließen. Gewöhnlich kommt es deshalb zu einer Darstellung der sexuellen Verirrungen als eines Kuriositätenkabinetts sexueller Abnormitäten. Und mit mehr oder weniger Angstlust werden die Seiten des Bilderbuches menschlicher Verrücktheiten auf diesem Gebiet umgeblättert. Trotz vieler Jahrzehnte aufklärender Arbeit der Psychoanalyse und ungeachtet der Zahlen von KINSEY erscheinen die sexuellen Verirrungen dabei als krankhafte Auswüchse, die mit dem normalen sexuellen Leben nicht zu verbinden sind. Ja, häufig wird gerade allein in der Fremdheit gegenüber dem normalen Empfinden das Kriterium sexueller Perversion gesehen, so, wenn J. WYRSCH definitorisch von ihnen sagt: „Sie sind in ihrer Erscheinung eine Haltung oder Gewohnheit oder Einzelhandlung, die dem volkstümlich-allgemeinen Begriff des Schicklichen und Sittlichen widerspricht" (1961, 352). Vor nicht allzu langer Zeit galt nun das Sexuelle überhaupt als der Inbegriff des Unschicklichen. Und die Relativität solcher volkstümlicher Wertungen unter Einflüssen der Erziehung, der ökonomischen Klasse und des geschichtlichen Ortes läßt sich gerade nirgendwo besser zeigen als für die Sexualität.

Ausführungen über die Psychopathologie des Sexuellen setzen, wie erwähnt, eigentlich eine allgemeine Lehre der seelischen Erscheinungen und körperlichen Bedingungen der Sexualität voraus. Wir sind weit davon entfernt, ein solches Wissen zu haben, lernen vielmehr gerade erst über Aufbau und Struktur sexuellen Erlebens aus den sexuellen Abweichungen und Variationen. Wir sehen es aber als eine Aufgabe dieser Darstellung an, zu versuchen, die sexuellen Verirrungen in eine Gesamtschau des menschlichen sexuellen Lebens zu stellen und sie vor dem Hintergrund der Entwicklung und des inneren Aufbaues des normalen sexuellen Erlebens verständlich werden zu lassen. Das ist nicht nur eine wissenschaftliche und theoretische, sondern auch eine praktische und gesellschaftliche Entscheidung, da die wissenschaftliche Isolierung und Distanzierung einer Personengruppe als fremd und abnorm den Zugang zu einem psychologischen Verstehen und zu einer gesellschaftlichen Eingliederung der Betroffenen versperren muß.

Wir werden, nach einigen weiteren einleitenden und grundlegenden Kapiteln, den Stoff in folgender Anordnung darstellen:

I. Vom Antriebsüberschuß des Menschen und der Unschärfe seiner sexuellen Objektbeziehungen ausgehend, sind als Nebenformen sexuellen Verhaltens eine Reihe sexueller Reaktionen wie Onanie, zoophile Handlungen, Inzesthandlungen usw. zu fassen, die durch phasenspezifische oder altersbedingte Probleme oder sonstige exogene Einflüsse als vorübergehende Ausweichhandlungen zu kennzeichnen sind. Als erste große Gruppe sind es vor allem die in der Pubertät unter Triebdruck und unter späteren Extrembelastungen auftretenden Entgleisungen, ohne daß dem im ganzen eine entschiedene abnorme sexuelle Ausrichtung zugrunde liegt.

II. Aus dem Unvermögen zur vollen gegenseitigen Partnerschaft kommt es zu mehr oder weniger fixierten sexuellen Ausrichtungen auf Teilziele der sexuellen

Begegnung. Es sind die Gruppen, bei denen die sexuelle Befriedigung allein oder überwiegend an abnorme Triebziele gebunden ist, die Personen, die ärztlich und juristisch die größten Probleme stellen.

III. Die Bedingungen der Partnerwahl und der Geschlechtsrolle sowie deren Varianten in der Homosexualität und im Transvestitismus sollen im dritten Teil im Zusammenhang behandelt werden.

2. Der Perversionsbegriff — die Frage nach der Norm

Mit Betrachtungen der sexuellen Verirrungen eng verbunden ist die Frage nach dem richtigen Weg und dem rechten Maß; indem die sexuellen Perversionen wie eine Krankheitsgruppe behandelt wurden, tauchte dringlich die Frage nach der Norm auf. Gerade die Beobachtungen an den sexuellen Verirrungen haben in der Psychopathologie und in der Psychiatrie überhaupt die Frage nach den Inhalten und nach dem Wesen der Norm menschlichen Verhaltens stimuliert. So haben z. B. die Zahlen von Kinsey nicht nur als solche desillusionierend und beunruhigend gewirkt, sie haben auch ganz entscheidend angeregt, das Verhältnis von Wertnormen als Sollensnormen und faktischen zahlenmäßigen Durchschnittsnormen zu bedenken (L. Trilling, Schelsky, 1954, 1955, 1956/57, Hochheimer, 1954/55, 1956/57). Das Maß im Sexuellen zu finden ist ja deshalb so schwierig, weil ganz verschiedene Daseinsbereiche betroffen sind: der vitale der Zeugung, der zwischenmenschliche Bereich einer Beziehung, die sowohl individuell vertrauten Charakter hat, aber auch zärtlichen, emotionalen und sexuell lustvollen Befriedigungen Raum gibt, und der ideale Bereich einer menschlichen Liebesbeziehung mit all ihren hohen Anforderungen. Was in so verschiedenen Bereichen verwurzelt ist, erscheint auch besonders gefährdet und muß die Frage nach einer verbindlichen Ordnung aufwerfen.

Moreau u. Tarnowski, die, soweit wir sehen, den Begriff der Perversion 1883 und 1886 erstmals benutzten, beschrieben die Perversität des Geschlechtssinnes noch naiv als Form periodischen, anfallsweise auftretenden Irreseins, ohne die Beziehung dieser Krankheit zur Norm zu thematisieren. Krafft-Ebing unterschied die Krankheit Perversion von dem Laster Perversität. Freud selbst hat bemerkenswerterweise die sexuellen Anomalien unter dem Oberbegriff der sexuellen Abirrungen gefaßt und dabei die Abirrung vom Sexualobjekt, vor allem die Homosexualität, als Inversion von den Abirrungen vom Sexualziel, den Perversionen, unterschieden. Diese Perversionen können entweder 1. für die geschlechtlichen Vereinigungen bestimmte Körpergebiete anatomisch überschreiten oder 2. bei den intermediären Relationen verweilen, die normalerweise auf dem Weg zum endgültigen sexuellen Ziel rasch durchschritten werden (V, 49). Als pervers bezeichnete Freud auch alle Partialtriebe, die nicht dem Primat der Genitalität unterliegen (VIII, 48) bzw. die eine Fixierung an vorläufige Sexualziele darstellen (VII, 152). Für die Perversionen fordert Gillespie (1956): 1. stabile sexuelle abnorme Einstellung, 2. sexuelle Befriedigung bei der Handlung, 3. Abweichung von der Norm — wobei er, wie die Mehrzahl der psychoanalytischen Autoren, als abnorme sexuelle Ziele alle die bezeichnet, die vom *biologischen Ziel*, der Vereinigung der Genitalien, abweichen. Der normale sexuelle Akt wird „definiert als Coitus, der darauf abzielt, den Orgasmus durch genitale Penetration mit einer Person des anderen Geschlechtes zu erreichen" (Laplanche u. Pontalis, 1967, 306). Im Grunde hat die Psychoanalyse aber diesen ihren Normbegriff, den sie sich gibt, und den der Perversion schon gesprengt, wenn sie Begriffe perversen Verhaltens auf allgemeine Verhaltensweisen ausdehnt, so, wenn sie Verhalten als sadistisch, masochistisch oder exhibitionistisch bezeichnet, ohne daß dies noch mit sexuellen Praktiken verbunden ist.

Eine Gegenposition nimmt KINSEY ein, der den Begriff der Perversion überhaupt ablehnt: „Es erweist sich bei statistischer Prüfung, daß viele Einzelheiten des menschlichen Sexualverhaltens, die in Lehrbüchern als abnorm oder pervers bezeichnet werden, bei 30, 60 oder 75 % gewisser Bevölkerungsschichten vorkommen" (1948, 180). KINSEY unterstreicht die natürliche Varianz, die Kategorisierung als Perversion sei nur ein Kulturprodukt, wie der transkulturelle Vergleich lehre. Ist aber eine abnorme exhibitionistische Handlung, eine narzißtische Einstellung oder ähnliches, die sich als Mode ausbreiten, mit dieser zahlenmäßigen Verbreitung schon zur Wertnorm geworden?

GEBHARD aus dem Forschungsinstitut von KINSEY in Indiana kommt in seiner umfassenden Studie über Sexualdelinquenten zu folgender Definition: „Ein Sexualdelikt ist eine sichtbare Handlung, von jemanden zur eigenen sofortigen sexuellen Befriedigung begangen, die 1. im Gegensatz zu den vorherrschenden sexuellen Sitten der Gesellschaft steht, in der er lebt und/oder juristisch strafbar ist, und 2. die zu seiner gerichtlichen Verurteilung führt" (GEBHARD u. Mitarb., 1965, 8—9). Bei einer solchen tautologischen Definition und bei der extremen Varianz des Sexualstrafrechts in den verschiedenen Ländern und Kulturen kann man sich allerdings fragen, wo überhaupt jemand den Mut hernimmt, sexuell abnorme Menschen zu bestrafen.

Die Frage nach der Norm und dem sexuell Abnormen wird nicht einfacher, sondern komplizierter, wenn man die Praktiken nur als sekundäre oder periphere Äußerungen nimmt und die Frage der Intention der beiden Partner in den Mittelpunkt stellt. Vor allem H. KUNZ hat in seinen auf die Perversion direkt bezogenen umfassenden Abhandlungen zum Wesen der Norm ausgeführt, wie die zu aktualisierenden Möglichkeiten für den Menschen vorgegeben sind, wenn auch in den verschiedenen Daseinsbereichen in jeweils besonderer Weise. Sie können, als Stimme des Gewissens introjiziert, dann *Forderungscharakter* gewinnen, als Wiederkehr der elterlichen Autoritäten, aber auch, wie wir meinen, als den verschiedenen Daseins- und Handlungsbereichen immanente Wertnorm. Was die Perversionen betrifft, so schließt KUNZ sich v. GEBSATTEL und E. STRAUS an, die als Sinndeutung aller Perversionen immer eine untergründige Destruktivität annehmen. L. BINSWANGER hat die anthropologische Schule direkt als die normative charakterisiert, und H. KUNZ hat bemerkt, daß in der daseinsanalytischen Perversionstheorie von M. BOSS die Norm der Liebe keine geringere Rolle spiele als in der anthropologischen (KUNZ, 1954, 357).

Zweifellos ist mit der anthropologischen Richtung und hier vor allem mit v. GEBSATTEL ein übergeordneter Gesichtspunkt eingeführt, der die rein funktionelle Betrachtung der Sexualität überschreitet und den physiognomischen und leiblichen Begegnungscharakter in der Einheit des Geschlechtsleibes als Sinnebene anvisiert. Die „ganzheitliche Ich-Du-Gestalt der Liebeswirklichkeit" (v. GEBSATTEL) ist die Norm. Bemerkungen v. GEBSATTELs nahm GIESE auf, der folgende Leitsymptome sexueller Perversion aufstellte: 1. Verfall an die Sinnlichkeit; 2. zunehmende Frequenz, abnehmende Satisfaktion; 3. Promiskuität und Anonymität; 4. Ausbau von Phantasie, Praktik, Raffinement; 5. süchtiges Verhalten und Erleben. — Wird freilich versucht, eine solche Interpretation empirisch zu überprüfen, so zeigt sich, daß sie nur für einen kleinen Teil der Menschen zutrifft, die sich sexuell abwegig verhalten (R. WYSS). Zweifellos sind für das Verständnis sexueller Abweichungen entscheidend neue Gesichtspunkte hinzugekommen, wenn neben der utilaristischen Ebene der Fortpflanzung und neben der funktionalen der geschlechtlichen Vereinigung der Liebeswert einer Begegnung einbezogen wird. Für das Verständnis der sexuellen Abweichungen erscheint aber auch die Zeitgestalt und die räumliche Ordnung wesentlich. Die vorgegebene Bewegungsgestalt und die Zeitlichkeit der sexuellen Begegnung sehen wir idealtypisch in dem Ablauf, daß zwei erwachsene Menschen verschiedenen Geschlechtes durch stufenweise Annäherung miteinander vertraut werden, in eine gegenseitige emotionale und zärtliche Beziehung treten und durch genitale Vereinigung zur sexuellen Befriedigung kommen (BRÄUTIGAM, 1971). Diese Möglichkeit einer Sinnerfüllung zweier Menschen in der sexuellen Begegnung stellt eine hohe Stufe der Entwicklung und Reifung dar. Sie ist eine Leistung, die von keinem Menschen im ganzen Lebensgang dauernd verwirklicht wird. Es bleibt eine große Zahl überschüssiger, unvollkommener sexueller Handlungen, die diese Möglichkeit nicht erreichen, die aus der breit streuenden Varianz, aus der entwicklungsbedingten Unschärfe und der allgemeinen Plastizität des Sexualverhaltens resultieren. Im Zurückbleiben hinter diesen Möglichkeiten und in der Wahrnehmung des nicht erfüllten Forderungscharakters liegt unseres Erachtens schon ein wesentliches Motiv für mangelnde Befriedigung, reaktive, destruktive Tendenzen und Schuldgefühle. Jedenfalls dürfen alle Versuche inhaltlicher und formaler Bestimmungen einer Norm nicht zu einem drohenden Postulat führen und die Bezeichnung sexueller Verirrungen oder Perversionen nicht dazu, daß eine Gruppe herausgestellt wird, die von den Gesunden durch unüberbrückbare Krankheitsbarrieren gesellschaftlich geschieden ist.

Die Frage der Norm ist als Frage von Gesundheit und Krankheit körperlicher Funktionen noch relativ überschaubar; wird aber das Seelische einbezogen und der zwischenmenschliche Bereich, wird etwa ohne weiteres von sozialer Krankheit gesprochen, wie es heute so häufig geschieht, kommt es leicht dazu, daß die eigenen Maßstäbe und Wertungen als Norm postuliert und den anderen, die dann als Kranke oder als Asoziale erscheinen, aufgezwungen werden. Gerade wenn diese Norm dann noch als sittliches Maß gesetzlich verankert wird, die gegenüber dem „Laster", der „geschlechtlichen Übersättigung" oder gegen den „Sittenverfall des Altertums" verteidigt werden muß (siehe Entwurf eines neuen Strafgesetzbuches von 1962; F. BAUER, 1963), so wird diese Identifizierung von Moralkodex und Strafrecht (HANACK) zu einer Waffe und zusätzlichen Belastung für die sozial Schwachen, die Randständigen, die zeit ihres Lebens die Befriedigung und Geborgenheit eines sexuellen Gelingens ohnehin entbehren müssen.

3. Gesichtspunkte zu einer Geschichte der Sexualforschung und der Perversionstheorien

Lange bevor es eine Sexualforschung gab, erschien die Sexualität in den medizinischen Lehrbüchern als gefährliche und schädigende Macht. Geisteskrankheiten, körperliche Leiden und auch soziale Übel wie die Kriminalität wurden auf eine krankhafte Steigerung des Sexualtriebes oder auf eine ausschweifende Lebensweise zurückgeführt. Erkrankungen, Mißbildungen oder Wucherungen der Geschlechtsorgane waren die Ursache körperlicher und seelischer Krankheiten, sie wurden bei Mördern, Selbstmördern, religiösen Schwärmern und Irren gefunden (HÄUSSLER). Als Folge übermäßiger Masturbation werden von TISSOT Impotenz, Epilepsie, Schwindsucht, Erblindung, Schwachsinn, Wahnsinn, Tumoren, Rheumatismus, Homosexualität und viele andere Krankheiten genannt. Noch bis in dieses Jahrhundert standen Begriffe im Mittelpunkt der Sexualpsychopathologie, die von einer Angst vor einer gefährlich starken Sexualität zeugen — Satyriasis, Nymphomanie, Erotomanie, *Hyperaesthesia sexualis*, nach KRAFFT-EBING „eine der wichtigsten Anomalien", Begriffe, die sich heute als durchaus entbehrlich erwiesen haben und die der Frage nach den seelischen, zwischenmenschlichen und sozialen Bedingungen eines gesteigerten Geschlechtstriebes gewichen sind.

Sicher war es ein Schritt von entscheidender Bedeutung, sexuelle Störungen als Krankheit und nicht als Sünde und Schuld zu verstehen, die Zuständigkeit des Arztes statt der des Pfarrers zu betonen. Das hat aber durchaus noch nicht zu einer humanen Betrachtung geführt. René Spitz konnte sogar zeigen, wie bei Nachlassen der vergleichsweise milden Sanktionen der kirchlichen Onaniebehandlung unter ärztlichem Einfluß im vorigen Jahrhundert versteckte und offene Grausamkeiten erst richtig einsetzten. Chirurgische Maßnahmen wie Clitoridektomie, Kauterisation der Geschlechtsorgane, grausame Zwangsmaßnahmen kamen in der zweiten Hälfte des vorigen Jahrhunderts vor allem in angelsächsischen Ländern erst richtig zur Blüte, bis unter dem Einfluß der Psychoanalyse mehr Toleranz und Verständnis für kindliche Bedürfnisse auftauchte. Daß damit im öffentlichen Bewußtsein und in der ärztlichen Auffassung der Gegenwart noch keine völlige Umwertung erreicht ist, zeigt sich in dem negativen Bild sexuell abnormer Menschen (Schmidt, 1968), in vielen mehr moralischen als ärztlich helfenden Urteilen von Ärzten und forensischen Gutachtern, und nicht zuletzt in der noch völlig unzureichenden ärztlichen und wissenschaftlichen Zuwendung zu diesem Gebiet. Es wäre sicher verfrüht und zu optimistisch, wenn man annehmen würde, daß die von Sexualangst gezeichneten Abschnitte der Medizingeschichte in ihren Folgen schon ganz überwunden wären.

Wie wenig das der Fall ist, zeigt etwa die Gleichsetzung sexueller Verirrung mit Psychopathie. Diese wird als angeborene Variante des Seelenlebens gesehen und Sexualpsychopathen sind bei den von der Triebseite her zu betrachtenden Psychopathen zu finden (Kahn). Die weiteste Verbreitung hat der Begriff Psychopathie in Deutschland gefunden, als schicksalhafte Variante, die keine Krankheit darstellt, psychotherapeutisch nicht zu beeinflussen ist und, vor allem, die vor Gericht nicht exkulpiert. Erst in den letzten Jahren hat sich auch im Hinblick auf die Begutachtung in Deutschland eine differenziertere Betrachtung angekündigt (v. Baeyer, 1967). Daß das nicht nur akademische, sondern für die sexuell abnormen Menschen praktische Bedeutung hat, ist in zwei Hinsichten deutlich: 1. Sexualpsychopathen werden in Deutschland sehr viel weniger wegen Krankheit exkulpiert als in der Schweiz; 2. sie werden nicht als unzurechnungsfähig oder vermindert zurechnungsfähig angesehen, und damit auch nicht einer Behandlung, sondern einer Bestrafung zugeführt, also dem Juristen und dem Strafvollzug zugeschoben, oft zur Unzufriedenheit der mit ihnen überforderten und ratlosen Richter. Damit hängt zusammen, daß die Beurteilung Sexualpsychopath nicht gerade die therapeutische Aktivität fördert. Von Skandinavien und England, wo der Begriff Psychopath sehr viel weniger benutzt wird als in Deutschland, gingen in den letzten Jahren die entscheidenden Impulse für eine bessere ärztliche Behandlung und soziale Integrierung sexuell abnormer Menschen aus.

Zur Kritik des klassischen Psychopathiebegriffes sind eine Reihe von Arbeiten in den letzten Jahren erschienen (Häfner, Bräutigam, 1962, 1968). Sieht man Psychopathie mit v. Baeyer als geprägtes Verhalten, weiß man um die Fragwürdigkeit genealogischer Ableitungen von Psychopathien und beobachtet man, daß es oft eines bestimmten Milieus bedarf, bis sich psychopathisches Verhalten auskristallisiert und manifest wird, so wird man mit dem Gebrauch des Begriffes Psychopathie, besonders auch im Hinblick auf sexuelle Verirrungen, vorsichtig sein. Vor allem wenn man noch die neueren Erkenntnisse über hirnorganische Einflüsse, Chromosomenaberrationen, Stoffwechseleinflüsse usw. verfolgt. Noch gefährlicher erscheint die Verbindung der sexuellen Perversion mit kriminellen Handlungen unter dem Oberbegriff der Triebpsychopathie (Henry EY). S. Freud hat in bezug auf die sexuellen Abnormitäten differenzierter gesehen. Er wies darauf hin, daß auch bei Perversionen, die sich weit vom Normalen entfernen und die man als krankhaft bezeichnen müsse, sich nicht regelmäßig Personen mit schweren Geisteskrankheiten oder andersartigen Abnormitäten finden. Man komme hier nicht über die Tatsache hinaus, daß Personen, die sich sonst normal verhalten, auf dem Gebiet des Sexuallebens allein, unter der Vorherrschaft des ungezügeltsten aller Triebe, sich als Kranke dokumentieren. Wenn man gar noch Menschen mit homosexueller

Neigung hier in die Betrachtung einbezieht, wird man an dem Zusammenhang von sexueller Verirrung und einem fragwürdigen Psychopathiebegriff endgültig zweifeln.

Mit der Psychoanalyse, genauer gesagt mit den „Drei Abhandlungen zur Sexualtheorie" von SIGMUND FREUD wird 1905 erstmals eine präzise Theorie der sexuellen Perversionen gegeben (H. KUNZ, 1942). Die Psychoanalyse und ihre Entwicklungen in den letzten Jahrzehnten bedürfen einer eigenen Darstellung.

4. Die sexuellen Verirrungen in psychoanalytischer Sicht

Die psychoanalytischen Theorien sind zu bekannt, als daß sie hier noch einmal im einzelnen referiert und diskutiert werden müßten. Das Besondere und der Fortschritt der psychoanalytischen Perversionstheorien gegenüber allen bisherigen Einzelbeschreibungen lassen sich in drei Punkten zusammenfassen:

1. Es wird nicht nur eine geschlossene, einheitliche Theorie geboten, sondern diese wird als seelische und körperliche Entwicklungstheorie gefaßt. Damit wird die Lebensgeschichte, vor allem die Bedeutung der frühen Kindheit, in den Mittelpunkt der Aufmerksamkeit gestellt. Die abnormen Verhaltensweisen werden als Fixierung an die Kindheit, jedenfalls als Teil eines bis in die frühen Entwicklungsjahre zurückzuverfolgenden Triebschicksals gefaßt. Die Bedeutung dieser Blickrichtung für die gesamte Medizin ist gar nicht zu überschätzen.

2. Die abnormen sexuellen Neigungen und Handlungen werden nicht als fremde, krankhafte Erscheinungen gesehen, sondern als Teil der normalen Entwicklung. S. FREUD: „Den Perversionen liegt etwas zugrunde, was allen Menschen gemeinsam ist." Die Stärke der Anlage und Umwelteinflüsse entscheiden aber darüber, ob sich die kindliche Anlage in ein normales Seelenleben integriert, ob sie der Verdrängung anheimfällt, was zur Psychoneurose führt, oder ob sie sich zu den wirklichen Trägern der Sexualtätigkeit entwickelt, was bei Perversen der Fall ist. „Nun bietet sich uns die Entscheidung, daß den Perversionen allerdings etwas Angeborenes zugrunde liegt, aber etwas, was allen Menschen angeboren ist, als Anlage in seiner Intensität schwanken mag und der Hervorhebung durch Lebenseinflüsse wartet" (V, 71).

3. Wenn nun perverse Triebqualitäten für die gesamte psychoanalytische Krankheitslehre eine zentrale Bedeutung haben, so muß doch zugleich festgestellt werden, daß die psychoanalytische Theorie und Praxis für Neurosen und psychosomatische Krankheiten ungleich bedeutendere Beiträge geleistet hat als für die Lehre von den sexuellen Verirrungen. Die sexuellen Verirrungen sind bis heute keine Domäne der analytischen Therapie, vielmehr beinahe eine Kontraindikation. Psychoanalytische Therapie im engeren Sinne ist für die gegenwärtigen ärztlichen und strafrechtlichen Umgangsformen mit Sexualdelinquenten ohne praktische Bedeutung. Woran liegt das? Einer der wesentlichen Gründe ist, daß der klassische Ort der Psychoanalyse, das in Stundenmiete für Begüterte zugängliche Privatsprechzimmer des Analytikers, zu weit von der sozialen und psychologischen Realität der Sexualdelinquenten entfernt ist, als daß eine gemeinsame Basis gefunden werden könnte. Damit hängt zusammen, daß die zunächst im Vordergrund stehenden Behandlungsmethoden der klassischen Langstreckenanalyse nur in Einzelfällen zur Behandlung sexueller Verirrungen geeignet sind.

Die Kluft zwischen Psychoanalyse und kriminellen Tätern ist am deutlichsten auf dem Gebiet des Inzestes. Das Inzestthema ist für jede psychoanalytische Behandlung und für die gesamte analytische Krankheitslehre von zentraler Bedeutung. Es ist das Thema der kindlichen libidinösen Bindungen an die Eltern und deren geglückte oder mißglückte Überwindung. Während es kaum eine psychoanalytische Arbeit gibt, in der der ödipale Konflikt nicht behandelt wird, gibt es keine größere Untersuchung von psychoanalytischer Seite über reale Inzesthandlungen. Selbst in Fallberichten tauchen sie selten auf. Als SIGMUND FREUD erkannte, daß den Berichten seiner hysterischen Patienten über Inzestattentate ihrer Eltern auf sie in der Kindheit nicht reale Begebenheiten, sondern Phantasien zu Grunde lagen, die in der Behandlungssituation erst auftauchten, wurde das nicht zum Anlaß, die psychoanalytische Krankheitslehre zu verändern. FREUD hat den Ursprung dieser Phantasien in der gegenwärtigen Behandlungssituation als Übertragung durchschaut, das Gewicht traumatisch wirkender Kindheitserlebnisse wurde relativiert, indem sie als mehr symbolisch bedeutsame Deckerinnerungen angesprochen wurden. An die Stelle der faktischen traumatischen Erlebnisse der sexuellen Verführung, der Kastrationsdrohung usw., trat die Einsicht, daß es sich hier um Urphantasien handelt, Phantasien, die eher stammesgeschichtlich als lebensgeschichtlich abzuleiten sind.

Damit besteht aber für die Psychoanalyse, vor allem im Hinblick auf harte Fragen nach der Ursache, die methodische Problematik des Verhältnisses von Phantasien (z. B. Urphantasien wie Inzesttabu) zur äußeren lebensgeschichtlichen und sozialen Realität und umgekehrt. Es ist das Verhältnis der inneren Lebensgeschichte zum äußeren Schicksal. Gibt die Psychoanalyse überhaupt nur die Beschreibung innerer Triebschicksale? Kann sie über äußere, traumatische Einflüsse, ihre soziale Bedeutung und die Ursachen von Krankheiten, auch von sexuellen Verirrungen (z. B. der Homosexualität) gar keine Aussage machen, wie P. PARIN, der bedeutende Schweizer Analytiker, annimmt? Diese methodische Frage ist noch nicht ausdiskutiert, sie wird wohl nicht alternativ zu beantworten sein, sondern in dem Sinne, daß durch angemessene Versuchsanordnungen die Beobachtungen, die sich in der analytischen Behandlung bewährt haben, in bezug auf ihre allgemeine, z. B. ätiologische Aussagekraft zu überprüfen sind.

Eng mit den Theorien zu den sexuellen Verirrungen verbunden ist im Rahmen der dualistischen Triebauffassung der Psychoanalyse die Bedeutung des Aggressionstriebes bzw., wie FREUD ihn später faßte, des Todestriebes. Vor allem zur Erklärung des Sadismus und Masochismus herangezogen, hat sich innerhalb, aber auch außerhalb der Psychoanalyse eine Auseinandersetzung um diese Frage entwickelt. WILHELM REICH hat bereits 1932 entschieden die reaktive, sekundäre Genese der destruktiven Impulse im Sadismus und Masochismus postuliert. Auch die Verteidiger der ursprünglichen Freudschen Annahme eines primären Todestriebes betonen die Einflüsse der Kindheit und Jugend für die Milderung dieses ursprünglichen Todestriebes (A. MITSCHERLICH), verfallen also durchaus nicht der Gefahr, mit der Annahme dieses Triebes einen unabänderlichen Ablauf zu verbinden. Es ist aber sehr die Frage, ob der Todestrieb überhaupt als Trieb (oder als Instinkt) aufzufassen, zu beweisen oder zu verteidigen ist. Ob es sich nicht beim Todestrieb um eine theorieimmanente Konstruktion der Psychoanalyse handelt, die Trieb in einem ganz anderen Sinne meint als beispielsweise die Verhaltensforschung? FREUD selbst hat in einer berühmt gewordenen Bemerkung die Trieblehre als die Mythologie der Psychoanalyse bezeichnet (XV, 101). Es handelt sich wohl mehr um ein dem Lebensprinzip antagonistisch entgegengestelltes Konstrukt.

Es hängt wohl mit der auch heute noch erheblichen Abgeschlossenheit der Psychoanalyse zusammen, daß eine nicht aus den eigenen Reihen kommende grundlegende Kritik der Perversionstheorie, wie sie H. KUNZ 1942 gegeben hat, nicht zu einer intensiven Reaktion und Auseinandersetzung führte. Kritisiert wird vor allem von H. KUNZ die Ausweitung des Sexualbegriffes und auch im Anschluß an E. STRAUS die Ausdehnung des Begriffes sexueller Verirrungen wie sadistisch, masochistisch usw. Die Zärtlichkeit wird durch eine eigene, für das Verständnis der Perversionen wichtige Qualität bezeichnet, als triebgehemmte Sexualität sei sie nicht ausreichend charakterisiert. H. KUNZ gehört zu den Forschern, die die Annahme eines Todestriebes ablehnen. Aggressivität, wo sie auftauche, sei als gruppenbedingtes soziales Phänomen zu sehen. Es wird von KUNZ die reaktive Genese und der soziale Stellenwert aggressiver Handlungen betont. Der Vergleich mit dem Geschlechtstrieb sei nicht möglich, da ein endogener, rhythmisch wiederkehrender Antrieb bei der Aggressivität ebenso wenig gegeben sei wie ein Organsystem als Substrat dieses Triebes.

5. Anthropologische Kritik und anthropologische Theorie der sexuellen Verirrung

SIGMUND FREUD hat einmal bemerkt, daß in der Sexualität das Höchste und das Niedrigste überall am innigsten aneinander hängen und daß sich die Allgewalt der Liebe vielleicht nirgends stärker zeige als in den sexuellen Verirrungen (V, 61). Die Liebesintention, die Wertebene des Höheren, ist zwar bei FREUD überall untergründig im Spiel, im Rahmen der Perversionstheorien erscheinen aber allein stammesgeschichtliche Ableitungen und das Kräftespiel biologischer Triebe. Die Unempfindlichkeit der Psychoanalyse gegenüber Wertabstufungen griff die Kritik SCHELERs vom phänomenologischen Standpunkt auf. Zu unbedenklich lasse die Psychoanalyse die differenziertesten Liebesstrebungen aus Sublimierungen und Kompensationen elementarer Triebe hervorgehen. Die Liebe selbst erscheine in den Theorien FREUDs überhaupt nicht. Nach MAX SCHELER ist Liebe in allen ihren Verwirklichungen immer etwas Werttragendes, „eine Bewegung nach dem höchten Wert eines Lebens in seiner idealen Bestimmung". Man müsse von Intentionen und Wertrichtungen ausgehen und diese phänomenologische Ebene nicht in objektivierend gefaßten Theorien einfach übergehen. Später war es vor allem v. GEBSATTEL, der die Liebesintention und Liebeswirklichkeit differenzierter in den Blickpunkt gerückt hat. Die Liebesintention erscheint als ganzheitliche Ich-Du-Gestalt, sie wird später neu in der dualen Liebeswirklichkeit des Geschlechtsleibes gefaßt.

Der zentrale Begriff der anthropologischen Interpretation sexueller Verirrungen ist der der *Deformierung.* E. STRAUS fand als wesentlichstes Moment bei Suchten und Perversionen eine Tendenz zur Selbstzerstörung und Zerstörung von objektiven Werten. Im Sadismus gehe es direkt um Zerstörung und Deformierung der leiblichen Integrität — im Unterschied zum kindlichen Zerstören, das eine Form der altersgemäßen Bemächtigung sei. Nicht aus der Zerstörung eines Wertes ziehe das Kind seine Befriedigung, wie das beim Sadisten der Fall sei, sondern aus der Betätigung als solcher. v. GEBSATTEL hat später noch pointiert von dem nihilistischen Grundzug des Menschen zum Bösen gesprochen, der in den Perversionen erscheine, von der „Buhlschaft mit dem Nichts". — Auch H. KUNZ sieht ein destruktives Moment in den sexuellen Verirrungen. Zugleich betont er aber, daß es sich dabei um eine Interpretation handle, die nicht das subjektive Erleben sexuell abnormer Menschen spiegele, was auch von anderen Forschern betont wird (SPOERRI, R. WYSS, BRÄUTIGAM). Das gleiche gilt für die Interpretation von v. GEBSATTEL, daß die Paraphilie eine Reaktionsbildung des Geschlechtslebens auf die Wendung der Persönlichkeit gegen die Norm sei. Die daraus resultierende Suchtentwicklung sei eine triebmäßige Reaktion der Persönlichkeit auf ihr paraphiles Verhalten. Die Sucht sei also nur ein Ablaufmodus der Perversion, da das abnorme Verhalten keine Befriedigung ermögliche. Auch diese Annahme einer suchtartigen Entwicklung läßt sich bei den sexuell abnormsten Tätern, den Nekrophilen und Pädophilen, nur bei einem kleinen Teil nachweisen (SPOERRI, R. WYSS). Bei seinen Inzesttätern fand MAISCH nur in 8% der von ihm Untersuchten süchtiges und perverses Verhalten.

Ähnlich wie in der Psychoanalyse gibt es auch in der anthropologischen Richtung eine Diskussion, ob das angenommene destruktive Element primär oder reaktiv sekundär ist. Auch hier betont H. KUNZ: „Uns scheint die Aggression kein selbständiger primärer Trieb zu sein... sondern eine allen Trieben eigene negative Möglichkeit ihres Objektbezuges, beim Widerstand der Gegenstände hinsichtlich der Befriedigung der ursprünglichen Triebbedürfnisse in die Objektzerstörung zu schlagen." Aus Frustrationen erwachsende reaktive destruktive Impulse sind zweifellos bei sexuellen Verirrungen häufig anzutreffen, ja sie gehören wohl zur Grunderfahrung der verfehlten Möglichkeit einer Leibliches wie Seelisches umfassenden gegenseitigen Begegnung. Wir haben so die Frage aufgeworfen, ob „die zerstörerische Negation der dualen Liebeswirklichkeit im Sinne v. GEBSATTELs hier (bei den sexuellen Verirrungen) wirklich intendiert ist oder ob nicht viel mehr eine Unfähigkeit, sich auf diese höchste Stufe hin zu entwickeln, vorliegt" (BRÄUTIGAM, 1958/59). Auch L. BINSWANGER hat wiederholt betont, wie sehr die Problematik der gesamten Sexualforschung durch v. GEBSATTEL vertieft wurde, meint aber auch, daß dieser die Rolle der aktiven oder absichtlichen destruktiven Tendenzen in der Genese der Perversionen überschätzte.

In der anthropologischen Richtung setzt die duale, bipersonale Erlebnis- und Bewegungsgestalt der sexuellen Begegnung die Maßstäbe. Der sexuelle Bereich kann nicht ausgeschlossen werden aus der seelischen und personalen Durchdringung, die die geschlechtlichen wie die anderen menschlichen Akte charakterisiert. Die Übereinstimmung sexueller, zärtlicher und personaler Qualitäten in der Liebesbegegnung erscheint die vorgegebene Möglichkeit der Erfüllung. Davon ausgeschlossen zu sein, sie unter Umständen seit der Kindheit, sei es aus Gründen der Verkümmerung durch negative Erfahrung, sei es aus persönlichkeitsbedingten oder körperlichen Schwächen, nicht voll, sondern stets nur verkürzt realisieren zu können, weckt reaktiv Enttäuschungen, Ressentiments, Aggressionen und destruktive Impulse, wie auch schuldhafte und ängstliche Verarbeitungen.

Die Bosschen Interpretationen und seine eindrucksvollen Fallgeschichten gehen in ihrer Scheu vor Vergegenständlichung und Begriffsbildungen letztlich nicht auf eine eigene Theoriebildung. Boss findet auch in den weitesten sexuellen Verirrungen noch „Austragungen eines Widerspruchs zwischen dem liebend In-der-Welt-sein-können und einem auf irgend ein endlich-irdisches-eng-und-begrenzt-sein-verstimmtes Existieren-müssen". Wenn Boss das in der Verkürzung noch erhaltene Gesunde der Liebessehnsucht betont und die Teilhabe am Mitseinscharakter auch in der sexuellen Verirrung erkennt, ist freilich H. KUNZ zuzustimmen, der feststellt, daß es „ein unbestreitbarer Mangel der Bossschen Sinndeutung ist, daß sie weder das Wesen noch die Herkunft der perversionskonstituierenden Verengungen und Verdeckungen aufzuhellen vermag" (1954, 356). Nun haben die Bosschen Darstellungen beinahe allen anderen anthropologischen und auch vielen psychoanalytischen Arbeiten voraus, daß sie durch die Ausgangssituation des Psychotherapeuten gekennzeichnet sind. Und im psychotherapeutischen Vorgehen liegt entschieden die Bejahung und Förderung des Gesunden, auch in den entferntesten Ansätzen. M. Boss hat selbst den therapeutischen Wert seiner Interpretationen etwa gegenüber der klassischen psychoanalytischen Theorie betont (1966, 134).

Die anthropologische, von L. BINSWANGER (1949/50) auch als normative Schule bezeichnete Richtung der Sexualforschung hat keine Theorien aufgestellt, die sich an Geschlossenheit mit den psychoanalytischen messen können. Durch die Einbeziehung der Sinnfrage und durch ihr größeres methodisches Bewußtsein für psychologische und philosophische Fragestellungen hat sie aber die Diskussion auf eine Höhe gehoben, die so spezifisch menschliche Phänomene wie die sexuellen Verirrungen erst einem Verständnis zuführen kann.

6. Soziologie der sexuellen Verirrungen

Daß die sexuellen Verirrungen biologische oder charakterliche Varianten darstellen, war lange Zeit selbstverständlicher Ausgangspunkt aller Theorien. Gesellschaftliche Bedingungen und zeitgeschichtliche Einflüsse tauchten als Ursachen sexueller Varianten nicht auf, weder in den Degenerationstheorien, noch in den Psychopathielehren, noch in den Annahmen abnormer Partial-Triebanlagen. Die Psychoanalyse hat die Ausschließlichkeit dieser Auffassungen schon etwas relativiert, indem Vater und Mutter einbezogen und damit die gesellschaftliche Gruppe der Familie thematisiert wurden. Es wurde die prähistorische und historische Entwicklung der Familie von der Urhorde zur ödipalen Dreiecks-Familie mit Regelung der sexuellen Beziehungen von Freud beschrieben. Wenn die Urhorde von Darwin und Freud (XIII, 138; XVI, 186) von späteren Forschern auch kulturgeschichtlich nicht bestätigt wurde (Frobenius, Thurnwald; Übersicht bei Herrmann) und auch die Theorie einer ursprünglichen Promiskuität bei den Naturvölkern sich nicht halten ließ, so gingen doch von diesen frühen Hypothesen Freuds viele Anregungen aus. Es kam zu Untersuchungen, die die Einflüsse von Klassen, Schichten und Gruppen auf normales und deviantes sexuelles Verhalten studierten.

Die Auffassungen der führenden Soziologen gehen weit über die Vorstellung einer nur sekundären Überformung fester biologischer Schemata durch Umwelt- und Sozialeinflüsse hinaus. Vielmehr führt das Bewußtsein der ständigen und unbedingten sozialen Überformung der Geschlechtlichkeit dazu, „das Kulturelle als untrennbar bereits in der Humanbiologie zu behaupten" (Schelsky, 1968, 198). Sexuelle Antriebsmomente greifen auf nicht-sexuelle Triebe über und werden als Verschiebung, Koppelung oder auch als Sublimierung auf andere Ziele gelenkt. Schelsky spricht davon, daß soziale, institutionseigene Bedürfnisse auf sexuelle Energiezufuhr angewiesen seien, die eine Desexualisierung erfahren, und daß soziale Institutionen in ihrer Entwicklung ständig in der Waage zwischen Ent- und Resexualisierung sind.

Die Mehrzahl der Soziologen und Kulturanthropologen (C. Kluckhohn, Benedict) geht dabei nicht von einem absoluten Gegensatz von Trieb und Kultur aus, wie Freud und in gemilderter Form H. Marcuse es tun. Schelsky warnte schon früh ausdrücklich vor einer zu starken Betonung des rein Sozialen, das isoliert werde. Die Vorstellung, daß allein die Gesellschaft willkürlich sexuelles Verhalten in dieser oder jener Richtung lenken und unterdrücken könne, verkenne die Durchdringung von triebhaften und kulturellen Motivationen. Sicher ist davon auszugehen, daß jede Kultur in irgendeiner Weise die Rollen von Mann und Frau beinhaltet und mehr oder weniger streng institutionalisiert. Es ist nun ganz einseitig, diese Regelung nur als Entfremdung negativ zu sehen, da ja jeweils auch eine positiv prägende Kulturleistung darin steckt. Der Aufbau einer differenzierten komplexen Kultur bedarf der Lenkung und Formung zu ihrer Ausdifferenzierung. Männliche und weibliche Rollen sind nicht anlagemäßig vorgegeben und werden sekundär unterdrückt. Andererseits ist auch die Vorstellung einer beliebigen kulturellen Formung der Geschlechtsrolle, wie sie vor allem Margret Mead vertritt, von Ethnologen und Kulturanthropologen schon früh in Frage gestellt worden (Thurnwald, Baumann). Die Differenzierungen sind offenbar sehr komplex, von Arbeitsanforderungen, ökonomischen Bedingungen wie auch von religiösen und rituellen Vorstellungen bestimmt. Die Tendenzen in Jägerkulturen sind ganz anders als bei Pflanzern.

Empirische Untersuchungen über gesellschaftliche Einflüsse betreffen weniger deviantes als normales sexuelles Verhalten, etwa in bestimmten Sozialklassen und Bildungsschichten (Kinsey) oder auch von Stichproben studentischer Gruppen (Giese, Schmidt, Schofield). Empirische Untersuchungen liegen auch vor zur Frage der Einstellung der Gesellschaft gegenüber sexuell abweichenden Gruppen (Schmidt). Gewöhnlich werden sexuell Abnorme in die Nähe der Geisteskranken, aber auch der Verbrecher gestellt.

In bezug auf die sexuellen Verirrungen ist festzustellen, daß Unfähigkeit zur Partnerschaft mit Fixierung an Vorstufen und Teilziele, z. B. Exhibitionismus, Pädophilie, usw. in den untersten Schichten gehäuft vorkommen. Genauer gesagt trifft man hier auf Menschen mit bestimmten Familien- und Sozialisationsschäden, gehäuft uneheliche Geburt, Voll- oder Halbwaise, Scheidungswaise, Alkoholismus der Eltern (Zolliker, siehe unten S. 544). Es scheint, daß diese sexuell abnormen Menschen außerhalb des formenden, sozialen Kräftefeldes stehen und daß dieser Mangel an fester familiärer Durchformung zugleich zu einem pathogenen Faktor wird. Was der Soziologe T. Moser 1970 zur Jugendkriminalität sagt, schließt zweifellos deviante Verhaltensweisen mit ein:

„Ein breites empirisches Forschungsmaterial stützt die These, daß Jugendkriminalität in ihren schweren und dauerhaften Formen in der Unterschicht lokalisiert ist. Die Untersuchungen über die inner-familiären Ausgangsbedingungen delinquenter Charakterentwicklung haben gezeigt, daß sozial struktureller Druck auf die Sozialisationsfähigkeit der Familie und die Kumulation seelisch gestörter Menschen die Unterschicht in erhöhter Weise belasten. Diese Belastung wird nicht erst, wie die Anomietheoretiker annahmen, wirksam als Mangel an objektiven ökonomischen Chancen für Jugendliche beim Eintritt in die Erwachsenenwelt. Sie beeinflußt ihre psychische Entwicklung in frühester Kindheit dadurch, daß sie Reifung und Entfaltung der Eltern einschränkt, aufhält oder zerstört. Selbst diese Eltern mögen ihrerseits Deformationen ihrer Persönlichkeitsstruktur ausgesetzt gewesen sein in einem über mehrere Generationen hinwegreichenden Prozeß der Ich-Einschränkung, der Verkümmerung von seelischen Funktionen, der Brutalisierung des Verhältnisses zum eigenen Selbst, zur Familie und zur Gesellschaft“ (1970, 346).

Was zunächst völlig fehlte, war die Verbindung von politischem System, Wertmaßstäben der Erziehung und Sexualverhalten. Eine große Ausnahme ist der heute bei der Jugend zu hohen Ehren kommende Wilhelm Reich. Seit 1922 durch Arbeiten zur psychoanalytischen Theorie hervorgetreten, hat sich dieser Autor in den späten 20er Jahren zunehmend politisch engagiert und damit der Psychoanalyse eine Richtung gegeben, die von S. Freud abgelehnt wurde. Später hat Reich noch konsequenter die politischen und gesamtgesellschaftlichen Hintergründe der Sexualerziehung und den Zusammenhang von Sexualunterdrückung und autoritärer Gesellschaftsstruktur verfolgt. Den Todestrieb hielt er für eine Ideologisierung der Sexualunterdrückung, aus einem kapitalistischen, latent autoritären, hierarchischen Gesellschaftssystem erwachsend. Er sei Teil eines Programmes, einer Leidensideologie, der die kulturelle Unterdrückung der Sexualität institutionalisiere und legitimiere. Gefordert wird von Reich die Sexualökonomie, das heißt die Bejahung der sexuellen Bedürfnisse und ihrer Befriedigung. Das führe zu einer Selbstregulation, durch die alle sexuellen Abartigkeiten, Perversionen und Neurosen bei den Erwachsenen entweder in den Hintergrund treten oder ganz verschwinden.

„Die Beherrschung etwa noch vorhandener asozialer Impulse gelingt mit Leichtigkeit unter der Bedingung der Befriedigung der genitalen Grundbedürfnisse. Das zeigt sich auch im praktischen Verhalten des orgastisch potent gewordenen Menschen. Käuflicher Geschlechtsverkehr wird eine Unmöglichkeit; vorhandene Lustmordphantasien verlieren ihre Kraft und Bedeutung. Einen Partner zur Liebe zu zwingen oder zu vergewaltigen, wird fremd und unausdenkbar. Ebenso früher etwa vorhanden gewesene Impulse, Kinder zu verführen. Anale, exhibitionistische und andere Perversionen weichen regelmäßig vollkommen, dadurch weichen auch die sozialen Angst- und Schuldgefühle. Die inzestuöse Bindung an Eltern und Geschwister verliert an Interesse. Dadurch wird auch die Energie frei, die sie vorher in Verdrängung gehalten hatte. Kurz, die hier genannten Vorgänge sind insgesamt als Zeichen dafür anzusehen, daß sich der seelische Organismus selbst steuert“ (1966, 35).

Reichs Feststellung, daß es keine höheren politischen oder religiösen Werte gibt, die es rechtfertigen, auf die Dauer das Glück des Menschen und seine sexuelle Befriedigung zu unterdrücken, im Jahre 1932 in Berlin ausgesprochen, wirkt wie eine ungehörte Mahnung, vor allem wenn die Verbindung von Erziehung und autoritätsabhängigem Charakter gezogen wird.

„Die Veränderung im psychischen Organismus, die der Verankerung der Sexualmoral zuzuschreiben ist, schafft erst diejenige seelische Struktur, die die massenpsychologische Basis jeder autoritären Gesellschaftsordnung bildet. Die Untertanenstruktur ist eine Mischung aus sexueller Impotenz, Hilflosigkeit, Anlehnungsbedürftigkeit, Führersehnsucht, Autoritätsfurcht, Lebensängstlichkeit und Mystizismus... Derartig strukturierte Menschen sind Demokratie-unfähig. An ihren Strukturen zerbrechen die Versuche, echt demokratisch geleitete Organisationen aufzubauen und zu erhalten. Sie bieten den massenpsychologischen Boden, auf dem sich die diktatorischen Gelüste und bürokratischen Neigungen der demokratisch gewählten Führer entwickeln können" (1966, 113/114).

S. Freud hat 1930 noch recht wohlwollend an Lou Andreas-Salomé geschrieben: „Wir haben hier einen Doktor Reich, einen braven, aber impetuösen jungen passionierten Steckenpferdreiter, der jetzt im genitalen Orgasmus das Gegengift jeder Neurose verehrt. Vielleicht könnte er aus Ihrer Analyse... etwas Respekt vor der Komplikation des Seelischen lernen." Zu der Arbeit von Reich über den masochistischen Charakter vermerkte Freud 1932 schon kritischer, daß Reichs Meinung „in dem Unsinn gipfelt, was man für Todestrieb halte, sei eine Auswirkung des kapitalistischen Systems" (in Jones, III, 200).

Es ist heute leicht, die einseitigen Übertreibungen, vor allem die Überschätzung des genital-sexuellen Momentes in der Entstehung der Neurose wie auch der Charakterstruktur bei W. Reich zu durchschauen. Hochaktuell bis heute ist aber die von ihm gezogene Verbindung zwischen Kindererziehung und der späteren Fähigkeit zur politischen Reife, wie überhaupt die Verbindung von sexuellen und sozialen Faktoren der Persönlichkeitsentwicklung. Während dem Wissenschaftler seinerzeit politische Themen sakrosankt und unwissenschaftlich erschienen, fehlte Reich offenbar gänzlich die Scheu, auch solche Tabus anzugreifen.

I. Situationsbedingte Nebenwege sexueller Befriedigung

1. Antriebsüberschuß, entwicklungsbedingte Unschärfe und sexuelle Notsituationen

Die wissenschaftliche Literatur zu den sexuellen Verirrungen ist meist konzentriert auf die Beschreibung der abnormen sexuellen Praktiken. Nahegelegt ist das durch das juristische Tatdenken, bei dem der Handlungsvollzug gegenüber den Motivationen in den Vordergrund tritt und die dadurch bedingte Ausrichtung der Gerichtspsychiater und Kriminologen. Man hat von einem Handlungsfetischismus der Wissenschaft gesprochen, der sicher Ausdruck der Ratlosigkeit, aber auch Mittel der Distanzierung ist. Andererseits ist die wissenschaftliche Betrachtung fixiert auf die Täterpersönlichkeit, wobei die vollendete Tat aus in sie hineinprojizierten fertigen perversen Partialtrieben oder allgemein aus einer haltlosen, hypersexuellen oder sexualverbrecherischen Charakteranlage abgeleitet wird.

Demgegenüber soll im folgenden gezeigt werden, wie abweichendes sexuelles Verhalten eingebettet ist in bestimmte Situationen, geknüpft an Bedingungen der Umwelt in der frühkindlichen Sozialisation, der Entwicklungszeit und an allgemeine sexuelle Notsituationen. Diesen sozialen und entwicklungspsychologischen Bedingungen kommt für die Motivation devianten Verhaltens häufig eine sehr viel größere Bedeutung zu als der individuellen Persönlichkeit.

Die Situation des Menschen ist im Biologischen gekennzeichnet durch einen allgemeinen Antriebsüberschuß (Portmann, Scheler, Gehlen), der als sexueller Triebüberschuß am stärksten ausgeprägt ist. Während bei vielen höheren Tieren die sexuelle Ansprechbarkeit auf eine bestimmte Lebensphase beschränkt ist, bei den höheren Säugetieren zumindestens nur in Intervallen auftritt, zeigt der Mensch von der Pubertät an durchgehend eine sexuelle Ansprechbarkeit und Triebhaftigkeit. Selbst bei der Frau, wo durch den Menstruationscyclus hormonal bedingte phasische Einflüsse im Spiel sind, ist, entgegen Behauptungen von kirchlicher Seite (Niedermeyer) keine Phase im Monatscyclus festzustellen, wo regelhaft bei allen Frauen die sexuelle Triebhaftigkeit zum Erliegen kommt (EMDE-BOAS, TERMAN). Jedenfalls steht fortlaufend mehr sexuelle Energie zur Verfügung, als biologisch zur Sicherung der Fortpflanzung notwendig ist. Dieser Antriebsüberschuß fördert die Sexualisierung anderer Antriebs- und Handlungssysteme, er fördert aber sicher auch im Rahmen der allgemeinen Instinktreduktion und des Fehlens durchgehender sexueller Instinktschemata auch überschüssige abweichende sexuelle Nebenwirkungen.

Der Antriebsüberschuß wird in der Pubertät am stärksten spürbar. Der Mann erreicht innerhalb von ein bis zwei Jahren die Höhe seiner sexuellen Leistungsfähigkeit (KINSEY), die dann vom 30., oft vom 25. Lebensjahr an schon wieder langsam abfällt. Diese Pubertätszeit ist zugleich durch große personale und soziale Unreife charakterisiert, die für eine feste Dauerbeziehung und überhaupt für eine individuelle Durchdringung ungünstige Voraussetzungen bietet. Sie ist eine Zeit großer innerer Distanz zum anderen Geschlecht, es fehlen vertraute, selbstverständliche Umgangsformen (TERMAN u. MILES). Die sexuelle Handlungsausrichtung und die Partnerwahl zeigen noch eine große Unschärfe, es fehlen Lernerfahrungen, die, wenn sie erfolgreich verlaufen, zu einer Festigung und Bestätigung führen.

Auch im weiteren Lebensgang können unter extremen Bedingungen, etwa bei Isolierung in Lagern, auf Schiffen, in der Einsamkeit, beim Scheitern der zweiten Sozialisation, wieder Verunsicherungen und Labilisierungen eintreten. Der durchgehende Antriebsüberschuß, das soziale und zwischenmenschliche Schicksal, können die Gewohnheitsbildungen wieder infrage stellen und bis ins Alter hinein wieder Nebenformen sexueller Befriedigungen nahelegen. Aber auch wenn andere Befriedigungen menschlicher, beruflicher oder sozialer Art wegfallen, kann bei der universalen Plastizität und Austauschbarkeit der Antriebssysteme eine Veränderung im sexuellen Verhalten als Nebenwirkung eintreten.

2. Selbstbefriedigung

Die Selbstbefriedigung ist nicht nur eine Pubertätserscheinung, wenn sie auch in dieser Phase die häufigste Form sexueller Befriedigung ist, mit der bis zum 20. Lebensjahr 92% der Männer und 33% der Frauen Erfahrung gemacht haben (KINSEY). Noch im mittleren Lebensalter macht die Selbstbefriedigung bei Verheirateten 4—10%, bei Unverheirateten sogar 30—80% der gesamten sexuellen Triebbefriedigung aus. Dabei sind die höheren Bildungsklassen, z. B. College-Studenten, d. h. wohl Menschen mit mehr Phantasiefähigkeit, stärker zur Onanie geneigt als niedere Bildungsklassen, die häufiger Verkehr mit Prostituierten haben. Bei Frauen setzt die Triebhaftigkeit langsamer ein und ist wohl mehr auf Lernerfahrungen angewiesen. Immerhin haben mit 45 Jahren auch 62% der Frauen Erfahrungen mit Onanie.

Die Bewertung der Selbstbefriedigung unterliegt bis in die Gegenwart außerordentlichen Schwankungen. HATTINGBERG bezeichnet die Onanie als Urperversion und BOSS sieht andererseits in ihr nur eine periphere Manipulation zur Auslösung des Orgasmus. H. KUNZ bezeichnet sie als Perversionsfragment und v. GEBSATTEL spricht einerseits von der noch als normal zu bezeichnenden reflektorischen Entwicklungsonanie und der Ich-bezogenen Onanie andererseits, die er als Beispiel für eine zu suchthaften Entwicklungen tendierende Praxis ansieht. Ein Überwiegen des Bewußtseinspoles über den Geschlechtspol sieht v. GEBSATTEL als charakteristisch für Onanie an, wobei der Geschlechtsleib zum Gegenstand genußerzeugender Maßnahmen werde (1954, 193), wobei er onanistische Züge auch in heterosexuellen Praktiken findet. Treffend wurde durch v. GEBSATTEL die narzißtische Komponente der Menschen erkannt, die zeit ihres Lebens diese Ich-bezogene Form der Onanie bevorzugen; offenbar handelt es sich um eine Entwicklungsstörung der Objektbesetzung. Ob es aber im ganzen richtig und zweckmäßig ist, die Masturbation oder auch nur eine Form der Masturbation (L. BINSWANGER 1949/50) als eine Form der Perversion zu bezeichnen, erscheint fragwürdig.

Bemerkenswert und wegweisend für den im sexuellen Erleben immer wirksamen latenten Forderungscharakter bipersonaler und gegenseitiger Erfüllung ist, wie häufig sich Mißstimmungen, Ängste und echte sensitiv-paranoide Verarbeitungen an die Selbstbefriedigung anschließen. Nicht nur das Masturbantenthema im Rahmen des sensitiven Beziehungswahnes ist hier zu erwähnen, sondern auch der Onanie-Selbstvorwurf bei Depressiven. Es erscheint fraglich, ob sich hier allein falsche elterliche Dressate oder veraltete pädagogische und ärztliche Aufklärungen auswirken. Gegenüber der Liebeswirklichkeit im dualen Geschlechtsleib stellt die Onanie auf jeden Fall eine unvollkommenere, unbefriedigende Erfahrung dar, selbst bei voll erhaltenem „funktionellen Orgasmus" (W. REICH). Es erscheint uns nicht notwendig, den anthropologischen Theorien folgend, ein destruktives, nihilistisches Element in der Onanie zur Erklärung der mangelnden Satisfaktion heranzuziehen.

3. Gleichgeschlechtliche Handlungen in der Pubertät und in Notsituationen

Die viel beachtete Feststellung KINSEYs, daß etwa ein Drittel der Männer im Laufe ihres Lebens mehr als einmalige homosexuelle Handlungen begehen, betrifft ganz überwiegend das Phänomen der Entwicklungshomosexualität. Gemeint sind gleichgeschlechtliche Verhaltensweisen, oft unter heterosexuellen Fantasien, bei Männern und Frauen, die später entschieden zu heterosexuellen Beziehungen neigen. Ob sich die hohen Zahlen von KINSEY auf europäische Verhältnisse übertragen lassen, erscheint fraglich (SCHOFIELD, 1965; RENNERT, GIESE-SCHMIDT). BENEDETTI spricht hier von homosexuellen Episoden, wobei, etwa bei Häufungen in Jugendlagern, eine Ermutigung durch Altersgenossen eine große Rolle zu spielen scheint (SULLIVAN). Eine gewisse Bedeutung hat dabei, daß die Pubertät eine Zeit großer Nähe in der peer-group der Gleichaltrigen ist, der intensiven, oft schwärmerischen Freundschaften, der Ferne zum weiblichen Geschlecht. Junge Männer in der Pubertät und Adoleszenz können in ihrer Männlichkeit grob, ohne Einfühlung und Verständnis für gleichaltrige Mädchen und so recht abstoßend für Frauen sein. Triebüberschuß und fehlende Erfahrung mit Mädchen fördern so die Entwicklungshomosexualität, die ganz überwiegend nicht mehr als eine Onanie zu zweit ist.

Eine Unausgereiftheit der sexuellen Partnereinstellung in der Pubertät oder auch eine bleibende Unschärfe können erleichternd mitwirken. Gerade eine Unschärfe der Sexualeinstellung kann eine Rückgriffmöglichkeit auf gleichgeschlechtliche Handlungen im späteren Alter begünstigen, so in Gefangenenlagern, auf Schiffen, beim Militär. Beim Mitwirken neurotischer Fixierungen oder bei großer Unreife der Persönlichkeit (Hirnschäden, abgelaufene Psychosen) kann der Typus der Hemmungshomosexualität beobachtet werden (BRÄUTIGAM, 1965). Der vertraute, schwächere gleichgeschlechtliche, vor allem der kindliche oder jugendliche Partner bleibt attraktiver als der fremde, mit Angst besetzte, nicht erreichbare, von Konkurrenzängsten umgebene weibliche Geschlechtspartner.

Familiärer Geborgenheitsverlust, soziale Notsituationen und gleichgeschlechtliche Verführung fördern die gleichgeschlechtliche Prostitution, bei der es sich zum kleinsten Teil um entschieden homosexuell ausgerichtete Jugendliche handelt (REDHARDT). Die Motivation durch materielle Vorteile, aber auch Dankbarkeit und Abhängigkeit oder passive Gleichgültigkeit gegenüber den Verführern gehören hier zu den situativen Einflüssen. Wieder sind es aber gerade die sozial Randständigen, die nicht in festen Beziehungen integrierten Menschen, die an einer gleichgeschlechtlichen Handlung „Spaß finden" und bei denen sich das Gewicht der bloßen Gewohnheit besonders stark auswirken kann, vor allem durch das Fehlen sonstiger beruflicher und zwischenmenschlicher Befriedigungen.

Daß homosexuelle Betätigung in der Pubertät und auch homosexuelle Verführung nicht als Lernerfahrung zur homosexuell fixierten Einstellung führt, wie immer wieder vereinfachend behauptet wird (LEONHARD), beweisen die Zahlen von KINSEY, aber auch Längsschnittbeobachtungen bei in der Kindheit durch Pädophile verführte Jungen und Mädchen (BRUNHOLD, GEISLER, WALLIS). In der überwiegenden Mehrzahl der Fälle berichten sie von einer normalen Entwicklung und nicht von einer Häufigkeit gleichgeschlechtlicher oder sonst sexuell devianter Verhaltensweisen.

4. Zoophile Handlungen

Sexuelle Tierkontakte, auch als Sodomie bezeichnet, sind das klassische Beispiel einer passageren, situationsmotivierten sexuellen Nebenhandlung. Wenn man sie zu den Perversionen zählt und meint, damit etwa eine bestimmte deviant ausgerichtete Tätergruppe zu charakterisieren, so gibt man ihnen zu viel Gewicht. Auch bei interessiertester Suche (v. HENTIG, 1962) läßt sich keine zoophile Dauerbeziehung oder entschiedene perverse Bevorzugung finden. Es handelt sich vielmehr um vorübergehende Handlungen bei von außen auferlegter oder aus inneren Hemmungen erwachsender sexueller Triebnot, wie man sie bei ländlicher Bevölkerung in abgelegenen Gebieten oder auch im Krieg bei Soldaten am ehesten findet. Am häufigsten sind jugendliche Männer betroffen, die aus äußeren Abhaltungen oder Schwierigkeiten der Kontaktfindung für eine meist kurze Zeit dieser Befriedigung verfallen, um sie dann aber für dauernd zu überwinden. Feste Fixierungen und Bevorzugungen sind nicht bekannt. Wenn v. HENTIG eine zoophile Vorgeschichte bei multiplen Mördern gefunden zu haben glaubt, so handelt es sich bei genauerem Hinsehen um die Lust, Tiere zu quälen, und damit um eine ganz andere Intention. Das von KINSEY angegebene kumulative Vorkommen von 8% bei Männern erscheint für europäische Verhältnisse sehr hoch gegriffen, ebenso die Zahl von 3,6% für Frauen. Größeres Interesse fand das Thema in der Mythologie, wobei hier meist Männer in Tiergestalt mit Frauen Umgang haben.

Psychiatrisch relevant sind die bis oft ins Alter fortwirkenden Selbstvorwürfe nach solchen Pubertätshandlungen. Das klassische Beispiel ist der Fall des Hauptlehrers Wagner, wie ihn GAUPP beschrieben hat. Es handelt sich um einen Paranoiden, der seine Verfolgungen aus einer Jahre zurückliegenden, angeblich von Dorfbewohnern beobachteten sexuellen Handlung an einer Kuh ableitete und der, um sich zu rächen, 12 Bewohner dieses früheren Wohnortes in einem Rachefeldzug neben seiner eigenen Familie tötete.

Nur wenige europäische Länder sehen noch eine Strafwürdigkeit bei zoophilen Handlungen, die BRD seit 1969 nicht mehr. Die Verfolgung von Tierquälerei und Erregung öffentlichen Ärgernisses schützen ausreichend.

5. Inzesthandlungen

Inzest, sexueller Verkehr zwischen Blutsverwandten, erscheint als Inbegriff einer verwerflichen sexuellen Handlung und wird gewöhnlich mit einer abnormen, sexuell perversen Persönlichkeit assoziiert. In Wirklichkeit ist es eine aus zerrütteten Familienverhältnissen, ungünstigen Sozialbedingungen und aus sexueller Notsituation erwachsende Gelegenheitshandlung ohne fixierte abnorme sexuelle Einstellung und mit einer minimalen Rückfallgefahr, nämlich 2% (Rückfall bei sexuellen Delikten sonst 6%, in der allgemeinen Kriminalität 24%, Christiansen u. Mitarb.). Inzesttäter sind auch nicht Pädophilen einfach gleichzusetzen, vielmehr in den sozialen Entwicklungsdaten, der situativen Motivation und dem Persönlichkeitsbild deutlich von diesen unterschieden (R. Wyss). Die Zahl der zwischen 1950 und 1965 in der BRD pro Jahr verurteilten Personen ist stetig von 436 im Jahre 1950 auf 111 im Jahre 1965 abgesunken. Ähnliche Beobachtungen wurden in England und in Dänemark gemacht. Sicher ist mit einer relativ hohen Dunkelziffer zu rechnen. Da man unter den Tätern ganz überwiegend Menschen der Unterschicht findet, liegt die Frage nahe, ob Angehörige der höheren Sozial- und Bildungsstufen eher Möglichkeiten haben, solche Vorkommnisse zu verschleiern.

Zur Persönlichkeit des Inzesttäters bemerkt Maisch, der die umfassendste Untersuchung vorgelegt hat: „Was sich heute mit Sicherheit sagen läßt, ist, daß es *den* Inzesttäter gar nicht gibt". Von entscheidender Bedeutung für das Verständnis der Inzesthandlung ist das familiäre Umfeld. Dabei ist der Inzest selbst nur noch die letzte Konsequenz eines zerstörten Familienzusammenhanges, er ist Folge, nicht Ursache dieser Zerstörung (Maisch).

Zur Handlungssituation sind eine große Reihe von Fakten zusammengetragen worden. In 88% finden sich Hinweise auf Desintegration der Familie vor Tatbeginn, keine oder unbefriedigende sexuelle Beziehung mit dem Ehepartner, seelische oder durch Krankheit bedingte Entfremdung. Sexuelle Notsituationen bei starken sexuellen Bedürfnissen (Gerchow 32%), aber auch psychoreaktive Handlungen aus Potenzstörungen (Gebhard 1965) können eine Rolle spielen. Der negative Einfluß geht meist von dem Vater aus, der in etwa 30% der Fälle den Typus des brutalen und jähzornigen Familientyrannen darstellt, in 15% der Fälle chronischer Alkoholiker ist. Auch die Initialhandlung geschieht in 20% der Fälle unter Alkoholeinfluß. Der häufigste Inzest ist der zwischen Vater und Tochter (Stiefvater und Stieftochter), nämlich in 85% der Fälle (Maisch). — Die Opfer zeigen häufig eine starke Autoritätsbindung an den Vater (52%), haben eine schlechte Beziehung zur Mutter (40%), zeigen eine unkritische Haltung, oft mit ausgeprägter sexueller Neugierde vor Tatbeginn, starke ödipale Bindungen, teilweise auch Verwahrlosung (10%) oder soziale Isolierung (9%). Zu erwähnen sind noch situationsbedingte Einflüsse wie die Anwesenheit des Ehemannes im Hause, während die Ehefrau arbeitet oder aus sonstigen Gründen viel außer Haus ist, daß Täter und Opfer im gleichen Raum schlafen, biologische Reifezeichen des Opfers, eine Auslöserfunktion durch das Opfer. Es läßt sich jedenfalls sagen, daß die gesamte Familie hier der Patient ist, wobei die auf psychiatrische Gutachten gestützten Aussagen ja gewöhnlich nur die greifbarsten, grob sichtbarsten Störfaktoren erfassen. Die vorbildlichen empirischen Untersuchungen von Maisch korrigieren das Vorurteil, daß es vorwiegend Geisteskranke sind, die Inzest begehen (Krafft-Ebing).

Wenn auch der Inzest meist als Gelegenheitshandlung, etwa bei Krankheit oder Schwangerschaft der Ehefrau, bei akut oder chronisch gestörten Familienverhältnissen, begonnen wird, so bleibt es doch in mehr als der Hälfte der Fälle nicht bei einer einmaligen Handlung und die Beziehung wird gewöhnlich 1—3 Jahre aufrechterhalten. Das Durchschnittsalter der Kinder liegt zwischen 12 und 15 Jahren. Dann treten gewöhnlich Spannungen zwischen den Inzestpartnern auf, weil die Kinder sich nach gleichaltrigen Partnern umsehen, was Eifersucht und Widerstand hervorruft. Schwängerung führt in 15% der Fälle zur Beendigung. Nur von wenigen Kindern wird eine dauernde Inzestsituation ohne Gewissenskonflikte und ohne neurotische und psychosomatische Symptomatik ertragen. Traumatische Angstneurosen, Kontakt- und Arbeitsstörungen, Schulversagen, Selbstmordversuche und körperliche Erscheinungen wie Enuresis, Enkopresis, Herzbeschwerden, Atemnot, Fettsucht treten auf, oder auch Verwahrlosungssymptome wie sexuelle Promiskuität, Lügen, Schulschwänzen, Diebstähle. Im weiteren Verlauf finden sich häufig Verwahrlosungstendenzen, vor allem bei den Jugendlichen, die schon vor dieser Inzesthandlung solche Hinweise gegeben haben. Es scheint aber, daß der Einfluß der Inzesthandlungen auf die Persönlichkeitsentwicklung der Mädchen nicht größer ist als der anderer vorangegangener, tatunabhängiger Umwelteinflüsse (Maisch, Geisler, Schönfelder, Wallis). In 15—20% findet man Verwahrlosungserscheinungen bei den Opfern schon vor dem Inzest. Stärkere persönliche Bindungen finden sich gewöhnlich beim Inzest zwischen Mutter und Sohn und auch beim Geschwisterinzest. Es handelt sich hier bei Bruder und Schwester meist um ein experimentierendes Durchgangsstadium bei sexueller Frühreife.

Herkunft und Deutung des Inzesttabus beschäftigen die Wissenschaft seit langem, ohne daß es zu einer allgemeinen Übereinkunft gekommen ist. Auch wenn in den Herrscherhäusern der Ägypter und bei den Inkas aus dynastischen Gründen Privilegien bestanden, gibt es keine Kultur und keine Gesellschaft ohne Heiratsregeln mit Einschränkungen der sexuellen Partnerwahl. Die Psychoanalyse findet die Inzestbindung und die Problematik der Ablösung von der Primärgruppe Familie als zentrales Konfliktthema intrapsychischer Entwicklung. Es ist aber gerade nicht der gehemmte, in Inzestphantasien und -ängsten gefangene Neurotiker, der sich unter den Inzesttätern findet.

Unzureichend sind alle utilaristischen Deutungen der Inzestschranke aus politischen oder ökonomischen Motiven, so wenn MARTIN LUTHER die Exogamie als notwendig zur „Überwindung des Sippengeizes" bezeichnet. Die Morgansche These, daß die Menschen in prähistorischen Zeiten die schädlichen Folgen, biologische Degeneration, als Konsequenz inzestuöser Verbindung erkannten und Verwandtenehen verboten, findet in der modernen humangenetischen Forschung keine Stütze (v. VERSCHUER, 1959; VOGEL, 1961; SALLER, 1965). Die erbbiologische Motivierung der Gesetzesnorm muß als höchst zweifelhaft angesehen werden. Nur wenn ein recessives Erbleiden in der nächsten Verwandtschaft bekannt ist, bestehen eugenische Bedenken, wie bei Verwandtenehen überhaupt (LENZ). — Eine angeborene Wurzel der Inzestscheu nimmt SIGMUND FREUD an, er findet sie als Urphantasie ebenso tief verwurzelt wie die ödipale Neigung. Das Inzesttabu spiegele die Massenpsyche als angeborenes Element des Gefühlslebens, eine phylogenetische Erwerbung, die in der psychoanalytischen Auffassung Kern des Kulturlebens und Mittelpunkt der Entwicklungspsychologie des Einzelnen ist. — Moderne ethnologisch-soziologische Theorien haben bemerkenswerte neue Gedanken gebracht. LEVI-STRAUSS sieht in der Exogamie einen Teil einer übergreifenden Familien- und Gesellschaftsstruktur. Das Inzesttabu, oder besser, seine Rückseite, die Exogamieregel, werde in den Zusammenhang der Verwandtschaftsregelung gestellt. Die Tochter oder Schwester einem anderen Mann zur Ehe zu geben, sei eine symbolische Form des Aufgebens der eigenen Begierde auf Tochter und Schwester. An die Stelle der eigenen Triebhaftigkeit tritt eine Tauschordnung: „Das Inzestverbot erweist sich so weniger als ein Verbot, Mutter, Schwester oder Tochter zu heiraten, als vielmehr ein Gebot, sie als kostbare Gabe, über die man verfügt, an andere außerhalb der Familie weiterzugeben, sie gegen Frauen von außerhalb auszutauschen und auf diese Weise erst die Gesellschaft und damit Kultur zu ermöglichen" (LEVI-STRAUSS, 1949). Er setzt dieses Tauschsystem in Parallele zur Sprachordnung. Soziales Leben sei Austausch von Zeichen, Symbolen und bedeutungsvollen Gaben — z. B. auch von Frauen der eigenen Familie an andere Familien. Ähnliche Auffassungen wie die strukturelle Richtung von LEVI-STRAUSS haben T. PARSONS und WHITE geäußert. Auch SCHELSKY steht dem nahe, wenn er die Exogamie als soziale Struktur bezeichnet, die in allen Gesellschaften erforderlich ist, um über die familiäre Einheit hinaus eine allgemeingesellschaftliche kooperative Verbindung zu erreichen und zu sichern. Die Exogamieregel wird hier also zum tragenden oder zumindest repräsentativen Teil sozial kooperativen Handelns überhaupt. — Es bleibt aber die Frage, wie die Verwurzelung der Inzestscheu im einzelnen Menschen zu erklären ist, und durch welche vielfältigen Lernerfahrungen sie dem Kind überhaupt mitgeteilt wird. Warum ist zum Beispiel der Ehebruch, der auch eine sozial ökonomische Regelung übertritt, viel weniger tabuiert und ruft weniger Schuldgefühle hervor als gerade der Inzest?

6. Gewaltsame sexuelle Handlungen von Jugendlichen

Die Kriminalitätsstatistiken zeigen im Altersprofil der Delinquenten den höchsten Gipfel bei den 20jährigen. Sexuelle Delikte machen einen erheblichen Teil auch der Kriminalität bei den Jugendlichen und Heranwachsenden aus, vor allem sexuelle Körperverletzung, Notzucht oder Notzuchtsversuch, gewaltsame pädophile Handlungen, exhibitionistische Handlungen mit Gewaltanwendung. Die Handlungen wirken in der Anlage und im Ablauf oft erstaunlich unmotiviert, sie erweisen sich mehr durch Schwierigkeiten der Altersphase als durch eine feste Persönlichkeitshaltung motiviert. Die Rückfallziffer ist bei diesen sexuellen Gewalthandlungen in der Pubertät deshalb relativ gering. Die Prognose ist, entgegen der landläufigen Meinung, häufig gut, so daß man hier auch von Entwicklungskriminalität (STUMPFL) sprechen kann.

Stumpfl beschrieb den Zufälligkeitscharakter der Tatentstehung und gab der Pubertätspsyche mit ihrem Streben nach Selbständigkeit, Ungebundenheit und freier Verantwortlichkeit eine Bedeutung. Als kriminogene Faktoren spielen dann gesteigerter Tatwille und extensiver Erlebnisdrang eine wesentliche Rolle. Der in dieser Altersphase personal nicht integrierte, durch Erfahrungen, Vertrautheit und Zärtlichkeit nicht gemilderte Geschlechtstrieb wirkt oft krankhaft, hemmungslos, stereotyp grausam, die sexuellen Handlungen brutal in der Durchführung und ohne Einfühlung in den Partner. Häufig wird nicht einmal der Versuch einer emotionalen, erotischen Kontaktaufnahme mit dem Objekt gemacht. Stutte beschrieb die Labilität der Stimmung, die Weite der Affektausschläge und eine chronische Gereiztheit, die bestimmend sei für Gewaltverbrechen dieser Altersgruppe, auch für solche sexueller Art. Es fehlen eben vor allem stabile, haltgebende Kontakte und Erfahrungen in den Umgangsformen. Es fehlt die Probehandlung des Phantasierens, des Vorstellens der Rede und Gegenrede, ein wachsendes Vertrautwerden mit dem Partner und mit sich selbst in der Situation der sexuellen Intimität.

Sicher lassen sich bei Jugendlichen, die zu gewaltsamen sexuellen Handlungen neigen, häufig abnorme, gefühlskalte Persönlichkeitszüge finden, die sich in dieser Zeit auskristallisieren. Bei sehr abnormen Handlungen ist immer auch an Hirnschädigung zu denken und es sind entsprechende diagnostische Schritte zu unternehmen (EEG, Luftencephalogramm, Benton-Test usw.). In bezug auf Ursache, Verlauf und Therapie ist aber immer zu bedenken, daß hirnorganisch Geschädigte wahrscheinlich in besonderer Weise umweltlabil sind und negative Umwelteinflüsse sich potenzierend in Richtung einer Desintegration auswirken, unter Umständen erst die Hirnschädigung dadurch zu einem pathogenen Faktor werden lassen (Göllnitz, Lempp).

Es ist also stets zu fragen, ob abnorme Persönlichkeitszüge nicht durch seelische Vorschädigungen in der frühkindlichen Familienstruktur verursacht oder gefördert wurden. Die Pubertätszeit ist für die männliche Identifikation und die empathische Gefühlsbeziehung zum weiblichen Partner ein Prüfstein. Der sexuelle Triebdruck stellt entschieden und oft unvorbereitet das Problem sexueller Partnerschaft. Er legt emotionale Vorschäden bloß, die aus der Kindheit herrühren und die sexuelle Partnerschaft beeinträchtigen. Bei jugendlichen aggressiven Kriminellen wurden durchweg schlechte Beziehungen zu den Vätern, mangelnde Identifikation mit ihnen, und auch häufig frustrierende Beziehungen zu den Müttern beschrieben (Glueck, Bandura u. Walters, McCord). Sicher ist, daß schlechte kindliche Objektbeziehungen, gefördert durch ökonomisch frustrierende Grunderfahrungen, zu ressentimentgeladenen Grundeinstellungen führen. Sexualität verbindet sich mit Aggressivität, Grausamkeit und der Lust, einem anderen Schmerz zuzufügen. Umfassende Studien zeigen, daß die zu solchen Gewalthandlungen disponierten Kinder aus einer Unterschicht sind, aus Familien von ungelernten Arbeitern kommend, die häufig ihren Arbeitsplatz wechseln müssen, in Einkommen und Stellung ständig bedroht sind, in Berufsrollen mit sehr geringer Befriedigung und niedrigem sozialen Prestige stehen (Moser, 1970).

II. Fixierungen an Vorstufen und Teilziele der sexuellen Partnerbeziehung

1. Allgemeine Bedingungen sexueller Partnerschaft

Körperliche Reife und stärkste sexuelle Triebhaftigkeit bedeuten noch nicht, daß jemand fähig zur sexuellen Partnerschaft ist. Sie sichern noch nicht einmal die

Funktionsfähigkeit im sexuellen Akt, wie Impotenz und Frigidität zeigen. Beobachtungen der Verhaltensforscher bei Tieren zeigen, daß bei der Paarbildung und dem Kopulationsvollzug immer Fragen des sozialen Ranges zwischen den Partnern eine Rolle spielen und bei der sexuellen Gestimmtheit die Abwesenheit von äußerer Gefahr und innerer Angst.

Beim Menschen ist die sexuelle intime Begegnung an das Mitschwingen eines anderen in der gleichen Intention und Gestimmtheit gebunden. Eine so zentrale zwischenmenschliche Beziehung wie die sexuelle kann nicht einfach aus der Werthaltung der Gesamtpersönlichkeit ausgeschlossen bleiben. Das bedeutet, daß der sexuelle Vollzug Begegnungscharakter hat im Sinne der Gegenseitigkeit des Gebens und Nehmens, der Offenheit für den Partner und des Sich-Treffens in einer Gemeinsamkeit. Der sexuelle Vollzug als Begegnung mit einem gleichrangigen, gleichgestimmten Partner setzt einen selbstsicheren Stand voraus, die Fähigkeit zur umfassenden gegenseitigen und vertrauten Nähe mit dem anderen. Zur sexuellen Begegnung gehört aber die Fähigkeit, sich in der Phantasie auf einen Partner hin zu entfalten, sich selbst in Erscheinung zu bringen und sich von der Erscheinung des anderen ergreifen zu lassen, der Dynamik des Sexuellen folgend. Die Verlaufsgestalt der sexuellen Begegnung wird dabei in der Phantasie vorweggenommen. Standhaben und Begegnen spielt im Physiognomischen, im pathisch erlebten ästhetischen Erlebnisbereich (ZUTT), eine Rolle.

Es war vor allem v. GEBSATTEL, der die Liebesintention und Liebeswirklichkeit in ihrem leiblichen Aspekt verfolgt hat. Mit Bezug auf das Fragment 1950 von NOVALIS hat v. GEBSATTEL die Verbindung des Niedrigsten und des Höchsten (S. FREUD), die Einung von Leib und Seele im Akt der Umarmung, zitiert: „Der Blick — (die Rede) die Händeberührung — der Kuß — die Busenberührung — der Griff an die Geschlechtsteile — der Akt der Umarmung — dies sind die Staffeln der Leiter — doch wenn die Seele heruntersteigt — dieser entgegengesetzt ist eine Leiter — auf der der Körper heraufsteigt — bis zur Umarmung.“ Hier ist nicht nur die Zeit- und die Bewegungsgestalt eines Liebesbegegnens im Geschlechtsleib, sondern zugleich die gegenläufige Bewegung der leiblichen und seelischen Intentionen, die Personalisierung des Niedrigsten, die Verleiblichung des Höchsten, bezeichnet. Wo diese gegenläufige Bewegung fehlt, die leibliche Bewegung nicht durch eine umfassende Liebesintention gehalten wird, wo sie hinter den vorgegebenen Möglichkeiten zurückbleibt, müssen die Liebespartner ernüchtert, enttäuscht, unzufrieden mit sich und dem anderen zurückbleiben. Und diese reaktive Enttäuschung und Frustration ist als Wurzel aggressiver Beitaten in sexuellen Verirrungen zu bedenken.

Ist der Mensch zu einer umfassenden sexuellen Begegnung auf gleicher Stufe nicht fähig, so kommt es zur sexuellen Verirrung in Richtung auf Vorstufen und Teilziele der sexuellen Partnerschaft. In dieser Gruppe sind die früher als „echte Perversionen“ (R. WYSS) bezeichneten Menschen zu finden, die aus ihrer inneren Einstellung nicht zu einer vollen Beziehung fähig sind und in ihrer Erregbarkeit und ihrem Vollzug auf Vorstufen oder Fragmente der gesamten Verlaufsgestalt der sexuellen Partnerschaft fixiert bleiben. Zu diesen verkürzten, defizienten Formen einer vollen Beziehung rechnen vor allem die aggressiven Sexualhandlungen, der Exhibitionismus und Voyeurismus, der Fetischismus sowie die Pädophilie. Bei aller Buntheit der klassischen Perversionsbilder wiederholen sich aber stereotyp in der Persönlichkeit und in der gesellschaftlichen Situation typische Konstellationen.

a) Es besteht eine allgemeine Schwäche und Standunsicherheit vor dem erwachsenen gleichrangigen Partner, das narzißtische Selbstbild ist defizient. Es fehlen Selbstwertgefühl und Selbstvertrauen, die Fähigkeit, sich vor dem Partner in Erscheinung zu bringen und zu behaupten, damit liegt eine basale Störung des narzißtischen Selbstvertrauens und der männlichen Identität vor.

b) Parallel geht eine Schwäche der Vorstellungskraft, der Phantasie und eine Sprachunfähigkeit. Sie können sich nicht in der Vorstellung auf einen Partner hin entwerfen. Man hat von konkreter Orientierung und vom Fehlen der Sublimationsfähigkeit gesprochen, das dieser Schwäche der Vorstellungskraft entspricht.

c) Die Menschen sind unfähig, das Mitgehen oder Nichtmitgehen des anderen wahrzunehmen. Wie eingeschlossen in die eigene ausschnitthafte sexuelle Getriebenheit wird der andere zum Objekt blinder sexueller Durchbruchshandlungen.

d) Die Unvollkommenheit und fehlende Gegenseitigkeit der Beziehung wird wahrgenommen und führt zu einer sehr starken reaktiven Aggression, zu destruktiven Impulsen und auch zu starken Schuldgefühlen.

Die gegenwärtige psychische Situation geht in vielen Fällen auf ungünstige psychosoziale Ausgangssituationen zurück. Im groben Befund finden sich erhebliche Milieuschäden durch ungünstige Erziehungssituationen (uneheliche Geburt, Aufwachsen als Waise, Alkoholismus der Eltern, wirtschaftliche Not). Bei psychosozialen Studien der Familie zeigen sich vor allem die fehlende Identifikation mit dem Vater und schlechte emotionale Beziehungen zur Mutter, eine Konstellation, wie man sie bei Kriminalität häufig festgestellt hat. Viele Forschungsansätze führten zu dem Befund einer basal verfehlten Sozialisation in der frühen Kindheit und einer Defizienz der Primärfamilie, die zu einem Mangel in der Persönlichkeitsentwicklung und der sexuellen Partnerfähigkeit führt.

Die verschiedenen Phasen der Sozialisation in der Familie in ihrer Bedeutung für kriminelles Verhalten aggressiver und sexualpathologischer Art sind durch zahlreiche soziologische, psychologische und psychoanalytische Beobachtungen vielfältig, wenn auch vorläufig noch etwas unsystematisch untersucht worden (Moser 1970). Soziologische Theorien weisen auf ökonomisch bedingte Versagungen hin, die zeigen, daß für die unteren Klassen von der sprichwörtlichen Chancengleichheit aller Menschen nicht die Rede sein kann (Cohen, 1961). Das Defizit an geistiger Übung und Anregung durch das Elternhaus führt schon in der Schule zu schmerzlichen Enttäuschungen. Emotional spärliche Beziehungen der unter ungünstigen und unstabilen Bedingungen arbeitenden Eltern geben diesen in den Augen ihrer Kinder kein Ansehen. Sie können nicht zum Vorbild werden, ihr drohender Liebesentzug ist keine haltgebende, stärkende und schützende Kraft gegenüber der Versuchung der Gleichaltrigen und ihrer subkulturell kriminellen Orientierung bzw. gegenüber den eigenen aggressiven und sexuellen Antrieben. Noch drastischer wirkt sich natürlich das Fehlen einzelner Elternteile oder beider Eltern bei broken homes aus (Monahan).

Psychoanalytische Untersuchungen wiesen zunächst auf die Versagung durch die Mutter hin (Bowlby; Alexander u. Staub). Friedmann fand bei aggressiven und sexualdelinquenten Tätern durchweg unstabile, keine Anlehnungs- und Identifikationsmöglichkeit bietende Familien, während bei Eigentumsdelikten mehr die Verwöhnung überwog. Untersuchungen von Sears u. Mitarb. weisen auf die große Bedeutung des Vaters für Identifikation und Aggressionsbewältigung sowie für sexuelle Partnerschaft. Die Einflüsse der primären, anaklitischen Identifizierung des Kindes bei einem in der frühen Kindheit pflegend, spielend und motorisch modulierend auftretenden Vater summieren sich mit der für die sexuelle Partnerschaft entscheidenden ödipalen Identifizierung. Sie wird psychoanalytisch als defensive Identifikation beschrieben, das heißt, für den Jungen, der von dem Vater im ödipalen Dreieck durch Kastration bedroht ist, kommt es zu einer Identifikation mit dem Angreifer. Wenn der Vater durch günstige Voraussetzungen der vorödipalen Beziehung attraktiv ist, wird auch die defensive ödipale Identifikation leichter verlaufen und positivere Inhalte gewinnen (Sears).

Im körperlichen Befund zeigen sich bei diesen Mangelformen sexueller Partnerschaft ein hoher Prozentsatz hirnorganischer Schädigungen oder unterdurchschnittliche Intelligenzbefunde (R. Wyss, Gebhard). Die Zahl der hirnorganisch Geschädigten, sei es durch frühkindliche, perinatale oder durch spätere Hirnschädigungen, ist sicher sehr groß. Bei manchen Mangelformen finden sich nicht selten Kranke mit abgelaufenen schizophrenen Psychosen (Janzarik). Zweifellos sind bei differenzierten Untersuchungsmethoden, wie oben beschrieben, eine große Zahl der Menschen mit sexuellen Verirrungen als hirnorganisch Geschädigte zu diagnostizieren. — In den letzten Jahren haben Chromosomen-Anomalien in Verbindung mit Kriminalität und sexueller Devianz Aufmerksamkeit erregt.

Das größte Untersuchungsgut an sexuellen Verirrungen, nämlich 1356 weiße Männer, ist von GEBHARD u. Mitarb. mit Interviews und Fragebogen taxonomisch mit der Kinseyschen Methode erforscht. Es ergibt sich eine bis zur Ermüdung und Austauschbarkeit gehende Einförmigkeit des Befundes bei Pädophilen, Voyeurs, Exhibitionisten und sexuell Aggressiven. Eine Ausnahme machen allein die Homosexuellen, die in bezug auf Intelligenz, Persönlichkeit, Entwicklungsdaten, Familie, Berufs- und Bildungsstand sich von den anderen Sexualdelinquenten unterscheiden. Die Homosexualität steht also dort wie hier bei uns auf einem anderen Blatt.

Zweifellos liegt in der Erforschung der sozialen, psychologischen und körperlichen Bedingungen noch ein weites Forschungsfeld. Es ist für den Psychiater und Psychoanalytiker nicht möglich, dieses Feld einfach forensisch und kriminologisch Spezialisierten zu überlassen. Der Gerichtssaal, der Umgang mit unter Strafdrohung stehenden Sexualtätern führt zu einem einseitig fixierten Bild. Anders als in der Sprechstunde, fordert eine Untersuchungssituation vor einem Prozeß nicht zu größerer und differenzierterer Mitteilungsbereitschaft heraus. Dadurch erscheinen die Handlungen oft fremder, fixierter und uneinfühlbarer, jedenfalls in einem anderen, meist einseitigen Licht der Notwendigkeit und ebenso aussichtslos wie nach Jahren eines untherapeutischen Strafvollzugs. Die Perspektive des Gerichtssaals und der forensisch spezialisierte Psychiater bedürfen der Ergänzung durch therapeutisch aktive Sozio- und Psychotherapeuten.

2. Die pathologische sexuelle Aggressivität

Die gewaltsamen aggressiven Sexualhandlungen sind zweifellos das für die Gesellschaft wichtigste, für das Opfer wie auch für den Täter selbst folgenreichste Gebiet sexueller Verirrungen. Um so erstaunlicher ist es, daß in Handbüchern und speziellen Darstellungen aggressiven Handlungen nur am Rande und nur in einzelnen Fällen überhaupt Aufmerksamkeit geschenkt wird. Eine Ausnahme macht allein PLAUT, der dem „aggressiven Sexualverbrecher“ ein eigenes, großes Kapitel in seinem Werk gewidmet hat. Die allgemeine Zurückhaltung zeigt, daß solche aggressiven Sexualhandlungen noch mehr Gegenstand des allgemeinen Abscheus als der wissenschaftlichen Aufmerksamkeit und der differenzierten Erforschung sind. Monströse sexuelle Abartigkeiten, Sadismus und Masochismus in der Intimität des ehelichen Schlafzimmers oder in einem Bordell als raffiniertes Ritual praktiziert, finden, obwohl reine Privatangelegenheiten, noch mehr Interesse. Nur in der Öffentlichkeit, in sensationellen und abstoßenden Berichten finden sich grobe sexuelle Angriffshandlungen in allen Einzelheiten. Das fördert jedoch die gesellschaftliche Isolierung, die allgemeine Verständnislosigkeit der Bevölkerung gegenüber abnormen sexuellen Tätern, führt zu Rachegedanken und erschwert eine sachliche Diskussion und angemessene Prävention. Daß es sich dabei um eingeengte Persönlichkeiten handelt, die unter Tatzwang stehen und häufig unter erheblichem eigenen Leidensdruck handeln, erscheint dabei nicht.

Grob betrachtet ist bei sexuell aggressiven Handlungen zu unterscheiden zwischen 1. Verletzungen und Tötungen im Rahmen des gewaltsam durchgeführten Sexualaktes und 2. Verletzungen oder Tötungen als Bedingung oder zur Steigerung der sexuellen Erregung.

In der ersten Gruppe kommt es im Laufe des Kontaktes plötzlich zu einer unverhältnismäßigen Erregungssteigerung oder zur Gewaltanwendung, um einen Widerstand zu überwinden. Oft ist von seiten des Täters eine intellektuelle Unterbegabung im Spiel oder Alkoholeinflüsse fördern eine Enthemmung, von seiten der Opfer finden sich häufig bewußtes oder unbewußtes Entgegenkommen und Provokation.

Die eigentliche Problematik bildet die innere Situation des aggressiven Sexualtäters, der erniedrigen, Schmerz zufügen, zerstören oder töten muß, um zur sexuellen Befriedigung zu kommen. Nur diese Formen sind als sadistisch zu bezeichnen. Charakteristisch ist der gewaltsame Durchbruch der Handlung und die völlig fehlende Kontinuität einer Beziehung. Die Handlungen geschehen im Rahmen eines abortiven oder schnell durchgeführten Sexualangriffes auf Unbekannte. Der aggressive Täter erlebt sich selbst als zu ohnmächtig, zu schwach und zu minderwertig, um langsam zu einem Partner hinzufinden, eine Beziehung aufzunehmen und bei ihm bleiben zu können. Hammer u. Glück sahen für gewaltsame Sexualtäter folgende Faktoren als wichtig an:

1. psychodynamisch eine Angst vor sexuellem Kontakt mit erwachsenen Frauen, resultierend aus ödipalen Verstrickungen und aus dem subjektiven Bewußtsein genitaler Unterlegenheit;
2. ein schizoid-schizophrenes Beziehungssystem;
3. eine Unfähigkeit, die eigenen Impulse zu kontrollieren;
4. eine konkrete Orientierung und Unfähigkeit zur Sublimierung, die auch als Abstraktionsunfähigkeit bezeichnet wird.

Besonders dieser letzte Gesichtspunkt erscheint uns bedeutsam, so, wenn Hammer u. Glueck schreiben, daß die in ihrer Untersuchung studierten aggressiven Sexualtäter eine konkrete Orientierung mit einer reduzierten Fähigkeit für Phantasieentlastungen oder anderes sublimiertes Verhalten boten. So haben sie keine Alternative als zu agieren. Auch Freedman beschrieb den Gewalttäter als heftig, zu krisenhaften Durchbrüchen neigend, mit intensiven libidinösen Impulsen und ängstlichen Hemmungen. Auch er findet ihn kaum phantasiefähig. Bei wenig strukturiertem und inadäquatem Ich ist er nicht in der Lage, Spannungen zu ertragen, „er explodiert aus Angst in Gewalthandlungen".

Das erinnert an die Feststellung von Sigmund Freud, der über Denken, Vorstellen und Phantasieren in ihrem Bezug zum Handeln bemerkt hat: „Das Denken ist ein probeweises Handeln mit kleinen Energiemengen, ähnlich wie die Verschiebung kleiner Figuren auf der Landkarte, ehe der Feldherr seine Truppenmassen in Bewegung setzt" (XVI, 96). Der aggressive Sexualtäter unterliegt offenbar einem Struktur- und Handlungsgesetz des Alles-oder-Nichts. Er muß stets seine gesamten Truppenmassen in Bewegung setzen, ist unfähig, bei sich in Vorstellungen und Phantasien und beim anderen im verbalen Kontakt dessen Gestimmtheit erst einmal zu erkunden. Der phantasiefähige Neurotiker dagegen, der ein Übermaß an sexuellen und aggressiven Phantasien hat, steht offenbar im Gegensatz zum phantasieunfähigen Sexualtäter nicht unter Tatzwang.

Zur aggressiven Sexualhandlung gehört die Sprachlosigkeit und die blinde Entlastung. Die Handlungen organisieren sich auf der Ebene kaum verbalisierter Durchbrüche, die beinahe ziellos an bestimmten Objekten ablaufen, unreflektiert und weitgehend willkürlich austauschbar in den Objekten. Genau das sind aber Charakteristika, wie sie die Psychoanalyse als Primärprozeß beschrieben hat: freiverschiebliche Energie, Austauschbarkeit der Objekte, niedere Stufe der Denkorganisation. Mit Lorenzer kann man von den gewöhnlichen sadistischen, exhibitionistischen und fetischistischen Verirrungen sagen, daß es sich hier um sehr gekonnte Symbolisierungen handelt, in denen die Leistungen des Ichs in symbolischen Formen und Repräsentationen großen Anteil haben. Die sadistisch-masochistische Praktik, wie sie häufig von Psychoanalytikern beschrieben wird (Fenichel, Ruffler), ist mit besonderen Kleidungsarrangements, Rollenverteilung usw. eine sehr durchgeformte, beinahe kommunikative Handlung, wenn man sie mit der Notzucht oder einem Sexualmord vergleicht. Bei aggressiven Sexualhandlungen ist durch die größere Sprach- und Symbolferne die Durchformung jedenfalls geringer. Das ergibt auch Gesichtspunkte für die Frage nach den Ursachen: Die frühe Zeit der Sprachbildung und damit die Differenzierung der Selbst- und Fremdwahrnehmung geschieht ja in der frühkindlichen Sozialisation mit der Einführung in die Sprachwelt der ersten Lebensjahre. Und es hat sich gezeigt, daß diese Sprach- und Wahrnehmungsbildung außerordentlich klassen- und schichtenabhängig ist.

a) Einzelformen sexueller Aggressivität

1) Frotteure, Saliromane, Rockaufschlitzer

Eine aggressive, aber zugleich schüchterne und nur versteckt und indirekt gewaltsame Form der Annäherung zeigen Männer, die sich auf der Straße, in Verkehrsmitteln oder sonst im Gedränge, anonym bleibend, an Frauen herandrängen. Frotteure suchen eine oberflächliche Berührung mit der Genital- und Gesäßgegend oder mit der Brust, Saliromane bespritzen ihr Opfer mit einer mitgeführten Flüssigkeit oder mit Ejaculat, Rockaufschlitzer trennen die Kleidung auf und versuchen unter Umständen, durch den Schlitz zu einer Ejaculation zu kommen. Gewöhnlich sind es sehr schüchterne, gehemmte Menschen, die allein im Sexualrausch diese Handlungen durchführen, eine abortive und sprachlose Form der Annäherung an die Frau. Sie sind unfähig, jemanden anzusprechen, zu dem Ritual gesellschaftlich vorgeschriebener Werbung und stufenweisen Annäherung; sie können keine gegenseitige Beziehung aufnehmen und durchhalten. Sie vermögen nicht bekannt zu werden in dem Sinne des Sich-offenbarens. Wie die Exhibitionisten, von denen später die Rede sein wird, nehmen sie einen schnellen Anlauf, um dann ebenso schnell davonzulaufen (PLAUT).

Gewöhnlich handelt es sich um Jugendliche, die sehr isoliert sind und unter starkem Triebdruck stehen. Die Prognose ist nicht ungünstig, wenn es gelingt, sich auf die besonderen Kontaktschwierigkeiten, Ängste und Ausdrucksschwächen dieser Menschen in der Psychotherapie einzustellen.

E. SCHWAB-NEBER berichtete 1956 über eine Psychotherapie von 57 Std bei einem $18^1/_2$ jährigen Mann, der eine Stadt jahrelang in Aufregung versetzt hatte, indem er in Straßenbahnen und auf Plätzen Frauen mit einer Rasierklinge die Kleidung aufschnitt. Der Patient hatte schon mit 10 Jahren zu aggressiven Handlungen geneigt, Sprengladungen zum Explodieren gebracht. Er liebte es, Gegenstände wie Straßenlampen, Fensterscheiben mit Steinen zu zerwerfen, spannte Drähte über die Straße, um Menschen zum Stürzen zu bringen. Er traute sich an Mädchen nicht heran, „ich habe nie eine angesprochen", verschaffte sich weibliche Unterkleider bei der Onanie, verübte zweimal sexuelle Angriffe auf Mädchen von 8 Jahren, stahl einmal 5 Bohrer (!). Seine Handlungen übte er mit Rasierklingen aus, die er stets bei sich trug, wobei er versuchte, sein Glied durch die in der Kleidung des weiblichen Fahrgastes entstandenen Schlitze zu stecken, um damit zur Ejaculation zu kommen. Die Psychotherapie in $1^1/_4$ Jahren mit 8jähriger Nachbeobachtung war durch die Enge und Begrenztheit des Gesichtskreises und der Vorstellungswelt des Patienten erschwert. Der Patient war unfähig, zu assoziieren, ohne Phantasien, blieb blaß und einsilbig im Gespräch. Trotz großer Widerstände („es tut weh, wenn ich immer wieder an das erinnert werde, wie und was ich angestellt habe") konnten in den ersten Stunden durch Zeichnungen, später durch Eingehen auf die Träume und vor allem durch praktische Lebenshilfe auf dem Arbeitsplatz und mit der Familie konkrete Konflikte behoben und das Vertrauen des Patienten gewonnen werden. Es gelang, in die Vorstellungswelt des Patienten einzutreten und die aggressive Form der Sexualität zu bearbeiten. Sie erwies sich als reaktive sadistische Tendenz gegenüber Frauen, gefördert schon früh bei der Mutter durch die Geburt eines jüngeren Bruders, den die Mutter stets vorgezogen hatte. Eine Zurücksetzung und ein Konflikt, den der Patient bis zur Behandlung sich niemals verbalisierend hat bewußt machen können.

2) Notzucht

Das Erzwingen sexueller Handlungen bis zum Coitus unter Gewaltanwendung ist ein relativ häufiges Delikt. In der BRD gehen durchschnittlich pro Jahr 5000 Anzeigen ein, sicher besteht eine große Dunkelziffer. Juristisch ist allerdings immer die Frage des objektiven Tatbestandes der Notzucht zu klären (Widerstand? Einwilligung?), wie auch der subjektive Tatbestand (nicht Ernstnehmen des Widerstandes von Seiten des Täters?). Selbst von den aufgeklärten Fällen (etwa 80%)

werden nur 20—30% verurteilt. Bemerkenswert und von praktischer Bedeutung sind Untersuchungen, die zeigen, daß in 51% der Fälle Abwehrmaßnahmen (Widerstand, Schreien) erfolgreich waren; in 8% erwiesen sie sich aber als gefährlich, da sie eine vermehrte Aggressivität des Täters auslösten (Dost).

Notzuchtshandlungen sind meist das Werk von Jugendlichen oder Heranwachsenden (45—50%), wobei die besonderen Nöte der Pubertät, die physiologische Triebstärke bei fehlender Vertrautheit mit weiblichen Partnern eine Rolle spielen. Bei sehr einfachen, phantasieunfähigen Menschen ist die Entlastung durch Selbstbefriedigung häufig nicht möglich infolge ihrer ausgesprochen konkreten, gegenstandsbezogenen, partnerabhängigen Erregbarkeit. Bei weiteren Aufschlüsselungen der Tatbestandsfaktoren fand Schulz häufiges Mitwirken von Schwachsinn oder hirnorganischen Defektzuständen, Alkohol und besondere soziale Verhältnisse (Besatzungstruppen). Von Bedeutung war aber auch das entgegenkommende oder zweideutige Verhalten der Opfer. Die Rückfallhäufigkeit ist bei statistischen Übersichten gering, ebenso auch die Kombination mit anderen sexuellen Störungen (Exhibitionismus 3%, Fetischismus und Voyeurismus noch weniger; Heitmann). Obgleich bei der Mehrzahl der Täter also phasenspezifische und situative Einflüsse ausschlaggebend sind, so sind doch differenziertere Untersuchungen der psychologischen inneren Situation und biographische Verlaufsbeobachtungen größerer Tätergruppen notwendig, um die wirklich gefährlichen Persönlichkeiten frühzeitig erfassen zu können (Nass). Einige der großen Sexualmörder, die Aichhorn beschrieb, begingen zuerst Notzuchtsversuche. Die Notzuchtshandlung läßt sich jedenfalls nicht, wie es oft geschieht, einfach auf eine abnorme Triebstärke zurückführen. Sie spielt eine geringere Rolle als das gestörte Verhältnis zum weiblichen Partner, Fremdheit, Isolierung und vor allem ein daraus resultierendes Ressentiment gegenüber Frauen. Frauen sind im Besitz der begehrten sexuellen Attribute und enthalten sie zugleich vor.

Zwar weniger häufig als Eigentumsdelikte von Banden, aber sehr bemerkenswert sind die Notzuchtsdelikte in Gruppen (Bader, Berg, J. Brock, Selig). Die Täter machen sich meist untereinander Mut, wobei eine erstaunlich gefühllose Seite hervortreten kann, die bei jedem allein und vor allem in der sonstigen Lebensentwicklung nicht zu finden ist.

Berg berichtet, wie nach einem Tanzvergnügen drei unter sich nicht bekannte Männer bei der Rückfahrt von einem Ausflugslokal den Wagen des einen benutzten, aus Freundlichkeit noch eine junge Frau zur Rückfahrt in die Stadt einluden. Sie fuhren aber stattdessen in einen Waldweg, entkleideten die Frau gewaltsam, bedrohten sie und hatten trotz ihres Widerstrebens nacheinander Verkehr mit ihr. Alkohol war hier, wie in ähnlichen Fällen, im Spiel.

Solche Vergewaltigungen in Gruppen oder Banden haben oft ein Ritual, bei dem eher Mannbarkeitsbeweise eine Rolle spielen als sexuelle Bedürfnisse.

3) Sexualmord

Beim Sexualmord besteht eine Koppelung von Sexualität und Aggressivität. Es geht hier also nicht um einen Mord zur Deckung einer Notzuchtshandlung, auch nicht um die Nebenerscheinung eines Todes sub coitu, vielmehr ist die Verletzung, die Zerstörung und der Tod des anderen beabsichtigt. Die Handlungen sind Ausdruck einer aggressiven Sexualität, der Täter braucht die völlige Ohnmacht, Willenlosigkeit und Zerstörung des Opfers. Bei Berg und Plaut findet man die großen Fälle der letzten Jahrzehnte, von Kriminalisten als Lustmord im faktischen Hergang minuziös beschrieben, gewöhnlich aber sehr unbefriedigend in bezug auf die Psychodynamik und Motivation der Täter. Die Mehrzahl der Täter erscheint dabei als sicher abnorm, aber nicht grob geisteskrank, nach außen hin oft ganz unauffällig, gut angepaßt. Von Nachbarn werden sie als gutmütige

Sonderlinge beschrieben, was sie zunächst lange unerkannt wirken läßt. Sicher stimmt es, wenn PLAUT feststellt, daß der Lustmörder „ein Sadist und immer ein gewalttätiger Charakter ist, der nur immer via Gewalt und sadistische Brutalität zu seinen Zielen, nämlich zur sexuellen Befriedigung, kommen kann" (1960, 123). Aber offenbar ist die Persönlichkeit und das Verhalten im ganzen nicht von dieser Ausrichtung der Sexualsphäre so gekennzeichnet, daß alle anderen Bereiche des Lebens pathologisch deformiert sein müssen. R. FÖRSTER hat auf dieses Nebeneinander hingewiesen, nämlich daß „ein Mensch mit sadistischer sexueller Triebrichtung sonst ein zart besaiteter und menschenfreundlicher Charakter und guter Familienvater" sein könne. Auch bei den Kommandanten der Konzentrationslager beeindruckte ja dieses unverbundene Nebeneinander oder Nacheinander von kleinbürgerlich pedantischen und sentimentalen Zügen mit unmenschlicher Grausamkeit (Höss).

Es ist wenig befriedigend und eine Selbsttäuschung, wenn das im einzelnen Fall immer Unfaßliche einer Tötung als sexuelles Äquivalent auf eine kryptogene, endogene Anlage oder primäre psychopathische Neigung zurückgeführt wird. Die Annahme einer „pathologischen Mordlust" (BIRNBAUM) oder einer angeborenen Lust an Grausamkeit (PLAUT) verschiebt das Unbekannte der Psychodynamik nur in einen anderen, unzugänglichen Bereich. Wenn die Frage nach dem Motiv der Tat durch die Annahme eines primären pathologischen Triebes eliminiert wird, so spiegelt das die Schwierigkeit des Fachmannes, sei er nun Psychologe, Psychiater, Psychoanalytiker oder Kriminologe, mit dem Sexualmörder, nämlich die Schwierigkeit, aus den spärlichen oder ganz *fehlenden Selbstmitteilungen*, den wenigen körperlichen und psychologischen Befunden das sexuell-aggressive Drama rekonstruieren zu sollen. Es ist aber überhaupt schwierig, sich nach der Tat in Tathergang und Motivation einzufühlen, die in einer sexuellen oder sexuell aggressiven Gestimmtheit begangen wurden. Diese Schwierigkeit teilen dann spätere Untersucher und die Delinquenten selbst. Jedenfalls könnte sich herausstellen, daß es vorschnell war, in einem nach außen gewendeten Todestrieb oder in einem psychopathischen lustmörderischen Kern eine ausreichende Ursache für diese abnormen Entwicklungen zu sehen, ohne dabei die zwischenmenschlichen und sozial gesellschaftlichen Einflüsse einzubeziehen.

4) Nekrophilie

Diese an sich sehr seltenen Handlungen und die meist hoch abnormen Täterpersönlichkeiten sind wiederholt beschrieben worden und haben offenbar Interesse wecken können, obwohl kaum eine Gefahr von ihnen ausgeht. Die Täter werden als extrem schüchtern, gehemmt, nicht besonders triebstark, sondern eher triebschwach charakterisiert. Als echten Nekrophilen bezeichnet man den, der die Leiche als solche zum Sexualobjekt nimmt, als Pseudonekrophilen den, der in allem nur eine aus der Gelegenheit erwachsende Ersatzhandlung für den phantasierten lebendigen Partner sieht (RAUCH, SPOERRI). Es werden mehr sadistische und mehr fetischistische Akzentuierungen unterschieden, wobei außerdem der Einfluß situativ verführender Angebote oder episodisches Auftreten bei depressiver Grundverfassung beobachtet wird.

Auch hier hat man auf einen nekrophilen Partialtrieb rekurrieren wollen. Bizarre Fälle wurden berichtet, in denen den Leichen Eingeweide herausgeschnitten, verwahrt, fetischistisch zu Sexualhandlungen benutzt wurden (gesamte Literatur bei SPOERRI). Dieses verzweifelte Sich-Hineinwühlen und Eindringen-Wollen in den anderen lassen die psychoanalytische Deutung, daß hier eine Rückkehr in den Mutterleib als verzweifelter Wunsch nach Liebe und Nähe erstrebt wurde (M. BONAPARTE) nicht als gesucht erscheinen. In einem Fall von BRILL waren schon als Kind Phantasien vorhanden, in den Leib einer großen fetten Frau zu kriechen und sie von innen her aufzuessen. Kriechendes, schleichendes Gebaren, Lust an Schleim, Verwesung und Tod, anale und aggressive Züge, selbstzerstörerische Tendenzen erscheinen im bunten Wechsel bei dem Fall von Spoerri. Vorbildlich für Sexualforschung überhaupt sind Einzelstudien, wie sie Spoerri in der Strukturanalyse eines Falles von Nekrophilie geboten hat, zumal er in seiner Darstellung alle erreichbaren Fälle verwertete.

Was auch hier besonders beeindruckt, ist die Sprachunfähigkeit des Nekrophilen gegenüber seinem Liebesobjekt. Hans L., 33 Jahre, hatte sich nachts auf den Friedhof begeben und suchte nach dem Grabe einer Frau, bis er einen frischen Grabhügel mit einem Kranz „der lieben Mutter" fand. Er grub in stundenlanger Arbeit den Sarg aus, zog die Leiche mit einem Strick hinauf und schaufelte das Grab wieder zu. Mit Hölzchen betastete er den Geschlechtsteil; um zu sehen, wie es innen aussehe, schnitt er den Leib von unten nach oben auf. Den Kopf schlug er als „unahnsehnlich" ab, trennte auch die Beine vom Rumpf, um „besser zuzukommen". Er hatte bei diesen Manipulationen ein steifes Glied. — Auch bei anderen Leichen, die er später freilegte, suchte er in das Innere der Geschlechtsteile und der Leibeshöhle zu kommen. Aus Verzweiflung über seine Handlungen hatte er mehrfach Selbstmordversuche gemacht und sich selbstquälerisch auch außerhalb davon schwere Verletzungen und Wunden beigebracht: „Er sagte von sich, er ‚hätte gern auf natürlichem Weg eine Liebe angefangen, am liebsten mit einem so Südsee — he — meitli — he — so, frühreif sind, nicht wahr und so'. Sie hätte hübsch sein müssen, ja nicht temperamentvoll, ‚still so . . . so ähnlich wie ich, nicht wahr, ein wenig zurückhaltend . . . still auf alle Fälle'. Er habe Hemmungen gehabt, ‚nicht wahr, so . . . so den Menschen gegenüber, nicht wahr, er könnte sich, he — sich wehren, nicht wahr, aber so (auf dem Friedhof), ja da sagt er nichts mehr", (Spoerri 1959, 20).

b) Pädophilie

Als Pädophilie wird die sexuelle Neigung zu Kindern und sexuelle Betätigung mit ihnen bezeichnet. Der Begriff *Paedophilia erotica* stammt von Krafft-Ebing (1896). Meist betastet der Pädophile nur die Genitalien der Kinder, fordert sie auf, das Gleiche bei ihm zu tun. Versuche des vaginalen oder analen Verkehrs und Masturbation der Opfer sind weniger häufig. Gewöhnlich geschieht die Annäherung nicht unter Gewaltanwendung, der Pädophile tritt als guter Onkel, väterlicher Freund, interessanter Herr auf, der die Eitelkeit und die Neugierde des Kindes zu reizen versteht.

Der juristische Tatbestand der Unzucht mit Kindern fixiert das Schutzalter der Mädchen in der BRD und in Frankreich auf 15 Jahre, in Österreich auf 14, in der Schweiz auf 16 Jahre. Bei Jungen variiert das Schutzalter in den einzelnen Ländern noch mehr, es geht in der BRD gegenwärtig bis 20 Jahre (F. Bauer). Sicher ist die Dunkelziffer bei weiblichen Kindern größer als bei männlichen. Es gibt bei 14—15jährigen Mädchen, die juristisch noch dem Jugendschutz unterstehen, echte sexuelle Beziehungen und gegenseitige Bindungen. Schönfelder fand bei 306 Kindern, daß sich 31 % der Mädchen sicher initiativ verhalten hatten, 43 % eindeutig nicht aktiv, 26 % indifferent ohne eindeutig erkennbare Reaktion. Die aktive Haltung der Kinder nimmt mit dem Alter des Täters zu, über 60jährige Täter sehen sich in 47 % einem eindeutig aktiven Kind gegenüber. Bei Jungen ist die eindeutig aktive Gruppe 28 %, die nicht aktive 41 %, die indifferente 31 %.

Auch bei den pädophilen Handlungen gibt es eine Tätergruppe, die aus sexuellen Notsituationen zu pädophilen Kontakten kommt und diese als Ausweichhandlung betreibt. Es ist vor allem die Tätergruppe der bis zu 20jährigen, die bei Berg immerhin 22 % seiner 123 männlichen Täter ausmacht. Zweifellos hat die Pädophilie eine große praktische Bedeutung, wenn es auch sehr fraglich erscheint, ob sie das Sexualdelikt unserer Zeit ist, wie Nass gemeint hat, der einen sprunghaften Anstieg behauptet.

Nass stützt seine Aussage auf den Anteil der „Sittlichkeitsverbrecher" in einer Strafanstalt der BRD: 1951 = 20%, 1952 = 18%, 1953 = 33%. Ob diese Zunahme von 1952 auf

1953 überhaupt zu Lasten der Pädophilen geht und nicht zu Lasten der Homosexualität, Notzucht usw., läßt sich nach NASS „abschätzen". Aber selbst wenn 1953 mehr Pädophile in der Strafanstalt waren (absolute Zahlen werden nicht gegeben), ist ja immer noch die Frage, ob nicht für diese Stichprobe Zufälligkeiten der Vorauslese bei Unterbringungen in dieser Strafanstalt, Veränderungen der Strafverfolgung oder Rechtsprechung, im Spiele sind. Für die Schweiz haben aber WYSS und SCHULZ auch eine Zunahme beobachtet: Pro 100000 straffähiger Männer 1942 = 66, 1952 = 112, 1961 = 137. Für die BRD berichtet LACKNER, daß zwischen 1953 und 1957 und schließlich 1962 nur ganz geringe Schwankungen auftraten, nämlich 30—33 Anzeigen wegen Sittlichkeitsdelikten an Kindern pro 100000 Köpfe der Wohnbevölkerung im Jahr. Selbst wenn es mehr Anzeigen und Verurteilungen gegeben hat, so könnte das auch mit einem Rückgang der Dunkelziffer, einer größeren Effizienz der Aufklärungsarbeit oder mit einem wachsenden Selbstbewußtsein der Kinder zusammenhängen, die sich früher, als das Sexuelle tabuiert war, der Autorität der Erwachsenen passiv fügten, während sie jetzt in bezug auf Anzeigen aktiver sind. Schließlich ist im Hinblick auf die allgemeine Acceleration sehr zu fragen, ob das Schutzalter bis 15 Jahre bei Mädchen und bis zu 20 Jahren bei Männern heute noch angemessen ist.

Folgt man R. WYSS, so ist die fixierte pädophile Einstellung, die den Namen Perversion verdiene, überhaupt in Frage zu stellen. Nur bei homosexuell Ausgerichteten trifft sie für einige Fälle zu. Auch die Pädophilie ist also häufig eine Ausweichhandlung und ein Ersatz für den nicht erreichten weiblichen Partner. Daß der Pädophile „sehr häufig, vielleicht in der Regel als bisexuell empfindend" bezeichnet werden kann (GIESE, 1965), erscheint fraglich. Bei WYSS sind es nur 5%, die pädophile Handlungen an Jungen und an Mädchen begangen haben, bei FISCHER, der mit GIESE zusammenarbeitete, auch nicht mehr als 15% mit homo- wie heterosexuell pädophilen Kontakten. So ist offenbar die überwiegende Mehrzahl spezialisiert auf das männliche oder auf das weibliche Kind in der pädophilen Handlung. Das bevorzugte Alter soll nach FISCHER zwischen 8—10 Jahren liegen, bei WYSS ist es das 13. und 14. Lebensjahr.

Pädophile Beziehungen können durchaus den Charakter einer Personenliebe haben (WYRSCH, 1963), wenn auch die Mehrzahl sich nicht auf diese Höhe erhebt und schon unter dem Druck des öffentlichen Tabus und der juristischen Gefahren auf anonyme Beziehungen Wert legt. Wenn der Gerichtspsychiater feststellt, daß ihm noch kein normaler oder gesunder Pädophiler zu Gesicht gekommen sei (PLAUT), so ist der gebildete Laie seit dem Roman „Lolita" von NABOKOV in Gefahr, eine solche Beziehung zu verherrlichen. Statistiken zeigen nun, daß jedenfalls unter den Begutachteten die Oligophrenie etwa 20% (HUBER) bis 30% (WYSS) ausmacht. Außerdem findet man viele hirnorganische oder hirnlokale Psychosyndrome unter ihnen, während Psychosen in der Minderheit sind. Die große Mehrzahl wird als Psychopathie beurteilt, wobei R. WYSS 11 verschiedene Typen anführt, die überwiegend als infantil oder schizoid bezeichnet werden. In der Persönlichkeit erscheinen sie als triebschwach, oft sogar impotent, mit geringem männlichen Selbstbewußtsein. Sie sind unfähig, Beziehungen zu anderen Menschen anzubahnen, unreif in der Persönlichkeit, was sie nach PLAUT mit den Exhibitionisten verbinden soll. Immerhin ist die Hälfte verheiratet, es fehle aber gewöhnlich in der Ehe an Wärme und Befriedigung, es sei ein Nebeneinander der Eheleute (PLAUT). All das sind Züge, die man bei Fetischisten, Voyeurs, Exhibitionisten in ähnlichen Anteilen findet.

Was ist das Besondere der pädophilen Täter?

Eine besondere Qualität der Anziehung, die in der subjektiv erlebten Tatsituation immer wieder durchscheint, ist, daß die Kinder als so „herzig", „niedlich", „sauber und natürlich", „hilflos", so „sauber und glatt" erlebt werden. Es mischen sich fürsorgende, väterliche, ja pädagogische Einstellungen. Der Pädophile tritt als väterlicher Freund und guter Onkel auf, der für das von den Eltern durch Gleichgültigkeit zurückgewiesene, auf der Straße herumirrende Kind einen Halt bedeutet. Man findet ihn aber auch als kameradschaftlichen Freund, enthusiastischen Jugendbewegten, als selbstlosen, strengen Pädagogen oder als interessanten, die Eitelkeit ansprechenden Verehrer des Mädchens oder des jungen Mannes. Bei einigen beobachtet Wyss, daß sie ganz unfähig sind, ihre sexuelle Erregung aufzuschieben und zu lenken. Die kindlichen Körperformen, die Beine, die Schenkel, das Unreife und Zierliche wirken wie Auslösemechanismen auf ihre sexuelle Gestimmtheit und provozieren eine triebhafte Zuwendung, häufig ungeachtet der sicheren Entdeckung. Auch daß sogar ganz vereinzelt weibliche pädophile Täter auftreten (Berg), spricht für eine elementare Gleitschiene. Wir möchten deshalb diese triebhafte Zuwendung zum Unreifen, Kindlichen, Hilflosen als Sexualisierung des Kindchen-Schemas (Lorenz, 1943) auffassen, als Parallele also zu den Brutpflegeinstinkten mancher Tiere. — Auffällig ist in diesem Zusammenhang auch, daß sich im Altersprofil im Gegensatz zu allen anderen Sexualdelikten ab 50 Jahre noch einmal eine eindeutige Zunahme zeigt. Diese Häufung pädophiler Handlungen ergibt sich also im Präsenium bei 50—60jährigen Männern, die früher nie abnorme Neigungen zeigten, jetzt aber erste diskrete Zeichen eines vorzeitigen Altersabbaues des Gehirnes bieten. Solche Fälle werden asexuell interpretiert, das heißt als kompensatorische Ausgleichshandlungen bei niederliegendem Selbstwertgefühl unter dem subjektiven Erlebnis des Abbaues der eigenen Lebenskraft (Schulte). Die pädophile Handlung stellt hier offenbar einen Versuch der Einung mit dem Jugendlichen, Unversehrten durch eine magische Praktik dar.

Pädophile Handlungen beschäftigen die Gerichte häufig, ohne daß Juristen mit diesen Tätern viel anfangen können. So werden häufig Psychiater zur Begutachtung der Zurechnungsfähigkeit und auch mit der Frage einer Behandlungsmöglichkeit zugezogen. Eindrucksvoll ist nun die außerordentliche Schwankungsbreite der Beurteilung, die weit über die möglichen Einflüsse einer unterschiedlichen Vorauslese hinausgeht. R. Wyss berichtet, daß Schweizer Psychiater in 142 von 160 begutachteten Fällen (also in 88%) eine geminderte oder aufgehobene Zurechnungsfähigkeit bescheinigen; die Richter bejahten sie sogar noch in 3 weiteren Fällen. Deutsche Psychiater sahen eine verminderte oder aufgehobene Zurechnungsfähigkeit in 70 von 133 Fällen, also in 55% (Huber), Fischer sah in dem Material von Bürger-Prinz bei 64 Fällen nur in 21 Fällen (34%) verminderte oder aufgehobene Zurechnungsfähigkeit. Hier wirkt sich die Herrschaft von psychiatrischen Schulmeinungen, die sich vor dem Juristen wissenschaftlich gebärden, für das Schicksal der Pädophilen entscheidend aus. — Auch in bezug auf die Behandlung der Pädophilen in psychiatrischen oder psychotherapeutischen Einrichtungen ist der psychiatrische Optimismus gering. Im Hinblick auf die Frage, inwieweit psychopathische Verbrecher nach § 42b einer Heilanstalt zu übergeben sind, faßt Gruhle die Meinung der herrschenden Lehre 1953 folgendermaßen zusammen „Den § 42b sollte man so selten wie möglich anwenden, er birgt keinen Nutzen" (1953, 10). Selbst wenn das zutrifft, ist doch sehr die Frage, ob diese Nutzlosigkeit mit der angeborenen irreparablen psychopathischen Anlage oder mit der bisher mangelhaften therapeutischen Ausrichtung der Heilanstalten zusammenhängt.

Stützende Psychotherapie im Sinne der Kontaktpsychotherapie und Soziotherapie sind in manchen Fällen aussichtsreich. In anderen, vor allem wenn aggressive Komponenten im Spiel sind, ist medikamentöse oder operative Kastration nicht zu umgehen. Von Strafen und einfacher Verwahrung in Gefängnissen oder psychiatrischen Krankenhäusern ohne Behandlung ist für die Mehrzahl dieser kranken Täter keine Hilfe zu erwarten. Für die betroffenen Kinder bleibt der Kontakt mit den Pädophilen offenbar ohne schädliche Folgen. Katamnestische Nachuntersuchungen bei den Opfern nach 20 und mehr Jahren ergaben keinerlei Hinweise auf seelische Schädigungen oder abnorme sexuelle Entwicklungen

(Brunold, Schönfelder). In Erinnerung bleiben vor allem die peinlichen polizeilichen Vernehmungen und die Gerichtsverfahren.

c) Exhibitionismus

Die erstmals 1877 von Lasègue beschriebene, bei Männern häufige sexuelle Verirrung besteht im Zurschaustellen des erigierten Genitales vor überraschten, erschreckenden Frauen, wobei gewöhnlich durch Masturbation sexuelle Befriedigung bis zur Ejaculation erreicht wird.

Über die Persönlichkeit der Exhibitionisten liegen viele charakterologische und psychiatrische Untersuchungen vor, wobei allerdings die vom Gericht psychiatrischen Gutachter überwiesenen Fälle immer eine unkontrollierbare Vorauslese darstellen. Exhibitionisten werden hier jedenfalls als gehemmt, schüchtern, im übrigen Verhalten schamhaft beschrieben (Staehelin). Zolliker fand 30% debil, 30% imbecill, die übrigen bezeichnete er als Psychopathen. Es ist überraschend, daß Plaut den Exhibitionisten entschieden von den Perversionen trennt und ihn als Prototyp sexueller Unreife darstellt. Der Gedanke der Reifestörung, des sexuellen Infantilismus ist so alt wie die Sexualforschung selbst. Das Persönlichkeits- und Familienbild der Exhibitionisten weicht nach Zolliker im groben nicht von dem der Pädophilen ab. Nach einzelkasuistischen Beobachtungen und nach größeren Untersuchungen sind beide Verirrungen nicht selten miteinander vergesellschaftet (Berg). Während man unter den Pädophilen aber sehr viele Triebschwache findet, handelt es sich bei den Exhibitionisten durchweg um normal erregbare, durch Frustration und Enttäuschung aber oft hypersexuell erregte Männer. Die Hälfte ist verheiratet (Plaut), bei genaueren Untersuchungen ist die Ehe gewöhnlich aber in charakteristischer Weise gestört. Auch dieses Delikt ist unter Jugendlichen als sexuelle Nothandlung nicht selten. Ganz vereinzelt treten weibliche Exhibitionisten auf, meist debile oder schizophrene Frauen (Götz). In der Regel verhält sich der Exhibitionist ruhig und bleibt in Entfernung von seinem Objekt, vereinzelt macht er durch Rufen und Pfeifen auf sich aufmerksam oder wird gar körperlich zudringlich, schlägt oder tritt nach Frauen. Petri sah vereinzelt Vergesellschaftung mit schweren aggressiven Delikten. Unter den Sexualdelikten steht Exhibitionismus nach der Pädophilie in der Häufigkeit an zweiter Stelle. 1965 wurden 2892 Männer wegen Exhibitionismus in der BRD angeklagt und 2475 verurteilt. Auffällig ist, daß der Exhibitionismus bei Kinsey nicht auftaucht.

Die Psychoanalyse weist mit S. Freud auf einen ursprünglichen kindlichen Trieb zur Schaulust hin, der seine passive Entsprechung in der Zeigelust habe. Kastrationsängste werden durch Demonstration des unversehrten Genitales abgewehrt (Fenichel). Es soll auch die Phantasie im Spiel sein, daß durch die eigene Demonstration des Penis eine Demonstration des mütterlichen Phallus erzwungen wird und eine völlige Verleugnung der Kastrationsgefahr erreicht werde. Neuere Untersuchungen weisen auf die durchweg schwache männliche Identifikation der Exhibitionisten, eine Ich-Schwäche mit einem überaus schwachen Über-Ich hin, das mehr durch narzißtische Spiegelungen des grandiosen Selbst (Kohut) als durch echte und feste Introjekte bestimmt ist. Frauen werden durchweg als überlegen und demütigend erlebt. Die exhibitionistische Demonstration will auf jeden Fall symbolisch im eigenen Phallus Macht, Überlegenheit und Triumph zeigen, die Frauen erschrecken. In psychoanalytischer Sicht soll durch narzißtische Allmachtsphantasien eine grandiose Selbstvorstellung auf genitaler Ebene ausagiert werden, zur Abwehr der Ängste, klein, machtlos, kastriert, wertlos zu sein. Wenn H. Ellis vom Exhibitionismus als einer perversen Liebeserklärung, einer psychischen Defloration spricht, es dem Erzählen unzüchtiger Witze vor unschuldigen Mädchen und Frauen vergleicht, so wird damit auch auf ein distanziert-aggressives Imponiergehabe bei Angst vor näherer Berührung und Hautkontakt hingewiesen. Das berührt sich mit Beobachtungen der vergleichenden Verhaltensforschung, wo sich das Imponierverhalten der Primaten als Parallele anbietet. Bei Begegnungen und Machtkämpfen gehört die Demonstration des erigierten Penis zur männlichen Selbstdarstellung und zur Revierkennzeichnung. Daß die phallische Demonstration auch zur Angstabwehr benutzt werden kann, zeigen Bräuche mancher Völkerstämme wie der Papuas, die durch Attrappen einen erigierten Penis vortäuschen, um mit diesem Fetisch Feinde oder Geister abzuwehren (EIBL-EIBESFELDT).

Um dem Erlebnisgehalt des Exhibitionisten und seiner Motivation gerecht zu werden, sind ähnliche Verhaltensweisen wie das Nesteln von Epileptikern am Genitale im epileptischen Anfall oder Entblößungshandlungen von verwirrten organischen Kranken, die sexuell nicht erregt sind, abzugrenzen. Bei diesen fehlt vor allem die situative Einbettung, daß sie gesehen werden und die Frauen erschrecken wollen. Zur Motivation des Exhibitionisten gehört entscheidend die *ohnmächtige Aggression* gegenüber den als überlegen und unerreichbar erlebtenFrauen. Exhibitionisten sind in der Tatsituation gewöhnlich sexuell erregt und enthemmt. Wenn aber von unwiderstehlichem Zwang und Bewußtseinsstörung gesprochen wird, handelt es sich wohl um Schutzbehauptungen.

Wie für das Verständnis der Erscheinungen und der Ursachen ein mehrdimensionaler Ansatz notwendig ist (PETRI), so ist auch je nach Lage des Falles ein anderer therapeutischer Zugang notwendig. Ein so erfahrener Kenner der Materie wie PLAUT hat bei Exhibitionisten die Psychotherapie als erste Maßnahme empfohlen. Psychotherapeutische Untersuchungen mit Falldarstellungen bieten SCHMALTZ und GÖPPERT. Bei ihren Fällen ist eindrucksvoll, daß es sich um verheiratete Männer handelt, die mit Exhibition reagierten, als sie von ihren Frauen sexuell gereizt, aber dann zurückgewiesen wurden. Die Interpretation von GÖPPERT, daß es sich um eine Machtdemonstration gegenüber einem Wesen handle, das nicht über dasselbe Machtsymbol verfüge, ist unwahrscheinlich, da es auch exhibitionierende homosexuelle Männer gibt und die Phantasie des mütterlichen Phallus nicht ganz ausgefallen scheint. Aufdeckende Psychotherapie im Sinne einer stützenden oder einer Kontaktpsychotherapie (GOUDSMIT) ist da angezeigt, wo die Patienten aufgrund ihrer intrapsychischen Hemmungen sich vor Frauen gedemütigt, verunsichert, abgewiesen erleben und zu der typischen ressentimentgeladenen, sexuell ohnmächtig begehrenden Einstellung kommen. Dabei ist die klassische analytische Technik bei den meist undifferenzierten Tätern ebenso wenig anzuwenden wie das Zeremoniell mit Couch und klassischer analytischer Distanz. Eine stützende Führung, die Rückfälle von vornherein einkalkuliert, die Realität des Berufs, der Familie mit einbezieht, wird am ehesten Hilfe bringen. Daß die von Seiten des Gerichts erfolgte Auflage zur Psychotherapie keine leichte Startposition darstellt, versteht sich, ist aber durchaus mit dem Patienten zu bearbeiten (PETRI, BAYER-BRÄUTIGAM-DIEBOLD). Ob Gruppentherapie bei Exhibitionisten eine Chance hat, wie PETRI, W. SCHINDLER usw. annehmen, ist noch nicht abzusehen. Sicher ist, daß die einfache sexuelle Abfuhr, etwa im ehelichen Verkehr, keineswegs vor Rückfällen in den Exhibitionismus schützt, weil auch hier das Gefühl der Erniedrigung und des ohnmächtigen Hasses gegenüber den häufig als kalt und überlegen erlebten Frauen zurückbleiben kann. — Sicher gibt es Fälle, wo die psychotherapeutischen Entwicklungsmöglichkeiten der Persönlichkeit begrenzt sind. Bei diesen hat sich die operative Kastration, auch bei umfassenden katamnestischen Nachuntersuchungen, als sehr erfolgreich erwiesen (LANGELÜDDEKE). Neuerdings hofft man, durch Hormonbehandlung mit Antiandrogen diesen äußersten, irreparablen Eingriff zu umgehen (PETRI, LASCHET). Bei jeder Form der Behandlung ist nicht zu übersehen, daß in beinahe einem Drittel der Fälle Alkohol in der Tatsituation im Spiele ist und auf die Dauer eine Sicherheit vor Rückfällen nur bei totaler Abstinenz zu erwarten ist.

d) Voyeurismus

Mit Voyeurismus wird die sexuelle Verirrung bezeichnet, bei der geschlechtliche Befriedigung allein oder zumindest überwiegend an die heimliche Beobachtung von unbekleideten oder sich auskleidenden Frauen gebunden ist. Es gibt auch Voyeure, die auf die Beobachtung des Geschlechtsaktes fixiert sind. Die nur bei Männern zu beobachtende Neigung knüpft an die hier stark ausgeprägte sexuelle Reaktion beim Betrachten des weiblichen Körpers an.

Bei den Voyeurs handelt es sich um durchweg schüchterne und gehemmte Menschen, die nicht in der Lage sind, sich weiblichen Partnern in normaler Weise zu nähern und sie zu erobern. Es bestehen häufig versteckte sadistische Tendenzen, dabei aber starke Aggressionshemmungen und die Neigung, die zugleich bewundertes Objekt und Opfer der zudringlichen Phantasien ist, herabzusetzen. S. FREUD sieht den Übergang von der normal zu nennenden Schaulust des Mannes zur Perversion dort, wo der Voyeurismus das normale Sexualziel der geschlechtlichen Vereinigung verdrängt, anstatt es vorzubereiten. In psychoanalytischer Sicht wird die mit dem weiblichen Genitale verbundene Kastrationsangst durch regressive Aktivierung der voyeuristischen und exhibitionistischen Partialtriebe abgewehrt. Bei nicht wenigen Voyeuren besteht eine Verbindung mit exhibitionistischen Phantasien und Praktiken.

Voyeurismus ist forensisch ohne große Bedeutung. Die sich abends auf Straßen und in Vorgärten, am Tage in Wäldern, an Seen oder Flüssen aufhaltenden „Spanner", in der Hoffnung, Zeuge einer Entkleidungsszene zu werden, oder, mit Ferngläsern bewaffnet, in Parks lauernd, um Liebespaare beim Geschlechtsverkehr zu beobachten, sind meist gänzlich harmlos. Sie wünschen anonym zu bleiben, daß sie auf die beobachteten Frauen zutreten und zudringlich werden, ist jedenfalls ungewöhnlich. PLAUT und BERG erwähnen den Voyeurismus nicht. Eine sehr instruktive Falldarstellung gibt BOSS, dessen Voyeur-Exhibitionist feststellt: „Ganz in der Nähe sind mir die Frauen nie geheuer." Eine Verbindung von Voyeurtum mit Sadomasochismus wird von KRAFFT-EBING, MOLL und KRONFELD behauptet, von GIESE aber bezweifelt. Sie dürfte am ehesten für Menschen zutreffen, die sexuell darauf fixiert sind, den Miktions- oder den Defäkationsakt zu beobachten (I. BLOCH). Der Voyeur ist gewöhnlich nicht an einer therapeutischen Behandlung interessiert. Auch ihm bringt allerdings die Triebabfuhr im normalen Sexualakt kein zureichende Befriedigung und keine Entlastung seiner abnormen Wünsche.

e) Fetischismus

Der 1887 von BINET geprägte Ausdruck Fetischismus bezeichnet eine nur bei Männern beobachtete sexuelle Verirrung, bei der die sexuelle Erregbarkeit und Potenz an die Berührung bestimmter Gegenstände oder Körperteile gebunden ist. Fetische dienen Naturvölkern als Kultgegenstände, meist sind es Abbildungen von Menschen oder Tieren, mit denen sich ein göttlicher Zauber verbindet. Der Fetischist benutzt zum sexuellen Zauber meist Unterwäsche von Frauen aus Seide oder feinen Stoffen, Lederkleidungsstücke und Pelze. Es ist deutlich, daß der Fetisch nicht selten die sinnlichen Qualitäten der weiblichen Haut und des Genitales hat (Pelz, Leder, Schuh), die Verschiebung kann aber noch weiter gehen. Es können Körperteile wie Fuß, Nase, Finger, Schnurrbart als Fetisch auftreten.

Daß ein Kleidungsstück zum Inbegriff der geliebten Person, ein intimer Gegenstand zum Repräsentanten einer vorübergehend Abwesenden werden kann, macht einen Teil des Liebeslebens aus. Der Fetisch jedoch ist erschaffen auf der Flucht vor der fremden Persönlichkeit und vor dem fremden Sexus (v. Gebsattel). Und der mit unendlichen Phantasien bedachte Fetisch „löscht die enge, widrige Körperkontur gänzlich aus" (M. Boss).

Der Fetischismus ist forensisch nicht von großer Bedeutung. Gelegentlich machen Fetischisten durch Diebstähle von weiblichen Kleidungsstücken auf sich aufmerksam. Umgekehrt wird manchen Kleptomanen ein fetischistisches Motiv unterlegt, daß ihr Diebstahl also sexuelle Gründe habe.

Die Persönlichkeit des Fetischisten ist meist die eines gehemmten Neurotikers. In manchen Fällen läßt sich biografisch eine Urszene der Fixierung an den fetischistischen Gegenstand eruieren, z. B. Gummiunterlagen des Kinderbettes, die Szene des erstmals gesehenen weiblichen Fußes (Freud XIII, 311). Psychoanalytiker nehmen an, daß es sich bei diesen frühkindlich prägenden Urszenen schon um Deckerinnerungen handelt, der Fetisch an der Stelle des traumatisch wirkenden penislosen weiblichen Genitales steht (Fenichel). In einer Ich-Spaltung wird ein Stück Realität abgewehrt, eine Wahrnehmung verleugnet und gleichzeitig durch Teilanerkennung ergänzt. Eine bemerkenswerte Theorie des Fetischismus haben Lacan u. Granoff gegeben, die im Fetischismus einen Beleg dafür sehen, daß es einen Unterschied zwischen Perversion und Neurose im Grund nicht gibt: Der imaginären Phantasierealität des Fetisch wie der der neurotischen Symbolbildung stehe vielmehr die der symbolischen Realität der Sprache diametral gegenüber. In der Analyse, so wird ausgeführt, sei zu beobachten, daß an der Stelle einer sprachlichen symbolischen Äußerung Schweigen auftrete und dann, in der Phantasierealität, ein fetischistischer Gegenstand oder eine Fellatiovorstellung als Äußerung der imaginären Ebene. Psychiatrisch beobachtete Einzelfälle gab Ewald, psychoanalytisch untersuchte A. Garma. Baer-Hess berichtet von einem stehlenden Fetischisten mit feminin-infantiler Einstellung bei intellektueller Intaktheit. Bei dem 40jährigen Mann blieb der normale sexuelle Verkehr mit seiner Frau ohne Befriedigung. Etwas Unerlaubtes, mit Gefahr Verbundenes zu tun, versetzte ihn in geschlechtliche Erregung, und wenn er das gestohlene Gut in der Hand hatte, kam er zu einem sexuellen Höhepunkt.

Seit den ersten Beschreibungen von Binet und Krafft-Ebing und den psychoanalytischen und anthropologischen Untersuchungen von S. Freud und v. Gebsattel ist es stiller um den Fetischismus geworden. Nur wenige, museale, wie aus dem vorigen Jahrhundert wirkende Beschreibungen sind hinzugetreten. Es gibt keine zusammenfassende monografische Darstellung über Verbreitung und Persönlichkeit anhand vieler Fälle. Ist Fetischismus seltener geworden? Das wird sich bei einer so versteckten Verirrung mit großer Dunkelziffer kaum feststellen lassen. Zu bedenken ist jedenfalls, daß der weibliche Körper früher unter der Kleidung mehr verborgen wurde. Die moderne Kleidung verhüllt und versteckt nicht, sie betont die Geschlechtsmerkmale, weist auf sie hin. In der Koedukation der Jugendlichen heute, der Toleranz gegenüber Sexspielen bei Kindern, der selbstverständlichen Nacktheit bei Kindern und Erwachsenen, wird der Jugendliche von vornherein mit der eigenen Leiblichkeit und mit der des anderen Geschlechtes vertraut gemacht. Die Entdeckung des weiblichen Genitales ist weniger aufregend, nötigt nicht zu einem solchen Phantasieaufwand. Der Fetischismus legt reflexologische Deutungen nach Pawlow nahe, ohne daß diese Interpretationen mehr aussagen als eine frühe Koppelung von sexueller Erregung mit einem Gegenstand. Die naheliegende Vorstellung vom Fetischismus als eines pathologischen Lernvorganges durch assoziative Verknüpfung hat die Verhaltenstherapie auf den

Plan gerufen, die in der assoziativen Verbindung mit einem Fetisch-Objekt das Muster einer pathologischen sexuellen Reaktion findet (EYSENCK) und auch differenzierte Behandlungsprogramme ausgearbeitet hat (RAYMOND; MCGUIRE u. VALLENCE). Sicher gibt es bemerkenswerte Übergänge zum Transvestitismus, wo nicht nur der Bekleidungsgegenstand als Fetisch-Repräsentant des weiblichen Partners ersehnt und auf der Haut gespürt werden muß, sondern eine Umwandlung und eine Identität mit der weiblichen Rolle durch die Kleidung erstrebt wird. Weiter gibt es Übergänge zu sadistischen Varianten, beispielsweise die Haar- und Zopfabschneider, zur Nekrophilie.

Bemerkenswert sind einige Arbeiten, die eine Beziehung zwischen Fetischismus (und auch Transvestitismus) mit Abnormitäten des EEG im Temporallappen ergaben und die eine hirnorganische Grundlage des Fetischismus behaupten (EPSTEIN). Über einen durch temporale Lobektomie geheilten Fall von Fetischismus berichten MITCHELL, M. A. FALCONER und HILL. Es handelte sich dabei aber um eine fotosensible Epilepsie, ausgelöst durch glänzende Nadeln, wobei es sehr fraglich bleibt, ob das bei dem Betrachten auftretende Gefühl der Befriedigung überhaupt sexuellen Charakter hatte. Es scheint besser, hier von Objektfaszinierung zu sprechen und den Begriff Fetischismus nur für die Fälle genital-sexueller Erregung bei Abwehr oder Entwertung der umfassenden leiblichen Begegnung zu benutzen.

f) Sadismus und Masochismus

Sadismus und Masochismus haben vor allem theoretisches Interesse und sind deswegen meist durch Psychoanalytiker bearbeitet worden. Es interessiert dabei mehr der moralische Masochismus (FREUD) bzw. der masochistische Charakter als die masochistische Praxis. Die theoretischen Auseinandersetzungen, die sich an die Frage des primären oder sekundären Aggressions- bzw. Todestriebs geknüpft haben, wurden oben bereits erwähnt. Psychoanalytische Behandlungen von masochistischen und sadistischen Patienten, sowohl praktizierenden wie mit entsprechenden Phantasien umgehenden, brachten bemerkenswerte Einsichten.

Die Falldarstellung eines 25jährigen Schauspielers mit masochistischen Phantasien und auch masochistischen Charaktereinstellungen, der aber nie zu masochistischen Praktiken kam, hat RICHTER (1954) dargestellt. In 160 Behandlungsstunden wurden starke Selbstschädigungstendenzen in Verbindung mit einem schweren Vaterhaß deutlich. Die unbewußten Selbstbestrafungstendenzen wurden eingesetzt, um sich von dem gefürchteten, tödlichen Vaterhaß zu entlasten. Bei schwersten Schuldgefühlen sei es eine Erleichterung, wenn man eine greifbare Vertretung habe. Es wird von RICHTER zwar eine konstitutionelle Bisexualität im vorliegenden Fall mit starken femininen Zügen angenommen. Er betont aber, daß die Annahme eines Todestriebes, wie sie FREUD, WEISS und BENEDEK vertreten, durch die Erscheinung des Masochismus keineswegs zureichend belegt sei.

Fälle, in denen der Masochismus spontan in der Pubertät auftaucht, bei Menschen, die im übrigen in ihren sozialen Beziehungen aktiv, leistungsfähig und durchsetzungsfähig sind (AIGNER), führen immer wieder zur Annahme eines biologisch-konstitutionellen Mechanismus. Von AIGNER wird in diesem Zusammenhang auch betont, daß der Masochismus die Sexualität an den Trieb zur Unterwerfung knüpfe. Schmerzverlangen sei demgegenüber eine spezielle Variante, ähnlich wie das Schmerzzufügen gegenüber dem Beherrschenwollen beim Sadisten.

Eindrucksvoll sind die fetisch-ähnlichen Bindungen mancher Masochisten an bestimmte Gegenstände wie Peitschen, Marterinstrumente oder an gewisse Kleidung ihrer Partner. PLAUT hat die Einengung auf eine ganz bestimmte Praxis, die Fixierung und starre Festlegung als charakteristisch für das sadistische und masochistische Gehabe herausgestellt. In der Analyse eines Sado-Masochisten hat RUFFLER dieses Zeremoniell, bei dem Frauen in einem ganz bestimmten Arrangement entkleidet und geschlagen werden mußten, auflösen können. Er betont, daß die pathoplastische Bedeutung der ödipalen Situation nicht überschätzt werden dürfe, seine Behandlung weise auf die Bedeutung prägenitaler Einflüsse, die erst die ödipale Barriere schaffen. Masochistische Beitaten, Spiegelszenen und Phantasien sind in vielen psychoanalytischen Fallschilderungen zu finden (Freud XII, 197; Schottländer, weitere Fälle bei Fenichel). M. Boss findet auch bei den extremen Praktiken seines Sado-Masochisten Klotz einen allerdings gewaltsamen Durchbruch der Schranken und Einengungen bei einem Menschen, der nicht anders als so zu einer Liebeskommunikation zu gelangen vermochte.

III. Bedingungen und Varianten der Geschlechtsrolle und der Partnerwahl

1. Allgemeines zur Geschlechtsrolle und zur Partnerwahl

In biologischer Sicht ist Sexualität Reduktionsteilung der Chromosomensätze und Wiedervereinigung durch Befruchtung. Dabei unterscheiden sich die chromosomal verschiedenen Gametenträger als männliche oder weibliche Species äußerlich in ihrem Phänotypus und subjektiv in ihrer Geschlechtsrolle. Für das Überleben einer Art ist es notwendig, daß sich die verschiedenen Gametenträger, die geschlechtsdimorphen Partner, in der Natur wiederfinden und erkennen, um in der Begattung und Befruchtung die heterologen Chromosomensätze wieder zu neuen Individuen zu vereinigen. Ist keine klare Trennung der Erscheinungen gegeben und ist das geschlechtsspezifische Verhalten bei der Paarung nicht partnerangemessen, könnten Unsicherheiten im Erkennen auftreten, die Kopulation infrage gestellt werden, wodurch die Fortpflanzung und das Überleben einer Art gefährdet wären. Biologen versichern, daß der Geschlechtsdimorphismus die biologisch zweckmäßigste Form der Fortpflanzung im Vergleich mit Sprossung und sonstigen Formen ungeschlechtlichen Wachstums ist: Das genetische Material wird durch die mit dem Geschlechtsdimorphismus verbundene haplogenetische Teilung der Geschlechtszellen der Umwelt breiter gestreut angeboten, was die Entstehung neuer Arten mit größerer Überlebenswahrscheinlichkeit fördert.

2. Bedingungen und Varianten der Geschlechtsrolle

a) Körperliche und seelische Voraussetzungen der Geschlechtsrolle

Geschlechtsdifferente Verhaltensweisen sind bei höheren Tieren nicht auf die Phase der Partnerfindung und Kopulation beschränkt. Sie durchziehen vielmehr mehr oder weniger alle Lebensalter. Beim Menschen ist die Erfüllung der Geschlechtsrolle geknüpft

1) an bestimmte leibliche Gegebenheiten, vor allem die primären und sekundären Geschlechtsmerkmale, aber auch die spontane Motorik, die Bewegungsdynamik (Buytendijk). Ob zentralnervöse genetische Repräsentanten der Geschlechtsrolle vorliegen, erscheint fraglich;

2) an die Neigung und Fähigkeit zur Übernahme der verschiedenen Geschlechts- und Sexualrollen. A.-E. Meyer unterscheidet vier spezifische weibliche Rollen in unserer Sozietät: 1. die weibliche Selbstdarbietungsrolle; 2. die Hausfrauenrolle; 3. die Mutterrolle; 4. die weibliche Sexualpartnerrolle (1963, 28);

3) stimmen die leiblichen Voraussetzungen und Neigungen zusammen, so kommt es zum subjektiven Bewußtsein der Zugehörigkeit zu einem der beiden Geschlechter. Sie ist im allgemeinen unumstößlich und kann nur bei Krankheit (bei Schizophrenen 1 bis 2 %, Lossagk) oder bei Transvestiten erschüttert werden.

Vieles spricht dafür, daß die Mehrzahl der höheren Tiere männliche und weibliche Verhaltensmuster präsent hat, z. B. in bezug auf die Rollen bei der Begattung. So können in der Rangordnung der Gruppe absinkende männliche Primaten sich vorübergehend anderen Männchen in weiblicher Weise anbieten. Andererseits spricht vieles dafür, daß die Geschlechtsrolle zumindest bei höheren Tieren und vor allem auch beim Menschen weitgehend unter dem Einfluß von Lernerfahrungen steht, dabei allerdings auf die leiblichen und psychischen Gegebenheiten aufbaut. Um Umwelteinflüsse von angeborenen, körperlichen Bedingungen abgrenzen zu können, ist das Naturexperiment, das Zwitter darstellen, von Interesse.

Die älteste Sammlung über die Geschlechtsrollen von Zwittern stammt von A. Ellis, der zeigte, daß die Mehrzahl ihre ihnen anerzogene Geschlechtsrolle beibehielten, obgleich sie ihrem genitalen Erscheinungsbild, dem hormonalen Status und unter Umständen ihrem subjektiven Erleben widersprach. Ähnliche, noch umfassendere Studien machten Money u. Hampson. Um so bemerkenswerter sind die Fälle von Intersexualität, bei denen sich ein neues Geschlechtsbewußtsein gegen die anerzogene Rolle durchsetzt. Wir selbst fanden 50 Fälle der Literatur und 3 eigene Fälle von Intersexualität (Wolf-Bräutigam, 1964), bei denen ein Geschlechtsbewußtsein aufgetreten war, das dem anerzogenen Geschlecht widersprach. Und zwar handelt es sich durchweg um weiblich erzogene Kinder mit einer männlichen Keimdrüsenanlage oder Nebennierenüberfunktion (*Pseudohermaphroditismus masculinus*, adrenogenitales Syndrom, vereinzelt echte Zwitter), die eine männliche Ausbildung des Phallus und kräftige Körpermuskulatur hatten. Schon in der Kindheit zeigten sich starke motorische und expansive Neigungen und ausgesprochen männliche Berufsinteressen. In der Pubertät hatte sich dann spontan eine sexuelle Ausrichtung auf Frauen eingestellt und es kam zu dem Wunsch, das Geschlecht zu wechseln. Ein Teil von ihnen heiratete nach der Veränderung sogar, die Mehrzahl von ihnen arbeitet in männlichen Berufen. Ähnliche Fälle werden vereinzelt von Money berichtet, auch Ellis hatte solche Fälle, die er allerdings als Homosexuelle klassifizierte. Wie groß dabei die subjektive Erfahrung eines phallischen, männlichen Genitales ist, welches Gewicht also das Primat des anatomischen Geschlechtsunterschiedes hat (S. Freud), ist schwer zu sagen. Über weitere psychologische, familiäre und soziale Voraussetzungen, z. B. der männlichen Identität, ist im Zusammenhang mit der Homosexualität unten zu sprechen. Im Groben ist aber die Frage der Partnerwahl von der der Geschlechtsrolle zu trennen: Ein Mann kann einen anderen Mann in der weiblichen Geschlechtsrolle sexuell begehren, wie im Falle des Transvestitismus, und er kann das Gleiche in der männlichen Geschlechtsrolle tun, wie im Falle der Neigungshomosexualität. Zur Diskussion stehen bei Fragen nach der Ausrichtung und Variation der Geschlechtsrolle folgende Faktoren:

1) Gesellschaftlich anerzogene Geschlechtsrolle (A. Ellis, Money u. Hampson);
2) männliche und weibliche Identifikationsmöglichkeit (Sears);
3) Phallus als Leitlinie der intrapsychischen Triebentwicklung (S. Freud);
4) primäre und sekundäre Geschlechtsmerkmale;
5) spontane (androgen-stimulierte ?) Motorik als Ausdruck der Leiblichkeit (Buytendijk);
6) perinatale hormonale Sensibilisierung eines Geschlechtszentrums (Jost, Dörner);
7) genetisch festgelegte zentralnervöse Geschlechtsrollenrepräsentation;
8) intragruppale Ranghöhe und Entfaltung des Aggressionstriebes (Ford u. Beach).

b) Transvestitismus — Transsexualismus

Die 1870 erstmals von Westphal als konträre Sexualempfindung, 1910 von Hirschfeld als Transvestitismus bezeichnete Entwicklung besteht in dem manchmal spielerischen, meist aber tief verwurzelten Drang, in der Kleidung des Geschlechtes aufzutreten und öffentlich anerkannt zu werden, dem man nach den körperlichen Merkmalen und der Erziehung nicht angehört. Das Bewußtsein, dem anderen Geschlecht anzugehören, wird gewöhnlich rückläufig bis weit in die Kindheit zurückverlegt. Die ganz überwiegend männlichen Transvestiten (Zahlenverhältnis männlich : weiblich wird auf 8 : 1 geschätzt, Benjamin) geben an, daß die weibliche Kleidung schon in der frühen Kindheit für sie anziehend war, im Durchschnitt erstmals mit 9 Jahren angelegt wurde (Miller). Innerhalb des Transvestitismus gibt es verschiedene Ausformungen und Steigerungsgrade, die vom heimlichen Tragen weiblicher Wäsche (einer Variante des Fetischismus) über zeitweises Tragen weiblicher Kleidung bei besonderen Anlässen, über die eigentlich transvestitische Entwicklung bis zum Transsexualismus (BENJAMIN) gehen. Diese Transsexuellen ruhen nicht, bis durch Hormonbehandlung und/oder Operation das störende männliche Körperbild radikal beseitigt ist.

WALINDER hat bei 207 Fällen von Transvestitismus in der Literatur 93 Fälle von Transsexualismus mit Operationswunsch gefunden. Bei den von ihm selbst untersuchten 43 Fällen waren auch 13 Frauen. 90% seiner Fälle hatten eine homosexuelle Ausrichtung. Er unternimmt eine Schätzung, daß auf 40000 Einwohner ein männlicher Transsexueller, auf 100000 Einwohner eine weibliche Transsexuelle komme, was uns recht hoch erscheint.

Man hat Unterscheidungen gemacht zwischen dem reinen Transvestitismus und Randformen mit homosexuellen Motivationen (BÜRGER-PRINZ u. a.), zwischen psychogenem, intermediärem und transsexuellem Transvestitismus (BENJAMIN) und zwischen 1. hetero-, 2. auto-, 3. bi- und homosexuellen Transvestiten (BINDER). Zur Abgrenzung von der Homosexualität ist bedeutsam, daß beim Transvestiten keine sexuell triebhafte Motivation und keine homosexuelle Objekt- und Partnerwahl im Vordergrund steht. Es geht dem Transvestiten um sich selbst, seine Erscheinung, sein Körperbild, seine soziale Geschlechtsrolle und die öffentliche Anerkennung. Der Transvestit sucht die Verwirklichung eines Ideales (THOMÄ) und mehr: Der Transvestit lebt in der wahnähnlichen Gewißheit der eigenen Veränderung in der Richtung seines Wunsches nach der neuen, das heißt, wie er es erlebt, seiner eigentlichen Geschlechtszugehörigkeit. Vereinzelt gibt es Übergänge in echte paranoide Schizophrenien. Ein nicht kleiner Prozentsatz der Transvestiten ist in der Triebausrichtung heterosexuell (BÜRGER-PRINZ), der größte Teil wohl passiv, narzißtisch und eher asexuell. Es geht hier eben um die Verwirklichung in der Geschlechtsrolle, die sexuellen Funktionen im engeren Sinne (Coitus mit einem Mann, Phantasien um Schwangerschaft und Geburt) werden nur zur Bestätigung der weiblichen Geschlechtsrolle benützt. Der Transvestitismus ist in seiner Gesamtheit als Grenzverhalten der Person zur leiblichen Erscheinung in ihren biologischen, soziologischen und psychologischen Determinanten interpretiert worden (HOFER). Was erreicht wird, ist in der weiblichen Realisierung aber unter anderem ein Verlust an Individualität. Transvestiten, auch als Endzustände nach Operation, bleiben stets die Karrikatur einer Frau, sie wirken wie die übertrieben gespielte, aufgedonnerte und exaltierte „Charleys Tante" im Theater.

Die Ursachen des Transvestitismus sind vollkommen unbekannt. Bei der relativen Seltenheit sind Fragen der Erblichkeit, eineiige Zwillinge usw. noch nicht zu bearbeiten gewesen (KALLMANN, 1957). Eine Einzelmitteilung von ANCHERSEN betrifft mehr das effeminierte Gehabe homosexueller Zwillinge. Charakterologisch ergibt sich ein relativ einheitliches Bild, wie es unter anderem durch Analyse von 17 Schriftproben (SANDERS u. OVERZIER) deutlich wurde: Es handelte sich um zwanghafte, eigenbezüglich gestimmte und unreif anmutende Gesamthaltungen von oft unterdurchschnittlicher Intelligenz. Passiv-anpassende Einfühlung mit hyposexueller Veranlagung herrscht vor, Egozentrik und narzißtische Thematik und vor allem das Fehlen einer männlichen Einsatz- und Durchhaltefähigkeit. In Einzelfällen werden mehr psychopathische oder mehr neurotische Bilder mit Zeichen der Hysterie, der Infantilität und Haltlosigkeit beschrieben (BURCHARD, BINDER, KRONFELD).

Fälle mit Chromosomenanomalien, meist aus der Klinefelter-Gruppe mit XXY-Sätzen, wie sie von OVERZIER, WALTER u. BRÄUTIGAM, BISHOP, MONEY u. POLLITT, DAVIDSON u. a. mitgeteilt wurden, können das Phänomen des Transvestitismus sicher nicht im ganzen erklären. Diese Chromosomenanomalien betreffen eine Minderheit von 2–8% der jeweiligen Stichproben von Transvestiten (MONEY u.

Pollitt). Nielsen u. Mitarb. fanden bei 34 Fällen von 46 XXY keinen einzigen Transvestiten, aber 3 Pädophile. Immerhin ist von großem Interesse, ob das vereinzelte Zusammentreffen von Klinefelter-Syndrom und Transvestitismus charakterologisch aus der passiven, abhängigen, durchsetzungsunfähigen, egozentrischen und adynamischen Haltung der Mehrzahl der Klinefelter-Fälle (Züblin, Nielsen u. Mitarb.) zu erklären ist, oder ob der Hypogonadismus der Klinefelter-Fälle und damit ein Androgenmangel für die Ausrichtung der Geschlechtsrolle von Bedeutung ist.

In psychoanalytischer Sicht wird der Transvestitismus aus Kastrationsangst und sehr frühen partiellen Identifikationen mit weiblichen Gegenständen (Kleidung) in Verbindung gebracht, wobei, ähnlich wie bei der Homosexualität, die Identifizierung regressiv an die Stelle der Objektwahl tritt (Thomä). Von psychiatrischer Seite wird demgegenüber eingewandt, daß die auch hier offenbar entscheidende Kastrationsangst den Transvestiten nicht davor schütze, diese Kastration operativ zu fordern oder eigenmächtig zu praktizieren (Burchard).

Die Behandlungsproblematik des Transvestitismus wurde anläßlich der Wanderversammlung Südwestdeutscher Neurologen und Psychiater in Badenweiler 1950 von einer großen Zahl von Psychoanalytikern und Psychiatern sehr eingehend diskutiert (Boss, 1950/51, A. Mitscherlich 1951/52, Diskussion Psyche **4**, 448 ff. und 626 ff. sowie Erwiderung von M. Boss, Psyche **4**, 394). Die Mehrzahl der deutschen Psychiater und Psychoanalytiker schreckte jedenfalls in dieser Zeit vor dem von M. Boss vorgenommenen Eingriff einer operativen Geschlechtsumwandlung zurück, während die Schweizer Kollegen einen solchen Eingriff mehrheitlich für berechtigt hielten. Übereinstimmung scheint heute auch unter den Analytikern darin zu bestehen, daß eine Psychotherapie aussichtslos ist, weil ein Krankheitsbewußtsein nicht vorhanden und wohl auch nicht zu erarbeiten ist, da kein echter Wunsch nach einer psychologischen Auflösung besteht. Thomä fordert als Äußerstes mehrjährige zwangsweise Internierung zur Durchführung der Psychoanalyse. Jedenfalls sind gerade die typischen Fälle von Transvestitismus und Transsexualismus in ihrer wahnhaften Gewißheit und gefährlichen Selbstdestruktivität (eigene Kastrationsversuche, Suicid) nicht aufzuhalten. Deshalb wird von der Mehrzahl der Psychiater heute doch eine Personenstandsänderung und, wenn nicht zu umgehen, eine operative Geschlechtsumwandlung erwogen, wie sie nach dem Krieg Hamburger und später Benjamin in größerer Zahl haben vornehmen lassen.

Bei Nachbeobachtungen 3 Monate bis 12 Jahre nach der Operation wurden die 44 operierten Patienten wie folgt beurteilt: ausgezeichneter Erfolg = 16; zufriedenstellend = 24; zweifelhaft = 2; unbefriedigend = 1; unbekannt = 1. Von den Patienten waren 11 verheiratet, in 5 Fällen wurde die Ehe als glücklich bezeichnet, 3 Ehen waren geschieden. 11 der 44 Patienten waren schon vorher als Mann verheiratet gewesen, alle diese Ehen waren geschieden worden. In 17 Fällen (!) bestand sexuelle Promiskuität. Die ausgeübten Berufe waren in 6 Fällen Theater oder Kabarett (!), sonst Verkäuferinnen, Friseusen, Büroarbeiterinnen. — Der Nachbeobachtungszeitraum bei Benjamin erscheint uns zu kurz, um zu einem abschließenden Urteil zu kommen.

Viel zu wenig ist bekannt über das Altern der Geschlechtsgewandelten und Operierten.

Der von Walter und uns gemeinsam 1958 publizierte Fall von Transvestitismus bei Klinefelter-Syndrom, bei dem wir mit 34 Jahren eine Personenstandsänderung zum Weiblichen empfohlen hatten, lebte 10 Jahre als Haushaltshilfe und Krankenpflegerin. Dann meldete sie sich spontan wieder bei uns, gab an, seit einem halben Jahr gefühlmäßig wieder anders zu sein, sie habe jetzt das Gefühl, sie sei ein Mann. Sie könne sich sogar in Frauen verlieben, lebe seit einem halben Jahr mit einer Frau zusammen, ohne sexuelle Beziehungen. Sexuelles war auch in all den Jahren nie von größerer Bedeutung für sie gewesen. Ihr eigentliches Motiv bei wiederholten Untersuchungen war die zunehmende Unzufriedenheit durch berufliche Benachteiligungen, geringere Bezahlung als Frau, demütigende Behandlung. Die fehlende Emanzipation in der weiblichen Rolle hat offenbar langsam zu einer inneren Entfremdung geführt. „Ich will das sein, was ich bin, ich weiß, daß ich keine Frau bin.“ Sie betrieb in den folgenden Jahren hartnäckig ihre erneute Umstellung, jetzt wieder in das männliche Geschlecht. Nachdem der Wunsch wiederholt geprüft worden war, sich bei mehr als zweijährigem Warten als konstant erwiesen hatte, stellten wir das gewünschte Gutachten für eine erneute Personenstandsänderung aus. Seitdem lebt T. F. wieder als Mann, zurückgezogen, ist berufstätig, aber infolge ihrer sehr egozentrischen, leicht verstimmbaren, unsteten Art nicht leicht an einem Arbeitsplatz zu halten. Sie nimmt wegen gelegentlicher hypochondrischer, hysterisch demonstrativ vorgetragener Beschwerden verschiedene Ärzte in Anspruch. Sie ist mit der erneuten Veränderung aber zufrieden.

Um therapeutisch auf festerem Boden zu stehen, aus der Nötigung mit Suicid und Kastrationsdrohung durch die Patienten herauszukommen, wäre es nützlich, Verlaufsbeobachtungen über mehrere Lebensjahrzehnte bei den verschiedenen operativen und nicht-operativen Behandlungsverfahren zu gewinnen. Nach den bisherigen Kenntnissen wird man versuchen, den Wunsch der Transvestiten zu prüfen, zunächst eine Entscheidung hinauszuschieben und später mit Personenstandsänderung, eventuell mit der Gabe von weiblichen Sexualhormonen oder Antiandrogenen auszukommen.

Für den Transvestitismus haben sich auch die Verhaltenstherapeuten sehr interessiert. BLAKEMORE berichtet von der Behandlung eines 33jährigen, verheirateten Patienten mit einem zweijährigen Sohn, der seit seinem 4. Lebensjahr transvestitische Tendenzen hatte. In einem individuell entworfenen Behandlungsplan wurde der Patient in einem isolierten Raum täglich von 9 Uhr bis zum späten Nachmittag klinisch behandelt. In 6 Tagen wurden insgesamt 400 Versuche gemacht, wobei sich der Patient entkleiden mußte und auf ein elektrisches Gitter in einen Käfig stellte. Auf einem Stuhl vor ihm lagen die Frauenkleider, die er weisungsgemäß zur ersten Behandlung mitgebracht hatte. Jeder Versuch begann mit der Anweisung, sich auszuziehen und die begehrte Frauenkleidung anzulegen. Zu einem jeweils wechselnden Zeitpunkt während des Ankleidens erhielt er dann einen elektrischen Schlag durch das Gitter oder bekam durch andere Signale den Befehl, sich wieder zu entkleiden. Schock und Signal traten noch mehrfach auf, bis der Patient sich wieder ganz entkleidet hatte. Sofort wurde mit dem nächsten Versuch begonnen, nach 5 Versuchen wurde eine Ruhepause von einer Minute eingelegt. Nach anfänglich gutem Erfolg ergab eine Nachuntersuchung nach 14 Monaten, daß der Patient rückfällig geworden war. EYSENCK u. RACHMANN müssen feststellen, daß die Mehrzahl der Patienten mit sexuellen Verirrungen, die mittels der Aversionstechnik behandelt werden, sehr bald nach Beginn der Behandlung „zu einem Nachlassen der Motivationen neigen.“

3. Bedingungen und Varianten der Partnerwahl

a) Körperliche und psychosoziale Faktoren der Partnerwahl

Das Finden und Erkennen des andersgeschlechtlichen Partners ist für das Überleben einer Art zu wichtig, um es Zufällen zu überlassen. Die Mehrzahl der Tiere ist deshalb auf Erkennen des Sexualpartners festgelegt (SCHUTZ, LORENZ). Andererseits ist eine gewisse Offenheit gegenüber Variationen zumindest bei einem der geschlechtsdimorphen Partner notwendig, da sonst leichte Mutationen mit Veränderungen der Erscheinung oder des Verhaltens von der Fortpflanzung ausgeschlossen wären, was biologisch die fortlaufende Anpassungsfähigkeit an die Umwelt herabsetzen würde.

Männliche und weibliche Tiere der gleichen Art können unterschiedlichen Einflüssen unterliegen. Bei Stockenten-Weibchen ist das innere Bild der auffallenden und farbenprächtigen Stockenten-Erpel erbgenetisch fixiert und durch Aufzuchtexperimente nicht zu beeinflussen; dagegen sind die unauffälligen, farblosen Weibchen bei den männlichen Tieren nicht in ihrem Erscheinungsbild festgelegt, sie sind austauschbar, männliche Tiere sind auf Tiere anderer Arten zu prägen, ja auf Tiere des gleichen männlichen Geschlechtes. Es kommt dann zu „homosexuellen“ Verpaarungen bei gemeinsamer Aufzucht zwischen dem 5. und 50. Lebenstag. Vollständig isoliert aufgezogene Stockenten-Erpel, sogenannte Kaspar-Hauser-Experimente, zeigen stets eine Bevorzugung der weiblichen Tiere (SCHUTZ). Schon bei Säugetieren sind die Verhältnisse wieder anders. Bei Primaten konnte kein Fall von Prägung auf Tiere des eigenen Geschlechtes festgestellt werden. Vollständig isoliert aufgezogene Tiere waren überhaupt unfähig, den Geschlechtsakt auszuführen (HARLOW; FISHER u. HALE), wobei sich die Frage der fehlenden Prägung oder einer fehlenden sozialen Lernerfahrung stellt. Jedenfalls finden sich hier tiefgreifende Störungen und eine umfassende Unfähigkeit zu verschiedenen Formen des Sozialkontaktes, wobei die sexuellen Bezüge als ein Spezialfall der Sozialkontakte mitbetroffen sind. SCHUTZ, der über die größten Erfahrungen hier verfügt, spricht von einem Wägeprinzip zwischen angeborenen und geprägten Einflüssen in bezug auf die Partnerwahl.

In den letzten Jahrzehnten sind Beobachtungen gemacht worden, die auf das Dunkel der körperlichen Repräsentation und Regulation angeborenen Erkennens von Sexualpartnern etwas Licht werfen. Ein Sexualzentrum im *Nucleus ventromedialis* im vegetativen Hypothalamus ist als wichtige zentralnervöse Repräsentanz wahrscheinlich gemacht (ORTHNER, 1968). Durch operative Eingriffe in dieser Gegend ist die sexuelle Ausrichtung zu verändern. Was hormonale Faktoren betrifft, so ist bekannt, daß beim erwachsenen Menschen und bei reifen Säugetieren Hormongaben die männliche und weibliche Partnerwahl nicht beeinflussen (M. BLEULER). Neuere Erfahrungen bei Säugetieren sprechen aber für eine perinatale Sensibilisierung und Ausrichtung eines zentralnervösen Sexualzentrums unter Hormoneinflüssen.

Französische und amerikanische Forscher (JOST, LEVINE, HARRIS, YOUNG) haben in Experimenten mit Ratten und Meerschweinchen zeigen können, daß männliche Tiere, die sofort nach der Geburt (oder in den folgenden 10 Tagen) operativ kastriert wurden und als ausgewachsene Tiere mit weiblichen Hormonen eine Behandlung erfuhren, weitaus häufiger weibliche Reaktionen auf Besteigen eines normalen Männchens zeigten als intakte Tiere oder Tiere, die ohne Vorbehandlung im Reifealter kastriert und mit weiblichen Hormonen behandelt worden waren. GERALL konnte bei trächtigen Meerschweinchen-Weibchen, die mit männlichen Sexualhormonen behandelt wurden, zeigen, daß ihre weiblichen Jungen auch Hinweise für eine Umkehrung und Sensibilisierung in die andere Richtung boten. Alle diese Versuche (HARRIS, FEDER, PHÖNIX, YOUNG, NADLER, DÖRNER) weisen darauf hin, daß intrauterin oder unmittelbar nach der Geburt unter hormonalen Einflüssen induzierte hypothalamische Differenzierungen stattfinden, die die reife sexuelle Appetenz in Richtung männlicher oder weiblicher Verhaltensschemata determinieren. Es fehlen aber noch weitere Experimente mit Säugetieren und es fehlen noch Nachbeobachtungen etwa der Fälle von hormonal induziertem Pseudohermaphroditismus im Hinblick auf ihre spätere sexuelle Partnerwahl (OVERZIER).

b) Homosexualität als Variante der Partnerwahl

Unter Homosexualität wird die sexuelle Partneranziehung durch Menschen gleichen Geschlechtes mit oder auch ohne gleichgeschlechtliche Betätigung verstanden. Mit dem Phänomen der gleichgeschlechtlichen Neigung sind bis heute ungelöste Fragen verbunden. Früher wurde die Problematik der Homosexualität häufig mit der der sogenannten Perversion gleichgestellt. Bei näherem Hinsehen unterscheidet sich aber die Homosexualität von anderen Formen sexueller Abweichungen in bezug auf die betroffenen Persönlichkeiten und die Ursachen. Wesentlich ist, daß eine volle gegenseitige Partnerschaft und Erfüllung möglich ist. Auch wegen ihrer großen Häufigkeit ist die homosexuelle Partnerwahl eine herausragende Erscheinung.

1) *Häufigkeit und Formen der Homosexualität*

HIRSCHFELD hat es als erster unternommen, nach Umfragen die Häufigkeit entschieden homosexueller Ausrichtung zu untersuchen. Er kam auf 2% der männlichen Bevölkerung. Spätere Schätzungen lagen bei 4% der männlichen und 1% der weiblichen Bevölkerung, wenn auch Umfragen, zum Beispiel unter Studenten, wieder deutlich niedrigere Werte für homosexuelle Betätigung ergaben. Großes Aufsehen erregten die sensationell hohen Zahlen von KINSEY, der 37% der Männer und 11% der Frauen mit mehreren gleichgeschlechtlichen Handlungen nach der Pubertät fand. Ob die bei Kinsey gemachten Angaben über sexuelles Verhalten und die Häufigkeit gleichgeschlechtlicher Betätigung auf europäische Verhältnisse zu übertragen sind, ist zu bezweifeln. Im übrigen sind unter diesen 37% der Männer sicher überwiegend solche, die sich nur ganz vereinzelt gleichgeschlechtlich betätigen, vor allem in der Pubertät, die mit dem Phänomen Homosexualität im eigentlichen Sinne aber so gut wie nichts zu tun haben. Wir haben sie als Entwicklungshomosexuelle bezeichnet (Bräutigam, 1967). Immerhin stellt Kinsey auch fest, daß nur 4% der Männer sich in ihrem Leben ausschließlich homosexuell betätigen. Aber auch diese Zahl über homosexuelle Betätigung informiert nicht über die Gesamtzahl der Männer mit homosexueller Neigung, da Homosexuelle nicht selten ihre eigenen gleichgeschlechtlichen Tendenzen ablehnen, sie nicht praktizieren und sie öffentlich bzw. bei Umfragen dissimulieren. Und es gibt passive, narzißtisch-egozentrisch eingestellte junge Männer, die sich als Strichjungen gleichgeschlechtlich betätigen, ohne entschieden homosexuell zu erleben (Redhardt), die wir als Pseudohomosexuelle bezeichnet haben. Zweifellos stößt die Umfrage in der Intimsphäre in bezug auf die Häufigkeit abweichender Formen auf besonders große Schwierigkeiten (v. Friedeburg), vor allem, wenn es nicht nur um das leichter systematisierbare Verhalten, sondern um die innerseelische Einstellung (wie bei den Neigungshomosexuellen) geht.

2) *Der Homosexuelle in einer heterosexuellen Gesellschaft*

Die soziale und psychologische Welt der Homophilen findet zunehmend aufmerksamkeit (Giese, 1958). Daß Homosexuelle als Minderheit bis in die Gegenwart isoliert, verfemt und verfolgt werden, wurde gerade in der BRD bei den Auseinandersetzungen mit dem rückständigen Strafgesetzentwurf von 1962 wieder deutlich (Bitter; Bauer, Bürger-Prinz, Giese, Jäger; Bräutigam, 1967). Es ist deutlich, daß der Homosexuelle sich im Urteil der Bevölkerung als triebhaft, ekelhaft, unsympathisch und haltlos darstellt. Was die Beliebtheit betrifft, so fällt sie in folgender Reihenfolge ab: Prostituierte, Homosexuelle, Exhibitionisten, Sodomiten, Sadisten, Pädophile (Schmidt). Überraschend ist dabei, daß Frauen homosexuelle Männer und Männer lesbische Frauen als relativ sympathisch ansehen, die devianten Gruppen des gleichen Geschlechtes also jeweils stärker abgelehnt werden. 48% der Bevölkerung sehen Homosexualität als ein Laster an (v. Friedeburg). Aber nur 5% der Homosexuellen übernehmen dieses gesamtgesellschaftliche Bild in ihrem Selbstbildnis (Sigusch, Schmidt), wenn auch 30% lieber heterosexuell wären und 34% sich eine Behandlung wünschen, da sie unter ihrer Neigung leiden. 93% der Homosexuellen haben mit 18 Jahren bereits erstmals eine tiefere Zuneigung zu einem Angehörigen des eigenen Geschlechts erlebt, aber noch nicht 50% hatten in diesem Alter definitiv erkannt, homosexuell zu empfinden (Giese 1958). Das weist darauf hin, daß der Schritt zu dieser entscheidenden Selbsterkenntnis kein leichter ist. Für die überwiegende Mehrzahl der Homosexuellen bleibt der „feste Freund" die große Erwartung, aber noch nicht 10% unterhalten homosexuelle Dauerbeziehungen über 5 Jahre. Homosexuelle Bindungen stellen sich also als sehr instabil dar, es ist aber die Frage, wie es um heterosexuelle Dauerbeziehungen bestellt wäre, wenn es nicht die Institution der Ehe, gemeinsame Aufgaben der Kinderaufzucht, Arbeitsteilung zwischen Mann und Frau usw. gäbe.

Es wird sicher nicht von heute auf morgen möglich sein, die jahrhundertelange Isolierung und Diffamierung der Homosexuellen, die tief in der Phantasie der Bevölkerung verankert ist, zu beseitigen. Selbst wenn das gelingt, werden Homosexuelle das Schicksal einer Minderheit in einer heterosexuellen Gesellschaft haben.

Und die Tatsache, ohne Kinder und Erben zu bleiben, ohne die seelisch-geistige Ergänzung und Arbeitsteilung, die sich aus dem Verhältnis von Mann und Frau ergibt, wird auf ihnen lasten. Auch in Gesellschaften, wo Homosexuelle akzeptiert sind, erwachsen ihnen aus diesen Begrenzungen, die in der Homosexualität selbst liegen, wesentliche Einschränkungen.

3) Psychologie und Psychopathologie der Homosexuellen

Die Mehrzahl der psychoanalytischen Autoren geht davon aus, daß Homosexuelle Neurotiker seien und ihre Homosexualität Folge einer neurotischen Fehlanpassung. Entweder beschreiben sie Konflikte, die in allen anderen neurotischen Erkrankungen vorhanden sind (FELDMAN) bzw. eine besondere Form des Objektbezugs, oder sie sehen Ich-Abwehrmanöver psychotischer Art (BYCHOWSKI). Gezielte Untersuchungen aber zur Frage des Neurotizismus fanden unter homosexuellen Männern keine gehäuften neurotischen Verhaltensweisen (RICHARDSON) bzw. nicht mehr als in heterosexuellen Kontrollgruppen (HOOKER, MOLL). Andere Autoren beschreiben bei homosexuellen Gruppen deutliche neurotische oder psychopathische Züge (KRONFELD, HENRY, A. ELLIS 1959). Wenn Homosexuelle zu neurotischen Reaktionen tendieren, so kann das allerdings ebenso von den sozialen Gegebenheiten, ihrer Minderheitensituation wie von ihrer Ausgangspersönlichkeit abhängen. Jede Aussage über die Persönlichkeit der Homosexuellen schließt ihre soziale Situation, ihre minderheitendependente Persönlichkeitsentwicklung mit ein.

Noch häufiger sind psychologische Untersuchungen, die direkt auf die Frage eines weiblichen Persönlichkeitskernes bei Homosexuellen gehen. Homosexuelle äußern selbst nicht selten, daß etwas Weibliches bei ihnen hervordränge, sie bezeichnen sich und ihresgleichen mitunter abschätzig als „Tanten“, behaupten, daß sie an der Art eines Menschen, zu gehen und an seiner gesamten Motorik das latent Weibliche eines gleichgesinnten Homosexuellen erkennen könnten. — FREUND (1969) hat mit einem eigenen Fragebogen gezeigt, daß es zumindest einen Typus unter den Homosexuellen gibt, der sich von nicht-psychiatrischen Patienten und von Neurotikern durch eine stärkere weibliche Identifizierung unterscheidet. Diese ist bis in die Kindheit zurückzuverfolgen. Ebenso zeigten RICHARDSON, HOLTZMANN, PANTON anhand der Fragen des MMPI bei Homosexuellen, daß eine Erhöhung der MF-Skala gegenüber der normalen Kontrollgruppe besteht.

Beweist das, daß die Homosexualität einfach auf eine starke manifeste oder latente Weiblichkeit zurückgeht? Was wird mit der MF-Skala des MMPI und den Fragen von FREUND gemessen: Am besten differenzieren bei FREUND 1. Fragen über mutiges oder ängstliches Verhalten in der Kindheit, 2. Bevorzugung von Jungen-Spielen oder Mädchen-Spielen, 3. Jungen oder Mädchen als Spielgefährten, 4. Bevorzugung von weiblichen Hausarbeiten zwischen dem 6. und 12. Lebensjahr. — Die Kontrollgruppen von FREUND waren nun in bezug auf das Alter gleich, nicht aber in bezug auf die Intelligenz. Gerade hier wäre aber eine absolute Parallelität wichtig gewesen, da im MMPI mit dem Intelligenzquotienten weibliche Interessen und Eigenschaften ansteigen. Der Mann scheint um so femininer zu sein, je differenzierter er ist. Studenten der geisteswissenschaftlichen Fächer zeigen durchschnittlich bereits pathologische Werte in der MF-Skala im MMPI! Männliche und weibliche Ausfaltungen des Charakters sind auch sozial abhängig: Die männliche Identifikation setzt in niedrigen Sozialschichten sehr viel früher ein als in den höheren Schichten. Kinder aus Arbeiterfamilien zeigen im 3. und 4. Lebensjahr eine deutlich männliche Identifikation, Knaben aus dem Mittelstand erst im 6. Lebensjahr, in höheren Schichten noch später (RABAN, SEARS). Was mit solchen Testuntersuchungen gemessen wird, ist jedenfalls kein festes Merkmal „Weiblichkeit“, das einfach Ursache der homosexuellen Einstellung ist, sondern etwas sehr Komplexes, das allerdings mit der sexuellen Einstellung korrelieren kann. Es ist daran zu erinnern, daß es noch keinen Test gibt, der im Blindversuch mit ausreichender Wahrscheinlichkeit die Entscheidung treffen läßt, ob es sich bei dem Untersuchten um eine Frau oder um einen Mann handelt. Ebensowenig gibt es einen Test, der im Blindversuch die Diagnose Homosexualität stellen kann, —

es sei denn, daß man durch Fragebogen im Sinne eines standardisierten Interviews die Frage nach geschlechtsrollenspezifischen und sexuellen Neigungen und Betätigungen mehr oder weniger unverblümt stellt.

Die Bezeichnungen „männlich" oder „weiblich" sollten weder für körperliche Einzelfaktoren wie Hormone, Chromosome usw. (W. LENZ), noch für bestimmte seelische Eigenschaften oder Verhaltensweisen angewendet werden. Männlich oder weiblich ist immer auch eine Aussage über eine gesellschaftlich institutionalisierte Rolle. Was sich an „Wesenseigenschaften" dahinter verbirgt (BUYTENDIJK, BRÄUTIGAM, 1963; LERSCH), ist kaum von der kulturell gelernten Sozialrolle und dem dadurch nahegelegten Selbstverständnis zu trennen. Fragen, die sich an das Selbstverständnis der eigenen Rolle wenden, fordern u. U. auf zu einer rückläufigen Stilisierung der Lebensgeschichte, eine Tendenz, die bei Transvestiten regelmäßig festzustellen ist.

Im ganzen ist zu fragen, ob es sich bei der Feststellung „männlich" oder „weiblich" überhaupt um zwei gegenüberliegende Positionen eines Kontinuums oder einer geradlinigen Dimension handelt. Das wird jedenfalls von SEARS, der über die Frage der männlichen und weiblichen Identifikation die fundiertesten Untersuchungen vorgelegt hat, bezweifelt. Schwache Maskulinität, wie man sie bei Homosexuellen findet, muß durchaus nicht gleichbedeutend mit weiblichen Tendenzen oder Eigenschaften sein. Ob sich einseitig oder zumindest gegenseitig ausgeprägte männliche oder weibliche Eigenschaften überhaupt als Wertnorm für den Menschen darstellen? Ob sich statt eines Geschlechts-Antagonismus nicht vielmehr die Vereinigung männlicher und weiblicher Eigenschaften, also hohe M- und hohe F-Werte einer nicht existenten Skala, als Ideal darstellen?

4) Ursachen der Homosexualität

Die alte Fragestellung, ob Homosexualität anlage- oder umweltbedingt ist, hat sich in den letzten Jahren in beiden Richtungen differenziert. Frühere Hypothesen sind hinfällig geworden, neue in beiden Richtungen aufgetaucht, wobei sich sogar Ansätze zu einer komplementären Betrachtung zeigen.

a) Psychoanalytische und Umwelttheorien

Es gehört zur psychoanalytischen Behandlungstechnik, daß sie die äußere Realität gegenüber der Innenschau ihres Patienten zurückstellt. Wie sich Eltern, Geschwister, die eigene Entwicklung usw. in der Erinnerung spiegeln, wird in der Analyse lebendig gemacht und Erinnerungen, Phantasien, Gefühle, Wünsche, Träume stellen das Material der Analyse dar. Nur dort sei der Horizont psychoanalytischer Theorie eröffnet, sagt LOCH (1965, 22), wo die Macht der sozialen Realität zurücktrete, das heißt, wo der Widerstandscharakter dieses Manövers erkannt sei. Es liegt in der Konsequenz dieser Auffassung, daß von der Psychoanalyse Aussagen über das Gewicht äußerer Einflüsse, z. B. über Krankheitsursachen in der Familie oder der Gesellschaft, nicht zu machen sind. PARIN hat jedenfalls betont, daß die Psychoanalyse eine Theorie von Triebschicksalen gebe, sie könne aber keine Aussagen über die Ursache der Homosexualität machen. Die Beschreibung des intrapsychischen Triebschicksals schließe sowohl die Anlage, wie auch akzidentelle Umwelteinflüsse ein. — Sicher ist das erlebende Subjekt selektiv und tendenziös an der Verarbeitung faktischer Ereignisse beteiligt. Von Interesse sind aber gerade die Einflüsse und Situationen, wo das subjektive Verarbeiten an eine Grenze stößt, eine Grenze, die sich von der sozialen Umwelt her charakterisieren und bei Menschen in Entwicklungsstörungen oder psychosomatischen Symptomen aufzeigen läßt.

Es gehört jedenfalls zu den bemerkenswertesten Entwicklungen der Psychoanalyse in den letzten Jahren, daß die Bedeutung der sozialen Realität ebenso viel Aufmerksamkeit gewinnt wie die innere Wirklichkeit. Das berührt sowohl Fragen nach der Ursache, wie auch die Technik der Analyse: „Das praktische Handeln der Patienten während einer Analyse gilt nicht mehr als ein die Analyse eher störendes „Agieren," sondern sogar als ein vordringlich gewordenes Feld der analytischen Arbeit" (RICHTER, 1970, 17). Die Bearbeitung der äußeren Realität eröffnet nun auch für die Einbeziehung der persönlichen und gesellschaftlichen Umwelt neue wissenschaftliche Perspektiven. Die Psychoanalyse unserer Zeit geht mit neuem Elan daran, ungünstige Einflüsse der Kindererziehung, der Schule, der Familie, des Wohnens usw. in ihrem allgemeingesellschaftlichen Aspekt aufzuzeigen. Die Psychoanalyse ist historisch ja als Antithese zur klassischen deutschen Psychiatrie aufgetreten und hat von Anfang an deren Postulat, seelische Krankheiten seien Folge von nervöser Degeneration, körperlicher Krankheit oder von Erbschicksal, in Frage gestellt. Sie hat die lebensgeschichtliche Perspektive und damit Umwelteinflüsse durch Eltern, Familie und Gesellschaft notwendig in ihre Betrachtung einbezogen. Mit der Isolierung realer familiärer oder allgemeingesellschaftlicher Faktoren bietet sich auch die Möglichkeit einer abgrenzenden oder ergänzenden Betrachtung zur Frage von Erbeinflüssen. Vor allem hat sich bei diesen Fragestellungen auch eine Verbindung von psychoanalytischer und psychologischer Ursachenforschung herausgebildet.

Die klassischen psychoanalytischen Theorien zur Homosexualität sind vielschichtig. Die Homosexualität wird regelmäßig mit einer negativen, passiven ödipalen Konstellation in Verbindung gebracht, wobei durch Kastrationsangst und Regression auf anal-sadistische und orale Stufen ödipale Konflikte abgewehrt werden. Durch die Identifizierung mit der Mutter im negativen Ödipuskomplex weicht der Homosexuelle der Begegnung mit dem penislosen weiblichen Genitale aus, das Kastrationsängste mobilisiert. Die defensive präödipale Identifikation mit der Mutter steht anstelle der ödipalen konkurrierenden Identifikation mit dem Vater. Von den verschiedenen Autoren wird in unterschiedlichem Ausmaß Wert auf die Befriedigung sexueller Partialtriebe, der Bisexualität (FREUD, 1905), des Narzißmus (FERENCZI, 1910), sadistischer Tendenzen (JONES, M. KLEIN), masochistischer Triebe (BYCHOWSKI, 1954) gelegt. In bezug auf Libidoentwicklung und Objektwahl wird von FREUD die narzißtische Objektwahl (1925) betont. In den letzten Jahren wird, der Entwicklung der Psychoanalyse im ganzen folgend, auch der Verarbeitung prägenitaler Entwicklungsstufen entscheidende Bedeutung für die Homosexualität gegeben: Orale Fixierungen (M. KLEIN, 1932; BERGLER, 1957; MORGENTHALER, 1951; SOCARIDES, 1968) und anale Fixierungen (NUNBERG, MORGENTHALER, PARIN) werden betont.

In letzter Zeit wird Homosexualität aber überhaupt als Abwehrmanöver innerhalb eines familiären Anpassungskonfliktes beschrieben. FREUD selbst hat schon auf die Mutterbindung der Homosexuellen und ihre Tendenz zur Identifizierung mit der Mutter hingewiesen (1910). KOLB u. JOHNSON meinten, daß die Homosexuellen Elternwünsche ausagierten. — Zum Konzept der latenten Homosexualität, das sehr weit ist und in jeder Analyse auftaucht, gehört es, daß der Mann nicht mit anderen stärkeren Männern konkurrieren und rivalisieren kann, sondern von diesen Männern passiv Liebe empfangen will. Nach KUIPER ist von einer passiven, *latent homosexuellen* Anpassungsform des Mannes dann zu sprechen, wenn bestehen 1. eine unterwürfige Haltung gegenüber Personen des gleichen Geschlechtes, 2. heterosexuelle Liebesbeziehungen mit passiven Zielen, 3. Aktivität, Arbeit und Hobbies, die zum Ziel haben, mehr oder minder unbewußt Bewunderung und andere Befriedigung zu erreichen. — In dieser Auffassung wird der weite *Sexualitätsbegriff* der Psychoanalyse deutlich. Diesem weiten Sexualitätsbegriff ist es gelungen, eine Vielzahl von verschiedenen Antriebserlebnissen und Motivationen theoretisch miteinander zu verbinden. Die Weite des Sexualitätsbegriffes leistet aber wenig für das wissenschaftliche Verständnis gerade der sexuellen Verirrungen. Es erstaunt nicht, daß die Psychoanalyse in der Sexualforschung im eigentlichen Sinne keine dominierende Rolle einnimmt — so zentral andererseits der Sexualitätsbegriff für die gesamte psychoanalytische Lehre ist. Jedenfalls werden die psychoanalytischen Theorien in der Sexualforschung oft gar nicht in die Betrachtung einbezogen oder erscheinen isoliert. Andererseits setzen sich Psychoanalytiker mit den nicht-psychoanalytischen Sexualtheorien kaum oder auf einem zu einfachen Niveau auseinander. BIEBER und SOCARIDES, um zwei neuere repräsentative Untersuchungen zur Homosexualität zu nennen, bemerken zu den Zwillingsstudien bei Homosexuellen, statistische Studien müßten immer mit besonderer Vorsicht beobachtet werden, eineiige Zwillinge seien sich im Temperament und ihrer Reaktion auf die Umwelt einfach zu ähnlich, nur von frühzeitig getrennten Zwillingen ließe sich eine Aussage machen und im übrigen habe KALLMANN ja selbst den erbgenetischen Mechanismus als noch ungeklärt bezeichnet. Damit werden sie den Zwillingsmethoden und dem eindrucksvollen Konkordanz-Diskordanz-Verhältnis von eineiigen Zwillingen zu zweieiigen Zwillingen nicht gerecht.

BIEBER hat mit einer Gruppe von New Yorker Psychoanalytikern Untersuchungen bei mehr als 100 psychoanalytisch behandelten Homosexuellen vorgelegt. Er findet eine typische Elternkonstellation mit einem feindlichen, uninteressierten oder ganz abwesenden Vater (80 von 100 Fällen, nur 50 von 100 in einer neurotischen Kontrollgruppe) und beinahe ebenso häufig eine Mutter, die den Sohn stark und nahe an sich bindet, in einer erotisch-sexuell gestimmten Intimität mit ihm lebt, ihn sexuell stimuliert, aber zugleich verbietend und tabuierend für sexuelles Ausleben gegenüber anderen Frauen ist (70 von 100 homosexuellen Patienten, nur in 30 Fällen bei einer neurotischen Kontrollgruppe aus der gleichen Praxis). BIEBER wagt die profilierte Aussage: Ein freundlicher, zugewandter Vater schließe Homosexualität beim Sohn praktisch aus. Die „homosexuelle Anpassung" wird von BIEBER als Resultat „verborgener, aber unfähig machender Ängste vor dem anderen Geschlecht" bezeichnet.

Gegen diese Untersuchung ist methodisch allerdings einzuwenden, daß die benützten Merkmale nicht eindeutig definiert, die Erhebung der Daten und die Auswertung nicht einwandfrei getrennt wurden. Es ist die Frage, ob eine einmal gefaßte Konzeption nicht nachträglich durch mehr oder weniger voreingenommene Beobachtungen bestätigt wurde. Auch taucht die Frage auf, ob die beschriebene Eltern-Kind-Konstellation wirklich gegeben war, ob der Vater wirklich abwesend war oder ob er nur als fern, distanziert und feindlich erlebt wurde, ob die Mutter wirklich „close-binding-intimate" war, wie BIEBER sie beschreibt, oder ob hier nicht schon die tendenziöse Erlebnisauswahl eines homosexuellen Patienten und seine besondere Einstellung gegenüber Frauen manifest wird. Wenn man außerdem Aussagen aus psychoanalytischen Behandlung benützt, ist die Frage, ob nicht die tendenziöse Erlebnisauswahl des Patienten, wie sie in der Analyse gegeben ist, und die davon kaum zu trennenden Interpretationen des Analytikers als Einheit wirksam sind.

Das Vater-Defizit wurde nun von einer ganzen Reihe von Untersuchern, auch von nicht-psychoanalytischen Beobachtern, bestätigt.

O'CONNOR untersuchte 50 Homosexuelle und Heterosexuelle eingehend und fand bei 24% der Homosexuellen, daß sie in der Kindheit ohne Vater aufgewachsen waren, gegenüber 2% der Heterosexuellen. JONAS stellte bei 66 Homosexuellen bei 24 ein Vater-Defizit fest, bei 60 Heterosexuellen waren es nur 17; ähnlich WEST. Daß das Verhältnis zwischen Vater und Sohn bei Homosexuellen schlechter ist als in einer heterosexuellen Kontrollgruppe, fand schon BENE. Andere Autoren (ULLMANN) stellten fest, daß die Väter gefehlt hätten, die Mütter aber zu aktiv, ja dominierend, unterdrückend waren (ebenso SCHOFIELD u. GEBHARD). Diese Feststellungen sind psychoanalytisch zu interpretieren als erzwungene Identifikation des Knaben mit der Mutter, einmal wegen einer schwachen primären präödipalen Identifikation mit dem Vater, die dann die ödipale sekundäre Identifikation in Richtung der Mutter lenkt, gefördert durch die defensive Identifikation mit der Mutter im Sinne der Identifikation mit dem Aggressor. Aber auch weniger komplizierte Ableitungen aus lerntheoretischen Identifikationstheorien sind hier anzuwenden, die einfach von einer negativen Lernerfahrung am Vater und daraus resultierenden schlechten Objektbeziehungen zur Mutter sprechen. Dominierende repressive Mütter, die eine Identifikation erzwingen, scheinen zu negativen Objektbeziehungen mit Frauen zu führen (SEARS, HATHERINGTON, MUSSEN). Doch werden diese Beobachtungen nicht von allen Untersuchern bestätigt. FREUND u. PINKAVA konnten bei allerdings groben Fragebogenuntersuchungen kein Eltern-Defizit finden, das heißt keine längere Trennung von Vater, Mutter oder beiden Eltern bis zum 12. Lebensjahr, nicht häufiger Geburt als uneheliches Kind, Tod von Vater und Mutter usw. Diese Autoren bestätigen allerdings auch, daß das Verhältnis zwischen Vater und Sohn bei den Homosexuellen besonders häufig als schlecht erlebt wurde im Vergleich mit Kontrollgruppen.[1]

---

1 Nach Fertigstellung dieses Beitrags erschienen gerade zur Frage der Umwelteinflüsse auf die Entstehung der homosexuellen Einstellung des Mannes eine Reihe bemerkenswerter empirischer Beiträge und Diskussionen. Der Befund des Vaterdefizits wurde bestätigt im Anschluß an die Beobachtungen von BIEBER, vor allem durch RAY B. EVANS: Childhood parental

Zweifellos liegen in der Frage des Vater-Defizits und der erzwungenen Mutter-Identifikation noch weitere Möglichkeiten für die Forschung mit methodischer Differenzierung in der Befragung. Neue Methoden der Exploration in Richtung einer strukturierten Befragung, die die Objektivierung vorbereitet, können hier hilfreich sein, und, wie bei allen Untersuchungen von Homosexuellen, die Konzentration auf eine wirklich repräsentative Kerngruppe von Neigungshomosexuellen.

Daß die homosexuelle Verführung im Kindesalter für die Entstehung der Homosexualität oder für einen Teil der Homosexuellen eine Bedeutung hat (LEONHARD, 1964), muß als gänzlich unwahrscheinlich angesehen werden. FREUND fand bei seinen 222 homosexuellen Männern folgende Zahlen: 2 Verführungen vor dem 5. Lebensjahr, 2 zwischen dem 5. und 7.; 3 zwischen dem 8. und 10.; 9 zwischen dem 11. und 13. und 4 zwischen dem 14. und 16. Lebensjahr. Dabei definiert er Verführung als sexuelle Handlung, bei der es auf Aufforderung eines zumindest um 5 Jahre älteren Mannes zum homosexuellen Verkehr gekommen ist. Es sind also noch nicht einmal 7%, die vor dem 13. Lebensjahr in diesem Sinne verführt wurden. Wenn man bedenkt, daß Homosexuelle gewöhnlich sehr früh sexuell aktiv werden (GIESE-Befragung), erscheint es gewiß, daß sexuelle Verführung auch nicht als Teilfaktor oder Teilursache bei der Entstehung der Homosexualität heranzuziehen ist.

Das Thema der Homosexualität hat nun in der psychoanalytischen Theorie zur Schizophrenie eine zentrale Bedeutung gewonnen.

Charakteristisch für die noch nicht optimale wissenschaftliche Verbindung von Psychiatrie und Psychoanalyse ist, daß eine so zentrale Hypothese wie die Behauptung eines homosexuellen Konfliktes als Ursache der paranoiden Schizophrenie, die seit 1910 von FREUD vertreten wird, kaum zu empirischen Überprüfungen führte. Sicher stehen die Methodik der Psychoanalyse und die noch nicht ausdiskutierte Frage der Überprüfbarkeit ihrer (oder eines Teiles ihrer) Aussagen durch nichtanalytische Untersuchungsanordnungen als Hindernis dazwischen. Bescheidene Ansätze bilden Untersuchungen über die Häufigkeit des homosexuellen Themas bei paranoid schizophrenen Männern und Frauen. KLEIN u. HORWITZ hatten bei 20% der Männer und Frauen mit Schizophrenie homosexuelle Themen, wir selbst mit LOSSAGK bei 25,4% schizophrener Männer und 1,5% schizophrener Frauen. Andere Autoren, die offenbar einen viel weiteren Begriff von Homosexualität und homosexuellen Symbolisierungen benutzten, bei 41,8% (KLAF u. DAVIS) und bei 84,5% (LINDINGER) latente oder manifeste homosexuelle Inhalte. Ob es möglich ist, aus dem Auftauchen dieser homosexuellen Thematisierungen in der akuten Phase der Psychose auf einen homosexuellen zentralen Konflikt oder einen Durchbruch latenter Homosexualität unter der Auflockerung der Psychose zu schließen, erscheint fraglich. Bei den von uns untersuchten 67 paranoid Schizophrenen hatten 5 eine Form der Entwicklungshomosexualität mit mutueller Onanie in der Pubertät mit Gleichaltrigen durchgemacht; aber nur einer hatte vorher und nachher eine entschiedene sexuelle Neigung zum eigenen Geschlecht. Alle waren in ihrer Ausrichtung eindeutig auf das andere Geschlecht gerichtet, zeigten aber meist eine Standunsicherheit und Minderwertigkeitsgefühle gegenüber dem weiblichen Geschlecht. Nur wenige hatten feste Beziehungen zu Mädchen gehabt, manche zeigten Bindungen an ältere Frauen. Wir neigen daher dazu, diese homosexuellen Themen „prägenital", nämlich als Ausdruck der Sehnsucht nach einer männlichen oder väterlichen Führung und Geborgenheit zu interpretieren (BRÄUTIGAM, 1967); auch BENEDETTI sieht in diesem gleichgeschlechtlichen Thema den Wunsch nach Anlehnung und bestätigender Zuwendung, um zu einer neuen männlichen und stärkeren Identität zu kommen.

b) Erbliche und körperliche Ursachen der Homosexualität

Von HIRSCHFELD schon erwähnt, später durch Einzelbeobachtungen (SANDERS, LANGE, HABEL) gestützt, wird eine erbliche Anlage zur Homosexualität vermutet.

---

relationships of homosexual men. J. Consult. Clin. Psychol. **33**, 129—135 (1969) sowie Diskussionen dieses Beitrags durch RALPH H. GUNDLACH und EVELYN HOOKER im gleichen Heft dieser Zeitschrift. Der Frage der männlichen Identifikationsstörung, ihrer äußeren Bedingungen und ihres psychodynamischen Ablaufs gingen weitere Beiträge nach, vor allem HENRY BILLER: Father absence and the personality development of the male child. Developmental Psychol. **2**, 181—201 (1970). Die Familiendynamik und die Bedeutung von Lernerfahrungen allgemein für die Geschlechtsrolle betonen andere Arbeiten: J. SNORTUM: Family dynamics and homosexuality. Psychol. Reports **24**, 763—770 (1969) sowie J. B. MURRAY: Learning in homosexuality. Psychol. Reports **23**, 659—662 (1968). Es gibt wenig Gebiete, die so in Bewegung und in der Diskussion sind wie die Frage der familiären Einflüsse auf Identifikation, Geschlechtsrolle und sexuelle Partnerwahl.

In der Zeit nach dem zweiten Weltkrieg wurden diese Behauptungen durch umfassende Untersuchungen von Kallmann fundiert. Die wesentlichen Befunde der Forschungen von Kallmann bei Homosexuellen sind auf Tab. 1 dargestellt. Eindrucksvoll das hohe Konkordanzverhältnis und die durchweg etwa gleich starke Ausprägung des Homosexualitätsgrades bei den eineiigen Zwillingen, während bei zweieiigen Zwillingen Homosexualität so häufig ist wie unter den Geschwistern zu erwarten. Das auch statistisch hochsignifikante Konkordanz-Diskordanz-Verhältnis der Eineiigen zu den Zweieiigen spricht noch deutlicher für Erbeinflüsse als bei Schizophrenie oder manisch-depressiver Krankheit.

Tabelle 1. *Konkordanz-Diskordanzverhältnis des Homosexualitätsgrades bei 85 Zwillingspaaren (nach* Kallmann, *1952)*

HS-Grad[a]	Probanden	Zwillingsbrüder HS-Grad	6	5	4	3	2	1	0	Nicht erreichbar
Eineiige erbgleiche Zwillinge										
6	20		16	3						1
5	10		3	3	1	2				1
4	5		1	2	2					
3	5			2	2					1
Zweieiige Zwillinge										
6	19				1		1	5	5	7
5	11							1	5	5
4	9		1		1				2	5
3	6							1	3	2

[a] Nach Kinsey et al.

Nun wurden Einzelfälle von eineiigen Zwillingen gefunden, die in bezug auf Homosexualität diskordant waren (Heston u. Shields, Payne, Parker, Rainer). Allerdings handelt es sich bei diesen diskordanten Zwillingen nicht um Homosexualitätsgrade 5 oder 6 (nach Kinsey). Bei mehreren der diskordanten homosexuellen Paarlinge war auch eine frühkindliche Hirnschädigung wahrscheinlich zu machen, die unter Umständen mit dem diskordanten Verlauf in Verbindung zu bringen ist. Zu Kallmanns Befunden wurde weiter kritisch bemerkt, beweisend seien nur Zwillingspaare, die getrennt voneinander aufgewachsen wären und trotzdem beide eine homosexuelle Neigung entwickelt hätten. Sicher wäre es wünschenswert, solche Paarlinge in großer Zahl zu sammeln. Aber ein eindeutiges Konkordanz-Diskordanz-Verhältnis zwischen eineiigen und zweieiigen Zwillingen, wie im vorliegenden Fall, ist auch so aussagekräftig. Es wäre allerdings sehr wünschenswert, eine gesamte Zwillingspopulation systematisch in bezug auf das Merkmal Homosexualität untersuchen zu können und nicht von Zwillingsprobanden auszugehen, die als Homosexuelle bekannt sind; eine systematische Felduntersuchung und eine Krankenpopulation stellen ein sehr unterschiedliches Ausgangsmaterial dar (v. Verschuer).

Der häufig gemachte Einwand, daß eine gegenseitige Verführung bei Zwillingen zur gleichen homosexuellen Entwicklung führt, wird schon dadurch widerlegt, daß nach den Feststellungen von Kallmann homosexuelle Zwillinge niemals sexuellen Umgang miteinander hatten. Sie wußten oft gar nichts von der gleichen Neigung des anderen. Auch aus dem Zwillingsschicksal selbst ist die homosexuelle Neigung nicht abzuleiten; es gibt unter Zwillingen nicht häufiger Homosexuelle, als in der Bevölkerung zu erwarten.

Kallmann bezeichnet Homosexualität als eine Reifungsstörung der Gesamtpersönlichkeit, er spricht von einer „alternativen, negativen Variante des Integrationsprozesses der psychosexuellen Reifung". Genetisch scheint es sich um eine Kombination von multifaktoriell vertretenen Anlageschwerpunkten zu handeln. Nur eine multifaktorielle, aus verschiedenen Kombinationen immer wieder neu gegebene Konstellation kann erklären, warum Homosexualität nicht längst der gegen sie gerichteten Selektion zum Opfer gefallen und ausgestorben ist. Homosexuelle haben weniger Kinder als Heterosexuelle. Überraschend ist, daß FREUND nach Durchsicht von Stammbäumen, wie sie HENRY von 14 männlichen Homosexuellen vorgelegt hat, in der Verwandtschaft etwa gleich häufig homosexuelle Männer und homosexuelle Frauen fand. Demnach müßte Homosexualität in manchen Familien bei männlichen wie auch bei weiblichen Verwandten gehäuft auftreten. Das ist bemerkenswert, da über die Ursache der Homosexualität von Frauen bisher noch viel weniger Sicheres bekannt war als bei Männern.

Die Homosexualität bei Frauen findet bis auf wenige Ausnahmen (CAPRIO, ALLEN) kaum Aufmerksamkeit. Entwicklungshomosexuelle und hemmungshomosexuelle Nebenformen sind viel häufiger und auch die Kerngruppe genuiner Neigungshomosexualität ist nicht spiegelbildlich ähnlich. Häufig scheint eine transvestitische Tendenz bei weiblichen Homosexuellen in der Bevorzugung männlicher Kleidung. Weibliche Transvestiten sollen im Gegensatz zu den männlichen auch immer homosexuell sein (FREUND). Die Beziehungen zwischen homosexuellen Frauen zählen offenbar zu den leidenschaftlichsten. Das Schicksal einer lesbischen Liebe hat M. BOSS in einer eindrucksvollen Falldarstellung wiedergegeben.

Die Annahme einer erblichen Anlage ist nicht identisch mit einer grob faßbaren cerebralen oder endokrinen Störung oder mit einer Konstitutionsvariante. Jedenfalls sind frühere Auffassungen über eine Häufung von weiblichen Körperbaumerkmalen (WEIL, SCHLEGEL) bei Nachuntersuchungen (MEYER, ZUTT, CONRAD, v. ZERSSEN) widerlegt worden.

COPPEN fand bei 33 untersuchten Homosexuellen in der androgynen Meßreihe allerdings niedrigere Werte als in dem Durchschnitt der Bevölkerung. Die Gruppe war also weniger männlich ausgeprägt. Wie verfehlt es wäre, darin schon eine weibliche Tendenz zu erblicken, wird deutlich, wenn man eine Kontrollgruppe von Neurotikern betrachtet: sie haben nach COPPEN praktisch die gleichen Abweichungen gegenüber der männlichen Norm wie die Homosexuellen. Auch der amerikanische Konstitutionsforscher SHELDON kam nach wiederholten Untersuchungen zur Auffassung, daß männliche Homosexuelle nicht mit abweichenden Körperbaumaßen in Verbindung zu bringen seien, vor allem nicht in bezug auf weibliche Körperbauwerte. Die Möglichkeiten direkter chromosomaler Untersuchungen haben den Goldschmidtschen Theorien und den Auffassungen von LANG über das Überwiegen von Männern im Geschlechterverhältnis bei homosexuellen Probanden den Boden entzogen; EMDE-BOAS hatte vorher schon statistische Einwände gegenüber LANGs Untersuchungen vorgebracht. Immer wieder behauptete pathologische Hormonbefunde bei Homosexuellen (CLAAS, JOHNSON, MEYERSON, NEUSTADT) konnten bei Nachprüfungen nicht bestätigt werden (KINSEY, 1941; BLEULER, 1951, dort auch gesamte Literatur). — Über neuere Beobachtungen, die für perinatale hormonale Einflüsse auf die Ausrichtung eines Geschlechtszentrums im Hypothalamus sprechen, wurde oben bereits berichtet. Sie lassen sich mit Erbtheorien verbinden, wenn man eine familiäre, vorübergehende intrauterine Enzymschwäche bei der Synthese der Sexualhormone annimmt.

5) Behandlungen der Homosexuellen

Bei 35% der Neigungshomosexuellen soll ein Wunsch nach Behandlung vorhanden sein (GIESE, 1958). Als Motivation werden meist konventionelle Gründe angegeben, bessere Anpassung an die heterosexuelle Gesellschaft, Entlastung von Konflikten, Wunsch nach Ehe und Kindern. Trotzdem sind die Behandlungserfolge in jeder Hinsicht gering.

Körperliche Behandlungen gibt es nicht. Die lerntheoretischen Aussagen sind vorläufig mehr programmatische Erklärungen und Hinweise auf Einzelerfahrungen ohne Katamnesen (STEVENSON u. WOLPE, JAMES, FELDMANN). So bleibt nur die analytische Psychotherapie. Die Mehrzahl der Therapeuten meldet im Vergleich mit neurotischen oder psychosomatischen Kranken schlechte Ergebnisse: Knight 2 Heilungen bei 12 Homosexuellen, Woodward 7 bei 81 Fällen, Meyerson 1 bei 40 Fällen, Socarides 8 bei 56 Fällen und Bieber 14 Heilungen bei 72 behandelten Fällen. Bieber zeigte bei Aufschlüsselungen, daß Jugendliche unter 30 Jahren, die einen starken Wunsch nach Änderung haben, eine Behandlung über 350 Std durchhalten, am ehesten Aussicht auf Heilung haben. Die Willkürlichkeit bei der Beurteilung eines Behandlungserfolges in der Retrospektive hat Malan auch in bezug auf die Behandlung bei Homosexuellen unterstrichen. Er fordert, daß das, was später als Erfolg im Hinblick auf Symptomatik wie auch auf Psychodynamik gewertet werden soll, prospektiv festgelegt wird. S. Freud meinte schon, daß die Analyse hilfreich sein könne bei Homosexuellen, ob er nun Homosexueller bleibe oder nicht. Eine supportive Psychotherapie mit Anpassungshilfen, auch als Gruppenpsychotherapie ohne Ziel einer Änderung, wird ebenso durch v. Schumann vertreten. Der Homosexuelle, der überhaupt zum Arzt kommt, sei es, wenn er durch das Scheitern einer Beziehung enttäuscht ist oder im Alter, bei zunehmender Isolierung, bedarf zweifellos der Hilfe, meist durch eine Krisenintervention in Form einiger Beratungen.

IV. Therapie bei Personen mit sexuellen Verirrungen

Resignation und Desinteresse herrschten lange Zeit in bezug auf die Behandlung sexueller Verirrungen. Das drückte sich in der klassischen Psychiatrie in der häufigen Verwendung des Begriffes Psychopathie aus. In der Kronfeldschen Handbuchdarstellung der Sexualpsychopathologie von 1923 werden Behandlungsmaßnahmen nicht erwähnt. Die von der Triebseite her von Kahn bezeichneten Sexualpsychopathen aus dem Jahre 1928 erscheinen ebenfalls in keinem Kapitel unter einem Behandlungsaspekt.

Kahn bemerkt, der Arzt solle zweckmäßigerweise „die Psychopathen darauf hinweisen, daß *auch Psychopathie* verpflichtet. Psychopathie bedeutet nicht allein Abwegigkeit und Schwierigkeit, sondern auch Differenziertheit und Leidensfähigkeit." Als Ausgang psychopathischer Verläufe und Schicksale wird Saturierung, Resignation und Selbstmord erwähnt. Eine solche Betrachtung sexueller Verirrungen als statisch gedachte Charaktervariante blendet die lebensgeschichtliche Dimension aus, vernachlässigt die Plastizität unter Umwelteinflüssen und die sozialen und zwischenmenschlichen Determinanten in ihrer positiven wie in ihrer negativen Auswirkung. Der Hinweis auf den in vielen Fällen häufigen Ausgang durch Selbstmord widerlegt die gängige Vorstellung, daß Sexualtäter in einer Ich-syntonen Übereinstimmung und in der Mehrheit im inneren Frieden mit ihren Neigungen leben. Obwohl diese innere Übereinstimmung am ehesten bei Neigungshomosexuellen zu erwarten ist, führt gerade bei ihnen häufig die innere Konsequenz zu einem bilanzierenden Selbstmord (v. Schumann).

Auch die Psychoanalyse, als behandelnde Psychologie mit professionellem therapeutischem Wagemut auftretend, ist nicht gerade optimistisch bei sexuellen Verirrungen. S. Freud stellte hierzu fest, daß es zwar sehr schwer sei, Menschen zu behandeln, die mit ihrem Symptom in Übereinstimmung leben, er betonte aber auch, daß viele Fälle eine Kombination mit einer Neurose bieten, das heißt in innerer Unzufriedenheit leben, unter sich selbst und unter ihren Störungen leiden. Fenichel meinte, daß das Problem der Perversion in ganzen nicht schwieriger sei als das prägenital determinierter Neurosen überhaupt. Als besonders schwierig wird freilich die psychoanalytische Behandlung von Varianten der sexuellen Partnerwahl angesehen, für die eine Veränderung ebenso unvorstellbar ist wie die Vorstellung eines Heterosexuellen zu einer Wandlung zur entschiedenen Homosexualität. Jedenfalls gehören sexuelle Verirrungen und die mit ihnen häufig vergesellschafteten asozialen oder sozial anstößigen Entwicklungen nicht zur klassischen

Indikation der Psychoanalytiker, die ihr eigenes Vorgehen nach strengen prognostischen Kriterien einrichten (BAUMEYER, DÜHRSSEN). Dies hängt sicher auch mit dem sozialen Ort des Wirkens der klassischen Psychoanalyse zusammen, der Beschränkung auf das private Sprechzimmer des Psychoanalytikers. Die soziale Realität, die unmittelbaren Gefährdungen im Alltag, sind von der analytischen Stunde allein und der hier üblichen Distanz nicht ausreichend zu bearbeiten. Sexuell abnorme Patienten sind in ihrer Ausgangspersönlichkeit und in ihren Entwicklungsmöglichkeiten so eingeschränkt, daß sie den Anforderungen einer klassischen Analyse kaum gerecht werden können und nur den experimentierfreudigen Psychoanalytiker, der durch wissenschaftliche Interessen stark motiviert ist, der weite Weg einer individuellen Psychotherapie lockt. Geringe Intelligenz, mangelnde plastische Substanz und geringe Entwicklungspotenzen einer Persönlichkeit sind aber nicht unbedingt ein Grund zur therapeutischen Resignation. Sie weisen eher darauf hin, daß der Behandlungserfolg relativ an den eingeschränkten Ausgangsmöglichkeiten gemessen werden muß. Schon wenn es gelingt, das Leben in der Familie oder auch nur außerhalb eines Gefängnisses bzw. eines Psychiatrischen Landeskrankenhauses zu ermöglichen, kann das trotz vieler bleibender Einschränkungen der Persönlichkeit ein großer Erfolg sein. Das ist auch im Hinblick auf die Ergebnisse von Entmannungen bei Sexualdelinquenten zu bedenken.

Eine Schwierigkeit bei allen therapeutischen Versuchen ist, daß die klassischen nosologischen Einteilungen rein deskriptiv sind und nicht auf ätiologische oder auf therapeutische Gesichtspunkte ausgerichtet. Die von uns gegebene Ordnung der sexuellen Verirrungen, die Notsituationen, Entwicklungseinflüssen, der Standschwäche als sexueller Partner usw. Aufmerksamkeit schenkt, versucht zu einer Einteilung zu kommen, die zugleich auch schon therapeutische Hinweise beinhaltet.

Es ist bemerkenswert, daß die individuelle, ursprünglich analytisch orientierte Einzelbehandlung im Laufe der Zeit bei Kriminellen und Sexualdelinquenten einige eigene Methoden entwickelt hat. Sie sind mit der Bezeichnung Kontaktpsychotherapie (GOUDSMIT) verbunden, wobei die klassische Distanz gegenüber einer aktiv stützenden Einstellung verlassen wird, fokale, auf den Konflikt zentrierte Betrachtung überwiegt und Rückfälle sowie überhaupt ein Agieren des Patienten in der Behandlung von vornherein als für den Patienten unvermeidbar akzeptiert werden (BRÄUTIGAM, BAYER-BRÄUTIGAM-DIEBOLD-SPAZIER).

Eine positive Wertung hat die Gruppenpsychotherapie in den letzten Jahren gewonnen und sie wird zweifellos im Rahmen von auf die Behandlung von Sexualdelinquenten ausgerichteten Behandlungseinheiten Bedeutung gewinnen, wie sie von STÜRUP in Dänemark, ROOSENBURG in Utrecht an der Van der-Hoeven-Klinik und in verschiedenen amerikanischen Instituten praktiziert wird. In Deutschland wurde Gruppenpsychotherapie bei kriminellen Jugendlichen im Rahmen einer Strafanstalt vor allem von KÜNZEL und MOSER praktiziert.

E. KÜNZEL zählt zu den Vorteilen der Gruppenpsychotherapie:

a) „Es kommt dem Gruppenbedürfnis, vor allem jugendlicher Menschen, besonders entgegen. Eine gut integrierte Gruppe hat eine starke Zugkraft, die unter günstig gelagerten Fällen genügen kann, um einen jugendlichen Verwahrlosten in der Therapie zu halten, auch dann, wenn Leidensdruck und Krankheitseinsicht weitgehend fehlen.

b) Es können mit diesem Verfahren grundsätzlich alle Straftäter ohne Rücksicht auf ihre Charakterstruktur und ihr Delikt behandelt werden.

c) Es kann jeweils eine größere Anzahl von Patienten gleichzeitig behandelt werden.

d) Dadurch, daß die Gruppenmitglieder zu gegenseitiger Hilfe aufgerufen sind und dies auch tatsächlich realisieren, bildet die analytische Gruppenpsychotherapie eine besonders glückliche Form ‚sozialen Trainings'. Sie erleichert das Verständnis des Mitmenschen wie das Selbstverständnis und kann dadurch dem krimimellen Jugendlichen aus seiner autistischen Isoliertheit heraushelfen.

e) In der Gruppe können Ängste, Neid, Haß, Schuldgefühle usw. leichter verarbeitet werden. Das Individuum sichert sich hier weniger ab und ist so der Therapie zugänglicher, da es ihr weniger Widerstände entgegensetzt. Dies ist besonders auch dann der Fall, wenn die Gruppe von zwei Therapeuten geleitet wird.

f) Bei Anwendung der Gruppenpsychotherapie in der Strafanstalt erscheint es vorteilhaft, Gruppenmitglieder, die bereits außerhalb der Anstalt arbeiten, weiterhin in der Gruppe zu belassen, um die von ihnen draußen gemachten Erfahrungen sowie auftretende Probleme und Schwierigkeiten gemeinsam in der Gruppe erörtern zu können. Hierdurch kann dem sonst leicht in einer Strafanstalt entstehenden sterilen Leerlauf der Gruppenarbeit entgegengewirkt und allen Gruppenmitgliedern gleichermaßen die Anpassung an das normale Leben erleichtert werden. *Conditio sine qua non* für die Anwendung gruppentherapeutischer Verfahren ist das Verlangen eines Patienten, einer Gemeinschaft anzugehören, sein ‚sozialer Hunger' sowie seine Gemeinschaftsfähigkeit" (Künzel, 1965, 127).

An körperlichen Verfahren ist vor allem der Eingriff der Kastration zu nennen. Es ist ein großes Verdienst von Langelüddeke, daß er die zwischen 1934 und 1944 erfolgten operativen Kastrationen durch eingehende katamnestische Erhebungen wissenschaftlich nutzbar gemacht hat. Eine Rückfallquote, die zwischen 2 und 3% liegt, vorübergehende Beschwerden bei etwa 30% und im ganzen eine große Mehrheit mit objektivem Freiheitsgewinn und auch subjektiver Erleichterung sprechen für diesen Eingriff, auch wenn man sich als Arzt zunächst schwer dazu entschließen wird. Sicher ist auch durch eine noch bessere Auslese der zu operierenden Fälle, ihre individuelle Vorbereitung und ihre ärztliche Stützung bei der Verarbeitung der Kastrationsfolgen ein besseres Ergebnis im Hinblick auf ungünstige psychische Folgen zu erzielen.

Im einzelnen wurden von 3800 entmannten Sexualdelinquenten 1036 Strafregisterauszüge und 89 Nachuntersuchungen vorgenommen. Die Nachuntersuchungen 10—20 Jahre nach der Operation ergaben eine Rückfallquote von 2,74%! Am günstigsten waren die Ergebnisse bei aggressiven Sexualhandlungen, Pädophilen und Exhibitionisten. Nicht geeignet für die Entmannung sind schwer Schwachsinnige, Geisteskranke und schwerste Psychopathen. Ungünstig auch die Ergebnisse bei Homosexuellen. Die nichtsexuelle Kriminalität wurde kaum beeinflußt. In 35% der Fälle bleiben Libido und Potenz geschwächt erhalten, in 65% der Fälle sinken sie ab, in 18% sind sie auch nach über 15 Jahren noch geschwächt vorhanden. Psychische Veränderungen waren in 48% der Fälle nicht nachzuweisen. Bei 20% der Probanden hatte die Kastration günstige Folgen, sie fühlten sich ruhiger, ausgeglichener, leistungsfähiger, 30% hatten ungünstige Nachwirkungen zu verzeichnen, sie waren affektlabil, vermerkten ein Nachlassen von Initiative, Energie und Depressionszustände. Vereinzelt sind Suicide mitgeteilt. Soziale Verhältnisse, vor allem, ob eine Ehe eingegangen wurde, ob ungünstige familiäre Entwicklungen dazu kamen, hatten auf den Verlauf offenbar einen Einfluß, wurden aber nicht eingehender untersucht. Eine entscheidende Rolle scheint der Grad der Freiwilligkeit und das innere Einverständnis für den Ausgang zu haben: Unter den Zufriedenen waren 37% Freiwillige, unter den Unzufriedenen 10%. Im ganzen äußert sich etwa die Hälfte der Entmannten zufrieden, je ein Viertel standen zwiespältig zur Operation (zufrieden mit kriminaltherapeutischem Erfolg, sonst unzufrieden) oder waren unzufrieden.

Über die Operation bei Transvestiten wurde oben schon berichtet.

Von großem Interesse für Sexualdelinquenten sind moderne Medikamente wie das von F. Neumann entwickelte Antiandrogen-Cyproteron. Es scheint, daß vor allem bei triebstarken, nicht sublimierungsfähigen Exhibitionisten und bei Pädophilen eine Hilfsmöglichkeit besteht, wenn es gelingt, die regelmäßigen Einnahme zu erreichen und zu kontrollieren. Die bisherigen Berichte (Laschet) wären durch breitere und vielseitigere Behandlungsversuche an anderen Orten zu ergänzen.

Eine ganz neue Seite therapeutischer Wege bei sexuellen Verirrungen ist durch stereotaktische Operationen aufgeschlagen. Durch neuere anatomische und physiologische Arbeiten (Klüver u. Bucy, MacLean, Orthner) wurde die Möglichkeit gezielter Ausschaltung eines Sexualzentrums durch stereotaktische Eingriffe geschaffen. Roeder hat 1966 die erste Operation vorgenommen, eine gezielte Zerstörung des *Nucleus hypothalamicus ventromedialis* (Orthner, 1969). Seither sind zunächst zwei weitere Fälle von ROEDER mitgeteilt worden (1970), zwei pädophile Homosexuelle mit offenbar gutem, ein Neigungshomosexueller mit mäßigem Erfolg. Hier ist eine breitere empirische Basis und eine klarere Herausarbeitung der Indikationsstellung durch Katamnesen, die sowohl seelisches Befinden wie auch objektiv die Straffälligkeit untersuchen, wünschenswert. Bei der verzweifelten Situation vieler sexuell aggressiver Täter, ihrem inneren Leiden und der äußersten Selbst- und Fremdgefährdung vieler Menschen mit sexuellen Verirrungen wird man auch diesen Weg der Hilfe nicht außer acht lassen dürfen.

Zweifellos werden in den sozialtherapeutischen Anstalten, wie sie nach dänischen und holländischen Vorbildern in den nächsten Jahren auch in der BRD eingerichtet werden, Erfahrungen mit den verschiedensten therapeutischen Möglichkeiten zu machen sein. Diese sozialtherapeutischen Anstalten werden in ihrer Therapie mehrdimensional wirken müssen, somatische Behandlungsmaßnahmen mit individual- und gruppentherapeutischen Behandlungen unter Einbeziehung der gesamten sozialtherapeutischen modernen Mittel vereinigen. Die Verwirklichung der hier gegebenen Möglichkeiten, wie auch die Attraktivität für den Nachwuchs, wird entscheidend davon abhängen, ob diese sozialtherapeutischen Anstalten gleichzeitig auch Forschungsstätten der Kriminologie und der Sexualwissenschaft werden, wozu sie eine einzigartige Gelegenheit darstellen.

V. Ausblick auf die Forschung

Die verschiedenen Formen sexueller Verirrungen — aggressive Sexualität, Pädophilie, Exhibitionismus usw. — bedürfen einer systematischen Bearbeitung in bezug auf Ursachen, Prognosen und Behandlungsmöglichkeiten an einem großen Untersuchungsmaterial.

Um soziale und psychodynamische Faktoren in ihrem Gewicht abschätzen zu können, sind Verlaufsuntersuchungen notwendig. Alle bisherigen Arbeiten leiden unter dem Handikap, daß sie nach dem Tatereignis ansetzen. Bei psychosomatisch Kranken hat sich gezeigt, daß die Situation *vor* der Krankheit *nach* diesem Ereignis nur unvollkommen zu rekonstruieren ist. Prospektive Untersuchungen über die kriminogene Risikopersönlichkeit und die Rückfallpersönlichkeit, besonders im Hinblick auf gewaltsame sexuelle Handlungen, sind von allgemeinem Interesse.

Therapeutische Impulse sind für den überwiegend verwahrend ausgerichteten Strafvollzug notwendig. Die bisherige Beschränkung der ärztlichen Funktionen auf distanzierte Begutachtung führt zu einer statischen, persönlichkeitszentrierten Auffassung der sexuellen Verirrungen, die soziale, psychologische und lebensgeschichtliche Einflüsse, sowie die Formbarkeit sexuell devianten Verhaltens unter Umwelteinflüssen unterschätzen muß.

Bei psychologischen, vor allem psychoanalytischen Untersuchungen wurde bisher den Motivationen des Handelns, weniger aber der Struktur des Handelns und der Tatsituation selbst, Aufmerksamkeit geschenkt.

Die fast stets verminderte Sprachfähigkeit der Menschen mit sexuellen Verirrungen zwingt zur Einbeziehung der sozialen Realität und sollte veranlassen, aus den klassischen Berufsschablonen herauszutreten und Selbsthilfeorganisationen, Sozialarbeiter, Bewährungshelfer in psychosoziale Behandlungsverfahren einzubeziehen.

Literatur

ABRAHAMSEN, D.: Who are the guilty? A study of education and crime. New York: Columbia Press 1952.

ADAMSON, L., DUNHAM, H. W.: Clinical treatment of male delinquents; a case study in effort and result. Amer. Sociol. Rev. **21**, 312 (1956).

Aichhorn, A.: Verwahrloste Jugend, 3. Aufl. Bern: Huber 1951.

— Erziehungshilfe und Erziehungsberatung. Bern: Huber 1959.

Aigner, S.: Zum Problem des Masochismus. Nervenarzt **24**, 255 (1953).

Alexander, F.: A note to the theory of perversions. In: Lorand, S. (Hrsg.): Perversions — Psychodynamic and Therapy. New York: Random House 1956.

— Healy, W.: Roots of crime. New York: Knopf 1935.

— Staub, H.: The criminal, the judge, and the public. Glencoe: Free Press 1950, 1956.

Anchersen, P.: Problems of transvestism. Acta psychiat. scand. Suppl. **106**, 17 (1956).

Bacon, C. L.: A developmental theory of female homosexuality. In: Lorand, S. (Hrsg.): Perversions, p. 131. New York: Random House 1956.

Baer-Hess, V.: Über Kleptomanie beim Manne. Mschr. Psychiat. Neurol. **116**, 224 (1948).

Baeyer, W. von: Medizinische Anthropologie in ihrer Bedeutung für Ärzte und Richter. In: Werden und Handeln, S. 304. Stuttgart: Enke 1963.

— Zur Frage der strafrechtlichen Zurechnungsfähigkeit von Psychopathen. Nervenarzt **38**, 185 (1967).

Bak, R. C.: Aggression and perversion. In: Lorand, S. (Hrsg.): Perversions, p. 231. New York: Random House 1956.

Balint, M.: Perversions and genitality. In: Lorand, S. (Hrsg.): Perversions, p. 16. New York: Random House 1956.

— Sexualität und Gesellschaft. In: Adorno, W., Dirks, W. (Hrsg.): Freud in der Gegenwart. Frankfurt: Europ. Verlagsanstalt 1967.

Bandura, W.: Psychotherapy as a learning process. Psychol. Bull. **58**, 144 (1961).

— Walters, R. H.: Social learning and personality development. New York: Holt, Rinehart & Winston 1963.

Bauer, F.: Sexualstrafrecht heute. In: Sexualität und Verbrechen. Frankfurt: Fischer-Bücherei 1963.

— Bürger-Prinz, H., Giese, H., Jäger, H.: Sexualität und Verbrechen. Frankfurt: Fischer-Bücherei 1963.

Baumann, H.: Das doppelte Geschlecht. Berlin: Reimer 1955.

Baumeyer, F.: Erfahrungen über die Behandlung psychogener Erkrankungen in Berlin. Z. psychosom. Med. **8**, 167 (1962).

Bayer, D., Bräutigam, W., Diebold, K.: Beobachtungen zur gesellschaftlichen Situation und Psychotherapie bei einer Gruppe jugendlicher Sexualdelinquenten. Jb. Psychol. Psychoth. med. Anthropol. **12**, 5 (1965).

Beauvoir, S. de: Das andere Geschlecht. Hamburg: Rowohlt 1951.

Bemmelen, J. M. van: Sexual crimes today. In: Grünhut et al. (Eds.): Sexual crime today, p. 51. Haag: Martinus Nijhoff 1960.

Bene, E.: On the genesis of male homosexuality; an attempt at clarifying the role of parents. Brit. J. Psychiat. **111**, 803 (1963).

— On the genesis of female homosexuality. Brit. J. Psychiat. **111**, 815 (1965).

Benedek, T.: Abwehrmechanismen und Ich-Struktur. Int. Z. Psychoanal. **13**, 311 (1927).

Benedetti, G., Wenger, V.: Homophilie in medizinisch-psychologischer Sicht. In: Bovet, T. (Hrsg.): Probleme der Homophilie in medizinischer, theologischer und juristischer Sicht. Bern: Haupt 1965.

Benedict, R.: Urformen der Kultur. Hamburg: Rowohlt 1955.

Benjamin, H.: Transsexualism and transvestism; a psychosomatic and somato-psychic syndrome. Amer. J. Psychother. **8**, 219 (1954).

— Transsexualismus — Wesen und Behandlung. Nervenarzt **35**, 499 (1964).

Berg, S.: Das Sexualverbrechen. Hamburg: Rowohlt 1963.

Bergler, A.: Neurotic counterfeit sex. New York: Columbia 1951.

— Homosexuality. Disease or way of life. New York: Columbia 1957.

Berman, L. H., Freedman, L. Z.: Clinical perception of sexual deviates. J. Psychol. **52**, 157 (1961).

Bieber, I., Dain, H. J., Dince, P. R., Drellich, M. G., Grand, H. G., Gundlach, R. H., Kremer, M. W., Rifkin, A. H., Wilbur, C. B., Bieber, T. B.: Homosexuality. New York: Basic Book 1962.

BINDER, A.: Das Verlangen nach Geschlechtsumwandlung. Z. Neurol. Psychiat. **143**, 84 (1933).

BINET, A.: Le fetichisme dans l'amour. Rev. Phil. **24**, 143 u. 252 (1887).

BINSWANGER, L.: Sinn und Gehalt der sexuellen Perversionen. — Eine Rezension. — Psyche (Stuttgart) **3**, 881 (1949/50).

— Geschehnis und Erlebnis. In: Ausgewählte Vorträge und Aufsätze, Bd. II, S. 147. Bern: Huber 1955.

— Viktor von Gebsattel. Jb. Psychol. Psychoth. med. Anthropol. **6**, 305 (1959).

BIRNBAUM, L.: Sexualpsychopathologie. Berlin: Springer 1921.

BISHOP, P. M.: Symposion on nuclear sex. New York: Smith & Davidson 1958.

BITTER, W.: Zur Psychotherapie Krimineller. Acta psychother. **6**, 307 (1958).

BLAKEMORE, C. B.: Application of faradic aversion conditioning in a case of transvestism. Behav. Res. Ther. **1**, 26 (1963).

BLEULER, M., WIEDERMANN, H. R.: Chromosomengeschlecht und Psychosexualität. Arch. Psychiat. **195**, 14 (1956).

BLOCH, I.: Das Sexualleben unserer Zeit. Berlin: Springer 1919.

BONAPARTE, M.: Deuil, Necrophilie et Sadisme. Rev. franç. Psychoanal. **4**, 716 (1930/31).

BOSS, M.: Sinn und Gehalt der sexuellen Perversionen. Bern: Huber 1947.

— Daseinsanalyse eines Falles von Transvestitismus. Psyche (Stuttgart) **4**, 226 (1950/51).

— Erwiderung (auf A. MITSCHERLICH). Psyche (Stuttgart) **4**, 394 (1950/51).

BOVET, T. (Hrsg).: Probleme der Homophilie in medizinischer, theologischer und juristischer Sicht. Bern: Haupt 1965.

BOWLBY, J.: 44 juvenile thieves, their characters and home life. London: Bailliere & Tindall 1946.

— Maternal care and mental health. Genf: World Health Organization 1952.

— The effects of mother-child separation; a follow-up-study. Brit. J. Med. Psychol. **29**, 233 (1956).

BRÄUTIGAM, W.: Vom Werden und Verhalten in der Geschlechtsrolle. In: WIESENHÜTTER, E. (Hrsg.): Werden und Handeln, S. 349. Stuttgart: Hippokrates 1963.

— Indikation und Prognose analytisch nicht behandelbarer Krankheitsbilder (Kontaktpsychotherapie bei 12 Sexualdelinquenten). Z. Psychoth. med. Psychol. **16**, 105 (1966).

— Formen der Homosexualität. Stuttgart: Enke 1967.

— Reaktionen — Neurosen — Psychopathien. Stuttgart: Thieme 1968.

— Lexikon der Psychiatrie. (Im Druck).

BRILL, J.: Necrophilia. Z. Crim. Psychopath. **2**, 433 (1941).

BRILL, A. J.: Basic principles of psychoanalysis. New York: Doubleday 1949.

BROCK, J.: Notzucht und Notzuchtsversuch. Dtsch. Z. gerichtl. Med. **9**, 739 (1927).

BRUNHOLD, H.: Beobachtungen und katamnestische Feststellungen nach im Kindesalter erlittenen Sexualtraumen. Schweiz. Rdsch. Med. **51**, 965 (1962).

BÜRGER-PRINZ, H.: Zur Phänomenologie des Transvestitismus bei Männern. Stuttgart: Enke 1953.

BURCHARD, J. M.: Struktur und Soziologie des Transvestititismus und Transsexualismus. Stuttgart: Enke 1961.

BUYTENDIJK, F. J.: Die dynamische Begründung der weiblichen Existenz. Jb. Psychol. Psychoth. med. Anthropol. **3**, 170 (1955).

BYCHOWSKI, G.: The ego of homosexuals. Int. J. Psychoanal. **26**, 114 (1945).

— Homosexuality and psychosis. In: LORAND, S. (Ed.): Perversions, p. 97. New York: Random House 1956.

— Das Ich und das Objekt des Homosexuellen. Psyche (Stuttgart) **15**, 465 (1961/62).

CARUSO, I. A.: Soziale Aspekte der Psychoanalyse. Stuttgart: Klett 1962.

CHRISTIANSEN, K. O., ELERS-NIELSEN, M., LEMAIRE, L., STÜRUP, G. K.: Recidivism among sexual offenders. Scand. Studies Criminol. **1**, 1 (1965).

CHRISTOFFEL, H.: Male genital exhibitionism. In: LORAND, S. (Ed.): Perversions, p. 243. New York: Random House 1956.

CLAAS, S. J., DEUEL, S., WRIGHT, C. A.: Sexhormone studies in male homosexuality. Endocrinology **26**, 590 (1940).

CLARK, D. F.: Fetishism treated by negative conditioning. Brit. J. Psychiat. **109**, 404 (1963).

COHEN, A.: Kriminelle Jugend. Hamburg: Rowohlt 1961.

— SHORT, J.: Research in delinquent subcultures. J. Soc. Iss. **14**, 20 (1958).

CONRAD, K.: Rezension von SCHLEGEL: Körper und Seele. Nervenarzt **29**, 329 (1960).

COPPEN, A. J.: Body build in male homosexuals. New York: Adv. Psychosom. Med. 1961.

COULTRE, R. LE: Elimination of guilts as a function of perversions. In: LORAND, S. (Ed.): Persions, p. 42. New York: Random House 1956.

CURRAN, D., PARR, D.: Homosexuality; an analysis of 100 male cases seen in private practice. Brit. med. J. **1957 I**, 797.

DAVIDSON, P. A.; PAYNE, R. W., SLOANE, R. B.: Introversion, neuroticism and conditioning. J. abnorm. soc. Psychol. **68**, 136 (1964).

DAVIES, B., MORGENSTERN, F.: A case of cysticercosis, temporal lobe epilepsy and transvestitism. J. neurol. Psychiat. **23**, 247 (1960).

DAVIS, K. B.: Factors in the sex life of twenty-two hundred women. New York: Harper & Brothers 1929.

DÖRNER, G.: Tierexperimentelle Untersuchungen zur Frage einer hormonalen Pathogenese der Homosexualität. Acta biol. med. germ. **19**, 569 (1967).

DÜHRSSEN, A.: Das Problem der auslösenden Konfliktsituationen in der Diagnostik psychogener Erkrankungen. Z. psychosom. Med. **1**, 45 (1954/55).

DUKOR, B.: Probleme um den Transvestitismus. Schweiz. med. Wschr. **37**, 516 (1951).

EIBL-EIBESFELDT, I.: Grundriß der vergleichenden Verhaltensforschung. München: Piper 1962.

EIDELBERG, L.: Analysis of a case of a male homosexual. In: LORAND, S. (Ed.): Perversions, p. 279. New York: Random House 1956.

EIGNER, S.: Zum Problem des Masochismus. Nervenarzt **24**, 255 (1953).

EISSLER, K. R.: Bemerkungen zur Technik der psychoanalytischen Behandlung Pubertierender nebst einigen Überlegungen zum Problem der Perversion. Psyche (Stuttgart) **20**, 837 (1966).

ELLIS, A.: A study of sex offenders. J. Sexology **4**, 127 (1951).

ELLIS, H.: Studies in the psychology of sex. 2 Vols. New York: Random House 1936.

EMDE-BOAS, C. VAN: Die sex ratio in den Familien von männlichen Homosexuellen. Beitr. Sexualforsch. **6**, 110 (1955).

— Libidoschwankungen während des menstruellen Cyclus. Beitr. Sexualforsch. **7**, 12 (1955).

ENGEL, S.: Zur Phänomenologie von jugendlichen Banden. Vortrag auf der 38. Tagung der Dtsch. Ges. für gerichtl. Medizin Frankfurt 1959.

EPSTEIN, A. W.: Fetishism; a study of its psychopathology with particular reference to a proposed disorder in brain mechanisms as an etiological factor. J. nerv. ment. Dis. **130**, 107 (1960).

— Relationship of fetishism and transvestism to brain and particulary to temporal lobe dysfunction. J. nerv. ment. Dis. **133**, 247 (1961).

EWALD, G.: Fetischismus und Anlage. Arch. Psychiat. Neurol. **189**, 93 (1952).

EY, H.: Manuelle de Psychiatrique. Paris: Mason 1960.

EYSENCK, H.-J., RACHMANN, S.: Neurosen — Ursachen und Heilmethoden. Berlin: VEB Verlag der Wissenschaften 1967.

FEDERN, E.: Bemerkungen zur Psychopathologie des Völkermordes. Psyche Stuttgart **23**, 629 (1969).

FEDERN, O.: Die Wirklichkeit des Todestriebes. Hippokrates **3**, 7 (1930).

FELDMAN, S. S.: On homosexuality. In: LORAND, S. (Ed.): Perversions, p. 71. New York: Random House 1956.

FENICHEL, O.: The psychoanalytic theory of neurosis. New York: Norton 1945.

FERENCZI, S.: Bausteine zur Psychoanalyse, Bd. I—IV. Leipzig: Int. Psychoanal. Verlag 1927; Bern: Huber 1939.

FISCHER, P. A.: Körperliche Befunde bei psychosexuellen Störungen. In: GIESE, H.: Die Sexualität des Menschen. Stuttgart: Enke 1968.

— GIESE, H.: Probleme des Sachverständigengutachtens in der Pädophilie. Beitr. Sexualforsch. **34**, 30 (1965).

FISHER, E. A., HALE, E. B.: Stimulus determinants of sexual and aggressiv behaviour in male domestic fowl. Behavoiur **10**, 309 (1957).

FORD, C. S., BEACH, F. A.: Das Sexualverhalten von Mensch und Tier. Berlin: Colloquium-Verlag 1954.

FREEDMAN, L. Z.: Psychoanalysis delinquency and the law. In: MARMOR, J. (Ed.): Modern Psychoanalysis, p. 642. New York: Basic Book 1968.

FREUD, S.: Gesammelte Werke Bd. I—XVIII. London (Imago), 1941 ff. Frankfurt: Fischer 1965 ff.

FREUND, K.: Die Homosexualität beim Mann. Leipzig: Hirzel 1965.

— Homosexualität. Hamburg: Rowohlt 1969.

— PINKAVA, V.: K otázce souvislosti mezi homosexualitou a nepritommosti rodicu. Čs. Psychiat. 55, 334 (1959).

— — K otázce vèkovè preference u homosexualnich muzu. Čs. Psychiat. 55, 386 (1959).

— — K otázce feminity u homosexualnich muzu. Čs. Psychiat. 56, 386 (1960).

FRIEDEBURG, L. VON: Die Umfrage in der Intimsphäre. Beitr. Sexualforsch. 4, 1—95 (1953).

FRIEDLANDER, K.: The psychoanalytical approach to juvenile delinquency. New York: Intern. Univ. Press 1947.

FRISBIE, L. V.: Treated sex offenders and what they did. Ment. Hyg. 43, 262 (1959).

FROBENIUS, L.: Kulturgeschichte Afrikas. Zürich: Phaidon-Verlag 1933.

GARMA, A.: Dynamik des Fetischismus. Psyche (Stuttgart) 12, 460 (1958/59).

GAUPP, R.: Zur Lehre von der Paranoia. Nervenarzt 18, 167 (1947).

GEBHARD, P. H., GAGNON, J. H.; POMEROY, W. B., CHRISTENSON, C. V.: Sex offenders. New York: Harper & Row 1965.

GEBSATTEL, V. E. VON: Süchtiges Verhalten im Gebiet sexueller Verirrungen. Mschr. Psychiat. 82, 8 (1932).

— Geschlechtsleib und Geschlechtstrieb. In: Prolegommena einer medizinischen Anthropologie. Berlin-Göttingen-Heidelberg: Springer 1954.

GEHLEN, A.: Der Mensch, seine Natur und seine Stellung in der Welt. Bonn: Athenäum 1958.

GEISLER, E.: Das sexuell mißbrauchte Kind. Göttingen: Hogrefe 1959.

GERALL, A. A.: Hormonoal factors influencing masculine behavoiur of female guinea pigs. J. comp. physiol. Psychol. 62, 355 (1966).

— WARD, I. L.: Effects of prenatal exogenous androgen on the sexual behaviour of the female albino rat. J. comp. physiol. Psychol. 62, 370 (1966).

GERCHOW, J.: Untersuchungen über die kriminologische Bedeutung der Kontaktstörungen bei Heimkehrern aus Kriegsgefangenschaft. Mschr. Krim. Strafrechtsreform 36, 156 (1953).

GESELL, A.: Studies on child development. London: Int. Univ. Press 1948.

GIDE, A.: Corydon. Paris: Gallimard 1924.

GIESE, H.: Der homosexuelle Mann in der Welt. Stuttgart: Enke 1958.

— Zellulartherapie homosexueller Männer. Nervenarzt 30, 133 (1959).

— Abnormes und perverses Verhalten. In: Psychopathologie der Sexualität. Stuttgart: Enke 1962.

— Zur Diagnose Pädophilie. Beitr. Sexualforsch. 34, 18 (1965).

— Die sexuelle Perversion. Frankfurt: Akadem. Verlagsgesell. 1967.

GILLESPIE, W.: The general theory of sexual perversion. Int. J. Psychoanal. 37, 396 (1965).

— The structure and ätiology of sexual perversions. In: LORAND, S. (Ed.): Perversions, p. 28. New York: Random House 1956.

GLUECK, S., GLUECK, E.: Unraveling juventile delinquency. Cambridge: Harvard Press 1950.

GÖLLNITZ, G.: Die Bedeutung der frühkindlichen Hirnschädigung für die Kinderpsychiatrie. Leipzig: Hirzel 1954.

GÖPPERT, H.: Zur Klinik und Psychopathologie des Exhibitionismus. Jb. Psychol. Psychoth. med. Anthropol. 6, 319 (1959).

GÖTZ, H.: Über weiblichen Exhibitionismus. Mschr. Krim. Psych. 20, 162 (1929).

GOLDSCHMIDT, R.: Die erbbiologischen Grundlagen der konträren Sexualität und des Hermaphroditismus. Arch. Rassenbiol. 12, 1 (1918).

GOUDSMIT, W.: Über Abwehrmechanismen bei sogenannten Psychopathen. Psyche (Stuttgart) 16, 512 (1962/63).

— Psychotherapie bei Delinquenten. Psyche (Stuttgart) 17, 664 (1963/64).

Grünhut, M.: Penal and corrective treatment of sexual offenders. Haag: Martinus Nijhoff 1960.

Gruhle, H. W.: Die Unterbringung psychopathischer Verbrecher. Mschr. Krim. Strafrechtsreform **36**, 6 (1953).

Grunberger, B.: Psychodynamic theory of masochism. In: Lorand, S. (Ed.): Perversions, p. 209. New York: Random House 1956.

Habel, R.: Zwillingsuntersuchungen an Homosexuellen. Z. Sexualforsch. **2**, 169 (1950).

Haddenbrock, S.: Das psychiatrische Gutachten zur Beurteilung der Schuldfähigkeit von Triebtätern mit besonderer Berücksichtigung der Pädophilie. Beitr. Sexualforsch. **34**, 56 (1965).

Häfner, H.: Psychopathen. Berlin-Göttingen-Heidelberg: Springer 1961.

Häussler, J.: Abweichungen von der Normalität der Geschlechtsorgane und ihrer Funktionen. In: Giese, H. (Hrsg.): Die sexuelle Perversion, S. 19. Frankfurt: Akadem. Verlagsges. 1967.

Hammer, E. F., Glueck, B. C.: Psychodynamic patterns in sex offenders. Psychiat. Quart. **31**, 325 (1957).

Hampson, J. L., Hampson, J. G., Young, W. C.: The ontogenesis of sexual behaviour in man. In: Sex and Internal secretions, p. 1401. 3rd Ed. Willian and Wilkins. Baltimore 1961.

Hanack, E.-W.: Empfiehlt es sich, die Grenzen des Sexualstrafrechts neu zu bestimmen? München: Beck 1968.

Harlow, H. F., Harlow, M.: Reifungsfaktoren im sozialen Verhalten. Psyche (Stuttgart) **21**, 193 (1967).

Harris, G. W.: Sex hormones, brain development and brain functions. Endocrinology **75**, 627 (1964).

Hattingberg, H.: Die Bedeutung der Onanie. Dts. med. Wschr. **1**, 32 (1923).

Heitmann, W.: Sind Triebverbrecher klassifizierbar. Kriminalistik **1954**, 321.

Henry, G.: Sex variants. New York: Houber 1941.

Hentig, H. von: Die Kriminalität des homophilen Beitr. Sexualforsch. **20**. Stuttgart: Enke 1960.

— Soziologie der zoophilen Neigung. Beitr. Sexualforsch. **25**. Stuttgart: Enke 1962.

— Der nekrotrope Mensch. Beitr. Sexualforsch. **30**. Stuttgart: Enke 1964.

Herrmann, F.: Im Wandel der Kulturen. In: Giese, H. (Hrsg.): Psychopathologie der Sexualität, S. 10. Stuttgart: Enke 1962.

Heston, L. L., Shields, S.: Homosexuality in twins. Arch. gen. Psychiat. **18**, 149 (1968).

Heymans, G.: Die Psychologie der Frauen. Heidelberg: Winter 1924.

Hirschfeld, M.: Geschlechtsanomalien und Perversionen. Frankfurt: Akadem. Verlagsges. 1953.

Hochheimer, W.: Die Kinsey-Berichte. Psyche (Stuttgart) 8, 1 (1954/55).

— Viel Lärm um Normen der Sexualität. Psyche (Stuttgart) **10**, 856 (1956/57).

Hofer, G.: Transvestitismus. Fortschr. Neurol. Psychiat. **29**, 1 (1961).

Höss, R.: Kommandant in Auschwitz. Stuttgart: Deutsche Verlagsanstalt 1958.

Hooker, E.: Male homosexuals and their worlds. In: Marmor, J. (Ed.): Sexual inversion. New York: Basic Book 1965.

Huber, G.: Zur forensisch-psychiatrischen Begutachtung pädophiler Sexualdelinquenten. Beitr. Sexualforsch. **34**, 42 (1965).

Huth, A.: Beiträge zur Untersuchung der seelischen Geschlechtsunterschiede im vorschulpflichtigen Alter. Langensalza: Beyer 1926.

Illchman-Christ, A.: Die Dissozialität weiblicher Minderjähriger im Spiegel puberaler Reifungsstörungen. Z. Kinderpsychiat. **19**, 210 (1952).

— Die Dissozialität der männlichen 18- bis 21 jährigen Täter aus kriminalätiologischer und kriminalistischer Perspektive. Mschr. Kriminol. **36**, 65 (1953).

James, B.: Case of homosexuality treated by aversion therapy. Brit. med. J. **1962 I**, 768.

Jansen, E., Overzier, C.: Zur graphologischen und textkritischen Beurteilung der Schrift männlicher Transvestiten. Analyse von Schriftproben. Nervenarzt. Berlin **27**, 122 (1956).

Janz, D.: Die Epilepsien. (Spezielle Pathologie und Therapie.) Stuttgart: Thieme 1969.

Janzarik, W.: Zur Sexualität und sexuellen Thematik chronisch schizophrener Kranker. Arch. Psychiat. Nervenkr. **207**, 280 (1965).

Johnson, A. M.: Sanctions for superego lacunae of adolescents. In: Eissler, K. R. (Ed.): Searchlights on Delinquency, p. 225. London: Imago 1949.

JOHNSON, A. M., SZUREK, S. A.: Etiology of antisocial behaviour in delinquents and psychopaths. J. Amer. med. Ass. **154**, 814 (1954).

JONAS, C. H.: An objektive approach to the personality and environment in homosexuality. Psychiat. Quart. **18**, 626 (1944).

JONES, E.: Das Leben und Werk von Sigmund Freud, 3 Bde. Bern-Stuttgart: Huber 1962.

JOST, A.: Hormonal factors in the development of the fetus. Quant. Biol. **19**, 167 (1954).

KAHN, E.: Sexualpsychopathen. In: Handbuch der Geisteskrankheiten, V/1, S. 277. Berlin: Springer 1928.

— Die psychopathischen Persönlichkeiten. In: Handbuch der Geisteskrankheiten V/1. Berlin: Springer 1928.

KALLMANN, F. J.: Heredity in Health and Mental Disorder. New York: Norton 1953

— Persönliche Mitteilung 1957.

KIETZ, G.: Der Ausdrucksgehalt des menschlichen Ganges. Leipzig: Barth 1956.

KINSEY, A. C.: Homosexuality, criteria for a hormonal explantation of the homosexual. J. clin. Endocr. **1**, 424 (1941).

— POMEROY, W. B., MARTIN, C. E., GEBHARD, P. E.: Das sexuelle Verhalten der Frau. Frankfurt: Fischer 1965.

— — — — Das sexuelle Verhalten des Mannes. Frankfurt: Fischer 1965.

— — — — Begriff des Normalen und Abnormen im Geschlechsverhalten. In: GIESE, H.: Die sexuelle Perversion. Frankfurt: Akadem. Verlagsges. 1967.

KLÄSI, J.: Beitrag zur Frage der kindlichen Sexualität. Z. ges. Neurol. Psychiat. **74**, 362 (1922).

KLAF, F. S., DAVIS, CH.: Homosexuality and paranoid schizophrenia. Amer. J. Psychiat. **116**, 1070 (1960).

KLEIN, M.: Die Psychoanalyse des Kindes .Wien: Intern. Psychoanal. Verlag 1932.

KLUCKHOHN, C.: Mirror for man, New York: Hoeber 1949.

KLÜVER, H., BUCY, P. C.: Preliminary analysis of functions of the temporal lobes in monkeys. Arch. Neurol. Psychiat. (Chic.) **42**, 979 (1939).

KNIGHT, R. P.: Evaluation of the results of psychoanalytic therapy. Amer. J. Psychiat. **98**, 434 (1941).

KOHUT, H.: Formen und Urformen des Narzissmus. Psyche (Stuttgart) **20**, 561 (1966).

KOLB, L. C., JOHNSON, A. M.: Etiology and therapy of overt homosexuality. Psychoanal. Quart. **24**, 506 (1955).

KRAFFT-EBING, R.: Psychopathia sexualis. Stuttgart: Enke 1886.

KRONFELD, A.: Sexualpsychopathologie. In: Handbuch der Psychiatrie, spezieller Teil 7. Leipzig-Wien: Deuticke 1923.

KÜNZEL, E.: Jugendkriminalität und Verwahrlosung. Göttingen: Hogrefe 1965.

KUIPER, P. C.: Perversionen. Psyche (Stuttgart) **16**, 497 (1962/63).

— Hysterische Neurosen beim Manne. Psyche (Stuttgart) **22**, 215 (1968).

KUNZ, H.: Zur Theorie der Perversionen. Schweiz. Mschr. Psychiat. Neurol. **105**, 1 (1942).

— Zur Frage nach dem Wesen der Norm. Psyche (Stuttgart) 8, 241 u. 321 (1954/55).

LACAN, J., GRANOFF, V.: Fetischism. In: LORAND, S. (Ed.): Perversions, p. 265. New York: Random House 1956.

LACKNER, K.: Kriminalpolitische und gesetzgeberische Maßnahmen. Beitr. Sexualforsch. **34**, 101 (1965).

LAMMERS, H. J.: Über eine konstitutionell homosexuelle Transvestitin mit teilweiser Vermännlichung der sekundären Geschlechtsmerkmale. Nervenarzt **30**, 545 (1959).

LANDMANN, G.: The kiwai papuas of british new guinea. London: MacMillan 1927.

LANG, TH.: Studies on the genetic determination of homosexuality. J. nerv. ment. Dis. **92**, 55 (1940).

— Beitrag zur Frage nach dem Vorkommen einer totalen fötalen Geschlechtsumwandlung beim Menschen. Arch. Klaus-Stift. Vererb.-Forsch. **19**, 45 (1944).

LANGELÜDDEKE, A.: Gerichtliche Psychiatrie. Berlin: de Gruyter 1959.

— Die Entmannung von Sittlichkeitsverbrechern. Berlin: de Gruyter 1963.

— Die Wirkung der Entmannung auf Homosexuelle und Pädophile. Beitr. Sexualforsch. **34**, 91 (1965).

LANGEN, D.: Psychotherapie bei Sexual-Delinquenten. Beitr. Sexualforsch. 34, 80 (1965).

LAPLANCHE, J., PONTALIS, J.-B.: Vocabulaire de la Psychanalyse. Paris: Press Univ. France 1967.

LASCHET, U.: Medikamentöse und operative Behandlungsmöglichkeiten bei Sexualdelinquenten. Klin. Wschr. 45, 6 (1967).

LASÈGUE, C. R.: Les exhibitionistes. Paris: Press medicale 1877.

LAUBER, H.-L.: Sexuelle Enthemmung und Exhibitionismus bei Frontal-Hirnverletzten. Arch. Psychiat. Nervenkr. 197, 293 (1958).

LEMKE, R.: Über Ursache und strafrechtliche Beurteilung der Homosexualität. Jena: Fischer 1940.

LEMPP, R.: Frühkindliche Hirnschädigung und Reifungskriminalität. Kriminalbiologische Gegenwartsfragen, 3, 100. Stuttgart: Enke 1958.

LENZ, W.: Genetisch bedingte Störungen der embryonalen Geschlechtsdifferenzierung. Dtsch. med. Wschr. 85, 268 (1960).

LEONHARD, K.: Instinkte und Ur-Instinkte der menschlichen Sexualität. Stuttgart: Enke 1964.

LERSCH, P.: Vom Wesen der Geschlechter. München: Erasmus 1947.

LEVI-STRAUS, C.: Strukturale Anthropologie. Frankfurt: Suhrkamp 1967.

LEVINE, S.: Sex differences in the brain. Sci. Amer. 4, 84 (1966).

LIDZ, T., SCHAFER, S., FLECK, ST., CORNELISON, A., TERRY, D.: Zur Differenzierung der Persönlichkeit und Symptome bei eineiigen Zwillingen. Psyche (Stuttgart) 13, 345 (1959/60).

LINDINGER, H.: Zur Frage der neurotischen Fixierungen in der Vorentwicklung schizophrener Psychosen. Psyche (Stuttgart) 17, 333 (1963/64).

LOCH, W.: Die Krankheitslehre der Psychoanalyse. Stuttgart: Klett 1967.

LORAND, S.: The therapy of perversions. In: LORAND, S. (Ed.): Perversions, p. 290. New York: Random House 1956.

LORENZ, K.: Die angeborenen Formen möglicher Erfahrung. Z. Tierpsychol. 5, 235 (1943).

— Über tierisches und menschliches Verhalten, 2 Bde. München: Piper, 1965.

LORENZER, A.: Kritk des psychoanalytischen Symbolbegriffs. Frankfurt: Suhrkamp 1970.

LOSSAGK, H.: Untersuchungen über Ursachen und Häufigkeit des homosexuellen Themas in der schizophrenen Psychose. Inaugural-Dissertation, Heidelberg 1965.

LOWOTZKY, F.: Das Problem des Masochismus und das Strafbedürfnis im Lichte klinischer Erfahrung. Psyche (Stuttgart) 10, 331 (1956/57).

MACLEAN, P. D.: Psychosomatic disease and the "visceral brain". Psychosom. Med. 11, 338 (1949)

MAISCH, H.: Inzest. Hamburg: Rowohlt 1968.

MALAN, D. H.: Zur Methodik der Beurteilung von Behandlungsergebnissen in der Psychotherapie. Psyche (Stuttgart) 15, 331 (1961/62).

MCCORD, W., MCCORD, J.: Psychotherapy and delinquency. New York: Grune & Stratton 1956.

MCGUIRE, R. J., VALLENCE, M.: Aversion therapy by electric shock. Brit. med. J. 1964 I, 151.

MEAD, M.: Growing up in New Guinea. New York: Morrow 1939.

— Mann und Weib. Konstanz: Bianca 1955.

MENSH, I. N.: Psychopathic condition, addictions and sexual deviations. In: WOLMAN, B. B.: (Ed.): Handbook of clinical psychology, p. 1058. New York: Mac Graw-Hill 1965.

MEYER, A.-E.: Diencephal ausgelöstes Sexualverhalten und Schmeicheln bei der Katze. Helv. physiol. pharmacol. Acta 15, 401 (1957).

— Psychoanalytische und Verhaltenstherapie bei männlichen Homosexuellen. Comprehens. Psychiat. 7, 110 (1966).

MEYERSON, A., NEUSTADT, R.: Essential male homosexuality and results of treatment. Arch. Neurol. Psychiat. 55, 291 (1946).

MILLER, M. L.: The relation between submission and aggression in male homosexuality. In: LORAND, S. (Ed.): Perversions, p. 160. New York: Random House 1956.

MITCHELL, W., M.A. FALCONER, A., HILL, D.: Epilepsy with fetischism relieved by temporal lobectomy. Lancet 1954 II, 626.

MITSCHERLICH, A.: Referat der 66. Wanderversammlung Südwestdeutscher Neurologen und Psychiater, Psyche (Stuttgart) 4, 226 (1950/51).

MITSCHERLICH, A.: Aggression und Anpassung II. Psyche (Stuttgart) **12**, 523 (1958/59).
— Ist die menschliche Aggression unbefriedbar. München: Piper 1969.
MITSCHERLICH-NIELSEN, M.: Über Schlagefantasien und ihr Erscheinen in der Übertragung. Psyche (Stuttgart) **19**, 24 (1965/66).
MOERS, M.: Das weibliche Seelenleben. Bonn: Dümmler 1950.
MOLL, A.: Das Sexualleben des Kindes. Leipzig: Deuticke 1908.
MONEY, J., HAMPSON, J. G.: An examination of some basic sexual concepts: The evidence of human hermaphroditism. Bull. John Hopk. Hosp. **97**, 301 (1955).
— POLLITT, E.: Cytogenetic and psychosexual ambiguity. Arch. gen. Psychiat. **11**, 589 (1964).
MOREAU, P.: Abweichungen des Geschlechtssinns. In: GIESE, H. (Hrsg.): Die sexuelle Perversion, S. 28. Frankfurt: Akadem. Verlagsges. 1967.
MORGAN, C. D., MURRAY, H. A.: A method for investigating phantasies. Arch. Neurol. Psychiat. **34**, 289 (1935).
MORGENTHALER, F.: Psychoanalytische Technik bei der Behandlung homosexueller Patienten. Jb. Psychoanal. **2**, 174 (1961/62).
MOSER, T.: Jugendkriminalität. Frankfurt: Suhrkamp 1970.
MÜLLER-SUUR, H.: Zur anthropologischen Theorie der Sexualperversionen. In: WIESENHÜTTER, E. (Hrsg.): Werden und Handeln, S. 321. Stuttgart: Hippokrates 1968.
MUENSTERBERGER, W.: Perversion, cultural norm and normality. In: LORAND, S. (Ed.): Perversions, p. 55. New York: Random House 1956.
MUSSEN, P., DISTLER, L. M.: Masculinity, identification and father-son relationships. Amer. J. abnorm. soc. Psychol. **59**, 350 (1959).
NABOKOV, V.: Lolita. Hamburg: Rowohlt 1959.
NADLER, R. D.: International Congress on hormonal steroids. Excerpta Medica, Nr. 111, S. 363, Abstract 724.
NASS, G.: Unzucht mit Kindern — das Sexualdelikt unserer Zeit. Mschr. Kriminol. **37**, 69 (1954).
NEUGEBAUER, F. L. VOM: Hermaphroditismus bei Menschen. Leipzig: Klinkhardt 1908.
NEUMANN, F.: Auftreten von Kastrationszellen im Hypophysenvorderlappen männlicher Ratten nach Behandlung mit einem Antiandrogen. Acta Endocr. **53**, 54 (1966).
NEUSTADT, R., MEYERSON, A.: Quantitative sex hormones studies in homosexuality. Amer. J. Psychiat. **97**, 529 (1940).
NIEDERMEYER, A.: Erwiderung auf die Ausführungen von C. VAN EMDE-BOAS „Libidoschwankungen während des menstruellen Cyclus". Beitr. Sexualforsch. **7**, 68 (1955).
NIELSEN, J. M.: Occipital lobes, dreams and psychoses. J. nerv. ment. Dis. **121**, 50 (1955).
NUNBERG, H.: Allgemeine Neurosenlehre. Bern: Huber 1959.
O'CONNOR, P. J.: Aetiological factors in homosexuality as seen in royal air force psychiatric practice. Brit. J. Psychiat. **110**, 381—391 (1964).
ORTHNER, H.: Anatomie und Physiologie der Steuerungsorgane der Sexualität: In: GIESE, H. (Hrsg.): Sexualität des Menschen. Stuttgart: Enke 1968.
— DUHM, E., JOVANOVIĆ, U. J., KÖNIG, A., LOHMANN, R., SCHWIDDER, W., WEHREN, J. v., WIESER, ST.: Zur Therapie sexueller Perversionen. Beitr. Sexualforsch. **46**, 1—85 (1969).
OVERZIER, C.: Transvestitismus und Klinefelter-Syndrom. Arch. Psychiat. **198**, 19 (1959).
— Die Intersexualität. Stuttgart: Thieme 1961.
PANTON, J. H.: A new MMPI scala for the identification of homosexuality. J. clin. Psychol. **16**, 17 (1960).
PARIN, P.: Psychoanalytische Bemerkungen zur Homosexualität. Praxis — Schweiz. Rundsch. Medizin **50**, 1276 (1961).
— Die Abwehrmechanismen bei Psychopathen. Psyche (Stuttgart) **15**, 322 (1961/62).
PARKER, N.: Homosexuality in twins. Brit. J. Psychiat. **11**, 489 (1964).
PARSONS, T.: Beiträge zur soziologischen Theorie. Neuwied: Luchterhand 1964.
PAWLOW, J. P.: Conditional reflexes. London: Oxford Univ. Press 1927.
PAYNE, D. E., MUSSEN, P. H.: Parent-child relationships and father identification among adolescent boys. J. abnorm. soc. Psychol. **52**, 358 (1956).
PETRI, H.: Exhibitionismus — theoretische und soziale Aspekte und die Behandlung mit Antiandrogenen. Nervenarzt **40**, 220 (1969).
PHÖNIX, CH., GRADY, K. L., YOUNG, W. C.: Role of the developing rat testis in differentation of the neural tissues mediating behaviour. J. comp. physiol. Psychol, **59**, 176 (1965).

Plaut, P.: Der Sexualverbrecher und seine Persönlichkeit. Stuttgart: Enke 1960.

Pontalis, J.-B.: Nach Freud. Frankfurt: Suhrkamp 1968.

Portmann, A.: Neue Wege in der Biologie. München: Piper 1960.

Raban, M.: Sex role identification in young children in two diverse social groups. Genet. Psychol. Monogr. **42**, 1 (1950).

Rainer, J.D., Mesnikoff, A., Kolb, L.C., Carr, A.: Homosexuality and Heterosexuality in identical twins. Psychosom. Med. **22**, 251 (1966).

Rattner, J.: Psychologie und Psychopathologie des Liebeslebens. Bern — Stuttgart: Huber 1965.

Rauch, H.-J.: Über Nekrophilie (ein Beitrag zur Kenntnis der Variationen des Geschlechtstriebes). Arch. Psychiat. Z. Neurol. **179**, 54 (1947).

Raymond, M.: Case of fetishism treated by aversion therapy. Brit. med. J. **1956 II**, 854.

Redhardt, R.: Zur gleichgeschlechtlichen männlichen Prostitution. Beitr. Sexualforsch. **5**, 22 (1954).

Reich, W.: Der triebhafte Charakter. Wien: Intern. Psychoanal. Verlag 1925.

— Der masochistische Charakter. Int. Z. Psychoanal. **18**, 303 (1932).

— Die sexuelle Revolution. Frankfurt: Europ. Verlagsanst. 1966.

Rennert, H.: Untersuchungen zur sexuellen Entwicklung der Jugend. Z. ärztl. Fortbild. **60**, 140 (1966).

Richter, H.-E.: Über die Grundlagen des Masochismus. Nervenarzt **25**, 201 (1954).

— Patient Familie. Hamburg: Rowohlt 1970.

Roeder, F., Müller, D.: Zur stereotaktischen Heilung der pädophilen Homosexualität. Dtsch. med. Wschr. **94**, 409 (1969).

Roosenburg, A.: Psychotherapeutische Erfahrungen an Strafgefangenen. In: Bitter, W.: Almanach zur Rettung des Menschlichen in unserer Zeit, S. 315. Stuttgart: Klett 1960.

Rümke, H.C.: Die psychischen Störungen des gesunden Menschen. In: Baeyer, W. von (Hrsg.): Eine blühende Psychiatrie in Gefahr. Berlin-Heidelberg-New York: Springer 1967.

Ruffler, G.: The Analysis of a Sado-Masochist. In: Lorand, S. (Ed.): Perversions. New York: Random House 1956.

Sachs, J.: Zur Behandlung von kriminellen Psychopathen in Dänemark. Mschr. Kriminol. **38**, 69 (1955).

— Die Behandlung von Sexualdelinquenten in Dänemark. Beitr. Sexualforsch. **34**, 69 (1965).

Saller, K.: Zivilisation und Sexualität. Beitr. Sexualforsch. **5**, 62 (1956).

Sanders, S.: Homosexuelle Zwillinge. Genetica **16**, 34 (1934).

Schapiro, G.: Zur Frage des Hermaphroditismus. Virchows Arch. Path. Anat. **266**, 392 (1927).

Scheler, M.: Wesen und Formen der Sympathie. Frankfurt: Schulte-Bulmke 1948.

Schelsky, H.: Soziologie der Sexualität. Hamburg: Rowohlt 1955.

Schindler, W.: Rev. psychol. diagnost. **5**, 243 (1957).

Schlegel, A.: Die Sexualinstinkte des Menschen, eine naturwissenschaftliche Anthropologie der Sexualität. Hamburg: Rowohlt 1962.

Schleidt, W.: Die historische Entwicklung der Begriffe „angeborenes auslösendes Schema und angeborener Auslösemechanismus" in der Ethiologie. Z. Tierpsychol. **19**, 697 (1962).

Schmaltz, G.: Beitrag zum Problem des Exhibitionismus. Psyche (Stuttgart) **4**, 699 (1952/53).

Schmidt, G.: Empirisch-psychologische Ergebnisse zur Sexualforschung. In: Giese, H. (Hrsg.): Die Sexualität des Menschen, S. 56. Stuttgart: Enke 1968.

Schmidt, W.: Rassen und Völker des Abendlandes. Luzern: Stocker 1946.

— Sexualismus, Mythologie und Religion in Nord-Australien. Anthropos. **48**, 898 (1953).

Schneider, K.: Die psychopathischen Persönlichkeiten. Leipzig-Wien: Deuticke 1923.

Schönfelder, T.: Die Initiative des Opfers. Beitr. Sexualforsch. **33**, 109 (1965).

Schoeps, H.J.: Soll Homosexualität strafbar bleiben? Monat **15**, 19 (1962).

Schofield, M.: Sociological aspects of homosexuality. London: Longmans, Green 1965.

Schottländer, F.: Über Einsamkeit, Polarisation und dramatisches Bedürfnis. Psyche (Stuttgart) **1**, 24 (1947/48).

Schulte, W.: Greise als Täter unzüchtiger Handlungen an Kindern, Mschr. Kriminol. Strafrechtsreform **42**, 138 (1959).

SCHULZ, G.: Die Notzucht. Hamburg: Rowohlt 1958.

SCHUMANN, H.-J. VON: Homosexualität und Strafrechtsreform. Ärztl. Mitt. **60**, 1130 (1963).

SCHUTZ, F.: Objektfixierung geschlechtlicher Reaktionen bei Anatiden und Hühnern. Naturwissenschaften **50**, 624 (1963).

— Homosexualität und Prägung; eine experimentelle Untersuchung an Enten. Psychol. Forsch. **28**, 439 (1965.)

SCHWAB-NEBER, E.: Psychotherapie eines jugendlichen Rockaufschneiders. Psyche (Stuttgart) **10**, 415 (1956/57).

SEARS, P. S.: Child-rearing factors related to playing of sex-typed roles. Amer. Psychologist **8**, 431 (1953).

SELIG, H.: Triebkoppelung, Triebkompensation und Triebambivalenz bei Notzüchtern der Nachkriegszeit. Beitr. Sexualforsch. **2**, 46 (1952).

SHELDON, W. H.: The varities of human physique, an introduction to constitutional psychology. New York: Harper 1940.

— The varities of temperament, a psychology of constitutional differences. New York: Harper 1942.

— Varieties of delinquent youth, an introduction to constitutional psychiatry. New York: Harper 1949.

SHIELDS, S.: Monocygotic twins brought up apart and brought up together. London: Oxford Univ. Press. 1962.

SIEVERS, R.: The evolution of sexual criminality in germany. In: GRÜNZHUT, (Ed.): Sexual crime today, p. 20. Haag: Martinus Nijhoff 1960.

SIGUSCH, V.: Das Bild von sexuell abnormen und sexuell auffälligen Gruppen. Inaugural-Dissertation Hamburg 1966.

SOCARIDES, CH., WALTER, W.: The overt homosexual. New York: Grune & Stratton 1968.

SPERLING, M.: Analyse eines Knaben mit transvestitischen Tendenzen. (Ein Beitrag zur Genese und Dynamik des Transvestitismus.) Psyche (Stuttgart) **21**, 520 (1967).

SPITZ, R.: Autorität und Onanie. Psyche (Stuttgart) **6**, 1 (1952/53).

— Ein Nachtrag zum Problem des Autoerotismus. Psyche (Stuttgart) **18**, 241 (1964/65).

SPOERRI, TH.: Nekrophilie, Strukturanalyse eines Falles. Bibl. Psychiat. Neurol. **105**, 1—92 (1959).

STAEHELIN, J. E.: Untersuchungen an 70 Exhibitionisten. Z. ges. Neurol. Psychiat. **102**, 34 (1926).

STAUB, H.: Einige praktische Schwierigkeiten der psychoanalytischen Kriminalistik. Imago **17**, 217 (1931).

STEVENSON, J., WOLPE, J.: Recovery from sexual deviations throught overcoming non-sexual neurotic responses. Amer. J. Psychiat. **116**, 737 (1960).

STRAUS, E.: Geschehnis und Erlebnis. Berlin: Springer 1930.

STÜRUP, G. K.: Die Behandlung der Sexualkriminalität in Skandinavien. In: BAUER, F. et al. (Hrsg.): Sexualität und Verbrechen, S. 237. Frankfurt: Fischer-Bücherei 1963.

— Will this man be dangerous? In: REUCK, A. DE, PORTER, R. (Eds.): The mentally abnormal offender. London: Churchill 1968.

STUMPFL, F.: Über Differenzmuster erblichen Instinktverhaltens und Defekte der personalen Struktur bei Klinefelter-Syndrom. Berlin. klin. Wschr. **72**, 140 (1960).

Die Persönlichkeit des Pädophilen. Beitr. Sexualforsch. **34**, 1 (1965).

STUTTE, H.: Pubertätseinflüsse beim Zustandekommen jugendlicher Gewaltverbrechen. Mschr. Kinderheilk. **103**, 57 (1955).

SULLIVAN, H. S.: The interpersonal theory of psychiatry. New York: Norton 1953.

TAM, H.: Inwieweit sind Triebverbrecher klassifizierbar? Kriminalistik **13**, 321 (1959).

TARNOWSKI, B.: Perversität des Geschlechtssinnes. In: GIESE, H. (Hrsg.): Die sexuelle Revolution, S. 36. Frankfurt: Akadem. Verlagsges. 1967.

TERMAN, L. M., MILES, C.: Sex and personality. Studies in masculinity and feminity. New York-London: Houber 1936.

THOMÄ, H.: Männlicher Transvestitismus und das Verlangen nach Geschlechtsumwandlung. Psyche (Stuttgart) **11**, 81 (1957/58).

— Zur Psychoanalyse der männlichen Homosexualität. Stud. Gen. **19**, 315 (1966).

THURNWALD, R.: Die menschliche Gesellschaft. Berlin: de Gruyter 1932.

TINBERGEN, N.: Instinktlehre. Hamburg: Parey 1952.

TRILLING, C.: Der Kinsey-Report. Perspektiven **1**, 29 (1952).

ULLMANN, P. S.: Parental participation in child rearing as evaluated by male social deviates. Pacific sociol. Rev. **3**, 89 (1960).

VERSCHUER, O. VON: Wirksame Faktoren im Leben des Menschen. Wiesbaden: Steiner 1954.

VÖLKEL, H.: Geschlechtsbewußtsein, Geschlechtsrolle und sexuelle Orientierung. Psychiat. Neurol. Basel **145**, 257 (1963).

VOGEL, F.: Lehrbuch der allgemeinen Humangenetik. Berlin-Göttingen-Heidelberg: Springer 1961.

WALLIS, H.: Die Behandlung der kindlichen und jugendlichen Opfer von Sittlichkeitsstraftaten. Beitr. Sexualforsch. **33**, 116 (1965).

WALTER, K., BRÄUTIGAM, W.: Transvestitismus bei Klinefelter. Schweiz, med. Wschr. **88**, 357 (1958).

WEIL, A.: Geschlechtstrieb und Körperform. Z. Sexualwiss. **8**, 145 (1921).

— Die Körpermaße der Homosexuellen als Ausdrucksform ihrer spezifischen Konstitution. Arch. Entw. Mech. Org. **49**, 538 (1921).

WEISS, E.: Todestrieb und Masochismus. Imago **21**, 393 (1935).

WEST, D. J.: Parental figures in the genesis of male homosexuality. Int. J. soc. Psych. **5**, 85 (1959).

WESTPHAL, C.: Die konträre Sexualempfindung. Arch. Psychiat. **2**, 73 (1870).

WETTLEY, A., LEIBBRAND, W.: Von der „*Psychopathia sexualis* zur Sexualwissenschaft". Beitr. Sexualforsch. **17**, Stuttgart: Enke 1959.

WHITE, L. A.: The definition and prohibition of incest. In: MASTERS, E. R. L.: Patterns of incest. New York: Int. Univ. Press. 1963.

WOLF, T. P.: Geschlechtswechsel bei Hermaphoroditen. Inaugural-Dissertation Heidelberg 1968.

WOODWARD, M.: The diagnosis and treatment of homosexual offenders. Brit. J. Delinquency **9**, 44 (1958).

WYRSCH, J.: Die psychiatrisch-forensische Bedeutung der Sittlichkeitsdelikte. In: Psychiatrie der Gegenwart, Bd. III: Soziale und angewandte Psychiatrie, S. 351. Berlin-Göttingen-Heidelberg: Springer 1961.

WYSS, R.: Unzucht mit Kindern. Berlin-Heidelberg-New York: Springer 1967.

YOUNG, H.: Genital abnormalities, hermaphroditism and related adrenal diseases. Baltimore: Williams & Wilkins 1937.

YOUNG, W. C.: Sex and internal secretions. London: Balliere & Tindall 1961.

ZERSSEN, D. VON: Dimensionen der morphologischen Habitusvariationen und ihre biometrische Erfassung. Z. menschl. Vererb.-Konstitutions. **37**, 611 (1964).

ZOLLIKER, A.: Zum Familienbild von Sexualdelinquenten. Schweiz. Arch. Neurol. Psychiat. **94**, 201 (1964).

ZÜBLIN, W.: Zur Psychologie des Klinefelter-Syndroms. Acta Endocr. **14**, 137 (1953).

ZUTT, J.: Der Lebensweg als Bild der Geschichtlichkeit. Nervenarzt **25**, 426 (1954).

— Sexualität, Sinnlichkeit und Prägung. Beitr. Sexualforsch. **6**, 1 (1955).

Psychosomatische Syndrome

Von

HANS QUINT

Inhalt

A. Einleitung 587

B. Psychosomatische Syndrome 590

I. Herz-Kreislaufsyndrome 590
1. Herzfunktionsstörungen 592
2. Herzrhythmusstörungen (Paroxysmale Tachykardie) 595
3. Coronarerkrankungen (Angina pectoris, Coronarinsuffizienz, Coronarsklerose, Herzinfarkt) 596
4. Blutdruckkrankheiten 599
a) Essentielle Hypertonie 599
b) Hypotonie 605

II. Migräne 606

III. Psychosomatische Syndrome der Atmungsorgane 607
1. Funktionelle Störungen der Atemtätigkeit 608
2. Asthma bronchiale 609

IV. Magen-Darmstörungen 617
1. Eß- und Appetitstörungen 617
2. Magenkrankheiten 619
a) Funktionelle Magenstörungen 620
b) Ulcus ventriculi et duodeni 620
3. Das Gallensteinleiden 626
4. Darmerkrankungen 627
a) Die chronische habituelle Obstipation 628
b) Chronische Diarrhoe, Colitis (Colica) mucosa 629
c) Colitis ulcerosa 630

V. Rheumatische Erkrankungen 634

VI. Motorische Störungen 636

VII. Hauterkrankungen 638

C. Schlußbemerkung 640

D. Literatur 641

A. Einleitung

Der Begriff „Psychosomatik" hat im Laufe der letzten Jahrzehnte eine doppelte Bedeutung erlangt. Einmal soll mit ihm zum Ausdruck gebracht werden, daß es notwendig ist, eine Ganzheitsmedizin zu betreiben. So außerordentlich wichtig dieser Gesichtspunkt für die Grundhaltung des forschenden und praktisch tätigen Arztes ist, so wenig kann bei der Bearbeitung konkreter Gegebenheiten „die Ganzheitsmedizin" zum Gegenstand der Untersuchung gemacht werden. Das Bewußtsein der psychosomatischen Einheit des Menschen sollte nie verloren gehen, weil es die notwendige kritische Problemeinstellung bei wissenschaftlichen Aussagen über psychosomatische Erkrankungen wachhält. Um konkrete Untersuchungen durchführen zu können, bedarf es jedoch eines konkreten Programmes.

Ein solches liegt in der zweiten Verwendung des Begriffes „Psychosomatik" im Sinne einer Lehre, „welche die Bedeutung seelischer Vorgänge für die Entstehung und Fortdauer körperlicher Krankheiten untersuchen will" (v. UEXKÜLL, 1963).

In welcher Weise seelisches Geschehen physiologische körperliche Abläufe in pathologische überführt, ist vor allem von Psychoanalytikern bzw. vom neurosenpsychologischen Standpunkt aus untersucht worden. Forschungsergebnisse haben zunehmend gezeigt, daß die psychodynamischen Vorgänge, die bei den Psychoneurosen von Bedeutung sind, auch bei bestimmten körperlichen (psychosomatischen) Erkrankungen eine wesentliche Rolle spielen.

Nicht alle psychogenen Körperstörungen sind als „neurotisch bedingte" anzusprechen. Das Verhalten einer Mutter, die in der Nachkriegszeit, um ihre drei Kinder einigermaßen zu sättigen, über Monate gehungert hat und dadurch an Unterernährungserscheinungen erkrankte, unterliegt nicht den aus der Neurosenpsychologie bekannten Mechanismen, wie sie z.B. bei der *Anorexia nervosa* eine entscheidende Rolle spielen. Jedoch sind psychogene, nicht neurotische psychosomatische Störungen sehr viel seltener als neurotische. Damit mag unter anderem zusammenhängen, daß man heute psychosomatische Untersuchungen vor allem als solche versteht, die unter neurosenpsychologischen Gesichtspunkten durchgeführt und ausgewertet werden. Das heißt jedoch nicht, daß andere Aspekte keine Berücksichtigung finden. Das Gegenteil ist der Fall, wie z.B. der Einbezug differenzierter pathophysiologischer Forschungsergebnisse zeigt, durch die sich immer wieder neue psychologische und psychophysiologische Fragestellungen ergeben, die neurosenpsychologisch neu beantwortet werden müssen. Ähnlich verhält es sich mit anderen Wissenschaftszweigen, wie z.B. mit der in letzter Zeit immer mehr hervorgetretenen medizinischen Soziologie. Ihre Untersuchungsergebnisse haben äußerst wichtige Beiträge für die Erforschung psychosomatischer Erkrankungen beigesteuert, sei es, daß sie auf bestimmte Zusammenhänge hinwiesen, sei es, daß sie spezielle psychosomatische Thesen durch statistische Aussagen in Frage stellten oder belegten. Die Bemühungen der verschiedenen wissenschaftlichen Nachbargebiete haben insgesamt keine grundsätzlichen Argumente zutage gefördert, welche die Bedeutung, die die Neurosenpsychologie für das Verständnis psychosomatischer Krankheiten gewonnen hat, in Frage stellen.

Die psychosomatische Medizin baut auf der Tatsache auf, daß seelische und körperliche Abläufe eng miteinander verbunden sind. Wir können hier nicht auf die philosophischen und psychosomatischen Theorien der psychophysischen Beziehung eingehen und auch nicht Probleme der allgemeinen psychosomatischen Medizin diskutieren, müssen jedoch auf einige Aspekte hinweisen, damit bei der Besprechung der einzelnen psychosomatischen Syndrome die Untersuchungsgesichtspunkte bekannt sind. In jeder Aussage über psychosomatische Erkrankungen wird eine Beziehungsweise zwischen Psychischem und Somatischem mitgeteilt, die unter einem Querschnitts- oder/und einem Längsschnitts- (geschichtlichen) Aspekt näher beschrieben werden kann. Im einzelnen gilt (s. a. KEMPER, DÜHRSSEN, RICHTER u. a.):

1. Es besteht eine unspezifische angeborene oder erworbene psychosomatische Korrelation. So kann z.B. intensive Angst mit Funktionsänderungen an verschiedenen Organsystemen einhergehen wie am Herz-Kreislaufsystem, am Magen-Darmtrakt usw.

2. Es besteht eine spezifische angeborene oder erworbene (vor allem mit Hilfe des bedingten Reflexes) psychosomatische Korrelation, wie z.B. zwischen Aggressionsimpulsen und Muskulatur, zwischen oralem Bedürfnis und dem oberen Intestinaltrakt usw.

3. Der somatische Vorgang kann Ausdruck eines psychischen Inhaltes sein. Das gilt für die Symptombildung der sog. Konversionshysterie, die ALEXANDER im Gegensatz zu der vegetativen Neurose als Ausdruckskrankheit bezeichnet. (Dabei spielen Vorgänge der unbewußten Identifizierung eine Rolle, die eventuell über die Organwahl bestimmen. Davon abzugrenzen ist der Gesichtspunkt, der in dem Phänomen der „Konversion" liegt.)

4. Der somatische Vorgang kann ein körperlicher Anteil eines psychosomatischen Gesamtgeschehens sein. Hier besteht einmal die Möglichkeit, daß ein vorhandener Gesamtzusammenhang psychosomatischer Art zerrissen wurde, zum anderen, daß im Verlauf einer Entwicklung ein normalerweise zu erwartender psychosomatischer Gesamtzusammenhang nicht zustande gekommen ist.

5. Durch psychische Einstellungen können dauerhafte körperliche Haltungseigenarten entstehen, die im Endeffekt zu somatischen Störungen führen. Das klassische Beispiel dafür wäre die Inaktivitätsatrophie, die auf Grund bestimmter psychischer Einstellungen zustande kommen kann.

6. Körperliche Vorgänge können abgewandelt und verändert werden, um in den Dienst eines bestimmten Bedürfnisses gestellt zu werden, womit sie pathologischen Charakter erhalten können (finaler Aspekt, sekundärer Krankheitsgewinn).

Psychosomatische Untersuchung ist demnach nicht gleichbedeutend mit dem Bemühen, in jeder somatischen Erkrankung unbedingt einen verborgenen Sinn zu erkennen bzw. jede körperliche Krankheit als eine symbolische Ausdrucksform unbewußter Vorgänge zu erklären (s. z.B. GRODDECK). Eine Kritik an einem solchen einseitigen — und eventuell noch leichtfertigen — Vorgehen bestünde zu Recht, beträfe aber nicht mehr die meisten neueren psychosomatischen Untersuchungsergebnisse. Schwerer wiegt auch heute noch der kritische Hinweis, daß psychosomatische Untersuchungen überwiegend allgemein Menschliches, Ubiquitäres zutage fördern, was nicht für das Kranksein verantwortlich gemacht, geschweige denn für die Unterscheidung einzelner Krankheiten in Anspruch genommen werden darf (WEITBRECHT). Überblickt man die vorliegenden Mitteilungen über psychosomatische Erkrankungen im Zusammenhang, so entsteht, auch wenn man sich den durchweg von psychoanalytischen Forschern vertretenen Standpunkt zu eigen gemacht hat, daß Profilstudien und Persönlichkeitstypologien nicht zu spezifizieren vermögen, in der Tat nicht selten der Eindruck, daß es immer wieder um die gleichen, alle Menschen bewegenden Motive (Sex, Aggression usw.) geht, die für das Auftreten verschiedener Krankheiten angeschuldigt werden. Oft erst dort, wo die psychodynamischen Verhältnisse einzelner Krankheiten unter psychoanalytisch-neurosenpsychologischen Aspekten erforscht und dargestellt worden sind, ist auch von solchen differenzierten Zusammenhängen die Rede, die nicht mehr ubiquitärer Natur sind. Dabei werden die Erkenntnisse der Neurosenpsychologie über die phasenspezifischen Störungen der Entwicklung von Trieberlebnissen (bei der Aggressivität z.B. oral-aggressiv, anal-aggressiv, phallisch-aggressiv) ebenso berücksichtigt wie die Störung der Vollständigkeit des Triebablaufes bzw. des vollen Antriebserlebens (conative, emotionale, motorische Vorgänge) wie auch die Bemühungen, die zur Unterdrückung mobilisierter, aber angsterzeugender Triebregungen unternommen werden. Außerdem muß in Rechnung gestellt werden, daß die Faktoren, bzw. ihre besondere Kombination, ihre Wirksamkeit unter Umständen erst im Verband mit anderen Momenten (z. B. somatische Disposition) entfalten können.

Versteht man unter psychosomatischen Syndromen körperliche Erkrankungen, bei deren Entstehung und Fortdauer psychische Faktoren eine wesentliche Rolle spielen, so gehören sowohl die hysterischen Körperstörungen (Konversionshysterien) wie auch die vegetativen Neurosen (im Sinne ALEXANDERs) dazu. Einige Autoren (ALEXANDER, 1951; STOKVIS, 1959; HOFF u. RINGEL, 1964) treffen Unterscheidungen. Wir werden uns aus praktischen Erwägungen nicht mit den Konversionshysterien beschäftigen, weil sie eingehend im Kapitel über die Klinik der Neurosen abgehandelt werden.

Bei der Darstellung der einzelnen psychosomatischen Syndrome halten wir uns an die klinisch übliche Einteilung, die sich nach den Organsystemen richtet. Auch wenn wir die psychischen Vorgänge zur Einteilungsgrundlage machen könnten, wobei manche Übereinstimmungen in den psychodynamischen Zusammenhängen bei verschiedenen Körperstörungen leichter aufzuzeigen und zu begründen wären, bleiben wir bei der gewohnten Einteilung, weil wir mit ihr besser in der Lage sind, die vorhandenen Untersuchungen, die sich auf die bekannten klinischen Bilder beziehen, zu besprechen.

Die einzelnen Krankheitsbilder sind in sehr unterschiedlicher Weise und in sehr unterschiedlichem Umfang Gegenstand psychosomatischer Untersuchungen geworden. Das spiegelt sich auch in der folgenden Darstellung wider, in der wir uns vor allem mit jenen Erkrankungsformen beschäftigen werden, deren psychosomatische Erforschung bereits wichtige Ergebnisse erzielt hat.

B. Psychosomatische Syndrome

I. Herz-Kreislaufsyndrome

In den letzten Jahren scheinen die funktionellen Herz-Kreislaufstörungen immer mehr zugenommen zu haben. MECHELKE und CHRISTIAN (1960) berichten, daß von 1946—1953 eine Verdoppelung der Anzahl der Herz-Kreislaufstörungen zu registrieren sei. In gleichem Sinne äußern sich JORSWIECK und KATWAN (1967) auf Grund einer umfangreichen statistischen Untersuchung. Sie fanden, daß sich im Berliner Institut für psychogene Erkrankungen die Zahl der an funktionellen Herz-Kreislaufstörungen Erkrankten in der Zeit von 1947—1965 verdoppelt hatte. Auch von DELIUS (1966) wurde eine relative und absolute Häufigkeitszunahme ermittelt. Andere Autoren (BIÖRCK, 1957; FREUDENBERG, 1959; IMMICH, 1957) zweifeln an einer Häufigkeitszunahme. Eine Überprüfung ist in der Tat aus verschiedenen Gründen schwierig. So wird z.B. heute in der Statistik offensichtlich die Rubrik „Herz-Kreislauf-Krankheiten" eher ausgefüllt als in früherer Zeit. Außerdem wirken sich die Veränderungen der Altersverteilung der Menschen und die bessere medizinische Beherrschung bestimmter Infektionskrankheiten bei der prozentualen Einstufung der Krankheitssyndrome entsprechend aus. Nach Untersuchungen von CHRISTIAN, HASE und KROMER (1954) liegt jedoch eine statistisch gesicherte Progression der vegetativen Herz-Kreislaufstörungen vor, „die nicht auf einem Wandel der Diagnostik oder auf die absolute Zunahme der Kreislaufkrankheiten zurückgeführt werden kann".

Es besteht kein Zweifel daran, daß der Anteil der funktionellen Herz-Kreislaufstörungen bei den Erkrankungen, die der Arzt zu sehen bekommt, beträchtlich ist. Bei MECHELKE und CHRISTIAN (1960) findet sich eine Zusammenstellung von neun verschiedenen Autorengruppen, die in einzelnen Fällen bis zu 5000 herzkranke Patienten auf den Anteil funktioneller Störungen überprüft haben. Dabei ergaben sich Prozentsätze, die zwischen 10—38,4 lagen (Durchschnitt 13,3%). CHRISTIAN, HASE und KROMER (1954) fanden bei 1831 Kranken unter 50 Jahren, die in der Zeit von 1946—1951 wegen Herz-Kreislaufstörungen stationär behandelt worden waren, 703 (=38,4%) funktionelle Störungen. Eine gleiche Verteilung konnte MASTER (1952) bei 1000 Patienten finden. GADERMANN (1967) hat aus 2000 Patienten, die vornehmlich mit der Frage, ob ein operativer Eingriff am Herzen notwendig sei, zum Arzt kamen, 32,8% als funktionelle Herz-Kreislaufstörungen diagnostizieren müssen.

Berücksichtigt man die Gruppe der gesamten psychosomatischen Erkrankungen, so stellen die Herz-Kreislaufstörungen den wohl größten Anteil dar. Nach CURTIUS (1954) stehen sie unter den vielen Patienten, die wegen funktioneller Störungen zur Sprechstunde kommen, ganz im Vordergrund. ZAUNER (1964) hat bei einer Untersuchung an 6119 Patienten, bei denen die Frage der Indikation zur Psychotherapie geklärt werden sollte, 1163 gefunden, deren Hauptsymptomatik auf das Herz oder den Kreislauf bezogen war. Unter Hinzurechnung der Gruppe, die Herzbeschwerden als Begleitsymptome angaben, stieg ihre Anzahl auf 50%. CREMERIUS (1962) konnte aus einem umfangreichen Material der Medizinischen Poliklinik in München errechnen, daß 18% der Patienten mit funktionellen Syndromen „cardiovasculäre" Störungen aufwiesen.

Im Gegensatz zu den organisch bedingten Herz-Kreislauferkrankungen, die nach dem 40. Lebensjahr deutlich zunehmen, stellen die funktionellen nach übereinstimmenden Mitteilungen ein Leiden des jüngeren und mittleren Lebensalters dar. Der Häufigkeitsgipfel wird zwischen dem 25. und 35. Lebensjahr angegeben (GOLDWATER, BRONSTEIN u. KRESKY, 1952; WITTKOWER, RODGER u.a., 1941; COHEN, 1949; KULENKAMPFF u. BAUER, 1960; CRAIG u. WHITE, 1934; CREMERIUS, 1962; RICHTER u. BECKMANN, 1969). Bei Kindern sind funktionelle Herz-Kreislaufstörungen kaum zu finden. PLÜGGE und MAPPES (1961) kommen auf Grund von Untersuchungen an organisch herzkranken Kindern zu dem Schluß, daß diese vor dem Alter von 10—12 Jahren ihr Herz noch gar nicht erleben können. RICHTER u. BECKMANN (1969) berichten von einem 9jährigen Mädchen, „mit einem geradezu klassischen herzneurotischen Beschwerdebild". Dieser Einzelfall fällt jedoch weniger ins Gewicht, da „dieses Mädchen in mancher Hinsicht bereits psychisch über ihr Alter entwickelt" war. Vor dem 18. Lebensjahr werden äußerst selten funktionelle Herz-Kreislaufstörungen beobachtet (COHEN, 1949).

Die Angaben über die Geschlechtsverteilung der funktionellen Herz-Kreislaufstörungen variieren. CHRISTIAN, HASE und KROMER haben in ihrer umfangreichen Studie übereinstimmend mit den Feststellungen von WOOD (1941), MCCULLACH (1944) und COHEN (1949) gefunden, daß Frauen eindeutig überwiegen (63,3:36,7%), was auch von CREMERIUS (1962) und DELIUS (1966) berichtet wird. KULENKAMPFF und BAUER (1960) stellen bei den von ihnen untersuchten Herzphobikern ein umgekehrtes Verhältnis fest (62% Männer zu 38% Frauen). Bei MASTERS findet sich ein noch deutlicheres Überwiegen der Männer (76%), ebenso bei RICHTER und BECKMANN (71%).

Bei dem Versuch, die Fülle der funktionellen Störungen im Bereich des Herz-Kreislaufsystems unter dem Aspekt der Psychosomatik zu ordnen, ergeben sich erhebliche Schwierigkeiten. Die Herz-Kreislauffunktionen unterstehen einem komplizierten Reglersystem, das zwischen somatischen, physiologischen, emotionalen und kulturellen Einflüssen zu vermitteln hat. Die Zusammenhänge sind noch nicht ausreichend bekannt. Selbst die physiologische Erforschung des kardio-vasculären Regulationssystems (Sympaticus, Vagus, Presso- bzw. Barorezeptoren, hypothalamische sympathische Zentren) hat noch viele Fragen offengelassen. „Nicht einmal im somatischen Bereich gibt es ein geschlossenes Schema der Kreislaufregelung" (SCHAEFER, 1964). Die Herz-Kreislauffunktionen unterliegen wegen der vielfältigen Regulationsaufgaben leicht einer Störung. Dabei spielt der emotionale Einfluß eine bedeutende Rolle, der jedoch sehr schwer zu beschreiben und abzugrenzen ist. Herz- und Kreislauffunktionen sind so unmittelbar mit emotionalen Vorgängen verbunden, daß ihre Störung einerseits als Paradebeispiel der psycho-somatischen Verbundenheit bzw. Erkrankung, andererseits aber auch als Beleg für die Aussichtslosigkeit, eine spezielle psycho-physische Korrelation aufzustellen, angeführt wird.

Dieser innigen psycho-somatischen Beziehung ist es zuzuschreiben, daß an der Erforschung funktioneller Herz-Kreislaufstörungen maßgeblich sowohl Internisten als auch Psychiater beteiligt waren, was verständlicherweise dazu führte, daß bei der Beschreibung von Herz-Kreislaufstörungen unterschiedliche Symptomkomplexe erfaßt wurden. Der Internist war mehr von Störungen beeindruckt, die ihm von seinem Fachgebiet aus verständlich waren (z.B. objektiv erfaßbare Änderungen der Herz-Kreislauftätigkeit wie Tempo- und Rhythmusstörungen). Den Psychiater interessierte mehr die psychische Seite, was sich z.B. in Bezeichnungen wie Angstneurose (FREUD, 1895), Herzhypochondrie (BRÄUTIGAM, 1956), Herzphobie (KULENKAMPFF u. BAUER) und Herzneurose (RICHTER u. BECKMANN) ausdrückt.

Außerdem sorgen die Patienten selbst für eine Vorauswahl. Welche Symptome aus dem Gesamtbereich der funktionellen Herz-Kreislaufstörungen überwiegen, entscheidet darüber, ob sie einen Internisten oder einen Psychiater aufsuchen. Aus diesem Grund sind einzelne Aussagen verschiedener Autoren nicht so ohne weiteres zu einem Vergleich geeignet, und die Herausarbeitung abgrenzbarer, allgemein anerkannter Einheiten innerhalb der funktionellen Herz-Kreislaufgruppe bleibt schwierig.

Die Vielschichtigkeit der Problematik wurde durch die Einsicht, daß psychische Faktoren für die Entstehung dieser Störungen von erheblichem Einfluß sind, noch erweitert. In Deutschland begannen Kliniker nach 1900 zunehmend auf die Rolle seelischer Faktoren für die funktionellen Herz-Kreislaufstörungen hinzuweisen (BRAUN, 1920, 1932; O. MÜLLER, 1922; FAHRENKAMP, 1926, 1941; HEYER, 1925; v. BERGMANN, 1932; WITTKOWER, 1937; v. WEIZSÄCKER, 1946; SIEBECK, 1953 u.a.). Dabei wurden früh (KREHL, 1913) psychoanalytische Gesichtspunkte diskutiert.

In Amerika sind, wie WYSS (1951) im einzelnen dargelegt hat, seit Beginn dieses Jahrhunderts zwei Ansichten vertreten worden. Die eine (Hauptvertreter LEWIS, 1918; HURST, 1940; WOOD, 1941; CRAIG u. WHITE, 1934) besagt, daß die funktionellen Herz-Kreislauf-Veränderungen eine rein organisch bedingte Regulationsstörung darstellen, und psychische Faktoren ohne Bedeutung bleiben. Die andere (vor allem von COHN, 1919; FRASER, PARKINSON, 1941; JONES u. A. LEWIS, 1941 vertreten) betont den Zusammenhang zwischen psychischen Vorgängen und Herz-Kreislauf-Veränderungen.

Letztlich hat die Entwicklung während der letzten Jahrzehnte dazu geführt, daß sowohl in Deutschland als auch in den angelsächsischen Ländern psychischen Faktoren für die Entstehung und Aufrechterhaltung funktioneller Herz-Kreislaufstörungen eine bedeutende Rolle eingeräumt werden. Im einzelnen sind vor allem folgende Syndrome unter psychosomatischen Gesichtspunkten beschrieben worden:

1. Herzfunktionsstörungen (Herzneurose, Herzphobie).
2. Herzrhythmusstörungen (Paroxysmale Tachykardie).
3. Coronarerkrankungen (*Angina pectoris*, Coronarinsuffizienz, Myokardinfarkt).
4. Blutdruckkrankheiten (Essentielle Hypertonie, Hypotonie, vasovagale Anfälle).

1. Herzfunktionsstörungen

Das hier zu beschreibende Krankheitsbild ist uneinheitlich. Schließt man aus der großen Anzahl funktioneller Herz-Kreislaufstörungen die paroxysmale

Tachykardie, die Coronarerkrankungen und Blutdruckkrankheiten aus, so bleibt eine Gruppe übrig, die mehr oder weniger umfassend unter verschiedenen, z.T. internistischen, z.T. psychiatrischen Bezeichnungen beschrieben worden ist: Neurocirculatory asthenia (MYERS, 1870), Effort-syndrome (LEWIS, 1918), Irritable heart, Da Costa-Syndrome (DA COSTA, 1871), nervöses Herzklopfen (STOKES, 1853), Hyperkinesis cordis (OPPOLZER, 1867), Functional cordiovascular disease (FRIEDMAN, 1947), Angstneurose (FREUD, 1895), Herzhypochondrie (BRÄUTIGAM, 1956), Herzphobie (KULENKAMPFF u. BAUER, 1960), Herzneurose [dieser alte Begriff (STEKEL, 1923) wurde neuerdings wieder von RICHTER und BECKMANN (1969) aufgegriffen]. Auf dem deutschen Internistenkongreß 1967 wurde diese Gruppe von GADERMANN (1967) unter der Überschrift „Mißempfindungen im Herzbereich" abgehandelt. Im ärztlichen Alltag werden weitere Begriffe verwendet wie „nervöse Herzerkrankungen", „reizbare Schwäche des Herzens" usw.

Das physiologische Erscheinungsbild zeigt Veränderungen des Herz-Kreislaufes im Sinne einer sympathicomimetischen Reaktion, vor allem Verstärkung des Herzschlages, Beschleunigung der Pulsfrequenz und Blutdruckschwankungen. Der Katalog der subjektiven Beschwerden ist umfangreich: Präcordiale Schmerzen, Atemnot, Erschöpfung, zitternde Extremitäten, allgemeine Schlappheit, Extrasystolie, Ohnmacht, Frieren, Schwitzen, feuchte Hände, starke Reizbarkeit, innere Unruhe, Schlaflosigkeit, Hitzewallungen, niedergedrückte Stimmung, allgemeine Ängstlichkeit, Angst, schwer krank zu sein, Furcht vor Infarkt.

Untersuchungen über die Pathogenese haben zu berücksichtigen, daß die verschiedenen körperlichen wie auch seelischen Symptome nicht krankhafter Natur an sich sind. Ein heftiges Affekt- bzw. emotionales Erleben, wie z.B. Wut, sexuelle Erregung oder Furcht, ist normalerweise mit feststellbaren Veränderungen des Herz-Kreislaufes und mit seelischen Alterationen verbunden. Beide treten auch bei körperlichen Belastungen — worauf bereits LEWIS bei der Beschreibung des "Effort-syndrome" hingewiesen hat — und in Situationen besonderer psychischer Belastung, z.B. vor Prüfungen (SMITH u. WENGER, 1965) auf. Sie sind in hypnotischen Experimenten zu erzeugen, z.B. bei Suggestion von Excitationszuständen oder von körperlicher Anstrengung (REINDELL u.a., 1955).

Der Ausgangspunkt problembewußter psychosomatischer Betrachtungen lag in der Feststellung, daß es zu bemerkenswerten Herz-Kreislaufveränderungen kommen kann, ohne daß für den Beobachter und den Patienten eine entsprechende körperliche Anstrengung oder offenkundige psychische Veranlassung zu erkennen war. Was dieses Problem angeht, wurde zunächst die Ansicht vertreten, daß es durch infektiöse Krankheiten (LEWIS, 1918; A. HURST, 1940; R.T. GRANT, 1940), konstitutionelle Eigenarten (GRANT) und hormonelle Störungen (G.W. CRILE, 1936) bei bestimmten Personen zu einer „Schwächung" des Vegetativums komme, in deren Gefolge ohne adäquaten Anlaß Herz-Kreislaufstörungen auftreten. Die klinischen Beobachtungen zwangen bald zu anderen Beurteilungen. Bereits 1919 schrieb COHN: „...Die Störung (gemeint ist die funktionelle Herz-Kreislaufschwäche) ist im wesentlichen immer neurotischer Natur. Sie hängt von Angst und Furcht ab..."

Seitdem sind viele Untersuchungen über die Bedeutung psychischer Faktoren bei funktionellen Herz-Kreislaufstörungen mitgeteilt worden. Sie unterscheiden sich in ihren speziellen Aussagen beträchtlich.

Die mitgeteilten Beobachtungen und Untersuchungsergebnisse und ihre psychosomatischen Erläuterungen lassen sich unter verschiedenen Gruppen zusammenfassen.

1. Es wird darauf hingewiesen, daß wegen der leichten unmittelbaren Ansprechbarkeit der Herz-Kreislauffunktionen durch unterschiedliche psychische Vorgänge eine spezifische Zuordnung nicht zu erwarten ist (ALEXANDER, 1951; W.H. v. WYSS, 1924; DÜHRSSEN, 1951; KEMPER, 1954). Es besteht aber eine unspezifische Zuordnung. Mobilisierte, d.h. in Aktion gebrachte Antriebe verschiedenen Inhalts (Wut, Sexualität usw.), die aus persönlichkeitsstrukturellen Gründen nicht vollständig bewußt werden dürfen, deren Vorstellungsanteile verdrängt bleiben, können isoliert in ihrem Erregungsanteil als Herzfunktionsänderungen Symptomcharakter bekommen. Solche Störungen sind aus Konflikten von Bedürfnissen bzw. Motiven entstanden, die oft handlungs- bzw. bewußtseinsnahe sind (v. UEXKÜLL, 1963; ZAUNER, 1967).

Die Herz-Kreislaufstörungen als unspezifische Korrelate zu Affektgeschehnissen kommen nach SCHWIDDER (1954) häufig im Zusammenhang mit Schlafstörungen, Kopfschmerzen, und Obstipation (zwangsneurotisches Organsyndrom) bei zwangsneurotisch strukturierten Patienten vor. Es handelt sich dabei um Patienten, deren zwangsneurotische Abwehrmechanismen nicht so eingespielt sind, daß sie vitale Regungen, vor allem aggressiver Art, in klassischer Manier, d.h. mit dem Ergebnis der Ausschaltung der Affektrepräsentanz und des motorischen Vollzuges unterdrücken, sondern der Erregung in bestimmten Situationen mehr Wirksamkeit einräumen müssen, was sich als Herzstörung im Sinne eines unspeziffischen Affektkorrelates auswirkt.

2. Neuere Arbeiten (VÖLKEL, 1959; KIELHOLZ, 1965; MICHAELIS, 1967; HERTRICH, 1962; RICHTER u. BECKMANN, 1969) haben auf den Zusammenhang zwischen Herz-Kreislaufstörungen und depressiven Zustandsbildern hingewiesen. KIELHOLZ beschrieb eine „Erschöpfungsdepression", der eine „psychosomatische" Phase vorausgeht, die zu etwa 30% von funktionellen Herz-Kreislaufstörungen bestimmt ist. Ein solcher Zusammenhang ist nicht nur bei den neurotischen Depressionen, sondern auch bei schweren endogenen Fällen festzustellen (HERTRICH, MICHAELIS). Der Zusammenhang wird psychoanalytisch aus einer verwandten Persönlichkeitsstruktur erklärt. Die Depression folgt der psychosomatischen Erkrankung nach Erliegen der Abwehr ungebundener Trennungsangst (RICHTER u. BECKMANN).

Andere Patienten klagen nur während der Zeit ihrer Depression über Herzbeschwerden. Ihre Klagen über eine „Lahmheit des Herzens" oder ein „Druckgefühl in der Herzgegend" entspricht ihrem Gesamtzustand, in dem sie sich antriebsschwach und niedergedrückt fühlen.

Bei schizophrenen Patienten oder bei solchen mit schizoiden Strukturen zeigen sich besondere Formen von Herz-Kreislaufstörungen. Hierbei handelt es sich durchweg um subjektive, strukturspezifische Reaktionserscheinungen. Unbedeutende oder unterstellte Funktionsänderungen des Kreislaufs können bei diesen Patienten Anlaß zu Symptomerlebnissen werden, welche oft in merkwürdig anmutenden Beschreibungen mitgeteilt werden, wie z. B. in der Äußerung: „Es ist ein Ziehen diagonal durchs Herz, stumpf und doch spitz zugleich, oft weit weg, oft ganz nah." Hier gibt es Übergänge von schizoidem Fremdheits- und Unheimlichkeitserleben bis zu „leibhalluzinatorischen Erlebnissen" der „coenästhetischen Schizophrenie" (HUBER, 1957).

3. Von verschiedenen Autoren wurden funktionelle Herz-Kreislaufstörungen als eine „Angstkrankheit" (Über die Beziehung von Herz und Angst, s. BRAUN, 1932) beschrieben (in letzter Zeit: BRÄUTIGAM, 1965; KULENKAMPFF u. BAUER, 1960; RICHTER u. Mitarb., 1965; BAUMEYER, 1966 u. ZAUNER, 1965). RICHTER greift die alte Bezeichnung „Herzneurose" wieder auf. Nach ihm ist das Syndrom der funktionellen Herz-Kreislaufstörungen, wie es unter den verschiedenen Namen

(Effort-Syndrome, Neurozirkulatorische Asthenie usw.) mehr oder weniger unvollständig aufgeführt wird, das Krankheitsbild, das FREUD als Angstneurose beschrieben hat, zu dem eine größere Anzahl psychischer und physischer Alterationen gehören. Der psychodynamische Zusammenhang, der ätiologische und pathogenetische Gesichtspunkte miteinander verbindet, ergibt sich nach den psychoanalytischen und testpsychologischen Untersuchungen von RICHTER und BECKMANN (1969) in folgender Weise: Auf Grund eines (des wichtigsten) dispositionellen Momentes besteht eine erhöhte Angstbereitschaft, die den Kranken zwingt, „eine permanente Kompensation in schützenden symbiotischen Partnerverbindungen zu suchen. Ursprünglich rührt diese Disposition anscheinend von einer sehr verunsichernden Erziehung her. Die Rolle des Erbfaktors ist oft überschätzt worden". Dabei sind 2 Typen zu beobachten: Typ A, bei dem die Abhängigkeit ganz offenkundig in Erscheinung tritt; Typ B, der weitgehend von der Abwehr (Überkompensation) geprägt ist. In bestimmten Situationen (aus inneren oder äußeren Gründen) kann die symbiotische Partnerbindung bedroht werden und damit die bisher mehr oder weniger verdeckte Angst mit entsprechenden vegetativen Funktionen als Symptomkomplex auftreten. Sekundär dient dann offensichtlich das Herz als Projektionsobjekt der unbezogenen irrealen Angst. Das ganze Krankheitsverhalten kann von der auf das Herz bezogenen Angst bestimmt werden. Für die sekundäre Angstverarbeitung scheint es jedoch auch noch andere Möglichkeiten zu geben. ZAUNER berichtet, daß es Patienten gibt, bei denen aus den physiologischen Begleiterscheinungen der Angst nicht das Herz und seine Funktionen, sondern die Darmtätigkeit als Symptom, in dem die Angst überwunden werden soll, herausgegriffen wird, wobei im übrigen das gleiche Verhalten — vor allem die phobische Verarbeitung — wie sie beim „Herzneurotiker" vorliegt, zu erkennen ist.

Wie RICHTER und BECKMANN hat auch BRÄUTIGAM die Trennungsangst als das zentrale Problem der Herzneurotiker (Herzphobiker) beschrieben. BAUMEYER weist auf die Notwendigkeit hin, eine weitere Differenzierung vorzunehmen. Er fand, daß die Trennungsangst häufig erst sekundär auftritt. Bei seiner an 100 Patienten durchgeführten Untersuchung gingen die am Herzanfall beteiligten Ängste zunächst von der Mobilisierung verschiedener eigener Impulse aus, worauf dann sekundär als Folge einer Regression Trennungsängste und Verlassenheitsbefürchtungen wirksam wurden.

KULENKAMPFF und BAUER haben besonders die häufig zu beobachtende phobische Reaktion herausgearbeitet. Diese, im Anschluß an symphatico-vasale Anfälle auftretenden Phobien, lassen sich als Zweitkrankheit (CHRISTIAN u. HAHN, 1955) beschreiben. Die symphatico-vasalen Anfälle können ihrerseits durch psychische Faktoren ausgelöst werden. Manche Patienten reagieren auf diese Anfälle entsprechend ihrer Persönlichkeitsstruktur mit dem Aufbau einer Phobie, andere mit hypochondrischer Verarbeitung, wieder andere ohne den Aufbau eines sekundären psychopathologischen Phänomens.

2. Herzrhythmusstörungen (Paroxysmale Tachykardie)

Es liegen noch nicht viele spezielle psychosomatische Untersuchungen über die Rhythmusstörungen des Herzens vor. Die meisten Arbeiten beschäftigen sich mit der paroxysmalen Tachykardie (DUNCAN, STEVENSON u.a., 1950; WOLFF, 1950; WYSS, 1955; QUINT u. ECKER, 1954; ZAUNER, 1964). Sie stellt ein klinisch gut abgenzbares Krankheitsbild dar, bei dem es zu unvermittelt auftretenden, einige Sekunden, Minuten oder auch Stunden dauernden Anfällen von Herzjagen kommt, die meist ebenso plötzlich aufhören, wie sie begonnen haben. Die rhythmische Schlagfolge kann bis 200/min betragen. Als Begleitsymptome werden Ohnmachts- und Schwächegefühl, häufiges Gähnen und Schweißausbrüche angeführt, die durch ungenügende arterielle Versorgung des Gehirns zu erklären sind.

Auf die grundsätzliche Möglichkeit psychischer Einflüsse beim Auftreten der paroxysmalen Sinustachykardie wird heute in jedem Lehrbuch der inneren Krankheiten hingewiesen. Bei Gadermann, 1967 heißt es: „Zentralnervöse Auswirkungen auf die Herzfrequenz sind zwar jedem bekannt, werden aber bei der klinischen Bewertung von Tachykardien häufig unterschätzt. Wie stark emotionale Einflüsse wirksam werden, läßt sich an den EKG-Kurven einer Patientin demonstrieren, die in einem psychoanalytischen Gespräch im schnellen Wechsel erregt und beruhigt wurde und dabei sekundenschnell Schwankungen der Sinusfrequenz zwischen 76 (ruhige Phase) und 133 Schlägen (Erregung) bei gleichbleibender körperlicher Ruhelage zeigt.“

Bei der Beurteilung des psychischen Hintergrundes haben Duncan u. Mitarb. darauf hingewiesen, daß bei den Patienten verdrängte Aggressionen vorlagen, sie innerlich gespannt waren, dabei nach außen freundlich wirkten und zwanghafte Züge aufwiesen. Nach Wyss ist die paroxysmale Tachykardie aus zwei Komponenten als Krankheitsgeschehen verständlich: Einmal aus einer gespannten, aber unentschiedenen Erwartungshaltung und zum anderen aus einer im Zuge der psychischen Regression auf frühkindliches Verhalten belebten Residuale von körperlichen Funktionen als pars pro toto des Laufens zu einer möglichen Entscheidung hin oder von dieser weg. Quint und Ecker kommen auf Grund einer an 17 Patienten durchgeführten Studie zu bestimmten psychodynamischen Aussagen. Die Patienten versuchen infantile Triebregungen, vor allem aggressiver Art, mit Hilfe einer aus Gefügigkeit übernommenen „Scheinselbständigkeit und Geltungsfassade“ abzuwehren. Mit dieser Scheinselbständigkeit und Geltungsfassade sind sie in der Lage, aggressive Regungen zur Abreaktion zu bringen, ohne sich zu ihnen zu bekennen. In psychischen Konfliktsituationen reichen diese Abwehreinstellungen, die mit äußerster Wachsamkeit eingesetzt werden, jedoch nicht so festgefügt sind wie bei klassischen Zwangsneurosen, zur Verarbeitung der neurotischen Angst nicht mehr aus, und es kommt zu einer hysterischen Verarbeitung der plötzlich aufspringenden Angst in Form der paroxysmalen Tachykardie als Angstäquivalent. Charakteristisch ist dabei das plötzliche Überwältigtwerden von bisher abgewehrten Regungen, das als Ertapptwerden erlebt wird, worauf ebenfalls von Wyss hingewiesen worden ist. Zauner hat an diesen Untersuchungen angeknüpft und versucht, eine weitere Differenzierung zwischen paroxysmaler Tachykardie, Extrasystolie und respiratorischer Arrhythmie vorzunehmen. Wir werden hier noch gründlichere Untersuchungen abzuwarten haben, um zu einer befriedigenden Beurteilung kommen zu können.

3. Coronarerkrankungen (Angina pectoris, Coronarinsuffizienz, Coronarsklerose, Herzinfarkt)

Die Krankheit, die unter den Begriffen *Angina pectoris*, Coronarinsuffizienz, Coronarsklerose, Myokardinfarkt beschrieben wird, soll hier entsprechend den Studien in Framingham (Kannel u. Mitarb., 1961), Tekumseh (Epstein u. Mitarb., 1965) und Albanie (Doyle u. Mitarb., 1959) als ein pathogenetisch einheitlicher Vorgang aufgefaßt werden. Das zentrale Geschehen bei diesen Erkrankungen liegt in dem auf Grund von Gefäßveränderungen zustande gekommenen Durchblutungsschwund des Herzmuskels, durch den es, verbunden mit charakteristischen Beschwerden, zu sekundären Folgen bis zum Infarkt kommen kann.

Übereinstimmend wird von einer Häufigkeitszunahme und altersmäßiger Vorverlagerung des Herzinfarktes in den zivilisierten Ländern berichtet. Die Mitteilungen besagen, daß es sich um eine erschreckend rasche Häufigkeitszunahme handelt. Nach SCHETTLER (1962) haben sich die Absolutzahlen der Mortalität bei Coronarsklerose für das 6. und 7. Lebensjahrzehnt von 1952—1958 verdoppelt. Eine Übersicht an den Kliniken der verschiedenen deutschen Großstädte ergab eine Häufigkeitszunahme seit der Währungsreform um das 5- bis 10fache. Ähnliche Verhältnisse konnten auch in den skandinavischen Ländern und den USA gefunden werden, wie P. HAHN, NÜSSEL u.a. (1966) im einzelnen berichten. Was die Vorverlagerung angeht, sei auf eine Arbeit von GODER (1960) hingewiesen, der bei einem Sektionsgut von insgesamt 752 Infarkten aus den Jahren 1920—1957 folgendes feststellen konnte: Zwischen 1930—1944 lag der Gipfel der Gesamtsterblichkeit bei 65—69 Jahren, verlagerte sich aber innerhalb des Zeitraumes von 1951—1957 entgegen dem Anstieg der allgemeinen Lebenserwartung auf die 60—64jährigen. Zu ähnlichen Ergebnissen kamen auch andere Untersucher (MENSEN, 1964; HOCHREIN u. SCHLEICHER, 1959; STRAUBE, 1964).

Die verschiedenen Formen der Coronarerkrankungen galten zwar zunächst als „organische“ Krankheiten, die den Menschen gewissermaßen aus heiterem Himmel überfallen, ohne daß er in seinem psychischen Verhalten etwas dazu beiträgt. Es ist äußerst bemerkenswert, daß nach zahlreichen Untersuchungen heute jedoch kein Zweifel darüber besteht, daß diese „organische“ Krankheit durch das Verhalten des einzelnen in einer Gemeinschaft maßgeblich mitbestimmt wird. Für die Beurteilung der Coronarerkrankungen bzw. des Herzinfarktes hat die prospektive Studie in Framingham entscheidende Kriterien geliefert. Durch eine über 10 Jahre sich erstreckende Untersuchung an mehr als 5000 Menschen wurden bestimmte „Risikofaktoren“ (CHRISTIAN, 1965) nachgewiesen. Das Vorhandensein solcher Faktoren bestimmt die Wahrscheinlichkeit des Auftretens einer Coronarerkrankung. Zu den Risikofaktoren gehören: erhöhte Serumcholesterin- und Blutdruckwerte sowie bestimmte EKG-Veränderungen, erhöhter Zigarettenkonsum, verminderte Glucosetoleranz, Übergewicht und familiäre Belastung. Wesentlich ist dabei, daß diese Faktoren ihre besondere Wirksamkeit durch ihre Kombination erfahren. Legt man z.B. die drei Risikofaktoren: vermehrtes Rauchen, erhöhter Cholesterin- und erhöhter Blutdruckwert zugrunde, so tritt bei Personen mit zwei dieser Risikofaktoren etwa 3mal, bei solchen mit drei etwa 10mal häufiger ein Myokardinfarkt auf als bei Menschen, die nicht rauchen und einen niedrigen Cholesterin- und Blutdruckwert haben. Neben diesen somatischen Risikofaktoren ist bei soziologischen Untersuchungen besonders die Bedeutung des Berufes für die Coronarerkrankungen untersucht worden. Die Ergebnisse weisen daraufhin, daß bei Menschen, die vorwiegend sitzende und geistige Tätigkeit ausüben, häufiger Infarkte auftreten als bei solchen, die körperliche Arbeit verrichten (SPAIN u. BRADESS, 1957, 1960; MORRIS u. Mitarb., 1953; KAHN, 1963; TAYLOR u. Mitarb., 1962; MCDONOUGH u. Mitarb., 1965; SHAPIRO, 1965). Weniger eindeutig ist der Zusammenhang zwischen psychischer Belastung im Beruf und Auftreten des Infarktes. Hier stehen sich z.T. völlig unterschiedliche Ergebnisse gegenüber. WEIDEMANN und NÖCKER (1965) fanden in der Stadt Leverkusen bei selbständigen Berufen (Kaufleute, Unternehmer) und höheren Beamten eine Infarkthäufigkeit von 44,6% gegenüber einer von 12,8% bei ungelernten Arbeitern und unselbständigen Handwerkern. Die in den USA durchgeführte Du-Pont-Studie von PELL und D'ALONZO (1963) ergab bei den Gehaltsempfängern mit niedrigem Einkommen und geringer Verantwortung eine annähernd doppelt so hohe Anzahl (4%) Infarktfälle wie bei Gehaltsempfängern mit hohem Einkommen und leitenden Funktionen (2%). Die Beurteilung dieser Ergebnisse ist sehr schwierig, weil nicht immer zufriedenstellend überdacht worden ist, was als Belastung gelten soll. Man darf den subjektiven Bedeutungsgehalt einer äußeren „objektiven" Belastungssituation nicht übersehen.

ROSENMAN, FRIEDMAN u.a. (1966) haben bei einer seit 1960 laufenden prospektiven Studie an mehr als 3000 gesunden Männern in $2^1/_2$ Jahren 70 Coronarkranke beobachten können. Die Untersuchten zeigten 2 Verhaltensmuster (A und B) in gleicher Verteilung. Die 70 Erkrankten rekrutierten sich zu 75% aus dem Typ A, deren Vertreter folgende Eigenarten aufweisen: Sie zeigen einen intensiven, andauernden, hartnäckigen Antrieb, etwas zu erreichen und Anerkennung zu finden bei gleichzeitiger starker Tendenz zu konkurrieren. Sie halten am einmal gesetzten Ziel fest, geraten dadurch leicht in Zeitdruck und Terminnot, wobei die Ziele oft geringfügig sind. Sie sind geistig und physisch beweglich und laufen immer Gefahr, sich auf zu viel einzulassen und haben die Neigung, ihr Arbeitstempo zu beschleunigen. Dabei sind sie in ihrem Verhalten oft ungeduldig und heftig. Beim Typ B (25%) fehlt dieses Verhaltensmuster, oder es ist nicht genügend ausgeprägt.

ROSENMAN, FRIEDMAN u.a. haben nachweisen können, daß auch das Persönlichkeitsverhalten zu den entscheidenden Risikofaktoren gehört. Die große Bedeutung der Persönlichkeit als Risikofaktor geht daraus hervor, daß z.B. das Zusammentreffen von Verhaltensmuster A mit erhöhtem Blutdruck das Risiko signifikant steigert, während die Kombination des Typs B mit Hochdruck keine größere Incidenz als beim Normotoniker mit gleichem Verhaltensmuster ergibt. Das „Verhaltensmuster" stellt aber nur dann einen Risikofaktor dar, wenn es in sich vollständig ist. Zur Gruppe der Risikofaktoren gehört auch ein konstitutionelles Moment, das von GERTLER, WHITE u. Mitarb. (1954) im mesomorphen Typ (SHELDON, 1942) gefunden wurde.

Bereits von DUNBAR (1949), später auch von WHITE, GRANT und CHAMBERS (1955) ist beobachtet worden, daß der Coronarkranke ein charakteristisches „Krankheitsverhalten" (illness behaviour) zeigt. SEEMANN (1964), der Erfahrungen an 500 Infarktkranken gesammelt hat, gibt an, daß der Kranke mit funktionellen Herzbeschwerden zu viel, der Infarktkranke hingegen zu wenig an seinen Leib engagiert sei. Er distanziert sich gewissermaßen von seinen Beschwerden. Diese Eigenart stimmt mit den Feststellungen, die in der Framingham-Studie gemacht wurden, überein. Von 241 Probanden suchten 42% derjenigen, die im Verlauf von 10 Jahren eine Herzattacke erlitten hatten, überhaupt keinen Arzt auf. Sie verstarben entweder plötzlich oder wurden erst bei Reihenuntersuchungen als Coronarkranke entdeckt.

Diese Beobachtungen können zur Klärung der Frage beitragen, wie weit die beim Infarktkranken festgestellten neurotischen Eigenarten prämorbider Natur sind und damit an der Entstehung des Infarktes beteiligt sein können, oder wie weit sie Reaktionserscheinungen auf die Infarktkrankheit darstellen. Das Verhalten der Patienten nach dem Infarkt zeigt die gleichen psychischen Mechanismen, die bereits vor dem Krankheitsbeginn deutlich wurden.

Auf die angeführten psychischen Merkmale war auch seit einiger Zeit bei psychoanalytisch orientierten psychosomatischen Untersuchungen hingewiesen worden. DUNBAR (1943) hatte den Coronar-Patienten mit Hilfe von 11 Charakteristika zu beschreiben versucht, zu denen einmal zähes Festhalten an der Arbeit und Bemühungen, sich an die Spitze hinaufzuarbeiten, weiter der Gebrauch von Stimulantien und Genußmittel zur Aufrechterhaltung der Arbeitsintensität, außerdem die Neigung, Krankheitssymptome zu verkleinern und zu verleugnen, und endlich auch das Vorherrschen der Auseinandersetzung mit Autoritätspersonen gehören. Ähnliche Untersuchungsergebnisse teilten ALEXANDER (1951),

Arlow (1945), Gildea (1949) und Weiss u. Mitarb. (1957) mit, wobei z.T. weitere wichtige Einzelheiten zur Sprache kamen, wie z.B. mit der Feststellung (Weiss u. Mitarb. auf Grund einer Studie an 23 Patienten), daß in den Monaten vor der Erkrankung eine zunehmende emotionale Belastung vorlag, die häufig erst mit Hilfe der nächsten Anverwandten eruiert werden konnte.

Speziellere psychoanalytische Aspekte wurden von Bahnson und Wardwell (1962 Hartford-Studie) eingebracht. Sie fanden, daß der Coronar-Patient seine unbewußten weiblichen Identifikationen auf verschiedenen Ebenen abwehrt. Er verdrängt konflikthaftes Erleben, daß bei ihm besonders in seiner Beziehung zu Autoritätspersonen besteht, wobei er seine eigenen aggressiven und autoritativen Bedürfnisse in die Berufswelt projiziert. Hauptabwehrformen sind Reaktionsbildungen, Rationalisierungen und Intellektualisierungen. Ähnlich lauten die Feststellungen der Amsterdamer psychoanalytischen Arbeitsgruppe unter Groen (1965), die zudem fand, daß der Coronarkranke auch seine Aggressionsbehinderung durch harte Arbeit kompensiert. Die Mitteilungen von Hau (1964), daß die Aggressionen durch überkompensatorischen, zielstrebigen Vorwärtsdrang und Geltungszwang unterdrückt werden, weisen auf den gleichen Sachverhalt hin.

Das Studium der Coronarerkrankungen zeigt, daß wir es hier mit einer anderen Art der psychosomatischen Erkrankung zu tun haben, wie sie etwa beim *Ulcus duodeni* als vegetative Neurose (Alexander, 1951) oder Bereitstellungskrankheit (v. Uexküll, 1963) beschrieben worden ist. Die Bedeutung der psychischen Faktoren kann z.B. aus folgendem Zusammenhang ersehen werden: Die Abwehr aggressiver Regungen beinhaltet psychodynamisch einmal eine Verstärkung des „süchtigen Tätigsein", in dessen Vollzug das Rauchen als Stimulans zur Arbeit verstärkt wird. Gleichzeitig wird dadurch die körperliche Bewegungsmöglichkeit weiter eingeschränkt. Eine Regression auf orale Bedürfnisse führt weniger zu Abwehrmaßnahmen, sondern zur Verstärkung oraler Betätigung, was zusammen mit der Bewegungseinschränkung zu einer Gewichtsvermehrung führt. Letztlich resultiert daraus eine Änderung der gesamten Stoffwechselbilanz, die zu Gefäßveränderungen führt, aus denen sich ein Infarkt entwickeln kann. Dem Infarkt geht in der Regel ein akutes Ereignis voraus, das aus subjektiven oder objektiven Gründen mit einer starken ergotropen Reaktion verbunden ist. Bedeutungsvoll ist dabei, daß der Infarktkranke wegen seiner psychischen Tendenz zur Leugnung und Bagatellisierung aus den ersten Anzeichen eines drohenden Infarktes (z.B. körperliche Sensation in der Herzgegend) keine Konsequenzen zieht.

4. Blutdruckkrankheiten

a) Essentielle Hypertonie

Die essentielle Hypertonie wird als eine Hochdruckkrankheit definiert, die nicht durch renale oder sonstige organische Ursachen (Gefäßerkrankungen, endokrine Krankheiten) entsteht. Diese negative Definition (Wollheim u. Moeller, 1960) versucht man seit längerer Zeit zu überwinden. Vielen Autoren gilt die essentielle Hypertonie als ein klassisches psychosomatisches Krankheitsbild. Im Unterschied zu den diffusen, allgemeinen funktionellen Herz-Kreislaufstörungen bietet sich hier zudem eine meßbare, gut umschriebene Funktionsstörung dem Studium an. Wollheim und Moeller (1960) sehen die essentielle Hypertonie als nosologische Einheit an, die im Überschreiten festgelegter Blutdruckwerte besteht. Nach der Konferenz von Princeton gilt für den Normotoniker ein systolischer Blutdruckwert unter 140, aber über 100, und ein diastolischer unter 90, aber über 60 mm Hg. Diese Festlegung ist jedoch nicht ohne Kritik geblieben (Pickering, 1955).

Die Blutdruckkrankheit kann mit Cephalgien, Unruhe- und Spannungszuständen, Herz- und Atembeschwerden und Obstipation einhergehen.

Die essentielle Hypertonie umfaßt nach White (1951) 95% aller Kranken mit Blutdrucksteigerungen. Besteht über die Häufigkeit der Blutdruckkrankheit allgemein Einigkeit, so fehlen bisher jedoch umfassende differenzierende Angaben. Bei Pflanz (1962) findet sich eine Zusammenstellung über die von mehreren Autoren ermittelte Häufigkeit der Hypertonie in verschiedenen Bevölkerungsgruppen (Europa und USA). Die Angaben sind schwerlich miteinander zu vergleichen, weil das Untersuchungsmaterial sehr divergent ist. Immerhin sind Ergebnisse wie die von Inghe (1958), der in Stockholm bei einer Kontrolle der Bevölkerung fand, daß 27,6% der Männer und 36,1% der Frauen Blutdruckwerte über 150/90 aufwiesen, sehr aufschlußreich. Über die Altersverteilung finden sich übereinstimmende Angaben (Pickering, 1955; Master, Lasser u. Jaffe, 1958; Trussell u. Elinson, 1959). Bis zum 45. Lebensjahr ist die mittlere Blutdrucklage bei Männern etwas höher. Dann steigt sie bei den Frauen eindeutig steiler an. Insgesamt nimmt die prozentuale Hypertoniehäufigkeit mit dem Alter zu, nach dem 45. Lebensjahr bei Frauen stärker als bei Männern.

Einige Autoren weisen darauf hin, daß die Mittelwerte bei Männern zwischen 25 und 35 Jahren nicht so hoch liegen wie im Alter von 15—25 Jahren. Dieses Phänomen bedarf noch der gründlichen Untersuchung. Wyss (1955) und Christian (1958, 1959) erklären diese Beobachtungen mit der psychosozialen Hypothese, daß die berufliche Konsolidierung des Mannes zwischen 25 und 35 Jahren eine vorher vorhandene labile Blutdrucklage stabilisieren kann.

Es wird angenommen, daß die essentielle Hypertonie über eine Phase des labilen Hochdrucks in eine solche des fixierten übergeht. Dafür sprechen Untersuchungen an Tieren, wie sie in Rußland mit Affen durchgeführt wurden. Perera (1948) hat durch jahrzehntelange Nachbeobachtungen diesen Zusammenhang wahrscheinlich gemacht. Er konnte feststellen, daß fast alle Hypertoniker ein weitgehend symptomfreies Stadium von 10—20 Jahren durchmachen. Von anderen Autoren wird darauf hingewiesen, daß eine labile Hypertonie keinesfalls in eine fixierte einmünden muß (Christian, Fink-Eitel u.a., 1966). v. Uexküll (1965) fand, daß die außerordentlich häufig auftretende „Situationshypertonie" rasche Blutdruckschwankungen zeigt (s. auch Gadermann, 1967; Franke, 1954; Menzel, 1955; Zülch u. Hosemann, 1967), die „keineswegs immer nur von kurzer Dauer sind". Über verschiedene Mechanismen (z.B. Anpassung der Reizschwelle der Pressoreceptoren, Einschaltung des Renin-Angiotensinzirkels) könne ein Situationshochdruck in eine Dauerhypertonie übergehen. Kriterien zur Unterscheidung zwischen Situationshochdruck und essentieller Hypertonie liegen insofern vor (Gadermann), als bei einer essentiellen Hypertonie bald Auswirkungen auf die Gefäße und die Nierenfunktion zu erkennen sind. Der Verlauf kann gelegentlich ungünstig sein (maligne Form).

Welche Auswirkungen der Hochdruck hat, zeigt eine versicherungsstatistische Untersuchung, die in den USA und Kanada durchgeführt wurde (Blood-Pressure-Study 1959, Society of Actuaries). Bei einer Kontrolle von 102000 Todesursachen ergab sich für männliche Hypertoniker (RR systolisch 148, diastolisch 93 mm Hg und mehr) ein weit überhöhter Erwartungswert der Sterblichkeit durch Herz- und Kreislaufstörungen (bis zu 546% des Erwartungswertes).

Es gilt als sicher, daß die essentielle Hypertonie eine Krankheit ist, die familiär gehäuft auftritt. Nachdem Freud darauf aufmerksam gemacht hat, daß es neben der somatischen Vererbung auch eine soziale gibt, wird man manche Schlußfolgerungen, die auf Grund von Familienforschung gezogen wurden, als fragwürdig ansehen müssen. Bei der Diskussion über die Bedeutung, die psychische

Faktoren für die essentielle Hypertonie haben können, darf die Möglichkeit, daß durch die Familie bestimmte psychische Haltungen weitergegeben werden, die zum Auftreten einer Hypertonie disponieren, nicht außer acht gelassen werden. Das grundsätzliche Problem ist bisher ungeklärt geblieben. Auch die Zwillingsforschung vermochte hier keine eindeutige Antwort zu geben. Zwar scheinen mehr Untersuchungen für eine organische Vererbung zu sprechen (KAHLER u. WEBER, 1940; WEITZ, 1925; SOBYE, 1948; JONES, YOUNG HUSBAND u. EVANS, 1948). Jedoch gibt es nicht zu übersehende andere Befunde (FELDT u. WENSTRAND, 1942; PARADE u. LEHMANN, 1938; FLYNN u.a., 1949; FRIEDMAN u. KASANIN, 1943). Bei Familienforschungen sollten die psychologischen bzw. emotionalen Verhältnisse mitberücksichtigt und mitüberprüft werden, vor allem die Rolle, die von psychoanalytischer Seite den ersten Lebensjahren beigemessen wird, und als Kontrollgruppe z.B. Adoptivkinder, die in „Hypertoniefamilien" aufwachsen, herangezogen werden (v. UEXKÜLL).

Die prinzipielle leichte Beeinflußbarkeit der Blutdrucklage durch emotionale Momente ist jedem Arzt aus seiner praktischen Tätigkeit bekannt. Darüber hinaus sind uns Einblicke in speziellere psycho-physische Beziehungen vermittelt worden, wie z.B. durch die Untersuchungen von v. EIFF (1967) und von BROD (1968).

Heute liegen außerdem psychoanalytisch orientierte Untersuchungsberichte über die Bedeutung psychischer Faktoren für den Hypertoniker aus einem Zeitraum von mehr als 50 Jahren vor. Bei aller Unterschiedlichkeit zeigen sie doch in einigen Punkten bemerkenswerte Übereinstimmungen. Wurde zunächst allgemein darauf hingewiesen, daß emotionale Einflüsse für das Auftreten und die Aufrechterhaltung der essentiellen Hypertonie von Bedeutung sind, summierten sich bald bestimmte speziellere Feststellungen.

1. Die Blutdruckerhöhung steht im Zusammenhang mit Lebenssituationen, die eine spezielle Belastung darstellen ("Hypertension as reaction-pattern to stress". S. WOLF, J.B. PFEIFFER u. Mitarb., 1948).
2. Der Hypertoniker unterdrückt in auffallendem Maße Aggressionen.
3. Der Hypertoniker zeigt häufiger als zu erwarten zwanghafte Züge.
4. Der Hypertoniker steht unter einer starken Leistungsverpflichtung.

Der Zusammenhang zwischen belastender Konfliktsituation (E. WEISS, 1953; SHAPIRO, 1945; M.F. REISER, 1951; ROSENBAUM u. Mitarb., 1951) und essentieller Hypertonie wurde entsprechend den Entdeckungen SELYES z.T. als Auslösung einer speziellen Krankheitsform durch einen unspezifischen Reiz (emotial stress) angesehen. Bei einer solchen Beurteilung ist es wichtig, sich darüber im klaren zu sein, was unter Konfliktkonstellation verstanden werden soll.

Äußerlich sehr unterschiedlich sich darbietende Belastungssituationen können durch eine subjektive Deutung zu einer inneren Konfliktspannung führen, die dann bei verschiedenen Menschen Übereinstimmung zeigt. Für den Hypertoniker scheinen Konflikte, die aus seinen unterdrückten Aggressionen entstehen, eine entscheidende Rolle zu spielen. Einzeldarstellungen, in denen die Hypertonie als Folge verdrängter Aggressivität (bei vorhandenem organischen Entgegenkommen) interpretiert wird, liegen in großem Umfang vor (DUNBAR, 1949; HILL, 1935; MENNINGER, 1938; E. WEISS, 1942 u.a.). Die Aussage, daß der Hypertoniker an einem Konflikt leidet, der im Zusammenhang mit unterdrückter Aggressivität steht, enthält zwar gegenüber der allgemeinen Konzeption des emotionalen Stress eine Spezifizierung, ist jedoch andererseits wieder als sehr allgemein zu bezeichnen, wenn man bedenkt, daß auch für die funktionellen Herz-Kreislaufstörungen und für die paroxysmale Tachykardie eine Beziehung zur unterdrückten Aggression festgestellt wurde.

ALEXANDER hat die Rolle, die die Aggression für den Hypertoniker spielt, genauer zu beschreiben versucht.

Für die am Chicagoer Institut für Psychoanalyse untersuchte Krankengruppe von Hypertonikern gilt als typisch der Kaufmann, der als ein bescheidener, unauffälliger, höflicher, sich nie in den Vordergrund drängender Mann auftritt. Er ist zwar ehrgeizig, doch bleibt sein Wunsch, seine Konkurrenten zu überflügeln, auf die Phantasie beschränkt. In den Beziehungen zu seinem Chef, dem er nie widersprechen kann, zeigt sich seine offensichtlich bescheidene, nachgiebige Haltung. Er ist weiter dadurch charakterisiert, daß er Einladungen seines Arbeitgebers, am Wochenende mit ihm gemeinsam Golf zu spielen, annimmt, obwohl er lieber mit seiner eigenen Familie Tennis spielen würde. Ebenso gehört es zu ihm, daß er nachträglich Selbstanklagen wegen seiner Unfähigkeit, die Einladung seines Chefs auszuschlagen, erhebt und voller Selbstverachtung und Wut gegen sich selbst ist.

Die Analyse des Hypertonikers fördert nach ALEXANDER einen ausgeprägten Konflikt zwischen passiv-abhängigen oder femininen Tendenzen und kompensatorischen aggressiv-feindseligen Antrieben zutage. Je mehr er sich den abhängigen und nachgiebigen Tendenzen überlasse, desto stärker werde die reaktive Feindseligkeit gegen diejenigen, denen er sich unterwerfe. Diese Feindseligkeit bewirke Furcht, wodurch der Hypertoniker sich in eine passive, abhängige Haltung zurückziehe, die weitere Minderwertigkeitsgefühle und Feindseligkeitsregungen aufkommen lasse. So entsteht ein anhaltender *Circulus vitiosus*, und die gegenseitigen Tendenzen der Aggression und Unterwerfung steigern und blockieren sich zur gleichen Zeit wechselweise, ohne daß es zu ausreichenden emotionalen Vollzügen komme.

SAUL (1939), ein Mitarbeiter ALEXANDERs, hat zum Vergleich 8 Patienten ohne essentielle Hypertonie untersucht. Er glaubte feststellen zu können, daß zwar die gleichen Konflikte vorherrschen, daß aber die Aggressivität bei der Vergleichsgruppe in anderer Weise verarbeitet wird. Entweder wird die Unterwerfung akzeptiert, oder die unterwerfenden Situationen werden vermieden, oder die Feindseligkeit wird durch andere Neurosen gebunden.

Ähnliche Zusammenhänge hatte bereits DRAPER (1928) beschrieben, nachdem er feststellen konnte, daß mit dem Auftreten bestimmter neurotischer Symptome der Blutdruck von Hypertonikern normale Werte annehmen kann.

In gleiche Richtung weisen Untersuchungen von L. MOSES, G.E. DANIELS u. Mitarb. (1956). Sie stellen nach einer 10jährigen Untersuchungsarbeit mit Hypertonikern fest, daß diese dahin tendieren, ein ausgeprägtes und anhaltendes Maß an Aggression in Beantwortung der Frustrationen, die durch Versagung von Abhängigkeits- und Geborgenheitswünschen entstehen, zu mobilisieren. Diese Affekte seien kaum unterdrückt, nur teilweise verdrängt und minimal an spezifische psychische Symptome gebunden.

Auch GROEN (1964), BASTIAANS (1963) und neuerdings TREURNIET (1966) (in einer experimentellen Untersuchung) haben die damit gekennzeichnete besondere Konflikthaftigkeit feststellen können. Sie führen aus, daß die Hypertoniker zwar bewußt immer für den Frieden seien, jedoch „in dem mehr unbewußten Aspekt ihrer Persönlichkeit konstant zu kämpfen bereit". Als Gegengewicht zur dauernden Kampfeinstellung müßten die Hypertoniker ein strenges Über-Ich aufbauen, in dem Ideale von Recht und Pflicht vorherrschten, wie es auch bei zwangsneurotischen Patienten zu beobachten sei. Die Hypertoniker wirkten wie „Tiger im Käfig" (GROEN).

Damit ist auf ein excessives Ausmaß an innerer Gespanntheit durch Unterdrückung hingewiesen, das BOSS (1954) als entscheidendes Moment für den Hypertoniker ansieht: „Nach allen bisherigen Untersuchungen, die dem Menschen adäquat waren und Anspruch auf Gründlichkeit erheben, gründet die essentielle Hypertonie stets in einer dauernden, übermäßigen Einengung freien und gelösten

Verfügenkönnens über den vollen Reichtum der menschlichen Bezugsmöglichkeiten, den Dingen und Mitmenschen der Welt gegenüber, auf ein ständiges Gespanntsein und Unter-Druck-Stehen".

Bei der Beurteilung der Verarbeitung der aggressiven Impulse beim Hypertoniker standen demnach folgende Fragestellungen zur Debatte:

1. Nach der Art der Hemmung der aggressiven Regungen.
2. Nach dem Ausmaß der Mobilisierung der gehemmten aggressiven Impulse.
3. Nach den die mobilisierten aggressiven Impulse abwehrenden Einstellungen.

Mit der gekennzeichneten Verarbeitung der aggressiven Regungen ist bereits auf zwangsneurotische Strukturelemente hingewiesen worden, ebenso mit dem Hinweis auf die besondere Über-Ich-Formation (GROEN, BASTIAANS). Häufig sind darüber hinaus beim Hypertoniker ausgeprägte Zwangszüge wie Überordentlichkeit, Übersauberkeit usw. zu finden.

WYSS (1955) hat vor allem die Beziehung des Hypertonikers zur Leistung herausgestellt. Er unterscheidet zwei Typen: Einen, der sich durch dauernde Selbstüberschätzung überfordert, und einen anderen, der durch dauernde Unterschätzung seiner Leistungsmöglichkeit Versagungen erlebt. Diese Befunde konnten durch testpsychologische Untersuchungen von PFLANZ und UEXKÜLL (1962) bestätigt werden. Eine experimentelle Erhebung des Leistungsanspruchsniveaus mit der Labyrinthaufgabentechnik ergab abweichend zur Kontrollgruppe, daß sich der Hypertoniker eher überhöhte Ziele setzt, deren Erreichung höchst unwahrscheinlich ist, oder aber niedrigere Ziele, die noch unter dem bereits realisierten Leistungsstand liegen und mit großer Wahrscheinlichkeit übertroffen werden.

QUINT (1958, 1967) hat auf Grund langjähriger psychoanalytischer Untersuchungen ebenfalls die oben beschriebenen einzelnen Eigenarten festgestellt und gleichzeitig ihren dynamischen Zusammenhang zu erfassen versucht. Er fand, daß die Unterdrückung aggressiver Impulse beim Hypertoniker eine charakteristische Form der Gehemmtheit aufweist. Zwar werden aggressive Impulse mobilisiert, jedoch mit dem Erfolg, daß keine objektbezogenen Wutgefühle und keine zielgerichteten Handlungen resultieren, sondern eine diffuse aggressive Gestimmtheit, aus der es gelegentlich zu Durchbrüchen kommt. Der Hypertoniker wirkt daher gespannt und leicht reizbar, worauf bereits in früheren Arbeiten hingewiesen wurde (MOSCHCOWITZ, 1919). Daneben hat er Schwierigkeiten (Angst), seine eigenwillige Aktivität in den Dienst seiner Bedürfnisse (orale, Macht-, Geltungs-, Liebes-, sexuelle Bedürfnisse) zu stellen. Seine Aktivität wird weitgehend in einer leistenden Hergabe- und Helferhaltung eingespannt und für das Bemühen verwendet, sachlich und richtig zu handeln, was ihm bei seiner Gespanntheit und leichten Reizbarkeit sehr schwer fällt. Von der Erfüllung dieser Ich-Ideal-Anforderung leitet der Hypertoniker sein Selbstwertgefühl (narzißtischen Stolz) ab und das Recht auf Macht, Geltung und Liebeszuwendung. Bei der Verfolgung seiner leistenden Hergabe- und Helferhaltung kommt es ihm nicht so sehr auf das Ausmaß des objektiv Geleisteten an, sondern auf den Resonanzertrag. Das Ausbleiben von Resonanz, von Anerkennung und Bewunderung wird als Kränkung erlebt. Der Hypertoniker pflegt unbewußt seine Leistungsmöglichkeit vor dem Außenstehenden entweder zu überschätzen oder zu unterschätzen (siehe dazu WYSS, PFLANZ u. UEXKÜLL). So ist der Hypertoniker in gewisser Weise in seiner Beziehung zu seinen Mitmenschen, was seine Leistungsbemühungen angeht, ein unbewußter „Hochstapler" oder „Tiefstapler".

Die angedeutete Persönlichkeitsstruktur ist so geartet, daß im Hypertoniker permanent mobile aggressive Regungen wirksam sind: Er kann für die Erfüllung eigener Wünsche nicht genügend Aktivität einsetzen, lebt in der unbewußten Einstellung, andere müßten es für ihn tun. Bei dieser Einstellung geht er leer aus.

Die Enttäuschung darüber mobilisiert Ärgerregungen, die der Hypertoniker aber auf keinen Fall zur Auswirkung kommen lassen kann, weil er den Mitmenschen lebensnotwendig für das Funktionieren seiner Leistung- und Hergabehaltung braucht. Jede aggressive Mobilisierung führt daher zu verstärktem Bemühen, sich durch leistende Hergabe, die objektiv gar nicht ins Gewicht fallen braucht, ein Recht auf das zu erwerben, was durch eigenverantwortliches Handeln nicht erreicht werden kann. Diese Einstellung schließt die Möglichkeit zur liebevollen Hingabe an den Mitmenschen weitgehend aus. So bleibt er einsam mit seinen Rechtsansprüchen, die keine Erfüllung finden.

Aus Gründen der Persönlichkeitsstruktur kommt es beim Hypertoniker also zu einer anhaltenden Mobilisierung aggressiver Regungen, die jedoch wegen der gekennzeichneten Art der Gehemmtheit keine Realisierung finden, sondern als diffuse aggressive Gestimmtheit und Gespanntheit in der Schwebe bleiben.

Bei der Beurteilung der Ätiologie und Pathogenese der essentiellen Hypertonie berücksichtigen heute viele Autoren eine Reihe von Faktoren: genetische, neurale und renale Faktoren, Kreislauffaktoren, soziale und psychologische Faktoren. Die letzteren werden von Alexander (1951) in folgendem Zusammenhang gesehen: Furcht und Wut sind beim Menschen wie beim Tier vorübergehende Erscheinungen, die mit vorübergehenden physiologischen Veränderungen verknüpft sind, durch die der Körper auf die zum Kampf und zur Flucht gehörenden Aktivitäten vorbereitet wird. Eine der Komponenten der physiologischen Vorbereitung ist die Steigerung des arteriellen Druckes. Sind Menschen in der Fähigkeit, aggressive und selbstbestätigende Tendenzen zum Ausdruck zu bringen, stärker gehemmt als andere, können sie von den verfügbaren legitimen Abfuhrmöglichkeiten für aggressive Antriebe in unserer Gesellschaft keinen Gebrauch machen, so leben sie in einem Zustand chronisch gehemmter Feindseligkeiten. Die Annahme ist nicht unberechtigt, daß durch eine von solchen Beschränkungen ausgelöste, chronisch gehemmte Wut eine chronische Blutdrucksteigerung zustande kommt, weil diese Wut weder in körperlichen Angriffen noch in irgendeiner sublimierten Form entladen werden kann. Die nicht zum Ausdruck gekommenen Feindseligkeitsgefühle können zur Quelle einer Dauererregung des Gefäßsystems werden, was einer ständigen Vorbereitung des Organismus auf einen Kampf, der niemals stattfindet, entspricht. Es geht nach der These Alexanders darum, daß der Organismus sich in bestimmten Funktionen für eine bestimmte Aufgabe bereitstellt, ohne Gelegenheit nehmen zu können, diese Aufgabe zu erfüllen.

v. Uexküll (1963) hat diesen Gedanken aufgegriffen und ihn benutzt, um im Rahmen eines bestimmten Handlungsmodells eine Einteilung der psychosomatischen Krankheiten in Bereitstellungs- und Ausdruckskrankheiten durchzuführen. Bei den Ausdruckskrankheiten gehe es um Motivkonflikte, aus denen „Handlungsdurchbrüche" z.B. in Form eines hysterischen Lähmungssymptoms resultieren. Bei den Bereitstellungskrankheiten gehe es dagegen um Stimmungen und körperliche Bereitstellungen, die nicht zu Motiven und Handlungen führen, so daß permanente Aktivitätssteigerung einer Organfunktion (z.B. Hypertonie) resultiert, woraus nach und nach eine körperliche Veränderung zustande kommen könne.

Unter psychogenetischem Aspekt ist hinzuzufügen, daß die Entwicklung der kognitiven, emotionalen und motorischen Funktionsmöglichkeiten bestimmter Antriebserlebnisse (Schultz-Hencke, 1965) bei den Ausdrucks- und Bereitstellungskrankheiten unterschiedlich behindert wurde.

Für den Hypertoniker scheint sowohl die physiologische Bereitstellung zu aggressivem Verhalten als auch die besondere, chronisch gespannte Erwartung einer Leistungseinstellung eine pathogene Auswirkung auf das vasculäre System zu haben. Es bleibt außerdem die Frage, ob nicht durch die Unmöglichkeit des Hypertonikers, sich hingebungsvoll seinen Gefühlen zu überlassen und sich in dieser Weise zu entspannen, ein die Blutdruckerhöhung unterstützender Effekt erzielt wird.

Die Tierexperimente von SCHUNK (1954) können als Untermauerung der hier diskutierten psychosomatischen These angeführt werden. SCHUNK hat Katzen in Käfigen täglich mehrmals in Hundezwingern aufgestellt. Die Katzen waren durch die schützenden Käfige zwar vor dem Angriff der Hunde geschützt, aber gleichzeitig der Möglichkeit zur Verteidigung und Flucht beraubt. So wurde durch ein äußeres Arrangement diejenige Lage geschaffen, in der sich der Hypertoniker auf Grund seiner Persönlichkeitsstruktur befindet. Auch hier war eine psychophysische Bereitstellung vorhanden, die nicht durch Handlungen ihre Erledigung finden konnte. Bei einem Teil der Katzen kam es zu einer Blutdruckerhöhung, die auch nach Beendigung des Experimentes bestehen blieb.

Faßt man die bisher vorliegenden Untersuchungsergebnisse zusammen, so ist es bei aller kritischen Einstellung gegenüber vielen Mitteilungen wahrscheinlich, daß das Zusammentreffen bestimmter emotionaler Faktoren für das Auftreten der essentiellen Hypertonie von großer Bedeutung ist. Daß zur vollständigen Klärung der Ätiologie und Pathogenese noch weitere Faktoren (z.B. NaCl und Übergewicht) berücksichtigt werden müssen, soll ausdrücklich vermerkt werden.

b) Hypotonie

Während die Hypertonie von jeher ein bevorzugtes Objekt psychosomatischer Studien gewesen ist, hat die Hypotonie das gleiche Interesse nicht finden können. Nach MARTINI und PIRACH (1926) gilt die essentielle Hypotonie als einheitliches Krankheitsbild, obwohl es schwer ist, sie auf Grund bestimmter Blutdruckwerte abzugrenzen, da die durchschnittlichen Werte unterschritten werden können, ohne daß die Leistungsfähigkeit und das Gesundheitsgefühl beeinträchtigt sind. In diesem Sinne sind nicht nur konstitutionelle Hypotonien, die mit völlig subjektivem Wohlbefinden einhergehen, zu beobachten, sondern auch solche, die bei unterernährten Personen und bei Sportlern auftreten. WOLLHEIM und MOELLER (1960) folgen MARTINI und PIRACH, wenn sie trotzdem einen Blutdruckwert von 105—100/70—65 als oberen Grenzwert einer Hypotonie im Sinne einer Krankheit angeben, die auf die Dauer doch mit eindeutigen subjektiven Beschwerden einhergeht.

Das Beschwerdebild bei hypotonen Kreislaufstörungen ist im wesentlichen durch folgende Symptome gekennzeichnet: Verminderung des Antriebs und der Leistungsmotivierung, rasche Ermüdbarkeit und Erschöpfbarkeit, vermehrtes Schlafbedürfnis, Mangel an Konzentrationsfähigkeit, z.T. auch Nachlassen der Gedächtnisfunktion, Neigung zu Schwindelgefühl und in schweren Fällen zu kollapsartigen Zuständen.

MARTINI und PIRACH fanden unter 9000 Kranken 2,4% mit einer Hypotonie. LABERKE (1952) konnte eine Steigerung der Hypotonie von 3,2% vor dem Krieg auf 7% nach dem Krieg nachweisen, eine Steigerung, die doppelt so groß ist wie die bei Hypertonikern.

Obwohl auch bei Hypotonikern Anhaltspunkte für die Bedeutung emotionaler Faktoren gefunden wurden, sind die Zusammenhänge jedoch unübersichtlich. Eingehende psychosomatische Untersuchungen, die sich vor allem mit psychodynamischen Vorgängen beschäftigen, liegen bis heute nicht vor. Hypotone Blutdruckwerte sind häufig in bestimmten Phasen depressiver Verstimmungen und bei schizoiden Menschen zu beobachten.

Eine besondere Form des hypotonen Kreislaufreagierens finden wir bei der vasovagalen Ohnmacht, die von psychosomatischer Seite vereinzelt untersucht wurde (ALEXANDER, 1951; ROMANO u. ENGEL, 1945; ENGEL u. ROMANO, 1947; ENGEL, FERRIS u. ROMANO, 1945 u.a.). Die psychosomatische These geht dahin, daß die vasovagale Ohnmacht bei Menschen auftritt, die in plötzlich einsetzenden Gefahrensituationen auf Grund einer erworbenen Disposition zu keiner Handlung kommen können, sondern statt dessen im Sinne eines „Totstellreflexes" erschlaffen. Hier sind jedoch noch weitere Untersuchungen notwendig, um einen differenzierten Einblick in die Zusammenhänge zu gewinnen.

II. Migräne

Der Kopfschmerz ist ein Symptom, das sehr oft angegeben wird. In vielen Fällen stellt er eine Begleiterscheinung einer anderen Krankheit dar. Neben dem intrakraniellen Druck (Tumoren, Entzündungsprozesse) werden vor allem Veränderungen an den Gefäßen verantwortlich gemacht. So zahlreich auch die Mitteilungen über psychisch bedingte Kopfschmerzen sind und so häufig der Psychoanalytiker den Kopfschmerz bei seinen Patienten als passageres Symptom feststellt und seinen psychischen Stellenwert zu verstehen meint, eine gleichlautende spezielle psychodynamische Formel für alle psychogenen Kopfschmerzen konnte nicht gefunden werden.

Von den verschiedenen Kopfschmerzformen soll hier lediglich die Migräne angesprochen werden, weil sie als klinisch gut zu beschreibendes Krankheitsbild vergleichbare psychosomatische Untersuchungen erfahren hat. Die Migräne tritt anfallsweise, meist als halbseitiger Kopfschmerz auf. Sie kann Stunden, selten auch Tage dauern, geht mit Schwindelerscheinungen, Übelkeit, Brechreiz und Lichtempfindlichkeit einher und zeigt Prodromalerscheinungen (Flimmerskotom, Parästhesien, Sprachstörungen).

Patho-physiologisch wird der Migränekopfschmerz nach den experimentellen Untersuchungen von GRAHAM und WOLFF (1938) auf eine Vasodilatation mit vermehrter Blutfülle der Hirnarterien vor allem im Gebiet der A. carotis externa zurückgeführt. Die schmerzlindernde Wirkung des Gynergens, das einen vermehrten Gefäßtonus bewirkt, bestätigt diese Auffassung.

Ätiologisch sind vor allem Anlagefaktoren (gehäuftes familiäres Vorkommen), innersekretorische Einflüsse, besonders von seiten der Ovarien (Häufigkeitsverhältnis Frauen: Männer wie 4:1) und emotionale Momente angeschuldigt worden.

WOLFF (1937) war einer der ersten, der auf Grund sorgfältiger Studien die Frage zu beantworten versuchte, ob beim Migränekranken typische Persönlichkeitszüge vorliegen (s. auch KNOPF, 1935). Er fand bei seinen Patienten ausgeprägten Perfektionismus und übersteigerten Ehrgeiz, eine Fixierung an soziales Prestige und beruflichen Erfolg und eine erhöhte Reizbarkeit.

Die damit gekennzeichneten speziellen zwangsneurotischen (analen) Charakterzüge sind dem Kliniker bei Migränekranken immer wieder aufgefallen. In diesem Zusammenhang ist auch das von SCHWIDDER (1956) beschriebene zwangsneurotische Organsyndrom anzuführen, in dessen Verband die Kopfschmerzen eine wichtige Rolle spielen. Die Mitteilungen von SCHWÖBEL (1960) weisen ebenfalls auf die zwangsneurotische Orientierung der Migränekranken hin.

Die Verbindung von Kopfschmerz und übersteigerter Leistungsanforderung ist nicht selten schon bei Kindern zu beobachten. Beim Erwachsenen findet sich diese Überforderungseinstellung in den oben erwähnten festgefügten Charakterzügen (Perfektionismus etc.), die, psychodynamisch gesehen, im Dienst der Abwehr chronischer Feindseligkeitstendenzen stehen. Die bei Migränekranken häufig zu beobachtenden Gereiztheitszustände lassen sich als Auswirkung der abgewehrten Tendenzen, als affektive Durchbrüche dennoch wirksamer Feindseligkeitsregungen verstehen. Viele Untersuchungen konnten diesen Zusammenhang nachweisen (BRENNER u. Mitarb., 1949; ROSENBAUM, 1947; FROMM-REICHMANN, 1937; WOLFF, 1937).

Wir haben oben ausgeführt, daß verdrängte Feindseligkeitsregungen auch für die essentielle Hypertonie in Anspruch genommen werden. Damit ist die Frage gestellt, ob es Unterschiede in der Psychodynamik von Hypertonikern und Migränekranken gibt oder ob eine somatische Disposition über die Symptommanifestation entscheidet oder ob beides zutrifft. ALEXANDER weist auf die Beobachtungen von FROMM-REICHMANN hin, die besagen, daß bei Migränekranken feindselige, neidische Einstellungen spezifisch gegen intellektuelle Leistungen gerichtet sind. Darin könnte eine Abgrenzungsmöglichkeit vom Hypertoniker liegen. Eine weitere Differenzierungsmöglichkeit sieht er in der Art der Feindseligkeitsantriebe. Ein aggressiver Akt läßt drei Phasen erkennen: 1. Die Vorstellungsphase (in der gedanklich Vorbereitung getroffen wird). 2. Die vegetative Vorbereitung (in der es zu Änderungen des Stoffwechsels und der Blutverteilung kommt). 3. Die neuromuskuläre Phase (in der aggressive Akte mit Hilfe der Muskelaktion durchgeführt werden). Bei Hemmung der Vorstellungsphase kann sich ein Migräneanfall, bei Hemmung der vegetativen Vorbereitung eine Hypertonie und bei Hemmung der neuromuskulären Phase eine rheumatische bzw. artritische Erkrankung entwikkeln. Damit hat ALEXANDER eine These aufgestellt, die Übereinstimmungen mit der Charakterstrukturlehre bzw. der Lehre vom Antriebserleben zeigt, wie sie SCHULTZ-HENCKE (1951) entwickelt und zur Grundlage seiner psychosomatischen Untersuchungen gemacht hat.

III. Psychosomatische Syndrome der Atmungsorgane

Unter den verschiedenen vegetativen Abläufen beim Menschen ist die Atmung dadurch hervorgehoben, daß sie zugleich einer unwillkürlichen und willkürlichen Steuerung untersteht. Damit hängt zusammen, daß Veränderungen in der Atemtätigkeit sich in vielfältiger Weise mit verschiedenen emotionalen Zuständen auf bewußtem und unbewußtem Weg zu verbinden vermögen. Bereits in der Alltagsbeobachtung wird die Beteiligung der Atmung an unterschiedlichen affektiven Vorgängen (Zorn, Wut, Angst, Freude etc.) offensichtlich. Die Sprache drückt diese Zusammenhänge in zahlreichen Redewendungen aus: Die Luft bleibt einem weg — der Atem geht einem aus — es verschlägt einem den Atem — man atmet erleichtert auf — es ist etwas atemberaubend usw. Selbst unsere Grundstimmung zeigt sich in der Art des Atmens. So ist eine ausgeglichene Stimmung mit einer ruhigen, tiefen Atmung, eine unausgeglichene Stimmung mit einer unruhigen Atmung verbunden.

CHRISTIAN hat darauf hingewiesen, daß die Atmung eine spezifisch menschliche Ausdrucksfunktion hat. Während Mensch und Tier ähnliche Atemverläufe bei affektiver Erregtheit (Furcht, Schreck etc.) oder emotionaler Ausgeglichenheit (Ruhe) zeigen, ist dem Menschen die Möglichkeit vorbehalten, in bzw. mit der Atmung bestimmte seelische Zustände zum Ausdruck zu bringen, wie z.B. im Seufzer den Zustand einer Bedrückung.

In welchem Ausmaß die Atmung persönlichkeitsgebunden ist, wird durch die Feststellungen unterstrichen, daß bei jedem Menschen in bestimmten Grenzen eine charakteristische Form der Atmung beobachtet werden kann, die ihm ebenso eigen ist, wie andere rhythmisch ablaufende Bewegungsformen (z.B. die Handschrift) (zu JEDDELOH, B., 1950; ROEMER, G.A., 1953; SCHÜTZ, R., 1957). Die psychologische Bedeutungsmöglichkeit der Atmung wird zudem noch dadurch erweitert, daß der Atemvorgang die Voraussetzung für andere Ausdruckweisen, vor allem für das Sprechen, Lachen, Weinen und Husten darstellt.

1. Funktionelle Störungen der Atemtätigkeit

Versuche, die hauptsächlich vorkommenden Atemfunktionsstörungen zu beschreiben, sind schon sehr früh, z.B. von WITTKOWER (1937), LAUDENHEIMER (1926) und BRAUN (1925) unternommen worden. Ein spezieller Beitrag zur Phänomenologie der Atmung wurde von E. STRAUS (1954) geliefert. In den letzten Jahren haben vor allem CHRISTIAN, MOHR und ULMER (1955) aus der Gruppe der vegetativen Regulationsstörungen einige typische Bilder von Veränderungen in der Atemtätigkeit herausgestellt. Sie sprechen von einem „nervösen Atmungssyndrom", das insgesamt als ein abnormes Ausdrucksverhalten anzusehen ist und mit einer Reihe von Symptomen einhergehen kann wie Luftnot, Engegefühl, Behinderung beim Durchatmen, plötzlich schnappende, tiefe Atemzüge, Präcordialschmerz usw. Sie unterscheiden zwischen der Atemgröße (der ventilierten Menge) und dem Typ bzw. Charakter der Atmung. Nach ihren Untersuchungen ist bei 80% dieser Patienten eine Hyperventilation zu beobachten. Es gelang ihnen, unter dem Aspekt des Atemverhaltens einige konturierte Typen herauszukristallisieren, die gleichzeitig durch eine besondere seelische Situation gekennzeichnet sind. Die als Seufzeratmung bezeichnete Form wird dadurch charakterisiert, daß bei regulärem ruhigem Atemrhythmus immer wieder Seufzer eingestreut sind. Diese Atmung korrespondiert häufig mit einer Situation, „in der die Größe der affektiven und effektiven Anstrengungen nicht aufgehoben wird und die Angestrengtheit nicht eigentlich vorwärtsbewegt". Eine weitere Form ist die Angstatmung, bei der Phasen hoher Frequenz mit Phasen geringerer Frequenz abwechseln, wobei gelegentlich Seufzer und Mittellagenschwankungen auftreten. Angstatmung wurde bei Patienten gefunden, die sich in einem Zustand auswegloser existentieller Bedrängnis befanden. Während das Verhalten der Angstatmung in einer unruhigen Hyperventilation besteht, läßt sich bei einem anderen Typ eine „ruhige" (gleichmäßige) Hyperpnoe beobachten, die formal der ruhigen Arbeitshyperpnoe des Gesunden entspricht. Der pathologische Gehalt dieses Atemverhaltens liegt in einer bestimmten Desintegrationsweise menschlicher Ordnung: sein Träger „ist bedrängt durch Ansprüche der Mitwelt; Abwehr und Verteidigung der angefochtenen Eigenposition haben den Charakter des Sich-Aufraffens und der Anspannung für ein vor Augen liegendes Ziel, welches die Situation zu wenden vermag. Der Charakter der Atmung hat hier effektiv und repräsentativ das Spezifische der Arbeitshyperpnoe; die abnorme Atmung entspricht einer dynamogenen Reaktionslage". In 20% ihrer Fälle fanden CHRISTIAN u. Mitarb. eine ungewöhnlich ruhige, „verhaltene" Atmung. Das Spirogramm dieser Patienten ist unauffällig. Bei der genauen Beurteilung der Atemmotorik zeigt sich jedoch eine weitgehende Stillegung der thorakalen Atmung mit oberflächlichen Atemzügen, als deren Motiv unter anderem ein Protest, dessen direkte Realisierungsmöglichkeit gedrosselt ist, gefunden werden kann.

Unter anderem Konzept hat SCHWIDDER (1956) versucht, die Zahl der funktionellen Atemstörungen phänomenologisch einzuteilen. Er stellte eine Zuordnung bestimmter Charakterstrukturen zu bestimmten Atemveränderungen fest: 1. bei der hysterischen Charakterstruktur Hyperventilation mit Folgeerscheinungen (gestörtes Säure — Basen — Gleichgewicht usw.); expiratorische „Seufzeratmung" (WITTKOWER) mit einer erhöhten Frequenz, vertiefter Inspiration und stöhnend-seufzender Expiration; Angst-Korrelate oder -äquivalente mit beschleunigter, verlangsamter oder irregulärer Atmung; nervöse Atembehinderung, die als Gefühl des „Zugeschnürtseins“ empfunden werden kann und nervöses Husten; 2. bei zwangsneurotischer Charakterstruktur Zwangssyndrome, die sich auf die Atmung beziehen; Erstickungsangst; Angst, schädliche Stoffe und dergleichen einzuatmen; spastischer Husten und asthmoide Zustände mit Asthma bronchiale; 3. bei depressiver Charakterstruktur flache, evtl. verlangsamte Atmung; seufzende Atmung, die mit deutlichen depressiven Affekten verbunden ist; körperliche Mißgefühle in der Brust mit Atembehinderung (Stein auf der Brust); 4. bei schizoider Charakterstruktur vor allem hypochondrische Einstellungen hinsichtlich der Atemfunktion, aber auch eine Vielzahl uncharakteristischer Störungen.

Eine eingehende Untersuchung widmete SCHWIDDER den Atembeschwerden, die im Rahmen der zwangsneurotischen Charakterstruktur auftreten. Er fand bei 174 Patienten, die eine solche Charakterstruktur aufwiesen, 39, welche über Atembeschwerden klagten. Als typisch für sie bezeichnet er die Auflockerung des starren Abwehrsystems, so daß Gefühlseinbrüche weniger effektiv verhindert werden können. In allen Fällen war eine starke Affektbesetzung der Atemfunktion nachzuweisen, „die bei anderen neurotischen Patienten nicht im gleichen Maße besteht“. Zu dieser Affektbesetzung kann es nach SCHWIDDER auf drei Wegen kommen. Zum ersten kann die Atemfunktion selbst zur Quelle verschiedener lustvoller und unlustvoller Erlebnisse werden, an die der Patient fixiert bleibt. Der Verlauf der frühkindlichen Entwicklung ist dabei ausschlaggebend. Zunächst besteht eine enge physiologische Verbindung der Atmung mit der Nahrungsaufnahme, was dazu führen kann, daß Phantasien, sich durch Atmung etwas einzuverleiben, entstehen und persistieren. (FENICHEL: Respiratorische Introjektion durch Einatmung und Geruch). Auch das Schreien nach der Nahrung und nach der Mutter vermag die Grundlage dafür zu bilden, daß eine Atemfunktion in den Dienst eines bestimmten Unlusterlebens gestellt werden kann. Ähnliche Zusammenhänge ergeben sich in der Phase der analen Triebentwicklung, in der die Atemfunktion z.B. unter dem Aspekt des Riechens lust- und unlustvolle affektive Bedeutung erlangen kann. Hierbei spielen oft, entsprechend der auf der analen Entwicklungsstufe vorherrschenden Welterfahrungsweise, magische Einstellungen und Praktiken eine Rolle, die sich bis zu Zwangsritualien ausweiten können. Solche Zusammenhänge hat bereits FREUD (1918) beobachtet. Er beschrieb das neurotische Atemzeremoniell eines 6jährigen Knaben: „Damals befolgte er auch ein eigentümliches Zeremoniell, wenn er Leute sah, die ihm leid taten... Er mußte geräuschvoll ausatmen, um nicht so zu werden wie sie...“ Auch in der Entwicklungszeit, in der die sexuellen Erlebnisse einen ersten Höhepunkt erreichen, ergeben sich neue Lustmöglichkeiten, wobei es, in der Sprache der Psychoanalyse ausgedrückt, zu einer Sexualisierung der Atmung kommen kann (FENICHEL, 1931). Mit diesen Ausführungen ist gleichzeitig der zweite Weg angedeutet: es kann durch Kopplungserlebnisse von verschiedenen Affekten und der Atemtätigkeit zu einer Affektbesetzung der Atemfunktion kommen. Als dritter Weg ist die Symbolbildung bei der Atmungstätigkeit anzuführen. Die zwangsneurotischen Patienten scheinen viel intensiver in symbolischen Beziehungen zu leben und stärker von ihnen abhängig zu sein, als es normalerweise der Fall ist.

2. Asthma bronchiale

Das *Asthma bronchiale* galt schon im 17. Jahrhundert als eine Krankheit, bei der „nervöse“ Momente eine Rolle spielen („*Asthma nervosa*“). Auf den heutigen Stand wissenschaftlicher Betrachtungen wurde die Diskussion über das *Asthma bronchiale* als nervale Funktionsstörung (bronchospastische Genese: BERGSON, J.,

1849; ROMBERG, M. H., 1851; BIERMER, A., 1870) mit der Entdeckung des Innervationsvorganges der Muskulatur an Bronchien und Bronchiolen durch den Vagus (REISSEISEN, 1822 u. a.) gehoben. Psychologische, speziell psychogenetische Betrachtungen des Asthmas stammen ebenfalls aus sehr früher Zeit (SÄNGER, 1917; STRÜMPELL, 1910 u.a.), sind aber erst durch die Erforschung der Psychoanalyse über die Entstehung der Neurose bedeutungsvoll geworden. Mit der genaueren Kenntnis der pathophysiologischen Vorgänge, insbesondere der Allergielehre, war man von internistischer Seite geneigt, das Problem der Ätiologie und Pathogenese des Asthmas als gelöst anzusehen. Klinische Beobachtungen, psychosomatische Untersuchungen und therapeutische Erfahrungen ließen jedoch keinen Zweifel darüber aufkommen, daß im Bündel der kausalen und bedingenden Faktoren die emotionale Seite eine sehr wichtige Rolle spielt, zumal die Erkenntnis wuchs, daß auch das Allergieproblem sich nicht in einer isolierten, ausschließlich organisch orientierten Betrachtung der Antigen-Antikörper-Reaktion erschöpfte, sondern gleichfalls die Betrachtung psychischer Einflüsse einzubeziehen hat.

Das Asthma tritt vor allem im 1. und 4. Lebensjahrzehnt auf (GEDEL, 1960), kann aber auch in den übrigen Lebensabschnitten beobachtet werden, nach dem 50.—60. Lebensjahr selten jedoch als Erstkrankheit. Nach REES (1956) überwiegen im 1. Lebensjahrzeznt die Knaben (Verhältnis 2:1), während in späteren Lebensjahrzehnten Frauen häufiger an Asthma erkranken als Männer. In der Pubertät kann nicht selten eine Spontanheilung beobachtet werden.

Die Häufigkeitsangaben schwanken etwas, lassen insgesamt jedoch einen Prozentsatz von 0,1—0,4 innerhalb der Gesamtbevölkerung erkennen. ANDERS (1958) schätzte, daß die Anzahl der Asthmatiker in der Bundesrepublik rund 300000 beträgt. Bei einer von WILLIAMS (1952) durchgeführten Untersuchung an 1000 Studenten zeigten 33 eine Asthmavorgeschichte und 17 davon ein manifestes Asthma. Für die USA wurden ebenfalls Prozentsätze von 0,1—0,4 gefunden (JAMES u. HILLEBOE, 1955; TRUSSELL u. ELINSON, 1959). Aus England und Wales, z.T. auch aus den USA wurden höhere Prozentsätze mitgeteilt. NOELPP und NOELPP-ESCHENHAGEN (1956) führen die erhöhte Erkrankungsziffer auf klimatische Verhältnisse zurück. Andererseits weisen sie darauf hin, daß trotz geographischer Ähnlichkeiten Unterschiede in der Häufigkeit der Asthmaerkrankung festgestellt worden sind.

War man früher der Meinung, daß das Asthma die Lebenserwartung kaum beeinträchtige, so hat man in letzter Zeit vor allem auf Grund katamnestischer Beobachtungen von asthmaleidenden Patienten erkannt, daß die Mortalität nicht unbedeutend ist. UNGER und WOLF (1943) haben den Verlauf von mehr als 450 Asthmakranken über einen Zeitraum von ca. 15 Jahren beobachtet und dabei 10% Todesfälle registrieren müssen. Unter den Erkrankungen, die zur Invalidität führen, spielt das Asthmaleiden eine erhebliche Rolle.

Heute werden unter der als Asthma bezeichneten Atemstörung in der Regel der Asthmaanfall, der *Status asthmaticus* und die asthmoide (spastische) Bronchitis zusammengafaßt. Nach NOELPP ist der Asthmaanfall definiert als „vereinzelt oder periodisch auftretender, meist akut einsetzender Zustand erschwerter, besonders im Expirium behinderter Atmung mit den Hauptsymptomen des 'wheezing' (Keuchatmung), des Hustens und der Expektoration eines zähen, typisch zusammengesetzten Sputums". Für den *Status asthmaticus* gibt es keine klare Definition. Manche Autoren bezeichnen als *Status asthmaticus* ein schweres Asthma, das längere Zeit im Sinne von unmittelbar aufeinander folgenden schweren Anfällen besteht. Symptomatologisch lassen sich keine Unterschiede feststellen. Die asthmoide Bronchitis wurde zunächst nicht als Asthma beurteilt, weil sie symptomarm verlaufen kann und häufig eine wenig in Erscheinung tretende Krankheitsform darstellt. Die Störung der Atemmechanik bei der spastischen Bronchitis entspricht jedoch der beim klassischen Asthmaanfall, womit auf ihre Zusammengehörigkeit hingewiesen ist.

Pathogenetisch wird das Asthma von den meisten Autoren auf einen Bronchospasmus, einer Schleimhautsekretion (Dyskrinie) und einem Zwerchfellkrampf zurückgeführt. Die Beantwortung der Frage nach der Ursache des Bronchospasmus ist nicht einheitlich ausgefallen. Von internistischer Seite wurde mit dem Hinweis, daß die Spasmen in den Bronchen und Bronchiolen und die sekretorische wie entzündliche Dyskrinie sich im Gefolge der Antigen-Antikörper-Reaktion und ihrer Mittlersubstanzen einstellen, oft gleichzeitig die Meinung vertreten, damit eine eindeutig organische Ursache angeführt zu haben. Die Verhältnisse sind jedoch nicht so einfach, wie vor allem durch psychosomatische Untersuchungen gezeigt wurde.

Es gilt als sicher, daß das Asthma familiär gehäuft vorkommt (Schwarz, 1952). Damit ist noch nicht entschieden, ob ein genetischer Faktor allein die Disposition für die Entwicklung eines Asthmaleidens schafft. Die Frage, ob es in diesem Sinne einen genetischen Faktor gibt, ist selbst durch die Zwillingsforschung nicht eindeutig beantwortet worden. Die Angaben widersprechen sich z.T erheblich (Spaich u. Ostertag, 1936; Verschuer, 1954). Ratner u. Mitarb. (1953) sind auf Grund einer äußerst sorgfältigen umfangreichen Studie zu dem Schluß gekommen, daß man nicht mit Sicherheit von einer ererbten Bereitschaft zu spezifischen Antigen-Antikörper-Reaktionen beim Asthma sprechen kann. Nach Hanhart (1957) soll die Disposition zur allergischen Reaktion in einer bestimmten Konstitution, die als „allergische Diathese" bezeichnet wird, zu suchen sein. Hanhart weist jedoch gleichzeitig daraufhin, daß das Asthma sich von den übrigen Allergiesymptomen insofern unterscheidet, „als es offenbar nicht in erster Linie eine allergische Bereitschaft, vielmehr in sehr vielen Fällen eine stärker neuro-, ja häufig psychopathische Veranlagung voraussetzt". In der Tat hat man bei der Beurteilung der Disposition zum allergischen Reagieren psychologische Faktoren einzubeziehen. Eine Reihe klinischer Beobachtungen zeigt, daß die Bereitschaft zur Bildung von Antikörpern von emotionalen Faktoren abhängig sein kann. So berichtet Schwöbel (1949), daß ein Kranker, der auf Kaninchenhaare mit Asthma zu reagieren pflegte, anläßlich einer Nachuntersuchung, bei der die Frage der Aufrechterhaltung seiner Invalidität beantwortet werden sollte, den Versuch machte, das Asthma zu provozieren. Zu seinem größten Erstaunen kam es zu keinem Anfall, obwohl er ein Kaninchen aus dem Stall nahm und es streichelte. Noelpp gibt an, daß Mackenzie schon 1886 von einer Dame berichtet hat, die gegen Rosen empfindlich war und später bereits beim Anblick einer künstlichen Rose in typischer Weise reagierte. Ähnliche Begebenheiten, die eindeutig auf eine psychische Determinierung eines das Asthma auslösenden Allergens hinweisen, wurden von Bastiaans und Groen (1953) sowie von Staehelin (1959), der sich eingehend mit den psychologischen Problemen der Allergie beschäftigt hat, beschrieben. In letzter Zeit wird die Meinung vertreten, daß die Menschen allgemein die Möglichkeit zur allergischen Reaktion haben. Cruchaud (1965) hat in der Londoner Bevölkerung eine Untersuchung durchgeführt, bei der er in 66—70 von 100 Fällen durch Teste die Bereitschaft zu allergischen Reaktionen, aber nur in 10 manifeste Erscheinungen feststellen konnte. Hier können psychologische Untersuchungen unser Verständnis erweitern. Sperling (1953) hat bei einer Patientin mit multipler Nahrungsmittelallergie deutlich machen können, daß Nahrungsmittel in magischer Weise unbewußt gefürchtete Objekte darstellen, durch deren Berührung die allergische Reaktion in Gang gebracht werden konnte. Dafür spricht auch die Beobachtung, daß psychotherapeutisch behandelte Patienten das Asthma verloren hatten, obwohl die Testuntersuchungen ergaben, daß die allergische Sensibilisierung erhalten geblieben war (ALEXANDER, 1951). STAEHELIN weist darauf hin, daß bedauerlicherweise die Mehrzahl der Allergologen von den Ergebnissen der psychologischen Erforschung einfach keine Kenntnis nimmt. Die psychologischen Untersuchungsergebnisse aber sagen, worüber NOELPP und NOELPP-ESCHENHAGEN in ihrem Handbuchbeitrag ausführlich berichten, daß ein bestimmter Stoff seine allergische Virulenz durch Unterlegung einer subjektiven Bedeutung erhalten kann (s. auch STAEHELIN, 1961 und DE BOOR, 1965).

Der Asthmaanfall ist häufig als bedingter Reflex beschrieben worden. GROEN (1964) hat mit einem Inhallationsexperiment an zwei Patienten nachweisen können, daß zur Auslösung eines Asthmaanfalles schon das Einführen des Mundstückes genügte. Von zahlreichen Untersuchern wurden ähnliche Beobachtungen gemacht. Bei der Beurteilung der Bildung eines bedingten Reflexes muß jedoch bedacht werden, daß der Vorgang selbst wenig aussagt. Von Interesse ist, was das Signal, das den Reflex auslöst, beinhaltet. Die Bedeutung, die das Signal für den Menschen hat, wird von dessen unbewußter Motivlage (Trieblage) mitbestimmt.

Besteht einerseits kein Zweifel darüber, daß die Antigen-Antikörper-Reaktion für das Auftreten des Asthmas von Bedeutung ist, wobei das Bronchialsystem als Erfolgsorgan dient, und ist es andererseits nachgewiesen, daß das auslösende Allergen psychisch determiniert werden kann, so muß darüber hinaus vermerkt werden, daß gelegentlich sehr diffuse Dinge als Allergene angeschuldigt werden. JORES (1967) hat darauf hingewiesen, daß z.B. bei Begriffsbildungen wie „Klimaallergene“ (STOORM VAN LEEUWENS, 1925) oder „Bodenallergene“ (HOLLER, 1956) unklar bleibt, welche Substanzen dabei im Sinne eines Allergens wirken sollen, und DE BOOR hat auf die Gefahr aufmerksam gemacht, daß man hier leicht einer wissenschaftlich rationalisierten Magie verfallen kann.

Was die Bedeutung von Infekten für das Asthma angeht, so scheint es unumstritten zu sein, daß chronisch entzündliche Erkrankungen des Respirationstraktes ebenso als Vorkrankheit wie als Begleitkrankheit häufig sind. Ob dabei jedoch die Bakterien als Allergene wirken, ist offensichtlich nicht so selbstverständlich. JORES weist darauf hin, daß er in seiner langjährigen Praxis noch keinen Asthmatiker gesehen habe, der durch Sanierung seiner Nebenhöhlen oder durch andere, eine chronische Infektion beseitigende Eingriffe sein Asthma verloren hätte.

Der mögliche Einfluß des Endokriniums für das Zustandekommen des Asthmas ist ebenfalls Gegenstand der Diskussion, die jedoch zu keiner eindeutigenKlärung geführt hat. Das Asthma kann mit der Menarche beginnen, aber auch mit ihr aufhören. Es kann außerdem vor oder mit der Menarche sich verschlechtern. Sofern man aber einen zeitlichen Zusammenhang zwischen Asthma und Menstruationscyclus findet, ist damit noch nichts über den direkten Einfluß des Endokriniums ausgesagt, da in der Pubertät oder im Klimakterium zahlreiche Aspekte der Gesamtpersönlichkeit eine emotionale Lage schaffen, die für das Asthma von Bedeutung werden könnten.

Daß das vegetative Nervensystem für das Auftreten des Asthmas eine Rolle spielt, ist nach dem heutigen Stand unseres Wissens sicher. Es bleibt jedoch die Frage, welcher Art diese Rolle ist. Ohne die verschiedenen Anschauungen hier zu diskutieren, sei lediglich darauf hingewiesen, daß Theorien wie die von VEIL und STURM (1942) über das Asthma als eine Form eines Zwischenhirnsyndroms wenig weiterführen. Fruchtbarer erscheint das Konzept des vegetativen Nervensystems als Ausbreitungsweg (DUNBAR, 1954) bzw. als eine Organisation, mit deren Hilfe psychische Einflüsse zu bestimmten Organen geleitet werden.

Auf die Beteiligung emotionaler Faktoren beim Zustandekommen des Asthmaleidens ist oben schon hingewiesen worden. Sie wird noch unterstrichen durch den im Laboratorium geführten Nachweis, daß durch psychische Reize Asthmaanfälle auszulösen sind. DEKKER und GROEN (1956) haben z.B. bei einer Patientin Anfälle beobachten können, wenn sie ihr ein Glas mit Goldfischen zeigten (auch ein Spielzeuggoldfisch aus Zelluloid hatte den gleichen Erfolg). Es stellte sich heraus, daß das Glas mit Goldfischen eine aus der Kindheit stammende, intensive subjektive Bedeutung für die Patientin hatte. Damit war gezeigt worden, daß ein Asthmaanfall ebenso durch einen psychischen Reiz wie durch Einatmung eines Antigens zustande kommen kann. Das Gewicht der psychischen Faktoren wird durch verschiedene Studien unterstrichen. REES (1956) hat unter 441 untersuchten Asthmatikern bei 70% psychische, bei 68% infektiöse und bei 38% allergische Faktoren nachweisen können; ähnliche Verhältnisse fanden WILLIAMS u. Mitarb. vor (70%: 88%: 64%).

Während die meisten Autoren die Atemstörung beim Asthma pathogenetisch, wie angeführt, durch einen im Vollzug einer allergischen Reaktion auftretenden Krampf der Bronchien erklären und das typische, bei der erschwerten Expiration auftretende Pfeifgeräusch auf eine Verlegung der Bronchien durch Sekret zurückführen, haben einige Untersucher einen anderen Entstehungsmechanismus beschrieben. Die Zurückführung der asthmatischen Atemstörung auf die spastische und dyskrinische Veränderung in den Bronchen hatte einige Fragen nicht zu beantworten vermocht. Zunächst ist hier anzuführen, daß TALMA (1898), STÜBING (1906) sowie DEKKER und GROEN (1956) Versuchspersonen den Asthmaanfall lernen ließen (DEKKER und GROEN berichten, daß 16 von 18 Versuchspersonen den Asthmaanfall in kürzester Zeit eingeübt hatten), was mit der Auffassung, daß der Asthmaanfall durch Bronchospasmen entsteht, nicht übereinstimmt, da die glatte, vegetativ innervierte Muskulatur der willkürlichen Steuerung nicht unterstellt ist. JORES (1967) hat auf weitere offene Fragen hingewiesen. Warum entsteht lediglich eine expiratorische und keine inspiratorische Dyspnoe? Wie kommt es zu der ausgesprochenen Fehlatmung? (Diese Fehlatmung wird offensichtlich durch die Beteiligung der Zwerchfellmotorik und der Inspirationsmuskeln bewirkt, wofür die Erfolge der Atemtherapie beim Asthma, die Entspannungstherapie und das autogene Training sprechen.) Wie kommt das charakteristische Pfeifgeräusch auch in jenen Fällen zustande, in denen keine entsprechende Sekretbildung vorhanden ist?

DEKKER u. Mitarb. vermochten auf diese Fragen auf Grund ihrer sorgfältigen Beobachtungen, Untersuchungen und experimentellen Beweisführungen eine Antwort zu liefern. Ihre detaillierten Feststellungen lassen den Schluß zu, daß neben spastischen, ödematösen und sekretorischen Veränderungen an der Innenwand der Bronchien auch durch willkürliche Innervationen der Atemmuskulatur die asthmatische Atemstörung zustande kommen kann. Sie vermochten nachzuweisen, daß ein Asthmaanfall mit seiner typischen Atemstörung und dem charakteristischen Pfeifgeräusch durch einen erhöhten intrapulmonalen Druck entstehen kann. Es handelt sich dabei um eine excessive Form von Fehlatmung, die auch schon von F. WYSS (1955) als Erklärung in Anspruch genommen wurde, als er von einem plötzlich einsetzenden verstärkten Tonus der Expirationsmuskulatur und von einer mangelhaften Entspannung des Zwerchfells bzw. von einer inspiratorischen Gegenbewegung sprach. Damit war verständlich gemacht worden, daß durch psychische Momente (im Experiment, in emotional bedeutsamen Situationen und beim willkürlichen Erlernen) ein Asthmaanfall zustande kommen kann.

Das Asthma ist nicht nur in seiner Beziehung zur Neurose untersucht worden. HANSEN (1929) und SAXL (1933) haben zwischen Asthma und Psychose einen engeren Zusammenhang in der Nosologie und der Konstitutionalpathologie in Erwägung gezogen. APPEL und ROSEN (1950) sowie SWARTZ und SEMRAD (1951) weisen auf eine alternierende Manifestation bzw. „reziproke Beziehung“ hin. Von anderen Untersuchern wird eine spezielle Verbindung zwischen Asthma und Schizophrenie angenommen. (KESSELBAUM, MALAMUD u. MYERSON, 1952; SABBATH u. LUCE, 1952.) Bei umfangreicheren statistischen Untersuchungen konnten solche Beobachtungen jedoch nicht bestätigt werden. LEAVITT (1943) fand z.B. bei 11647 Psychotikern lediglich 10 Patienten mit einem Asthmaleiden.

Einen detaillierten Überblick über die Fülle der psychosomatischen Untersuchungen und Veröffentlichungen zum Thema *Asthma bronchiale* vermitteln der Handbuchbeitrag von NOELPP und NOELPP-ESCHENHAGEN, das Übersichtsreferat von VÖLKEL (1965) und die Monographien von STAEHELIN (1961) und DE BOOR (1965). Die neuerdings von STUDT und ARNDS (1968) publizierten Zusammen- und Gegenüberstellungen psychologischer Befunde zeigen eine solche verwirrende Vielzahl unterschiedlicher Angaben, daß man auf den ersten Blick den Eindruck gewinnen kann, die ganze Breite und Tiefe menschlichen bewußten und unbewußten Erlebens kann an der Entstehung des Asthma beteiligt sein, womit gleichzeitig eine entscheidende Absage an all jene Versuche erteilt wäre, die sich um spezielle oder gar spezifische Aussagen bemühen. Setzt man sich aber mit den einzelnen Mitteilungen über die Psychologie des Asthmatikers kritisch auseinander, dann kommt man zu der Feststellung, daß die Verwirrung zum großen Teil dadurch entsteht, daß von unterschiedlichen Zielsetzungen psychologische Aussagen gemacht wurden, die oft nicht miteinander zu vergleichen sind und sich daher auch nicht widersprechen können, evtl. unter anderer Zentrierung sogar übereinstimmende Aussagen enthalten.

Die Versuche, einen Persönlichkeitstyp für den Asthmatiker herauszustellen, unterstehen in besonderem Maße der angedeuteten Schwierigkeit. Es ist oft darauf hingewiesen worden ,daß die Inanspruchnahme bestimmter Persönlichkeitstypen bzw. typischer Persönlichkeitsprofile (DUNBAR, 1951) für bestimmte psychosomatische Erkrankungen von vornherein zum Scheitern verurteilt ist, weil die üblichen Beschreibungen der Persönlichkeit sich meist sehr allgemeiner Begriffe (Kontaktstörung usw.) bedienen, ohne ihren dynamischen Hintergrund zu erhellen. So ist ein bestimmter Persönlichkeitstyp für den Asthmatiker nicht aufzuzeigen, worauf FRENCH (1939), ALEXANDER (1951), KNAPP und NEMETZ (1957), BRÄUTIGAM (1954), SCHWIDDER (1956) u.a. hinweisen. ALEXANDER gibt an, daß sich unter den Asthmatikern aggressive, ehrgeizige, streitsüchtige, waghalsige, überempfindliche und ästhetische Charaktere befänden. Falls es gemeinsame psychische Eigenarten gibt, die mit der typischen Atemstörung bzw. den dazugehörenden pathophysiologischen Vorgängen in Verbindung gebracht werden könnten, wird man sie im Bereich der z.T. unbewußten psychodynamischen Vorgänge zu suchen haben. Beim Studium der Literatur gewinnt man aber auch hier zunächst den Eindruck, daß keine übereinstimmenden Feststellungen getroffen werden konnten. JOLOWICZ (1934) bezeichnet den Asthmatiker als selbstbewußten ehrgeizigen Menschen, der gleichsam „mit geschwellter Brust durchs Leben“ geht. KNAPP und NEMETZ stellten hysterische und zwangsneurotische Züge fest. BOSS (1954) spricht von einer apokalyptischen Grundstimmung des Asthmatikers. In ähnlicher Weise, d.h. in Richtung depressiver Verstimmtheit, äußern sich BASTIAANS und GROEN (1955), PONTIUS (1953), HOFFMANN (1961), DOUST und LEIGH (1953) sowie JORES und KERÉKJÁRTÓ (1967). Ausgeprägte Angst und Unsicherheit fanden SCHWÖBEL (1949), BOSS, PONTIUS (84% der Kranken zeigten bei seiner Untersuchung eine außergewöhnliche Lebensangst), THIEMANN (1958), JORES und KERÉKJÁRTÓ, BALTRUSCH (1955), LÖFGREN (1961) u.a. Auf die Tendenz zur Distanzierung von der Umwelt, auf die Neigung zu Egozentrizität und zum Sich-Verschließen machen SCHWÖBEL, BASTIAANS und GROEN, BRÄUTIGAM, THIEMANN u.a. aufmerksam. Ähnliche unterschiedliche Angaben findet man auch in bezug auf andere Bereiche z.B. des Besitz- oder Geltungsstrebens.

Wenn man die Aussagen der verschiedenen Autoren auf gemeinsame psychodynamische Grundzüge untersucht, und sie auf dem Boden der psychoanalytischen Neurosenlehre zu ordenen versucht, so zeichnen sich einige, im Verlauf einer persönlichen Entwicklungsgeschichte erworbene typische Konfliktkonstellationen ab, die für die Schaffung einer Disposition zur Entstehung des Asthmas in bestimmten Situationen von Bedeutung zu sein scheinen. Sieht man von der übereinstimmenden allgemeinen Feststellung ab, daß alle Asthmatiker ausgeprägte neurotische Züge aufweisen, so steht einmal fest, daß sie vor allem durch eine Fixierung an die anale Entwicklungsstufe bzw. durch zwangsneurotische Verarbeitungsweisen gekennzeichnet sind. Die meisten Untersucher weisen, wenn auch mit unterschiedlichen Begriffen, auf die offensichtlich zentrale Bedeutung dessen hin, was in der psychoanalytischen Sprache mit „analer Tendenz" im Sinne der Retention bzw. des Retentiven gemeint ist. Darauf ist bereits von Völkel (1956) sowie von Studt und Arnds (1968) aufmerksam gemacht worden. In diesem Sinne spricht Schwöbel (1949) bei der Beschreibung des Asthmatikers vom „Sich-bewahren-wollen", Bräutigam (1955) davon, daß der Patient sich „vor der gefühlsbetont zärtlichen als auch vor der aggressiven Teilnahme und Kommunikation mit den menschlichen Partnern und den physiognomischen Umweltgehalten" verschließt, Bastiaans und Groen (1955) von einem bis zum Autismus reichenden Rückzug von der Welt, ähnlich Jores und Kerékjártó (1967), Baltrusch (1955) von einem Schutzbedürfnis, Staehelin (1958) von einem panzerhaften, abwehrenden Verschlossensein, Thiemann (1958) von der geizigen Einstellung, Schwidder (1951) und Dührssen (1967) von retentiven Haltungen und de Boor (1965) von einer ausgeprägten Tendenz zur Retention. Dieselben Autoren machen auch darauf aufmerksam, daß der Asthmatiker in der Regel durch ein bestimmtes Verhältnis zum Schmutz charakterisiert ist: er hat meist reaktive Charakterzüge gegen eigene Schmutztendenzen aufgebaut, ist überaus sauber und ordentlich. Ebenso ist er häufig geruchsempfindlich. Jores und Kerékjártó haben in 50% ihrer Fälle eine überstarke Geruchsempfindlichkeit nachweisen können. Auch die von Groen und Bastiaans (1964), Thiemann (1958), Jores (1967), Krichhauff (1955), de Boor (1965) u.a. herausgestellte überstarke Neigung zum Sublimen und zum Ästhetizismus ist z.T. als eine Abwehr analer Tendenzen aufzufassen. Endlich ist auch, wie besonders von Krichhauff und de Boor herausgestellt wurde, als eine Fixierung an die anale Entwicklungsstufe anzusehen, daß der Asthmatiker in seiner Icheinstellung weitgehend von magischen Momenten, von der „Allmacht der Gedanken" bestimmt ist.

Die genannten anal-retentiven bzw. zwangsneurotischen Züge des Asthmatikers dienen psychogenetisch-psychodynamisch gesehen auch der Abwehr depressiver Erlebensweisen. Tamarin (1963) fand, daß der Asthmatiker unfähig ist, mit ruhigem Gewissen zu nehmen, was ihm gehört. Thiemann (1958) stellte eine neurotische Anspruchslosigkeit fest, Dührssen (1967) eine blasse Wunschwelt, Jores und Kerékjártó (1967) eine Genußunfähigkeit usw.

Psychoanalytische Behandlungen und neurosenpsychologisch orientierte Explorationen bzw. Interviews zeigen weiterhin, daß die Asthmatiker mit den depressiven Verhaltensweisen wie mit den anal-retentiven Einstellungen infantile orale Regungen abzuwehren versuchen. Die unbewußte Wunscheinstellung des Asthmatikers richtet sich auf die dauernde zärtliche Zuwendung, auf Versorgt- und Gehätscheltwerden. Dabei ist er auf Direktbefriedigung ausgerichtet und neigt so zu Ungeduld, Eifersuchtsreaktionen, Rivalität (Bastiaans u. Groen, de Boor).

Mit diesen Mitteilungen ist auf eine frühe orale Fixierung hingewiesen, die, worüber bei fast allen Untersuchern Übereinstimmung vorherrscht, aus einer bestimmten Beziehung des Asthmatikers zu seiner Mutter zu erklären ist. ALEXANDER sieht den psychologischen Kernfaktor in einem aus einer excessiven, nicht gelösten Mutterbindung stammenden Konflikt. Bei unterschiedlicher Akzentuierung — entweder überfürsorglich oder sehr versagend — schaffen die Mütter eine beengende Atmosphäre, in der das Kind unselbständig und von der Mutter abhängig bleibt, gleichzeitig aber eine Abwehreinstellung gegen sie einübt. „Die frühkindlichen Wünsche nach Geborgenheit bleiben unbefriedigt, besonders Hingabe- und Zärtlichkeitswünsche werden frühzeitig mit Furcht erlebt. Zum Teil handelt es sich um sehr sensible Kinder, die das ihrer Anlage entsprechende erhöhte Maß von liebevoller Zuwendung nicht erhalten, z.T. liegen die Störungsfaktoren bei neurotischen Müttern... Die besondere Art der Mutterbindung des Asthmatikers entsteht aus der frühen Hemmung der Zärtlichkeits- und Hingabewünsche in Verbindung mit der retentiven Haltung..." (SCHWIDDER, 1951). DE BOOR (1965) kennzeichnet die Situation folgendermaßen: Die Emotionalität dieser dominierenden Mütter, ihre versagende oder fürsorgliche Haltung schaffe die Voraussetzung einer besonderen Bindung an sie, die durch die Ambivalenz von Anziehung und Ablehnung, Anklammerungs- und Distanzierungstendenz gekennzeichnet sei. Zugleich suche die Mutter jede gesunde Aggressivität beim Kind zu unterdrücken.

Die bisher geschilderten psychodynamischen Eigenarten stellen einige zur Asthmareaktion disponierende Momente dar. Hinzu kommt eine bestimmte Form der Verarbeitung der aggressiven Bedürfnisse. Bereits von ALEXANDER ist darauf hingewiesen worden, daß unter den Asthmatikern häufig aggressive, waghalsige und streitsüchtige Menschen zu finden seien. BRÄUTIGAM (1955) berichtet von einer Patientin, die zu impulsiven Zornausbrüchen neigte. BASTIAANS und GROEN beobachteten eine Neigung zu impulsivem Verhalten und zu Ungeduld und THIEMANN eine solche zu krassen Affektäußerungen. In gleiche Richtung gehen die Feststellungen von JORES und KERÉKJÁRTÓ, die darauf hinweisen, daß der Asthmatiker im Gegensatz zum Hypertoniker seine Aggressionen deutlicher erlebt, jedoch nicht in der Lage ist, sie zum Ausdruck zu bringen.

Die pathogenetische Konfliktsituation, die an der Entstehung des Asthmas beteiligt sein kann, liegt nach ALEXANDER in der Wiederbelebung der früh gebahnten Angst vor einer Trennung von der Mutter oder von ihrem Ersatzbild. In solchen Situationen kommt es zu einem Konflikt zwischen dem Streben nach Unabhängigkeit und Abhängigkeit. Die meisten Untersucher berichten über symptomauslösende Situationen, in denen diese Konfliktkonstellation zum Tragen kommt. DE BOOR formuliert sie als das Auftreten von zwei entscheidenden Gefahren, der Gefahr der Verschmelzung mit dem Objekt und der des Verlustes des Objektes.

Mit anderen Autoren betonen nun BASTIAANS und GROEN, daß in solchen Situationen, in denen sich der Kranke verlassen und verstoßen fühlt, vor allem Wut und das Bedürfnis zu schreien mobilisiert, aber gleichzeitig als tabuierte Regungen unterdrückt werden. Das Asthmasymptom dient psychodynamisch gesehen der Abwehr dieser Tendenzen. Außerdem komme das Symptom einem bewußten Angsterleben zuvor und habe damit die Funktion eines Angstäquivalentes.

Seit E. WEISS (1922) die Theorie formuliert hat, daß der Asthmaanfall einen unterdrückten Schrei nach der Mutter darstellt, ist immer wieder auf diesen Zusammenhang hingewiesen worden. Nach der bisherigen Darstellung ergibt sich, daß der Asthmatiker in einer Situation, in der er sich in direktem oder in übertragenem Sinn von der Mutter oder einem entsprechenden Ersatzobjekt lösen muß,

Angst, Wut und Enttäuschung mobilisiert, die nun neue Konflikte schaffen, weil ihre Realisierung nicht geduldet werden kann. Es bleibt dabei die Frage offen, wieso der drohende Verlust bzw. die Wut und Enttäuschung darüber auf der Ebene des Weinens, Schreiens und Schimpfens ausgetragen wird. Die Antwort liegt in der Feststellung, daß beim Asthmatiker gerade die Möglichkeit des Weinens, Lachens, Sprechens und Schreiens im Verlauf seiner frühkindlichen Entwicklung unterdrückt worden sind. MITSCHERLICH (1952) hat die von E. WEISS aufgestellte These dahingehend erweitert, daß in diesem Sinne der Asthmaanfall nicht nur das Schreien nach der Mutter, sondern auch das Schreien gegen die Mutter enthalte, d.h. daß im Asthmaanfall beide in Ambivalenz zueinander stehenden Tendenzen nach Abhängigkeit und Loslösung bzw. die entsprechenden Ängste vor Verlust oder zu weitgehender Verbindung wirksam werden.

Bei der Entstehung der asthmatischen Atemstörung können verschiedene Wege beschritten werden: 1. der Weg des Kopplungsvorgangs zwischen physischen und psychischen Abläufen, die zu einer Sensibilisierung (z.B. im Sinne der Erotisierung) der Atmungswege führen, wie es bereits von FEDERN (1913) beschrieben worden ist (durch Fixierung und Verschiebung der Libido werden Atmungsorgane Träger der Sexualfunktion), 2. der Weg der Symbolbildung, 3. der Weg der Angstersatzbildung, worüber oben bereits berichtet wurde.

Wie bei den meisten anderen psychosomatischen Erkrankungen ist auch beim Asthma darauf hingewiesen worden, daß die für die Entstehung des Asthmas in Anspruch genommenen psychodynamischen Zusammenhänge in Wahrheit sich erst in Reaktion auf das Leiden gebildet hätten und ihnen daher keine pathogenetische Bedeutung zukommen könne (HOFFMANN, 1961). MEYER und WEITMEYER (s. JORES u. KERÉKJÁRTÓ, 1967) haben mit Hilfe testpsychologischer Untersuchungen an Asthmatikern folgendes nachgewiesen: es handelt sich bei den beschriebenen psychischen Eigenarten des Asthmatikers um primäre neurotische Züge, die aber bei längerer Krankheitsdauer eine Verstärkung erfahren. Im übrigen spricht die Beobachtung, daß nach Auftreten des Asthmas ein (sekundärer) Krankheitsgewinn erzielt werden kann, nicht gegen die Feststellung der prämorbiden neurotischen Züge.

IV. Magen-Darmstörungen

Bei der Darstellung psychosomatischer Magen-Darmstörungen halten wir uns wie bisher an die aus der Klinik bekannten Krankheitsbilder, deren Einteilungsgesichtspunkte in den abgrenzbaren Organsystemen liegen. Eine Reihe von Störungen aus diesem Gebiet werden hier nicht zur Sprache kommen, weil sie entweder zu den hysterischen Konversionssymptomen gehören, wie z.B. der Globus hystericus und andere Schluckstörungen, oder zu den Krankheiten des Kindesalters, wie z.B. der Oesophagospasmus der Säuglinge, und daher in anderen Beiträgen dieses Handbuches abgehandelt werden. Bei den zur Darstellung kommenden Kapiteln über die Eß- und Appetit-, die Magen- sowie die Darmstörungen wird vor allem auf die psychosomatisch bevorzugt erforschte Ulcuskrankheit und *Colitis ulcerosa* eingegangen.

1. Eß- und Appetitstörungen

Die Eß- und Appetitstörungen können in drei Gruppen zusammengefaßt werden (SCHWIDDER, 1965), in Störungen: 1. des Hungers, als des nichtgerichteten Verlangens nach Nahrung, 2. des Essens, als der Handlung zur Aufnahme und Einverleibung der Nahrung, 3. des Appetits, als des auf eine bestimmte Speise gerichteten Nahrungsverlangens.

Ein Verständnis der zahlreichen Störungsmöglichkeiten läßt sich erst gewinnen, wenn man das vielgestaltige Erleben, das während der Essensvorgänge beim heranwachsenden Kind ins Spiel kommt, berücksichtigt: 1. Das Essen führt nicht nur von einem Zustand spezieller Bedürfnisspannung (Hunger) zu einem solchen spezieller Befriedigung (Sättigung), sondern vermittelt als Aufhebung des ersten ausgeprägten Unerfülltseins ein grundlegendes umfassendes Gefühl von Zufriedenheit und Wohlbehangen, das sich bis zu Gefühlen der Geborgenheit, Sicherheit und des „Urvertrauens“ auszubreiten vermag. 2. Gefüttertwerden wird vom Kind als Ausdruck liebevoller Zuwendung gewertet. 3. Im lustvollen Essen liegt eine erste Beurteilungs- und Prüfweise der Welt gegenüber. Der Appetit vermag zu unterscheiden und zu bewerten. 4. Das (orale) Streben nach Einverleibung setzt sich bei normaler Entwicklung fort zu einem kategorialen Streben nach Besitzergreifung (Possesivität, kaptatives Streben). 5. Das Beißen kann eine aggressive Regung darstellen (orale Aggressivität). 6. Orale Betätigung kann ein spezifisches libidinöses Lustgefühl vermitteln.

Fehlen des Hungergefühls steht, falls es nicht Vorbote oder Begleiterscheinung körperlicher Krankheiten ist, in vielfältiger Form im Zusammenhang mit neurotischen Störungen. Frühkindliche Einflüsse können dahin führen, daß die speziellen und erweiterten (kaptativen) oralen Bedürfnisse verkümmern bzw. unterdrückt werden. Die Auswirkungen solcher Störungen zeigen im Charaktergefüge die unterschiedlichsten Schattierungen und Ausprägungsformen. Es fehlt dann nicht nur das Verlangen nach Nahrungsaufnahme, sondern auch jegliches Verlangen nach freudvoller Besitzergreifung, Aneignung, Inanspruchnahme usw. Die Welt wird nicht oral-kaptativ begehrt. Das heißt, mangelnder Hunger ist häufig die Begleiterscheinung einer depressiven Verstimmung oder ein depressives Äquivalent. Hungerlosigkeit (Anorexie) ist nicht selten bei Schizophrenie und Idiotie zu beobachten.

Der Heißhunger (Bulämie) kann ebenso wie die Hungerlosigkeit ein psychisch bedingtes Symptom sein. Natürlich muß auch hier differentialdiagnostisch an eine organische Ursache (z.B. Inselzell-Tumor) gedacht werden. Auf die Beobachtung (Cremerius u. Mitarb., 1956/57), daß bei Patienten mit *Diabetes mellitus* in der Vorgeschichte häufig eine Fettsucht vorliegt, die aus übermäßigem Hunger bzw. entsprechendem Essen in Reaktion auf untergründige Angst, verhungern zu können, zustande kommt, sei nur hingewiesen. Die Angst, verhungern zu können bzw. nicht genug zu bekommen, liegt auch in der „Futterneid-Reaktion“, die das Nahrungsverlangen steigern kann. Der psychische Stellenwert des Heißhungers ist nicht selten als Ersatzbefriedigungsmöglichkeit anzusehen (Kummerspeck). In diesem Sinne spielt der gesteigerte Hunger auch bei der sog. Pubertätsfettsucht (s. J.E. Meyer „Psychopathologie der Pubertät, Adolescenz und des beginnenden Reifealters“ in diesem Handbuch) eine maßgebliche Rolle (s.a. Bruch, 1947; Weiss u. Englisch, 1957).

Bei den Eßstörungen im speziellen Sinne handelt es sich um ein psychisch bedingtes Vermeiden des Essens bei vorhandenem Hungergefühl. Zum Teil liegen Phobien vor, d.h. Ängste vor bestimmten Speisen, z.T. ist das Essen mit Vorstellungen verpönter Impulse (z.B. kannibalistischer) verknüpft. Auch bei der Pubertätsmagersucht (s. J.E. Meyer a.a.O.) steht die Angst vor dem Essen bzw. vor den Folgen des Essens (etwa vor dem Dickwerden, was als Frau- und Mutterwerden gilt) im Mittelpunkt des psychosomatischen Geschehens.

Das Essen bzw. das Nicht-Essen kann auch in den Dienst anderer Bedürfnisse gestellt werden, so beim Hungerstreik, bei dem die Nahrung aus Protest oder als Kampfmittel — um etwas zu erreichen — verweigert wird.

Bei all diesen Störungen liegen die psychosomatischen Verhältnisse so, daß das Motiv des verminderten oder übersteigerten Essens neurosenpsychologisch zu untersuchen wäre, während die pathologisch-somatischen Erscheinungen als unmittelbare Folge der Über- bzw. Unterernährung anzusehen sind.

Abschließend sei noch auf die Appetitstörung (Inappetenz, Hypappetenz, Hyperappetenz) hingewiesen, die als Leitsymptom so gut wie nie vorgetragen werden, den Psychoanalytiker jedoch bei der therapeutischen Arbeit häufig beschäftigen. Wie SCHWIDDER (1965) schreibt, sind die Veränderungen des Appetitverhaltens bei bestimmten Erlebnisstrukturen bisher systematisch wenig überprüft worden, obwohl sie eine Erfahrungstatsache darstellen.

2. Magenkrankheiten

Unter den psychosomatischen Erkrankungen sind Magenstörungen — vor allem das Ulcus — bevorzugt untersucht worden. Das hat nicht zuletzt seinen Grund in der Tatsache, daß bei ihnen die psycho-physischen Verhältnisse mit Hilfe experimenteller Untersuchungen leichter als bei anderen Krankheiten studiert werden konnten. Dazu haben insbesondere die Röntgendiagnostik (s. vor allem WELTZ, 1940) und die Möglichkeit, an Magenfisteln die Vorgänge der Magenschleimhaut direkt zu beobachten (BYKOW, 1954; SCHROTTENBACH, 1921; WOLFF u. WOLF, 1942; BOGEN, 1907; ENGEL u. Mitarb., 1956; STEIN u. Mitarb., 1963), beigetragen. Weitere Kenntnisse vermittelten Tierexperimente (HENNING u. Mitarb., 1954; IVY u. Mitarb., 1950; PAWLOW, 1889). Auch die Hypnoseversuche (vor allem HEYER, 1951 und WITTKOWER, 1931) sind hier anzuführen.

Besonders eindrucksvoll sind die Beobachtungen an Patienten mit Magenfisteln. Zur Illustration sei auf die Untersuchungen von WOLF und WOLFF (1944) hingewiesen, die an dem Labordiener Tom, der nach einer Verätzung der Speiseröhre eine vollständige Stenose erworben hatte und durch eine Magenfistel ernährt werden mußte, angestellt wurden. An einem an der Fistel heraustretenden, etwa fünfmarkstückgroßen Teil der Magenschleimhaut konnten die Durchblutungs- und Sekretionsverhältnisse optimal studiert werden. Es zeigte sich, daß in bestimmten, affektiv bedeutsamen Situationen charakteristische Veränderungen an der Schleimhaut auftraten. So war z.B. die Durchblutung der Schleimhaut besonders intensiv, die Säurekurve extrem hoch und ein Blutaustritt festzustellen, als der Mann bei der Kohlenbeschaffung mit streikenden Arbeitern und Behörden großen Ärger bekam.

Faßt man die Ergebnisse der vielfältigen experimentellen psycho-physischen Untersuchungen kurz zusammen, so lassen sich mit SCHWIDDER (1965) folgende Feststellungen treffen: 1. Die Magenfunktion kann durch psychische Reize beeinflußt werden (Sinneseindrücke, Vorstellungen, Emotionen usw.). 2. Es lassen sich gewisse psycho-physische Korrelationen beobachten: Hyperfunktion in Form einer Steigerung der Sekretion und Motilität stehen im Zusammenhang mit „oralen“ Sinneseindrücken und Vorstellungen, mit Affekten des Begehrens, der Wut usw., während eine Hypofunktion z. B. bei depressiver Stimmung und Resignationszuständen zu beobachten sind. 3. Ein aktueller psychischer Reiz kann sich je nach Grundstimmung anders auswirken. Das gilt auch für zeitlich unterschiedliche Stimmungslagen bei ein und demselben Menschen. 4. Die Beobachtungen zeigen, „daß spezifischen psychischen Affekten und Stimmungen funktionelle Syndrome zugeordnet sind. Die psychische Einstellung auf Essen löst eine funktionelle Bereitschaft mit Hypersekretion, Hypermotilität und Hyperämie der Schleimhaut aus. Unter bestimmten psychologischen Voraussetzungen, die von der Psychoanalyse als ‚orale Fixierung‘ bezeichnet wurden, die im weiteren Sinne viele Reaktionen auf orale Frustrierungen umfassen (insbesondere Hungergestimmtheiten, die im strukturellen Charaktergefüge verankert sind), kann das gleiche funktionelle Eßbereitschaftssyndrom gehäuft, verstärkt oder als Dauerreaktion in Erscheinung treten.“

a) *Funktionelle Magenstörungen*

Die einleitenden Bemerkungen weisen auf die Möglichkeiten der Funktionsstörungen hin. Es geht um eine Hyper- oder Hypofunktion bezüglich des Tonus, der Motilität und der Sekretion. Die psychisch bedingten Störungen können dabei sehr ausgeprägt sein, z. B. in Form von Atonien, Gastroptosen und Gastrektasien. Wie Heyer (1923) gezeigt hat, sind auch solche extremen Zustände durch Suggestion in Hypnose, d.h. psychisch zu beheben.

Können einerseits massive Funktionsstörungen einen organischen Befund vortäuschen, z.B. das Bild der „Hypertrophischen Gastritis“, so gehen sie andererseits nicht zwangsläufig mit Schmerzen einher. Selbst beim *Ulcus ventriculi et duodeni* fehlen im klinischen Bild häufig die sonst typischen Oberbauchbeschwerden wie Schmerzen, die im Zusammenhang mit dem Essen stehen und gelegentlich bis zu massiven Gastralgien ausarten, Sodbrennen, Aufstoßen und Appetitverlust. Sind sie vorhanden, bietet ihre Art und Weise keine Möglichkeit, eine Abgrenzung zwischen funktionellen Magenstörungen (andere Bezeichnungen: Magenneurose, nervöser Magen, neurotische Gastropathie usw.), Gastritis und *Ulcus ventriculi et duodeni* vorzunehmen. Glatzel hat daher vorgeschlagen, ein bestimmtes Krankheitsbild, das klinisch vor allem durch chronisch verlaufende Oberbauchbeschwerden gekennzeichet ist, unabhängig vom organischen Befund als Ulcuskrankheit zu bezeichnen („Ulcuskrankheit ohne Ulcus“, Morawitz, 1926). Eine solche Bezeichnung bleibt freilich in mancherlei Hinsicht problematisch. Sie führt auch zu praktischen Schwierigkeiten, da man einem Patienten gegenüber, der kein Ulcus hat, nicht von einer Ulcuskrankheit sprechen kann. Andererseits haben psychosomatische Untersuchungen ergeben, daß die im folgenden Kapitel eingehender zur Darstellung kommenden psychischen Faktoren des Ulcuskranken in gleicher Weise bei den funktionellen Magenbeschwerden von Bedeutung sind. Bei den Ulcuspatienten sind jedoch noch andere Faktoren in Rechnung zu stellen.

b) *Ulcus ventriculi et duodeni*

Unter dem Ulcus des Magens und des Zwölffingerdarms verstehen wir einen umschriebenen Gewebsdefekt, der nicht nur auf die Schleimhaut beschränkt ist (Erosion), sondern die Schicht der *Muscularis mucosae* überschreitet. Ein solcher lokaler Defekt kann verschiedene Ursachen haben: chemische Stoffe, Arteriosklerose, Verbrennung usw. Die Ulcuskrankheit, von der hier die Rede sein soll, stellt eine Geschwürbildung dar, deren Entstehungsgeschichte bisher von organmedizinischer Seite nicht ausreichend geklärt werden konnte. Sie umfaßt vorwiegend die Duodenalulcera und die pylorusnahen Magenulcera. Inwieweit auch die pylorusfernen Magengeschwüre miteinzubeziehen sind, bedarf noch der Klärung. Als Ulcuskrankheit „im eigentlichen und engeren Sinn“ (v. Bergmann, 1913) ist sie seit langem ein bevorzugtes Feld psychosomatischer Untersuchungen.

Es ist versucht worden, die Ernährung, das Rauchen, den Alkohol, vasospastische, allergische, hormonelle und andere Einflüsse als ätiologische Faktoren für die Ulcuskrankheit anzuschuldigen, ohne daß man damit die vorliegenden klinischen Befunde ausreichend erklären konnte.

Trotz der Erfahrung, daß das Ulcus in bestimmte Familien gehäuft auftritt, ist es bisher nicht gelungen, einen eindeutigen Erbgang nachzuweisen (Gutzeit u. Lehmann, 1940). Auch die Zwillingsuntersuchungen vermochten hier keine

Klärung herbeizuführen. Während z.B. Camerer und Schleicher (1935) bei 7 E.Z. für die Ulcuskrankheiten sechsmal Diskordanz und einmal Konkordanz feststellten, fand Weitz (1924) bei 4 E.Z. dreimal Konkordanz und einmal Diskordanz.

Bei der Ulcuskrankheit handelt es sich in den meisten Fällen um ein chronisches Leiden, das in Schüben verläuft. Am Beginn der Erkrankung stehen uncharakteristische Erscheinungen wie Magendrücken, Übelkeit und Appetitmangel. Nach Art der Schmerzen — Frühschmerz, Spätschmerz, Nüchternschmerz — wurde versucht, unter dem Gesichtspunkt der Lokalisation bestimmte Formen zu unterscheiden. Der Krankheitsverlauf ist durch zunehmende Intensität und periodisches Auftreten der Beschwerden gekennzeichnet. Gewebsdefekt und Ulcusbeschwerden sind nicht automatisch miteinander verbunden. Pathologisch-anatomische Untersuchungen haben gezeigt, daß Ulcusnarben auffallend häufig bei Menschen gefunden werden, die nie über Beschwerden geklagt hatten. Das trifft besonders für Frauen zu. Bisher konnte noch nicht geklärt werden, warum es bei vorhandenen Gewebsdefekten in einem Fall zu Beschwerden kommt, im anderen Fall nicht.

Da das häufig auftretende Krankheitsbild durch Röntgenuntersuchungen verhältnismäßig sicher festgestellt werden kann, eignet es sich besonders gut für statistische Erhebungen. Pflanz (1962) hat 30 Untersuchungen über die Häufigkeit der Ulcuskrankheit aus neun verschiedenen westeuropäischen Ländern und den USA zusammengestellt. Das Resultat lautet, daß im Verlauf ihres Lebens etwa 10% aller Männer ein Magen- oder Zwölffingerdarmgeschwür durchmachen. Jährlich erkrankt etwa 1% der Männer an einem Ulcus.

Nach May (1958) tritt in den meisten westlichen Ländern das *Ulcus duodeni* häufiger als das *Ulcus ventriculi* auf. Klinische Erfahrungen zeigen, daß sowohl vom *Ulcus duodeni* als auch vom *Ulcus ventriculi* mehr Männer als Frauen befallen werden, während auf Grund von Sektionen (Madelung, 1939; Thompson, 1954) ein umgekehrtes Verhältnis zutage tritt. Pflanz (1962) fand bei einer Auszählung der an der Gießener Medizinischen-Universitätsklinik röntgenologisch diagnostizierten Ulcera ein Verhältnis zwischen Männern und Frauen von 5,2:1.

Die Angaben verschiedener Autoren, daß die Ulcuskrankheit in den letzten 50 Jahren wesentlich zugenommen habe (Übersicht für Deutschland, Schweiz, Dänemark, Schweden, Schottland, England siehe bei Pflanz, 1962) sind mit Vorbehalt zu verwerten, da eine exakte Röntgendiagnostik erst seit 40 Jahren besteht. Als gewichtiger Hinweis für die Zunahme der Erkrankung kann jedoch die Angabe von Halliday (1948) angesehen werden, nach der im 1. Weltkrieg nur etwa 709 Soldaten wegen eines Ulcus aus der britischen Armee entlassen wurden, während im 2. Weltkrieg diese Zahl 23754 betrug, wenn man hier auch das Fehlen der Angabe des prozentualen Anteils der ulcuskranken Soldaten im 1. und 2. Weltkrieg berücksichtigen muß.

In diesem Zusammenhang sei auf den Gestaltwandel der Kriegsneurosen hingewiesen. Gegenüber dem 1. Weltkrieg gab es 1939—1945 nur noch selten hysterische Reaktionen, dafür vermehrt psychosomatische Erkrankungen, unter denen das Ulcusleiden einen besonderen Platz einnahm. Zur Erklärung dieses Phänomens sind vor allem psychodynamisch-psychosoziale Vorgänge angeführt worden (s. J.-E. Meyer, 1961b).

Die von verschiedenen Autoren vertretene Meinung (Hartmann, 1933; Glatzel, 1954), daß in weniger zivilisierten Ländern das Ulcus kaum vorkommt, wird durch einige statistische Untersuchungen widerlegt [Beispiel für Südnigeria Konstam, in: Roulet (1958), für Südindien McCarrison (1932), für Vietnam Quang, Schmauss und Ninh (1959)]. Andererseits wird das Ulcus vermehrt bei

Stadtbewohnern gefunden, während Landarbeiter und Landwirte am wenigsten davon betroffen werden. In fast allen industrialisierten Ländern kommt die Geschwürskrankheit in den untersten sozialen Schichten besonders häufig vor. Eine Ausnahme davon bilden Ärzte, die in allen Nationen eine besonders hohe Ulcusfrequenz haben.

Hinsichtlich der Altersverteilung des Ulcuskranken zeigen Männer eine steigende Tendenz vom 19. bis zum 39. Lebensjahr. Zur Erklärung dieser Feststellung ist nicht nur eine biologische Regelmäßigkeit angenommen, sondern auch die soziologisch-psychodynamische These vertreten worden, daß die dem Ulcuskranken besondere Konflikte bereitende berufliche Auseinandersetzung und Eingliederung bis zum 39. Lebensjahr abgeschlossen ist (GLATZEL, 1945).

Was die Pathogenese des Ulcus angeht, werden heute mit mehr oder weniger Unterstützung durch vorliegende Untersuchungsergebnisse drei Theorien diskutiert: Die Gastritistheorie (KONJETZNY, 1922), die Fermenttheorie (BÜCHNER, 1934) und die neurogene Theorie (v. BERGMANN, 1913). Was auch immer die pathophysiologischen Vorgänge, die in den drei genannten Theorien erfaßt werden, sonst noch in Gang zu setzen vermag, die Rolle, welche psychische Faktoren dabei spielen, scheint von großer Bedeutung zu sein. Dafür sprechen zahlreiche, z.T. mit Hilfe von Experimenten erzielte Untersuchungsergebnisse. Es sei hier nur noch einmal auf die Beobachtungen von WOLF und WOLFF (1944) an dem Labordiener Tom hingewiesen. Sie alle zeigen eindeutig, daß Emotionen und Affekte in der Lage sind, physiologische Abläufe in der Magenschleimhaut in Gang zu setzen bzw. eine enorme Steigerung der Motilität und der Sekretion herbeizuführen. v. BERGMANN hatte bereits 1913 die These aufgestellt, daß über intensive Funktionsstörungen im Magen, wenn sie nur lang genug andauerten, „als letzte unerfreuliche Komplikation" ein Ulcus entstehen kann. Damit war grundsätzlich ein Weg aufgezeigt, auf dem psychische Faktoren Einfluß auf die Entstehung des Magengeschwürs bzw. auf Gewebsveränderungen überhaupt nehmen können.

Wenn auch verschiedene Fachleute (z.B. KATCH u. PICKERT, 1953; WIECK u. Mitarb., 1959) glauben, daß psychische Momente bei der Entstehung des Ulcusleidens so gut wie keine Rolle spielen, so vertreten jedoch die meisten Autoren, auch in den modernen Lehrbüchern der Inneren Medizin, einen anderen Standpunkt. Der Kliniker wurde nicht zuletzt durch die Tatsache, daß die operative Beseitigung des *Ulcus ventriculi* bzw. *duodeni* häufig von einem Rezidiv oder von anderen Symptomen gefolgt wurde (ZAUNER, 1967), die den Schluß einer psychischen Mitverursachung der Geschwürkrankheit nahelegt, entsprechend beeinflußt.

Mit der speziellen Frage, welche psychischen Faktoren für die Entstehung des *Ulcus ventriculi et duodeni* eine Rolle spielen und wie diese beschaffen ist, haben sich inzwischen zahlreiche Wissenschaftler beschäftigt. Unter ihnen befindet sich eine Reihe von Kliniker, denen im langjährigen Umgang mit den Patienten bestimmte regelmäßig zu beobachtende Eigenarten auffielen. Als einer der ersten Autoren, die spezielle Persönlichkeitszüge des Ulcuskranken herauszustellen versuchten, sprach der Internist ALVAREZ (1929) vom typischen „jüdischen aktiven, umtriebigen Geschäftsmann". HARTMANN charakterisierte (1933) den Ulcusträger als den Menschen, „der sich auf Grund seiner Wesensart zur Überwindung von Hindernissen in der Welt getrieben fühlt". DRAPER und TOURAINE hatten 1932 den Kranken als einen Menschen beschrieben, der durch das „Vorhandensein männlichen Protestes und Ablehnung weiblicher Tendenzen" gekennzeichnet ist. Ihrer Meinung nach zeigt der Ulcuskranke vor allem einen asthenischen Körperbau, was jedoch nach KATCH und PICKERT (1953) (Astheniker 49%, Pykniker 41%, Muskulöse 8%, Dysplastiker 2%) nicht bestätigt werden kann. HOLLMANN (1940) glaubte beim Ulcuskranken generell einen ausgeprägten Ehrgeiz nachweisen zu können. „Sie sind nicht zufrieden mit den Aufgaben, die sich aus ihrem Lebenskreis ergeben, sie wollen mehr leisten als von ihnen gefordert wird...".

Berg teilte 1942 Beobachtungen mit, die er an 800 ulcuskranken Patienten durchgeführt hatte. Er kam zu der Feststellung, daß es zwei Charaktertypen gibt. Der Typ A sei beherrscht, ehrgeizig, leistungsfähig, sozial gut eingegliedert, aber von einer inneren Ungeduld getrieben, durch die er leicht in Erregung gerate. Der Typ Z sei schlaff, ohne Ehrgeiz und ohne Leistungswillen.

Während die bisher genannten Untersuchungen lediglich zu einer Beschreibung auffälliger Persönlichkeitszüge des Ulcuskranken kamen, rücken die von dem Internisten Glatzel (1945) mitgeteilten Befunde systematischer Untersuchungen an 50 unausgelesenen Kranken mit pylorusnahem Magengeschwür oder Duodenalgeschwür in die Nähe analytischer Feststellungen. Seine mehrfach überprüften Ergebnisse (1945, 1946, 1947, 1949, 1950, 1954, 1959/60) beziehen sich sowohl auf die Persönlichkeit des Ulcusträgers wie auf jene Konfliktsituation, in der das Symptom entsteht. Glatzel kommt zu der Auffassung, „daß die Ulcuskrankheit der körperliche Ausdruck der Erlebnisreaktion bestimmt gearteter Menschen in bestimmt gearteten Konfliktsituationen" sei. Er beschreibt den Ulcuskranken als empfindlich, verletzbar, ehrgeizig, mit einer „Schwäche, Hemmung und Unsicherheit im Natürlich-Triebhaften, einem Mangel an Phantasie, geringer Ausdrucksfähigkeit", was dazu führe, daß Verstimmung und Ärger nicht ausgetragen, sondern unverarbeitet in sich verschlossen werden. „Sie wollen mehr als sie können." Die spezifischen Konfliktsituationen der Kranken sieht Glatzel in der Auflehnung gegen ein chronisches Gehemmtsein durch die Umwelt. Bei männlichen Patienten bilden fast immer berufliche Themen wie Ehrgeiz, Leistungswille und Geltungsbedürfnis den Hintergrund. Bei Frauen handelt es sich meist um einen erotischen Konflikt. Mit diesem Konzept können eine Reihe von Beobachtungen erstmals eine einleuchtende Erklärung finden. So wies Glatzel darauf hin, daß Soldaten deshalb bei Ersatzeinheiten häufiger als an der Front am Ulcus erkranken, weil der chronisch gehemmte Ulcusträger an der Front weniger mit den Problemen seiner beruflichen Stellung, seiner bürgerlichen Herkunft und seiner Karriere, also mit den für ihn brisanten Ehrgeiz- und Geltungsthemen konfrontiert wird, sondern seine Kräfte und Fähigkeiten ganz vom Kampf um die Erhaltung der Existenz in Anspruch genommen werden.

Während Glatzel die von ihm beschriebenen Persönlichkeitsmerkmale des Ulcuskranken, die auch nach Aussagen anderer Autoren (Rivers, 1934; Ruesch u. Mitarb., 1948) nicht selten zu beobachten sind, als weitgehend festgelegten „Typus" ansah, wurden sie von psychoanalytischer Seite als Ergebnis bestimmter Triebverarbeitungen im Sinne der Hemmung und Abwehr beschrieben. Das Bemühen der zahlreichen psychoanalytischen Forscher geht vor allem dahin, eine spezifische Psychodynamik als Mitursache für die Ulcuskrankheit herauszustellen. Dabei herrscht weitgehende Übereinstimmung über die Bedeutung einer Störung in der frühen oralen Entwicklungsphase vor. Nach Hofmeier (1954) sind die am Ulcus Erkrankten durchweg gar nicht oder nur sehr kurz gestillt worden. Alexander (1951) ist auf Grund von psychoanalytischen Untersuchungen zu der Feststellung gekommen, daß es keinen besonderen Ulcuspersönlichkeitstyp gibt. Dagegen lassen sich seiner Meinung nach bei den Erkrankten regelmäßig spezifische psychodynamische Konfliktkonstellationen nachweisen, die innerhalb unterschiedlicher Persönlichkeiten existieren. Bei dem spezifischen Konflikt geht es auf der einen Seite um den Wunsch, wie ein abhängiges Kind geliebt und versorgt zu werden, auf der anderen Seite um das Streben nach Unabhängigkeit, Ehrgeiz, Leistung und Selbstgenügsamkeit. Aus dem Konflikt dieser beiden Tendenzen können zwei Erscheinungsformen resultieren. Die eine ist durch eine übertriebene aggressive, ehrgeizige und unabhängige Haltung als Reaktion auf unbewußte Abhängigkeitswünsche gekennzeichnet. Zu diesen Patienten, die im Krankengut sehr häufig zu beobachten sind, gehören die von GLATZEL, RIVERS (1934) und RUESCH u. Mitarb. (1948) beschriebenen. Die zweite Gruppe umfaßt Menschen, die in ihrem äußeren Verhalten anlehnungsbedürftig, fordernd und verhärmt wirken, bei denen also die Abwehrerscheinungen weniger ausgeprägt sind. Die psychoanalytische Forschung zeigt nach ALEXANDER bei beiden Erscheinungsformen als zentrales Geschehen die unbewußte Auswirkung einer in der frühen Kindheit erworbenen Fixierung an orale (Abhängigkeits-) Bedürfnisse.

In ähnlicher Weise wie ALEXANDER hat SCHWIDDER (1950/52, 1952, 1954, 1960/61, 1965) auf Grund eigener psychoanalytischer Untersuchungen an einer größeren Zahl von Ulcuspatienten darauf hingewiesen, daß nicht eine einheitliche Persönlichkeit, sondern spezifische psychodynamische Züge vorzufinden sind. Auch er betont die besondere Verarbeitung des oralen Antriebserlebens, wobei er vor allem den engeren oralen Erlebnisbereich gestört sieht. Er fand bei seinen Patienten, daß sie in der Kindheit nicht gelernt hatten, „innere Konflikte ihres Besitz- und Geltungsstrebens autonom mit Vernunft und Abstandnahme zu bewältigen". Es kommt beim Ulcuskranken zur Entwicklung einer depressiven Charakterstruktur, die überkompensiert wird, insbesondere durch Entstellung der oralen Erlebnislücken. Übereinstimmend fand er eine grobe Ambivalenz in der Einstellung seiner Kranken zu den Besitzwünschen. Sie können sie einerseits nicht durchsetzen, andererseits aber auch nicht ganz auf sie verzichten, sondern werden hinter einer oberflächlichen Verdrängung ständig von „habgierigen Wünschen" beunruhigt. Sie versuchen, diese Beunruhigung mit Hilfe einer hohen Leistungsanforderung zu kompensieren. Als Konsequenz der nicht ausreichend vollzogenen Verdrängung eigener habgieriger Wünsche wirkt der Ulcuspatient ungeduldig, ist neidisch auf sozial Bessergestellte und lebt in einer andauernden Erwartung auf eine „mütterliche bergende Atmosphäre mit der Neigung, sich zurückzuziehen, wo man nicht in irgendeiner Weise etwas profitieren kann". Unter dem unbewußten Wunsch, mütterlich umsorgt und gefüttert zu werden, trifft er auch nicht selten seine Partnerwahl, wobei es ebenso regelmäßig zu Enttäuschungen und Verärgerungen kommt, weil die an den gewählten Partner geknüpften neurotischen Erwartungen nicht erfüllt werden.

Viele Autoren stimmen in der Ansicht überein, daß die beschriebene psychodynamische Konfliktkonstellation der Ulcuskranken unter bestimmten Umständen eine Exacerbation erfahren kann, die an der Entstehung eines Magen- bzw. Zwölffingerdarmgeschwürs nicht unwesentlich beteiligt ist. PFLANZ, ROSENSTEIN und v. UEXKÜLL (1956), MIRSKY (1958) u.a. machten bei ihren Untersuchungen die Feststellung, daß dem Ausbruch der Ulcuskrankheit immer wieder der Verlust einer bergenden Gemeinschaft oder eines geliebten Objektes vorausging. Damit hatten sie von sozialmedizinischer Seite auf die gekennzeichnete „orale Abhängigkeit" beim Geschwürskranken hingewiesen. Die entsprechende psychoanalytische These für die Entstehung des Ulcusleidens (ALEXANDER, 1951) lautet: Versagungen der Abhängigkeitsstrebungen bzw. Frustrierungen der oralen Sehnsüchte durch innere oder äußere Zurückweisung können den Wunsch nach Geliebtwerden über den Regressionsweg in einen Wunsch nach Gefüttertwerden verschieben. Auch die Aufhebung der Wirksamkeit der von vielen Autoren angeführten überkompensatorischen Ehrgeizhaltung, die psychodynamisch gesehen der Abwehr oraler Strebungen dient, kann in Reaktion auf eine anfänglich verstärkte Mobilisierung der unterdrückten Tendenzen zu einer verstärkten Abwehr führen. Die Wiederbelebung des infantilen Wunsches, der als „parasitische Receptivität" erlebt wird, schafft Schuldgefühle und muß daher verdrängt werden.

Die vorliegenden psychoanalytischen Mitteilungen der verschiedenen Autoren weisen im Grunde übereinstimmend auf die beschriebenen psychodynamischen Vorgänge beim Ulcuskranken hin, selbst wenn unterschiedliche Schwerpunkte gesetzt werden. Das gilt auch für die Formulierung GARMAs (1952/53), daß die introjizierte böse Mutter beim Ulcuskranken die Magenschleimhaut angreift. Hierbei ist die neurotische Über-Ich-Auseinandersetzung eines oral frühgeschädigten Menschen dargestellt. SCHWIDDER (1965) hat darauf hingewiesen, daß die psychoanalytischen Untersuchungen entsprechend ihrem Persönlichkeitsmodell drei sich ergänzende Akzentuierungen eines psychodynamisch zusammengehörenden, übereinstimmenden Vorganges herausgestellt haben: 1. Spezielle orale psychodynamische Konfliktsituationen (vor allem von ALEXANDER u. Mitarb.). 2. Spezielle Ich-Störungen und „Verformungen", also bestimmte Charakterstrukturentwicklungen (vor allem von SCHWIDDER). 3. Spezielle Über-Ich-Konflikte (vor allem von GARMA).

Die psychosomatische These geht dahin, daß durch dauernde Mobilisierung der unbewußten oralen Wünsche eine chronische Motilitätssteigerung mit Hypersekretion des Magens entsteht. „Das verdrängte Verlangen nach Geliebtwerden ist der unbewußte psychologische Reiz, der direkt mit dem physiologischen Vorgang verknüpft ist, als dessen Endergebnis das Ulcus entsteht." Es ist so, als wenn der Magen sich auf den Verdauungsvorgang vorbereiten würde, ohne ihn wirklich vollziehen zu können. Wie die essentielle Hypertonie ist die Ulcuskrankheit unter psychosomatischen Gesichtspunkten als Bereitstellungskrankheit zu bezeichnen (ALEXANDER, 1951; v. UEXKÜLL, 1965). Experimente, die SILBERMANN (1927) an Hunden durchgeführt hat, können zur Untermauerung der psychosomatischen Überlegungen dienen. SILBERMANN hat Hunden eine künstliche Oesophagusfistel so angelegt, daß die verschluckte Mahlzeit sofort an der Fistel wieder herausfiel, d.h. nicht in den Magen gelangte. Der Hund schnappte den Bissen sofort wieder auf und wiederholte diese Handlung bis zu einer Stunde. Durch Beobachtungen des Magens bei diesen „Scheinfütterungen" konnte SILBERMANN das Auftreten von Magenulcera feststellen. Die Versuche zeigten, daß sich in einem Hundemagen, in dem alle Vorbereitungen für die Nahrungsaufnahme getroffen werden, ohne daß diese jedoch erfolgt, ein Ulcus entstehen kann. Die von psychoanalytischer Seite eruierten psychodynamischen Zusammenhänge bringen den Menschen aus innerseelischen Gründen in eine Situation, die analog zu den Versuchen SILBERMANNs als eine „Scheinfütterung" beschrieben werden kann.

Eine Abrundung der bisher dargestellten Theorien wurde durch die Untersuchungsergebnisse von MIRSKY ermöglicht (1950, 1961). Ihm gelang der Nachweis, daß die Sekretionstätigkeit des Magens mit der Ausscheidung von Uropepsin im Urin einhergeht. Damit hatte er eine Möglichkeit gefunden, die Sekretionstätigkeit des Magens zu messen. Auf Grund seiner Studien kommt MIRSKY zu der Ansicht, daß eine dauernde gastritische Übersekretion einen wesentlichen Faktor bei der Entstehung des Ulcus darstellt. Nach seinen Beobachtungen kann eine solche Hypersekretion bereits bei der Geburt vorliegen. Sofern nun eine angeborene Hypersekretion und eine Neigung zu bestimmtem Konflikterleben vorliegt, muß im späteren Leben eher mit einer Ulcuskrankheit gerechnet werden, wie die prospektiven Studien von MIRSKY u. Mitarb. (1957) bewiesen haben. Nach MIRSKY tragen zur Entwicklung des *Ulcus ventriculi und duodeni* drei Faktoren bei: 1. Eine physiologische Prädisposition (angeborene Hypersekretion). 2. Eine bestimmte sozialpsychologische Situation, in der es 3. zu einem spezifisch-seelischen Konflikterleben kommt, das zu einer chronisch emotionalen Bewegtheit mit entsprechenden physiologischen Begleiterscheinungen führt.

In diesem Zusammenhang sei noch einmal kurz auf die Frage eingegangen, ob die neurotischen psychodynamischen Vorgänge, die für die Entstehung der psychosomatischen Krankheit mitverantwortlich gemacht werden, nicht erst durch die Krankheit, hier also durch das Ulcusleiden, entstanden sind. Prospektive Studien, wie sie von MIRSKY bei den Ulcuskranken durchgeführt wurden, sind geeignet, diese Frage zu beantworten. Dabei werden auf Grund der Feststellung bestimmter neurotischer Eigenarten Voraussagen über die Wahrscheinlichkeit des Krankheitsausbruches gemacht. Wie auch schon im Kapitel über das Asthma dem Prinzip nach angeführt wurde, kann die Tatsache, daß der Ulcuskranke sein Leiden in den Dienst seiner unbewußten, Konflikte schaffenden oralen Bedürfnisse zu stellen und damit einen sekundären Krankheitsgewinn zu erzielen vermag, nicht als Argument gegen das Vorliegen prämorbider neurotischer Züge verwandt werden.

3. Das Gallensteinleiden

G. v. BERGMANN faßte mit dem Oberbegriff „Cholecystopathie“ die Entzündung der Gallenblase, die Stauung der Galle und die Steinbildung zusammen. Mit der Bezeichnung „Dyskinesie“, unter der er eine rein funktionelle Störung verstand, die durch Fehlsteuerung im autonomen Nervensystem zustande kommt, schaffte er eine Vorstellungsmöglichkeit für die Wirksamkeit psychischer Faktoren bei der Entstehung von Gallensteinen.

Die heutigen physiologischen Anschauungen gehen dahin, daß Vagus und Sympathicus den Tonus der Gallenblase und der Gallenausgänge beherrschen, während die Entleerung der Gallenblase auf humoralem Weg bewirkt wird (BOLCK, 1960).

Die Hauptsymptomatik, die Gallenkoliken, werden als Dehnungsschmerz an der Gallenblase und am Choledochus bei einer Gallenstauung aufgefaßt. Neben der Steinbildung und der Entzündung werden Dysfunktionen für die Schmerzattacken verantwortlich gemacht. Nach BRÜHL (1966) gilt folgendes Schema: corticaler Reiz (z. B. Ärger, Aufregung) – Zwischenhirn-Hypophyse – vegetatives Nervensystem (starker Vagusreiz) — Gallenblase, wobei eine kräftige Kontraktion gegen ein spastisch verschlossenes Sphinctersystem ausgelöst wird. Selbst bei vorhandenen Gallensteinen sind die Schmerzattacken nicht selbstverständliches Symptom. Es besteht ein Unterschied zwischen Gallensteinträgern und Gallensteinkranken: Zu unterscheiden ist ein latentes, symptomloses und ein „aktives“ Stadium, das aber nach HEILMEIER nur 10% aller Fälle ausmacht.

Das Gallensteinleiden geht mit einer Reihe von Zusatzsymptomen einher. Die Angaben darüber schwanken etwas, finden sich aber in der Feststellung der Häufung von psychischen Symptomen wie Depressionen, Angstzustände, Nervosität, Schlafstörungen und Obstipation, Magenbeschwerden, Kopfschmerzen zusammen.

Das Gallensteinleiden tritt bei Frauen nach übereinstimmenden Mitteilungen (HEILMEIER, 1957; MARKOFF, 1962; BECK) 4–5mal häufiger auf als bei Männern. Nach HESS sprechen jedoch pathologisch-anatomische Untersuchungen dafür, daß das Verhältnis Frauen:Männer 2:1 beträgt, d.h. daß stumme Gallensteinträger bei Männern häufiger vorkommen.

Das Erkrankungsalter ist schwer zu bestimmen, es sei denn, man orientiert sich am Zeitpunkt der ersten Koliken. BECK (1970) fand eine Häufung zwischen dem 20.–40. Lebensjahr (66% bei 121 Patienten).

Von verschiedenen Autoren wird ein Zusammenhang zwischen Schwangerschaft bzw. Geburt und Gallensteinleiden angenommen. MARKOFF (1962) fand ihn bei 70–80%, HESS (1961) und BECK bei etwa 30%.

Nach einer Cholecystektomie wurde nicht selten ein Symptomwandel beobachtet (nach v. BALEN, 1953 bei 20%, nach BECK bei 42%).

Insgesamt wird die Häufigkeit von Gallensteinleiden für Mitteleuropa mit 15–18% angegeben (HESS). Nach dem 60. Lebensjahr findet man sie bei 25%, nach dem 70. Lebensjahr bei 33% der Bevölkerung.

Seit jeher wird bestimmten Emotionen bzw. Affekten ein Einfluß auf die Gallenblasenfunktion zugesprochen. („Es läuft einem vor Ärger die Galle über"). Auch von klinischer Seite ist auf einen solchen Zusammenhang hingewiesen worden (v. BERGMANN, SCHÖNDUBE, 1956; BECKMANN, 1953; HOFF, 1950). Es liegen jedoch relativ wenige speziellere psychologische bzw. psychosomatische Untersuchungen vor. Immerhin gibt es einige aufschlußreiche Falldarstellungen. So hat MOHR (1925) über die psychoanalytische Behandlung einer Frau, die an einer rezidivierenden Gallenblasenentzündung litt, berichtet. Die Cholecystektomie brachte keine Linderung dieses ausgeprägten Beschwerdebildes (einschließlich Gelbfärbung der Haut). Erst nach psychoanalytischer Aufarbeitung einer verdrängten Destruktionsthematik trat Symptomfreiheit ein, die bis zu einer Kontrolle nach 6 Jahren angehalten hatte.

Während einige Autoren glauben, eine charakteristische Persönlichkeitsstruktur für die Gallenkranken aufstellen zu können (BAHRENDREGT, 1958; QUARTI, RENAUD u. CHATELIN, 1955) sind in letzter Zeit WEGEHAUPT (1967) und BECK (1970) auf Grund eigener psychosomatischer Untersuchungen an 30 bzw. 121 Patienten in Übereinstimmung mit der Mehrzahl der Fachleute zu dem Ergebnis gekommen, daß es keinen charakteristischen Persönlichkeitstypus gibt, dagegen aber eine typische spezielle Konfliktkonstellation vorliegt. Auf eine Kurzformel gebracht lautet der Konflikt, den BECK bei seinen Patienten beobachtet hat, folgendermaßen: Es geht um einen gestörten Ablauf von Ärger- und Enttäuschungserlebnissen, „die sich letztlich auf drohende oder erfolgte Verluste vorwiegend oraler und emotionaler Art beziehen". (Zur Bedeutung des Verlusterlebens siehe auch v. BALEN, 1953.) BECK (1970) fand bei seinen Patienten sowohl eine spezielle Ärger- als auch Enttäuschungsfehlverarbeitung, durch die er eine Abgrenzung zu Patienten mit anderen psychosomatischen Erkrankungen vornehmen konnte. Übereinstimmend mit WEGEHAUPT und v. BALEN zeigten über 50% der von ihm untersuchten Gallensteinträgern eindeutige neurotische Fehlentwicklungen. Bei dieser Gruppe der Patienten traten die Koliken stets im Zusammenhang mit den gekennzeichneten speziellen Konflikterlebnissen auf.

4. Darmerkrankungen

Es gehört zu einer der frühesten grundlegenden Feststellungen der psychoanalytischen Wissenschaft, daß die Vorgänge bei der Ausscheidung im Verlauf der menschlichen psycho-sozialen Entwicklung zu einer Quelle spezieller Erlebnismöglichkeiten werden. Die lustvolle Erregung der Darmschleimhaut, die sich das Kind durch Zurückhaltung oder Ausstoßung des Kotes verschaffen kann, wird zu einem Motiv in der Auseinandersetzung mit der Umwelt, die vor allem an einer geregelten Stuhlentleerung interessiert ist. In Verbindung mit der Tatsache, daß in dem Kind gleichzeitig die Tätigkeit zur eigenen Willensführung heranreift, kommen bei der Auseinandersetzung um die Ausscheidungsvorgänge eine Reihe von emotionalen Bedeutungen ins Spiel. Der Kot wird vom Kind ursprünglich als Besitz erlebt, den es im Defäkationsakt verschenken kann, was durch das Interesse der Umwelt an der analen Produktion noch verstärkt wird. (Die Phantasie des Menschen hat in Märchen, Redewendungen usw. seit je auf die Verbindung hingewiesen, indem sie Kot und Gold bzw. Geld gleichsetzte.) Im Umgang mit den Erziehern entscheidet sich, ob das Kind an dem Objekt „Kot“ sein Besitzstreben entfalten kann, ob der Besitz einen positiven Wert für es darstellt, ob es lernt, souverän darüber zu verfügen, d.h. nach seinem Willen zu verschenken bzw. herzugeben und zurück zu halten, oder ob es gefügig die Umwelt darüber bestimmen läßt. Dabei wird auch über die Entfaltung oder Unterdrückung der Fähigkeit eigenwilliger Handlungsführung entschieden. Außerdem entsteht in Verbindung mit den Ausscheidungsvorgängen die Freude und der Stolz am eigenen Produzieren oder in krassem Gegensatz dazu eine quälende, mit dem Gefühl der Ohnmacht verbundene Verpflichtung, leisten zu müssen. Endlich kann im Defäkationsakt auch noch eine aggressive Bedeutung im Sinne des Sadistischen, Hinterhältigen erfahren werden.

Hemmungen und Abwehreinstellungen können sich hier zu einer zwangsneurotischen Charakterstruktur formieren.

Die Kenntnis der angedeuteten emotionalen Bedeutung, welche die Ausscheidungsvorgänge im Verlauf der menschlichen Entwicklung gewinnen, ist eine Voraussetzung für das Verständnis der psychosomatischen Erkrankungen des Enddarms.

a) Die chronische habituelle Obstipation

Der Kliniker versteht unter habitueller Obstipation eine chronische Form der Verstopfung, für die keine organischen Ursachen (Anomalien des Dickdarms, entzündliche Baucherkrankungen, Tumoren im Bauchraum etc.) angeschuldigt werden können. Die Unterteilung in spastische und atonische, hypokinetische und dyskinetische Formen führte pathogenetisch nicht weiter. Dagegen erwies sich die Anwendung psychosomatischer Gesichtspunkte als sehr fruchtbar. Chronische Obstipationszustände finden sich, was nach den einleitenden Ausführungen über die emotionale Entwicklung der Ausscheidungsvorgänge zu erwarten ist, häufig bei zwangsneurotisch strukturierten Patienten (ALEXANDER, 1950; WILSON, 1934; DÜHRSSEN, 1952; RICHTER, 1958/59; JORES, 1963), kommen aber ebenso bei der Depression und der paranoiden Schizophrenie vor. ALEXANDER und MENNINGER (1936) konnten einen statistisch gesicherten Zusammenhang zwischen diesen Erkrankungen und der Obstipation nachweisen. Sie fanden bei 100 an Verfolgungswahn leidenden Patienten 72mal eine chronische Verstopfung. Der Obstipierte wird als ein Mensch beschrieben, bei dem, wenn auch in weniger ausgeprägtem Maße, Züge paranoider und depressiver Patienten in Erscheinung treten, wie Mißtrauen, das Gefühl zurückgewiesen zu werden und pessimistische bzw. defätistische Haltung.

In einer späteren Arbeit hat ALEXANDER (1950) den emotionalen Hintergrund der habituellen Obstipation mit der Einstellung beschrieben: „Ich kann von niemandem etwas erwarten und brauche daher auch niemandem etwas zu geben. Ich muß mich daran halten, was ich habe.“ Das aus dieser Einstellung resultierende Zurückhalten wird in der infantilen Form der Kotretention realisiert. Mit dieser Charakterisierung hatte ALEXANDER psychodynamische Vorgänge herausgestellt, die FREUND u. ABRAHAM (1925) im Rahmen des „analen Charakters“ beschrieben hatten. Es geht dabei um eine ängstliche, abwehrende, eigensinnige, als Geiz imponierende Haltung, deren Beziehung zur Obstipation von vielen Autoren bestätigt wurde. In diesem Sinne spricht DÜHRSSEN (1952) von der retentiven Störung der Obstipierten. RICHTER weist auf den gleichen Sachverhalt hin, wenn er bemerkt, daß der Obstipierte in Reaktion auf eine allgemeine Verlustangst eine „retentive“ Haltung aufbaut. Ähnlich lautet die Feststellung von Boss (1954). Nach ihm steht im Zentrum eine enorme Angst vor Substanzverlust und Entmachtung, aus der ausgeprägte Sicherheitsbemühungen in Form einer „Vermauerung", d.h. einer weitgehenden Einengung der Persönlichkeitsentfaltung resultieren.

Bisher wurde die Obstipation vorwiegend als körperlicher Ausdruck oder körperlicher Anteil eines „ängstlichen Zurückhaltens" beschrieben, und gleichzeitig angedeutet, daß diese ängstlich-zurückhaltende Einstellung eine unterschiedliche Entwicklungsgeschichte und damit eine psychodynamisch variable Akzentuierung haben kann. Einmal war die retentive Haltung mehr als Reaktion auf eine orale Störung — nach dem Motto: Wenn ich mir schon nichts von anderen holen kann, muß ich das, was ich besitze, übervorsichtig verteidigen — gekennzeichnet worden, zum anderen mehr als Reaktion auf eine neurotische Über-Ich-Verpflichtung, herzugeben, bzw. als unbewußte Gegenregulation zu einer Bereitschaft, sich etwas nehmen zu lassen (retentive Gehemmtheit), die mit einer ausgeprägten Verlustangst einhergeht.

Die chronische Obstipation kann darüber hinaus den Stellenwert einer Protestreaktion haben im Sinne des feindseligen Nichthergebens. In solchen Fällen stehen die Ausscheidungsvorgänge ganz im Dienst des Machtstrebens und des Beherrschen-Wollens (Abraham, French, 1952; Alexander, 1950; Richter, 1958/59; Dührssen, 1952; Schwidder, 1965). In welchem Maße Kinder mit Hilfe der Obstipation Eltern zu beherrschen und zu drangsalieren vermögen, hat Richter (1958/59) zur Darstellung gebracht.

Wir lernten kürzlich selbst den eindrucksvollen Fall eines 5jährigen Mädchens kennen, bei dem es seit einem Jahr nicht mehr zur spontanen Entleerung gekommen war. Das Kind setzte alle Forderung dadurch durch, daß es sich weigerte, den täglichen Einlauf über sich ergehen zu lassen, wodurch es die Mutter in eine panische Angst versetzte und sie sich zu Willen machte. Im Verlauf der Therapie begann die Mutter das „Spiel" der Tochter zu verstehen und ihre Haltung zu ändern. Sie sagte dem Kind, es sei ihr gleich, ob es „sein Geschäft" verrichte oder nicht. Sie überlasse es ihm. Darauf lief das Kind hinter der Mutter her und rief ärgerlich: „Das soll dir aber nicht gleich sein!" Nachdem der durch die Krankheit erzielte sekundäre Gewinn für die Befriedigung der Macht- und Liebesbedürfnisse nicht mehr in der gewohnten Weise zu erzielen war, kam es zu einer „Blitzheilung", wie sie auch Richter bei seinen Patienten beobachtet hatte.

Die Defäkation kann auch stellvertretend für „schmutzige" innere Impulse bzw. Gedanken stehen und schuldhaft erlebt und daher bekämpft, d.h. unterdrückt werden (Schwidder, 1965). Hier liegt dann eine zwangsneurotische Erlebnisverarbeitung vor, bei der ein „grausames" Über-Ich ein steriles Reinlichkeits- und Sauberkeitsideal vertritt.

Bei der Beurteilung der chronischen Obstipation ist neben dem psychologischen Aspekt (korrelativer, habitueller, symbolischer und finaler) nach Richter auch ein Anlagefaktor in Form einer allgemeinen Sensibilität mit besonderer Bereitschaft zur Irritabilität des Darmes in Rechnung zu stellen.

b) Chronische Diarrhoe, Colitis (Colica) mucosa

Zwischen der chronischen Diarrhoe und *Colitis mucosa* gibt es fließende Übergänge. Psychosomatische Untersuchungen haben gezeigt, daß der psychische Grundvorgang bei all diesen Formen gleich ist. Wir beschränken uns daher auf eine dem Rahmen dieser Arbeit entsprechende kurze Darstellung der *Colitis mucosa*.

Die *Colitis mucosa* wird als eine funktionelle Erkrankung des Dickdarms definiert, bei der es explosionsartig zur Entleerung von schleimigen oder pseudomembranösen Stuhlmassen mit oder ohne Koliken kommen kann. Von Klinikern wird sie zum großen Teil — bereits seit dem vorigen Jahrhundert — als eine vorwiegend psychische Krankheit aufgefaßt. Von anderen Fachleuten (z.B. Strümpell, 1902) werden die Symptome als Reaktion auf die Zufuhr gewisser nutritiver Allergene beschrieben (Darmasthma).

Die Krankheit befällt nahezu ausschließlich Frauen im jüngeren und mittleren Erwachsenenalter, in der Form des milderen „spastischen Colons" beide Geschlechter. Ein Anfall beginnt in der Regel mit heftigen Kolikschmerzen, die manchmal am ganzen Leib, häufig auch entlang der einzelnen Abschnitte des Colons empfunden werden. Charakteristisch ist das An- und Abschwellen der Kolikschmerzen. Ihre Intensität und Dauer wechseln in weiten Grenzen. Dabei kann es zu schweren Krankheitsbildern mit Zeichen eines erheblichen Kreislaufkollapses kommen. Die Diagnose wird gesichert durch die typischen Stuhlentleerungen. Nach dem Abstoßen der Schleim- oder pseudomembranösen Massen sind die Kranken meistens beschwerdefrei, bis sich ein neuer Anfall entwickelt.

Von psychoanalytischer Seite haben sich als erste WHITE, COBB und JONES (1939) mit der *Colica mucosa* beschäftigt. Sie sprechen von einer Störung der physiologischen Funktion des Colon, die durch excessive Tätigkeit des parasympathischen Nervensystems hervorgerufen wird. Sie stellen außerdem gewisse Persönlichkeitszüge heraus, die sie bei allen Patienten mit *Colica mucosa* gefunden haben. Ihre Darstellungen decken sich weitgehend mit denen von WILSON (1934). Bei den Persönlichkeitszügen geht es um Übergewissenhaftigkeit, Mißtrauen, Abhängigkeit, Empfindsamkeit, Angst, Schuldgefühle und Unwillen, d.h. um Züge, die im Rahmen einer zwangsneurotischen Charakterstruktur anzutreffen sind. ALEXANDER u. Mitarb. (1951) sind durch Untersuchungen am Chicagoer Institut für Psychoanalyse zu dem Schluß gekommen, daß bei den an *Colitis mucosa* Erkrankten ein spezielles Konflikterleben vorliegt, das um starke, fordernde (oral-aggressive) und receptive Wünsche zentriert ist. „Diese Kranken versuchen, ihre Abhängigkeitsregungen durch Aktivität und den Drang zu schenken, zu kompensieren, indem sie Anfälle von Diarrhoe als Ersatz für reale Leistungen produzieren." Sie stehen einerseits unter dem Verpflichtungsdruck, den anderen zu unterstützen, ihm „Geschenke" zu machen und sich für ihn anzustrengen, haben andererseits eine heftige Abneigung dagegen. So weichen sie der realen Leistung aus und beruhigen ihr Gewissen mit der infantilen Form des Geschenkes — den Darminhalt. „Der dem Symptom zugehörige verdrängte psychologische Faktor ist das mächtige Bedürfnis, zu schenken und wiedergutzumachen."

Mit dem Hinweis auf das Vorliegen einer ausgeprägten Störung des retentiven Antriebserlebens (retentive Gehemmtheit) hat SCHELLACK (1954/55, 1956/57, 1957/58) auf den gleichen Sachverhalt hingewiesen. Nach seinen Feststellungen (s. auch SCHWIDDER, 1965) sollte man jedoch den Akzent stärker auf die neurotischen Verpflichtungsgefühle legen.

BOSS (1954) hat, wenn auch mit anderen theoretischen Begriffsbildungen, in einer Falldarstellung auf einen ähnlichen Konfliktkern hingewiesen. Die angstvollen Phantasien seiner Patientin kreisten um das Thema, sich gleichzeitig dem anderen aufopfern und bewahren und — wenn die an die Aufopferung geknüpfte Erwartung nicht erfüllt wird — angreifen und destruktiv sein zu müssen.

Die Diskussion um mögliche psychische Faktoren bei der *Colitis mucosa* ist eng mit der Forschung der *Colitis ulcerosa*, einem bevorzugtem Gegenstand psychosomatischer Untersuchungen, verbunden.

c) *Colitis ulcerosa*

Unter *Colitis ulcerosa* versteht man eine klinisch gut umschriebene, entzündliche Erkrankung der Dickdarmwand, bei der ulcerierende Zerstörungen der Schleimhaut auftreten. Die Krankheit zeigt eine Neigung zu Rezidiven und ist von zweifelhafter Prognose.

Das seltener auftretende akute Krankheitsbild ist durch hohes Fieber, starkes Krankheitsgefühl, auffallend schnelle Abmagerung und frühzeitig einsetzende, erhebliche Anämie und Stuhlveränderungen charakterisiert. Die Patienten werden von häufigen Tenesmen gequält, wobei die Menge des mit Blut, Eiter und Schleim vermischten Kotes meist gering ist. Nicht selten ist in diesen Fällen der Dickdarm in seiner ganzen Ausdehnung befallen.

Die chronische Form ist durch schleichende Entstehung und periodischen Verlauf gekennzeichnet. Das Krankheitsbild ist insgesamt milder. Die starken Gewichtsverluste und die sekundäre Anämie erreichen nicht das oben geschilderte Ausmaß.

In vielen Fällen muß eine Cholektomie vorgenommen und ein *Anus praeter* angelegt, d.h. eine Operation mit hoher Mortalitätsrate durchgeführt werden.

Ätiologie und Pathogenese der Erkrankung sind weitgehend ungeklärt. Lange Zeit wurde die *Colitis ulcerosa* nicht als selbständige Krankheit erkannt, da die histologischen Befunde keine sicheren Unterscheidungen von bakteriell entzündlichen Erkrankungen zulassen. Spezielle Erreger, Bakterien oder Viren konnten aber nicht nachgewiesen werden. Heute werden ernsthaft noch zwei Hypothesen diskutiert: 1. Die *Colitis ulcerosa* ist eine allergische Erkrankung. 2. Die *Colitis ulcerosa* ist eine psychosomatische Erkrankung. Beide Theorien werden durch experimentelle und klinische Beobachtungen unterstützt, sind jedoch bis heute nicht endgültig bewiesen.

Die gegenwärtigen psycho-physiologischen Kenntnisse basieren vor allem auf Untersuchungen von Wolf (1951), der feststellte, daß es zwei verschiedene Arten von Dickdarmaktivität gibt: 1. Die segmentale nichtpropulsive Kontraktion. Für diese Aktivitätsform sind Haustren, die den Darminhalt durchmischen und eindicken, charakteristisch. Eine Übersteigerung derartiger Aktivität ist nach Wolf mit Herabsetzung von Motilität und Tonus des Colon verbunden und würde sich klinisch als Obstipation äußern. 2. Die propulsiv-austreibende Aktivitätsform. Sie ist durch eine deutliche Verkürzung und Einengung des Darmlumens ohne Haustrenbildung gekennzeichnet und vor allem im Bereich des Colon descendens und sigmoideum zu beobachten. Durch das parasympathisch gesteuerte Reflexgeschehen kommt es in der Dickdarmwand zu passagerer Hyperämie, die durch die muskulären Kontraktionen verursacht wird. Wolf beobachtete bei fortlaufenden Inspektionen, daß es unter psychischen Einflüssen zu einem pathologisch gesteigerten Reflexgeschehen mit persistierender Hyperämie, vermehrter Schleimdrüsensekretion, Schleimhautverletzlichkeit bis zu capillären Rupturen und Hämorrhagien kommen kann. Diese zunächst rektoskopisch getroffene Feststellung konnte Wolf später durch Beobachtungen an Versuchspersonen mit Colonfisteln bestätigt finden. Ohne daß Nahrung zugeführt worden war, trat bei ihnen der gastrocolische Reflex unter dem Einfluß sog. „Frustrationsaggressionen" auf und führte zu *Colitis ulcerosa*-Rezidiven. Wolf kam zu dem Schluß, daß die nachweisbaren Darmveränderungen eine Reaktionsfolge entgleister, überschießender physiologischer Anpassung im Sinne ausgeprägter Fehladaptation darstellen. Seiner Meinung nach setzt der endgültige Ausbruch der Erkrankung weitere somatische Faktoren voraus.

Daß Emotionen Änderungen der Durchblutung der Darmschleimhaut hervorrufen können, hatte schon vorher Lium (1939) an Hunden beobachtet. Von White u. Mitarb. (1938), Almy (1947), Tulin (1947), Grace u. Mitarb. (1951) liegen Mitteilungen vor, welche die von Wolf erzielten Untersuchungsbefunde bestätigen.

Psychosomatische Aspekte der *Colitis ulcerosa* wurden erstmals 1930 durch Sessil D. Murray in einem Artikel „Über psychogene Faktoren in der Ätiologie der *Colitis ulcerosa*" veröffentlicht. MURRAY hatte ursprünglich die Absicht gehabt, als Medizinstudent in seiner Dissertation somatische Probleme der Colitispatienten zu bearbeiten. Dabei wurde er von dem auffälligen psychischen Verhalten und der besonderen Lebensweise der Kranken so beeindruckt, daß er den psychologischen Befund zum Gegenstand seiner Arbeit machte. Die von ihm untersuchten 12 Patienten zeigten übereinstimmend Störungen und Konflikte in ihren Ehebeziehungen. Sie waren vor allem durch charakterliche und emotionale Unreife, übersteigerte Furchtsamkeit und Sensibilität gekennzeichnet. 1932 knüpfte SULLIVAN an die Murrayschen Untersuchungsbefunde an und betonte, daß keine spezifische auslösende Situation für das Entstehen der Krankheit zu finden sei, sondern bei den Patienten allgemein Schwierigkeiten mit großer Spannung und intensiver Angst beantwortet würden.

Spezielle psychoanalytische Studien beschäftigen sich eingehender mit der Persönlichkeitsstruktur und der symptomauslösenden Situation.

DANIELS teilte 1940 den ersten psychoanalytisch behandelten Fall von *Colitis ulcerosa* mit. Er wies vor allem auf die depressive Einstellung (s. auch KARUSH, 1953 und DANIELS), die mit selbstzerstörerischen Tendenzen und hysterischen Zügen bei seinen Patienten einhergingen, hin. Im gleichen Jahr überprüfte GROEN die Murrayschen Befunde und fand sie bei seinen Patienten bestätigt. Weitere Studien von SULLIVAN (1932), WITTKOWER (1938), ROSS (1948) und LINDEMANN (1950) u.a. unterstrichen die Bedeutung emotionaler Faktoren für die Ätiologie, Pathogenese und den Verlauf dieser Erkrankung. WITTKOWER folgerte aus dem Studium der Persönlichkeit von 40 Patienten, daß die *Colitis ulcerosa* „die Erkrankung eines psychisch Kranken" sei, womit er eine engere Beziehung zur Neurose herstellte. Er fand außerdem, worüber auch schon DANIELS berichtet hatte, daß seine Patienten eine Abnahme der psychischen Symptome während der Periode der verstärkten körperlichen Krankheit zeigten und umgekehrt.

1960 stellte M. SPERLING bei der Behandlung von Patienten mit *Colitis ulcerosa* fest, daß diese Erkrankung nicht erst im Erwachsenenalter beginnt, wie gewöhnlich angenommen worden war, sondern ihren Ursprung in der Kindheit hat, obwohl sie sich klinisch häufig erst später manifestiert. Auf Grund von psychoanalytischen Behandlungen von Patienten, deren erste klinische Symptome sich im 18.—26. Lebensmonat entwickelt hatten, kam SPERLING zu der Ansicht, daß die Zeit der Sauberkeitsgewöhnung, die mit der Entwicklung des Kindes von einem passiven und vollständig abhängigen Säugling zu einem aggressiven und z.T. destruktiv wirkenden Kind, das sich bemüht, unabhängig von seiner Mutter zu werden, zusammenfällt, hierbei von großer Bedeutung ist. Sie fand bei ihren Patienten ein besonderes Mutter-Kind-Verhältnis, das durch ein übermäßiges Bedürfnis der Mutter, die Darmfunktion des Kindes zu kontrollieren, bestimmt wird. Die psychoanalytische Behandlung derartiger Mütter enthüllte, daß ihre Haltung eine Reaktionsbildung auf „unbewußte Wünsche war, mit Fäkalien umzugehen und verbotenen analen Betätigungen zu frönen". Solche zurückgedrängten Bedürfnisse der Mütter können durch die Krankheit des Kindes, welche diese Betätigung nicht nur erlauben, sondern sogar erforderlich machen, befriedigt werden. SPERLING sieht in der sowohl bei der Mutter als auch beim Kind vorliegenden Fixierung an die anale Phase, in dem neurotischen „Aufeinander-Angewiesen-Sein", einen wichtigen, zur *Colitis ulcerosa* prädisponierenden Faktor. Beginn und Rückfall einer *Colitis ulcerosa* steht nach ihr immer im Zusammenhang mit der Trennung des Patienten von der Mutter oder einer durch Übertragung an ihre Stelle getretenen Person. Schulbeginn, Pubertät, Beginn der Berufsausbildung und ähnliche Situationen sind zur Konfliktbildung besonders geeignet.

Auch von S. A. Portis (1949), Mohr u. Mitarb. (1958), Powers und McKay (1954) wurde die frühe neurotische Entwicklung der an *Colitis ulcerosa* erkrankten Patienten beschrieben. Curtius (1955, 1962) hat an Hand eindrucksvoller kasuistischer Darstellungen neurotische Persönlichkeitszüge dieser Kranken herausstellen können.

Auf Grund eigener Untersuchungen am Chicagoer Institut für Psychoanalyse und der kritischen Durchsicht der einschlägigen Veröffentlichungen kam Alexander 1951 zu der Ansicht, daß diejenigen emotionalen Faktoren von besonderer Bedeutung sind, „die von der frühen Kindheit an mit der Funktion der Defäkation und Ernährung assoziiert werden". In dieser Hinsicht sah er eine weitgehende Übereinstimmung zwischen dem an *Colitis ulcerosa* Erkrankten und den an verschiedenen Formen von Diarrhoe Leidenden. Bei vielen Patienten mit *Colitis ulcerosa* ist nach seiner Feststellung jedoch die integrative Kraft des Ichs relativ schwach, so daß bei ihnen eine Neigung zu Projektionen besteht, durch die psychotische Episoden bewirkt werden können, worauf auch von anderen Autoren (Sperling, 1946; Schwidder, 1965) hingewiesen worden ist.

1947 hatte Groen nach Untersuchungen von sechs Patienten verschiedene Persönlichkeitszüge beschrieben, ohne auf deren spezielle Psychodynamik einzugehen: gute Intelligenz, hohe Sensibilität, gesteigerte Sauberkeit und Sorgfalt, gehemmte Aggressivität hinter oberflächlicher Bescheidenheit, starke narzißtische Ansprüche. Zusammen mit Bastiaans u. Mitarb. ergänzte Groen 1950 diese Studie durch psychoanalytische Untersuchungen an 34 Kranken. Das Ergebnis bestätigte die Befunde, die Sperling erhoben hatte, erhielt zudem aber weitere Beschreibungen psychodynamischer Eigenarten, vor allem eine besondere Verarbeitungsweise aggressiver Regungen: Der *Colitis ulcerosa*-Patient zeigt eine ausgeprägte infantile Abhängigkeit (s. auch Karush und Daniels, 1953; Fontana, 1958) bei starken egozentrischen Bedürfnissen nach Bewunderung und Protektion. Besonders der männliche Patient neigt zu groben Prahlereien, die als Überspielen passiver Wünsche zu verstehen sind. Neben einer Reduzierung der emotionalen Beziehung auf „einige Schlüsselpersonen" (Lindemann, 1949), besteht beim *Colitis ulcerosa*-Erkrankten eine Pseudounabhängigkeit, hinter der sich starke Minderwertigkeits- und Selbstunsicherheitsgefühle verbergen. Bei Auseinandersetzungen versucht er den Angreifer dadurch zu besiegen, daß er bemüht ist, autoritäre Personen, deren Schutz er erwartet, einzuschalten. Sofern seine infantile Forderung nach Schutz nicht beantwortet wird, fühlt er sich ungerecht behandelt und zieht sich zurück. Diese Form des Umgangs mit der Aggressivität ist von denjenigen, die bei Patienten mit Magenulcera und Herzsymptomen beobachtet werden können, zu unterscheiden.

Groen betont, daß keiner der von ihm detailliert beschriebenen psychodynamischen Züge einzeln für den an *Colitis ulcerosa* Erkrankten als charakteristisch angesehen werden kann. Erst durch die Kombination der verschiedenen Eigenarten und durch ein bestimmtes Verhältnis untereinander ergebe sich das typische Bild.

Um die Klärung weiterer psychosomatischer Zusammenhänge bei der *Colitis ulcerosa* haben sich in letzter Zeit besonders Engel (1954/61) und Schellack (1958/59) bemüht. Beide Autoren betonen, daß dem Ausbruch der Erkrankung meist eine längere Zeit der Verstopfung vorausgeht, die im Krankheitsbild eine wichtige Rolle zu spielen scheint. Mit dem Hinweis auf die zwangsneurotische Verarbeitung depressiver Strukturanteile und auf die spezielle Fehlverarbeitung anal-retentiver und aggressiver Bedürfnisse unterstreicht Schellack die Bedeutung spezieller prägenitaler Fixierungen. Die Neigung zur Verausgabung führt zu Enttäuschungserlebnissen und diese zur Mobilisierung retentiver und aggressiver Regungen, die nicht ausgedrückt werden können, sondern der Abwehr unterliegen (s. auch Schwidder, 1963; Arnds u. Hagedorn, 1969).

Viele Arbeiten beschäftigen sich mit dem Konflikterleben, das zum Ausbruch der Erkrankung beiträgt. Alle Untersuchungen haben übereinstimmend feststellen können, daß das an der Symptomentwicklung beteiligte Konflikterleben sich nicht mehr als 24—48 Std vor dem Symptomausbruch ereignet. Nach Sperling, Groen u. Mitarb. u.a. liegt das Konflikterleben in der Bedrohung der infantilen Abhängigkeit von einer „Schlüsselperson" (Lindemann). Alexander (1951) beschreibt die psychodynamisch-psychosomatischen Zusammenhänge folgendermaßen: Der vereitelte Ehrgeiz, eine konzentrierte Energieausgabe zu vollbringen, und die Unfähigkeit, überlegt Verpflichtungen nachzukommen, führen via Regression zu einer „analen Form des Gebens oder Vollbringens". Alexander weist gleichzeitig darauf hin (s.o. unter *Colitis mucosa*), daß diese psychodynamischen Hintergründe nicht nur bei der *Colitis ulcerosa*, sondern auch bei anderen Formen der Darmstörung mit Diarrhoe und auch bei bestimmten Psychoneurosen vorkommen, so daß zusätzliche somatische Faktoren unterstellt werden müßten, die durch die psychischen Faktoren in Aktion gesetzt würden.

Die von Alexander gegebene psychosomatische Deutung der *Colitis ulcerosa* orientiert sich am Mechanismus des Durchfalls. Engel (1954/56) und Schellack (1958/59) sind jedoch der Ansicht, daß der Durchfall nicht der Grundvorgang der *Colitis ulcerosa* ist (s.a. Glatzel, 1959/60). Es wurde schon erwähnt, daß nach ihren Mitteilungen dem Ausbruch der *Colitis ulcerosa* monate- und jahrelange Verstopfungen vorausgehen. Das Symptom „Durchfall" ist auch nach internistischen Erkenntnissen eine Begleiterscheinung. Sein Auftreten hängt von der Lokalisation der Veränderung in höheren oder tieferen Colonabschnitten ab. Schellack, Schwidder sowie Arnds und Hagedorn haben darauf hingewiesen, daß bei der *Colitis ulcerosa* vor allem abgewehrte, aber unbewußt weiterwirkende analretentive Regungen, die auch als psychodynamischer Hintergrund der chronischen Obstipation gelten, eine wichtige Rolle spielen.

V. Rheumatische Erkrankungen

„Die Definition und Abgrenzung des ‚Rheumatismus' und der ‚rheumatischen Krankheiten' gibt mehr Probleme und Schwierigkeiten auf als die anderer Krankheitsgruppen", heißt es bei A. Gamp (1964). Wir können hier nicht in die Diskussion dieser Fragen eintreten, müssen aber für unsere weitere Darstellung folgende Abgrenzung treffen: Während bei den Bewegungsstörungen das Symptom in der Disharmonie, Ziellosigkeit, Zweckentfremdung, Unkoordiniertheit, Willkürlichkeit und Leistungsuntüchtigkeit eines Bewegungsablaufes besteht, geht es bei dem hier zu beschreibenden Syndrom um eine Krankheit des Bindegewebes (Mesenchym), wodurch die Muskeln, Sehnen und Gelenke in ihren Funktionen gestört und dadurch die freie Beweglichkeit und Körperhaltung behindert werden.

Wenn auch für die entzündlichen Erkrankungen des Bindegewebes (entzündliche rheumatische Erkrankung) psychosomatische Untersuchungen gelegentlich durchgeführt worden sind, die über die allgemeine Feststellung, daß psychische Faktoren zu einer Schwächung der Abwehrlage beitragen können, hinausgehen, so soll darauf nicht weiter eingegangen werden, weil es sich zum großen Teil noch um weitgehend spekulative Ansichten handelt. Die folgenden Ausführungen beziehen sich ausschließlich auf die nichtentzündliche, degenerative rheumatische Erkrankung. Bei dieser Gruppe wird man ätiologisch an ein komplexes Krankheitsgeschehen denken müssen, bei dem neben konstitutionellen Faktoren und organisch bedingten Degenerationserscheinungen Fehler in der Körper(Muskel-)-

haltung eine wichtige Rolle spielen können. Hier liegt die Einflußstelle für psychische Faktoren. Daß es zwischen emotionalen Zuständen und der Körperhaltung eine enge Beziehung gibt, ist unbestritten. Die Körperhaltung wurde unter verschiedenen theoretischen Vorstellungen als ein Ausdrucksbereich angesehen, in dem die Persönlichkeit in Erscheinung tritt (KRETSCHMER, 1949; STREHLE, 1954). In experimentellen psychophysiologischen Untersuchungen konnte eine Korrelation zwischen chronischen emotionalen Konfliktlagen und anhaltender übermäßiger Muskelspannung nachgewiesen werden (DUNBAR, 1954; MALMO u. Mitarb., 1950; HOLMES and WOLFF, 1952).

Durch psychoanalytische Untersuchungen wurden spezielle Einblicke in die Art der chronischen emotionalen Konfliktlage vermittelt. Dabei geht es vor allem um eine Fehlverarbeitung aggressiver und anal-retentiver Impulse. CREMERIUS (1954/55) fand bei rheumatisch erkrankten Patienten eine enge Beziehung zwischen übermäßiger Muskelspannung und einer Störung anal-retentiver Bedürfnisse. Seiner Meinung nach liegt das Motiv für die Spannungszustände im Bereich der quergestreiften Muskulatur in der neurotischen Hemmung des retentiven Antriebserlebens. SCHELLACK (1954/55) hat die Entwicklungsgeschichte der Patienten untersucht und gefunden, daß in der anal-aggressiven Entwicklungszeit (Zeit der zwangsneurotischen Präformierung) eine Einengung stattfindet, die gleichermaßen zur Behinderung der aggressiven und retentiven Bedürfnisse führt.

Der Wert solcher Feststellungen für die psychosomatische Betrachtung der rheumatischen Erkrankung liegt in folgender Schlußfolgerung: chronische emotionale Konfliklagen können zu chronischer Muskelspannung führen und diese zu Veränderungen im Sinne rheumatischer Störungen.

In letzter Zeit haben sich die Stimmen gemehrt, die eine pathogene Auswirkung von chronischen Muskelspannungen nicht nur auf die Muskeln selbst, sondern auch auf die Gelenke annehmen. Diese Meinung drückt TSCHANNEN folgendermaßen aus: „Beschwerden können in den Gelenken jahrelang bestehen, ohne daß dabei röntgenologische Veränderungen nachweisbar werden. Statt dessen zeigt sich in diesen Fällen ein erheblicher Hypertonus der das Gelenk verändernden Muskulatur.“ ALEXANDER u. Mitarb. (1951) sahen den zentralen psychodynamischen Konflikt in einem charakteristischen Zustand chronisch gehemmter Aggression, dessen Entstehungsgeschichte bis in die frühe Kindheit zurückzuverfolgen ist. „Beim Kleinkind ist die primitivste Ausdrucksform von Versagung eine wahllose motorische Entladung. Wenn dieser Entladungsmechanismus durch Strafmaßnahmen mit Schuld und Furcht assoziiert wird, dann bildet sich im späteren Dasein immer, wenn Furcht und Schuld entstehen, eine psychologische Zwangsjacke.“ ALEXANDER ist der Meinung, daß die Kranken ihre verdrängten aggressiven Impulse über einen gesteigerten Muskeltonus der Skeletmuskulatur zum Ausdruck und zur Abfuhr bringen.

PLÜGGE (1953) hat den „primär-chronischen Arthritiker“ unter anthropologischem Aspekt abzugrenzen versucht. Seine Beschreibung gipfelt in der Feststellung, daß es bei diesem Kranken sowohl im personalen wie im somatischen Bereich zu einer unvollkommenen Ausgestaltung („Kümmerform“), zu einer „Schädigung des Reifungsvorganges der Gesamtperson“ gekommen ist.

Als eine besondere abgrenzbare Erkrankung sind die muskulären Verspannungszustände der Nacken- und Halsregion, die gelegentlich mit migräneartigen Zuständen und Schwindelerscheinungen verbunden sind, beschrieben worden. STOLZE (1953) hat in ausführlichen Darstellungen diese Beschwerden als Erkrankung des „oberen Kreuzes“ zusammengestellt. Das psychische Motiv für die Symptommanifestierung liegt nach ihm vor allem in einem „Empörungskonflikt“, welcher Unterstützung findet durch das Unvermögen solcher Patienten, zwischen den Polen Härte und Weichheit einen geglückten Ausgleich zu finden. Der unauflösbare Konflikt zwischen Sich-Aufbäumen und Sich-Beugen drückt sich in einer Verspannung der Nackenmuskulatur aus.

Ähnliche Beobachtungen machte Roskamp (1961/62), der bei 17 von 20 jugendlichen Neurotikerinnen eine typische Steilstellung der HWS fand. Ausdruckspsychologisch ist nach seiner Meinung die Verspannung der Nacken- und Halsmuskulatur als eine abortive „Duckhaltung" bei Schreck und Angst aufzufassen.

Bei all diesen verschiedenen psychosomatischen Befunden darf die Feststellung vieler Autoren nicht außer acht gelassen werden, daß muskuläre Verspannungszustände sehr häufig auftreten und bei verschiedenen organischen und psychosomatischen Erkrankungen zu beobachten sind. Ferner muß bedacht werden, daß muskuläre Störungen häufig als Nebenbefunde bei bestimmten psychoneurotischen Symptomen zu finden sind. So ist z.B. immer wieder festgestellt worden, daß zwangsneurotische Patienten eine überstarke Verspannung der Muskulatur erkennen lassen.

VI. Motorische Störungen

Ohne im einzelnen auf die Geschichte der Erforschung motorischer Störungen einzugehen, sei auf folgendes hingewiesen: Zunächst herrschte die Meinung vor, daß allein eine Reizung der motorischen Zellen im Gehirn und Rückenmark zu Bewegungsabläufen etwa im Sinne des Tics führen könne. Seit Jackson wurde die motorische Bewegung als ein Zusammenspiel höherer und niederer Zentren des Zentralnervensystems angesehen. Beim Zerfall der höheren Zentren könne es zu einem Ausfall ihrer hemmenden Funktion kommen, so daß die „niederen" Bewegungsformen sich durchsetzen. Später, vor allem seit dem Studium der während des 1. Weltkrieges epidemisch aufgetretenen Schlafkrankheit, wurde dann Einblick in das komplizierte Zusammenspiel der extrapyramidalen und pyramidalen Systeme bei den motorischen Vollzügen gewonnen. Damit waren für Bewegungsabläufe Schaltstellen erkannt, die einerseits durch organische Störungen, andererseits bewußt oder unbewußt durch das Erleben des Menschen beeinflußt werden können.

Die große Bedeutung, welche die Motorik nicht nur für die körperliche, sondern auch für die seelische Entwicklung hat, ist unbestritten. Nach Binswanger (1941) erweist sich die Motorik innerhalb der menschlichen Entwicklungsgeschichte als früheste vitale Manifestation. Der Hinweis Dührssens (1954) auf den Zusammenhang zwischen dem Gepräge des Weltbildes und der Art der Welterfassung auf der einen Seite und der Funktionstüchtigkeit des motorischen Apparates in bestimmten Entwicklungsstufen des Kindes auf der anderen Seite, kennzeichnet die enge Verbindung von motorischer und psychischer Entwicklung. Der Kliniker macht ähnliche Erfahrungen, wenn er feststellt, daß bis zum 4. Lebensjahr psychische und motorische Störungen gekoppelt vorzufinden sind und daß man den psychischen Entwicklungsstand des Kindes nach den motorischen Fähigkeiten beurteilt (Michaux, 1950).

Ein Teil der motorischen Störungen, bei denen psychische Faktoren eine Rolle spielen, z.B. die psychogenen Gangstörungen, gehören zu den typischen Psychoneurosen (Konversionshysterien) und finden daher dort Erwähnung. Hier sei lediglich auf zwei Formen von Störungen der Bewegung hingewiesen, auf den Tic und den *Torticollis spasticus*.

Unter den motorischen Bewegungsstörungen stellt der *Tic* die häufigste Form dar, die überwiegend bei Kindern (Häufigkeitsgipfel zwischen dem 7. und 8. Lebensjahr) und eindeutig bevorzugt beim männlichen Geschlecht auftritt. Als Tic gilt eine „sich mehr oder weniger regelmäßig wiederholende Bewegungsfolge in denselben Muskelgruppen, meistens in Form einer oder mehrerer rascher Zukkungen (klonische Form), eines Zitterns oder langsamer krampfartiger Bewegungen (tonische Form)“ (WILDER, 1959).

Bereits aus der bevorzugten Lokalisation im Gesichts- und Kopfbereich und an den oberen Extremitäten und aus dem situationsbedingten gehäuften Vorkommen während des 1. Weltkrieges (Schütteltremor) ist die allgemeine psychodynamische Formel abgeleitet worden, daß Abwehr- und Ausdrucksbewegungen das Bild des Tics mitgestalten (BRESCIA, 1938; NONNE, 1923). Eine speziellere Aussage liegt in dem Hinweis auf die Verwandtschaft — HAUPTMANN spricht von „biologischer Verwandtschaft“ — mit der Zwangsneurose (ABRAHAM, 1921; FENICHEL, 1928; MAHLER, 1943; MICHAUX, 1950; DÜHRSSEN, 1954; HEIGL, 1955). Vor allem wurde, was bei der Symptomatik zu erwarten ist, die Bedeutung der Verarbeitung aggressiver Impulse herausgestellt. MAHLER sieht den Hintergrund in einem Konflikt zwischen anlagemäßig lebhaftem motorischem Bedürfnis und einer einengenden Umwelt. CROWN (1953) hat in einer mit Kontrollpersonen gesicherten Untersuchung festgestellt, daß der am Tic Erkrankte eine geschicktere Motorik habe, die aber leichter zu stören sei.

Wenn auch heute eine mögliche Psychogenese des Tics kaum noch angezweifelt wird, so ist damit der Entstehung auf organischer Grundlage (WILDER u. SILBERMANN, 1927), wobei die gleichen Symptombilder zutage treten können, keinesfalls widersprochen. Sofern es sich aber um einen psychogenen Tic handelt, dessen Auftreten so gut wie immer auf die erste Lebenshälfte beschränkt bleibt, wird er als „ideogen“ (KEHRER, 1938) angesehen. DÜHRSSEN (1954) kennzeichnet ihn als eine aus ihrem Zusammenhang losgerissene Ausdrucksbewegung. Eine dem Tic-Symptom zugrunde liegende Vorstellung ist jedoch nicht selten erst bei eingehender subjektiver Analyse zu erschließen (WILDER, 1959). Der unbewußt zum Ausdruck kommende Gedanke ist hierbei im Unterschied zu hysterischen Symptombildungen, die vollständige, aber unbewußte, symbolisch verkleidete Handlungsabläufe enthalten, als Handlungsbruchstück eingefangen.

Ausgelöst wird ein psychogener Tic nicht selten, wie es vor allem an dem relativ häufig auftretenden Blinzeltic zu ersehen ist, durch einen äußeren Reiz (z.B. Fremdkörper im Auge). Die einmal aufgetretene Ticbewegung wird dann in den Dienst psychischer Motive gestellt und als Symptom festgehalten.

Von GILLES DE LA TOURETTE (EUGENE, 1966) wurde als besondere Form die *Maladie de Tic* beschrieben. Da sie zu den Krankheiten des Kindes gezählt werden muß — sie beginnt meist im 7.—8. Lebensjahr und verläuft progredient — sei hier nur kurz auf sie hingewiesen. Es handelt sich bei dieser selten vorkommenden Krankheit um ein Syndrom von generalisiertem Tic, Echolalie und Koprolalie. Die Ätiologie konnte noch nicht geklärt werden. Somatische (STRAUS, 1927; BALTHASAR u. CLAUSS, 1953) und psychische (AARONS, 1958; ASCHER, 1948) Entstehungen werden bis heute diskutiert.

Der *Torticollis spasticus* besteht in einer Schiefhaltung und Seitwärtsdrehung des Kopfes, bedingt vor allem durch Vorgänge am gegenseitigen *Musculus sternocleidomastoideus*. Der chronisch progrediente Verlauf der z.T. angeborenen, oft aber zwischen dem 30. und 50. Lebensjahr beginnenden Krankheit und die ungünstige Prognose — einige Autoren (BRÄUTIGAM, 1954; SCHALTENBRANDT, 1938) stellten jedoch eine Neigung zu Spontanremission fest — haben die meisten Untersucher zu der Ansicht geführt, daß die organischen Ursachen bei dieser Form der motorischen Störung eine überwiegende Rolle spielen (HERZ u. GLASER, 1949; HABERMANN, 1951; LAUBENTHAL, 1958). Trotzdem wird eine psychische

Verursachung des Torticollis für möglich gehalten. In neuerer Zeit ist von M. MITSCHERLICH (1961/62) über spezielle psychoanalytische Untersuchungen an 19 Patienten mit *Torticollis spasticus* berichtet worden. Die von ihr erzielten günstigen Behandlungsergebnisse stellen die Frage nach psychischen Faktoren wieder in den Vordergrund. Nach M. MITSCHERLICH ist der *Torticollis spasticus* ,,pars pro toto einer Fluchttendenz und somit ein Handlungsansatz. Dieser wird durchkreuzt von dem Bestreben, sich an den anderen anzuklammern. An Stelle einer auf die Umwelt bezogenen und ihr entsprechenden Reaktion steht eine Bewegung des Leibes, die keine sinnvolle Leistung darstellt. Der *Torticollis spasticus* ist aber auch ein Ausdrucksgeschehen und bedeutet Protest und Ansatz zur Selbständigkeit, allerdings nur in Form der Willkür. Als Abwehrmechanismus stellt er eine Negation dar, den Versuch, durch Wegsehen die Probleme zu lösen; auch das Problem, das darin besteht, einen eigenen geschlechtlich differenzierten Leib zu haben.''

Die symbolische Interpretation des *Torticollis spasticus* als ein Abwenden von etwas, das angsterregend ist, hat auch nach anderen Autoren ihre Berechtigung (WESTERMANN, 1921; SPEER, 1921; YASKIN, 1935). Insofern diese Bewegungsform einen unbewußten Konflikt in verkleideter Form zum Ausdruck bringt, steht der *Torticollis spasticus* unter den motorischen Bewegungsstörungen, die insgesamt eine engere Beziehung zur Zwangsstruktur habe, der Struktur der Hysterie am nächsten.

VII. Hauterkrankungen

Die Haut ist ein Organ, das einerseits innen und außen voneinander trennt (Grenz-, Schutzorgan), andererseits die Verbindung zwischen innen und außen herstellt (Kontaktorgan). Sie kann Reize aufnehmen (Sinnesorgan, Empfangsorgan) und Signale abgeben (Ausdrucksorgan, Sendeorgan). Durch diese verschiedenen Bedeutungen spielt die Haut für die psychische Entwicklung eine außerordentlich wichtige Rolle, die bisher noch nicht ausreichend erforscht worden ist (s. dazu SPITZ, 1967). Als Organ für Schutz und Kontakt, für Empfang und Mitteilung (Ausdruck) ist sie zum Austragungsort direkter zwischenmenschlicher Konflikte prädisponiert. Da sie der Betrachtung unmittelbar zugängig ist, gewinnt ihr Erscheinungsbild für die Fremd- und Selbstbewertung grundsätzlich, vor allem jedoch in erotischer und sexueller Hinsicht große Bedeutung. Die innige psycho-physische Verbindung zeigt sich in Vorgängen wie Erröten, Erblassen, Gänsehaut-Kriegen, Ins-Schwitzen-Kommen usw. Die Beeinflussungsmöglichkeit der Haut durch psychische Faktoren ist nicht zuletzt durch Hypnoseversuche (z.B. Erzeugung von Brandblasen) bekannt geworden (HEYER, 1925). Einen Beweis dafür liefern auch Erscheinungen, wie die der sog. Stigmatisation, bei der psychische Inhalte (durch Vorstellungen bzw. Identifizierungsvorgänge) Veränderungen an bestimmten Hautstellen in Form von Hämorrhagien oder Blutsekretion hervorrufen.

Nach Angaben verschiedener Autoren (ALEXANDER, 1951; WITTKOWER u. RUSSEL, 1953; STERN, 1955/56; BORELLI, 1961) sind psychische Einflüsse bei einer Reihe von Hauterkrankungen (chronisches Ekzem, Urticaria, Pruritus) wirksam. Die mitgeteilten Beobachtungen haben zwar allgemeine wichtige Erkenntnisse darüber vermittelt, aber für eine Differenzierung zwischen den einzelnen Hautveränderungen reichen sie noch nicht aus.

Bei allen Untersuchungen muß man sich darüber im klaren sein, daß neben emotionalen Momenten angeborene Faktoren, physikalische und chemische Einflüsse, Bakterien und Viren, Ernährungsstörungen und degenerative Veränderungen des Alterns (WITTKOWER u. RUSSEL) mit in Rechnung zu stellen sind.

Beim *endogenen Ekzem* scheinen psychische Momente von hervorragender Bedeutung zu sein. Übereinstimmend mit den Untersuchungsergebnissen, die WITTKOWER und RUSSEL an 90 Ekzematikern und 50 Kontrollpersonen erzielt haben, kam STERN durch eigene Studien an 20 Patienten (später durch weitere Untersuchungen bestätigt) zu der Feststellung, daß die Kranken zu einem traurigen Temperament neigen, gelegentlich unter ausgesprochenen Verstimmungen zu leiden haben, sich leicht entmutigen lassen und hypochondrische Tendenzen aufweisen. Bei den Frauen sei der hohe Prozentsatz von Frigidität auffallend, bei den Männern ein geringes Sexualbedürfnis und häufige Potenzstörungen (erektive Impotenz, *Ejaculatio praecox*). KRICHHAUFF (1955/56) schildert auf Grund differenzierter analytischer Studien Züge des Ekzematikers, die sie als direkte Auswirkung beeinträchtigender frühkindlicher Erfahrungen an und mit der Haut versteht: „Die bisherigen Beobachtungen weisen darauf hin, daß beim Ekzematiker die auf der Verarbeitung von Hautwahrnehmungen fußende seelisch-geistige Orientierung nicht ausreift. Bangend steht er einer nicht erfühlt vertraut gewordenen, nie erspürten Umwelt gegenüber. Er schmiegt sich nicht in sie ein, sondern erlebt sich als von ihr abgespalten." Die Welt bleibt dem Ekzematiker fremd, unverständlich und unheimlich, so daß er zutiefst mißtrauisch wird.

Mit den letzten Bemerkungen ist bereits auf die frühe Kindheitsentwicklung des Ekzematikers hingewiesen worden, die dadurch gekennzeichnet sein soll, daß eine Atmosphäre wohlwollenden, liebevollen Kontaktes fehlt. Darauf haben auch WITTKOWER und RUSSEL (1953), DUNBAR (1954), WATT (1947), STERN (1955/56) und SPITZ (1957) hingewiesen. Der Mangel an emotionalem Kontakt wurzelt oft darin, daß die Kinder unerwünscht sind (SPITZ, STERN), was zu Aggressionen, an die sich Schuldgefühle heften, führt, nicht selten aber durch eine übertriebene Fürsorge ohne gefühlshafte Zuwendung verdeckt wird (BOWLBY, 1951; SPITZ). STERN fand weiter, daß die Mütter oft, bevor bei ihren Säuglingen das Ekzem auftaucht, einen affektiven Schock erlitten haben, durch den es zu einer „affektiven Trennung" vom Kind kam, was in mancherlei Hinsicht einer räumlichen Trennung gleichkommt. KRICHHAUFF sieht eine willkürliche oder versehentliche Beschränkung der Flüssigkeitszufuhr in der Säuglingszeit als einen häufig zu beobachtenden Faktor an, der zu Frustrationserlebnissen führt, aus denen die erwähnte Kontaktstörung resultieren kann.

Einen weiteren Einblick in die diskutierten Zusammenhänge haben Beobachtungen von SPITZ an Kleinkindern, bei denen entsprechende Hauterkrankungen vorlagen, vermittelt. Diese Kinder unterschieden sich von Gesunden dadurch, daß ihre Lernfähigkeit und ihre Fähigkeit zur Aufnahme sozialer Beziehungen charakteristisch verzögert wurde. Bei den Müttern der erkrankten Kinder lag eine untergründige Angst vor, durch die sie nicht in der Lage waren, in zuverlässiger und beständiger Weise dem Kind die notwendigen Signale in einem körperlich nahen, emotional zugewandten Kontakt anzubieten. Als Resultat der mangelhaften Vermittlung eindeutiger Signale kam es zu fundamentalen Störungen im Bereich der für die soziale Entwicklung so wichtigen zwischenmenschlichen Beziehungen (Objektbeziehungen).

Das Auftreten des Ekzems steht zeitlich oft mit emotional belastenden Situationen im Zusammenhang, die dadurch charakterisiert sind, daß die Patienten sich in existentieller Weise in ihrer Sicherheit bedroht fühlen. STERN fand „nahezu in allen Fällen" einen solchen affektiven Schock.

Von allen Autoren wird darauf hingewiesen, daß die gekennzeichneten psychischen Momente auch bei Menschen anzutreffen sind, die nicht an einem Ekzem leiden. Andere Faktoren, wie konstitutionelle Momente bzw. allergische Prädisposition müssen hinzukommen. SPITZ fand bei 192 Säuglingen 28 mit endogenen

Ekzemen. Neben psychischen Einflüssen wiesen sie eine erhöhte Reizempfindlichkeit der Haut als angeborene Disposition auf (s. auch WITTKOWER u. RUSSEL, STERN).

Auch beim *Pruritus* und bei der *Urticaria* gilt eine Störung der frühen affektiven Mutter-Kind-Beziehung als bedingendes Moment. Damit ist auf eine enge psychodynamische Verwandtschaft zum Asthma hingewiesen, was bei den klinischen Übereinstimmungen nicht verwunderlich ist. Zur Differenzierung wird hervorgehoben, daß der Pruritus durch seine häufige Lokalisation bei Frauen am Genitale, aber auch bei Männern am Scrotum und Anus eine enge Beziehung zur Sexualität erkennen läßt und daß masochistische Impulse (lustvolles Kratzen) für sein Auftreten von Bedeutung sind. Bei der Urticaria werden Tendenzen zur regressiven Wiederbelebung des kindlichen Hauterotismus, Neigung zu Exhibitionismus, verdrängte Aggressionen und masochistische Regungen als spezielle psychische Motivationen angeführt (WITTKOWER u. RUSSEL). Nach SAUL u. BERNSTEIN (1941) besteht hier eine spezifische Korrelation zum Weinen.

C. Schlußbemerkung

Zum Schluß sei noch einmal an die einleitende Bemerkung angeknüpft, daß die Aufgabe der psychosomatischen Medizin darin besteht, die Bedeutung seelischer Vorgänge für die Entstehung und die Fortdauer körperlicher Krankheiten zu erforschen. Überblickt man kritisch die vorliegenden Untersuchungsergebnisse, so muß man sagen, daß diese Aufgabe bis heute bei weitem nicht als gelöst angesehen werden kann. Das schmälert keinesfalls den Wert zahlreicher, in sorgfältigem wissenschaftlichem Bemühen erzielter Untersuchungsergebnisse. Es weist vielmehr daraufhin, daß die psychosomatische Medizin es mit einem äußerst komplizierten Gegenstand zu tun hat. Zu seiner wissenschaftlichen Bearbeitung haben sich in letzter Zeit zu den bisherigen Untersuchungsaspekten (vor allem dem psychoanalytischen, klinischen und experimentellen psycho-physiologischen) zwei weitere hinzugesellt, welche der Forschung neue Impulse und neues Gewicht zu geben scheinen. Der eine liegt in der Anwendung objektivierender und verifizierender Testmethoden bzw. klinisch-psychologischer Untersuchungen. Zunehmend werden psychosomatische Hypothesen, insbesondere die in ihnen enthaltenen psychodynamischen Vorstellungen, welche vor allem das Ergebnis differenzierter psychoanalytischer Bemühungen darstellen, durch die klinische Psychologie überprüft. Der Wert, der in ihrer Anwendung steckt, liegt auf der Hand. Die Hypothesen finden entweder durch sie eine Unterstützung oder werden in Frage gestellt bzw. verworfen, was den Psychosomatiker zu neuen Untersuchungen anregen kann. Der zweite Aspekt liegt in der Anwendung der Sozialmedizin und Sozioepidemiologie. Hier bestehen verschiedene Möglichkeiten: 1. die am einzelnen Menschen oder sehr kleinen Gruppen entwickelten psychosomatischen Hypothesen an größeren Gruppen zu überprüfen; 2. durch die an einer größeren Anzahl von Personen gemachten Beobachtungen neue psychosomatische Fragestellungen einzubringen; 3. voraussagende (prospektive) Studien zu betreiben, die nach den bisher vorliegenden Berichten (z.B. über die psychischen Risikofaktoren, die zur Entstehung des Infarktes beitragen können) die Bedeutung der psychosomatischen Medizin für den Theoretiker und Praktiker in besonders eindrucksvoller Weise unterstreichen. Es ist zu erwarten, daß die psychosomatische Forschung in Zukunft durch die genannten beiden neuen Aspekte in Verbindung mit den bisherigen einen weiteren Aufschwung erfahren wird und eine Reihe der offenen Fragen zu klären vermag.

Literatur

AARONS, Z. A.: Notes on a case of maladie des Tics. Psychoanal. Quart. **27**, 194 (1958).
ABRAHAM, K.: Tic-Diskussion. Int. Z. Psychoanal. **7**, 393 (1921).
— Psychoanalytische Studien zur Charakterbildung. Wien: Int. Psychoanal. Verlag 1925.
ADAM, R.: Psychische Faktoren bei Blasen- und Nierenerkrankungen. Z. psycho-som. Med. **2**, 261 (1956).
ADLER, A.: Studie über die Minderwertigkeit von Organen. München: Bergmann 1927.
ALBU, A.: Der nervöse Magen im Röntgenbilde. Berl. klin. Wschr. **57**, 3 (1920)
ALEXANDER, F.: Psychoanalyse der Gesamtpersönlichkeit. Leipzig-Wien-Zürich: Int. Psychoanal. Verlag 1927.
— The influence of psychologic factors upon gastro-intestinal disturbances: a symposium; general principles, objectives and preliminary results. Psychoanal. Quart. 3, 501 (1934).
— Treatment of a case of peptic ulcer and personality disorder. Psychosom. Med.9, 320 1947.
— Psychosomatische Medizin; Grundlagen und Anwendungsgebiete, Berlin, De Gruyter 1951.
— The psychosomatic approach in medical therapy. Acta psychother. (Basel) **2**, 284 (1954).
— Methodological problems in psychosomatic medicine. Gaz. internaz. méd.-chir. **59**, 9 (1954).
— Contribution to the psychological understanding of pruritus ani; report of a case. Psychosom. Med. **21**, 182 (1959).
— The development of psychosomatic medicine. Psychosom. Med. (N.Y.) **24**, 13 (1962).
— FRENCH, T. M.: Studies in psychosomatic medicine; an approach to the cause and treatment of vegetative desturbance. New York: Ronald 1948.
— VISOTSKY, H.: Psychosomatic study of a case of asthma. Psychosom. Med. **17**, 470 (1955).
ALKAN, L.: Anatomische Organerkrankungen aus seelischer Ursache. Stuttgart: Hippokrates 1930.
ALMY, T. P.: The management of spastic constipation as a functional disorder associated with emotional conflict. Amer. Practit. **3**, 523 (1949).
— HINKLE, L. E., BERLE, B. B., KERN, F.: Alterations in colonic function in man under stress. III. Experimental production of sigmoid spasm in patients with spastic constipation. Gastroenterology **12**, 437 (1949).
— KERN, F., TULIN, M.: Alterations in colonic function in man under stress. II. Experimental production of sigmoid spasm in healthy persons. Gastroenterology **12**, 425 (1949).
— TULIN, M.: Alterations in colonic function in man under stress. I. Experimental production of changes simulating the "irritable colon". Gastroenterology 8, 616 (1947).
ALONSO-FERNANDEZ, F.: Aspectos terapeuticos especificos de los enfermos psicosomaticos. Act. luso-esp. Neurol. **24**, 9 (1965).
ALVAREZ, W. C.: Ways in which emotion can affect the digestive tract. J. Amer. med. Ass. **92**, 1231 (1929).
— Nervous indigestion. New York: Hoeber 1930.
— Symposium on gastro-intenstinal conditions; some aspects of psychosomatic medicine of interest to the general practitioner. Med. Clin. N. Amer. **33**, 923 (1949).
— Symposium on gastro-intestinal diseases; functional diseases of the stomach and colon. Med. Clin. N. Amer. **37**, 3 (1953).
ALZHEIMER, O.: Die Bedeutung hysterischer Reaktionen bei organischen Hirnerkrankungen und endogenen Psychosen. Dtsch. med. Wschr. **82**, 771 (1957).
ANDERS, W.: Soziale Probleme bei allergischen Erkrankungen am Beispiel des Asthma bronchiale. Öff. Gesundh.-Dienst **19**, 488 (1958).
ANTONELLI, F.: Die Rheumaneurose. Z. psycho-som. Med. **3**, 1 (1956/57).
— Significato psicosomatico della distonia neurovegetativa. Arch. Psicol. Neurol. Psichiat. **21**, 255 (1960).
AREND, P., MARTINI, G. A.: Die Colitis ulcerosa (Ätiologie, Klinik und Therapie). Internist (Berl.) **9**, 329 (1968).
ARESIN, L.: Über Korrelationen zwischen Lebensgeschichte und Herzkrankheit. Jena: Fischer 1960.
ARGELANDER, H.: Die psychologische Motivation eines tetanischen Syndroms. Z. psychosom. Med. **3**, 129 (1957).
ARLOW, J. A.: Identification mechanism in coronary occlusion. Psychosom. Med. **7**, 195 (1945).
— Anxiety patterns in angina pectoris. Psychosom. Med. **14**, 461 (1952).
ARNDS, H. G., HAGEDORN, E.: Psychosomatische Aspekte bei Colitis ulcerosa. Hippokrates (Stuttg.) **40**, 47 (1969).
— STUDT, H. H.: Psychodiagnostische Beiträge zur Persönlichkeitsstruktur von Asthmatikern. Z. psycho-som. Med. **15**, 113 (1969).
ASCHER, E.: Psychodynamic consideration in Gilles de la Tourette's disease. Amer. J. Psychiat. **105**, 267 (1948).
ASKEVOLD, F.: Studies in ulcerative colitis. J. Psychosom. Res. 8, 2, 89 (1964).

ASSAEL, M.: Hysterical blepharospasm. Dis. nerv. Syst. **28**, 256 (1967).
AYMAN, D.: The personality type of patients with arteriolar hypertension. Amer. J. med. Sci. **186**, 213 (1935).
—Arterial hypertension. Oxford: Univ. Press 1948.
BACH, H.: Herz-Kreislaufstörungen unter psycho-somatischen Gesichtspunkten. Z. psychosom. Med. **1**, 89 (1954/55).
BACON, C.: Typical personality trends and conflicts in cases of gastric disturbances. Psychoanal. Quart. **3**, 540 (1934).
BÄRTSCHI-ROCHAIX, W.: Migraine cervicale. Bern: Huber 1949.
BAERWOLFF, H.: Grundlagen und Arbeitsweise einer psychosomatischen Klinik. Z. psychosom. Med. **4**, 233 (1958).
BAHNSON, C.B., WARDWELL, W.I.: Parent constellation and psychosexual identifikation in male patients with myocardial infarction. Psychol. Rep. **10**, 831 (1962).
BALEN, G.F. v., LINDEBOOM, G.A.: The role of the internist in the psychosomatic approach to peptic ulcer. Acta psychother. (Basel) **3**, 259 (1955).
BALINT, M.: Zur Klinik psychosomatischer Erkrankungen. Helv. med. Acta **32**, 374 (1965).
BALTHASAR, K., CLAUSS, J.L.: Zur Kenntnis der generalisierten Tic-Krankheit. Arch. Psychiat. Nervenkr. **191**, 398 (1953).
BALTRUSCH, H.J.: Eine besondere Eigenart in der Persönlichkeitsstruktur der Asthmakranken. Münch. med. Wschr. **97**, 896 (1955).
— Der mögliche Einfluß emotionaler und sozialer Faktoren auf die Entwicklung und auf den Verlauf von progressiven Muskeldystrophien. Z. psycho-som. Med. **6**, 165 (1959/60).
BANNWART, J.: Beitrag zur Psychosomatik des Erbrechens. Mschr. Psychiat. Neurol. **128**, 201 (1954).
BASTIAANS, J.: Emotiogene Aspekte der essentiellen Hypertonie. Verh. dtsch. Ges. inn. Med. **69**, 510 (1953).
— Enkele psychiatrische aspecten van de psychosomatische specificiteit. Ned. T. Psycholog. **10**, 312 (1955).
— Psychosomatische gevolgen van onderdrukking en verzet. Amsterdam: Noord-Hollandsche Uitg. Mij. 1957.
— Psychiatrische beschouwingen over de behandeling van asthmapaptienten in een asthmacentrum. Voorloopig rapport voor de Astmacommissie van de Gezondheidsraad (1960).
— Emotiogene Aspekte der essentiellen Hypertonie. Verh. dtsch. Ges. inn. Med. **69**, 510 (1963).
— GROEN, J. J.: Psychogenesis and psychotherapy of bronchial asthma. In: Modern trends in psychosomatic medicine. Ed. D. O'NEILL. London: Butterworth 1955.
BAUMEYER, F.: Spezifische und unspezifische Faktoren bei der Organwahl. Z. Psychother. med. Psychol. **7**, 93 (1957).
BAY, E.: Psychosomatische Probleme bei Nervenkrankheiten. Stuttgart: Hippokrates **31**, 257 (1960).
BECK, D.: Das Gallensteinleiden unter psychosomatischem Aspekt. Göttingen: Verlag f. Med. Psych. (1970).
BECKMANN, D., RICHTER, H.-E.: Zur Entstehung und Behandlung der Herzneurose. Ärztl. Prax. **46**, 2374 (1965).
BECKMANN, K.: Krankheiten der Leber und Gallenwege. In: Handbuch für innere Medizin, S. 529. Berlin-Göttingen-Heidelberg: Springer 1953.
BELCIUGATEANU, C.: Aspekte der Differentialdiagnose zwischen Neurosen und neuroseartigen Zuständen bei der Blutdruckkrankheit. Neurologia (Buc.) 8, 487 (1963).
BERBLINGER, K.W., GREENHILL, M.H.: Levels of communication in ulcerative colitis; a case study. Psychosom. Med. **16**, 156 (1954).
BERG, G.: Charakteristische Wesenszüge magenkranker Soldaten. Leipzig: Georg Thieme 1942.
BERGMANN, G. v.: Ulcus duodeni und vegetatives Nervensystem. Berl. klin. Wschr. **50**, 2374 (1913).
— Das spasmogene Ulcus pepticum. Münch. med. Wschr. **60**, 169 (1913).
— Die nervösen Erkrankungen des Magens. Verh. dtsch. Ges. inn. Med. **36**, 168 (1924).
— Funktionelle Pathologie. Berlin: Springer 1932.
— Psychosomatische Medizin. Verh. dtsch. Ges. inn. Med. **55**, 41 (1949).
BERGSON, J.: Das krampfhafte Asthma der Erwachsenen. Nordhausen: Büchting 1849.
BEYMER, F.: Die Beurteilung des psychotherapeutischen Behandlungsergebnisses am Beispiel der Migräne. Prax. Psychother. **10**, 101 (1965).
BICKEL, A.: Experimentelle Untersuchungen über den Einfluß von Affekten auf die Magensaftsekretion. Dtsch. med. Wschr. **31**, 1829 (1905).
BIERMER, A.: Über Bronchialasthma. Slg. klin. Vortr. 12 (1870).
BINSWANGER, H.: Psychologisches zur Motorik. Schweiz. med. Wschr. **12**, 422 (1941).
BINSWANGER, O.: Zur Pathogenese der Organneurosen. Dtsch. med. Wschr. **54**, 1403 (1928).
BIÖRCK, G.: Soziale Kardiologie. Dtsch. med. Wschr. **17**, 661 (1957).

BIÖRCK, G.: Epidemiologie und Soziologie der koronaren Verschlußkrankheiten. Verh. dtsch. Ges. inn. Med. **69**, 573 (1963).
BOAS, I.: Meine Erfahrungen über das Wesen und die Behandlung der Magen- und Darmneurosen. Münch. med. Wschr. **76**, 417 (1929).
BÖHM: Die Schiefhaltung des Kopfes. Dtsch. med. Wschr. **52**, 529 (1926).
BOEHM, F.: Kasuistische Beiträge zur analytischen Psychotherapie psychogener Herzstörungen. Z. psycho-som. Med. **1**, 105 (1955).
BOGEN, H.: Experimentelle Untersuchungen über psychische und assoziative Magensaftsekretion beim Menschen. Pflügers Arch. ges. Physiol. **117**, 150 (1907).
BOLCK, G.: Der Verdauungstrakt und die großen Drüsen. In: Handbuch der allgemeinen Pathologie, Hrsg. F. BÜCHNER, E. LETTERER, F. ROULET, Bd. 3, 2. Teil. Berlin-Göttingen-Heidelberg: Springer 1960.
BOOR, CL. DE: Strukturunterschiede unbewußter Phantasien bei Neurosen und psychosomatischen Krankheiten. Psyche (Stuttg.) **18**, 664 (1964).
— Über psychosomatische Aspekte der Allergie; dargestellt an einem Fall von chronischer Urticaria. Psyche (Stuttg.) **19**, 365 (1965).
— Zur Psychosomatik der Allergie, insbesondere des Asthma bronchiale. Bern-Stuttgart: Huber; Stuttgart: Klett 1965.
— KÜNZLER, E.: Die psychosomatische Klinik und ihre Patienten. Bern: Huber; Stuttgart: Klett 1963.
BORELLI, S.: Dermatologie (als Grenzgebiet). In: Handbuch der Neurosenlehre und Psychotherapie, Bd. 5, S. 211. München: Urban & Schwanzenberg 1961.
BOSS, M.: Einführung in die psychosomatische Medizin. Bern-Stuttgart: Huber 1954.
— Come considerare e trattare la frigidità. Med. Psicosomat. **1**, 9 (1956).
BOWLBY, J.: Soius maternels et santé mentale. Genève: Organisation Mondiale de la Santè 1951.
BRÄUTIGAM, W.: Grundlage und Erscheinungsweisen des Torticollis spasticus. Nervenarzt **25**, 451 (1954).
— Über die psychosomatische Spezifität des Asthma bronchiale. Psyche (Stuttg.) **8**, 481 (1954).
— Analyse der hypochondrischen Selbstbeobachtung. Nervenarzt **27**, 409 (1956).
— Psychogene Leibstörungen und psychosomatische Krankheiten. Prax. Psychother. **7**, 189 (1962).
— Beitrag zur psychosomatischen Theorie. Z. Psychother. med. Psychol. **13**, 11 (1963).
BRAUN, L.: Herz und Psyche. Wien: Deuticke 1920.
— Über Asthma bronchiale und psychogene Atemstörungen. Wien: Springer 1925.
— Herz und Angst. Wien: Deuticke 1932.
BRENNER, C., FRIEDMANN, A., CARTER, S.: Psychologic factors in the etiology and treatment of chronic headache. Psychosom. Med. **11**, 53 (1949).
BRESCIA, A.M.: Tics in childhood. Arch. Pediat. **55**, 703 (1938).
BROD, J.: Les factours psychiques dans l'hypertension artérielle Un. méd. Can. **97**, 1 (1968).
BROZEK, J.: Personality of potential coronary and noncoronary subjects. Čs. Psychol. **12**, 131 (1968).
BRUCH, H.: The psychology of obesity. Cincin. J. Med. **31**, 273 (1950).
— The psychological aspects of reducing. Psychosom. Med. **14**, 337 (1952).
— The importance of overweight. New York: W.W. Norton 1957.
— Anorexia nervosa and its differential diagnosis. J. nerv. ment. Dis. **141**, 555 (1965).
BRÜHL, W.: Leber- und Gallenwegserkrankungen. Stuttgart: Thieme 1966.
— Leitfaden der Gastroskopie. Gastrophotographie und Magenbiopsie. Stuttgart: Thieme 1962.
BÜCHNER, F.: Über peptische Gastritis. Dtsch. med. Wschr. **60**, 1460 (1934).
BYKOW, K.M., KURCIN, I.T.: Kortiko-viszerale Pathogenese der Ulcuskrankheit. Berlin: Verlag Volk und Gesundheit 1954.
CADY, L.D., GERTLER, M.M., GOTTSCH, L.G.: The factor structure of variables concerned with coronary artery disease. Behav. Sci. **6**, 37 (1961).
CAMERER, J.W., SCHLEICHER, R.: Die Bedeutung der Erbveranlagung für die Entstehung einiger häufig vorkommenden Krankheiten nach Anamnesen von 1500 Zwillingspaaren. Erbarzt **1—2**, 75 (1934/35).
CHRISTIAN, P.: Die Atembewegung als Verhaltensweise. Nervenarzt **28**, 243 (1957).
— Atmung. In: Handbuch der Neurosenlehre und Psychotherapie, Bd. II, S. 517. München: Urban & Schwarzenberg 1959.
— Risikofaktoren und Risikopersönlichkeit beim Herzinfarkt. Verh. dtsch. Ges. Kreisl.-Forsch. **32**, 97 (1966).
— Berufswelt und Krankheit. Verh. dtsch. Ges. inn. Med. **73**, 90 (1967).

Christian, P., Fink-Eitel, K., Huber, W.: Verlaufsbeobachtungen über 10 Jahre bei 100 Patienten mit vegetativen Herz-Kreislaufstörungen. Z. Kreisl.-Forsch. **55**, 342 (1966).
— Hahn, P.: Psychosomatische Syndrome im Gefolge internistischer Erkrankungen. Internist (Berl.) **5**, 163 (1964).
— Hase, B., Kromer, W.: Statistische Untersuchungen über die sogenannten „Nervösen Herz- und Kreislaufstörungen". Arch. Kreisl.-Forsch. **20**, 287 (1954).
— Mohr, P., Ulmer, W.: Das nervöse Atmungssyndrom bei Vegetativ-Labilen. Dtsch. Arch. klin. Med. **201**, 702 (1955).
Cleveland, S.E., Johnson, D.L.: Personality patterns in young males with coronary disease. Psychosom. Med. **24**, 600 (1962).
Cohen, M.E.: Symposium on recent advances in medicine; neurocirculatory asthenia. Med. Clin. N. Amer. **33**, 1343 (1949).
— Consolazio, F., Johnson, R.E.: Blood lactate response during moderate exercise in neurocirculatory asthenia, anxiety neurosis or effort syndrome. J. clin. Invest. **26**, 339 (1947).
Cohen, S.I., Silverman, A.J., Wandell, W., Zuidema, G.D.: Conference of Princeton 1959. Amer. J. publ. Hlth **50**, 1 (1960).
— White, D.: Life situations, emotions, and neurocirculatory asthenia (anxiety neurosis, neurasthenia, effort syndrome). Psychosom. Med. **13**, 335 (1951).
— White, P.D., Johnson, R.E.: Neurocirculatory asthenia, anxiety neurosis or the effort syndrome. Arch. intern. Med. **81**, 260 (1948).
Cohn, A.E.: The cardiac neurosis. Amer. J. med. Sci. **158**, 453 (1919).
Condrau, G.: Psychosomatische Medizin. Praxis **53**, 1014 (1964).
— Zur Psychosomatik des Asthma bronchiale. Ther. Umsch. **24**, 352 (1967).
Cooper, B.: The epidemiological approach to psychosomatic medicine. J. psychosom. Res. **8**, 9 (1964).
Costa, J.M. da: On irritable heart. Amer. J. med. Sci. **121**, 17 (1871).
Craig, H.R., White, P.D.: Etiology and symptoms of neurocirculatory asthenia: Analysis of twohundred cases, with comments on prognoses and treatment. Arch. intern. Med. **53**, 633 (1934).
Cremerius, J.: Rheumatische Muskel- und Gelenkerkrankungen als funktionelles Geschehen. Z. psycho-som. Med. **1**, 173 (1954/55).
— Organneurosen in der Inneren Medizin. Therapiewoche **7**, 349 (1957).
— Die Beurteilung des Behandlungserfolges in der Psychotherapie. Berlin-Göttingen-Heidelberg: Springer 1962.
— Elhardt, S., Hose, W.: Psychosomatische Konzepte des Diabetes mellitus. Psyche (Stuttg.) **10**, 785 (1956/57).
— — — Oelze, M., Seitz, W.: Psychosomatik im Rahmen einer Medizinischen Poliklinik. Münch. med. Wschr. **1954**, 185.
Crile, G.W.: Pathologic physiology of the neuroglandular system. Amer. J. med. Sci. **189**, 276 (1935).
— A critical revue of 822 operations on the adrenal sympathetic system. Illinois med. J. **70**, 115 (1936).
Crown, S.: An experimental inquiry into some aspects of the motor behaviour and personality of. J. ment. Sci. **99**, 84 (1953).
Cruchaud, S.: Das Asthma bronchiale. Documenta Geigy **4**, (1965).
Curtius, F.: Zur Ätiologie und Therapie der habituellen Obstipation. Dtsch. Arch. klin. Med. **192**, 219 (1944).
— Gefäßnervensystem und Psyche. Z. psycho-som. Med. **1**, 81 (1955).
— Die Colitis ulcerosa und ihre konservative Behandlung. Berlin-Göttingen-Heidelberg: Springer 1962.
— Rohrmoser, H.G.: Zur Psychotherapie der Colitis ulcerosa. Dtsch. med. Wschr. **80**, 105 (1955).
Daniels, G.E.: Psychiatric aspects of ulcerative colitis. New Engl. J. Med. **178**, 226 (1942).
— Psychiatric factors in ulcerative colitis. Gastroenterology **10**, 59 (1948).
Dawber, T.R., Kannel, W.B., Revotskie, N.: Some factors associates with the development of coronary heart disease. Amer. J. publ. Hlth **49**, 1349 (1959).
— — — Kagan, A.: Symposium on ateriosclerosis. Proc. roy Soc. Med. **55**, 265 (1962).
Dekker, E., Barendregt, J.T., Vries, V. de: Allergy and neurosis in asthma, p. 138. London: Pergamon Press 1964.
— Defares, J.G., Heemstra, H.: Direct measurement of intrabronchial pressure: its application to the location of the check-valvemechanism, p. 126. London: Pergamon Press 1964.
— Groen, J.J.: Reproducible Psychogenic attacks of asthma. A laboratory study, p. 71. London: Pergamon Press 1964.

Dekker, E., Barendregt, J.T.: Asthmatic wheezing: compression of the trachea and major bronchi as a cause, p. 99. London: Pergamon Press (1964).
— Ledeboer, R.C.: Compression of the tracheobronchial tree by the action of the voluntary respiratory muscutature in normal individuals and in patients with asthma and emphysema, p. 109. London: Pergamon Press 1964.
— Pelser, H.E., Groen, J.J.: Conditioning as a cause of asthma attacks. A laboratory study, p. 84. London: Pergamon Press (1964).
Delius, L.: Die sogenannten nervösen Herzstörungen. Stuttgart: Enke 1940.
— Psycho-somatische Aspekte bei Herz-Kreislaufstörungen. Z. psycho-som. Med. **10**, 242 (1964).
— Psychovegetative Syndrome. Stuttgart: Thieme 1966.
— Hattingberg, I. v., Geginat, G., Mensen, H.: Studien zur Rehabilitation von Arbeitern mit Herzinfarkt. Dtsch. med. Wschr. **89**, 474 u. 519 (1964).
Deutsch, F.: Psychodynamische Überlegungen zu psychosomatischen Hauterkrankungen. Psyche (Stuttg.) **7**, 700 (1954).
Dieckmann, H.: Mutterbindung und Herzneurose. Z. psychosom. Med. **12**, 26 (1966).
Donat, K.: Definition und Häufigkeit der „Kreislaufstörungen". Verh. dtsch. Ges. inn. Med. **73**, 157 (1967).
Dowiakowski, M.L. de, Luminet, D.: Etude psychosomatique de 32 cas d'infarctus du myocarde. Acta neurol. belg. **69**, 78 (1969).
Doyle, J.T., Dawber, T.R., Kannel, W.B., Heslin, A.S., Kahn, H.A.: Cigarette smoking and coronary heart disease. New Engl. J. Med. **266**, 796 (1962).
— — — Combined experience of the Albany and Framingham studies. J. Amer. med. Ass. **190**, 886 (1964).
— Heslin, A.S., Hilleboe, H.E., Pomel, P.F.: Early diagnosis of ischaemic heart disease. New Engl. J. Med. **261**, 1096 (1959).
Draper, G.: Disease, psychosomatic reaction. J. Amer. med. Ass. **90**, 1281 (1928).
— Touraine, G.A.: The man-environment unit and peptic ulcer. Arch. intern. Med. **49**, 616 (1932).
Dührssen, A.: Über verschiedene Möglichkeiten psychogener Verursachung bei Organerkrankungen. In: Analytische Psychotherapie und Erziehungshilfe. Kongreßbericht. Berlin: Daehler 1951.
— Psychogene Erkrankungen bei Kindern und Jugendlichen. Göttingen: Verlag Med. Psychother. 1954.
— Die Beurteilung des Behandlungserfolges in der Psychotherapie. Z. psycho-som. Med. **3**, 201 (1956/57).
— Jores, A., Schwidder, W.: Zum Stressbegriff in der psycho-somatischen Medizin. Z. psycho-som. Med. **11**, 234 (1965).
Dunbar, Fl.: Psychosomatic diagnosis. New York: Columbia Univ. Press. 1948.
— Deine Seele — Dein Körper. Meisenheim: Hain 1951.
Dunbar, H.F.: Emotions and bodily changes; a survey of literature on psychosomatic interrelationships. 1910. New York: Columbia Univ. Press 1954.
Duncan, C.H., Stevenson, J.P., Ripley, H.S.: Life situations emotions and paroxysmal auricular arrythmics. Psychosom. Med. **12**, 23 (1950).
Eiff, A.W. v.: Experimentelle Analyse einer vegetativen Regulationsstörung. Verh. dtsch. Ges. inn. Med. **73**, 43 (1967).
— Kloska, G., Quint, H.: Essentielle Hypertonie. Stuttgart: Thieme 1967.
Elhardt, S.: Angst und psycho-somatisches Geschehen. Z. psycho-som. Med. **6**, 16 (1959).
Engel, G.L.: Studies of ulerative colitis. I. Clinical data bearing on the natur of the somatic process. Psychosom. Med. **16**, 496 (1954).
— Studies of ulcerative colitis. II. The nature of the somatic processes and the adequacy of psychosomatic hypotheses. Amer. J. Med. **16**, 416 (1954).
— Studies of ulcerative colitis. III. The nature of the psychologic processes. Amer. J. Med. **19**, 231 (1955).
— Studies of ulcerative colitis. IV. Significance of headaches. Psychosom. Med. **18**, 334 (1956).
— Studies of ulcerative colitis. V. Psychological aspects and their implications for treatment. Amer. J. dig. Dis. **3**, 315 (1958).
— Biologic and psychologic features of the ulcerative colitis patient. Gastroenterology **40**, 313 (1961).
— Psychological development in health and disease. Philadelphia-London: W.B. Saunders 1962.
— Ferris, E.B. Romano, J.: Studies of Syncope. Cincinn. J. Med. **26**, 93 (1945).
— Reichsman, F.: Spontaneous and experimentally induced depression in a infant with gastric fistula. A contribution to the problem of depression. Med. Amer. psychoanal. Ass. **4**, 428 (1956).

ENGEL, G. L., REICHSMAN, F., SEGAL, H. L.: A study of an infant with a gastric fistula. I. Behavior and rate of the total hydrochloric acid secretion. Psychosom. Med. **18**, 374 (1956).
— ROMANO, J.: Studies of Syncope. Psychosom. Med. **9**, 288 (1947).
ENGLISH, O. S., WEISS, E.: Psychosomatic medicine: clinical application of psychopathology to general medical problems. Philadelphia-London: Saunders 1943.
ENKE, H.: Pathogenetische Faktoren bei Colitis ulcerosa. Z. Psychother. med. Psychol. **9**, 54 (1959).
— HILTMANN, H.: Die projektiven Test-Verfahren und ihre Bedeutung für die Psychosomatik. Z. psycho-som. Med. **2**, 199 (1955/56).
EPSTEIN, F. H.: The Epidemiology of coronary heart disease—A review. J. chron. Dis. **18**, 735 (1965).
— Epidemiologie der Kreislaufkrankheiten — Coronarkrankheit. Verh. dtsch. Ges. Kreisl.-Forsch. **32**, 73 (1966).
— OSTRANDER, L. D., JOHNSON, B. C., PAYNE, M. W., HAYNER, N. S., KELLER, I. B., FRANCIS, T.: Epidemiological studies of cardiovascular disease in atotal community—Tekumseh, Michigan. Ann. intern. Med. **62**, 1170 (1965).
ERNST, C.: Der genuine Hochdruck, ein psychosomatisches Problem? Dtsch. med. J. **17**, 181 (1966).
EUGENE, J. F.: Gilles de la Tourette Syndrome. Arch. gen. Psychiat. **14**, 139 (1966).
FAHRENKAMP, K.: Die psychophysischen Wechselwirkungen bei den Hypertonie-Erkrankungen. Stuttgart: Hippokrates 1926.
FAHRLÄNDER, H.: Colitis ulcerosa. Dtsch. med. J. **17**, 12, 369 (1966).
FEDERN, P.: Beispiel von Libidoverschiebung während der Kur. Int. Z. Psychoanal. **1**, 303 (1913).
FEIEREIS, H.: Beobachtungen zur psychischen Struktur bei Colitiskranken. Verh. dtsch. Ges. inn. Med. **73**, 701 (1967).
FELDT, R. H., WENSTRAND, E. E. W.: The cold-pressor test in subjects with normal blood pressure. Report of observations on 350 subjects with special reference to family history. Amer. Heart. J. **23**, 766 (1942).
FENICHEL, O.: Hysterie und Zwangsneurose. Wien: Intern. Psychoanal. Verlag 1931.
— Nature and classification of so-called psychosomatic phenomena. Jb. Psychoanal. **2**. 23 (1946).
FERNANDO, S. J. M.: Gilles de la Tourette's syndrome. A report on four cases and a review of published case reports. Brit. J. Psychiat. **113**, 607 (1967).
FINCH, S. M.: Psychosomatic problems in children. Nerv. Child **9**, 261 (1952).
FLEISCHHACKER, H., SEIFERT, E.: Zur Pathogenese der Colitis ulcerosa. Gastroenterologia (Basel) **103**, 308 (1965).
FLEISCHL, M. F.: Paroxysmal tachycardia. A psychosomatic study. Psychoanal. Rev. **42**, 298 (1955).
FONTANA, A. E.: Colitis ulcerosa; presentación de un caso. Rev. Psicoanál. **15**, 261 (1958).
FRANKE, K.: Untersuchungen über die sogenannte „Managerkrankheit". Medizinische **18**, 1079 (1954).
FRASER, F. R.: Effort-syndrome in the present war. Edinb. med. J. **47**, 451 (1940).
FRENCH, T. M., ALEXANDER, F.: Psychogenetic factors in bronchial asthma. Psychosom. Med., Monogr. Ser. **1** (1941).
FREUD, S.: Studien über Hysterie. Ges. Werke, Bd. 1. London: Imago 1893—1895.
— Die Abwehr-Neuropsychosen. Ges. Werke, Bd. 1. London: Imago 1894.
— Zur Kritik der „Angstneurose". Ges. Werke, Bd. 1. London: Imago 1895.
— Über die Berechtigung von der Neurastenie einen bestimmten Symptomenkomplex als „Angstneurose" abzutrennen. Ges. Werke Bd. 1. London: Imago 1895.
— Bruchstück einer Hysterie-Analyse. Ges. Werke, Bd. 3. London: Imago 1905.
— Charakter und Analerotik. Ges. Werke, Bd. 7 London: Imago 1908.
— Bemerkungen über einen Fall von Zwangsneurose. Ges. Werke, Bd. 7. London: Imago 1909.
— Die psychogene Sehstörung in psycho-analytischer Auffassung. Ges. Werke, Bd. 8. London: Imago 1910.
— Aus der Geschichte einer infantilen Neurose. Ges. Werke, Bd. 12. London: Imago 1917.
— Hemmung, Symptom und Angst. Ges. Werke, Bd. 14. London: Imago 1926.
FREUDENBERG, K.: Die Manager-Sterblichkeit und die Methodik der Mortalitätsstatistik. Öff. Gesundh.-Dienst **16**, 153 (1954).
FREYBERGER, H.: Psychosomatische Therapie bei Colitis ulcerosa. Med. Klin. **64**, 969 (1969).
— MÜLLER-WIELAND, K.: Kombinierter internistisch-psychotherapeutischer Therapieansatz bei Colitis ulcerosa. Med. Klin. **61**, 228 (1966).
FRIDERICH, H.: Das psychische und somatische Syndrom des Juckreizes im Rahmen der Dermatologie. Medizinische **21**, 289 (1956).

FRIEDMAN, M.: Functional cardiovascular diesase. Baltimore: Williams & Wilkins 1947.
— KASANIN, J. S.: Hypertension in only one of identical twins: report of a case with consideration of psychosomatic factors. Arch. intern. Med. **72**, 767 (1943).
— ROSENMAN, R. H.: Association of specific overt behaviour pattern with blood and cardiovascular findings. J. Amer. med. Ass. **169**, 1286 (1959).
FROMM-REICHMANN, F.: Contribution to the psychogenesis of migraine. Psychoanal. Rev. **24**, 26 (1937).
FÜRSTENAU, P., MAHLER, E., MORGENSTERN, H., MÜLLER-BRAUNSCHWEIG, H., RICHTER, H.E., STAEWEN, R.: Untersuchungen über Herzneurose I. Psyche (Stuttg.) **18**, 177 (1964).
GADERMANN, E.: Abgrenzung und Objektivierung von „Kreislaufstörungen". Verh. dtsch. Ges. inn. Med. **73**, 132 (1967).
GAMP, A.: Rheumatische Krankheiten des Bewegungsapparates. Lehrbuch der Inn. Med., 2. Bd., 6. Aufl., S. 254. Stuttgart: Thieme 1964.
GARMA, A.: Eine Theorie über die Entstehung von Magen- und Darmgeschwüren. Psyche (Stuttg.) **6**, 293 (1952/53).
— Génesis psicosomática y tratamiento de las Ulceras gástricas y duodenales. Buenos Aires: Nova 1954.
— Zur Pathogenese des Kopfschmerzes. Die Rolle von Intellektualisierung, schädigender Reizung und Überich-Aggressionen. Psyche (Stuttg.) **9**, 414 (1955).
— Oral-digestive superego aggressions and actual conflicts in peptic ulcer patients. Int. Psychoanal. **38**, 73 (1957).
— Le cefalee psicogene. Med. psicosomat. **2**, 278 (1957).
— Psychische Faktoren bei gastrischen und Duodenalulcera; psychoanalytische Ergebnisse. Z. psycho-som. Med. **4**, 57 (1957/58).
— Peptic ulcer and psychoanalysis. Baltimore: Williams & Wilkins (1958).
— The predisposing situation to peptic ulcer in children. Int. J. Psychoanal. **40**, 130 (1959).
GEDEL, A.: Asthma bronchiale und Lebensalter. Z. Altersforsch. **14**, 25 (1960).
GERTLER, M. M.: Herzinfarkt, Gefahr und Verhütung. Hippokrates: Stuttgart 1966.
— WHITE, P. D.: Coronary heart disease in young adults. Harvard Univ. Press Commonwealth, Fund 65 (1954).
GILDEA, E. F.: Special features of personality which are common to certain psychosomatic disorders. Psychosom. Med. **11**, 273 (1949).
GILLESON, N. L.: Psychogenic headache and the localization of the Ego. J. ment. Sci. '801 47 (1962).
GLASER, G. H.: The Treatment of agraphie by kinaesthetic stimulation and psychotherapy. J. nerv. ment. Dis. **81**, 47 (1935).
GLATZEL, H.: Ulcuspersönlichkeit und Ulcuserlebnis; die Bedeutung der abnormen Erlebnisreaktion in der Ätiologie des Ulcus pepticum ventriculi und duodeni. Ergebn. inn. Med. Kinderheilk. **65**, 504 (1945).
— Ulcussymptome und ihre Bedeutung. Med. Klin. **41**, 128 (1946).
— Ulcuspersönlichkeit und Ulcuserlebnis. Klin. Wschr. **24—25**, 257 (1946/47).
— Krankheitsgestaltung und Charakter. II. Die Konfliktsituation der ulcuskranken Frau. Ärztl. Wschr. **4**, 165 (1949).
— Konstitution, Ulcus und vegetative Steuerungen. Schlesw.-Holst. Ärztebl. **3**, 1 (1950).
— Zur Psychosomatik der Ulcuskrankheit. Ergebnisse einer klinischen Arbeitsrichtung. Z. psycho-somat. Med. **1**, 11 (1954).
— Zur Psychosomatik der Ulcuskrankheit; Antworten auf die Fragen von Rehder. Z. psychosomat. Med. **2**, 55 (1955/56).
— Ernährung, neurotische Störung im Bereich der Verdauungsorgane. Handbuch der Neurosenlehre und Psychotherapie., S. 428. München: Urban & Schwarzenberg 1959/60.
Die psychischen und sozialen Wurzeln der Ulcuskrankheit. Med. Welt **1964**, 1305.
GODER, G.: Der akute tödliche Myokardinfarkt. Z. Kreisl.-Forsch. **49**, 105 (1960).
GOLDRING, W., CHASIS, H.: Hypertension and Hypertensive disease. Oxford: Commonwealth fund 1944.
GOLDWATER, L. C., BRONSTEIN, L. H., KRESKY, B.: Study of one hundred seventy-five „cardiacs" without heart disease. J. Amer. med. Ass. **148**, 89 (1952).
GRACE, W. J.: Life stress and regional enteritis. Gastroenterology **23**, 542 (1953).
— GRAHAM, D. T.: Psychosom. Med. **14**, 243 (1952).
— WOLF, S., WOLFF, H. G.: The human colon, An experimental study, based on direct observation of four firstcolons subjects. New York: P. B. Hoeber 1951.
— WOLFF, H. G.: J. Amer. med. Ass. **146**, 981 (1951).
GRAHAM, J. R., WOLFF, H. G.: Mechanism of migraine headache and action of ergotamine tartrate. Arch. Neurol. Psychiat. **39**, 737 (1938).
GRANT, R. T.: Effort-syndrome. Guys Hosp. Gaz. **54**, 216 (1940).

GRODDECK, G.: Schriften zur Psychosomatik. Wiesbaden: Limes 1966.
GROEN, J. J.: Psychogenesis and psychotherapy of ulcerative colitis. Psychosom. Med. **9**, 151 (1947).
— The physiological basis of psychosomatic disturbances. Acta. physiol. pharmacol. neerl. **7**, 500 (1958).
— Die klinisch-wissenschaftliche Untersuchungsmethodik in der psychosomatischen Medizin. Verh. dtsch. Ges. inn. Med. **73**, 17 (1967).
— BASTIAANS, J.: Psychotherapy of ulcerative colitis. Gastroenterology **17**, 344 (1951).
— — Psychosomatische en allergische oprattingen over de outstaanswijze van het asthma bronchiale; een poging to synthese Psyche en allergische Ziekten. Leiden: Stenfers 1953.
— — The psychosomatic approach to bronchial-asthma, Psychosom. Research, S. 47. London: Pergamon Press 1964.
— — VLES, S. J.: Personnalités et conflits émotionnels comme facteurs étiologiques dans la colite ulcéreuse grave. Acta gastro-ent. belg. **13**, 793 (1950).
— VALK, M. VAN DER: Psychosomatic aspects of ulcerativ colitis, p. 32. London: Pergamon Press 1964.
— — TREURNIET, H., KITS VAN HIJNINGEN, PELSER, H. E., WILDE, J. S.: Het acute Myocardinfarct, een psychosomatic studie. Haarlem: Erven Bohn 1965.
GUTZEIT, K.: Das neurovaskuläre Problem in der Ätiologie und Pathogenese von Ulcus pepticum und Gastritis (Enteritis), seine Bedeutung für die Therapie. Münch. med. Wschr. **93**, 1335, 2111 u. 2449 (1951).
— LEHMANN, W.: Erbpathologie des Verdauungsapparates. Handbuch der Erbbiologie des Menschen, Bd. 4, S. 581. Berlin: Springer 1940.
HABERMANN, H.: Diagnose, Differentialdiagnose und Therapie der extrapyramidalen Erkrankungen. Med. Welt **20**, 240 (1951).
HAFFTER, C.: Migräne als psychosomatisches Problem. Schweiz. med. Wschr. **84**, 672 (1954).
HÄFNER, H., FREYBERGER, H.: Psycho-somatische Zusammenhänge bei Hautallergosen, Urticaria und Quincke-Ödem. Z. psycho-som. Med. **2**, 177 (1956).
HAHN, P.: Psychosomatische Aspekte des Infarktprofiles. Basel-New York: Karger 1968.
— NÜSSEL, E., STIELER, M.: Psychosomatik und Epidemiologie des Herzinfarktes. Z. psychosom. Med. **12**, 229 (1966).
HALLIDAY, J. L.: Concept of psychosomatic affection. Lancet **1943** II, 692.
— Epidemiology and the psychosomatic affections; a study in social medizine. Lancet **1948** II, 185.
— Psychosocial medicine. A study of the thick society. New York: W. W. Norton 1948.
HAMBLING, J.: Emotions and symptoms in essential hypertension. Brit. J. med. Psychol. **24**, 242 (1951).
HANHART, E.: Vererbung und Konstitution bei Allergie. In: Allergie, 3. Aufl. Stuttgart: Thieme 1957.
HANSEN, K.: Zur Frage der Psycho- oder Organgenese beim allergischen Bronchialasthma und den verwandten Krankheiten. Nervenarzt **2**, 633 (1929).
HARTMANN, H. R.: Neurogenic factors in peptic ulcer. Med. clin. Amer. **16**, 1357 (1933).
HAU, TH. F.: Psychosomatische Faktoren bei Angina pectoris. Z. psycho-som. Med. **10**, 26 (1964).
— RÜPPELL, A.: Psychodynamik bei Coronarerkrankungen. Med. Klin. **61**, 369 (1966).
HEIGL, F.: Ein Fall von generalisiertem Tic. Prax. Kinderpsychol. **4**, 202 (1955).
HEILMEYER, L.: Lehrbuch der Inneren Medizin. Berlin-Göttingen-Heidelberg: Springer 1957.
HENNING, N.: Klinik der Ileitis regionalis. Gastroenterologia (Basel) **95**, 258 (1961).
— DEMLING, L.: Das experimentelle Ulcus. In: BOLLER, R. (Hrsg.): Der Magen und seine Krankheiten. Wien: Urban & Schwarzenberg 1954.
— HEINKEL, K.: Die Saugbiopsie als Untersuchungsmethode in der Magendiagnostik. Münch. med. Wschr. **97**, 832 (1955).
HERTRICH, O.: Beitrag zur Diagnostik und Differentialdiagnostik der leichten depressiven Zustandsbilder. Fortschr. Neurol. Psychiat. **30**, 237 (1962).
HERZ, O. E., GLASER, G. H.: Spasmodic torticollis. Arch. Neurol. (Chic.) **61**, 227 (1949).
HESS, W. R.: Symposium über das Zwischenhirn. Helv. physiol. pharmacol. Acta, Suppl. **6**, (1950).
— Die physiologische Grundlage der Psychosomatik. Dtsch. med. Wschr. **86**, 3 (1961).
— Die Erkrankungen der Gallenwege und des Pankreas. Stuttgart: Thieme 1961.
HEYER, G. R.: Psychische Einflüsse auf die Motilität von Magen und Darm, zugleich ein Beitrag zur Gastroptosenfrage. Klin. Wschr. **2**, 2274 (1923).
— Das körperlich-seelische Zusammenwirken in den Lebensvorgängen. An Hand klinischer und experimenteller Tatsachen dargestellt. München: Lehmanns 1925.
— Der Organismus der Seele. München: Lehmanns 1952.

HEYER, G. R.: Seelische Einflußmöglichkeiten in der Behandlung gestörter Magen-Darmfunktionen. Ther. d. Gegenw. **90**, 244 (1953).

HILL, L. B.: Psychoanalytic observation on a case of essential hypertension. Psychoanal. Rev. **22**, 60 (1935).

HOCHREIN, M., SCHLEICHER, J.: Leistungssteigerung. Leipzig: Thieme 1940.

— — Klinik und Therapie der Herz-Kreislauferkrankung, Bd. II. Darmstadt: Dr. Dietrich Steinkopff (1959).

HÖCK, K., HESS, H.: Psychologische Untersuchungen bei Asthma bronchiale. Psychiat. Neurol. med. Psychol. (Lpz.) **20**, 31 (1968).

HOFF, F.: Klinische Physiologie und Pathologie. Stuttgart: Thieme 1950.

— RINGEL, E.: Hauterkrankungen unter psychosomatischem Aspekt. Forsch., Turin. Acta neuroveg. (Wien) **24**, 323 (1962).

— — Aktuelle Probleme der psychosomatischen Medizin. München: Jolis-Verlag Lenz 1964.

HOFFMANN, H.: Untersuchungen zur Frage der Wirksamkeit psychischer Faktoren beim Asthma bronchiale. Med. Welt **12**, 1938 u. 2078 (1961).

HOFMEIER, K.: Die Umweltbedingungen des Kindes als Grundlage der späteren Leistungsfähigkeit. Medizinische **1954**, 901.

HOLLER, G.: Asthmaprobleme. Acta neuroveg. (Wien) **13**, 281 (1956).

HOLLMANN, W.: Krankheit, Lebenskrise und soziales Schicksal. Leipzig: Thieme 1940.

— HANTEL, E.: Klinische Psychologie und soziale Therapie. Stuttgart: Thieme 1949.

HOLMES, TH., GOODWELL, H., WOLF, S., WOLFF, H. G.: The nose. Springfield: Thomas 1950.

— WOLFF, H. G.: Life-situations, emotions and backaches. Psychosomat. Med. **14**, 18 (1952).

HUBER, G.: Die coenaesthetische Schizophrenie. Fortschr. Neurol. Psychiat. **25**, 491 (1957).

HURST, A.: Medical diseases of War. Baltimore: Wood 1940.

IMMICH, H.: Nehmen Herz- und Gefäßerkrankungen überall zu? Ärztl. Mitt. **42**, 215 (1957).

— Zur Diagnostik der Coronarsklerosen mit dem Bayesschen Ansatz. Verh. dtsch. Ges. inn. Med. **73**, 110 (1967).

INGHE, G.: Mental and physical illness among paupers in Stockholm. Acta psychiat. scand. **33**, 121 (1958).

IVY, A. G., GROSSMAN, M. J., BACHRACH, W. H.: Peptic ulcer. Philadelphia: Blakiston 1950.

JAMES, G., HILLEBOE, H. E.: Evaluating during the development of a public health program in chronic disease. Amer. J. Publ. Hlth **45**, 140 (1955).

JEDDELOH, B.: Untersuchungen über den handlungsartigen Charakter der Atembewegung. Dtsch. Z. Nervenheilk. **164**, 525 (1950).

JONES, F. A.: Modern trends in gastro-enterology. New York: Harper 1958.

— GUMMER, J. W. P.: Clinical gastroenterology. Oxford: Blackwell 1960.

— LEWIS, A.: Effort-syndrome. Lancet **1941I**, 813.

JONES, R. M.: The psychoanalytic theory of dreaming. J. nerv. ment. Dis. **147**, 587 (1968).

JONES, S. H., YOUNGHUSBAND, O. Z., EVANS, J. A.: Human parabiotic psychopagus twins with hypertension. Report of a case with clinical, psychologic and endocrinologic observations. J. Amer. med. Ass. **138**, 642 (1948).

JORES, A.: Erfahrungen mit der Psychotherapie im Rahmen einer medizinischen Klinik. Münch. med. Wschr. **95**, 1153 (1953).

— Der Mensch und seine Krankheit. Stuttgart: Ernst Klett 1956.

— Die psychosomatische Krankheitsbetrachtung gezeigt am Beispiel der Anorexia nervosa. Wien. med. Wschr. **108**, 1062 (1958).

— Kritische Bemerkungen zu der Arbeit von H. H. WIECK, A. KALLENBERG, G. LIEBLER, W. PAULI und H.-E. POSTH: „Klinische Untersuchungen zur Psychosomatik der Ulcuskrankheit". Fortschr. Neurol. Psychiat. **27**, 675 (1959).

— Vom kranken Menschen. Stuttgart: Thieme 1960.

— Gestörte Entfaltung als pathogenetisches Prinzip. Verh. dtsch. Ges. inn. Med. **73**, 10 (1967).

— KERÉKJARTÓ, M. v: Der Asthmatiker. Bern: Huber 1967.

JORSWIECK, E.: Ein Beitrag zur Gefühls- und Antriebsdynamik bei psychogenen Herzerkrankungen. Z. psycho-som. Med. **1**, 99 (1955).

— KATWAN, J.: Neurotische Symptome, eine Statistik über Art und Auftreten in den Jahren 1947, 1956 und 1965. Z. psycho-som. Med. u. Psychoanal. **13**, 12 (1967).

KAGAN, A., KANNEL, W. B., DAWBER, T. R., REVOTSKIE, N.: The coronary profile. Epidemiological aspects of coronary artery disease. Ann. N.Y. Acad. Sci. **97**, 883 (1963).

KAHANA, R. J.: A remission through crisis in ulcerative colitis. Psychosom. Med. **24**, 499 (1962).

KAHLER, O. H., WEBER, B.: Zur Erbpathologie vom Herz- und Kreislauferkrankungen. Untersuchungen an einer auslesefreien Zwillingsserie, III. Essentielle Hypertonie. Z. klin. Med. **137**, 507 (1940).

KAHN, H.A.: The relationship of reported coronary heart disease mortality to physical activity of work. Amer. J. Publ. Hlth **53**, 1058 (1963).
KANNEL, W.B., DAWBER, T.R., KAGAN, A., REVOTSKIE, N., STOKES, J.: Faktors of risk in the development of coronary heart disease — six year follow-up experience. Ann. intern. Med. **55**, 33 (1961).
— KAGAN, A., DAWBER, T.R., REVOTSKIE, N.: Epidemiology of coronary heart disease. Geriatrics **17**, 10, 675 (1962).
— WIDMER, L.K., DAWBER, T.R.: Gefährdung durch coronare Herzkrankheit. Schweiz. med. Wschr. **95**, 18 (1955).
KAPLAN, H.: The psychosomatic concept of peptic ulcer. J. nerv. ment. Dis. **123**, 93 (1956).
KARUSH, G.: Colitis ulcerosa. Psychoanalyse zweier Fälle. Psyche (Stuttg.) **7**, 401 (1953).
— HIATT, R.B., DANIELS, G.E.: Psychological correlation in ulcerative colitis. Psychosom. Med. **17**, 36 (1955).
KEHRER, F.: Die Verbindung von chorea- und ticformigen Bewegungen mit Zwangsvorstellungen und ihre Beziehungen zu den Zwangsvorgängen bei Zwangsneurose und Encephalitis epidemica. Zugleich ein Beitrag zur Psychopathologie der Ausdrucksbewegungen. Abhandl. Neurol. Psychiat. Psychol. Basel: Karger 1938.
KEMPER, K.A.: Psychosomatische Reaktion auf Grund praegenitaler Mechanismen bei akuter Sexualproblematik. Z. psycho-som. Med. **2**, 47 (1955/56).
KEMPER, W.: Erwägungen zur psycho-somatischen Medizin. Z. psycho-som. Med. **1**, 38 und 123 (1954/55).
KERÉKJARTÓ, M. v.: Möglichkeiten und Grenzen der Anwendung psychologischer Testverfahren. Verh. dtsch. Ges. inn. Med. **73**, 36 (1967).
KESSELBAUM, W., MALAMUD, MYERSON, A.: nach E. WITTKOWER: Psyche and allergy. J. Allergy **23**, 76 (1952).
KEZUR, E., KAPP, F.T., ROSENBAUM, M.: Psychological factors in women with peptic ulcers. Amer. J. Psychiat. **108**, 368 (1951).
KIELHOLZ, P.: Diagnose und Therapie der Depressionen für den Praktiker. München: Lehmann 1965.
KLEIN, H.R.: A personality study of 100 unselected patients attending a gastro-intestinal clinic. Amer. J. Psychiat. **104**, 433 (1948).
KLEINSORGE, H., KLUMBIES, C.: Psychotherapie in Klinik und Praxis. München: Urban & Schwarzenberg 1959.
KNOPF, O.: Preliminary report on personality studies in 30 migraine patients. J. nerv. ment. Dis. **82**, 270, 400 (1935).
KOLLE, K.: Zur Kritik der sogenannten Psychosomatik. Mschr. Psychiat. **126**, 341 (1953).
Konferenz von Princeton 1959: Epidemiology of Cardiovascular Diseases. Amer. J. Publ. Hlth **50**, 1 (1960).
KONJETZNY, G.E.: Chronische Gastritis und Duodenitis als Ursache des Magenduodenalgeschwürs. Beitr. path. Anat. **71**, 595 (1922).
— Bisher nicht beachtete Gesichtspunkte für die Beurteilung der Ätiologie und chirurgischen Behandlung des Magen-Duodenalgeschwürs. Arch. klin. Chir. **133**, 559 (1924).
KREHL, L. v.: Die Erkrankungen des Herzmuskels und die nervösen Herzkrankheiten, 2. Aufl. Wien-Leipzig: Alfred Hölder 1913.
— Krankheitsform und Persönlichkeit, 2. Aufl. Leipzig: Thieme 1929.
KRESS, H. v.: Psychosomatische Aspekte bei einigen internen Erkrankungen. Münch. med. Wschr. **107**, 161 (1965).
KRETSCHMER, E.: Psychotherapeutische Studien. Stuttgart: Thieme 1949.
— Medizinische Psychologie. Stuttgart: Thieme 1956.
KRICHHAUFF, G.: Bemerkungen zu genetischen und neurosenstrukturellen Faktoren bei endogenen Ekzemen. Z. psycho-som. Med. **2**, 184 (1956).
KÜHN, H.A.: Ätiologie und Pathogenese der Colitis ulcerosa. Med. Klin. **64**, 961 (1969).
KÜNZLER, E.: Das Tierexperiment in der Psychosomatik. Verh. dtsch. Ges. inn. Med. **73**, 70 (1967).
KUHLENKAMPFF, C., BAUER, A.: Über das Syndrom der Herzphobie. Nervenarzt **31**, 443 und 496 (1960).
— — Herzphobie und Herzinfarkt. Nervenarzt **33**, 289 (1962).
LACOMBE, P.: Du rôle de la peau dans l'attachement mère-enfant. Rev. franç. Psychoanal. **23**, 83 (1959).
LAFORGUE, R.: De la médecine psychosomatique. Acta psychother. (Basel) **3**, 289 (1955).
LAMBERGEON, S.: L'approche psycho-somatique en dermatologie. Encéphale (Paris) **43**, 509 (1954).
LAMBLING, A.: Psychosomatik und Funktionsdiagnostik beim Ulcusleiden. Dtsch. med. J. **15**, 829 (1964).

LANCE, P.: Algie rachidienne et médecine psycho-somatique. Rev. Prat. (Paris) **11**, 3531 (1961).
LANG, O.: Herz- und Kreislaufkranke in psychologischer Sicht. Arch. phys. Ther. (Lpz.) **18**, 443 (1966).
LANGEN, D.: Psychogenese und Psychotherapie bei Erkrankungen des Respirationstraktes. Mkurse ärztl. Fortbild. **13**, 29 (1963).
LAUBENTHAL, F.: Leitfaden der Neurologie. Stuttgart: Thieme 1958.
LAUBER, H.: Zur Klinik der Bewegungsrhythmik des Magens. Z. ges. exp. Med. **74**, 586 (1930).
LAUDENHEIMER, R.: Hypnotische Übungstherapie des Bronchialasthma. Ther. d. Gegenw. **67**, 339 (1926).
LEAVITT, H.C.: Bronchial asthma in the functional psychoses. Psychosom. Med. **5**, 39 (1943).
LEHMANN, H.E.: The emotional basis of illness. Dis. nerv. Syst. **28**, Nr. 7, Sect. 2, 12 (1967).
LEIBIG, A.: Über die Wirkung der modernen Heilhypnose. Funktionelle Blutdruckerhöhungen. Med. Welt **12**, 317 (1961).
LEIGH, D.: Asthma and the psychiatrist. A critical review. Int. Arch. Allergy **4**, 227 (1953).
LEVI, L.: Stress — Körper, Seele und Krankheit. Göttingen: Musterschmidt-Verlag 1964.
— Das Experiment am Menschen in der Psychosomatik. Verh. dtsch. Ges. inn. Med. **73**, 58 (1967).
LEWIS, TH.: Report on neurocirculatory asthenia. Milit. Surg. **42**, 409 (1918).
LINDEMANN, E.: Ulcerative colitis. Ass. Res. nerv. Dis. Proc. **29**, 706 (1950).
— Modifications in the course of ulcerative colitis relationship to changes in life situations and reaction patterns. Res. Publ. Ass. nerv. ment. Dis. **29**, 706 (1950).
— Die Bedeutung emotionaler Zustände für das Verständnis mancher innerer Krankheiten und ihre Behandlung. Medizinische **1953**, 515 u. 603.
LIUM, R.: Etiology of ulcerative colitis; effect of induced miscular spasm on colonic explants in dogs with comment on relation of muscular spasm to ulcerative colitis. Arch. intern. Med. **63**, 210 (1939).
LONG, R.T., LAMONT, J.H., WHIPPLE, B., BANDLER, L., BLOM, G.E., BURGIN, L., JESSNER, L.: A psychosomatic study of allergic and emotional factors in children with asthma. Amer. J. Psychiat. **114**, 890 (1958).
LOPEZ, I.: Problems by asthma as a psychosomatic illness. J. Psychosom. Res. **1**, 115 (1956).
— Existantial psychology and psychosomatic pathology. Rev. existent. Psychol. Psychiat. **1**, 140 (1961).
LORAS, O.: Psychosomatique et psychothérapie de l'asthmatique. Conception nouvelle "existentielle" de l'asthma ou vers une "séméiologie phénoménologique du vivant". Rev. méd. psychosom. **4**, 15 (1962).
LUMINET, D.: Etudes de psychophysiologie de la respiration. Acta neurol. belg **69**, 147 (1969).
— FEFER, TH., REETH, P.CH. VAN: Le coronarien et son travail. Enquête psychosomatique. Etude prélim. Acta neurol. belg. **69**, 69 (1969).
MADELUNG, W.: Häufigkeit und Folgezustände von Magen- und Duodenalgeschwüren. Z. klin. Med. **136**, 727 (1939).
MAHLER, M.S.: Psychosomatic studies of maladie des tics. Psychiat. Quart. **17**, 579 (1943).
MALMO, R.B., SHAGESS, C., DAVIS, F.H.: Symptom specificity and bodily reactions during psychiatric interview. Psychosom. Med. **12** 362 (1950).
MANGOLD, R.: Zur Frage des Reizkolons (Analyse von 100 Fällen). Gastroenterologia (Basel) **96**, 120 (1961).
MARKOFF, N., KAISER, E.: Krankheiten der Leber und der Gallenwege in der Praxis. Stuttgart: Thieme 1962.
MARTINI, P.: Psychosomatische Medizin. Verh. dtsch. Ges. inn. Med. **55**, 51 (1940).
— Zur Frage der therapeutischen psychosomatischen Forschung. Dtsch. med. Wschr. **84**, 1289 (1959).
— PIERACH, A.: Der mildere Blutdruck und der Symptomkomplex der Hypotonie. Klin. Wschr. **5**, 1857 (1926).
MASTER, A.M.: The frequency of functional heart disturbances. A study of 1.000 consecutive private cardiac patients. J. Amer. med. Ass. **150**, 195 (1952).
— DUBLIN, L.I., MARKS, H.H.: The normal blood pressure range and its clinical implications. J. Amer. med. Ass. **143**, 1464 (1950).
— LASSER, A.P., JAFFE, H.L.: Blood pressure in white people over 65 years of age. Ann. intern. Med. **48**, 284 (1958).
MAY, J.M.: Report on the geography of peptic ulcers. Schweiz. Z. Path. **21**, 169 (1958).
MAYR, O.: Schicksalspsychologische Untersuchungen am Patienten mit Ulcus duodeni et ventriculi. Praxis **53**, 1190 (1964).
MCCARRISON, R.: Problems of nutrition in India. Nutr. Rev. **2**, 1 (1932).
MCCULLACH, E.P.: Crile's disease peculiar to civilized man. New York: Macmillan & Co. 1944.
MCDERMOTT, J.F.J., FINCH, S.M.: Ulcerative colitis in children. J. Amer. Acad. Child. Psychiat. **6**, 512 (1967).

McDONOUGH, J.R., HAMES, C.G., STULB, S.C., GARRISON, G.E.: Coronary heart dissease among negroes and whites in Evans County Georgia. J. chron. Dis. 18, 443 (1965).
— — — — Cardiovascular disease field study in Evans County. Georgia J. chron. Dis. 18, 443 (1965).
MECHELKE, K.: Korrelation von Herz und Kreislauf zur Psyche und Konstitution. Münch. med. Wschr. 104, 1361 (1962).
— CHRISTIAN, P.: Vegetative Herz- und Kreislaufstörungen. In: Handbuch der inneren Medizin, 4. Aufl., Bd. IX, Teil IV, S. 704. Berlin-Göttingen-Heidelberg: Springer 1960.
MEIER, O.: Herzinfarkt, Blutdruck und autogenes Training. Ther. Umsch. 23, 60 (1966).
MELZER, V., VERNEA, J.: Aspects psychopathologiques des gastrectomisés carencés. Ann. méd.-psychol. 117, 79 (1959).
MENNINGER, W.C.: Functional disorders of gastro-intestinal tract .Gastro-intestinal neuroses. Amer. J. dig. Dis. 4, 447 (1937).
— Emotional factors in hypertension. Bull. N.Y. Acad. Med. 14, 198 (1938).
MENSEN, H.: Herzinfarkt und Lebensalter. Med. Klin. 59, 728 (1964).
MENZEL, W.: Verh. dtsch. Ges. Arbeitsschutz 3, 232 (1955).
MEYER, E.: Psychosomatische Medizin. Hippokrates 29, 101 (1958).
— The psychosomatic concept, use and abuse. J. chron. Dis. 9, 298 (1959).
MEYER, A.-E.: Körperstörungen und Sexualität, dargestellt am Beispiel des Genuinen Hirsutismus. Prax. Psychother. 8, 262 (1963).
— Psychoanalyse als Grundlage der Forschung in der Psychosomatik. Verh. dtsch. Ges. inn. Med. 73, 28 (1967).
MEYER, J.-E.: Das Syndrom der Anorexia nervosa. Katamnestische Untersuchungen. Arch. Psychiat. Nervenkr. 202, 31 (1961 a).
— Die abnormen Erlebnisreaktionen im Krieg bei Truppe und Zivilbevölkerung. In: Psychiatrie der Gegenwart, Bd. III, S. 574. Berlin-Göttingen-Heidelberg: Springer 1961 b.
— Der Fettsüchtige in der Selbsteinschätzung und im Urteil der Gesellschaft. Psychother. Psychosom. (Basel) 16, 249 (1968).
MICHAELIS, R.: Beitrag zur Kenntnis ätiologisch-pathogenetischer Faktoren der essentiellen juvenilen Hypertonie. Z. psycho-som. Med. 12, 1 (1966).
— Psychiatrische Aspekte der „Kreislaufstörungen", Verh. dtsch. Ges. inn. Med. 73, 172 (1967).
MICHAUX, L.: Psychiatrie infantile. Paris: Presse universitaire de France 1950.
— JANET, G.: Un facteur d'anorexie mentale des adolescentes. La répudiation des soucis matérials, affirmation „d'intellectualisme pur" Presse méd. 1956, 181.
MILES, H.W., WALDFOGEL, S., BARRABEE, E.L., COBB, S.: Psychosomatic study of 46 young men with coronary artery disease. Psychosom. Med. 16, 455 (1954).
MIRSKY, A.: Secretion of antidiuretic hormone in response to noxious stimule. Arch. Neurol. Psychiat. 73, 135 (1955).
MIRSKY, I.A.: The psychosomatic approach to the etiology of clinical disorders. Psychosom. Med. 19, 424 (1957).
— Physiologic, psychologic and social determinants in the etiology of duodenal ulcer. Amer. J. dig. Dis., N. S. 3, 285 (1958).
— Psychoanalysis and human behavior. Experimental approaches, inc. Evolution of nervous control from primitive organism to man. A.A.A.S. Symposium, vol. 52, ed. ALLAN D. BASS (1959).
— Körperliche, seelische und soziale Faktoren bei psychosomatischen Störungen. Psyche (Stuttg.) 15, 26 (1961); Dis. nerv. Syst. 21, 50 (1960).
— KAPLAN, S., BROH-KAHN, R.J.: Pepsiogene excretion (uropepsin) as an index of the influence of various life situations on gastric secretion. Res. Publ. Ass. nerv. ment. Dis. 29, 628 (1950).
— ROSVOLD, H.E., PRIBRAM, K.H.: Effects of lingulectomy on social behavior in monkeys. J. Neurophysiol. 20, 588 (1957).
— WEINER, H.: Etiology of duodenalulcer. Psychosom. Med. 19, 1 (1957).
MITSCHERLICH, A.: Psychosomatische Aspekte der Allergie. Int. Arch. Allergy, Suppl. vol. 1, 79 (1950).
— Die Psychosomatik in der Allergie. Erster Intern. Allergiekongreß, Zürich 1951, S. 817. Basel-New York: Karger 1952.
— Zur psychoanalytischen Auffassung psychosomatischer Krankheitsentstehung. Psyche (Stuttg.) 7, 561 (1954).
— Der Beitrag der Psychoanalyse zur Psychosomatischen Medizin. Fortschr. Psychosom. Med. 1, 31 (1960).
— Anmerkungen zur Chronifizierung psychosomatischen Geschehens. Psyche (Stuttg.) 15, 1 (1961/62).

MITSCHERLICH, M.: Darstellung eines Falles von Torticollis spasticus unter Berücksichtigung des Problems der Sucht. Zbl. Nervenheilk. **148**, (1958).
— Ein Fall von Torticollis spasticus. Z. psycho-som. Med. 8, 255 (1961/62).
MOHR, F.: Psycho-physische Behandlungsmethoden. Leipzig: Hitzel 1925.
— Die psychophysische Behandlung allergischer Krankheiten. Acta psychother. (Basel) **1**, 220 (1954).
MOHR, G. J.: Psychological aspects of ulcerative colitis. Amer. J. Gastroent. **34**, 42 (1960).
— JOSSELYN, I.M., SPURLOCK, J., BARRON, S.H.: Studies in ulcerative colitis. Amer. J. Psychiat. **114**, 1067 (1958).
MORAWITZ, P.: Zur Therapie des Magengeschwürs. Münch. med. Wschr. **1926I**, 107.
MORDKOFF, A.M., PARSONS, O.A.: The coronary personality. Psychosom. Med. **29**, 1 (1967).
MORRIS, J.N.: Occupation and coronary heart disease. Arch. intern. Med. **104**, 903 (1959).
— Epidemiological aspect of ischaemic heart diseases. Yale J. Biol. Med. **34**, 359 (1961/62).
— HEADY, J.A., RAFFLE, P.A.B.: Coronary heart-disease and physical activity of work. Lancet **1953** I, 265.
MOSCHCOWITZ, E.: Hypertension: Its significance, relation to arteriosclerosis and nephritis and etiology. Amer. J. med. Sci. **158**, 669 (1919).
MOSENTHAL, H.O.: Arterial Hypertension. Nelsons Loose-Leaf Med. (N.Y.) **4**, 508 (1922).
MOSES, L., DANIELS, G.E., NICKERSON, J.L.: Psychogenic factors in essential hypertension. Psychosom. Med. **18**, 471 (1956).
MÜLLER, O.: Die Kapillaren der menschlichen Körperoberfläche in gesunden und kranken Tagen. Stuttgart: Enke 1922.
MÜLLER-WIELAND, K.: Internistische Behandlung der Colitis ulcerosa. Med. Klin. **64**, 964 (1969).
MURPHY, W.F., CHASEN, M.: Spasmodic torticollis. A case presentation and discussion. Psychoanal. Rev. **43**, 18 (1956).
MURRAY, C.D.: Psychogenic factors in the etiology of ulcerative colitis and bloody diarrhea. Amer. J. med. Sci. **180**, 239 (1930).
— Amer. J. med. Sci. **180**, 239 (1930).
— A brief psychological analysis of a patient with ulcerative colitis. J. nerv. ment. Dis. **72**, 617 (1930).
MYERS, A.B.R.: On the etiology and prevalences of diseases of the heart among soldiers. London: „Alexander" prizeessay J. u. A. Churchill 1870.
NAVRATIL, L.: Zur Psychodynamik der Colitis ulcerosa. Wien. med. Wschr. **104**, 156 (1954).
— WENGER, R.: Ein seltener Fall iatrogener „Herzneurose". Wien. med. Wschr. **104**, 825. (1954).
NIEBAUER, G.: Nervensystem und allergische Ekzem. Wien: Springer 1962.
NOELPP, B., NOELPP-ESCHENHAGEN, J.: Asthma bronchiale. In: Handbuch der inneren Medizin, 4. Bd., 2. Teil, S. 526. Berlin-Göttingen-Heidelberg: Springer 1956.
NONNE, M.: Die Neurosen bzw. Nervenkrankheiten ohne bekannte anatomische Grundlage. In: OPPENHEIM Berlin: Karger 1923. Lehrbuch der Nervenkrankheiten, Bd. 7, S. 1679.
NÜSSEL, E., ROGGE, K.E.: Zur Methodik medizinsoziologischer Datenerhebung. Verh. dtsch. Ges. inn. Med. **73**, 121 (1967).
OCKEL, H.H.: Zur „Differentialdiagnose" Funktionelle Organsyndrom-Neurose. Z. psycho-som. Med. **14**, 248 (1968).
O'CONNOR, J.R., DANIELS, G.E., KARUSH, A., FLOOD, C., STERN, O. S.: Prognostic implications of psychiatric diagnosis in ulcerative colitis. Psychosom. Med. **28**, 4, 375 (1966).
OKEN, D.: An experimental study of suppressed anger and blood pressure. Arch. gen. Psychiat. **2**, 441 (1960).
HEATH, H., SHIPMAN, W.: The specificity of response to stressful stimuli. A comparison of two stressors. Arch. gen. Psychiat. **15**, 624 (1966).
OPPOLZER, J.: Krankheiten des Herzens und der Gefäße. Erlangen: Enke 1867.
ORF, G.: Das autonome Nervensystem bei der Colitis ulcerosa. Dtsch. Z. Nervenheilk. **187**, 837 (1965).
PAAL, G.: Zur Frage des psychogenen Kopfschmerzes. Med. Klin. **58**, 1713 (1963).
— Zur Symptomatologie funktioneller Körperstörungen. Fortschr. Med. **84**, 375 (1966).
— Psychogen-somatogen. Diagnostische Möglichkeiten in der täglichen Praxis. Stuttgart: Enke 1966.
PANKOW, G.: Das Körperbild bei einer Asthma-Kranken. Z. psycho-som. Med. **5**, 191 (1959).
PANSE, F.: Angst und Schreck. Stuttgart: Thieme 1952.
PARADE, G.W., LEHMANN, W.: Angine pectoris bei erbgleichen Zwillingen. Klin. Wschr. **17**, 1036 (1938).
PARKINSON, J.: Effort-syndrome in soldiers. Brit. med. J. **1941I**, 545.

PAWLOW, J.P.: Ausgewählte Werke. Berlin: Akademie-Verlag 1953.
— SCHUMOWA-SIMANOWSKAJA, E.: Innervation der Magendrüsen beim Hunde. Zbl. Physiol. 3, 113 (1889).
PÉLICIER, Y., PASCALIS, G., SUDAKA, J.: La pathologie psychosomatique de la colonne cervicale. Remarques pathogéniques et thérapeutiques. Rev. Oto-neuro-ophthal. 31, 294 (1959).
PELL, S., D'ALONZO, A.: Acute myocardial infarction in a large industrial population. J. Amer. med. Ass. 185, 117 (1963).
PERERA, G.A.: Diagnosis and natural history of hypertensive vascular disease. Amer. J. Med. 4, 416 (1948).
PERRIER, F.: Les céphaliées psychogènes. Vie méd. 37, 43 (1956).
PFLANZ, M.: Der gegenwärtige Stand der Psychosomatik in Deutschland. Acta psychother. (Basel) 3, 164 (1955).
— Pharmakopsychologie und Psycho-somatische Medizin. Z. psycho-som. Med. 4, 35 (1957).
— Psychopharmakologie in der Grundlagenforschung der Psycho-somatischen Medizin. Z. psycho-som. Med. 6, 23 (1959/60).
— Sozialer Wandel und Krankheit. Stuttgart: Enke 1962.
— Medizinisch-soziologische Aspekte der Fettsucht. Psyche (Stuttg.) 16, 579 (1963).
— Gesundheitsverhalten. Mensch u. Medizin 6, 173 (1965).
— Soziale Epidemiologie. Verh. dtsch. Ges. inn. Med. 73, 78 (1967).
— Transkulturelle Psychosomatik. Praxis 56, 1091 (1967).
— ROSENSTEIN, E., UEXKÜLL, TH. v.: Socio-psychological aspects of peptic ulcer. J. psychosom. Res. 1, 68 (1956).
— UEXKÜLL, TH. v.: Begriff und Problem der Stimmung im Rahmen der psychosomatischen Medizin. Psychol. Rdsch. 5, 104 (1954).
— — Psychosomatische Untersuchungen an Hochdruckkranken. Med. Klin. 57, 345 (1962).
PICKERING, G.W.: High blood pressure. London: Grund & Stratton 1955.
PLÜGGE, H.: Anthropologische Beobachtungen bei primär-chronischen Arthritikern. Z. Rheumaforsch. 12, 231 (1953).
— MAPPES, R.: Befinden und Verhalten herzkranker Kinder und Erwachsener. Befinden und Verhalten, Starnberger Gespräche 1960. Stuttgart: Thieme 1961.
POLHEIM, R.W.: Das Wesen der Erythrophobie. Psychother. Psychosom. (Basel) 14, 32 (1966).
PORTIS, S.A.: The gastroenterological aspects of psychosomatic medicine. Rev. Gastroent. 14, 409 (1947).
— Idiopathic ulcerative colitis; newer concepts concerning its cause and management. J. Amer. med. Ass. 139, 208 (1949).
— (ed.): Diseases of the digestive system, 3. Ed. Philadelphia: Lea 1953.
PORTMAN, A.: Biologische Fragmente zu einer Lehre vom Menschen. Basel: Karger 1951.
POWERS, D., MCKAY, B.M.: Emotional factors in ulcerative colitis of children. Virginia med. Mth. 81, 363 (1954).
PRICK, J.J.G.: A psychosomatic approach to asthma. Acta psychother. (Basel) 11, 81 (1963).
— CALON, P.J.A., LOO, K.J.M. v. D.: The problems of chronic rheumatism in its psychological, psychiatrical and psychosomatic aspects. Folia psychiat. néerl. 57, 121 (1954).
QUANG, N.D., SCHMAUSS, A.K., NINH, N.D.: Ergebnisse der Magenresektion beim chronischen Ulcus ventriculi et duodeni unter tropischen und Mangelernährungs-Bedingungen. Münch. med. Wschr. 101, 538 (1959).
QUARTI, J.J., RENAUD, C., CHATELIN, C.L.: Des diskinésis biliaires psychosomatique. Sem. Hôp. Paris 31, 2033 (1955).
QUINT, H.: Beitrag zur Frage der psychodynamischen Faktoren bei der essentiellen Hypertonie. Z. psycho-som. Med. 4, 243 (1958).
— Blutdruckstörungen. Ergebnisse der psychosomatischen Medizin. Festschr. f. G. KÜHNEL. Hrsg. W. SCHWIDDER, Göttingen, Nieders. Landeskrhs. (1965).
— Pathologische Psychosomatische Funktionsabläufe. Festschr. f. G. KÜHNEL, Hrsg. W. SCHWIDDER. Göttingen, Nieders. Landeskrhs. (1965).
— ECKER, M.: Beitrag zur gestörten Erlebnisverarbeitung bei paroxysmaler Tachykardie. Z. psycho-som. Med. 1, 116 (1954/55).
— EIFF, A.W. v., KLOSKA, G.: Essentielle Hypertonie. Hrsg. A.W. v. EIFF. Stuttgart: Thieme 1967.
RAAB, W.: Correlated cardiovascular adrenergic and adrenocortical responses to sensory and mental annoyances in man. A potential accessory cardiac risk factor. Psychosom. Med. 30, 809 (1968).
RALLO, R.J.: Psicodinamia del enferno de asma bronquial. Rev. clin. esp. 70, 219 (1958).
RATNER, B., SILBERMANN, D.E.: Critical analysis of the hereditary concept of allergy. J. Allergy 24, 371 (1953).

REES, L.: Psychosomatic aspects of asthma in elderly patients. J. psychosom. Res. **1**, 212 (1956).

REHDER, H.: Zur Psychosomatik der Ulcuskrankheit. Z. psycho-som. Med. **2**, 54 (1955/56).

REINDELL, H., KÖNIG, K., ROSKAMP, H.: Funktionsdiagnostik des gesunden und kranken Herzens. Stuttgart: Thieme 1967.

— SCHILDGE, E., KLEPZIG, H., KIRCHHOFF, H.W.: Kreislaufregulation. Stuttgart: Thieme 1955.

REISER, M.F., ROSENBAUM, M., FERRIS, E.B.: Psychologic mechanismus in malignant hypertension. Psychosom. Med. **13**, 147 (1951).

REISSEISEN, F.D.: Über den Bau der Lungen. Berlin: Rücker 1822.

RICHTER, H.E.: Beobachtungen an 14 Kindern mit chronischer Obstipation. Psyche (Stuttg.) **12**, 291 (1958/59).

— Chirurgie und Psychotherapie. Bruns' Beitr. klin. Chir. **208**, 282 (1964).

— Zur Psychodynamik der Herzneurose. Z. psycho-som. Med. **10**, 253 (1964).

— BECKMANN, D.: Zur Psychologie und Therapie der Herzneurose. Verh. dtsch. Ges. inn. Med. **73**, 181 (1967).

— — Herzneurose. Stuttgart: Thieme 1969.

— Untersuchungen über Herzneurose. Psyche (Stuttg.) **18**, 177 (1965).

RIEMANN, F.: Grundformen der Angst. München-Basel: E. Reinhardt 1961.

RINGEL, E.: Der psychische Hintergrund funktioneller Herz-Kreislauf-Störungen. Mkurse ärztl. Fortbild. **13**, 406 (1963).

RIVERS, A.B.: Clinical consideration of the etiology of peptic ulcer. Arch. intern. Med. **53**, 97 (1934).

RODENBERG, L. v.: Psychische Faktoren bei einigen motorischen Störungen. Z. psycho-som. Med. **8**, 1 und 77 (1961/62).

ROEMER, G.A.: Atmung als Ausdruckssymptom und als ätiologischer Faktor bei psychischen Zustandsbildern. 4. Lindauer Psychotherapiewoche, Stuttgart 1953.

ROHRMOSER, H.G.: Zur Psychogenese und Psychotherapie der Colitis ulcerosa. Psychotherapie **1**, 105 (1956).

— KRISCHJAHN, L.: Erfahrungen bei der ambulanten und klinischen Asthmabehandlung. Z. psycho-som. Med. **2**, 112 (1955/56).

ROMANO, J., ENGEL, G.L.: Studies of syncope. III. The differentiation between vasodepressor syncope and hysterical faiting. Psychosom. Med. **7**, 3 (1945).

ROMBERG, M.H.: Lehrbuch der Nervenkrankheiten. Berlin: Duncker 1851.

ROSEN, S.R., WEINBER, H., KEEOSIAN, H., SCHWARZT, J.R., HALSTED, J.A.: Personality types in soldiers with chronic nonulcer dyspepsia. Psychosom. Med. **10**, 156 (1948).

ROSENBAUM, M.: Psychogenic headache. Cincinn. J. Med. **28**, 7 (1947).

— MORTON, F.: Principles of management of psychosomatic disorders. Med. Clin. N. Amer. **42**, 769 (1958).

ROSENMAN, R.H., FRIEDMAN, M.: Association of specific behaviour pattern in women with blood and cardiovascular finding. Circulation **24**, 1173 (1961).

— — Association of a specific overt behaviour pattern in females with blood and cardiovascular findings. Circulation **24**, 1173 (1961).

— — A predictive study of coronary heart disease. J. Amer. med. Ass. **189**, 1 (1964).

— — STRAUS, R., WURM, M., JENKINS, C.D., MESSINGER, H.B.: Coronary heart disease in the western collaborative group study. J. Amer. med. Ass. **195**, 86 (1966).

ROSKAMP, H.: Angst und Cervikal-Syndrom. Z. psycho-som. Med. **8**, 157 (1962).

ROSS, W.D.: Person with ulcerative colitis. Canad. med. Ass. J. **58**, 326 (1948).

— HAY, J., MCDOWALL, M.F.: The incidence of certain vegetative disturbances in relation to psychosis. Psychosom. Med. **12**, 179 (1950).

RUESCH, J.: The infantile personality. The core problem of psychosomatic medicine. Psychosom. Med. **10**, 134 (1948).

— Chronic disease and psychological in ralidism. A psychosomatic study. Berkeley, Los Angeles: Univ. of California Press 1951.

— Psychosomatic medicine and the behavioral sciences. Psychosom. Med. **23**, 277 (1961).

— HARRISON, R.E., CHRISTIANSEN, C., LOEB, M.B., DEWEES, S., JACOBSON, A.: Duodenal ulcer—a sociopsychological study of naval enlisted personal and civilians. Berkeley, Los Angeles: Univ. of California Press 1948.

SABBATH, J.C., LUCE, R.A.: Psychosis and bronchial asthma. Psychiat. Quart. **26**, 562 (1952).

SÄNGER, W.: Über Asthma und seine Behandlung, 2. Aufl. Berlin: Karger 1917.

SAINT-LAURENT, C.: Les malades cutanées psychogéniques de l'adolescence. Canad. psychiat. Ass. J. **8**, 235 (1963).

SAUL, L. J.: Hostility in case of essential hypersion. Psychosom. Med. **1**, 153 (1939).
— The physiological effects of psychoanalytic therapy. Ass. Res. nerv. Dis. Proc. **19**, 305 (1939).
— Psychiatric treatment of peptic ulcer patients. Psychosom. Med. **8**, 204 (1946).
— BERNSTEIN, C.: The emotional settings of some attacks of urticaria. Psychosom. Med. **3**, 349 (1941).
SAXL, S.: Ein Fall von Asthma bronchiale bei einem Manisch-Depressiven. Wien. klin. Wschr. **45**, 1515 (1933).
SCHAEFER, H.: Über die Begriffe „vegetativ" und „psychogen". Acta neuroveg. (Wien) **15**, 1 (1957).
— Die Physiologie und die psychosomatische Medizin. Psyche (Stuttg.) **15**, 59 (1961).
— Zur Physiologie der psycho-somatischen Kreislaufstörung. Z. psycho-som. Med. **10**, 233 (1964).
SCHAEFFER, G.: Erfahrungen mit Rezidiven in der psychotherapeutischen Dispensaire-Behandlung der Colitis ulcerosa. Psychiat. Neurol. med. Psychol. (Lpz.) **20**, 29 (1968).
SCHALTENBRANDT, K.: Klinik und Behandlung des Torticollis spasticus. Zbl. Nervenheilk. **87**, (1938).
— Die Nervenkrankheiten. Stuttgart: Thieme 1951.
SCHAVARIN, W.M., OSTROVIDOWA, V.K.: Zur Frage von der Wirkung des psychischen Saftflusses auf die Magensekretion bei dauernder Beobachtung mit der dünnen Magensonde. Arch. Verdau.-Kr. **41**, 275 (1927).
SCHELLACK, D.: Neurosenpsychologische Faktoren in der Ätiologie und Pathogenese der afebrilen Colitis ulcerosa chronica. Z. psycho-som. Med. **1**, 28 (1954).
— Psychische Faktoren bei Muskel- und Gelenkerkrankungen. Z. psychosom. Med. **1**, 161 (1954/55).
— Neurosenpsychologische Faktoren in der Ätiologie und Pathogenese der Tonsillitis. Z. psycho-som. Med. **3**, 265 (1956/57); u. **4**, 15 (1957/58).
— Grundsätzliches zur Psychosomatik von Darmerkrankungen, insbesondere des spastischen Colon. Z. psycho-som. Med. **5**, 28 u. 102 (1958/59).
SCHETTLER, G.: Arteriosklerose. Stuttgart: Thieme 1961.
— Über den Herzinfarkt. Med. Welt **35**, 1785 (1964).
— Über den Herzinfarkt. Dtsch. med. J. **17**, H. 7 (1966).
SCHLEGEL, L.: Zur Psychologie der Atmung und ihrer Bedeutung für die psychosomatische Diagnostik und Therapie in der Praxis. Praxis **47**, 351 (1958).
SCHNEIDER, E.: Psychodynamics of chronic allergic eczema and chronic urticaria. J. nerv. Dis. **120**, 17 (1954).
SCHÖNDUBE, W.: Die Erkrankungen der Gallenwege. Stuttgart: Enke 1956.
SCHRÖDER, J., BERNDT, E.: Über Faktoren, die eine Zunahme der Herzmuskelinfarkte vortäuschen. Verh. dtsch. Ges. Kreisl.-Forsch. **32**, 146 (1966).
SCHROTTENBACH, H.: Studien über den Einfluß der Großhirntätigkeit auf die Magensaftsekretion des Menschen. Z. ges. Neurol. Psychiat. **69**, 254 (1921).
SCHÜTZ, R.: Über die Synergie der Atemmotorik. Diss. Heidelberg 1957.
SCHULTZ, J.H.: Die Beziehungen zwischen Leib und Seele. Normale und krankhafte Steuerung im Organismus. Jena: Thieme 1937.
— Psychische Genese von Organsymptomen. Dtsch. med. J. **8**, 378 (1957).
— Psychotherapie der Hypertonie. Dtsch. med. J. **13**, 507 (1962).
— Das Problem der Organspezifität in Sicht der organismischen Psychotherapie. Prax. Psychother. **7**, 207 (1962).
SCHULTZ-HENCKE, H.: Lehrbuch der analytischen Psychotherapie. Stuttgart: Thieme 1951.
SCHUNK, J.: Emotionelle Faktoren in der Pathogenese der Hypertonie. Z. klin. Med. **152**, 251 (1954).
— Psychosomatische Gesichtspunkte bei der Hypertonie. Ber. physikal.-med. Ges. Würzburg, N. F. **66**, 78 (1954).
— Psyche und Elektrokardiogramm. Z. psycho-som. Med. **1**, 96 (1954/55).
SCHWARZ, H.: Heredity in bronchial asthma. Acta allerg. (Kbh.) Suppl. **2**, (1952).
— Die Psychosomatik im Blickfeld des Klinikers. Psychiat. Neurol. med. Psychol. (Lpz.) **9**, 1 (1957).
SCHWIDDER, W.: Die Bedeutung psychischer Faktoren in der Ätiologie der Ulcuskrankheit. Psyche (Stuttg.) **4**, 561 (1950/51).
— Zur Psychogenese funktioneller und anatomischer Organkrankheiten. In: Analytischer Psychotherapie und Erziehungshilfe. Kongreßbericht. Berlin: Elwert & Meurer 1952.
— Psychische Faktoren bei Magen- und Darmerkrankungen. Z. psycho-som. Med. **1**, 4 (1954).
— Symptombild, Grundstruktur und Therapie der Zwangsneurose, dargestellt an einem Fall und klinischen Beobachtungen. Psyche (Stuttg.) 8, 126 (1954/55).

SCHWIDDER, W.: Psychogene Störungen der Atemfunktion, insbesondere bei zwangsneurotischer Charakterstruktur. Z. psycho-som. Med. 2, 98 (1956).
— Krisenpunkte der seelischen Entwicklung und der Beginn psychogener Symptomatik. Prax. Kinderpsychol. 5, 193 (1956).
— Grundsätzliches zur Entstehung psychosomatischer Krankheitssymptome. Z. psycho-som. Med. 5, 238 (1959).
— Zur spezifisch-neurotischen Persönlichkeitsstruktur von chronischen Ulcuskranken. Z. psycho-som. Med. 7, 146 (1960/61).
— Psychosomatik und Psychotherapie bei Störungen und Erkrankungen des Verdauungstraktes. Documenta Geigy, Basel (1965).
SCHWÖBEL, G.: Psychosomatische Studien über das Asthma bronchiale. Die Charakterstruktur des Asthmatikers. Ärztl. Forsch. 3, 475 (1949).
— Zur Genese der habituellen Obstipation und ihrer Behandlung. Ärztl. Wschr. 5, 33 (1950).
— Die Lehre vom allergiekranken Menschen. Bern-Stuttgart: Huber 1956.
SEEMANN, W.F.: Über die Differentialdiagnose der Organneurosen. In: Die Vorträge der 3. Lindauer Psychotherapiewoche 1952. Stuttgart 1953.
— Verhaltensmerkmale von Kranken vor und nach einem Herzinfarkt. Westf. Ärztebl. **1964**, 5.
— Psyche und Herzinfarkt. Krankheit als psychisches Phänomen. Stuttgart: Klett 1964.
SELYE, H.: Stress, Physiology and Pathology of Exposure to Stress; a treatise based on the concepts of the general-adaptation-syndrome and the diseases of adaptation. Montreal: Acta 1950.
— The story of the general adaptation syndrome. Montreal: Inc. medical Publishers 1952.
— The stress of life. New York: McGraw Hill 1956.
— Stress and cardiovascular disease. Med. psicosom. **11**, 15 (1966).
SEVERY, J.: Le pincement inférieur de la tension différentielle. Un indice de tension psychique. Encéphale **49**, 329 (1960).
SHAPIRO, A.P., ROSENBAUM, M.: Relationship therapy in essential hypertension. Psychosom. Med. **13**, 140 (1951).
SHAPIRO, S., WEINBLATT, E., FRANK, CH.W., SAGER, R.V.: The H.I.P. study of incidence and prognosis of coronary heart disease. J. chron. Dis. 18, 527 (1965).
SHELDON, W.H., STEVENS, S.S.: The varieties of temperament. A psychology of constitutional differences. New York: Harper 1942.
SIEBECK, R.: Medizin in Bewegung. Stuttgart: Thieme 1953.
SILBERMANN, I.S.: Experimentelle Magen-Duodenalulcuserzeugung durch Scheinfüttern nach Pawlow. Zbl. Chir. 54, 2385 (1927).
SILVERMAN, A.J., COHEN, S.I., ZUIDEMA, G.D.: Psychphysiological investigations in cardiovascular stress. Amer. J. Psychiat. **113**, 691 (1957).
SIURALA, M., STENBACK, A., PINGOUD, A., VUORINEN, Y., NYBERG, L.O.: Upper abdominal complaints, functional gastric disturbances and peptic ulcer in prisoners. J. psychosom. Res. 8, 119 (1964).
SLAPAK, L.: Über die Bedeutung psychischer Faktoren für die Entstehung eines Myocardinfarktes. Wien. Z. inn. Med. 37, 160 (1956).
SMITH, D.B., WENGER, M.Y.: Changes in autonomic balance during phasic anxiety. Psychophysiology 1, 267 (1965).
SOBYE, P.: Heredity in essential hypertension and nephrosclerosis. A genetic-dinical study of 200 propositi suffering from nephrosclerosis. Diss. Copenhagen, 1948.
SPAICH, D., OSTERTAG, M.: Untersuchungen über allergische Erkrankungen bei Zwillingen. Z. menschl. Vererb.- u. Konstit.-Lehre **19**, 731 (1936).
SPAIN, D.M.: Stress, physical activity, and coronary artery disease. The Heart in Industry. New York: Heinemann 1960.
SPEER, E.: Zur Behandlung des Akzessoriuskrampfes. Münch. med. Wschr. **68**, 672 (1921).
SPERLING, M.: Psychoanalytic study of ulcerative colitis in children. Psychoanal. Quart. **15**, 302 (1946).
— Diarrhea; a specific somatic equivalent of an unconscious emotional conflict. Psychosom. Med. **10**, 331 (1948).
— Psychosis and psychosomatic illness. Int. J. Psycho-Anal. **36**, 320 (1955).
— Psychiatrische Aspekte der ulcerativen Colitis. Z. psycho-som. Med. **5**, 171 (1958/59).
— Psychiatric aspects of ulcerative colitis. N.Y. St. J. Med. **59**, 3801 (1959).
— Psychoanalytische Studie über einen Fall von chronischer Colitis ulcerosa. Z. psycho-som. Med. **9**, 5 (1963).
— A further contribution to the psycho-analytic study of migraine and psychogenic headaches. The relation of migraine to depression, states of with-drawal, petit mal, and epilepsy. Int. J. psycho-anal. **45**, 549 (1964).

SPITZ, R.: The psychogenic diseases. In: The psychoanalytic study of the child, Vol. VI. New York: Intern. Univ. Press. Inc. 1951.
— Anaclitis depression: an inquiry into the genesis of psychiatric conditions in early childhood. Psychoanal. Stud. Child 2, 313 (1947).
— Die Entstehung der ersten Objektbeziehungen. Stuttgart: E. Klett 1957.
— Vom Säugling zum Kleinkind. Stuttgart: Klett 1965.
STAEHELIN, B.: Einige Gedanken zum psychosomatischen Problem des Asthma bronchiale. Schweiz. med. Wschr. 89, 560 (1959).
— Allergie in psychosomatischer und soziologischer Sicht. Stuttgart: Thieme 1961.
— Über die Tätigkeit einer psychosomatischen Sprechstunde. Praxis 50, 475 (1961).
— Psychosomatische Symptombildung, Regression und Grundstimmung. Praxis 52, 1306 (1963).
— Die funktionellen cardio-vasculären Störungen als psychosomatische Syndrome. Bern-Stuttgart: Hans Huber 1965.
— Zur Psychosomatik der vegetativen Herz- und Kreislaufstörungen. Ther. Umsch. 22, 429 (1965).
— Not und psychosomatische Krankheit als Chance des Menschen und Wirklichkeitsanalyse. Praxis 57, 410 (1968).
STEIN, A.: Group psychotherapy in patients with peptic ulcer. Arch. Neurol. Psychiat. (Chic.) 73, 580 (1955).
— KAUFMANN, M.R., JANOWITZ, H.D., LEVY, M.H., HOLLANDER, F., WINKELSTEIN, A.: Changes in hydrochloric acid secretion in a patient with a gastric cistula during intensive psychotherapy. Psychsom. Med. 24, 427 (1963).
STEKEL, W.: Conditions of nervous anxiety and their treatment. London: K. Paul 1923.
STERN, E.: Analyse psycho-somatique d'un cas dermatologique á l'aide des fesh de Szondi et de Murray. Cahs. Psychiat. 4, 6 (1950).
— Die psycho-somatische Medizin in Frankreich. Z. psycho-som. Med. 1, 140 (1955).
— Psychosomatische Medizin und Hauterkrankungen. Z. psycho-som. Med. 2, 161 (1955/56).
— Zum Problem der Spezifität der Persönlichkeitstypen und der Konflikte in der psychosomatischen Medizin. Z. psycho-som. Med. 4, 153 (1958).
— Lebenskonflikte als Krankheitsursachen. Zürich-Stuttgart: Rascher 1959.
STIGLER, R.: Ätiologie der signifikant geringeren Frequenz der essentiellen Hypertonie der Weißen im Vergleich mit der der Neger. Verh. dtsch. Ges. Kreisl.-Forsch. 32, 158 (1966).
STOKES, W.: Die Krankheiten des Herzens und der Aorta. Würzburg: Stekel 1855.
STOKVIS, B.: Die psychodynamische Wirkung der Konfliktsituation in der psycho-somatischen Medizin. Z. Psychother. med. Psychol. 8, 199 (1958).
— Psychosomatik: In: Handbuch der Neurosenlehre und Psychotherapie. Wien: Urban & Schwarzenberg 1959.
— Allergie als psychosomatisches Problem. Acta psychother. (Basel) 9, 368 (1961).
— Psychotherapie und Psychopharmakologie bei Psycho- und Somatoneurotikern Heil-Erfolge oder Schein-Erfolge? Acta psychother. (Basel) 10, 246 (1962).
— BOLTEN, M.P.: Kritisches zur Spezifitätsfrage in der psychosomatischen Medizin auf Grund exakter Untersuchungen. Prax. Psychother. 7, 200 (1962).
— — Das Problem der Organspezifität in der Sicht der Psychosomatik. Z. Psychother. med. Psychol. 12, 138 (1962).
STOLZE, H.: Das obere Kreuz. München: Lehmanns 1953.
STORM VAN LEEUWEN, BIEN, W., FAREKAMP, H.: Über die Bedeutung von Klima-Allergenen für die Ätiologie allergischer Krankheiten. Z. Immunol. exp. Ther. 43, 490 (1925).
STÖRRING, G.E.: Zur Psychosomatik von Angstzuständen. Z. psycho-som. Med. 5, 1 (1958).
STRAUBE, K.H.: Grundlagen für prophylaktische und metaphylaktische Maßnahmen beim Herzinfarkt. Leipzig: Thieme 1964.
— Risikofaktoren beim Herzinfarkt. Verh. dtsch. Ges. Kreisl.-Forsch. 32, 130 (1966).
STRAUS, E.: Über die organische Natur des Tics und der Koprolalie. Zbl. Nervenheilk. 47, 698 (1927).
— Der Seufzer. Jb. Psychol. u. Psychother. 2, 113 (1954).
STRAUSS, W., HERTLE, H.: Konflikthäufigkeit und Persönlichkeitsmerkmale bei Infarktpatienten. Eine katamnestische Erhebung. Verh. dtsch. Ges. inn. Med. 73, 308 (1967).
STREHLE, H.: Mienen, Gesten und Gebärden. München: E. Reinhardt 1954.
STRÜMPELL, A. v.: Über die Pathologie und Therapie des Asthma bronchiale. Allg. Wien. med. Ztg. 55, 295 (1910).

STRÜMPELL, P.: Zur Diagnose, Differentialdiagnose und Therapie des „Globussyndroms". Münch. med. Wschr. **102**, 2316 (1960).
STUDT, H. H., ARNDS, H. G.: Psychische Faktoren bei Asthma bronchiale. Z. psycho-som. Med. **14**, 157 u. 230 (1968).
STÜBING: Zit. nach DEKKER und GROEN (1956).
SULLIVAN, A. J.: Amer. J. dig. Dis. **2**, 651 (1935).
— CHANDLER, C. A.: Ulcerative colitis of psychogenic origin; a report of six cases. Yale J. Biol. Med. **4**, 779 (1932).
— MCKELL, T. E.: Personality in peptic ulcer. Springfield: Thomas (1950).
SULLIVAN, B. H., HAMILTON, E. L.: Peptic ulcer in military personnel; incidence and management. U.S. armed Forces med. J. **6**, 1459 (1955).
SWARTZ, J., SEMRAD, E. V.: Psychosomatic disorders in psychoses. Psycho-som. Med. **13**, 314 (1951).
SZASZ, T. S.: Psychiatric aspects of vagetony. A preliminary report. Amer. Int. Med. **28**, 2791 (1948).
— Factors in pathogenesis of peptic ulcers; some critical comments on recent article by G. F. MAHL. Psychosom. Med. **11**, 300 (1949).
— Psychosomatic aspects of salicary activity. II. Psychoanalytic observations concerning hypersalivation. Psychosom. Med. **12**, 320 (1950).
— Physiologic and psychodynamic mechanisms in constipation and diarrhea. Psychosom. Med. **13**, 112 (1951).
— LEVIN, E., KIRSNER, J. B., PALMER, W. L.: Role of hostility in the pathogenesis of peptic ulcer; theoretical considerations with report of a case. Psychosom. Med. **9**, 331 (1947).
TALMA: Zit. nach DECKER and GROEN (1956).
TAYLOR, H. L., KLEPETAR, E., KEYS, A., PARLIN, W., BLACKBURN, H., PUCHNER, TH.: Death rates among physically active and sedentary employees of the railroad industry. Amer. J. Publ. Hlth **52**, 697 (1962).
THEOPOLD, A.: Kasuistischer Beitrag zur Psychogenese des Asthma bronchiale. Z. psychosom. Med. **2**, 105 (1956).
THETFORD, W. N., SCHUCMANN, H.: Personality patterns in migraine and ulcerative colitis patients. Psychol. Rep. **23**, 1206 (1968).
THIEMANN, E.: Die Bedeutung der psychischen Faktoren beim Asthma bronchiale. Stuttgart: Enke 1958.
THOMÄ, H.: Über die psychoanalytische Behandlung eines Ulcuskranken. Psyche (Stuttg.) 8, 92 (1954).
— Psychotherapie in der Dermatologie. Ärztl. Fortbild. **16**, 97 (1968).
THOMPSON, H.: An investigation into postmortem incidence of peptic ulcers and eresions. Glasg. med. J. **35**, 326 (1954).
TREURNIET, N., WILDE, G. J. S.: Untersuchungen einiger psychosomatischer Hypothesen mit Hilfe der kontinuierlichen intraarteriellen Blutdruckmessung bei einem Patienten mit essentieller Hypertonie. Psyche (Stuttg.) **20**, 54 (1966).
TRUSSELL, R. E., ELINSON, J.: Chronic illness in the United States. III. Chronic illness in a vural area. Cambridge, Mass.: Harvard Univ. Press 1959.
TUZI, S.: Psychosomatic study of hypertension. Jap. J. Med. **3**, 92 (1964).
TYNDEL, M.: Some aspects of the Ganser state. J. ment. Sci. **102**, 324 (1956).
UEXKÜLL, TH. v.: Probleme und Möglichkeiten einer Psycho-Somatik unter dem Gesichtspunkt einer funktionellen Biologie mit experimentellen Untersuchungen zur Ulcusfrage. Z. klin. Med. **145**, 117 (1949).
— Möglichkeiten und Grenzen psychosomatischer Betrachtung. Nervenarzt **26**, 377 (1955).
— Funktionelle Syndrome in psychosomatischer Sicht. Klin. d. Gegenw. **9**, 299 (1960).
— Beziehungen zwischen psychosomatischer und soziologischer Medizin. Internist (Berl.) **3**, 76 (1962).
— Grundfragen der psychosomatischen Medizin. Hamburg: Rowohlt 1963.
— Psychologische Aspekte der essentiellen Hypertonie. Verh. dtsch. Ges. inn. Med. **69**, 487 (1965).
UNGER, L., WOLF, A. A.: Treatment of bronchial asthma. A survey of the value of treatment in 459 cases during 20 years. J. Amer. med. Ass. **121**, 325 (1943).
VEIL, W. H., STURM, A.: Die Pathologie des Stammhirn. Jena: Fischer 1942.
VERSCHUER, O. v.: Wirksame Faktoren im Leben des Menschen. Wiesbaden: Steiner 1954.
VÖLKEL, H.: Neurotische Depression. Stuttgart: Thieme 1959.

VÖLKEL, H.: Funktionelle Herzstörungen als zwangsneurotisches Organsyndrom. Z. psycho-som. Med. 1, 111 (1955).
— Psychische Faktoren bei Erkrankungen der Atmungsorgane. Z. psycho-som. Med. 2, 81 (1965).
WARDWELL, W. I., BAHNSON, C. B., CARON, H. S.: Social and psychological factors in coronary heart disease. J. Hlth hum. Behav. 4, 154 (1963).
WATT, A. W.: The psychological factors in the etiology of certain skin disease. Brit. J. Derm. Syph. 49, 13 (1947).
WEGEHAUPT, A.: Psychodynamische Faktoren bei Gallensteinträgern und schweren, zur Cholecystektomie führenden Gallenkoliken. Z. psycho-som. Med. u. Psychoanal. 13, 172 (1967).
WEIDEMANN, H., NÖCKER, J.: Herzinfarkt in der Bevölkerung einer Industriegroßstadt. Münch. med. Wschr. 46, 2297 (1965).
WEINER, H., THALER, M., REISER, M. F., MIRSKY, A.: Etiology of duodenal ulcer. Psychosom. Med. 19, 1 (1957).
— — — — Etiology of duodenal ulcer. I. Relation of specific psychological characteristics to rate of gastric secretion (Serum pepsinogen). Psychosom. Med. 19, 1 (1957).
WEINER, I. W.: Psychological factors related to results of subtotal gastrectomy. Psychosom. Med. 18, 486 (1956).
WEISMAN, A. D.: A study of the psychodynamics of duodenal ulcer exacerbations; with special reference to treatment and the problem of specificity. Psychosom. Med. 18, 2 (1956).
WEISS, E.: Psychoanalyse eines Falles von nervösem Asthma. Int. Z. Psychoanal. 8, 440 (1922).
— Psychosomatic aspects of hypertension. J. Ann. med. Ass. 120, 1081 (1942).
— Cardiospasm; psychosomatic disorder. Psychosom. Med. 6, 58 (1944).
— Psychosomatic aspects of essential hypertension. Acta psychother. (Basel) 1, 13 (1953).
— DEINLIN, B., ROLLIN, H., FISCHER. H. R., BEPLER, C. R.: Emotional factors in coronary occlusion. Arch. intern. Med. 99, 628 (1957).
— ENGLISH, M. D.: Psychosomatic Medicine; a clinical study of psychophysiologic reactions. Philadelphia: Saunders 1957.
— ENGLISH, O. S.: Psychosomatic medicine. Philadelphia-London: Saunders 1957.
— JAFFE, B.: Emotional problems of high blood pressure. Amer. J. Psychiat. 107, 4 (1950).
— SAUL, L. J., LYONS, J. W.: Psychosomatic medicine. Progr. Neurol. Psychiat. 8, 495 (1953).
WEISZ, J. D.: The etiology of experimental gastric ulceration. Psychosom. Med. 19, 61 (1957)
WEITBRECHT, H. J.: Kritik der Psychosomatik. Stuttgart: Thieme 1955.
WEITZ, W.: Studien an eineiigen Zwillingen. Z. klin. Med. 101, 115 (1925).
WEIZSÄCKER, V. v.: Studien zur Pathogenese. Wiesbaden: Thieme 1946.
— Fälle und Probleme. Stuttgart: Enke 1947.
— Der kranke Mensch. Stuttgart: Koehler 1951.
— Soziale Krankheit und soziale Gesundheit. Göttingen: Vandenhoeck & Ruprecht 1955.
WELTZ, G. A.: Magenphysiologie für Röntgenzwecke, Grundlagen einer physiologischen Deutung der Röntgenbefunde. Leipzig: Thieme 1940.
WENDT, H.: Therapeutische Hinweise aus der Symptomatik des Torticollis spasticus. Psychiat. Neurol. med. Psychol. (Lpz.) 20, 23 (1968).
WESTERMANN-HOLSTIJN, A. J.: Aus der Analyse eines Patienten mit Accessoriuskrampf. Int. Z. Psychoanal. 7, 286 (1921).
WESTPHAL, K., GLEICHMANN, F., MANN, W.: Über Gallenwegsfunktion und Gallensteinleiden. Berlin: Springer 1931.
WHITE, B. U., COBB, S., JONES, C. M.: Mucous colitis. Psychosom. Med. Monograph. I. Washington, D. C. National research Council (1939).
— — — Mucous colitis; a psychological medical study of sixty cases. Psychosom. Med. Monograph, I. National research council (1939).
WHITE, J. G.: J. psychosom. Res. 1, 1 (1956).
WHITE, K. L., GRANT, J. L., CHAMBERS, W. N.: Angina pectoris and angina innocens. Psychosom. Med. 17, 128 (1955).
WHITE, P. D.: Heart disease. New York: MacMillan & Co. 1951.
WIECK, H. H., KALLENBERG, A., LIEBLER, G., PAULI, W., POSTH, H.-E.: Klinische Untersuchungen zur Psychosomatik der Ulcuskrankheit. Fortschr. Neurol. Psychiat. 27, 133 (1959).

WILDER, J.: The law of initial value in neurology and psychiatry. J. nerv. ment. Dis. **125**, 73 (1957).
— Bewegung. Handbuch d. Neurosenlehre und Psychotherapie, Bd. 2, S. 545. München: Urban & Schwarzenberg 1959.
— SILBERMANN, I. S.: Beiträge zum Ticproblem. Berlin: Karger 1927.
— — Beiträge zum Ticproblem. Abh. Neurol. Psychiatr. Psychol. **43** (1927).
WILLIAMS, D. A.: Social importance of allergic disease. I. Int. Congr. Allergy, Zürich 1951. Basel-New York: Karger 1952.
WILSON, G. W.: Typical personality trends and conflicts in cases spastic colitis. Psychoanal. Quart. **3**, 558 (1934).
WINKLER, W.: Konstitutionelle Retarsierung und Neurosenentstehung. Nervenarzt **20**, 138 (1949).
WINNICOTT, D. W.: Psycho-somatic illness in its positive and negative aspects. Int. J. Psychoanal. **47**, 510 (1966).
WINTER, E.: Über die Häufigkeit neurotischer Symptome bei „Gesunden". Z. psycho-som. Med. **5**, 153 (1958/59).
WITTICH, G. H.: Psychosomatische Untersuchungen zur Bewegungstherapie bei Herzkreislaufneurosen. Verh. dtsch. Ges. Kreisl.-Forsch. **32**, 154 (1966).
WITTKOWER, E.: Einfluß der Gemütsbewegung auf den Körper. Wien-Leipzig: Sensen 1937.
— Ulcerative colitis; personality studies. Brit. med. J. **1938** II, 1356.
— The psychological aspects of skin diseases. Bull. Menninger Clin. **21**, 148 (1947).
— CLEGHORN, R. A.: Recent developments in psychosomatic medicine. London: Pitmann 1954.
— LESTER, E.: Hautkrankheiten in psychosomatischer Sicht. Documenta Geigy (1963).
— Rees, S. J.: Psychosomatic medicine. Modern practice in psychological medicine. London: Pitmann 1949.
— RODGER, T. F.: Effort-syndrome. Lancet **1941** I, 531.
— RUSSEL, B.: Emotional factors in skin disease. New York: Harper 1953.
WOLFF, H. G.: Personality features and reactions of subjects with migraine. Arch. Neurol. Psychiat. **37**, 895 (1937).
— Headache and other head pains. Oxford: U. P. 1948.
— Life stress and cardiovascular disorders. Circulation **1**, 2 (1950).
— Stress and disease. Springfield/USA: Blackwell Scientific Publications 1953.
— The significance of psychosomatic symptoms as seen in psychotherapy. Acta psychother. (Basel) **11**, 323 (1963).
— The psychodynamic approach to psychosomatic disorders : contributions and limitations of psychoanalysis. Brit. J. med. Psychol. **41**, 343 (1968).
— WOLF, S.: Studies on a subjekt with a large gastric fistula; changes in the function of the stomach in association with varying emotional states. Trans. Ass. Amer. Phycns **57**, 115 (1942).
— WOLF, S., HARE, C. C.: Life stress and bodily disease. Baltimore: Williams & Wilkens Co. 1950.
WOLF, S.: Summary of evidence relating life situation and emotional response to peptic ulcer. Ann. intern. Med. **31**, 637 (1949).
— The central nervous system regulation of the colon. Gastroenterology **51**, 810 (1966).
— PFEIFER, J. B., RIPLEY, H. S., WINTER, O. S., WOLFF, H. G.: Hypertension as a reaction pattern to stress: Summary of experimental data on variations in blood pressure and renal blood flow. Ann. intern. Med. **29**, 1056 (1948).
— WOLFF, H. G.: Human Gastric function; an experimental study of a man and his stomach, 2. éd. New York: Oxford Univ. Press 1944.
— — An experimental study of changes in gastric function in response to varying life experiences. Rev. Gastroent. **14**, 419 (1947).
— — Life situations emotions and gastric function; summary. Amer. Pract. **3**, 1 (1948).
WOLLHEIM, E., MOELLER, J.: Hypertonie (E. Essentielle Hypertonie). In: Handbuch der Inneren Medizin, Bd. 9, Teil 5, S. 237. Berlin-Göttingen-Heidelberg: Springer 1960.
WOOD, P.: Effort-syndrome. Brit. med. J. **1941** I, 767.
WYSS, D.: Die Psychotherapie der juvenilen Hypertonie. Katamnestische Beobachtungen. Dtsch. med. Wschr. **1955**, 822.
— Psychosomatische Aspekte der juvenilen Hypertonie. Nervenarzt **26**, 197 (1955).
WYSS, F.: Asthma bronchiale. Stuttgart: Thieme 1955.

WYSS, W.H. v.: Über den Einfluß psychischer Vorgänge auf die Innervation von Herz und Gefäßen. Schweiz. Arch. Neurol. Psychiat. **14**, 30 (1924).

— Aufgaben und Grenzen der psychosomatischen Medizin. Berlin-Göttingen-Heidelberg Springer 1955.

YASKIN, J.C.: Treatment of spasmodic torticollis. J. nerv. ment. Dis. **81**, 299 (1935).

ZANE, M.D.: Psychosomatic considerations in peptic ulcer. Psychosom. Med. **9**, 372 (1947).

ZAUNER, J.: Zwangsstruktur und Organsymptomatik. Z. psycho-som. Med. **10**, 170 (1960).

— Über die diagnostischen Möglichkeiten bei psycho-somatischen Krankheitsbildern. Z. psycho-som. Med. **9**, 168 (1962/63).

— Über die Rolle psychischer Faktoren bei Herzrhythmusstörungen. Z. psycho-som. Med. **10**, 267 (1964).

— Beitrag zur Psychosomatik des operierten Ulcuskranken. Z. psycho-som. Med. **13**, 24 (1967).

— Grundsätzliche Möglichkeiten der Entstehung psychogener Herzsymptome mit Indikation zur Psychotherapie. Z. psycho-som. Med. **13**, 225 (1967).

ZIOLKO, H.U.: Neurotische Erschöpfung bei Studenten. Med. Welt, N.F. **18**, 1400 (1967).

ZÜBLIN, W.: Psychotherapie eines asthmatischen Knaben. Basel: J.R. Geigy 1961.

ZÜLCH, K.J., HOSEMANN, V.: Über die 24-Stunden-Rhythmik des menschlichen Blutdrucks. Dtsch. med. Wschr. **92**, 567 (1967).

ZUTT, J.: Psychosomatische Medizin. Verh. dtsch. Ges. inn. Med. **55**, 46 (1949).

Klassifikationen von Neurotisch-Kranken (Taxonomien) und von Neurose-Symptomen (Nosologien)

Von

ADOLF-ERNST MEYER

Inhalt

1. Einleitung 663
1.1. Definition von Klassifikation, Taxonomie, Nosologie 663
1.2. Die Voraussetzungen einer Ideal-Klassifikation für Neurose-Kranke bzw. Neurose-Symptome 664
1.3. Schwierigkeiten einer Neurosen-Ideal-Klassifikation 665
1.4. Klinisch-kombinatorische versus algorithmische Klassifizierungs-Operationen . . 666
2. Klinisch-kombinatorische Neurosenklassifikationen 666
2.1. Die klassisch-psychoanalytische Einteilung (FENICHEL) 666
2.2. Die Klassifikation dieses Handbuches 669
2.3. Die Nosologie von J. H. SCHULTZ 669
2.4. Die Einteilung in funktionelle Syndrome 670
2.5. Die Nosologie der Welt-Gesundheits-Organisation (WHO) 670
2.6. Klassifikation nach „Grundformen" der Neurose 671
3. Algorithmische Überprüfungen klinisch-kombinatorischer Neurosen-Klassifikationen . 672
4. Algorithmische Klassifizierungs-Verfahren 673
4.1. Frequentielle Konfigurations-Analyse 673
4.2. Ähnlichkeits-Messungen 674
4.3. Faktoren-Analysen 674
4.3.1. Methodik 674
4.3.2. Ergebnisse 675
4.4. Homogenklassen-Algorithmen 680
4.4.1. Bildungsprinzip und Benennung 680
4.4.2. Methodik 681
4.4.3. Ergebnisse 681
Literatur 682

1. Einleitung

1.1. Definitionen von Klassifikationen, Taxonomie, Nosologie

Im Rahmen der anschließenden Ausführungen sollen die Begriffe Klassifikation, Taxonomie und Nosologie (= Syndromlehre) nicht als Synonyma verwendet werden. Statt dessen soll Klassifikation der Oberbegriff sein, und der Ausdruck Taxonomie soll jene Klassifikationen bezeichnen, welche Merkmals*träger* ordnen;- Nosologien dagegen sollen diejenigen Systeme heißen, welche Merkmale (hier meist Symptome) klassifizieren[1].

---

1 Sowohl in der Zoologie (SIMPSON, 1961; SOKAL u. SNEATH, 1963) als auch in der Wissenschaftstheorie (HEMPEL, 1961) wird anders definiert: Taxonomie ist die wissenschaftliche Theorie der Klassifizierung.

Außerdem sollen auf Grund der Entstehungsweise klinisch-kombinatorische von algorithmischen[2] Klassifikationen unterschieden werden. Unsere definitorische Trennung zwischen Nosologie und Taxonomie bezieht sich nur auf bestimmte Phasen bzw. Operationen im Ablauf der Bildung einer Klassifikation; wobei die gemeinte Unterschiedlichkeit dieser Operationen bei algorithmischen Klassifizierungen – wegen ihres höheren Formalisierungsgrades — sehr viel deutlicher faßbar wird als bei den traditionellen klinisch-kombinatorischen Klassifizierungen.

Im Endzustand nämlich muß eine Neurosen-Klassifikation, um für unser ärztliches Tun brauchbar zu sein, immer beide Aspekte enthalten. Eine Taxonomie muß auch nosologische Indikationen besitzen, die angeben, welche Merkmale ein Träger haben muß (und welche anderen er nicht besitzen darf), um in eine bestimmte Taxonomieklasse eingewiesen zu werden. Umgekehrt wird jede Nosologie auch taxonomisch verwendet werden wollen, nämlich dazu, Merkmalsträger den verschiedenen Merkmalskonfigurationen (Syndromen) zuzuweisen.

Algorithmische Operationen sind dann *taxonomisch*, wenn sie *zwischen Trägern* Ähnlichkeiten (in bezug auf ihre in die Verrechnung gegebenen Merkmale) quantitativ bestimmen, und sind dann *nosologisch*, wenn sie diese Ähnlichkeiten *zwischen Merkmalen* (von Trägern) berechnen.

„Ähnlichkeit" wird hier sowohl als Oberbegriff verwendet für Assoziations-, Korrelations- und Distanz-Maße, als auch für Bestimmungen der multiplen Kovarianz z. B. durch Faktorenanalysen.

CATTELLs Vorschlag die jeweilige Verwendung eines Ähnlichkeits-Meßverfahrens durch Vorsetzen eines Buchstabens zu kennzeichnen — Q wenn taxonomisch (i. S. unsere Definition); R wenn nosologisch – hat sich international durchgesetzt. Somit stehen in einer Q-Ähnlichkeits-Matrix die Zeilen und Spalten für Träger, in einer R-Ähnlichkeits-Matrix aber für Merkmale.

1.2. Die Voraussetzungen einer Ideal-Klassifikation für Neurose-Kranke bzw. Neurose-Symptome

Wie idealiter eine Klassifikation in der Neurosenlehre (und in jeder anderen medizinischen Disziplin) auszusehen hätte, läßt sich eindeutig postulieren. (Dies wird der Einfachheit halber hier nur für die taxonomische Zuordnung in eine Nosologie ausgeführt.) Eine solche Ideal-Klassifikation müßte nämlich folgende Bedingungen bezüglich a) Klasseneigenschaft und b) Klassenzuweisung erfüllen:

a) aus der Klasseneigenschaft müßten sich valide Informationen ergeben über Ätiologie, Pathogenese, Erscheinungsbild und differentiellen Verlauf[3] für den einklassierten Merkmalsträger;

b) die Klassenzuweisung müßte einerseits auf Grund von leicht und interbeobachter-stabil faßbaren Zuweisungsmerkmalen geschehen können und sie müßte andererseits eindeutig, d. h. wechselseitig exklusiv vorzunehmen sein.

Aus a) ergeben sich vielfältige Ansätze zu Validierungen einer Nosologie.

Zu b) ist einzuräumen, daß Interbeobachter-Stabilität kein Endziel ist, sondern die Voraussetzung, daß ein Verfahren für die Kooperation (von Ärzten und Forschern) brauchbar ist. Ein Experiment von WARD u. Mitarb. (1962) ergab die Relevanz einer klaren Nosologie auch in diesem Bereich. Die Varianz diagnostischer Nichtübereinstimmung von Psychiatern ließ sich aufspalten in: 5% durch Inkonstanz des Patienten-Verhaltens; 32,5% durch Inkonstanz des Diagnostiker-

2 Feststehende Rechenverfahren heißen Algorithmen in verballhornender Ehrung des Mathematikers ALKHWARIZMI oder AL-HUWARIZMI (etwa 780—850 n. Chr.).

3 Differentieller Verlauf schließt ein: Verlauf und Ausgang für die verschiedenen Behandlungsmöglichkeiten (und deren Unterlassung), und damit auch differentielle Therapie-Indikation.

Verhaltens; 62,5% durch Inadäquatheit der Nosologie. ZUBIN (1967, S. 376), ein hervorragender Kenner dieser Problematik, fand mindestens 50 verschiedene Klassifikationen von Verhaltensstörungen, und heißt diesen Zustand „chaotisch".

Auch weniger pessimistisch formuliert, bleibt unbestreitbar, daß keine der vorhandenen (auch nicht die hier referierten) Neurose-Klassifikationen diese Idealbedingungen erreicht, was z. T. oder ganz mit den anschließend (unter 1.3.) geschilderten Problemen zusammenhängen mag.

1.3. Schwierigkeiten einer Neurosen-Ideal-Klassifikation

Hier sollen nur einige besonders hervortretende Gründe angeführt werden, warum die eben formulierten Bedingungen für den Bereich der Neurosen äußerst schwer zu erfüllen sind.

a) Der Begriff der Impuls-Abwehr-Konflikte als Zentralphänomene der psychoanalytischen Neurosenlehre impliziert, daß die Impuls-Seite (dynamisch-unbewußte Phantasien, Erinnerungen und Triebe) — weil abgewehrt — weder ihrem Träger noch dem Beobachter unmittelbar zugänglich sein können. Daß auch Abwehrformationen ganz oder teilweise unbewußt sein können, stellt eine zusätzliche Behinderung ihrer unmittelbaren Erfassung dar. Soweit solche dynamisch unbewußten Persönlichkeitszüge für die obengenannten Aspekte (von Ätiologie bis differentiellem Verlauf) wesentlich sind, müssen sie jedoch für eine Ideal-Klassifikation erfaßt werden.

b) Neurosen sind im folgenden Sinne zwischenmenschliche Krankheiten, daß ein Neurosekranker seine Partner in den neurotischen Prozeß einbezieht, wobei er nur über einen begrenzten Satz relativ stereotyper Mensch-Wahrnehmungs-Reaktions-Konfigurationen verfügt, welche teils als Übertragungen, teils als andere Projektionen, teils als Abwehrformationen („Mobilisierung eines Bundesgenossen"; „Projektionsträger" usw.) verstehbar sind. Dies wiederum bedeutet, daß sich ein und derselbe Neurosekranke verschiedenen Untersuchern (oder auch demselben Untersucher in verschiedenen Situationen) sehr unterschiedlich darstellen kann.

Wegen dieser Schwierigkeiten zu a) und b) verlangt eine valide Neurosen-Klassifikation häufig eine entsprechend lange, vielstündige bis evtl. vielhundertstündige aufdeckende Interaktion zwischen Neurosekranken und Beurteiler.

c) Die Mehrheit medizinischer Beschwerden ist vieldeutig. In der somatischen Medizin liefern Werkzeug-Eingriffe (z. B. Röntgen, Serum-Analysen, EKG usw.) relativ rasch Zusatzinformationen, z. B., ob eine geklagte Müdigkeit auf z. B. eine Anämie, ein Neoplasma, einen Leberschaden, eine Infektion usw. zurückzuführen ist. Die Resultate solcher Werkzeug-Eingriffe sind oft quantitativ (Zählungen oder Zeigerablesungen) und deswegen relativ interbeobachterstabil.

Vergleichbare Verfahren sind in der Psychologie erst seit wenigen Jahrzehnten vorhanden und dementsprechend erst beschränkt bewährt. Die meisten dieser Verfahren versuchen indessen (als Reiz-Reaktions-Tests wie z. B. Rorschach; als Selbstbeurteilungs-Fragebögen oder als Leistungs-Tests) die unter b) geschilderte Schwierigkeit der zwischenmenschlichen Aspekte von Neurosen zu umgehen, indem sie (durch Standardisierung der Reizsituation) den Untersucher ausklammern, womit aber wieder wesentliche Informationen zu allen Aspekten (von Ätiologie bis differentiellem Verlauf) verlorengeht.

Ansätze zur testmäßigen Erfassung der zwischenmenschlichen Neurosen-Aspekte sind indessen vorhanden (BAUM, 1967; BECKMANN, 1964).

d) Das intraindividuelle Selbstverständnis neurotischen Geschehens ist enkulturationsabhängig. RICKELS u. Mitarb., 1966 konnten zeigen, daß (in den USA) Neurosenkranke, welche mit einer „organischen Deutung" ihrer Beschwerden in einer Internmedizinischen Ambulanz um Hilfe suchten, geringere Schulbildung und Intelligenz aufwiesen als eine Vergleichs-Stichprobe aus der Psychiatrischen Poliklinik[4], und auf die Psychopharmaka-Therapie auch schlechter ansprachen.

Diese und vergleichbare Befunde (BRILL u. STORROW, 1960; MICHAEL, 1960; REDLICH u. Mitarb., 1955; STORROW, 1962) scheinen darauf hinzuweisen, daß für eine Neurosen-Klassifikation (zum mindesten für die Beschwerdenbilder) die Sozialklassen-Berücksichtigung notwendig ist[5].

4 Die Sozialklassen-Unterschiede können nicht die gesamte Varianz der (recht zahlreichen) psychometrischen Unterschiede zwischen den beiden Stichproben erklären.

5 Es ist wahrscheinlich, daß die WHO-Klassifikationen 305,0 bis 305,9 (für körperliche Störungen wahrscheinlich psychischen Ursprungs), einerseits und 300 (für Neurosen), sowie 301 (für Persönlichkeitsstörungen) andererseits diesen Sozialschichtungs-Effekt widerspiegeln (s. u. 2.5).

e) Soweit Neuroseklassifikationen auch den differentiellen Verlauf erfassen sollen, verlangt dies (im Unterschied z. B. zu Infektionskrankheiten oder traumatisch-chirurgischen Affektionen) eine sehr lange, ja lebenslange Beobachtungszeit. Wegen dieser Bedingungen sind die hierzu notwendigen Informationen vorläufig noch recht spärlich (Literatur bei CREMERIUS, 1968).

f) Bei der Konkretisierung der aufgeführten Kategorien (Ätiologie, Pathogenese, Beschwerdebild, differentieller Verlauf) entsteht eine enorme Vielzahl von relevanten Aspekten. Diese kaum bis nicht mehr übersehbare Vielfalt zwingt Kliniker, einen der folgenden 3 Auswege zu begehen:

1. sich zu beschränken auf nur eine (z. B. nur Beschwerdebild wie bei der WHO-Klassifikation, s. u.) oder höchstens 2 Aspekte als Einteilungsprinzip;
2. multiple überlappende Klassifikationen zu entwickeln, von denen die eine nach Beschwerdebildern, die andere nach Verlaufsgesichtspunkten und die dritte nach Pathogenese einteilt;
3. eine uneinheitliche Klassifikation zu entwickeln, deren Einteilungsmerkmale mal die unmittelbare pathogenetische Auslösung (z. B. „Traumatische Neurosen"); dann wieder Begriffs-Klassen (z. B. Symptom vs. Charakter-Neurosen) oder auch eine Kombination von lebensgeschichtlich pathogenetischen und erscheinungsbildlichen Aspekten (z. B. hysterische vs. prägenitale Konversionen) darstellen.

1.4. Klinisch-kombinatorische versus algorithmische Klassifizierung-Operationen

Die traditionellen Neurosen-Klassifizierungen sind durch die Methode der klinischen Kombinatorik entstanden[6].

Sie unterliegen damit allen Vor- und Nachteilen der nichtformalisierten menschlichen Geistestätigkeit. Deren Vorteile sind u. a. die zu Prägnanz-Gestalten strukturierenden Eigenschaften der Wahrnehmung und Erinnerung, die motiv-abhängige Gewichtung von Variablen (vgl. RAPAPORT, 1950, 1951), die Verarbeitung von nicht (oder noch nicht) quantifizierbarer Information. Diese Vorteile sind indessen gleichzeitig auch Nachteile insofern, als solche Denk-Prozesse schlecht kontrollierbar sind, und damit die Einflüsse persönlicher (Vorurteile) und/oder gruppentypischer (Ideologien) Parteilichkeit sehr schwer faß- und ausschaltbar werden.

Bei algorithmischen Verfahren sind wegen ihres von vornherein festgelegten und explizit formalisierten Ablaufs sowohl Voraussetzungen als auch methodische Einflüsse (einschl. Verzerrungen) überschaubar. Vorurteile können sich bei algorithmischer Verarbeitung nur noch durch die Auswahl (und evtl. die Quantifizierung) der Merkmale auswirken. Ferner können in der Regel die Zufallswahrscheinlichkeiten algorithmischer Ergebnisse überprüft werden. Schließlich können mit Algorithmen in Verbindung mit elektronischer Daten-Verarbeitung eine sehr große Zahl von Informationen in kurzer Zeit verarbeitet werden. Ihre Nachteile sind ihre oft erheblich einschränkenden Voraussetzungen und die Notwendigkeit der (meist äußerst schwierigen) Merkmals-Quantifizierung.

Beim gegenwärtigen Wissensstand scheint es angezeigt, auf keine der beiden Methodengruppen zu verzichten, sondern die bereits bestehenden klinisch-kombinatorischen Klassifikationen algorithmisch zu überprüfen (s. u. 3.) und andererseits die mehrheitlich noch wenig verwendeten algorithmischen Klassifizierungs-Operationen klinischen Bewährungsproben zu unterziehen.

2. Klinisch-kombinatorische Neurosenklassifikationen

2.1. Die klassisch-psychoanalytische Einteilung (Fenichel)

Obwohl ein Vierteljahrhundert alt, und dementsprechend in mehreren Punkten revisionsbedürftig, ist FENICHELs Lehrbuch (1945) immer noch die vollständigste und unbestrittenste Darstellung der speziellen Neurosenlehre der Psychoanalyse.

6 Daneben auch durch „lokalisatorische" Klassifizierung (s. u.).

FENICHELs Einleitung hat folgende 5 Oberkategorien[7]:

A. Traumatische Neurosen,

B. Unmittelbare Abläufe beim neurotischen Konflikt[8] *(wozu Funktionshemmungen, Objekt- und Situations-Vermeidungen sowie aktualneurotische* (s. u.) *Symptome gerechnet werden),*

C. Symptome als Impuls-Abwehr-Kompromißbildungen,

D. Sekundäre Verarbeitung von Symptomen und sekundärer Krankheitsgewinn (eingeschlossen Charakterneurosen),

E. Kombination von traumatischen mit Psychoneurosen.

Die Grundeinheiten der Darstellung FENICHELs sind die Symptombildungs-Mechanismen, wobei die 5 Oberkategorien einer Rangreihenfolge nach steigender Komplexität der unmittelbaren Pathogenese entsprechen.

Die traumatischen Neurosen (A) entstehen durch eine Reizüberflutung; in unkomplizierten Fällen wird lediglich eine nachträgliche Bewältigung des Traumas in (phantasierten) Zwangswiederholungen versucht. Häufig kommt es aber sekundär zu Komplikationen, welche in die Oberkategorie B gehören, indem traumaverwandte Situationen oder Objekte gemieden und/oder trauma-bezügliche Funktionen gehemmt werden. Diese zusätzliche Störungen können ihrerseits zu Triebstauungen führen und damit zu aktualneurotischen Störungen. Diese letzteren werden aufgefaßt als ziemlich ungezielte Folgen der Stauung von Trieben und Bedürfnissen.

Die klassischen neurotischen Symptome (Oberkategorie C) sind jedoch komplexer, man kann sie nicht einfach als Abwehrvorgänge (Vermeidungen, Hemmungen) oder als Folgen von Triebstauungen (aktualneurotisch) auffassen, sondern sie sind Kompromisse zwischen Impuls und Abwehr und verwirklichen – aber nur teilweise — beide.

Unter dieser Oberkategorie C werden 8 Untergruppen dargestellt:

1. Bei phobischen Symptomen ist die Angst nicht einfach Stauungsfolge (wie bei B)[9], sondern bleibt bezogen auf eine konkrete (aber durch verschiedene Abwehren verschleierte) Gefahr.

2. Die hysterischen Konversionen sind in den eigenen Körper verlegte und damit (aber auch noch zusätzlich) verschleierte Darstellungen von genitalen Fantasien. Bei ihrer Bildung wirken — einzeln oder kombiniert – biographische Synchronizität, somatisches Entgegenkommen, allgemeine Symbolik, Identifikation mit Objekten, u. a. m. eine Rolle.

3. Als Organneurosen faßt FENICHEL zusammen: a) Affekt-Äquivalente, b) spezielle Triebstauungsfolgen (spezieller als bei den aktualneurotischen Symptomen) c) körperliche Konsequenzen unbewußter Haltungen und d) Kombinationen der obigen 3 Formen. Organneurotische Symptome seien von den hysterischen und den prägenitalen Konversionen abzuheben, weil sie nicht Sprach-Charakter[10] haben, sondern auf cingeborene psychophysiologische Mechanismen zurückgehen, womit sie auch interindividuell konstanter sind (z. B. Zittern, Herzklopfen und/oder Stuhldrang als Angst-Äquivalente).

7 Zur didaktischen Verdeutlichung werden die betreffenden Überschriften hier etwas abgewandelt.

8 Hier werden auch Motive und Mechanismen des Abwehren besprochen.

9 Die neuere Psychoanalyse faßt die Angst der „Angstneurose" nicht mehr als aktualneurotisch auf, sondern als Trennungsangst, welche von den Trieb-, Straf-, Kastrationsängsten der phobischen Symptome zu trennen ist (v. KRIES, 1957/58; RICHTER u. BECKMANN, 1969).

10 Kritisch muß eingewendet werden, daß dieser Abgrenzung entgegenstehen: 1. Affekte bzw. Haltungen können durchaus innerhalb von (meist unbewußten) hysterischen oder prägenitalen Fantasien auftreten; 2. der Sprachschatz hat solche psychophysiologische Regelhaftigkeiten als tradierte und zuhandene Redewendungen aufgenommen (das ist zum Erbrechen, zum Rotwerden, da bleibt Dir die Luft weg, usw.).

4. Obsessionen, (nicht bloß Denkzwänge, sondern auch überwertige Ideen erfassend) und Zwangs-Symptome entstehen durch Regression auf die anal-sadistische Phase und haben mal mehr Impuls-, mal mehr Abwehr-, mal mehr Buß-Charakter.

5. Prägenitale Konversionen verkörperlichen orale und anale Impulse, sie sind von den hysterischen Konversionen abzugrenzen, weil die psychische Struktur (der Merkmals-Träger) hier eine zwangsneurotische sei. Hierher rechnet FENICHEL Stottern, psychogene Tics und auch Asthma bronchiale.

6. Bei den Perversionen und Impuls-Neurosen (zu den letzteren gehören z. B. Poriomanie, Kleptomanie, dranghaftes Glückspielen und Suchten) haben die betreffenden Handlungen subjektiv etwas anziehendes, im Unterschied zu den Zwangshandlungen, die innerlich abgelehnt werden.

Bei Perversionen ist Orgasmus nur erreichbar, wenn einige wenige ganz bestimmte prägenitale Bedingungen erfüllt werden. Es handelt sich somit um einen schmalen aber dafür überbetonten und ausgebauten Ausschnitt der normalen Prägenitalität. Diese Überbetonung hat einerseits Abwehrcharakter, denn sie hält andere prägenitale (und genitale) Impulse im Schach und hat andererseits sicherheitsverleihende Aspekte.

Impulshandlungen bei Impuls-Neurosen haben einen ähnlichen Aufbau, nur führen sie zu einer Spannungsabfuhr, die nicht (oder in der Regel nicht) eine genital-sexuelle ist.

Die weitere nosologische Unterteilung FENICHELs (7. Depression und Manie; 8. Schizophrenie) überschreitet den Rahmen dieses Beitrags.

D. Durch sekundäre Verarbeitung können bereits bestehende Symptome einen noch höheren Komplexitätsgrad bekommen: Sie werden isoliert oder verleugnet, rationalisiert oder in eine oral-dependente Regression als Bezugsberechtigung (für Wiedergutmachung u. ä.) eingebaut, oder als Buße oder auszeichnende Prüfung gegenüber dem Überich bzw. Ideal-Selbst eingesetzt. Bei den letzten 3 Beispielen kommt es damit zum sekundären Krankheits-Gewinn.

Daß FENICHEL auch neurotische Charakterzüge hier einordnet, begründet sich dadurch, daß einige von ihnen durch Sekundärverarbeitung von neurotischen Symptomen entstanden sind, z. B. durch Rationalisierung (oder besser Ideologisierung) von Vermeidungen oder Funktionshemmungen (kastrationsängstliche Sportscheu wird zur intellektuell-ästhetischen Sportverachtung; Agressionshemmung zum weltanschaulich begründeten Vegetariertum); oder durch Reaktionsbildung gegen ein phobisches Symptom (= kontraphobisches Verhalten). Viele neurotische Charakterzüge sind weniger komplex, aber auch dann ist eine Einteilung schwierig und unbefriedigend.

FENICHEL unterscheidet einmal Charakterzüge, welche nach dem Sublimations-Typ von solchen, die nach dem Reaktionsbildungs-Typ entstanden sind. Zum anderen unterteilt er in: Pathologisches Verhalten 1. gegenüber dem Es, 2. gegenüber dem Überich, 3. gegenüber äußeren Objekten.

Zum dritten gibt er eine Typologie, die sich an die Symptom-Neurosen anlehnt: 1. Phobische und Hysterische, 2. Zwangs-, 3. Cyclische, 4. Schizoide Charaktere.

Die Kategorie E (s. o.) wird nötig, weil viele Psychoneurosen deutliche Trauma-Situationen als Auslöser finden lassen. Im Abschnitt E werden auch die verschiedenen Formen von Zwangswiederholungen geschildert.

Diese Einteilung nach Symptom-Bildungsmechanismen impliziert natürlich, daß im oberflächlichen Aspekt ähnliche Symptome je nach ihrer Entstehungsweise in verschiedene Kategorien einzuordnen sind. Eine Erektionsschwäche z. B. kann eine Funktionshemmung (B) sein, sie kann aber auch in genitale (C2) oder auch prägenitale (C5) Fantasien eingebaut sein.

Die dargestellte Rangreihenfolge nach steigender Komplexität der Symptom-Bildungsweise implizierte ein paralleles Absinken der Reversibilität. Dieser Zusammenhang ist indessen sehr locker, weil eine Reihe anderer Determinanten (Leidensdruck, Introspektivität, „Arbeitsbündnis") mindestens so gewichtig sind. Deshalb gibt FENICHEL gesondert eine zusätzliche Einteilung der klinischen Verläufe und der verschiedenen therapeutischen Indikationen; also derjenigen Informationen, die den differentiellen Verlauf betreffen.

Es handelt sich somit bei der Fenichelschen um eine multiple überlappende Klassifikation im Sinne unserer Einleitung (1.3.f), die außerdem noch eine gewisse Uneinheitlichkeit enthält. Zum Beispiel wird im Kapitel über Organ-Neurosen (hier C3), noch zusätzlich eine „lokalisatorische" Klassifikation nach Organsystemen gegeben (z. B. Muskelsystem, Haut usw.); oder bei den Obsessionen und Zwängen (C4) wird auch der „anale Charakter" eingeführt.

2.2. Die Klassifikation dieses Handbuchs

Die in diesem Handbuch von SCHWIDDER gegebene Darstellung verwendet mehrere Klassifikationskriterien, einmal abstraktlokalisatorische, z. B. seelische vs. charakterliche vs. körperliche Symptome, dann soziale bzw. klinische (d. h. in erster Linie auf den Träger bezogene) vs. Übertragungs- (d. h. in bestimmten Dyaden auftretende) vs. Kommunikations-Symptome (auf die soziale Gruppe bezogene).

Zusätzlich werden die erscheinungsbildlich-pathogenetischen (hysterische Symptome, Angstneurose, Phobien usw.) Klassifikations-Prinzipien verwendet und danach gesondert die Verlaufsformen dargestellt, ähnlich wie dies oben für FENICHEL referiert wurde.

2.3. Die Nosologie von J. H. Schultz

J. H. SCHULTZ (1952) will (S. 280) „eine(r) Darstellung vorlegen, bei der von den einfachsten ‚leichtesten' Neurosen ein aufsteigender Weg zu den schwersten Formen führt", womit sich diese Einteilung (S. 281) nach dem eigentlichen *Aufbau*, nach der *Struktur der Neurosen* „zu richten sucht". Die „weitgehende Unabhängigkeit von Symptom und Struktur" wird betont.

Für die Entstehung von „Fremdneurosen" ist das (S. 282) „*hauptwertige seelische Quellgebiet* in groben außerpersönlichen Faktoren, besonders der menschlichen Umwelt, gelegen", sie sind „exogen" bedingt. Bei ihnen finden sich (S. 285) allopsychische Konflikte. Die „Randneurosen" sind mehr „physiogen" in dem Sinne, daß bei ihnen Mechanismen der physiologischen Psychologie (wie Gedächtnis, Gewöhnung, bedingter Reflex) das hauptwertige Quellgebiet darstellen. Hierher gehören auch ein Teil sog. Organneurosen, und ihre Konflikte sind physiopsychische.

„Schichtneurosen" sind „psychogen" und haben „endopsychische Konflikte"; Kernneurosen „charakterogen" mit autopsychischen Konflikten (s. S. 286).

Diese Kategorien sind nicht wechselseitig exklusiv: (S. 291) „ein schwer charakterogen veränderter kernneurotischer Mensch (kann) außerdem eine Fremd- oder Randneurose haben". Eine zweite Dimension[11] für die Schwere einer Neurose ist das Maß an Existenzeinschränkung oder Lebenszerstörung, das mit ihr gegeben ist (S. 287).

Zwei Gründe mögen erklären, warum diese Einteilung mehr bei psychotherapeutisch interessierten Ärzten als bei Voll-Psychotherapeuten Aufnahme fand:

11 Es wird nicht ganz deutlich, ob J. H. SCHULTZ dies als zweite Dimension auffaßt.

1. Zu den Fremdneurosen werden auch Fälle gerechnet, wo z. B. der Tod einer (als Rivalin erlebten) Schwester eine Symptom-Heilung brachte. Da ohne diesen Schicksalsschlag nur eine sehr langwierige Psychotherapie Erfolgsaussichten gehabt hätte, wäre dann so ein Fall als Kernneurose einzuordnen. Da derartige Schicksalsschläge nicht planmäßig in eine Psychotherapie eingesetzt werden können, bzw. die Möglichkeit der Beeinflussung von Beziehungspersonen der Patienten recht unterschiedlich ist, kann die Abgrenzung der Fremdneurosen die Bedürfnisse der Psychotherapie-Praxis schlecht befriedigen.

2. Die Kategorie der Randneurosen ist nur schwer mit konkreten Beschwerdebildern zu füllen.

2.4. Die Einteilung in funktionelle Syndrome

Diese Nosologie entstammt der Psychotherapie in der Intern-Medizin (v. Uexküll, 1958/59; Cremerius, 1968) und gruppiert nach Organsystemen: 1. Magen, 2. Herz-Kreislauf, 3. unterer Verdauungstrakt, 4. Atmung, 5. Kopfschmerz, 6. wechselnde Lokalisation.

Diese Einteilung überlappt weitgehend mit den Kategorien 305,0 bis 305,9 der WHO (305,2 = Atmung, 305,3 = Herz-Kreislauf, 305.5 faßt allerdings Magen und Darm zusammen, und Kopfschmerzen werden unter 306.8 rubriziert, s. anschließend 2.5.).

Die Vermutung liegt nahe, daß diese Einteilung eine Verlegenheitslösung darstellt: In jenen vielen Fällen, wo die internistische Abklärung durch Abwesenheit organischer Befunde die „funktionelle" Entstehung wahrscheinlich gemacht hat, aber infolge Fehlen von geschulten Untersuchern keine psychologische Diagnose möglich ist, bleibt nichts, als das Beschwerdebild einem Organsystem zuzuordnen und ihm das Beiwort „funktionell" zu verleihen. Indessen konnte Cremerius durch sehr gründliche Katamnesen zeigen (1968), daß die verschiedenen funktionellen Syndrome eine sehr unterschiedliche Prognose haben, womit diese Einteilung Information zum differentiellen Verlauf liefert.

2.5. Die Nosologie der Weltgesundheits-Organisation (WHO)

Die Klassifikation der WHO dient primär dazu, statistische bzw. epidemiologische Vergleichbarkeit auf internationaler oder nationaler Ebene zu erstellen. Dementsprechend hält sie sich an das rasch und relativ übereinstimmend Faßbare: die Beschwerden.

Die WHO-Klassifikation bietet 10 Kategorien für Symptomneurosen (300,0—300,9); nämlich: .0 Angstneurose; .1 Hysterische Syndrome; .2 Phobie; .3 Zwangsneurose; .4 Depressive Neurose (identisch mit reaktiver Depression); .5 Neurastenie; .6 Neurotische Depersonalisation; .7 Hypochondrische Neurose; .8 Andere; .9 Nicht näher bezeichnete.

Weitere 10 Untergruppen sind für Charakterneurosen (301.0—301.9) reserviert: .0 Paranoide Persönlichkeit; .1 Cyclothyme; .2 Schizoide; .3 Erregbare; .4 Anankastische; .5 Hysterische; .6 Asthenische; .7 Antisoziale; .8 Andere; .9 Nicht einzuordnende Persönlichkeiten.

Sexuelle Abweichungen werden unter 302.0 bis 302.9 gesondert rubriziert und Psychosomatische Störungen (305.0 bis 305.9) werden, wie oben erwähnt, nach Organsystemen unterteilt. Alkoholismus (303.0 bis 303.9) und Drogenabhängigkeit (304.0 bis 304.9) haben je 10 Sonderkategorien.

Außerdem werden bestimmte Symptome in 10 Sonderkategorien rubriziert: 306.0 Sprachstörungen; .1 spezielle Lernschwierigkeiten; .2 psychogene Tics; .3 andere psychomotorische Störungen; 4. Schlafstörungen; .5 Störungen der Nahrungsaufnahme; .6 Enuresis; .7 Encopresis; .8 Cephalalgien; .9 Andere.

Für die flüchtigen, situationsbedingten abnormen Reaktionen steht eine weitere Kategorie (307) zur Verfügung und ebenso 6 für Verhaltensstörungen im Kindes- und Jugendalter (308).

Die offensichtliche Beschränkung auf die Beschwerden-Ebene hat ihre Vorteile: Eine jüngst durchgeführte Überprüfung an 6 psychiatrischen Kliniken der

Bundesrepublik ergab, daß von 5630 Kranken (BOCHNIK u. Mitarb.,1970) 97% durch 3 und weniger Diagnosezahlen zu charakterisieren waren, und daß dies bei 89% ausreichend bis befriedigend gelang. Das für statistisch-epidemiologische Zwecke hochrelevante Problem der Interbeobachter-Übereinstimmung wurde dabei nicht untersucht. Zweifel an einem ausreichenden Grad von Diagnostiker-Übereinstimmung läßt eine für den Bereich 301–301.9 einschlägige Studie von WALTON u. Mitarb. (1970) entstehen.

2.6. Klassifikation nach „Grundformen“ der Neurose

Ein grundsätzlich anderer Ansatz, eine Nosologie zu bilden, geht von jenen Neurosenforschern aus, welche sich selbst als anthropologisch, phänomenologisch und/oder daseinsanalytisch orientiert verstehen. Als ein Beispiel für viele (und auch anders akzentuierte) soll hier auf die vornehmlich von v. GEBSATTEL, unter Bezug auf J. H. SCHULTZ, gestaltete Darstellung im Handbuch der Neurosenlehre (1959, *2*, 92–315) hingewiesen werden.

Bei einer „Fehlhaltung“ handelt es sich „um ein der Willkür und der Steuerung entzogenes Dauerverhalten, dessen letzter *Sinn* nur durch die daseinsanalytisch-anthropologische Methode adäquat dargestellt werden kann. Einen Sinnzusammenhang sucht und findet vom Biologischen her auch die Sinnbildlehre (J. H. SCHULTZ, 1955). Beide Methoden sind darauf angelegt, sich zu ergänzen“ (l.c., S. 129).

Die Sinnbildlehre von J. H. SCHULTZ sucht die Idee, das Wesenbild, die Urgestalt, „dessen was die psychiatrische Persönlichkeitslehre mit dem Begriff *des* Hysterikers, *des* Anankasten, *des* Schizoiden, usw. meint“ (l.c., S. 129).

Es geht um den „Versuch“, die ‚Letztgegebenheiten‘, die für die Fehlbildung menschlichen Gebahrens verantwortlich sind, in ihrem Grundwesen innerer Bedingtheit herauszustellen“, (S. 127). Es wird aufgezeigt, „welche Fundamentalvollzüge, Fundamentalhaltungen, primitive Vitalreaktionen die Fehlformen (der verschiedenen Fehlhaltungen), aus sich hervortreiben“ (l.c., S. 128).

Der Begriff Fehlhaltung zielt auf „das Gemeinsame, das *eine gleiche* vitale Grundgeschehen . . .“ (l.c., S. 145). Die folgende Verdeutlichung bezieht sich zwar direkt nur auf die „depressive Fehlhaltung“, d. h. die „Kernhaltung“, die allen depressiven Bildern gemeinsam ist, „von der ‚physiologischen Depression‘ der Gesunden bis zu den Abgrundbildern tiefer psychotischer Melancholie“ (l.c., S. 145); sie darf aber sinngemäß auf andere, z. B. phobische, anankastische, perverse usw. Fehlhaltungen übertragen werden:

(Diese Lehre ist) „darum bemüht, von einem Zentrum her die Mannigfaltigkeit der verschiedensten depressiven Zustandsbilder ineinanderzusehen und so alle möglichen Erscheinungsweisen der depressiven Fehlhaltung von einer Grundstörung her abzuleiten“ (l.c., S. 146). Dabei verhält sich Grundstörung zu Symptomatik wie Ausdruck zu Ausgedrücktem (l.c., S. 146). Die Grundstörung der *depressiven Fehlhaltung* wird gesehen als (nicht mehr erlebbare) „Vernichtung der gelebten Gegenwart und der gelebten Zukunft durch die Entdynamisierung des werdezeitlichen Grundgeschehens“ (S. 148); diese führt zu einer „Bedrohung und Vernichtung der inneren Welt“ (sentiment du vide, Ohnmachtserlebnis) und von daher kommt es dann drittens zur Fundamentalhaltung der Flucht, zu einer „aversiven fluchthaften Abkehrhaltung vom Leben“ (J. H. SCHULTZ).

Bei der *phobischen Fehlhaltung* (welche sowohl Angstneurosen, als auch Objektphobien, und auch Erythrophobien, und schließlich auch gewissen traumatischen Neurosen zugrunde liegt (l.c., S. 108ff.)] wird die Grundstörung als „unfreiwillig gelebter Nihilismus“ (S. 115) gesehen. Dies entspricht HEIDEGGERs Auffassung, daß die Angst „diejenige Grundbefindlichkeit (ist), die vor das Nichts stellt“; ergänzt durch: „Das Nichts, dem der Mensch in der Angst begegnet, ist sein eigenes Nichts“ (l.c., S. 105). In diesem Sinn versteht v. GEBSATTEL die phobischen Objekte der Kranken als „Gestalten des Nichts“ in Form von „Veranschaulichung des Nicht-Anschaulichen“ (S. 107).

Die *anankastische Fehlhaltung* besteht in „einer Pervertierung des Schutzinstinktes“ in Form einer „hemmenden pervertierten Primitiv-Vital-Sicherungsreaktion“. Verhindert werden soll „die *Einung* mit wertmindernden, ungestalteten, ekelerregenden, Unheil ausgießenden Inhalten“ (l. c., S. 135). Da diese „Einung schon in der Tiefe der Seele eingetreten ist, bevor sie vermieden werden kann, (ist) darum alle Abwehr zur Ohnmacht verurteilt und führt nur zur Hetze des ewig sich wiederholenden Abwehrzeremoniells. Die Inhalte der anankastischen Phobie sind nur scheinbar in der äußeren Welt lokalisiert; in Wahrheit sind sie Tatsachen der inneren Welt“ (l.c., S. 135).

Durch die Verkürzung unserer Wiedergabe erlitt die geistvolle Vielfalt der Originaldarstellung starke Einbuße. Indessen sollte hier nur gezeigt werden, daß es sich bei der beschriebenen Klassifikation um eine handelt, welche nicht der täglichen nosologisch-taxonomischen Praxis von Zuordnung, Prognose und Indikationsstellung dienen will, sondern einem tieferen geistigen Verständnis des Menschseins und seiner Entgleisungsmöglichkeiten.

Die anderen Autoren übertragene Handbuchschilderung der übrigen Fehlhaltungen (der hysterischen, der süchtigen, der perversen, der schizoiden, der paranoiden und der Primitiv-Reaktionen) zielt nicht in der eben beschriebenen Weise darauf, das jeweils eine gleiche vitale Grundgeschehen zu finden und herauszuarbeiten, sondern beschreibt entweder jeweils eine Gruppe von Determinanten, welche in wechselnden Kombinationen zusammentretend die betreffenden Fehlhaltungen prägen, oder es wird (von P. MATUSSEK für die süchtigen Fehlhaltungen) das psychoanalytische epigenetisch-peristatische Modell benutzt.

3. Algorithmische Überprüfungen klinisch-kombinatorischer Neurosen-Klassifikationen

Die innere Logik einer klinisch-kombinatorischen Klassifikation bestimmt, welche Variablen mit welchem Algorithmus zu überprüfen sind. Dies soll hier anhand des Minnesota Multiphasic Personality Inventry = MMPI (DAHLSTROM u. WELSH, 1960; SPREEN, 1963), als ein klassisches Beispiel für viele andere, illustriert werden. Der MMPI wurde zur Objektivierung der (im wesentlichen auf KRAEPELIN zurückgehenden) klassischen psychiatrischen Nosologie-Kategorien konstruiert. Er verwendet die unterschiedliche Häufigkeit in den Selbstzuweisungen von vorgegebenen Symptom- und Verhaltens-Beschreibungen (= Items).

Items, welche klinisch als Hysteriker eingestufte Patienten häufiger bejahten (oder auch verneinten) als Nicht-Kranke, kamen in die Hysterie-Skala, diejenigen, für die dasselbe bei Depressiven zutraf, in die Depressions-Skala, usw. Das Resultat dieser Pionierarbeit war, daß einige nosologische Einheiten in der Tat auf diese Weise objektiviert werden konnten[12], indem klinisch einigermaßen homogene Gruppen die zu erwartenden Profile zeigen[13]. Dies gilt auch für die deutsche Fassung (SPREEN, 1963, S. 54—64), ausgenommen die Schizoidie-Skala für Schizo-

12 Dies sind: 1. Hypochondrie (Hd), 2. Depression (D), 3. Hysterie (Hy), 4. Psychopathie (Pp), 5. Paranoia (Pa), 6. Psychasthenie (Pt), 7. Schizoide (Sc), 8. Hypomanie (Ma); andere Skalen betreffen Psychofemininität bzw. Einstellung zum Test, usw.

13 Literatur bei DAHLSTROM u. WELSH (1960), S. 341—435.

phrene, und unter der Einschränkung von vorläufig noch wenigen und kleinen Stichproben.

Soweit indessen die überprüfte (revidierte Kraepelinsche) Nosologie eine innere Einheit der häufiger zugewiesenen Beschwerden annahm, war dies durch die MMPI-Konstruktion nicht bewiesen.

Eine denkbare operationale Umformulierung von „innere Einheit" wäre: Die Items einer bestimmten Skala müssen miteinander deutlich höher korrelieren als mit Items der übrigen (fremden) Skalen. Damit wird „innere Einheit" algorithmisch überprüfbar z. B. durch Item-Trennschärfe-Bestimmungen, Faktorenanalyse, Homogenklassen-Analyse (s. u. 4.).

TRYON (1966) hat die MMPI-Items R-faktoren analysiert, und dabei 7 orthogonale Faktoren gefunden (s. u. 4.3.), die nicht der traditionellen Nosologie entsprachen, sondern dimensionalen Symptomkonfigurationen (R-Faktoren), welche als 1. Depression, 2. Körpersymptome, 3. Introversion, 4. Mißtrauen, 5. Autismus und disruptive Gedanken, 6. Ressentiment-Aggressionen und 7. Spannung-Sorge bezeichnet wurden. Die Items dieser 7 Faktoren kamen jeweils aus mehreren der ursprünglichen MMPI-Skalen.

Trotz der Einschränkungen, denen die Faktoren-Analyse unterliegt (s. u. 4.3.1.)[14], wurde damit die innere Einheitlichkeit der klassischen Nosologie nicht für alle, aber für die meisten Kategorien ernsthaft in Frage gestellt.

4. Algorithmische Klassifizierungs-Verfahren[15]

4.1. Frequentielle Konfigurations-Analyse

Dieses von LIENERT (1969; s. a. LIENERT u. v. KEREKJARTO, 1969) vorgeschlagene Verfahren beginnt nosologisch mit der Aufstellung sämtlicher denkbarer Merkmals-Konfigurationen. Diese Gesamtzahl steigt – auch bei nur zweistufiger Bewertung der Merkmale (Symptom vorhanden, Symptom fehlend) – exponentiell mit der Zahl der Merkmale, und beträgt somit 2^m. (Dabei ist 2 die Zahl der beiden Intensitätsstufen und m die Zahl der Merkmale.)

Jeder Merkmals-Konfiguration werden dann taxonomisch diejenigen Träger zugeordnet, die jene aufweisen und zu ihrer Frequenzzahl addiert. Für jede Merkmals-Konfiguration kann auf Grund der Frequenzen der Merkmale und unter der Annahme wechselseitiger Unabhängigkeit die Erwartungs-Frequenz berechnet und gegen die beobachtete Frequenz statistisch (χ^2) verrechnet werden; womit sich überzufällig häufige Merkmals-Konfigurationen aufweisen lassen.

Um bestehende Unterschiede als signifikant nachzuweisen, muß die Zahl der Träger diejenige der Merkmalskombination (2^m) um ein mehrfaches übersteigen, was bei größerem m rasch unpraktisch wird. Dafür ist der Vorteil dieses Verfahrens, daß es keine parametrischen Voraussetzungen hat, und daß es, im Unterschied zur Faktoren-Analyse auch Interaktionen höherer Ordnung (d. h. von >2) Merkmalen miteinander erfaßt.

---

14 Im vorliegenden Fall sind noch 2 zusätzliche Einschränkungen nötig: a) Tryon verwendete seine eigene spezielle Form von primär-obliquer Faktorenanalyse; b) er mußte wegen der großen Zahl von 566 MMPI-Items aufgeteilte Unterstichproben analysieren und nach Item-Reduktion wieder integrieren, womit ein Informationsverlust verbunden ist.

15 Dieser Abschnitt ist teilweise die Frucht dreier Forschungsprogramme über Taxonomie und über Konstruktion eines psychoanalytischen Fragebogens, für deren DFG-Unterstützung auch hier gedankt sei. — Außerdem haben die anschließenden Ausführungen wesentliche Anregungen der Veröffentlichung von LIENERT und v. KEREKJARTO (1969) und der Zusammenarbeit mit Dipl.-Psych. D. FREITAG zu verdanken.

Zur Abklärung der differentialdiagnostischen Bedeutung bestimmter überzufälliger Merkmals-Konfigurationen (und zu ihrer Skalierung) bedarf es des Kontrollgruppen-Vergleiches (s. LIENERT, 1971) oder anderer Außenkriterien.

4.2. Ähnlichkeits-Messungen

Die Bezeichnung „Ähnlichkeits-Messungen" soll hier als Oberbegriff für sämtliche Verfahren, welche Ähnlichkeiten zwischen Merkmalen oder zwischen Trägern quantitativ schätzen, verwendet werden. Es gibt ihrer über ein Dutzend und sie werden oft in 3 Untergruppen zusammengefaßt: Assoziations-Maße, Korrelations-Maße und Distanz-Maße (vgl. SOKAL u. SNEATH, 1963, S. 125–153).

Die Wahl des jeweils anzuwendenden Ähnlichkeits-Algorithmus ist ein sehr entscheidender und verantwortlicher Schritt, welcher die Art der Daten (alternativ, mehrstufig, stetig; Verteilung usw.) die Form des zu erwartenden Zusammenhangs (Assoziation, ordinale, lineare Beziehung usw.) und außerdem die weitere Verarbeitung (z. B. sind längst nicht alle Ähnlichkeits-Maße für eine Faktorenanalyse geeignet, vgl. z. B. LIENERT u. v. KEREKJARTO, 1969) berücksichtigen muß.

Die gefundenen Ähnlichkeits-Werte werden am einfachsten in einer Matrix dargestellt, die ihrer Natur nach quadratisch ist (d. h. ebenso viele Zeilen wie Spalten hat).

Bereits erwähnt wurde, daß Q-Ähnlichkeits-Matrizen taxonomischen, R-Matrizen nosologischen Charakter haben.

Bei kleineren und somit überschaubareren Ähnlichkeits-Matrizen (zumal wenn die Ähnlichkeits-Maße bi- oder mehr-modal verteilt sind) kann eine Klassifizierung „von Hand", d. h. durch inspektorisch-probende Verschiebung von Zeilen und von Spalten versucht werden. Für größere Matrizen und v. a. für eine interbeobachterstabile Klassifizierung müssen andere Algorithmen solche Ähnlichkeits-Matrizen zusätzlich analysieren. Dafür kommen die verschiedenen Formen der Faktorenanalyse und eine Reihe von Verfahren (cluster analysis, typal analysis) in Frage, für die wir als deutsche Benennung Homogenklassen-Bildung vorschlagen (s. u. 4.4.).

Immerhin hat MONRO (1955) seine frühe Taxonomie von 200 psychotischen und neurotischen Kranken (und somit 19800 Q-Korrelationen) „von Hand" verarbeitet (allerdings indem er alle Korrelationen $<.65$ außer Betracht ließ). MONRO fand 13 Homogenklassen, von welchen einige noch in Unterklassen aufzuteilen waren. Von den klinischen Diagnosen verteilten und vermischten sich diejenigen für Schizophrenie, Endogene Depression, Neurotische Depression, Hysterie und Angstzustände auf verschiedene Homogenklassen, wogegen Manie sich homogen reproduzierte.

4.3. Faktoren-Analysen

4.3.1. Methodik

Eine gegebene Interkorrelations-Matrix vom R- oder vom Q-Typ ist im Sinne der analytischen Geometrie ins Räumliche transformierbar, wobei dann die Höhe der Korrelations-Koeffizienten als Information über räumliche Nähe (bzw. Entfernung) der Merkmale voneinander aufzufassen ist.

Damit wird der Versuch möglich, die Darstellung dieser Information durch Einführung von Koordination zu vereinfachen, d. h. übersichtlicher zu gestalten.

Die Benennung solcher Koordinaten als „Faktoren" ist ein verbales Fossil der Hoffnung der ersten Pioniere, durch diese ihre Algorithmen „Grundbewirkendes" zu erfassen. In Wirklichkeit muß auch für regelmäßig replizierbare „Faktoren" durch zusätzliche Beweise nachgewiesen werden, daß das Kovariieren ihrer Markier-Variablen kausal begründet ist. In diesem Sinne wird neuerdings der Ausdruck

„Dimension" bevorzugt. Durch die sog. Faktoren-Extraktion wird nach bestimmten Algorithmen (es gibt mehrere; z. B. Centroid-Extraktion, Hauptachsen-Extraktion) erst eine Koordinate (= Faktor) durch diesen Raum gelegt und für jedes Merkmal die Faktoren-*Ladung* auf diesem Faktor (= Abstand)[16] berechnet, und hernach – sofern die Information (= Varianz) der Interkorrelationsmatrix dadurch nicht erschöpft ist — wird eine zweite (und dann dritte usw.) Koordinate gelegt, bis diese Information ausreichend wiedergegeben ist[17].

In einem dritten Schritt, der sog. Faktoren-Rotation, werden die extrahierten Faktoren (wiederum nach bestimmten Algorithmen) so rotiert, daß sie leichter interpretierbar werden. Der Auswerter fällt bei diesem Schritt eine sehr grundsätzliche Entscheidung, je nachdem er sich für eine orthogonale (bei welcher die Faktoren wechselseitig senkrecht aufeinanderstehen) oder eine oblique (schiefwinkelige) Rotation entscheidet. Im zweiten Fall sind die Faktoren wechselnd hoch miteinander korreliert und können somit ihrerseits faktorenanalysiert werden. Dadurch entstehen Sekundär-Faktoren, welche gegenüber den Primär-Faktoren (der zuerst durchgeführten obliquen Faktorenlösung) einen höheren Abstraktionsgrad besitzen[18] (genaueres s. PAWLIK, 1968, S. 247ff.).

Entsprechend der Interkorrelations-Matrix, deren Information faktorenanalytisch verarbeitet wird, heißen die entstehenden Koordinaten R- bzw. Q-Faktoren. Beide Arten von Faktoren können durch die Berechnung von Faktoren-*Scores* (oder auch Faktoren-*Werte*) in ihre Ergänzung umgewandelt werden. R-Scores bezeichnen den Abstand von Trägern zu R-Faktoren, und liefern somit Ansatzpunkte für Taxonomien; indem Träger, welche hoch auf einem R-Faktor und niedrig auf einem anderen scoren, sich von denjenigen trennen lassen, welche das Gegenteil tun, oder von denjenigen, welche auf diesen beiden Faktoren nahe Null, dafür auf einem dritten hoch (oder auch niedrig) scoren. Q-Werte liefern umgekehrt die Position von Merkmalen zu Träger (Q)-Faktoren und ermöglichen ergänzende nosologische Informationen zu taxonomischen Gruppierungen.

Die Faktorenanalyse unterliegt – besonders für Neurosenpsychologie und überhaupt Persönlichkeitsforschung – einigen Einschränkungen —, von welchen nur zwei erwähnt werden sollen. Zum einen ist die Grundannahme von linearen Beziehungen zwischen den beobachteten Variablen und den sie darstellenden Faktoren in manchen Fällen wahrscheinlich eine verzerrende Vereinfachung. Zum zweiten hat ROSS (1962) in theoretischen Ableitungen gezeigt, daß beim Vorliegen von Moderator-Variablen[19], wie sie gerade im psychoanalytischen Denkmodell vielfach anzunehmen sind, Faktoren-Matrizen von zu hohem Rang entstehen. Es bleibt abzuwarten, inwieweit hier die frequentielle Konfigurations-Analyse (s. 4.1.) einige der Homogenklassen-Verfahren (s. 4.4.) oder noch andere Algorithmen zu methodischen Alternativen führen.

4.3.2. Ergebnisse

Die Darstellung faktorenanalytischer Resultate aus dem Bereich der Neurosenlehre lassen sich in 4 Abschnitte gliedern: a) Studien zur psychosexuellen Phasenlehre der Psychoanalyse; b) Untersuchungen über Symptom-Konfigurationen;

16 Genauer: Ladung bezeichnet den Schnittpunkt der orthogonalen Projektion der betreffenden Variablen auf den Faktor.

17 Je nach Fragestellung sind noch weitere Regeln zu beachten [s. FÜRNTRATT (1969)].

18 Falls solche Sekundärfaktoren wiederum oblique rotiert werden, lassen sich Tertiärfaktoren berechnen, usw.

19 Wenn z. B. Angst-Steigerung bis zu einem kritischen Wert K mit einer Zunahme der Reaktionsgeschwindigkeit verbunden wäre, ab K aber jede weitere Steigerung mit einer entsprechenden Geschwindigkeits-Abnahme, dann wäre Angst eine Moderator-Variable für Reaktionsgeschwindigkeit.

c) für die Neurosen-Psychopathologie relevante Faktoren der Allgemein-Psychologie; d) Faktoren-analytische Testkonstruktion.

a) Studien zur psychosexuellen Phasenlehre der Psychoanalyse. Anschließend an FREUDs Entdeckung (1908) des sog. analen Charakters wurden von ABRAHAM (1921, 1924), JONES (1918), W. REICH (1933) u. v. a. andere Aspekte der analen, sowie auch orale und phallische Charakter-Konfigurationen beschrieben.

Nicht übersehen werden darf, daß innerhalb dieser drei Phasen, mehrere Konfigurationen beschrieben wurden. Zum Beispiel wurden als Verarbeitungen oraler Problematik die folgenden Charakterzüge angeboten: oral-depressive, oral-triebhafte, trennungsängstliche, objektklammernde (oknophile) und objektflüchtende (philobatische). Da solche Charakter-Konfigurationen implizieren, daß das Zusammentreffen der postulierten Persönlichkeitszüge überzufällig häufig sei, wird eine statistische Überprüfung nahe gelegt, und eine Reihe von Forschern haben sich dazu der Faktorenanalyse bedient. Bei der Übersicht über diese Ergebnisse sind die folgenden 5 Einschränkungen zu beachten.

1. Die Faktorenanalyse ist nicht das ideale Instrument für solche Überprüfungen, was bereits oben (4.3.1.) begründet wurde.

2. Obwohl oblique Rotationen dem psychoanalytischen Phasen-Modell adäquater sind, haben — aus Gründen der technischen Einfachheit — alle Autoren (wir inbegriffen) orthogonal rotiert, was nur für einen ersten Überblick als einigermaßen zulässig gelten darf. Oblique Rotierungen sind zu fordern, weil die Psychoanalyse insofern eine Abhängigkeit zwischen den Infantilphasen annimmt, als jede dieser Phasen durch die Entwicklungen in den ihr vorangegangenen beeinflußt wird.

3. Analysen auf der Ebene von Einzelitem-Interkorrelationen sind zu bevorzugen. Zwar weist FREUDs Formulierung „Jedes dieser Worte (gemeint sind: ordentlich, sparsam und eigensinnig) deckt eigentlich eine kleine Gruppe oder Reihe von miteinander verwandten Charakterzügen" (1908, S. 203) auf die Möglichkeit hin, Unter-Skalen zu bilden, und auf der Ebene dieser Skalen-Scores zu faktorenanalysieren. Dagegen steht die zuerst von ABRAHAM (1924) festgehaltene Erfahrung, daß „Sparsamkeit" nicht bloß mit „analem" sondern auch mit „oralem" Hintergrund gefunden werden kann; was auf viele andere Verhaltenszüge ausgedehnt werden muß [20] Nach der psychanalytischen Phasenlehre wäre jedoch zu fordern, daß der jeweilige Kontext von z. B. „Sparsamkeit" andere Akzenturierung hat; die anale mehr asketisch-autonome-werkzeughafte, die orale mehr zukunftssichernd-autarkernährende. Solche Akzentuierungen sind jedoch auf der Einzelitem-Ebene leichter zu beurteilen.

4. Viele der frühen Pionier-Untersuchungen mußten sich wegen der begrenzten Computer-Kapazität auf wenige Variablen (50) beschränken, womit nur eingeengte Teilaspekte untersucht werden konnten.

5. Überprüft werden kann nicht „die" psychoanalytische Lehre der psychosexuellen Phasen, sondern immer nur deren konkrete Formulierung durch die jeweiligen Autoren. STAGNER u. Mitarb. (1955) z. B. übernahmen von RANK eine „pränatale" Phase, worin ihnen keiner der anderen Autoren folgt (und die auch nicht zu validieren war).

Die Schilderung weiterer methodischer Probleme soll hier unterbleiben und ebenso wird die Zusammenfassung der Ergebnisse stark gerafft, da eine ausführlichere Veröffentlichung andernorts (ZENKER u. A.-E. MEYER; A.-E. MEYER u. ZENKER) vorgesehen ist.

An *„oralen Faktoren"* fand BARNES (1952) einen, auf welchem Scores für „orale Abhängigkeit" und „Beißen" gegenpolig zu „Phallischem Selbstvertrauen" luden und STAGNER u. Mitarb. (1955) einen mit „Oral-aggressiven" Items. BAUM (1967) (aus unserer Arbeitsgruppe) verwendete Items über Sozialbeziehungen zu lebenden Partnern (6 Frauen und 6 Männer für jeden Vp) und fand (bei einer rein männlichen Stichprobe) gegenüber Frauen zwei orale Faktoren, von denen der eine mehr auf „geborgene Abhängigkeit" und „Nähe", der andere auf „absolutes Vertrauen" hinwies. Gegenüber männlichen Partnern vereinigten sich diese beiden Faktoren zu einem. Bei LAZARE u. Mitarb. (1966) entstand ein oraler Faktor mit

20 Dementsprechend ist für Psychoanalytiker leicht verständlich, daß BARNES 1952 fand, daß „Sauberkeit" sowohl auf einem Faktor „analer Charakter" (I) wie auf einem Faktor mit „Phallischem Narzismus" (XI) deutliche Ladungen erzielte.

hypothesengemäßen Scores für „Abhängigkeit", „Pessimismus" und „Passivität", auf dem aber auch der andere Score für „Selbstzweifel" (für obsessiv gehalten) und 3 als „hysterisch" eingestufte Scores („Sexualangst", „Suggestibilität" und „Egozentrizität") als Markiervariablen luden. GOTTHEIL u. Mitarb. (1968) fanden 3 orale Faktoren: 1. „Vertrauensvolle Objekt-Abhängigkeit"; 2. „Verantwortungsscheu"; 3. „Neid-Ansprüchlichkeit". Bei A.-E. MEYER u. ZENKER ergab sich ein Faktor für „Urmißtrauen-Paranoid- (körperlich akzentuierte) Minderwertigkeit", welcher als „depressiv-paranoid" im Sinne M. KLEINs aufgefaßt werden könnte. Was *anale Konfigurationen* betrifft, so ergab sich bei BARNES (1952) ein Faktor mit Scores für „Ordentlichkeit", „Sauberkeit" und „Verläßlichkeit" aber ohne „Eigenwillen" und „Rigidität". BELOFF (1957) fand umgekehrt einen analen Faktor mit „Überlegenheitsgefühlen", „Dominanz", „Eigenwillen" und „Gewissenhaftigkeit", auf welchem die Items für „Sparsamkeit", „Sauberkeit" und „Sammeln" indessen niedriger luden.

Die R-Faktoren-Analyse von 40 „Ordnungs"- und „Zwangs"-Items (SANDLER u. HAZARI, 1960) ergab — im Wiederspruch zur psychoanalytischen Theorie – einen Faktor mit ordentlich – methodisch – perfektionistischen Zügen und einen anderen (orthogonal dazu!) mit obssessiv-zwangshaften Eigenschaften. Dies bedeutet, daß es anscheinend eine ich-Syntone „anale Charakter"-Konstellation gibt, die völlig unabhängig (= unkorreliert mit) von anankastisch-obsessiver Symptomatik besteht. Diese Resultate sind mehrfach repliziert (FOULDS, 1961, 1965; FOULDS u. CAINE, 1958, 1959); besonders sorgfältig von KLINE (1967), der darüber hinaus zeigen konnte, daß der obsessiv-zwanghafte Score mit Sozial-Introversion korreliert; und daß beide Skalen („ordentlich-perfektionistischer Charakter" und „obsessiv-zwangshafte Züge") uanbhängig von der Dimension „Emotionale Instabilität" (s. u.) sind.

LAZARE u. Mitarb. (1966) erhielten eine ziemlich hypothesengetreue Reproduktion ihrer „obsessiven" Scores auf einem Faktor: „Ordentlichkeit"; „Starkes Überich"; „Ausdauer"; „Trotz"; und „Rigidität"; nur „Sparsamkeit" lud niedriger und „Selbstzweifel" gar nicht. Bei BAUM (1967) bildete sich aus 4 der 9 analen (plus 2 genitalen) Items eine Konfiguration des „Eigenwilligen-Sich-Durchsetzens" und „Führungs-Übernehmens" (auch wenn andere darob ungehalten werden). GOTTHEIL u. STONE (1968) fanden 5 anale Faktoren, 1. „Rigid-Verletzlich"; 2. „Grübeln"; 3. „Perfektionismus"; 4. „Sorglos-Großzügig"; 5. „Utilitaristich"; Auch A.-E. MEYER u. ZENKER erhielten die klassische Freudsche „anale" (genauer anankastische) Konfiguration, welche darüber hinaus gewisse Züge von Produktivitätslust und Arbeitsliebe aufwies.

Innerhalb der „*Genitalität*" entstanden mehrfach Faktoren, deren aggressive oder exhibitorische Akzentuierungen an den „phallischen Narzißmus" erinnern. In diesem Sinne fand BARNES (1952) (rein männliche Stichprobe) einen Faktor mit Ladungen der Scores für „Virile Überlegenheit" plus „Antifeminine Gefühle" plus „Sexualtrieb"; und bei STAGNER u. Mitarb. (1955) bildete sich eine Dimension mit „exhibitorisch-narzißtischen" Zügen. Diese Autoren fanden außerdem 3 weitere Faktoren (übereinstimmend bei ihrer weiblichen und männlichen Stichprobe) für 1. „Maskulin", 2. „Intrafamiliäre Sublimierung" und für 3. „Soziale Sublimierung". (Diese 3 Konstellationen wurden testtheoretisch als verschiedene Ausgänge der Ödipus-Konstellation vorausgesagt.) Bei LAZARE u. Mitarb. (1966) (weibliche Patienten) ergab sich der postulierte „hysterische" Faktor, der jedoch deutliche Ladungen mit dem „oral-aggressiven" und dem „aggressiven" Score erhielt und auf welchem diejenigen für „Sexualangst" und für „Suggestibilität" entgegen der Autorenhypothese nicht luden. BAUM (1967) fand einerseits einen Faktor „Männliche Schwäche" und andererseits einen, welcher (zusammen mit oralen und analen Items) als „Rivalisieren-wollen-sich-aber-nicht-getrauen" interpretiert wurde.

A.-E. MEYER u. ZENKER (1971) erhielten einen Faktor genitaler Triebhaftigkeit mit narzißtischen Zügen.

Als Nebenbefunde ergaben sich bei LAZARE u. Mitarb. (1966), daß zwischen der Einstufung durch Psychiater in die 3 Kategorien „oral", „obsessiv" und „hysterisch" und der Selbstbeurteilung der Patienten (in Fragebögen) nur niedrige Korrelationen bestanden, weil die Psychiater einerseits dem „Heiligenschein-Effekt"[21] verfielen und andererseits zur Extremisierung neigten[22]. Ferner konnte BAUM (1967) zeigen, daß ihre neurotische Stichprobe sich in erwarteter Richtung in allen 5 Faktoren der Bezugnahme zu Frauen und in 3 der 5 Faktoren der Bezugnahme zu Männern signifikant von einer Normalstichprobe unterschied.

Durch das Gliederungsprinzip (entsprechend den 3 psychosexuellen Phasen) liefert die obige Zusammenstellung ein zu vorteilhaftes Bild, weil eine Reihe von Faktoren, welche nicht hypothesen-entsprechend ausfielen, weggelassen wurden. BARNES (1952) und auch A.-E. MEYER u. ZENKER fanden Dimensionen, wie sie aus der nicht-psychoanalytischen Fragebogen-Faktorenanalyse bekannt sind [s. anschließend c)].

Ferner fanden GOTTHEIL u. STONE (1968) keinen Zusammenhang zwischen oralen Charakterzügen und Essensgewohnheiten einerseits, noch zwischen analem Verhalten und Defäkationsgewohnheiten andererseits. Ihre Q-Analyse (anhand 90 ausgewählter Merkmale) ergab keine „oralen" oder „analen" Träger-Faktoren.

Eine R-Analyse des Dynamic Personality Inventory (DPI von GRYGIER, 1961, welches 32 Scores für Triebrichtungen, Reaktionsbildungen, Sublimierungen, usw. liefert) ergab nur eine lockere und ungenügende Bestätigung der psychoanalytischen Phasenlehre (KLINE, 1968).

b) *Untersuchungen über Symptom-Konfigurationen.* Aus den 876 (!) Items des Tavistock Self Assessment Inventory (SANDLER, 1954) konnten nur einige Teilbereiche faktorenanalysiert werden. So ergab sich auf 11 Magen-Darm-Beschwerden (bei Patienten einer Psychotherapie-Ambulanz; SANDLER u. POLLOCK, 1954a, b, c) ein „Nervöse-Dyspepsie"-Faktor. Durch geschlechtsgetrennte Korrelation der restlichen 865 Items mit diesem Faktor ergab sich für Männer eine Vielfalt von somatisierten und phobischen, für die Frauen jedoch anankastisch-phobische (bis paranoide) Beschwerden. Der zweite, ein „Hämorhoiden"-Faktor korrelierte bei Männern mit Scham über schmutzige Körperfunktionen (insbesondere Genitalität) und anal-retentiven Charakterzügen, bei der Frau jedoch mit einem hochidealisierten Selbstbild von fröhlich-menschenfreundlicher Gelassenheit (was als Verleugnung interpretiert wurde).

DIXON u. Mitarb. (1957a u. b) analysierten 54 Angst-Items und fanden einen „phobischen" und einen „Sozialangst"-Faktor. Die 6 R-Faktoren, welche TRYON 1966 aus dem MMPI auszog, wurden oben (s. 3.) erwähnt.

Auf eine R-Analyse der 68 Items der HHM-Beschwerden-Liste, welche einige der klinisch bekannten internistischen Konfigurationen reproduzierte (v. KEREKJARTO u. Mitarb., 1971), soll hier nur verwiesen werden.

Weitere Ergebnisse zur Symptom-Konfiguration sind z. T. dem anschließenden Abschnitt (s. z. B. „Neurotizismus"-Faktor) zu entnehmen.

c) *Für die Neurosen-Psychopathologie relevante Faktoren der Allgemein-Psychologie.* Die jahrzehntelange Forschung CATTELLS u. Mitarb. (CATTELL, 1957;

21 Ein oder zwei prominente Züge aus einer Kategorie verführen, weitere Züge dieser Kategorie hineinzusehen oder überzugewichten.

22 Die Feststellung einer Kategorie führte zur Unterbewertung der anderen beiden.

CATTELL u. SCHEIER, 1961; CATTELL u. Mitarb., 1962) bearbeiteten Merkmalsbereiche der Gesamtbevölkerung mit obliquen R-Faktoren-Analysen. Für Selbstzuweisungs-Fragen und Fremd-Beurteilungen ließen sich 16 oblique R-Primär-Faktoren regelmäßig reproduzieren. Für sog. objektive Tests fanden sich eine Reihe weiterer Faktoren [VON CATTELL U I (T) benannt und 16–33 nummeriert], von welchen nur wenige und diese nur teilweise mit den ersterwähnten zur Deckung zu bringen waren.

Neurosestichproben unterschieden sich regelmäßig in 4 der 16 Primär-Faktoren von Normalen bzw. der Durchschnittsbevölkerung, was nosologische Aufschlüsse gibt.

Es handelt sich um:

1. Faktor C (ruhig, geduldig, gelassen usw.) von CATTELL „Ich-Stärke"[23] benannt; er korreliert hoch mit einem orthogonalen Faktor von GUILFORD (ebenfalls C benannt)[24] (GUILFORD u. MARTIN, 1945; GUILFORD u. ZIMMERMANN, 1956). Auf Faktor C erhalten Neurosenkranke niedrigere Scores (s. o. 4.3.1.) bzw. niedrigere Werte auf einer entsprechenden Test-Skala (s. u. d).

2. Faktor L = „Protension" korreliert mit Guilfords Co-Faktor und vereinigt Eigenschaften wie Mißtrauen, Argwohn, Intoleranz[25].

3. Faktor O = „Timidity" ist verwandt mit Guilfords Faktor D (für Depression) auf ihm laden Merkmale, welche Angst, Schuldgefühle und Selbstzweifel betreffen.

3. Faktor Q_4 = „Ergic Tension" entspricht Guilfords N (für Nervousness) und faßt Verhaltenszüge von Spannung Ablenkbarkeit, unbegründete Sorgen, Schlaflosigkeit usw. zusammen. Vor allem klinische Angstzustände erreichen hier hohe Werte[26].

Wichtig für den Vergleich mit anderen Ergebnissen ist, daß die 4 erwähnten obliquen Primärfaktoren CATTELLS alle hoch auf ein und demselben Sekundär-Faktor laden, welcher „Emotionale Instabilität" benannt werden könnte. Offenbar gleicht der von EYSENCK gefundene (und von ihm als Primärfaktor aufgefaßte „Neurotizismus"-Faktor deutlich diesem Sekundär-Faktor. Die Neurotiszismus-Skala des MPI (von EYSENCK) enthält allerdings nur 3 der obliquen Primärfaktoren (C, O und Q_4) (BENDIG, 1960).

Auf die Primärfaktoren aus objektiven Tests (CATTELL u. Mitarb., 1955; CATTELL, 1957; CATTELL u. SCHEIER, 1961), von denen mindestens 3 Faktoren Neurotiker von Normalen zu differenzieren vermögen UI (T) 23; UI (T) 16 und UI (T) 19) kann hier nicht eingegangen werden.

d) *Faktoren-analytische Testkonstruktion.* Wenn über mehrere Stichproben hinweg identische oder doch sehr ähnliche Merkmale zusammen auf einem Faktor luden, bzw. umgekehrt formuliert, wenn sich ein Faktor in mehreren Untersuchungen verschiedener Stichproben reproduzieren ließ, ist es erlaubt, aus diesen Merkmalen[27] eine Test-Skala zusammenzustellen. Auf diese Weise hat CATELL seinen 16 PF-Fragebogen konstruiert, welcher 16 oblique zueinander stehende

23 Da faktorenanalytisch erhaltene Dimensionen nur gelegentlich klinisch-kombinatorisch gewonnenen oder vorwissenschaftlichen Persönlichkeits-Dimensionen entsprechen, ist ihre Bezeichnung problematisch; deswegen die Bevorzugung von Chiffren oder Neologismen.

24 Die hier und anschließend referierten Ähnlichkeiten der obliquen Cattellschen mit den orthogonalen Guilfordschen R-Primär-Faktoren wurden von BECKER, 1961, BORGATTA, 1962, KARSON u. POOL, 1958, MITCHELL, 1961, 1963, u. a. aufgewiesen; Übersicht bei PAWLIK, 1968, S. 363ff.

25 Vergleiche Tryons Faktor „Mißtrauen".

26 Vergleiche TRYONs Faktor „Spannung-Sorge".

27 Aus Gründen der Handlichkeit bestehen solche Skalen meist aus Selbst-Beurteilungs-Fragen; dies ist indessen keineswegs Voraussetzung.

Persönlichkeits-Dimensionen erfaßt; TRYON einen Fragebogen mit 6 orthogonalen Skalen aus dem MMPI; EYSENCK den aus 2 Skalen („Neurotizismus“ und „Extraversion“) bestehenden MPI bzw. den aus einer „Neurotizismus“ und einer „Lügen-Skala“ bestehenden MMQ zusammengestellt (EYSENCK, 1953, 1959). EYSENCK empfiehlt seinen MPI auch zur taxonomischen Verwendung, indem er die beiden (nahezu) orthogonalen Dimensionen graphisch in einer Ebene darstellt, wobei die eine Gerade die Meßwerte für Neurotizismus und die andere (senkrecht zu ihr) diejenigen für Extraversion angibt, und sich beide im Bevölkerungs-Mittelwert schneiden. Dadurch entstehen 4 Quadranten, welche Eysenck den 4 klassischen Temperamenten gleichsetzt[28]. Einleuchtend ist, daß 4 Kategorien für klinisch-nosologische Bedürfnisse nicht sehr weit reichen; auch wenn sich zeigt (nicht immer replizierbar), daß Neurosenstichproben mehrheitlich im melancholischen (dysthymen) und Delinquenten im cholerischen Quadranten sich einordnen.

Der 16 PF von CATELL ist bislang weniger für eigentlich taxonomische Gruppierungen verwendet worden (was trotz der Schiefwinkligkeit durchführbar wäre), und mehr für Profilvergleiche, z. B. für den deutschen Sprachraum an Psychosomatosen durch unsere Arbeitsgruppe (JORES u. v. KEREKJARTO, 1967; KAMMERER, 1969).

4.4. Homogenklassen-Algorithmen

4.4.1. *Bildungsprinzip und Benennung*

In den letzten 15 Jahren sind eine Reihe von Algorithmen vorgeschlagen worden, welche aus den Elementen[29] von Ähnlichkeits-Matrizen wechselseitig exklusive Klassen bilden, wobei die so entstehenden Klassen das Ziel approximieren sollen, daß jedes Mitglied einer bestimmten Klasse jedem anderen Mitglied seiner eigenen Klasse ähnlicher ist, als irgendeinem Mitglied einer anderen (fremden) Klasse (= Homogenität der Klassen).

McQUITTY (1957, 1961, 1966a und b) sowie MONRO (1955) und auch CATTELL u. Mitarb. (1966) heißen solche Klassen “types” und sprechen von “typal analysis”. Im Deutschen verstehen wir unter „Typ“ weniger eine konkrete Klasse mit einer feststehenden Zahl von definierten Mitgliedern, sondern eher exemplarische Ausprägungen eines Kontinuums oder dieses Kontinuum selbst (z. B. Extraversions-Typ oder Pykniker-Typ).

Andere Autoren nennen diese Homogenklassen “cluster” und sprechen von “cluster analysis” (EDWARDS u. CAVALLI-SFORZA, 1965; CONSTANTINESCU, 1967; LORR u. RADAKRISHNAN, 1967; JOHNSON, 1967). Auch die Benennung cluster kann nicht voll befriedigen, weil sie ihrem Sinn nach (eine Anzahl gleichartiger Dinge, eine Traube) die eindeutigen Klassengrenzen nicht wiedergibt; dementsprechend wird „cluster“ auch für ganz andere Verfahren verwendet (TRYON, 1939, 1955, 1958, nennt seine Variante der Faktorenanalyse “cluster analysis”).

LIENERT u. v. KEREKJARTO (1969) schlagen deswegen die Bezeichnung „Agglutination“ für diese Algorithmen (und ihre Ergebnisse) vor, was aber die Homogenität der Klassen und die wechselseitig-exklusive Mitgliedschaft in diesen nur angenähert trifft.

Angesichts der angeführten Bezeichnungs-Unsicherheiten führen wir (trotz aller Bedenken gegen reine Nominal-Umdefinierungen und gegen Neologismen) als deutsche Benennung „Homogenklassen“ bzw. „Homogenklassen-Bildung“ oder „Homogenklassen-Algorithmus“ ein.

28 Extravertiert + Neurotizismus hoch = Choleriker; Extravertiert + Neurotizismus niedrig = Sanguiniker; Neurotizismus niedrig + Introversion = Phlegmatiker; Neurotizismus hoch + Introversion = Melancholiker (EYSENCK, 1969, S. 13).

29 „Elemente“ steht hier als Oberbegriff sowohl für Träger (also bei einer Q-Matrix) als auch für Merkmale (R-Matrix).

4.4.2. *Methodik*

Kritisch vorauszuschicken ist, daß alle der bisher bekanntgegebenen Homogenklassen-Algorithmen darauf basieren, daß sie für jeden jeweils anstehenden unter den fortlaufenden Einzelklassierungs-Schritten die in diesem Moment (d. h. unter Akzeptierung aller vorausgegangenen Klassierungs-Schritte) optimal mögliche Homogenität verwirklichen. Leider führt eine solche Optimierung der Einzel-Klassierungs-Schritte nicht zwingend zu einer Optimierung der Homogenität der endresultierenden Klassen. Den bereits klassisch gewordenen Nachweis führte RAO (1952), indem er eine algorithmisch entstandene Homogenklassen-Gruppierung durch intuitiv-probende Mitglieder-Umgruppierung noch homogener machen konnte.

Auch für Homogenklassen-Algorithmen läßt sich postulieren, wie sie für den Bereich der Psychopathologie idealiter beschaffen sein sollten:

a) Das Verfahren sollte „hierarchische" Klassen liefern, indem es Oberklassen (z. B. Symptomneurosen — versus Charakterneurosen) bildet, und diese in Unterklassen (z. B. Zwangsneurose versus Angstneurose) aufgliedert; ähnlich wie bei biologischen Taxonomien „Ordnungen" sich in „Familien" aufspalten, und diese in „Stämme", welche ihrerseits „Arten" gruppieren.

b) Nach jedem Homogenklassen-Gruppierungs-Schritt sollte es möglich sein, das entstandene Resultat numerisch zu bewerten (Ähnlichkeit innerhalb der Homogenklassen zu Ähnlichkeit zwischen den Homogenklassen).

c) Der Algorithmus sollte keine Ermessens-Schritte zulassen (z. B. „alle Korrelationen unterhalb eines Grenzwertes werden gleich Null gesetzt").

d) Der Informationsverlust durch die Homogenklassen Bildung sollte quantitativ zu beurteilen sein, z. B. indem aus der gefundenen Lösung eine reproduzierte Ausgangs-Matrix errechnet wird, welche mit der Original-Matrix verglichen werden kann.

e) Homogenklassen-Algorithmen sollten größere Mengen von Elementen (z. B. 100—500) verarbeiten können, ohne Kapazitäten und Zeitlimiten erreichbarer Computer zu überfordern.

Die Hierarchie-Bedingungen erfüllen einige Homogenklassen-Verfahren von McQUITTY (1964, 1966a, 1966b) sowie diejenigen von SOKAL u. SNEATH (1963, S. 169ff.), von EDWARDS u. CAVALLI-SFORZA (1965) (welches allerdings schon bei $n>15$ kaum mehr durchführbar wird), von CONSTANTINESCU (1967) und von JOHNSON (1967).

Die von LORR u. Mitarb. (1963), von LORR u. RADAKRISHNAN (1967) sowie LORR u. Mitarb. (1968) zur Psychosen-Taxonomie verwendeten Homogenklassen-Algorithmen sind nicht hierarchisch.

Das Verfahren von CATTELL u. Mitarb. (1966) erfüllt weder Kriterium a) noch c).

Da Befunde zu unserem Titelthema bislang kaum vorliegen und da eine eingehendere Darstellung der verschiedenen Homogenklassen-Algorithmen (zusammen mit konkreten Anwendungen) andernorts vorgesehen ist (A.-E. MEYER u. Mitarb., 1972), soll eine detaillierte Methodenschilderung hier unterbleiben.

4.4.3. *Ergebnisse*

Im Bereich der Neurosen-Psychopathologie ließ sich nur die Untersuchung von WALTON u. Mitarb. (1970) finden, welche McQUITTYs (1957, 1961) Einzelkonnektionsverfahren (single linkage) verwendete, welches allerdings weder hierarchisch ist noch echte Homogenklassen bildet.[30]

Je 20 weibliche und 20 männliche „Persönlichkeitsstörungen" wurden geschlechtsgetrennt über 18 psychiatrische Verhaltensbeurteilungen Q-interkorre-

30 McQUITTYs Einzelkonnektions-Verfahren garantiert lediglich, daß ein Mitglied einer Klasse einem *einzigen* anderen Mitglied seiner Klasse ähnlicher ist als jedem anderen Mitglied einer fremden Klasse.

liert. Je 4 Klassen entstanden bei beiden Geschlechtern: 1. „Gehemmte Persönlichkeiten" („ängstlich, schuldgefühls-reich, unaggressiv"); 2. „Persönlichkeitsstörungen" („abhängig, egozentrisch-befangen, unaggressiv"); 3. „Aggressive Soziopathie"; 4. „Unangepaßte Soziopathie mit Sucht".

Wegen des Mangels an neurosenpsychologischen Homogenklassen-Analysen soll abschließend auf die Untersuchung von LORR u. Mitarb. (1968) an Psychose-Kranken hingewiesen werden, welche mit einem nicht-hierarchischen Homogenklassen-Algorithmus die 7 faktorenanalytisch konstruierten Skalen aus dem MMPI (TRYON, 1966) und 2 Ähnlichkeitsverfahren für die Q-Korrelationen an 5 Stichproben verwendete.[31]

Bei Verwendung des traditionellen Produkt-Moment-Koeffizienten waren 5 Gruppen in mindestens 2 der 5 Stichproben reproduzierbar.

Wurde der Kongruenz-Koeffizient eingesetzt, so entstanden außerdem eine Hoch-Scorer-Gruppe (bei der sich anhand von Zusatzinformationen ein diskrepantes Verhalten ergab: im mündlichen Bericht und Verhalten nur innere Spannung, im Fragebogen jedoch starkes Ankreuzen aller Bereiche) und eine Niedrig-Scorer-Gruppe (dissimulierende Psychotiker jüngeren Alters).

Die übrigen Gruppen konnten anhand ihrer Skalen-Mittelwerte und von Zusatzinformationen folgendermaßen etikettiert werden: 1. Depressiv-Ängstlich; 2. Scheu-Depressiv; 3. Mißtrauisch-Autistisch; 4. Körper-Symptome; 5. Körper-Symptome und Depression.

Unser Versuch einer Zusammenfassung der bisherigen Ansätze, nosologische und taxonomische Probleme algorithmisch anzugehen, ergibt notwendigerweise ein vorläufiges Bild, welches noch nicht abzuschätzen erlaubt, wie weit Hoffnungen, welche die Neuheit dieser Verfahren zu wecken scheint, auch erfüllt werden können.

Literatur

ABRAHAM, K.: Ergänzungen zur Lehre des Analcharakters. Int. Z. Psychoan. **9**, 27 (1921). (engl. Übers. S. 370 in: ABRAHAM, K. 1965.)

— Beiträge der Oralerotik zur Charakterbildung. Int. Z. Psychoan. **10**, 214 (1924). (Engl. Übers. S. 393 in: ABRAHAM, K. 1965.)

— Selected papers, 6. Aufl., London: Hogarth 1965.

BARNES, C. A.: A statistical study of the Freudian theory of levels of psychosexual development. Genet. Psychol. Monogr. **45**, 105 (1952).

BAUM, G.: Versuch einer quantitativen Erfassung und Differenzierung von Sozialbeziehungen bei Neurotikern. Philos. Diss., Hamburg 1967.

BECKER, W. C.: A comparison of the factor structure and other properties of the 16 PF and the Guilford-Martin personality inventories. Educ. psychol. Measmt. **21**, 393 (1961).

BECKMANN, D.: Zur quantitativen Erfassung von neurotischen Sozialbeziehungen. Dipl. Arbeit. Psychol. Inst., Hamburg 1964.

BENDIG, A. W.: Item factor analyses of the scales of the Mausdley Personality Inventory. J. psychol. Stud. **11**, 104 (1960).

BOCHNIK, H. J., HELMCHEN, H., HIPPIUS, H., KNÜPPEL, H., KUHLENKAMPFF, C., LAUTER, H., MEYER, J.-E., MÜLLER, H. W., WIESER, ST., WINKLER, W. T.: Zur Brauchbarkeit der psychiatrischen Diagnosen der WHO-Diagnosen-Klassifikation. Nervenarzt **40**, 42 (1970).

BORGATTA, E. F.: The coincidence of subtests in four personality inventories. J. soc. Psychol. **56**, 227 (1962).

BRILL, N. Q., STORROW, H. A.: Social class and psychiatric treatment. Arch. gen. Psychiat. **3**, 340 (1960).

CATTELL, R. B.: Personality and motiviation, structure and measurement. Worldbook, New York. 1957.

— (Hrsg.): Handbook of multivariate experimental psychology. Chicago: Rand McNally 1966.

— BOGGALEY, H. R., CHECOV, L., COGAN, E. A., FLINT, D., GRUEN, W., HUSEK, E., MEELAND, T., SAUNDERS, D. R., SCHIFF, H.: Handbook for the objective-analytic test battery. Champaigne, Ill.: Inst. Personal. Abil. Testing 1955.

31 Aus je 150 Veterans Administration Patienten.

— Coulter, M. A., Tsujioka, B.: Taxonomic recognition of types and functional emergents. In: Cattell, R. B. (Hrsg.): Handbook of multivariate experimental psychology:. Chicago Rand McNally 1966.

Cattell, R. B.: Saunders, D. R., Stice, G.: Handbook for the Sixteen Personality Factor Questionaire. Champaigne, Ill., Inst. Personal. Abil. Testing 1962.

— Scheier, I. H.: The meaning and measurement of neuroticism and anxiety. New York: Donald Press 1961.

Constantinescu, P.: A method of cluster analysis. Brit. J. Math. Statist. Psychol. **20**, 93 (1967).

Cremerius, J.: Die Prognose funktioneller Syndrome. Stuttgart: Enke 1968.

Dahlstrom, W. G., Welsh, G. S.: An MMPI-Handbook. Mineapolis: Univ. Minnesota Press 1960.

Dixon, I. I., Montchaux, C. de, Sandler, I.: Patterns of anxiety: the phobias. Brit. J. med. Psychol. **30**, 34 (1957a).

Dixon, J. J., Montchaux, C. de, Sandler, J.: Patterns of anxiety: an analysis of social anxiety. Brit. J. Med. Psychol. **30**, 107 (1957b).

Edwards, A. W. F., Cavalli-Sforza, L. L.: A method for cluster analysis. Biometrics **21**, 263 (1965).

Eysenck, H. J.: Fragebogen als Meßmittel der Persönlichkeit. Z. exp. angew. Psychol. **1**, 291 (1953).

— Der Maudsley Persönlichkeits-Fragebogen als Meßmittel des Neurotizismus und der Extraversion. Göttingen: Hogrefe 1959.

— Psychological aspects of anxiety, S. 7). In: Lader, M. J.: Studies of anxiety. Ashford: Headly 1969.

Fenichel, D.: The psychoanalytic theory of neurosis. New York: Norton 1945.

Foulds, G. A.: Personality traits and neurotic symptoms and signs. Brit. J. Med. Psychol. **24**, 263 (1961).

— Personality and personal illness. London: Tavistook 1965.

— Caine, T. M.: Psychoneurotic symptom clusters, trait clusters and psychological tests. J. Ment. Sci. **104**, 722 (1958).

— — Symptom clusters and personality types among psychoneurotic men compared with women. J. Ment. Sci. **105**, 469 (1959).

Frankl, V. E., Gebsattel, V. E. v., Schultz, H. J.: Handbuch der Neurosenlehre und Psychotherapie. München-Berlin: Urban & Schwarzenberg 1959.

Freud, S.: Charakter und Analerotik. Ges. Werke **7**, 203 (1908).

Fürntratt, E.: Zur Bestimmung der Anzahl interpretierbarer gemeinsamer Faktoren in Faktorenanalysen psychologischer Daten. Diagnostica **15**, 62 (1969).

Gebsattel, V. E. v.: Die phobische Fehlhaltung. Handb. Neurosenlehre Psychother. **2**, 102 (1959a).

— Die anankastische Fehlhaltung. Handb. Neurosenlehre Psychother. **2**, 125 (1959b).

— Die depressive Fehlhaltung. Handb. Neurosenlehre Psychother. **2**, 143 (1959c).

Gottheil, E., Stone, G. C.: Factor analytic study of orality and anality. J. Nerv. Ment. Dis. **146**, 1 (1968).

Guilford, J. P., Martin, H. G.: The Guilford-Martin temperament profile sheet. Beverly Hills (Calif.): Sheridan Supply 1945.

— Zimmermann, W. S.: Fourteen dimensions of temperament. Psychol. Monogr. **70**, 1, (1956).

Hempel, C. G.: Introduction to problems of taxonomy, p. 495. In: Zubin (Hrsg.): Field studies in the mentol disorders. New York: Grune & Stratton 1961.

Hippius, H., Selbach, H. (Hrsg.): Das depressive Syndrom. München-Berlin-Wien: Urban & Schwarzenberg 1969.

Johnson, S. C.: Hierarchical clustering schemes. Psychometrika **32**, 241 (1967).

Jones, E.: Anal erotic character traits. J. Abnorm. Psychol. **13**, 67 (1918).

Jores, A., Kerekjarto, M. v.: Der Asthmatiker. Bern-Stuttgart: Huber 1967.

Kammerer, E.: Validierungsuntersuchungen zum 16 PF Questionaire für psychosomatische Krankheitsgruppen. Med. Diss., Hamburg 1967.

Karson, S., Pool, K. B.: Second order factors in personality measurement. J. consult. Psychol. **22**, 299 (1958)

Kerekjarto, M. v., Meyer, A.-E., Zerssen, D. v.: Die HHM-Beschwerdenliste bei Patienten einer Internistischen Ambulanz. Z. Psychosom. Med. (In Vorber.) 1971.

Kline, P.: The validity of the dynamic personality inventory. Brit. J. Med. Psychol. **41**, 307 (1967).

— Obsessional traits, obsessional symptoms and anal erotism. Brit. J. Med. Psychol. **41**, 299 (1968).

Kries, I. v.: Zur Differentialdiagnose der Angstneurose und Angsthysterie. Psyche **11**, 28 (1957/58).

Lader, M. H. (Hrsg.): Studies of anxiety. Ashford: Headley 1969.

LAZARE, L., KLERMAN, G. L., ARMOR, D. J.: Oral, obsessive and hysterical personality patterns. Arch. gen. Psychiat. **14**, 624 (1966).
LIENERT, G. A.: Die Konfigurations-Frequenzanalyse und ihre Anwendung in der klinischen Psychologie. Kongreßberichte Dtsch. Ges. Psychol. **26**, 244 (1969).
— KEREKJARTO, M. v.: Möglichkeiten der Ex-post-Klassifizierung depressiver Symptome und Patienten mittels Faktoren- und Konfigurationsanalyse, S. 219. In: HIPPIUS, H., SELBACH, H. (Hrsg.): Das depressive Syndrom. München-Berlin-Wien: Urban & Schwarzenberg 1969.
— Die Konfigurations-Frequenzanylse. Kongreßberichte Dtsch. Ges. Psychol. **27**, im Druck (1971).
LORR, M., KLETT, C. J., MCNAIR, D.: Syndromes of psychosis. New York: Macmillan 1963.
— LAFFEY, E. M., GESSNER, T. L.: Seven symptom profiles. J. Nerv. Ment. Dis. **147**, 134 (1968).
— RADAKRISHNAN, B. K.: A comparison of two methods of cluster analysis. Educ. Psychol. Measmt. **27**, 47 (1957).
MATUSSEK, P.: Süchtige Fehlhaltungen. Handb. Neurosenlehre Psychother. **2**, 188 (1959).
MCQUITTY, L. L.: Elementary linkage analysis for isolating orthogonal and oblique types and typal relevancies. Educ. Psychol. Measmt. **17**, 207 (1957).
— Typal analysis. Educ. Psychol. Measmt. **21**, 677 (1961).
— Capabilities and improvement of linkage analysis as a clustering method. Educ. Psychol. Measmt. **14**, 441 (1964).
— Multiple rank order typal analysis for the isolation of independent types. Educ. Psychol. Measmt. **26**, 3 (1966a).
— Single and multiple hierarchical classification by reciprocal pairs and rank order types. Educ. Psychol. Measmt. **26**, 253 (1966b).
MESSICK, S., ROSS, J. (Hrsg.): Measurement in personality and cognition. New York-London: Wiley 1962.
— FREITAG, D., ZENKER, R.: Taxonomische Studien zur psychosomatischen Spezifität mit Homogenklassen-Algorithmen (cluster oder typal analysis). (In Vorber.)
MEYER, A.-E., ZENKER, R.: Zur faktorenanalytischen Überprüfung der infantilphasenbezogenen psychoanalytischen Charakterologie. II. Eigene Ergebnisse. (In Vorber.)
MICHAEL, S. T.: Social attitudes, socio-economic status and psychiatric symptoms. Acta psychiat. scand. **35**, 509 (1960).
MITCHELL, J. V.: Statistical relationships between the score categories of the 16 PF and the CPI inventories. Amer. Psychologist **16**, 386 (1961).
— A comparison of the first and second order dimensions of the 16 PF and CPI inventories. J. soc. Psychol. **61**, 151 (1963).
MONRO, A. B.: Psychiatric types; a Q-technique study of 200 patients. J. Ment. Sci. **101**, 330 (1955).
PAWLIK, K.: Dimensionen des Verhaltens. Bern-Stuttgart: Huber 1968.
RAO, C. R.: Advanced statistical methods in biometric research. New York: Wiley 1952.
RAPAPORT, D.: Emotions and memory. New York: Int. Univ. Press 1950.
— Organization and pathology of thought. New York: Columbia Univ. Press. 1951.
REDLICH, F. G., HOLLINGSHEAD, A. B., BELLIS, E.: Social class differences in attitudes towards psychiatry. Amer. J. Orthopsychiat. **25**, 60 (1955).
RICHTER, H. E., BECKMANN, D.: Herzneurose. Stuttgart: Thieme 1969.
RICKELS, K., DOWNING, R. W., DOWNING, M. H.: Personality differences between somatically and psychologically oriented neurotic patients. J. Nerv. Ment. Diss. **142**, 10 (1966).
REICH, W.: Charakteranalyse. Wien: Selbstverlag 1933.
ROSS, J.: Factor analysis and levels of measurement in psychology, p. 69. In: MESSICK, S., ROSS, J. (Eds.): Measurement in personality and cognition. New York-London: Wiley 1962.
SANDLER, J.: Studies in psychopathology using a self-assessment inventory. 1. The development and construction of the inventory. Brit. J. med. Psychol. **27**, 142 (1954).
— HAZARI, A.: The "obsessional": on the psychological classification of obsessional character traits and symptoms. Brit. med. J. Psychol. **33**, 113 (1960).
— POLLOCK, A. B.: 2. Some neurotic gastrointestinal symptoms: functional dyspepsia in men. Brit. J. med. Psychol. **27**, 146 (1954a).
— — 3. Some neurotic gastrointestinal symptoms: functional dyspepsia in women. Brit. J. med. Psychol. **27**, 235 (1954b).
— — 4. Some neurotic gastrointestinal troubles: defaecatory difficulty in men and women. Brit. J. med. Psychol. **27**, 241 (1954c).
SCHULTZ, J. H.: Die seelische Krankenbehandlung. Stuttgart: Piscator 1952.
— Grundfragen der Neurosenlehre. Stuttgart: Thieme 1955.
SCHWIDDER, W.: Klinik der Neurosen. Dieses Handbuch S. 351. 1971.
SIMPSON, G. G.: Principles of animal taxonomy. New York: Columbia Univ. Press. 1961.
SOKAL, R. R., SNEATH, P. H. A.: Principles of numerical taxonomy. San Francisco: Freeman 1963.

SPREEN, O.: MMPI (Saarbrücken) Handbuch. Bern-Stuttgart: Huber 1963.
STAGNER, R., LAWSON, E. D., MOFFITT, J. W.: The Krout Personal Preference Scale: a factor analytic study. J. clin. Psychol. **11**, 103 (1955).
STORROW, H.A.: Psychiatric treatment and the lower-class neurotic patient. Arch. gen. Psychiat. **6**, 469 (1962).
TRYON, R. C.: Cluster analysis. Ann Arbor: Edward Broth. 1939.
— Communality of a variable: reformulation by cluster analysis. Psychometrika **22**, 241 (1955).
— Cumulative communality cluster analysis. Educ. Psychol. Measmt. **18**, 3 (1958).
— Unrestricted cluster and factor analysis with applications to the MMPI and Holzinger-Harman problems. Multivariate Beh. Res. **1**, 229 (1966).
WALTON, H. J., FOULDS, G. A., LITTMANN, S. K., PRESLY, A. S.: Abnormal personality. Brit. J. Psychiat. **116**, 497 (1970).
WARD, C. H., BECK, A. P., MENDELSON, M., MOCK, J. E., ERBAUGH, J. K.: The psychiatric nomenclature: reasons for diagnostic disagreement. Arch. gen. Psychiat. **7**, 198 (1962).
UEXKÜLL, T. v.: Funktionelle Syndrome in der Praxis. Psyche **12**, 481 (1958/59).
ZENKER, R., MEYER, A.-E.: Zur faktorenanalytischen Überprüfung der infantilphasenbezogenen psychoanalytischen Charakterologie. I. Problematik und Befunde anderer Autoren. (In Vorbereitung).
ZUBIN, J. (Hrsg.): Field studies in the mental disorders. New York: Grune & Stratton 1961.
— Classification of behaviour disorders. Amer. Rev. Psychol. **18**, 373 (1967).

Les psychothérapies analytiques

Par

Pierre-B. Schneider

Table des matières

A. Introduction 688
Psychothérapies analytiques et cure type 688
La relation psychothérapique 688
La relation psychothérapique et le généraliste 689
Hétérogénéité de la relation psychothérapique 689
Technique psychothérapique 690
Délimitations des psychothérapies analytiques 690
Le processus analytique 690
Le psychothérapeute analytique 691

B. Généralités 691
I. Les indications à une psychothérapie analytique 692
1) Les conditions indispensables à une cure psychothérapique 692
2) Les conditions supplémentaires pour la psychothérapie analytique 693
II. Le domaine de la psychothérapie analytique 694

C. Les différentes psychothérapies analytiques 696
I. La cure psychanalytique type 696
Le déroulement de la cure type 696
Les indications à la psychanalyse 698
1) L'âge 699
2) Les gains névrotiques secondaires 699
3) La force, la faiblesse et la forme du Moi 700
a) Structure narcissique du Moi 702
b) Structure paranoïaque du Moi 702
c) Structure fondamentalement masochique 702
d) Structure homosexuelle 702
e) Le passage à l'acte (acting out) 703
f) Le Moi chez les frustes et les caractères primitifs 703
II. Les variations de la cure psychanalytique type 703
III. La psychothérapie pré-analytique 705
IV. La psychothérapie post-analytique 706
V. Les psychothérapies d'inspiration psychanalytique (P.I.P.) ou d'orientation psychanalytique (P.O.P.) 707
VI. La psychothérapie analytique brève 710
VII. La psychothérapie analytique de groupe 716
Les thérapies de groupe 716
Microsociologie 716
Les règles de la psychothérapie analytique de groupe 717
Les indications à la psychothérapie de groupe et la formation des groupes . . 718
La fonction du thérapeute de groupe 719
VIII. Le psychodrame analytique 719
IX. La psychothérapie analytique de l'omnipraticien 720

D. Problémes concernant les indications à une psychothérapie analytique 720

E. La formation du psychothérapeute analytique 721

F. Appréciation des résultats 722

Bibliographie 722

A. Introduction

Cet exposé devant s'intégrer dans une oeuvre commune, son cadre est tout d'abord délimité par les contributions d'autres collaborateurs. C'est ainsi que nous ne traiterons pas de la psychothérapie de l'enfant et de l'adolescent (chapitre traité par MÜLLER-KÜPPERS), ni de la psychothérapie du toxicomane et de l'alcoolique (traitée par W. BRÄUTIGAM), ou des psychoses endogènes (C. MÜLLER). De plus, nous n'aborderons pas les formes de psychothérapies qui ne sont pas psychanalytiques (problème élaboré par H. KIND; GELDER et STROTZKA).

Psychothérapies analytiques et cure type

Qu'en est-il maintenant de la *délimitation des psychothérapies analytiques* par rapport à la *cure type psychanalytique?* Logiquement, la psychothérapie constitue une famille au sens de la classification zoologique, la psychopharmacothérapie étant, par exemple, une autre famille. Les psychothérapies analytiques sont un genre appartenant à cette famille, genre qui englobe plusieurs espèces dont la psychanalyse qui a prêté une partie de son nom au genre. L'ordonnance de ce manuel montre bien que les applications pratiques de la psychanalyse appartiennent à notre thème et nous en tiendrons compte en laissant naturellement de côté tout l'aspect théorique de la psychanalyse freudienne décrit par G. BALLY. En effet, on ne peut décrire et comprendre la psychothérapie analytique que par rapport au modèle théorique et pratique qu'est la cure psychanalytique classique. Cette «espèce» occupe donc dans le «genre» des psychothérapies analytiques une place privilégiée qu'elle doit au développement historique d'une part, et, d'autre part, à son importance doctrinale et pratique.

La relation psychothérapique

Avant de décrire les caractéristiques communes à la cure analytique pure et aux autres formes de psychothérapies analytiques, il paraît indispensable de définir notre position quant à la *psychothérapie elle-même.* En médecine, d'une manière très générale, et en psychiatrie également, la relation médecin-malade qui peut obéir à différents modèles, comme nous l'avons montré autre part, devient thérapeutique du moment où elle favorise d'autres processus thérapeutiques, chirurgicaux, physiothérapiques, médicamenteux, etc. On ne peut parler d'une relation psychothérapique ou d'une action psychothérapique que lorsque la relation médecin-malade obéit au modèle de la *relation interpersonnelle subjective* qui permet l'échange de matériaux conscients et inconscients, réels et phantasmatiques, appartenant à des expériences subjectives vécues, passées ou actuelles. Cette relation est à l'image des relations dites «intimes» que l'homme peut entretenir avec ses proches, mais en nombre restreint, alors que la plupart des relations humaines que nous établissons obéissent à d'autres modèles qui restreignent la communication interpersonnelle subjective et spécialement le passage du matériel phantasmatique. Dans cette perspective psychothérapique, l'autre est toujours appréhendé comme une totalité au sens de la Gestalt et il n'est alors plus possible, en médecine, de ne traiter qu'une symptôme, un syndrome, une maladie à l'exclusion de la personnalité elle-même. Cette compréhension de la psychothérapie est naturellement restrictive et va à l'encontre de la conception naïve qui voudrait que dès que deux personnes se rencontrent il y ait «psychothérapie». C'est ainsi que, selon notre définition, toutes les formes de psychothérapies dites de soutien deviennent des «relations thérapeutiques de soutien». Il en est de même de la plupart des psychothérapies dites de suggestion ou des traitements qui ont avant tout comme but la disparition d'un symptôme et où la maladie est en quelque sorte sortie de l'individu et traitée comme une entité distincte de celui qui en souffre, comme un object extérieur au malade.

Le type même de la relation interpersonnelle subjective est la relation psychanalytique où transfert et contre-transfert désignent justement l'échange de matériaux psychologiques conscients et inconscients, avant tout phantasmatiques, qui se fait dans une situation assez différente de celle de la vie courante, des relations interpersonnelles subjectives d'un homme avec ses proches.

La relation psychothérapique et le généraliste

Si l'on admet cette distinction, on doit également accepter que le médecin, généraliste ou spécialiste, n'utilise finalement avec sa clientèle que rarement la relation psychothérapique. Il en est de même du psychiatre classique qui, dans la plupart de ses activités, traite le malade comme le fait d'habitude le généraliste. Par contre, le psychanalyste qui n'exerce qu'une activité thérapeutique analytique emploie constamment cette relation interpersonnelle subjective, puisque, dans le cadre psychanalytique, il travaille constamment avec le transfert et le contre-transfert. Une meilleure connaissance de la pratique médicale et de l'action psychologique du médecin acquise ces dernières années a montré que si le praticien veut traiter l'homme malade et non pas simplement la maladie, il doit modifier une personnalité ou une attitude et par conséquent utiliser le type de la relation psychothérapique que nous avons très brièvement esquissée.

Hétérogénéité de la relation psychothérapique

En dehors de l'expérience psychothérapique, telle que nous l'avons définie, la relation interpersonnelle subjective ordinaire est homogène en ce sens que les deux personnes qui communiquent de cette façon très intime sont au même niveau, jouent le même rôle et acceptent la transmission réciproque du matériel psychologique conscient et inconscient, réel et phantasmatique, qui constitue justement leur relation. Dans la relation psychothérapique, par contre, il existe une hétérogénéité des situations, des rôles et des fonctions. Si le patient a tout intérêt à communiquer, souvent avec une impétuosité qu'il n'a pas dans ses relations ordinaires, des sentiments et des phantasmes, le médecin assume — et on peut reprendre l'expression freudienne — le rôle d'un miroir à la fois analyseur et réflecteur, qui renvoie au patient une image de lui-même, légèrement corrigée, lui permettant ce qu'on appelle les prises de conscience ou les identifications avec d'autres images que celles qu'il répétait constamment. Le thérapeute, autrement dit, n'intervient avec sa subjectivité que lorsque cela est nécessaire et encore dans un cadre bien délimité. La relation psychothérapique n'est donc pas réductible à une situation interpersonnelle subjective ordinaire. Les règles auxquelles obéit le psychothérapeute déterminent son action et en sont le moteur. Celui-ci est alimenté par la frustration qu'exerce le psychothérapeute ou, dans d'autres cas, la gratification qu'il donne lorsque cela est indispensable.

La relation psychothérapique est aussi hétérogène par rapport à une relation interpersonnelle habituelle en ce sens que le psychothérapeute doit contrôler, et si possible sans effort, les interactions mutuelles. Pour exercer ce contrôle, qui se fait au niveau des perceptions interindividuelles affectives surtout, un apprentissage est indispensable et cette exigence conditionne le long chemin de la formation du psychothérapeute.

Technique psychothérapique

Tout ce que l'on désigne par le nom de «technique psychothérapique» se résume donc à l'aménagement de cette relation bien particulière, à la fois à l'image et différente de la relation intime que l'homme établit avec ceux ou celles auxquels il a été et est profondément attaché. Il en résulte d'ailleurs que pour certains patients la relation psychothérapique sera la première relation subjective qu'ils auront en fait jamais vécue dans leur existence jusqu'alors.

Nous savons bien que vouloir distinguer dans l'existence de l'homme quelques relations privilégiées, qui seraient interpersonnelles subjectives, et l'ensemble des autres relations, qui seraient dépourvues de toute communication subjective et surtout phantasmatique, n'est qu'un artifice. Celui-ci est cependant très utile pour montrer qu'il est faux de dire que le médecin «fait de la psychothérapie» avec chacun de ses patients et que le psychiatre agit de même et qu'il est un psychothérapeute lorsqu'il exerce une action purement autoritaire, répressive parfois, surmoïque dans tous les cas, par exemple dans le traitement des alcooliques ou des pervers. L'extension de la psychothérapie nuit à celle-ci lorsqu'on veut essayer de la définir plus exactement.

En restreignant de cette façon le concept de psychothérapie, nous excluons de son domaine un grand nombre de thérapeutiques psychiatriques ou «psychologiques», telles l'ergothérapie, la thérapie par le travail, la thérapie par le jeu et les loisirs, la thérapie par l'art et la musique, une grande partie des thérapies suggestives, la thérapie par le déconditionnement (behavior therapy), la thérapie par l'expression corporelle et la respiration, toutes les formes de «réhabilitations», la pédagogie curative, etc, etc. Ce faisant, nous ne dénions pas à ces méthodes des qualités thérapeutiques, mais elles n'utilisent pas au premier chef la relation interpersonnelle psychothérapique.

Délimitations des psychothérapies analytiques

Les *psychothérapies analytiques* appartiennent au cercle théorique et pratique de la *psychanalyse freudienne*. Nous voudrions faire de cette affirmation un postulat qui permettra de bien délimiter notre sujet d'étude en excluant des formes de psychothérapies qui sont soit franchement étrangères à la psychanalyse, soit trop éloignées ou trop syncrétiques pour qu'on puisse encore les y rattacher. Il est évident que la psychologie individuelle de A. Adler et la psychothérapie analytique de C. G. Jung, de même que la „Schicksalanalyse" de Szondi ne peuvent lui être rattachées, comme les mouvements psychothérapiques dits de psychosynthèses ou de psychagogie, la psychothérapie par le contact (E. Speer), la logothérapie de V. E. Frankl ou les orientations personnalistes de la psychothérapie. Nous estimons également, en nous appuyant sur notre postulat, que la «psychothérapie analytique» de Schultz-Hencke et la psychothérapie anthropologique (E. von Gebsattel) ou même la *Daseinsanalyse* (analyse existentielle) n'appartiennent pas à notre domaine. Nous ne retiendrons pas non plus les écoles néo-freudiennes culturalistes américaines (E. Fromm, H. S. Sullivan ou K. Horney) quel que soit leur intérêt.

Le processus analytique

En tant que *méthode psychothérapique*, la technique psychanalytique est caractérisée par ce qu'on appelle le *processus analytique* grâce à la création d'une relation interpersonnelle subjective bien particulière, celle du transfert, qui définit la relation concrète et surtout inconsciente allant du patient au médecin et, en contre-partie, le contre-transfert, soit la relation consciente et inconsciente allant du médecin au patient. L'établissement d'une *relation transférentielle* est indispensable pour qu'on puisse parler de technique psychanalytique.

D'autre part, le processus analytique nécessite une *analyse des résistances* par des *interprétations*, les résistances étant des obstacles, d'habitude névrotiques, qui sont opposés à l'élaboration du matériel et des mécanismes inconscients et à leur passage au conscient. Dans la cure type, ce travail se fait au cours d'une phase décrite en allemand par le terme de „Durcharbeiten", en anglais „working through" et en français par des termes malheureux, que ce soit l'«élaboration interprétative» ou la «perlaboration». Dans un traitement psychanalytique classique apparaît une maladie artificielle, en quelque sorte iatrogène, qu'on appelle la névrose de transfert, maladie qui infiltre la relation humaine qui s'établit entre le thérapeute et son malade.

La théorie psychanalytique met au premier plan la théorie des pulsions (pulsion libidinale et pulsion agressive; instinct de vie ou instinct de mort) et décrit la structure du psychisme avec ses trois instances: le Moi, le Ça et le Surmoi. Elle est génétique et met au centre du développement psychique de l'homme le complexe d'Oedipe, qui sépare la phase prégénitale de la phase génitale. Nous verrons par la suite qu'à partir de ces constantes que l'on retrouve dans toute cure psychanalytique et également à partir des axiomes théoriques, on peut imaginer des modifications techniques et des évolutions théoriques. L'histoire a montré qu'il arrivait un moment où les modifications, thérapeutiques ou théoriques, aboutissaient à la création d'un nouveau corps scientifique ou d'une nouvelle praxis qui était différente de la psychanalyse freudienne. Ce n'est pas par souci d'endoctrinement stérile ou de recours à une «orthodoxie» sans valeur heuristique que nous essayons de bien délimiter le champ psychanalytique. C'est uniquement pour pouvoir apprécier les différentes formes de psychothérapies dites analytiques que nous allons décrire après la psychanalyse classique.

Le psychothérapeute analytique

Il arrive un moment où le psychothérapeute lui-même, ou l'observateur, doit se demander si l'activité psychothérapique exercée avec tel ou tel patient est encore psychanalytique ou non. Cette zone limite, très difficile à fixer, est aussi très variable dans son extension selon la personnalité de celui qui pratique la psychothérapie. Il est admis que la formation psychanalytique passe par une série d'étapes. Partant de la sensibilisation, cet apprentissage comprend l'analyse personnelle et une meilleure connaissance de l'outil psychothérapique par les analyses de contrôle et des séminaires. Des expériences récentes ont montré que certaines formes de psychothérapies analytiques pouvaient être exercées par des médecins qui n'avaient pas passé par cette initiation formative. Pourtant, le champ de leur action est alors limité à certaines techniques ou aux traitements de patients présentant certaines structures. Par ailleurs, on pourrait définir le champ de la psychothérapie psychanalytique en se référant à la formation psychanalytique elle-même et en disant qu'est psychanalytique tout traitement effectué par un psychanalyste. En effet, la formation psychanalytique imprègne d'une manière souvent indélébile le praticien qui, d'ailleurs, ne peut plus disposer des autres techniques de traitement, ce qui peut également représenter un handicap.

B. Généralités

La littérature sur la psychothérapie analytique est si abondante que dans un article relativement bref d'un manuel nous ne pouvons que relever quelques aspects très pratiques de cette forme de traitement. Un choix est donc nécessaire.

I. Les indications à une psychothérapie analytique

Nous étudierons dans ce chapitre les indications générales à la psychothérapie analytique. Par la suite nous donnerons des précisions quant aux indications particulières à telle ou telle forme de psychothérapie analytique.

Le processus de l'indication à une psychothérapie est très original et différent de l'indication à n'importe quel autre traitement médical. En effet, lorsqu'un médecin décide d'une opération, d'un traitement médicamenteux ou d'une physiothérapie, il le fait avant tout en fonction de la maladie que présente le malade et il ne tient compte que très accessoirement et parfois pas du tout (urgences) de la structure de la personnalité de celui-ci. Le chirurgien opère un estomac ou une tumeur cérébrale en raison des symptômes pathologiques sans beaucoup se soucier de la coopération du malade et de la force de son Moi. Par contre, pour une psychothérapie, la coopération et la force du Moi sont des facteurs très importants. La maladie par contre, en tant qu'entité nosologique, ne vient qu'en second lieu.

Il est donc plus juste, au lieu de parler des facteurs qui déterminent l'indication, de se pencher sur les conditions indispensables qu'un sujet doit remplir pour accéder à une psychothérapie.

1) Les conditions indispensables à une cure psychothérapique

Il découle de notre définition de la relation psychothérapique que le *patient* doit être *désireux et capable de nouer une relation interpersonnelle subjective* avec le médecin. Ceci veut dire que le patient doit non seulement désirer se faire traiter, mais encore désirer se faire traiter à un moment donné en acceptant et même en désirant un type de relation intense, allant en profondeur, relation qu'il ne noue d'habitude qu'avec ses proches ou avec des intimes.

Le ou les premiers entretiens – l'investigation – permettent de se rendre compte si le patient est apte à entrer dans une telle relation au moment donné. Nous insistons sur ce facteur temporel. En effet, l'expérience montre que des patients, par exemple des malades psychosomatiques, sont parfaitement capables d'entretenir une ou quelques relations interpersonnelles subjectives, mais qu'ils ne peuvent pas pour traiter le trouble psychosomatique entrer au moment où le médecin le leur propose dans ce processus qui n'est pas indifférent. Les mécanismes de défense ne sont pas encore assez assouplis dans ce secteur pour permettre une psychothérapie analytique; il peut être alors préférable de commencer par une thérapeutique suggestive, le training autogène de Schultz par exemple.

Le patient doit donc présenter un *certain degré de souffrance*, qui ne doit pas être uniquement focalisée sur le domaine somatique (cas psychosomatiques). Lorsque la somatisation fonctionne parfaitement bien comme mécanisme de défense du Moi chez un patient psychosomatique, elle isole complètement la souffrance de son contexte psychologique. Le malade ne doit pas non plus souffrir avant tout d'une inadaptation sociale qui n'engage pas suffisamment sa personnalité (l'homosexuel qui ne souffre que des conséquences sociales de sa perversion: le statut minoritaire, l'exclusion de certains cercles, etc.). La souffrance doit aussi envahir la sphère psychologique. Autrement dit le patient donnera rapidement dans son anamnèse des indices montrant que les relations interpersonnelles sont perturbées, et que cela le gêne. Il fera part de la souffrance psychique intérieure se manifestant par des inhibitions ou par des symptômes névrotiques classiques.

S'il consulte le médecin, le psychiatre ou le psychothérapeute, c'est qu'il désire atténuer cette souffrance. Pour qu'une relation psychothérapique puisse s'établir, il faut qu'il exprime le besoin *(la motivation)* de se faire traiter par d'autres moyens que ceux qu'il connaît de la médecine classique, à savoir les médicaments, les traitements physiothérapiques, etc. Il doit donc désirer, d'une manière souvent très vague et parfois inexprimable d'emblée, élucider les problèmes intérieurs et avec les autres dans une relation interpersonnelle subjective. Il doit donc être capable de faire comprendre au médecin ce qui se passe à l'intérieur de lui-même, dans ses relations avec autrui et même en partie dans la relation déjà établie avec le médecin.

Le patient doit encore faire un pas: il doit désirer entreprendre ce travail en *compagnie* de quelqu'un d'autre, du *psychothérapeute* dans une relation qui pourra se modifier au cours du traitement lui-même. Pour faire cette appréciation, le médecin dispose en plus des données anamnestiques objectives qui peuvent le renseigner sur la force du Moi du patient, comme nous le verrons par la suite, avant tout des renseignements fournis par la manière dont le patient établit la relation médecin-malade lors du premier contact et au cours de l'investigation qui suit, à condition que le médecin adopte la méthode de l'entretien non-directif.

2) Les conditions supplémentaires pour la psychothérapie analytique

Jusqu'à présent, les conditions préalables que nous avons citées concernent toutes les formes de psychothérapie telle que nous la concevons.

Pour la psychothérapie analytique, il faut faire encore quelques pas de plus. Ce que nous savons jusqu'à présent du patient nous indique qu'il sera probablement capable d'entrer dans une *relation dite transférentielle*, indispensable pour la thérapie analytique, que l'on utilise par la suite l'analyse du transfert ou non, à savoir des interprétations portant sur le transfert. Mais il faut encore que le patient soit sensible à des *interprétations* qui, dans le cadre de l'analyse freudienne, touchent toujours à des résistances, et puisse les utiliser pour modifier la structure pathologique de sa personnalité.

Autrement dit, la relation interpersonnelle subjective ne suffit pas. Il faut encore que le patient soit capable de réagir à des interprétations soit en apportant un matériel nouveau, soit en modifiant son comportement pendant l'entretien ou encore en manifestant son étonnement ou sa désapprobation. Ceci étant possible, le processus analytique peut s'enclencher. En allemand, on désigne souvent cette qualité indispensable par „Einsicht". Les Anglais adoptent le terme d'"Insight" qui est la traduction assez exacte du terme allemand. En français, on est tenté de parler d'introspection ou d'intuition. Dans la pratique, on peut se rendre compte de l'existence de cette qualité psychologique en faisant des interprétations d'«essai», qui, d'habitude, à moins que cela ne soit trop évident, ne touchent pas le transfert.

Si l'on se trouve devant un patient avec des noyaux prégénitaux extrêmement puissants, capable d'emblée d'une relation intersubjective très chaude et envahissante, mais qui ne réagit pas du tout aux interprétations d'essai, il est préférable d'abandonner, pour le moment du moins, une psychothérapie analytique et de recourir à une forme de psychothérapie qui ne vise qu'à augmenter la force du Moi par le travail sur la réalité actuelle. Ceci se produit souvent avec des malades prépsychotiques, "borderliners" ou des malades prégénitaux avec lesquels la seule relation intersubjective possible est de caractère fusionnel avec l'impossibilité de toute réflexion intuitive sur soi-même.

D'autres patients présentent des structures devenues tellement rigides que l'interprétation ne traverse pas la carapace défensive ou ne l'ébranle que très superficiellement. Il s'agit souvent de patients qui sont déjà relativement âgés, avec un noyau masochique important, mais qui ont obtenu des réalisations dans leur vie professionnelle, et même parfois affective, suffisantes; la décompensation est légère et tardive. On se trouve alors devant une décision difficile à prendre: soit de proposer une cure analytique type qui risque d'être extrêmement longue, soit de renoncer à toute psychothérapie de type analytique pour éventuellement agir sur le symptôme ou le syndrome de décompensation par d'autres méthodes.

L'interprétation d'essai permet aussi de déceler ces patients qui réagissent avec une sensibilité extrême, trop grande, et un mouvement régressif immédiat alors que l'interprétation ne touchait pas le domaine transférentiel. Chez ces sujets, il est fort probable qu'une cure type provoquera un choc du divan extrêmement marqué et une régression importante. Il faut envisager peut-être d'emblée d'autres formes de psychothérapie qui ne facilitent pas autant la régression, par exemple une psychothérapie analytique de groupe, à la place d'un traitement individuel.

Ce que le thérapeute effectue au moment de l'investigation qui devra décider du traitement est tout d'abord une appréciation de la force et de la forme du Moi. Il faut que celui-ci soit suffisamment structuré pour supporter l'impact des interprétations de la psychothérapie analytique sans trop régresser. Il doit également n'être pas trop rigide ou trop solidifié pour pouvoir se modifier. L'homme psychiquement parfaitement sain ne pourrait pas entrer dans un processus de type analytique, car une certaine dose d'atteinte névrotique du Moi est indispensable. Lors de cette appréciation de la force du Moi, on tient naturellement compte de tous les mécanismes de défense du Moi qui en font partie intégrante. Si ceux-ci sont très faibles ou inexistants, le risque de la régression massive dès le début du traitement ou au cours de celui-ci peut être grand et ceci surtout dans la cure analytique type. Si les mécanismes de défense fonctionnent très bien, les conditions élémentaires que nous avons décrites pour toute psychothérapie n'existent d'habitude pas. La souffrance, de même que les motivations ne sont pas présentes.

Par ces quelques indications nous voulons, sans effectuer une énumération des différentes possibilités qui pourraient se présenter, indiquer simplement le processus qui doit diriger l'investigation pré-psychothérapique.

II. Le domaine de la psychothérapie analytique

Si l'on tient compte du *critère nosologique*, la psychothérapie analytique, dans les différentes formes que nous allons étudier, est applicable à tous les états névrotiques, aux réactions névrotiques, aux caractères névrotiques et aux affections psychosomatiques pour autant que ces dernières se manifestent également par des signes de souffrance psychologique ou en d'autres termes qu'elle soient déjà névrotisées.

Si le spectre nosologique est extrêmement vaste – il comprend aussi les névroses de caractère et les cas limites (borderliners) – les contre-indications résultent des remarques que nous avons déjà faites. Par exemple, malgré l'existence d'une névrose phobique typique, une psychothérapie analytique peut ne pas être proposée si le sujet ne présente pas les qualités nécessaires à l'établissement de la relation psychothérapique. On peut aussi préférer un traitement par déconditionnement (Verhaltenstherapie) si le noyau phobique est très localisé et que la souffrance ne touche que ce secteur bien défini sans que le reste de la personnalité soit ébranlé. Les contre-indications dépendent aussi de la force et de la forme du Moi et des possibilités régressives trop marquées.

L'indication aux différentes formes de psychothérapie dépend de plusieurs facteurs, les uns étant directement en rapport avec les exigences même de chacune de ces formes. C'est ainsi que la cure type psychanalytique n'est finalement applicable qu'à une petite minorité de patients névrotiques ou psychosomatiques en raison du grand nombre de conditions préalables qu'elle exige sur le plan de la structure de la personnalité et de la forme du Moi, comme nous le verrons par la suite. Par contre, certaines psychothérapies d'inspiration ou d'orientation psychanalytique s'adressent à un plus grand nombre de patients névrosés mais avec des buts thérapeutiques différents et beaucoup plus limités. L'indication doit donc aussi se faire par rapport au gain thérapeutique que le médecin et le patient désirent obtenir. Le troisième facteur est déterminé par les conditions extérieures à la structure de la personnalité du patient. D'une part, certaines formes de traitement ne sont pas possible pour des questions d'éloignement du psychothérapeute ou d'une ville possédant des psychothérapeutes. Si l'on tient compte du bouleversement qu'une psychothérapie analytique peut entraîner dans la vie d'un malade, le thérapeute doit être prudent au moment de l'indication chez des patients très engagés dans l'existence sur les plans affectif ou professionnel. Enfin, la durée du traitement, différente selon les formes, orientera aussi l'indication.

En effet, le *problème du temps* intervient d'une manière certaines fois déterminante dans le processus de l'indication au traitement. Il est fréquent de voir des patients qui souffrent de troubles névrotiques importants, mais qui se trouvent devant un départ déjà décidé et que l'on peut difficilement différer pour une région où ils ne pourront pas se faire traiter. Le temps à disposition est court et certaines formes de psychothérapies brèves peuvent être indiquées pour cette seule raison. C'est aussi le cas des étudiants qui très souvent décompensent peu de temps avant des examens importants et chez qui un soutien thérapeutique du Moi, qui n'est pas une véritable psychothérapie analytique et même pas une véritable psychothérapie selon notre conception restreinte, est beaucoup plus indiqué que toute autre forme de psychothérapie analytique. Le médecin joue alors un rôle analogue à celui d'un entraîneur au sein d'un club sportif.

Le problème du temps et de la dépense d'énergie et d'argent qui se pose dans les longs traitements doit être envisagé avec un très grand réalisme. Il est parfois préférable de se contenter d'une psychothérapie d'orientation analytique pour obtenir une modification partielle d'une structure pathologique permettant tout de même une existence plus harmonieuse chez des patients qui pourraient théoriquement bénéficier d'une cure psychanalytique de quelques années, mais avec des chances minimes de succès.

Le but de toute psychothérapie analytique est d'obtenir une modification de la personnalité dont l'importance, l'extension et la profondeur varient selon la forme du traitement que l'on choisit. Idéalement, il semble que ce soit la cure type qui a le plus de chances de modifier le plus intensément la personnalité malade. L'expérience montre cependant que d'autres formes de psychothérapies analytiques, par exemple les psychothérapies brèves, peuvent aussi modeler d'une manière très notable certains malades et non seulement entraîner la disparition du symptôme, mais aussi rétablir un équilibre général plus satisfaisant. La question du but du traitement que l'on veut appliquer et du temps que l'on veut y consacrer tant en ce qui concerne la fréquence des séances que la durée totale du traitement, appartient à l'élaboration du plan thérapeutique qui doit se faire dès l'investigation. Des hypothèses doivent être élaborées. On a très souvent négligé de le faire, spécialement dans l'indication de la cure type. Le psychanalyste se met ainsi à l'abri de l'épreuve de la fin du traitement dans l'illusion phantasmatique que celui-ci n'aura en fait pas de fin. Ces problèmes ont été repris d'une manière très percutante par le renouveau des psychothérapies brèves.

En décrivant chaque psychothérapie analytique, nous reprendrons ces problèmes.

Nous allons traiter maintenant de ces différentes catégories de psychothérapies analytiques, à savoir:

– la cure psychanalytique type;
– les variations de la cure psychanalytique type;
– la psychothérapie pré-analytique;
– la psychothérapie post-analytique;
– les psychothérapies d'orientation analytique ou d'inspiration analytique (P.O.P. ou P.I.P.);
– les psychothérapies analytiques brèves;
– les psychothérapies analytiques de groupe;
– la psychothérapie analytique de l'omnipraticien.

C. Les différentes psychothérapies analytiques

I. La cure psychanalytique type

Cette méthode est de loin le procédé psychothérapique le plus évolué, le mieux étudié jusqu'à présent et celui qui entraîne les remaniements structuraux les plus profonds et les plus durables. C'est dire que la psychanalyse exige de nombreuses qualités non seulement de la part du malade, mais aussi du médecin, qualités dont l'absence représente autant de contre-indications. Mais le thérapeute peut envisager pour tous les patients qui ne sauraient profiter, provisoirement ou définitivement, de cette méthode, l'application d'un des autres procédés à disposition. Dans une autre perspective, la psychanalyse semble être la méthode de choix d'investigation, sinon de traitement, de l'homme peu névrosé et les structures psychiques pathologiques peuvent devenir autant d'obstacles plus ou moins infranchissables.

Seule une petite proportion de malades névrosés ou psychosomatiques peuvent bénéficier de la cure type. La fréquence de son application varie selon le cadre où pratique le psychanalyste. A l'intérieur du mouvement psychanalytique lui-même, deux mouvements s'opposent. Pour les uns, la psychanalyse, qui nécessite une formation continue et l'utilisation d'une relation interpersonnelle bien particulière, doit devenir une occupation exclusive de toute autre activité médicale ou psychothérapique. Au plus, dans un esprit d'hygiène mentale et de détente, les psychanalystes de cette tendance admettent-ils de prendre de temps en temps un patient en psychothérapie analytique en face à face. L'autre tendance veut insérer le mouvement psychanalytique dans la psychiatrie et la médecine en acceptant des modifications importantes de la cure type et plus encore des formes de traitement ou d'enseignement ou l'outil psychanalytique paraît être utile. Ces psychanalystes estiment que cette formation est indispensable pour les médecins des hôpitaux psychiatriques, des centres psychiatriques ambulatoires et pour la formation psychologique du médecin praticien.

Dans la pratique, les deux types de psychanalystes coexistent sans trop de frottements. Il est évident que dans son cabinet le psychanalyste installé traitera avant tout par cette méthode et renverra à d'autres psychiatres ou médecins les patients pour qui il ne pose pas d'indications. Par contre, dans les institutions psychiatriques hospitalières et plus encore extra-hospitalières, la proportion des malades qui seront traités par une cure type devient faible comparée aux patients qui bénéficieront d'autres formes de psychothérapies ou d'autres thérapies.

La cure analytique type obéit à plusieurs *conditions* et se déroule selon des *règles* qui ont été établies empiriquement par FREUD et complétées par certains de ses élèves. Ainsi se sont créées des conditions théoriquement idéales pour l'analyse du matériel inconscient et – ce qui est le but de toute psychanalyse – le renforcement de la puissance du Moi.

Les règles et les consignes tendent à placer le sujet en traitement dans des conditions opératoires constantes. Elles visent à favoriser le relâchement du contrôle que le malade exerce inconsciemment et qui est la première barrière devant le matériel inconscient. En même temps, cependant, la technique préconisée laisse au sujet ses capacités d'observation intellectuelle et affective. Enfin, les précautions prises lors de la cure analytique permettent l'apparition rapide des manifestations transférentielles, soit le report sur le thérapeute des émois vécus dans des situations infantiles et devenues revivescentes lors de la cure.

Si l'on tient compte que ces conditions doivent être remplies pour permettre l'émergence du matériel inconscient, son analyse et à travers celle-ci le renforcement du Moi, on comprend beaucoup mieux, d'une part, la nécessité d'une certaine rigidité dans les règles appliquées par le psychanalyste et aussi le fait que ces règles n'ont de valeur que si elles permettent d'atteindre les buts qui viennent d'être décrits.

La cure type exige que le patient soit étendu sur le divan, l'analyste assis à sa tête, hors de son champ de vision. Ainsi le psychanalyste est présent, mais avec un minimum de perception de la part du patient, ce qui autorise celui-ci à partir dans le monde de l'imaginaire, du phantasme et du transfert. Pourtant, par sa parole, l'analyste peut rétablir un contact beaucoup plus réel et revenir de l'inconscient dans le domaine du Moi avec une souplesse qui certainement existe beaucoup moins dans un traitement face à face. La situation étendue facilite aussi la régression qui peut aller jusqu'à des phénomènes de dépersonnalisation, ces phases régressives étant indispensables dans des traitements qui ont souvent pour but de toucher les zones prégénitales perturbées.

La *règle fondamentale* est celle des *associations libres*, c'est-à-dire que le patient accepte très librement d'obéir à la consigne de dire tout ce qui lui vient à l'esprit sans la moindre critique et sans le moindre tri. Il est évident que cette règle n'est qu'un idéal, mais elle permet de délimiter très exactement le rôle que le patient a à jouer dans le traitement. L'attitude du thérapeute est celle qui a été décrite traditionnellement depuis FREUD par le terme d'*attention flottante*, correspondant à la disponibilité complète de l'analyste pour toutes les extériorisations verbales et non verbales du patient sans un effort de concentration sur tel ou tel aspect du contenu de ce matériel. Cette attitude aboutit à la *neutralité* psychanalytique qui ne doit pas être comprise comme la passivité du thérapeute, mais bien comme l'attitude bienveillante de l'acceptation de tout ce que le patient peut dire, penser ou éprouver.

Relevons le fait que l'ensemble de ces procédés techniques s'adresse au Moi du patient comme au Moi du psychanalyste; ce dernier contrôle ce processus, mais d'une manière souple qui permet justement ces mouvements régressifs au cours desquels le matériel inconscient surgit. Si l'on applique ces règles avec rigidité, on en oublie l'esprit qui en constitue la partie la plus importante.

La *fonction du psychanalyste* est d'être un miroir mais, en plus, il doit aussi interpréter, c'est-à-dire comprendre les mouvements dynamiques qui se dessinent et les rendre suffisamment conscients lorsqu'ils sont arrivés à maturité pour que le travail d'intégration qui se produit au niveau du Moi et qui englobe de plus en plus de matériel inconscient puisse se faire. Ainsi se crée entre le malade et le psychanalyste un réseau de communications tant conscient qu'inconscient qui devient le matériel sélectif de l'analyse interprétative. C'est cette néo-formation voulue par le traitement et sa technique que l'on appelle la *névrose de transfert*. Celle-ci est souvent à l'image de la *névrose infantile*, l'une évoquant l'autre et les deux s'interpénétrant mutuellement. Autrement dit, la névrose infantile, génératrice des troubles névrotiques, sera revécue dans une situation permettant l'analyse des mécanismes de défenses établis lors de l'enfance. C'est la névrose de transfert. La fin du traitement correspond idéalement à la liquidation de cette névrose de transfert.

L'établissement de la névrose de transfert, son élaboration et sa liquidation – ces phases correspondant comme nous l'avons montré à l'élucidation de la névrose infantile – demandent beaucoup de temps. Il en résulte que la cure type se poursuit d'habitude sur plusieurs années à raison de plusieurs séances par semaine (trois à cinq).

Toute la phase de ce qu'on appelle la «perlaboration» ou Durcharbeiten correspond à l'élucidation de cette névrose de transfert et a donc son répondant dans la névrose infantile. Comme nous le verrons par la suite (p. 711) ce sont des facteurs qui expliquent la durée de plus en plus longue de la cure psychanalytique classique.

Une description aussi schématique peut faire penser que la cure type est un processus très mécanique, ce qui n'est pas le cas. Elle se déroule tout d'abord dans le temps et la succession des différentes phases se fait d'une manière intriquée au cours des séances, leur répétition permettant justement la phantasmatisation indispensable à l'établissement de la névrose de transfert avec ses mouvements régressifs qui ouvrent la porte, que ce soit par les rêves ou le matériel imaginaire, à l'inconscient. Plusieurs séances par semaine, la disponibilité du thérapeute, l'assurance d'une assistance médicale de longue durée: voici des conditions qui doivent être créées pour que le processus analytique se déclenche. Mais, en même temps, il faut maintenir le patient dans un état de frustration tel qu'il ne trouve pas dans l'usage même de la cure, et sans qu'il s'en rende compte, l'aliment nécessaire à ses besoins instinctuels. Autrement dit, le psychanalyste doit maintenir une certaine frustration du patient pendant toute la cure, ce qui crée la tension indispensable à sa poursuite, et en même temps suscite le désir de la terminer.

Comment délimiter les *indications à la psychanalyse?*

En psychiatrie dite classique, le problème essentiel que l'on se pose avant de commencer n'importe quel traitement est purement nosologique. Le diagnostic à lui seul paraît être suffisant pour entraîner une sanction thérapeutique. Certains psychiatres considèrent aussi les facteurs sociaux, mais la plupart négligent deux aspects importants du problème, à savoir la structure psychodynamique du patient et la personnalité du thérapeute.

Le point de vue analytique valorise, par contre, beaucoup ces deux autres faces du problème en mettant au second plan et le diagnostic et les incidences sociales proprement dites. Pour certains même – avant tout aux Etats-Unis – comptent seules la dynamique inconsciente, l'organisation libidinale et la structuration topique. Le malade se décrit selon ces critères et l'on néglige presque complètement le diagnostic psychiatrique de la maladie. Pourtant celui-ci n'est pas dépourvu de valeur quant au pronostic et aux possibilités thérapeutiques, donc à l'indication. On ne saurait l'abandonner et des auteurs comme E. GLOVER, O. FENICHEL, S. NACHT, S. LEBOVICI et l'école parisienne y restent attachés. Le point de vue psychiatrique doit cependant s'accompagner d'une appréciation de la structure de la personnalité du patient et des forces relatives des instances psychiques, des pulsions et du Moi en particulier. Donc la clinique purement psychiatrique cède le pas à une clinique psychanalytique, dont on ne connaît encore que certains aspects.

Au cours de l'investigation, comme nous l'avons déjà montré, les qualités ou les possibilités transférentielles du patient doivent être appréhendées très rapidement, dans leurs limbes, pourrait-on dire, En contrepartie surgissent aussi spontané ment les problèmes contre-transférentiels et l'importance de la personnalité du thérapeute. C'est un des facteurs importants de l'équation dont la solution donnera la clé de l'indication.

Celle-ci ne se résume donc pas à une seule opération: poser un diagnostic psychiatrique exact, comprendre une situation sociale ou encore analyser la structure du dynamisme psychique. Elle nécessite toutes ces démarches qui concernent le patient et son environnnement. Bien plus, elle comprend encore le thérapeute lui-même, dont la formation psychothérapique, la personnalité, les résidus névrotiques qu'il peut présenter, ses possibilités intuitives en face de tel ou tel type de patients interviendront aussi. L'indication à la psychanalyse comporte donc des démarches multiples, tant médicales, psychologiques que sociales, pour aboutir à choisir les cas les plus aptes à un traitement long et onéreux.

Des quatre facteurs que nous avons décrits – ce ne sont d'ailleurs pas les seuls –, à savoir la maladie, la structure de la personnalité du patient, le milieu social et le thérapeute, nous allons d'abord étudier d'un peu plus près le second, la structure de la personnalité, qui est souvent prépondérant. Sans épuiser le sujet, considérons-en quelques aspects.

1) L'âge

Il semble bien que les chances de succès complet d'une cure psychanalytique diminuent avec l'âge. On donne traditionnellement comme limite supérieure 40 ans, mais on peut certainement traiter des patients plus âgés et FREUD avait indiqué 50 ans. Ces données sont donc élastiques et ce n'est pas tant l'âge de l'état civil qui compte, mais celui, souvent bien différent, du caractère. Avant tout il faut en apprécier le degré de rigidité, de momification ou de sclérose. S'il est très prononcé, une psychanalyse est contre-indiquée, comme elle l'est aussi si le patient semble ne plus pouvoir modifier sa manière de vivre ou de s'épanouir. Aussi important que l'âge du sujet est celui de sa maladie. D'après les données de la littérature, une névrose risque d'être d'autant mieux influencée par une psychanalyse que sa vie a été courte. Ceci n'a rien d'étonnant, mais est trop souvent négligé. Des états névrotiques dits fixés sont souvent irréductibles à la cure type ou celle-ci peut même les aggraver si le traitement supprime les avantages apportés par la maladie.

2) Les gains névrotiques secondaires

Ils sont surtout d'ordre narcissique; la situation de frustration voulue et contrôlée de la cure type est à ce point de vue une menace beaucoup trop grande pour des sujets en quelque sorte adaptés à leur névrose. Si, de plus, une certaine réussite sociale s'accompagne d'une adaptation affective assez satisfaisante, bien que névrotique, les chances d'un véritable engagement thérapeutique sont très réduites. Il en est de même s'il existe des pseudo-sublimations religieuses, sectaires ou par des mouvements dits philanthropiques ou politiques, compromis purement fonctionnels d'ordre névrotique. Dans ces cas, on observe des hésitations et des résistances conscientes marquées et souvent compréhensibles.

Pour une personnalité mal structurée, au Moi faible – nous verrons par la suite ce que l'on peut entendre par cette notion –, les bénéfices que donne la névrose peuvent souvent représenter un soutien dont le thérapeute ne peut pas toujours priver le patient, si le premier ne voit pas très clairement ce qui le remplacera par la suite. Par exemple, des pratiques religieuses obsessionnelles ou une action militante dans un parti politique peuvent devenir de véritables béquilles qui doivent souvent rester à leur place et dont l'utilité est appréciable (S. NACHT et S. LEBOVICI).

Dans les cas peu clairs, lorsque l'importance de ces gains névrotiques secondaires est difficile à apprécier et quand on se rend compte des difficultés de l'engagement thérapeutique, une psychothérapie pré-analytique peut devenir très utile. Au cours de celle-ci on peut frustrer le patient d'une autre manière qu'au cours de la cure type, tout en l'angoissant souvent davantage. Des prises de conscience lui permettent alors de se retourner et l'on peut travailler ce problème de l'engagement thérapeutique d'une façon plus active, de telle sorte que ces cas mûrissent et entrent tout naturellement dans l'analyse.

3) La force, la faiblesse et la forme du Moi

Reconnaissons d'emblée que la psychanalyse n'a pas encore suffisamment précisé ce qu'elle entend par ces notions. La connaissance du Moi est d'ailleurs le domaine le plus exploré de nos jours et l'on peut espérer qu'une doctrine cohérente et souple sortira de ces travaux. Extra-analytiquement, c'est ce que l'on appelle la personnalité qui est en question et nous verrons que certains aspects de celle-ci, certaines structures sont plus accessibles que d'autres à l'analyse.

Comment apprécier la force du Moi, donc de la personnalité et sa structure. L'*anamnèse* purement *biographique* nous donne certainement des renseignements précieux. On étudiera les réalisations sociales, professionnelles, affectives et sexuelles du patient. Plus elles seront riches et ordonnées, plus les possibilités thérapeutiques seront grandes. Pour certains auteurs, par exemple, la cure type peut être contre-indiquée lorsqu'un adulte n'a présenté aucune réalisation sexuelle, hétéro- ou auto-érotique. Dans tous les cas, une vie hétéro-sexuelle, même s'il existe une forte dissociation psycho-sexuelle, implique déjà un investissement libidinal plus évolué que si l'on en est encore au stade purement narcissique de la masturbation ou si le sujet nie tout désir et réalisation sexuels.

L'oisiveté complète peut aussi représenter une contre-indication abolue ou relative et l'on sait qu'elle est souvent l'indice d'une structure très caractérielle, dite psychopathique. L'anamnèse nous renseigne aussi sur le recours du patient au passage à l'acte, l'"acting". Ces comportements d'habitude impulsifs peuvent être aussi bien des mécanismes de défense du Moi, que des traits caractériels plus superficiels. Dans la première éventualité, l'analyse peut encore être possible si le sujet n'utilise pas constamment cette méthode de fuite aux motivations souvent inconscientes. Parfois une psychothérapie pré-analytique centrée sur ce problème pourra réduire les passages à l'acte, dont les mécanismes inconscients auront été interprétés, et préparer une cure type.

On ne peut envisager une psychanalyse chez des sujets complètement inéduqués et indisciplinés, surtout dans le domaine de la vie affective, morale et sociale. L'absence d'un Surmoi assez bien structuré en résulte et l'on doit souvent se contenter pour ces cas de méthodes pédagogiques ou éventuellenent communautaires ou de groupe, à l'exclusion de la psychothérapie analytique de groupe.

Mais, d'autre part, un Surmoi trop écrasant et rigide, imprégnant complètement l'existence du sujet qui n'aura agi qu'en fonction de ce maître, peut devenir un élément inanalysable. Si l'analyse est tout de même possible, le risque d'un effondrement à un âge trop avancé peut en être la conséquence.

Enfin, le psychothérapeute doit apprécier l'attitude du patient devant les frustrations qu'il a dû rencontrer ou qu'il doit surmonter. La manière dont il aborde les difficultés de la vie nous renseigne sur la qualité de sa personnalité. Celle-ci comprend aussi un côté constitutionnel ou héréditaire dont il faut tenir compte et qui, à lui seul, peut être un obstacle majeur à la véritable réussite d'une cure, comme plusieurs cas nous l'ont montré. Il faut, par exemple, se méfier de ces familles d'intellectuels, dont tous les membres ont un Moi déformé et qu'on aurait étiquetés de dégénérés supérieurs au début du siècle. Les possibilités analytiques sont chez eux minimes, si ce n'est nulles.

Sur le *plan analytique*, la force ou la faiblesse du Moi est difficile à apprécier au moment même de l'indication à une psychothérapie. Quels critères cliniques faut-il retenir ? Il semble que la force du Moi est une notion très relative qui dépend très étroitement de la puissance de l'instinct. Quand celui-ci est très développé, le Moi en est d'autant affaibli et mobilise toutes ses énergies pour lutter contre le Ça. ANNA FREUD estime que lorsque l'angoisse névrotique est d'origine instinctuelle, le Moi est faible, mais il faut reconnaître qu'une telle analyse énergétique est pratiquement très difficile à faire lors des entretiens pré-analytiques. Lorsque l'angoisse est liée à la peur du Surmoi, le Moi, pour A. FREUD, serait fort. W. REICH a d'autre part décrit l'armature caractérielle qui appartient au Moi dit fort.

Il faut aussi tenir compte de l'importance du primat génital et de l'investissement libidinal, qui est un facteur favorable, tandis qu'une attitude strictement narcissique peut devenir un obstacle définitif au transfert, la libido objectale libre étant trop limitée. Enfin, un point bien délicat à aborder est celui de l'appréciation des possibilités de sublimation dont dispose le patient, possibilités qui ne se manifestent souvent qu'en cours d'analyse.

Lors de l'investigation, la technique de l'entretien non-directif permet d'apprécier dans une certaine mesure la force du Moi, mais toujours par rapport aux courants pulsionnels et à la structure du Surmoi. En effet, il est impossible d'isoler le Moi de son contexte topologique de même que, lors d'un entretien, le médecin est en face d'une personnalité globale et son appréciation du Moi ne peut se faire que par rapport à la structure totale de cette personnalité. Pourtant, il est permis, comme le fait A. HAYNAL, d'essayer de dresser un inventaire des différents facteurs qu'il conviendrait d'apprécier pour se faire une opinion quant à la force du Moi lors de l'indication à une psychanalyse.

Rappelons quelques-uns de ces facteurs:

a) la capacité de tolérance des tensions intérieures qu'un entretien non-directif bien mené – il n'y a pas de contradiction entre ces termes – peut très bien mettre en évidence;

b) la capacité de sublimation, qui est très difficile à estimer;

c) l'investissement narcissique de la personnalité du malade;

d) les capacités intellectuelles et surtout les possibilités d'utilisation de ces capacités dans l'existence professionnelle et pour obtenir des satisfactions pulsionnelles (le choix de l'object libidinal, du partenaire);

e) le degré d'adaptation sociale;

f) les possibilités de maintenir une certaine constance avec un objet (la constance objectale);

g) les résistances du Moi face à un Surmoi très rigide ou à des sollicitations pulsionnelles importantes;

h) les possibilités régressives lors de l'entretien. Celles-ci doivent exister mais ne pas dépasser certaines limites;

i) la biographie dans son ensemble en tant que test de performance;

j) les tests projectifs, spécialement le test de Rorschach, peuvent donner des indications importantes sur la force ou la faiblesse du Moi.

A ce sujet, citons les travaux de B. KOTKOW et de A. MEADOW qui ont essayé de dépister à l'avance au moyen de tests de Rorschach les sujets qui en raison de le faiblesse de leur Moi ne supporteront pas la tension continue d'une psychothérapie de groupe. F. AULD et L. D. ETON ont critiqué ce travail et montré que c'était avant tout le facteur intellectuel qui entrait en ligne de compte et beaucoup moins le facteur affectif. La force du Moi serait en rapport tout d'abord avec l'intelligence, capable de se manifester même dans une situation angoissante. On retrouve ici la notion des fonctions autonomes du Moi de H. HARTMANN. Le Moi est d'autant plus fort que ses fonctions autonomes sont bien établies et peuvent vraiment fonctionner d'une manière autonome. F. BARRON a utilisé le test du M.M.P.I. (Minnesota Multiphasic Personality Inventory). Les résultats de ses recherches montreraient de nouveau qu'il existe un parallélisme entre l'intelligence et la force du Moi. Des tests employés, celui de Rorschach paraît être le plus utile. Dans ce test, le Moi se manifeste par des fonctions de contrôle de l'affectivité, d'adaptation et d'examen de la réalité (Reality testing). Z. PIOTROWSKI, R. SCHAFER, B. KLOPFER et F. SALOMON ont étudié en détail ces questions.

A ce propos, nous ne pouvons que souligner l'importance des travaux de H. HARTMANN et également ceux de R. LOEWENSTEIN et E. KRIS. Tous ces apports sur la psychologie du Moi permettent de mieux comprendre la complexité de la structure de cette instance psychique.

Si l'on doit admettre que les critères qui fixent la force du Moi sont difficiles à établir, on peut par contre décrire les cas cliniques où la faiblesse du Moi ou plus exactement certaines *structures de la personnalité* peuvent compliquer une cure type jusqu'à rendre son application impossible.

Citons-en quelques-uns en suivant avant tout S. LEBOVICI.

a) Structure narcissique du Moi

Le transfert lui-même met en cause cette façon d'être du patient et après un début d'analyse excellent le sujet ne supporte plus le traitement qui devient trop menaçant pour sa sécurité intérieure. La moindre interprétation provoque une blessure narcissique profonde et le névrosé se sent constamment sur le point d'être abandonné. On peut ranger sous cette rubique la névrose d'abandon de G. GUEX et CH. ODIER, dont le traitement exige souvent des variantes plus ou moins importantes de la cure type.

b) Structure paranoïaque du Moi

Comme pour la structure précédente, il s'agit d'une organisation libidinale prégénitale avec prédominance, cette fois-ci, de mécanismes projectifs défendant un Moi très faible et informe. Ces obstacles sont importants si les mécanismes sont anciens et sclérosés et les interprétations ne traversent pas le mur de la défense projective.

c) Structure fondamentalement masochique

Il ne s'agit pas du masochisme moral le plus souvent secondaire, comportement fait d'échecs dus à une culpabilité dérivant d'une agressivité mal assumée. On entend surtout le masochisme primaire, d'aspect très archaïque, qui se manifeste cliniquement surtout par des fantasmes au contenu prégénital.

d) Structure homosexuelle

On peut découvrir une telle configuration psychodynamique chez des sujets qui viennent à l'analyse pour autre chose que pour une véritable homosexualité. Lorsqu'une structure homosexelle latente est trop accentuée, on observe, surtout chez les hommes, une immense passivité avec un besoin constant de séduction qui conduit le patient à accepter sans discussion toutes les interprétations de l'analyste. Cette docilité n'est pas la preuve d'un véritable transfert, car elle dissimule souvent un narcissisme très développé.

e) Le passage à l'acte (acting out)

Le passage à l'acte fréquent et marqué peut rendre impossible une cure type, surtout au début du traitement: heures manquées, départs précipités, retards, décisions impulsives immédiatement exécutées, etc. Lorsque de tels comportements font avant tout penser à une *structure caractérielle* importante, les indications à la cure type deviennent rares et d'autres formes de psychothérapie semblent être préférables.

f) Le Moi chez les frustes et les caractères primitifs

La cure type est contre-indiquée lorsqu'il existe une véritable débilité mentale. En cas d'intelligence subnormale ce sont les autres qualités de la personnalité qui interviennent et avant tout le facteur de l'intuition interprétative qui peut être testée par des interprétations d'essai lors de l'investigation.

Lorsque FREUD parlait du «caractère assez sûr», susceptible d'être analysé, il l'opposait naturellement au «caractère pas assez sûr», ce que nous désignons par «déséquilibre caractériel» ou dans les pays de langue allemande par «psychopathie». Par contre, en utilisant l'expression de «degré suffisant d'éducation» („der gewisse Bildungsgrad"), il entendait ces personnalités d'une pièce, apparemment frustes et souvent rigides. La cure type ne leur convient souvent pas; ils ne peuvent y accéder, mais il faut se rendre compte que certains névrosés graves, par ailleurs très intelligents, se présentent en fait comme des oligophrènes.

Enfin, n'oublions pas de déceler les faiblesses lingui-spéculatives, qui sont assez fréquentes. La difficulté de verbaliser, de s'expliquer par la parole, peut représenter à elle seule un obstacle à une cure type. L'inhibition névrotique peut entraîner à elle seule des difficultés de verbalisation qui peuvent simuler une faiblesse lingui-spéculative d'autre origine. Chez de tels patients, les tests sont très utiles, en particulier les tests projectifs et plus que le Rorschach, le TAT ou d'autres tests semblables (ORT ou Object Relations Technique). Lors du test, les possibilités de verbalisation peuvent réapparaître et éloigner le diagnostic d'une faiblesse lingui-spéculative d'origine non névrotique.

Jusqu'à présent, nous avons parlé du Moi du seul point de vue quantitatif de la force ou de la faiblesse de cette instance. Pourtant, en utilisant la notion de «structure», les auteurs qui le font sous-entendent une certaine configuration du Moi, donc une «forme» (MÂLE). Nous la connaissons encore très mal et si la clinique psychiatrique est certainement insuffisante pour apprécier les facteurs d'indication à l'analyse, la clinique psychanalytique n'est pas encore assez sûre pour le faire avec une précision suffisante. Le domaine encore mal défini de ce qu'on appelle le Moi mérite d'être mieux exploré, car c'est en grande partie à son niveau que nous découvrirons les éléments sur lesquels nous pourrons nous appuyer.

Le Tableau 1 donne un aperçu résumé des indications et contre-indications à la cure type.

II. Les variations de la cure psychanalytique type

On en discute beaucoup ces dernières années (F. ALEXANDER, E. GLOVER, M. BOUVET, S. NACHT, R. LOEWENSTEIN, E. BERGLER) et on applique de plus en plus souvent des techniques plus souples dites aussi flexibles. Par ces modifications mineures de la cure type, on tend à aboutir à l'analyse du matériel prégénital, à éviter des états de dépendance désastreux et enfin à permettre le traitement des grands abandonniques (G. GUEX, CH. ODIER). Les variations concernent donc avant tout l'attitude du thérapeute qui, en assumant le plus souvent un rôle plus actif, exerce une action moins frustrante ou plus exactement peut mieux doser les frustrations que le patient peut encore supporter.

Tableau 1. *Indications et contre-indications à la cure psychanalytique type, d'après la structure de la personnalité*

Facteurs envisagés	Indication	Contre-indication relative	Contre-indication absolue
Age	de la fin de la puberté à 45 ans	plus de 45 ans	vieillards
Durée de la névrose	névrose de courte durér, «mobilisable»	névrose dite fixée	—
Gains névrotiques secondaires	—	si importants et facilitant une adaptation interindividuelle convenable	—
Le Moi et sa structure	Moi «fort» (vie professionnelle plus ou moins adaptée-hétéro-sexualité-investissement libidinal objectal — réalisations sociales)	Moi «Faible» (vie professionnelle et sociale inadaptée et désordonnée. — Aucune réalisation auto- ou hétéro-sexuelle. — Tendance à l'"acting out" — narcissisme prononcé — oisivté — intolérance aux frustrations — hérédité chargée) — tendance trop marquée à la régression massive). Structure narcissique Structure paranoïaque Structure masochique Structure homosexulle Structure caractérielle Caractère primitifs et frustes-intuition interprétative limitée. Faiblesse lingui-spéculative, Moi «déformé»	—
Surmoi	—	—	Surmoi insuffisamment structuré ou inexistant

Lorsque les variations deviennent importantes, on doit se poser la question de savoir s'il s'agit encore de la cure type ou si l'on n'est pas déjà dans le domaine de la psychothérapie d'inspiration analytique. Problème d'intérêt purement académique, nous rétorquera-t-on ? Pas uniquement, car il importe de conserver à la cure psychanalytique type une certaine rigueur technique, ne serait-ce que par souci de posséder un instrument bien au point pour l'enseignement et la formation des psychothérapeutes.

Nous ne pouvons pas nous étendre sur les modalités des variations multiples proposées par les auteurs qui se sont penchés sur ce problème. Elles tendent toutes, que l'on modifie le rythme des séances ou le travail d'interprétation, que l'on permette des phases de traitement en face à face ou que le thérapeute devienne plus actif, à faire avancer le processus analytique qui risquait de se bloquer. Il s'agit en somme d'acquérir une plus grande souplesse dans le maniement de la névrose de transfert. Par ces procédés, on peut souvent s'attaquer au traitement de certaines formes névrotiques dont les structures entraient dans le domaine des contre-indications que nous avons cité précédemment. On peut éventuellement commencer de prendre prise sur un masochisme primaire, contrecarrer des gains névrotiques trop importants, comprendre une structure caractérielle au premier abord d'apparence constitutionnelle ou entreprendre un cas psychosomatique. Pourtant, ces variations ne modifient pas essentiellement l'originalité de la cure type, les grands principes de la technique analytique n'étant pas abandonnés.

Chaque psychanalyste utilise certainement des variations de la cure type chez de nombreux patients. En d'autres termes, la cure type d'un analyste est différente de celle d'un autre, ne serait-ce qu'en raison des modalités contre-transférentielles de chaque thérapeute.

Les modifications de techniques de la cure type ne peuvent dépasser certaines limites. C'est ainsi qu'il est entendu – et cela confère à cette forme de traitement sa spécificité – que le patient doit être étendu et que les périodes de traitement face à face qui peuvent éventuellement intervenir doivent être très limitées dans le temps. De même, si une certaine flexibilité est encore compatible en ce qui concerne la fréquence des séances, la cure nécessite pourtant un minimum de trois séances par semaine pour que le processus de la perlaboration (Durcharbeiten) puisse se faire. De même, la neutralité du psychanalyste ne doit pas faire place à une attitude très active et directive sans que l'on sorte du cadre de la cure type. L'activité du psychanalyste doit aussi demeurer avant tout interprétative et, dans la cure type, interprétative des résistances à travers les mouvements transférentiels, c'est-à-dire à travers la névrose de transfert qui doit s'établir dans un traitement classique, bien que certains auteurs se posent des questions à ce sujet.

III. La psychothérapie pré-analytique

Chez certains types de patients ou dans certaines circonstances (maladies psychosomatiques, états de dépendance, ambivalence à l'égard du traitement, angoisses trop marquées, défaut d'intériorisation des conflits), il est préférable de préparer la cure type par une psychothérapie dite pré-analytique de plus ou moins longue durée. Le but de cette psychothérapie est assez précis dès le départ. Elle doit aboutir à un engagement analytique qui serait demeuré impossible sans cette mesure (M. Roch; Ch. Durand et P. Folch).

Cette psychothérapie se fait en face à face avec la règle de la flexibilité tant du rythme et de la durée des séances que de l'attitude du psychothérapeute, flexibilité qu'on retrouvera lorsque nous parlerons des formes brèves de psychothérapie analytique ou de la psychothérapie d'inspiration analytique. Le psychothérapeute agit avant tout au niveau du Moi, soit en le «fortifiant» (angoisse trop marquée, état de dépendance trop grave), soit en l'assouplissant et en lui permettant l'intériorisation des conflits, lorsque ceux-ci ne le sont pas suffisamment.

Chez les malades psychosomatiques où les défenses sont représentées avant tout par la somatisation et l'isolation, le travail thérapeutique se fait au niveau des résistances. On laisse d'habitude le matériel transférentiel de côté pour qu'un centrage puisse s'opérer sur l'élaboration interprétative de la résistance présentée par le patient en somatisant, en isolant et en annulant le contexte psychologique du trouble physique. Ce travail peu être de longue durée. C'est d'ailleurs un domaine où l'omnipraticien peut déjà commencer cette activité qui a un aspect typiquement psychothérapique, quitte à passer la main à un moment donné au psychothérapeute qui prendra ce patient peut-être en traitement analytique classique.

L'issue de ces thérapies pré-analytiques est la cure type. Parfois, en cours de travail, on peut s'apercevoir que ce type de traitement ne sera pas le meilleur et on peut préférer une psychothérapie d'inspiration analytique ou une psychothérapie analytique de groupe. Il arrive aussi que cette psychothérapie dite pré-analytique suffise et se termine finalement comme une forme de psychothérapie relativement brève.

IV. La psychothérapie post-analytique

Elle est indiquée dans deux circonstances:

– lors de l'échec d'une cure type classique;

– lorsque la cure type a entrainé une amélioration certaine, mais en laissant des reliquats symptomatiques trop importants pour que la vie du patient soit satisfaisante. Le psychothérapeute se trouve alors placé devant un problème délicat à trancher. Doit-il recommencer une nouvelle tranche d'analyse, comme le demande d'habitude le patient, ou le psychanalyste qui a adressé le patient ? Doit-il au contraire recourir à une forme limitée de traitement, abandonnant le cadre de la cure type pour centrer ses efforts sur le problème psychodynamique important qui n'a pas été résolu lors du traitement précédent ?

Lorsque l'échec de la cure psychanalytique est la conséquence d'une situation transférentielle de dépendance non liquidée, il est certainement préférable de ne pas recommencer une tranche d'analyse, mais d'offrir au patient une figure d'identification très différente de celle de l'analyste précédent pour qu'il puisse élaborer et vivre, en dehors du monde phantasmatique infantile, une relation qui lui permettra un gain thérapeutique certain par une adaptation à la réalité.

Voici un exemple: un patient de 44 ans a derrière lui neuf ans de cure type psychanalytique effectuée en deux tranches, une de deux ans et l'autre de sept ans et demi, avec le même psychanalyste. Lorsqu'il consulte, peu après la fin de cette deuxième tranche, cet homme souffre toujours d'une très grave névrose phobique et d'une névrose hypochondriaque extrêmement importante. Venu de l'étranger, sa névrose phobique l'empêche de retourner dans son pays où il n'a jamais remis les pieds alors que le seul avenir réel qu'il puisse avoir ne peut être que dans ce pays d'origine.

Lors de la première consultation, la symptomatologie est encore floride. Il s'agit d'un homme gravement invalide, qui ne peut jamais se déplacer sans que sa femme, qui est toujours à la limite de la décompensation, l'accompagne. Lors de l'investigation, il devient très rapidement évident que seul un changement d'attitude du psychothérapeute donnant une autre image d'identification bien différente de celle de l'analyste précédant permettra peut-être un déblocage et sortira le patient de son invalidité complète. Le plan thérapeutique consiste à travailler uniquement la dépendance passive et masochique homosexuelle qui s'était établie avec l'analyste. Le nouveau psychothérapeute doit conserver une attitude ferme pour que les défenses du patient s'écroulent et qu'il ait enfin la possibilité d'extérioriser son agressivité, ce qu'il n'avait jamais pu faire auparavant, si importante était sa dépendance passive. Le traitement comporte trente-deux séances qui s'échelonnent sur dix mois dans un traitement en face à face très dramatique. La ligne de conduite n'est jamais modifiée, ce qui permet au patient d'affronter réellement et pour la première fois un autre homme sans se sentir détruit ou complètement châtré. Après une aggravation sensationnelle de tous les symptômes, avec le refus du médecin d'entrer dans l'analyse des défenses habituelles, si ce n'est de celles qui concernent la dépendance, on note une amélioration. Le patient peut tout d'abord retourner provisoirement dans son pays pour établir les premiers jalons d'une réadaptation professionnelle. Il revient ensuite et deux séances extrêmement constructives lui permettent un départ définitif. La catamnèse après quelques années montre une adaptation sociale satisfaisante, bien que la névrose ne soit pas guérie. Elle permet cependant au patient et à sa femme une existence tolérable avec des satisfactions qu'ils n'avaient jamais connues.

Lors du premier entretien, cet homme très intelligent présentait un «conditionnement interprétatif» en ce sens qu'il devançait toutes les interprétations possibles que l'on aurait pu lui faire, dans un style analytique impeccable. Le nouveau style interprétatif qui a été utilisé s'est maintenu à un niveau très concret, avec un langage vulgaire, très différent de celui qu'il avait «appris» lors de l'analyse.

Une cure analytique type peut aussi apporter une amélioration très importante de l'état névrotique. Cependant, certains secteurs encore très perturbés de la personnalité et du Moi demeurent et représentent un lourd handicap.

Donnons l'exemple de cette femme de trente-cinq ans, mariée et ayant un enfant, qui a souffert depuis son adolescence d'une très grave névrose phobique, limitant son existence professionnelle et affective. Elle nous est adressée par psychanalyste. Elle a terminé son traitement depuis une année, traitement qui a duré cinq ans, en deux tranches, l'une de trois ans et l'autre de deux ans.

L'amélioration provoquée par la cure a été très importante. La patiente a pu réaliser une vie affective relativement équilibrée et commencer une existence professionelle qui lui donne des satisfactions. Malgré cela, les phobies persistent toujours et la situation actuelle est certainement en rapport avec un transfert qui n'a pas pu être suffisamment liquidé avec l'analyste qui était une femme. En particulier, il conviendrait de revenir sur la situation oedipienne en fonction de l'identification à une image paternelle. Les phobies la gênent surtout parce qu'elle ne peut pas faire de voyages, ce qu'elle désirerait beaucoup, et qu'elle est bloquée dans son désir d'avoir un second enfant, une grossesse étant comprise dans la structure phobique. Le traitement dure sept mois et comprend vingt-cinq séances, une par semaine, en face à face, avec un centrage de tout le travail psychothérapique analytique sur les rapports au père et à travers ce qui a été vécu avec l'analyste femme à la mère. Le psychothérapeute procède donc à une élaboration du matériel oedipien, en face à face, en utilisant l'espacement des séances pour mettre un obstacle à la régression prégénitale et à une élaboration interprétative complète (Durcharbeiten).

On constate l'effacement des phobies; la patiente peut se rendre seule dans d'autres villes, affronter sa mère et désirer vraiment une grossesse qui a lieu. Le traitement est interrompu d'un commun accord lorsque cette amélioration est survenue, au début de la grossesse. Elle vient encore une fois consulter au cours de la grossesse, rendez-vous qui a été fixé d'avance, et, spontanément, après la naissance d'un enfant, dans le but de constater que le psychothérapeute est toujours vivant. Une catamnèse de deux ans montre que l'amélioration persiste.

Ces deux cas nous permettent de nous pencher sur le problème de savoir s'il s'agit encore de psychothérapies de type analytique. Elle le sont certainement, parce que dans l'un et l'autre cas, même dans les traitements relativement brefs comme ceux qui ont été décrits, des interprétations véritablement transférentielles ont été faites, remontant chaque fois à l'enfance, aux images parentales et infantiles, mais sans qu'une véritable névrose de transfert puisse s'établir. Il ne s'agit pas d'une analyse, parce que les mouvements régressifs ont été dans les deux cas bloqués et que la névrose de transfert n'a pas pu se créer avec le travail du „Durcharbeiten". L'attitude du psychothérapeute a été beaucoup plus active que dans une analyse. Elle l'était d'emblée parce qu'il était entendu que le traitement allait être limité dans le temps, bien qu'un terme n'ait pas été fixé comme c'est d'habitude le cas dans les psychothérapies brèves classiques. L'impression de pérennité ou d'éternité du traitement, sur laquel nous reviendrons, est donc supprimé d'emblée. La séparation d'avec le psychothérapeute était une réalité depuis la première séance. Cela a surtout été important avec le premier patient qui avait vécu une très longue relation symbiotique et fusionnelle avec son psychanalyste.

5. Les psychothérapies d'inspiration psychanalytique (P.I.P.) ou d'orientation psychanalytique (P.O.P)

Ces deux exemples de psychothérapies post-analytiques permettent de concrétiser les différences essentielles qui existent entre la cure type et les psychothérapies d'inspiration analytique. Elles concernent la névrose de transfert, qui n'est pas désirée dans les psychothérapies d'inspiration analytique. Comme l'élaboration interprétative (das Durcharbeiten) se fait dans le cadre de cette néoformation morbide à l'intérieur de l'analyse qu'est la névrose de transfert, elle est aussi très réduite. Il en résulte également que les mouvements régressifs doivent être beaucoup mieux contrôlés et qu'il n'est souvent pas possible d'aborder un matériel prégénital dont l'élaboration permettrait peut-être une analyse plus satisfaisante, laquelle ne paraît pas être indispensable ou être contre-indiquée chez tel ou tel patient. La névrose infantile passe également souvent à l'arrière-plan et le matériel phantasmatique est moins sollicité en faveur de l'élaboration du matériel réel actuel.

Ces modifications par rapport à la cure analytique type dépendent naturellement des changements d'attitudes du psychothérapeute.

Nous pouvons délimiter ce type de psychothérapie par exclusion. Il ne s'agit pas d'une cure analytique type, même avec des modifications de technique. Il ne s'agit pas non plus d'une psychothérapie brève. Plus exactement, on peut exclure de cette catégorie les psychothérapies analytiques brèves. Autrement dit, la durée d'une P.I.P. n'est pas fixée au moment où le traitement commence, comme c'est le cas, on le verra plus loin, avec les psychothérapies brèves. Enfin, ces psychothérapies sont analytiques en raison de l'attitude du psychothérapeute qui agit avant tout par l'analyse des résistances et par le maniement du transfert, mais dans un cadre et avec des buts très différents de ce que l'on observe dans la cure analytique type. Mais il existe une zone limite où même les interprétations des résistances à travers le transfert risquent d'être dangereuses ou totalement inefficaces. A un moment donné, on quitte le domaine psychanalytique pour entrer dans celui d'une psychothérapie non interprétative où, par exemple, la présence elle-même du psychothérapeute qui maintient la relation interpersonnelle subjective est l'agent thérapeutique. En d'autres termes, on offre alors au patient, d'habitude régressé ou risquant de l'être passablement, une figure d'identification qui devient un support du Moi. Allant plus loin encore, la thérapie cesse d'être psychothérapique et seule l'attitude du médecin compte dans un travail qui peut être un soutien du Moi mais sans interprétations faisant appel au matériel infantile et aux résistances. Ces thérapies de soutien, selon la définition que nous avons donnée de la psychothérapie, n'appartiennent plus à cette catégorie.

Cette forme de traitement a des indications qui restent encore bien imprécises, malgré les ouvrages et articles très intéressants que de nombreux auteurs ont publiés à ce sujet. C'est dans le *secteur des contre-indications à la psychanalyse* que l'on trouve tout d'abord de nombreux patients qui peuvent être accessibles à une P.I.P. Chez les malades prégénitaux, les cas limites (Borderlines) allant jusqu'aux malades dits prépsychotiques, la cure type peut provoquer soit des états de dépersonnalisation ou des épisodes franchement psychotiques et délirants, qu'il convient d'éviter. Elle peut aussi favoriser une régression massive entraînant une dépendance fusionnelle avec les risques graves d'une psychanalyse interminable. Enfin la frustration trop grande de la cure type, même avec des aménagements peut conduire le patient à agir et ces acting out répétés stériliseront le traitement ou éloigneront définitivement l'analysé.

Dans tous ces cas, il est possible de mettre en oeuvre une psychothérapie d'inspiration analytique qui permet un dosage beaucoup plus large de la frustration et qui ne coupe pas le patient de la réalité du psychothérapeute qui reste devant lui et avec qui il conserve des liens sensoriels directs. Elle ne nécessite pas un traitement très intense de plusieurs séances par semaine pour que le processus analytique classique avec l'installation de la névrose de transfert survienne.

Le dosage du nombre des séances par semaine et de la durée des séances permet de ne pas se laisser entraîner dans des mouvements régressifs fusionnels trop importants. Le psychothérapeute peut passer d'une attitude plus neutre à une participation active, touchant des problèmes actuels brûlants avec plus de facilité que lorsque le patient est étendu sur le divan. Parfois, il doit s'abstenir d'interpréter pendant longtemps pour que par ce contact répété, qui n'est pas uniquement rempli par du matériel phantasmatique, le Moi puisse sortir de ses limbes pour affronter alors le choc si possible bénéfique de l'interprétation.

Lorsque les patients viennent en traitement après des tentatives de suicide ou d'autres mécanismes auto-destructeurs (changements de place répétés, aventures sentimentales nombreuses et malheureuse, tendances aux réactions dysphoriques ou agressives) une psychothérapie analytique est plus indiquée qu'une cure type. Nous venons de décrire le *domaine des névroses de caractère*. D'autres indications concernent les *malades psychosomatiques* qui n'ont pas atteint un degré de névrotisation tel qu'une cure type puisse leur être utile, mais qui sont tout de même accessibles à la dimension psychothérapique de la relation interpersonnelle.

Dans une institution psychiatrique ambulatoire, on a de plus l'occasion de prendre en charge d'urgence de nombreux patients qui peuvent ensuite devenir des candidats à une psychothérapie d'inspiration analytique. Après une tentative de suicide, lors d'un état dépressif névrotique ou réactionnel grave, dans des paroxysmes anxieux, le patient consulte d'urgence l'institution, qui, par sa fonction même, met à sa disposition au moment de la crise un psychiatre. D'habitude ces patients ne peuvent pas attendre le rendez-vous éloigné que leur donnera le psychanalyste ou le psychothérapeute qui organise sa consultation de telle façon qu'il exclut pratiquement toutes les situations plus ou moins urgentes.

Ces patients ne sont d'emblée pas pris en psychothérapie. Beaucoup reçoivent des traitements médicamenteux, des thérapies de soutien, éventuellement des traitements de relaxation, des interventions sociales également. Si l'état névrotique est déjà bien constitué, on s'aperçoit au bout d'un certain temps que ces mesures ne suffisent pas, mais que l'analyste qui pourrait s'en occuper n'est pas disponible. Par contre, la forme relativement plus économique quant au temps d'une psychothérapie d'inspiration analytique peut alors devenir très rentable.

Dans ces cas d'urgence la situation transférentielle peut s'établir souvent d'une manière brutale et dramatique qui peut obliger le psychothérapeute à continuer la prise en charge de patients très gravement perturbés. Le mécanisme se joue à deux niveaux, soit au niveau prégénital très archaïque correspondant à l'incorporation de la «bonne mère», qui peut d'ailleurs immédiatement se transformer en une «mauvaise mère» à la moindre frustration, soit au niveau oedipien beaucoup plus érotisé et plus favorable quant à l'issue d'une psychothérapie qui s'engage ainsi sans que la réflexion que permet une investigation ordinaire puisse avoir lieu. Dans ces situations il n'est pas possible d'emblée de mettre en oeuvre une cure type. Dans un second temps et si les circonstances le nécessitent, un tel traitement peut se faire, mais par un autre analyste.

Lorsqu'il est possible de faire très rapidement des hypothèses psychodynamiques et de focaliser les zones conflictuelles inconscientes, il semble plus rationnel de prévoir une psychothérapie analytique brève, ce qui n'est pas possible lorsque l'arrière-plan psychodynamique paraît plus largement perturbé, mais avec moins de spécificité. Nous pensons que ce problème de la focalisation du conflit inconscient est une des conditions pour que l'on puisse mettre en train une psychothérapie brève.

Enfin, il existe d'autres situations qui nécessitent l'indication à une P.I.P.: absence de psychanalystes dans une zone donnée, indisponibilité de ceux-ci pendant une longue période, car ils sont déjà surchargés de traitements, éloignement du patient d'un centre urbain, problèmes professionnels qui le rendent véritablement indisponible sauf un ou deux jours par semaine. Ces situations font que l'on doit parfois prévoir une P.I.P. à la place d'une cure type.

L'hybridité de la P.I.P., par opposition à la «pureté» de la cure type, est un fait. La plupart des indications sont d'ailleurs posées à cause de cette hybridité. On compte donc sur une plus grande mobilité et flexibilité du thérapeute. F. Alexander, Th. French et leurs collaborateurs ont essayé il y a déjà plus de vingt ans de décrire plus exactement les différentes règles de la P.I.P. D'après ces auteurs, elle appartient en propre à la psychanalyse, bien qu'ils ne mettent pas le poids sur la névrose infantile et qu'ils évitent l'installation d'une névrose de transfert. F. Alexander dit qu'on utilise le transfert dans les psychothérapies analytiques pour obtenir une «expérience émotionnelle correctrice» ou une nouvelle «éducation émotionnelle». Cette éducation émotionnelle modifie la personnalité, remplit à nouveau certains trous de mémoire qui perturbaient le patient, mais avec une économie de temps et de moyens. L'avantage de la P.I.P. est d'empêcher la fuite défensive et régressive dans le passé dans lequel le patient s'enliserait. La névrose de transfert deviendrait alors un obstacle à la marche d'un traitement vers une meilleure stabilisation sur un plan de maturation plus élevé.

Ce point de vue a été très contesté par les psychanalystes, mais il semble que la polémique se soit apaisée ces dernières années et que l'existence même d'une psychothérapie analytique à côté de la cure type soit maintenant beaucoup mieux et largement admise dans les cercles psychanalytiques.

Ces recherches – celles d'Alexander, et les travaux plus récents sur les psychothérapies analytiques brèves – ont été fructueux. En mettant en question l'efficacité même de la cure psychanalytique et en particulier les défauts de corrélation existant entre la longueur d'une cure et les résultats thérapeutiques, une critique bienvenue de l'attitude psychanalytique a pu avoir lieu. Le problème de la neutralité, confondue très souvent avec la passivité analytique, a été abordé. Le rite extérieur de la cure type (divan, heures fixes, durée ritualisée de la séance, etc) a été soumis au crible de la critique.

Si la névrose de transfert ne peut se développer dans une P.I.P. comme dans la cure type, cela ne signifie pas que le psychothérapeute n'utilise pas des interprétations de transfert. S'il s'en abstenait complètement, il sortirait du cadre des psychothérapies analytiques. Pourtant, il n'utilise ces interprétations de transfert qu'avec parcimonie et dans l'unique but de mettre fin à des résistances qui empêchent le processus thérapeutique d'avancer. A ce niveau, il existe certainement une différence assez grande entre la cure type et la psychothérapie d'inspiration analytique. Certains auteurs ne veulent qu'analyser les résistances transférentielles de type négatif ou agressif en laissant de côté toute analyse du transfert positif, à moins qu'il ne soit trop érotisé. Les opinions varient à ce sujet et d'autres auteurs ne font pas une distinction aussi nette entre les différences d'attitude selon la qualité du transfert et les imagos infantiles qu'il recouvre. Chez certains malades psychosomatiques, dans des cas d'asthme par exemple, (P.-B. Schneider et G. Genevard) qui sont très sensibles aux frustrations, l'attitude psychothérapique peut être au contraire très gratifiante et prendre certaines fois l'aspect d'un véritable maternage en favorisant d'ailleurs une régression, mais qui doit demeurer contrôlée. L'anorexie mentale nécessite aussi une forme très particulière de P.I.P., car l'on sait que ces patients supportent extrêmement mal la cure type, ce qui oblige en quelque sorte le psychothérapeute de modifier son attitude. Dans les états névrotiques dépressifs, la présence rassurante du médecin avec un minimum d'interprétation peut être le meilleur outil thérapeutique, quitte à adopter ensuite une attitude plus strictement analytique lorsque l'état dépressif névrotique s'atténue.

VI. La psychothérapie analytique brève

Raccourcir la durée de la cure type a toujours été le désir d'une certaine catégorie de psychanalystes depuis que Ferenczi a essayé de résoudre ce problème en luttant contre la passivité du thérapeute. D. Malan montre bien que Freud lui-même a fait des «analyses brèves». «Dora» a été traitée pendant onze semaines et a bénéficié quinze mois plus tard encore d'une heure de traitement et «l'homme aux rats» a eu un traitement de onze mois. D'autres psychanalystes de la première heure (L. BINSWANGER, TANNENBAUM, OBERNDORF, etc.) faisaient des cures qui duraient au plus une année.

Par la suite, cependant, la psychanalyse devient de plus en plus longue et l'analyste perfectionniste. De 1925 à maintenant de nombreux auteurs ont étudié le problème de la psychothérapie analytique brève (F. ALEXANDER; BARRON; SULLIVAN; A. MAEDER). Cette question a repris de son actualité ces dix dernières années à la suite de recherches et d'essais faits aussi bien en Allemagne, qu'en Angleterre et aux Etats-Unis. On cherche à préciser avant tout le cadre de ces traitements et les mécanismes qui permettent de mieux définir les indications.

De nombreux auteurs se sont donc intéressés à cette question très importante qui n'est pas, à notre point de vue, motivée uniquement par des questions économiques ou sociales, comme le pensent certains américains (L. R. WOLBERG). L'observation clinique avait montré à de nombreux psychothérapeutes que des traitements de courte durée ou ne comportant même qu'une ou deux séances entraînaient des modifications relativement importantes de la personnalité et des améliorations, sinon des guérisons symptomatiques. Il est donc justifié d'essayer de connaître un peu mieux les mécanismes psychodynamiques qui peuvent intervenir dans ces brèves rencontres psychothérapiques et de mieux décrire les modalités techniques et le domaine d'application de ces méthodes. F. ALEXANDER et ses collaborateurs, R. WOLBERG et al. dans une certaine mesure, D. MALAN très certainement et d'autres auteurs comme D. BECK nous ont permis de nous faire une image beaucoup plus claire de cette méthode de traitement.

Passionné au début, le débat entre les tenants de la psychanalyse classique de longue durée et ceux qui voulaient aussi essayer des psychothérapies analytiques brèves s'est bien assagi, surtout à la suite de la parution du livre extrêmement objectif et très critique de D. MALAN.

Une véritable polémique ne saurait d'ailleurs avoir lieu, puisque le problème n'est pas de remplacer la cure type psychanalytique par les psychothérapies analytiques brèves, mais uniquement de savoir quels sont les domaines d'indication respectifs de chacune de ces méthodes. Il ne s'agit pas non plus de trouver des traitements standards d'un nombre fixe d'heures, comme il semble que certains centres de recherches américains voudraient le faire (six heures ou douze heures de psychothérapie), ce but ne correspondant pas à la réalité scientifique d'obtenir des paramètres comparables (D. HASKELL et al.).

D, MALAN est parti de l'observation que la psychanalyse est devenue, tout d'abord sur le plan phylogénétique, de plus en plus longue au fur et à mesure de son développement. Bien plus, ontogénétiquement, c'est-à-dire pour chaque analyste pris séparément, les traitements ont également tendance à devenir de plus en plus longs au cours de sa carrière. D'après des questionnaires qui ont été soumis à des psychanalystes, il semble aussi que les résultats des traitements deviennent de moins en moins favorables au fur et à mesure de l'activité de l'analyste. Bien que cette dernière constatation ne soit pas entièrement convaincante, elle mérite cependant de ne pas être complètement passée sous silence.

Etudiant les facteurs qui peuvent expliquer cet allongement des psychanalyses, MALAN en distingue qui dépendent avant tout du patient, à savoir les résistances que celui-ci présentera, la surdétermination des troubles et des mécanismes psychologiques, l'enracinement de la névrose dans la petite enfance, le transfert, la dépendance qui est souvent fonction du transfert, la névrose de transfert qui est la conséquence de deux facteurs précités et la nécessité du "working through", de la perlaboration, du „Durcharbeiten". On s'aperçoit que transfert, dépendance, névrose de transfert et perlaboration sont des facteurs très étroitement intriqués entre eux. Enfin, le transfert négatif qui survient dès que la fin de la cure type est évoquée rallonge encore beaucoup le traitement.

D'autres facteurs dépendent de l'analyste, à savoir sa tendance à la passivité et sa complaisance à suivre le malade là où il le conduira, le sentiment de la perte de la notion du temps, sentiment qui est ensuite retransmis au patient, le perfectionnisme thérapeutique et enfin la préoccupation de plus en plus grande des psychanalystes de connaître les évènements vécus et phantasmés à des périodes de plus en plus archaïques de l'existence.

Si l'on désire raccourcir le traitement psychanalytique, il convient de savoir quels sont les facteurs dépendant du malade ou du médecin que l'on peut négliger ou contrecarrer. C'est ainsi que l'analyse des résistances paraît être indispensable si l'on veut obtenir un gain thérapeutique. Il faut aussi respecter le surdéterminisme psychologique et, jusqu'à un certain point, le transfert. Cependant, il ne faut pas que celui-ci aboutisse à un transfert de dépendance et à une névrose de transfert avec toute l'élaboration interprétative qui en résulte et qui nous conduit d'ailleurs à la névrose infantile. Ces facteurs d'allongement du traitement peuvent donc être évités dans une certaine mesure sans que la cure perde son efficacité et sa spécificité. Le psychothérapeute peut aussi abandonner le perfectionnisme thérapeutique et son désir de remonter toujours plus en arrière dans la vie du sujet et d'élaborer les phases les plus primitives de l'existence. Il doit en conséquence modifier son attitude et, tout en restant neutre, ne pas succomber à la tendance à la passivité. L'attitude du psychanalyste doit donc être différente dans un traitement bref de celle qu'il assume dans la cure type.

Enfin, un point nous paraît être primordial en psychothérapie brève, à savoir de tenir compte dès le début du traitement de la fin de celui-ci et de pouvoir élaborer avec le patient le problème du deuil, lié à toute la problématique agressive et destructrice, en rapport éventuellement avec la pulsion de mort. Le psychothérapeute doit donc assimiler la notion de la durée limitée du travail qu'il peut faire avec son patient. Le sentiment de l'éternité que l'on peut ressentir dans la cure type doit faire place à une appréciation réaliste du temps. Par voie de conséquence, le patient peut aborder très rapidement les sentiments agressifs transférentiels et élaborer d'une manière plus complète la séparation d'avec le psychothérapeute qui aura lieu assez rapidement.

Autrement dit, une psychothérapie peut être considérée comme brève du moment où, dès le début, ou peu après la mise en train du traitement, un terme est fixé à celui-ci, que cette fin ait lieu dans quelques séances, dans quelques mois, dans une année ou même dans deux ans. En effet, en tenant compte de la littérature, on s'apercoit que la notion de brièveté est relative. Certains auteurs font des traitements très brefs de six, dix, douze séances. D'autres calculent en mois: quatre mois, six mois, douze mois. Les traitements de MALAN et de son équipe varient de 10 à 40 heures. Cette notion de la durée du traitement ne nous paraît pas être primordiale. Ce qui l'est, en revanche, c'est que la fin du traitement soit envisagée dès le début pour permettre justement la mise en train d'un processus différent du processus analytique classique, mais entrant encore dans son cercle. C'est, d'après MALAN et également d'après notre expérience, un des facteurs qui paraît avoir une influence assez décisive sur les résultats obtenus par de telles psychothérapies.

D. MALAN, revoyant la littérature, a constaté que les auteurs, depuis que l'on parle de psychothérapie brève, se séparent en deux groupes. Les uns, qu'il appelle conservateurs, estiment que seuls les cas qui présentent des troubles psychopathologiques légers et qui auraient pour cette raison un bon pronostic peuvent bénéficier d'une psychothérapie brève. En même temps, ces sujets ont une personnalité de base saine, un Moi solide et une symptomatologie qui est apparue assez récemment.

D'autres auteurs traitent aussi des cas ayant une psychopathologie grave, une longue histoire de leur névrose, un Moi beaucoup plus fragile. Ce seraient les auteurs plus progressistes. Par une analyse très détaillée basée sur des critères que l'auteur a élaborés selon une méthodologie exacte, MALAN montre qu'il n'existe pas de différence quant aux résultats si l'on tient compte de la psychopathologie et de la force du Moi. Cette constatation est très intéressante et correspond justement aux impressions cliniques de nombreux auteurs anciens (A. MAEDER) qui préconisaient des traitements très brefs ou qui ont été obligés d'en faire chez des patients gravement atteints avec des résultats relativement bons.

Les constatations que MALAN fait à la suite de l'étude très approfondie de vingt et un cas traités par une psychothérapie brève sont intéressantes et méritent d'être reprises. Elles correspondent d'ailleurs en partie à celles d'autres auteurs (D. BECK; F. ALEXANDER; L. R. WOLBERG) mais sur certains points seulement. C'est ainsi que F. ALEXANDER et D. BECK estiment qu'il ne faut traiter par des psychothérapies brèves que les patients présentant une psychopathologie légère. Ces auteurs également ne mettent pas l'accent d'une manière aussi prononcée sur l'élaboration de la fin du traitement et de la séparation du psychothérapeute comme le font MALAN et nous-mêmes.

Parmi les facteurs qui ont une importance quant au résultat favorable d'une psychothérapie brève, la motivation joue un rôle important; les patients doivent présenter une souffrance «psychologique» et désirer se faire traiter par une psychothérapie, c'est-à-dire qu'il faut qu'ils aient la possibilité de parler de leurs sentiments; ils doivent aussi réagir aux interprétations d'essai et apporter dès le premier entretien un matériel qui puisse être compris selon la perspective psychanalytique, qui permette de faire une hypothèse psychodynamique et d'élaborer un plan de traitement en tenant compte de cette hypothèse.

Cette condition est indispensable pour qu'on puisse commencer une psychothérapie brève. Son absence exclut donc tous les cas où l'élaboration structurale et psychodynamique ne peut pas être faite immédiatement et où le médecin ne peut pas comprendre, du moins sous une forme hypothétique, la psychodynamique du patient. Ces patients doivent être abordés par des psychothérapies de longue durée au cours desquelles la psychodynamique s'élaborera d'une manière plus claire.

En effet, les traitements brefs nécessitent une *focalisation psychodynamique*. Autrement dit, les chances d'obtenir un résultat favorable sont beaucoup plus grandes lorsqu'on peut limiter les efforts d'interprétation psychodynamique à une lignée de conflits qui a été choisie sélectivement. On renonce donc à un remaniement complet de la personnalité, pour se contenter de permettre une maturation dans certains secteurs de celle-ci. Cette maturation n'aboutit pas simplement à des améliorations symptomatiques, mais aussi à la disparition d'un comportement névrotique, même chez des névroses qui peuvent durer depuis longtemps et qui ont été considérées comme étant graves.

L'établissement d'une *relation transférentielle* dès le début du traitement est important. Si les deux partenaires – le malade et le médecin – ont la volonté d'entrer en contact intense et de supporter la tension qui en résulte irrémédiablement, le traitement part dans de bonnes conditions. Il s'agit donc d'un transfert précoce sous tension, qui est immédiatement lié à la perspective de la fin du traitement. On doit donc se rendre compte rapidement si le patient est capable d'éprouver ce deuil et de l'élaborer. Le patient doit être d'accord d'étudier ses sentiments et de travailler avec eux dans une relation thérapeutique qui est basée sur l'interprétation. Le psychothérapeute de son côté doit avoir la possibilité de comprendre le problème du patient, de le focaliser dans un sens dynamique et d'accepter d'établir un plan de traitement restreint, mais dans une relation qui est également sous tension dès le début.

Ouvrons une parenthèse sur le problème important *de la motivation à un traitement psychothérapique.*

S. RADO, dans une autre perspective, a essayé de décrire les différents niveaux motivationnels des patients. Le niveau le plus bas correspond au besoin d'une aide magique. Le médecin doit être tout puissant. C'est à ce niveau que se font les traitements suggestifs et plus particulièrement l'hypnose. Un niveau un peu supérieur est celui où le patient demande à un parent également puissant, mais beaucoup plus proche de lui, dans un mouvement de revendication infantile, une aide. Ce niveau correspondrait à peu près à ce qu'on peut appeler la thérapie de soutien qui permet un renforcement du Moi.

Les deux niveaux supérieurs sont les seuls qui permettraient une psychothérapie et spécialement une psychothérapie analytique, ceci en démarquant un peu les opinions de RADO. Tout d'abord le patient désire coopérer avec le médecin et comprendre avec lui ce qui se passe. Au niveau supérieur, il désire finalement faire seul le traitement, le psychothérapeute n'intervenant que comme un auxiliaire ou un catalyseur.

Pour les psychothérapies brèves il nous semble que les patients doivent, sur le plan motivationnel, ne pas se trouver à des niveaux inférieurs magique ou infantile, mais être capable de coopération ou d'un travail autonome, du moins partiellement. RADO ne voudrait pas que cette étude motivationnelle soit mise en rapport avec les niveaux de régression de type psychanalytique, ceci dans une critique qu'il ne s'agit pas de donner ici de la théorie psychanalytique.

Les recherches faites au Département de psychiatrie de l'Ecole de Médecine de Harvard montrent également que les motivations positives pour la psychothérapie dépendent de la possibilité qu'a le patient de reconnaître que les symptômes sont d'origine psychique, de sa volonté de participer activement au traitement, de sa curiosité, de son désir et de la volonté de se comprendre et de changer, d'explorer et d'expérimenter et d'attendre du traitement des résultats adaptés à la réalité et non pas phantasmatiques, et enfin de la volonté de faire des sacrifices raisonnables pour ce traitement.

Concernant l'activité psychothérapique au cours des psychothérapies brèves, MALAN a constaté dans ses recherches sur les facteurs qui influencent les résultats thérapeutiques que les interprétation du transfert jouent un rôle important, surtout si une partie de ces interprétations de transfert concernent les transferts négatifs et peuvent être raccrochés aux relations que le patient avait avec un de ses parents ou avec les deux. Il faut aussi, pour que le succès soit bon, que ces interprétations de transfert soient données très tôt dans le traitement et si ces interprétations sont liées à celles qui concernent le deuil et le ressentiment quant à la fin du traitement, les chances d'un bon résultat sont encore augmentées.

Enfin, *l'enthousiasme du thérapeute* est un facteur important et presque déterminant pour le succès d'un traitement. C'est un élément très subjectif, difficilement mesurable, qui disparaît peu à peu au cours de la carrière d'un psychanalyste, explication de la prolongation des cures psychanalytiques.

Les *conditions optimales* pour une psychothérapie brève sont donc les suivantes:

– le patient doit beaucoup souffrir et désirer coopérer à un traitement psychologique;

– le psychothérapeute doit être enthousiaste et être capable d'accepter de focaliser ses efforts sur une hypothèse psychodynamique restreinte;

– le transfert doit apparaître tôt et des interprétations de transfert doivent être faites précocement;

– le deuil et le ressentiment vécus à cause de la fin de la psychothérapie doivent devenir des thèmes importants du traitement.

D'autres auteurs apportent des compléments à cette revue assez extensive que fait MALAN et expriment des opinions quelque peu différentes. C'est ainsi que D. BECK traite avant tout les malades névrotiquement inhibés à condition qu'ils ne nourissent pas des illusions quant aux résultats du traitement qui ne doivent pas être idéalisés, c'est-à-dire que le malade ne se trouve pas au niveau magique de la motivation. Il estime que seuls des états névrotiques relativement récents doivent être pris en charge. Ces principes sont en grande ligne ceux défendus par HEIGL.

Reste la question de savoir quelle formation il faut avoir acquise pour conduire de telles psychothérapies. Idéalement, une formation complète et une expérience psychanalytiques sont préférables. En réalité – et MALAN est d'accord avec ce point de vue – des psychothérapeutes qui n'ont pas de formation psychanalytique mais une compréhension relativement rapide de certains mécanismes psychodynamiques et la possibilité de manier le transfert, peuvent prendre éventuellement en charge les psychothérapies analytiques brèves. La psychothérapie brève, du fait que la durée du traitement est fixée d'un commun accord dès le début, empêche l'établissement de la névrose de transfert qui se crée par des projections identificatoires et des mécanismes d'introjection. La situation en face à face, l'attitude active du thérapeute, qui freine la régression laquelle est nécessaire pour l'établissement de la névrose de transfert empêchent également l'élaboration interprétative. Cette dynamique entraîne une inhibition des mouvements régressifs de longue durée qui peuvent décompenser certains patients et les mettre dans des états de dépendance tels qu'ils deviennent invalides ou qu'ils présentent des troubles proches de la psychose.

Un exemple de psychothérapie brève:

Une femme de trente-six ans, mariée, sans enfant, avec une réussite professionnelle relativement exceptionnelle, présente une phase dépressive névrotique. Une cure type mettrait en question son identité féminine et aboutirait peut-être à un désir d'avoir un enfant, problème qui a été résolu par l'investissement professionnel, alors qu'elle se trouve dans une situation où l'on peut craindre, étant donné l'âge et le passé gynécologique, qu'elle ne puisse jamais avoir d'enfant. Ses rapports avec les femmes sont extrêmement perturbés, ce qui explique d'ailleurs le type de conflits qu'elle entretient avec sa directrice, car elle a réussi à trouver une place dans une maison qui est dirigée par une femme.

L'hypothèse psychodynamique de base est focalisée sur le problème maternel, la mère «mauvais object», qu'elle n'ose pas attaquer tant elle craint de la détruire. Il faut aussi lui permettre de vivre sa vie professionnelle sans devoir toujours se mettre en question. Le traitement dure six mois à raison d'une heure par semaine et le psychothérapeute représente très rapidement, dans le transfert, la «bonne mère» que la patiente va devoir perdre très rapidement. Le travail de deuil et l'élaboration du ressentiment contre le thérapeute occupent la deuxième partie de ce traitement.

La guérison symptomatique de la dépression névrotique et d'autres troubles névrotiques allant de pair avec une modification structurale assez importante de la personnalité sont obtenues à la fin du traitement. Une catamnèse n'a pas encore été faite avec un recul suffisant. Il est évident que cette appréciation catamnestique très exacte est nécessaire, comme le soutient MALAN.

Relevons le fait que les recherches sur les psychothérapies d'orientation analytique, les psychothérapies post-analytiques et les psychothérapies analytiques brèves ont été faites avant tout dans des centres institutionnalisés. Il est clair que le psychanalyste exerçant librement sa profession ne prend en traitement que des cas qui paraissent être de bonnes indications pour la cure type. Les autres patients n'ont que la solution de s'adresser, dans les pays occidentaux, à des institutions plus ou moins étatisées. Ces institutions ambulatoires doivent avoir à disposition l'ensemble des moyens thérapeutiques, y compris toutes les formes de psychothérapies. Elles doivent aussi devenir des centres de recherche et d'appréciation des résultats.

VII. La psychothérapie analytique de groupe

Le traitement *par et dans des groupes* est apparu peu après l'introduction de la psychanalyse en médecine. La psychanalyse classique a été très réticente devant le développement des méthodes de groupe qui utilisaient les principes et les méthodes psychanalytiques. Une tension a donc existé entre les psychanalystes également psychothérapeutes de groupe et leurs confrères qui se tenaient à l'écart de ces méthodes. Récemment cependant, sous l'effet de la remise en question des problèmes fondamentaux provoqués par la contestation des étudiants, un rapprochement entre ces deux tendances s'est effectué et la psychothérapie analytique de groupe trouve sa place dans l'ensemble restructuré de la psychanalyse.

Il est vrai qu'à premier vue une antinomie paraît exister entre la psychanalyse classique exigeant un secret complet, secret qui fait penser parfois à l'initiation cabalistique, et une méthode qui opère en quelque sorte à ciel ouvert et où les confidences, comme les interprétations, deviennent le bien de la communauté. Pourtant, ces deux procédés ne s'opposent pas, mais se complètent l'un l'autre. Tout d'abord, le secret thérapeutique est le même, que l'on soit un des membres du couple patient-médecin, ou que plusieurs malades se retrouvent pour des séances communes. Il devient pour ceux-ci une auto-protection indispensable qui d'ailleurs peut les engager très avant dans la thérapie. La nécessité d'être discret représente un lien entre les patients, lien qui les fait participer au processus thérapeutique et leur permet d'assumer à un certain moment un rôle partiel de psychothérapeute qui soutient, protège et même interprète.

Les *thérapies de groupe* comprennent d'une part toutes les activités qui peuvent être exercées en groupe (ergothérapies, thérapie par l'art, club thérapeutique, etc.) et les groupes qui utilisent les échanges verbaux comme moyen thérapeutique. C'est à cette dernière catégorie qu'appartient la psychothérapie analytique de groupe et la psychanalyse de et en groupe. Mais les groupes de discussion, qui ont un but thérapeutique, ne sont pas tous psychothérapiques. De nombreux groupes qui se réunissent pour parler ensemble sont thérapeutiques, sans être psychothérapiques. Citons les groupes de formation, les groupes de parents d'enfants caractériels, ou névrosés, les groupes de mères, les groupes de patients hospitalisés, les groupes de délinquants, etc. Ils discutent de problèmes pratiques précis, mais sans l'engagement psychothérapique que nous avons décrit précédemment.

Dès que l'on fait appel à cet engagement psychothérapique qui nécessite donc une souffrance, une motivation et le désir de travailler en coopération avec le psychothérapeute sur le plan psychologique interpersonnel subjectif, il s'agit d'une psychothérapie de ou en groupe et, si l'on utilise le transfert et les interprétations et spécialement les interprétations de transfert à l'intérieur du traitement, de psychothérapie analytique de et en groupe ou éventuellement de psychanalyse et de en groupe.

La connaissance des groupes humains restreints est l'object d'une nouvelles discipline qu'on appelle la *psychosociologie* ou la *microsociologie*, dont l'histoire est récente et qui a débuté par les expériences de sociologie industrielle de ELTON-MAYO aux Etats-Unis. La sociométrie de J. L. MORENO a apporté d'autres éléments, de même que KURT LEWIN et ses études sur la dynamique des groupes inspirée de la «Gestaltpsychologie». Enfin, avec les méthodes de formation à la dynamique de groupe et les "National Training Laboratories", un instrument de formation, très discutable d'ailleurs, comprenant en particulier les "T-Groups" ou "Training groups" ou «groupes de base» a vu le jour.

La médecine a utilisé le groupe comme moyen thérapeutique et surtout psychothérapique dès 1935 environ et surtout pendant et après la dernière guerre mondiale. Il faut citer les expériences de Bion avec des malades mentaux et des groupes expérimentaux.

La psychothérapie de groupe, également la psychothérapie analytique de groupe, nécessite donc la connaissance de la psychosociologie et de la microsociologie, c'est-à-dire des phénomènes de groupe et de la dynamique de groupe. Différents auteurs ont établi des modèles, mais il faut reconnaître que la méthodologie des phénomènes de groupe n'est pas encore au point, malgré les apports très importants de certains auteurs comme R. Schindler.

La psychothérapie analytique de groupe est donc le lieu de rencontre de deux courants, à savoir celui de la psychosociologie qui donne des renseignements valables sur la dynamique des groupes et le maniement d'un groupe, et celui de la psychanalyse qui permet une compréhension des phénomènes inconscients et leur maniement par les interprétations et spécialement les interprétations de transfert.

Dans une psychothérapie de groupe, les règles fondamentales sont pratiquement les mêmes que dans une cure analytique. Cependant, la conversation libre entre les patients remplace les associations libres du patient étendu sur le divan ou en face à face. Le psychothérapeute a également une attitude de neutralité bienveillante qui peut être respectée dans le groupe, comme nous l'avons montré. Le problème du transfert et du contre-transfert se complique naturellement par l'apparition de transferts dits latéraux, au cours desquels le transfert sur le thérapeute est déplacé d'un patient sur un autre, ce qui permet d'ailleurs des interprétations très fructueuses.

Cette fragmentation des transfert est d'ailleurs une des raisons pour lesquelles on peut traiter en groupe des patients qui ne seraient pas accessibles à la psychothérapie analytique individuelle en raison du risque de la création d'un transfert fusionnel ou le rejet de toute manifestation transférentielle.

Des auteurs américains et anglais, surtout S. H. Foulkes, et H. Ezriel, ont étudié les phénomènes analytiques qui se créent dans un groupe dirigé selon les principes qui se rapprochent le plus de la psychanalyse individuelle. La notion du «phantasme inconscient commun au groupe» (H. Ezriel), qui témoigne de la relation de chacun des membres du groupe ou d'une grande partie d'entre eux avec des objets inconscients communs, permet des interprétations qui s'adressent à la fois à l'ensemble du groupe et à certains de ses membres.

Ce problème de savoir si l'on traite un groupe comme une totalité, ou chaque membre individuellement à l'intérieur d'un groupe a séparé les psychothérapeutes de groupe en deux clans. Cette discussion paraît être un peu dépassée si l'on tient compte de la vie même du groupe. Au début, pour qu'un sentiment d'appartenance et de cohésion des membres puisse se créer, les interprétations seront faites avant tout au groupe en tant que totalité pour réunir le plus possible les problèmes conscients et inconscients communs à tous les membres du groupe. Par la suite, le travail se fera beaucoup plus individuellement pour, dans une phase terminale, revenir, mais sur un mode beaucoup plus élaboré, à un travail interprétatif touchant l'ensemble du groupe.

La situation de groupe est en fait assez frustrante pour les patients. Chaque malade doit partager le ou les thérapeutes. Il en résulte des mouvements agressifs qui font que la première phase du traitement s'accompagne de transferts sur les thérapeute de type négatif ou agressif, qui permettent d'ailleurs d'augmenter la cohésion du groupe. Si le thérapeute n'est pas sensible à cet aspect de la situation, cette phase risque de s'éterniser. En effet, le groupe marche bien, les membres s'identifient dans un sentiment négatif à l'égard des thérapeutes, sentiment qui n'est d'ailleurs pas exprimé directement. Une véritable cohésion s'est créée, mais elle reste improductive tant que le phantasme inconscient commun au groupe n'est pas mis en évidence et analysé. Celui-ci est franchement destructeur à l'égard des thérapeutes. Une fois qu'il est suffisamment travaillé, les membres peuvent alors aborder l'aspect positif du transfert avec les rivalités que cela comporte et l'apparition de situations moins régressives de type oedipien.

On sait que les groupes thérapeutiques peuvent être soit ouverts soit fermés. S'ils sont ouverts, de nouveaux membres peuvent entrer à n'importe quel moment pour remplacer des membres qui s'en sont allés ou pour augmenter l'effectif du groupe. Dans les groupes analytiques, dont le nombre idéal de patients est de huit, il est préférable d'avoir très rapidement un groupe fermé pour qu'un travail intensif et suivi, mais aussi progressif, puisse s'effectuer à l'intérieur de groupe et chez chaque patient. La question reste posée de savoir jusqu'à quel point une véritable névrose de transfert de groupe, ou de chaque patient ou de certains patients n'a pas lieu comme dans une psychanalyse classique.

Disons enfin qu'on a également dans la psychothérapie analytique de groupe le choix entre deux possibilités, à savoir les groupes de longue durée, dont le terme n'est pas fixé au début du groupe, et les groupe d'une durée limitée qui débutent en fixant déjà le terme de leur travail: une année, une année et demi ou deux ans par exemple. L'expérience nous a montré que ces psychothérapies de groupe brèves sont indiquées chez des sujets jeunes, déjà assez bien structurés, souvent à la fin de l'adolescence dans des phases de recherche d'identité, que ce soit une identité sexuée, professionnelle ou relationnelle. Ces problèmes peuvent être analysés assez rapidement dans un groupe qui ne durera qu'une année et demie à raison d'une séance par semaine.

Nous avons ainsi abordé le problème des *indications à la psychothérapie de groupe* et celui de la *formation des groupes*. problèmes qui ne peuvent pas être dissociés. Si le nombre idéal dans un groupe est de huit patients, il est préférable de commencer le groupe avec un ou deux patients de plus pour tenir compte des départs qui peuvent avoir lieu pendant les premiers mois, pour des raisons souvent fortuites d'ailleurs. Le groupe analytique est de préférence mixte. On ne peut pas prendre des sujets inintelligents et frustes. Par contre, le niveau socio-culturel bas n'est pas en lui-même un obstacle à condition que le ou les personnes qui proviennent du niveau social le plus bas ne soient pas complètement isolées, par exemple, au mileu d'intellectuels, L'âge joue un rôle important en fonction des expériences vécues qui s'accumulent avec les années et qui font qu'il existe certainement des groupes d'adultes jeunes, des groupes d'adultes, et des groupes de patients âgés moins susceptibles d'être traités par la psychothérapie analytique.

Les patients qui présentent des graves perversions sexuelles agies ou qui ont un déséquilibre caractériel doivent être exclus d'un groupe analytique pour des raisons très compréhensibles. Tous les patients qui sont névrosés, quelle que soit la névrose, peuvent être de bons sujects à condition qu'ils aient une faculté d'identification à l'autre suffisante. Cette capacité d'identification entraîne une possibilité de transférer les émotions et une assez grande souplesse dans les systèmes défensifs.

Les facteurs que nous venons de décrire sont beaucoup plus importants que ceux qui sont basés sur la nosologie psychiatrique. Cependant, il faut faire attention de ne pas créer des groupes constitués uniquement de femmes revendicatrices de type phallique et d'hommes passifs à tendance homosexuelle latente, un tel groupe pouvant se diviser en deux sous-groupes opposés l'un à l'autre.

Ces quelques indications ne sont que des exemples montrant que la psychothérapie analytique de groupe nécessite du psychothérapeute une formation aussi complète que celle exigée pour la psychothérapie individuelle avec en plus la connaissance pratique de la dynamique des groupes. Pour qu'un psychothérapeute puisse commencer un groupe, il doit pouvoir affronter dans une situation beaucoup plus réelle que l'analyse individuelle d'autres sujets et vivre sans trop de dommages des situations qui peuvent être souvent traumatisantes et inhibitrices.

La fonction du psychothérapeute est, comme en psychothérapie individuelle, l'interprétation, mais cette interprétation a deux aspects. D'une part elle peut se faire au niveau de l'ensemble du groupe ou d'un sous-groupe à l'intérieur du groupe. D'autre part, elle peut se faire individuellement. Nous retrouvons ici des fluctuations qui n'existent pas en traitement individuel. Un des avantages du groupe est de pouvoir associer deux thérapeutes. La cothérapie, qui crée des problèmes de compétition et de rivalité, comme l'ont très bien montré G. Genevard et P. Jordi, a un avantage didactique évident qui peut être utilisé pour la formation des psychothérapeutes de groupe. Les psychiatres en formation bénéficient certainement de groupes de sensibilisation où la dynamique de groupe peut être vécue. Il ne s'agit pas de groupes thérapeutiques, mais de groupes de discussion ou de formation qui opèrent sur un matériel extérieur à chacun des participants du groupe, donc allocentré, contraitement à ce qui se passe dans le "Training Group" où le matériel est autocentré.

Par rapport aux psychothérapies analytiques et à la cure type, le groupe analytique a deux avantages principaux. La possibilité de «tester la réalité» (reality testing) est beaucoup plus grande qu'en traitement individuel, ce qui permet aussi au patient d'accumuler des expériences émotionnelles correctrices selon F. Alexander. D'autre part, le groupe fournit un cadre où des relations interpersonnelles subjectives multiples peuvent naître et se développer. Ceci est surtout utile à ces patients qui n'ont en fait jamais vécu dans leur existence et surtout pas dans leur enfance de telles relations ou qui les ont vécues dans des situations tellement dramatiques qu'elles ont déformé complètement toutes les relations ultérieures. Cette fonction réparatrice du groupe s'exerce avec beaucoup plus d'intensité que dans un traitement individuel.

Inutile de dire que la brève description qui vient d'être faite de la psychothérapie analytique de groupe est très incomplète. Il existe à ce sujet une littérature abondante et intéressante qu'il n'est pas possible de résumer, même brièvement. Nous devons renvoyer le lecteur à la bibliographie.

VIII. Le psychodrame analytique

Laissons de côté le psychodrame de Moreno qui n'appartient pas au cercle analytique. Nous dirons quelques mots du psychodrame analytique tel qu'il a été décrit par S. Lebovici, R. Diatkine et E. Kestemberg, et tel qu'il est pratiqué en Suisse française en particulier. Un patient est traité par six à huit psychothérapeutes qui représentent des Mois auxiliaires, le meneur de jeu étant le psychothérapeute principal qui interprète, très rapidement en profondeur, ce qui a été joué. Cette méthode est utilisée à titre diagnostique, mais aussi thérapeutique, surtout chez les adolescents ou des patients pré-psychotiques ou encore chez des schizophrènes. C'est une méthode peu économique, mais qui a une grande valeur didactique pour les médecins participants.

Par le jeu, la phantasmatisation est favorisée, ce que permet beaucoup moins bien les psychothérapies d'orientation analytique individuelles et la psychothérapie analytique de groupe. Dans cette phantasmatisation ludique du psychodrame, le patient aborde avec beaucoup moins d'angoisse le monde pré-psychotique déstructuré et déchiré. L'avantage du psychodrame est que cette phantasmatisation se fait dans un jeu et que l'angoisse qui peut être réveillée est très souvent neutralisée par la fiction dramatique qui intervient et que le meneur peut manier.

La technique psychanalytique favorise par sa connaissance de l'inconscient la phantasmatisation. Il existe donc un danger que certains traitements ne se fassent que sur ce plan-là – nous pensons surtout à la technique kleinienne – avec le risque d'une rupture d'avec la réalité. Ce «traitement par phantasmatisation», que ce soit à travers les rêves, les rêveries ou les projections, risque de se trouver désinséré du Moi. C'est le Moi qui permet de réduire l'impact des phantasmes et le retour à une réalité où le phantasme ne domine plus la scène, mais est à la disposition du Moi, ce qui pourrait être une des définitions de l'homme idéalement sain.

Lorsqu'une analyse met avant tout l'accent sur le phantasme, sans le retour à cette subordination au monde réel, les résultats peuvent être excellents quant à l'inconscient, mais aboutir à des échecs sociaux déplorables et à des adaptations à la vie courante défectueuses. Dans ces cas, une psychothérapie post-analytique beaucoup plus centrée sur le Moi et la réalité peut obtenir une amélioration des progrès obtenus précédemment.

Il en est de même dans le psychodrame analytique qui n'est souvent que le premier stade d'un traitement qui doit se poursuivre ensuite par une autre forme de psychothérapie analytique, ou par une cure type.

XI. La psychothérapie analytique de l'omnipraticien

Nous ne faisons que mentionner ce chapitre qui sort du cadre d'un manuel de psychiatrie. La nécessité d'une formation psychologique du médecin et spécialement de l'omnipraticien est maintenant reconnue. Elle devrait débuter au niveau des études médicales et se poursuivre pendant les stages hospitaliers et extra-hospitaliers. On en connaît les difficultés et les limites quant à l'impact psychothérapique que l'omnipraticien peut excercer. H. K. KNOEPFEL a montré que dans certaines circonstances, à condition que l'omnipraticien puisse bénéficier d'un contrôle individuel ou dans un groupe du type Balint, il peut utiliser pour certains patients des formes d'intervention qui sont très proches des traitements psychothérapiques brefs. Il recourt alors à l'analyse des résistances à travers son action, donc à travers le transfert. Il s'agit cependant d'une technique délicate qui ne saurait être entreprise sans qu'il existe une possibilité de contrôle.

D. Problèmes concernant les indications à une psychothérapie analytique

Comme nous avons déjà montré que l'indication à une psychothérapie analytique dépend avant tout de la structure de la personnalité, des motivations, de la souffrance et de la capacité d'intuition interprétative du patient, nous pouvons être très brefs à ce sujet. Deux situations se présentent tout de même en pratique. Le patient peut consulter en état d'*urgence*, c'est-à-dire en phase de décompensation plus ou moins aiguë. La prise en charge nécessite souvent, étant donné le degré de régression, une forme de thérapie qui n'est pas encore psychothérapique, mais qui est avant tout de soutien. Secondairement, lorsque le patient a rétabli un certain équilibre de son Moi et est sorti de la régression, l'investigation psychothérapique peut avoir lieu avec une indication éventuelle pour une des formes de psychothérapie que nous avons citées. Il peut cependant arriver que même dans un état d'urgence, on commence par une psychothérapie de type analytique avec des interprétations. Il faut cependant se méfier dans ces situations de l'établissement d'un transfert fusionnel entraînant une très grande dépendance du patient s'il n'est pas contrôlé dès début.

Pour savoir ce qu'il faut faire, en cas d'urgence, il faut essayer de distinguer la décompensation purement réactionnelle névrotique d'une évolution névrotique qui se décompense. Il est rare qu'il faille recourir à une psychothérapie analytique, à moins qu'elle ne soit brève, s'il s'agit d'une réaction névrotique. Par contre, dans les décompensations de névroses bien constituées, le problème de l'indication se pose d'une manière très différente avec l'éventualité d'un traitement de longue durée et parfois d'une cure type.

Lorsqu'une évolution névrotique peut être diagnostiquée, nous estimons que le choix d'une des méthodes psychothérapiques analytiques décrites dépend bien davantage de la structure de la personnalité, de la possibilité régressive et de la souplesse ou de la force du Moi que de la nosologie elle-même. C'est aussi l'opinion de D. J. Levinson et al. qui montrent qu'il existe plusieurs modèles pour décider de la carrière d'un candidat à un traitement psychothérapique:

– le *modèle diagnostique.* Lorsque le choix d'un traitement est fait d'après le diagnostic, comme cela se passe en clinique somatique ou psychiatrique classique, ce modèle est nettement insuffisant, comme nous l'avons montré;

– le *modèle conformiste.* Quand on utilise ce modèle, l'équipe d'une institution sélectionne les candidats jugés les plus qualifiés pour accepter de jouer le rôle du patient idéal. Cette sélection est semblable à celle qui se fait pour occuper les postes d'une entreprise ou d'une administration;

– le *modèle basé sur besoins du candidat.* On décide alors du traitement en fonction des attitudes, des problèmes et des désirs du candidat.

D. Levinson et al. estiment que ces trois modèles sont nettement insuffisants et ils en décrivent un quatrième, celui de l'*accord négocié* qui permettrait une meilleure approche de chaque candidat à une psychothérapie. Ce modèle fait intervenir aussi bien le malade, sa structure, que le médecin et sa personnalité, dans un échange et une confrontation qui comportent avant tout la définition des rôles les buts du traitement, les demandes du patient les possibilités thérapeutiques qu'on peut lui offrir, le début et la fin de la période d'investigation, etc.

E. La formation du psychothérapeute analytique

Malgré ce que nous avons dit sur la possibilité pour un psychiatre qui n'a pas bénéficié d'une psychanalyse didactique de conduire certaines psychothérapies d'orientation analytique et des psychothérapies analytiques brèves, nous pensons que la voie normale de la formation comprend la psychanalyse didactique. Ensuite vient la formation par des contrôles de psychothérapies que ce soit le contrôle individuel ou en groupe, la participation à des séminaires pratiques d'indications à la psychothérapie analytiques et d'études de problèmes de technique.

Il est très important que le psychiatre ait une connaissance étendue de la psychiatrie ambulatoire qui lui permet d'entrer en contact avec les différents malades qui sont susceptibles d'être traités par les méthodes que nous avons décrites. Cette pratique lui fera aussi connaître les autres méthodes de traitement des états névrotiques, dont il n'a pas été question dans cet exposé, mais dont la pratique est indispensable au sein d'une institution. Ainsi, il pourra se rendre compte avec plus de justesse du domaine respectif des différentes méthodes de traitement.

L'expérience a montré qu'une telle formation demande en tous cas trois ans et ne peut pratiquement pas être raccourcie même par les procédés didactiques récents tels la télévision en circuit fermé ou éventuellement le jeu de rôle. Il s'agit d'une expérience maturante pour le psychothérapeute qui demande donc une modification assez importante, sur le plan professionnel, de sa personnalité, modification qui ne peut pas être obtenue à court délai.

F. Appréciation des résultats

Cette appréciation devrait se faire sur deux plans différents. D'une part, il serait très utile que l'on puisse comparer l'ensemble des psychothérapies analytiques à des traitements différents comme le traitement de déconditionnement (Verhaltenstherapie), des méthodes de soutien du Moi ou des traitements médicamenteux des névroses. Pour ce faire, les auteurs qui utilisent des méthodes différentes devraient pouvoir s'entendre sur un ensemble de critères que nous savons très difficiles à fixer. Tant que cela ne sera pas possible, toutes les comparaisons que l'on peut tenter de faire sont entachées de tels vices méthodologiques qu'elles sont pratiquement sans valeur. La seule constatation que l'on peut faire est que n'importe quelle méthode de traitement obtient des résultats quantativement presque équivalents chez les névrosés. L'artifice de la quantification paraît ne pouvoir résoudre que très imparfaitement le problème, cette quantification n'étant même pas encore possible dans des domaines beaucoup plus accessibles à cette méthode, comme celui des psychoses endogènes.

A l'intérieur même de l'ensemble des psychothérapies analytiques, il est par contre davantage possible de comparer les différentes méthodes entre elles, car il existe une certaine unité conceptuelle et l'utilisation d'un même langage et d'une même méthode. Il n'en reste pas moins vrai que rares sont les véritables catamnèses des malades traités. Seul le travail de D. MALAN fournit une rigueur suffisante sur le plan méthodologique pour pouvoir être utilisable. A ce niveau encore il conviendrait tout d'abord d'essayer d'établir des critères reconnus par plusieurs chercheurs, ce qui permettrait des comparaisons utilisables.

Enfin, on peut espérer encore davantage d'études de petites séries de cas, selon l'exemple de MALAN, par la comparaison de l'influence des facteurs bien particuliers du processus analytique et de l'attitude du psychothérapeute. Il semble que c'est en affinant cette méthode de connaissance et de catamnèse que l'on arrivera ensuite à aborder le problème de la comparaison des différentes méthodes psychothérapiques entre elles et enfin celui, beaucoup plus épineux, de la comparaison de la méthode psychothérapique analytique aux autres méthodes de traitement des états névrotiques. Les progrès sont cependant extrêmement lents dans ce domaine et les obstacles méthodologiques n'ont été qu'à peine abordés jusqu'à présent.

Bibliographie

ALDRICH, C. K.: Brief psychotherapy: a reappraisal of some theoretical assumptions. Amer. J. Psychiat. **125**, 585—592 (1968).

ALEXANDER, F., FRENCH, TH.: Principes de psychanalyse. Paris: Petite Bibliothèque Payot 1968.

— — Psychothérapie analytique. Principes et applications. Paris: P.U.F. 1959.

AULD, F., ETON, L. D.: The use of Rorschach scores to predict whether patients will continue psychotherapy. J. Consult. Psychol. **17**, 104—109 (1953).

BACH, G. R.: Intensive group psychotherapy. New York: Ronald Press Comp. 1954.

BALINT, M.: Ichstärke, Ichpädagogik und „Lernen". Int. Z. Psychoanalyse **24**, 4I7—427 (1939).

— Training general practioners in psychotherapy. Brit. J. med. Psychol. **27**, 37—41 (1954).

— BALINT, E.: Techniques psychothérapeutiques en médecine. Payot: Paris 1966.

BALLY, G.: Die psychotherapeutische Ausbildung an einer psychiatrischen Universitätsklinik. Scheiz. Arch. Neurol. Psychiat. **77**, 472—480 (1956).

BARRON, F.: An Ego-strength scale with predict response to psychotherapy. J. Consult. Psych. **17**, 327—333 (1953).

BATTEGAY, R.: Gruppenpsychotherapie und Gruppendynamik. Ergebnisse und Berichte, Bd. I u. Bd. II. Göttingen: Verlag f. med. Psychol. 1968.
BECK, D.: Die Indikation zur psychoanalytischen Kurztherapie. Z. Psychosom. med. Psychoanal. 13, 257—265 (1967).
— Psychodynamische Faktoren der Kurztherapie dargestellt am Beispiel der funktionellen Herzbeschwerden. Praxis d. Psychotherapie 10, 129 (1965).
BECKER, B. J.: The obese patient in group psychoanalysis. Amer. J. Psychother. 14, 322—337 (1960).
BECKMANN, D., RICHTER, H. E.: Selbstkontrolle einer klinischen Psychoanalytikergruppe durch ein Forschungsprogramm. Z. Psychother. med. Psychol. 18, 201—208 (1968).
BEELI, A.: Psychotherapie-Prognose. Bern-Stuttgart: Huber 1965.
BELLAK, L., SMALL, S.: Emergency psychotherapy and brief psychotherapy. New York: Grune & Stratton 1965.
BERGE, A.: Les psychotherapies. Paris: P.U.F. 1968.
— Psychothérapie analytique et psychanalyse. Evol. Psychiat. 16, 365—383 (1951).
BERGER, M. M.: The place of psychoanalysis in contemporary group psychotherapy. Sources of conflicts in contemporary group psychotherapy, p. 155—168, Vol. 2. Bâle-New York: Karger 1960.
BERLINER, B.: Short psychoanalytical psychotherapy: its possibilities and its limitations. Bull. Menninger Clinic 5, 204—213 (1941).
BERMAN, L.: Psychoanalysis and group psychotherapy. Psychoanal. Rev. 37, 159 (1950).
BERNER, P., SCHINDLER, R.: Der Symbolauftrag in der Kurzpsychotherapie. Wien. Z. Nervenheilk. 16, 375—387 (1959).
BION, W. R.: Experiences in groups and other papers. London: Tavistock Publ. 1961.
— Recherches sur les petits groupes. Paris: P.U.F. 1965.
BIRAN, S.: Über Möglichkeiten und Wege, die Dauer der psychoanalytischen Behandlung zu verkürzen. Z. Psychosom. med. Psychoanal. 15, 153—180 (1969).
BOUVET, M.: Les variations de la technique (distance et variations). Rev. franç. Psychanal. 22, 145—203 (1958).
BRÄUTIGAM, W.: Psychotherapie in anthropologischer Sicht. Stuttgart: Enke 1961.
BYCHOWSKI, G., DESPERT, J. L.: Specialized techniques in psychotherapy. New York: Basic Books Inc. 1952.
CASTETS, B.: Eléments pour une définition des psychothérapies individuelles d'inspiration psychanalytique. Inform. Psychiat. No. 10, 821—833, déc. 1962.
CORSINI, R. J.: Method of group psychotherapy. New York: Blakiston Division McGraw Hill Books 1957.
CREMERIUS, J.: Die Beurteilung des Behandlungserfolges in der Psychotherapie. Berlin-Heidelberg-New York: Springer 1962.
— Psychotherapie als Kurzbehandlung: München: Lehmanns 1951.
— Psicoterapie brevi e loro base metodologica. Psicoterapia e science umane 8—9, 38—43 (1969).
DEUTSCH, F., JORES, A., STOKVIS, B., FREYBERGER, H., STUNKARD, A.: Training in psychosomatic medicine. Advances in psychosomatic medicine. Basel-New York: Karger 1964.
DIATKINE, R., FAVREAU: Les psychothérapies de la pratique courante. E.M.C. (Psychiatr.) 37810, C10 (1955).
DUCHENE, H.: Les problèmes posés par les brèves psychothérapies. Evol. Psychiat. No. 1, 1—25, janv.—mars 1949.
DUEHRSSEN, A.: Die Beurteilung der Behandlungserfolge in der Psychotherapie. Z. Psychosom. Med. 3, 201 (1956/1957).
— Die Beurteilung des therapeutischen Erfolges in der Psychotherapie. Nordwestdeutsche Ges. inn. Med. 156, 13—16 (1960).
— Katamnestische Ergebnisse bei 1004 Patienten nach analytischer Psychotherapie. Z. Psychosom. Med. 8, 94 (1962).
— JORSWIEK, E.: Zur Korrektur von EYSENCKs Berichterstattung über psychoanalytische Behandlungsergebnisse. Acta Psychother. 10, 329—342 (1962).
DURAND, C.H., FOLCH, P.: Le transfert dans la cure pré-analytique. Acta Psychother. Psychosom. et Orthopaed. 3, 351—358 (1955).
EKSTEIN, R., WALLERSTEIN, R. S.: The teaching and learning of psychotherapy. New York: Basic Books 1958.
EYSENCK, H. J.: Conditionnement et névroses. Nouvelle méthode thérapeutique. Travaux réunis par H. J. EYSENCK. Paris: Gauthier-Villars 1962.
— RACHMAN, S.: The causes and cures of neurosis. London: Routledge & Kegan Paul 1965.
— et al.: The effects of psychotherapy. Int. J. Psychiat. 1, 97—178 (1965).
EZRIEL, H., SUTHERLAND, J. D.: Notes sur la psychothérapie de groupe psychanalytique. J. Study Interpersonal Processes 15, 111—126 (1952).
FERENCZI, S.: Bausteine zur Psychoanalyse (Oeuvres complètes). 2. Aufl. Bd. 1—4. Bern: Huber 1964.

FOULKES, S., ANTHONY, J.: Group psychotherapy. London: Pelican 1964.
FOULKES, S. H.: Therapeutic group analysis. London: George Allen & Unwin 1964.
FRANK, J. D.: The influence of patients' and therapists' expectations on the out-come of psychotherapy. Brit. J. med. Psychol. **41**, 349—356 (1969).
FREUD, S.: De la technique psychanalytique, pp. 131—141. Paris: P.U.F. 1953.
FURGER, R.: Über Kurztherapie neurotischer Störungen. Psychother. and Psychosom. **13**, 434—448 (1965).
GENEVARD, G.: La psychothérapie analytique en groupe. Ann. méd.-psychol. **127**, T 2, 469—478 (1969).
— SCHNEIDER, P. B., JORDI, P., DELALOYE, R., GENTON, M., GLOOR, CL., VILLA, J.-L.: Contribution de la psychothérapie de groupe à la compréhension de la névrose. Evol. Psychiat. **1961**, 399—416.
GITELSON, M.: On Ego distorsions. Int. J. Psychoanal. **29**, 245—257 (1958).
GLOVER, E.: The concept of dissociation. Int. J. Psychoanal. **25**, 7—13 (1943).
— The technique of psychoanalysis. New York: Int. Univ. Press 1955.
GOERRES, A.: Methode und Erfahrung der Psychoanalyse. München: Kösel 1958.
GRESSOT, M.: Diversité et unité de la psychothérapie. Méd. et Hyg. **27**, 333—336 (1969).
— Les états de dépendance en psychothérapie. Schweiz. Arch. Neurol. Psychiat. **77**, 30—39 (1956).
— Psychanalyse et connaissance: leur commensalisme. 18e Conférence des psychanalystes, Paris, nov. 1955. Rev. franç. Psychanal. **28**, 60—214 (1964/1965).
GRINBERG, L., LANGER, M., RODRIGUE, E.: Psychoanalytische Gruppentherapie. Stuttgart: Klett 1960.
GUEX, G.: La névrose d'abandon: Paris: P.U.F. 1950.
HARTMANN, H.: Comments on the psychoanalytic theory of Ego. Psychoanalytical study of the child. Vol. 5, pp. 74—96. New York: Int. Univers. Press 1950.
— Essais on Ego psychology. New York: Int. Univers. Press 1964.
— Notes on the theory of sublimation. The psychoanalytical study of the child. Vol. 10, pp. 9—29. New York: Int. Univers. Press 1955.
— La psychologie du Moi et le problème de l'adaptation. Paris: P.U.F. 1968.
— Théorie psychanalytique du Moi. Rev. franç. Psychanal. **31**, 339—428 (1967).
— Technical implications of Ego psychology. Psychoanal. Quart. **20**, 31—43 (1951).
— KRIS, E., LOEWENSTEIN, R.: Comments on the formation of psychic structure. The psychoanalytical study of the child. New York: Int. Univers. Press 1946.
HASKELL, D., PUGATCH, D., MCNAIR, D. M.: Time-limited psychotherapy for whom. Arch. gen. Psychiat. **21**, 546—552 (1969).
HAYNAL, A.: Contribution à l'étude de la notion de la force du Moi. Evol. Psychiat. **32**, 617—638 (1967).
HEIGL, F.: Persönlichkeitsstruktur und Prognose. Z. Psychosom. Med. **10**, 102 (1964).
HEIGL-EVERS, A.: Einige technische Prinzipien der analytischen Gruppenpsychotherapie. Z. Psychosom. Med. Psychoanal. **14**, 282—290 (1968).
— Zur Behandlungstechnik in der analytischen Gruppentherapie. Z. Psychosom. med. Psychoanal. **13**, 266—276 (1967).
HEINE, R. W., TROSMAN, H.: Initial expectations of the doctor-patient interaction as a factor in continuance in psychotherapy. Psychiatry **23**, 275—278 (1960).
HELD, R.: Psychothérapie et psychanalyse. Paris, Payot 1968.
— Rapport clinique sur les psychothérapies d'inspiration psychanalytique freudienne. Rev. franç. Psychanal. **28**, 225—384 (1964/1965).
— Variations de la technique psychanalytique classique. E.M.C. (Psychiat.) 37812, C10 (1960).
HINCKLEY, R. G., HERMANN, L.: Gruppenbehandlung in der Psychotherapie. Zürich: Rascher 1954.
HUTMACHER, D.: Die erste Exploration in der Psychotherapie. Z. Psychother. med. Psychol. **18**, 189—195 (1968).
JONES, E.: Théorie et pratique de la psychanalyse. Paris, Payot 1969.
JORES, A.: Erfahrungen mit der Psychotherapie im Rahmen einer medizinischen Klinik. Münch. med. Wschr. **1953**, 1153—1155.
KADIS, A. L., DRASNER, J. D.: Editors. A practicum of group psychotherapy. New York: Hoeber Med. Div. 1963.
KESTEMBERG, J., DECOBERT, S.: Approche psychanalytique pour la compréhension de la dynamique des groupes thérapeutiques. (Variantes dynamiques dans les groupes dits stables et instables). Rev. franç. Psychanal. **28**, 393—418 (1964).
KLOPFER, B., et al.: Development in the Rorschach technique. World book Co., **1**, 688—699 (1954).
KNOEPFEL, H. K.: Hausärztliche Psychotherapie und Arzt-Patienten-Beziehung. Praxis **59**, 314—319 (1970).
— Einfache Psychotherapie für den Hausarzt. Huber: Bern 1961.

Kotkow, B., Meadow, A.: Rorschach criteria for predicting continuation of individual psychotherapy. J. Consult. Psychol. **17**, 16—20 (1953).
Lagache, D.: Résultats et critères de guérison. E.M.C. (Psychiat.) III. 27812, E10.
Langen, D.: Methodologische Probleme der klinischen Psychotherapie. Stuttgart: Thieme 1956.
— Volhard, R.: Mehrdimensionale Psychotherapie-Erfahrungsbericht von 200 ambulanten psychotherapeutischen Behandlungen. Z. Psychother. **3**, 1—18 (1953).
Lebovici, S., Diatkine, R., Kestemberg, E.: Applications de la psychanalyse à la psychothérapie dramatique en France. Evol. Psychiat. **17**, 397—412 (1952).
— — — Bilan de dix ans de pratique psychodramatique chez l'enfant et l'adolescent. La psychiatrie de l'enfant. Vol. I, fasc. I., pp. 63—179. Paris: P.U.F. 1958.
Leuner, H.: Über einige Grundprinzipen der Kurztherapie. Z. Psychosom. med. Psychoanal. **15**, 199—201 (1969).
Levinson, D. J., Merrifield, J., Berg, K.: Becoming a patient. Arch. Gen. Psychiat. **17**, 385—406 (1967).
Lewin, K.: Psychologie dynamique. Les relations humaines. Paris: P.U.F. 1964.
Loch, W.: Über theoretische Voraussetzungen einer psychoanalytischen Kurztherapie. Jahrbuch der Psychoanalyse, Bd. 4. Bern: Huber 1967.
Locke, N.: Group psychoanalysis. Theory and technique. New York: Univ. Press 1961.
Luminet, D.: Psychothérapie brève de l'asthme bronchique. Acta Neurol. Psychiat. Belg. **57**, 582—587 (1957).
MacKinnon, H. L., Allen, A.: Special techniques in brief psychotherapy. Dis. Nerv. System **16**, 277—283 (1955).
Maeder, A.: Studien über Kurzpsychotherapie. Stuttgart: Klett 1963.
Malan, D.: Psychoanalytische Kurztherapie. Eine kritische Untersuchung. Stuttgart: Klett 1965.
Mentzel, G.: Zur gezielten Kurztherapie bei funktionellen Erkrankungen. Z. Psychosom. Med. u. Psychoanal. **15**, 37—44 (1969).
Nacht, S.: Causes et mécanismes des déformations névrotiques du Moi: la présence du psychanalyste. Paris: P.U.F. 1963.
— De la pratique à la théorie psychanalytique. Paris: P.U.F. 1949.
— Lebovici, S.: Indications et contre-indications de la psychanalyse chez l'adulte dans La psychanalyse d'aujourd'hui, pp. 30—36, (2e éd.). Paris: P.U.F. 1968.
— — Indications et contre-indications de la psychanalyse. Rev. franç. Psychanal. **19**, 135—204 (1955).
— et coll.: La psychanalyse d'aujourd'hui. Paris: P.U.F. T. I et II, 1956.
— Le rôle du Moi dans la structure du caractère et du comportement. Evol. Psychiat. **17**, 39—65 (1947).
Nash, E. H., Hoehn-Saric, R., Battle, C. C., Stone, A. R., Imber, S. D., Frank, J.: Systematic preparation of patients for short-term psychotherapy. II. Relation to characteristics of patient, therapist and the psychotherapeutic process. J. Nerv. Ment. Dis. **140**, 374—383 (1965).
Nunberg, H.: Ichstärke und Ichschwäche. Int. Z. Psychanal. **24**, 48—61 (1939).
— Principes de psychanalyse. Leur application aux névroses. Paris: P.U.F. 1957.
Odier, C. H,: L'angoisse et la pensée magique. Neuchâtel-Paris: Delachaux & Niestlé 1947.
Parin, P.: Die Indikation zur Analyse. Psyche **12**, 367—387 (1958).
Piotrowski, Z.: The Rorschach method as a prognostic aid in the insulin treatment of schizophrenics. Psychiat. Quart. **15**, 808—822 (1941).
Powdermaker, F.: Group psychotherapy. Studies in methodology of research and therapy. Cambridge: Harvard University Press 1953.
— Frank, J. D.: Group psychotherapy. Cambridge: Harvard Univ. Press 1953.
Preuss, H. G.: Analytische Gruppenpsychotherapie. Grundlagen und Praxis. München: Urban & Schwarzenberg 1966.
Racamier, P. C.: Sur les psychothérapies d'orientation psychanalytique. Evol. Psychiat. **18**, 623—653 (1953).
Rado, S.: Relationship of short-term psychotherapy to developmental stages of maturation and stages of treatment. In: Wolberg, L.: Short-term psychotherapy. New York: Grune & Stratton 1965.
Reich, W.: Character Analysis. London: Vision Press 1958.
Richard, G.: Indications, contre-indications et limites de la cure psychanalytique. Rev. méd. suisse rom. **71**, 451—469 (1951).
Roch, M.: Les psychothérapies pré-analytiques. Schweiz. Arch. Neurol. Psychiat. **77**, 493—496 (1956).
Rosenbaum, M., Friedlander, J., Kaplan, S. M.: Evaluation of results of psychotherapy. Amer. J. Psychother. **7**, 633—640 (1953).
Sager, C. J.: Aspects of clinical training in psychotherapy. Amer. J. Psychother. **7**, 633—640 (1953).

Salomon, E.: Ich-Diagnostik im Z-Test. Eine genetisch-strukturelle Rohrschachtechnik. S. 169—185. Bern: Huber 1962.
Schafer, R.: Psychoanalytic interpretation in Rorschach testing. New York: Grune & Stratton 1954.
Schindler, R.: Analytische Kurztherapie. Z. Psychosom. Med. Psychoanal. **15**, 202—204 (1969).
Schmideberg, M.: Values and goals in psychotherapy. Psychiat. Quart. **32**, 233—265 (1958).
Schneider, P.-B.: Contribution à l'étude du transfert et du contretransfert en psychanalyse de groupe. Rev. franç. Psychanal. **27**, 641—674 (1963).
— La neutralité au cours de la psychothérapie analytique de groupe. IVe Congrès international, Vienne 1968. Vienne: Verlag Wiener Med. Akademie 1968.
— Psychologie médicale. Paris: Payot 1969.
— La psychothérapie analytique de groupe. Problèmes techniques, indications. Inform. Psychiat. **1965**, 657—671.
— Remarques pratiques sur les indications à une psychothérapie. J. suisse Méd. **87**, 1148 (1957).
— éditeur. Pratique de la psychothérapie de groupe. Compte rendu du Séminaire international de psychothérapie de groupe. Lausanne, 1963. Paris: P.U.F. et Florence, Ed. Universitaria 1965.
— éditeur. Pratique de la psychothérapie de groupe. II. Les techniques. Compte rendu du IIe Séminaire international de psychothérapie de groupe, 1966. Florence: Ed. Universitaria 1968.
— Genevard, G.: Introduction à la tendance psychosomatique de la médecine. Documenta Geigy. Acta Psychosomatica. Bâle: Juillet 1957.
— Barrelet, M., Jordi, P., Delaloye, R.: Cas d'échecs et de refus en psychothérapie individuelle traités en psychothérapie de groupe. IIe Congrès internat. de Psychothérapie de groupe. 1957, pp. 338—349. Basel-New York: S. Karger 1959.
Schwartz, E.K., Wolf, A.: Psychoanalysis in groups: some comparisons with individual analysis. J. gen. Psychol. **64**, 153—191 (1961).
— — Psychoanalysis in groups: the mystique of group dynamics. Sources of conflicts in contemporary group psychotherapy, pp. 119—154. Bâle-New York: S. Karger 1960.
— — Psychoanalysis in groups: resistance to its use. Amer. J. Psychother. **17**, 457—464 (1963).
Semrad, E.V., Binstock, W.A., White, B.: Brief psychotherapy. Amer. J. Psychother,. **10**, 576—599 (1966).
Sifneos, P.E.: The motivational process. — A selection and prognostic criterion for psychotherapy of short duration. Psychiat. Quart. **42**, 271—279 (1968).
— Psychoanalytically oriented short-term dynamic or anxiety-provoking psychotherapy for mild obsessionnal neuroses. Psychiat. Quart. **40**, 271—282 (1966).
Slavson, S.R.: Psychothérapie analytique de groupe. Paris: P.U.F. 1953.
— A text-book in analytic group psychotherapy. New York: Int. Univers. Press 1964.
Stern, E.: Die Psychotherapie in der Gegenwart. Handbuch der klinischen Psychologie. Bd. 2. Zürich: Rascher 1958.
Stierlin, H.: Short-term versus long-term psychotherapy in the light of a general theory of human relationships. Brit. J. med. Psychol. **41**, 357—368 (1968).
Stone, L.: Psychoanalysis and brief psychotherapy. Psychoanal. Quart. **20**, 215—236 (1951).
— The widening scope of indications for psychoanalysis. J. Amer. Psychoanal. Ass. **2**, 567—594 (1954).
Strotzka, H.: Technik, Indikationen und Kontraindikationen der Kurzpsychotherapien. Acta Psychother. Psychosom. et Orthopaedag. **1**, 154—168 (1953).
— Erfahrungen eines Kassenambulatoriums für Psychotherapie. Z. Psychosom. Med. **3**, 304—306 (1957).
Stucki, A.: Kurze Psychotherapie im Rahmen der Krankenkasse. Praxis **56**, 1753—1754 (1967).
Visher, J.S.: Brief psychotherapy in a mental hygiene clinic. Amer. J. Psychother. **13**, 331 (1959).
Volkan, V., Showalter, R.C.: Known object lost, disturbance in reality testing, and re-grief work as a method of brief psychotherapy. Psychiat. Quart. **1968**, 358—374.
Wassell, B.: Group psychoanalysis. London: Peter Owen 1959.
Winckler, W.T.: Objektivierende Betrachtung und psychotherapeutische Grundeinstellung. Z. Psychoth. med. Psychol. **15**, 2—11 (1965).
Wolberg, L.R.: Short-term psychotherapy. New York: Grune & Stratton 1965.
— The technique of psychotherapy. 2nd Ed., 2 Vol. London: Heinemann 1967.
Wolf, A., Schwartz, E.K.: Psychoanalysis in groups: the roles of values. Amer. J. Psychoanal. **19**, 37—52 (1959).
— — Psychoanalysis in groups. New York: Grune & Stratton 1962.

Die „allgemeine" Psychotherapie des Nervenarztes

Psychotherapie im Gespräch, suggestive und entspannende Verfahren, unterstützende Psychopharmakotherapie in ambulanter und stationärer Anwendung

Von

HANS KIND

Inhalt

1. Einleitung . . . 727
Die Abgrenzung der „allgemeinen" Psychotherapie . . . 728
1.1 Gruppierung der psychotherapeutischen Methoden nach ihrer Zielsetzung . . . 728
1.2 Die möglichen Ziele der „allgemeinen" Psychotherapie des Nervenarztes . . . 730
1.3 Die vielfältigen Übergänge zwischen psychoanalytischen und „nicht-analytischen" Methoden . . . 731
1.4 Der Methodenpluralismus in der Praxis . . . 733

2. Indikationen und Methoden der „allgemeinen" Psychotherapie des Nervenarztes . . 734
2.1 Die Psychotherapie im Gespräch, insbesondere die sog. Kurzpsychotherapie . . . 734
2.2 Die führende und stützende Psychotherapie auf längere Sicht . . . 741
2.3 Die Gruppenpsychotherapie . . . 743
2.4 Autosuggestive und entspannende Verfahren . . . 745
2.41 Das autogene Training . . . 745
2.42 Andere autosuggestive und entspannende Verfahren . . . 747
2.5 Suggestive Verfahren . . . 748
2.51 Die Behandlung mittels Fremdhypnose . . . 748
2.52 Die gestufte Aktivhypnose . . . 749
2.53 Wachsuggestive Verfahren . . . 749
2.6 Tiefenpsychologisch orientierte, komplexe Methoden . . . 750
2.61 Das Bildstreifendenken . . . 750
2.62 Das katathyme Bilderleben bzw. das „Symboldrama" . . . 750
2.63 Die Oberstufe des autogenen Trainings . . . 751
2.64 Weitere meditative Verfahren . . . 751
2.7 Die Hilfsmethoden der Psychotherapie zur Aktivierung und zur schöpferischen Gestaltung . . . 751
2.71 Bildendes Schaffen . . . 752
2.72 Musik . . . 752
2.73 Gymnastik, Rhythmik, Tanz . . . 752
2.74 Atem- und Bewegungstherapie . . . 753

3. Indikationen und Methoden der stationären Psychotherapie . . . 753

4. Die Kombination von Psychotherapie und Psychopharmaka in der ambulanten und stationären Behandlung von Neurosen . . . 756
4.1 Psychopharmaka als Mittel der stützenden Psychotherapie . . . 756
4.2 Psychopharmaka als vorübergehende Hilfe im Rahmen der Gesprächspsychotherapie . . . 757
4.3 Psychopharmaka in der stationären Psychotherapie . . . 758
4.31 Psychotherapie mit Psychodysleptica . . . 759

5. Literatur . . . 759

1. Einleitung

In der 1. Auflage dieses Bandes hat W. KRETSCHMER [60] die allgemeinen Prinzipien der Psychotherapie, ihre Indikation und Methodik beschrieben. Die nun folgende Darstellung hat die Aufgabe, die einzelnen psychotherapeutischen Verfahren zu gruppieren, ihre Methodik und praktische Anwendung kurz zu schildern und die Indikation im einzelnen zu besprechen. Die Orientierung des Lesers im Hinblick auf die Praxis steht also im Vordergrund. Allgemeine Probleme der psychotherapeutischen Interaktion von Arzt und Patient werden nicht berührt. BENEDETTI [9] hat ihnen eine ausgezeichnete Studie gewidmet. Im übrigen wird für alle technischen Einzelheiten der Psychotherapie (speziell der Psychotherapie im Gespräch) auf das umfangreiche Werk von L. R. WOLBERG [124] verwiesen.

Die Bezeichnung „allgemeine“ Psychotherapie stammt von H. STOLZE [108] und soll die Psychotherapie des praktizierenden Arztes von jener des Fachpsychotherapeuten abgrenzen, der eine spezielle psychotherapeutische Ausbildung im Rahmen einer Klinik oder eines Instituts nach den Regeln einer Fachgesellschaft erhalten hat. Nun wird diese „allgemeine“ Psychotherapie keineswegs nur von Nervenärzten ausgeübt, sondern auch von Allgemeinpraktikern und anderen Fachärzten, die sich um eine psychotherapeutische Ausbildung bemüht haben. Die größte Untergruppe aller jener praktizierenden Ärzte, welche überhaupt zu einem wesentlichen Anteil ihrer Tätigkeit Psychotherapie betreiben, sind aber doch die Nervenärzte bzw. Psychiater. Wir befassen uns deshalb in diesem Kapitel in erster Linie mit jenen Methoden, die von ihnen angewendet werden.

Die Abgrenzung einer „allgemeinen“ Psychotherapie ist, wie eben ausgeführt, in erster Linie negativ gemeint. Unausgesprochen versteht sich darunter auch die Abgrenzung gegenüber den psychoanalytischen Schulen, umfaßt also die sog. „nicht-psychoanalytischen“ Methoden. Leider gibt es bis heute keine allgemein gebräuchliche Terminologie zur Bezeichnung der verschiedenen Methoden, ja nicht einmal einheitliche Richtlinien für die Klassifizierung. Zwar hat es sich seit langem eingebürgert, aufdeckende von zudeckenden Verfahren zu unterscheiden, große Psychotherapie von kleiner, kurze von langer, suggestive von Einsicht bewirkender. Alle diese Bezeichnungen überschneiden sich zum großen Teil, meinen oft das gleiche, gehen aber von verschiedenen Unterscheidungsprinzipien aus und sind keineswegs klar definiert. Hinzu kommt die Tendenz mancher Autoren, für persönliche Modifikationen üblicher Verfahren eigene Bezeichnungen einzuführen, was die Übersicht nochmals erschwert.

Viele Psychotherapeuten nehmen die Anwendung der psychoanalytischen Methode zum einzigen Kriterium und grenzen davon die „nicht-analytischen“ Verfahren ab, was oft gleichzeitig, wenn auch unausgesprochen eine Qualifikation im Sinne des „Weniger wertvoll“ enthält. In dieser Situation scheint es uns notwendig, die Psychotherapie des Nervenarztes positiver zu umschreiben als nur mit der Negation der Psychoanalyse und die von H. STOLZE [108] vorgeschlagene Bezeichnung „allgemeine“ Psychotherapie aufzugreifen, gleichzeitig aber ein einheitliches Kriterium zur Unterscheidung und Klassierung aller Verfahren aufzustellen. Als ein solches Kriterium bietet sich *das mögliche Ziel* der Psychotherapie an. Alle gebräuchlichen Methoden lassen sich nach dem therapeutischen Ziel gruppieren, das mit ihrer Hilfe allenfalls erreicht werden kann. Diese Unterscheidung hat auch eine eminent praktische Bedeutung, weil die Wahl eines Behandlungsverfahrens ja vom anvisierten Ziel her bestimmt werden sollte und nicht umgekehrt das Ziel von der Methode, wie es in der Praxis noch zu oft geschieht.

1.1 Gruppierung der psychotherapeutischen Methoden nach ihrer Zielsetzung

L. R. WOLBERG [124] hat eine sehr brauchbare Unterscheidung der psychotherapeutischen Methoden ausführlich dargestellt, die sich an der verschiedenen

Zielsetzung der Methoden orientiert. Wir halten uns im folgenden an diese Unterscheidung und benützen seine englischen *Termini technici*, weil sich im Deutschen noch keine analogen Bezeichnungen eingebürgert haben, und weil die einfache Übersetzung der englischen Begriffe den Sachverhalt nur unvollständig trifft. WOLBERG unterscheidet: supportive psychotherapy, d. h. stützende Psychotherapie, ferner reeducative psychotherapy, was mit „umerziehend" übersetzt werden kann, und reconstructive psychotherapy, worunter die „umstrukturierenden", persönlichkeitsaufbauenden Verfahren verstanden werden.

1.11 Stützende Psychotherapie

Ihr *Ziel* ist die Wiederherstellung und Bewahrung eines angemessenen seelischen Gleichgewichtes. Sie erstrebt deshalb eine Stärkung bestehender Abwehrkräfte und die Erarbeitung neuer und besserer Verhaltensweisen, um dieses Gleichgewicht zu bewahren. Die *Methoden* dieser Therapie sind: die Führung und Stützung des Kranken im Gespräch mit Hilfe von sog. Prestigesuggestion, Persuasion, emotionaler Katharsis, wobei Hypnose und Entspannungsübungen als Hilfsmittel herangezogen werden können; ferner die aktive autoritative Beratung des Patienten in bezug auf die Lebensgestaltung und eine Neuorientierung der Interessen, allenfalls verbunden mit direkten Interventionen in der Umgebung des Kranken (Angehörige, Arbeitgeber, Vermittlung fürsorgerischer Hilfe u. a.) und schließlich der Beizug bestimmter somatischer Therapien (Psychopharmaka, andere Medikamente, physikalisch-therapeutische Maßnahmen u. a.).

1.12 Als "reeducative" bezeichnete Verfahren

Ihr *Ziel* ist weiter gesteckt als bei der stützenden Psychotherapie, aber enger begrenzt als bei den im folgenden Abschnitt beschriebenen, als "reconstructive" bezeichneten Verfahren. Es wird eine Veränderung des Verhaltens angestrebt durch Unterstützung und Ermutigung positiver und Entmutigung negativer Verhaltensweisen; ferner soll der Kranke lernen, seine vorhandenen Möglichkeiten und Fähigkeiten besser zu nützen. Die Veränderungen gehen aber in der Regel nicht so tief, daß eine echte Lösung unbewußter Konflikte möglich wäre. Trotzdem soll der Kranke in die Lage versetzt werden, sein eigenes Verhalten besser zu kontrollieren und Störungen in den zwischenmenschlichen Beziehungen so weit wie möglich durch Einsicht und Anpassung zu korrigieren. Die *Methoden* dieser Form der Psychotherapie laufen auf zwei Wegen; auf dem einen stellt sich der Therapeut gewissermaßen, wie WOLBERG es formuliert ([124], p. 103), zwischen den Patienten und sein neurotisches Verhalten, indem er ihn für Änderungen in gesunder Richtung „belohnt". Auf dem anderen Wege leitet er den Kranken an, seine innerseelischen Vorgänge einmal bewußt zu explorieren und Einsicht in neurotische Haltungen und Konflikte zu gewinnen in der Absicht, eine gewisse innere Reorganisation zu erreichen. Methodisch handelt es sich also um die lerntheoretisch begründete Verhaltenstherapie; das wiederholte psychotherapeutische Gespräch innerhalb eines bestimmten Zeitraumes; die Kombination Einsicht vermittelnder und hypnotischer oder autosuggestiver Verfahren in der sog. zweigleisigen Standardmethode nach E. KRETSCHMER [59] und D. LANGEN [64]; ferner die Methoden der Bearbeitung von Fantasie- und Traummaterial im Bildstreifendenken, katathymen Bilderleben, oder in philosophisch und religiös inspirierten Methoden der Versenkung und Meditation, allenfalls unterstützt oder provoziert durch halluzinogene Drogen oder Anregungsmittel, soweit sie eine korrigierende Einsicht in pathogene Haltungen vermitteln.

1.13 Als "reconstructive" bezeichnete Verfahren

Ihr *Ziel* ist die Auseinandersetzung mit unbewußten Konflikten, im Bestreben Einsicht in und tiefgreifende Veränderungen von bestehenden Charakterstrukturen zu erreichen. Ihre *Methoden* sind die Psychoanalyse in ihren verschiedenen Richtungen, die Daseinsanalyse und die psychoanalytisch orientierte Psychotherapie. Der Zeitfaktor spielt in dieser Form der Psychotherapie häufig eine wesentliche Rolle. In der Regel brauchen solche Umstrukturierungen der Persönlichkeit viel Zeit, weshalb es sich hier um Methoden und Techniken handelt, die zum vornherein auf längere Behandlungsdauer angelegt sind. Kontrovers ist aber heute noch die Frage, wie weit die Abkürzungen der psychoanalytischen Technik, wie sie von manchen Autoren [1, 8, 80, 123 u. a.] praktiziert werden, ebenfalls einen „umstrukturierenden" Einfluß haben können. Wir sind geneigt, diese Frage für jene Fälle zu bejahen, bei welchen es im Sinne von MALAN [81] u. Mitarb. gelingt, eine spezifische Prädisposition aufzudecken und erfolgreich zu behandeln, die im Zusammenhang mit einer spezifischen Streßsituation zur Symptombildung geführt hat. Gelingt es dem Kranken, zukünftige analoge Streßsituationen in gesunder Weise zu bewältigen, so darf man daraus auf eine Strukturveränderung schließen und nicht nur auf eine Wiederherstellung des gestörten Gleichgewichtes durch Überwindung der Symptome.

Theoretisch und praktisch haben diese drei Behandlungstypen sehr viele Überschneidungen und lassen sich keineswegs scharf voneinander trennen. Offen bleibt auch bei manchen speziellen Behandlungsverfahren die Frage, ob ihnen die Qualifikation "reeducative" oder "reconstructive" zuerkannt werden kann. Wir gehen bei dieser Unterscheidung mit WOLBERG [124] von der Annahme aus, daß eine eigentliche Strukturveränderung nur durch die psychoanalytischen Methoden zu erzielen sei, eine Annahme, die keineswegs von allen Psychotherapeuten geteilt wird. Wichtiger scheint uns aber die unbestrittene Tatsache, daß verschiedene Methoden verschiedene Zielsetzungen haben, und daß nicht mit jeder Methode jedes Ziel sinnvollerweise angestrebt werden darf. In der Praxis geschieht es unseres Erachtens heute noch zu oft, daß nicht die Methode nach dem therapeutischen Ziel gewählt wird, sondern daß umgekehrt das Ziel von der Methode her bestimmt wird, beispielsweise mit der Einleitung einer Psychoanalyse. Die Wahl der Methode hängt in diesem Fall weitgehend von der Persönlichkeit des Therapeuten ab, der seinen Neigungen und Fähigkeiten entsprechend eine bestimmte Methode bevorzugt und weniger von den Bedürfnissen und Voraussetzungen des Kranken. Freilich gibt es mindestens vorläufig keine Ausschließlichkeit in bezug auf das mit einer bestimmten Methode zu erreichende, therapeutische Ziel. Es kommt zweifellos vor, daß eine über längere Zeit geführte, stützende Psychotherapie schließlich doch dank günstiger Umweltveränderungen auch zu einem Umbau in der Charakterstruktur Anlaß gibt. Umgekehrt kann auch eine lange Psychoanalyse gelegentlich nichts anderes als einen stützenden Effekt bewirken, was in diesem Fall einen unrationellen Aufwand an Zeit und Geld bedeutet. Solche mehr oder weniger häufigen Ausnahmen heben aber doch die Regel nicht auf, daß in der Psychotherapie eine Relation zwischen angewandter Methode und erreichbaren Zielen besteht. Welches Ziel in realistischer Weise angestrebt werden kann, hängt von der Persönlichkeit des Kranken, seiner Motivierung für die Behandlung, der Natur seines Leidens, den Fähigkeiten bzw. der Ausbildung des Therapeuten, der zur Verfügung stehenden Zeit und den finanziellen Möglichkeiten des Patienten ab.

1.2 Die möglichen Ziele der „allgemeinen" Psychotherapie des Nervenarztes

Zur „allgemeinen" Psychotherapie gehören alle jene Methoden, die sich der praktizierende Nervenarzt im Laufe seiner Ausbildung und Praxis erwerben kann, aber ohne fachpsychotherapeutische Schulung, die im allgemeinen eine spezielle psychoanalytische oder psychoanalytisch orientierte Ausbildung vorsieht. Im Sinne unserer, im vorhergehenden Abschnitt beschriebenen, zielorientierten Unterscheidung der Methoden handelt es sich also in erster Linie um Verfahren, die als "supportive" und "reeducative" bezeichnet werden müssen, während die psychoanalytischen Methoden "reconstructive" genannt worden sind. Sie sind im Kapitel „analytische Psychotherapie" von P. B. SCHNEIDER beschrieben worden inklusive die Kurzpsychotherapie auf psychoanalytischer Grundlage im engeren Sinne [1, 8, 80, 123 u. a.], die ebenfalls als "reconstructive" betrachtet werden darf, sofern sie eben eine Veränderung der den Symptomen zugrunde liegenden neurotischen Prädisposition anstrebt. MALAN u. Mitarb. [81] haben in einer Nachuntersuchung von unbehandelten Neurotikern gezeigt, daß Symptomheilungen und Veränderungen der dynamischen Struktur keineswegs parallel gehen müssen, weshalb ein erheblicher Teil der bei der Nachuntersuchung symptomatisch stark gebesserten oder geheilten Neurotiker strukturell unverändert ist.

Die in den folgenden Abschnitten beschriebenen psychotherapeutischen Methoden tendieren in erster Linie auf eine Beseitigung vorhandener Symptome oder störender Verhaltensweisen, auf eine Wiederherstellung des seelischen Gleichgewichtes und allenfalls auf eine Verbesserung der Anpassung durch freieren Zugang zu den vorhandenen Fähigkeiten und durch Beseitigung mehr oder weniger deutlich bewußter Konflikte.

1.3 Die vielfältigen Übergänge zwischen psychoanalytischen und „nicht-analytischen" Methoden

Seit langem hat sich in der Praxis der Psychotherapie bei sehr zahlreichen Psychiatern und Psychotherapeuten ein Eklektizismus herausgebildet, der alle Schattierungen und Übergänge aufweist. Es mag dabei die Erfahrung maßgebend sein, daß in einer Klinik oder Poliklinik nur ein kleiner Teil der Kranken mit einer einzigen Methode zweckmäßig behandelt werden kann, ebenso der Wandel der Krankheitsbilder im Laufe der Zeit, der neue therapeutische Maßnahmen notwendig macht; ferner die Abneigung vieler Psychotherapeuten gegen einseitige theoretische Bindungen und umgekehrt auch die Tendenz zur Erstarrung im Dogma, die manchen Schulen eignet; alle diese Faktoren mögen in wechselndem Ausmaß zu dieser Entwicklung beigetragen haben. Trotzdem hat sich die Psychoanalyse mit ihren zahlreichen Richtungen als bisher fruchtbarste Methode zum Verständnis neurotischer Störungen erwiesen, weshalb ohne die von ihr vermittelten Einsichten in die Pathogenese neurotischer und psychosomatischer Störungen selten auf die Dauer auszukommen ist. In der Praxis ist aus diesem Grunde eine sehr vielfältige Amalgamierung psychoanalytischer Erkenntnisse mit anderen therapeutischen Gesichtspunkten zu beobachten. Am häufigsten ist wohl die Verwendung psychoanalytischer Vorstellungen über die Pathogenese der Neurosen und über die zwischen Patient und Therapeut herrschende Dynamik, d. h. die Verwendung des Konzepts des Unbewußten, der Verdrängung und der übrigen Abwehrvorgänge, der Regression, Übertragung und Gegenübertragung, ohne daß aber die Freudsche Metapsychologie und Libidotheorie im Ganzen und die psychoanalytische Technik im engeren Sinne übernommen würden. Diese Tatsache hat offensichtlich auch mit dem Problem der Ausbildung zu tun. Eine volle, psychoanalytische Ausbildung irgendeiner Richtung ist aus inneren und äußeren Gründen leider nur relativ wenigen, angehenden Psychotherapeuten zugänglich. Für das Selbststudium und für mehr oder weniger unsystematische Lehrgänge, wie sie heute an Kliniken und Fortbildungswochen geboten werden, eignen sich aber vorwiegend die eben erwähnten Teile der psychoanalytischen Theorie und Methode.

Es gibt heute nur wenige psychotherapeutische Verfahren, die ausdrücklich auf psychoanalytisches Gedankengut verzichten, wie beispielsweise die „Verhaltenstherapie", die ein lerntheoretisches Modell benützt, oder die reinen Suggestiv- und Persuasionstechniken. In praxi kann man also im Bereich der sog. Gesprächspsychotherapie alle Übergänge von der reinen psychoanalytischen Technik bis hin zu Methoden, welche etwa im Sinne von Rogers [112] auf jede deutende Einflußnahme auf den Kranken verzichten oder umgekehrt rein rationale Überzeugungen zu vermitteln suchen (z. B. [24]), oder das Schwergewicht auf Suggestion, Ermutigung und Übung legen (z. B. [15, 68]), beobachten.

Eingebürgert hat sich der Terminus *„analytisch orientierte" Psychotherapie,* der aber ebenfalls keine einheitliche Definition erhalten hat. Am häufigsten wird darunter wohl eine Reduktion der Frequenz der Sitzungen von 4–5wöchentlich auf 1–3 verstanden mit allen Konsequenzen, welche diese Modifikation auf den

Verlauf der Übertragungsneurose und ihre Bearbeitung hat. Es kann aber dazu auch noch die Regel gemeint sein, von Anfang der Therapie an eine stark begrenzte Gesamtzahl der Sitzungen in Aussicht zu nehmen, ferner den Gebrauch anderer Interventionen als der speziellen psychoanalytischen Technik entspricht oder die Kombination mit anderen Methoden, beispielsweise dem autogenen Training oder andersartigen Übungen. Meistens dienen diese Modifikationen im Sinne der „analytisch orientierten“ Psychotherapie der Erweiterung der Indikationsstellung auf Gruppen von Kranken, die mit der reinen psychoanalytischen Technik nicht zweckmäßig behandelt werden können. Es ist aber nicht die Aufgabe dieser Darstellung und Unterscheidung der Methoden, die ganze Problematik dieser Abwandlung der Psychoanalyse zur „analytisch orientierten“ Psychotherapie aufzurollen, noch die entsprechende Literatur zu zitieren, obwohl in der Praxis des Nervenarztes gerade diese Form der Psychotherapie in jeder denkbaren individuellen Schattierung unter dem Titel des psychiatrischen Gespräches oder der Kurzpsychotherapie eine überaus wichtige Rolle spielt. Wie schon mehrfach erwähnt, rechnen wir für die Zwecke dieser Darstellung die mit Namen wie ALEXANDER u. FRENCH [1], F. DEUTSCH [23], BELLAK u. SMALL [8], MALAN [80] u. a. verknüpfte und ganz innerhalb der psychoanalytischen Theorie geführte Kurzform der Psychoanalyse zu und beschränken uns auf die Techniken des psychotherapeutischen Gesprächs und des Interviews, obwohl sehr oft auch hier psychoanalytische Gesichtspunkte Verwendung finden, und manche Therapeuten ihre individuelle Methode als „analytisch orientiert“ bezeichnen. Wir verwenden den Ausdruck Interview synonym mit Gespräch, meinen aber nur das un- oder genauer das semistrukturierte Interview.

In diesem Wirrwarr der Bezeichnungen spiegelt sich einfach die heute unübersehbare Tatsache, daß psychoanalytische Ideen zum psychiatrischen und psychotherapeutischen Allgemeingut geworden sind. Die Abgrenzung von psychoanalytischen und „nicht-psychoanalytischen“ Methoden ist schwierig geworden, weil in der Praxis keine scharfe Grenze mehr besteht, sondern ein allmählicher Übergang stattfindet. Das will allerdings nicht heißen, daß die klare Abgrenzung der psychoanalytischen Methode nicht sinnvoll wäre, schon allein deshalb, weil die Wirksamkeit und Brauchbarkeit einer Methode nur beurteilt werden kann, wenn sie genauer definiert ist.

Nun haben unsere bisherigen Überlegungen gezeigt, daß im Hinblick auf die Praxis der Psychotherapie die Unterscheidung von Psychoanalyse bzw. „analytisch-orientierter“ Psychotherapie und „nicht-analytischen“ Methoden deshalb bedeutungsvoll ist, weil wir von der Annahme ausgehen, eine Umstrukturierung der Persönlichkeit und eine Beseitigung neurotischer Prädispositionen sei in erster Linie durch eine psychoanalytische Behandlungsmethode zu erreichen. Nur diese Therapie sei im Sinne WOLBERGs [124] "reconstructive". Wird also dieses Ziel ernsthaft ins Auge gefaßt, dann muß die Wahl der Behandlungsmethode ihm entsprechen. Es sei nochmals betont, daß wir keineswegs verkennen, daß gelegentlich auch im Laufe von Behandlungen mit anderen Methoden sich dieses Ziel erreichen läßt. Welche Faktoren dann jeweils zum glücklichen Ausgang beigetragen haben, mag individuell recht verschieden sein. Als rationales Ziel anvisiert, verlangt eine Umstrukturierung der Persönlichkeit aber eine Modellvorstellung von den neurotischen Abwehrvorgängen und Konflikten, die im Einzelfall vorliegen und eine Arbeitshypothese über die psychodynamischen Veränderungen, die zur Heilung notwendig sind. In diesem Rahmen der zielabhängigen Methodenwahl ist die Unterscheidung von Psychoanalyse bzw. „analytisch-orientierter“ Psychotherapie einerseits und „nicht-analytischen“ Methoden andererseits sinnvoll und trägt zur Klärung bei. Sie soll dem Psychotherapeuten helfen, jene Methode zu wählen, die in ihrer Zielsetzung den Bedingungen des Kranken und einem vertretbaren Aufwand an Geld, Zeit, Kraft und seelischer Energie entspricht. Besonders BALINT hat darauf hingewiesen, daß sich auch die Psychotherapie ökonomischen Überlegungen nicht entziehen könne. Gesundheit und „Normalität" seien nicht etwas Absolutes, sondern ein Gut, das seinen „Preis" hat. Bei der Bewertung von Therapieerfolgen gehe es deshalb immer auch um die Frage: Wieviel Gesundheit und zu welchem Preis? ([3], p. 64 u. ff.). Klarheit über das in der Psychotherapie anvisierte Ziel trägt aber wesentlich zur Beantwortung dieser für Patient und Therapeut relevanten Frage bei.

1.4 Der Methodenpluralismus in der Praxis

Es wurde bereits darauf hingewiesen, daß sich in der Praxis der Psychotherapeuten eine sehr vielfältige Mischung und Kombination der psychotherapeutischen Methoden entwickelt hat. Dieser Eindruck entsteht nicht nur an Kongressen und in privaten Gesprächen, sondern es haben auch einige statistisch ausgewertete Erhebungen bei Psychotherapeuten ausdrücklich diesen Sachverhalt bestätigt. Ja es hat sich ergeben, daß, je größer der Anteil der Psychotherapie an der täglichen Praxis ist, desto zahlreichere Methoden verwendet werden. Die bisher wohl umfassendste und sorgfältigste Erhebung über die Tätigkeit des praktizierenden Psychotherapeuten wurde von H. STOLZE [108] u. Mitarb. in Deutschland durchgeführt. Er hat bei der Ärzteschaft im allgemeinen, bei speziell an Psychotherapie interessierten Ärzten und bei praktizierenden Psychotherapeuten mittels sehr detaillierter Fragebogen Auskünfte über die Einstellung zur Psychotherapie, zu Fragen der Ausbildung, Methodenwahl, Praxisführung u. a. eingeholt. Diese sorgfältige Untersuchung enthält eine Fülle von Material zur Situation der Psychotherapie in der ärztlichen Praxis in Deutschland, deren Studium jedem, der mit Fragen der psychotherapeutischen Ausbildung zu tun hat, sehr zu empfehlen ist.

Es seien hier einige der Ergebnisse der Umfrage IV von H. STOLZE [108] zitiert, die nur Ärzte einbezog, welche bereits als psychotherapeutisch interessiert und tätig bekannt waren. Von diesen 500 befragten Ärzten waren 34% Allgemeinpraktiker, 15,6% Internisten und 44,6% Nervenärzte, der Rest verteilte sich auf andere Fachgruppen. Der Anteil der Nervenärzte ist also groß genug, um die Ergebnisse dieser Umfrage für die hier interessierende Psychotherapie des psychiatrischen Facharztes in Deutschland (nicht aber des Fachpsychotherapeuten) für unsere Zwecke verallgemeinern zu dürfen. Von diesen 500 Ärzten verwendeten 98,8% das psychologisch bzw. tiefenpsychologisch fundierte Gespräch, 84% das autogene Training oder eine andere übende oder entspannende Methode, 46,8% suggestive Verfahren (vor allem Hypnose und gestufte Aktivhypnose), 28,8% sog. organismische Verfahren (psychologisch geführte Atem- und Bewegungstherapie), 43,6% gestaltende und darstellerische Verfahren (Psychodrama, Malen, Zeichnen, Musik u. a.) und 76,8% tiefenpsychologische und analytisch orientierte Verfahren (Bildstreifendenken, katathymes Bilderleben, Traumbearbeitung, analytisch orientierte Psychotherapie). Nur 1,2% dieser Ärzte benutzten in ihrer Praxis ausschließlich *eine* psychotherapeutische Methode, mehr als die Hälfte verwendete 3—4 der genannten Verfahren und 8,8% alle 6 Methoden. Auf einem zusätzlichen Fragebogen wurde gleichzeitig Auskunft darüber eingeholt, welche Patienten z. Z. der Umfrage mit welchen Methoden psychotherapeutisch behandelt wurden. Es konnten auf diese Weise 1710 Kranke erfaßt werden, wobei sich ergab, daß auch im einzelnen Behandlungsfall die Kombination der Methoden überwog. Immerhin wurden 24 von 100 Kranken allein mit dem psychologisch bzw. tiefenpsychologisch fundierten Gespräch, 7 von 100 allein mit autogenem Training, 17 von 100 mit tiefenpsychologisch-analytisch orientierten Verfahren allein, aber nur je 2 von 100 mit suggestiven bzw. gestaltenden und darstellerischen Verfahren allein behandelt, während die Atem- und Bewegungstherapie praktisch immer nur kombiniert verwendet wurden. Aus dieser Erhebung geht ganz eindeutig hervor, daß in Deutschland das Gespräch in Kombination mit dem autogenen Training die Grundlage der psychotherapeutischen Tätigkeit in der Praxis des Nervenarztes bildet. An dritter Stelle steht die „analytisch orientierte" Psychotherapie. Interessant ist ferner, daß im Laufe der Praxis die Hypnose eher abnehmend verwendet wird. Beim Beginn einer psychotherapeutischen Tätigkeit wird sie häufiger gebraucht, mit zunehmender Erfahrung aber eher wieder verlassen. Das umgekehrte gilt für die Atem- und Bewegungstherapie und das autogene Training, die eher zunehmend in Gebrauch genommen werden.

Eine wesentlich kleinere und auf Psychiater beschränkte Umfrage haben MOWBRAY u. TIMBURY [89] in Schottland veranstaltet. Auch dort zeigte sich, daß nur ein Teil der Befragten eine formelle Ausbildung in Psychotherapie erhalten hat und daß sich nur ungefähr ein Fünftel zu einer bestimmten Schule bekannte. Die meisten gaben sehr unterschiedliche Erklärungen über ihre therapeutischen Prinzipien ab und kombinierten auch oft einzelne therapeutische Methoden. Eine einheitliche Auffassung über Begriff und Technik der Psychotherapie schien in dieser Gruppe nicht zu existieren, was nach Ansicht der Autoren davon herrühre, daß die Psychotherapeuten fälschlicherweise versuchten, mit klinischen Maßstäben den Wert ihrer Bemühungen zu beweisen. Sobald man Psychotherapie als eine sehr individuelle Methode sehe, Menschen in ihren Schwierigkeiten zu helfen, und nicht als Methode, um bestimmte Krankheitsformen, z. B. Neurosen zu behandeln, werde die Vielfalt der Methoden und Auffassungen verständlich und gerechtfertigt. Wir fügen dieser Schlußfolgerung nur bei, daß vor aller individuellen Methodenwahl doch eine klare Zielsetzung für die Therapie stattfinden sollte, weil dann der einzelne Psychotherapeut zwanglos eine Gruppierung der ihm zugänglichen Methoden und Indikationen durchführen kann. Er ist dann nicht weniger frei in der individuellen Ausgestaltung und Adaptation der einzelnen Methoden an seine persönlichen Voraussetzungen und an die Bedürfnisse seiner Patienten, kann seine Mittel aber rationeller einsetzen und auch dem Kranken kostspielige Umwege ersparen. Die nun folgende Darstellung der einzelnen Methoden und ihrer Indikationen soll unter diesem Gesichtspunkt erfolgen.

2. Indikationen und Methoden der „allgemeinen“ Psychotherapie des Nervenarztes

Die wichtigste psychotherapeutische Methode des Nervenarztes ist das psychologisch bzw. tiefenpsychologisch fundierte Gespräch. Wir zählen dazu sowohl jene Gesprächsformen und Interviewtechniken, welche im Sinne einer sog. Kurzpsychotherapie "reeducative" wirken sollen, als auch jene, die auf längere und lange Sicht geplant, vorwiegend stützende Funktion haben. Freilich ist gerade die zeitliche Dauer kein gutes Kriterium für die Unterscheidung von Methoden. Nachdem sich der Terminus „Kurzpsychotherapie“ aber einmal eingebürgert hat, muß er wohl berücksichtigt werden. An zweiter Stelle stehen die entspannenden Verfahren, vor allem das autogene Training, dann kommen die suggestiven bzw. hypnotischen Verfahren, die Gruppenpsychotherapie und schließlich die Hilfsmethoden der Psychotherapie, die meistens mit dem Gespräch kombiniert verwendet werden.

2.1 Die Psychotherapie im Gespräch, insbesondere die sogenannte Kurzpsychotherapie

Was einleitend über die vielfältigen Übergänge von psychoanalytischen zu „nicht-analytischen“ Methoden in der Psychotherapie ganz allgemein gesagt worden ist, gilt in besonderer Weise für den Bereich der Kurzpsychotherapie. Es wurde auch bereits erwähnt, daß von seiten der Psychoanalytiker [1, 23, 80 u. a.] wichtige Modifikationen der psychoanalytischen Technik empfohlen worden sind, welche eine Verkürzung und Beschränkung des therapeutischen Prozesses auf einen Hauptkonflikt bezwecken. Andere Autoren wie H. SULLIVAN [111], GILL, NEWMAN u. Mitarb. [38], die ebenfalls von der Psychoanalyse her kommen, haben versucht, die psychiatrische Untersuchungssituation von Anfang an psychotherapeutisch zu gestalten, indem sie den psychodynamischen Vorgängen in der Arzt-Patientenbeziehung alle Aufmerksamkeit schenkten. Umgekehrt ist auch auf Seiten der Psychiater, die naturwissenschaftlichem Denken verpflichtet sind, die Tendenz unverkennbar, die bloße Untersuchungssituation, in welcher der Kranke als Objekt und Träger von Symptomen befragt wird, zu überwinden und die Anamnese zur Lebensgeschichte zu erweitern. In diesem Bemühen, dem Kranken von Anfang an als einem leidenden Menschen zu begegnen, finden sich heute Psychiater und Psychotherapeuten zusammen. Die verschiedenen theoretischen Standpunkte und die stark variierende Benützung psychodynamischer Vorstellungen führen aber zu einer Fülle von Gesprächsmethoden und konkreten Anleitungen, von denen wir hier nur einige Beispiele erwähnen können. Alle sind aber bemüht, die Psychotherapie aus der ersten Begegnung mit dem Kranken herauswachsen zu lassen. Je nach der Methode bzw. dem Grad der Berücksichtigung psychodynamischer Vorgänge kann diesen Gesprächsmethoden eine Wirkung zuerkannt werden, die im Sinne WOLBERGs [124] "reeducative" ist, während anderen eine mehr stützende, Symptom beseitigende und das Gleichgewicht wieder herstellende Funktion zukommt, sofern die Voraussetzungen von Seiten des Kranken in bezug auf seine Wandlungsfähigkeit in richtiger Weise berücksichtigt werden.

Die bisher umfassendste Darstellung des psychotherapeutischen Gesprächs hat wohl H. ST. SULLIVAN [111] gegeben. Seine Anweisungen und Ratschläge gelten für den gesamten Bereich der Psychiatrie, in welchem das Gespräch auch oder gar in erster Linie eine therapeutische Bedeutung hat. SULLIVAN [111] definiert (in freier Übersetzung aus dem Englischen) das psychiatrische Gespräch oder Interview als eine Situation, welche eine vorwiegend sprachliche Kommunikation in einer Zweipersonen-Gruppe einschließe, die sich mehr oder weniger freiwillig zusammengefunden hat. Auf der Basis einer sich entfaltenden Arzt-Patientenbeziehung (wörtlich expert-client) werden in dieser Situation charakteristische Verhaltensweisen des Patienten, die als besonders störend, evtl. auch als besonders wertvoll gehalten werden, erhellt, wobei von der Aufdeckung dieser Schwierigkeiten Erleichterung und Gewinn erhofft wird. Diese Definition zeigt, daß mit dem psychiatrischen Gespräch nicht nur ein einmaliges Interview zur Klärung irgendeiner Fragestellung, sondern bereits die Psychotherapie als solche anvisiert ist.

Der Psychiater soll nach SULLIVAN ein "participant observer", ein teilnehmender Beobachter sein. Er soll aber das Gespräch strukturieren, d. h. durch Fragen sich bemühen, wesentliche Fakten zu erhalten und Wiederholungen, Abschweifungen, unwesentliche Details zu vermeiden trachten. Die Rolle des Psychiaters ist jene eines Experten, aber eben eines Anteil nehmenden Experten, der den Patienten zu verstehen sucht. Dieses Verstehen geschieht notwendigerweise immer auf dem Hintergrund der eigenen Lebenserfahrungen des Arztes, weshalb er dauernd im zwischenmenschlichen Prozeß der Kommunikation persönlich engagiert ist. In jenem Ausmaß, in welchem der Arzt aber seine eigene Beteiligung nicht wahrnimmt, kann er nicht wirklich verstehen, was im Gespräch vor sich geht.

SULLIVAN [111] unterscheidet verschiedene Phasen des Interviews: den Beginn, eine Einleitungsphase, die er Reconnaissance nennt, in welcher Daten und Lebensumstände erfragt und die Beziehung zum Patienten hergestellt wird. Diese Phase kann von 20 min in einem einmaligen Interview bis zu mehreren vollen Sitzungen dauern. Er empfiehlt, anschließend eine kurze Zusammenfassung zu handen des Patienten zu formulieren unter Hervorhebung der wichtigsten Punkte und des Hauptproblems, sofern dies bereits möglich ist. Dann folgt die Phase der detaillierten Befragung, in welcher alle Lebensabschnitte ausführlich besprochen werden sollen. SULLIVAN gibt eine Aufzählung der Themen, die zu berühren sind: Probleme der Sauberkeitsgewöhnung in der Kindheit, Sprachstörungen, Einstellung zum Spiel und zu Spielkameraden, Konkurrenzprobleme, Ehrgeiz, Probleme der Einschulung, Schulerfahrungen, Teilnahme in Jugendbewegungen, Vereinen und Klubs, Jugendfreunde, pubertäre Verhaltensänderungen, „schlechte" Einflüsse in der Jugend, Einstellung zum „gewagten" (obszönen) Reden, Einstellung zum eigenen Körper, zum gleichen und anderen Geschlecht, zum Alleinsein, zu Alkohol und Drogen, Eß- und Schlafgewohnheiten, Geschlechtsleben, Heirat, Elternschaft, Berufsbildung, übrige Interessen. SULLIVAN zeigt in seinem Buch "The Psychiatric Interview" im Detail, wie nach solchen Themen gefragt werden kann, ohne den Patienten zu ängstigen oder zum Widerstand zu veranlassen. Überhaupt soll der Umgang mit der Angst des Patienten ein spezielles Anliegen sein, wobei die Art des Themenwechsels besonders geeignet ist, Angst zu mildern oder gelegentlich auch zu provozieren, um den Patienten zu einer relevanten Aussage zu bewegen.

Schließlich ist der Abschluß des Interviews wichtig. Der Arzt soll dem Patienten zum Schluß den weiteren Weg öffnen, sich aber hüten, auf unerfüllbare Wünsche einzugehen, d. h. ausgesprochen oder unausgesprochen sich in die Rolle des Allwissenden drängen zu lassen, der magische Hilfen zur Verfügung hat.

Kürzere und mehr allgemein orientierende Darstellungen des psychiatrischen Gesprächs bzw. Interview geben – um nur zwei zu nennen – REDLICH u. FREEDMAN [94a] und I. STEVENSON [104a].

Je mehr nun bei anderen Autoren psychoanalytische Vorstellungen vorherrschen, um so mehr raten sie zur Zurückhaltung mit Fragen oder doch dazu, die Fragen möglichst unbestimmt zu formulieren, um den Patienten zu weiteren Mitteilungen anzuregen. Der Patient soll das Gespräch führen und den ihm vom Arzt zur Verfügung gestellten „Raum" [88] mit der Mitteilung seiner verborgenen Wünsche, Ängste, Strebungen, Befürchtungen füllen können. In diesem Sinne kritisieren GILL, NEWMAN u. Mitarb. [38] an der Anleitung SULLIVANs [111], daß er sich trotz der besonderen Betonung der Arzt-Patientenbeziehung nicht von den alten Vorstellungen der Anamnesenerhebung habe befreien können. Allerdings haben gerade diese Autoren auf Grund ihrer Tonbandaufnahmen erkennen müssen, wie sehr in praxi theoretische Vorstellungen und tatsächliches Verhalten voneinander abweichen können, eine Erfahrung, die wohl jeder Psychotherapeut bis zu einem gewissen Grad machen wird, wenn er anfängt, sich selbst mit Tonbandaufnahmen zu kontrollieren.

Es stehen heute mehrere Publikationen zur Verfügung, die vollständige, wörtliche Aufzeichnungen von einzelnen Interviews (z. B. [38]) oder einer ganzen, mehrstündigen Kurzpsychotherapie (z. B. [8, 124]) enthalten. Der Anfänger kann anhand dieser Protokolle die Entwicklung eines Gesprächs und die Technik im einzelnen sehr schön verfolgen. Er wird aber im Auge behalten müssen, daß die Lektüre dieser Protokolle, weil sie nur die rein verbalen Äußerungen wiedergeben können, leicht den Eindruck erweckt, intellektuelle Vorgänge würden das therapeutische Feld beherrschen. Es komme gewissermaßen nur darauf an, zur rechten Zeit das rechte Wort zu sagen, damit die Widerstände des Patienten dahinschmelzen würden. Trotz dieses Nachteils geben die Protokolle aber einen guten Einblick in den Ablauf des therapeutischen Gesprächs. Die moderne Technik mit der Möglichkeit von Video-Bandaufnahmen und geschlossenen Fernsehübertragungen sowie die Einrichtung des "One-way-screen" hat heute in vielen Kliniken besonders im angelsächsischen Raum, die didaktischen Mittel in Psychiatrie und Psychotherapie enorm erweitert.

Am reinsten hat die *Schule von* ROGERS (s. R. TAUSCH [112]) in der "*non-directive*" oder "*client-centered therapy*", wie sie ursprünglich genannt wurde, versucht, ausschließlich die Therapeut-Patienten-Beziehung ins Zentrum zu stellen und jedes diagnostische Bemühen oder eine deutende Einflußnahme auf den Patienten zu unterlassen.

R. TAUSCH [112] hat für den deutschen Sprachbereich eine ausführliche Darstellung dieser Methode gegeben. Die wesentlichen Faktoren im Verhalten des Psychotherapeuten sind

1. positive Wertschätzung sowie emotionale Wärme für den Patienten,
2. empathisches Verstehen und das Bemühen, das Verstandene dem Patienten wieder mitzuteilen,
3. Kongruenz, d. h. vor allem Echtheit im Verhalten zum Patienten.

Die besondere Technik besteht nun darin, dem Patienten das empathisch Verstandene durch die Verbalisierung seiner emotionalen Erlebnisinhalte mitzuteilen. Der Psychotherapeut spricht so genau wie möglich das aus, was der Patient an Gefühlen in seinen Erlebnisinhalten mitteilt, aber ohne allen Kommentar, ohne Kritik oder Deutung, oft durch bloße Wiederholung, besser aber durch sprachliche Verdeutlichung des vom Patienten nur ungenau Formulierten. Der Patient wird durch dieses Verhalten des Therapeuten angeregt, sich selbst weiter zu explorieren und seine Gefühle kennenzulernen, was beruhigend und entspannend wirkt. ROGERS geht von der Hypothese aus, die durch zahlreiche Experimente und Nachuntersuchungen bestätigt sein soll, daß, je größer das Ausmaß angemessener Verbalisierung emotionaler Inhalte sei, je echter der Therapeut in seiner Haltung und je größer seine Wertschätzung für den Patienten, desto größer sei die Chance konstruktiver Änderungen. Es könne bei dieser Form der Therapie notwendig sein, dem Patienten von Anfang an mitzuteilen, daß er keine Ratschläge erwarten soll, was nach TAUSCH in einem Merkblatt geschehen kann, das vor Beginn der Therapie abgegeben wird. Darin wird auch mitgeteilt, daß das Ziel der Therapie in der Regel in 4—20 Gesprächen zu 45 min Dauer erreicht wird, daß jedenfalls nach etwa 25 Gesprächen allenfalls neue Dispositionen getroffen werden müßten.

Unter der Bezeichnung *Logotherapie* hat V. E. FRANKL [31] seine Methode der Psychotherapie bekannt gemacht. Zu ihrem Verständnis ist die Kenntnis der zugrundeliegenden Neurosenlehre wichtig. Der Autor nennt sie eine appellative Psychotherapie, bei welcher die „Trotzmacht des Geistes" aufgerufen werden soll. Ermutigung des Kranken und autoritative Führung spielen darin eine wichtige Rolle.

Der Kranke wird angeleitet, seinen Symptomen in einer neuen Weise zu begegnen, indem er paradoxerweise absichtlich intendieren soll, was er in neurotischer Weise fürchtet. Ferner soll er lernen, seine Aufmerksamkeit von den Symptomen und pathologischen Akten abzulenken, was als *Dereflexion* bezeichnet wird. Die Technik dieser Form der Psychotherapie steht den auf lerntheoretischen Vorstellungen basierenden Methoden sehr nahe, hingegen ist das ihr zugrunde liegende Menschenbild durchaus verschieden, was ja schon die Bezeichnung Logotherapie zum Ausdruck bringt. Dem Gespräch mit dem Kranken kommt deshalb doch eine wesentliche Bedeutung zu. Am besten wird es wohl mit *ärztlicher Seelsorge* bezeichnet. Der Arzt begegnet dem Kranken in der Rolle des Helfers und Heilers, der den verborgenen Sinn des Leidens erhellen kann, den Kranken stützt, seine Widerstandskräfte stärkt und ihm hilft, seine gesunden Seiten zu entwickeln. Im Sinne unserer zielorientierten Einteilung der psychotherapeutischen Methoden kommt der Logotherapie in jenen Fällen, wo es mit *paradoxer Intention* und Dereflexion möglich ist, eine Neuorientierung in bezug auf die Symptome und dadurch ihre Überwindung ins Auge zu fassen, eine „reeducative" Wirkung zu, in anderen Fällen, dort wo sie vorwiegend ärztliche Seelsorge ist, gehört sie zur stützenden Psychotherapie.

Zahlreiche Autoren haben sich ganz speziell mit der Methode der *Kurzpsychotherapie* befaßt. Das Konzept einer Kurzform stammt bekanntlich aus dem Bestreben, den notwendigerweise langen Prozeß der seelischen Entwicklung, welcher die Voraussetzung der psychoanalytischen Heilung ist, abzukürzen und auf einige wesentliche Probleme oder Konflikte zu beschränken. Im Bereich der Psychoanalyse haben diese Bestrebungen zu den bereits erwähnten Publikationen [1, 8, 80, 123] geführt. Aber auch außerhalb des engeren Bereichs der Psychoanalyse unter anderen theoretischen Voraussetzungen sind ähnliche Bestrebungen seit langem unternommen worden. ALPHONSE MAEDER [78], der noch zur ersten Generation der Psychoanalytiker zählt, später aber ganz eigene Wege gegangen ist, hat Studien über Kurzpsychotherapie veröffentlicht. Das zentrale Geschehen liegt für ihn in der je einmalig persönlichen Beziehung von Arzt und Patient, die sich in der therapeutischen Situation begegnen. Beim Kranken werden dadurch Selbstheilungskräfte freigesetzt. Die so verstandene Kurztherapie ist keine lehr- und lernbare Technik, sondern ein schöpferisches Tun. Das Gespräch wird nicht systematisch gestaltet, die Exploration bleibt meist unvollständig und der Intuition und dem einfühlenden Verständnis kommen größte Bedeutung zu. Die Therapie wird auch nicht als Kurzform geplant, sondern das schöpferische Erlebnis, das zur entscheidenden Einsicht und Wendung führt, ereignet sich innerhalb weniger Sitzungen, so daß der Kranke kein Bedürfnis nach weiterer Behandlung mehr hat. Psychotherapie dieser Art als Kurzbehandlung glückt immer wieder da und dort unabhängig von jeder Methode. Sie gehört aber, wie MAEDER auch hervorhebt, mehr der ärztlichen Kunst als der erwerbbaren Methode an. Wir erwähnen sie hier um ja nicht vergessen zu lassen, daß hinter aller zielorientierten Methode und psychotherapeutischen Technik die Person des Arztes steht, der entscheidendes Gewicht zukommt.

Zu den Kurzformen der Psychotherapie im Gespräch kann auch der analytische Teil der sog. *zweigleisigen Standardmethode* nach E. Kretschmer [59] und D. Langen [62] gerechnet werden.

Langen [62] bezeichnet diesen Teil seiner psychotherapeutischen Methode als „*gezielte Analyse*“. Es handelt sich um eine Exploration zur Freilegung der aktuellen Konflikte und der verschiedenen Bedingungen der Neurose im Sinne der mehrdimensionalen Diagnostik von E. Kretschmer. Das Vorgehen gleicht jenem von Sullivan [111], vielleicht wird die aktiv fragende Haltung des Therapeuten noch etwas mehr betont. Im Gegensatz zur herkömmlichen Exploration werden aber die Arzt-Patientenbeziehung und die sie verfälschenden Übertragungen stark beachtet und bewußt für die Therapie nutzbar gemacht. Eine Besonderheit dieser Methode liegt in der Vorstellung eines „aktiv-synthetischen“ zweiten Teils der Therapie, in welchem dem Kranken die in der „gezielten Analyse“ gewonnenen Erkenntnisse in Form knapper Leitsätze für zukünftiges Verhalten vorgesetzt werden. Zwar wird betont, daß die Leitsätze mit dem Patienten zusammen erarbeitet werden und für ihn bedeutungsvoll sein müßten. Der autoritative Zug in der Haltung des Arztes ist aber ein wesentliches Element, was diese Form der Analyse auch abgesehen von der gleichzeitig nebenher laufenden Aktivhypnose von anderen Formen der „analytisch orientierten“ Gesprächspsychotherapie unterscheidet.

Nicht leicht zu beschreiben ist die von C. F. Wendt [119] vertretene Methode der Psychotherapie im „abgekürzten“ Verfahren. In der zweiten Auflage seines Werkes nennt er sie eine *verstehenspsychologische Psychotherapie*. Ein zentrales Anliegen des „abgekürzten“ Verfahrens ist die Exploration, welche die Persönlichkeitsanalyse zum Ziele hat. Auch dieser Autor vertritt die Forderung, „den Patienten so bald wie möglich aktiv in das therapeutische Geschehen einzuschalten“. Die theoretische Abhebung der verstehenspsychologischen von der psychoanalytischen Methode nimmt aber ungleich viel breiteren Raum ein als die Schilderung des speziellen psychotherapeutischen Verfahrens, weshalb die Technik im einzelnen nicht deutlich wird.

Eine knappe, aber sorgfältige und anschauliche Beschreibung eines zeitlich und thematisch begrenzten, kurztherapeutischen Vorgehens hat aus unserer Poliklinik R. Furger [33–35] gegeben.

Die einleitende Exploration, die etwa im Sinne H. Sullivans [111] sorgfältig gegliedert und systematisch geführt wird, nimmt einen beträchtlichen Raum ein und erstreckt sich meist über mehrere Sitzungen. Sie dient dazu, die Mitarbeit des Kranken zu gewinnen und sein Lebensschicksal in plastischer Anschaulichkeit für ihn und den Therapeuten erstehen zu lassen. Gleichzeitig liefert sie aber das Material für die Diagnose und den Behandlungsplan. Die Arzt-Patienten-Beziehung wird absichtlich unpersönlich gehalten, der Therapeut bleibt für den Kranken ein Experte, wie ihn Sullivan nennt, der weiß, wie und was er fragen und welchen Weg er verfolgen muß. Die in der Exploration gewonnenen Erkenntnisse werden in einen festen Behandlungsplan mit umschriebener Thematisierung eingeordnet. Es wird angestrebt, einige wenige, aber für den Kranken exemplarische Themen durchzuarbeiten, deren Wahl von zwei Kriterien abhängig ist. Einmal muß es sich um einen Konflikt handeln, bei welchem sich auf Grund der einleitenden Exploration eine Änderungsmöglichkeit sichtbar anbietet und auch innerhalb nützlicher Frist zu verwirklichen ist. Ferner muß es ein Problem sein, das den Kranken emotional stark engagiert, jedoch ist weniger wichtig, ob der Konflikt rezent ist oder mit einer in die Kindheit zurückreichenden Persönlichkeitsproblematik zusammenhängt. Furger hebt hervor, daß die aktuelle, gefühlsmäßige Resonanz entscheidend für die Wahl des zu bearbeitenden Konfliktes sei. Konflikte mit starker Abdrängung des Gefühlsgehaltes würden sich nicht für diese Kurztherapie eignen. Für das weitere Gespräch gelten keine analytischen Grundregeln, jedoch soll der Kranke im Rahmen des oder der gewählten Themen frei sprechen. Der Therapeut bemüht sich, durch Fragen die festgefahrenen Haltungen und Vorurteile des Kranken immer wieder aufzulockern, seinen Horizont zu erweitern, um ihm neue und adäquatere Möglichkeiten zu eröffnen. Es wird jedoch sehr vermieden, den Kranken auf eine bestimmte Lösung festzulegen, nur muß er dauernd und deutlich spüren, daß sich nichts ändern wird, wenn er sich nicht selbst zu einem eigenen, konstruktiven Schritt entschließt.

Einen wichtigen Gesichtspunkt für die Durchführung der Kurzpsychotherapie hat auch McGuire [83] hervorgehoben. Er sieht sie unter dem Aspekt des Lernens von Problemlösungen. Der Kranke müsse lernen, seine Probleme als innere, nicht äußere zu sehen, wobei der Erfolg der Therapie sich an der neu erworbenen Fähigkeit messe, außerhalb der therapeutischen Situation liegende Konflikte zu lösen. Auch SEMRAD, BINSTOCK u. WHITE [103] betonen die Diagnose eines Hauptkonfliktes für die Kurztherapie bzw. der Vorgänge, die zur seelischen Gleichgewichtsstörung geführt haben. Das wichtigste therapeutische Problem sehen sie darin, die Energie von Patient und Therapeut im Bereich dieses Hauptkonfliktes zu halten, was dann auch die Technik im einzelnen bestimme.

Wie in der „gezielten Analyse" von LANGEN [62] so ist auch in der von R. FURGER [33] vertretenen Form der Kurzpsychotherapie der autoritative Zug in der Haltung des Therapeuten unverkennbar, was schon daraus hervorgeht, daß die Expertenfunktion betont und in der Beziehung zum Patienten auf das Allgemeingültige und Überindividuelle der Arztrolle Gewicht gelegt wird. Andere Autoren heben diesen führenden und autoritativen Charakter ihrer therapeutischen Methode noch viel deutlicher hervor. ELLIS [24] spricht von *rationaler Psychotherapie*, die darauf ausgeht, dem Kranken das Unlogische seiner Ideen immer wieder vor Augen zu führen und ihn dazu anzuhalten, Schritte in Richtung auf ihre Korrektur hin zu machen. Der Therapeut überzeugt also durch Argumente, ermutigt, ja befiehlt Denk- und Handlungsweisen in der logischen Richtung. Ein ähnliches Vorgehen beschreiben HALEY [41] und ganz besonders LEONHARD u. Mitarb. [68] in ihrer „*Individualtherapie*" der Neurosen, auf welche wir im Abschnitt über die stationäre Psychotherapie zurückkommen werden.

Einige Autoren schlagen nicht nur wie die Mehrzahl eine Begrenzung der Zahl der Konsultationen und die inhaltliche Beschränkung auf einige wenige Themen vor, sondern auch eine Verkürzung der einzelnen psychotherapeutischen Sitzung auf 15–20 min Dauer [16, 16a, 67, 82]. In der Regel wird sonst von den meisten Autoren auch für die Kurztherapie die übliche Länge der Sitzung von 45–60 min für zweckmäßig gehalten. MANDELL [67] empfiehlt für die Einleitung der Therapie eine Sitzung von einer vollen Stunde und dann wöchentlich 1–2mal Konsultationen von 15 min. Patienten mit rezenten Störungen bei sonst gut integrierter Persönlichkeit würde mit diesem Vorgehen geholfen, ihr Gleichgewicht wieder zu finden. Unseres Erachtens kommt dieser Form der Psychotherapie aber eher eine stützende Funktion auf längere Sicht zu. Wir werden deshalb in jenem Abschnitt nochmals darauf zurückkommen.

In den letzten Jahren hat sich eine zunehmende Anzahl von Publikationen mit dem *ärztlichen Gespräch* als psychotherapeutische Methode befaßt. Die meisten dieser Autoren haben aber das Gespräch des Hausarztes und Allgemeinpraktikers im Sinne, der sich seinen neurotisch und funktionell Kranken psychotherapeutisch annehmen will. In der Regel handelt es sich um einzelne, gelegentlich auch um eine Serie von Gesprächen, die, wie BLEULER [11, p. 149] es formuliert hat, einen allmählichen Übergang vom Erheben einer Krankengeschichte zum Erheben einer Lebensgeschichte zum Ziele haben sollen. Manche dieser Publikationen können auch dem Psychiater wertvolle Anregungen für seine Gesprächstechnik geben, weshalb hier einige Autoren genannt seien: BALINT [2], CREMERIUS [19], DE JONG [50], KNOEPFEL [56], MEERWEIN [85]; ferner zur psychologischen Gesprächsführung MUSAPH [89a] und SCHRAML [95a].

Eine psychologische Analyse der Gesprächssituation und der Interviewtechnik hat MOSER [88] gegeben, wobei er die Unterschiede des therapeutischen und des diagnostischen Gesprächs herausgearbeitet hat und auf technische Fragen der Gesprächsführung im einzelnen eingeht. Schließlich sei noch die *biographische Analyse* von CLAUSER [18] erwähnt, die zwar keine psychotherapeutische Methode, deren Kenntnis aber dem Psychotherapeuten eine Fülle von Assoziationen vermittelt und damit eine Voraussetzung für relevantes Fragen ist.

Die Indikation zur Kurzpsychotherapie im Gespräch

In der ersten Auflage dieses Handbuches hat W. KRETSCHMER [60] die allgemeinen Bedingungen für die Psychotherapie und ihre Voraussetzungen von seiten des Kranken und des Arztes dargestellt. Es wird heute als selbstverständlich anerkannt, daß nicht jeder Psychotherapeut jede Methode anwenden kann, sondern, daß persönliche Neigungen, Vorurteile, besondere Ausbildungsgänge und theoretische Orientierungen das Spektrum der verfügbaren psychotherapeutischen Techniken bestimmen. Die weiter vorn zitierte Umfrage von H. STOLZE [108] hat aber ergeben, daß je größer das psychotherapeutische Interesse und je umfangreicher die psychotherapeutische Praxis ist, desto eher kommen verschiedene Methoden zur Anwendung. Auch im günstigsten Fall wird der Therapeut aber nur zwischen einigen wenigen Methoden wählen können. Welche Methode er im Einzelfall bevorzugt, hängt vom therapeutischen Ziel ab, das er verfolgt und von den Voraussetzungen, welche der Kranke bietet.

Je akuter und rezenter die Störung, je gesünder die unterliegende Persönlichkeitsstruktur und je deutlicher äußere Belastungen die Gleichgewichtsstörung ausgelöst haben, desto mehr wird man eine rasche Beseitigung der Symptome anstreben und das Ziel der Therapie in einer Wiederherstellung des Gleichgewichts sehen. Von der vertrauensvollen Beziehung zum Arzt im Gespräch wird ein beruhigender, unter Umständen kathartischer Einfluß ausgehen, der das Selbstvertrauen des Patienten wieder stärkt. Speziellere Techniken wie die "*non-directive psychotherapy*" im Sinne von ROGERS [112] haben hier ihren Platz. Allenfalls können Hilfsmittel wie Medikamente oder physikalisch-therapeutische Maßnahmen, in besonderen Fällen auch Eingriffe in der Umgebung wie Gespräche mit Angehörigen die Symptombeseitigung unterstützen. Das Ziel der Psychotherapie ist also in erster Linie symptomatisch und stützend, weil die berechtigte Hoffnung besteht, daß mit der Überwindung der Krise der Patient sein Gleichgewicht wieder findet und wie früher ein befriedigendes Leben führen kann. Die Technik der Gesprächsführung wird sich diesem Ziele unterordnen und es beispielsweise vermeiden, bei der Exploration angeschnittene Kindheitskonflikte einzubeziehen, wenn sie bei der aktuellen Störung keine wesentliche Rolle spielen und bisher ordentlich kompensiert waren. Der Psychotherapeut muß in solchen Fällen der Versuchung widerstehen, dem Patienten Deutungen und Interpretationen anzubieten, die zwar für ihn auf der Hand liegen mögen und scheinbar Gelegenheit bieten, den eigenen Scharfblick zu demonstrieren, die dem Kranken im Moment aber nichts nützen, weil weder die Absicht noch die Notwendigkeit besteht, das therapeutische Ziel so hoch zu stecken. In dieser Weise soll das methodische Vorgehen im Gespräch sich nach dem angestrebten Ziel richten, wobei aber selbstverständlich die Vorstellungen von Patient und Therapeut sich einigermaßen decken müssen und eine Verständigung darüber erreicht sein muß.

Eine Stützung und Wiederherstellung des früheren Gleichgewichtes wird aber nicht nur bei akuten Krisen sonst mehr oder weniger gut integrierter Persönlichkeiten angezeigt sein, sondern auch bei akuten Störungen chronisch alterierter Menschen, sei es im Sinne neurotischer Entwicklungen oder psychopathischer Fehlhaltungen; dann wenn möglichst rasch eine Entlastung und Symptomerleichterung erreicht werden muß, zur Vermeidung tiefer gehender Dekompensationen, oder weil die äußeren und inneren Umstände des Kranken im Moment gar keine Planung einer Therapie auf längere Sicht gestatten, eine Strukturänderung zum vornherein wenig aussichtsreich erscheint, oder der Kranke gar kein Interesse daran hat. Auch in diesen Fällen wird sich das Gespräch so gut wie möglich auf die aktuelle Konfliktsituation beschränken und je nach der Struktur der Persönlichkeit wird eine ermutigende, mehr autoritative und allgemein suggestiv wirkende Haltung des Therapeuten zu bevorzugen sein.

Ergibt die Exploration, daß der aktuellen Störung des Kranken nicht nur eine durch Veränderungen in der Umgebung ausgelöste Belastung zugrunde liegt, sondern daß auch charakterliche Fehlhaltungen mit im Spiele sind, die beispielsweise das Selbstgefühl des Patienten untergraben und seine mitmenschlichen Beziehungen stören; wenn sich ferner zeigt, daß schon vor Ausbruch der jetzigen Symptome der Kranke sein Gleichgewicht nur mühsam dank besonderer Abwehrvorgänge aufrecht erhalten konnte, dann werden wir, wenn die sonstigen Voraussetzungen für eine Anzahl Gespräche gegeben sind, versuchen, dem Patienten zu einer gewissen Einsicht in seine Fehlhaltungen und Vorurteile zu verhelfen. Das Ziel der Therapie wird also "reeducative" sein, wobei beispielsweise die von R. FURGER [33–35] beschriebene Technik zur Anwendung kommen kann. Je differenzierter der Kranke in seiner seelischen Struktur, je mehr er auf Grund vertiefter Einsicht zur inneren Wandlung aber fähig scheint, desto mehr wird sich die Technik des Gesprächs tiefenpsychologischer Interpretationen bedienen können und allenfalls auch die Übertragung direkt einbeziehen, also sich psychoanalytisch orientieren; immer unter der Voraussetzung freilich, daß der Therapeut die nötigen Kenntnisse und Erfahrungen dafür hat.

Mit diesen summarischen Ausführungen soll auf die allgemein anerkannte, aber oft im einzelnen unter der Fülle der speziellen psychotherapeutischen Techniken versteckte Tatsache hingewiesen werden, daß das psychotherapeutische Gespräch in seinen verschiedenen Modifikationen die Basis-Methode bildet und, unabhängig von jeder klinischen Diagnose, überall dort, wo Psychotherapie angezeigt ist, seine Indikation hat. Welche Modifikation und allenfalls Kombination mit anderen Methoden im Einzelfall gewählt werden soll, bestimmt sich nach der Prognose der Störung und der mutmaßlichen *Wandlungsfähigkeit des Kranken.* Die letztere ist das entscheidende Kriterium, und das einleitende Gespräch dient in erster Linie ihrer Beurteilung. Das Alter des Kranken, die im bisherigen Leben bewiesene Anpassungsfähigkeit und Lebensbewährung, die intellektuelle Begabung, die Größe des Krankheitsgewinns bzw. der Leidensdruck, zusätzliche körperliche Behinderungen, das Ausmaß an Veränderungen, welches die Lebenssituation des Kranken überhaupt zuläßt, sind eine Reihe jener Faktoren, welche die Wandlungsfähigkeit beeinflussen. Von verschiedenen Autoren sind Bewertungsskalen entwickelt worden, die auf Grund einer einleitenden Exploration unter Berücksichtigung dieser und anderer Faktoren einen Index aufstellen lassen, der die Indikation zur analytisch orientierten Psychotherapie erlaubt, d. h. im Sinne unserer zielgerichteten Unterscheidung der Methoden eines Verfahrens, das als „reeducative" oder „reconstructive" bezeichnet werden kann. WIEGMANN [120] hat für die stationäre Psychotherapie auf dem Hintergrund der Neurosenlehre von SCHULTZ-HENCKE eine solche Skala aufgestellt, die sich aber auch für die ambulante Psychotherapie, deren Zielsetzung „reeducative" ist, eigne. Je weniger die Voraussetzungen für eine strukturelle Wandlung gegeben sind, desto eher kommt der Beizug von Hilfsmethoden und die Ausrichtung auf ein mehr stützendes Vorgehen in Betracht.

2.2 Die führende und stützende Psychotherapie auf längere Sicht

Jedem Psychiater und Psychotherapeuten ist nach einiger Praxiserfahrung klar, daß es zahlreiche seelisch leidende Menschen gibt, die nur mit dauernder Hilfe und Stützung einigermaßen existieren können. Dies gilt ganz besonders auch für viele neurotisch-psychopathische Fehlentwicklungen, Süchtige, chronische Depressionen wie z. B. Entwurzelungsdepressionen, infantile und psychasthenische Menschen, Residualzustände nach Psychosen u. a. Der Psychotherapeut wird in solchen Fällen meist bald erkennen, daß eine Einsicht vermittelnde Therapie nicht viel abträgt, und daß eine wirkliche Wandlung der Persönlichkeit und damit dauerhafte Besserung realistischerweise nicht als kurzfristiges Ziel anvisiert werden kann. Es fehlen meist alle Voraussetzungen für eine Psychoanalyse und auch eine rasche Symptombeseitigung läßt sich selten erreichen. Diese mangelnde Aussicht auf raschen und befriedigenden Erfolg schließt aber nicht aus, daß auf lange Sicht der Therapeut seinem Patienten außerordentlich wertvolle Dienste leisten kann, sofern es gelingt, die beiderseitigen Erwartungen einigermaßen zur Deckung zu bringen und den Aufwand an Zeit, seelischer Energie und Geld in einem adäquaten Verhältnis zum Nutzen zu halten. In der Regel wird sich in solchen Fällen nach einer Reihe von Sitzungen in kürzeren Abständen, welche der Exploration und Schaffung der therapeutischen Beziehung dienen, eine lange Behandlungsphase anschließen, während welcher sowohl die Frequenz der Sitzungen als auch ihre Dauer den Bedürfnissen des Patienten und den Möglichkeiten des Therapeuten individuell angepaßt werden müssen. Es kann sich konkret um Sitzungen von üblicher Dauer in wöchentlichen bis monatlichen Abständen oder um kurze Kontakte von 15–30 min Dauer in ganz verschiedener Frequenz handeln. Die Methode der Gesprächsführung muß flexibel sein und sich ganz den Voraussetzungen des Patienten anpassen. Das Hauptgewicht liegt auf der Schaffung und Erhaltung einer tragfähigen Arzt-Patientenbeziehung, welche das gestörte Selbstvertrauen des Patienten stärkt, seine Isolierung durchbricht und ihm immer wieder Hilfe bei der Lösung aktueller Schwierigkeiten gibt. BRÄUTIGAM [13, 14] hat diese Form der Psychotherapie bei Sexualdelinquenten und Süchtigen, die vom Gericht zur Behandlung überwiesen wurden, beschrieben und in Übereinstimmung mit GOUDSMIT [39] *Kontaktpsychotherapie* genannt. Mehrere Autoren [46, 109] in den USA haben den mit abgekürzten Sitzungen zu erreichenden Erfolg mit anderen psychotherapeutischen Methoden verglichen. Ihre Untersuchungen legen nahe, daß auch eine solche *"brief contact therapy"*, wie sie gerne genannt wird, ihren Wert hat; nach unserer eigenen, poliklinischen Erfahrung freilich eher als Methode der langfristigen Betreuung denn als Behandlung akuter Störungen. LEMERE [67] weist darauf hin, daß durch die Erfolge dieser Form der Psychotherapie das Dogma widerlegt werde, daß nur die intensive analytische Therapie überhaupt Veränderungen bewirken könne, was auch zur Folge habe, daß mehr Ärzte sich auf diese Weise psychotherapeutisch betätigen könnten. Man wird allerdings als Psychotherapeut mit der Annahme therapeutischer Erfolge zurückhaltend sein eingedenk der Tatsache, daß sich in der Medizin Besserungen post hoc und propter hoc nicht häufig klar unterscheiden lassen. Umgekehrt ist zu begrüßen, daß diese Form der Leidenshilfe auf lange Sicht, die schon immer von den Psychiatern ausgeübt worden ist, nun auch der Erforschung und damit besseren Beachtung für wert gehalten wird. Der Psychotherapeut, der sich auf diese Weise in kürzeren oder längeren Kontakten stützend, ermutigend, beruhigend, führend und mahnend als treuer Begleiter seinen Kranken annimmt, muß nicht mehr ein schlechtes Gewissen haben, weil er sich einreden läßt, nur eine intensive psychoanalytisch orientierte Therapie könnte seinem Patienten überhaupt helfen und alles andere sei bloße Beruhigung, welche dem Kranken im Grunde nichts nütze. Wir wissen heute sicher, daß die Indikation zur intensiven, analytisch orientierten Psychotherapie in einem poliklinischen Krankengut nur relativ selten gestellt werden kann, weil eben die Relation von Aufwand und möglichem Erfolg zum vornherein sehr ungünstig ist. Trotzdem brauchen diese Patienten Hilfe und können nicht etwa mit dem brutalen Argument abgewiesen werden, Statistiken hätten ergeben, daß es ihnen in einigen Jahren auch ohne jede Behandlung (Eysenck [29]) besser gehen werde. Die Kunst dieser Behandlungsform liegt darin, dem Kranken einerseits so viel an Zeit und emotionaler Zuwendung zu geben, daß er die notwendige Stützung erfährt, andererseits aber seinen infantilen Ansprüchen nach Liebe und Zuwendung so weit zu widerstehen, daß eben der Therapeut nicht überfordert wird und die erwähnte Relation von Aufwand und emotionaler Befriedigung durch die Therapie gewahrt bleibt. Man darf die Schwierigkeiten dieser Kontaktpsychotherapie im Sinne Bräutigams [13, 14] nicht unterschätzen. Sie stellt auf die Dauer an den Therapeuten hohe Anforderungen, weil er leicht enttäuscht wird, die Geduld verliert oder sich ausgenützt und frustriert fühlt. Wenn er aber durchhält, wird er immer wieder erleben, daß es auf lange Sicht gelingt, Kranke trotz behindernden Symptomen arbeits- und funktionsfähig zu erhalten, Hospitalisierungen zu vermeiden, Süchtige in sozial tragbarem Rahmen zu halten und ganzen Familien ein erträgliches Leben zu sichern.

Wir haben nun in der poliklinischen Sprechstunde entgegen der naheliegenden Erwartung, daß das wichtigste therapeutische Agens eine dauerhafte Arzt-Patientenbeziehung ist, die Erfahrung gemacht, daß manche dieser chronisch stützungsbedürftigen Kranken Arztwechsel relativ leicht überstehen und im Laufe der Zeit mit dem Wechsel der Assistenzärzte von zahlreichen Therapeuten betreut worden sind. Es zeigt sich bei diesen Patienten die eigenartige Erscheinung, daß sie zur Poliklinik als Institution eine positive und dauerhafte Übertragung aufbauen, sich dort aufgehoben und geschützt fühlen und die Person des einzelnen Arztes deshalb zurücktritt. Häufig handelt es sich um Patienten mit Residualzuständen nach Psychosen oder mit schizoiden Charakterentwicklungen, hypochondrischen Syndromen u. a., die zwar Kontakt und Hilfe suchen, die Nähe einer persönlichen Beziehung aber auch fürchten und deshalb die Beziehung zur Poliklinik als Institution bevorzugen, in welcher der individuelle Vertreter ersetzbar bleibt.

2.3 Gruppenpsychotherapie

Es wird heute angestrebt, Gruppenpsychotherapie von Gruppentherapie zu unterscheiden [65, 113 u. a.]. Der Begriff „Gruppenpsychotherapie" soll nur verwendet werden, „wenn mit oder durch Gruppen die seelische Krankenbehandlung im Vordergrund steht wie bei der analytisch orientierten Gruppenpsychotherapie, den verschiedenen Formen des Psychodramas, der Soziometrie und der gemeinsamen Durchführung des autogenen Trainings" [65]. Alle übrigen Gruppen, die sich zu gemeinsamem Tun zusammenfinden – Spiel-, Musik-, Bastel-, Mal-, Beratungs- und Aussprachegruppen ohne Interpretation durch den Therapeuten –, sind als Gruppentherapie zu bezeichnen. Als charakteristisch für die Gruppenpsychotherapie wird die vorausgeplante Größe der Gruppe — in der Regel 8–10 Teilnehmer —, die Auswahl nach diagnostischen Kriterien, die Funktion des Leiters als *Primus inter pares* und die Freiheit und Spontaneität der Handlung und Aussprache angesehen [113].

Ähnlich wie bei der Einzelpsychotherapie im Gespräch sind auch in der Gruppe die Übergänge von der spontanen Aussprache mit psychoanalytischer Interpretation durch den Therapeuten bis zur *„direktiven" Gruppe*, in welcher der Therapeut als „Leiter" auftritt und das „Agieren" statt der Aussprache zum Ziel der Gruppe gehört, sehr fließend. Die Probleme der im engeren Sinne psychoanalytischen Gruppenpsychotherapie sind im vorhergehenden Kapitel von P. B. Schneider (dieser Band S. 687) behandelt worden.

Eine gute Einführung in die Grundprinzipien der Gruppenpsychotherapie geben BATTEGAY [5, 6], ferner KADIS u. Mitarb. [52]. Wie in der Einzelpsychotherapie richtet sich auch in der Gruppe die zu verwendende Methode nach dem zu erreichenden Ziel.

Wird ein stützender, stabilisierender Effekt gewünscht, bei Kranken mit geringer Belastungsfähigkeit und Versagenstoleranz, dann kommt eine mehr direktive Gruppe mit homogener Zusammensetzung in Betracht. Je mehr das Behandlungsziel aber im Sinne WOLBERGs [124] „reconstructive“ ist und je belastungsfähiger die Teilnehmer, desto eher kann die Gruppe psychoanalytisch geführt werden. GASTAGER [37] und ZIMMER [127] behandeln diese Probleme der Bildung therapeutischer Gruppen in der psychotherapeutischen Ambulanz. Verschiedene Autoren (z. B. [4, 102]) tendieren dazu, die Gruppenpsychotherapie mit anderen psychotherapeutischen Methoden und gemeinsamen *Gruppenaktivitäten* wie Zeichnen, Malen, Tanzen u. a. zu kombinieren. DERBOLOWSKY [20] läßt seine Patienten während einzelnen Gruppensitzungen mit „kindgerechtem“ Material (Papier, Farbe, Kleister, Tonerde u. a.) spielen, was zu einer die Therapie fördernden Regression und dem Ausagieren unbewußter Inhalte Anlaß gebe.

Die Gruppenpsychotherapie hat in den letzten Jahren eine ganz enorme Ausbreitung erfahren, ganz speziell in der stationären Behandlung psychisch Kranker aller Art, wo überhaupt die Probleme des gemeinsamen Lebens bis hin zur *therapeutischen Gemeinschaft* von Patienten und Personal auf dem Hintergrund der sich rasch entwickelnden Sozialpsychologie erst eigentlich wissenschaftliche Beachtung erfahren haben. Aber auch die ambulante Gruppentherapie und -psychotherapie hat allgemeine Anerkennung gefunden, wobei es aber große regionale Unterschiede gibt, die möglicherweise mit dem Grundcharakter der Bevölkerung zu tun haben. Sicher spielen aber Vorurteile und mangelnde Aufklärung der Patienten und Ärzte oft die Hauptrolle, wenn die Gruppenpsychotherapie im Gegensatz zur Einzelpsychotherapie nicht recht in Gang kommen will.

Vor allem wurde die Gruppenpsychotherapie in steigendem Maß dazu verwendet – unter flexibler Anpassung der speziellen Technik –, Gruppen von Patienten in Therapie zu nehmen, die auf andere Weise nur schwer oder nur mit großem Zeitaufwand behandelt werden können. Das gilt beispielsweise für Alkoholiker und Süchtige anderer Art (z. B. [7]), wobei für die Alkoholiker die Gruppentherapie in der Organisation der AA *(Anonyme Alkoholiker)* sich als besonders erfolgreich erwiesen hat [86]. Interessant sind auch Versuche, offene Gruppen in einer sog. "Walk-in Clinic" zu bilden und zur Behandlung von akuten Krisen einzusetzen [12]. Die Ergebnisse sollen ermutigend sein. Die gemeinsame Gruppenbehandlung von Ehepaaren findet zunehmende Beachtung (z. B. [79]), nicht zu vergessen die *Familientherapie*, die aber überwiegend bei Psychosen entwickelt worden ist.

Eine besondere Form der Gruppenpsychotherapie ist das *Psychodrama* nach MORENO (neuere Lit. bei [93]). Die Teilnehmer werden aufgefordert, in der Gruppensitzung persönliche Probleme und Konflikte unter Assistenz der übrigen Teilnehmer dramatisch darzustellen. Das Vorgehen kann dabei mehr patientenzentriert, d. h. auf einen Hauptspieler ausgerichtet oder mehr problemzentriert, d. h. auf gleichartige Probleme verschiedener Patienten hin orientiert sein. Das Psychodrama stellt zweifellos an Therapeut und Patienten ungewohnte Anforderungen und verlangt eine hohe Bereitschaft, den persönlichen Intimbereich der Gruppe zu enthüllen. Umgekehrt zielt diese Form der Gruppenpsychotherapie am unmittelbarsten auf die für den einzelnen Teilnehmer relevanten Konflikte ab und kann deshalb bei geeigneter Auswahl besonders fruchtbar sein. Die Indikation hängt in erster Linie vom Ausmaß und der Fähigkeit des Patienten ab, sich in einer Gruppe mitzuteilen und die durch die dramatische Darstellung seines Konfliktes provozierte Angst zu bewältigen. Es sind also mehr Fragen der Persönlichkeitsstruktur bzw. Ichstärke, die für die Auswahl der Patienten maßgebend sind, als psychopathologische Kriterien. Die Indikation kann aber im allgemeinen bei guter Führung der Gruppe doch recht weit gehalten werden [92, 110]. Wie andere Gruppenmethoden wird auch das Psychodrama in der verschiedensten Weise modifiziert. Beispielsweise werden die Teilnehmer nicht zur Darstellung persönlicher Probleme, sondern unpersönlicher Konfliktszenen aufgefordert [47], was weniger Angst provoziert und doch meist Beziehungen zu individuellen Problemen erkennen und verwerten läßt. Noch unpersönlicher ist die Darstellung von Märchenstoffen, was man nicht mehr zur Gruppenpsychotherapie, sondern zur Gruppentherapie im Sinne der Aktivitätsgruppen zählen würde. Ähnlich werden auch *Pantomimen* verwendet [45, 51, 118] oder das *Spiel mit Puppen* [58]. Letzteres empfiehlt auch ELSÄSSER [25], aber als Hilfsmittel der Einzelpsychotherapie. Persönlichen Neigungen und Fähigkeiten sowie der Erfindungsgabe des Gruppenpsychotherapeuten sind bei der Ausgestaltung individueller Therapieformen im Dienste seiner Kranken keine Grenzen gesetzt.

Eine besondere Form der Gruppentherapie wurde bisher nicht erwähnt, der aber im Rahmen von Kliniken und Polikliniken steigende Bedeutung zukommt, nämlich der *therapeutische Klub* klinikentlassener Patienten [36]. Näheres darüber s. in Kapitel Rehabilitation S. 791).

2.4 Autosuggestive und entspannende Verfahren

Autosuggestive und entspannende Verfahren haben in der Praxis der Psychotherapie seit langem ihren festen und anerkannten Platz. Die von H. STOLZE [108] in Deutschland befragten, praktizierenden Ärzte haben in bezug auf die Häufigkeit der Anwendung diese Methoden nach dem psychotherapeutischen Gespräch an zweiter Stelle genannt. Bei den deutschsprachigen Psychotherapeuten handelt es sich in erster Linie um die Methode des autogenen Trainings nach J. H. SCHULTZ [97], andere autosuggestive Verfahren treten demgegenüber ganz zurück. Diese Vorliebe mag damit zusammenhängen, daß autosuggestive Methoden für den Therapeuten relativ leicht und bequem zu lernen sind, klare Anweisungen haben und nach Selbsterfahrung ohne Schwierigkeiten den Patienten weiter vermittelt werden können. In der therapeutischen Beziehung zum Kranken steht ferner die Experte-Schüler-Relation, die dem Arzt aus seiner sonstigen Tätigkeit vertraut ist, ganz im Vordergrund, was es besonders dem psychotherapeutischen Anfänger erleichtert, ohne große Unsicherheit sich in ein neues Gebiet einzuleben. Ferner sind die meisten autosuggestiven und entspannenden Verfahren für den Therapeuten zeitökonomisch sehr vorteilhaft, weil bei richtiger Indikation mit relativ geringem zeitlichem Aufwand gute therapeutische Erfolge zu erzielen sind, der Patient durch eigenes Üben die Hauptarbeit zu leisten hat, und die Instruktion des Verfahrens meist auch in Gruppen erfolgen kann. Die weitaus größte Zahl der von H. STOLZE [108] befragten Ärzte verwendet die autosuggestiven Verfahren aber nicht allein, sondern meistens kombiniert mit anderen psychotherapeutischen Methoden, am häufigsten mit dem psychotherapeutischen Gespräch.

2.41 Das autogene Training

Für die Darstellung der Methode und ihrer theoretischen Voraussetzungen sei auf das Standardwerk von J. H. SCHULTZ „Das autogene Training“ [97] verwiesen, das laufend auf dem neuesten Stand der Forschung gehalten wird und z. Z. in

12. Auflage (1966) erhältlich ist. Die Methode gliedert sich bekanntlich in eine Unter- und eine Oberstufe, die ihrerseits wieder in eine Anzahl Übungen unterteilt sind. Allgemein verwendet wird aber nur die Unterstufe, während die Oberstufe den Meditations- und östlichen Versenkungstechniken nahesteht und sowohl von Seiten des Therapeuten wie des Patienten besondere Voraussetzungen verlangt.

In der Unterstufe übt der Patient täglich 2—3 mal konzentrative Selbstentspannung, indem er sich mit Hilfe sorgfältig ausgewählter, standardisierter Formeln schrittweise eine hypnoide Selbstumschaltung aneignet. Die paar ersten Formeln lauten:

1. „Ich bin ganz ruhig."
2. „Der rechte Arm ist ganz schwer."
3. „Beide Arme sind ganz schwer."
4. „Beide Beine sind ganz schwer."
5. „Der ganze Körper ist ganz schwer."
6. „Der rechte Arm ist strömend warm" usw.

Es folgen die sog. Herzübung, die Atemübung, die Ruhigstellung der Bauchorgane und die Kopfübung. Wenn beim täglichen Üben eine Vorstellung realisiert ist, wird die nächste Stufe dazugenommen, wobei anfänglich nur ganz kurze Zeit, 1—2 min pro Mal geübt wird, mit zunehmender Verlängerung bei Realisation, so daß der Patient nach rund 6 Monaten den Entspannungszustand 15—20 min lang nach Wunsch aufrecht erhalten kann. Die Übungen werden jeweils nach einer bestimmten Vorschrift abgebrochen. Zweckmäßigerweise übt der Patient wenigstens am Anfang in Liegelage, jedoch können die Übungen gut auch im Sitzen gemacht werden. Viele Therapeuten instruieren ihre Kranken in Gruppen gemeinsam und führen dann auch gemeinsame Übungen durch (z. B. BINDER [10]). In 7—8 Instruktionen in 1—2 wöchentlichen Abständen mit einem Zeitaufwand von je 15—30 min läßt sich diese Methode bequem vermitteln, wozu später in größeren Abständen noch Kontrollen kommen.

Die Indikation zum autogenen Training hängt weniger von der in Frage stehenden Symptomatik als von der Persönlichkeit des Kranken ab. Eine entscheidende Voraussetzung für den therapeutischen Erfolg ist das regelmäßige tägliche Üben. Es kommen daher nur Patienten in Betracht, welche genügend Zuverlässigkeit besitzen. Ein gewisser pedantisch-anankastischer Wesenszug ist vorteilhaft. Der Kranke muß auch intelligent genug sein, um den Sinn der Übungen zu begreifen, und er muß das Bedürfnis haben, sich zu entspannen. Die ärztliche Erklärung, seine Symptome würden mit „inneren Verkrampfungen" in Verbindung stehen, muß für ihn also bedeutungsvoll sein. Die wichtigsten Indikationen sind von den Symptomen her die sog. vegetativen Regulationsstörungen und psychosomatischen Syndrome, besonders Kopfschmerzen, funktionelle Herzbeschwerden, Schlafstörungen, Asthma bronchiale, Angstzustände, neurasthenische Erscheinungen u. a. Das autogene Training wird Gesunden empfohlen zur raschen Erholung und zur Leistungssteigerung, wie aber auch zahlreichen körperlich Kranken zur Ruhigstellung, Entspannung und Schmerzbekämpfung. Bei richtiger Auswahl der Kranken ist das Verfahren außerordentlich vielseitig verwendbar, sei es allein oder in Kombination mit anderen psychotherapeutischen Methoden.

Von E. KRETSCHMER [59] wurde die Kombination von psychotherapeutischem Gespräch mit den sog. Grundübungen des autogenen Trainings, d. h. Ruhe-, Schwere- und Wärmeübung als „*zweigleisige Standardmethode*" der Psychotherapie bezeichnet. Der durch das autogene Training erzielte hypnoide Zustand wird dazu benutzt, die im analytischen Gespräch gewonnenen Einsichten und Vorsätze formelhaft in die „Tiefenperson" einzuprägen. Der Patient konzentriert sich während des Trainings nach Realisation von Schwere und Wärme auf die gemeinsam mit dem Therapeuten erarbeiteten, individuellen Formeln. THOMAS [114] gibt eine ausführliche Anleitung für diese *formelhafte Vorsatzbildung* und nennt zahlreiche Beispiele.

Andere Therapeuten verwenden das autogene Training einfach parallel dem psychotherapeutischen Gespräch, indem am Schluß einer Sitzung dem Patienten noch fortlaufend die Instruktionen zum Training erteilt werden. Es dient dann meist der raschen Symptombekämpfung durch Entspannung und Beruhigung. Auch die Indikation zu diesem Vorgehen kann nur ganz individuell gestellt werden, keinesfalls schematisch, weil beide Methoden häufig eine verschiedene Arzt-Patientenbeziehung zur Voraussetzung haben; im Gespräch jene des teilnehmenden Beobachters bzw. Partners, bei den Übungen jene des autoritativen Experten. Nicht alle Patienten sind fähig, diesen Wechsel immer wieder zu vollziehen, sondern neigen dazu, vom Arzt dauernd Anleitung und aktive Führung zu erwarten, was einer Durcharbeitung der Konflikte nicht förderlich ist.

2.42 Andere autosuggestive und entspannende Verfahren

Keines der übrigen Verfahren hat sich auch nur annähernd so allgemein durchsetzen können wie das autogene Training von J. H. Schultz. Eine ausführliche und detaillierte Darstellung der verschiedenen Methoden mit kurzgefaßten Anleitungen für die praktische Durchführung geben Stokvis u. Wiesenhütter [106]. Sie unterscheiden passiv autosuggestive und entspannende Übungen von aktiv autosuggestiven. Zu den letzteren gehört das eben besprochene autogene Training. Die historisch bedeutendste Methode der passiv autosuggestiven Verfahren ist jene von Coué, die heute von Ärzten wohl kaum mehr gebraucht wird. Coué behandelte seine Patienten im Kollektiv, wobei der gemeinsamen Hinwendung zum großen Meister und den gemeinsamen Übungen eine entscheidende Rolle zukam. Autosuggestive gemeinsame Übungen geschehen aber heute noch in religiösen Gemeinschaften und Sekten.

In gewissermaßen gereinigter und wissenschaftlicher Form wurden von v. Dürckheim, Happich, Zacharias, Kretschmer, Desoille u. a. aus dem religiösen Leben abgeleitete autosuggestive Verfahren entwickelt und beschrieben. Der interessierte Leser findet im Buch von Stokvis u. Wiesenhütter [106] die notwendigen Literaturhinweise. Wir werden im Abschnitt über die tiefenpsychologisch orientierten, komplexen Methoden nochmals kurz auf einzelne Verfahren zurückkommen.

Von den aktiv autosuggestiven, entspannenden Übungen haben neben dem autogenen Training die Methoden von Jacobson [48, 49] und Stokvis [106] eine gewisse Verbreitung gefunden. Beispielsweise empfiehlt Wolpe [125] für die Durchführung der Desensibilisierung von Phobikern die Entspannungsmethode von Jacobson, was wohl damit zusammenhängt, daß die Werke dieses Autors zur Hauptsache in englischer Sprache erschienen sind. Die „*progressive relaxation*", wie Jacobson [48, 49] seine Methode nennt, besteht aus sechs Übungsschritten, wobei aber im Gegensatz zum autogenen Training jeweils von der bewußten Anspannung zur Entspannung fortgeschritten wird. Auch dauern die Übungen von Anfang an viel länger, gegen eine Stunde, und beziehen sich in erster Linie auf die willkürliche Muskulatur: Entspannen der Arme, Beine, der Stirn, der Augen, der Sprech- und Atmungsorgane. Die Indikation ist deshalb wohl auch beschränkter: Schlafstörungen, allgemeine Ruhigstellung und Entspannung, neurasthenische Beschwerden, nach Jacobson [49] aber besonders die Vorbeugung von Hypertonie und anderen Zivilisationskrankheiten.

Die *aktive Tonusregulation* nach Stokvis [106] bildet den Übergang von den autosuggestiven zu den suggestiven Entspannungsverfahren. Der Patient wird angehalten, zu ganz bestimmten, von ihm selbst gewählten, jedoch rigoros einzuhaltenden Tageszeiten die Entspannungsübungen durchzuführen. Im Gegensatz zum autogenen Training können die Übungen sehr individuell gestaltet werden, und die Konzentration auf den einzelnen Körperteil dient nicht nur der Erzielung der Gesamtumschaltung, sondern der Patient soll die einzelnen Körperteile recht eigentlich „entdecken". Der Arzt spricht ihm in der Therapiestunde die Formeln mit eindringlicher Stimme vor, legt ihm unter Umständen zur Verstärkung des suggestiven Einflusses auch die Hand auf die Stirn oder läßt kurz vorher zur Verstärkung der suggestiven Wirkung ein Placebo von starkem Geschmack einnehmen. Zu Hause wiederholt der Patient die beim Arzt erlernten Übungen, wobei aber Wert darauf gelegt wird, daß er die Formeln selbst aufstellt, so wie sie seinem individuellen Bedürfnis entsprechen.

Ob der Therapeut eher das autogene Training oder die Methode von STOKVIS bevorzugt, hängt wohl mehr von seiner eigenen Persönlichkeit als von einer unterschiedlichen Indikation in bezug auf verschiedenartige Störungen ab. Wem die autoritative, aktiv suggestive Rolle liegt, wird bei geeigneten Kranken die besseren Erfolge mit der „aktiven Tonusregulation" haben. STOKVIS u. WIESENHÜTTER [106] äußern sich detailliert zu den Bedingungen, welche von Seiten des Arztes und des Kranken die erfolgreiche Durchführung von Entspannungsübungen jeder Richtung ermöglichen. Daß allgemeine sozio-kulturelle Bedingungen bei der Wahl psychotherapeutischer Methoden eine Rolle spielen, dürfte nahe liegen, ist aber noch zu wenig erforscht.

Zum Schluß dieses Abschnittes sei noch auf die Versuche hingewiesen, die autosuggestive Entspannung durch das Anhören eines Tonbandes, das die Übungsformeln wiedergibt, zu erreichen. Suggestion und Autosuggestion verknüpfen sich bei dieser Methode aufs engste. KLUMBIES [55] hat die Technik der Hypnose ohne Hypnotiseur „*Ablationshypnose*" genannt, bei welcher die Stimme des Therapeuten den Kranken über das Telefon, eine Schallplatte oder ein Tonband erreicht. Auch die „bedingt-reflektorische Selbsthypnose" z. B. mittels Fixierung einer speziellen Farbtafel rechnet er dazu. Die Anwendung solcher Methoden wird wohl für jeden Psychotherapeuten, der in der persönlichen Beziehung zu seinem Kranken den mächtigsten Heilfaktor sieht, nur in seltenen Ausnahmefällen in Betracht kommen.

2.5 Suggestive Verfahren

Suggestion spielt wohl in allen psychotherapeutischen Verfahren eine mehr oder weniger wichtige Rolle. Als suggestive Verfahren im engeren Sinne bezeichnet man aber nur jene psychotherapeutischen Methoden, welche die Beeinflussung des Kranken durch den Therapeuten unter möglichster Umgehung der rationalen Persönlichkeitsbereiche auf dem Wege affektiver Resonanz benutzen [105]. Es gehören dazu in erster Linie die Hypnose in ihren verschiedenen Formen und die wachsuggestiven Verfahren. In der ersten Auflage dieses Bandes hat W. KRETSCHMER [60] die suggestive Therapie ausführlich dargestellt, weshalb wir uns jetzt mit einer kurzen Zusammenfassung und mit dem Hinweis auf einige seither erschienenen Werke begnügen können.

Allen suggestiven Verfahren kommt in erster Linie eine symptombeseitigende, das seelische Gleichgewicht wieder herstellende, stützende Funktion zu.

2.51 Die Behandlung mittels Fremdhypnose

Mit Fremdhypnose ist im Gegensatz zum autohypnotischen Zustand, wie er etwa durch das autogene Training oder andere Versenkungsübungen zu erzielen ist, der durch den Therapeuten aktiv eingeleitete, hypnotische Zustand gemeint, bei welchem der Patient passiv bleibt und sich ganz auf die Suggestionen des Hypnotiseurs einstellt. Die Technik der Einleitung der Hypnose wird genau und ausführlich von STOKVIS u. LANGEN [105] beschrieben; ihrem Werk liegt auch eine Schallplatte bei, welche das praktische Vorgehen veranschaulicht. Sie empfehlen in erster Linie die Einleitung mit der Fixations- oder der Farbkontrastmethode. Erwähnenswert ist auch die kurze Anleitung von J. H. SCHULTZ [98], und ferner das größere Werk von WOLBERG [122]. Eine sehr umfangreiche Literatursammlung geben STOKVIS u. LANGEN [105].

Die Hypnose kann in erster Linie zur Beseitigung störender Symptome, die nur geringen Widerstandscharakter haben, benutzt werden. Geeignet sind motorische und vegetative Störungen funktioneller Art, besonders Verkrampfungen; ferner kann eine allgemeine Beruhigung durch den hypnotischen Schlaf erzielt werden. Empfohlen wird Hypnose auch bei dafür geeigneten Süchtigen, um die Bindung an das Suchtmittel durch gegenläufige Suggestionen zu lockern, schließlich kann in Hypnose eine kathartische Abreaktion verdrängter, stark emotional geladener Erlebnisse erreicht werden, wobei aber die Auswahl der dafür in Betracht kommenden Patienten sehr sorgfältig vorzunehmen ist. Es werden aber auch sehr viel weiter gehende Indikationen empfohlen.

Unterschätzt wird vom Anfänger gelegentlich die zum Erfolg notwendige Intensität der Behandlung. Wunderheilungen durch einmalige Hypnose sind nicht die Regel. J. H. SCHULTZ [98] empfiehlt für eine „*große Hypnosekur*" in der 1. Woche 2 Sitzungen täglich, in den folgenden 1—2 Wochen eine Sitzung täglich, dann langsam reduzierend je 1—2 Wochen 3 Sitzungen wöchentlich, 2 Sitzungen wöchentlich, eine Sitzung wöchentlich, schließlich alle 2—4 Wochen eine Sitzung. Die einzelne Sitzung soll „nicht zu kurz" sein. STOKVIS u. LANGEN [105] erwähnen allerdings 10—20 min Dauer und eine mittlere Anzahl von 20 Sitzungen pro Kur. Es wird auch immer wieder betont, daß die Hypnose für sich allein selten gebraucht werden sollte. Es gehören dazu das klärende Gespräch und allenfalls weitere Hilfsverfahren und geeignete Übungen, welche die in der Hypnose angebahnte Umstellung befestigen. Die von H. STOLZE [108] befragten, Psychotherapie ausübenden Ärzte geben dementsprechend auch an, daß 43 von 100 Hypnose anwenden, aber nur einen verschwindend kleinen Teil ihrer Kranken ausschließlich damit behandeln.

2.52 Die gestufte Aktivhypnose

E. KRETSCHMER [59] hat hervorgehoben, daß der Kranke möglichst an der Erarbeitung des hypnotischen Zustandes beteiligt werden soll, um selbst Verantwortung für Erfolg oder Mißerfolg zu übernehmen, was für eine dauerhafte Heilung entscheidend ist. D. LANGEN [66] hat das Verfahren in Zusammenarbeit mit E. KRETSCHMER ausgebaut. Zur Einleitung der Hypnose übt der Kranke zuerst mit Hilfe des Arztes (ähnlich wie bei der aktiven Tonusregulation nach STOKVIS) die Ruhe-, Schwere- und Wärmeübungen des autogenen Trainings. Wenn er eine gute Realisation erreicht, wird eine Fixierübung angeschlossen, wodurch eine Vertiefung des hypnoiden Zustandes eintritt.

Die gestufte Aktivhypnose wird von LANGEN [66] ganz überwiegend nur als Teil einer „zweigleisigen Methode" der Psychotherapie gesehen. Parallel den Übungen geht deshalb das analytisch orientierte Gespräch einher, dessen Erkenntnisse in „wandspruchartigen Leitsätzen" zusammengefaßt werden, die dem Patienten dann im aktiv hypnotischen Zustand suggestiv vorgesprochen werden, und die er später auch für sich allein übt. Die wirksame Formulierung dieser Leitsätze erfordert große Sorgfalt und Einfühlung. Das Vorgehen ist analog der formelhaften Vorsatzbildung von J. H. SCHULTZ [97, 114]. Die gestufte Aktivhypnose kann aber auch wie die Fremdhypnose zur direkten Beseitigung von Symptomen benutzt werden, wobei allenfalls eine heterosuggestive Vertiefung der Entspannung notwendig ist.

2.53 Wachsuggestive Verfahren

Als spezielle Methode der Behandlung funktioneller, besonders grob hysterischer Symptome ist die *Protreptik* nach E. KRETSCHMER zu nennen. Er spricht auch von einer „einzeitigen aktiven Reiztherapie" ([59] p. 66) und hält die *Dressur* für das entscheidende Agens. Als Mittel wird gerne ein faradischer Strom gebraucht, welcher unter unablässigem suggestivem Zuspruch in der Stärke gesteigert wird, bis der gewünschte Erfolg eintritt, also beispielsweise die hysterische Lähmung oder der sensorische Ausfall behoben ist. Für Einzelheiten der Methode siehe die Darstellung von W. KRETSCHMER [60] in der 1. Auflage dieses Bandes. Indiziert ist dieses massive Verfahren wohl in erster Linie bei grob hysterischen Erscheinungen auf dem Hintergrund einer primitiv strukturierten Persönlichkeit unter der Voraussetzung, daß der sekundäre Krankheitsgewinn vorher weitgehend beseitigt werden kann.

Die moderne *Verhaltenstherapie* (s. 765) auf lerntheoretischer Basis hat die protreptische Methode zum guten Teil übernommen und weiter entwickelt. Der unmittelbare, autoritativ-suggestive Einfluß des Therapeuten in der Protreptik wird dort durch eine Stufenfolge bedingter Reflexe ersetzt, die durch fortlaufendes Einüben fixiert werden. Dressur bleibt jedoch der zutreffende Begriff, nur wird er wissenschaftlicher verkleidet.

Zu den „milden" wachsuggestiven Methoden würde man die Verabreichung von Placebos aller Art, den ärztlichen Hokuspokus mit funkensprühenden Apparaten, Scheinoperationen usw. zählen, aber auch die bereits im Rahmen der Gesprächspsychotherapie erwähnte *Persuasion*, die bekanntlich von DUBOIS seinerzeit zur eigenen psychotherapeutischen Methode erhoben worden ist.

2.6 Tiefenpsychologisch orientierte, komplexe Methoden

Wir fassen unter diesem Titel einige Verfahren zusammen, die den autosuggestiven, entspannenden Techniken nahestehen, meist auch auf solchen aufbauen, dann aber der meditativen Versenkung in die Innenwelt der Tagträume und Fantasien das Hauptgewicht beimessen, um auf diese Weise dem Kranken einen neuen Bezug zu seinem Unbewußten zu vermitteln. Mehrere Autoren haben eigene Techniken publiziert und auch eigene Namen eingeführt, keines dieser Verfahren hat sich aber allgemeiner durchsetzen können. In der Umfrage von H. STOLZE [108] sind es bei den praktizierenden, Psychotherapie treibenden Ärzten in Deutschland weniger als 10%, welche eines dieser Verfahren anwenden.

2.61 Das Bildstreifendenken

Der Patient übt zunächst die Grundübungen des autogenen Trainings (Ruhe, Schwere, Wärme) und wird dann im hypnoiden Versenkungszustand bei geschlossenen Augen angewiesen, seine Aufmerksamkeit den optischen Vorgängen zu widmen. Meist stellen sich anfänglich ungeformte, später konkrete Bilder ein, die nicht selten filmartig abzurollen beginnen. Dieses Vorgehen dient „als Vehikel für die Gewinnung und Inventarisierung eines umfassenden Erinnerungs- und Erlebnismaterials" ([59] p. 75), das zur Erweiterung der Charakter- und Konfliktanalyse benutzt wird. Das Vorgehen kann bei Patienten hilfreich sein, die im Wachzustand nicht frei assoziieren können. Näheres über die Methode bei BETZ [9a].

2.62 Das katathyme Bilderleben bzw. „Symboldrama"

H. LEUNER [72] hat 1955 erstmals und seither in zahlreichen Publikationen (Lit. bei 76a) ein Verfahren beschrieben, das als eine Weiterentwicklung des Bildstreifendenkens, bzw. der meditativen Übungen von C. HAPPICH [42] aufgefaßt werden kann. Der Patient lernt zuerst die Grundübungen des autogenen Trainings, um die Umschaltung in den hypnoiden Versenkungszustand zu erreichen. Dann wird er veranlaßt, im Zustand der Entspannung sich bestimmte Motive vorzustellen, wobei ihm unter Anpassung an die individuellen Verhältnisse zehn Standardmotive angeboten werden, z. B. Wiese, Haus, Aufstieg auf einen Berg, Verfolgung eines Bachlaufes, Inneres eines dunklen Waldes, Höhleneingang usw. Bei der Mehrzahl der Patienten sollen bald lebhafte hypnagoge Visionen auftreten, welche nicht selten dramatische Auseinandersetzungen symbolischer Gestalten beinhalten, die den neurotischen Konflikt bildhaft darstellen. Ein passender musikalischer Hintergrund [89b] soll das affektive Miterleben verstärken. In dieses „*Symboldrama*" [75a] kann nun der Therapeut, dem der Kranke laufend seine Visionen erzählt, mit suggestiv vorgebrachten Anregungen lenkend eingreifen; er kann aber auch ähnlich der freien Assoziation den Kranken seine neurotischen Inhalte

„durchleiden" lassen, was zu einer Belebung des therapeutischen Prozesses führe. Die Methode soll besonders bei zwangsneurotisch strukturierten Patienten mit starker intellektueller Abwehr, aber auch bei eher primitiven, mit der Vorschrift der freien Assoziation überforderten Patienten hilfreich sein, und ferner bei ganz rezenten, neurotischen Dekompensationen kathartisch und symptomlösend wirken. Abzuraten ist eher bei hysterischen, infantilen und depressiven Menschen, die leicht von ihren Fantasien überschwemmt werden.

2.63 Die Oberstufe des autogenen Trainings

THOMAS [114] gibt eine ausführliche Schilderung mit praktischer Anleitung dieser von J. H. SCHULTZ [97] entwickelten Methode. Die gute Beherrschung der Unterstufe ist Voraussetzung. Bei einzelnen Menschen treten schon spontan während den Übungen der Unterstufe Farb- und Bilderlebnisse auf, die dann in der Oberstufe systematisch geübt werden. Im Zustand der „konzentrativen Selbstentspannung" werden als erster Schritt Farberlebnisse geübt, dann die innere Wahrnehmung konkreter Gegenstände, z. B. einer brennenden Kerze, Blumen, Früchte usw., als dritter Schritt die Schau abstrakter Werte wie Frieden, Freiheit usw., als vierter Schritt Übungen zur vertieften Selbsterkenntnis und Selbstverwirklichung, beispielsweise mit den fragenden Formeln: „Was will ich eigentlich?" oder „Ich schließe Frieden mit mir selbst" usw. Schließlich werden noch Bilder wie „Der Weg auf dem Meeresgrund" und „Der Weg auf die Bergeshöhe" empfohlen.

Es ist selbstverständlich, daß solche Übungen, die unter Umständen bei labilen Naturen unvorhersehbare Reaktionen haben können, nicht ohne kundige Aufsicht und Anleitung durchgeführt werden sollten. In der Regel haben sie ihre Indikation wohl eher beim „gesunden Neurotiker", der gefühlsmäßig abgekapselt, keinen Zugang zu seinem Innenleben hat, diesen Mangel auch spürt, sich aber nicht im üblichen Sinne krank fühlt und in der Realität gut angepaßt ist.

2.64 Weitere meditative Verfahren

Wir beschränken uns darauf, hier einige Techniken aufzuzählen, die sich alle ähnlich sind. Es handelt sich um jene von C. HAPPICH [42] und R. DÉSOILLE [22], die ebenfalls bestimmte Bilder, z. B. grüne Wiese, Berg, Inneres einer Kapelle, zum Ausgangspunkt nehmen, bei DÉSOILLE aber die Lenkung der Tagträume durch den Therapeuten ähnlich wie im Symboldrama einschließen. Die Methode von K. VON DÜRCKHEIM schließlich ist wohl außerhalb der Medizin bei religiös suchenden Menschen der verschiedensten Herkunft bekannter geworden denn als psychotherapeutische Methode im engeren Sinne. Er geht von östlichen Versenkungsübungen aus, die er westlicher Denkweise zugänglich gemacht hat. Weitere Einzelheiten und Literaturangaben über diese meditativen Verfahren bei STOKVIS u. WIESENHÜTTER [106].

2.7 Die Hilfsmethoden der Psychotherapie zur Aktivierung und zur schöpferischen Gestaltung

In diesem Abschnitt werden eine Reihe heterogener Verfahren zusammengefaßt, von denen die meisten für sich allein genommen nicht Psychotherapie im engeren Sinne sind, aber im gesamten Behandlungsplan eines seelisch Kranken unter Umständen eine entscheidende Rolle spielen können. W. KRETSCHMER hat von der *synthetischen Therapie* gesprochen, worunter er solche Beeinflussungen vom Seelischen her versteht, „die kein künstlich isoliertes, methodisches System an den Patienten herantragen, sondern diesen primär als gesellschaftlich-kulturelles Wesen ansprechen, d. h. in seiner vollen Menschlichkeit. Dies geschieht vor allem im Hinführen zu den geistigen Gütern des jeweiligen Lebensraumes. Hierbei ist das Genießen dieser Güter weniger wichtig als das Nachschaffen und Selberschöpfen" ([60] p. 380). Er rechnet dazu das bildende Schaffen, Musik, Dichtung, Tanz und Drama. Zu den Hilfsmethoden zählen wir auch die verschiedenen Formen von Rhythmik und Gymnastik sowie die sog. *organismischen Verfahren*, worunter STOLZE [108] in Anlehnung an J. H. SCHULTZ [96] „psychologisch geführte Atem- bzw. Bewegungstherapie", Yoga u. a. versteht. Man sieht schon, daß hier nicht nur eine Vielzahl von Methoden, sondern auch eine Vielfalt von Begriffen zum Zuge kommt, die nicht immer im selben Sinne verstanden werden. Meist werden diese Hilfsmittel der Psychotherapie in sehr individueller Weise gebraucht, weshalb sich auch kaum allgemein gebräuchliche Techniken, die sich in kurzen Zügen beschreiben ließen, entwickelt haben. Wir beschränken uns deshalb auf eine Aufzählung und einige Literaturhinweise, die es dem interessierten Leser erlauben, sich genauer zu informieren.

2.71 *Bildendes Schaffen*

Malen, Zeichnen und *plastisches Gestalten* werden seit langem verwendet; wohl häufiger allerdings in der stationären Behandlung psychisch Kranker als ambulant, und meistens auch in Gruppen. Diese Tätigkeiten können einerseits mehr im Rahmen einer schöpferischen Beschäftigungstherapie erfolgen ohne unmittelbaren Bezug zur Psychotherapie, oder die Produkte werden direkt zum Thema des Gesprächs gemacht, was zur Vertiefung der Selbsterkenntnis führe [17, 28]. Die Bildnereien dienen häufig dem Studium des Verlaufs, bzw. des Heilungsvorganges. Die Psychopathologie des bildnerischen Ausdrucks ist zu einem eigenen Wissenschaftszweig geworden, ohne daß allerdings bereits allgemeinere Richtlinien für die Anwendung in der Psychotherapie sich ergeben hätten (Lit. s. bei [117]). In der kasuistischen psychotherapeutischen Literatur sind auch immer wieder Bildnereien als Illustration der seelischen Reifung des Patienten im Laufe der Therapie veröffentlicht worden. Eine sehr schöne Bilderserie wurde von Wittgenstein [121] in der „Internationalen ikonographischen Sammlung" der Sandoz AG publiziert.

2.72 *Musik*

Im Gegensatz zum bildnerischen Schaffen hat die Musik bisher in der Psychotherapie keine breitere Anwendung gefunden. Yasargil [126] gibt einen Überblick über die Geschichte der *Musiktherapie* und geht auch den Gründen nach, welche für diese Zurückhaltung verantwortlich sind. Am ehesten werden noch das gemeinsame Singen in Gruppen als therapeutisches Hilfsmittel verwendet [100, 101, 102, 115 u. a.], ferner musikalisch-rhythmische Übungen [57a, 98a]. Nur einzelne Psychotherapeuten benützen gezielt ausgewählte Musikstücke, welche dem Patienten ab Schallplatte vorgespielt werden, zur Beeinflussung der Stimmung oder zur Erleichterung der emotionalen Katharsis (z. B. [23a, 77, 91, 89b]). Tyson [116] berichtet über das in New York gegründete Zentrum für Musiktherapie, wo Musik als therapeutisches Agens durch psychoanalytisch geschulte Musiklehrer eingesetzt wird. Heyer [43] hingegen warnt davor, in der Musik einen bloßen Hilfsbereich der Psychotherapie zu sehen. Sie könne nur dann fruchtbar werden, wenn sie ihrem Wesen gemäß benutzt werde und dazu diene, dem Kranken die Verbindung zu seinem prärational-magisch-mythischen Lebensgrund wieder zu ermöglichen. Ähnlich wie Heyer sieht Pontvik [94] die Musiktherapie, die er *Psychorhythmie* nennt, in dem umfassenden Zusammenhang der seelischen Erziehung über das Gehör. „Der musiktherapeutische Heilungsvorgang besteht aus einer akustischen Darstellung harmonikaler Urformen, die auf dem Wege über das Gehörorgan vermittelt, der Ganzheit Körper-Seele die Gesetze des eigenen Gleichgewichtes wiederum bewußt machen" ([94] p. 56). Pontvik benutzt vor allem die Musik von J. S. Bach und hat für die heilenden Übungen seiner Schüler ein eigenes Saiteninstrument, das „Psychocord" entwickelt.

2.73 *Gymnastik, Rhythmik, Tanz*

Gymnastik und rhythmische Körperübungen zur Musik gehören heute zum therapeutischen Programm vieler Abteilungen und Kliniken, welche stationäre Psychotherapie anbieten (z. B. [51]). Tanz in Form von Tanzspielen [102, 115] wird ebenfalls verwendet. Der tänzerische Ausdruck von Stimmungen und Affekten, wie er in vielen Völkern zum festen Brauch gehört, dem auch zweifellos eine kathartische und seelisch befreiende Wirkung zukommen könnte, hat in Mitteleuropa kaum therapeutische Verwendung gefunden. Immerhin haben HADDENBROCK u. MEDERER [40] eine tänzerische Gruppenausdrucksgymnastik in der Psychosenbehandlung beschrieben, wie überhaupt diese Hilfsmethoden der Psychotherapie gerade bei der Behandlung der Schizophrenie viel ausgiebiger gebraucht werden.

2.74 Atem- und Bewegungstherapie

Eine heilsame Veränderung der Einstellung zum eigenen Leib, eine verbesserte Wahrnehmung leiblicher Vorgänge und eine innere Harmonisierung wird über spezielle Atem- und Bewegungsübungen angestrebt. STOLZE [107] hat eine „*konzentrative Bewegungstherapie*" beschrieben, die besonders bei Angst- und Zwangszuständen hilfreich sein soll (s. a. [87]). Eine Methode der Atemtherapie stammt von MARIANNE FUCHS [32, 84]. *Yoga*-Praktiken und andere aus östlichen, meditativen Übungen abgewandelte Methoden werden ebenfalls gebraucht (z. B. [90, 104]).

Auch diese Hilfsmittel der Psychotherapie können wie bildnerisches Schaffen und Musik nur in streng individueller Weise eingesetzt werden. Es liegt am Therapeuten, zu erspüren, auf welchem Wege er seinem Patienten am ehesten wieder den Zugang zum eigenen schöpferischen Gestalten, zu kulturellen Werten und zur inneren Harmonie öffnen kann. Er wird in der Regel jene Mittel vorschlagen, zu welchen er selbst eine innere Beziehung hat. Eine allgemein gültige Indikation läßt sich deshalb für alle diese Methoden nicht nennen. Es gibt zum vornherein aber auch keine Gegenindikationen, solange die der jeweiligen Methode innewohnenden, körperlichen und seelischen Voraussetzungen von seiten des Patienten erfüllt sind. Freilich wird man bei ihrer Anwendung die von BALINT [3] formulierte, auch für die Psychotherapie relevante Frage: „Wieviel Gesundheit zu welchem Preis?" nicht aus dem Auge verlieren, besonders dort, wo es um Techniken geht, die einen größeren Aufwand an Zeit und speziell geschultem Personal erfordern.

3. Indikationen und Methoden der stationären Psychotherapie

Es gibt keine psychotherapeutischen Methoden, die von der Sache her nur ambulant oder nur stationär angewendet werden könnten. Freilich wird die Hospitalisierung für alle jene Verfahren ungünstige Voraussetzungen bieten, die auf lange Dauer angelegt sind, beispielsweise die Psychoanalyse, bei der die Entwicklung und Bearbeitung der Übertragungsneurose im Mittelpunkt steht, oder die stützende und führende Psychotherapie auf lange Sicht. Das schließt aber nicht aus, daß auch psychoanalytische Behandlungen, die zum vornherein langfristig geplant sind, zweckmäßigerweise stationär begonnen und später, wenn der Kranke den Schutz der Klinik nicht mehr nötig hat, ambulant fortgesetzt werden können. Dies gilt auch für alle anderen Methoden. Umgekehrt gibt es Verfahren, die vorzugsweise im Rahmen einer Klinik zweckmäßig eingesetzt werden können, besonders die psychotherapeutischen Hilfsmethoden zur Aktivierung und schöpferischen Gestaltung, die in der Regel einen erheblichen Zeitaufwand für Vorbereitung und Durchführung und auch die notwendigen Räumlichkeiten voraussetzen, was in der freien Praxis und in der Ambulanz nicht so leicht zu verwirklichen ist. WIEGMANN [120] gibt eine sehr ausführliche Darstellung der Probleme der stationären, analytisch orientierten Neurosentherapie.

Die Auswahl der für die stationäre Psychotherapie geeigneten Methoden richtet sich, wie in der ambulanten Behandlung, nach den zu erreichenden Zielen und nach den besonderen Bedingungen, welche der Klinikaufenthalt schafft. Mit stationärer Behandlung meinen wir in diesem Zusammenhang immer den Aufenthalt auf einer speziellen, vorwiegend psychotherapeutisch geführten Neurosenstation und nicht etwa die Behandlung von Neurotikern im Allgemeinspital oder auf üblichen Abteilungen psychiatrischer Kliniken. Es handelt sich also in sozialer Hinsicht um ein ziemlich eng umgrenztes Krankengut, das aber diagnostisch sehr heterogen zusammengesetzt ist. Es betrifft jene Kranke mit neurotischen und psychoreaktiven Störungen im weitesten Sinne des Wortes, die noch so anpassungsfähig sind und keine so störenden Symptome aufweisen, daß sie in der Gemeinschaft einer offenen Spitalabteilung tragbar sind. Nach unserer Erfahrung werden störende randpsychotische Erscheinungen wie heboide Verhaltensweise, submanische Verstimmung, schizoider Autismus u. a. um so schlechter ertragen, je enger die Gemeinschaft ist und je mehr die Behandlung sich der Wirkung des Milieus und der gruppendynamischen Vorgänge bedient. Wird die Psychotherapiestation aber mehr autoritativ geführt und dem Kranken gleichzeitig ein Einzelleben im Rahmen der Hausordnung gestattet, desto eher können auch Kranke mit gemeinschaftswidrigem Verhalten aufgenommen werden. Nur ist die Psychotherapiestation dann in Gefahr gerade jener spezifischen therapeutischen Möglichkeiten verlustig zu gehen welche eigentlich erst die Hospitalisierung von Neurotikern in besonderen Abteilungen rechtfertigen.

Es sind nach unserer Erfahrung [54] vier Umstände, welche bei Neurosekranken die Indikation zur stationären Psychotherapie notwendig machen können:

1. Akute Krisen mit Arbeitsunfähigkeit, die rasche Entlastung verlangen; beispielsweise Angstzustände, reaktive und neurotische Depressionen, akute funktionelle körperliche Syndrome, schwer behindernde hysterische Symptome u. a., bei welchen die ambulante Behandlung nicht intensiv genug durchzuführen ist und der dafür nötige Transport und die häusliche Betreuung unzumutbare Umstände machen.

2. Kranke, die mit Aussicht auf Erfolg nur behandelt werden können, wenn sie aus dem bisherigen pathogenen Milieu entfernt sind. Das trifft in besonderem Maße für die Anorexia mentalis, aber auch für manche Jugendliche in pubertären Krisen zu, ferner für Kranke mit hysterischen Syndromen, die einen erheblichen Krankheitsgewinn aus ihrem Milieu ziehen.

3. Kranke mit chronifizierten neurotischen Leiden, bei welchen nur eine intensive, umfassende therapeutische Einwirkung und stufenweise Rehabilitation überhaupt einen Erfolg verspricht. Meist brauchen diese Patienten auch ein systematisches Üben gesunder Verhaltensweisen, was nur stationär möglich ist. Leonhard u. Mitarb. [68] haben sehr anschaulich ihre Methode der Behandlung schwerer chronifizierter Neurosen beschrieben und anscheinend beachtliche Erfolge erzielt. Es gehören dazu die chronifizierten Phobien und Zwangsneurosen, neurasthenisch-hypochondrische Syndrome, Beschäftigungsneurosen u. a. Sofern der Kranke einen deutlichen Behandlungswillen zu erkennen gibt und nicht bereits die Unbeeinflußbarkeit des Zustandes durch erfolglose zweckmäßige Behandlungsversuche demonstriert ist, rechtfertigt sich meist ein stationärer Behandlungsversuch, wenn die äußeren und inneren Voraussetzungen einer Rehabilitation gegeben sind: Reale Möglichkeit der Rückkehr ins Berufsleben, fehlender materieller Gewinn aus Invalidität, der Persönlichkeit angemessenes Anspruchsniveau u. a. Es hat sich aber gezeigt, daß die Chance der Besserung mit der Dauer der Hospitali-

sierung nicht größer wird, im Gegenteil [54, 62]. Wenn sich also im Laufe einiger Wochen nicht eine Besserung und eine Wandlung in der Einstellung des Kranken zu seinen Symptomen abzuzeichnen beginnt, wird sich mit Wahrscheinlichkeit auch bei einem länger ausgedehnten Klinikaufenthalt nichts Wesentliches ändern. Die Fortsetzung der stationären Behandlung hat also nur einen Sinn, wenn die Rehabilitation wirklich in Gang kommt.

4. Schließlich ist eine stationäre Psychotherapie in jenen Fällen als befristete Maßnahme am Platz, wo aus äußeren Gründen eine ambulante Therapie nicht durchführbar ist, weil der Kranke in erreichbarer Nähe seines Wohnortes keinen Psychotherapeuten zur Verfügung hat. Man wird diese Indikation im Einzelfalle sehr sorgfältig abwägen, weil die ökonomische Frage: Wieviel Gesundheit zu welchem Preis? hier besonders augenfällig ist. Eine stationäre Psychotherapie von 4–8 Wochen Dauer kann aber in Fällen, die nach prognostischen Kriterien richtig ausgewählt sind (s. [120]) zu einer Neuorientierung und begrenzten inneren Wandlung Anlaß geben, die sich für das weitere Leben segensreich auswirkt und den Aufwand an Zeit, Geld und seelischer Kraft für Patient und Kostenträger lohnt.

In der stationären Psychotherapie spielen heute die Gruppenmethoden eine besonders große Rolle. Das ist zweifellos richtig, weil es die speziellen Bedingungen des gemeinsamen Lebens und den dauernden Kontakt mit dem Pflegepersonal therapeutisch nutzbar zu machen gilt. Welche Form der Gruppenpsychotherapie bevorzugt wird, hängt von der Zusammensetzung des Krankengutes und den Neigungen und Fähigkeiten des Therapeuten ab. Der Umstand, daß die Kranken auch außerhalb der Gruppensitzungen dauernd Kontakt miteinander haben, beeinflußt das Geschehen natürlich sehr erheblich. Es wird empfohlen, für die Regelung organisatorischer und allgemeiner Fragen sog. „Hausgruppen" oder „Abteilungsversammlungen" zu führen, die eigentliche Psychotherapie aber wie unter ambulanten Bedingungen in kleinere, 6–8 Teilnehmer zählende Untergruppen zu verlegen. Enke [26] spricht in diesem Sinne von einer *bipolaren Gruppenpsychotherapie*. Dazu kommen die verschiedenen *Aktivitätsgruppen*, die je nach Bedarf zusammengesetzt sind. Ob und wie intensiv neben der Gruppenpsychotherapie Einzelbehandlungen geführt werden, hängt vom ganzen Behandlungsstil der Institution ab. Bei uns (stationäre Behandlungsabteilung der psychiatrischen Universitäts-Poliklinik Zürich) hat jeder Patient in der Regel neben 2 gruppenpsychotherapeutischen Sitzungen wöchentlich 2–3 Einzelsitzungen, an anderen Orten überwiegt aber die Gruppenpsychotherapie (z. B. [99]). Langen [62, 64] führt auch stationär die zweigleisige Methode durch, d. h. neben *„gezielter" Analyse* in Einzelgesprächen wird parallel das autogene Training gruppenweise geübt, das aber im Sinne der gestuften Aktivhypnose modifiziert wird. Diese Basismethode der Behandlung wird durch Gruppenaktivitäten etwa im Sinne von Aussprachen über bestimmte Themen, gemeinsame Beschäftigungen und, wo nötig, körperliche Maßnahmen (speziell unterschwellige Insulinbehandlung) ergänzt. Langen [62] betont sehr zu Recht, daß die Wahl der Behandlungsmethode in der stationären Psychotherapie von den besonderen Bedingungen der Hospitalisierung abhängig sei, nämlich der zeitlichen Begrenzung, der Gruppensituation, und dem seelischen Schonklima bzw. der Verwöhnungssituation. Diese besonderen Bedingungen verlangen eine aktive Gestaltung der Therapie, in welcher selten ohne eine beträchtliche, übende und psychagogische Komponente auszukommen ist.

Streng genommen kann die stationäre Psychotherapie nicht mehr zur „allgemeinen Psychotherapie des Nervenarztes" gerechnet werden. Sie verlangt zur richtigen Durchführung eine spezielle Ausbildung mindestens des Leiters und auch eine hauptberufliche Ausübung der Psychotherapie. Andernfalls besteht die Gefahr, daß die besonderen psychotherapeutischen Voraussetzungen der Neurosenstation nicht richtig wahrgenommen werden und daß die Chancen einer Besserung nicht größer sind als bei irgendeiner Klima- oder Badekur.

4. Die Kombination von Psychotherapie und Psychopharmaka in der ambulanten und stationären Behandlung von Neurosen

Jede ärztliche Verordnung eines Medikamentes ist von suggestiver Wirkung positiver oder negativer Art begleitet und deshalb im weitesten Sinne des Wortes auch psychotherapeutisch. Wir meinen hier aber nicht diese allgemeine Wirkung, auch nicht die suggestive Behandlung mit *Placebo*, sondern die absichtliche und mehr oder weniger geplante Kombination von Psychotherapie im Gespräch mit der Verabreichung von Psychopharmaka. Medikamente werden zwar auch zur Unterstützung anderer psychotherapeutischer Methoden gebraucht, speziell Schlaf- und Beruhigungsmittel zur Einleitung der Hypnose, zur Erleichterung autosuggestiver Übungen und zur Erzeugung eines dämmerigen Zustandes im Sinne der *Narcoanalyse*, der kathartische Abreaktionen und vertiefte Explorationen erlauben soll. Es ist heute um die Narcoanalyse recht still geworden, nachdem während und nach dem zweiten Weltkrieg zahlreiche Publikationen erschienen sind und das Verfahren ganz besonders zur Notfalltherapie von akuten „Kriegsneurosen“ empfohlen worden ist.

Daß bei sorgfältiger Indikationsstellung und Abwägung der Vor- und Nachteile grundsätzlich die Kombination von Psychotherapie und Pharmakotherapie zulässig und hilfreich sei, wird heute wohl von der Mehrzahl der Psychotherapeuten anerkannt. Die früher häufige Einstellung des Entweder-Oder hat einem unvoreingenommenen Abwägen des im Einzelfall richtigen Vorgehens Platz gemacht. Ohne auf den Wirkungsmechanismus näher einzugehen, kann ganz allgemein gesagt werden, daß Neuroleptica, Tranquilizer und Antidepressiva, die im folgenden mit der vereinfachten Bezeichnung Psychopharmaka zusammengefaßt werden, eine angstlösende, beruhigende, entspannende, stimmungsaufhellende Wirkung haben. Das heißt aber im Hinblick auf die Psychotherapie, daß sie zwar zu einer raschen Symptombeseitigung und damit oft zur Wiederherstellung des seelischen Gleichgewichtes verhelfen, aber die Auseinandersetzung mit den seelischen Hintergründen der neurotischen Störung nicht zum vornherein fördern. Psychopharmaka wirken also gleichsinnig wie die als stützend beschriebene Psychotherapie, ja sind zur raschen Beseitigung von Symptomen und akuten seelischen Gleichgewichtsstörungen heute eines ihrer wichtigsten Hilfsmittel. Eine sorgfältige Abwägung des Behandlungszieles ist deshalb gerade auch unter dem Gesichtswinkel der zusätzlichen Verwendung von Psychopharmaka besonders wesentlich.

4.1 Psychopharmaka als Mittel der stützenden Psychotherapie

Die Möglichkeit zur raschen und nachhaltigen Symptombeseitigung (Angst, Depression, vegetative Regulationsstörungen u. a.) bei neurotischen Leiden aller Art verführt leicht Arzt und Patient dazu, das Schwergewicht der Behandlung nur in der Verabreichung des geeigneten Medikamentes zu sehen. Eine riesige, interessierte Propaganda unterstützt den Arzt in der beruhigenden Erwartung, durch das Medikament dem Patienten den Weg zu Glück und innerer Harmonie erneut geöffnet zu haben. Demgegenüber setzen wir als selbstverständlich voraus, daß ein Medikement erst verordnet werden darf, wenn das einleitende, psychotherapeutische Gespräch, wie wir es weiter vorn beschrieben haben, die Situation geklärt und ein vorläufiges Bild der Persönlichkeit entworfen hat. Zeigt sich dann, daß von Seiten des Patienten nur Interesse an einer raschen Erleichterung von Symptomen besteht, eine Durcharbeitung der neurotischen Hintergründe aber abgelehnt wird, dann ist die Medikation zunächst wohl die richtige Maßnahme. Der gleiche Entschluß kann aber auch von Seiten des Arztes notwendig gemacht sein, freilich unter der Voraussetzung einer angemessenen Information des Kranken, nämlich dann, wenn der Arzt weder selbst die Zeit noch die Möglichkeit hat, ein anderes psychotherapeutisches Verfahren anzuwenden, das ein weiterreichendes Behandlungsziel erlauben würde, und zudem keine Gelegenheit zur Überweisung an einen besser geeigneten Kollegen besteht. Die weitere Behandlung kann dann in Konsultationen von 10–20 min Dauer in 1–2wöchentlichen Abständen erfolgen, wobei der Gestaltung der Arzt-Patientenbeziehung entscheidendes Gewicht zukommt. In den USA wurde diese Form der kombiniert medikamentös-psychotherapeutischen Behandlung als "*Brief Contact-*" oder gar "*Minimal Contact-Therapy*" bezeichnet [57] und nachgewiesen, daß der Erfolg sich durchaus sehen lassen darf, ja daß bei einer Nachuntersuchung 2 Jahre später kein wesentlicher Unterschied gegenüber einer Kontrollgruppe besteht, die mit häufigeren, rein psychotherapeutischen Konsultationen von üblicher Dauer behandelt worden ist.

Man wird freilich gut tun, die Gefahren dieser sehr verdünnten Form der Psychotherapie nicht zu übersehen. Patient und Arzt gewöhnen sich sehr leicht an die bequeme Verabreichung des Mittels und die immer wieder mögliche Symptomerleichterung untergräbt den Willen zur notwendigen Klärung der pathogenen Konflikte und Fehlhaltungen auch dort, wo die Voraussetzungen an und für sich vorhanden wären. Der Kranke gerät nicht selten in Abhängigkeit vom Mittel und vom Arzt, von dem er passiv die Hilfe erwartet. Wenn sich diese Haltung einmal eingespielt hat, kann es recht schwierig sein, davon wieder loszukommen und die iatrogene Fixierung der Neurose ist nicht ganz selten.

4.2 Psychopharmaka als vorübergehende Hilfe im Rahmen der Gesprächspsychotherapie

Grundsätzlich soll nach gestellter Indikation zur Gesprächspsychotherapie und Formulierung des Behandlungszieles versucht werden, ohne gleichzeitige Medikation auszukommen. Jedenfalls muß der Wunsch des Kranken nach Medikamenten sorgfältig auf dem Hintergrund von Übertragung und Widerstand geprüft werden, auch wenn die Psychotherapie nicht speziell „analytisch orientiert" geführt wird. Es gibt aber Fälle akuter neurotischer Störungen, die anfänglich durch ihre Angst und andere quälende Symptome so behindert sind, daß eine rasche Entlastung notwendig ist, um überhaupt das Gespräch in Gang zu bringen. In solchen Fällen kann die Medikation von Psychopharmaka hilfreich, ja notwendig sein [44, 53, 69, 70, 71]. Welches Mittel verabreicht wird, hängt vom Zielsymptom ab, das vornehmlich beeinflußt werden soll. Es gelten auch die üblichen Richtlinien für die Dosierung, wobei man danach trachten wird, so niedrig wie möglich zu dosieren, um die Auseinandersetzung im Gespräch nicht durch Sedierung zu verunmöglichen. So bald wie möglich muß auch versucht werden, das Medikament wieder abzusetzen, was oft gar nicht so leicht ist und gelegentlich vom Kranken als schwere Versagung empfunden wird. Eine solche medikamentöse Hilfe kann nicht nur am Anfang einer Psychotherapie, sie kann auch bei späteren Exacerbationen der Symptome notwendig werden. Es ist zweckmäßig, wenn der

Psychotherapeut die Verordnung des Medikamentes selbst besorgt und sie nicht einem Kollegen überläßt, wie das gelegentlich in Anlehnung an strenge psychoanalytische Regeln vorgeschlagen wird. Nur wenn der Psychotherapeut selbst zuständig ist, kann die allfällige Auseinandersetzung um das Mittel in den therapeutischen Prozeß einbezogen werden. Die wenigen Ausnahmefälle, z. B. Süchtige, einzelne Zwangskranke u. a. bestätigen die Regel.

4.3 Psychopharmaka in der stationären Psychotherapie

Was eben über die Kombination von Pharmakotherapie und Psychotherapie in der ambulanten Behandlung gesagt wurde, gilt in gleicher Weise auch für die stationäre. Nur wird man dort noch häufiger vor der Notwendigkeit stehen, initiale akute Symptome medikamentös zu dämpfen, um den Kranken überhaupt für die Station tragbar zu halten. Wir leiten deshalb gerne die Behandlung mit einer mehrtägigen Kur ein, wobei der Kranke unter Umständen die meiste Zeit im Bett verbringt. Sobald eine Beruhigung eingetreten ist, wird das Medikament reduziert, und wenn möglich ganz abgesetzt, was freilich von einigen Kranken erst nach einer längeren psychotherapeutischen Auseinandersetzung akzeptiert wird. Bei der *Anorexia nervosa* halten wir die einleitende medikamentöse Kur mit Dauersondenernährung [30] für die Methode der Wahl, sofern ein deutliches Untergewicht besteht. Erst nach Erreichung des Sollgewichtes setzt die eigentliche Psychotherapie ein.

LANGEN [62] empfiehlt zur Unterstützung der stationären Psychotherapie die *unterschwellige Insulinbehandlung*. Sie soll zu einer günstigen affektiven Auflockerung und Umstimmung führen, was besonders bei schizoiden Neurotikern, asthenischem Versagen u. a. hilfreich sei.

4.31 Psychotherapie mit Psychodysleptica

Seit einigen Jahren hat die Psychotherapie mit Hilfe von *Psychodysleptica* viel von sich reden gemacht. Ihre praktische Bedeutung ist vorläufig aber wesentlich geringer als der publizistische Aufwand in der Presse glauben machen könnte. Allgemein herrscht die Meinung, daß diese Form der Therapie nur in die Hand des Fachmannes gehört und auch nur stationär durchgeführt werden soll. Für Einzelheiten der Indikation und Durchführung der Kur siehe die Publikationen von KIELHOLZ [53] und LEUNER [74]. Es werden gewöhnlich 2 Techniken der Kur unterschieden:

a) *Psycholytische Kur:* es werden in meist wöchentlichen Sitzungen kleine Dosen von *LSD-25* (30—100 Mikrogramm) oder *Psilocybin* (6—15 mg) peroral verabreicht. Die Dosis soll so klein sein, daß keine psychotische Reaktion entsteht und der Kranke dauernd orientiert, der therapeutischen Situation bewußt und im verbalen Kontakt mit dem Arzt bleibt. Er liegt auf einer Couch im abgedunkelten Zimmer und wird angewiesen, sich ganz den aufsteigenden Empfindungen und Eindrücken hinzugeben. Es tritt ein affektiv aufgelockerter, traumähnlicher Zustand mit erleichtertem Gedankenfluß ein, der das Aufsteigen bisher verdrängten Materials begünstigt. Der Verlauf der Psychotherapie ist ähnlich wie beim „Symboldrama“ (S. 750) und auch die psychodynamischen Vorgänge sind wohl die selben. Nach kleinen Dosen LSD-25 klingt der Zustand innerhalb rund 5 Std, nach Psilocybin etwas früher ab. Ungünstige Reaktionen können mit Hilfe einzelner Gaben von Chlorpromazin, 50—100 mg, oder einem Barbiturat gedämpft oder unterbrochen werden. Bei charakterneurotischen und psychopathischen Fehlhaltungen, Phobien, Randpsychosen u. a., die anderweitig therapieresistent sind, sollen sich nicht selten günstige Resultate [21, 53, 74, 94b, 95] ergeben haben.

b) *Psychedelische Kur:* es werden in einmaliger Sitzung hohe Dosen von LSD-25 (200 bis 1000 Mikrogramm) oder Psilocybin (40 mg) verabreicht, was eine überwältigende Wirkung im Sinne eines rauschähnlichen Zustandes haben soll. Der Patient befindet sich dabei in einem möglichst freundlich ausgestatteten Raum, es soll eine herzliche, entgegenkommende Atmosphäre herrschen mit angenehmer Musik im Hintergrund. Der Patient erlebt oft völlig ungewohnte Empfindungen des Verlusts der Ichgrenzen, fühlt sich über Raum und Zeit hinausgehoben, innerlich gelöst und distanziert, aber auch erschüttert und mit seinem sonstigen Wesen konfrontiert. Bei Alkoholikern und andersartig Süchtigen soll diese Therapie günstige Erfolge haben [61, 76, 94c].

5. Literatur

Das Literaturverzeichnis beschränkt sich im wesentlichen auf Publikationen, die seit dem Abschluß des Beitrages von W. Kretschmer [60] in der 1. Auflage dieses Bandes erschienen sind. Früher erschienene Arbeiten wurden nur berücksichtigt, wenn ihre Autoren im Text speziell erwähnt sind. Meist handelt es sich dann um die Beschreibung besonderer Methoden, deren Auffindung dem Leser erleichtert werden soll. Vollständigkeit wurde in keiner Weise angestrebt, ja die Auswahl der zitierten Autoren ist nicht selten zufällig, indem vor allem Publikationen berücksichtigt wurden, die dem Verfasser leicht zugänglich waren.

1. Alexander, F., French, T. M.: Psychoanalytic therapy. New York: Ronald Press 1946.
2. Balint, M.: Der Arzt, sein Patient und die Krankheit. Stuttgart: E. Klett 1957.
3. — Balint, E.: Psychotherapeutische Techniken in der Medizin. Bern: Gemeinschaftsverlag H. Huber und Stuttgart: E. Klett 1962.
4. Barolin, G. S.: Einige Erfahrungen zur Kombination von Gruppentherapie mit anderen psychotherapeutischen Methoden. Prax. Psychother. **7**, 19—26 (1962).
5. Battegay, R.: Gruppenpsychotherapie und klinische Psychiatrie. Bibliotheca Psychiatrica et Neurologica, Bd. 119. Basel-New York: Karger 1963.
6. — Der Mensch in der Gruppe, Band III, Gruppendynamik und Gruppenpsychotherapie. Bern: Huber 1969.
7. — Hole, G.: Gruppenpsychotherapeutische Erfahrungen mit Toxikomanen. Schweiz. Arch. Neurol. Neurochir. Psychiat. **97**, 318—328 (1966).
8. Bellak, L., Small, L.: Emergency psychotherapy and brief psychotherapy. New York: Grune & Stratton 1965.
9. Benedetti, G.: Klinische Psychotherapie. Mit einem Beitrag von V. Wenger über „psychiatrische Betreuung". Bern: Huber 1964.

9a. Betz, K.: Bildstreifendenken. Handbuch der Neurosenlehre und Psychotherapie, Bd. IV, 142—152. München-Berlin: Urban & Schwarzenberg 1959.

10. Binder, H.: Gruppenarbeit mit dem autogenen Training. Therapiewoche **16**, 787—790 (1966).
11. Bleuler, E.: Lehrbuch der Psychiatrie, 10. Auflage, umgearbeitet von M. Bleuler. Berlin-Göttingen-Heidelberg: Springer 1960.
12. Bloch, Sp.: An open-ended crisis oriented group for the poor who are sick. Arch. gen. Psychiat. (Chic.) **18**, 178—185 (1968).
13. Bräutigam, W.: Psychotherapie bei Süchtigen. Nervenarzt **29**, 445—451 (1958).
14. — Indikation und Prognose bei analytisch nicht behandelbaren Krankheitsbildern (Kontaktpsychotherapie bei 12 Sexualdelinquenten). Z. Psychother. med. Psychol. **16**, 105—113 (1966).
15. Browne, S. E.: Short psychotherapy with passive patients. Brit. J. Psychiat. **110**, 233—239 (1964).
16. Castelnuovo-Tedesco, P.: The twenty-minute hour. A guide to brief psychotherapy for the physician. London: J. & A. Churchill 1965.

16a. — The "20-minute hour" revisited: a follow-up. Comprehens. Psychiat. **11**, 108—122 (1970).

17. Clauser, G.: Die Gestaltungstherapie. Der therapeutische Umgang mit dem schöpferischen Menschen. Prax. Psychother. **5**, 268—275 (1960).
18. — Lehrbuch der biographischen Analyse. Theorie und Praxis lebensgeschichtlich orientierter Krankheitsbetrachtung und Krankenbehandlung. Stuttgart: Thieme 1963.
19. Cremerius, J.: Psychotherapie als Kurzbehandlung in der Sprechstunde. München: Lehmanns 1951.

20. DERBOLOWSKY, G.: Bemächtigungstherapie als Möglichkeit therapeutischen Arbeitens in klinischen Psychotherapiegruppen. IV. Internat. Kongreß für Gruppenpsychotherapie Wien, 1968, Kongreßbericht Vol. II, 197—201. Wien: Verlag der Wiener Medizin. Akademie 1968.

21. DERBOLOWSKY, U.: Psychoanalytische Intervalltherapie mit LSD 25 oder ambulante analytische Psychotherapie? Z. Psychother. med. Psychol. **16**, 33—38 (1966).

22. DESOILLE, R.: Le rêve éveillé en psychothérapie. Paris 1945.

23. DEUTSCH, F.: Applied Psychoanalysis. New York: Grune & Stratton 1949.

23a. DICKENS, G., SHARPE, M.: Music therapy in the setting of a psychotherapeutic centre. Brit. J. med. Psychol. **43**, 83—94 (1970).

24. ELLIS, A.: Rational psychotherapy. J. gen. Psychol. **59**, 35—49 (1958).

25. ELSÄSSER, G.: Das Rollenspiel mit Puppen in der Psychotherapie (bei Erwachsenen und Kindern). Z. Psychother. med. Psychol. **9**, 140—146 (1959).

26. ENKE, H.: Bipolare Gruppenpsychotherapie als Möglichkeit psychoanalytischer Arbeit in der stationären Psychotherapie. Z. Psychother. med. Psychol. **15**, 116—121 (1965).

27. — Patientenselbstverwaltung und Gruppenpsychotherapie in der psychosomatischen Klinik. Therapiewoche **16**, 756—760 (1966).

28. — OHLMEIER, D.: Über die Bedeutung spontaner Bildnereien in der Psychotherapie. Z. psycho-som. Med. **8**, 45—48 (1962).

29. EYSENCK, H. J.: The effects of psychotherapy. Intern. J. Psychiat. **1**, 97—178 u. 317—335 (1965).

30. FRAHM, H.: Beschreibung und Ergebnisse einer somatisch orientierten Behandlung von Kranken mit Anorexia nervosa. Med. Welt (Stuttgart) **17**, 2004—2011 u. 2068—2074 (1966).

31. FRANKL, V. E.: Theorie und Therapie der Neurosen. Einführung in die Logotherapie und Existenzanalyse. München-Basel: Reinhardt 1968.

32. FUCHS, M.: Eigenrhythmus über Entspannung und Atmung ohne Selbsthypnose. Z. psycho-som. Med. **10**, 141—145 (1964).

33. FURGER, R.: Über Kurztherapie neurotischer Störungen. Psychother. Psychosom. **13**, 434—448 (1965).

34. — Ärztliche Grundhaltung und therapeutische Zielsetzung in der Kurzpsychotherapie. Prax. Psychother. **10**, 115—123 (1965).

35. — Das analytisch orientierte Psychotherapiegespräch. Prax. Psychother. **11**, 258—267 (1966).

36. GASTAGER, H.: Der therapeutische Klub und seine Gruppendynamik. Z. Psychother. med. Psychol. **12**, 238—245 (1962).

37. — Gruppenpsychotherapie im Rahmen einer psychotherapeutischen Ambulanz. Z. psycho-som. Med. **9**, 115—118 (1963).

38. GILL, M., NEWMAN, R., REDLICH, F. C., SOMMERS, M.: The initial interview in psychiatric practice (with phonograph records). New York: Int. Univ. Press 1954.

39. GOUDSMIT, W.: Psychotherapie bei Delinquenten. Psyche (Stuttgart) **17**, 664—684 (1963/64).

40. HADDENBROCK, S., MEDERER, S.: Tänzerische Gruppenausdrucksgymnastik in der Psychosenbehandlung. Z. Psychother. med. Psychol. **10**, 221—229 (1960).

41. HALEY, J.: Control in brief psychotherapy. Arch. gen. Psychiat. (Chic.) **4**, 139—153 (1961).

42. HAPPICH, C.: Das Bildbewußtsein als Ansatzstelle psychischer Behandlung. Zbl. Psychother. **5**, 663—677 (1932).

43. HEYER, G. R.: Zur Musiktherapie. Prax. Psychother. **5**, 187—190 (1960).

44. HOCH, P. H.: Short-term versus long-term therapy, In: WOLBERG, L. R. (Edit.): Short-term Psychotherapy, pp. 51—66. New York: Grune & Stratton 1965.

45. HORETZKY, O.: Die Pantomime als Methode der Gruppenpsychotherapie. Z. Psychother. med. Psychol. **15**, 130—135 (1965).

46. IMBER, ST. D., FRANK, J. D., NASH, E. H., STONE, A. R., GLIEDMAN, L. H.: Improvement and amount of therapeutic contact: an alternative to the use of no-treatment controls in psychotherapy. J. consult. Psychol. **21**, 309—315 (1957).

47. ISRAEL, G.: Zur Verwendung von Konfliktdarstellung und Märchenspiel als aktivierende Methoden in der Gruppenpsychotherapie. Gruppenpsychotherapie und Gruppendynamik. Ergebnisse und Berichte, Bd. 1, S. 83—90. Göttingen: Vandenhoeck & Ruprecht 1968.

48. JACOBSON, E.: You must relax: A practical method of reducing the strains of modern living. New York: McGraw-Hill 1948.

49. — Neuromuscular controls in man: methods of self direction in health and in disease. Amer. J. Psychol. **68**, 549—561 (1955).

50. DE JONG, D. J.: Das ärztliche Gespräch als psychotherapeutische Methode. Mit Beiträgen von E. BRAUN und K. WOLTER und einer Einführung von E. WIESENHÜTTER. Stuttgart: Hippokrates 1966.

51. JUNOVA, H., KNOBLOCH, F.: Psychogymnastik als eine Methode der Psychotherapie. Prax. Psychother. **11**, 63—76 (1966).

52. KADIS, A. L., KRASNER, J. D., WINNICK, CH., FOULKES, S. H.: A practicum of group psychotherapy. New York: Hoeber Med. Division 1963.

53. KIELHOLZ, P.: Psychiatrische Pharmakotherapie in Klinik und Praxis. Bern: Huber 1965.

54. KIND, H., ROTACH-FUCHS, M.: Die Bedeutung der psychotherapeutischen und medikamentösen stationären Behandlung im langen Verlauf neurotischer Syndrome In: ERNST, K., KIND, H., ROTACH-FUCHS, M.: Ergebnisse der Verlaufsforschung bei Neurosen. Monographien aus dem Gesamtgebiet der Neurologie und Psychiatrie, Heft 125. Berlin-Heidelberg-New York: Springer 1968.

55. KLUMBIES, G.: Ablationshypnose. Z. Psychother. med. Psychol. **2**, 221—229 (1952).

56. KNOEPFEL, H. K.: Einfache Psychotherapie für den Hausarzt. Bern: Huber 1961.

57. KOEGLER, R. R., BRILL, N. Q.: Treatment of psychiatric outpatients. New York: Meredith Publ. Comp. 1967.

57a. KOFFER-ULLRICH, E.: Musiktherapie im Rehabilitationsprogramm der Gruppentherapie. Z. Psychother. med. Psychol. **19**, 24—27 (1969).

58. KÓRS, P. C.: The use of puppets in psychotherapy. Amer. J. Psychother. **17**, 54—63 (1963).

59. KRETSCHMER, E.: Psychotherapeutische Studien. Stuttgart: Thieme 1949.

60. KRETSCHMER, W., jr.: Indikation und Methodik der Psychotherapie (Ausgenommen Psychoanalyse). Psychiatrie der Gegenwart, Bd. I/2. Grundlagen und Methoden der klinischen Psychiatrie, S. 361—383. Berlin-Göttingen-Heidelberg: Springer 1963.

61. KURLAND, A. A., SAVAGE, CH., UNGER, S.: LSD in psychiatric treatment. In: Clinical Psychopharmacology. Modern Probl. Pharmaco-psychiat. Vol. 1, pp. 273—284. Basel: Karger 1968.

62. LANGEN, D.: Methodische Probleme der klinischen Psychotherapie. Stuttgart: Thieme 1956.

63. — Langfristige Psychotherapie in sozial tragbarer Form. Acta psychother. (Basel) **9**, 401—409 (1961).

64. — Klinische Psychotherapie. Methodik und Zielsetzung. Nervenarzt **36**, 254—257 (1965).

65. — Die Entwicklung zur modernen Gruppenpsychotherapie. Münch. med. Wschr. **110**, 2341—2347 (1968).

66. — Die gestufte Aktivhypnose. Eine Anleitung zur Methodik und Klinik. 3. Aufl. Stuttgart: Thieme 1969.

67. LEMERE, F.: Brief Psychotherapy. Pyschosomatics **9**, 81—83 (1968).

68. LEONHARD, K.: Individualtherapie der Neurosen. Jena: Fischer 1963.

69. LESSE, ST.: Psychotherapy in combination with ataractic drugs. A six-year study with 350 patients. Amer. J. Psychother. **14**, 491—504 (1960).

70. — Psychotherapy in combination with antidepressant drugs. Amer. J. Psychother. **16**, 407—423 (1962).

71. — Indications for the use of psychotherapy in combination with psychotropic drugs in ambulatory patients. Psychosomatics **9**, 84—88 (1968).

72. LEUNER, H.: Experimentelles katathymes Bilderleben als ein klinisches Verfahren der Psychotherapie. Z. Psychother. med. Psychol. **5**, 185—203 u. 233—260 (1955).

73. — Die Leistungen, Indikationen und Grenzen des Symboldramas. Z. Psychother. med. Psychol. **10**, 45—52 (1960).

74. LEUNER, H.: Die psycholytische Therapie: Klinische Psychotherapie mit Hilfe von LSD-25 und verwandten Substanzen. Z. Psychother. med. Psychol. 13, 57—64 (1963).

75. — Das assoziative Vorgehen im Symboldrama. Z. Psychother. med. Psychol. 14, 196—211 (1964).

76. — Effects of psychotomimetic drugs. In: Psychopharmacology, edit. by N. S. KLINE and H. E. LEHMANN. Internat. Psychiat. Clinics, Vol. 2, No. 4, pp. 961—983. Boston: Little, Brown & Cie. 1965.

76a. Kathathymes Bilderleben. Unterstufe. Kleine Psychotherapie mit der Tagtraumtechnik. Ein Seminar. Stuttgart: Thieme 1970.

77. LUCAS, D., LUDWIK, R. G.: Group psychotherapy with depressed patients incorporating "mood" music. Amer. J. Psychother. 18, 126—137 (1964).

78. MAEDER, A.: Studien über Kurztherapie. Stuttgart: Klett 1963.

79. MAIZLISH, L., HURLEY, J. R.: Attitude changes of husbands and wives in timelimited group psychotherapy. Psychiat. Quart. Suppl. 37, 230—249 (1963).

80. MALAN, D. H.: Psychoanalytische Kurztherapie. Bern: Gemeinschaftsverlag H. Huber, Stuttgart: E. Klett 1965.

81. — BACAL, H. A., HEATH, E. S., BALFOUR, F. H. G.: A study of psychodynamic changes in untreated neurotic patients - I. Brit. J. Psychiat. 114, 525—551 (1968).

82. MANDELL, A. J.: The fifteen minute hour. Dis. nerv. Syst. 22, 559—562 (1961).

83. MCGUIRE, M. T.: The instruction nature of short term insight psychotherapy. Amer. J. Psychother. 22, 218—232 (1968).

84. MEDERER, S.: Einführung in die Fuchssche Atem- und Entspannungstherapie. Prax. Psychother. 9, 273—279 (1964).

85. MEERWEIN, F.: Die Grundlagen des ärztlichen Gesprächs. Eine Einführung in die psychoanalytische Psychosomatik. Bern: Huber 1969.

86. MENTZEL, G.: Zur Gruppendynamik der Anonymen Alkoholiker. Gruppenpsychotherapie und Gruppendynamik. Ergebnisse und Berichte, Bd. 1, S. 91—96. Göttingen: Vandenhoeck & Ruprecht 1968.

87. MEYER, J. E.: Konzentrative Entspannungsübungen nach ELSA GINDLER und ihre Grundlagen. Z. Psychother. med. Psychol. 11, 116—127 (1961).

88. MOSER, U.: Gesprächsführung und Interviewtechnik. Psycholog. Rdsch. 15, 263—282 (1964).

89. MOWBRAY, R. M., TIMBURY, G. C.: Opinions on Psychotherapy: An Enquiry. Brit. J. Psychiat. 112, 351—361 (1966).

89a. MUSAPH, H.: Technik der psychologischen Gesprächsführung. Salzburg: Müller 1969.

89b. NERENZ, K.: Das musikalische Symboldrama als Hilfsmethode in der Psychotherapie. Z. Psychother. med. Psychol. 19, 28—33 (1969).

90. PFEIFFER, W. M.: Konzentrative Selbstentspannung durch Übungen, die sich aus der buddhistischen Atemmeditation und aus der Atemtherapie herleiten. Z. Psychother. med. Psychol. 16, 172—181 (1966).

91. PIKLER, A. G.: Music as an aid in psychotherapy. Acta psychol. (Amst.) 18, 317—331 (1961).

92. PLOEGER, A.: Das Psychodrama in der klinischen Psychotherapie. Z. Psychother. med. Psychol. 15, 202—207 (1965).

93. — Die Stellung des Psychodramas in der Psychotherapie. Gruppenpsychotherapie und Gruppendynamik. Ergebnisse und Berichte, Bd. 2, S. 67—82. Göttingen: Vandenhoeck & Ruprecht 1968.

94. PONTVIK, A.: Der tönende Mensch. Psychorhythmie als gehörseelische Erziehung. Zürich: Rascher 1962.

94a. REDLICH, F. C., FREEDMAN, D. X.: Theorie und Praxis der Psychiatrie. Kap. 7, S. 300ff. Frankfurt a. M.: Suhrkamp 1970.

94b. ROBINSON, J. T., DAVIES, L. S., SACK, E. L. N. S., MORRISSEY, J. D.: A controlled trial of abreaction with lysergic acid diethylamide (LSD-25). Brit. J. Psychiat. 109, 46—53 (1963).

94c. SAVAGE, CH.: LSD, alcoholism and transcendence. J. nerv. ment. Dis. 135, 429—435 (1962).

95. SCHOEN, ST. M.: LSD in psychotherapy. Amer. J. Psychother. 18, 35—51 (1964).

95a. SCHRAML, W. J.: Das klinische Gespräch in der Diagnostik. In: Klinische Psychologie, ein Lehrbuch für Psychologen, Ärzte usw. hrsgb. von W. J. SCHRAML, pp. 207—235. Bern: Huber, Stuttgart-Wien 1970.

96. SCHULTZ, J. H.: Die seelische Krankenbehandlung. Ein Grundriß für Fach- und Allgemeinpraxis. 8. Aufl. Stuttgart: Fischer 1963.

97. — Das autogene Training (Konzentrative Selbstentspannung). Versuch einer klinisch-praktischen Darstellung. 12. Aufl. Stuttgart: Thieme 1966.

98. — Hypnose-Technik. Praktische Anleitung zum Hypnotisieren für Ärzte. 5. Aufl. Stuttgart: Fischer 1965.

98a. SCHULTZE-GÖRLITZ, F.: Musiktherapie als psychotherapeutische Methode an einem Landeskrankenhaus. Z. Psychother. med. Psychol. **19**, 33—37 (1969).

99. SCHULZ, J.: Einige Erfahrungen aus einer analytisch-psychotherapeutischen Krankenstation. Z. psycho-som. Med. **11**, 104—119 (1965).

100. SCHWABE, CHR.: Erfahrungen mit der Singtherapie als Teil einer Psychotherapie von Neurosen. Psychiat. Neurol. med. Psychol. **16**, 385—390 (1964).

101. — Methodische Probleme der Gruppensingtherapie bei der Behandlung von Neurosen in soziodynamischer Sicht. Z. Psychother. med. Psychol. **16**, 182—189 (1966).

102. SEEMAN, K.: Multimodality outpatient group psychotherapy. Visual arts, dance, psychodrama and music integrated with traditional techniques. Amer. J. Psychother. **22**, 443—459 (1968).

103. SEMRAD, E., BINSTOCK, W. A., WHITE, B.: Brief Psychotherapy. Amer. J. Psychother. **20**, 576—599 (1966).

104. SOLMS, H.: Die Beziehungen der konzentrativen Selbstentspannung zur psychoanalytischen Psychotherapie und zur religiösen Meditation. Ars Medici (Liestal) **58**, 740—766 (1968).

104a. STEVENSON, I.: The psychiatric interview. In: American Handbook of Psychiatry, ed. by S. ARIETI, Chap. 9, pp. 197—214. New York: Basic Books 1959

105. STOKVIS, B : Lehrbuch der Hypnose. Eine Anleitung für Ärzte und Studierende. Mit einer kritischen Literaturübersicht. 2. Aufl., neu bearbeitet von D. LANGEN. Basel: Karger 1965.

106. — WIESENHÜTTER, E.: Der Mensch in der Entspannung. Lehrbuch autosuggestiver und übender Verfahren der Psychotherapie und Psychosomatik. Stuttgart: Hippokrates 1961.

107. STOLZE, H.: Möglichkeiten der Psychotherapie von Angstzuständen durch konzentrative Bewegungstherapie. Z. Psychother. med. Psychol. **14**, 107—111 (1964).

108. — Wege zur allgemeinen Psychotherapie. Untersuchungen und Vorschläge. Bern: Huber 1967.

109. STONE, A. R., FRANK, J. D., NASH, E. H., IMBER, ST. D.: An intensive five-year follow-up study of treated psychiatric outpatients. J. nerv. ment. Dis. **133**, 410—422 (1961).

110. STRAUB, H.: Das Morenosche Psychodrama und seine Anwendungsmöglichkeiten im Rahmen einer psychiatrischen Klinik. Z. Psychother. med. Psychol. **13**, 117—125 (1963).

111. SULLIVAN, H. ST.: The psychiatric interview. London: Tavistock Publ. Ltd. 1955.

112. TAUSCH, R.: Gesprächspsychotherapie, 3. Auflage. Verlag für Psychologie, Göttingen: Dr. C. J. Hogrefe 1970.

113. TEIRICH, H. R.: Gruppentherapie und Gruppenpsychotherapie. Psyche (Stuttgart) **13**, 224—228 (1959/60).

114. THOMAS, K.: Praxis der Selbsthypnose des autogenen Trainings. Formelhafte Vorsatzbildung und Oberstufe. Stuttgart: Thieme 1967.

115. TÖGEL, I.: Über Erfahrungen mit einigen psychotherapeutischen Hilfsmethoden. Psychiat Neurol. med. Psychol. **16**, 412—419 (1964).

116. TYSON, F.: Therapeutic elements in out-patient music therapy. Psychiat. Quart. **39**, 315—327 (1965).

117. VOLMAT, R.: Méthodes de la psychopathologie de l'expression. Schweiz. Arch. Neurol. Neurochir. Psychiat. **99**, 118—133 (1967).

118. WEISE, K., ALBERT, H. D.: Pantomime im Rahmen der Gruppentherapie. Z. Psychother. med. Psychol. **17**, 17—22 (1967).

119. WENDT, C. F.: Grundzüge einer verstehenspsychologischen Psychotherapie. Berlin-Göttingen-Heidelberg: Springer 1956.

120. Wiegmann, H.: Der Neurotiker in der Klinik. Einführung in die Theorie und Praxis stationärer Psychotherapie. Göttingen: Vandenhoeck & Ruprecht 1968.
121. Wittgenstein, O.: Die „Elementen-Bild-Serien" in der psychiatrischen und psychotherapeutischen Praxis. Psychopathologie und bildnerischer Ausdruck. 9. Serie, hrsg. von Sandoz AG, Basel, 1965.
122. Wolberg, L. R.: Hypnoanalysis. 2. Ed. New York: Grune & Stratton 1964.
123. — Short-Term Psychotherapy. New York: Grune & Stratton 1965.
124. — The technique of psychotherapy. 2. Ed. in 2 Vols. New York: Grune & Stratton 1967.
125. Wolpe, J.: Psychotherapy by reciprocal inhibition. Stanford/Calif.: Stanford University Press 1958.
126. Yasargil, M. G.: Über die Musiktherapie im Orient und Okzident. Schweiz. Arch. Neurol. Neurochir. Psychiat. **90**, 301—326 (1962).
127. Zimmer, R.: Zum Beginn einer poliklinischen Gruppe. Z. psycho-som. Med. **8**, 49—54 (1962).

Behaviour Therapy

By

Michael G. Gelder

Contents

1. Introduction 765
2. Systematic Desensitization 766
The Technique of Systematic Desensitization 767
Mechanism of Treatment 768
Indications for Desensitization 769
3. Aversion Therapy 773
The Technique of Aversion 773
Indications for Aversion Therapy 774
Mechanism of Aversion Therapy 775
4. Operant Conditioning Methods 777
5. Conditioning Treatment for Enuresis 779
6. The Problem of Symptom Substitution 780
References 781
7. Counselling 784
The Technique 785
The Mechanisms of Counselling 786
Indications for Counselling 788
References 789

1. Introduction

The term behaviour therapy refers to a group of methods of psychological treatment which, whilst differing in detail, share two important common features. First they are directed to symptoms, unlike psychodynamic methods which approach symptoms indirectly; and secondly, they are based on the findings of psychological experiments on learning and not on the psychodynamic theories which form the basis of most psychotherapies. They differ from one another because they are based on a number of different principles of learning, which have led naturally to diverse technical procedures.

The idea of applying principles of psychology to the treatment of psychiatric patients is not a new one. It can be traced from interest in educational procedures in mentally subnormal patients, and also from the use of training procedures for motor symptoms such as tics, hysterical paralyses and writer's cramp (e.g. Janet, 1925; Miege and Feindel, 1907; Poore, 1878). However, in these early years there was no formal body of experimental work on which to base these procedures and they gradually fell into disuse. It was the development of experimental work on conditioning and learning which made further advances possible. Progress was surprisingly slow at first. Watson adumbrated later developments as early as 1916 and many of the principles on which present day conditioning procedures have been based were known in the 1920's. However little progress was made until the 1950's. The reasons for this delay can be traced, in large part, to the attitudes of psychiatrists — especially in America — to these new ideas about treatment. Psychiatry had already passed through a period in the late 19th century when symptomatic treatment, especially hypnosis, had been widely tried and generally found to have failed for all but carefully selected patients. Freud's work had shown the value of attention to broader aspects of patients' psychological problems and his teachings had been adopted widely. The broader view which these gave of psychopathological processes, together with an early optimism about the effects of psychoanalysis, led to a general rejection of symptomatic treatment. Indeed, apart from a number of rather unsatisfactory attempts to treat alcoholism with aversion therapy, little was done until after the Second World War. Even then, it was in Great Britain and South Africa (rather than the United States) that the new methods were tried out initially, perhaps because psychoanalytic ideas had been less influential in the former countries. Unfortunately, and to their mutual detriment, the two methods of treatment came to be seen as rivals and their advocates spend too much time in trying to discredit the alternative method rather than producing sound evidence for the value of their own.

Interest in behaviour therapy has increased gradually in the last 15 years or so, both in Europe and the United States, not only because of the therapeutic effects which have claimed but also because behaviour therapy techniques have shown themselves amenable to quantitative investigation. This was important because they appeared at a time when demands were being made for adequate evaluation of psychological treatment. Psychodynamic psychotherapies do not lend themselves easily to this kind of study and behaviour therapies have offered an easier subject matter for research and one which can be used to develop methods of evaluation. Thus, quite apart from their intrinsic value as methods of brief treatment, behaviour therapies can form an important link in the chain of investigations which will lead to more adequate means of assessing other, more complicated, forms of psychological treatment.

Almost all the original literature on behaviour therapy is in English, however there are valuable review articles in German by Bergold (1969), Gottwald (1969) and Brengelmann (1969). In addition an important article by Berendt (1966) deals with the interrelation between techniques of behaviour therapy and Leonhard's "Individual therapie" which have interesting parallels with certain of the techniques to be described.

2. Systematic Desensitization

This is perhaps the best known and most extensively used technique of behaviour therapy. It was devised by Wolpe (1958) who had carried out experiments on "experimental neuroses" in cats. He found, as Masserman (1943) had done before, that these reactions, once formed, were very difficult to eradicate by simple extinction procedures, such as trying to accustom the animal gradually to the fear provoking situation. If, however, the animals were fed at the same time as they were gradually returned to the fear provoking situation, then the "neurosis" could be overcome. Wolpe supposed that feeding was effective because it calmed the animals and inhibited the anxiety which had been provoked by the feared situations. His next step was to try to apply similar principles to the treatment of neurotic patients, substituting feeding by another activity more likely to counteract anxiety in adult human beings. A number of methods were tried including hypnosis, relaxation exercises and carbon dioxide inhalations (using a modification of Meduna's method). Of these, relaxation methods proved to be the simplest and safest and they have been adopted most widely. The results of the experiments with animals were therefore transferred to the treatment of patients by first teaching patients relaxation exercises and then presenting carefully graded anxiety evoking stimuli to them while relaxed. Wolpe called this procedure reciprocal inhibition, because he supposed that it worked through a process akin to reciprocal inhibition in Sherrington's sense. However this name depends on two unproven assumptions: that the recoveries in animals were due to this kind of process of inhibition, and that the method used with patients is a precise parallel of that employed with animals. For this reason the more neutral term "systematic desensitization" treatment is to be preferred.

The Technique of Systematic Desensitization

Treatment comprises three stages: the construction of a list of carefully chosen stimuli which arouse graduated amounts of anxiety; the development of a method of counteracting anxiety; and the counterposition of the anxiety evoking stimuli and the anxiety reducing procedure.

Anxiety is usually reduced by relaxation training, an abbreviated form of JACOBSON'S (1938) method usually being employed. Work by MATHEWS (1968) lends confirmation to the clinical impression that the precise details of the method of training are not crucial, so that a therapist who is more familiar with some other technique can safely use it. Thus, light hypnosis or a modification of autogenic training exercises could be employed. MATHEWS and GELDER (1969) have shown that these brief relaxation procedures lower psychophysiological indices of anxiety which, at least in moderately anxious patients, fall to levels similar to those found in normal subjects. There is, therefore, objective evidence that these brief methods have the desired effect even though they are much less elaborate than JACOBSON'S original procedure.

However, when anxiety is very intense, relaxation methods are not always adequate. In addition, there are a few patients who find the exercises very difficult to learn, and do not become less anxious when they practice them even though their initial level of anxiety was not high. Thus, other methods of counteracting anxiety must occasionally be used. The intravenous injection of an ultra-short acting barbiturate such as methohexitone sodium has been used as a rapid and effective means of counteracting anxiety in desensitization treatment (FRIEDMAN, 1966). A 2.5% solution is injected slowly, a total of 25–50 mg being given in the course of the treatment session. The method is claimed to be completely safe and recovery is said to be rapid and complete (FRIEDMAN, 1966). However experience of the use of the drug in dentistry indicates that the method is not entirely free from danger (B.M.J., 1969). Its use in desensitization treatment has shown that recovery is not always as rapid as the original reports suggested (RACHMAN and SERGEANT, 1968) nor is it always effective in lowering anxiety, at least in these doses. For these reasons relaxation is in general preferable as a way of lowering anxiety in desensitization, despite the apparent ease and simplicity of intravenous barbiturates.

The next step is to contruct hierarchies and it is in this stage that training and experience count most. Patients with anxieties suitable for desensitization treatment usually have complicated fears and a multitude of situations can be discovered which induce anxiety. Careful systematic history taking is required to disentangle the fears and to arrange them according to severity in a step-wise progression or hierarchy. The hierarchy can be regarded as the ladder which the patient must climb towards recovery and it is important that the rungs are correctly spaced. WOLPE and LAZARUS (1966) recommended the use of a questionary to elicit the patient's fears. Such tests can supplement ordinary clinical enquiry but they are no substitute for this and a careful clinical history is usually all that is required.

The patient is now ready for the desensitization procedure. Items from the hierarchies can be presented to the patient in one of two ways: by confronting him with the real situation (practical retraining); or by asking him to imagine the situation (desensitization in imagination). The latter is more convenient, and is nearly as effective as practical retraining, probably because phobic patients usually experience more anxiety when they anticipate events in their imagination than they do when they go on to meet them in reality. Treatment starts by presenting to the relaxed patient the item from the bottom of the hierarchy. He is told that as soon as he experiences any anxiety, he should signal and at once cease imagining the situation. As soon as he sees the signal the therapist repeats the instructions to relax. As this procedure is repeated, the anxiety associated with each presentation is found to diminish until, after 4 or 5 presentations, the scene can usually be imagined without anxiety. If the second item from the hierarchy is now presented it is found to evoke less anxiety than it had done before treatment was directed to the first, i.e. there has been generalization of improvement from the first item (or stimulus) on the hierarchy to the second. In this way the anxiety evoked by the second item is reduced sufficiently to enable it in turn to be neutralized by relaxation, and similarly with the third once the second item has been treated. In this way the items of the hierarchy can be dealt with consecutively. A number of technical problems can arise and anyone who proposes to use the method should consult the book by WOLPE and LAZARUS (1966) in which these are discussed.

Mechanism of Treatment

We have seen that the desensitization procedure is supposedly based on the principle of reciprocal inhibition; but there is a great difference between the original laboratory experiments, carried out with animals, and the clinical procedure with its inevitable overtones of suggestion and other non-specific components. It is important therefore to find out what processes are really responsible for the clinical effects of densensitization. This has been done in three ways.

First, the relaxation procedure has been studied. If desensitization works by reciprocal inhibition the relaxation procedure must be capable of counteracting anxiety. We have already discussed the evidence that the brief methods used in desensitization reduce psychophysiological indices of anxiety. Confirmatory evidence comes from investigations in which the effect of omitting this component from treatment has been studied. COOKE (1966) and DAVISON (1967) found that desensitization ceased to be more effective than non-specific treatment when the relaxation component was removed: simple repetition of items from the hierarchy was not effective.

The second component to be investigated has been the effect of repeatedly imagining hierarchy items. RACHMAN (1966) has shown that treatment is significantly less effective if the items are not presented in a hierarchical sequence. Thus it is not effective to present the most intense stimulus straight away, at least when the usual desensitization procedure is followed. There is however some evidence that if very intense stimuli are presented in a different way, fears can be treated effectively. Thus if they are imagined for a very much longer time than is the case in densitization, this can also be effective (KIRCHNER and HOGAN, 1966; BOULAGOURIS and MARKS, 1969). In desensitization, of course, items are presented for a few seconds only; why this longer presentation should be effective is unknown but it is the basis of a new technique, sometimes called flooding or implosion, in which they are presented for as long as an hour.

Thirdly, the role of suggestion has been investigated for the reason that training has some features in common with hypnotic induction, and might therefore produce its effects by enhancing suggestibility rather than by counteracting anxiety. Response to treatment was not found to be correlated with scores on the Stanford Hypnotic Suggestibility Scale (LANG et al., 1965), nor was direct suggestion found to be as effective as desensitization (MARKS, GELDER and EDWARDS, 1968). Thus even though some element of suggestion is inescapable in desensitization, as it is in any treatment carried out with neurotic patients, it is certainly not the main agent of recovery. There is, therefore, good evidence that desensitization acts by specific mechanisms which depend both on the induction of relaxation and the graded presentation of stimuli. These mechanisms may involve either counter conditioning or reciprocal inhibition, as Wolpe predicted, but there is another possibility. LADER and MATHEWS (1968) have suggested that desensitization may act in quite another way, by enabling processes of habituation to work. LADER and WING (1966) have shown that the response of very anxious patients to repeated auditory stimuli declines abnormally slowly, i.e. they habituate very slowly to these stimuli. It has been suggested that fears persist in anxious patients for a similar reason, namely that the arousing effects of specific psychological stimuli persist abnormally in phobic patients because they have very high levels of anxiety which impede habituation. In keeping with this explanation, habituation rate has been shown to be significantly correlated with response to desensitization in phobic patients (LADER, GELDER and MARKS, 1968). The suggestion is attractive because it links desensitization with known psychological processes rather than with reciprocal inhibition which remains an unproved hypothesis.

Indications for Desensitization

Evidence of the effects of densensitization comes from treatment of volunteers who have isolated neurotic symptoms, and also from the results obtained with psychiatric patients. When volunteers are studied the experimental conditions can be varied more precisely than they can when patients are treated. It is however unwise to generalize too widely from studies of volunteers because patients do not necessarily respond in exactly the same way. Patients and volunteers differ in motivation, and they do not present the comparable degrees of associated personality disturbance; volunteers have fewer social problems, are less anxious and less depressed. All these factors have been shown to be capable of affecting the outcome of psychological treatment. These differences outweigh the many advantages of greater precision of experimental design which is possible with volunteers, even though many psychologists prefer evidence from this source. There is a second difficulty about applying the results of these investigations with volunteers to clinical practice. They have been concerned with a narrow range of symptoms, usually with phobias of snakes or spiders, or with stage fright or examination nerves. These minor psychological problems are in no way representative of those met in the clinical practice of psychiatry. The third difficulty about existing studies with volunteers is unexpected: although it might be expected that a sizeable group of volunteers could be assembled more easily than a comparable group of patients, most studies of volunteers are surprisingly small. Of the 13 controlled studies reviewed by MARKS and GELDER (1969) only four had as many as 15 subjects in the desensitization group and two had only three. Small groups have often to be accepted in clinical studies, but it is disappointing to see such small numbers being studied in laboratory investigations, thereby limiting their value.

With these limitations in mind, the evidence from studies of volunteers can be summarised as showing that phobic symptoms improve more with desensitization than they do either without treatment (DAVISON, 1967; LANG et al., 1965), or when treated with suggestion or hypnosis (LANG et al., 1965) or a very brief form of psychotherapy (LAZARUS, 1961; PAUL and SHANNON, 1964).

Investigations with patients have been necessarily less precise in their execution. However, they have shown those neurotic disorders which respond most readily, those factors in the individual patients which modify his response, and the further changes which take place in the year following treatment.

Of the neurotic disorders investigated, simple phobic anxiety states improve most readily. Complex phobic states, including agoraphobias, respond rather less readily, obsessional states seldom improve and the method is not usually appropriate for the treatment of hysteria (COOPER, GELDER and MARKS, 1965; GELDER, MARKS and WOLFF, 1967). The reasons for the more ready response of patients with simple phobic states has been investigated (GELDER, MARKS and WOLFF, 1967). The most obvious difference between patients with simple and complex phobic states is the number and severity of the phobic symptoms. However, there are many other differences: complex states, especially agoraphobia, present with depressive and obsessional symptoms which are usually absent in simple phobic states and they display more severe generalised (non-phobic) anxiety. As a rule patients with complex states also have greater emotional and social problems. Any of the latter might, in theory, restrict response to desensitization but the use of correlation techniques (GELDER, MARKS and WOLFF, 1967) showed that the most important problems are the level of generalised anxiety and the presence of marked social and emotional difficulties (which are, of course, often related to one another). Patients who present these features to a marked degree tend to respond badly to desensitization whatever kind of phobia they present, although all are, of course, usually more intense in the complex phobic states than in simple ones. Finally, when severe obsessional symptoms accompany the phobias, response to treatment was also found to be less satisfactory.

For simple phobias, e.g. fears of animals, birds, darkness or thunder, desensitization is usually the treatment of choice. Its results are superior to those of psychotherapy unless the factors mentioned above are present in marked degree (GELDER, MARKS and WOLFF, 1967). In one study of patients with simple phobias desensitization was followed by marked improvement in 66% of patients (compared with 18% of controls) and lesser degrees of improvement were observed in all the remainder (compared with 9% of the controls) (MARKS and GELDER, 1965). A year after treatment 67% of patients who received desensitization were still rated improved compared with 45% of controls. When the patients were followed up again, 3 years after treatment, the results were similar.

Certain precautions are necessary before starting desensitization treatment with patients who present with simple phobic states. Symptoms of this kind have usually been present since early childhood (MARKS and GELDER, 1966) and it is important to enquire why the patient has decided to seek treatment in adult life. If it is because the fears have become more intense or because the patient has recently become more exposed to their cause (e.g. if a woman who fears spiders has moved to the country), desensitization can safely be carried out. However, there are other patients who seek treatment without there being any clear evidence of either these events. When this happens, it is essential to look for either a depressive illness or for increasing social problems, especially marital difficulties. If these are present, desensitization will not help. Treatment for the depression or attention to the social or marital problems is required instead and to embark on desensitization may lead to serious difficulties. A careful psychiatric assessment is essential therefore before behaviour therapy is applied.

Phobias of social situations form a large proportion of those reported in the larger uncontrolled series of patients treated by desensitization (e.g. WOLPE, 1958). Evidence from these uncontrolled case reports and from the controlled study by GELDER et al., (1967) indicates that patients with phobias of this kind respond well to desensitization. They improve more quickly with this treatment than with brief psychotherapy. Their response to desensitization is less complete than that of patients who have simple phobias but better than that of agoraphobic patients.

When desensitization is used as the sole treatment for agoraphobic patients, specific changes occur in the treated phobias. Provided that other emotional problems are not too intense, these changes in symptoms are followed by improvements in social adjustment. However, to make this further improvement the patient himself must make determined efforts. Not every patient can achieve this without additional help, in some instances because his emotional problems are unusually intense and at other times because his motivation is poor. In such cases desensitization must be accompanied by other measures to encourage social recovery. Sometimes social work and simple discussion of problems is sufficient, but other patients require a period of psychotherapy before they can overcome these other difficulties. An alternative approach to these interpersonal problems is to use additional methods of behaviour therapy, such as training the patient to express his emotions more directly (assertive training). WOLPE and LAZARUS (1966) suggest that these can replace psychotherapy but this was not the experience of GELDER, MARKS and WOLFF (1967). A combination of desensitization, assertive training and supportive interviews has been called broad spectrum behaviour therapy by LAZARUS (1966). However, it seems better to specify the techniques which are used in each case rather than use this omnibus term. Provided that this flexible approach is used, behaviour therapy is a valuable part of the treatment of agoraphobic patients whose conditions are not too intense. In the most severe cases, however, behaviour therapy gives results no better than those of a combination of firm encouragement and supportive psychotherapy (GELDER, and MARKS, 1965). This is partly explained by the very high levels of anxiety which these patients display, and there is some evidence that they respond better if the anxiety is first reduced. In the extreme case leucotomy may be the only way of relieving this, but it is only for a selected few who do not display either a marked associated personality disorder, or insoluble social problems. Everything that has been said about the need for strong motivation if the patients are to reap the full benefit of desensitization treatment applies with even greater force to the response of patients to leucotomy. This fact is, of course, widely recognised and it was confirmed in the investigation by MARKS, BIRLEY and GELDER (1966), who studied patients with severe agoraphobia who were treated with leucotomy.

Some psychosomatic disorders are also amenable to these methods, particularly those in which physiological accompaniments of anxiety appear in a finite range of environmental situations. It is also of value in disorders in which somatic symptoms can themselves give rise to anxiety, thus leading to a vicious spiral — for example, in some asthmatic patients the first sensation of bronchospasm may provoke anxiety which, in turn, leads to further bronchospasm. In this field, the use of desensitization is still in an early stage and firm evidence from controlled trials is generally lacking, although there are some exceptions as for example the controlled trial of treatment of asthma by MOORE (1965).

Desensitization has been used in disorders of potency in men and frigidity in women, although in both conditions its use is restricted. Disorders of potency include erectile impotence, premature ejaculation and impotentia ejaculandi. Impotent patients can be further divided into those of early and late onset. These distinctions are seldom taken into account adequately in the literature on behaviour therapy but they are very important if desensitization is to be applied correctly. The group most likely to be helped consists of patients with impotence of acute onset, who have been previously capable of normal intercourse. Such patients often report that they have become anxious about intercourse after a failure and they retain their desire for coitus. Their response to reassurance and advice to resume intercourse by carefully graduated stages has been known at least since the time of John Hunter (see HUNTER and MACALPINE, 1963). Cases with insidious onset form a separate group and are usually associated with low libido (COOPER, 1968). They do not respond well to desensitization, and neither do patients with impotentia ejaculandi. The last group, patients with premature ejaculation, have been treated by desensitization by KRAFT and AL-ISSA (1968) and by WOLPE (1958) who used a somewhat different technique of behaviour therapy.

Evidence about the results of treatment of disorders of potency is incomplete. COOPER (1968) reported improvement in 7 of 8 patients with acute onset impotence; in 6 of 23 with insidious onset impotence; and in only 1 of 10 patients with premature ejaculation. Unfortunately, no controls were included and it is uncertain how far the results, even in the acute onset group are better than those of other treatments. Until results of controlled studies are available, it can only be said that desensitization offers a possible way of treating patients with acute onset impotence and that its value cannot be assessed in relation to other available methods of treatment.

Frigidity in women has long been treated by helping patients face their sexual fears gradually (MALLESON, 1942). Desensitization offers a more precise, and it is hoped more effective, way of doing this, and the treatment is wider, for example the husband is sometimes asked to present the hierarchy in imagination to his wife. When these problems are treated it is usual to combine desensitization with counselling about sexual matters. Whether the greater precision and more elaborate theoretical basis of desensitization leads to better results than those obtained with the kind of commonsense procedure developed by MALLESON, has yet to be demonstrated.

Finally desensitization of anxiety about sexual intercourse has been used also in the treatment of selected homosexual patients. Such treatment would follow logically from clinical observations of the importance in some of these patients of fears about heterosexual intercourse — observations which form the basis of the psychoanalytic theory of castration anxiety and the Oedipus complex, but which exist independently of psychoanalytic theory. BANCROFT (1970) has shown the value of this approach to selected homosexual patients and has demonstrated that the overall results in a group of homosexual patients was not significantly different from the results of the much more unpleasant, and recently much publicised, treatment by aversion therapy. However, it is too early to be sure of the true value of desensitization in these problems.

3. Aversion Therapy

Aversion attempts the opposite of desensitization, namely to associate unpleasant stimuli with some pattern of behaviour which the patient wants to lose. Because it is necessary to employ unpleasant stimuli, aversion therapy has sometimes been confused with punishment in the every-day sense, and ethical objections have been raised. It is important that treatment should only be given in circumstances in which the initiative for treatment has come quite clearly from the patient and in circumstances in which he is free to break off the treatment at any time. Aversion therapy has been used most for sexual deviations and for conditions such as alcoholism, in both of which the patient's motivation for treatment is often ambivalent. For this reason it is essential to discuss with the patient his motives for seeking treatment and to allow him adequate time to decide for himself whether or not he wishes to undergo treatment. Many series of aversion therapy cases report a rather high drop out rate, and this probably happens not only because the treatment is unpleasant but also because the patient's motivation changes when he has to come to terms with the alterations which will have to follow in his life if his sexual disorder is modified.

Aversion therapy is known to many from the attempts which were made, especially in the 1940's to treat alcoholism using methods which employed apomorphine or emetine. Treatment of this kind was extremely unpleasant for the patient; it was difficult to carry out with the precise timing which is essential if conditioning is to take place and it was not free from danger. More recently, mild electric shocks from a battery operated shock box have replaced these pharmacological methods. They are more satisfactory because they are less unpleasant, they are free from danger and can be timed with great precision. Some technical aspects are still matters for dispute, e.g. whether classical or operant schedules of reinforcement are more effective and how far partial reinforcement should be introduced but the general principles are agreed upon.

The Technique of Aversion

This can best be described in relation to the treatment of a patient with transvestism. Just as desensitization can be carried out either in practice or in imagination, so in aversion therapy shocks may be given either when the patient is carrying out the unwanted behaviour, in this case cross-dressing, or when he is imagining it. The use of imagined stimuli has proved to be an important part of treatment just as it has in desensitization and for very much the same reason, namely that mental activity precedes and accompanies overt behaviour. Behaviour therapy cannot be restricted to overt behaviour. It is important to deal with more than one link in the chain which starts with the mental events of anticipation and imagination and ends in overt behaviour. In modern aversion therapy the aversive stimuli usually take the form of one or two rather mild shocks usually delivered to the forearm. Shocks are given either when the patient signals that he has a clear and emotive mental image of the deviant behaviour or at some point in the act, in this case the act of crossdressing. In the latter case, it is usual to arrange a so-called avoidance schedule, i.e. to give a signal which tells the patient to start undressing again, to give shocks as he takes the clothes off, but to allow him to escape shocks partly or completely if he does so promptly. Either procedure is repeated twenty or more times in a session. Treatment may be for out-patients when sessions are usually held weekly or twice weekly for several weeks or months, or for in-patients, whose sessions are usually held twice daily for about two weeks.

As treatment progresses, shocks are witheld in a proportion of trials thereby creating a partial reinforcement schedule. Such a schedule makes the treatment less unpleasant for the patient and at the same time is thought to produce more lasting learning. There are, of course, other detailed points of technique which must be mastered before patients can be treated but these are the essentials. The paper by MARKS and GELDER (1967) gives more information.

Indications for Aversion Therapy

Treatment is most effective in fetishism and those cases of transvestism in which cross-dressing produces sexual arousal. So far, no adequately controlled series exist in which aversion therapy given to one group of transvestist patients has been compared with another treatment given to a matched group, but BANCROFT (1970) has completed a careful study of homosexual patients. However, careful comparisons have been made of the effects in the same patient of periods of aversion therapy and effects during control periods in which aversion was witheld. Of the 12 fetishists and transvestists treated by MARKS, GELDER and BANCROFT (1970) all improved during treatment and only 3 had relapsed when they were followed up after a year. Transsexual patients, on the other hand, showed little change during treatment and all relapsed quickly. A few patients with mild sadomasochistic problems, expressed mainly in fantasy, were also treated. It might be feared that the shocks used in treatment would become part of their masochistic preoccupations. This did not happen and the symptoms, in fact, lessened or disappeared, although too few patients with this problem were treated for it to be certain how far the findings can be generalized.

Homosexual patients have also been treated by aversion therapy. BANCROFT (1969) used a method similar to that already described for the treatment of transvestists except that shocks were linked not with the appearance of emotive mental imagery but with the first evidence of erotic arousal as measured by a penis transducer (BANCROFT, JONES and PULLEN, 1966). FELDMAN and MCCULLOCH (1965) employed a somewhat different technique which they called anticipatory avoidance learning. In this, patients are shown slides of male nudes and other material related to their homosexual problems; shocks are given when the slides appear, but can be avoided if the patient turns them off promptly enough.

BANCROFT (1970) obtained a 40% improvement rate, while Feldman and McCulloch reported a rather higher rate of 57%. It is difficult to compare these figures because there were differences in selection criteria and in methods of assessment. A review of the literature on the outcome of psychotherapy for homosexuality yields an average rate of improvement of about 40% from the combined results of various series (BANCROFT, 1970). At the moment, therefore, it must be concluded that aversion therapy helps some homosexual patients but that it is not certain whether it is in general superior to other methods of treatment or indeed whether it helps patients who would not, in any case, respond to psychotherapy. No selection criteria exist which have been based on a statistical evaluation, but the available evidence suggests that patients who respond best are those who are young, those who have experienced some heterosexual interest at some stage of their development, and those who do not present major personality problems. However the same criteria would equally well select patients who benefit from psychotherapy.

Aversion therapy has also been applied to patients who are obese, to alcoholic patients, to heavy cigarette smokers who have not been able to give up the habit in other ways, and to cases of writer's cramp. In each disorder except the last the unwanted behaviour is associated with some form of gratification and in every case it is essential to explore the nature of this. To remove these sources of gratification without first helping the patient to develop some alternative source may lead either to depression, if the treatment continues to be effective, or alternatively to rapid relapse. With each of these disorders the reported series are too small to conclude more than that aversion therapy is a possible treatment for each, and that it most likely to be effective when the problem is circumscribed, the personality sound and motivation high. However, it is not yet known whether aversion therapy is more effective than other methods of treatment.

Aversion treatment was used extensively in the treatment of alcoholism in America in the 1940's. Indeed a series of over 4000 patients was reported by VOEGTLIN and LEMERE (1950). Of those, 60% abstained for a year or longer, 51% for two years or longer, and 23% for ten years or longer. However, these were not controlled investigations and gradually it became clear that they resulted in part from the special experience and enthusiasm of the therapists, to the general effects of hospital care and to factors related to case selection, as well as to the aversion itself. WALLERSTEIN (1957) reported a controlled trial and found that treatment with antabuse or group therapy were as effective as aversion therapy for alcoholic patients. It must be said that there were some technical faults in WALLERSTEIN'S aversion method which may lead some authors (e.g. EYSENCK, 1964) to reject these results. In fact, aversion therapy has not proved its value in clinical practice and is now usually employed as one part of a wider programme of treatment which includes some form of psychotherapy, including group therapy, social work, membership of Alcoholics Anonymous and other measures. Aversion therapy can be considered when the element of craving for alcohol is intense and does not subside quickly when the patient enters treatment; when used in this way there is no evidence that apomorphine aversion therapy is any more effective than electric aversion therapy. Because the former is more unpleasant and carries potential risks from which the latter is free, electric aversion is to be preferred.

Writer's cramp is a condition with a very different psychopathology. The best known account of its treatment by behaviour therapy is by LIVERSEDGE and SILVESTER (1960) who claimed excellent results when shocks were delivered to the opposite forearm whenever the writing hand went into cramp. BEECH (1960) was unable to repeat these results. He suggested that the differences might be in the selection of cases, LIVERSEDGE and SILVESTER'S being drawn from a neurological clinic, his own from a psychiatric unit. However, no confirmatory reports have been published with patients similar to these in LIVERSEDGE and SILVESTER'S original series and the value of the treatment is open to doubt. Moreover, as Beech showed, some patients can be made worse, developing progressively more anxiety as the aversion therapy continues, presumably because they are unable to suppress the cramp and cannot, therefore, avoid the shocks. A few successful results undoubtedly occur but successes have been reported with many kinds of treatment and there is no evidence to relate them specifically to the particular technique.

Mechanism of Aversion Therapy

MARKS, GELDER and BANCROFT (1970) have shown that in the treatment of sexual disorders the first effect of treatment is a progressive reduction in the sexual arousal evoked by the deviant sexual behaviour, a parallel change in the patient's attitudes to the deviation which changes from highly favourable to neutral and, in about half the patients, a progressive inability to imagine the deviant sexual activity, at least during treatment sessions. Learning theory would lead us to expect that anxiety would become conditioned to the sexual objects, but this happens in only a few patients. This finding, although unexpected, is paralleled by the observation that attitudes become neutral but do not become negative. These changes of attitude are remarkably specific, being restricted to the aspects of the disorder to which treatment had been directed (MARKS and GELDER, 1967).

The patient therefore leaves hospital feeling little or no pleasure from his deviant behaviour and with his previously positive attitudes about the components of his sexual deviation turned to neutral. In addition, mental imagery concerning the deviation is suppressed and the patient is no longer preoccupied with his sexual difficulties. Normal sexual activity does not diminish after aversion therapy for the deviation, indeed most patients describe enhanced heterosexual arousal at the time they leave hospital. BANCROFT (1970) in his study of homosexual patients found much the same sequence of changes after aversion therapy but with one finding of particular importance. Aversion therapy led to suppression of homosexual behaviour but the patients who retained this improvement in the follow-up period were those who also improved in heterosexual adjustment during treatment. Only if there was a change of this kind to build on did they continue to improve when treatment ended.

What happens next is crucial. As with desensitization, progress after aversion therapy depends on the patient's determination to build on these initial changes and extend them. If he is well motivated, is happily married and can have normal sexual relations, the patient is more likely to find other gratifications to fill the place of the deviant one which he has suddenly lost. If he has no sexual partner he may try to find one, but many patients do not succeed because social difficulties prevent them from making the social contacts with the opposite sex which are a necessary prelude to closer relationships. When we discussed desensitization it was noted that treatment of target symptoms by this means often had to be accompanied by social work, supportive treatment or more intensive psychotherapy, in order to deal with associated emotional and social problems. As we have just seen, the same is equally true for aversion therapy. This was well illustrated in the trial by MARKS, GELDER and BANCROFT (1970) where treatment was deliberately restricted in the early stages to aversion therapy in order to discover how far its effects on the target symptoms would spread. Some patients in this series were left, at the end of treatment, in a state similar to that of a socially inhibited adolescent who has heterosexual fantasies and dreams and who masturbates with heterosexual thoughts but has not achieved full heterosexual activity. Aversion therapy can be thought of as returning the patient to this earlier stage of sexual adjustment, a stage which he reached in adolescence. If he is to pass it more successfully the second time, he will usually require help with some of the problems which prevented this on the earlier occasion and which are still present. BANCROFT (1969) found the same with homosexual patients: indeed his ratings of sexual adjustment after treatment coincided very closely with retrospective ratings of adjustment in adolescence.

MARKS, GELDER and BANCROFT (1970) found that patients whose marriages were unhappy before treatment returned to the same situation when they left hospital. Patient and spouse had often hoped, unrealistically, that treatment would solve all their problems, including their marital difficulties, but not surprisingly it seldom did. Instead they were often left to face interpersonal problems which they had previously denied or had blamed upon the deviation rather than themselves. Again, patient and spouse had to make strenuous efforts to build on the help they had obtained from treatment. These patients may need considerable help if the marriage is to improve, either by social work, marital counselling or individual or joint psychotherapy. This account of the mechanisms of aversion therapy points to the need for a careful psychiatric assessment of patients referred for treatment: personality, family relationships and social problems must all be assessed if the value of treatment to a target symptom is to be judged. This is not stressed sufficiently in the literature about behaviour therapy.

Finally we have seen that aversion therapy is followed by suppression of mental imagery, changes in attitude and suppression of the corresponding patterns of behaviour. It is not yet certain what range of behaviour disorders can be suppressed in this way and whether in some cases suppression of one pattern of abnormal behaviour leads to the appearance of another. The problem of symptom substitution in this and other kinds of behaviour therapy is discussed later.

4. Operant Conditioning Methods

Operant conditioning differs essentially from classical conditioning in that reinforcement is made to depend upon the subject's spontaneous actions rather than upon acts which the experimenter arranges. For example, instead of eliciting salivation by showing meat, the experimenter must await the spontaneous appearance of some item of behaviour which is to be reinforced. It can be seen that operant conditioning is concerned with changes in the frequency of established behaviour and in changes in the circumstances which call it forth.

These principles can be put to use with either positive or negative reinforcements. We have already discussed the use of the latter in the selection on aversion therapy, however the main interest in operant conditioning treatment is in relation to the use of rewards—positive reinforcements in the language of learning theory. Operant conditioning methods of this kind have been used for chronic schizophrenics, for mentally subnormal patients, and for certain disorders of childhood such as reading difficulties or behaviour disorders.

The main practical problem in applying these methods to treatment is to find an effective positive reinforcement. Animals respond repeatedly to small quantities of food, which are usually given as small pellets; children can often be reinforced by sweets; but, of course, adults find these less rewarding. The behaviour of adults is directed far more by social rewards (e.g. praise from a respected friend) or by monetary rewards, Part of the problem of many psychiatric patients is that they do not respond in the usual way to praise from other people, either because experiences in early life have made it difficult for them to make relationships or because of the effects of illness, as, for example, in the case of schizophrenics. Indeed, many of the case studies which purport to show how behaviour can be modified by operant conditioning methods demonstrate more convincingly how very slowly psychiatric patients learn in response to the social reinforcements which would be expected to have a much more rapid effect in healthy subjects, so that very many trials are needed to achieve a little progress. A further difficulty with operant conditioning methods is the assessment of the significance of the changes which accompany treatment. Many of the patterns of disordered behaviour, which has been modified by operant conditioning appear far more likely to be due to the effects of institutionalization than to the illness itself. Thus, social withdrawal, stereotypies and poverty of speech, all of which have been treated with some success by operant conditioning, are known to be at least in part related to prolonged social understimulation which patients encounter in those institutions which have not been run on the modern lines. All such symptoms are known to respond to renewed interest and vigorous social stimulation. Thus in the absence of controls—and these are usually lacking in reports about operant conditioning—it is impossible to be certain that the observed changes result from the specific learning procedure rather than from non-specific factors such as interest and attention. With these difficulties in mind, we can examine the uses which have been made of operant conditioning techniques.

KING et al. (1960) tried to build more complex patterns of behaviour in underactive chronic schizophrenic patients, starting with very simple behaviour, namely pulling a lever in response to rewards of sweets and cigarettes. This was compared with a form of supportive psychotherapy, with recreational therapy and with no treatment. Patients who received operant conditioning therapy showed the greatest improvement in social behaviour on the ward and elsewhere. This report, and others like it, aroused considerable interest. Another starting point has been to utilise whatever remaining fragments of social behaviour the patients displays rather than using an artificial behaviour like lever pressing. Instead of carrying out treatment in an experimental room, the patient is kept under close observation in the ward and rewarded as soon as he behaves in the appropriate way. The rewards may be money or sweets or more often tokens which can be used to buy goods or privileges. In programmes of this kind, it is particularly difficult to separate the specific effects of operant conditioning from the non-specific effects of the added interest which staff show towards patients who are treated in this novel way.

Part of the literature about operant conditioning treatment with children is concerned with quite minor disorders. HARRIS et al. (1964) reported the treatment of a child who had regressed from walking to crawling; HART et al. (1964) described the treatment of two preschool boys who cried too often. These reports are of theoretical interest but hold little clinical significance.

A more interesting application of operant conditioning is seen in the treatment of subnormal children, both as a means of controlling their general behaviour (BIRNBRAUER et al., 1965) and as an aid to tuition (BIJOU et al., 1964). Programmed instruction appears particularly suitable for the learning problems of some of these children, whose progress is extremely slow. They are likely to benefit from a careful analysis of the material to be learnt which is an essential part of programmed instruction and from the opportunity which each pupil has to progress at his own pace.

Operant conditioning principles can also be used to modify aggressive and other unwanted behaviour in subnormal children or other patients in hospital wards. The situation is first analysed on the assumption that, if the aggressive behaviour persists, it must be under some kind of reinforcement. The reinforcement is usually found to be the concern and attention which the behaviour elicits from the staff. Nurses are then instructed to ignore aggressive behaviour, or at most to isolate the children from the others when it occurs. At the same time, they are to be careful to show interest and concern only when desirable behaviour appears. These are, of course, principles which good nurses employed long before operant conditioning was heard about. This does not detract from their value, but it does make it even more important to be sure that results are really derived from the principles of operant conditioning rather than other, non-specific factors. As yet this proof is incomplete.

A special form of operant conditioning programme is the so-called token-economy treatment which has been reviewed well by KRASNER (1968). Token-economy is an extension of the principles of operant conditioning to a group of patients instead of an individual. A ward is run in a special way which allows the principles to be applied to all the patients in it. The practical applications necessitate a very wide concept of rewards or positive reinforcements. Thus ALLYON and AZRIN (1965) assume, following PREMACK (1959), that any behaviour which tends to occur frequently if the patient is left to act as he chooses can be used as a reward. Defined in this way, rewards can include the opportunity to choose a companion at table; passes to leave the ward; opportunities to speak to the doctor; to view television and so on. Often these are earned by collecting tokens which are given for specific patterns of desirable behaviour, hence the name of the treatment. This raises the difficulty that to offer these as rewards at one time necessarily implies withholding them at others, and the ethics of this has been questioned. However, if the programme is prepared carefully it is possible to make sure that patients do not receive fewer social amenities than before, but only that they are made contingent upon certain patterns of behaviour, rather than given at random. It is, therefore, important to arrange the difficulty of the programme in such a way that no patient is being required to achieve a degree of self control of which he is not yet capable. For the rest, the treatment depends on very careful training of ward staff who must reward the patient promptly when he carries out socially desirable behaviour and ignore socially unwanted acts.

Although this form of ward management appears excessively mechanistic it can be carried out in such a way that patients are still respected as human beings and valued as individuals. Encouraging results have been claimed by many authors including ALLYON and AZRIN (1965), ATTHOWE and KRASNER (1968) and many others. However, there is still a conspicuous lack of controlled studies which take into account the non-specific effects of the staff's attention, their enthusiasm and general care, as well as the effects of the learning processes. It is too early to say, therefore, whether the considerable effort which goes into these programmes is more effective than traditional methods of "moral management" and graduated rehabilitation with monetary rewards which were described as long ago as 1801 by Pinel and revived in the 1950's both in Psychiatric hospitals and in at least one adolescent training unit (see KUBIE and CLUETT, 1955).

The last consideration about token economy programmes is how far their effects carry over to ordinary life outside, either in another ward, run on conventional lines, or after discharge from hospital. There is still little evidence that this transition takes place easily and, although KRASNER'S review considers this question, he offers no documented evidence that it occurs. Until this evidence exists the clinician may question the value of the extensive training of ward staff that these programmes entail and continue to rely on established methods of graded social rehabilitation.

5. Conditioning Treatment for Enuresis

The pad and bell method for enuresis is probably the best known technique of behaviour therapy, and has been in use for many years. Yet it has never gained wide acceptance and the results of treatment have not fulfilled all the original promises, despite many modifications of technique. The problem is partly that conditioning methods have sometimes been applied to enuresis without examining carefully enough the personality, social factors and emotional problems which accompany it.

The original technique is well known. If the patient wets the bed, contact is made between two metal plates and a bell rings loud by the bedside. The passage of urine stops and the patients wakes, rises, empties his bladder, returns to bed and resets the alarm. Between 50% and 100% of patients have been claimed to improve (JONES, 1960) but the relapse rate is high. LOVIBOND (1964) borrowed the principle of partial reinforcement from operant condition and applied this on the grounds that in general, partial reinforcement leads to more lasting learning. Improvement was obtained after an average 7—14 trials, and none of his 14 patients had relapsed up to 9 months after treatment, although after a year 19% had relapsed.

Young and Turner (1965) used methedrine in addition to deconditioning on the grounds that the drug reduces inhibition in learning. Though evidence was found of more rapid learning, there was also a faster rate of relapse than in control patients who had received the same learning treatment with the exception that methedrine was omitted. Young and Turner point out that up to 30% of patients fail to complete standard treatment and that measures which speed up the procedure are therefore valuable because they may allow treatment to be completed before the patient decides to leave.

Although pad and bell has been used for so long, it is still not certain how its effects are produced. The bell helps to associate the sensation from a full bladder with the act of waking. However, the end result of treatment is usually not that the patient wakes each night to pass urine but rather that he sleeps through the night without voiding urine; thus instead of lowering the amount of bladder sensation which is needed to waken the patient, the effect is to raise the threshold of bladder emptying. Various more or less convincing post hoc explanations have been put forward. If nothing else, they emphasise the complexity of the processes at work and the inadequacy of simple conditioning theories either as explanations for the abnormal patterns of behaviour or for the mechanisms of treatment.

Jones (1960) has reviewed the results collected from 12 reports dealing in all with some 999 children. The percentages claimed to be cured range from 100% (Mowrer and Mowrer, 1938) to 50% (Wickes, 1958). However controls were usually lacking and the condition is known to have a high spontaneous recovery rate, although the figures vary according to the criteria used to select cases. The results have given rise to much controversy with extreme views expressed on both sides. Enuresis has been said to be always either a simple failure of learning and maturation with all other psychological disturbances in the children secondary to this; or that it is secondary to other emotional problems from which it would follow that symptomatic treatment must be valueless. The truth probably lies between these extremes so that a careful psychiatric assessment of the problem is essential to try to determine the relative importance of emotional disturbance and faulty learning in each patient. As with desensitization and aversion therapy, this form of behaviour therapy can often be combined usefully with counselling or psychotherapy.

6. The Problem of Symptom Substitution

When behaviour therapy was introduced, the fear was often expressed that although some symptoms might be lessened others, perhaps more serious, would appear to take their place. This view arose logically from psychodynamic theories which regard symptoms as expressions of an underlying emotional disorder. It can be said that these anxieties have not been confirmed, but before this statement can be justified it is necessary to define the problem more clearly.

Every psychiatrist who follows up his neurotic patients has seen some whose symptoms wax and wane over the course of months or years in which they receive no treatment at all. Therefore, if symptoms appear during or soon after a course of any treatment, the first question must be whether these same symptoms have ever appeared in the past. If so, they may be part of the natural fluctuations in the neurotic disorder rather than evidence for symptom substitution. As well as fluctuating, neurotic disorders sometimes progress. If new symptoms appear during treatment this possibility must also be considered and it cannot be excluded solely by reference to the individual concerned. The question can be tested in a *group* of patients undergoing treatment, so that a comparison can be made of the incidence of new symptoms in a treated and a matched control group. This was done by MARKS & GELDER (1965) in their study of behaviour therapy for phobic disorders. They observed fresh symptoms developing in 4 of a group of patients undergoing behaviour therapy; but when an equal number of matched control patients were examined, 3 were found to have developed similar fresh symptoms in the same period of time. To date, no investigations which have taken the precaution of examining control groups have produced evidence of symptom substitution.

There is, however, another more real and more important possibility: that rather than the mere substitution of symptoms, there are unfavourable social consequences of treatment. Thus a patient might lose his symptoms at the expense of his ability to take part in social relationships. MALAN (1963) has shown that such mechanisms sometimes explain apparent spontaneous cures of neuroses, and the possibility must be considered with patients treated by behaviour therapy, as was demonstrated by GELDER et al. (1967). Ratings of 5 aspects of social adjustment were made independently by three raters. There was no evidence that when symptoms improved, social adjustment ratings worsened in the same patient. Indeed the evidence was quite the reverse: when symptoms improved, improvements in social adjustment were usually recorded.

Thus behaviour therapy passes both these tests. There is, however, a third test, which is seldom mentioned by the psychoanalytic opponents of behaviour therapy, and which their own treatment does not always survive. This springs from the familiar concept of neurosis as a family disorder, in which a delicate balance has been struck between the emotional problems of different members, a balance which can be easily disturbed by treating one of them without adequate attention to the others. This kind of problem can arise occasionally with behaviour therapy and has been observed both after desensitization and after aversion therapy. Examples from aversion therapy are provided by MARKS, GELDER and BANCROFT (1970) who observed increased emotional problems in a few of the wives whose husbands' sexual disorder had been successfully treated, partly because the sexual disorder had previously provided a convenient peg on which to hang all their marital problems. Once removed, some spouses were faced with the painful discovery of personal emotional problems which had long been present but had previously been denied. However, there is no evidence that these family repercussions occur any more frequently with behaviour therapy than with any other treatment which is directed to the individual rather than the family; and there is reason to think that such repercussions can be avoided if appropriate help is given to the other members of the family at the same time as the patient is treated.

References

ALLYON, T., AZRIN, N.H.: The measurement and reinforcement of behaviour of psychotics. J. exp. Anal. Behav. 8, 357—383 (1965).

ATTHOWE, J.M., KRASNER, L.: A preliminary report on the application of contingent reinforcement procedures on a chronic psychiatric ward. J. abnorm. soc. Psychol. 73, 37—43 (1968).

BANCROFT, J.H.J.: Aversion therapy of homosexuals. Brit. J. Psychiat. (In press.) (1969).
— To be published (1970).
— JONES, H.G., PULLEN, B.R.: A simple transducer for measuring penile erection with comments on its use in the treatment of sexual disorders. Behav. Res. Ther. **4**, 239—241 (1966).
BEECH, H.R.: In: Behaviour therapy and the neuroses, ed. EYSENCK, H.J. Oxford: Pergamon Press 1960.
BERENDT, H.: Praxis der Behaviour-Therapy in Gegenüberstellung zu den Individualtherapien. Psychiat. Neurol. med. Psychol. (Lpz.) **8**, 305 (1966).
BERGOLD, J.B.: Grundlagen und therapeutische Anwendung der bedingten Reaktion. Prax. Psychother. **3**, 137—148 (1969).
BIJOU, S.W.: An empirical concept of reinforcement and a functional analysis of child behaviour. J. genet. Psychol. **104**, 215—223 (1964).
BIRNBRAUER, J.S., BIJOU, S.W., WOLF, M.M., KIDDER, J.D.: Programmed instruction in the classroom. In: Case studies in behaviour modification (eds. ULMANN, L., KRASNER, L.). New York: Holt Rinehart & Winston 1965.
BOULAGOURIS, J.C., MARKS, I.M.: Implosion (flooding) — a new treatment for phobias. Brit. med. J. **1969** II, 721—723.
BRENGELMANN, J.C.: Experimentelle Methodik in der Psychotherapie und Verhaltenstherapie. Prax. Psychother. **14**, 113—121 (1969).
Brit. med. J.: Leading article **1969** II, 525—526.
COOKE, G.: The efficiency of two desensitization procedures. An analogue study. Behav. Res. Ther. **4**, 17—24 (1966).
COOPER, A.J.: A factual study of male potency disorders. Brit. J. Psychiat. **114**, 719—732 (1968).
COOPER, J.E., GELDER, M.G., MARKS, I.M.: Results of behavioural therapy in 77 psychiatric patients. Brit. med. J. **1965** I, 1222—1225.
DAVISON, G.C.: Systematic desensitization as a counter-conditioning process. J. abnorm. soc. Psychol. **73**, 81—89 (1967).
EYSENCK, H.J.: Experiments in behaviour therapy. Oxford: Pergamon Press 1964.
FELDMAN, M.P., MCCULLOCH, M.J.: The application of anticipatory avoidance learning to the treatment of homosexuality. I. Theory technique and preliminary results. Behav. Res. Ther. **2**, 165—183 (1965).
FRIEDMAN, D.E.: A new technique for the systematic desensitization of phobic symptoms. Behav. Res. Ther. **4**, 139—140 (1966).
GELDER, M.G., MARKS, I.M., WOLFF, H.H.: Desensitization and psychotherapy in the treatment of phobic states: a controlled inquiry. Brit. J. Psychiat. **113**, 53—73 (1967).
GOTTWALD, P.: Grundlagen und therapeutische Anwendung des Lernens am Erfolg. Prax. Psychother. **3**, 122—136 (1969).
HARRIS, F.R., JOHNSTON, M.K., KELLEY, C.S., WOLF, M.M.: Effects of positive social reinforcement on regressed crawling of a nursery school child. J. Ed. Psychol. **55**, 35—41 (1964).
HART, B.M., ALLEN, E., BUELL, J.S., HARRIS, F.R., WOLF, M.M.: Effects of social reinforcement on operant crying. Exp. Child Psychol. **1**, 145—153 (1964).
HUNTER, R., MACALPINE, I.: Three hundred years of psychiatry: 1535—1860. London: Oxford University Press (1963).
JACOBSON, E.: Progressive relaxation, 2nd ed. Chicago: University of Chicago Press 1938.
JANET, P.: Psychological healing, vol. 1. London: George, Allen & Unwin 1925.
JONES, H.G.: In: Behaviour therapy and the neuroses, ed. EYSENCK, H.J. Oxford: Pergamon Press 1960.
KING, G.S., ARMITAGE, S.G., TILTON, J.B.: A therapeutic approach to schizophrenics of extreme pathology: an operant inter-personal method. J. abnorm. soc. Psychol. **2**, 276—286 (1960).
KIRCHNER, S.H., HOGAN, R.A.: The therapist variable in implosion. Psychotherapy Theory Research & Practice **3**, 102—104 (1966).
KRAFT, T., ALI-ISSA, I.: The use of methohexitone sodium in the desensitization of premature ejaculation. Brit. J. Psychiat. **114**, 351—352 (1968).
KRASNER, L.: Token economy programmes. In: The role of learning in psychotherapy, ed. PORTER, R. London: Churchill 1968.

KUBIE, L. S., CLUETT, J.: Quoted by KUBIE 1968 in: The role of learning in psychotherapy, ed. PORTER, R., p. 176. London: Churchill 1968.

LADER, M. H., GELDER, M. G., MARKS, I. M.: Palmer skin conductance measures as predictors of response to desensitization. J. psychosom. Res. **11**, 283—290 (1968).

— Mathews, A.: A physiological model of phobic anxiety and desensitization. Behav. Res. Ther. **6**, 411—421 (1968).

— WING, L.: Physiological measures, sedative drugs & morbid anxiety. London: Oxford University Press 1966.

LANG, P. J., LAZOVIK, A. D., REYNOLDS, D. J.: Desensitization, suggestibility and pseudotherapy. J. abnorm. soc. Psychol. **70**, 395—402 (1965).

LAZARUS, A. A.: Group therapy of phobic disorders by systematic desensitization. J. abnorm. soc. Psychol. **63**, 504—510 (1961).

— Broad spectrum behaviour therapy and the treatment of agoraphobia. Behav. Res. Ther. **4**, 95—97 (1966).

LEONHARD, K.: Indivualtherapie der Neurosen. Jena: Fischer 1963.

LIVERSEDGE, L. A., SILVESTER, J. D.: In: Behaviour therapy and the neuroses, ed. EYSENCK, H. J. Oxford: Pergamon Press 1960.

LOVIBOND, S. H.: Conditioning and enuresis. Oxford: Pergamon Press 1964.

MALAN, D. H.: A study of brief psychotherapy. London: Tavistock 1963.

MALLESON: Vaginism, management & psychogenesis. Brit. med. J. **1942** II, 213.

MARKS, I. M., BIRLEY, J. L. T., GELDER, M. G.: Modified leucotomy in severe agoraphobia: a controlled serial inquiry. Brit. J. Psychiat. **112**, 757—769 (1966).

— GELDER, M. G.: A controlled retrospective study of behaviour therapy in phobic patients. Brit. J. Psychiat. **111**, 561—573 (1965).

— — Different ages of onset in different varieties of phobias. Amer. J. Psychiat. **123**, 218—221 (1966).

— — Transvestism and fetishism: clinical and physiological changes during faradic aversion. Brit. J. Psychiat. **113**, 711—729 (1967).

— — Controlled trials in behaviour therapy. In: The role of learning of psychotherapy, ed. PORTER, R. London: Churchill 1969.

— — EDWARDS, G.: Hypnosis and desensitization for phobias: a controlled prospective trial. Brit. J. Psychiat. **114**, 1263—1274 (1968).

MASSERMAN, J. H.: Behaviour and neurosis. Chicago: University of Chicago Press 1943.

MATHEWS, A.: Personal communication (1968).

— GELDER, M. G.: Psychophysiological investigations of brief relaxation training. J. psychosom. Res. **13**, 1—12 (1969).

MIEGE, H., FEINDEL, E.: Tics and their treatment. London: Appleton 1907.

MOORE, N.: Behaviour therapy in bronchial asthma. J. psychosom. Res. **9**, 257—276 (1965).

MOWRER, O. H., MOWRER, W. M.: Enuresis: a method for its study and treatment. Amer. J. Orthopsychiat. **8**, 436—459 (1938).

PAUL, G. L., SHANNON, D. T.: Treatment of anxiety through systematic desensitization in groups. J. abnorm. soc. Psychol. **71**, 124—135 (1966).

POORE, G. V.: An analysis of 75 cases of "writers' cramp" and impaired writing power. Med. Chir. Trans. **61**, 111—145 (1878).

PREMACK, D.: Toward empirical behaviour laws. I. Positive reinforcement. Psychol. Rev. **66**, 219—233 (1959).

RACHMAN, S.: Studies in desensitization. II. Flooding. Behav. Res. Ther. **4**, 1—6 (1966).

VOEGTLIN, W. L., LEMERE, F.: An evaluation of aversion treatment of alcoholism. Quart. J. Stud. Alcohol **11**, 199—204 (1950).

WALLERSTEIN, E. S. (ed.): The hospital treatment of alcoholism. London: Imargo Press 1957.

WICKES, I. G.: Treatment of persistent enuresis with an electric buzzer. Arch. Dis. Childh. **33**, 160—164 (1958).

WOLPE, J.: Psychotherapy of reciprocal inhibition. Stanford: University Press 1958.

— LAZARUS, A. A.: Behaviour therapy techniques. Oxford: Pergamon Press 1966.

YORKSTON, N. J., SERGEANT, H. G. S., RACHMAN, S.: Methohexitone relaxation for desensitising agoraphobic patients. Lancet. **1968** II, 651—653.

YOUNG, G. C., TURNER, R. K.: C. N. S. stimulant drugs and conditioning treatment of nocturnal enuresis. Behav. Res. Ther. **3**, 93—101 (1965).

7. Counselling

The term counselling includes a group of psychotherapeutic methods in which interviews are used to help patients understand their problems. Wolberg (1967) includes them among the re-educative psychotherapies, that is they attempt no elaborate reconstruction of the patient's emotional make-up, and do not base themselves on a complex theory of psychopathology but encourage the patient to think out solutions to his problems for himself in a commonsense way. Counselling is used by psychiatrists when treating less severe disorders of emotional adjustment and they are employed widely by psychologists and social workers. The relationship which forms between client and counseller is less intense than that which develops in more elaborate forms of psychotherapy so that counsellers do not necessarily require the more complete training which is essential for psychiatrists who use analytically based psychotherapies.

Counselling techniques vary among themselves. While all rely in part on the relationship between client and counseller, some use this in a more directive way than the others. In directive counselling the counsellor gives positive authoritative advice, in non-directive techniques he refrains from this. Every psychiatrist has used directive methods with some patients, although most recognise their limitations. This method does not require further description here. Non-directive methods have been used widely, especially by psychologists, and, mainly because of the work of Rogers and his colleagues, the methods have been described in detail and subjected to a planned programme of evaluation. It is these non-directive methods which will occupy our attention for the rest of this chapter.

Rogers' counselling procedure was conceived in 1938; developed at Ohio State University from 1940 to 1945; and elaborated at the counselling centre of Chicago University from 1945 to 1950. The original name of non-directive psychotherapy was later changed to Client-centred therapy because the theoretical framework had been modified as the result of an initial series of investigations. These stressed the importance of the patient's, or client's, role in the success or failure of treatment.

Rogers (1967) listed several distinguishing features of the treatment. First, counsellors believe that all patients have innate tendencies for recovery and for further normal development. Secondly, it is considered that the therapist's contribution is to provide optimal conditions for these natural recovery processes, and that this depends on certain measurable attributes of the therapist. Thirdly, it is held that the same principles of psychotherapy apply to "all persons whether they are categorised as psychotic, neurotic or normal" (Rogers, 1967).

Rogers calls their innate powers of recovery "self-actualizing tendencies". Wolberg (1954) has described these tendencies further. First there are non-symbolic components, such as feelings. Secondly, there are the symbolic components of previous experience. In a healthy person, these components are perceived clearly and symbolised accurately but in psychiatric disorders they have been distorted by faulty learning. Thirdly, there is the driving force, sometimes itself called the actualizing tendency. Further, each individual is thought to have a self-concept which is made up of his awareness of himself together with his system of values. The latter are derived partly from personal experience and in part passed on to him by other people, especially by his parents. His value system may be congruent with, or may clash with, other aspects of his self concept. Whenever impulses, values and expectancies are not congruent the patient experiences a threat to his "self". He may attempt to deal with this either by ignoring part of his experience (denial) or by distorting his awareness in some way.

These are some of the main ideas in counselling theory. They can be seen to be derived in a loose way from learning principles but, unlike the principles of behaviour therapy, they are not backed up directly by evidence from laboratory studies. Nevertheless, they have proved fruitful and have given rise to a great deal of experimental work, designed to test the principle in clients undergoing treatment.

The Technique

Treatment consists, in ROGERS' view, in providing an atmosphere which removes all threats to the patient's self-structure and which thereby allows him to recognise and admit to his awareness experiences which he previously perceived as alien and threatening; and, having recognised this, to reorganise his self concept. Certain conditions are required for this. The patient (usually called client by counsellors, most of whom are not medically trained) must be motivated to change. A special relationship is required which is built up by the therapist who cultivates and enlarges on certain of his own attributes of personality to encourage this. The therapist must make himself easily accessible to his client and attempt to be his natural self at all times. This, of course, requires a clear awareness of himself and his own emotional reactions. It requires training but not the elaborate self-scrutiny which is needed in some forms of psychotherapy. ROGERS has specified the necessary attributes of personality more precisely, and has described three important qualities which he calls genuiness, unconditional positive regard, and accurate empathy. These attributes have been studied extensively and scales have been devised to measure them.

Genuiness is the quality of being without pretence, of being oneself; openly recounting ("reflecting" in ROGERS' terminology) his own feelings to the client and not hiding behind any mask of professionalism. Of course, although the therapist is expected to express his feelings accurately he is not expected to express all his feelings: he decides what, in his view, will help his client most.

The term unconditional positive regard describes a deep and genuine regard for the client as a person who commands respect and has potentialities for recovery. The therapist must not make value judgements and he must continue to accept his patient whatever he may say to him. At the same time, ROGERS (1967) warned that the relationship must never become paternalistic or sentimental. The last of the terms, accurate empathy, implies that "the therapist is completely at home in the universe of the client" (ROGERS, 1967), in other words that he is able to sense his client's feelings, to communicate his understanding and, thereby, to enable the client to sense and formulate his own feelings.

In client centred therapy, therefore, great attention is paid to the kind of relationship which is allowed to develop between the client and his therapist. This contrasts with the previously described techniques of behaviour therapy in which little attention is given to this, relationships being regarded as relatively unimportant. In counselling little attention is given to changing symptoms and less time is devoted to working out a detailed plan of the therapist's activities. In this counselling, of course, resembles most forms of psychotherapy.

Nevertheless, certain of the therapist's activities can be described in some detail. The therapist listens carefully to his client's communications, not only paying attention to content but also giving even greater thought to the emotions which accompany it (ROGERS talks of feelings rather than emotions). When the therapist responds to something which his client has said, he must be careful to show neither approval nor disapproval. Instead he must restrict himself to pointing out to the patient emotions which accompany what he has been saying. The therapist must also encourage his patient to work out his own solutions to problems and he must refrain, as far as possible, from answering questions directly or giving information. In all this the counsellor differs little from psychotherapists who belong to other schools; where he does differ is that he refrains from making interpretations and, correspondingly, tries never to direct the client to a particular topic. Throughout treatment, the counsellor works by assuming that his patient has in himself the capacity to recover and to gain insight without the need for interpretations. Treatment therefore concentrates upon present problems rather than upon past experiences and it deals with reality not with fantasy. For these and other reasons, transference problems can usually be kept at a minimum, and transference interpretations need not be made.

The Mechanisms of Counselling

Largely due to ROGERS' example, there have been many systematic enquiries into counselling procedures. Indeed, the method has probably been the subject of more extensive quantitative study than any other form of psychological treatment except, perhaps, some of the behaviour therapies. Among earlier investigations, PORTER'S (1943) may be described. This demonstrated that the therapist talked for only one third of each session, leaving the remaining two thirds for the client. SEEMAN (1965) regarded this as satisfactory confirmation that the technique used in counselling is indeed "client centred", and that trained counsellors limit their interventions in an appropriate way. In a further investigation, SEEMAN (1949) demonstrated that 85% of the therapist's interventions were rated by observers as concerned with "reflection of feelings" rather than with the intellectual content of what was said, confirming that, in another important way, treatment does what it is expected to do.

RAIMY (1948) took this line of enquiry further by developing a reliable method for rating interview statements into positive, negative and ambivalent self-references. In cases with a successful outcome, positive self-references rose and, correspondingly, negative self-reference declined. Unsuccessful cases were examined as controls, and in these no changes in self-references were found. STRUPP (1955) compared the therapist's statements in Rogerian interviews with those in psychoanalytic therapy. As predicted, Rogerian therapists spent more time talking about emotions ("reflecting feeling") while psychoanalytic therapists were more concerned with exploratory statements and interpretations. In a further investigation, STRUPP (1957) contrasted therapists' activities in client centred and psychoanalytic therapy as revealed by ratings of the notes from two cases, one published by WOLBERG, the other by ROGERS. Two independent raters, who were unaware of the source of the material, agreed that the client centred interviews were more concerned with comments on emotional content and interpretation of current events. At the same time analysts showed more initiative in making interpretations and exploring problems actively. FIEDLER (1950; 1951; 1953) used a different method of assessment to study the opinions of therapists about the ideal conditions for treatment. He found that psychoanalysts, non-directive and Adlerian therapists expressed very similar views about the kind of ideal relationship which they were trying to achieve in their different forms of treatment. He also found that the views of experts in different schools were more alike than were those of novices in different schools. Thus, although technical procedures in counselling and psychoanalytically based therapy can be shown to differ, the therapists in different schools are trying to use them to achieve a similar kind of interpersonal relationship with the patient.

ROGERS & DYMOND (1954) reported a further series of studies concerned, this time, with measuring changes during treatment. The research was carefully executed and minutely described and more than one control procedure was included in the experimental design. In the first kind of control the treatment of some patients was delayed for 60 days, thus providing a waiting period which could be compared with the subsequent treatment period in the same patients. The second method of control was to study a further 23 subjects who had volunteered to serve as subjects for a research on personality. Unfortunately, these control subjects were not selected from the group who had asked for treatment, and the group could not, therefore, control properly for such important variables as motivation and severity of emotional disturbance. The waiting control method, though free from this objection, has its own disadvantages for patients who know that their treatment is yet to come tend to continue to report more intense symptoms than patients who have been told that they are not to receive any treatment. On the other hand, the waiting control gets over the difficulty of trying to match one patient with another, a particularly difficult problem with patients referred for psychotherapy.

With these reservations, this study by Rogers' group must be accepted as a pioneering attempt to evaluate the effects of psychological treatment by controlled statistical means. Several methods assessments were used. "Self" concepts and "Ideal-Self" concepts were measured by the Q-sort technique and the expectation was confirmed that the discrepancy between Self and Ideal-self would diminish with treatment. However the control group had a smaller self-ideal discrepancy at the start of treatment so that it is difficult to interpret the findings because it is known that higher initial ratings tend to change more in this kind of investigation. The size of the discrepancy between self and ideal-self were regarded by the authors as a measure of the patient's lack of self esteem, and a smaller discrepancy evidence that it improved with treatment. However, although ingenious, Q-sorts are a very indirect and complex way of measuring self esteem and the interpretation of the findings is uncertain. Other complicated forms of self assessment were also used, including thematic apperception tests and attitude scales. These additional measures were found to follow a similar pattern, each changing more during treatment than it did either in the same patients during the waiting period or in the control patients. Patients were also rated by their therapist and by two friends who were asked to complete a scale designed to measure emotional maturity. These additional ratings again confirmed the authors' expectation that more change would take place during treatment than in either of the control periods. Further analysis showed that the greatest changes took place in patients who had received the most interviews, and that clients who displayed a strong liking and respect for their counsellor tended to do best. In addition, results were better when the counsellor liked and respected his client.

The investigation lends support to the view that success depends to an important degree on a special kind of relationship between patient and counsellor. Therefore the mechanisms by which this affects the outcome of treatment were studied in more detail in later investigations. ROGERS' group did not investigate changes in symptoms in any detail. Indeed their patients presented more with problems of interpersonal adjustment than with specific symptoms. The alterations in attitudes and self concept which they found were of a kind which would be expected to complement the changes in symptoms caused by behaviour therapy.

It has been seen, in the first section of this chapter, that the latter sometimes fall short of what is required. Therefore, the two approaches could, at times, be complementary.

The therapist's part in treatment was also investigated further. Earlier accounts were concerned mainly with the nature of his verbal interventions — how much the therapist said, what he said and when he said it. Subsequent investigations were concerned more with non-verbal aspects of treatment, the so-called necessary and sufficient conditions and the ways in which the therapist tries to create them. ROGERS postulated three qualities which the therapist has to develop and use in treatment: accurate emphatic understanding of the patient, unconditional positive regard for him, and genuineness. Rating methods were developed to estimate each of these qualities from interview samples (e.g. TRUAX, 1961), so that their relationship to treatment outcome could be studied. Patients who were treated by therapists who rated highly on these qualities were shown to improve more than those treated by other therapists (TRUAX, 1961). However the associations depended on patients' self-ratings rather than objective assessments of progress by raters, so that it is not possible to be certain about the direction of causality: for example, unconditional positive regard may lead to improvement or, alternatively, patients who rate themselves as most improved may be those most likely to elicit unconditional positive regard from their therapists.

Despite these limitations, this programme of research has been valuable in showing how the therapist's personal qualities can be related quantitatively to the outcome of the patients he treats. An interesting finding was that some treated patients actually do worse than controls who receive no treatment (TRUAX and CARKHUFF, 1964). Perhaps it should be no surprise that treatment, if it has some real effect, can sometimes do harm as well as good, but it is a possibility which has not been considered widely in research on psychotherapy.

Indications for Counselling

The indications for counselling have not been worked out at all thoroughly by client centred therapists, perhaps because they take the view that all patients have innate powers of recovery. Their apparent lack of interest in indications for treatment is also related to their failure to concern themselves with problems of psychiatric diagnosis. That this view can have survived must be partly because there has been a degree of pre-selection which has led counsellors to receive case material in which relatively minor problems of emotional adjustment predominate, and since most counsellors are psychologists or social workers, this seems likely. The exception to this statement is the attempt which has been made to extend treatment to patients with psychoses. However, the concept of psychosis which has been adopted appears both undesirably wide and imprecise, for example SCHLIEN (1961) in discussing the treatment of psychoses by counselling methods defines psychosis in these terms "a psychotic situation, to put it briefly ... is having an impossible life to live". Until more precise descriptions are available of the cases of psychosis treated by counselling methods and until controlled investigations are available the general psychiatrist will wish to reserve judgement.

Unfortunately, little systematic data exists either about the indications for client centred therapy or indeed the results of treatment given to patients who fall into different diagnostic groups. ROGERS (1967), in an authorative and otherwise systematic account of his procedures, gives no data about either selection or outcome. A clinician who believes that careful phenomenological description and accurate diagnosis are important preludes to treatment will find this disappointing, but it is of course a feature which is common to the majority of accounts of all kinds of psychotherapy.

The changes which follow successful treatment have received more attention, for example by SEEMAN (1965) who describes the end point as a state in which the patient is open to all his own experiences and is able to sense and interpret these experiences without any distortion of reality. This is a somewhat ideal state and WOLBERG (1954) has pointed out some of the limitations of counselling, both in regards the evidence of what has been achieved and the kind of problem which appears amenable to treatment. WOLBERG suggests that counselling methods are most suitable for "individuals of relatively sound personality structure who require aid in clarifying their ideas about a current life difficulty or situational impasse... (It is) definitely much less effective in emotional problems which combine a strong anxiety element... (because) anxiety nurtures resistance... and left to his own devices the individual will usually avoid coming to grips with deep anxieties". WOLBERG has also pointed out that, even if the patient can overcome his resistances enough to see his own problems, anxiety may still prevent him using these insights to change his pattern of behaviour. Of course, this is not a problem which is confined to counselling, it is commonly met in all kinds of psychological treatment. However, the passive role of the counsellor is perhaps particularly likely to fail to give the necessary impetus to change once insight has been achieved. To quote WOLBERG again: "directive methods may be needed before inertia yields".

Despite these limitations, counselling methods have real value in selected patients especially those who suffer problems of interpersonal adjustment and are suitable for use by non-psychiatrists who are taking a part in the psychiatric team or taking part in some branch of social work agency. As well as their practical value, they have had a seminal influence in directing attention to certain elements which all psychotherapies have in common, in encouraging careful research design and objective evaluation of both techniques and results in a part of psychiatric treatment where these qualities have been lacking for too long. In all these ways they have proved a valuable part of our existing methods of psychological treatment.

References

FIEDLER, F.E.: A comparison of therapeutic relationships in psychoanalytic, non-directive and Adlerian therapy. J. cons. Psychol. **14**, 436—445 (1950).

— Factor analysis of psychoanalytic non-directive and Adlerian therapeutic relationships. J. cons. Psychol. **15**, 32—38 (1951).

— Quantitative Studies of the role of therapist's feelings towards their patients. In: Psychotherapy, theory and research, ed. MOWRER, O.H. New York: Ronald Press 1953.

PORTER, E.H.: The development and evaluation of a measure of counselling interview procedures. Educat. & Psychol. Measurement **3**, 105—126 (1943).

RAIMY, V.C.: Self-reference in counselling interviews. J. cons. Psychol. **12**, 153—163 (1948).

ROGERS, C.R.: Client centred therapy. In: Comprehensive textbook of psychiatry, eds. FREEDMAN, A.M., and KAPLAN, H.I. Baltimore: Williams & Williams 1967.

— DYMOND, R.F.: Psychotherapy and personality change. Chicago: University of Chicago Press 1954.

SCHLIEN, J.M.: A client centred approach to schizophrenia. In: Psychotherapy of the psychoses, ed. BURTON, A. New York: Basic Books 1961.

SEEMAN, J.: A study of the process of non-directive therapy. J. cons. Psychol. **13**, 157—168 (1949).

— Perspective in client centred therapy. In: Handbook of clinical psychology, ed. WOLMAN, B.B. New York: McGraw-Hill 1965.

STRUPP, H.H.: An objective comparison of Rogerian and psychoanalytic techniques. J. cons. Psychol. **19**, 1—7 (1955).

— A multidimensional comparison of therapist activity in analytic and client centred therapy. J. cons. Psychol. **21**, 301—306 (1957).

TRUAX, C.B.: The process of group psychotherapy relationships between hypothesised therapeutic conditions and intrapersonal exploration. Psychol. Monogr. **75**, 7 (1961).

— CARKHUFF, R.R.: For better or for worse: The process of psychotherapeutic change. In: Recent advances in behavioural change. Montreal: McGill University Press 1964.

WOLBERG, L.R.: The technique of psychotherapy. New York: Grune & Stratton 1954.

Rehabilitation bei Neurosen und Charakterstörungen

Von

Hans Strotzka

Inhalt

I. Einleitung 791
II. Art und Größe des Problems 792
III. Techniken der Rehabilitation 796
III/1. Psychiatrische Fürsorge, case-work und Gruppenarbeit 797
III/2. Die „therapeutische Gemeinschaft" 800
III/3. Community Psychiatry and Social Community Organisation 803
III/4. Bewährungshilfe 803
III/5. Stationäre und ambulante Rehabilitation 804
III/6. Familientherapie 806
IV. Die Beurteilung der Neurosen 807
V. Schlußbemerkung 809
Literatur 809

I. Einleitung

Rehabilitation bedeutet im allgemeinen Wiederherstellung verlorener Arbeits- und Leistungsfähigkeit sowie der Fähigkeit zu einem konstruktiven sozialen Zusammenleben nach einem Krankheits- und Leidenszustand, oder im weitesten Sinne bei irgendeiner Behinderung. Es handelt sich dabei um eine komplexe, multidisziplinäre Bemühung um eine Aktivierung und Emanzipierung Behinderter, die allerdings als conditio sine qua non auf der freiwilligen Mitarbeit derselben beruhen muß [1, 12, 24, 38, 55, 60, 82]. Der vorhandene Leistungsrest muß optimal entfaltet werden, um möglichst Selbsterhaltung zu erreichen [3]. Die Anwendung dieses Begriffes auf Neurosen und Charakterstörungen stößt a priori auf einige Schwierigkeiten [14, 25]. Zwei davon sollen in den Vordergrund dieser Darstellung gerückt werden.

Zuerst wird im allgemeinen in der Psychiatrie nach dem Prinzip, „daß nicht sein kann, was nicht sein darf", angenommen, daß durch diese Zustände, denen ja oft der Krankheitscharakter abgesprochen wird, keine Arbeitsunfähigkeit bedingt sein kann, und sich eine Rehabilitation daher erübrige und zweitens, selbst wenn man die Möglichkeit einer Wiederherstellungsbedürftigkeit dieser Zustände akzeptiert, wird mit einem gewissen Recht gefordert, daß dieselbe sowieso selbstverständlicher Teil jeder Therapie sein müsse. Zu beiden Einwänden wird in den folgenden Abschnitten eingehend Stellung genommen werden.

Hier sei nur vorweggenommen, daß das gegebene System sozialer Betreuung und Beurteilung derzeit dazu führt, daß die meisten behinderten Neurotiker unter anderen Diagnosen berentet und invalidisiert werden, da die rein organisch orientierte Medizin ihnen nur diesen Weg offen läßt. Es ist dies eine gefährliche Form unbewußter oder bewußter Verschleierung der tatsächlichen Dynamik individueller und kollektiver Vorgänge, vor allem deswegen, weil dadurch eine kausale Therapie und Rehabilitation völlig verunmöglicht wird. Wir werden ebenso später ausführen, daß tatsächlich entsprechend der in der Persönlichkeit verankerten Struktur dieser Leiden Behandlung, Vorbeugung und Wiederherstellung untrennbar sind [66]. Es ist aber bei Berücksichtigung der gegenwärtigen Lage berechtigt, die Rehabilitation gesondert zu behandeln, weil die meisten Therapeuten, soweit solche überhaupt vorhanden sind — der Großteil dieser Störungen bleibt ja in der Regel sowieso psychosozial unbehandelt —, das Ziel ihrer Behandlung nicht primär in der sozialen Wiedereingliederung sehen, sondern in einer Umstrukturierung der Persönlichkeit in der Form einer Ichstärkung und dabei bestenfalls hoffen, daß sich die sozialen Folgen dann sozusagen von selbst einstellen. Es entspricht dies der Ausbildungssituation in Mitteleuropa, wo die Medizin, die Psychiatrie eingeschlossen, nicht nur organisch, sondern auch vorwiegend individualistisch ausgerichtet ist und dem Psychotherapeuten meist die Kenntnis der Arbeitswelt seiner Patienten ebenso wie der therapeutische Impetus in dieser Richtung fehlt.

Es ist zu hoffen, daß Ausbildungsreformen in der Medizin im allgemeinen, und besonders in der Psychiatrie und Psychotherapie, diesen blinden Fleck in absehbarer Zeit zum Verschwinden bringen und eine realitätsgerechtere Betrachtungsweise, auf einem sozialen Verantwortungsgefühl beruhend, sich entwickelt [80]. Aber auch dann wird innerhalb des Betreuungsteams eine Arbeitsteilung in dem Sinne weiter bestehen, daß der Psychotherapeut sich mehr mit der Persönlichkeit des Patienten, der Sozialarbeiter, Arbeitspsychologe und Arbeitsvermittler mehr mit seiner beruflichen und sozialen Situation befassen wird. Die neue Einstellung wird sich vorwiegend in einem besseren Verständnis und Kooperation dieser Personen und Sparten äußern.

II. Art und Größe des Problems

Das Problem der sozialen Wiedereinordnung von Neurosen und Psychopathien (aus theoretischen Gründen wird vorgezogen, eher von Charakterstörungen zu sprechen und auf die Diskussion dieser Definitionsfrage bei J.-E. MEYER in diesem Band verwiesen) beginnt erst in letzter Zeit vom wissenschaftlichen und praktischen Standpunkt Aufmerksamkeit auf sich zu ziehen. Der Begriff Rehabilitation selbst stammt von der Organmedizin her und wurde in Theorie und Organisation vorwiegend von Unfallchirurgen und Orthopäden sowie dann von Tuberkulosespezialisten und Rheumatologen entwickelt. In den letzten Jahrzehnten setzt sich aber zunehmend in allen Sparten der Medizin, unter dem Einfluß der Sozialmedizin und in Verbindung mit der enormen Ausweitung von Systemen sozialer Sicherheit, die Auffassung durch, daß eine rein organmedizinische Beschränkung der ärztlichen Tätigkeit auf die Behebung von Symptomen und Funktionsstörungen weder den Bedürfnissen des einzelnen Patienten noch den Interessen der Allgemeinheit und hier insbesondere der kostentragenden Institutionen gerecht wird.

Die Verantwortung des Arztes kann nicht bei der Diagnosestellung in bezug auf ein erkranktes Organ und bei einer schulgerechten medizinischen Therapie aufhören, sondern er hat die psychosoziale Lage der betroffenen Person, die Bedeutung, die ein Leiden für das berufliche und private Leben jetzt und in Zukunft einnimmt, auch vom sozialpsychologischen, ökonomischen und psychosomatischen Standpunkt in seine Überlegungen und Handlungen mit einzubeziehen. Natürlich bedarf es dazu bei schweren Behinderungen der erwähnten Teamarbeit oft mit mehreren medizinischen Disziplinen, mit öffentlichen und privaten Sozialdiensten und mit den Stellen der Arbeitsvermittlung. Eine moderne Arbeitspsychologie und Sozialarbeit kann dem Mediziner dabei die Hauptlast der Verantwortung und realen Tätigkeit zwar abnehmen, aber er wird nicht nur als Begutachter und medizinischer Konsulent immer wieder in den Rehabilitationsprozeß eingeschaltet werden, sondern er muß auch seine ganze Handlungsweise a priori auf die Wiederherstellung oder Erhaltung optimaler Sozialbeziehungen und Leistungsmöglichkeiten einrichten. Es ist das große Verdienst von LORENZ BÖHLER, daß die volle Integration der Rehabilitation in die Unfallchirurgie erstmalig in vorbildlicher Weise institutionalisiert wurde. Es wurde dies dadurch erleichtert, daß die Unfallchirurgie eine ganz junge Disziplin ist, die von Beginn an nach modernen Gesichtspunkten aufgebaut werden konnte. In allen anderen Disziplinen ist ein mühseliges Umdenken notwendig, das mangels einer entsprechenden Einsicht in psychosoziale Zusammenhänge sich erst langsam anbahnt.

In der Psychiatrie ist eine deutlich ambivalente Einstellung zu dieser Frage zu beobachten. Einerseits hat man schon sehr früh der Arbeitstherapie als einer wesentlichen Rehabilitationsmethode große Aufmerksamkeit gewidmet [28]. Sie war jedoch fast immer ein Stiefkind in der wissenschaftlichen Psychiatrie, und die Tendenz, den Kranken zu isolieren, um ihn ungestört beobachten und phänomenologisch beschreiben zu können, war genau jene Grundhaltung, die zu den erschreckend verbreiterten Institutionalisierungseffekten geführt hat, die man bis vor relativ kurzer Zeit in bewahrend geführten Anstalten in der Regel vorfand [5]. Erst die Pioniere der Sozialpsychiatrie, wie A. REPOND, D. MACMILLAN, MAXWELL JONES und viele andere, konnten durch die Aktivierung dieser Patienten und durch eine Wiederherstellung vermehrter Sozialkontakte aufzeigen, daß auch chronische Psychosen bei genügendem Einsatz von Aktivität und therapeutischem Optimismus rehabilitiert werden können [23, 39, 41, 77]. Naturgemäß richteten sich die Rehabilitationsbemühungen in der Psychiatrie zuerst auf jene Personen, die die überwiegende Majorität der langdauernden Anstaltsaufenthalte stellten, nämlich die chronischen Schizophrenien. Alle anderen Krankheitsgruppen schienen fürs erste kaum eine Rolle zu spielen. Die Remissionsneigung der zyklischen Psychosen ließ dieselben kaum rehabilitationsbedürftig erscheinen, bei den organischen Psychosen wurden die Chancen (übrigens nicht immer zu Recht) primär für ungünstig gehalten und Neurosen und Psychopathien fanden sich meist nicht unter den Anstaltspatienten. Es ergab sich daraus die weit verbreitete irrtümliche Auffassung, daß diese letzteren Krankheitsgruppen keine wesentliche Aufgabe in dieser Beziehung darstellen. Auch bei den Psychosen selber wurden besonders seit der Einführung der Neuroleptika oft typische Fehler gemacht, indem die Patienten mit einer so hohen Medikamentendosierung entlassen wurden, daß sie zwar im geschützten Milieu der Anstalt relativ unauffällig waren, unter den normalen Anforderungen des sozialen Lebens aber doch versagten, weil die Herabsetzung des Leistungsvermögens noch zu stark war.

Schon bei der Rehabilitation körperlicher Krankheiten war es aufmerksamen Beobachtern nicht entgangen, daß psychologische Momente bei Patienten und Betreuern einen entscheidenden Einfluß auf das Ergebnis der Bemühungen hatten. Es kommt dies ganz deutlich in den „Merkblättern der deutschen Vereinigung für die Rehabilitation Behinderter“ zum Ausdruck, die für die verschiedenen Erkrankungen empfohlen wurden [59]:

z.B. bei den „grundsätzlichen Hinweisen“ (W. DELIUS und I. v. HATTINGBERG):

„Die Rehabilitation umfaßt alle ärztlichen und sozialen Maßnahmen, welche das Ziel verfolgen, einen Behinderten aus dem passiven Zustand der Krankheit in ein aktives Leben zurückzuführen, das seinen Kräften entspricht.

Ihr Aufgabenbereich ist in zwei Abschnitte zu gliedern:

1. Die medizinische Rehabilitation durch den Hausarzt, die Krankenhaus- und Sanatoriumsärzte.

2. Die berufliche Rehabilitation durch Rentenversicherung, Sozialhilfe und Arbeitsverwaltung.

Die eigene, verantwortliche Mitarbeit des Patienten an seiner Wiederherstellung muß geweckt werden. Damit ändert sich die Rolle des Arztes aus einer pflegenden und schonenden in die beratende und übende Haltung.

Das Verstehen der Eigenart des Patienten und das Eingehen auf sein persönliches, familiäres und berufliches Leben gewinnt besondere Bedeutung. Die wesentlichen Behandlungsmethoden sind:

a) das aufklärende ärztliche Gespräch,

b) die regelmäßige aktive und

c) die passive Übungsbehandlung,

d) die medikamentöse Therapie.

Das aufklärende ärztliche Gespräch dient der Ausschaltung von Angst und Hemmung, es soll dem Patienten die Möglichkeit der Selbstbehandlung im einzelnen klarmachen und ihn von der Wichtigkeit einer aktiven, gesunden Lebensführung überzeugen. Die Befreiung von der oft krankhaften Angst gelingt durch Aufklärung und Einübung der Selbstbehandlung. Steht die Sterbeangst im Vordergrund, sind geduldige Aussprachen, Psychopharmaka, autogenes Training, evtl. auch psychotherapeutische Behandlung notwendig."

Bei den degenerativen Gelenks- und Wirbelsäulenschäden wird weiter empfohlen (W. GERCKE):

„Berücksichtigung der Berufsverhältnisse, des Weges zum Arbeitsplatz, der Wohnbedingungen im Rahmen der Rehabilitationsbemühungen. Die psychologische Führung der Kranken ist sehr bedeutsam, nicht (die) einfache Beschränkung auf die Verschreibung von Analgetica... Vor Überschätzung sog. Wirbelsäulenschäden ohne neurologische Ausfallerscheinungen ist zu warnen, entsprechende chronische Schmerzsyndrome sind durch Bewegungstherapie und Beeinflussung der psychovegetativen Irritation oft günstiger zu bessern als durch bloß mechanische oder gar operative Maßnahmen." Bei den schon mehr zum Thema gehörenden psychovegetativen Syndromen wird von J.A. LABERKE ausgeführt:

„Als Auswirkungen der Lebensfehler unserer Zeit hängen sie oft mit ungenügender Bewegung, Überernährung, Genußmittelmißbrauch, Schlafmangel, widersinniger Urlaubs- und Freizeitnutzung und den vielfachen Überforderungen und falschen Zielsetzungen mit Zeitdruck, Ärger und Angst zusammen. In personalen Versagenssituationen werden sie oft psychisch fixiert (psychovegetative Syndrome). Sie können die berufliche Leistungsfähigkeit bis zu Rentenkämpfen beeinträchtigen und betreffen mit allgemeinen Spannungs- und Angstzuständen am häufigsten Herz- und Kreislauf-System, Verdauungstrakt, Wirbelsäulenbereich, Atemwege und Urogenitalfunktion. Bei ähnlichen objektiven Befunden fühlen sich die Untersuchten z.T. ernsthaft krank, andere voll leistungsfähig."

Zu der Ulcuskrankheit und chronischen Gastritis bemerken I. v. HATTINGBERG und H. OPITZ:

„Zur Ausschaltung schädlicher Gewohnheiten (unregelmäßige Mahlzeiten, Nicotin-, Alkohol- und Medikamentenmißbrauch) reicht die einmalige Beratung nicht aus. Genaue Aufklärung und Überzeugung der Kranken durch Gruppentherapie oder Einzelaussprachen ist notwendig und sollte zum Regelbestand jeder Rehabilitationsbehandlung gemacht werden. Zur Beseitigung vegetativer Regulationsstörungen sind aktives Körpertraining, hydrotherapeutische Selbstbehandlung (Kneipp-Verfahren) oder das autogene Training anzuwenden. Die Berufsberatung bzw. die Einleitung der nachgehenden Fürsorge mit Vermittlung geeigneter Arbeitsplätze, evtl. auch Einleitung der Umschulung gehören zum Behandlungsplan. Berufstätigkeiten, durch welche der Tag-Nacht-Rhythmus gestört wird (z.B. Schichtarbeit, Fernfahren, Tätigkeiten mit unregelmäßigen Pausen), müssen vermieden werden."

Und bei den Störungen mit dem Altern sagt schließlich E.G. SCHENCK:

„Dabei sind folgende Gesichtspunkte zu berücksichtigen: Als wichtigster: Die Vermeidung geistiger und räumlicher Vereinsamung, bei Männern auch der Verwahrlosung. Am besten Förderung der lebendigen Beziehungen innerhalb der Familie. Wo das nicht möglich ist, Schaffung einer Altersumwelt; entweder im Heim oder vorübergehend in Gemeinschaftsräumen, -werkstätten und -küchen. Wenn möglich Versorgung durch jüngere Helfer: Lösung depressiver Verstimmungen durch Aussprachen und Unterhaltung. Anregung und Förderung einer Nebenbeschäftigung, durch welche geistige Lebendigkeit und Konzentrationsfähigkeit erhalten bleiben. Sorge für einen individuell angepaßten Rhythmus von Tätigkeit und Ruhe."

So selbstverständlich diese psychischen Momente hier, an den Beispielen interner Erkrankungen, vorwiegend von Nicht-Psychiatern formuliert, erscheinen, wurde doch kaum weiter darüber hinaus geschlossen, daß auch die Neurosen im engeren Sinne und die ihnen nahestehenden Erkrankungen, selbst ein Rehabilitationsproblem darstellen könnten. Es klingt auch nur an, daß bei vielen dieser scheinbar organischen Krankheiten bei genauerer Beobachtung bis in die Frühkindheit zurückgehende psychosomatische Krankheiten vorliegen [35], die letztlich kausal nur einer analytischen Psychotherapie zugänglich wären [78]. Die Diskussion wird viel eher vom Begriff der Rentenneurose beherrscht, das heißt, daß die Begehrungsvorstellungen der Versicherten, ihre Arbeitsunlust, Passivität und ihr Versorgungsstreben als Hauptursache der immer mehr wachsenden Rentenflut betrachtet wurde.

Wir danken es der genialen Früheinsicht VIKTOR V. WEIZSÄCKERs, daß heute allgemein anerkannt wird, daß es sich dabei nicht eigentlich um primitive Begehrungsvorstellungen, maßlose Wünsche oder um simplen Betrug handelt, sondern im Kern um eine *Rechtsneurose*, die sehr tiefe soziale und psychologische Vewurzelungen hat [84, 85]. Die Art des Gesetzesrahmens der Sozialversicherung und ihrer Durchführung führt nämlich fast zwangsläufig dazu, daß sich die Tendenz entwickelt, die gesetzlichen Möglichkeiten von einem subjektiven Standpunkt aus optimal auszunutzen. Die so häufige Aggravation, und unter Umständen auch die relativ seltene Simulation, ist dann in der Regel Ausdruck eines oft hilflosen und ungeschickten Protestes des einzelnen gegenüber einem feindlichen, übermächtigen und anonymen Apparat. Mangelnde Aufklärung und unpsychologisches Verhalten von Seite der Administration und der Begutachter im Rahmen des vertauensärztlichen oder kontrollärztlichen Dienstes verstärken dann häufig die Kampfstimmung des so häufig bis ins Paranoide gehenden Rentenkampfes. Rein rationale materielle Motive können selten zur Erklärung für dieses beunruhigende soziale Phänomen herangezogen werden, da der finanzielle Krankheitsgewinn meist in keinem Verhältnis zu den Opfern steht. DUKOR spricht eine ähnliche Problematik an, wenn er von einer „Sicherungsneurose“ spricht [18]. Von beiden Standpunkten her ergeben sich übrigens wesentliche allgemeingesellschaftliche Fragen [16].

Wenn diese „Rentenneurose“ nun nur ein Sekundärphänomen ist, aber sich dabei die Gesamtproblematik irrationalen Verhaltens eröffnet, muß sich die Betrachtung der Frage zuwenden, inwieweit die Neurose eine Rehabilitationsaufgabe darstellt. Eine erste handbuchmäßige Darstellung findet sich 1957 durch E. WIESENHÜTTER [36, 86]. Gerade in den letzten Jahren gewann dieses Problem aus zwei Gründen besondere Aktualität. Erstens haben epidemiologische Untersuchungen in der Bevölkerung in allen hochindustrialisierten Ländern übereinstimmend ergeben, daß psychogene Reaktionen, Neurosen, psychosomatische Erkrankungen und Charakterstörungen von einem behandlungsbedürftigen Ausmaß mindestens ca. 10% einer Gesamtbevölkerung einnehmen. Auf die prinzipiellen und methodischen Fragen der Epidemiologie kann hier nicht eingegangen werden und es muß auf die große Literatur über dieses neue Gebiet hingewiesen werden [79]. Mangels entsprechender Vergleichsuntersuchungen läßt sich derzeit noch nicht klären, ob man mit einer echten Zunahme dieser Krankheitsgruppe im Rahmen des raschen Kulturwandels rechnen muß oder ob es sich nur um eine Neuinterpretation früher als organisch aufgefaßter Störungen im psychosozialen oder psychosomatischen Sinne handelt.

Vermutlich liegt eine Kombination beider Erscheinungen vor. Es bleibt jedoch unumstritten, daß man mit einer sehr großen Krankheitsgruppe konfrontiert ist, die nicht nur ein hohes Maß subjektiven Leidens für die Betroffenen und ihre Familien bedeutet, sondern die bei entsprechender Betrachtungsweise auch die tatsächliche und letztlich relevante Ursache eines hohen Prozentsatzes dauernder oder vorübergehender Arbeitsunfähigkeit darstellt. Wie groß dieser Prozentsatz tatsächlich ist, läßt sich bei dem derzeitigen Stand der Forschung noch nicht befriedigend klären, da die Kriterien noch nicht allgemein akzeptiert sind. Alle Hinweise sprechen aber dafür, daß das psychogene Moment einen Hauptfaktor in der allgemeinen Invalidität darstellt.

Zweitens bahnt sich in der Psychiatrie eine Veränderung der Einschätzung des Krankheitswertes der Neurose an [6, 9, 21, 26, 58, 61]. Während es in den letzten Jahrzehnten allgemeine Begutachtungspraxis war, einen Krankheitswert nur für den privaten Behandlungsfall und hier nur mit großen Einschränkungen zu akzeptieren, haben sich die Krankenkassen der Schweiz, der Bundesrepublik und, mit erheblichen Einschränkungen, auch Österreichs unter dem Druck der Patienten und dem wachsenden Gewicht tiefenpsychologischer Erkenntnisse entschlossen, die einzig kausale Behandlung, nämlich eine Psychoanalyse oder eine psychoanalytisch orientierte Psychotherapie, neben den mehr suggestiven Behandlungsmethoden, die eine breite Indikation behalten, unter bestimmten Kautelen als Kassenleistung anzuerkennen [78].

Viel tiefgreifender und umstrittener ist jedoch die Beurteilung von krankhaften Persönlichkeitsreaktionen in bezug auf Versorgungsansprüche. Die konsequente Ablehnung derselben wurde zuerst bei den Opfern rassischer und politischer Verfolgung durchbrochen. VENZLAFF, PAUL, KOLLE, VON BAEYER, KISKER und HÄFNER haben überzeugend nachgewiesen, daß die ganz besonderen, entwürdigenden, ausweglosen und schweren seelischen Belastungen etwa durch eine KZ-Haft sehr wohl zu psychogenen, reaktiven Krankheitsbildern führen können, die als entschädigungspflichtig anerkannt werden müssen [10, 46]. Einzelne Entscheidungen des Bundesgerichtshofes lassen aber überhaupt schon eine individuellere Beurteilung bei Neurosen zu [75]. Die ganze Frage ist jedoch noch nicht befriedigend geklärt und die Meinungen prallen noch hart aufeinander [83]. Derzeit sind jedenfalls ganz ohne Zweifel viele Berentungen aus formell rein organischen Gründen bei genauerer Analyse vorwiegend oder ausschließlich psychogen zu verstehen.

Einer der Gründe für die Schwierigkeit, Rehabilitation, Prävention und Therapie voneinander zu trennen, hängt damit zusammen, daß der Beginn solcher Erkrankungen nicht eindeutig zu fixieren ist. Die übliche Auffassung, den Beginn einer Behandlung auch als Krankheitsbeginn zu bezeichnen, wird dem Krankheitsgeschehen nicht gerecht. Alle diese Krankheiten entwickeln sich in einem langen Prozeß der Fixierung oder Regression in den frühen Kindheitsjahren und bilden wechselnde Symptome, oft mit langen Remissionen zwischen Manifestationsperioden, so daß eine genaue Datierung eines Beginns gar nicht möglich ist. Schon aus diesem Grunde fließen alle Maßnahmen der Vorbeugung, Behandlung und Wiedereingliederung ineinander über.

III. Techniken der Rehabilitation

Entsprechend der verschiedenen psychodynamischen Struktur bei Neurosen und Charakterstörungen unterscheidet sich natürlich auch die Technik der Rehabilitation. Die Unterschiede sind jedoch nicht so entscheidend, wie es die Verschiedenheit der Über-Ich-Entwicklung bei den beiden nosologischen Kategorien erwarten ließe. In der Psychotherapie der Neurosen kommt es natürlich darauf an, die Strenge und Starre des Überich, die zu Angst und Symptombildung geführt hat, zu mildern und zu lockern, während im Falle der Charakterstörungen ansteigende Identifizierungsmöglichkeiten mit besser entwickelten Überichstrukturen angeboten werden müssen [2]. Sind jedoch in beiden Fällen als Ausdruck der jeweiligen gemeinsamen Ichschwäche eine Arbeits- und Leistungshemmung sowie Kontaktstörungen erheblichen Grades entstanden, dann können die angewandten Techniken für beide Krankheitsgruppen relativ gemeinsam geplant und durchgeführt werden und die Differenzierungen ergeben sich viel eher nur für die Behandlung der jeweiligen Person des Rehabilitanden, worunter nicht in erster Linie Psychotherapie, sondern vor allem auch der allgemeine menschliche Umgang fällt [7, 45, 76].

Erfahrungsgemäß lassen sich nur Schwachsinnige oder Alkoholiker schwer gemeinsam mit anderen Erkrankungen rehabilitieren. Bei den anderen Krankheitsgruppen ist die organisatorisch sehr wichtige Frage der Kombination verschiedener Behinderungsformen nicht generell zu beantworten. Sie wird bestimmt vom Schweregrad der Erkrankung, von Zahl, Ausbildung und Motivation des Personals und den Institutionen, die daran beteiligt sind. Verwahrloste Jugendliche z.B. müssen wohl in Sonderheimen rehabilitiert werden [43], weil es eine Vergeudung psychoanalytisch ausgebildeten Personals wäre, wenn man hier andere Behinderungsformen einschieben würde, und der ganze Stil eines solchen Hauses Kombinationen kaum zuläßt. Auch psychosomatische Erkrankungen, wo organmedizinische Gesichtspunkte stark berücksichtigt werden müssen, werden besser getrennt betreut [88, 89]. Abgesehen von diesen Sonderfällen ist eine heterogene Zusammensetzung der Behinderung eher ein dynamischer Vorteil als ein Nachteil. Dies bezieht sich allerdings weniger auf die Mischung von Psychosen und Neurosen in Rehabilitationseinrichtungen, da dann meist die Neurosen zu stark dominieren, sondern mehr auf die Kombination mit körperlichen Behinderungen.

Auf die monographische Darstellung der Arbeitstherapie durch HARLFINGER [28] und die Rolle arbeitsgerechter Entlohnung für die Rehabilitationsarbeit [62] kann hier nur hingewiesen werden.

III/1. Psychiatrische Fürsorge, case-work und Gruppenarbeit

Die wichtigste Methode, die in der Regel von einer besonderen Berufsgruppe, den psychiatrischen Sozialarbeitern, angewendet wird, ist Case- und Groupwork. Von den zahlreichen deutschsprachigen Bezeichnungen, wie etwa intensive Einzelfürsorge, scheint sich in der letzten Zeit der Begriff „Soziale Einzelhilfe" durchzusetzen. Ihre historische Entwicklung und praktische Anwendung auf breiter Basis hat sich vor allem in den Vereinigten Staaten abgespielt.

Die theoretische Grundlage war einerseits das Verstehen der menschlichen Bedürfnisse im Rahmen der Psychoanalyse und andererseits eine pragmatische Auffassung, daß in vielen Fällen eine psychoanalytische Behandlung im engeren Sinne einen unnötigen Zeitaufwand darstellt. Die Schulen für Sozialarbeit, die relativ rasch akademisches Niveau erreicht haben, entwickelten auf dieser Basis ein System der Theorie vor allem aber eine Praxis, die erlaubt, mit geringerem Aufwand psychotherapienahe Ergebnisse zu erreichen [4, 63]. Das theoretische und praktische Konzept der Fürsorge in Mitteleuropa ist noch immer zu einem hohen Grade von der Auffassung bestimmt, daß es sich dabei einerseits um die materielle Unterstützung Armer, andererseits um eine Funktion sozialer Kontrolle gegenüber Fehlverhalten handelt.

Gerade der letztere Aspekt kommt ganz deutlich z.B. in den Vorschriften und realen Betreuungsformen gegenüber unehelichen Müttern zum Ausdruck.

Im Gegensatz dazu ist die neue Konzeption, die erstmals 1917 von Mary Richmond vertreten wurde und sich erstaunlich rasch verbreitet hat, auf eine „Hilfe zur Selbsthilfe" konzentriert, die sich vorwiegend des Gespräches als therapeutischen Mittels bedient [67]. Der ideologische Hintergrund besteht in der Auffassung, daß bei jedem Menschen grundsätzlich die Möglichkeit zu einer sozialen Entwicklung gegeben sei. Soziales Fehlverhalten wird im wesentlichen als Reaktion auf Frustration aufgefaßt. Mehr oder weniger unausgesprochen, wird dabei das Schlüsselphänomen der Aggression nicht so sehr von der Triebseite betrachtet, sondern von der Umweltbedingtheit. Es mehren sich übrigens auch die Stimmen, die die zwangsläufige Koppelung von Aggression und Destruktion bezweifeln und eine wertneutrale Aggression als Ausdruck lebensnotwendiger Aktivität annehmen, der nur unter negativen frustrierenden Entwicklungs- und Umweltsbedingungen, die allerdings recht häufig sind, der destruktive Akzent beigegeben wird.

Das Gespräch dient zuerst der Erstellung einer psychosozialen Diagnose und Prognose. Aus den Persönlichkeitsfaktoren, der Vorgeschichte, der gegenwärtigen Situation und Problemlage, wobei natürlich auch finanzielle Momente eine entscheidende Rolle spielen, muß abgeschätzt werden, ob der Klient selbst imstande sein wird — respektive mit welcher Art von Hilfe —, eine aktive Anpassung an die Anforderungen seiner jeweiligen Situation zu vollziehen. Es ist dabei selbstverständlich, daß es sich nie um eine rein passive Anpassung im Sinne eines Sozialkonformismus handeln kann, sondern um eine persönlichkeitsgerechte Umweltgestaltung, wie H. Hartmann sie als aktive Anpassung beschrieben hat [31]. Dieser diagnostische Prozeß ist einerseits komplizierter als eine psychiatrische Diagnose, weil er eine ganze Reihe von Faktoren mitberücksichtigen muß, die den Psychiater im allgemeinen leider wenig interessieren, nämlich sozioökonomische Bedingungen und Leistungsreste, andererseits ist er einfacher, weil eine pathopsychologische Feindiagnose sich eher erübrigt. Dies hat übrigens gewisse Vorteile, da psychiatrischen Kategorien, selbst in der Beurteilung durch Fachleute, oft bestimmte Erwartungsvorstellungen impliziert sind, die häufig einer echten Begründung entbehren, resp. wissenschaftlicher Nachprüfung nicht standhalten ("labelling"). Es wird z.B. oft mit der Feststellung einer Psychose zu Unrecht eine negative Sozialprognose verbunden. Diese meist unausgesprochene Grundhaltung beeinflußt auf extraverbalen Kanälen den Wiederherstellungswillen des Patienten und seiner Umgebung in einer oft verhängnisvollen Weise.

Eine moderne klinische Psychologie kann entscheidend z.B. bei der Beurteilung des Arbeitsrestes [3] zu dieser Diagnose beitragen. In Parenthese sei an diesem Punkt übrigens angemerkt, daß in der prognostisch wichtigen Frage, inwieweit an einer scheinbar neurotischen oder psychopathischen Behinderung nicht doch cerebrale Entwicklungsstörungen oder das sog. "minimal braindamage" beteiligt sei, wobei leider auch subtile neurologische, rein testpsychologische und EEG-Untersuchungen häufig versagen, durch psychophysiologische Methoden, wie etwa die Flimmerverschmelzfrequenz, wertvolle diagnostische Hinweise gegeben werden können.

Haben die Gespräche mit dem Patienten, verbunden mit der psychologischen Beurteilung und natürlich der psychiatrischen Exploration, zu einer psychosozialen Diagnose geführt, wobei in der Regel die Familienangehörigen, unter Umständen auch Arbeitskollegen und Vorgesetzte mit herangezogen werden sollen, befinden wir uns schon mitten in der case-work Arbeit.

Aus verständlichen Gründen besteht von seiten der Sozialarbeiter, wie auch der Psychotherapeuten, ein formales Bedürfnis, beide Methoden streng auseinander zu halten. Man muß sich aber doch darüber im klaren sein, daß es sich um ein sehr therapienahes Vorgehen handelt. Ist jedoch Psychotherapie, wenn sie analytisch orientiert ist, mehr historisch bezogen auf das Wiedererleben traumatisierender Erlebnisse in der Übertragungsneurose, wenn sie verhaltenstherapeutisch ausgerichtet ist, ahistorisch auf ein Konditionieren, bezieht sich die case-work-Behandlung immer auf das Hier und Jetzt und ist viel stärker problemorientiert und scheut vor aktivem Eingreifen in das soziale Geschehen nicht zurück. Die Variationsbreite ist jedoch bei einzelnen Therapeuten und case-workern relativ groß, und es bestehen ganz sicher in der Praxis breite Übergänge zwischen den Methoden.

Die Grundprinzipien des Handelns sind das sog. demokratische Prinzip, die Überzeugung von der Entwicklungsfähigkeit des Menschen, das Akzeptieren, d.h. das Freihalten von Werturteilen in der helfenden Bereitschaft, und das Selbstbestimmungsrecht des Klienten. Von der Psychoanalyse stammt die Zurückhaltung in der Gesprächsführung, die „aktive Passivität", die weitgehend dem Patienten die Initiative sowohl in der Darstellung der Problematik als auch in der Problemlösung überläßt. Wenn auch eine Übertragung im analytischen Sinne nicht gefördert und auch nicht systematisch analysiert wird — ein wichtiger Unterschied zur Psychotherapie —, so ist doch die Bindung an den case-worker ein entscheidender therapeutischer Faktor. Diese Gesprächsform gestattet sogar auch häufig eine kathartische Abreaktion des Klienten [19]. Die Gegenübertragung des Sozialarbeiters kann in der sog. Supervision bearbeitet werden. Man versteht darunter die Einrichtung, daß vor allem in den ersten Jahren der Praxis bei gut eingerichteten Fürsorgestellen ein besonders erfahrener und ausgebildeter Fürsorger als Supervisor zur Verfügung steht, bei dem die schwierigen Fälle regelmäßig besprochen werden können [87]. Der Supervisor soll außerhalb der Vorgesetztenhierarchie stehen, damit der case-worker unbesorgt um seine fachliche Beurteilung und seine Karriere seine Schwierigkeiten offen besprechen kann. Eine gewisse Ähnlichkeit mit der Kontrollanalyse in der psychoanalytischen Ausbildung fällt dabei sehr stark ins Auge.

Verhält sich soziale Einzelhilfe zu Psychotherapie so wie Problemlösungsprozeß (Helen Perlman [63]) zu Persönlichkeitsveränderung (wobei, wie gesagt, keine scharfe Trennung möglich ist), so verhält sich Gruppenarbeit ebenso zu Gruppenpsychotherapie.

Eine der frühen Definitionen lautete: „Gruppenarbeit ist eine Methode durch die der Gruppenleiter verschiedene Arten von Gruppen befähigt, so zu arbeiten, daß sowohl die Gruppenbeziehungen als auch die Beschäftigung mit einem Programm zum Wachsen und Reifen der Individuen beitragen, daß aber auch erwünschte soziale Ziele erreicht werden [47]."

Gegenüber der Einzelfallhilfe ergibt sich als Nachteil, daß die Intimität des Vertrauenskontaktes natürlich nicht im gleichen Maße gegeben ist und daß dem Einzelproblem weniger Zeit gewidmet werden kann. Der Vorteil besteht aber nicht nur in der Zeitersparnis, sondern darin, daß das Gruppenerlebnis aus der in der Regel bestehenden Isolierung herausführen kann und daß die Atmosphäre der Gruppe häufig als ein viel stärkeres emotionelles Erlebnis empfunden wird [56].

Gruppen werden naturgemäß eher in Institutionen wie therapeutischen Gemeinschaften oder Tagespitälern eingesetzt werden und daher im nächsten Kapitel eingehender besprochen.

III/2. Die „therapeutische Gemeinschaft"

Die Rehabilitation schwerer Charakterstörungen, insbesondere soweit sie sich in a- und antisozialem Verhalten äußern, kann vor allem nach den Erfahrungen von Maxwell Jones in therapeutischen Gemeinschaften realisiert werden [40, 42].

Idealerweise handelt es sich dabei um offene Sondereinrichtungen in der Art des Hendersonspitals (der früheren social rehabilitation unit, Belmont Sussex), wo eine äußerst aktive Gruppenarbeit betrieben wird. Die Prinzipien sind aktive Rehabilitation, Demokratisierung, Toleranz (permissivenes) und "Communalismus" (ein schwer ins Deutsche zu übersetzender Ausdruck, der im wesentlichen eine Akzentuierung der Entscheidungsarbeit und Problemlösung auf Gemeinschaftsbasis bedeutet). Die Prinzipien, die durch diese neue Einstellung abgelöst werden sollen, kann man als Kustodialismus, Segregation, hierarchische Autorität, Formalismus der Statusdifferenzierung und führende, spezialistische therapeutische Rolle des Arztes bezeichnen.

Eine wesentliche Voraussetzung der Organisation einer therapeutischen Gemeinschaft ist das tägliche Gruppengespräch der ganzen Institution (community meeting). Dabei nehmen alle Patienten und das gesamte Personal teil. Die obere Größenordnung, wo dies noch möglich ist, liegt bei 100 Patienten.

Nach diesem Gespräch der Gesamtgruppe folgen kleinere therapeutische Gruppen, vor allem ist eine Personalgruppe wichtig, die die Ergebnisse des Community Meeting auswertet. Die Schwierigkeiten bei der Einführung dieser neuen Behandlungsmethoden liegen erfahrungsgemäß immer viel mehr beim Personal als bei den Patienten. Man gefährdet durch solche freie Diskussionen, die natürlich auch sehr kritisch gegenüber Ärzten und Schwestern sein können, deren Sicherheit ganz erheblich und provoziert starke Widerstände. Man muß daher mit einem Zeitraum von einem halben bis zu einem Jahr rechnen, bis das Personal einen emotionellen Zugang zu der neuen Verhaltensweise gefunden hat. Die größte Hilfe für dieses Verständnis liegt in den oft drastischen Erfahrungen, wie sich wechselseitige Mißverständnisse zwischen Personal- und Patientenverhalten in einem Aha-Erlebnis in solchen Gruppendiskussionen aufklären können.

Gill Elles schildert die Schwierigkeiten, die sich ergeben, wenn man versucht, die Einstellung neuer Patienten in solchen Gruppendiskussionen zu überwinden [20]. Es kommt zuerst darauf an, die Kraft bewußter Schuldgefühle herabzusetzen, die den Psychopathen zwanghaft dazu treiben, sich immer wieder in Schwierigkeit zu bringen und seine Lernfähigkeit durch Erfahrung herabzusetzen. Ein neuer Patient muß der Gruppe so früh als möglich als der gezeigt werden, der er ist, und nicht als der, der er sein möchte, oder fürchtet zu sein. Wird er als solcher akzeptiert, dann werden seine Ich-Kräfte verstärkt. Jeder Patient hat in solchen Gruppen die Doppelrolle, daß er einerseits behandelt und andererseits aber selbst für die übrigen Patienten als Hilfstherapeut wirksam wird. Die Fähigkeit andere zu verstehen und ihnen behilflich zu sein, resp. die Überraschung, daß eine solche Rolle von ihm erwartet wird, ist von großer emotioneller Bedeutung und vermindert die eigene Hoffnungslosigkeit.

Weiterhin ist die Verbesserung der Kommunikation und der Fähigkeit dazu ein sehr wirksamer Faktor. Die Gemeinschaft hat eine spezifische Kultur, innerhalb deren Gefühle sehr offenkundig geteilt werden, und die Gründe dafür werden bis ins kleinste Detail diskutiert. Die weiteren Gruppenaktivitäten müssen so gestaltet werden, daß jedem Patienten ein Maximum an Kontakt, in möglichst vielen verschiedenen sozialen Rollen, angeboten wird. Diese Erfahrung soll dazu führen, in jedem Individuum ein besser integriertes Selbstbild aufzubauen, und zwar zuerst, wie er von anderen gesehen wird, und letztlich wie es von ihm selbst als Ergebnis einer Selbsteinschätzung akzeptiert wird. Das Identitätsprinzip von ERIKSON mit seiner Übereinstimmung von Selbst- und Fremdbewertung hat sich dabei äußerst fruchtbringend erwiesen [22]. Die verschiedenen sozialen Rollen werden in Therapiegruppen wechselnder Zusammensetzung mit verschiedenen Therapeuten in möglichst vielseitigen Arbeitsgruppen, im Körpererleben bei der Heilgymnastik und der Erweiterung derselben in sportliches Spiel und in anderen Freizeitgruppen, die sich von Diskussionen, Theaterspiel bis zu schöpferischer Tätigkeit erstrecken, erlebt. Durch diesen Prozeß kommt es zu einer Abnahme der Aggression. Das dringende Bedürfnis, die unakzeptierbaren Persönlichkeitszüge zu projizieren, wird durch die verstehende und akzeptierende Haltung der Gemeinschaft vermindert. Dies gibt dem Patienten ein neues Gefühl der Stärke, solang er ein Mitglied dieser Gruppe bleibt. Die starken Bindungen der Patienten untereinander und mit dem Personal, die ständig in der Diskussion bearbeitet werden, bilden dann eine Struktur, die auch über schwere Depressionen eine Stützung darstellen. Die Patienten erfahren dann eine äußere Sicherheit und die Fähigkeit gestörte Beziehungen wieder aufzubauen. Autoritätsbeziehungen werden weniger bedrohlich. Auf diese Weise wird ein neues Über-Ich internalisiert, das ein geringeres Strafbedürfnis zur Folge hat und mehr Verantwortungsgefühl und Erfolg erlaubt.

Ein derartiges System kommt natürlich in eine Krise, wenn mehrere Patienten, die bereits einen gewissen Reifegrad erreicht haben, ausscheiden, und eine größere Gruppe von Neuaufnahmen erfolgt. Dann muß das Personal viel stärker eine Führungsrolle übernehmen und in einer unterstützenden Weise aktiv werden. Man muß auch sehr darauf achten, daß eine sog. „Patientenselbstverwaltung" nicht auf belanglose Kleinigkeiten beschränkt wird, sondern sich mit echten Entscheidungen befaßt, wie Spannungen innerhalb des Personals und mit und zwischen den Patienten und vor allem mit der Auseinandersetzung über das „Agieren" und der Wahl disziplinärer Mittel. Durch diese Teilnahme an der echten Verantwortung kann der Mangel an Selbstvertrauen und das Abhängigkeitsproblem echt überwunden werden.

Ein gutes Beispiel dafür ist das immer wieder brennende Problem sexueller Beziehungen innerhalb gemischter Stationen. Hier zeigt sich die Angst der Admistration und des Personals ganz besonders deutlich. Die Widerstände gegen Reformen im Sinne einer therapeutischen Gemeinschaft werden wesentlich stärker, wenn in der Arbeits- und Therapiegruppe die beiden Geschlechter gemischt werden, und in den Tagräumen gegenseitige Besuche gestattet werden.

Wurde seinerzeit als Argument gegen die Öffnung geschlossener Abteilungen die Selbst- und Gemeingefährlichkeit der Kranken angeführt, so folgt das neue Argument der sexuellen Gefährdung nach Überwindung der ersten Scheu sehr rasch und viel intensiver in dem Sinne, daß es zu Schwangerschaften und wahllosem Geschlechtsverkehr kommen müsse. Es hat sich gezeigt, daß in therapeutischen Gemeinschaften die Fremdaggression ganz deutlich abnimmt, die Suicidgefahr zumindestens nicht steigt, und das Problem der Promiskuität sich ganz besonders für die Diskussion in den großen Meetings und den kleinen Therapiegruppen eignet: so daß also letztlich die Selbstkontrolle der Patienten in dieser Frage meist wesentlich wirksamer ist, als die Beaufsichtigung durch das Personal allein. Es muß allerdings zugegeben werden, daß in den Übergangszeiten, bis die nötige Sicherheit auf der Personalseite entstanden ist auch diese Frage frei von Angst zu besprechen, eine passagere Periode größeren Risikos auftritt.

Die größte Anpassungsschwierigkeit besteht bei allen diesen Entwicklungen in der Kritikempfindlichkeit, vor allem des Pflegepersonals. Krankenschwestern und psychiatrische Pfleger sind auf Grund ihrer Ausbildung dazu geneigt, zwar widerspruchslos ärztliche Anordnungen auszuführen, aber als Gegenleistung dafür Schutz in der Hierarchie höher stehender Ärzte gegen jede Kritik von seiten der Patienten zu erhalten. Bevor man erwarten kann, daß der Patient als echt gleichberechtigter Diskussionspartner akzeptiert werden kann, müssen daher die Krankenpfleger in Personalgruppen darauf vorbereitet werden, daß sie mit dem neuen System zwar einer härteren Kritik von unten ausgesetzt sind, daß dies aber in gleicher Weise auch mit den Ärzten der Fall ist und daß sie dafür einen größeren Einfluß auf die Gestaltung der Institution bekommen und letztlich in ihrem Status aufgewertet werden.

Das letzte Hauptproblem ist die Problematik der Schweigepflicht. Seit dem hippokratischen Eid ist die Vertraulichkeit der Inhalte des ärztlichen Gesprächs ein absoluter Wert, der von Ärzten und Patienten mit Recht verteidigt wird. Man muß sich allerdings darüber im klaren sein, daß die zunehmende Unmöglichkeit, das finanzielle Krankheitsrisiko allein zu tragen, und die Einschaltung von Systemen sozialer Sicherheit, staatlicher Gesundheitsdienste, aber in ähnlicher Weise auch von privaten Versicherungen mit ihrem bürokratischen Apparat, bereits einen weitgehenden Einbruch in diese Geheimhaltung bedeuten. Gruppendiskussionen und Gruppenpsychotherapie verändern diese Situation radikal. Wenn auch in beiden Fällen vorwiegend der Gruppenprozeß selbst und die aktuelle Beziehung der Mitglieder das Material der Gespräche darstellen, so werden zwangsläufig auch Mitteilungen persönlicher Art, die zum privaten Intimbereich des einzelnen Mitglieds gehören, in der emotionellen Atmosphäre auftauchen. Eine Revision der Auffassung ärztlicher Verschwiegenheit ist unter diesen Umständen unvermeidlich und steht bis jetzt noch aus.

Interessanterweise haben sich trotz der enormen Verbreitung von Gruppentherapien in der Praxis bis jetzt kaum irgendwo wesentliche Schwierigkeiten ergeben. Offenbar ist die Subkultur, die sich in solchen Gruppen entwickelt, so stark und das Informationsbedürfnis wird durch die eingehende Besprechung in der Gruppe in einem solchen Ausmaß befriedigt, daß sich das Bedürfnis, Informationen nach außen zu tragen, minimalisiert.

Das geschilderte Prinzip der therapeutischen Gemeinschaft (das sich vorwiegend an MAXWELL JONES Darstellung hielt) läßt sich für alle Formen der Behinderung anwenden. Die Indikationsbreite reicht dabei von Psychosen über Charakterstörungen bis zu Neurosen, von psychosomatischen Krankheiten bis zu körperlichen Behinderungen. Beim Alkoholismus wird man vielleicht wegen der größeren Abhängigkeit der oral Fixierten ein etwas stärkeres Maß direkter Führung wenigstens anfänglich anwenden müssen. Bei Schwachsinnigen ist dies natürlich ganz besonders notwendig. Das Grundprinzip wird jedoch immer die Bekämpfung jener Organisationsstruktur sein, die GOFFMANN als „totale Institution“ beschrieben hat, wo eine unüberwindliche Kluft zwischen Personal und Insassen besteht [27]. Nur wenn dies gelingt, ergibt sich die Chance, die Insassen aus der Depression herauslösen zu können, die für alle Formen des Fehlverhaltens, die wir behandeln, charakteristisch ist. Das Prinzip dieser komplizierten Gruppenaktivitäten in der therapeutischen Gemeinschaft zur Rehabilitation von sozial Gestörten beruht letztlich auf den Erfahrungen und Ergebnissen A. AICHHORNs, daß Verwahrloste verschiedene Identifizierungsmöglichkeiten brauchen, die nicht allzuweit von ihren eigenen Defekten entfernt sind, um sich an eine bessere Realitätskenntnis und Anpassungsfähigkeit heranzuarbeiten [2].

III/3. Community Psychiatry and Social Community Organisation

Eine befriedigende Rehabilitation kann aber nicht nur von Einzelpersonen und isolierten Einrichtungen getragen werden, sondern muß eingebaut sein in eine umfassende Versorgung einer ganzen Region [25, 32]. Ist dies nicht der Fall, besteht die Gefahr, daß Erfolge wieder am Unverständnis der Umwelt scheitern und daß keine Kontinuität der Betreuung gewährleistet ist. Die ideale Größe für eine Betreuungsregion (Sectorisation oder Regionalisierung) liegt bei etwa 200000 bis maximal einer halben Million Bewohnern.

Hier müssen öffentliche und private Fürsorge, psychiatrische Einrichtungen und Beratungsstellen sowie Werkstätten möglichst allen wesentlichen Bedürfnissen gerecht werden und einen positiven Kooperationszusammenhang haben. Überschneidungen und Doppel- und Mehrfachbetreuungen müssen ebenso vermieden werden wie Lücken in der Versorgung. Eine solche Organisation ist natürlich in Ländern mit einem zentralen Gesundheits- und Fürsorgedienst leichter aufzubauen, als in solchen, wo die Hauptlast der medizinischen Versorgung von einem freien Ärztestand getragen wird und ein Nebeneinander von öffentlichen und privaten Fürsorgeeinrichtungen besteht [59, 65]. Es gibt jedoch genug Beispiele, wie z.B. etwa Holland, daß auch unter solchen Bedingungen eine Koordination möglich ist.

Eine integrale Familienfürsorge ist am ehesten imstande, diese Funktion zu übernehmen. Solange die Regionen nicht allzu groß werden, ist diese Aufgabe auch nicht besonders schwierig.

Sehr eindrucksvolle Beispiele sind die sozialpsychiatrischen Pläne in den USA und Canada und viele Regionen in den sozialistischen Ländern [1].

Öffentlichkeitsarbeit und Finanzierung (fund-raising) sind nicht zu vernachlässigende Teilaspekte dieser Arbeit.

III/4. Bewährungshilfe

Ein Sonderfall in der Rehabilitation, oder in diesem Fall einem allgemeinen Sprachgebrauch entsprechend besser *Resozialisierung* genannt, ist die Zurückführung von delinquent gewordenen Menschen, besonders von Jugendlichen und jungen Erwachsenen in die Gesellschaft und die Vermeidung von Rückfällen durch eine besondere Art ambulanter Sozialarbeit, der Bewährungshilfe [11, 19, 69, 71]. Sie kann statt einer Strafe unter vorläufiger Aussetzung derselben verfügt werden, was ganz besondere Vorteile hat, da vor allem Freiheitsstrafen einen sehr fraglichen bessernden Effekt haben, im Gegenteil meist eher eine Resozialisierung erschweren, oder *nach* der Verbüßung einer Strafe zur Eingliederungserleichterung angeordnet werden.

Gegenüber allen anderen Formen der Betreuung weist die Bewährungshilfe eine Besonderheit auf, die ihre Tätigkeit wesentlich erschwert. Zwar soll der Bewährungshelfer in erster Linie im Interesse der Probanden handeln und erst sekundär im Interesse der Gesellschaft, aber man kann nicht um die Tatsache herum, daß er vom Gericht bestellt ist, also nicht spontan vom Klienten als Hilfe aufgesucht wird, wie es idealerweise bei Psychotherapie und Sozialhilfe der Fall ist. Er muß daher erst um das Vertrauen des Klienten ringen und die Frage der Schweigepflicht ist zumindest recht unklar. Es ist kaum ein Zweifel, daß, wie immer die Vorschriften lauten, es der Zivilcourage, Intuition und Erfahrung des Bewährungshelfers überlassen bleibt, wo er die Grenzen der Verschwiegenheit gegenüber seinem Auftraggeber setzt. Dieses Dilemma bedingt, daß an Persönlichkeit und Ausbildung dieser Sparte der Sozialarbeit besonders hohe Anforderungen gestellt werden müssen. Dies müßte sich auch in einer entsprechenden sozialen und finanziellen Einstufung äußern, was derzeit noch kaum der Fall ist. Supervision kann gerade in diesen spezifischen Problemen besonders hilfreich sein.

Es ist nicht uninteressant, daß das Konzept 1841 von einem Bostoner Schuhmachermeister John Augustus entwickelt wurde, dem die Unsinnigkeit des reinen „Einsperrens" und Bestrafens von Delinquenten, lange vor den Experten, klar geworden war. Eine Professionalisierung setzte dann auch zuerst in den angelsächsischen Ländern ein (probation) und erst in den letzten Jahren wurde diese überraschend erfolgreiche Methode auch in Mitteleuropa gesetzlich verankert. Die Zahl der Bewährungshelfer ist jedoch sowohl in der Bundesrepublik Deutschland als auch in Österreich gegenüber etwa in England noch sehr gering.

In diesem Zusammenhang mag nicht unerheblich sein, daß die Bewährungshilfe gegenüber der Haftstrafe für die Gemeinschaft nicht nur den Vorteil hat, daß sie wesentlich wirksamer ist, sondern auch daß die Kosten um ein vielfaches niedriger sind. Für die Sozialprognose kann über Persönlichkeit und Milieu des Klienten hinaus noch das Delikt und das Verhalten während Anhaltung und Verhandlung sinnvoll herangezogen werden. Wesentlich ist allerdings in dieser Sparte noch mehr als in anderen Bereichen einer Sozial- und Gesundheitsbetreuung, daß durch eine Überlastung mit Klienten nicht die Qualität der Arbeit durch die Quantität allzu stark gemindert wird. Die ideale Betreuungszahl dürfte bei etwa 30—40 Klienten pro Betreuer liegen.

Bewährungshilfe kann als ein Mischprozeß von Erziehung, Sozialarbeit und Psychotherapie verstanden werden. Welche Seite dann in der praktischen Arbeit in den Vordergrund tritt, liegt an der Person und Situation von Klient und Berater. Eine starre Festlegung ist gefährlich.

Dies ist um so mehr notwendig, als der Delinquent ja kein einheitlicher Typ ist. Wir finden reine Milieuverwahrlosung, Gelegenheitstäter, aggressive Neurotiker, oft mit einer im Vordergrund oder Hintergrund stehenden starken Selbstbestrafungs- und Selbstzerstörungstendenz, und triebhafte abnorme Persönlichkeiten mit einer starken konstitutionellen oder erworbenen cerebralorganischen Basis. Indikation der Methoden und Prognosen werden sich dementsprechend wesentlich unterscheiden [33].

In diesem Zusammenhang ist auch davor zu warnen, jedes aggressive und anomische Verhalten in psychiatrischen Kategorien zu interpretieren, und zu glauben, daß Therapie und Betreuungsversuche ein Allheilmittel zur Erreichung allgemeiner Konformität sein kann. Die Jugendrevolution der zweiten Hälfte der 60er Jahre hat nur in Einzelfällen ihre Wurzeln in individueller Psychopathologie und kann im wesentlichen nur durch allgemeingesellschaftliche Überlegungen und Untersuchungen verstanden werden und nur von dort her, also vor allem durch politische Mittel verarbeitet werden, wobei die Art dieser Verarbeitung, repressiv oder reformerisch, dadurch nicht präjudiziert wird. Jedenfalls wird die Betrachtungsweise der Delinquenz als Extremfall kultureller Deprivation (Rosenmayr) die beste soziologische Grundlage für Verständnis und Lösung der schwierigen sich ergebenden Probleme sein [69].

III/5. Stationäre und ambulante Rehabilitation

Die Wahl einer ambulanten Betreuung mit Verbleiben in der gewohnten Umgebung etwa durch einen Patientenklub [52] oder die Unterbringung in einer Teilzeitinstitution, etwa einer Tagesklinik [48], oder die Aufnahme in eine

Institution, sei es nun eine Werkstätte mit Internat, eine Stelle geschützten Wohnens, ein Erziehungsheim oder eine Klinik, richtet sich ebenfalls nach der Person des zu Rehabilitierenden, nach der Art seiner Störung, und vor allem der Situation. Der oberste Grundsatz in der Wiederherstellung ist die Minimalisierung der Regression und die Förderung der Eigeninitiative und Aktivität, daher wird prinzipiell versucht werden müssen, die stationären Aufnahmen so niedrig als möglich zu halten. Man geht bei dieser Empfehlung allerdings von der Annahme aus, daß das jeweilige Milieu oder die Krankheit selbst es gestatten, in einem helfenden Prozeß bei gleichbleibenden Bedingungen kontinuierlich eine Persönlichkeitsentwicklung zu initiieren. Unter Umständen ist jedoch ein Neubeginn nur durch eine therapeutisch gestaltete, kontrollierte Regression möglich, die eine Cäsur zur bisherigen Entwicklung darstellt und eine begrenzte Periode der Loslösung aus dem gegebenen Milieu, resp. bei manchen Jugendlichen den Beginn der permanenten Distanzierung etwa aus einem hochpathogenen Herkunftsfeld bedeutet [49, 50]. Es darf ja nicht verkannt werden, daß auch die Psychoanalyse selbst eine, wenn auch zeitlich stark begrenzte und besonders gestaltete, Regression als wirksamstes therapeutisches Mittel einsetzt. Die Abschätzung, ob dies notwendig ist, also die Indikation zu einer Hospitalisierung, bedarf großer Erfahrung und einer subtilen Kenntnis des Klienten und seiner Umgebung.

Eine Aufnahme ist in manchen Fällen kein Problem, etwa wenn die Erkrankung eine solche Schwere erreicht, daß sie einer ambulanten Therapie überhaupt unzugänglich ist. Dabei ist es gleichgültig, ob es sich um eine schwerste Phobie handelt, die ihren Wohnraum nicht mehr verlassen kann, eine psychosomatische Krankheit, die intensiver klinischer Therapie zumindest als Begleitbehandlung bedarf, oder einen so gefährlichen aggressiven Psychopathen, daß sein Verbleiben in der Freiheit eine zu große Gefährdung für Klienten und Umwelt bedeutet. Oft ist die differentialdiagnostische Klärung auch in bezug auf die Rehabilitationsprognose nur in klinischer Beobachtung möglich.

Sie wird aber unter Umständen bei der gegenwärtigen Verteilung von Rehabilitationsstellen auch dadurch erzwungen werden, daß eine Distanz von hunderten Kilometern zwischen Wohn- und Behandlungsort eine ambulante Therapie unmöglich mache. Dann aber wäre ein Wohnheim oder eine andere Unterbringung natürlich einer Klinik vorzuziehen, um nicht durch das Krankenhausmilieu das Krankheitsgefühl der Rehabilitanden unnötig zu verstärken.

Ist allerdings eine Hospitalisierung notwendig, dann dürfte das Milieu und die Tagesgestaltung nicht die typische Spitalsatmosphäre einer völligen Passivisierung darstellen, sondern der Tagesablauf sollte voll von sinnvoller wiederherstellender Tätigkeit ausgefüllt sein — meist in Gruppenarbeit — und soweit als möglich einem normalen Berufsleben entsprechen [29, 30]. Unter den gegenwärtigen Umständen, besonders in der Bundesrepublik, entzündet sich diese aktuelle Diskussion besonders an den verschiedenen Kurorten und Kurheimen. Von verschiedenen Seiten wurde eine sehr harte Kritik an diesen Institutionen geäußert, daß ihr Wert nicht nur minimal sei, sondern daß unter Umständen sogar ein umgekehrter Effekt einer weiteren Krankheitsfixierung und Verstärkung der Regressionsneigung zu beobachten sei. Dem wurde mit eindrucksvollen Erfolgsstatistiken entgegengetreten. Es ist kein Zweifel, daß den verschiedenen Bade-, Klima- und sonstigen Kurorten eine gewisse Skepsis entgegengebracht werden muß, insbesondere wenn auf Kosten von Sozialversicherungsträgern nicht streng medizinisch gerechtfertigte Gefälligkeitsurlaube finanziert werden. Die Verteidigung kommt natürlich dann in erster Linie von jenen Kureinrichtungen, die tatsächlich eine straffe Rehabilitation durch steigende Belastung betreiben und eine strenge Indikation zur Aufnahme anwenden, die allerdings wohl noch in der Minderheit sind [89].

Es sollte eine Selbstverständlichkeit sein, daß in solchen Kontroversen natürlich prinzipiell empirische Erfolgskontrollen viel stärker als es bisher der Fall ist (übrigens auch bei allen anderen medizinischen und sozialfürsorgerischen Einrichtungen) eingeführt werden, um derartige Streitfragen möglichst zu objektivieren. Der Widerstand gegen solche Maßnahmen stammt allerdings nicht nur aus der Angst, daß die Ergebnisse zu negativ sein würden und tiefgreifende Änderungen, ja Aufgabe bestimmter Institutionen und damit bequemer oder liebgewordener Privatdomänen des Einkommens drohen könnten, sondern auch aus der nicht ganz unbegründeten Befürchtung, daß die Methodik der empirischen Sozialforschung allzuleicht zu falschen Ergebnissen führen könne. So sehr etwa Cremerius [13] berechtigt ist, einer empirischen Erfolgskontrolle etwa von Psychotherapie skeptisch gegenüber zu stehen, so gibt es doch relativ einfache Parameter wie Krankenstandziffern, weitere Hospitalisierung und Invalidisierung die bei Einhaltung der entsprechenden methodischen Bedingungen wie Kontrollgruppen, Alters- Geschlechts- und Schichtstandardisierung etc. relativ gute Hinweise auf die Effektivität einer Methode gestatten [17].

III/6. Familientherapie

Man verdankt der Psychoanalyse einerseits die Einsicht, daß menschliches Fehlverhalten und ein hoher Prozentsatz seelischen aber auch körperlichen Leidens seine letztlichen Ursachen in den frühen Familienbeziehungen haben und daß das Konzept einer Familienneurose theoretisch und praktisch am fruchtbarsten zum Verständnis aber auch zum therapeutischen und prophylaktischen Ansatz sei, andererseits hat die Praxis und Theorie der klassischen Psychoanalyse als Therapie die Isolierung des Therapeuten und der therapeutischen Situation von eben dieser Familie als eine der technischen Voraussetzungen der Behandlung und des damit verbundenen Abstinenzprinzips betrachtet. Diese Auffassung hat auch heute noch dort ihre Berechtigung, wo erstens nach strenger Abwägung der Indikation eine solche Behandlung berechtigt und zweitens eine solche auch praktisch durchführbar ist. Dies ist jedoch beides nur sehr selten der Fall. In der überwiegenden Mehrzahl der Fälle wird eine Rehabilitation nur dann erfolgreich und sinnvoll sein, wenn die Familie miterfaßt wird. Alle Bemühungen des Patienten und der Behandler müssen notwendigerweise scheitern, wenn nach Rückkehr in die normale Umgebung die alte pathogene Konstellation wieder wirksam wird. Dies gilt natürlich vor allem bei Jugendlichen, aber auch bei Erwachsenen, die in einem engen äußeren und noch mehr inneren Abhängigkeitsverhältnis mit den Eltern und bei Ehegatten leben. Die Gruppendynamik hat gezeigt, daß in Intimgruppen das relativ regelmäßige Bedürfnis besteht, ein Mitglied oder mehrere in der Rolle des Sündenbockes oder Prügelknaben zu halten, auf den alle Aggressionen und negativen, abgelehnten eigenen Zügen projiziert werden, wodurch das Zusammenleben der Gruppe in der gegebenen Machtstruktur und Rollendynamik erst gewährleistet wird. Neben der relativ seltenen und einfachen direkten Ablehnung und Haß finden sich viel häufiger und pathogener die verschiedenartigen Ausdrucksformen von Ambivalenz, wie Überbetreuung, Dominanz, hysterische Riesenforderungen an den Partner, paranoides Mißtrauen, Nörgelsucht, mangelnde Desexualisierung der Eltern-Kindbeziehung und den damit verbundenen Eifersuchtsformen, Vertauschen der Generationsrollen und die noch sehr wenig allgemein bekannten Kommunikationsstörungen innerhalb der Familie, die von

Isolierung bis zu Übermittlung irrationaler und fragmentarischer Inhalte reicht [8, 37, 53, 68].

Die Methoden, die in der Rehabilitation unter Einbeziehung der Familie angewendet werden können, sind dieselben, die wir aus der allgemeinen Familienpsychiatrie und Therapie kennen. Die historisch älteste und bekannteste ist das Modell der Child-guidance-clinic, daß ein zweiter Therapeut parallel zum erkrankten Kind die Eltern behandelt. Da dabei übergeordnete Fallkonferenzen oder gemeinsame Supervision unentbehrlich sind, kann diese personalaufwendige Methode selten breit angewendet werden. Sinnvoller ist daher das vor allem von DICKS empfohlene conjoint-interview [15], das gemeinsame Gespräch mit einem Ehepaar, oder noch besser die Aufnahme mehrerer Ehepaare in eine Gruppe als Familienbehandlung [44]. Sehr schwierig, aber ungemein emotionell angreifend ist die gemeinsame Gruppensitzung einer ganzen Familie mit mehreren Therapeuten. Methoden des Psychodramas oder des einfacheren Rollenspielens sind gerade in diesem Zusammenhang besonders sinnvoll.

Während eines stationären Aufenthaltes hat sich nicht nur bei der Schizophrenie, sondern bei *allen* Indikationen, die bifokale Gruppentherapie von RAOUL SCHINDLER allgemein durchgesetzt, d.h. die getrennte Führung von Patienten und Angehörigengruppen womöglich durch den gleichen Therapeuten, die nach getrennter Reifung dann unter Umständen auch zu einer gemeinsamen Gruppe zusammengefaßt werden können [74].

Wann immer in einem Rehabilitationsfall ein wesentlicher pathogener Einfluß von der Familie ausgeht, dann wird es unvermeidlich sein, daß in der wirksamsten und möglichen Form die Familie einbezogen wird, wenn Dauerresultate erreicht werden sollen [70].

IV. Die Beurteilung der Neurosen

Es wurde bereits im vorhergehenden gestreift, daß für eine Rehabilitation von Neurosen und Charakterstörungen gewisse gesetzliche und psychologische Voraussetzungen in der Beurteilung die Voraussetzung sein müssen. In Ärzte-, selbst in Psychiaterkreisen und der betroffenen Öffentlichkeit findet sich noch immer relativ weit verbreitet die Ansicht, daß hier ein künstliches Problem geschaffen wird. Ausgehend von der Ansicht, daß psychogenen Störungen prinzipiell kein Krankheitscharakter zuerkannt werden könne und sollte, steht man auf dem Standpunkt, daß bei strikter Verweigerung von Ansprüchen jeder Art und bei Fehlen von Behandlungseinrichtungen, die psychotherapeutisch orientiert sind, sich das Problem von selbst am besten löse, da sich der Neurotiker bei der Unmöglichkeit einer Erfüllung seines Wunschdenkens letztlich mit der Realität abfinde und spontan eine Einordnung finde. Dieser extreme Standpunkt wird zwar kaum noch irgendwo im vollen Ausmaß öffentlich vertreten, ist aber im Stimmungshintergrund selbst in Fachkreisen unverändert merkbar. Ein gewisser, wenn auch kleiner Kern der Berechtigung ist ihm nicht abzusprechen, da das andere Extrem, der vollen Anerkennung etwa von Versorgungs- und Entschädigungsansprüchen, insbesondere von Renten, und das unkontrollierte Anbieten von Therapiemöglichkeiten ebenso gefährlich und falsch wäre. Ein gewisser sekundärer Krankheitsgewinn, damit also ein finaler Aspekt, ist tatsächlich in jeder Neurose vorhanden und ein völliges Nachgeben dieser Tendenz würde jede Therapie, die im wohlverstandenen Interesse des Patienten und der Gesellschaft liegt, unmöglich machen [88]. Dies gilt insbesondere für die Frage der Berentung, denn es besteht allgemeine Übereinkunft, daß ein laufendes Verfahren oder eine schon zuerkannte Rente mit der damit verbundenen Legitimierung der Regression ein ernstes Hindernis für eine Psychotherapie oder Rehabilitation darstellt. Mit aller Energie muß allerdings darauf hingewiesen werden, daß dies nur im Sinne einer Erschwerung zu verstehen ist, und nicht prinzipiell in einer Verunmöglichung. Jeder erfahrene Psychotherapeut und jede Rehabilitationsstelle kann reiches kasuistisches Beweismaterial anbieten, daß es natürlich grundsätzlich auch möglich ist, bereits berentete Patienten mit psychosozialen Krankheiten wieder zu integrieren und arbeitsfähig zu machen. In lebhaften und nicht immer von wissenschaftsfremden Einflüssen freien Diskussionen hat sich in den letzten Jahren eine gewisse Klarheit, zumindest in *einem* Punkt entwickelt. Behandlungsbedürftigkeit und Rehabilitationsmöglichkeit kann der schweren Neurose und Verhaltensstörung weder rechtlich noch moralisch und ärztlich-ethisch mehr abgesprochen werden. Die Einrichtungen der sozialen Sicherheit ziehen, wenn auch nicht immer ideal in Ausmaß und Qualität, daraus auch die Konsequenzen. Der Krankheitswert dieser Kategorien ist also von einem gewissen Schweregrad an in dieser Beziehung nicht mehr zu bezweifeln.

Wesentlich offener ist die Frage in bezug auf Entschädigung und Versorgung. Die Schweiz und Österreich haben sich auf eine Formel zurückgezogen, daß Neurosen, wenn ihr Schweregrad und die Behinderung durch sie das Ausmaß einer Psychose erreichen, womit implizit die Unmöglichkeit einer eigenen willensmäßigen Beeinflussung und die Unmöglichkeit einer psychotherapeutischen Behandlung verstanden werden, als entschädigungspflichtig anerkannt werden müssen. Diese Lösung funktioniert zwar praktisch nicht schlecht, ist jedoch theoretisch nicht sehr befriedigend [34]. Mit den Begriffen der Zumutbarkeit, Adäquanz- und Relevanztheorien ist für die Beurteilung natürlich ein hohes Maß von Unsicherheit und ein beträchtlicher Ermessensspielraum in die Begutachtungsfrage hineingetragen worden, der das Wort vom Unbehagen in der Begutachtung zweifellos rechtfertigt. Auch LEONHARDs Trennung von Befürchtungs- und Wunschneurotikern hilft nur wenig weiter, weil nur von einer Oberflächenbetrachtung her die beiden Gruppen wirklich so klar getrennt sind, wie LEONHARD glaubt [51]. Bei einer analytischen Betrachtungsweise, die tiefer in die Netzwerke der Ursachenkette eindringt, vermischen sich die beiden Kategorien bald wieder. Das böse Wort, daß der Richter sich zuerst entscheiden müsse, ob er einem Neurotiker eine Entschädigung zuerteilen wolle oder nicht und sich danach den Begutachter aussuchen müsse, der aus theoretischen oder Persönlichkeitsgründen dann in der Regel in der einen oder anderen Richtung zu entscheiden pflegt, entbehrt nicht einer gewissen Berechtigung.

Es bestehen außerdem Zweifel, ob es jemals möglich sein könne, bei der Undurchdringlichkeit der Motivation und der Unüberblickbarkeit der Willensfrage und der Grenzen des Determinismus eine befriedigende Lösung zu finden, die allgemeine Rezepte der Beurteilung gestattet. HADDENBROCKs Begriffe von einer Determinationsstruktur, die analysiert werden soll, und nicht von einem Determinationsgrad und MÜLLER-SUURs Hinweise auf eine differenzierende Normbetrachtung haben wesentlich zur Klärung dieser Fragen beigetragen [26, 58]. Die pragmatisch sich anbietende Lösung ist jedoch eine andere. Das gesamte geistige Klima in der Bevölkerung und bei allen beteiligten Dienststellen muß auf eine Präferenz der Rehabilitation gegenüber der Versorgung umgestaltet werden. Es müssen dann aber auch dafür hinreichende, optimal gestaltete Einrichtungen zur Verfügung stehen [57]. Dann kann erwartet werden, daß sich die Zahl der Versorgungsansprüche auf ein Mindestmaß reduziert, das dann auch besser verstanden werden kann. Derzeit drängt der Mangel an solchen Einrichtungen und das Verhalten von vielen Begutachtern und Administratoren besonders auf mittlerer und unterer Ebene die Patienten fast zwangsläufig in den Rentenkampf und eine paranoide Verarbeitung der dabei gemachten Erfahrungen.

V. Schlußbemerkung

Die Rehabilitation von Neurosen und Verhaltensstörungen ist einerseits dank der Forschungsarbeit von Psychoanalytikern und Arbeitspsychologen ein theoretisch weitgehend befriedigend geklärtes Aufgabengebiet. Die institutionellen und gesetzlichen Voraussetzungen, die eine entsprechende Anwendung der erarbeiteten Einsichten gestatten können, fehlen jedoch in Mitteleuropa noch in einem erschreckenden Ausmaße. Es gibt aber hinreichend Modelleinrichtungen, nicht nur in England, Holland und Skandinavien, sondern z.T. auch in der Schweiz, Österreich und in der Bundesrepublik, so daß nur eine Ausweitung und gleichmäßige Verteilung solcher Einrichtungen angestrebt werden müßte. Voraussetzung dafür sind jedoch grundsätzliche Reformen in der Ausbildung der Ärzte in die Richtung einer Sozialmedizin und eine psychosoziale Durchdringung der Gesamtmedizin [72, 73], Vermehrung der Sozialarbeiter und eine Koordinierung einer Gesundheitsplanung und Gesundheitspolitik [80].

Literatur

1. Action for Mental Health: New York: Basic Books 1961.
2. AICHHORN, A.: Verwahrloste Jugend. Bern: Huber 1951.
3. AMBROZI, L.: Zur Rehabilitations-Prognose. Rehabilitation **5**, 56—60 (1966).
4. BANG, R.: Psychologie und methodische Grundlagen der Einzelfallhilfe. Wiesbaden: Verlag f. Jugendpflege 1958.
5. BARTON, R.: Institutional Neurosis. Bristol: John Wright & Sons 1959.
6. BAUMEYER, F.: Die Neurosen als Krankheit in der Krankenversicherung. Med. Sachverst. **61**, 148—152 (1965).
7. BOSCH, G.: Psychotherapie und Sozialtherapie. Soc. Psychiatry **2**, 11—124 (1967).
8. BOSZORNEMYI-NAGY, J., FRAMO, J.L.: Intensive family therapy. New York: Harper 1965.
9. BAEYER, W. v.: Neurose, Psychotherapie und Gesetzgebung. In: Handbuch der Neurosenlehre und Psychotherapie, S. 627—690. München: Urban & Schwarzenberg 1959.
10. — HÄFNER, H., KISKER, P.: Psychiatrie der Verfolgten. Berlin-Göttingen-Heidelberg-New York: Springer 1964.
11. Bewährungshilfe. Fachzeitschrift f. Bew.-, Gerichts- u. Straffälligenhilfe, Verein f. Bew.-Hilfe e.V., f. — 17. Jg.
12. BRONISCH, F.W.: Rehabilitation — psychiatrisch gesehen. Zbl. Arbeitsmed. **5**, 83—95 (1959).
13. CREMERIUS, J.: Die Prognose funktioneller Syndrome. Stuttgart: Enke 1968.
14. DANCEY, T.E.: The neurosis problem case and the assessment and rehabilitation unit. Med. Serv. Can. **16**, 866—871 (1960).
15. DICKS, H.: Marital tensions. London: Routledge 1967.
16. DREITZEL, H.P.: Die gesellschaftlichen Leiden und das Leiden an der Gesellschaft. Stuttgart: Enke 1969.
17. DÜHRSSEN, A.: Katamnestische Ergebnisse bei 1004 Pat. nach analytischer Psychotherapie. Z. psycho-som. Med. **2**, 94 (1962).
18. DUKOR, B.: Die psychogene Reaktion in der Versicherung. Schweiz. med. Wschr. **80**, 479—499 (1956).
19. DWORSCHAK, R.: Der Verwahrloste und seine Helfer. München: E. Reinhardt 1969.

20. ELLES, G.: The closed circuit. Brit. J. Crim. 23, 39 (1961).
21. ERHARDT, H.: Über die rechtliche Beurteilung von Neurosen. Z. Psychother. med. Psychol. 13, 157 (1963).
22. ERIKSON, E.: Identität und Lebenszyklus. Frankfurt: Suhrkamp 1966.
23. GASTAGER, H.: Der therapeutische Club und seine Dynamik. Z. Psychother. 12, 238 (1962).
24. GERCKE, W.: Zur Problematik der Rehabilitation. Ärztl. Prax. 10, 891—893 (1958).
25. GLATT, M.M., WEEKS, K.F., WHITTLY, J.S.: Experiences of the community treatment of neuroses in a mental health unit. Int. J. Soc. Psychiat. 3, 203—211 (1957).
26. HADDENBROCK, S.: Die Unbestimmtheitsrelation von Freiheit und Unfreiheit als methodischer Grenzbegriff der forensischen Psychiatrie. Nervenarzt 32, 145—152 (1961).
27. GOFFMAN, E.: Asylums. New York: Anchor 1961.
28. HARLFINGER, H.P.: Arbeit als Mittel psychiatrischer Therapie. Stuttgart: Hippokrates 1968.
29. HÄFNER, H.: Soziale Rehabilitation. Nervenarzt. 35, 242—247 (1964).
30. — Resozialisierung bei psychisch Gestörten. Med. Sachverst. 65, 25—36 (1968).
31. HARTMANN, H.: Ichpsychologie und Anpassungsproblem. Psyche (Stuttgart) 14, 81—164 (1961).
32. HEIMLER, E.: Psychiatric community care. London: Pelikan Books 1965.
33. HEINTZ, P., KÖNIG, R.: Soziologie der Jugendkriminalität, Sonderheft 2 d. Köln. Zeitschr. f. Soziologie und Sozialpsychol. Köln-Opladen: Westdeutscher Verlag 1963.
34. HOFF, H., TYNDEL, M.: Neurose und Invalidität. Soz. Sicherheit (Wien) 6, 51—53 (1953)
35. — RINGEL, E.: Aktuelle Probleme der psychosomatischen Medizin. München: Jolis 1964.
36. HOSKE, H.: Wiederherstellung der Lebenstüchtigkeit geschädigter Menschen. Stuttgart: Enke 1955.
37. HOWELLS, J.G.: Family psychiatry. Springfield: Thomas 1963.
38. JAEGGI, F.: A propos de la readoptation des invalides mentaux. Praxis 54, 3—11 (1965)
39. JONES, MAX.: Social psychiatry. London: Tavistock Publ. 1952.
40. — The therapeutic community. New York: Basic Books 1953.
41. — RAPAPORT, R.: Psychiatric rehabilitation, Year Book of Education. London: Evans Bws. Ltd. 1955.
42. — Social psychiatry in practice. London: Penguin 1968.
43. KLÜWER, K.: Stationäre Psychotherapie bei jugendlichen Dissozialen. In: BIERMANN, G. (Hrsg.), Handbuch der Kinderpsychotherapie. München: Reinhardt 1969.
44. KNOBLOCH, R., JUNOVA, H., MARTINCEKOVA, E., SCHANILCOVA, M.: Result of psychotherapy in the service for the rehabilitation of neurotics in Lobec. Activ. nerv. sup. (Praha) 5, 36—43 (1963).
45. KOHLER, CH.: Kommunikative Psychotherapie. Jena: Fischer 1968.
46. KOLLE, K.: Die Opfer der nationalsozialistischen Verfolgung in psychiatrischer Sicht. Nervenarzt 29, 148 (1958).
47. KONOPKA, G.: Social group work. Englwood Cliffs: Prentice Hall 1963.
48. KRAMER, B.: Day hospital. New York-London: Grune & Stratton 1962.
49. LANGEN, D.: Klinische Psychotherapie einzelner Krankheitsbilder. Z. Psychother. 11, 216 (1961).
50. — Methodische Probleme der klinischen Psychotherapie. Stuttgart: Thieme 1956.
51. LEONHARD, K.: Lassen sich in der Begutachtung von Neurosen keine schärferen Gesichtspunkte gewinnen? Med. Sachverst. 62, 201—211 (1966).
52. LERNER, R.C.: The therapeutic social club. Int. J. Soc. Psychiat. 6, 101—115 (1960).
53. LIDZ, TH. u. MA.: Zur Familienumwelt des Schizophrenen. Psyche (Stuttgart) 13, 243—394 (1959).

54. LIBIKH, S. S.: Rehabilitation of neurotic patients in collectives. Vop. Psikhiat. Neuropat. 12, 440—444 (1966).

55. MELEHOV, D.E.: Soziale Wiederherstellung psychischer Krankheiten. Moskau 1965 [russisch].

56. MOSER, T., KÜNZEL, F.: Gespräche mit Eingeschlossenen. Frankfurt: Suhrkamp 1969.

57. MÜLLER-HEGELMANN, D.: Zur Begutachtung der Neurotiker im Hinblick auf ihre Rehabilitation. Psychiat. Neurol. med. Psychol. (Lpz.) 19, 10/4 (1967).

58. MÜLLER-SUUR, H.: Zur Frage der strafrechtlichen Beurteilung von Neurosen. Arch. Psychiat. Nervenkr. 194, 368—382 (1956).

59. Öst. Ärzteztg. 18, 25. 9. 1967 (Deutsche Vereinig. f. d. Rehabilitation Behinderter).

60. Öst. Komitee für Sozialarbeit: Behindertenhilfe, Anliegen und Wege. Wien: Selbstverlag 1965.

61. PANSE, F.: Der Krankheitswert der Neurose. Med. Sachverst. 61, 114—120 (1965).

62. PEFFER, P. A.: Money, a rehabilitation incentive for mental patients. Amer. J. Psychiat. 110 (1953).

63. PERLMAN, HELEN, H.: Soziale Einzelhilfe als problemlösender Prozeß. Freiburg i. Breisgau: Lambertus 1969.

64. PESCH, K.: Zur Problematik bei der rechtlichen Behandlung der Neurose. Med. Sachverst. 63, 206 (1967).

65. POPOVIC, M., PERTOVIC, D.: Psychotherapy in the social rehabilitation of severe neurotics. Psychother. Psychosom. 15, 54 (1967).

66. REDLICH, F.C., FREEDMANN: The theory and practice of psychiatry. New York-London: Basik Books 1966.

67. RICHMOND, M.: Social diagnosis. New York: Russel Sage Fd. 1917.

68. RICHTER, H.E.: Eltern, Kind und Neurose. Stuttgart: Klett 1963.

68a. — — Patient Familie. Hamburg: Rowohlt 1970.

69. ROSENMAYR, L., STROTZKA, H., FIRNBERG, H.: Gefährdung und Resozialisierung Jugendlicher. Wien: Europa Verlag 1968.

70. SIMMONS, O. G.: After hospitalisation: The mental patient and his family. Austin: Univ. of Texas 1960.

71. SLUGA, W., GRÜNBERGER, I.: Gruppenpsychotherapie mit Strafgefangenen. Z. Psychother. 18, 91—96 (1968).

72. SCHAEFER, H.: Die Medizin in unserer Zeit. München: Piper 1963.

73. SCHARMANN, TH.: Der Beitrag der Psychologie zur Rehabilitation körperlich oder psychisch behinderter Personen. Psychol. Forsch. 7, 112 (1956).

74. SCHINDLER, R.: Dynamische Prozesse in der Gruppenpsychotherapie. Gruppenpsychother. u. Gruppendynamik 2, 9—21 (1968).

75. SCHUBERT, E.: Ein neues Urteil des BGH zum Neurosenproblem. Neue jur. Wschr. 19, 369—71 (1966).

76. SCHULTE, W.: Zur Wiedereingliederung seelisch Kranker und Abnormer in Beruf und Familie. Z. Psychother. 13, 209 (1963).

77. STROTZKA, H.: Einführung in die Sozialpsychiatrie, rde 214. Hamburg: Rowohlt 1965.

78. — Psychotherapeutische Möglichkeiten in der psychosomat. Medizin. Wien. klin. Wschr. 81, 375—377 (1969).

79. — CZERWENKA, G., GRAUPE, S., SIMON, M.: Kleinburg. Wien: Österr. Bundesverlag 1969.

80. — Psychotherapie und soziale Sicherheit. Bern: Huber 1969.

81. TERHUNE, W.B.: Reeducational psychotherapy, the rehabilitation of the psychoneurotic patient. J. Ark. med. Soc. 58, 131—37 (1961).

82. VIEFHUES, H.: Rehabilitation psychisch Kranker. Öff. Gesundh.-Dienst 19, 265 (1957).

83. Weber, H.: Rentengewährung bei psychiatrisch Gestörten und Alkoholikern. Med. Sachverst. **65**, 30 (1969).

84. Weizsäcker, V. v.: Über Rentenneurosen. Nervenarzt **2**, 569 (1929).

85. — Soziale Krankheit und soziale Gesundheit. Berlin: Springer 1930.

86. Wiesenhütter, E.: Rehabilitation. In: Handbuch der Neurosenlehre, Bd. IV, S. 632—645. München-Berlin: Urban & Schwarzenberg 1959.

87. Williamson, M.: Supervision, principles and method. New York: Womans Press 1950.

88. Witter, H.: Zur Kausalität bei sogenannten Neurosen. Med. Sachverst. **61**, 143—148 (1965).

89. Wittich, G., Ferchland, E.: Mehrdimensionale integrierte Gruppentherapie in der psychosomatischen Rehabilitation. Psychother. Psychosom. **15**, 70 (1967).

C. Kinder- und Jugendpsychiatrie

Einleitung

Von

HERMANN STUTTE

Inhalt

1. Geschichtliche Aspekte 813
2. Neue Lehrbücher und Sammeldarstellungen 814
3. Rezente Beiträge zu zentralen kinderpsychiatrischen Aufgaben und Forschungsproblemen 815
4. Beiträge aus Nachbarwissenschaften zum Lehrgebäude der Kinderpsychiatrie. . . . 816
5. Kinderpsychiatrische Nosographien 817
6. Epochale und futurale Aufgaben der Kinder- und Jugendpsychiatrie 817

Literatur 818

Die folgende Darstellung schließt sich dem Beitrag in Bd. II von „*Psychiatrie der Gegenwart*" (1960) an, der Forschungsgegenstand und Aufgaben der Kinder- und Jugendpsychiatrie (mit Ausnahme der Oligophrenien und Anfallkrankheiten) abrißhaft aufzuzeigen sich bemühte. Sie sieht ihre Hauptaufgabe darin, die *allgemeinen* Trends in der Entwicklung des Faches innerhalb des letzten Jahrzehnts deutlich zu machen, wobei naturgemäß persönliche Erfahrung, Basisorientierung und (zweifellos lückenhafte) Literaturkenntnis diese „Einführung" zum Gesamtkapitel „Kinder- und Jugendpsychiatrie" bestimmt.

1. Geschichtliche Aspekte. In der vorwissenschaftlich-empirischen Ära der Medizin waren Schwachsinnszustände, Anfallkrankheiten und Psychosen des Kindes- und Jugendalters oft Aufhänger für kühne, scholastische Theorienbildungen (vgl. A. PEIPER, 1966, u. A. WALK, 1964). Eine umfassende historische Untersuchung über den Forschungsgegenstand der Kinderpsychiatrie fehlt bislang. Aber die ersten Sammeldarstellungen über die psychischen Störungen des Kindesalters (vor allem: H. EMMINGHAUS, 1887, u. P. MOREAU DE TOURS, 1889) zeichnet bereits jene historiographisch-nosologische und -kasuistische Sicht aus, die auch ein Proprium der späteren kinderpsychiatrischen Lehrbücher (von W. STROHMAYER, 1923; A. HOMBURGER, 1926; T. ZIEHEN, 1926; W. WEYGANDT, 1936; M. TRAMER, 1941, und G. HEUYER, 1951; L. KANNER, 1957) darstellt. Im letzten Jahrzehnt sind gleichwohl eine Reihe bemerkenswerter Spezialbeiträge zur Kinderpsychiatrie-Geschichte erschienen. Erwähnt seien hier: die Untersuchungen von E. HARMS (1960, 1962) zur Frühgeschichte des Faches, der von L. KANNER herausgegebene historische Abriß der Schwachsinnsforschung und -fürsorge (1964), die Edition von J. ITARD: „Victor, das Wildkind von Aveyron" (1965, kommentiert durch J. LUTZ) und von J.A.L. SINGH: „Die Wolfskinder von Midnapore" (1964), herausgegeben und kommentiert von A. PORTMANN, die Arbeiten zur medizin- und geistesgeschichtlichen Entwicklung der Kinderpsychiatrie von L. KANNER (1959), zur Entwicklung der Europäischen Kinderpsychiatrie von D. A. VAN KREVELEN (1963), G. BOLLEA (1960 und 1966) und H. STUTTE (1968a), zur Geschichte der analytischen Kinderpsychotherapie von G. BIERMANN (1969) und die Darstellung der Geschichte jugendpsychiatrischer Institutionen durch G. HOWELLS (1965) und H. STUTTE (1966). Trends und Basisorientierung der amerikanischen Kinderpsychiatrie sind von D.A. VAN KREVELEN (1962) kritisch beleuchtet worden.

Die Aufgaben und die Organisation kinderpsychiatrisch-klinischer Einrichtungen sind u.a. von G. NISSEN (1962), W. ENKE (1963), S. AHNSJÖ (1963), M. BASQUIN (1966), G. BOSCH (1966), M. MÜLLER-KÜPPERS (1967) und P. STRUNK und G. REMSCHMIDT (1970) dargestellt worden.

2. Neue Lehrbücher und Sammeldarstellungen. Mehrere kinderpsychiatrische Lehrbücher und Leitfaden — so jene von A.-L. ANNELL (1965), H. ASPERGER (1968), J. LUTZ (1964), M. TRAMER (1964), G. KUJATH (1964), L. MICHAUX (1967), G. HEUYER (1966) und F. G. VON STOCKERT (1967) erfuhren in jüngster Zeit Neuauflagen. Nach wie vor besteht eine Barriere zwischen angloamerikanischer und europäischer Kinderpsychiatrie (L. KANNER, 1969; D.A. VAN KREVELEN, 1969; und H. STUTTE, 1968a). Sie wird unter anderem sichtbar aus den von J. G. HOWELLS (1965) und E. MILLER (1968) herausgegebenen Sammelwerken, die (zentral-) europäische Arbeiten zum Lehrgebäude des Faches weitgehend unberücksichtigt lassen. Dabei stand die „Wiege der Kinderpsychiatrie" (E. HARMS, 1960) unzweifelhaft in Europa.

Die Probleme der Psychopathologie des Kindesalters haben neuerlich mehrere monoperspektivische, heuristisch aufschlußreiche Sonderdarstellungen erfahren. Unter dem (ontogenetischen) Entwicklungsaspekt wurde das Stoffgebiet von J. FELDNER (1955) u. R. LEMPP (1967) analysiert.

R. J. CORBOZ (1967) hat die „Phänomene der Retardierung und des psychischen Infantilismus" näher aufgehellt. Die soziogenetischen Bedingungen und die familiären Auswirkungen kindlicher Verhaltensabartigkeiten sind in der Monographie von A. O. ROSS (Das Sonderkind. Problemkinder in ihrer Umgebung, 1967) in den Blickpunkt gerückt worden. H.E. RICHTER (1963) hat die Rolle des Kindes in seiner Familie als Ursache und Wirkfeld individueller und familiärer Neurosen substantiiert und W. ZÜBLIN (1970) die Ursachen kindlicher „Schwierigkeit" aus einer erziehungsberaterischen Sicht dargelegt.

Das deutsche Standardwerk über „die psychogenen Erkrankungen bei Kindern und Jugendlichen" von A. DÜHRSSEN — jedem Kinderpsychiater ein hilfreicher Ratgeber in der Praxis — ist 1971 in 8. Auflage erschienen. Die psychosomatischen Störungen des Kindesalters sind von J. APLEY und R. MAC KEITH (1965) und in zahlreichen Beiträgen des Handbuchs der Kinderpsychotherapie (1969) aufgezeigt worden. In letztgenanntem Werk (herausgegeben von G. BIERMANN), an dem 100 in- und ausländische Fachleute mitgearbeitet haben, sind erstmals in deutscher Sprache die Indikationen, Möglichkeiten und Wege der Psychotherapie und Heilpädagogik bei verhaltensgestörten, neurotischen und psychosomatisch erkrankten Kindern dargelegt worden. Einen Leitfaden kinder- und jugendpsychiatrischer Therapie hat W. SPIEL (1967) herausgegeben. Zahlreich sind die Beiträge zur Indikation und Anwendung der Psychopharmaka in der Kinderpsychiatrie (vgl. dazu u. a. H. 1, Series paedopsychiat. Hrsg.: J. LUTZ (1965), H. HARBAUER (1967), H. KREBS (1967) und P. STRUNK (1964/69).

Einen Überblick über die epochalen Probleme der europäischen Kinderpsychiatrie geben die Kongreßberichte der Union Européenne des Pédopsychiatres: I. Kongreß 1960 in Paris (Hrsg.: L. MICHAUX, 1962), II. Kongreß 1963 in Rom

(Hrsg.: G. BOLLEA, 1963), III. Kongreß 1967 in Wiesbaden (Hrsg.: H. STUTTE u. H. HARBAUER, 1968).

Der 5. Kongreß der Int. Ass. for Child Psychiatry 1962 in Scheveningen/Holland stand unter dem Rahmenthema „Kinderpsychiatrie und Prävention" (Bericht von: D.A. VAN KREVELEN, 1964). Der 6. Kongreß 1966 in Edinburgh/Schottland behandelte vor allem die Psychopathologie der Adolescenz (Präsident: J. BOWLBY, Bericht noch nicht erschienen), und der 1970 in Jerusalem stattfindende 7. IACP-Kongreß (Präsident: S. LEBOVICI) hat „das Kind in seiner Familie" zum Tagungsthema gewählt.

Eine Nomenklaturkommission des SEP (Symposium Europäischer Pädopsychiater) hat sich mehrfach um die nosologische Abgrenzung kinderpsychiatrischer Termini bemüht [vgl. die Protokolle in Acta paedopsychiat. *29*, 45—52 (1962) und *30*, 126—131 (1963), (s. Union Européenne)].

Kinderpsychiatrische Lexika bzw. Fachwörterverzeichnisse sind herausgegeben worden von R. LAFON (1963), L. MOOR (1969), H. STUTTE und H. v. BRACKEN (1967).

Kinder- und jugendpsychiatrische Aspekte sind berücksichtigt auch in folgenden Enzyklopädien und Handbüchern von Nachbarwissenschaften: dem Handbuch der Kinderheilkunde Bd. VIII/1. Teil (1969), dem Handbuch der Heimerziehung (1952—1966), dem Enzyklopädischen Handbuch der Sonderpädagogik (1965—1969), dem Handbuch der Erziehungsberatung (1964), dem Handbuch der Sozialerziehung (1963/64) und dem von R. SIEVERTS in II. Auflage herausgegebenen Handwörterbuch der Kriminologie von ELSTER-LINGEMANN (1966).

3. Rezente Beiträge zu zentralen kinderpsychiatrischen Aufgaben und Forschungsproblemen. Die Beziehungen zwischen kinderpsychiatrischer und psychlogischer Diagnostik waren Thema zweier (Essener) Symposien, auf denen Probleme der gegenseitigen Ergänzung, Abgrenzung und Cooperation näher focussiert wurden (Hrsg. der Berichte: E. FÖRSTER u. K.-H. WEWETZER, 1966 u. 1968).

Die Psychosen des Kindesalters, von jeher Gegenstand nicht nur klinisch-empirischer, sondern auch grundsätzlich-nosologischer, (kinder)psychiatrischer Theorienbildungen, sind in neuerer Zeit in Sammeldarstellungen bearbeitet worden von W. SPIEL (1961), F. DE FRANCO (1965) u. H. STUTTE (1969b). Der kindlichen Schizophrenie hat C. WIECK (1965) eine Monographie gewidmet. C. EGGERS (1967) und C. EGGERS und H. STUTTE (1969), H. STUTTE (1963) haben nosologische Abgrenzung, Verlauf und Prognose schizoformer und (phasischer) circulärer Psychosen des Kindesalters aufgezeigt.

Besonderes wissenschaftliches Interesse fanden im letzten Jahrzehnt die erstmals von L. KANNER (1943) und H. ASPERGER (1944) von den Oligophrenien, Psychosen und primären Charakterabartigkeiten abgegrenzten Zustände von kindlichem Autismus. B. BETTELHEIM (1969). G. BOSCH (1962), J.B.M. FRYE (1968), H. HIRAI (1968), G. O'GORMAN (1967), B. RIMLAND (1964), D. WEBER (1970), J.K. WING (1966) haben diese exceptionellen psychopathologischen Syndrome — oftmals psychotischer Valenz — jeweils unter spezieller Blickrichtung monographisch bearbeitet.

Kindliche Phobien und Zwangssyndrome sind von L. MICHAUX (1968) dargestellt worden; sie waren auch Verhandlungsgegenstand des Regensburger Kongresses (1969) der Deutschen Vereinigung für Kinder- und Jugendpsychiatrie (vgl. Bd. VII/1969 und VIII/1971 Jb. Jugendpsychiat).

Vielfältige wissenschaftliche Beachtung erfahren haben in Deutschland von jeher die Folgezustände frühkindlicher Hirnschädigungen (vgl. G. GÖLLNITZ, 1954

u. K.-H. WEWETZER, 1959) — ihre Häufigkeit und Ätiologie, ihre Bedeutung als pathogenetischer Faktor für kindliche Neurosen und charakterliche Fehlentwicklungen, die Struktur und die pathoklitische Spezifität des organischen Psychosyndroms im Kindesalter usw. Dieses Thema ist auch in neuerer Zeit weiter beforscht und differenziert worden — so von: C. WUNDERLICH (1963), R. LEMPP (1964), H. KOCH (1964/65) u. M. MÜLLER-KÜPPERS (1969); es war Thema eines von der Deutschen Vereinigung für Kinder- und Jugendpsychiatrie veranstalteten, multidisziplinären Symposiums (Bericht herausgegeben von H. STUTTE u. H. KOCH, 1970), und es findet in der sozial- und heilpädagogischen Praxis zunehmende Berücksichtigung.

Den neueren jugendpsychiatrischen Reihenuntersuchungen über Erscheinungsformen, Bedingungen, Prognose und Behandlung jugendlicher Dissozialitätszustände (F. SPECHT, 1967; P. STRUNK, 1967; K. HARTMANN, 1968 u. W. MUNKWITZ, 1969) eignet die gleiche multifaktorielle Sichtweise, wie sie die „klassische" Untersuchung von H.W. GRUHLE (1912) bestimmte — nur, daß heute die konstitutions- und reifungsbiologisch relevanten ärztlichen Befunde, die psychodynamisch-erlebnisreaktiven, die soziogenetischen und charakterogenen Determinanten dissozialer und krimineller Fehlentwicklungen besser objektiviert und auf Grund katamnestischer Erhebungen in ihrer prognostischen Valenz auch klarer eingeordnet werden können (s. auch: P.D. SCOTT, 1965).

Die kriminogene Bedeutung der Lese-Rechtschreibeschwäche ist von C. WEINSCHENK (1965) durch umfassende epidemiologische Erhebungen weiter erhärtet worden. Vom gleichen Autor sind kürzlich (1969) auch die Rechenstörungen monographisch aufgezeigt worden. T. SCHÖNFELDER hat „die Rolle des Mädchens bei Sexualdelikten" männlicher Erwachsener (1968) einer interessanten Analyse unterzogen. Vgl. im übrigen auch H. STUTTE: Forschungsprobleme der Kinder- und Jugendpsychiatrie, 1966/67.

4. Beiträge aus Nachbarwissenschaften zum Lehrgebäude der Kinderpsychiatrie. Die Kinder- und Jugendpsychiatrie hat natürlich participiert an den Neuerkenntnissen ihrer Mutterfächer: der Erwachsenenpsychiatrie und der Pädiatrie. Erstere hat die kinderpsychiatrische Forschung durch die Beiträge zur allgemeinen Psychopathologie, neuere Erkenntnisse über Wesen und Bedingungen der endogenen Psychosen, die immer stärkere Betonung psychohygienisch-präventiver und sozialpsychiatrischer Aufgaben und die Wendung zu einer umfassenden anthropologischen Sicht psychischer Gestörtheit in vielfältiger Weise stimuliert (vgl. W. WARREN, 1960). Aus der Kinderheilkunde sind ihr neue Einsichten eröffnet worden vor allem in die dysontogenetischen, metabolischen und perinatalen Oligophrenieursachen und die kindlichen Endokrinopathien (vgl. Bd. VIII/1 Hdb. der Kinderheilk.). Die Aufgaben und Zielsetzungen der Sozialpädiatrie (vgl. Bd. III Hdb. Kinderheilk.) überschneiden sich teilweise mit jenen der sozialen Kinder- und Jugendpsychiatrie (vgl. dazu G. HEUYER u. Mitarb. (Hrsg.) 1951, L. CHRISTIAENS, 1960 und H. STUTTE, 1967 u. 1969a). Die Pädologie als die Lehre von der biologischen Entwicklung des Kindes (vgl. F. LINNEWEH, 1965 und die von H. ASPERGER u. G. WEIPPL herausgegebene Zeitschrift „Pädiatrie und Pädologie") liefert ebenso wie die Entwicklungspsychologie (vgl. H. THOMAE, 1959 und S. BAYR-KLIMPFINGER, 1969) dem Kinderpsychiater die notwendigen Fakten zur Abgrenzung pathologischer Reifungsprozesse.

Enge Verbindung hat die Kinderpsychiatrie von jeher zur Kinderneurologie („Neuropsychiatrie infantile"), die sich mehr und mehr zu einer autonomen Disziplin mit neuen Untersuchungs- und Forschungsmethoden entwickelt (vgl. die Lehrbücher von T.W. FARMER, 1964; F.R. FORD, 1966; H. SCHLACK, 1967;

D. Müller, 1968; G. Joppich u. F. J. Schulte, 1968; P. F. Bray, 1969 und Bd. VIII Handb. der Kinderheilk. 1969).

Auch die Neuerkenntnisse auf dem Gebiet der Elektroencephalographie des Kindesalters sind ebenso wie jene der Neonatologie, der Chromosomenforschung und der Humangenetik überhaupt (vgl. Handb. der Humangenetik, V. Cowie (1965) und die neuen Monographien über das Langdon-Down-Syndrom von C.E. Benda, 1970 und C. Wunderlich, 1970) von der Kinderpsychiatrie introjiziert worden.

In wachsendem Maße bestimmen die Forschungsergebnisse auch der Ethologie (D. Ploog, 1964; E. C. Grant, 1965; A. Portmann, 1968) der modernen Lerntheorien (H. J. Eysenck and S. J. Rachmann, 1965), der Intelligenz-, Wahrnehmungs- und Gedächtnisforschung (M. Woodward, 1965; M. D. Vernon, 1965; und P. McKellar, 1965) kinderpsychiatrische Theorienbildung und praktische Diagnostik mit.

5. Kinderpsychiatrische Nosographien. Die Aufgliederung des Stoffgebiets in kinderpsychiatrischen Lehrbüchern und Krankheitsstatistiken erfolgte bislang (vgl. H. Stutte: Bd. II Psychiat. d. Gegenw., S. 956—957) vorwiegend unter pragmatischem, klinisch-syndromatischem Aspekt; denn eine ätiologisch orientierte Nosographie mußte die meist gegebene Multiconditionalität psychopathologischer Phänomene im Kindesalter zwangsläufig negligieren. Vorschläge zur Rubrizierung kinderpsychiatrischer Krankheitsbilder stammen u.a. von: K. Cameron, 1958, K. Hartmann und K. Eberhard, 1963 und M. Gluck and A.A. Legasse, 1965.

In dem Diagnosenschema der DGPN sind kinderpsychiatrische Krankheitsbegriffe mitberücksichtigt (vgl. H. Helmchen u. Mitarb., 1966). Von einer internationalen kinderpsychiatrischen Expertenkommission der WHO ist kürzlich eine triaxiale Klassifikation psychischer Störungen im Kindesalter vorgeschlagen worden (vgl. M. Rutter u. Mitarb., 1969). In der ersten Kategorie erfaßt sie „klinische Syndrome", in der 2. das „Intelligenzniveau" und in der 3. „Begleitsymptome oder ätiologische Faktoren". Von Erziehungsberatungsstellen, child guidance clinics und psychohygienischen Forschungs- und Beratungsinstitutionen sind ebenfalls zahlreiche, vor allem auf kindliche Verhaltensstörungen abgestellte Diagnosenschemata entworfen worden (vgl. Handb. der Erziehungsberatung).

6. Epochale und futurale Aufgaben der Kinder- und Jugendpsychiatrie. Kindliche Verhaltensstörungen soziogenetischer Natur sind im Ansteigen. Auch die Zahl der Kinder mit Frühencephalopathien, entzündlichen und traumatischen Hirnschädigungen nimmt zu (u.a infolge der Verbesserung geburtshilflicher Prophylaxe und den Fortschritten pädiatrischer und neurochirurgischer Therapie). Besorgniserregend in der deutschen kinderpsychiatrischen Alltagspraxis ist das Anwachsen polyphäner Suchtzustände (Lit. bei P. Strunk und H. Remschmidt, 1970), die Häufigkeitszunahme von konfliktbedingten Selbstmordversuchen (Lit. bei C. Zwingmann, 1965), Gewaltverbrechen und Bandendelikten im Adolescentenalter.

Die Aufgaben des Jugendpsychiaters gegenüber diesen psycho- und soziopathologischen Zeiterscheinungen beschränken sich nicht nur auf die Einzelfallhilfe, allgemeine psychohygienische und präventive Aktivitäten, die Beratung der Eltern, Jugendämter, Erziehungsheime und Jugendgerichte, die deutsche Fachgesellschaft ist mitbeteiligt auch an der Vorbereitung neuer Jugendgesetze (JWG, JGG, BSHG) und der Reform der Jugendhilfe-Praxis.

Die sozialpsychiatrischen und die Rehabilitationsaufgaben, die sich der deutschen Kinder- und Jugendpsychiatrie in der Gegenwart und in der nächsten Zukunft stellen, wurden kürzlich in mehreren Beiträgen (H. STUTTE und H. HARBAUER, 1965 und 1968 und in „Sozialpsychiatrie" von N. PETRILOWITSCH und H. FLEGEL, 1969, Hrsg.) dargelegt, auf die hier verwiesen wird. In zunehmendem Maße wird die Bedeutung der dem Fach in der Psychohygiene, der gesundheitlichen Prophylaxe, der Behindertenbetreuung, Schwachsinnigen- und Geisteskrankenfürsorge, der öffentlichen Jugendhilfe und Jugendrechtspflege zufallenden Aufgaben auch öffentlich anerkannt. Die Zahl ausgebildeter Kinder- und Jugendpsychiater ist vorerst jedoch noch klein. Obgleich 1968 die Kinder- und Jugendpsychiatrie in den Katalog der ärztlichen „Weiterbildungsordnung" der BRD aufgenommen wurde, fehlt es noch an genügenden Ausbildungsstätten. Vorerst bestehen nur an wenigen Universitäten selbständige Kliniken oder Fachabteilungen, und auch die Integration selektiver Kapitel aus dem Bereich der Kinder- und Jugendpsychiatrie in das Medizinstudium (H. STUTTE, 1968b, 1969a) ist gleichfalls organisatorisch und didaktisch noch nicht gelöst — sie ist gleichwohl eine unabweisbare Aufgabe der Studienreform.

Literatur

AHNSJÖ, S.: A treatment home in connection with a child and youth psychiatric department. Acta paedopsychiat. **30**, 88—94 (1963).

ANNELL, A.-L.: Elementär barnpsykiatri, 2. ed. Stockholm: Svenska Bokförlaget Norstedts 1965.

APLEY, J., MAC KEITH, R.: Das Kind und seine Symptome in psychosomatischer Sicht. Stuttgart: Hippokrates 1965.

ASPERGER, H.: Die „autistischen Psychopathen" im Kindesalter. Arch. Psychiat. Nervenkr. **117**, 1 (1944).

— Heilpädagogik, 5. Aufl. Wien: Springer 1968.

BASQUIN, M.: Les services hospitaliers en pédopsychiatrie. Rev. Neuropsychiat. infant. **14**, 933—939 (1966).

BAYR-KLIMPFINGER, S.: Entwicklungspsychologie. In: Handbuch der Kinderheilkunde, Bd. VIII/1, S. 753—767. Berlin-Heidelberg-New York: Springer 1969.

BENDA, C. E.: Down's syndrom, 2. ed. New York-London: Grune & Stratton 1969.

BETTELHEIM, B.: The empty fortress. Infantile autism and the birth of the self. New York: Free Press; London: Collier-Macmillan Ltd. 1967.

BIERMANN, G. (Hrsg.): Handbuch der Kinderpsychotherapie. München-Basel: Reinhardt 1969.

BOLLEA, G.: Evoluzione storica e attualità della neuropsychiatria infantile. Infanz. anorm. **37**, 141—163 (1960).

— (ed.): II. Congr. Europ. di Pédopsychiat. Roma 1963. Assisi: Tipogr. Porziuncola 1963.

— La psychiatrie infantile en Europe. Psychiat. Enf. **1**, 181—208 (1966).

BOSCH, G.: Der frühkindliche Autismus. Berlin-Göttingen-Heidelberg: Springer 1962.

— Erfahrungen beim Aufbau und der Organisation einer jugendpsychiatrischen Landesklinik. Nervenarzt **37**, 298—304 (1966).

BRAY, P. F.: Neurology in pediatrics. Chicago: Year Book Med. Publ. Inc. 1969.

CAMERON, K.: Symptom classification in child psychiatry. Z. Kinderpsychiat. **25**, 241—245 (1958).

CHRISTIAENS, L.: Médicine sociale de l'adolescent. Paris: Doin & Co. 1960.

CORBOZ, R. J.: Spätreife und bleibende Unreife. Berlin-Heidelberg-New York: Springer 1967.

COWIE, V.: The genetical aspects of child psychiatry. In: J. G. HOWELLS (ed.): Modern perspectives in child psychiatry, pp. 38—57. Edinburgh-London: Oliver & Boyd 1965.

DÜHRSSEN, A.: Psychogene Erkrankungen bei Kindern und Jugendlichen, 8. Aufl. Göttingen: Verlag f. Med. Psychol. 1971.

EGGERS, C.: Verlauf und Prognose kindlicher und präpuberaler Schizophrenien. Med. Diss. Marburg 1967.

— STUTTE, H.: Zur nosologischen Umgrenzung der kindlichen und präpuberalen Schizophrenien aus katamnestischer Sicht. Fortschr. Neurol. Psychiat. **37**, 305—318 (1969).

EMMINGHAUS, H.: Die psychischen Störungen im Kindesalter. Tübingen: Verlag der Laupp-schen Buchhandlung 1887.

ENKE, W.: Struktur und Funktion der jugendpsychiatrischen Klinik. Materia medica Nordmark **15**, 393—402 (1963).

Enzyklopädisches Handbuch der Sonderpädagogik. Hrsg.: G. HESSE, und H. WEGENER, 3. Aufl. Berlin-Charl.: Marhold 1965—1969.

EYSENCK, H. J., RACHMAN, S. J.: The application of learning theory to child psychiatry. In: J. G. HOWELLS (ed.): Modern perspectives in child psychiatry, pp. 104—169. Edinburgh-London: Oliver & Boyd 1965.
FARMER, T.W. (ed.): Pediatric neurology. New York-London: Hoeber 1964.
FELDNER, J.: Entwicklungspsychiatrie des Kindes. Wien: Springer 1955.
FÖRSTER, E., WEWETZER, K.-H. (Hrsg.): Jugendpsychiatrische und psychologische Diagnostik. Bern-Stuttgart: Huber 1966.
— — (Hrsg.): Systematik der psychogenen Störungen. Bern-Stuttgart: Huber 1968.
FORD, F.R.: Diseases of the nervous system in infancy, childhood and adolescence, 5. ed. Springfield: Thomas 1966.
FRANCO, F. DE: Le psicosi infantili. Univ. degli Stud., Messina. Catania 1965.
FRYE, J.B.M.: Fremde unter uns. Autisten, ihre Erziehung, ihr Lebenslauf. Meppel: Boom en Zoon 1968.
GLUCK, M.R., LEGASSE, A.A.: Methodology and problems of clinical data collection and processing. J. Amer. Acad. Child Psychiat. **4**, 77—85 (1965).
GÖLLNITZ, G.: Die Bedeutung der frühkindlichen Hirnschädigung für die Kinderpsychiatrie. Leipzig: VEB Thieme 1954.
GRANT, E.C.: The contribution of ethology to child psychiatry. In: J.G. HOWELLS (ed.): Modern perspectives in child psychiatry, pp. 20—37. Edinburgh-London: Oliver & Boyd 1965.
GRUHLE, H.W.: Die Ursachen der jugendlichen Verwahrlosung und Kriminalität. Berlin: Springer 1912.
Handbuch der Erziehungsberatung. Hrsg.: H.R. LÜCKERT. München-Basel: Reinhardt 1964.
Handbuch der Heimerziehung. Hrsg.: H. SCHERPNER und F. TROST. Frankfurt a. M.: Diesterweg 1952—1966.
Handbuch der Humangenetik. Hrsg.: P.E. BECKER. Stuttgart: Thieme 1964—1969.
Handbuch der Kinderheilkunde. Hrsg.: H. OPITZ, und F. SCHMID, Bd. III. Berlin-Heidelberg-New York: Springer 1966.
— Hrsg.: H. OPITZ, und F. SCHMID, Bd. VIII/1. Berlin-Heidelberg-New York: Springer 1969.
Handbuch der Sozialerziehung. Hrsg.: E. BORNEMANN, und G. VON MANN-TIECHLER. Freiburg i. Br.: Herder 1963—1964.
Handwörterbuch der Kriminologie. Hrsg.: R. SIEVERTS, 2. Aufl. Berlin: De Gruyter 1966.
HARBAUER, H.: Zur Psychopharmakotherapie beim Kind. Mitt. Kinderärzt. H. 55 (1967).
— Siehe STUTTE, H., und H. HARBAUER, 1965 und 1968.
HARMS, E.: At the cradle of child psychiatry. Amer. J. Orthopsychiat. **30**, 186—190 (1960).
— Die Entwicklung der Kinderpsychiatrie. Prax. Kinderpsychol. **11**, 81—84 (1962).
HARTMANN, K.: Theoretische und empirische Beiträge zur Verwahrlosungsforschung. Berlin-Heidelberg-New York: Springer 1970.
— EBERHARD, K.: Eine jugendpsychiatrische Befundkarte für erziehungsschwierige Minderjährige. Meth. Inform. Med. **2**, 155—163 (1963).
HELMCHEN, H., HIPPIUS, H., MEYER, J.-E.: Ein neues psychiatrisches Diagnosenschema. Nervenarzt **37**, 115—118 (1966).
HEUYER, G.: Introduction à la psychiatrie infantile, 3. ed. Paris: Presses Universitaires 1966.
— Pour la psychiatrie infantile. Acta paedopsychiat. **36**, 235—248 (1969).
— MILLER, E., SODDY, H. (eds.): Psychiatrie sociale de l'enfant. Paris: Centre int. de l'enfance 1951.
HIRAI, N.: Childhood autism [jap.]. Tokyo 1968.
HOMBURGER, A.: Vorlesungen über Psychopathologie des Kindesalters. Berlin: Springer 1926.
HOWELLS, J.G. (ed.): Modern perspectives in child psychiatry. Edinburgh-London: Oliver & Boyd 1965.
ITARD, J.: Victor, das Wildkind von Aveyron. Hrsg.: J. LUTZ. Zürich-Stuttgart: Rotapfel 1965.
JOPPICH, G., SCHULTE, F.J.: Neurologie des Neugeborenen. Berlin-Heidelberg-New York: Springer 1968.
KANNER, L.: Autistic disturbances of affective contact. Nerv. Child **2**, 217—250 (1943).
— Child psychiatry, 3. ed. Oxford: Blackwell 1957.
— The thirty-third Maudsley lecture: Trends in child psychiatry. J. ment. Sci. **105**, 581—593 (1959).
— A history of the care and study of the mentally retarded. Springfield: Thomas 1964.
— The removal of national barriers in child psychiatry. Acta paedopsychiat. **36**, 313—317 (1969).
KOCH, H.: Konstitutionell und durch Hirnschäden begründbare Schwererziehbarkeit. Arch. Psychiat. Nervenkr. **206**, 489—503 (1964/65).
— Siehe STUTTE, H., und H. KOCH, 1970.

KREBS, H.: Psychopharmakotherapeutische Hilfen bei der Behandlung schwererziehbarer und verhaltensgestörter Jugendlicher, H. 1, Wiss. Inform. Schr. AFET (Hrsg.: H. STUTTE). Hannover 1967.
KREVELEN, D.A. VAN: Die Kinderpsychiatrie in den Vereinigten Staaten, gesehen mit den Augen eines Europäers. Acta paedopsychiat. **29**, 178—187, 350—356 (1962).
— Zur Entwicklungsgeschichte der Kinderpsychiatrie. Schweiz. med. Wschr. **93**, 410—412 (1963).
— (Hrsg.): Kinderpsychiatrie und Prävention. Bern-Stuttgart: Huber 1964.
— Foundations of child psychiatry. Acta paedopsychiat. **36**, 1—1 (1969).
KUJATH, G.: Jugendpsychiatrische Diagnostik und Begutachtung, 3. Aufl. Leipzig: Barth 1964.
LAFON, R. (ed.): Vocabulaire de psychopédagogie et de psychiatrie de l'enfant. Paris: Presses Universitaires 1963.
LEMPP, R.: Frühkindliche Hirnschädigung und Neurose. Bern-Stuttgart: Huber 1964.
— Eine Pathologie der psychischen Entwicklung. Bern-Stuttgart: Huber 1967.
LINNEWEH, F.: Fortschritte der Pädologie, Bd. I. Berlin-Heidelberg-New York: Springer 1965.
LUTZ, J.: Kinderpsychiatrie, 2. Aufl. Zürich-Stuttgart: Rotapfel 1964.
— Psychopharmakologie im Kindesalter. Acta paedopsychiat. **32**, Ser. paedopsychiat., Suppl. 1 (1965).
MCKELLAR, P.: Thinking, remembering and imagining. In: J.G. HOWELLS (ed.): Modern perspectives in child psychiatry, pp. 170—191. Edinburgh-London: Oliver & Boyd 1965.
MICHAUX, L. (ed.): I. Congr. Europ. de Pédopsychiat. Paris 1960. Rev. internat. des services de santé. Paris 1962.
— (ed.): Psychiatrie infantile, 4. ed. Paris: Presses Universitaires 1967.
— Les phobies. Paris: Hachette 1968.
MILLER, E. (ed.): Foundations of child psychiatry. Oxford-London: Pergamon Press 1968.
MOOR, L.: Deutsch-Französisch-Englisches Wörterbuch für Psychiatrie, Kinderpsychiatrie und Psychopathologie, 2. Aufl. Paris: L'expansion scientifique 1969.
MOREAU, P.: Der Irrsinn im Kindesalter. Stuttgart: Enke 1889.
MÜLLER, D.: Neurologische Untersuchung und Diagnostik im Kindesalter. Wien-New York: Springer 1968.
MÜLLER-KÜPPERS, M.: Arbeits- und Führungsstil einer kinder- und jugendpsychiatrischen Abteilung. Jb. Jugendpsychiat. **6**, 210—215 (1967).
— Das leicht hirngeschädigte Kind. Stuttgart: Hippokrates 1969.
MUNKWITZ, W.: Die Prognose der Frühkriminalität. Neuwied-Berlin: Luchterhand 1969.
NISSEN, G.: Zur gegenwärtigen Situation der Kinderpsychiatrie. Bremer Ärztebl., H. 6 (1962).
O'GORMAN, G.: The nature of childhood autism. London: Butterworth 1967.
Pädiatrie und Pädologie. Hrsg.: H. ASPERGER, und G. WEIPPL. Wien-New York: Springer 1965ff.
PEIPER, A.: Chronik der Kinderheilkunde, 4. Aufl. Leipzig: VEB Thieme 1966.
PETRILOWITSCH, N., FLEGEL, H. (Hrsg.): Sozialpsychiatrie, Bd. I—II. Basel-New York: Karger 1969.
PLOOG, D.: Verhaltensforschung und Psychiatrie. In: GRUHLE, H. et al. (Hrsg.): Psychiatrie der Gegenwart, Bd. I/1B, S. 291—443. Berlin-Göttingen-Heidelberg: Springer 1964.
PORTMANN, A.: Anthropologische Deutung der menschlichen Entwicklungsperiode. In: H. STUTTE, und H. HARBAUER (Hrsg.): Concilium Paedopsychiatricum, S. 21—32. Basel-New York: Karger 1968.
Psychiatrie der Gegenwart. Hrsg.: H.W. GRUHLE, R. JUNG, W. MAYER-GROSS, H. MULLER, Bd. II, S. 952—1087. Berlin-Göttingen-Heidelberg: Springer 1960.
RICHTER, H.E.: Eltern, Kind und Neurose. Stuttgart: Klett 1963.
RIMLAND, B.: Infantile autism. New York: Appleton-Century-Crofts 1964.
ROSS, A.O.: Das Sonderkind. Problemkinder in ihrer Umgebung. Stuttgart: Hippokrates 1967.
RUTTER, M., LEBOVICI, S., EISENBERG, L., SNEZNEVSKIJ, A.V., SADOUN, R., BROOKE, E., LIN, T.-Y.: A tri-axial classification of mental disorders in childhood. J. Child Psychol. **10**, 41—61 (1969).
SCHLACK, H.: Die organischen und funktionellen Nervenkrankheiten im Kindesalter, 2. Aufl. Stuttgart: Hippokrates 1961.
SCHÖNFELDER, T.: Die Rolle des Mädchens bei Sexualdelikten. Stuttgart: Enke 1968. (Beiträge zur Sexualforschung, H. 42.)
SCOTT, P.D.: Delinquency. In: J.G. HOWELLS (ed.): Modern perspectives in child psychiatry, pp. 370—402. Edinburgh-London: Oliver & Boyd 1965.
SINGH, J.A.L.: Die „Wolfskinder" von Midnapore. Mit einem Geleitwort von A. PORTMANN. Heidelberg: Quelle & Meyer 1964.

SPECHT, F.: Sozialpsychologische Gegenwartsfragen der Jugendverwahrlosung. Stuttgart: Enke 1967.

SPIEL, W.: Die endogenen Psychosen des Kindes- und Jugendalters. Basel-New York: Karger 1961.

— Die Therapie in der Kinder- und Jugendpsychiatrie. Stuttgart: Thieme 1967.

STOCKERT, F. G. VON: Einführung in die Psychopathologie des Kindesalters, 4. Aufl. München-Berlin-Wien: Urban & Schwarzenberg 1967.

STROHMAYER, W.: Die Psychopathologie des Kindesalters. München: Bergmann 1923.

STRUNK, P.: Die Anwendung von Psychopharmaka bei Kindern und Jugendlichen. Protok. Lehrg. 1964/1969, Hess. Instit. f. Lehrerfortbild.

— REMSCHMIDT, H.: Drogenabhängigkeit und Sucht. In: G. A. MARTINI (Hrsg.): Jugendheilkunde. Berlin-Heidelberg-New York: Springer 1971.

— — Aufgaben und Struktur kinderpsychiatrischer Kliniken. Nervenarzt **42**, 74—79 (1971).

STUTTE, H.: Kinderpsychiatrie und Jugendpsychiatrie. Kinderpsychiatrische Nosologie. In: Psychiatrie der Gegenwart, Bd. II, S. 956—957. Berlin-Göttingen-Heidelberg: Springer 1960.

— Endogen-phasische Psychosen des Kindesalters. Acta paedopsychiat. **30**, 34—42 (1963).

— Zur Geschichte jugendpsychiatrischer Institutionen. In: E. FÖRSTER, und K.-H. WEWETZER (Hrsg.), S. 7—20. Bern-Stuttgart: Huber 1966.

— Forschungsprobleme der Kinder- und Jugendpsychiatrie. Jb. Marburger Univ.-Bund 1966/67, S. 447—456.

— Soziale Aufgaben der Kinder- und Jugendpsychiatrie. Jb. Jugendpsychiat. **5**, 173—185 (1967).

— Zur Gegenwartssituation der europäischen Kinderpsychiatrie. Acta paedopsychiat. **35**, 45—59 (1968a).

— Der Ausbildungsstoff des Kinderpsychiaters. Acta paedopsychiat. **35**, 333—336 (1968b).

— Aufgaben und Probleme der sozialen Kinder- und Jugendpsychiatrie in der Bundesrepublik Deutschland. In: N. PETRILOWITSCH und H. FLEGEL (Hrsg.): Sozialpsychiatrie, Bd. I, S. 132—147. Basel-New York: Karger 1969a.

— Psychosen des Kindesalters. In: Handbuch der Kinderheilkunde, Bd. VIII/1, S. 908—909. Berlin-Heidelberg-New York: Springer 1969b.

— BRACKEN, H. VON: Psychologische, psychiatrische und heilpädagogische Fachausdrücke. Teil II des Fachwörterverzeichnisses für Jugendwohlfahrtspflege und Jugendrecht, 3. Aufl. Hannover-Kleefeld: Allg. Fürsorgeerziehungstag e.V. 1967.

— HARBAUER, H.: Rehabilitationsaufgaben in der Kinder- und Jugendpsychiatrie und ihren Grenzgebieten. In: Die Rehabilitation. Frankfurt/M: Schriftenr. Med.-pharm. Stud.-Gesellsch., H. 2/3 (1965).

— — (Hrsg.): Concilium Paedopsychiatricum. Verhandlungen des 3. Europ. Kongresses für Pädopsychiatrie. Wiesbaden, 4.—9. Mai 1967. Basel-New York: Karger 1968.

— KOCH, H. (Hrsg.): Charakteropathien nach frühkindlichen Hirnschäden. Berlin-Heidelberg-New York: Springer 1970.

THOMAE, H. (Hrsg.): Entwicklungspsychologie. In: LERSCH, P. et al. (Hrsg.): Handbuch der Psychologie, Bd. III. Göttingen: Hogrefe 1959.

TRAMER, M.: Lehrbuch der allgemeinen Kinderpsychiatrie, 4. Aufl. Basel-Stuttgart: Schwabe 1964.

Union Européenne de Pédopsychiatres. Macolin s/Bienne, 24—26 mars 1961. Protokoll. Acta paedopsychiat. **29**, 45—52 (1962).

— 26.—28. April 1962 in Marburg/Lahn. Protokoll. Acta paedopsychiat. **30**, 126—131 (1963).

VERNON, M. D.: The development of perception. In: J. G. HOWELLS (ed.): Modern perspectives in child psychiatry, pp. 85—103. Edinburgh-London: Oliver & Boyd 1965.

WALK, A.: The pre-history of child psychiatry. Brit. J. Psychiat. **110**, 754—767 (1964).

WARREN, W.: Some relationships between the psychiatry of children and of adults. J. ment. Sci. **106**, 815—826 (1960).

WEBER, D.: Der frühkindliche Autismus. Bern-Stuttgart-Wien: Huber 1970.

WEINSCHENK, C.: Die erbliche Lese-Rechtschreibeschwäche und ihre sozialpsychiatrischen Auswirkungen, 2. Aufl. Bern-Stuttgart: Hübner 1965.

— Rechenstörungen, ihre Diagnostik u. Therapie. Bern-Stuttgart-Wien-New York: Huber 1969.

WEWETZER, K.-H.: Das hirngeschädigte Kind. Psychologie und Diagnostik. Stuttgart: Thieme 1959.

WEYGANDT, W.: Der jugendliche Schwachsinn. Stuttgart: Enke 1936.

WIECK, C.: Schizophrenie im Kindesalter. Leipzig: Hirzel 1965.

WING, J.K. (ed.): Early childhood autism. London-New York: Pergamon Press 1966.

WOODWARD, M.: Piaget's theory. In: J.G. HOWELLS (ed.): Modern perspectives in child psychiatry, pp. 58—84. Edinburgh-London: Oliver & Boyd 1965.

WUNDERLICH, C.: Die Psychodiagnostik des organisch hirngeschädigten Kindes. Stuttgart: Enke 1963.

— Das mongoloide Kind. Möglichkeiten der Erkennung und Betreuung. Stuttgart: Enke 1970.

ZIEHEN, T.: Die Geisteskrankheiten einschließlich des Schwachsinns und die psychopathischen Konstitutionen im Kindesalter, 2. Aufl. Berlin: Reuther & Reichard 1926.

ZÜBLIN, W.: Das schwierige Kind, 2. Aufl. Stuttgart: Thieme 1970.

ZWINGMANN, C. (Hrsg.): Selbstvernichtung. Frankfurt a. M.: Akademische Verlagsgesellschaft 1965.

Psychopathologie und Klinik des Jugendalters, der Pubertät und Adoleszenz

Von

JOACHIM-ERNST MEYER

Mit 6 Abbildungen

Inhalt

Die Pubertät 824
Die Adoleszenz als psychische und psycho-soziale Entwicklungsphase 825
A. Der verwandelte Leib, das body image 825
B. Die Sexualität 826
C. Die Ich-Entwicklung 827
D. Das Hineinwachsen in die Gesellschaft, der Wechsel der Gruppenzugehörigkeit . . . 828
Entwicklungsstörungen 831
A. Retardierung 831
B. Acceleration 832
Exkurs: Infantilismus und Juvenilismus als Dauerverfassung 832
Akzentuierungen typischer Adoleszenzerscheinungen 833
A. Lern- und Leistungsstörungen 833
B. Körperliche Auffälligkeiten und ihre Bedeutung für die Übernahme neuer Rollen . . 834
Die psychopathologischen Syndrome in der Adoleszenz 835
Zwang 835
Hypochondrie 836
Depersonalisation 836
Hysterie 837
Sensitive Reaktion 837
Depressive Reaktion 837
Die Differentialdiagnose zu den endogenen Psychosen 837
Suicid- und Suicidversuch 838
Anorexia nervosa — Pubertätsmagersucht 841
Die sog. Pubertätsfettsucht 844
Die Adoleszenz in ihrer Bedeutung für die neurotischen Symptome des Kindesalters . . 845
Neurotische Symptome und Reifungskrisen der Adoleszenz 848
Zur Prognose 849
Literatur 850

Dieser Beitrag gilt den psychischen Störungen, welche im Jugendalter auftreten und pathogenetisch mit der biologischen und psycho-sozialen Reifung in dieser Lebensphase zusammenhängen. Wenn VAN KREVELEN empfiehlt, zwischen Störungen *der* und Störungen *in der* Pubertät zu unterscheiden, so konzentrieren sich unsere Ausführungen auf erstere, obwohl eine eindeutige Differenzierung oft nicht möglich ist; reifungsunabhängige Störungen erhalten im Jugendalter häufig ein phasentypisches Kolorit. Nicht erörtert sind die organischen Störungen (Beitrag LEMPP), die endogenen Psychosen (abgesehen von der Differentialdiagnose) und schließlich die große Gruppe der Verhaltensauffälligkeiten (Beitrag SPIEL).

Die *Terminologie* bedarf einer besonderen Erwähnung, vor allem hinsichtlich der Abgrenzung „Pubertät“ und „Adoleszenz“.

Eine Erörterung mit den Autoren der übrigen Beiträge zur Kinder- und Jugendpsychiatrie hat ebenso wie das Studium der Literatur ergeben, daß hier keine einheitliche Auffassung besteht. Zwar wird die Pubertät übereinstimmend als der frühere Entwicklungsabschnitt angesehen [239], die Abgrenzung gegenüber der Adoleszenz erfolgt aber teils einfach nach dem Lebensalter teils nach recht unterschiedlichen psychischen Reifezeichen; dabei basieren solche entwicklungspsychologischen Abgrenzungen zumeist auf mehr theoretischen Auffassungen vom „normalen“ Ablauf der Reifung im Jugendalter.

Wir haben uns deshalb entschlossen, in diesem Beitrag zum Lebensabschnitt „Jugendalter“ mit *Pubertät* ausschließlich *die biologischen Reifungsvorgänge* zu bezeichnen, für das Gesamt der *psychischen* und *psycho-sozialen Reifung* dagegen den Ausdruck *Adoleszenz* zu verwenden. Das bedeutet: Pubertät als biologischer Reifungsvorgang ist Vorbedingung und auslösender Faktor für die Adoleszenz (AUSUBEL). BLOS [22] ist soweit gegangen, die Adoleszenz als die Summe aller Anstrengungen zu bezeichnen, sich an die körperliche Reifung zu adaptieren; doch vollzieht sich in der psycho-sozialen Entwicklung sicher mehr als nur eine Auseinandersetzung mit dem verwandelten Leib.

Die Pubertät

Die körperlichen Veränderungen betreffen das Längenwachstum, die Proportionen und die Geschlechtsmerkmale.

Man kann nach SCHONFELD [212] drei Entwicklungsabschnitte unterscheiden: 1. Präpubertät mit Vergrößerung von Penis und Testes bzw. Brust; 2. Pubertät mit dem Auftreten der Schambehaarung, mit der Menarche und dem stärksten Längenwachstum (letzteres z.Z. bei ♂ mit 14,8 Jahren, bei ♀ mit 12,6 Jahren); 3. Postpubertät nach Abschluß der Entwicklung der Schambehaarung bis zur vollen Ausbildung aller sekundären Geschlechtsmerkmale.

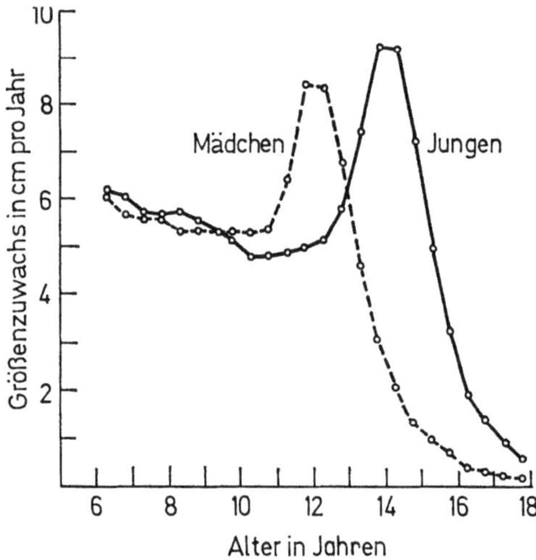

Abb. 1. Beschleunigung des Längenwachstums bei Mädchen und Jungen in der Adoleszenz. Das Maximum liegt bei Mädchen um das 12. Jahr, bei Jungen zwischen 14 und 15. Nach TANNER: Growth at Adolescence

Der zentralnervöse Anstoß der puberalen Veränderungen des Endokriniums erfolgt durch "hypothalamic releasing factors" aus dem hypophysiotropen Areal des Hypothalamus in Verbindung mit dem limbischen System[1]. Wahrscheinlich muß ein gewisses Knochenalter (♂ 13 J., ♀ 10,6 J.) erreicht sein, ehe mit dem Eintritt der Pubertät gerechnet werden kann [189]. Beim weiblichen Geschlecht erfolgt zwischen dem 10. und 11. Jahr ein starker Anstieg der Oestrogene und 17-Ketosteroide, zwischen dem 11. und 12. Jahr werden die Gonadotropine im Urin nachweisbar und die Oestrogenausscheidung nimmt cyklischen Charakter an. Bei männlichen Jugendlichen erfolgt der Anstieg der 17-Ketosteroide zwischen dem 13. und 14. Jahr, gleichzeitig werden die Gonadotropine im Urin nachweisbar [189]. Für das Längenwachstum sind die STH-Produktion der Hypophyse, die Schilddrüse und die Androgene (aus Nebennierenrinde und beim Manne den Testes) maßgeblich, auch hier liegt das Wachstumsmaximum bei Mädchen deutlich früher (Abb. 1).

Insgesamt tritt die Pubertät beim Mädchen 2 Jahre früher ein als beim Jungen [100]. Dagegen vollzieht sich die psychosexuelle Entwicklung („sexuelle Reaktionsfähigkeit") bei der Frau viel langsamer als beim Mann und erreicht nach den Untersuchungen von Kinsey u. Mitarb. ihren Höhepunkt erst in der Mitte der Zwanziger- oder gar der Dreißigerjahre. Die normale Dauer der Pubertät, also vom Beginn bis zum Abschluß der körperlichen Reifung im Jugendalter, wird auf 1—6 Jahre geschätzt [179]. Es hat sich in ausgedehnten Untersuchungen sogar zeigen lassen, daß bei ganz normalen männlichen und weiblichen Jugendlichen das Auftreten erster Pubertätszeichen zwischen dem 9. und 17. Lebensjahr schwanken kann [28]. Möglicherweise hängt diese große Variationsbreite z.T. mit der unterschiedlich ausgeprägten Acceleration (s. S. 832) zusammen.

Die Adoleszenz als psychische und psycho-soziale Entwicklungsphase

Für die Adoleszenz als einem deutlich abgehobenen Stadium der Persönlichkeitsentwicklung mit sozialem Interimsstatus hat Corey 5 zentrale Aufgaben formuliert:

1. lernen, mit dem eigenen Körper zurechtzukommen;
2. neue Beziehungen zu den Altersgenossen herstellen;
3. Unabhängigkeit von den Eltern gewinnen;
4. den sozialen und ökonomischen Status Erwachsener erreichen;
5. Selbstvertrauen und ein Wertsystem aufbauen.

Abstrakter formuliert läßt sich die Psychologie der Adoleszenz unter vier Generalthemen abhandeln: das body image, die Sexualität, die Ich-Entwicklung und das Hineinwachsen in die Gesellschaft.

A. Der verwandelte Leib, das body image

Längenwachstum, veränderte Körperproportionen und die Ausbildung der sekundären Geschlechtsmerkmale führen innerhalb weniger Jahre dazu, daß der Jugendliche erscheinungsbildlich dem Erwachsenen gleicht. Dabei bringen — von der kindlichen Statur her gesehen — die körperlichen Reifungsvorgänge beim männlichen Jugendlichen eher stärkere Veränderungen mit sich als beim jungen Mädchen. Dem entspricht, daß eine gestörte Verarbeitung der körperlichen Reifung beim männlichen Geschlecht offenbar häufiger angetroffen wird. Möglicherweise ist letzteres auch darauf zurückzuführen, daß sich die Entwicklung der „sexuellen Reaktionsfähigkeit" [118] und Aktivität beim Mann ungleich rascher vollzieht als bei der Frau.

Die muskuläre Entwicklung erlaubt es dem Jugendlichen, sich mit dem Erwachsenen — etwa in Spiel, Sport und Tanz — zu messen oder ihn zu übertreffen,

1 Orthner hat 1968 einen umfassenden Überblick über die einschlägigen tierexperimentellen und neuropathologischen Erfahrungen gegeben. Siehe ferner Flerkó (1970).

ohne daß die größeren Aktionsmöglichkeiten und der physische Kräftezuwachs mit einer sozialen Gleichstellung verbunden sind. Die rasche Entwicklung der Muskulatur und das Längenwachstum machen neue Schemata der körperlichen Koordination erforderlich. Damit dürfte auch die viele Jugendliche kennzeichnende Unbeholfenheit zusammenhängen, zumal die feinmotorische Aktivität im Jugendalter keine phasentypische Beschleunigung erfährt [4].

Die körperlichen Veränderungen ziehen also notwendigerweise einen Wandel des body image nach sich [57]; man hat sogar von einem Zerfall des body image bei Beginn der Adoleszenz gesprochen [230]. Es erfolgt eine intensive Zuwendung des Jugendlichen zum eigenen Leib, welche sich nicht selten als Hypochondrie äußert. Der eigene Leib, das vor Anderen In-Erscheinung-Treten und Sich-selbst-Wahrnehmen werden sehr bewußt erlebt (gesteigertes Schamgefühl). Es werden neue, sozial mitbestimmte Weisen des Sichbewegens übernommen, die "body management roles" [230]. Das visuelle Selbstkonzept des Jugendlichen (als Teil des body image, s. auch Schonfeld [214]) kann man mit dem Persona-Versuch von Gottschaldt auch quantifizierend untersuchen.

Als äußerlich sichtbare Zeichen der Geschlechtsreife finden der Bartwuchs und beim weiblichen Geschlecht die Größe der Brust besondere Beachtung, ihnen vor allem gilt die gesteigerte Neugier der Gleichaltrigen. Erfahrungen über auslösende Faktoren bei der Pubertätsmagersucht der jungen Mädchen lassen den Schluß von Ausubel berechtigt erscheinen, daß das Wachsen der weiblichen Brust das wichtigste soziale Kriterium der sexuellen Reife ist, bedeutsamer als die Entwicklung der männlichen Reifezeichen. Demgegenüber ist die in Laienkreisen vorherrschende Auffassung von der Menarche als Psychotrauma trotz der gelegentlich zu beobachtenden Panikreaktionen sicher übertrieben; von psychoanalytischer Seite wird der Menarche eine nach Art eines Organisators wirksame positive Funktion in der seelischen Reifung der Frau zugesprochen [117].

B. Die Sexualität

Die Frage, ob der in der Adoleszenz erhöhte Androgen- bzw. Oestrogenspiegel eine geschlechtsspezifische Wirkung auf die Psyche besitzt [174], ist noch nicht vollkommen geklärt [19]. Vor allem dem Androgen wird ein (maskulinisierender) Effekt der Steigerung von Aktivität und Antrieb zugesprochen [29].

Hier sind die neuen Untersuchungen von A. A. Ehrhardt bedeutungsvoll: Sie verglich eine Gruppe von Patienten mit Turner-Syndrom, mit Fällen von gestagen-induziertem Hermaphroditismus und von adreno-genitalem Syndrom. Bei fetaler Androgenisierung genetisch weiblicher Personen zeigte sich eine überdurchschnittlich hohe Intelligenz und ein angedeutet männliches Verhalten, beim Turner-Syndrom, also Gonadenmangel, durchschnittliche Intelligenz und ungestört weibliches Verhalten. Daraus wäre zu folgern, daß den Androgenen in gewissen Entwicklungsphasen eine Einwirkung auf die Intelligenz und auf männliche Züge im geschlechtsspezifischen Verhalten zukommt.

Nach den Beobachtungen an Hermaphroditen [63, 175, 249] ist die Geschlechtsrolle im wesentlichen sozial determiniert. Green u. Money haben bei 11 Knaben in der Vorpubertät eine Feminisierung beschrieben und diese bei Fehlen somatischer Befunde auf eine ungünstige, die Geschlechtsrolle nicht zureichend determinierende, elterliche Erziehung zurückgeführt. Bräutigam betont demgegenüber, daß zwischen Geschlechtsrolle und der prinzipiell biologisch festgelegten sexuellen Partneranziehung zu unterscheiden ist. Im weiteren wird noch mehrfach betont werden, daß körperliche Auffälligkeiten oder Mängel, die der zukünftigen Geschlechtsrolle zuwiderlaufen oder sie beeinträchtigen, erhebliche Rollen- und damit Identitätsprobleme mit sich bringen können.

Der Sexualtrieb führt in der Adoleszenz zunächst zu einer „Wiederentdeckung" oder zur Intensivierung der seit der Kindheit bekannten Masturbation. Sie ist als Vorwegnahme reifer sexueller Beziehungen (in dieser Periode stärkster Triebregung und zunächst strikten Sexualverbotes) von wesentlicher Bedeutung für die weitere Entwicklung, aber auch für den Wandel des body image unter Einschluß des funktionsfähigen Genitales [133]. Psychopathologisch wird die Masturbation nur dann relevant, wenn sie süchtigen oder zwanghaften Charakter annimmt und das Bewußtsein der sexuellen Ersatzfunktion verloren geht [22, 62, 90, 228]. Bei den Partnerbeziehungen des Adoleszenten ist auf das viel bemerkte transitorische Auftreten homoerotischer Tendenzen zu verweisen, wie sie sich in den „großen" Freundschaften der Adoleszenz oder in der Jugendbewegung und anderen Gruppenbildungen kundtun. Die Auseinandersetzung des Jugendlichen mit dem Sexualtrieb hängt unmittelbar mit den gesellschaftlichen Normen zusammen [147]. Die Frage seelischer Rückwirkungen der jeweils gültigen sexuellen Tabus ist generell nicht zu beantworten, zumal hier gegenwärtig besonders rasche Einstellungsänderungen zu verzeichnen sind [236].

Bei der methodisch sorgfältigen Untersuchung einer Gruppe von 73 normalen („Modell")-Adoleszenten der Mittelklasse an zwei vorstädtischen High-Schools in den USA gewann OFFER den Eindruck, daß die Hemmung des Sexualtriebs bei entsprechend geringen sexuellen Erfahrungen keine nennenswerten psychopathologischen Auswirkungen hatte (s. auch AUSUBEL, 1952). Bis vor kurzem war es sicher berechtigt, das Auseinanderklaffen erotischer und sexueller Erlebnisse und Erfahrungen als für das Jugendalter charakteristisch anzusehen. Durch die Koedukation und durch den z.T. radikalen Abbau der Tabus hat sich diese einst den Jugendlichen besonders belastende Diskrepanz offenbar vermindert, ohne daß darüber schon exakte Untersuchungen vorliegen.

Ziel der Adoleszenz in diesem Bereich ist die Integrierung des Sexualtriebs in die vom Individuum akzeptierte und von der Gesellschaft gebilligte Geschlechtsrolle des Erwachsenen. LIDZ betont die Unterscheidung zwischen der genitalen Sexualität der Adoleszenz und des Erwachsenenalters von allen Formen präpuberaler Sexualität.

C. Die Ich-Entwicklung

Auf intellektuellem Gebiet gibt es in der Adoleszenz keine phasentypische Entwicklungsbeschleunigung, sondern einen kontinuierlichen Zuwachs [47], der mit einer starken Vermehrung der Interessen [38, 127] und der Ausbildung entsprechender Hobbies einhergeht [4]. Demgegenüber fand LJUNG in Schweden eine Entwicklungsbeschleunigung auch auf intellektuellem Gebiet — eindeutig bei Mädchen, aber wahrscheinlich in geringerem Grade auch bei Jungen. TANNER konnte zeigen, daß bei Adoleszenten das Intelligenzalter in Relation zum Tempo des Längenwachstums zunimmt. Es entwickeln sich neue Formen intellektueller Verarbeitung: das Gegenständliche, die Affektwerte und subjektiven Anschauungsbilder treten gegenüber Bedeutungsgehalten und allgemeinen Begriffen zurück [124]. INHELDER u. PIAGET betonen die erst in der Adoleszenz vorhandene Fähigkeit zum hypothetisch-deduktiven Denken und zum Nachvollziehen von Experimentalbeweisen. Das höchste Intelligenzniveau im Wechsler-Bellevue-Test wird um 21 Jahre, manchmal auch schon zwischen 16 und 18 Jahren erreicht [13].

Die Ich-Entwicklung ist charakterisiert durch die Selbstreflexion, durch das „existentielle" Fragen nach dem Ich und den Anderen, nach Welt, Leben und Tod, wie sich dies besonders deutlich an den Tagebüchern Jugendlicher ablesen läßt [37, 128]. Die Intellektualisierung der Jugendlichen ist nach A. FREUD [80] eine Form der Triebabweisung. In Zusammenhang mit der verstärkten Leibzuwendung entwickelt sich ein „gesteigerter Narzißmus" [22, 52] mit dem Erlebnis des Einsam- und Unverstandenseins und (kompensatorischen) omnipotenten Tagträumereien. Der Rückzug von der Realität — nach der durch Extraversion gekennzeichneten Vorpubertät — und die Triebabwehr ("drive and ego regression" [23]) tragen oft auch asketische oder romantisch-idealistische Züge (Pubertätsaskese [80]). Diese finden in einer konflikthaften Verarbeitung von neuer Leiblichkeit und neuer Geschlechtsrolle ihren Ausdruck. Hier kann es dann zu plötzlichen Triebdurchbrüchen im sexuellen wie im aggressiven oder autoaggressiven Bereich kommen. Sie können trotz ihres dyssozialen Charakters eine Art von Spontanheilung bedeuten angesichts der im Jugendalter deutlichen „angeborenen Feindschaft zwischen Ich und Trieb" [80, 83].

D. Das Hineinwachsen in die Gesellschaft, der Wechsel der Gruppenzugehörigkeit

K. LEWIN hat sich 1939 bei der Erörterung seiner Feldtheorie paradigmatisch mit der Situation des Jugendlichen auseinandergesetzt: Was sich in der Adoleszenz vollzieht, ist, wie er sich ausdrückt, eine soziale Lokomotion in eine kognitiv noch

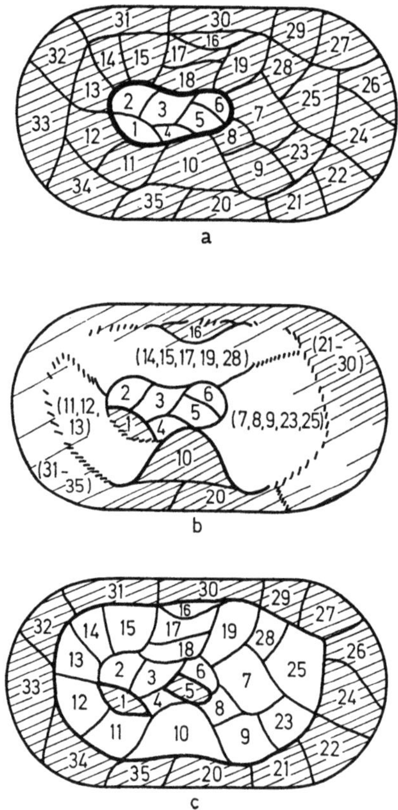

Abb. 2. Der *Raum freier Bewegung* beim Kind (*a*), Jugendlichen (*b*) und Erwachsenen (*c*). Die zugänglichen aktuellen Tätigkeitsregionen sind weiß, die nichtzugänglichen schraffiert. Der Raum freier Bewegung des Erwachsenen ist viel größer (Beruf, politische Betätigung, Einkauf, Autofahren usw.), auch er ist aber begrenzt; z.B. sind ihm Tätigkeiten außerhalb seiner sozialen und intellektuellen Möglichkeiten oder solche, die dem Kind angemessen sind, verschlossen. — Der gegenüber (*a*) stark erweiterte Lebensraum des *Jugendlichen* ist vor allem durch die Unschärfe in der Begrenzung gegenüber den Tätigkeitsregionen des Erwachsenen charakterisiert. Dies verdeutlicht die Möglichkeiten und Ungewißheiten des Raumes freier Bewegung, wie er dem Jugendlichen selbst erscheint. (Nach K. LEWIN, 1939)

unstrukturierte Region (Abb. 2). Zu dem unvertrauten neuen Lebensraum gehören auch die neuartigen Erlebnisse vom eigenen Körper und die veränderte Zeitperspektive. (Nicht mehr Tage, Wochen und Monate bestimmen die prospektive Reichweite wie im Kindesalter. Bei gewissen Zielen werden nunmehr Jahre in Rechnung gestellt; auch beginnt der Jugendliche zwischen realen und irrealen Zukunftsplänen zu differenzieren.) Gegenüber den klar bestimmten Gruppen der Kinder und der Erwachsenen stellt der Jugendliche eine Randpersönlichkeit dar, vergleichbar einer nichtprivilegierten Minoritätengruppe (s. auch BRODY). Aus dieser ungesicherten Übergangssituation eines Wechsels der Gruppenzugehörigkeit läßt sich nach LEWIN das stark aggressive und hoch empfindliche Verhalten des Jugendlichen ableiten.

Die Angst vor dem Übergang (Übergangsangst [4], neurotische Reifungsangst [145]) in eine unbekannte Region betrifft auch den Ablösungsvorgang und äußert sich als Ambivalenz zwischen Unabhängigkeitsdrang und Geborgenheitswünschen. KRETSCHMER bezeichnet die Ablösung von den Eltern als die schwierigste Aufgabe dieses Lebensabschnitts. LAMPL DE GROOT nennt die Emanzipation von den Eltern ein Äquivalent für den Verlust eines Liebesobjekts und erinnert an die scheinbar unverständlichen Trauerreaktionen Jugendlicher. Die Emanzipation läßt sich etwa an Schulaufsätzen mit dem Thema „Was für ein Mensch ich sein möchte" ablesen [4]. Mit der kritischen Entwertung der Eltern treten an ihre Stelle die Gleichaltrigen, ein Freund oder die peer-Gruppe als Vorbilder. Ob die Phase der „Ich-Aufwertung" [4] oder self-expansion [108] mehr mit narzißtischem Rückzug oder mit aggressiver Auflehnung gegen die bisherigen Bindungen und Abhängigkeiten einhergeht, hängt mit individuellen, familiären und zeitgeschichtlichen Faktoren zusammen. Um ihren Groll gegen Eltern und Autoritätspersonen oder ihre Enttäuschung über die Diskrepanz zwischen Soll- und Ist-Normen zum Ausdruck zu bringen und Schuldgefühle hervorzurufen, können sich Jugendliche (unbewußt) gefährden [4]. Zwischen dem 15. und 19. Lebensjahr sind Unfälle und (an 2. Stelle) Suicidversuche die häufigsten Todesursachen [s. S. 838].

Die Integration des Jugendlichen in die Gesellschaft der Erwachsenen mit dem Ziel der Übernahme sozialer Partnerschaft im beruflichen wie im familiären Bereich wird in den westlichen Ländern durch die von immer größeren Teilen der Bevölkerung gewählten langen Schul- und Ausbildungszeiten zunehmend schwieriger. Diese verlängern zusammen mit der Acceleration (s. S. 832) das Jugendalter als emotional und wirtschaftlich abhängigen Lebensabschnitt [117a, 203]; durch Verzögerung eigener Familiengründung verschärfen sich Sexualkonflikte und besonders das Generationsproblem. TYRON macht darauf aufmerksam, daß es in den westlichen Ländern praktisch keine "rites of passage" mehr gibt.

Das Hineinwachsen in die Gesellschaft berührt unmittelbar das von ERIKSON [66] hervorgehobene Thema der *Ich-Identität.* Bei der Ich-Identität geht es letztlich um drei Fragen: Wie bin ich? Wie möchte ich sein? Für wen hält man mich? [203]. Der Frage nach der Übereinstimmung zwischen Selbsteinschätzung und Einschätzung durch die Gesellschaft begegnen wir auf allen Ebenen: im körperlichen Erscheinungsbild, im Sexualbereich, in der Übernahme der Geschlechtsrolle, auf dem Leistungssektor (Ausbildung und Beruf). Sie ist in der Adoleszenz auch dadurch aktuell, daß dem Urteil der Gleichaltrigen eine besonders kritische Funktion zukommt [88, 188, 228]. Das Konzept von der Ich-Identität bedeutet, daß mit ihrer Verwirklichung am Ende der Adoleszenz eine „Homöostase des Selbst" erreicht ist [142][2].

2 Kürzlich hat STIERLIN unter familientherapeutischem Aspekt drei Aufgaben herausgestellt, die der Jugendliche bei seiner Verselbständigung zu bewältigen hat. STIERLIN bezeichnet sie als integrative, adaptive und reparative Versöhnung.

Der zeitliche Ablauf der seelischen Reifungsvorgänge während der Adoleszenz ist keiner strengen Regel unterworfen; das eine oder andere Phänomen kann vorübergehend zum beherrschenden Thema werden. So geht die Phase der narzißtischen Regression und Selbstfindung zwar gewöhnlich der offenen Ablehnung kindlicher Vorbilder voraus, Rebellion und Introversion können sich aber auch episodisch ablösen.

Nach psychoanalytischer Auffassung sind die *frühe*, die *mittlere* und die *späte Adoleszenz* zu unterscheiden. In der ersten steht die psychische Reaktion auf die biologische Reifung (11—12 Jahre) im Mittelpunkt. Während in der frühen Phase oft schon die Abwehrmechanismen der Kindheit wegfallen, wird in der mittleren Phase (14—16), dem Höhepunkt der Adoleszenz, eine neue Abwehr gegen libidinöse Triebe notwendig. Die bekannten Konflikte zwischen homosexuellen und heterosexuellen Strebungen stehen im Vordergrund, ödipale Regungen werden oft strikt verdrängt. Die Jugendlichen suchen nach neuen Ich-Idealen und Elternsubstituten, sind allen Einflüssen leicht zugänglich. In der späten Adoleszenz (18—20) stehen die Ich-Konsolidierung und das Ringen um die Ich-Identität im Vordergrund [39, 134].

Ärztliche, psychologische und pädagogische Erfahrungen bestätigen die besondere Vulnerabilität dieser Lebensphase. Wie A. FREUD deutlich hervorhebt, gibt es keine Adoleszenz, die nicht irgendwann ein "upset", ein "turmoil", d.h. eine Störung des Entwicklungsablaufes erkennen läßt. Dabei ist die Auseinandersetzung zwischen Ich und Es verantwortlich für die Unruhe der Adoleszenz und zugleich Voraussetzung für die Entwicklung einer lebendigen Persönlichkeit. Es geht nach MITSCHERLICH um die Legierung der elementaren Triebstrukturen mit den sozial angebotenen Rollen.

A. FREUD [81] hat in ihrer entscheidenden Arbeit über die Adoleszenz vier Abwehrmechanismen gegenüber den kindlichen Objektbeziehungen unterschieden: 1. die Verlagerung der Libido (z. B. zu Eltern-Ersatzfiguren), 2. die Verkehrung des Affekts in sein Gegenteil (Liebe in Haß), 3. das Zurückziehen der Libido auf das Selbst (mit Größenideen und Phantasien unbegrenzter Macht) und 4. die eigentliche Regression.

Die Adoleszenz findet ihren Abschluß mit der Gewinnung einer neuen endgültigen Relation zwischen den Kräften des Ich und des Es. Diese Relation ist bestimmend für die Ich-Stärke des Individuums (A. FREUD [79]). BLOS [23] spricht von der Adoleszenz als dem zweiten Individuationsprozeß, in welchem sich die Loslösung von den Objekten der Kindheit vollzieht. Dieser Vorgang ist — wie die ersten drei Lebensjahre — durch eine besondere Verletzlichkeit der Persönlichkeitsstrukturen ausgezeichnet. — MASTERSON [154] und OFFER [183] mit ihren Mitarbeitern haben sich auf verschiedene Weise gerade um die Herausarbeitung der Kriterien von normaler Adoleszenz und pathologischen Reifungsabläufen bemüht.

Vor allem in der nicht-psychiatrischen Praxis ist der Terminus „Reifungskrise des Jugendalters" zur gängigen Münze geworden. Dies birgt die Gefahr in sich, die Bedeutung psychopathologischer Phänomene in der Adoleszenz zu unterschätzen. Die biologistische Vorstellung vom Jugendalter als einer Entwicklungsbahn, aus der man „herausgeraten", sich später selbst aber auch wieder „fangen" kann, ist eine Denkschablone, die das Risiko therapeutischer Unterlassungen in sich birgt. Ihr entspricht die Einstellung der Gesellschaft, die dem Jugendlichen ein psycho-soziales Moratorium [65], einen größeren Spielraum, d.h. stärkere Deviationen vom konformen Verhalten zu gewähren geneigt ist als dem Kind oder dem Erwachsenen [161].

Die Adoleszenz als psycho-soziale Entwicklung ist in hohem Maße von soziokulturellen Faktoren abhängig [47], wobei nicht nur Unterschiede zwischen Zivilisationsstufen, Kontinenten und Ländern ins Gewicht fallen, sondern vor allem auch solche der sozialen Klasse. Eine historisch vergleichende Untersuchung über die Reifungskrisen während der letzten 100 Jahre würde von prinzipiellem Interesse sein. Gegenwärtig sind in den meisten Ländern sehr rasche, oft abrupt erscheinende Änderungen der Einstellungen und Verhaltensstile Jugendlicher und bei den Interaktionen zwischen Erwachsenen und Jugendlichen zu beobachten [202]. ANTHONY hat auf verschiedene stereotype Einstellungen der Erwachsenen und der Gesellschaft zu den Jugendlichen hingewiesen. Alle diese sind auch für die Psychopathologie der Adoleszenz relevant und können Frequenz, Symptomatologie und Verlauf der einzelnen Erscheinungsformen gestörter Reifung beeinflussen. SCHONFELD berichtete 1967, daß die Zahl der stationären Kranken unter 15 Jahre in den psychiatrischen Anstalten der USA seit 1956 um 400% (♂) bzw. 200% (♀) zugenommen hat, obwohl die Gesamtzahl der Hospitalisierten in diesem Zeitraum um 10% zurückgegangen ist. Das National Institute of Mental Health sagt für das nächste Jahrzehnt eine weitere Gesamtabnahme um 18% und andererseits eine Zunahme der unter 15-jährigen um 90% voraus. Süchtige sind in diesen Zahlen nicht enthalten und SCHONFELD bemerkt dazu, daß der Hauptanteil bei der vermehrten Hospitalisierung von Kindern und Jugendlichen auf die Altersgruppen 10—15 entfällt. Nach SCHONFELD werden 1970 50% der Bevölkerung der USA jünger als 25 Jahre sein.

Entwicklungsstörungen

A. Retardierung

Als *Pubertas tarda*, passagerer Infantilismus [69] oder "Constitutional slow growth with delayed adolescence" [28] wird eine Verzögerung der *körperlichen* Reifung bezeichnet und (fast immer zu Unrecht) als eine hormonelle Störung angesehen. Bei dieser durch Kleinwuchs, kindliche Proportionen der Statur und der Gesichtszüge, Verspätung von Menarche bzw. Stimmbruch und verzögerter Entwicklung der sekundären Geschlechtsmerkmale ausgezeichneten Retardierung handelt es sich meist um eine familiäre Störung [19], wobei — zwar verspätet — dennoch schließlich ein normales Längenwachstum und eine normale Geschlechtsreifung erreicht werden [28]. Zu der wegen der psychologischen Rückwirkungen in einzelnen Fällen notwendigen, nach Möglichkeit nicht vor dem 16. Lebensjahr durchzuführenden Hormontherapie s. S. 835.

Bedeutsamer ist die Hemmung der *psycho-sozialen* Reifung. Dieser pathologische Entwicklungsrückstand [253] ist durch ein Persistieren kindlicher Verhaltensweisen gekennzeichnet. Man beobachtet eine naiv-neugierige Weltzugewandtheit und einen Kontakt mit Erwachsenen, der noch durch Abhängigkeit oder kindlichen Trotz und durch Mangel an Kritik gegenüber sich und anderen ausgezeichnet ist.

Die psycho-soziale Retardierung mit Verlängerung der Adoleszenz hat mannigfache Ursachen. Sie kann mit leichten endokrinen Auffälligkeiten einhergehen [121], während deutliche, biochemisch faßbare Endokrinopathien sehr selten sind. Auch leichte perinatale Hirnschäden, mit und ohne Beeinträchtigung der Intelligenz [138], verzögern die Adoleszenz, nachdem oft bereits in der Kindheit eine verlangsamte Entwicklung zu beobachten war. Zuweilen machen erst die vermehrten schulischen oder beruflichen Anforderungen den Intelligenzmangel oder/und die emotionale Unreife sichtbar (s. Beitrag LEMPP).

Praktisch die größte Rolle für die psycho-soziale Retardierung spielen aber ungünstige situative Faktoren während der Kindheit [8], die auch bei cerebral und endokrin Gesunden den Eintritt der Pubertät verzögern [196, 198] und die Passage der Adoleszenz erschweren können. Als eine typische Konstellation nennt STERN eine frühe Kindheit ohne Geborgenheit, auf die eine späte Kindheit unter starkem äußeren Erziehungsdruck folgt. Dies ist eine typische Konstellation bei Adoptivkindern [223]. AUSUBEL umschreibt die normale Eltern-Kind-Beziehung beim älteren Kind mit der Metapher der *Satellitenbeziehung*. Diese Satellitenbeziehung wird weder vom „überbewerteten“ (overvalued) noch vom abgelehnten (rejected) Kind erreicht; das erstere wird vorzeitig selbständig, weil „überbewertende“ Eltern gewöhnlich auch „underdominating“ sind. Das abgelehnte Kind andererseits bleibt abhängig, da der Mangel an elterlicher Zuwendung oft mit einer übermäßig dominierenden Haltung der Eltern verbunden ist. In beiden Fällen verläuft die Adoleszenz abnorm, weil der normalerweise schon in der Präadoleszenz einsetzende Desatellierungsprozeß unterbleibt.

B. Acceleration

Im Gegensatz zur Retardierung hat die Acceleration erst in den Jahren nach dem 2. Weltkrieg stärkeres wissenschaftliches Interesse gefunden [15, 100, 238, 242], obwohl entsprechende Befunde schon am Ende des letzten Jahrhunderts erhoben wurden. Es handelt sich dabei sowohl um eine (in der Regel harmonische) Wachstumsbeschleunigung als auch um echte Größenzunahme (von 1830—1930 um 7,5 cm [4]). Seit 1875 ist der Zeitpunkt der Menarche ständig vorgerückt, allein seit dem 1. Weltkrieg um 2 Jahre [100]. Für die somatische Acceleration werden hauptsächlich die veränderten Ernährungsbedingungen angeschuldigt; STUART, MICHELSON, WURST konnten zeigen, daß die Menarche in niederen sozialen Klassen später eintritt. Zwischen Weißen und Negern in den USA fanden sich bei *gleichen* Lebensbedingungen keine Unterschiede [168].

Es besteht Übereinstimmung, daß parallel auch eine *psychische* Acceleration im Gange ist. Sie hat einerseits ihre Ursache in der durch den technischen Fortschritt hervorgerufenen Reiz- und Informationsfülle (Urbanisation); WURST fand die Acceleration in ländlichen Bezirken weniger ausgeprägt als in der Stadt. Sie hängt andererseits mit dem Längenwachstum (vorzeitige physische Angleichung an den Erwachsenen) sowie mit der früheren Geschlechtsreife und ihren gesellschaftlichen Auswirkungen (Frühsexualisierung [170]) zusammen. Unter dem Einfluß der Massenmedien ist die Bedeutung der Familie und des engeren Lebensraumes, auch der sozialen Klasse, zurückgetreten. Scheinbar nur politische oder wirtschaftliche Gesichtspunkte (z.B. Wahlalter, Teenager-Mode) dokumentieren das zunehmende Sozialprestige des Jugendlichen als einer eigenständigen Gruppe. Diese Faktoren dürften — sei es als beschleunigter Lernvorgang oder als mehr außengelenkte Bewußtmachung — ebenfalls zur Acceleration beitragen.

Zur Frage psychopathologischer Auswirkungen hat vor allem LEUNER betont, daß die Acceleration, oft verbunden mit Teilretardierungen, eine Neurosedisposition darstellt; er fand eine statistische Korrelation zwischen Acceleration und Anfälligkeit für neurotische Symptome.

Reifungsverzögerungen oder -beschleunigungen kommen in harmonischer Geschlossenheit im leiblichen und seelischen Bereich vor [204], häufiger sind partielle Accelerationen *und* Retardierungen beim gleichen Individuum. Diese Asynchronizität [237] oder Asynchronie [121, 122] zeigt sich z.B. in einer Diskrepanz zwischen der Entwicklung der intellektuellen und Willensfunktionen, welche schon zum Abschluß gekommen ist, und einer emotionalen Unreife mit eher kindlichem Anlehnungsbedürfnis und Unfähigkeit zu partnerschaftlicher Einstellung gegenüber Gleichaltrigen. Daß solche Reifediskrepanzen [139] eine „normale“ Bewältigung der Adoleszenz-Probleme erschweren können, bedarf keiner weiteren Begründung.

Exkurs: Infantilismus und Juvenilismus als Dauerverfassung

Im klinischen Alltag wird zur Charakterisierung mancher Erwachsener der Terminus „infantil“ verwendet. Er zielt, unabhängig von der Frage der Genese, auf eine seelische Dauerverfassung, die durch Einstellungen und Verhaltensweisen ausgezeichnet ist, wie sie aus der Sicht des Erwachsenen (auch des Laien) dem Kinde entsprechen: Unselbständigkeit, abnorme Beeinflußbarkeit, Mangel an kritischer Selbstreflexion, Neigung zu Primitivreaktionen. FURGER fand mannigfache Zeichen eines mehr kindlichen Habitus, aber keine eindeutigen Endokrinopathien. CORBOZ hat sich aufgrund von Katamnesen eingehend um die Unterscheidung zwischen Spätreife (Retardierung) und der selteneren bleibenden Unreife (Infantilismus) bemüht. Bei letzterem handelt es sich dann um jüngere Erwachsene, die unter Umständen in ihrem Beruf wegen ihrer Lebendigkeit, Anstelligkeit und wegen ihrer kindlichen Zutraulichkeit geschätzt sind [121, 215]. Nur selten erstrecken sich solche persistierenden Infantilismen auf weitere Bereiche der Persönlichkeit; sie sind Verhaltensweisen, die nicht mit intellektueller Minderbegabung und im weiteren Sinne mit „Minusvarianten“ zu verwechseln sind, obwohl diese das Erscheinungsbild des Infantilismus hervorrufen können (LINDBERG). BLEULER verweist auf die Beziehungen zum körperlichen Infantilismus ohne nachweisbare endokrine Störungen, wobei hier wie bei der *Pubertas tarda* eine familiäre Häufung oft nachweisbar ist.

Daneben gibt es aber auch ein Persistieren von solchen Wesenszügen, wie sie das *Jugendalter* kennzeichnen, d.h. eine passagere Reifungsphase wird zum "way of life" [21]. Man kann dies mit A. FREUD auf eine vorzeitige Beendigung der Auseinandersetzung zwischen Ich und Es zurückführen, ohne die die Entwicklung einer reifen Persönlichkeit nicht gelingt. Solche *Juvenilismen*[3] nehmen nicht selten erstaunliche Grade an, beeinflussen die Berufswahl, die Partnerschaftsbeziehungen, später die Kindererziehung oder die Auseinandersetzung mit dem eigenen Altern. Im Vordergrund stehen bei diesen juvenilen Erwachsenen der mangelhafte Realitätsbezug, die Tendenz zu pauschalen, unpragmatischen Urteilen über soziale Phänomene, die Neigung zu aggressivem acting out oder regressiver „Lebensuntüchtigkeit“ in Belastungssituationen, der bevorzugte Umgang mit Jüngeren unter Übersehen der realen Generationsunterschiede, schließlich Schwierigkeiten in der Übernahme solcher Rollen, die einer gewissen Autoritätseinstellung nicht entbehren können. KRETSCHMER [121] spricht anschaulich vom Persistieren des „Backfischcharakters“ und vom „Flegeljahrsyndrom“. Mit zunehmendem Alter wird die Diskrepanz immer deutlicher und kann gelegentlich zu verschrobenem oder manieriertem Verhalten führen.

Akzentuierungen typischer Adoleszenzerscheinungen

Die Grenzen zwischen klinisch relevanten Krisen der Adoleszenz (sog. Pubertätskrisen) und „normaler“ Entwicklung im Jugendalter sind fließend. Dennoch sind im Vorfeld der Psychopathologie der Adoleszenz zunächst einige typische Auffälligkeiten zu beschreiben, die — obwohl nur Zuspitzungen der normalen Adoleszenz — dem Arzt nicht selten zur Beurteilung und Entscheidung über therapeutische Maßnahmen begegnen.

A. Lern- und Leistungsstörungen

Am häufigsten handelt es sich um Schulschwierigkeiten, denen die Eltern dann nicht richtig begegnen können, wenn ihnen die Tatsache einer für die weiterführenden Schulen unzureichenden Begabung unbekannt ist oder sie diese verleugnen. Gravierende Fehlerwartungen gegenüber schwach begabten und ebenso gegenüber retardierten [43] Jugendlichen (vor allem männlichen Geschlechts) treten bei Eltern auf, deren Sozialprestige besonders empfindlich und leistungs-

3 Diese Bezeichnung wird hier vorgeschlagen, weil der geläufigere Ausdruck „Puerilismus“ wohl eigentlich nur jungenhaftes Verhalten meint.

bezogen ist. Der Jugendliche wird dann durch schulische und soziale Mißerfolge verunsichert [103] und mit dem Auftreten von Verhaltensauffälligkeiten oder Symptomen, welche unter den Adoleszenz-Krisen Erwähnung finden, ist zu rechnen. Die sog. Schulphobie manifestiert sich gelegentlich erst im Jugendalter. Als Ausdruck einer Unfähigkeit, sich von den Eltern, speziell von der Mutter, zu lösen, weist die Schulphobie gerade bei später Manifestation auf eine erhebliche Störung der Charakterentwicklung hin [42].

Obwohl die intellektuelle Kapazität im Jugendalter wächst, kommt es während der Adoleszenz bei durchschnittlich oder gut Begabten häufig zu einem Leistungsabfall in Schule oder Lehre. In Zusammenhang damit ist auf die Frage des optimalen Schulentlassungsalters (s. "Early leaving" [169]) zu verweisen. Es ist in erster Linie der Umschlag von der extravertierten Einstellung der späten Kindheit in die Introversion des Jugendalters, welcher für die Lern- und Leistungsstörungen bedeutungsvoll ist. RÜMKE verweist auf Lernstörungen Jugendlicher in Zusammenhang mit asthenisch-apathischen und depressiven Reaktionen und Entwicklungen. Die erwachende Sexualität, die Entwicklung besonderer Hobbies, die Neigung zu Tagträumereien entziehen dem dargebotenen Lernstoff das Interesse; oppositionelle Einstellung gegenüber dem Lehrer, die in Parallele zur Abwendung von den Eltern hervortreten, kommen hinzu. Es ist auch an einen unbewußten Protest gegen die (introjizierten) Leistungsanforderungen der ambivalent geliebten Erziehungsperson zu denken.

B. Körperliche Auffälligkeiten und ihre Bedeutung für die Übernahme neuer Rollen

Wie sonst nur im Kleinkindalter wird in der Adoleszenz der eigene Körper und die körperliche Beschaffenheit der Gleichaltrigen mit großer Aufmerksamkeit und Neugier beobachtet [3, 105]. JONES hat zeigen können, daß körperliche Stärke bzw. Schwäche sehr deutlich mit Sozialprestige und sozialer Integration bzw. Minderwertigkeitsgefühlen und sozialen Anpassungsstörungen korrelieren. Interessant ist in diesem Zusammenhang auch die Beobachtung von SCHOFIELD, wonach bei männlichen, dagegen weniger bei weiblichen Jugendlichen eine Korrelation zwischen „gutem Aussehen“ und sexuellem Erfolg nachweisbar ist. MONEY [173] betont, daß eine normale Entwicklung in der Adoleszenz nicht gelingt, wenn eine entsprechende Körpergröße und der Kontakt mit Gleichaltrigen fehlen. Die seelischen Auswirkungen zu geringen Längenwachstums lassen sich kasuistisch an erwachsenen Zwergwüchsigen gut belegen [164]. Zu den relevanten körperlichen Auffälligkeiten gehören bei männlichen Jugendlichen die Pubertäts-Gynäkomastie [172, 210], die Acne (als Folge erhöhter Androgenproduktion) und die Pubertätsfettsucht. Letztere hat bei jungen Männern deswegen besondere Bedeutung, weil sie (zu Unrecht) den Eindruck eines Hypogonadismus hervorruft (s. S. 844).

SCHONFELD [209] berichtet über 256 männliche Jugendliche, die selbst oder deren Eltern über Kleinwuchs, muskuläre Schwäche oder relative Kleinheit der Genitalien besorgt waren. Diese Auswirkungen verzögerter Pubertät bedeuten nach SCHONFELD eine erneute Aktualisierung des Oedipuskomplexes. SCHONFELD [211] unterscheidet Jugendliche mit tatsächlich unzureichender sexueller Entwicklung, solche, die grundlos über ihre sexuelle Entwicklung beunruhigt sind, und eine dritte Gruppe, welche einen geringen körperlichen Mangel zur Rationalisierung innerseelischer Schwierigkeiten benutzen. Auch bei Jugendlichen, die weder chromosomal noch endokrin gestört sind, kann es angezeigt sein, neben einer Psychotherapie durch eine Hormonbehandlung (Gonadotropine oder — rascher wirksam — Testosteron) die Pubertät in Gang zu setzen oder das Minderwachstum durch STH-Gaben auszugleichen [28, 189, 209, 254][4]; denn Kleinwuchs wie auch andere Zeichen noch bevorstehender Pubertät führen vor allem bei männlichen Jugendlichen zu starker sozialer Isolierung.

Von diesen (seltenen) Fällen abgesehen sollten leichte dyskrine Störungen nicht hormonell behandelt werden. Sie müssen dennoch ernst genommen werden, weil sie die Übernahme der Geschlechtsrolle des Erwachsenen erschweren und zur Regression im Sinne von Teilinfantilismen [121] führen können. ČIŽKOWA u. Mitarb. bemerkten bei Mädchen mit verspäteter Menarche eine Störung in der Übernahme der weiblichen Rolle. Hierher gehört auch die Ambivalenz gegenüber der eigenen Erscheinung als Ausdruck von Scham und Eitelkeit [53]. Viele *Dysmorphophobien* beginnen in der Adoleszenz: Immer aufs neue werden die Gesichtszüge im Spiegel geprüft; gerade Jungens klagen darüber, unmännlich auszusehen oder eine zu lange Nase, ein zu betontes Kinn zu haben, und bemühen sich unter Umständen um eine plastische Operation. Eine solche intensiv erlebte Diskrepanz zwischen Wunschbild und Wirklichkeit ist immer Ausdruck einer Identitätskrise. Sie zeigt an, daß es dem Jugendlichen noch nicht gelungen ist, die Selbstwahrnehmung und Selbsterfahrung seines veränderten Leibes mit einem entsprechenden body image in Einklang zu bringen. Wie GOTTSCHALDT u. Mitarb. im Personaversuch zeigen konnten, korreliert das visuelle Selbstkonzept mit der sozialen Rangposition innerhalb einer Gruppe (s. auch WYLIE). Dieser Befund verweist auf die noch kaum analysierten Beziehungen zwischen body image und social image [49, 166].

Connatal oder frühkindlich *Blinde* zeigen eine verspätete sexuelle Reifung, wobei aber stets schon während der Kindheit ein umfassender Entwicklungsrückstand auftritt [78]. Nach BODENHEIMER hängt die biologische Entwicklungsverzögerung im Jugendalter vor allem mit der psychologischen Situation des Blinden (Fehlen der visuellen Auseinandersetzung, Ausbleiben der optischen Reize, Scheu der Sehenden vor den Blinden) zusammen. BODENHEIMER verweist auf die merkwürdige Mischung von Infantilismus und Altklugheit bei Blinden. Es steht darüber hinaus tierexperimentell außer Frage, daß die zentripetalen vegetativen Bahnen im *Tractus opticus* für die Geschlechtsreifung von Bedeutung sind [104]. — Bei *Tauben* und vor allem Taubstummen ergibt sich mit der Adoleszenz die Gefahr sexueller, vor allem auch homosexueller Fehlentwicklung, indem die Überzutraulichkeit des Gehörlosen mißverstanden und vom Hörenden mit Zurückweisung oder mit Verführung beantwortet wird (BODENHEIMER, 1963/64, 1968, 1968).

Die psychopathologischen Syndrome in der Adoleszenz

Prinzipiell gibt es keine für die Adoleszenz spezifischen, in anderem Lebensalter unbekannten psychogenen Störungen. Einige der im folgenden zu besprechenden Syndrome kommen in dieser Ausprägung fast nur in der Adoleszenz vor, andere sind auch im späten Kindesalter oder im Erwachsenenalter anzutreffen, zeigen jedoch in der Adoleszenz häufig klinische, pathogenetische oder auch prognostische Besonderheiten.

In einer Symptom- und Syndromanalyse von MASTERSON u. Mitarb. [153] an 100 Patienten einer Adoleszentenambulanz ergaben sich folgende Häufigkeitsverhältnisse: (neben aggressiven Verhaltensstörungen) ganz an erster Stelle die Angst, dann Depression, Hysterie, Hypochondrie, sexuelle Störungen (als führendes Symptom sehr selten) und Unreife. In der Weiterbeobachtung bis zum 21. Lebensjahr hatte sich an der Schwere der psychischen Störung kaum etwas geändert [151].

Zwang: Nach den vorliegenden Untersuchungen beginnen Zwangsneurosen zu 50% [197] bzw. zu Zweidritteln [177] vor dem 20. Lebensjahr, davon etwas

4 Es ist andererseits bei Mädchen mit übermäßigem Längenwachstum vor der Pubertät möglich, durch Oestradiol den Eintritt der Pubertät zu beschleunigen und damit ein weiteres Wachstum zu hemmen [252a].

mehr als die Hälfte nach dem 14. Lebensjahr [51]. SKOOG spricht direkt von einem "anancastic syndrome of adolescence", wobei sensitive und „schizophrenoide" Symptome überwiegen. Ein Krankheitsbeginn in der Adoleszenz scheint, soweit untersucht, keinen Einfluß auf die Prognose zu besitzen [106, 177]. Von den 12 zwangsneurotischen Endzuständen, die DELKESKAMP beschrieb, hatte die Symptomatik nur in drei Fällen in der Adoleszenz begonnen, eine Häufung besonders schwerer Verläufe unter den im Jugendalter Erkrankenden findet sich jedenfalls nicht. Bei den in der Adoleszenz manifest werdenden Zwangssyndromen ist zu differenzieren zwischen solchen, die als Reaktion auf Verunsicherung, Entfremdung oder sexuelle Konflikte im Jugendalter auftreten, und der Dekompensation einer zwangsneurotischen Fehlentwicklung. Bei letzterer finden sich häufig schon in der Kindheit Anankasmen, die über jene zwanghaften Gewohnheiten hinausgehen, welche viele Kinder gelegentlich beim Spielen und beim Aneignen neuer Fertigkeiten erkennen lassen.

Hypochondrie ist in der Adoleszenz eine sehr häufige Erscheinung [129). Körperliche Krankheiten und Beschwerden erhalten einen ganz anderen Stellenwert als in der Kindheit (s. auch S. 826). Die stärker reflektierte Leibbezogenheit macht auch das Risiko des Leiblichen erstmals bewußt, so daß es leicht zum Rückzug in eine Hypochondrie kommen kann [72]. Hypochondrische Einstellungen werden durch Erziehungspersonen und Ärzte oft noch verstärkt — mit der Erklärung etwa, daß rasches Wachstum mit einer Resistenzlosigkeit gegenüber Krankheiten einhergehe. Die Abhängigkeit solcher weit verbreiteten Vorurteile von sozio-kulturellen Gegebenheiten ist am deutlichsten bei den Onanieskrupeln (früher sprach man vom Masturbantenwahn) zu beobachten, deren Häufigkeit und Schwere offenbar zurückgeht.

Depersonalisation: Leichte Entfremdungserlebnisse sind in der Adolerzenz nichts Ungewöhnliches. Sie führen zumeist nicht zum Arzt, sondern finden ihren Niederschlag in den Tagebüchern Jugendlicher [37]. Sie treten wie im Erwachsenenalter attackenweise auf, werden aber vom Jugendlichen nicht so sehr als „Ausnahmezustände" erlebt, sondern als Steigerungen oder krisenhafte Höhepunkte der Selbstreflexion. Soweit sie sich auf den eigenen Leib erstrecken (somatopsychische Depersonalisation), haben sie Beziehungen zum gestörten body image und zur Hypochondrie [129]. BLOS [22] betont, daß drohender Identitätsverlust und Veränderung des body image in der Adoleszenz als Entfremdung erlebt werden.

Die seltenen schweren Entfremdungssyndrome der Adoleszenz [159, 161] werden zumeist wegen der sonderbaren Beschreibungen, die die Kranken von ihrem Zustand geben, als jugendliche Schizophrenien verkannt. Entfremdungserlebnisse können Prodrom einer Schizophrenie sein, sie werden dann aber in der Regel schon innerhalb von mehreren Monaten durch eindeutig psychotische Symptome abgelöst. Schwieriger ist die Differentialdiagnose gegenüber der Cyclothymie, die schon in frühen Phasen als Entfremdungsdepression auftreten kann. Hier wird sich die Diagnose manchmal nur aus dem Ergebnis einer thymoleptischen Behandlung oder aus dem weiteren Verlauf sichern lassen. Vor dem Elektroschock ist in diesen Fällen zu warnen, da er gelegentlich die Entfremdungssymptomatik noch intensiviert. Die nicht-psychotischen Entfremdungserlebnisse bilden sich, soweit sie nicht nur attackenweise auftreten, fast ausnahmslos spontan und vollständig zurück, allerdings meist erst nach mehreren Jahren [163]. Das eindeutige Überwiegen des männlichen Geschlechts läßt daran denken, daß es sich um das Äquivalent zur Pubertätsmagersucht (als Reifungskrise junger Mädchen) handelt.

Hysterie: Alle auch sonst bekannten hysterischen Symptome kommen in der Adoleszenz vor. Nach Art einer abnormen Erlebnisreaktion treten sie oft in engem zeitlichen Zusammenhang mit einer Versuchungs- oder Versagungssituation auf und klingen ebenso rasch wieder ab, um unter neuen Belastungen in gleicher oder ähnlicher Form zurückzukehren.

Die katamnestischen Untersuchungen von Ernst zur Prognose der Neurosen zeigten eine deutliche Abnahme hysterischer Symptome im mittleren und höheren Lebensalter. Ähnliches gilt vom Suicidversuch, für den in der Adoleszenz das „hysterische Arrangement" geradezu typisch ist (s. S. 841). Kretschmer bezeichnet die Hysterie direkt als Ausdruck und Folge einer gestörten Adoleszenz. Es stellt sich daher die Frage, ob bei vorwiegend hysterischen Wesenszügen die Adoleszenz das bevorzugte Manifestationsalter darstellt oder ob neurotische Störungen der verschiedensten Genese sich in der Adoleszenz „hysterisch" manifestieren. Vieles spricht für den letztgenannten Zusammenhang; denn mangelnder Realitätsbezug, gesteigerte Suggestibilität und Phantasiebereitschaft, die Neigung zum Regredieren in kindliche Verhaltensweisen sind in gewisser Weise Gemeinsamkeiten von hysterischer Struktur einerseits und der Psychologie der Adoleszenz andererseits. Das Auftreten hysterischer Symptome in der Adoleszenz hat jedenfalls stets auch einen phasengebundenen Aspekt.

Die sensitive Reaktion auf ein kränkendes Erlebnis hängt im Jugendalter eng mit Selbstunsicherheit und den daraus resultierenden Insuffizienzerlebnissen zusammen, wie sie sich bei der Übernahme der Erwachsenenrolle leicht einstellen. Sie wird nicht zum Ausgangspunkt langjähriger sensitiv-paranoischer oder -querulatorischer Entwicklungen, wie sie für das mittlere und höhere Lebensalter typisch sind [162]. Dafür dürfte die geringere Rigidität der jugendlichen Persönlichkeit von Bedeutung sein. Vor allem aber vermag der Jugendliche viel leichter aus dem Feld zu gehen; mit dem Wechsel des Standortes wird das kränkende oder beschämende Erlebnis desaktualisiert.

Depressive Reaktion: Trauer- und Heimwehreaktionen [198] spielen bei jugendlichen Suicidversuchen (s. S. 840) eine große Rolle. Sie werden oft durch Liebesentzug oder Kontaktabbruch hervorgerufen. Spiel [231] berichtet über eine heftige depressiv-ängstliche Reaktion auf ein Schreckerlebnis, die unerwartete Konfrontation mit dem Sterben. Das definitive Verlassen des Elternhauses am Ende der Schulzeit kann selbst dann als Verlust der Geborgenheit erlebt werden, wenn das Zuhause keineswegs konfliktfrei war.

Ein besonderes Problem stellt sich im Jugendalter für *Adoptivkinder*, etwa bei der Emanzipation von den Adoptiveltern [157, 201], vor allem wenn deren Adoptionsmotive neurotischen Ursprungs waren [223]. Frisk bemerkt, daß der Jugendliche sich in diesem Alter symbolisch auf der Suche nach seinen wirklichen Eltern befindet. Manchmal werden auch konkret alle Anstrengungen unternommen, den leiblichen Vater kennenzulernen, um der Identitätsunsicherheit zu begegnen; fast immer aber besteht der Wunsch nach möglichst genauen Informationen über die biologischen Eltern [158]. Gelegentlich kommt es zu überwertigen Abstammungsgedanken. Ob Adoptivkinder generell häufiger Reifungskrisen der Adoleszenz durchmachen, ist noch nicht eindeutig ermittelt [137].

Die Differentialdiagnose zu den endogenen Psychosen

Neurotische Symptome in der Adoleszenz können Prodrom einer schizophrenen Psychose sein. Je untypischer die neurotische Symptomatik ist, um so schwieriger wird die diagnostische Beurteilung. Bei „stilreinen" Syndromen (z.B. Pubertätsmagersucht) wird das Risiko, Prodrom einer Schizophrenie zu sein, schon bald nach Beginn der Symptomatik gering. Auf die Probleme der Differentialdiagnose zwischen Reifungskrise und Schizophrenie haben in neuerer Zeit u.a. FELDMANN und EGGERS u. STUTTE hingewiesen. SÜLLWOLD-STRÖTZEL u. KISKER [119, 241] studierten präschizophrene Entwicklungsverläufe Jugendlicher und stellten sie den (echten) neurotisch-psychopathischen Prodromen gegenüber. Erste depressive Phasen werden im Jugendalter wohl häufiger als reaktive Verstimmungen verkannt als später, zumal wenn sie sub-klinisch verlaufen. Kürzlich hat v. BAEYER [7] noch einmal auf das Miteinander neurotischer, erlebnisreaktiver und endogener Komponenten in Depressionszuständen Jugendlicher hingewiesen. Einen besonderen Akzent erhalten die differentialdiagnostischen Schwierigkeiten bei der Abgrenzung endogener Psychosen im Jugendalter — auch zwischen Schizophrenie und Cyclothymie [257] — noch dadurch, daß sensitive oder depressive Reaktionen und manche Kurzschlußreaktionen in unerträglich erscheinenden Lebenslagen die Heftigkeit einer Psychose annehmen können (Pubertätspsychosen von RÜMKE).

Hier ist auch ein Hinweis auf das ätiologisch noch ganz ungeklärte *Kleine-Levin-Syndrom* [27, 46, 135, 167] erforderlich, welches in der Regel in der Adoleszenz beginnt. Es besteht in periodischer Schlafsucht, begleitet von gereizt-depressiven Verstimmungszuständen und Polyphagie oder Veränderungen des Durstes bzw. der Sexualität. Zuweilen kommt es anstelle echter Hypersomnie nur zur Minderung der Vigilanz, welche bald mehr als Benommenheit bald als Antriebsmangel bzw. Verstimmung in Erscheinung tritt. Es scheint fließende Übergänge von dem überwiegend bei männlichen Jugendlichen beobachteten Kleine-Levin-Syndrom zu anderen periodischen Verstimmungs- und Ausnahmezuständen im Jugendalter [96, 252] zu geben. Manchmal ist die Differentialdiagnose gegenüber der jugendlichen Cyclothymie sehr schwierig. Als Hypothese wird gegenwärtig die Annahme einer diencephalen Regulationsstörung bevorzugt.

Suicid und Suicidversuch

Kein Bereich der Psychopathologie des Jugendalters wurde so ausgiebig bearbeitet wie dieser. Mit dem Beginn der Adoleszenz nehmen Suicid und Suicidversuch deutlich zu, wobei im Gegensatz zur Kindheit das weibliche Geschlecht beim Suicidversuch stark dominiert [10, 110]. Das Jugendalter ist für den Suicidversuch *der* lebenszeitliche Gipfel, während der Suicid bis zum Alter ziemlich kontinuierlich zunimmt [54]. Beim jugendlichen Suicid (nach den Unfällen die häufigste Todesursache in der Adoleszenz) und beim Suicidversuch ist mit einer beträchtlichen Dunkelziffer zu rechnen [216].

Die *Statistik* zeigt im einzelnen:

Die Häufigkeit der Suicide pro 100000 der Bevölkerung betrug nach DUBLIN (1959) in den USA zwischen 15. und 19. Jahr 3,6, zwischen 20. und 24. Jahr 7,1, schließlich zwischen 75. und 84. Jahr 27,9, wobei das weibliche Geschlecht immer niedriger liegt und im Alter keine Zunahme erkennen läßt. DUBLIN verweist auch auf die entsprechenden Zahlen für England und Wales in 1957: zwischen 15. und 19. Jahr 1,2, zwischen 20. und 24. Jahr 3,0 und dann zwischen 70.—74. Jahr 22,7 per 100000. — Eine deutliche Zunahme jugendlicher *Suicide* wurde in verschiedenen Ländern (z.B. USA [109], Tschechoslowakei [40] (Abb. 3) im letzten Jahrzehnt beobachtet.

Bei den jugendlichen Suicidversuchen lag in der Glasgow-Studie von SCLARE u. HAMILTON das Maximum zwischen 21 und 25 Jahren, dann zwischen 26 und 30 Jahren und an dritter Stelle zwischen 16 und 20 Jahren. In Schweden zeigte sich an einem Material von 581 Fällen eine lineare Zunahme von unter 13 Jahren (1%) bis 20 Jahre (18,9), wobei es sich um 23,8% männliche und 76,2% weibliche Adoleszenten und junge Erwachsene handelte [186]. In einer Pariser Untersuchung lag das Maximum der jugendlichen Suicidversuche zwischen dem 15. und 16. Lebensjahr [56], 62% waren Mädchen; unter den von CERNY aus der CSSR berichteten Vergiftungs-Suicidversuchen dominierte das weibliche Geschlecht mit 75%.

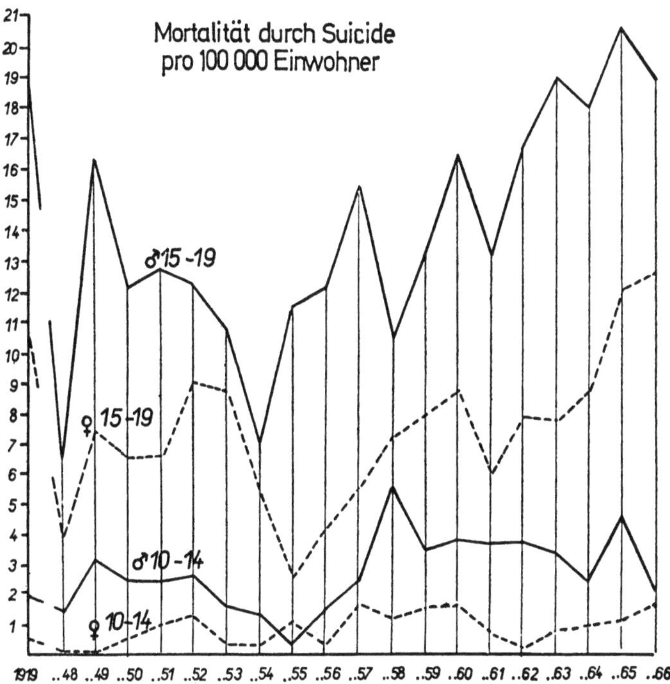

Abb. 3. Kindliche und jugendliche Suicide per 100000 Einwohner zwischen 1919 bzw. 1948 und 1966 in der Tschechoslowakei. (Nach ČERNÝ)

Nach PROKUPEK erfolgte zwischen 1963 und 1968 in der CSSR keine Veränderung der Geschlechtsrelation (ohne Altersaufschlüsselung), wohl aber eine Zunahme der jugendlichen Suicidversuche bezogen auf die gleichaltrige Bevölkerung. Nach einer neuen Untersuchung von KREITMAN u. Mitarb. [1] aus Edinburgh ist dagegen die Zahl der Suicidversuche unter männlichen Jugendlichen deutlich ansteigend. RINGEL [193] deutet das Überwiegen des weiblichen Geschlechts unter den jugendlichen Suicidversuchen dahingehend, daß es bei Mädchen nach außen agierende Gruppenbildungen wie bei jungen Männern nicht gibt.[5]

STENGEL, der auf eine prinzipielle Unterscheidung von Suicid und Suicidversuch besonderen Wert legt [233], fand die Relation Suicid: Suicidversuch unter 25 Jahren etwa 1:10; um das 40. Lebensjahr sind Suicid und Suicidversuch etwa gleich häufig, danach überwiegt der Suicid ebenso eindeutig wie der Suicidversuch im Jugendalter [234]. Die Geschlechtsrelation (♂: ♀) in der Adoleszenz beträgt bei den Suiciden 3:1, bei den Suicidversuchen 1:10 [11] bzw. 1:3 [110].

5 Der dermatologische *Artefakt* als Selbstbeschädigung ist vor allem im Jugendalter Ausdruck eines demonstrativen Appells und einer Flucht aus unerträglich erscheinender Situation. Wie beim Suicidversuch überwiegt das weibliche Geschlecht mit mindestens 3:1, Erkrankungsgipfel zwischen 15 und 20 Jahren [111, 155, 156].

Über die diagnostische Zusammensetzung des schwedischen Materials von Suicidversuchen orientiert Tab. 1, wobei die Klassifizierung als Neurose, neurotisch-depressive Reaktion, Anpassungsreaktion im Jugendalter oder Psychopathie sehr von der Einstellung des Untersuchers abhängig sein dürfte. Auch an die Schwierigkeit, in der Adoleszenz endogene Depressionen und eine initiale Schizophrenie [11] mit schwer abzuschätzender Suicidalität zu diagnostizieren, ist zu erinnern. Einig sind sich die meisten Autoren über die disponierende Bedeutung eines gestörten Milieus in der Kindheit [56, 247a, 260]. DÜHRSSEN [59] fand bei weiblichen Suicidanten der Adoleszenz vor allem gestörte Elternbeziehungen und Konkurrenzsituationen durch jüngere Geschwister. Auch körperliche Behinderung und Krankheit (z.B. Epilepsie) spielen eine nicht geringe Rolle [260].

Tabelle 1. *Diagnostische Aufgliederung von 484 Suicidversuchen unter 21 Jahren aus schwedischen Krankenhäusern zwischen 1955 und 1959 (Nach Otto)*

Psychiatric states of illness	Number		%	
Neurotic-depressive reaction		144		29.8
Neurosis		112		23,2
Psychosis				
Schizophrenia	57	80	11.8	16.5
Manic-depressive psychosis	23		4.7	
Psychopathy		64		13.2
Adolescent adjustment reaction		52		10.7
Brain damage		32		6,6
Total		484		100.0

Unter den psychologischen Faktoren sind zu nennen: die Einsamkeit [232], das Gefühl des Unverstandenseins [91], die übermäßigen Erwartungen, welche an das Verständnis etwa der Eltern, des Freundes oder der Freundin gestellt werden. Der eigene Tod, verbunden mit magischen Allmachtsvorstellungen des Ich gegenüber dieser Welt [26, 95], wird zum beherrschenden Thema von Tagträumereien. Diese währen oft lange Zeit, bis dann der Suicidversuch selbst nicht selten so rasch als Reaktion auf eine Zurückweisung oder Kränkung erfolgt, daß die einzelnen Phasen des praesuicidalen Syndroms [192, 243] sich gerade in diesem Alter schwer abgrenzen lassen [219]. Nach BENDER u. SCHILDER provoziert die Situation (meist ein Liebesentzug) Aggressivität gegen die, die ihn nicht lieben. Schuldgefühle sind die Folgen, sie wenden die Aggressivität gegen das Individuum selbst. Nicht selten ist dabei der Aspekt der Rache an denen, von denen sich der Jugendliche nicht verstanden fühlt, sehr deutlich. Der Suicidversuch ist stets Signal einer seelischen Fehlentwicklung [192, 260] und emotionaler Unreife [26, 56]. Die — fast immer nur temporäre — Wirksamkeit der Appellfunktion des Suicidversuchs [233] verhindert in nicht wenigen Fällen psychotherapeutische oder sozialtherapeutische Maßnahmen; ein beträchtlicher Prozentsatz der nach körperlicher Wiederherstellung Entlassenen erscheint nicht zur vorgeschlagenen psychiatrischen Nachbetreuung. BARTER u. Mitarb. haben jugendliche Suicidanten, die nach psychiatrischer Hospitalisierung erneut einen Suicidversuch unternahmen, mit solchen verglichen, bei denen es innerhalb einiger Jahre nicht wieder zu einem Suicidversuch gekommen war. Das Maß der sozialen, speziell der familiären Bindungen war das wesentlichste Unterscheidungskriterium zwischen beiden Gruppen. Auch LÖWNAU [146] und HAIM betonen die Gefahr der Vereinsamung, in der ungebundene Antriebe destruktiv werden können.

Die Frage nach der Ernsthaftigkeit eines Suicidversuchs hat im Schrifttum, besonders bei der Erörterung des jugendlichen Suicidversuchs, übermäßige Aufmerksamkeit gefunden. Man sollte sich vergegenwärtigen, daß Suicidversuche im Jugendalter in Vorbereitung und Durchführung sehr häufig einen demonstrativen Akzent besitzen. Ein mehr oder minder hysterisches Arrangement (suicide jeu [56]) trägt in diesem Lebensabschnitt als phasentypische Erscheinung kaum etwas zur Beurteilung der Ernsthaftigkeit einer Selbsttötungshandlung bei. Jugendliche Suicidanten einer Münchener Intoxikationsstation zeigten in über 70% demonstrative Elemente bei der Ausführung der Tat, während bei 60% der Internist von einem lebensbedrohlichen Zustand sprach [74]. Es gibt ferner zu denken, daß von 50 durch Suicid endenden Jugendlichen, deren letzte Lebenszeit RINGEL [194] analysiert hat, 16 in direkter und 25 in indirekter Form ihre Suicid-Absichten zu erkennen gegeben haben. OFFER u. BARGLOW bezeichnen Selbstbeschädigungen, die über den dermatologischen Artefakt hinaus gehen, als suicidale Gesten (meist als Ausdruck von Ärger und Aggression), die sich wie der Suicidversuch epidemisch ausbreiten können.

Anorexia nervosa — Pubertätsmagersucht

Es ist wohl nicht mehr zweifelhaft, daß die *Anorexia nervosa* (in Zusammenhang mit der Emanzipation der Frau ?) in den letzten Jahrzehnten häufiger geworden ist [6, 244], auch wenn man berücksichtigt, daß solche Kranken heute dem Psychiater viel öfter zugeführt werden als früher. Der Terminus Pubertätsmagersucht ist in der angelsächsischen Literatur unbekannt, obwohl zweifellos die Pubertätsmagersucht die Kerngruppe der *Anorexia nervosa* darstellt, indem sie nach dem Zeitpunkt der Erkrankung, den pathogenetischen Faktoren und dem Verlauf durch besondere Einheitlichkeit ausgezeichnet ist [164a]. Man kann darüber hinaus fragen, ob ein Teil der später einsetzenden Anorexien solche Frauen betreffen, deren Reifung mit besonderer Verzögerung abläuft. Aus der Statistik von MASSING geht hervor, daß 2 Ersterkrankungsgipfel vorhanden sind, je nachdem ob die Mutter oder die Großmutter die („pathogene“) weibliche Dominanzfigur in der Familie darstellt. Nach den umfangreichen Untersuchungen von TOLSTRUP steht andererseits fest, daß es schon in der späten Kindheit Anorexien gibt, die sich pathogenetisch von der Pubertätsmagersucht nicht wesentlich unterscheiden.

Die Hypothesen, wonach es sich bei der Pubertätsmagersucht um eine hypophysäre Erkrankung („Simmondsche Kachexie“) handele oder wenigstens disponierend endokrine Besonderheiten [19] vorausgehen, sind endgültig fallengelassen. Neuere endokrinologische Untersuchungen haben übereinstimmend lediglich eine verminderte Gonadotropin-Ausscheidung ergeben, die zwar für die begleitende Amenorrhoe entscheidend sein dürfte [180, 200], aber mit großer Wahrscheinlichkeit sekundärer Natur, d.h. Folge der Inanition ist. Das geht auch daraus hervor, daß mit der Normalisierung des Körpergewichts die Gonadotropine wieder ansteigen [199]. — Auf die Bedeutung hirnorganischer, speziell elektroencephalographischer Befunde haben LUNDBERG u. WALINDER, 1967 hingewiesen.

Unter den auslösenden Faktoren ist (neben den bekannten Hänseleien über den dicklichen Backfisch) vor allem auf das Wachsen der Brust zu verweisen. Diesem als dem einzigen in unserer Gesellschaft äußerlich sichtbaren Zeichen der Geschlechtsreife [160] kommt (im Gegensatz zur Menarche) bei der Pubertätsmagersucht besondere Bedeutung zu. Die Symptomanalyse von 16 Anorexie-Kranken und einer Kontrollgruppe ergaben eine gestörte Ehe der Eltern und eine (von anderen Autoren allerdings nicht bestätigte) Einzelkindposition als eindeutige Unterscheidungskriterien [116]. Auch MASSING fand bei 115 stationär behandelten Magersüchtigen eine belastende Familiensituation, Berufstätigkeit der Mutter, eine Dominanzfigur weiblichen Geschlechts bei fehlendem oder chronisch krankem Vater. Die besondere Rolle der Mütter [241 a] und die ambivalente Stellung der Anorexie-Patientinnen zu ihnen ist seit langem bekannt. Möglicherweise ist dabei die Art und Weise, wie die Mutter ihre Tochter in die Gesellschaft einführt, maßgeblich [160, 250]. SPERLING, dem die von der Großmutter Magersüchtiger tradierten Normen aufgefallen sind, betont das Inbegriffensein aller Familienmitglieder und ihre besonders starren Rollenfixierungen [226].

Zum *Verlauf* der Pubertätsmagersucht ist zunächst zu bemerken, daß die Ergebnisse vom Ausgangsmaterial (Erkrankungsalter, Schwere) abhängen [222] und daß es von einer größeren Zahl ausgiebig psychotherapeutisch behandelter Fälle noch keine Langstreckenkatamnesen gibt. Verweigerung oder Abbruch der Psychotherapie durch die Patientinnen oder ihre Eltern sind häufig. Es besteht nach wie vor eine Mortalität von etwa 10% [244], bei wenigen Fällen ist die Anorexie Prodrom einer Schizophrenie; andererseits findet sich gerade bei den typischen Pubertätsmagersuchten, wenn man von psychotherapeutisch nicht oder unzureichend behandelten Fällen ausgeht, ein Ausgang in Heilung in etwa einem Drittel, etwa ebenso viele gehen in eine schwere chronische Neurose über, wobei dann die Anorexie nicht mehr das entscheidende Symptom ist [62a, 160]. Mit höherem Erkrankungsalter nimmt die Zahl der Vollremissionen ab [101]. Bei zwangsneurotisch strukturierten Patienten fand sich eine Tendenz zur Chronizität, bei hysterischen Anorexien zum Symptomwandel [115]. Auch DALLY betont die Abhängigkeit der Prognose von der Persönlichkeitsstruktur. CREMERIUS hat den Verlauf bei 13 Anorexie-Patienten langjährig verfolgt und dabei — im Gegensatz zu unseren Katamnesen [160] — keine Spontanheilungen, sondern nur Symptomwandel bzw. ein Verschwinden der Eßstörungen festgestellt.

Die vorherrschende Auffassung vom Wesen der *Anorexia nervosa* zielt auf die Weigerung, erwachsen zu werden [120]. Die Rolle der geschlechtsreifen Frau, welche zu übernehmen die eigentliche Aufgabe der Adoleszenz-Entwicklung darstellt, ist zur negativen Identität im Sinne von ERIKSON geworden [245]. Unter diesem Aspekt erscheint die Mutter als die dem jungen Mädchen *nächste* erwachsene Frau, welche prospektiv ihr eigenes Schicksal zu verkörpern scheint [161]. THOMÄ sieht in der *Anorexia nervosa* eine Regression angesichts der sexuellen Reifung; denn Körperbild und Ich-Ideal des jungen Mädchens stimmen in zunehmendem Maße nicht mehr überein.

Die Veränderungen des body image in der Pubertät stehen im Zentrum der Konzeption von H. BRUCH. Sie fand bei magersüchtigen Patientinnen eine Störung des body image von psychotischem Ausmaß. Sie betonte ferner — dies auch für die Fettsucht [36] — Verfälschungen in der Wahrnehmung und Beurteilung solcher Reize, die vom Körper ausgehen (Hunger, Durst, Müdigkeit), als Folge gestörter Interaktionen zwischen Mutter und Kind [33—35]. SELVINI hat in Fortführung der Auffassung von BRUCH nachzuweisen versucht, daß Anorexie-Kranke in ihrer Kindheit eine (nach außen hin nicht in Erscheinung tretende) Störung des Wahrnehmungs- und Erkennungsvermögens ihrer körperlichen Empfindungen erleiden (s. auch HILTMANN).[6] Auch im Bereich von Hunger und Sättigung sei ein Lernprozeß nötig, der durch eine überfürsorgliche Betreuung der Mutter gestört werden könne.

6 Dazu würde der von ZIOLKO im Hinblick auf die Heißhungeranfälle bevorzugte Terminus „Dysorexie" passen. Auch BLISS u. BRANCH betonen die Ambivalenz gegenüber der Nahrungsaufnahme. Hier ist ferner auf den bekannten Wechsel von Mager- und Fettsucht zu verweisen.

Die *Anorexia nervosa*, speziell in ihrer Adoleszenz-Form (Pubertätsmagersucht), läßt, wie wir meinen, erkennen, daß es Reifungskrisen des Jugendalters gibt, die zu ihrer Entstehung einer gestörten Kindheitsentwicklung *nicht* bedürfen. Diese klinische Beobachtung läßt sich natürlich stets mit dem Einwand entkräften, die Erhebung der Kindheitsanamnese sei unter psychodynamischen Gesichtspunkten unvollständig geblieben; auch könne eine neurotische Kindheitsentwicklung unter Umständen gerade darin bestehen, daß das Kind sich überangepaßt (docile) verhalte. Immerhin ist der Kontrast zwischen solchen *Anorexia nervosa*-Kranken, die schon in der Kindheit Essensstörungen und andere neurotische Symptome zeigen, und solchen mit „leerer“ Kindheitsanamnese sehr auffällig — gerade im Hinblick auf die Prognose der Magersucht. Es kommt hinzu, daß die jugendlichen Magersüchtigen uns oft schon im ersten Gespräch mit dem Kernproblem ihrer Krankheit offen konfrontieren: „Ich will nicht erwachsen werden; ich will nicht werden wie die Mutter.“ Im Gegensatz dazu wird etwa ein jugendlicher Fortläufer, bei dem eine massiv gestörte Kindheit fast niemals vermißt wird, über seine aktuellen Konflikte und über den Anlaß zum Fortlaufen, aber nicht über seine Kindheit in einer desintegrierten Familie von sich aus berichten. Besteht eine *Anorexia nervosa* längere Zeit fort, so ändert sich die bewußte Einstellung. Dann sagt uns die Kranke: „Mein Magen verträgt es nicht, ich muß leider immer Diät halten.“ Wir folgern daraus, daß die Pubertätsmagersucht durch eine *noch unabgeschlossene* oder *unvollständige Verdrängung* der Sexual- und Rollenproblematik des heranwachsenden Mädchens ausgezeichnet ist [161]. FELDMANN [70], der die Anorexie als oralisierte Triebabwehr und als Regression auf eine frühinfantile Stufe ansieht, wirft demgegenüber die Frage auf, wieweit die Verdrängungsvorgänge mit der Stärke der — frühkindlich determinierten — Abwehr- und Kontrollstrukturen des Ich zusammenhängen — ein Einwand, der durch Hinweis auf die Besonderheiten der Triebabwehr im Jugendalter vielleicht entkräftet werden kann (Unterschied zwischen neurotischer Verdrängung und dem generellen Triebmißtrauen des Adoleszenten *ohne* Ersatzbefriedigung — A. FREUD [81]). Trifft unsere Auffassung von der unabgeschlossenen Verdrängung zu, so folgt daraus, daß es sich bei der Pubertätsmagersucht um das Initialstadium einer Neurose handelt; es wird dadurch weiter verständlich, warum trotz der Schwere dieser Erkrankung ein relativ hoher Prozentsatz ohne Psychotherapie, „spontan“ ausheilt [62a, 160]. Das ist nicht der Fall, wenn Essensstörungen oder andere, vor allem orale, neurotische Symptome schon in der Kindheit vorgelegen haben (s. auch S. 847).

EITINGER kam bei der Nachuntersuchung von 54 *Anorexia nervosa*-Patienten ebenfalls zu einer Einteilung in drei Gruppen mit verschiedenem Erkrankungsalter und sehr unterschiedlicher Prognose, wobei er die von uns [160] als „chronische Anorexie“ bezeichnete, schon vor der Pubertät Eßstörungen aufweisende Gruppe als anorektische Reaktion bei Charakterneurose ansieht. Die Hälfte seiner echten Pubertätsmagersüchtigen fand er geheilt.

Aus 30 neueren Arbeiten mit je über 20 Fällen ergab sich, daß 7% aller *Anorexia nervosa*-Kranken *männlichen* Geschlechts sind [130]. Davon wird wohl nur ein Teil eine der Pubertätsmagersucht der jungen Mädchen voll entsprechende vital bedrohliche und durch den pathologischen Asketizismus charakterisierte Appetitstörung zeigen. Untersuchungen an Gesunden über die banalen kurzfristigen Appetitstörungen hypo- und (seltener) hyperphager Natur unter emotionalem Stress haben ergeben, daß solche situativ bedingten Appetitschwankungen bei Frauen drei Mal häufiger vorkommen als bei Männern [125]. Man kann daraus auf eine bei Frauen prinzipiell größere Bereitschaft schließen, auf seelische Belastungen „oral“ zu reagieren. — Der Schwerpunkt der Psychodynamik liegt bei männlichen Anorexie-Kranken, nach KÜNZLER, in der Triebfeindlichkeit des Gewissens, die den Betroffenen in die Regression treibt.

Die sogenannte Pubertätsfettsucht

Die klinische Falldarstellung, die FRÖHLICH 1901 mitteilte, hat auf die Beurteilung fettsüchtiger männlicher Jugendlicher einen ähnlich nachhaltigen (und irreführenden) Einfluß ausgeübt wie die Auslegung der Befunde von SIMMONDS für die *Anorexia nervosa*, die auf Jahrzehnte das Krankheitsbild im deutschen Schrifttum als hypophysär bedingt festgelegt haben. Dieser Fall eines 14jährigen Jungen mit Fettsucht und einem leichten Hypogonadismus wurde von FRÖHLICH auf einen Tumor der Hypophysengegend zurückgeführt (einseitige Sehnervenatrophie mit temporaler Hemianopsie, Kopfschmerzen, Erbrechen). Eindeutiger ist der durch die Sektion als Hyophysentumor bestätigte Fall eines 17jährigen Mädchens mit Fettsucht und Hypogonadismus von BABINSKI (1900).

Man weiß heute, daß keine nosologischen Beziehungen zwischen solchen Beobachtungen und dem häufigen Bild des fettsüchtigen männlichen Jugendlichen bestehen. Ein Hypogonadismus wird durch die Fettsucht nur vorgetäuscht, eine Verzögerung der sexuellen Reifung liegt nicht vor. BRUCH [31] hat im Gegenteil nachweisen können, daß fettsüchtige junge Männer häufig sogar vorzeitig geschlechtsreif werden. PRADER empfiehlt daher, den Terminus *Dystrophia adiposogenitalis* ganz auszumerzen. Daß die Befunde beim echten Fröhlich-Syndrom sich als so bestimmend erwiesen haben und auf die Mehrzahl der fettsüchtigen männlichen Jugendlichen ausgedehnt wurden, hängt wohl auch damit zusammen, daß psychische Auswirkungen der Übergewichtigkeit dann am häufigsten sind, wenn es *in der Adoleszenz* zur Übergewichtigkeit kommt. Das gilt für weibliche Fettsüchtige ebenso [165], wird bei Jungen aber durch ihre feminine Gestalt und den klinischen Eindruck des Hypogonadismus noch außerordentlich verstärkt. In der Adolezenz fehlt also die für andere Lebensalter typische besondere soziale Betroffenheit der fettsüchtigen Frau, vielmehr scheint das männliche Geschlecht in dieser Lebensphase durch Übergewichtigkeit in seinem Sozialprestige stärker beeinträchtigt.

Generell sind die psychischen Auswirkungen der Übergewichtigkeit derart, daß man immer vor der Frage steht: Gehören die vorliegenden seelischen Auffälligkeiten zu den Ursachen bzw. Mitursachen der Fettsucht oder sind sie die Folge des durch die Übergewichtigkeit geminderten Sozialprestiges? Von der vermehrten Passivität fettsüchtiger Jugendlicher z.B. läßt sich nicht eindeutig sagen, ob sie zu den Wesenszügen gehört, welche zu übermäßiger oraler Befriedigung disponieren, oder ob die Passivität ganz oder teilweise ein sozial motiviertes Rückzugsverhalten darstellt. An einem eindrucksvollen Beispiel hat MÜLLER-KÜPPERS das vielfältige Bedingungsgefüge und vor allem die Pathologie der Familie bei einer extrem fettsüchtigen Jugendlichen deutlich gemacht.

Die psychiatrisch-psychologische Untersuchung einer Gruppe weiblicher Fettsüchtiger [165] aus der Adoleszenz und dem Erwachsenenalter bis zur Lebensmitte ergab, daß die Hälfte psychische Auffälligkeiten zeigen, während nur bei einem Drittel eine *maßgebliche Mitwirkung* seelischer Faktoren für die Fettsuchtsgenese wahrscheinlich gemacht werden konnte. Letzteres wurde aufgrund neurosenpsychologischer Kriterien (gestörte Kindheitsentwicklung, Aktualkonflikt z.Z. der entscheidenden Gewichtszunahme) und gewisser Besonderheiten des Appetitverhaltens ermittelt. Dabei kommt u.E. der hyperphagen Reaktion auf emotionalen Streß [148], welche auch im Experiment beim Menschen reproduzierbar ist [190], besondere Bedeutung zu. Es wird angenommen, daß der hyperphage Reaktionstyp als Ausdruck einer früh geprägten oralen Ersatzbefriedigung *eine* Kerngruppe psychogener Fettsucht (im Sinne der eben genannten Definition) darstellt.

Interessant ist der Kontrast zur Pubertätsmagersucht: Das magersüchtige Mädchen meidet die Öffentlichkeit keineswegs, oft ist man bei ihrem Verhalten an ein trotziges Zurschaustellen erinnert; die Auffälligkeiten der Kleidung dienen nicht dazu, die Kachexie zu verbergen, sondern die weiblichen Formen. Fettsüchtige dagegen ziehen sich von gemeinsamen jugendlichen Aktivitäten zurück, sie wählen ihre Kleidung nach dem gleichen Prinzip der Unauffälligkeit wie erwachsene Fettsüchtige. Man hat die gesellschaftliche Situation Fettsüchtiger mit der einer völkischen Minderheitengruppe verglichen [171].

Die jugendliche Fettsucht ist kein einheitliches Syndrom [9], das der Pubertätsmagersucht an die Seite gestellt werden kann. BAHNER erkennt überhaupt nur eine psychogenetisch verstärkte Fettsucht an. Es fehlt die charakteristische Geschlechtsverteilung. Die psychischen Auffälligkeiten sind geringer. Die Beziehung zur Psychodynamik der Adoleszenz scheinen, wenn auch noch nicht ausreichend untersucht, weniger deutlich.

H. BRUCH hat dargelegt, daß die Mütter fettsüchtiger Kinder mit ihrem übermäßigen Nahrungsangebot eine verwöhnende Haltung zeigen, welche auf das Fortbestehen kindlicher Hilflosigkeit und Abhängigkeit zielt [32]; so kann aus der Überfütterung ein lebenslang wirksames Prinzip oraler Ersatzbefriedigung werden (s. auch DÜHRSSEN, 1965). Zu berücksichtigen sind auch die in einer Familie tradierten Essensgewohnheiten und die Beziehungen zur sozialen Klasse [92, 166, 187]. Der Nachweis eines erblichen oder konstitutionellen Faktors bei der Entstehung der Fettsucht ist bis heute nicht eindeutig erbracht, weil ein Anlagefaktor durch familiäre Essensgewohnheiten vorgetäuscht sein kann und die Zwillingsuntersuchungen aus den 30er Jahren nicht genügen [136]. So gibt es auch keine moderne Untersuchung über fettsüchtige Zwillinge, die getrennt aufgewachsen sind.

Die Adoleszenz in ihrer Bedeutung für die neurotischen Symptome des Kindesalters

Die Frage, wieweit der Beginn der Pubertät und das Eintreten in die Adoleszenz kinderneurotische Symptome[7] beeinflussen, ist noch nicht ausreichend untersucht. Der Erkrankungsgipfel für neurotische Störungen bis zum 18. Lebensjahr liegt um das 6. Lebensjahr, vom 12. Lebensjahr an werden die neurotischen Symptome selten. Eine Ausnahme machen nur die dyssozialen Symptome, die erst in der späten Kindheit zuzunehmen beginnen und um das 13. Jahr ihren Gipfel erreichen (Abb. 4). Wenn Verhaltensstörungen eingeschlossen sind und man von Erst*beratungen* ausgeht, ergibt sich ein Plateau zwischen 6 und 10 Jahren (Abb. 5). Bei neurotischen Klinikspatientinnen konnten ERNST u. ERNST aufgrund der anamnestischen Angaben weder eine Zunahme noch eine Abnahme neurotischer Symptome in der Adoleszenz feststellen.

CUNNINGHAM u. Mitarb. katamnestizierten nach 5 Jahren eine Gruppe von 420 in einer kinderpsychiatrischen Ambulanz untersuchten Fällen. Im Alter von 12 Jahren waren nach Auskunft der Mütter über 60% symptomfrei geworden. Ähnlich günstige Resultate ergaben die Katamnesen von MORRIS, SOROKER u. BURRUS, wobei hier soziale Fehlentwicklungen von vorneherein ausgeschlossen waren. Auch WEIL betont, daß die Mehrzahl schizoider, ichgestörter Kinder mit dem Jugendalter einen Prozeß des Ich-Wachstums durchmachen, der zu klinischer Besserung führt. In 150 von O'NEAL u. ROBINS untersuchten Fällen waren nach 30 Jahren die meisten ohne psychiatrische Diagnose, wenn in der Kindheit neurotische Symptome und keine sozialen Verhaltensstörungen vorgelegen hatten. Generell belastet nur die Zahl der dyssozialen Symptome die Prognose für das Erwachsenenalter [195]. FÖRSTER, der bei 118 Kindern den Symptomverlauf durch Katamnesen nach $1^1/_2$—4 Jahren verfolgte, fand 68 bei der Nachuntersuchung praktisch beschwerdefrei. Als Gipfel der spontanen Remission ergaben sich das 4. und das 14. Lebensjahr. Besonderes Gewicht scheinen uns die 8 Jahres-Katamnesen von v. BERLIN-HEIMENDAHL u. ROSENBAUER-WILLEITNER zu besitzen. Fast 40% der Nachuntersuchten waren symptomfrei, wobei die Prognose mit

7 Synonym werden verwandt: früh-psychopathische Züge, frühe Verhaltensauffälligkeiten, Primordialsymptome, z.T. auch abnorme (habituelle) Gewohnheiten.

dem Erkrankungsalter korrelierte: 48% Symptomfreiheit der mit 7—9 Jahren und 10—15 Jahren behandelten Kinder, nur 16% Symptomfreiheit der ursprünglich 1—6jährigen. Die Autoren folgern daraus, daß Früherkrankung die Prognose

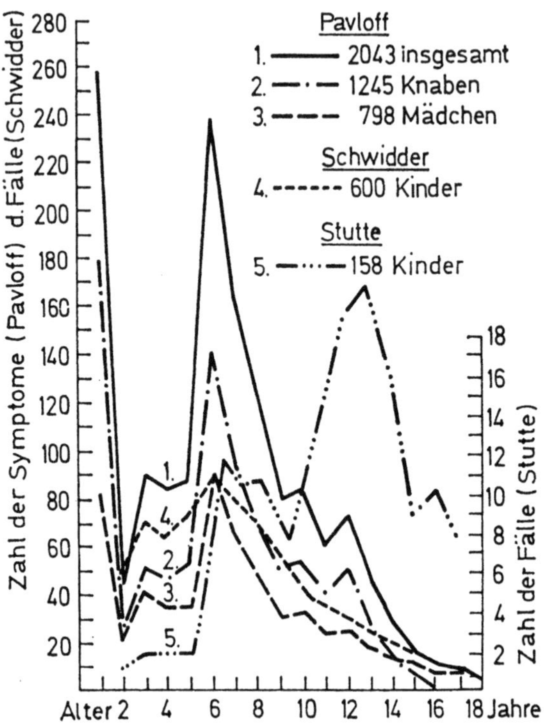

Abb. 4. Erstmanifestation neurotischer und dyssozialer Symptome. Gipfel der neurotischen Symptome bei 6 Jahren (für Verhaltensstörungen um 13 Jahre). Die Kurven 1—3 (Pavloff) sind durch Auszählung der Symptome gewonnen. Kurve 4 (Schwidder) entstand durch Auszählung der Anzahl der Kinder zum Zeitpunkt des ersten Auftretens neurotischer Symptome. Kurve 5 (Stutte) wurde an Fürsorgezöglingen gewonnen. Sie betrifft das Alter der amtlich registrierten Verwahrlosung, die zu Heimeinweisung führte. (Nach Stutte und Leuner)

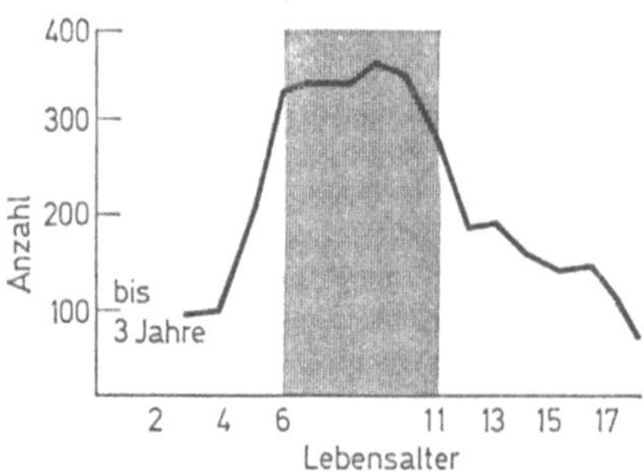

Abb. 5. Beratungszeitpunkt von 3323 Patienten des jugendpsychiatrischen Institutes der Stadt Essen, zusammengestellt von Förster. (Nach Harbauer)

trübt; sie diskutieren nicht die Möglichkeit, daß die übereinstimmend (!) hohen Remissionsziffern der beiden älteren Gruppen mit dem Eintritt in die Adoleszenz zusammenhängen könnten (Abb. 6). Quint ermittelte bei 70 Erwachsenen mit psychogenen Erkrankungen, die als Kind an Enuresis gelitten hatten, den Zeitpunkt des Verschwindens des Symptoms. Bei der einen, prognostisch günstigeren Gruppe, verlor sich die Enuresis im Einschulalter, bei den übrigen sistierte die Enuresis zwischen 13 und 15 Jahren und wurde durch eine neurotische Verwahrlosung abgelöst (Symptomwandel). SCHWIDDER [217] betont aufgrund der in der

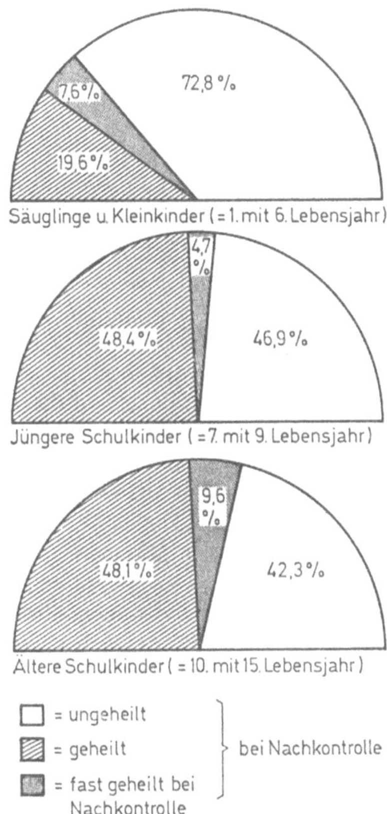

Abb. 6. Unterschiede in der Heilungstendenz neurotischer Störungen bei 1951/52 behandelten und 8 Jahre später kontrollierten 92 Kleinkindern, 64 jüngeren und 104 älteren Schulkindern. (Nach v. BERLIN-HEIMENDAHL u. RONESBAUER-WILLEITNER)

Abb. 5 mitverwerteten Zusammenstellung von 600 kindlichen Neurosen, daß das Fortbestehen der sog. Primordialsymptomatik prognostisch besonders ungünstig ist.

Zusammenfassend läßt sich sagen: Eine Verstärkung derjenigen neurotischen Störungen, die in der Kindheit einsetzen, tritt z.Z. der Adoleszenz — von der Dyssozialität[8] abgesehen — nicht ein. Die vorliegenden, allerdings methodisch

8 Dazu wäre auch eine unscharf begrenzte Gruppe von Fehlentwicklungen zu rechnen, die SCHILDER als *soziale Neurose* bezeichnet hat. Störungen des sozialen Kontakts stehen im Vordergrund mit Scheu, Selbstunsicherheit, gesteigerter Erschöpfbarkeit sowie Gehemmtheit im Denken, Sprechen und sich Bewegen. Erröten, Stottern, Schwitzen, Mundtrockenheit, nervöses Zucken, häufiger Harndrang, Potenzstörungen oder auffallend geringe sexuelle Triebhaftigkeit treten hinzu — vor allem in besonderen Situationen. Die Vermeidung aller sozialen Kontakte kann kompensatorisch zu Alkoholismus oder übermäßigem Essen führen. SCHILDER betont, daß die (hauptsächlich bei Männern vorkommende) soziale Neurose nicht vor der Adoleszenz in vollem Umfang manifest wird.

nicht immer hinreichenden, Untersuchungen zu diesem Thema sprechen vielmehr dafür, daß ein gewisser Teil der kinderneurotischen Symptome gerade in der Adoleszenz, z.B. durch Wiederaufnahme der Auseinandersetzung mit Konflikten der Vorschulzeit, verschwindet, sich bessert oder einen Gestaltwandel erfährt.[9] Über die möglichen Zusammenhänge dieser „heilenden" oder verwandelnden Funktion der Adoleszenz mit der Art der Symptomatik oder dem Erkrankungsbeginn ist noch nichts Konkretes erarbeitet. Blos betont in seinen Studien über die Adoleszenz als zweiten Individuationsprozeß [13, 24] und über die Charakterbildung, daß dem durch den Reifungsprozeß gestärkten Ich die Möglichkeit gegeben ist, kindliche Traumen, Konflikte und Fixierungen zu modifizieren.

Neurotische Symptome und Reifungskrisen der Adoleszenz

Es wird hier zwischen echten Reifungskrisen der Adoleszenz, die ohne Fehlentwicklung während der Kindheit, also gewissermaßen aus heiterem Himmel auftreten können, und jenen — sehr viel häufigeren — neurotischen Syndromen unterschieden, die nur die Fortsetzung oder Neuauflage einer kinderneurotischen Symptomatik darstellen. Bei letzteren besitzt die Adoleszenz mehr periphere Bedeutung, auslösend oder akzentuierend. Diese Unterscheidung, welche u.E. prognostische und therapeutische Relevanz besitzt, ist allerdings im Hinblick auf die von der Einstellung des Untersuchers stark abhängige Einschätzung seelischer Auffälligkeiten im Kindesalter im Einzelfall schwierig. Es kommt hinzu, daß auch die sich in der Adoleszenz (wieder) manifestierenden Neurosen (pathoplastisch) phasentypische Züge des Jugendalters annehmen können. Die *Anorexia nervosa* oder das Depersonalisations-Syndrom sind zwar in der Regel echte Reifungskrisen der Adoleszenz, sie kommen aber auch als Re-Manifestationen kinderneurotischer Symptome vor. Der prinzipielle Einwand gegen die Vorstellung *autochthoner* Reifungskrisen des Jugendalters basiert wohl vor allem auf der selbstverständlichen Feststellung, daß lebensgeschichtlich determinierte Störungen ohne Berücksichtigung früherer Entwicklungsbedingungen nicht verstanden werden können. Das wird grundsätzlich auch nicht bestritten. Wir meinen aber, daß bei Reifungskrisen nach Art der Pubertätsmagersucht das Schwergewicht der psycho- und soziogenetischen Faktoren so sehr auf der aktuellen Situation der Adoleszenz liegt und mit den Aufgaben der Reifung zusammenhängt, daß es der Annahme einer als Störung erkennbaren, genetisch relevanten Abweichung in der kindlichen Entwicklung nicht bedarf. An überzeugenden Beispielen hat Erikson deutlich gemacht, wie sehr die Einstellung der Eltern zu ihren Kindern nach außen wenig auffällige Wandlungen durchmacht — Wandlungen, die verständlich machen, warum gerade dieses Kind neurotisch geworden ist und seine Geschwister in einer scheinbar konstanten Umwelt nicht. Die Einstellung der Eltern beim Erwachsenwerden ihrer Kinder zu den verbleibenden Aufgaben und Erfüllungsmöglichkeiten innerhalb der Ehe erzeugt unter Umständen ein auch qualitativ ganz verändertes Eltern-Kind-Verhältnis. Damit aber können sich die durch die Mutter oder den Vater exemplarisch vorgezeichneten Rollen der erwachsenen Frau oder des erwachsenen Mannes in den Augen der Kinder so anders darbieten, daß sie zur negativen Identität werden. — Unsere Hypothese von der autochthonen Genese von Reifungskrisen des Jugendalters stützt sich demnach auf drei Gesichtspunkte: 1. Die veränderte Situation der Eltern, 2. die unvollständige Verdrängung im Jugendalter (s. S. 843a) und 3. die hohe Spontanremissionsrate solcher Reifungskrisen.

9 Auch bei der *generalisierten Tic-Krankheit* (*Gilles de la Tourette*), die in der späteren Kindheit einsetzt, kommt es mit Beginn der Adoleszenz nicht ganz selten zu einer mehrjährigen Remission [73] (s. Beitrag Lempp).

Für die Genese der autochthonen Reifungskrisen ist neben der veränderten familiären und sozialen Lage in der Adoleszenz der entwicklungs-immanente Wandel der Triebstrukturen innerhalb der Persönlichkeit (Gleichgewicht der Kräfte des Ich und des Es [224]) entscheidend. Darauf zielt die Formulierung von S. FREUD: „Infolge des Erreichens eines gewissen Lebensabschnitts und im Anschluß an gesetzmäßige biologische Vorgänge hat die *Quantität* der Libido in ihrem seelischen Haushalt eine Steigerung erfahren, welche für sich allein hinreicht, das Gleichgewicht der Gesundheit umzuwerfen und die Bedingungen der Neurose herzustellen." Im gleichen Sinne bemerkt A. FREUD [82], daß Störungen sowohl wie Spontanheilungen im Kindes- und Jugendalter allein durch quantitative Veränderungen des Trieblebens oder der Ich-Organisation zustande kommen können. Dennoch hat die Psychoanalyse mit wenigen Ausnahmen die Ursprünge der Reifungskrisen der Adoleszenz ausschließlich auf die Kindheitsentwicklung zurückgeführt. Man liest etwa bei JONES: "The individual recapulates and expands in the second decennium of life the development he passed through during the first five years." Man versteht von daher auch, warum — wie A. FREUD immer wieder betont hat — die Adoleszenz als bedeutsamer Lebensabschnitt in der psychoanalytischen Literatur weitgehend vernachlässigt wurde [113]. In der klinischen Psychiatrie andererseits dürfte die Bedeutung der Reifungskrisen der Adoleszenz als phasenspezifisch überschätzt werden.

Zur Prognose

LANGEN u. JAEGER fanden bei der katamnestischen Untersuchung von 110 Reifungskrisen eine relativ gute Prognose bei dem, was sie karikierte Pubertätsentwicklung nennen, eine ungünstigere in den Fällen, die als puberale Akzentuierung abnormer Charaktere erscheinen. Die Prognosekriterien hängen hier offenbar von der Differenzierung zwischen Neurose und Psychopathie ab. MASTERSON hat 153 stationär behandelte Adoleszenten 5—19 Jahre später nachuntersucht [150]. Im Gegensatz zur Gruppe der dyssozialen Jugendlichen ergab sich für die Neurotiker keine erkennbare Korrelation zwischen der Prognose und Faktoren wie Typ der Neurose, Erkrankungsalter, Dauer der Symptome, damaliges Ansprechen auf die Therapie. Folgt man der hier vorgeschlagenen Unterscheidung zwischen echten Reifungskrisen der Adoleszenz und Neurosen, die sich in der Adoleszenz (erneut) manifestieren, so ergibt sich für die erste Gruppe eine polare Prognose: Einerseits eine auffallend hohe Zahl von Spontanremissionen (für die *Anorexia nervosa* s. auch EITINGER), andererseits die Entwicklung schwerer chronischer Neurosen, die nach Jahrzehnten in einen neurotischen Endzustand einmünden. Es fehlen die die zweite, sehr viel größere Gruppe kennzeichnenden vielfältigen Zwischenstufen mehr oder minder geglückter Kompensation oder Anpassung. Wegen ihres „akuten" Beginns kann man die echten Reifungskrisen als Initialstadien einer Neurose bezeichnen.[10] Von der unabgeschlossenen Verdrängung her läßt sich auch die sonst bei Neurosen jenseits des Kindesalters nicht mehr vorkommende hohe Spontanremissionsrate interpretieren. Die Psychotherapie erfordert ein anderes Vorgehen [62, 213, 218] als bei Neurosen mit abgeschlossener Verdrängung.

Was bedeutet aus dieser Sicht das bekannte Zitat von KRETSCHMER: „Die Passage durch die Pubertät (ist) die Schicksalsfrage für den später neurotischen Menschen. Wer die Pubertät glatt passiert, für den versinken die infantilen Probleme in Bedeutungslosigkeit, wie hinter einem tiefen Graben"? Es soll wohl damit zum Ausdruck gebracht werden, daß neurotische Symptome aus der Kind-

10 SPIEGEL bemerkt, daß die Adoleszenz den Charakter einer Aktualneurose besitzt [229].

heit als „erledigt" angesehen werden können, wenn es in der Adoleszenz nicht zu psychischen Auffälligkeiten kommt; denn — so KRETSCHMER — der „puberale Instinktwandel" entzieht dem kindlichen Erlebnismaterial einen großen Teil seines Affektwertes. Richtig ist daran sicher, daß erhebliche kinderneurotische Symptome in aller Regel auch den Ablauf der Adoleszenz beeinflussen. Ob eine ungestörte Adoleszenz ausreichendes Indiz einer störungsfreien, für das Erwachsenenalter nicht „virulenten" Kindheitsentwicklung ist, erscheint fraglich und ist aus psychoanalytischer Sicht prinzipiell zu verneinen. Richtiger erscheint die Formulierung von EISSLER: "Adolescence appears to afford the individual a second chance."

Literatur

1. AITKEN, R.C., BUGLASS, D., KREITMAN, N.: The changing pattern of attempted suicide in Edinburgh, 1962—67. Brit. J. prev. soc. Med. **23**, 111—115 (1969).
2. ANTHONY, E.J.: The reactions of adults to adolescents and their behavior. In: CAPLAN, G., LEBOVICI, S. (ed.), Psychiatric approaches to adolescence. Amsterdam: Excerpta Medica Foundation 1966.
3. AUSUBEL, D.P.: Ego development and the personality disorders. New York: Grune & Stratton 1952.
4. — Das Jugendalter. München: Juventa 1968.
5. BABINSKI, M.J.: Tumeur du corps pituitaire sans Acromégalie et avec arrêt de développement des organes génitaux. Rev. neurol. 8, 531—533 (1900).
6. BAEYER, W.v.: Zur Bedeutung sozialpathologischer Faktoren im Krankheitsbild der Anorexia nervosa. In: MEYER, J.E., FELDMANN, H. (ed.), Anorexia nervosa. Stuttgart: Thieme 1965.
7. — Depressionszustände in Kindheit und Jugend. In: HIPPIUS, H., SELBACH, H. (ed.), Das depressive Syndrom. München-Berlin-Wien: Urban & Schwarzenberg 1969.
8. BAEYER, W. v., HÄFNER, H., KISKER, K.P.: Psychiatrie der Verfolgten. Berlin-Göttingen-Heidelberg: Springer 1964.
9. BAHNER, F.: Fettsucht und Magersucht. In: Handbuch der inneren Medizin, Bd. 7/I. Berlin-Göttingen-Heidelberg: Springer 1965.
10. BAKWIN, H.: Suicide in children and adolescents. J. Pediat. **50**, 749—769 (1957).
11. BALSER, B.H., MASTERSON, J.F.: Suicide in adolescents. Amer. J. Psychiat. **116**, 400—404 (1959).
12. BARTER, J.T., SWABACK, D.O., TODD, D.: Adolescents suicide attempts. Arch. gen. Psychiat. **19**, 523—527 (1968).
13. BAYLEY, N.: Data on the growth of intelligence between 16 and 21 years as measured by the Wechsler-Bellevue Scale. J. gen. Psychol. **90**, 3—15 (1957).
14. BENDER, L., SCHILDER, P.: Suicidal preoccupations and attempts in children. Amer. J. Orthopsychiat. **7**, 225—234 (1937).
15. BENNHOLDT-THOMSEN, C.: Wachstumsprobleme. Mschr. Kinderheilk. **97**, 101—109 (1949).
16. BERLIN-HEIMENDAHL, S. v., ROSENBAUER-WILLEITNER, S.: Zur Prognose neurotischer Verhaltensstörungen im Kindesalter. Münch. med. Wschr. **105**, 1328—1331 (1963).
17. BERNFELD, S.: Types of adolescence. Psychoanal. Quart. **7**, 243—253 (1938).
18. BIERMANN, G.: Nervöses Atmungssyndrom und Reifungskrise. N. Österr. Z. Kinderheilk. **2**, 125—134 (1960).
19. BLEULER, M.: Endokrinologische Psychiatrie. In: Psychiatrie der Gegenwart, I 1B. Berlin-Göttingen-Heidelberg: Springer 1964.
20. BLISS, E.L., BRANCH, C.H.H.: Anorexia nervosa. New York: P.B. Hoeber 1960.
21. BLOS, P.: Prolonged adolescence: the formulation of a syndrome and its therapeutic implications. Amer. J. Orthopsychiat. **24**, 733—742 (1954).
22. — On adolescence. New York: Free Press of Glencoe 1962.
23. — The second individuation process of adolescence. Psychoanal. Stud. Child **22**, 162—186 (1967).
24. — Character formation in adolescence. Psychoanal. Stud. Child **23**, 245—263 (1968).
25. BODENHEIMER, A.R.: Persönliche Mitteilung.

25a. — Segen und Fluch von Mitleid und Liebe. Der Psychologe (1963/64).

25b. — Die psychotherapeutische Beziehung mit dem gehörlosen Kind. Prax. Kinderpsychol. **17**, 87—97 (1968).

25c. BODENHEIMER, A. R.: Doris. Die Entwicklung einer Beziehungsstörung und die Geschichte ihrer Behebung bei einem entstellten, taubstummen Mädchen. Series Paedopsychiat. 2. Basel-Stuttgart: Schwabe 1968
26. BOLLEA, G., MAYER, R.: Psychopathology of suicide in the formative years. Acta paedopsychiat. **35**, 336—344 (1968).
27. BONKALO, M.: Hypersomnia. Brit. J. Psychiat. **114**, 69—75 (1968).
28. BRASEL, J.A., BLIZZARD, R.M.: The influence of the endocrine glands upon growth and development. In: WILLIAMS, R.H., Textbook of endocrinology, 4. ed. Philadelphia-London-Toronto: Saunders 1968.
29. BRÄUTIGAM, W.: Körperliche, seelische und soziale Einflüsse auf die Geschlechtszugehörigkeit des Menschen. Internist (Berl.) **5**, 171—182 (1964).
30. BRODY, E.B.: Minority group adolescents in the United States. Baltimore: Williams & Wilkins 1968.
31. BRUCH, H.: Obesity in relation to puberty. J. Pediat. **19**, 365—375 (1941).
32. — Psychiatric aspects of obesity in children. Amer. J. Psychiat. **99**, 752—757 (1942/43).
33. — Transformation of oral impulses in eating disorders. Psychiat. Quart. **35**, 458—481 (1961).
34. — Perceptual and conceptual disturbances in Anorexia nervosa. Psychosom. Med. **24**, 187—194 (1962).
35. — The psychiatric differential diagnosis of Anorexia nervosa. In: MEYER, J.E., FELDMANN, H. (ed.), Anorexia nervosa. Stuttgart: Thieme 1965.
36. — Obesity in adolescence. In: CAPLAN, G., and LEBOVICI, S. (ed.), Adelescence psychosocial perspectives. New York-London: Basic Books 1969.
37. BÜHLER, CH.: Das Seelenleben des Jugendlichen, 5. Aufl. Jena: G. Fischer 1929.
38. BURGER, R.: Liegt die höhere Schule richtig? Freiburg-Basel-Wien: Herder 1963.
39. BUXBAUM, E.: The psychology of adolescence (Panel report). J. Amer. psychoanal. Ass. **6**, 111—120 (1958).
40. ČERNÝ, L.: Les suicides des enfants et des jeunes en Tchécoslovaquie. Acta paedopsychiat. **35**, 380—388 (1968).
41. ČIŽKOWA, J., DANEŠOVA, J., JIRÁSEK, I., TICHÁ, V.: Psychological reaction in amenorrhea in adolescence. 6. Intern. Congr. Child Psychiatry. Ref. Acta paedopsychiat. **33**, 201 (1966).
42. COOLIDGE, J.C., WILLER, M.L., TESSMAN, E., WALDFOGEL, S.: School Phobia in adolescence: A manifestation of severe character disturbance. Amer. J. Orthopsychiat. **30**, 599—607 (1960).
43. CORBOZ, R.J.: Spätreife und bleibende Unreife. Berlin-Heidelberg-New York: Springer 1967.
44. COREY, ST.M.: The developmental tasks of youth. In: 8. Yearbook of the John Dewey Society. New York-London: Harper & Brothers Publ. 1946.
45. CREMERIUS, J.: Zur Prognose der Anorexia nervosa. Arch. Psychiat. Nervenkr. **207**, 378—393 (1965).
46. CRITCHLEY, M.: Periodic hypersomnia and megaphagia in adolescent males. Brain **85**, 627—656 (1962).
47. CROW, L.D., CROW, A.: Adolescent development and adjustment. New York-Toronto-London: McGraw-Hill 1956.
48. CUNNINGHAM, J.M., WESTERMAN, H.H., FISCHHOFF, J.: A follow-up study of patients seen in a psychiatric clinic for children. Amer. J. Orthopsychiat. **26**, 602—612 (1956).
49. CURRAN, F.J., FROSCH, J.: The body image in adolescent boys. J. gen. Psychol. **60**, 37—60 (1942).
50. DALLY, P.: Anorexia nervosa. London: W. Heinemann 1969.
51. DELKESKAMP, H.: Langstreckenkatamnesen von Zwangsneurotikern. Acta psychiat. scand. **41**, 564—581 (1965).
52. DEUTSCH, H.: Psychologie der Frau, 2. Aufl., Bd. 1. Bern: Huber 1959.
53. DOSUŽKOV, TH.: Zur Frage der Dysmorphobie. Psyche (Stuttgart) **23**, 683—699 (1969).
54. DOTZAUER, G., GOEBELS, H., LEGEWIE, H.: Selbstmord und Selbstmordversuch. Münch. med. Wschr. **105**, 973—981 (1963).
55. DUBLIN, L.I.: Suicide. New York: Ronald Press 1963.
56. DUCHÉ, D.J.: Les tentatives de suicide chez l'enfant et l'adolescent. Acta paedopsychiat. **35**, 345—373 (1968).
57. — SCHONFELD, W.A., TOMKIEWICZ, S.: Physical aspects of adolescent development. In: CAPLAN, G., LEBOVICI, S. (ed.), Psychiatric approaches to adolescence. Amsterdam: Excerpta Medica Foundation 1966.
58. DÜHRSSEN, A.: Neurotische Persönlichkeitszüge bei Kindern und Jugendlichen mit anorexischen und hyperphagen Reaktionen. In: MEYER, J.E., FELDMANN, H. (ed.), Anorexia nervosa. Stuttgart: Thieme 1965.

59. DÜHRSSEN, A.: Zum Problem des Selbstmordes bei jungen Mädchen. Beiheft zur Prax. Kinderpsychol. Nr 9. Göttingen: Verlag für med. Psychologie 1967.
60. EGGERS, CH., STUTTE, H.: Zur nosologischen Umgrenzung der kindlichen und präpuberalen Schizophrenie aus katamnestischer Sicht. Fortschr. Neurol. **37**, 305—318 (1969).
61. EHRHARDT, A. A.: Zur Wirkung fötaler Hormone auf Intelligenz und geschlechtsspezifisches Verhalten. Diss. Düsseldorf 1969.
62. EISSLER, K. R.: Notes on problems of technique in the psychoanalytic treatment of adolescents. Psychoanal. Stud. Child **13**, 223—253 (1958).
62a. EITINGER, L.: Anorexia nervosa. Nord. psykiat. T. **23**, 238—152 (1969).
63. ELLIS, A.: The sexual psychology of human hermaphrodites. Psychosom. Med. **7**, 108—125 (1945).
64. ENGEL, M.: The stability of the self-concept in adolescence. J. abnorm. soc. Psychol. **58**, 211—215 (1959).
65. ERIKSON, E.H.: Identifikation und Identität. Psyche (Stuttgart) **10**, 124—135 u. 175—176 (1956/57).
66. ERIKSON, E.H.: Kindheit und Gesellschaft. Stuttgart: Klett 1961.
67. ERNST, K.: Die Prognose der Neurosen. Berlin-Göttingen-Heidelberg: Springer 1959.
68. — ERNST, C.: Familie, Pubertät und Generationsvorgänge in der Anamnese neurotischer Klinikpatientinnen. Arch. Psychiat. Nervenkr. **212**, 357—370 (1969).
69. FANCONI, G.: Pathologie des Wachstums und der endokrinen Drüsen. In: FANCONI, G., WALLGREN, A., Lehrbuch der Pädiatrie, 4. Aufl. Basel-Stuttgart: Schwabe 1956.
70. FELDMANN, H.: Zur Frage der psychodynamischen Faktoren bei der Magersucht. In: MEYER, J.E., FELDMANN, H. (ed.), Anorexia nervosa. Stuttgart: Thieme 1965.
71. — Zur Differentialdiagnose jugendlicher Schizophrenien gegenüber Reifungskrisen. Schweiz. Arch. Neurol. **100**, 159—166 (1967).
72. — Hypochondrie (in Vorbereitung).
73. FERNANDO, S. J.M.: Gilles de la Tourette's syndrome. Brit. J. Psychiat. **113**, 607—617 (1967).
74. FISCHER, H., WIEST, D.: Psychiatrische Erfahrung an 250 Suizidanten einer Vergiftungsstation (Unveröff.).
75. FLECK, L., LANGE, J., THOMÄ, H.: Verschiedene Typen von Anorexia nervosa und ihre Behandlung. In: MEYER, J.E., FELDMANN, H. (ed.), Anorexia nervosa. Stuttgart: Thieme 1965.
76. FLERKÓ, B.: Die Rolle des Hypothalamus bei der hormonellen Sexualsteuerung. J. Neurovisc. Relat., Suppl. **10** (1970).
77. FÖRSTER, E.: Der Einfluß des Lebensalters auf den Verlauf kindlicher Neurosen. Acta paedopsychiat. **12**, 117—123 (1955).
78. FRAIBERG, S., FREEDMAN, D. A.: Studies in the ego development of the congenitally blind child. Psychoanal. Stud. Child **19**, 113—169 (1964).
79. FREUD, A.: Indications for child analysis. Psychoanal. Stud. Child **1**, 127—149 (1945).
80. — Das Ich und die Abwehrmechanismen. London: Imago 1952 u. München: Kindler, Nr. 2001.
81. — On Adolescence. Psychoanal. Stud. Child **13**, 255—278 (1958).
82. — Wege und Irrwege in der Kinderentwicklung. Bern-Stuttgart: Huber u. Klett 1968.
83. — Adolescence as a developmental disturbance. In: CAPLAN, G., LEBOVICI, S. (ed.), Adolescence psychosocial perspectives. New York-London: Basic Books 1969.
84. FREUD, S.: Über neurotische Erkrankungstypen. Gesammelte Werke VIII. London: Imago 1948.
85. FRISK, M.: Identy problems and confused conceptions of the genetic ego in adopted children during adolescence. Acta paedopsychiat. **31**, 6—12 (1964).
86. FRÖHLICH, A.: Ein Fall von Tumor der Hypophysis cerebri ohne Akromegalie. Wien. klin. Rdsch. **15**, 883—886 u. 906—908 (1901).
87. FURGER, R.: Über den familiären Infantilismus als psychiatrisches Problem. Schweiz. Arch. Neurol. u. Psychiat. **91**, 250—259 (1963).
88. GARDNER, G.E.: Psychiatric problems of adolescence. In: ARIETI, S., American Handbook of psychiatry. New York: Basik Books 1959.
89. GAYRAL, L.: Les troubles neuro-psychiques de la puberté et de l'age critique. Paris: Garnier 1959. Ref. Zbl. ges. Neurol. Psychiat. **155**, 214 (1960).
90. GEBSATTEL, V.E. v.: Süchtiges Verhalten im Gebiet sexueller Verirrungen. Mschr. Psychiat. **82**, 8—177 (1932).
91. GERAND, J., MORON, P., MIEDZYRZECKI, I.: Adolescence et tentative de suicide. Acta paedopsychiat. **35**, 376—380 (1968).
92. GOLDBLATT, P.B., MOORE, M., STUNKARD, A. J.: Social factors in obesity. J. Amer. med. Ass. **192**, 1039—1044 (1965).

93. Gottschaldt, K.: Über Persona-Phänomene. Z. Psychol. **157**, 163—200 (1954).
94. — Richter, J.: Über den Einfluß sozialer Rangpositionen auf die Persona-Entwicklung Jugendlicher. Z. Psychol. **166**, 141—166 (1962).
95. Gould, R.E.: Suicide problems in children and adolescents. Amer. J. Psychother. **19**, 228—246 (1965).
96. Grahmann, H.: Periodische Ausnahmezustände in der Reifezeit als diencephale Regulationsstörung. Psychiat. et Neurol. (Basel) **135**, 361—377 (1958).
97. Green, R., Money, J.: Effeminacy in prepubertal boys. Pediatrics **27**, 286—291 (1961).
98. Grinker, R.R.: „Mentally healthy" young males (Homoclites). Arch. gen. Psychiat. **6**, 405—453 (1962).
98a Haim, A.: Les suicides d'adolescents. Paris: Payot 1969.
99. Harbauer, H.: Auffälligkeiten des Kindes im Schulalter bis zur Pubertät. In: Stutte, H., Harbauer, H. (ed.), Concilium Paedopsychiatricum. Basel-New York: Karger 1968.
100. Hellbrügge, T., Rutenfranz, J., Graf, O.: Gesundheit und Leistungsfähigkeit im Kindes- und Jugendalter. Stuttgart: Thieme 1960.
101. Hertz, H.: Nervous anorexia. Acta med. scand., Suppl. **266**, 523 (1952).
102. Hiltmann, H.: Urteilsbildung und Affekteinstellung bei magersüchtigen jungen Mädchen und Frauen. In: Meyer, J.E., Feldmann, H. (ed.), Anorexia nervosa. Stuttgart: Thieme 1965.
103. Höhn, E.: Der schlechte Schüler. München: R. Piper 1967.
104. Hollwich. F.: Der Einfluß des Augenlichtes auf die Regulation des Stoffwechsels. In: Klin. Mbl. Augenheilk. Beih. 23 (1955).
105. Horrocks, J.E.: The psychology of adolescence. Boston: Houghton Mifflin Comp. 1951.
106. Ingram, I.M.: Obsessional illness in mental hospital patients. J. ment. Sci. **107**, 382—402 (1961).
107. Inhelder, B., Piaget, J.: De la logique de l'enfant à la logique de l'adolescent. Paris: Presses Universitaires de France 1955.
108. Jacobson, E.: Adolescent moods and the remodelling of psychic structure in adolescence. Psychoanal. Stud. Child **16**, 164—183 (1961).
109. Jacobziner, H.: Attempted suicides in adolescents by poisening. Amer. J. Psychother. **19**, 247—252 (1965).
110. — Attempted Suicides in Adolescence. J. Amer. med. Ass. **191**, 7—11 (1965).
111. Janus, L.: Persönlichkeitsstruktur und Psychodynamik bei dermatologischen Artefacten. Z. psycho-som. Med. (im Druck)
112. Jones, H.E.: Physical ability as a factor in social adjustment in adolescence. J. Educat. Res. **40**, 287—301 (1946).
113. Josselyn, J.: The ego in adolescence. Amer. J. Orthopsychiat. **24**, 223—237 (1954).
114. Karl, H.J., Meyer, J.E.: Die Sexualität beim Klinefelter Syndrom. Klin. Wschr. **42**, 1172—1179 (1964).
115. Kay, D.W.K., Schapira, K.: The prognosis in anorexia nervosa. In: Meyer, J.E., Feldmann, H. (ed.), Anorexia nervosa. Stuttgart: Thieme 1965.
116. — — Brandon, S.: Early factors in anorexia nervosa compared with non-anorexic groups. J. psychosomat. Res. **11**, 133—139 (1967).
117. Kestenberg, J.S.: Menarche. In: Lorand, S., Schneer, H., Adolescents. New York: P.B. Hoeber 1962.
117a Kestenberg, E.: Psychologie de l'adolescence. Rev. Méd. (Paris) **21**, 985—992 (1967).
118. Kinsey, A., Pommeroy, W.B., Martin, C.E., Gebhard, P.H.: Das sexuelle Verhalten der Frau. Berlin-Frankfurt: S. Fischer 1967.
119. Kisker, K.P., Strötzel, L.: Zur vergleichenden Situationsanalyse beginnender Schizophrenien und erlebnisreaktiver Fehlentwicklungen bei Jugendlichen. Arch. Psychiat. Nervenkr. **203**, 26—60 (1962).
120. Koupernik, C., Laboucarié, J., Leprat, J., Tomkiewicz, S.: Le pain maudit. Concours med. **2**, 199—205 (1968).
121. Kretschmer, E.: Psychotherapeutische Studien. Stuttgart: Thieme 1949.
122. Kretscmer, W.E.: Wachstumsbeschleunigung und geschlechtliche Frühreife und ihre seelischen Begleiterscheinungen. Acta paedopsychiat. **33**, 34—40 (1966).
123. Krevelen, A. van: La clinique des troubles pubertaires et des troubles pendant la puberté. Acta paedopsychiat. **33**, 175—182 (1966).
124. Kroh, O.: Psychologie der Oberstufe, 5. u. 6. Aufl. Langensalza: H. Beyer 1940.
125. Krumbacher, K., Meyer, J.E.: Das Appetitverhalten des Gesunden unter emotionalem Stress. Z. psycho-som. Med. **9**, 89—94 (1963).
126. Kuhlen, R.G.: The psychology of adolescent development. New York-Evanston: Harper & Row 1952.
127. Künzler, E.: Pubertätskonflikte eines männlichen Patienten mit Anorexia nervosa. In: Meyer, J.E., Feldmann, H. (ed.), Anorexia nervosa. Stuttgart: Thieme 1965.

128. KÜPPERS, W.: Mädchentagebücher der Nachkriegszeit. Stuttgart: Klett 1964.
129. LADEE, G.A.: Hypochondriacal Syndroms. Amsterdam-London-New York: Elsevier 1966.
130. LADEWIG, D.: Die Anorexia nervosa des Mannes. Schweiz. Arch. Psychiat. **101**, 383—395 (1968).
131. LAMPLE-DE GROOT, J.: On Adolescence. Psychoanal. Stud. Child **15**, 95—103 (1960).
132. LANGEN, D., JAEGER, A.: Die Pubertätskrisen und ihre Weiterentwicklungen. Arch. Psychiat. Nervenkr. **205**, 19—36 (1964).
133. LAUFER, M.: The body image, the function of masturbation, and adolescence. Psychoanal. Stud. Child **23**, 114—137 (1968).
134. — Stages in mental development during adolescence. In 2. conference on adolescence. London: Brenton Consultation Centre 1969.
135. LAUTER, H.: Zur Klinik pathologischer Schlafzustände. In: BÜRGER-PRINZ, H., FISCHER, P.A. (ed.), Schlaf — Schlafverhalten — Schlafstörungen. Stuttgart: Enke 1967.
136. LAUTER, S.: Fettsucht und Vererbung. Dtsch. Arch. klin. Med. **196**, 330—344 (1949).
137. LAWTON, J.J., GROSS, S.Z.: Review of Psychiatric literature on adopted children. Arch. gen. Psychiat. **11**, 635—644 (1964).
138. LEMPP, R.: Frühkindliche Hirnschädigung und Neurose. Bern-Stuttgart: Huber 1964.
139. LEUNER, H.: Allgemeine Entwicklungsbeschleunigung (Acceleration) und abnorme Erlebnisreaktion. Arch. Psychiat. Nervenkr. **190**, 4—25 (1953).
140. — Die Acceleration als pathogenetischer Faktor. Z. Kinderheilk. **72**, 351—361 (1953).
141. LEWIN, K.: Feldtheorie in den Sozialwissenschaften. Bern-Stuttgart: Huber 1963.
142. LIDZ, TH.: The person. New York-London: Basic Books 1968.
143. LINDBERG, B.J.: Psycho-infantilism. Acta psychiat. scand., Suppl. **61** (1950).
144. LJUNG, B.O.: The adolescent spurt in mental growth. Stockholm-Göteborg-Uppsala: Almquist & Wiksell 1965.
145. LÖWNAU, H.W.: Reifungskrisen im Kindes- und Jugendalter. Göttingen: Hogrefe 1961.
146. — Störungen der Intentionalität am Beispiel des Suizids im Kindes- und Jugendalter. Acta paedopsychiat. **31**, 12—19 (1964).
147. — Jugendlicher und Sexualität aus neurosenpsychologischer Sicht. Praxis Kinderpsychol. **17**, 242—250 (1968).
147a. LUNDBERG, O., WALINDER, J.: Anorexia nervosa and signs of brain damage. Int. J. Neuropsychiat. **3**, 165—173 (1967).
148. MARCH, E.: Untersuchungen zum hyperphagen Reaktionstypus. Z. psycho-som. Med. **15**, 272—276 (1969).
149. MASSING, A.: Der familiäre Hintergrund der Magersucht-Neurose. Diss. Göttingen 1970.
150. MASTERSON, J.F.: Prognosis in adolescent disorders. Amer. J. Psychiat. **114**, 1097—1103 (1957/58).
151. — The symptomatic adolescent five years later. Amer. J. Psychiat. **123**, 1338—1345 (1966/67).
152. — TUCKER, K., BERK, G.: Psychopathology in Adolescence. IV. Amer. J. Psychiat. **120**, 357—365 (1963/64).
153. — — — The symptomatic adolescent: Delineation of psychiatric syndromes. Comprehens. Psychiat. **7**, 166—174 (1966).
154. — WASHBURNE, A.: The symptomatic adolescent: psychiatric illness or adolescent turmoil. Amer. J. Psychiat. **122**, 1240—1248 (1966).
155. MAYER, J.: Die Artefakte der Haut. In: MAYR, J. (ed.), Handbuch der Artefakte. Jena: G. Fischer 1937.
156. MAYER, J.: Artefakte. In: GOTTRON, H.A., u. SCHÖNFELD, W., Dermatologie und Venerologie, Bd. III/1. Stuttgart: Thieme 1959.
157. MCWHINNIE, A.M.: The adopted child in adolescence. 6. Intern. Congr. Child Psychiatry. Acta paedopsychiat. **33**, 217 (1966).
158. — The adopted child in adolescence. In: CAPLAN, G., LEBOVICI, S. (ed.), Adolescence psychosocial perspectives. New York-London: Basic Books 1969.
159. MEYER, J.E.: Die Entfremdungserlebnisse. Stuttgart: Thieme 1959.
160. — Das Syndrom der Anorexia nervosa. Arch. Psychiat. Nervenkr. **202**, 31—59 (1961).
161. — Reifungskrisen der Adoleszenz, ihre Entstehungsbedingungen und ihre Prognose. Arch. Psychiat. Nervenkr. **203**, 235—247 (1962).
162. — Das Sozialverhalten des Querulanten. Mschr. Krim. **46**, 250—257 (1963).
163. — Depersonalisation und Derealisation. Fortschr. Neurol. Psychiat. **31**, 438—450 (1963).

164. MEYER, J.E.: Zur Psychologie des hypophysären Zwergwuchses. Arch. Psychiat. Nervenkr. **209**, 275—289 (1967).
164a. — Anorexia nervosa of adolescence: The central syndrome group of the anorexia nervosa group. Brit. J. Psychiat. **118**, 539—542 (1971).
165. — TUCHELT-GALLWITZ, A.: Psychiatrisch-psychologische Untersuchungen an weiblichen Fettsüchtigen. Z. psycho-som. Med. **13**, 73—107 (1967).
166. — — A study on social image, body image and the problem of psychogenetic factors in obesity. Comprehens. Psychiat. **9**, 148—154 (1968).
167. MICHAELIS, R.: Depressive Verstimmung und Schlafsucht. Arch. Psychiat. Nervenkr. **206**, 345—355 (1964).
168. MICHELSON, N.: Studies in the physical development of Negroes. Amer. J. phys. Anthrop. **2**, 151—166 (1944).
169. Ministry of Education: Early leaving. London: Her Majesty's Stat. Office 1954.
170. MITSCHERLICH, A.: Pubertät und Tradition. Verh. 13. Dtsch. Soziologentagg. Köln u. Opladen: Westdeutscher Verlag 1957.
171. MONELLO, L.F., MAYER, J.: Obese adolescent girls. An unrecognized „minority" group? Amer. J. clin. Nutr. **13**, 35 (1963).
172. MONEY, J.: Components of eroticism in man I. J. nerv. ment. Dis. **132**, 239—248 (1961).
173. — Sex hormones and other variables in human eroticism. In: W.C. YOUNG (ed.), Sex and internal secretions, 3. Aufl. Baltimore: Williams & Wilkins 1961.
174. — ALEXANDER, D.: Eroticism and sexual function in developmental anorchia and hyporchia with pubertal failure. J. Sex Res. **3**, 31—47 (1967).
175. — HAMPSON, J.G., HAMPSON, J.L.: Imprinting and the establishment of gender role. Arch. Neurol. Psychiat. **77**, 333—336 (1957).
176. MORRIS, D.P., SOROKER, E., BURRUS, G.: Follow-up studies of shy, withdrawn children. Amer. J. Orthopsychiat. **24**, 743—754 (1959).
177. MÜLLER, CHR.: Weitere Beobachtungen zum Verlauf der Zwangskrankheit. Psychiat. Neurol. med. Psychol. (Lpz.) **133**, 80—94 (1957).
178. MÜLLER-KÜPPERS, M.: Psychosozialer Hintergrund und psychopädagogische Aspekte einer Jugendlichen mit einer schweren Mastfettsucht. Communicazione II. Congr. Europeo-Paedopsichiatria. 1963.
179. N. N.: Normal adolescence: its dynamics and impact. New York: Scribner's Sons 1968.
180. OBERDISSE, K., SOLBACH, H.G., ZIMMERMANN, H.: Die endokrinologischen Aspekte der Anorexia nervosa. In: MEYER, J.E., FELDMANN, H. (ed.), Anorexia nervosa. Stuttgart: Thieme 1965.
181. OFFER, D.: Normal adolescents. Arch. gen. Psychiat. **17**, 285—290 (1967).
182. — BARGLOW, P.: Adolescent and young adult self-mutilation incidents in a generale psychiatric hospital. Arch. gen. Psychiat. **3**, 194—204 (1960).
183. — SABSHIN, M., MARCUS, D.: Clinical evaluation of normal adolescents. Amer. J. Psychiat. **121**, 864—872 (1965).
184. O'NEAL, P., ROBINS, L.N.: The relation of childhood behavior problems to adult psychiatric status: a 30-year follow-up study of 150 subjects. Amer. J. Psychiat. **114**, 961—969 (1958).
185. ORTHNER, H.: Anatomie und Physiologie der Steuerungsorgane der Sexualität. In: H. GIESE (ed.), Die Sexualität des Menschen, 2. Aufl. Stuttgart: Enke 1968.
186. OTTO, U.: Suicidal attempts in adolescence and childhood. Acta paedopsychiat. **31**, 397—411 (1964).
187. PFLANZ, M.: Medizinisch-soziologische Aspekte der Fettsucht. Psyche (Stuttgart) **16**, 579—591 (1962/63).
188. PEARSON, G.H.J.: Adolescence and the conflict of generations. New York: W. Norton 1958.
189. PRADER, A.: Wachstum und Entwicklung. In: LABHARDT, A., Klinik der inneren Sekretion. Berlin-Göttingen-Heidelberg: Springer 1957.
189a. PROKUPEK, J.: Suicide recording in Czechoslovakia in 1963—1968. Vortrag IV. Psychiatr. Donau-Symposium, Budapest 1970.
190. PUDEL, V.: Experimentelle Untersuchungen über das menschliche Appetitverhalten unter Stress. Z. psycho-som. Med. **17**, 347—355 (1971).
191. QUINT, H.: Beitrag zur Frage der „Spontanheilung" der Enuresis nocturna. Prax. Kinderpsychol. 8, 273—277 (1959).
192. RINGEL, E.: Der Selbstmord. Wien-Düsseldorf: Maudrich 1953.

193. RINGEL, E.: Über Selbstmordversuche von Jugendlichen. Int. J. prophylakt. Med. 3, 39—44 (1959).

194. — Neue Untersuchungen zum Selbstmordproblem. Wien: Hollinek 1961.

195. ROBINS, L.N.: Deviant children grown up. Baltimore: Williams & Wilkins Comp. 1966.

196. ROSENBAUM, M.: The role of psychological factors in delayed growth in adolescence. Amer. J. Orthopsychiat. 29, 762—771 (1959).

197. RÜDIN, E.: Ein Beitrag zur Frage der Zwangskrankheit, insbesondere ihrer hereditären Beziehungen. Arch. Psychiatr. Nervenkr. 191, 14—54 (1953).

198. RÜMKE, H.C.: Psychiatrie, Bd. 3. Amsterdam: Scheltema & Holkema 1967.

199. RUSSEL, G.F., BEARDWOOD, C.J.: The feeding disorders, with particular reference to Anorexia nervosa and its associated gonadotrophin changes. In: MICHAEL, R.P. (ed.), Endocrinology and human behaviours. London: Oxford Univ. Press 1968.

200. — LORAINE, J.A., BELL, E.T., HARKNESS, R.A.: Gonadotrophin and oestrogen excretion in patients with anorexia nervosa. J. psychosom. Res. 9, 79—85 (1965).

201. SCHECHTER, M.D.: Observations on adopted children. Arch. gen. Psychiat. 3, 21—32 (1960).

202. SCHELSKY, H.: Die skeptische Generation. Düsseldorf-Köln: Diedrichs 1957.

203. SCHENK-DANZINGER, L.: Entwicklungspsychologie. Wien-München: Österr. Bundesverlag 1969.

204. SCHICK, C.P., JOKIPALTIO, L.M.: Über den Zusammenhang zwischen körperlicher und seelischer Entwicklung in der Pubertät. Z. menschl. Vererb.- u. Konstit.-Lehre 34, 340—359 (1958).

205. SCHILDER, P.: The social neurosis. Psychoanalyt. Rev. 25, 1—19 (1938).

206. SCHINDLER, W.: Die Folgeerscheinungen der Pubertät für die Neurose der Erwachsenen. Z. Psychother. 11, 177—185 (1961).

207. SCHMIDT, G.: Selbstmordversuche Jugendlicher. Allg. Z. Psychiat. 112, 32—43 (1939).

208. SCHOFIELD, M.: Das sexuelle Verhalten junger Leute. Hamburg: Rowohlt 1969.

209. SCHONFELD, W.A.: Inadaequate masculine physique. Psychosom. Med. 12, 49—54 (1950).

210. — Gynecomastia in adolescence: Effect on body image and personality adaptation. Psychosom. Med. 24, 379—389 (1962).

211. — Body-image in adolescents: Pediatrics 31, 845—855 (1963).

212. — Definition of biological concepts associated with adolescence. 6. Internat. Congr. Child Psychiatry Acta paedopsychiat. 33, 226—227 (1966).

213. — Adolescent Psychiatry. Arch. gen. Psychiat. 16, 713—719 (1967).

214. SCHONFELD, W.A.: The body and the body-image in adolescents. In: CAPLAN, G., LEBOVICI, S. (ed.), Adolescence psychosocial perspectives. New York-London: Basic Books 1969.

215. SCHROETTER, H. VON: Die Persönlichkeit des Infantilen. In: HEYMANN, K. (ed.), Infantilismus. Basel: S. Karger 1955.

216. SCHRUT, A., MICHELS, T.: Adolescent girls who attempt suicide. Amer. J. Psychother. 23, 243—251 (1969).

217. SCHWIDDER, W.: Krisenpunkte der seelischen Entwicklung und der Beginn psychogener Symptomatik. Prax. Kinderpsychol. 5, 193—198 (1956).

218. — Charakterstörungen und neurotische Symptome im Jugendalter. Prax. Kinderpsychol. 10, 202—207 (1961).

219. SCLARE, A.B., HAMILTON, C.M.: Attempted suicide in Glasgow. Brit. J. Psychiat. 109, 609—615 (1963).

220. SELVINI, M.P.: Interpretation of mental anorexia. In: MEYER, J.E., FELDMANN, H. (ed.), Anorexia nervosa. Stuttgart: Thieme 1965.

221. SELVINI, M.P.: Die Bildung des Körperbewußtseins. Die Ernährung des Kindes als Lernprozeß. Psychother. Psychosom. 15, 293—312 (1967).

221a. — Die Bildung des Körperbewußtseins. II. Beitrag einer neuen Auswertungsmethode des Rorschach-Tests zur Untersuchung von Störungen der Körperlichkeit. Psychother. Psychosom. 17, 241—256 (1969).

221b. SKOOG, G.: Onset of anancastic conditions. Acta psychiatr. scand., Suppl. 184 (1965).

222. SOURS, J.A.: Anorexia nervosa. In: CAPLAN, G., LEBOVICI, S. (ed.), Adolescence psychosocial perspectives. New York-London: Basic Books 1969.

223. SPECHT, F.: Adoptivkinder in der Pubertät. Jb. Jugendpsychiat. 5, 77—83 (1967).

224. — Reifungsschwierigkeiten und Reifungskrisen. Dtsch. med. Wschr. 92, 1674—1680 (1967).

225. SPERLING, E.: Die „Magersuchts-Familie" und ihre Behandlung. In: MEYER, J.E., FELDMANN, H. (ed.), Stuttgart: Thieme 1965.

226. — MASSING, A.: Der familiäre Hintergrund der Anorexia nervosa und die sich daraus ergebenden therapeutischen Schwierigkeiten. Z. psycho-som. Med. 16, 130—141 (1970).

227. SPIEGEL, J.P.: Interpersonal influences within the family. In: SCHAFFNER, B. (ed.), Group processes. New York: J. Macy Found. 1957.

228. SPIEGEL, L.A.: Identity and adolescence. In: LORAND, S., SCHNEER, H. (ed.), Adolescents. New York: P. B. Hoeber 1962.

229. — Ref. nach BUXBAUM.

230. SPIEL, W.: Psychodynamische Gedankengänge zur Reifungskrise der Pubertät. In: LANGEN, D., STOLZE, H., Die Pubertät als kritisches Stadium. München: J. Lehmann 1967.

231. — Die Therapie in der Kinder- und Jugendpsychiatrie, S. 25. Stuttgart: Thieme 1967.

232. SPRANGER, E.: Psychologie des Jugendalters, 3. Aufl. Leipzig: Quelle & Meyer 1925.

233. STENGEL, E.: Selbstmord und Selbstmordversuch. In: Psychiatrie der Gegenwart III. Berlin-Göttingen-Heidelberg: Springer 1961.

234. — COOK, N.G.: Attempted suicide. Maudsley Monogr. 4 (1958).

235. STERN, E.: Verspätete Pubertätskrisen. Z. Psychother. 6, 45—60 (1956).

235a. STIERLIN, H.: Familientherapie mit Adoleszenten im Lichte des Trennungsprozesses. Psyche (Stuttgart) 24, 756—767 (1970).

236. STOCKERT, F.G. v.: Probleme der Pubertät. Nervenarzt 32, 341—346 (1961).

237. STOLZ, H.R., STOLZ, M.L.: Somatic development in adolescence. New York: Macmillan 1951. Zit. nach AUSUBEL, D.P.

238. STUART, H.C.: Normal growth and development during adolescence. New Engl. J. Med. 234, 666—672, 693—700, 732—738 (1946).

239. STUTTE, H.: Kinder- und Jugendpsychiatrie. In: Psychiatrie der Gegenwart II. Berlin-Göttingen-Heidelberg: Springer 1960.

240. — LEUNER, H.: Grenzprobleme der Neurosen des Kindes- und Jugendalters, aus kinderpsychiatrischer Sicht. Handbuch der Neurosenlehre. Wien-München: Urban & Schwarzenberg 1961.

241. SÜLLWOLD-STRÖTZEL, L., KISKER, K.P.: Präschizophrene Entwicklungsverläufe Jugendlicher und ihre Typisierung. Jb. Psychol. 12, 161—174.

241a. TAIPALE, V., TUOMI, O, ANKEE, M.: Anorexia nervosa. An illness of two generations? Acta paedopsychiat. 38, 21—25 (1971).

242. TANNER, J.M.: Education and physical growth. London: Univ. of London Press 1961.

243. TEICHER, J.D., JACOBS, J.: Adolescents who attempt suicide. Amer. J. Psychiat. 122, 1248—1257 (1966).

244. THEANDER, ST.: Anorexia nervosa. Acta psychiatr. scand., Suppl. 214 (1970).

245. THEILGAARD, A.: Psychological testing of patients with anorexia nervosa. MEYER, J.E., FELDMANN, H. (ed.), Anorexia nervosa. Stuttgart: Thieme 1965.

246. THOMÄ, H.: Anorexia nervosa. Bern-Stuttgart: Huber/Klett 1961.

247. TOLSTRUP, K.: Die Charakteristika der jüngeren Fälle von Anorexia nervosa. In: MEYER, J.E., FELDMANN, H. (ed.), Anorexia nervosa. Stuttgart: Thieme 1965.

247a. TOMORUG, E., ROTESCU, J.: Pubertätskrise und Selbstmord. Vortrag IV. Psychiatr. Donau-Symposium, Budapest 1970.

248. TYRON, C.M.: The adolescent peer culture. In: Adolescence. 43. Yearbook of the National Society for the Study of Education. Chicago: Chicago Univ. Press 1944.

249. VÖLKEL, H.: Umwelt und seelische Geschlechtsentwicklung. In: PETRILOWITSCH, N., FLEGEL, H. (ed.), Sozialpsychiatrie. Basel-New York: Karger 1969.

250. VOLKHARDT, S.: Fragebogenuntersuchung über den Einfluß der Eltern auf das Hineinwachsen weiblicher Jugendlicher in die Gesellschaft. Diss. München 1963.

251. WEIL, A.P.: Beobachtungen an abartigen, ich-gestörten Kindern. Prax. Kinderpsychol. 14, 273—282 (1965).

252. Wenzel, U.: Periodische Umdämmerungen in der Pubertät. Arch. Psychiat. Nervenkr. **201**, 133—150 (1960).

252a. Whitelaw, M. J.: Experiences in treating excessive height in girls with cyclic oestradiol valerate. Acta endocr. (Kbh.) **54**, 473—484 (1967).

253. Wiesenhütter, E.: Entwicklung, Reifung und Neurosen. Stuttgart: Enke 1958.

254. Wilkins, L.: The diagnosis and treatment of endocrine disorders in childhood and adolescence, 2. ed. Oxford: Blackwell 1957.

255. Wurst, F.: Umwelteinflüsse auf Wachstum und Entwicklung. München: J.A. Barth 1964.

256. Wylie, R.C.: The self concept. Lincoln: Univ. Nebraska Press 1967.

257. Zeh, W.: Endogene Psychosen und abnorme seelische Zustände im Jugendalter. Fortschr. Neurol. Psychiat. **27**, 54—72 (1959).

258. Zeller, W.: Konstitution und Entwicklung. Göttingen: Verlag psychol. Rundschau 1952.

259. Ziolko, H.U.: Anorexia nervosa. Fortschr. Neurol. Psychiat. **34**, 353—396 (1966).

260. Zumpe, L.: Selbstmordversuche von Kindern und Jugendlichen. Z. Psychother. **9**, 223—243 (1959).

Die sozialen Anpassungsstörungen des Kindes- und Jugendalters

Von

Walter Spiel

Inhalt

Einleitung 859

1. Normalverhalten imponierend als Anpassungsstörung 860
   a) Die Trotzphase 860
   b) Die hypermotorische Phase 861
   c) Anpassungsstörungen an den Schulbetrieb 861
   d) Der präpuberale Aktivitätsschub 861
   e) Die Phase der Adoleszenz 862
2. Anpassungsstörungen als Folge abnormer „Aufzuchtbedingungen". 863

Literatur 867

Einleitung

Die Schwierigkeiten dieses Kapitels bestehen darin, daß sich einerseits zwangsläufig zahlreiche Überschneidungen mit anderen ergeben, da ja Anpassungsstörungen aus ätiologisch vielfältigen Ursachen entstehen können: neurotisch, psychopathisch, aus Gründen der gestörten Reifung, cerebralen Läsionen und schließlich einer Geisteskrankheit wegen; andererseits bestehen bei der Thematik der anderen Kapitel relativ klare Vorstellungen über Ätiologie und Dynamismus der in Rede stehenden Erkrankungen oder Störungen. Sowohl bei den hirnorganischen Schädigungen, Reifungsstörungen, ja sogar bei den Psychosen, lassen sich in gewissen Grenzen übereinstimmende Denkmodelle und Vorstellungen nachweisen [134, 141, 161].

Bei allen psychodynamisch deutbaren, lebenshistorisch begründbaren Störungen ist eine solche Übereinstimmung nicht zu finden, im Gegenteil, es herrscht eine geradezu heillose Verwirrung in definitorischer und theoretischer Hinsicht, ebenso wie alle Deutungsversuche Anspruch auf Gültigkeit erheben [1, 5, 9, 64, 70, 144, 159].

Wenn man sich trotzdem entschlossen hat, auch ein Kapitel dieses Themenkreises einzufügen, so deshalb, weil die Überzeugung immer mehr Raum gewonnen hat, daß bestimmte Aufzuchtsbedingungen, Erziehungs- und Lebensumstände, Anlaß zur Ausformung ganz bestimmter Wesenseigentümlichkeiten sein können. Stimuli, Prägungen, Lebensbedingungen und vieles andere, kurzum Umwelteinflüsse, greifen auslösend, formend, modulierend in den psychischen Entwicklungsprozeß ein [1—3, 10, 12, 47, 49, 63, 65—67, 72, 75, 116, 136, 159].

Da, wie erwähnt, bei den psychodynamisch deutbaren Vorgängen, die zu Charakter- und Wesensvarianten führen — im folgenden „Persönlichkeitsentwicklungsstörungen" genannt —, noch kein allgemein akzeptiertes Denkmodell vorliegt, mußte der Autor eklektisch verfahren. Vor allem aber wurden die Theorien August Aichhorns mit einigen eigenen Modifikationen zugrunde gelegt [4, 144 bis 147].

Zuerst sei festgestellt, daß es grundsätzlich zwei Möglichkeiten der sozialen Anpassungsstörung gibt:

1. Anpassungsstörungen, verstanden als ein von der Umwelt nicht akzeptiertes, nicht toleriertes und mißgedeutetes Normalverhalten und

2. Anpassungsstörungen als Folge einer Entwicklung, die zu besonderer Ausformung und Differenzierung spezieller Charakter- und Wesenszüge führte.

Über diese beiden Möglichkeiten einer Anpassungsstörung finden wir in der klassischen psychiatrischen Literatur nur ganz spärliche, in der dynamisch orientierten, vor allem aber in der pädagogischen, heilpädagogischen, sozialpsychologischen und psychohygienischen zahlreiche Hinweise.

1. Normalverhalten imponierend als Anpassungsstörung

Bei der Beurteilung, ob eine Anpassungsstörung vorliegt oder nicht, spielen tradierte Werthaltungen und Vorstellungen der Gesellschaft eine entscheidende Rolle. Was hier noch als auffällig und abnorm in Erscheinung tritt, gilt dort manchmal bereits als toleriertes Normverhalten [43, 48, 103, 113].

Die Anpassung an die Gemeinschaft vollzieht sich bekanntermaßen schrittweise [104]. Wenn sie „krisenhaft" in Erscheinung tritt, so ist diese Beurteilung von vielen gesellschaftlichen Faktoren, z.B. der sozialen Schichtung, abhängig [139]. Die Verflochtenheit der psychischen Entwicklung mit den Umweltgegebenheiten [72] ist zwar ins Auge springend, jedoch scheitert der Versuch, in jedem Fall eindeutig zu klassifizieren: hier Normalverhalten, dort pathologisches Verhalten; denn *weder* die angenommene Idealnorm *noch* die statistische Norm sind eine eindeutige Richtschnur.

Allgemein kann man sagen: *Je fester gefügt ein System gesellschaftlich gültiger Verhaltensweisen und traditioneller Vorstellungen besteht, um so klarer und eindeutiger werden Verhaltensweisen als nicht mehr tolerabel empfunden und als abnorm klassifiziert.* Aber nicht nur in großen geographischen Räumen, in weit auseinanderliegenden Kulturkreisen, sondern schon in den Subkulturen wohldefinierter Populationen sind beträchtliche Klassen- und Schichtunterschiede bezüglich der Beurteilung kindlichen Verhaltens zu finden [12, 36, 43, 46, 82, 84, 118, 160].

Ganz bestimmten phasentypischen Verhaltenseigentümlichkeiten ist es jedoch inhärent, immer wieder als „störend" empfunden zu werden, und zwar in allen Schichten und Klassen. Diese sind:

a) Die Trotzphase. In ihr wird, unter anderem, die Ich-Formierung begonnen, als deren Manifestation Willensäußerungen geübt und motivische Steuerungen erstmalig versucht werden; diese natürlicherweise oft im Gegensatz zu den erwarteten Einstellungen und Wünschen der Umgebung. Erregtheit, Trotz, Wutanfälle und Aggressionshandlungen sind bekanntermaßen die Folge.

In einer gesunden Familie mit einem gehörigen Eingebettetsein in das emotionale Zusammenspiel wird dieses Verhalten kaum als störend empfunden. Bei einem besonders akzentuierten phasentypischen Verhalten finden wir jedoch nicht ganz selten Hinweise auf starre, autoritäre Erziehungsmaxime, wenig anpassungsfähige, intolerante elterliche Einstellungen, so daß die übersteigerte Trotzphase als eine „gesunde" Revolution gegen die Tyrannis der Eltern verstanden werden kann. Die Grenzlinie des Pathologischen ist in solchen Fällen nur sehr schwer zu ziehen [24, 54, 133].

Auch das Gegenteil ist möglich, daß sich nämlich bei einem allzu permessiven, passiven, orientierungs- und ordnungslosen elterlichen Verhalten die Aktivitäten dieser Entwicklungsphase immer mehr steigern und bis ins Groteske auswachsen.

Dasselbe Syndrom kann also zweifach durch ein Zuviel und ein Zuwenig des erzieherischen Einflusses bedingt sein [161].

Ob man bei solchen Verhaltensformen nicht bereits von neurotischem Geschehen sprechen kann, ist eigentlich nur eine Frage der Lehrmeinung des Beobachters [34, 86, 111]. Manche sprechen in solchen Fällen geradezu von einer *Familienneurose* [24, 86], was ex definitione nicht ganz korrekt ist, aber natürlich kann das kindliche Verhalten als eine Antwort auf die familiäre Problematik verstanden werden.

b) Die hypermotorische Phase der Vorschul- und ersten Schulzeit — erfahrungsgemäß bei Knaben deutlicher als bei Mädchen — ist von starkem lokomotorischen Luxus, einer quicklebendigen Ungesteuertheit und Umtriebigkeit gekennzeichnet. Die Grenze zu den cerebral Geschädigten, erethisch Debilen und den Reifungsgestörten ist eine fließende [6, 17, 90, 151, 152].

Diese Fälle werden in besonderem Maße dort auffällig, wo ihr Aktionsradius eingeengt ist, sei es aus sachlichen Notwendigkeiten (kleine Wohnung, Beengtheit des Raumes), sei es als Folge von Erziehungsmaximen (bei starren, gehemmten, intoleranten Eltern), irgendwer wird irritiert! Je mehr es allerdings im bereits abgelaufenen Erziehungsprozeß gelungen ist, Ich-Strukturen aufzubauen, um so mehr wird sich diese hyperaktive Phase in gesellschaftlich tolerierten „Aktivitäten“ entladen.

Erfahrungsgemäß treten die Eigenheiten dieser Phase besonders bei den Kindern hervor, die eine „Mangelerziehung“ durchgemacht haben. Bei den Verwahrlosten ist die ungesteuerte Umtriebigkeit oft das erste Zeichen asozialen Verhaltens [68, 78, 158]; bei Heimkindern ist sie ubiquitär und ist als Folge der durch die besonderen Erziehungsumstände eingetretenen Störung im Aufbau der Persönlichkeitsstrukturen anzusehen [85, 128].

c) Anpassungsstörungen an den Schulbetrieb. Das Heraustreten aus dem engeren Familienverband in die Gesellschaft Gleichaltriger und der Zwang zur Einordnung in eine größere soziale Gemeinschaft führt zu Schwierigkeiten. Es darf wieder auf die Überschneidungen mit dem Kapitel: Neurose, Psychopathie, Entwicklungsstörung und Schwachsinn hingewiesen werden [126].

Jedes Kind, vor allem aber das in seiner psychischen Entwicklung nicht entsprechend versorgte, zeigt bei diesem Entwicklungsschritt Schwierigkeiten. Die Unfähigkeit, seine soziale Rolle zu finden, eine Stellung erobern zu können, das mangelnde Verständnis für die Notwendigkeit des Lernens, ebenso wie die geringe Anstrengungsbereitschaft bei Leistungsanforderung, wird bei den Kindern mit Mangelerziehung fast immer gefunden [152]. Sie, die lange Zeit in Heimen untergebracht waren, zeigen in der Sozialanpassung, wenn sie dem geordneten Milieu entwachsen sind und ins Leben hinaustreten, Anpassungsmängel [52, 55].

Was im Kleinkindalter die Kind-Eltern-Interaktion bedeutet, läßt sich im Schulkindalter an der Kind-Lehrer-Beziehung aufweisen. Da aber die Lehrpersonen mehr noch als die Eltern den gesellschaftlichen Normen und Vorstellungen verpflichtet sind, ihre Toleranzfähigkeit daher naturgemäß geringer ist, wird man in ihrer Feststellung, daß dieses oder jenes Verhalten „störend“ sei, die geltenden — meist konservativen — gesellschaftlichen Wertmaßstäbe transparent sehen [33, 39, 59].

d) Der präpuberale Aktivitätsschub: Am Beginn der desintegrativen Phase der Pubertät, einhergehend mit dem Verlust aller harmonisch bis dahin erworbenen und integrierten Eigenschaften der ausklingenden Kindheit, treten Drang- und Erregungszustände, Stimmungsschwankungen, Sehnsüchte und triebhaftes Verlangen in Erscheinung, gepaart mit starker Irritabilität und einem distanzlos aufbegehrenden Verhalten [95]. Diese Störungen sind kombiniert mit Leistungsabfall, ein Symptom, das fast zum Normalverlauf der Pubertät gehört; ferner treten Schwierigkeiten in den Kontaktbezügen und massive sexuelle Problematik auf [127]. Epochaltypisches [103] läßt sich ebenso wie die Unschärfe der Grenze zwischen dem Noch-Normalen und dem Schon-Pathologischen gerade in diesem Entwicklungsabschnitt nachweisen.

Wir beobachten nicht nur das rüpelhafte, aufbegehrende, selbstgefällige und ungeschlachte Auftreten, sondern auch das freizügige Ausleben der Sexualität mit perversiv anmutenden Praktiken, Zeichen einer noch nicht genitalen zentrierten Sexualität, bei der eben Partialtriebe manifest werden [118]. Insbesondere sind dabei auch homosexuelle Akte zu beobachten, die aber nicht als dauernde Prägungen, sondern als Durchgangsstadien von der homo- zur heterosexuellen Phase verstanden werden dürfen.

Wir sehen aber auch Weltschmerzattacken und Verzweiflungsstimmungen, die heutzutage im Rahmen der nihilistischen Weltauffassung Grund für leichtfertige Suicidversuche abgeben [16, 44, 57, 77, 112, 131, 148]. Eine Anpassungsstörung ist also praktisch bei jeder Pubertät, aus Gründen des psychischen Umbaues, in irgendeiner Form nachweisbar [88].

Ein aus ganz anderen Gründen entstehendes psychisches Zustandsbild manifestiert sich als eine Anpassungsstörung oft schwerster Art, nämlich im Sinne einer *puberal aktuellen Dissozialität*, entstanden als Folge plötzlichen Verlustes elterlicher Führungs- und Autoritätseinflüsse. Bei plötzlicher Verwaisung, bei totalem Verlust beider Eltern, aber auch bei Verlust auch nur einer Autoritätsperson finden wir ein plötzliches Auftreten asozialen Verhaltens, Vagieren, Aufbegehren, Leistungsabfall, Schulverweigerung und schwerste autoritäts- und disziplinäre Konflikte. Dieses Syndrom ist am besten so zu verstehen, daß phasentypische puberale Aktivitäten und Anpassungsschwierigkeiten quantitativ übersteigert zu Tage treten, weil eben keine regulierenden und zurückdrängenden Einflüsse wirksam sind [100].

e) Die Phase der Adoleszenz: Diese Entwicklungsphase ist gekennzeichnet durch Schwierigkeiten, die sich aus der *Identitätsbildung* ergeben, woraus die *Autoritätsproblematik* und die Probleme der *gesellschaftlichen* und *weltanschaulichen Orientierung* dieser Jugendlichen verständlich werden. Gerade auf diesem Felde haben sich weltweite „Anpassungsstörungen" ergeben. Wir erinnern an die Jugendrevolten, Studentenunruhen, die Provos, Rockers, Gammler, Hippies, aber auch z.T. an Personen, die antiautoritären Gruppen angehören, bis hin zu den anarchistischen Kreisen [11, 21, 22, 36, 42, 73, 74, 81, 102]. Hier zwischen Normalverhalten und Störung klassifizieren zu wollen, ist schier unmöglich, da diese Bewegungen und Strömungen oft ein echtes gesellschaftskritisches Anliegen erkennen lassen, manchmal tief weltanschaulich-philosophisch fundiert sind, genau so aber manchmal nur lächerliche Versuche darstellen, eigenem Fehlverhalten ein besonders attraktives Mäntelchen umzuhängen. Was die Personen betrifft, die diese Bewegungen tragen, so finden wir sowohl solche, die einer hochgestellten Elite zuzurechnen sind wie auch Kriminelle und Asoziale. Gerade am Beispiel dieses Zeitphänomens soll nochmals darauf verwiesen werden, daß die Grenzlinie zum Pathologischen etwas Willkürliches an sich hat und sich an einer Übereinkunft orientiert [89, 127].

Soweit der Reigen der Anpassungsstörungen, die sich aus phasenbedingtem Verhalten ergeben. Nun soll die zweite Möglichkeit der Entstehung von Anpassungsstörungen besprochen werden:

2. Anpassungsstörungen als Folge abnormer „Aufzuchtsbedingungen"

Ein dem Neurosemodell grundsätzlich gegenüberstellbares *Denkmodell für die Entstehungsbedingungen psychischer Auffälligkeiten* ist aufzustellen, wenn wir annehmen, daß die Entfaltungs- und Differenzierungsvorgänge des psychischen Reifungs- und Entwicklungsprozesses unter speziell auslösenden und später *dauernd prägenden* Bedingungen und Einflüssen ganz spezifischer Art stehen. Eine Verzerrung, Deviation der psychischen Entwicklung ist denkbar; zum Unterschied von einer neurotischen Reaktion, bei der ja immer ein unbewußt ablaufender Dynamismus mit Energieverlust einhergehend und mit einer spezifischen Symptombildung ausheilend, angenommen wird [1, 64—68, 146, 147]. Wenn, um im Denkmodell der Verhaltensforschung zu bleiben, *Auslöse-* und *Prägevorgänge* sowie *Feldbedingungen* langfristig abnorm sind, dann entwickeln sich Wesenszüge, Charaktereigentümlichkeiten, die als Varianten bezeichnet werden können. Wir glauben daher bezüglich der psychodynamischen Entstehungsbedingungen zwischen dem, was wir „*Persönlichkeitsentwicklungsstörungen*" nennen und den Neurosen, einschließlich den Charakterneurosen [144, 145], einen grundsätzlichen Unterschied machen zu sollen. Natürlich sind diese Vorgänge beim Einzelfall amalgamiert, didaktisch und theoretisch sollte man sie aber auseinanderhalten [107].

In der *individualpsychologischen* Schule finden sich die frühesten Hinweise, daß langdauernde Einwirkung einer ganz bestimmten Lebenssituation bestimmte Charakterzüge formt [2, 3]. Sie bezeichnet diese Umstände als „Verführungen zu einem bestimmten Lebensstil" und erkennt in der Aufhellung und Klarstellung der prägenden Bedingungen eigentlich das Ziel ihrer Therapie. Im un*ge*wußten und unverstandenen Lebensstil wird das eigentliche Un*be*wußte [123] verstanden. Sie beschreibt daher die Genesis bestimmter Typen: des einzelnen Kindes, des Kronprinzen, des mittleren Kindes, des Nesthäkchens usw. Dies sind bereits klassisch zu nennende Fallanalysen und sehr bedeutsame Studien zur Charakterkunde.

Von der *psychoanalytischen* Seite her wurden dieselben Problemstellungen entsprechend der Topik des Persönlichkeitsmodells untersucht, wobei vorwiegend Möglichkeiten und Formen der Störungen der Ich-Bildung bzw. der Über-Ich-Bildung beschrieben wurden. Während in der früheren psychoanalytischen Literatur vorwiegend das Triebdynamische im Vordergrund des Interesses stand, sind in den späteren Schriften, gerade was die Entwicklungsgesetzlichkeiten der Ich- und Über-Ich-Strukturen betrifft, Ansätze lern- und konditionierungstheoretischer Überlegungen zu finden [65—67, 53, 54].

So wurden sogar in die klassische Psychologie psychodynamische Erkenntnisse über die *Theorie der Entwicklung der Persönlichkeit* eingebaut [5, 10, 63, 70, 75, 136], gesellschaftliche und soziologische Bedingungen [43, 96] fanden immer mehr Beachtung bis schließlich gewagt wurde, spezielle Ausprägungsformen der Persönlichkeitsentwicklungsstörungen bestimmten Umweltsbedingungen zu korrelieren [47, 48, 63, 133, 158—160].

Sind aber Umweltfaktoren so bedeutungsvoll für die psychische Entwicklung, dann wirft dies die Frage auf, *welche Bedingungen für eine gesunde psychische Entwicklung denn überhaupt gegeben sein müssen*? Wieder müssen wir an die vielfältigsten Unterschiede in den verschiedensten gesellschaftlichen Systemen denken. Trotzdem muß man versuchen, Allgemeingültiges herauszuarbeiten.

Unabdingbar und als wesentlich scheinen überall folgende Bedingungen zu sein:

1. liebende Zuwendung,

2. Akzeptierung des kindlichen Eigenverhaltens (Toleranz),
3. Vermittlung von Sicherheit und Geborgenheit (Schutz),
4. Anregung und Ermutigung,
5. Führung und Orientierung (allerdings im gesunden Zusammenspiel mit der Akzeptierung kindlichen Eigenverhaltens).

Dies allein macht natürlich noch nicht all das aus, was im Erziehungs- und Entwicklungsprozeß wirksam wird. Das Gesamt des Umfeldes wirkt.

Natürlich findet auch umgekehrt eine gegenläufige Beeinflussung statt, das Individuum beeinflußt, „schafft“ sich seinerseits seine Umwelt.

Für die in diesem Kapitel zu besprechenden Persönlichkeitsentwicklungsstörungen sind nun folgende abnorme Erziehungsgegebenheiten und Lebensumstände möglich:

A. ein Zuwenig an notwendigem Einfluß,
B. ein Zuviel an notwendigem Einfluß,
C. eine chronisch verzerrte, abnorme Situation.

Freilich werden sich diese Gegebenheiten nicht immer scharf auseinanderhalten lassen, sie werden alternierend oder gemeinsam vorgefunden werden. Ebenso werden auch die Reaktionen des heranwachsenden Kindes unterschiedlich sein: eines wird neurotisch, ein anderes durch Verformung seiner Charakterstruktur reagieren.

Um diese letztere Gruppe geht es nun, wenn im folgenden versucht wird, einige typische Syndrome zu beschreiben, die in der Auseinandersetzung mit und Beeinflussung durch eine ganz spezifische Situation entstehen können:

A., 1. Zuerst jene Syndrome, die vorwiegend in der *gestörten Kind-Mutter-Beziehung* ihre Begründung finden:

Die menschlichen Wesenszüge, die vorwiegend in der Kind-Mutter-Beziehung geprägt und geformt werden, sind: die Fähigkeit zur Kontaktnahme, zur Hinwendung, Gefühle der Sicherheit und des Urvertrauens (basic-trust), schließlich das Modell der Triebbefriedigung. Diese Trias: *Kontaktstörung*, *Lebensunsicherheit* und *gestörte Lustempfindung* ist so typisch, daß sie immer auf eine gestörte Kind-Mutter-Beziehung hinweist; in diesem Sinne ist Mutter: Schicksal [135]. Die bekannte Tatsache, daß die Kind-Mutter-Separation eine schwerwiegende Entwicklungsstörung, Zusammenbruch der Kontaktbeziehung und Irritation des gesamten psychischen Apparates bis tief in das Vegetativum zur Folge hat (R. SPITZ — anaclictic depression) ließ vermuten, daß auch bei nicht so totalen und eingreifenden Trennungen, sondern bei leichteren und kurzfristigeren ebenfalls Störungen beobachtet werden können [25]. Und tatsächlich: die bis ins Vitalbereich hinein notwendige symbiotische Beziehung führt nicht nur bei der totalen Separation, sondern auch schon bei einer mangelhaften Kind-Mutter-Beziehung zu Folgezuständen, die ähnlich dem Post-Hospitalisierungssyndrom sind [29, 31, 60, 91, 97, 153, 157), z.B. bei den Adoptivkindern [97, 129]. Durch die mangelhafte Beziehung gelingt der Aufbau von Fähigkeiten und Leistungen, insbesondere von Objektbeziehungen [85] nur mangelhaft, Angst [41] wird in allen Fällen freigesetzt und oft nicht bewältigt. Eine spezielle Facette ergibt sich bei den unreifen und jugendlichen Müttern, die ihrerseits nicht zur Partnerschaft befähigt sind [30, 38].

2. Die Charakter- und Wesenseigentümlichkeiten, die sich in der *Kind-Vater-Beziehung* prägen, sind: die *Autoritätsbeziehung*, die *Leistungsfähigkeit*, *Anstrengungsbereitschaft* und *Ehrgeiz* sowie *Wertorientierung* und das *Rechtsempfinden*. Auch dieses Syndrom der gestörten Kind-Vater-Beziehung ist in seiner Aus-

prägung so typisch, daß man bei Vorliegen einer solchen Symptomatik unbesehen in der Vorgeschichte fahnden kann.

Da sich aber die Vaterstellung im Zuge der gesellschaftlichen Wandlung geändert hat, zeigen die so bedingten Charakterdeformierungen ein recht vielfältiges, schillerndes Gepräge [79, 102, 137]. Wie sehr sich die Vaterbeziehung pathoplastisch auf psychogene Abläufe auswirkt, fand sich z.B. bei einer Untersuchung über Polizistenkinder [140], in welcher vor allem die Gegenidentifikation als hervorstechendstes Zeichen der Anpassungsstörung gefunden wurde. Ebenso die Entwicklungsstörungen bei den allzu strengen Vätern [20, 79, 122].

3. Da sich die Beobachtungen der Kind-Eltern-Relationen als so fündig erwiesen haben, wurden auch die Auswirkungen der *Kind-Familienbeziehung* untersucht: Familienzerrüttung im allgemeinen [35, 83, 156], die charakterliche Entwicklung von Kindern aus unvollständigen Familien [19, 117], aus defekten Familien [60, 110], uneheliche Kinder [76] und Kinder aus geschiedenen Ehen [62]. Ja sogar die Größe der Familie wurde zu bestimmten Verhaltensstörungen [155] in Beziehung gesetzt, ebenso die Stellung in der Geschwisterreihe [14, 15, 40], die Wirkung von schockierenden Angsterlebnissen in gestörten Familien [93], schließlich Beobachtungen an Kindern, deren Symptome sich unter dem prägenden Einfluß einer allzu engen Beziehung zu Wahnkranken ergeben [18, 150].

4. Kinder, die lange Zeit in Heimen untergebracht waren, zeigen typische *Persönlichkeitsabwandlungen durch Freiheitsentzug* [109]. Bei Mädchen verlaufen diese Entwicklungen z.T. anders, z.T. gleich wie bei den Knaben [51, 105, 115], wir finden jedoch einheitlich folgendes Bild: Die mangelnde emotionelle Resonanz vermittelt den Eindruck von *Affektkälte*, sie zeigen *Vorsicht* und *Zurückhaltung* im Eingehen von Beziehungen, sind *mißtrauisch-argwöhnisch*, häufig *pessimistischer* Grundeinstellung; sie haben eine *apathische* oder *resignierende* Haltung gegenüber Strafsanktionen, *gute Anpassungs- und Unterordnungsbereitschaft* gegenüber Autoritätspersonen, große *Perfektion bei der Bewältigung heimspezifischer Situationen.* Der *eigene Körper* und die Befriedigung seiner Bedürfnisse stehen im Zentrum der Beachtung, starke *Phantasie* und *Unreife* sowie *Unbestimmtheit in der sexuellen Triebrichtung.*

Ja sogar die langdauernde Befürsorgung mit der Notwendigkeit zum oftmaligen Wechsel der emotionellern Bindung zu den jeweiligen Erziehungs- und Autoritätspersonen infolge des wechselhaften Geschickes dieser Kinder und Jugendlichen wurde in Beziehung gesetzt zu ganz typischen Verläufen und charakterlichen Wesensabwandlungen [13, 142]. *Dieses Syndrom des Heimkindes hat dieselbe Bedeutung für die Diagnostik gewonnen, wie das des Hospitalismus.*

Diese Lebensumstände verursachen im psychischen Bereich zwar ein sehr vielfältig buntes und schillerndes Bild, das zum großen Teil unter dem verschwommenen Begriff „*Verwahrlosung*“ subsummiert wird. Sie ist als eine Verformung des Ich oder besser noch gesagt als eine Persönlichkeits-Entwicklungsstörung zu verstehen, da ja auch die Bildung der Über-Ich-Strukturen mitbetroffen wird.

Auch soziologische und gesellschaftliche Bedingungen machen ihren Einfluß geltend und wirken pathoplastisch: So unterscheiden sich die Erscheinungsbilder der Verwahrlosung, wenn sie in der ländlichen Bevölkerung oder in der Industriegesellschaft auftritt [48, 84, 143, 160]. Klinisch stehen die Symptome der *Frustrationsintoleranz*, des *Davonlaufens* [37, 121], *Verhaltensprimitivierung* [50], *mangelhafte Entwicklung des Selbstgefühles* [71, 132], *Verlust des Gefühles für Solidarität und Verantwortung* sowie *Zeichen der psychischen Labilität* im Vordergrund [69, 111].

B. Bei einem *Zuviel an Zuwendung und Stimulation* [45] entstehen Anpassungsstörungen, die im Syndrom des überstimulierten, überaktiven Kindes und Jugendlichen in Erscheinung treten, natürlich auf die jeweilige Phase projiziert. Das "over-protected, over-stimulated, over-trained child" ist ein wohl umschriebenes Syndrom, gekennzeichnet durch starke *Flüchtigkeit der Aufmerksamkeit, Getriebenheit, gehobene Stimmungslage, egoistische selbstsüchtige Zentriertheit,* einem *trotzig aufbegehrenden Verhalten* sowie einer *allgemeinen Unangepaßtheit* [99, 114, 119].

Bei einer allzu verwöhnenden und permessiven Einstellung der Eltern, vor allem in den gehobenen und höchsten sozialen Schichten, wird dann nicht so selten die Zerrform dieses Syndroms, nämlich der *„nobel- und luxusverwahrloste" Jugendliche* gefunden. Die Grundstörung ist in einer emotionellen Unterversorgung bei gleichzeitiger massiver Überfülle von materiellen Zuwendungen zu suchen [113]. Gerade in den letzten Jahrzehnten wurden Fälle beobachtet, bei denen die Maßlosigkeit des Anspruchs an die Gesellschaft zu eigenartigen egoistisch, narzistisch-bindungslos, genußsüchtigen Charakteren, oft kombiniert mit Rauschgiftabusus [46], Anlaß war.

Eine andere Entwicklung führte zur Abkehr von dieser Welt, Abwendung vom „Establishment" und Entwicklung einer nihilistisch, mystischen, realitätsverkennenden Weltauffassung oder zu einem dahindösenden Verhalten, mit einem Minimum an persönlichem Einsatz und Leistung. Völlige Passivität beherrscht diese Fälle, ebenso wie eine skurile Ideologie, oder abstruse Weltanschauung (Gammler, Hippie) [58, 27, 11]. Es braucht nicht besonders betont zu werden, daß diese Phänomene ihre Gestaltung aus dem Spannungsfeld Gesellschaft-Individuum erfahren, nie ist für ihre Entstehung nur ein Faktor maßgeblich.

Die häufigste Form der jugendlichen sozialen Anpassungsstörung ist die *Kriminalität,* wobei nicht gesagt werden kann, daß es eine eindeutige soziologische oder psychodynamische Bedingung dieses Phänomens gibt. Die verschiedensten Persönlichkeitsentwicklungen, natürlich auch Neurosen, Psychopathien, Hirnschäden, Schwachsinnszustände, ja manchmal sogar Psychosen münden in das Asozialitäts- und Kriminalitätssyndrom.

Schon frühzeitig ist der Weg in die Kriminalität voraussehbar [92, 98, 108, 125, 130], die delinquente Charakterstruktur [94, 124] jedoch nicht einheitlich beschreibbar, wie auch nicht die Lebensumstände jugendlicher Straftäter oder gar ihre Zugehörigkeit zu einer bestimmten Klasse eine sichere Aussage über die Genese ihrer Störung erlauben [80, 82, 113]. *Die Kriminalität als schwerwiegendste soziale Anpassungsstörung ist also ätiologisch nicht eindeutig definiert.* In jedem Fall ist es die Aufgabe der Diagnostik, die Entstehungsbedingungen herauszuarbeiten [7, 8, 23, 26, 28, 32, 36, 61, 80, 87, 101, 106].

In den bisherigen Ausführungen wurde versucht, das polyätiologisch bedingte Syndrom „soziale Anpassungsstörung" in seiner Phasenabhängigkeit, sozialen Bedingtheit und in manchen Fällen hinsichtlich seiner Genese zu beschreiben.

Eine persönlichkeitspräzisere Diagnostik unter Außerachtlassung ätiologischer und psychodynamischer Entstehungsmechanismen ist es, wenn man gleichsam in einem Querschnittsbild, entsprechend der Topik des psychoanalytischen Persönlichkeitsmodells den augenblicklichen *Zustand der psychischen Instanzen* beschreibt. Auch so erhält man eine Darstellung persönlichkeitsbestimmender Merkmale. Ein Überblick über die verschiedenen Auffassungen bezüglich der sozialen Anpassungsstörungen wäre nicht vollständig, würde nicht auch in dieser Hinsicht noch eine kurze Beschreibung angefügt:

Im Bereich des *Über-Ich* können folgende Formen beschrieben werden: Das *unreife Über-Ich,* das also noch der Erziehung und Beeinflussung bedarf und auch befähigt ist, sich weiter formen zu lassen; das *labile,* das zwar „fertig" ist, durch mangelhafte Erziehung und Beeinflussung aber infolge seiner Wirkungsschwäche nicht sehr wirksam, die Persönlichkeit nicht entsprechend leiten und lenken kann, das weich, schwach und nachgiebig ist, sich gegenüber Triebansprüchen kaum durchsetzen kann; das *dissoziale Über-Ich*, bei dem sich ein normgerechtes Verhalten nicht etablieren kann, weil nur unbestimmte Vorstellungen und Regulative wirksam sind, kann keine klaren und eindeutigen Stellungnahmen beziehen; schließlich das *antisoziale Über-Ich* mit Inhalten, die dem gesellschaftlichen Verhaltens- und Wertnormengebäude entgegenstehen, die die Persönlichkeit zu antisozialen Handlungen verleiten, ja dazu zwingen.

Diese Differenzierung hat vor allem therapeutischen Sinn, da die Methoden der Beeinflussung eines antisozial orientierten kriminellen Jugendlichen technisch anders handzuhaben sind als dann, wenn die Diagnose einer Über-Ich-Labilität gestellt wird [138, 149, 154].

Bezüglich des Aufbaues der *Strukturen des Ich* ist vor allem die *Anpassungsfunktion an die Realität* mit den Möglichkeiten einer *zu geringen* und *mangelhaften*, einer *normalen* und einer *Überanpassung* zu nennen, sowie die *Kontrollfunktion* den Es-Kräften gegenüber, wieder mit den Möglichkeiten der zu *geringen Kontrollfähigkeit*, der *normalen Kontrolle* und der *Überkontrolle.*

Die Aussage über das *Wesen des Es* gehört sowohl in den Bereich der konstitutionellen Diagnostik als auch der Tiefenpsychologie; immerhin ist zwischen Triebstärke, Triebschwäche und perversiver Struktur zu unterscheiden, dies braucht aber in diesem Kapitel nicht näher abgehandelt zu werden. Daß diese kursorisch aufgezählten Ausprägungsformen des Es, Ich und Über-Ich ihre Entstehung all den formenden und prägenden Kräften verdanken, die im vorigen genannt wurden, bedarf keines besonderen Hinweises.

Es wurde versucht, so kurz als möglich eines der Kapitel der Tiefenpsychologie abzuhandeln, bei der unser Wissen und unsere Vorstellungen noch am unbestimmtesten sind. Hauptsächlichstes Anliegen war es, neben einem Überblick über die derzeit gängigen Lehrmeinungen und Interpretationen der sozialen Anpassungsstörungen den Dynamismus der *Persönlichkeitsentwicklungsstörung* herauszuarbeiten als einer Sonderform der Genese psychischer Auffälligkeiten im Gegensatz zur Neurose.

Literatur

1. Abraham, K.: Psychoanalytische Studie zur Charakterbildung. Wien: Int. Psychoanal. Verlag 1927.
2. Adler, A.: Studie über Minderwertigkeit von Organen. München: Bergamm 1927.
3. — Über den nervösen Charakter. Wiesbaden: Bergmann 1919.
4. Aichhorn, A.: Verwahrloste Jugend. Bücher des Werdenden. Bern: Huber 1951.
5. Allport, G.W.: Personality. New York: Henry Holt & Comp. 1937.
6. Arajavri, T., Repo, J.: Studies intalented children suffering from psychic disorders. Ann. Paediat. Flnn. **13**, 75—88 (1967).
7. Arthur, B., Kemme, M.L.: Bereavment in childhood. J. Child Psychol. **5**, 37—49 (1964).
8. Asperger, H.: Early infantile autism. Z. Kinderpsychiat. **19**, 91 (1952).
9. — Psychoapthie: Begriff, Diagnostik und Therapie. In: Benachteiligte Kinder. Hrsg. F. Schneider. Freiburg: Lambertus 1953.
10. Balint, A.: Psychoanalyse der frühen Kinderjahre. München-Basel: E. Reinhardt 1966.
11. Bathke, U.: Einige Erfahrungen mit Gammlern und einige Reflexionen über sie. Deutsche Jugend **3**, 127—131 (1966).
12. Bayr-Klimpfinger, S.: Wachsen, Reifen, Lernen als Wege der phylogenetischen Anpassung und der adaptiven Verhaltensmodifikationen. Sonderdruck aus: Bericht über den 24. Kongr. der Dtsch. Ges. f. Psychologie: Göttingen (1965).
13. Becher, W.: Vorbeugende Verwahrung oder Erziehungsverwahrung für junge Straftäter. Mschr. Krim. Strafrechtsreform **50**, 329—338 (1967).
14. Beck, S., Lempp, R.: Die Bedeutung der Stellung in der Geschwisterreihe für Entstehung und Art psychoreaktiver Störungen. Z. Psychother. med. Psychol. **4**, 145—154 (1965).
15. — — Die Stellung in der Geschwisterreihe und ihre Bedeutung für das Auftreten psychoreaktiver Störungen. Dtsch. med. J. **16**, 743—745 (1965).

16. BECKER, W.: Selbstmorde im Jugendalter. Med. Klin. **60**, 226—231 (1965).
17. BERG, K.: Verhaltensgrundformen bei Hilfsschülern. Berlin: L. Marchold 1964.
18. BERGIER, J.: Contribution à l'étude des folies à deux. Z. Kinderpsychiat. **21**, 97 (1954).
19. BERGLER, R.: Kinder aus gestörten und unvollständigen Familien. Quellenhefte für die soziale Ausbildung. Weinheim/Bergstr.: Julius Beltz 1955.
20. BERNARD, F., FLAVIGNÁ, H.: Le role de pere dans l'obsessiones de l'enfant. Rev. Neuropsychiat. infant. **13**, 730—739 (1965).
21. BERNER, P., SPIEL, W.: Über eine besondere Gruppe von autistischen jugendlichen Kriminellen. Acta paedopsychiat. **27**, 193—202 (1960).
22. — — Jugendliche Brandstifter. Acta paedopsychiat. **30**, 197—210 (1963).
23. — — Jugendliche Opferstockdiebe. Ein Beitrag zur Primitivreaktion bei Jugendlichen. Nervenarzt **32**, 114—119 (1961).
24. BIERMANN, G.: Die Familienneurose, ihre Diagnose und Therapie. Heilkunst **77**, 160 (1964).
25. — Symbiotische Mutter-Kind-Beziehung, Störungen infolge zu enger Bindung von Mutter und Kind, besonders bei Fehlen des Vaters. Psyche (Stuttgart) **22**, 875—895 (1968).
26. BLAKE, Y.: Behavior disorders in childhood. Med. Prov. **1965 II**, 469—472.
27. BLECKMANN, K.H.: Zur Frage einer epochalen Wandlung der Symptomatik erziehungsschwieriger Kinder. Prax. Kinderpsychol. **11**, 273—277 (1962).
28. BOCHNIK, H., LEPEWIE, H., OTTO, P., WÜSTER, G.: Tat, Täter, Zurechnungsfähigkeit, multifaktorielle Analysen. Psychiatrisch-Krimonologische Erfahrungen. Forum der Psychiatrie, H. 9, VIII. Stuttgart: Enke 1965.
29. BOWLBY, J.: Maternal care and mental health. WHO Monogr. Ser. Genf (1951).
30. BÖHM, H.A.: Die jugendliche Mutter. Jb. Jugendpsychiat. **1** (1956).
31. BRENNER, W.: Psychische Hospitalisationsprobleme im Kindesalter. Pädiat. Prax. **2**, 493—500 (1963).
32. BRESSER, P.H.: Grundlagen und Grenzen der Begutachtung jugendlicher Rechtsbrecher. Berlin: Walter de Gruyte & Co. 1965.
33. BUCK, A.F.: School Phobia. Dis. nerv. Syst. **23**, 79—84 (1962).
34. CHEES, ST., THOMAS, A., TUTTER, M., BIRCH, H.: Interaction of temperament and enviroment in the production of behavior disturbances in children. Amer. J. Psychiat. **120**, 142—148 (1963).
35. CLEFF-VOGELSINGER, E.: Familienzerrüttung und ihre tiefenpsychologische Auswirkung. Schule u. Jugend **2**, 87—94 (1955).
36. COHEN, A.: Kriminelle Jugend. Hamburg: Rowohlt 1961.
37. COL, C.: Fugues et milieu familial. Rev. Neuropsychiat. infant. **12**, 663—680 (1964).
38. CORBOZ, R., KARRER-STIERLI, P.: Schwangerschaft und Mutterschaft bei ganz jungen Müttern. Z. Präventivmed. **5**, 219 (1956).
39. DEBRUNNER, A.: Freiheit und Vertrauen in der Erziehung. Untersuchung über ängstliche Kinder und deren Familienstituationen. Bern: Huber 1964.
40. DECHENE, H.CH.: Geschwisterkonstellation und psychische Fehlentwicklung. München: Barth 1967.
41. DELANE, J.G.: Separation anxiety as a cause of early emotional problems in children. Mayo Clin. Proc. **39**, 743—749 (1964).
42. DIETRICH, G.: Kriminelle Jugendliche. Abhandlungen zur Philosphie, Psychologie und Pädagogik, Bd. 20. Bonn: H. Bouvier & Co. 1961.
43. DREITZEL, H.P.: Die gesellschaftlichen Leiden und die Leiden der Gesellschaft. Stuttgart: Klett 1968.
44. DUCHÉ, D.J.: Les tentavies de suicid chez l'enfant et l'adolescent. Psychiat. Enf. **7**, 1—114 (1964).
45. ELMER, E., GREGG, G.: Developmental characteristics of abused children. Pediatrics **40**, 596—602 (1967).
46. ERHARDT, M.: Rauschgiftsucht. Hoheneck 1967.
47. ERIKSON, E.H.: Kindheit und Gesellschaft. Stuttgart: Klett 1965.
48. FELDMANN, H.: Sozialpsychiatrische Aspekte jugendlicher Verwahrlosung. Fortschr. Neurol. Psychiat. **33**, 332—346 (1965).
49. FENICHEL, O.: The psychoanalytic theory of neurosis. New York: Norton 1945.
50. FERDINAND, W.: Verhaltensprimitivierung als wiederholte Reaktion auf Überforderungssituationen. Prax. Kinderpsychol. **6**, 193—196 (1966).
51. FINE, R.M., FISHMAN, J.J.: Institutionalized girl deliquents. Dis. nerv. Syst. **29**, 17—27 (1968).
52. FRANKENSTEIN, C.: Persönlichkeitswandel durch Fürsorge, Erziehung und Therapie. München: Urban & Schwarzenberg 1964.
53. FREUD, A.: Das Ich und die Abwehrmechanismen. Wien: Internat. Psychoanalyt. Verlag 1936.

54. FREUD, A.: Einführung in die Technik der Kinderanalyse. Basel-München: E. Reinhardt 1966.
55. GARTMANN, A.: Zur Prognose verwahrloster Jugendlicher. Schweiz. Arch. Neurol. **96**, 68—96 (1965).
56. GIBSON, H.B.: Self-reported deliquency among schoolboys and their attitudes to the police. Brit. J. soc. clin. Psychol. **6**, 168—173 (1967).
57. GLASER, K.: Attempted suicide in children and adolescents. Psycho-dynamic observations. Amer. J. Psychother. **19**, 220—227 (1965).
58. GOTTSCHALDT, K.: Probleme der Jugendverwahrlosung. Schriftenreihe zur Entwicklungspsych., Bd. 2. Leipzig: Barth 1954.
59. GREGOR, A.: Psychologie und Sozialpädagogik schwererziehbarer Fürsorgezöglinge. Z. Kinderforsch. **30**, 315—350 (1925).
60. GREENBAUM, M.: The displaced child syndrom. J. Child Psychol. **2**, 93—100 (1962).
61. GRÜNHUT, M.: Kriminalität junger Menschen im Wohlfahrtsstaat. Krim. Strafrechtreform **46**, 1—11 (1963).
62. HAFFTER, C.: Kinder aus geschiedenen Ehen. Bern: Huber 1948.
63. HALL, C.S., LINDZEY, G.: Theories of personality. New York: Wiley 1957.
64. HART DE RUUTER, TH.: A psychoanalytical approach to adolescence and juvenile neuroses. Folia psychiat. 58, 408 (1955).
65. HARTMANN, H.: Comments on the psychoanalytic theory of the ego. Psychoanal. Stud. Child **5** (1950).
66. — Les influences reciproques du Moi et du Ca dans le development. Dev. franç. Psychonal. **31**, 379—401 (1967).
67. — KRIS, E., LOEWENSTEIN, R.M.: Comments on the formation of psychic structure. Psychoanal. Stud. Child **2** (1947).
68. — Ich-Psychologie und Anpassungsprobleme. Int. Z. Psychoanal. **24** (1939).
69. — ENGELMANN, W.: Eine faktorenanalytische Untersuchung von Labilitätskriterien „erziehungsschwieriger männlicher Jugendlicher“. Prax. Kinderpsychol. **15**, 19—23 (1966).
70. HEISS, R.: Die Lehre vom Charakter. Berlin: W. d. GRUYTER 1949.
71. HELLBACH, U.V.: Entwicklung und Fehlentwicklung des Selbstgefühls. Prakt. Psychol. **6**, 159—164 (1965).
72. HELLBRÜGGE, T.: Kindliche Entwicklung und soziale Umwelt. München: Don-Bosco 1964.
73. HENTIG, H. v.: Der jugendliche Vandalismus. Kapitel über Banden und Kriminalität. Düsseldorf-Köln: Diederichs 1967.
74. HOBE, K.: Die Banden Jugendlicher. Wochenendkolloquium in Heidelberg. Monatsschrift für Kriminologie u. Strafrechtsreform **5**, 240—243 (1966).
75. HORNEY, K.: Our inner conflicts. Deutsch: Unsere inneren Konflikte. Stuttgart: Killper 1954.
76. IBEN, G., WASKOWIAK, K.: Das uneheliche Kind in Familie, Schule und Gesellschaft. Pädagog. Rdsch. **7**, 675—688 (1964).
77. JACKSON, L.: Anxiety in adolescents. J. Child Psychol. **5**, 59—73 (1964).
78. JANITZA, H.: Verwahrloste Jugend. Prakt. Psychol. **9**, 235—239 (1964).
79. JARDIN, F., FLAVGNY, H.: Le role du pére dans les fugues de l'enfant. Rev. Neuropsychiat. infant. **13**, 744—765 (1965).
80. JONSSON, G.: Deliquent boys, their parents and grandparents. Acta psychiat. scand. **43** Suppl. 159 (1967).
81. JORAY, R.: Bandenbildung und Bandendelikte. Psychol. Prax. H. 28 (1961).
82. KAISER, G.: Lebensumstände junger Straftäter und ihre soziale Situation und einige charakterologische Merkmale. Recht der Jugend **21**, 305—308 (1964).
83. KLIMAN, G.: Psychological emergencies of childhood, VI, 154. New York-London: Grune & Stratton 1968.
84. KLÜWER, K.: Dissoziale Jugendliche in der Industriegesellschaft. Prax. Kinderpsychol. **4**, 113—117 (1965).
85. KNÖLL, H.: Störungen der Libido-Entwicklung im Bereich der genitalen Entwicklungsstufe und der Objektliebe bei Heimkindern. Prax. Kinderpsychol. **4**, 33—43 (1967).
86. KÜNZEL, E.: Familienstituation und neurotische Verwahrlosung. Prax. Kinderpsychol. **8**, 284—289 (1966).
87. LABAR, P.: La delinquance des filles mineures. Rev. Neuropsychiat. infant. **12**, 613—623 (1964).
88. LAUNAY, C., COL, C.: L'hysterie chez l'enfant et L'adolescent. Rev. Prat. (Paris) **14**, 1473—1480 (1964).
89. LEMAY, M.: Problèmes soulèves par la pèdagogie du jeune inadapte social. Hyg. ment. **51**, 2157—2172 (1962).

90. LEMPP, R.: Frühkindliche Hirnschädigung und Neurose. Bücher des Werdenden. Zweite Reihe, Bd. X, S. 194. Bern: Hans Huber 1964.
91. LOEBER, F.: Das von der Mutter getrennte Kind in der heutigen Sicht des Kinderarztes. Jb. Jugenspsychiat. **2**, 121 (1959).
92. LUXENBURGER, H.: Die Kriminalität des Volksschulkindes. Med. Klin. **58**, 534—536 (1963).
93. MALOUNE, CH.: Safety first comments on the influence of externe danger, in the lives of children of disorganized families. Med. Amer. J. Orthopsychiat. **36**, 3—12 (1966).
94. MANGLIS, S.B.: Criminal psychopathology. Progr. Neurol. Psychiat. **21**, 492—499 (1966).
95. MEYER, J.E.: Reifungskrisen der Adoleszenz, ihre Entstehungsbedingungen und ihre Prognose. Arch. Psychiat. Nervenkr. **203**, 235—247 (1962).
96. MERCER, J., BUTLER, E.W., DUGMAN, H.F.: The relationship between social developmental performance and mental ability. Amer. J. ment. Defic. **69**, 195—205 (1964).
97. MEIERHOFER, M., HELLER, W.: Frustration im frühen Kindesalter. Kapitel über Hospilismus und Verhaltensstörungen. Bern-Stuttgart: Huber 1966.
98. METZGER, H.: Early recognition of emotional difficulties. N.Y. St. J. Med. 638—642 (1968).
99. MICHAUX, L., DUCHE, D.J.: L'enfant inadapté. Paris: Doin & Cie 1957.
100. MITTELMANN, M.: Consideration sur le genuin juvenile. Rev. Neuropsychiat. infant. **11**, 277—304 (1963).
101. MITNAI, A., EMURA, U., INAURA, Y.: A study of firesetting children. A typological Study. Jap. J. Child Psychiat. **7**, 186—202 (1970).
102. MITSCHERLICH, A.: Auf dem Wege zur vaterlosen Gesellschaft. München: Piper 1963.
103. MUCHOW, H.: Entsteht heute eine neue Jugendgeneration? Unsere Jugend **20**, 51—60 (1968).
104. MÜLLER, H.G.: Anpassungs- und Gemeinschaftsschwierigkeit. In: Schule und Jugend **9**, H. 4, 121—123 (1962).
105. MÜLLER-KÜPPERS, M.: Das Problem der Unterbringung von Kindern und Jugendlichen in Heimen. Verhaltensstörung und Verwahrlosung. Prax. Kinderpsychol. **5**, 161—168 (1964).
106. NASS, G.: Der Mensch und die Kriminalität, S. 229. Köln: Karl Heymanns 1959.
107. NAU, E.: Gefährdung und Schädigung von Kindern und Jugendlichen. Dtsch. Z. ges. gerichtl. Med. **62**, 102—108 (1968).
108. NEUPERT, ST.: Frühkriminalität mit 8 Jahren. Unsere Jugend 8, 510 (1964).
109. OHM, A.: Persönlichkeitswandlung unter Freiheitsentzug; Kapitel über Fehlhaltung und Verwahrlosung. Berlin: De Gruyter & Co. 1964.
110. OETER, D.: Soziale Gefährdung im Kindesalter, Not der Kinder in defekten Familien und in der defekten Gesellschaft. Gesundheitsfürsorge 8, 137—142 (1967).
111. OLEINICK, M.S., BAHN, A.K., EISENBERG, L., LILIENFELD, A.M.: Early socialization experiences and intrafamilial environment and control group children. Arch. ges. Psychiat. **15**, 344—353 (1966).
112. OTTO, U.: Changes in behavior of children and adolescents preceding suicidal attemps. Acta psychiat. (Kbh.) **40**, 386—400 (1964).
113. PALMAI, G., STOREÁ, P.B., BRISCOE, O.: Social class and the young offender. Brit. J. Psychiat. **113**, 1073—1082.
114. PATTERSON, G.R.: An empirical approach to the classification of disturbed children. J. clin. Psychol. **20**, 326—337 (1964).
115. PATSCHKE, W.: Sonderprobleme der Mädchenerziehung, Verwahrlosung, Prostitution, Sexualisierung. Mitgliederrundbrief des allgemeinen Fürsorgeerziehungstages **6/7**, 37—48 (1967).
116. PETRILOWITSCH, N., BAER, R.: Die Anlage-Umwelt-Problematik und der entwicklungspsychiatrische Aspekt. Fortschr. Neurol. Psychiat., H. **11**, November (1967).
117. PFISTNER, H.J.: Kinder aus unvollständigen Familien, die alleinstehende Mutter mit dem Kind. Wege zum Menschen **10**, 385—397 (1964).
118. POPELLA, E.: Über deliktfördernde Situationen und ihre Beurteilung bei Sexualvergehen Jugendlicher. Nervenarzt **39**, 67—70 (1968).
119. RAMBACH, H., SCHNEEMANN, K.: Die Bedeutung von Trotzreaktionen im Rahmen kindlicher Milieuschädigungen. Psychiat. Neurol. med. Psychol. (Lpz.) **15**, 152—155 (1963).
120. RECHENBERGER, H.G.: Kindliche Verhaltensstörungen als Antwort auf Familienprobleme. Prax. Kinderpsychol. **2**, 33—39 (1966).
121. REGEL, H., PARNITZKE, K.H.: Entstehungsbedingungen des Fortlaufens bei Kindern. Psychiat. Neurolog. med. Psychol. (Lpz.) **19**, 281—290 (1967).
122. RICHTER, H.E.: Eltern, Kind und Neurose. Stuttgart: Klett 1963.

123. RINGEL, E., SPIEL, W.: Zur Problematik des Unbewußten vom Standpunkt der Individualpsychologie. Psyche (Stuttgart) **6**, 378—388 (1952/53).

124. ROLLETT, B.A.: Die deliquente Charakterstruktur bei Kindern und Jugendlichen und ihre Therapeuten. Schweiz. Z. Psychol. **24**, 33—50 (1965).

125. ROSS, A.O.: The Exceptional child in the family, Vol. 10. Stuttgart: Thieme 1964.

126. — Das Sonderkind, Problemkinder in ihrer Umgebung. Stuttgart: Hippokrates 1967.

127. RUBENFELD, S., STAFFORD, W.: An adolescent inmate social system a psychosocial acount. Psyche (Stuttgart) **26**, 241—256 (1963).

128. SEGMAN, Z.: Children who break down in foster homes: a psychological study of patterns of personality growth in grossly deprived children. J. Child Psychol. **4**, 61—66 (1963).

129. SEMRAD, G.: Das Ausmaß der psychischen Hospitalisierung als entscheidender Faktor in der Adoptivkinderversorgung. Phil. Diss. Wien (1964).

130. SOTT, D.H., WILSON, D.M.: The prediction of early-adult criminalty from school age behaviour. Int. J. soc. Psychiat. **14**, 5—8 (1968).

131. SUTTER, J.M., LUCCONI, H., SCOTTO, J.C.: Suicide et Caence d'autoritè. Hyg. ment. **53**, 197—204 (1964).

132. SCHARR, J.H.: Violence in juvenile ganges, some notes and a few analogies. Amer. J Orthopsychiat. **33**, 29—37 (1963).

133. SCHLANGE, H.: Verhaltensstörungen im Kindesalter und ihre sozialen Ursachen. Hippokrates (Stuttg.) **15**, 194, 606—609 (1944).

134. SCHNEIDER, H.: Über den Autismus (Monogr. aus d. Gesamtausgabe d. Neurol. und Psych.) Berlin-Göttingen-Heidelberg-New York: Springer 1964.

135. SCHOTTLÄNDER, F.: Die Mutter als Schicksal. Stuttgart: Klett 1947.

136. SCHULTZ-HENCKE, H.: Lehrbuch der analytischen Psychotherapie. Stuttgart: Thieme 1951.

137. SCHWIDDER, W.: Zur Bedeutung des Vaters bei Entstehung und Behandlung von Neurosen. Prax. Kinderpsychol. **6**, 193—202 (1967).

138. STÄDELI, H.: Strafe aus ärztlicher Sicht. Ein ärztlicher Beitrag zur heilpädagogischen Führung verhaltensgestörter Kinder. Prax. Kinderpsychol. **13**, 168—173 (1964).

139. STEINERT, H.: Soziale Schichtung und abweichendes Verhalten. AIAS (Angewandte Sozialforschung) 1, Heft 5/6 (1969).

140. STEINBEREITHNER-KRAULAND, F.: Polizistenkinder, Studie zur Anpassungsstörung Jugendlicher. Acta paedopsachiat. (Basel) **31**, 411—418 (1964).

141. STRUNK, P., FAUST, V.B.: Frühkindl. Hirnschäden und Omegastellung in der Familie. Prax. Kinderpsychol. **17**, 1—3 (1968).

142. STUTTE, H.: Über Persönlichkeit, Familie und soziales Schicksal ehem. Fürsorgezöglinge. Habil.-Schrift Tübingen (1943).

143. SPECHT, F.: Sozialpsychiatrische Probleme der Jugendverwahrlosung. Forum der Psychiatrie Nr 16. Stuttgart: Enke 1967.

144. SPIEL, W.: Die Therapie in der Kinder- und Jugendpsychiatrie. Stuttgart: Thieme 1967.

145. — Beitrag zur Frage der psychopathischen und neurotischen Entwicklung im Kindesalter. Wien. Z. Nervenheilk. **15**, 291—297 (1958).

146. — Über den Beginn neurotischer und psychopathischer Entwicklung im Kindesalter. Wien. Z. Nervenheilk. **9**, 21—28 (1954).

147. — Die pathologische Charakterentwicklung, ihre Psychogenese und Symptomatologie. Wien. klin. Wschr. **74**, 141—144 (1962).

148. — Psychodynamische Gedankengänge zur Reifungskrise der Pubertät. Prax. Psychother. **11**, 126—135 (1966).

149. — Wie können psychiatrisch-therapeutische Methoden in den Jugendstrafvollzug eingebaut werden? Die Vorträge bei der 5. Österr. Jugendrichtertag. in Eisenstadt (Burgenland). Wien: Selbstverlag des Jugendgerichtshofes 1964.

150. TERR, L.C., WATSON, A.S.: The battered child. Amer. J. Psychiat. **124**, 1432—1439 (1968).

151. TOOLEY, K.: A developmental problem of late adolescence: case report. Psychiatry **31**, 69—83 (1968).

152. TRELAT, J.: Deficiences intellectuelles et troubles du comportment à l'ecole mesures appropriétés. Rev. Prat. (Paris) **12**, 2479—2498 (1962).

153. TROSCHKE, J. v.: Die psychische Traumatisierung von Kleinkindern durch den Krankenhausaufenthalt und die Operation und ihre Prävention. Prax. Kinderpsychol. **17**, 113—120 (1968).

154. Tschulik, O.: Die Jugendkriminalität und ihre Bekämpfung durch die Jugendrechtspflege. Jugend **6**, H. 3, 1—6 (1967).

155. Tuckman, R.: Size of family and behavioral problems in children. J. genet. Psychol. **111**, 151—180 (1967).

156. Veil, C.: Aspects immediats et medial des conseils aux parents d'enfant unadapté. Rev. Neuropsychiatr. infant. **12**, 755—758 (1964).

157. Vernon, D., Foley, J., Sipowicz, R., Schulman, J.: The psychological responses of children to hospitalization and ilness. A review of the literature. Springfield/Ill.: Ch. C. Thomas 1965.

158. Weber, A.: Über Verwahrlosung. Mschr. Psychiat. **125**, 731 (1953).

159. Wiesenhütter, E.: Neurosen des Kindesalters. Handbuch der Neurosenlehre, Bd. 2, S. 317. München-Berlin: Urban & Schwarzenberg 1959.

160. Wurst, F.: Jugendverwahrlosung im Zeichen der sozialen und wirtschaftlichen Umstrukturierung auf dem Land. Acta paedopsychiat. (Basel) **30**, 367—386 (1963).

161. Zullinger, H.: Die Angst unserer Kinder. Stuttgart: Klett 1966.

Psychosen im Kindesalter

Von

Gerhard Bosch

Inhalt

A. Infantile Psychosen des schizophrenen Formenkreises 873
1.1. Problemlage und Begriffsbestimmung 873
1.2. Gliederung der schizophrenen Psychosen im Kindesalter 876
2. Die frühkindlichen Psychosen (Autismus infantum) 877
2.1. Symptomatologie 877
2.2. Verstehender Zugang zum Phänomen des kindlichen Autismus 883
2.3. Ätiologie 885
2.4. Verlauf und Prognose 889
2.5. Differentialdiagnose 890
3. Psychosen des 4.—10. Lebensjahres 892
3.1. Symptomatologie 892
3.2. Häufigkeit und Geschlechtsverhältnis 894
3.3. Verlauf und Prognose 895
3.4. Differentialdiagnose 897
3.5. Ätiologie 898
4. Therapie 900
B. Die endogen-phasischen Psychosen des Kindesalters 901
1. Problemlage und Symptomatologie. 901
2. Verlauf und Prognose 903
3. Ätiologie 904
4. Differentialdiagnose 905
5. Therapie 907
C. Literatur 907

Einleitung

Bei der Darstellung der Psychosen des Kindesalters wird die klassische Polarisierung in „schizophrene“ und „endogen-phasische“ beibehalten, weil sich dadurch die z.Z. noch sinnfälligste Ordnung der Syndrome nach vorwiegenden Störungsbereichen und Verlaufskriterien anbietet. Dabei darf nicht übersehen werden, daß gerade in der kinderpsychiatrischen Psychosenforschung in den letzten Jahrzehnten alles in Fluß geraten ist und keine irgendwie gesetzte Ordnung z.Z. für sich beanspruchen könnte, echte Krankheitseinheiten zu erfassen. Wenn im Titel des Beitrages der Begriff des Endogenen nicht mehr erscheint, so geschieht das, um eine unbefangene und von Bindungen an inzwischen auch problematisch gewordene Begriffe der Erwachsenen-Psychiatrie gelöste Untersuchung der speziellen Ätiologie, Pathogenese und Symptomatologie der Kinderpsychosen zu ermöglichen.

A. Infantile Psychosen des schizophrenen Formenkreises

1.1. Problemlage und Begriffsbestimmung

Sehen wir von Einzelberichten im vorigen Jahrhundert ab, dann hat erst die klinische Abgrenzung der *Dementia praecox* durch Kraepelin und der Schizophrenien durch E. Bleu-

LER die Untersuchung und Beschreibung vergleichbarer Krankheitsbilder im Kindesalter entscheidend angeregt. Die beschriebenen Fälle reichten dem Alter nach von der frühesten Kindheit bis in die späte Pubertät. Sie umfaßten zunächst kein irgendwie einheitliches Krankengut, sondern sowohl Demenzprozesse des frühen Kindesalters verschiedener Genese als auch psychoreaktive Zustände bei oligophrenen, psychopathischen oder schwer frustierten normalen Kindern, so wie schließlich Psychosen im engeren Sinne. In einem Prozeß der Klärung und Abgrenzung, den man bei S. DE SANCTIS (1908), HOMBURGER (1926), SUCHAREWA (1932), POTTER (1932/33) DESPERT (1938), BRADLEY (1941), C. DE SANCTIS u. BOLLEA (1958), sowie insbesondere in der Arbeit von LUTZ (1937/38) verfolgen kann, ging es zunächst um die Frage, ob es überhaupt dem Erwachsenenalter vergleichbare schizophrene Psychosen beim Kinde gebe. Diese Frage dürfte heute eindeutig positiv beantwortet sein.

Nehmen wir die Darstellung von LUTZ als Anhalt für das, was an gesicherten Kenntnissen im 1. Drittel dieses Jahrhunderts erarbeitet worden ist, so ergibt sich folgendes Bild: Es ist ebenso notwendig wie schwierig, den Zeitabschnitt der Kindheit zuverlässig abzugrenzen; denn schon die Psychosen der Präpubertät neigen symptomatologisch denjenigen des Reifealters zu, so daß sich eine eigenständige Behandlung der eigentlichen Kindheit vor dem Pubertätsbeginn empfiehlt. Im Einzelfalle können somatische, endokrinologische und psychologische Befunde die Abgrenzung zur Pubertät ermöglichen. Bei Bearbeitung eines größeren und in der Herkunft uneinheitlichen Krankengutes wird man solche genauen Befunde in der Regel vermissen, so daß es zweckmäßig ist, als Grenze der Kindheit ein Lebensalter anzunehmen, bei dem mit überwiegender Wahrscheinlichkeit die Pubertät noch nicht eingesetzt hat. Mit LUTZ, SPIEL, STUTTE sprechen wir hier von infantilen Psychosen bei solchen, die bis zum Ende des 10. Lebensjahres manifest geworden sind. Eine solche frühe Grenzziehung ist um so berechtigter als z.B. der Beginn der weiblichen Pubertät im 10. Lebensjahr im Zuge der Acceleration heute schon in den Bereich normaler Variation fällt (HARBAUER, 1969; STUTTE, 1960; TANNER, 1962).

Die Symptomatologie der kindlichen Form der Schizophrenie wird als ärmlicher, undifferenzierter und in der Erscheinungsform alterstypisch beschrieben. Wichtigste Symptome sind die Beziehungsstörungen mit Unterbrechung, Verwirrung und Abbau der zwischenmenschlichen Beziehungen. Diese Störungen gehen nicht selten einher mit Ersatzkontaktbildungen, Ausbildung bizarrer Beziehungsformen und Verlust der Beziehungsbedürfnisse.

Besonders ausgeprägt bei den früh betroffenen Kindern zeigen sich Veränderungen in der Sprache. Diese werden als „Sprachgebrauchsstörungen" definiert mit Verlust des Beziehungscharakters der Sprache. Zur Charakterisierung der affektiven Veränderungen verwendet LUTZ Begriffe wie „Verödung, Dissoziation und Abbau der Affekte". Angstzustände und ängstliche Verstimmungen werden beschrieben, ebenso Antriebsänderungen in Form einer Apathie oder dranghaften Erregung. Bei älteren Kindern sind Zwangserscheinungen nicht selten. Denk- und Assoziationsstörungen sind kaum einmal unmittelbar zu erfahren, lassen sich aber von bizarren Einfällen oder unverstehbarem Verhalten her vermuten.

Alterstypische Unterschiede mit einer Grenze um das 6. Lebensjahr werden schon erwähnt. Echte Wahnideen und Halluzinationen, mit denen bei Erwachsenen vergleichbar, sind selten und lassen sich in der Regel erst jenseits des 6. Lebensjahres beobachten. Symptome, die auf eine „Wahnstimmung" hinweisen, kommen schon bei jüngeren Kindern vor, desgleichen Negativismen und katatone Symptome. LUTZ, der differentialdiagnostisch am Verlauf als wichtigstem Kriterium festhält, hat zwei Hauptverlaufsformen unterschieden:

1. schleichend einsetzende und in der Folgezeit meist gleichmäßige oder sanft wellenförmige, hebephrenieähnliche Verläufe,

2. mehr oder weniger akut einsetzende und katatonieähnlich schubweise Verlaufsformen.

Die Richtungs- und Streckenprognose der Schizophrenie im Kindesalter erschien durchweg schlechter als bei der des Reifealters. Andere Ursachen als bei Erwachsenen konnten nicht gefunden werden. Eine schwerere erbliche Belastung, die den Ausbruch der Psychose schon im Kindesalter hätte klären können, lag nicht vor.

Mit dieser, hier nur kurz skizzierten Beschreibung wurden die Grenzen abgesteckt innerhalb derer im wesentlichen die weitere Erforschung der schizophrenen Psychosen im Kindesalter besonders in den deutsch-sprachigen Ländern, aber auch bei anderen Forschern, die sich der Kraepelinschen und Bleulerschen Konzeption verpflichtet fühlten, erfolgte. Trotz dieser Grundlegung gewinnt man heute bei eingehendem Studium der Literatur den Eindruck einer chaotischen Begriffsverwirrung bzw. -auflösung. Obwohl es kaum möglich ist, in diesem Rahmen allen teils stark divergierenden, teils einander nahestehenden Auffassungen gerecht zu werden, soll der Versuch einer Orientierung unternommen werden. Kanner (1958) hat bei dem Bemühen, einige Linien durch die angetroffene Vielfalt der Meinungen und Befunde zu ziehen, festgestellt, daß die Entwicklung antithetisch in zwei verschiedenen Richtungen verlaufe. Er beschrieb einerseits eine Tendenz, gegründet auf präzise herausgearbeitete Symptome an scharf gefaßten Syndromen festzuhalten und andererseits eine Neigung zur Verdünnung des Schizophreniebegriffes verbunden mit recht geringem Interesse daran, sich den Schwierigkeiten und Verwicklungen einer Differentialdiagnostik zu stellen.

Hinter solchen Divergenzen steht indessen nicht nur ein unterschiedliches Maß an klinischer, differentialdiagnostischer Gewissenhaftigkeit, sondern, wie wir das von der Psychiatrie der Reifezeit her gut kennen, unterscheidbare theoretische Konzepte dessen, was Schizophrenie oder Psychose sei.

Es wäre daher einengend und den Aufgaben dieses Handbuches nicht entsprechend, wenn nicht wenigstens der Versuch unternommen würde, neben den Vertretern des klassischen Schizophreniebegriffes auch andere Konzepte zu Wort kommen zu lassen. Schon Homburger, Potter und Lutz haben diese Möglichkeit einer Ausweitung erörtert, indem sie auf die besondere alterstümliche Reaktion des Kindes hinwiesen und die Überzeugung aussprachen, daß wohl auch außerhalb der bisher abgesteckten Grenzen noch echte schizophrene Psychosen zu finden seien.

Unter diesem Aspekt ist es zweckmäßig, den Begriff „Schizophrenie im Kindesalter" im folgenden für diese von Lutz charakterisierten Syndrome zu reservieren (s. a. Kanner, Spiel, Tramer, Villinger, Wieck, Wing) und sich weniger vorbesetzer und beengender Begriffe zur vorläufigen Kennzeichnung der gesehenen neuen Syndrome zu bedienen. Wo trotzdem am Schizophreniebegriff festgehalten wurde (s. L. Bender), hat das denn auch beträchtliche Verwirrung gestiftet (s. auch [55, 263, 328]).

Diese Konsequenz kann man gerade bei kritischen und pragmatischen Klinikern in der Literatur verfolgen:

Dazu einige Beispiele:

Um der besonderen Symptomatologie, den ungeklärten Problemen des Verlaufes gerecht zu werden und der Frage, ob es einen der Psychose zugrunde liegenden Prozeß gibt oder nicht, zunächst aus dem Wege zu gehen, spricht Annell 1964/65 nur von einem „psychotischen Syndrom". Anthony (1958, 1968) sucht einen Mittelweg zwischen den Klinikern die letztlich an der Existenz einer kindlichen „schizophrenen" Psychose zweifeln und jenen, die diesen Begriff mit alarmierender Leichtigkeit und Unbedachtheit verwenden. Er möchte die „Psychosen" nicht als eigenständiges „psychologisches Monstrum" sehen, sondern bei der Interpretation psychotischer Symptome vom Gedanken einer Variation der normalen Entwicklung ausgehen. Damit verbindet sich die betonte Forderung nach Emanzipation der kinderpsychiatrischen Betrachtungsweise und Entwicklung einer angemessenen eigenen Terminologie.

Auch die Arbeitsgruppe um Creak (1961) zieht es vor, von einem schizophrenen Syndrom zu sprechen, weil der Begriff "Childhood-Autism" zu eng, der Begriff "Childhood-Psychosis" zu weit erscheine. Der Letztere umfasse im dortigen Gebrauch auch Depressionen oder eindeutig körperlich begründete Psychosen (O'Gorman, 1967) [36, 83, 134, 142, 243, 256, 288, 293, 301, 302, 329, 363, 350, 380]. Auch in der französischen Literatur gibt es eine Richtung, die zur Ermöglichung einer freieren und umfassenderen klinischen Analyse der kindlichen Symptomatik lieber von kindlichen Psychosen als von Schizophrenien (Misès, 1966/69) oder von «états psychotiques» (Ajuriaguerra u. Mitarb., 1959) sprechen.

Dieses Aufgeben der diagnostischen Anlehnung an die Erwachsenenpsychiatrie führte zu der Notwendigkeit, den nun eigenständiger verwendeten Psychosebegriff genauer zu definieren. Hier fehlt es bisher an verbindlichen Lösungen. Den verschiedenen Definitionsbemühungen [3, 271, 385] gemeinsam ist *die besondere Bedeutung tiefgreifender pathologischer Abwandlungen des Realitätsbezuges, vor allem zur mitmenschlichen Wirklichkeit, korrespondierend mit Störungen der Persönlichkeits- und Ich-Entwicklung erheblichen Ausmaßes.* Bei einem Kernbereich wird hinsichtlich der Verwendung des Psychosebegriffes weitgehende Übereinstimmung herrschen. In den Randbereichen sind Übergänge zu neurotischen, psychopathischen und phasenkritischen Entwicklungsstörungen schwer abzugrenzen. Hier können rein operative Definitionen (Rutter, 1965), nach denen sich eine Psychose durch eine schlechte Langzeitprognose und durch schlechtes Ansprechen auf Therapie von anderen Störungen des Realitätsbezuges, der Ich-Entwicklung u.ä. unterscheiden, eine Groborientierung ermöglichen. Auf diese Kriterien wird an entsprechender Stelle noch einzugehen sein, das gleiche gilt für ätiologische Probleme.

Bei dieser Lage der Forschung, die sich auch in den großen Referaten von Bleuler, Benedetti u. Mitarb. spiegelt, ist eine strenge begriffliche Konstanz in der folgenden Darstellung nicht zu erwarten. Die Zuordnung zu den Psychoseformen der Reifejahre wird nur unter Vorbehalt und gleichsam ständig in Anführungszeichen vorgenommen werden können. Begriffe wie ,,Schizophrenie, schizophrenes Syndrom, kindliche Psychose, autistische Psychose, frühkindlicher Autismus, *Autismus infantum*" werden von den Autoren z.T. synonym verwandt oder überlappen sich in ihrem Bedeutungsgehalt. Um zu große Unklarheiten zu vermeiden, soll versucht werden, durch Deskription und eine gewisse historische Bindung an die Entwicklung der Begriffe bei den einzelnen Autoren klarzumachen, was jeweils gemeint ist.

1.2. Gliederung der schizophrenen Psychosen im Kindesalter

Gegenüber anderen Gliederungsmöglichkeiten (nach der Symptomatologie, der Verlaufsform oder der Prognose) hat sich eine Einteilung nach Entwicklungsstufen angesichts der herausragenden Bedeutung des Zeitfaktors (Tramer) allgemein durchgesetzt. Mit Stutte bezeichnen wir die bis zum Ende des 10. Lebensjahres beginnenden Psychosen als ,,infantile". Diese bedürfen aber einer weiteren Unterteilung.

Schon bei den frühen Beschreibungen ist die Zeit um das 3.—4. Lebensjahr als Krisenphase, in der psychotische Prozesse sich erstmals manifestieren könnten, hervorgehoben worden.

Es wurde weiterhin auf Unterschiede zwischen den Psychosen des 3.—6. Lebensjahres und den später-kindlichen aufmerksam gemacht. Corboz (1954/55), Fontes (1958) unterscheiden dementsprechend Psychosen der frühen und mittleren Kindheit. Ähnlich auch Tramer (1958), der den Beginn der infantilen Psychosen einmal um das 3. und zum anderen um das 7.—8. Lebensjahr zentriert sieht. Beides wird in Beziehung gebracht zur 1. Trotzphase oder zur sog. ,,Denkphase der späteren Kindheit". Makita (1960) sieht nach seinem Material den Beginn der infantilen Psychosen ausschließlich polarisiert auf diese beiden Krisenzeiten, eine Abgrenzung, die angesichts der schweren Bestimmbarkeit des Psychosebeginnes (Wieck, 1965) und der vielfältigen Möglichkeiten, auch andere kritische Entwicklungsphasen und -zeiten abzugrenzen, zu rigoristisch erscheint. So nennt Uschakov das Alter von 2—4 Jahren für die Kleinkindgruppe (1965), ebenso Brask (1964), die weiterhin nach den Altersstufen 5—7 und 8—10 gruppiert. Man sollte hier also nicht mit zu feinem Maßstab arbeiten (s. auch [2, 9, 75, 114, 121, 134, 223, 253, 352, 380]).

Der frühkindliche Autismus (Kanner-Syndrom) wird meist schon im 1. Lebensjahr erkennbar, ein Teil der Fälle aber erst im 2.—3. Lebensjahr (Bettelheim, 1967), Bosch (1962). Für den kindlichen Autismus im weiteren Sinne, den *Autismus infantum* (van Krevelen) gilt das gleiche.

Es bietet sich somit, sowohl unter entwicklungspsychologischen Aspekten als auch von der Klinik ausgehend eine Dreiteilung der infantilen Psychosen an, ähnlich wie sie ANTHONY (1958, 1968) vorgeschlagen hat:

1. Frühkindliche Psychosen (1. bis 3. Lebensjahr). Die Psychose greift so früh in die kindliche Entwicklung ein, daß meist keine Periode normaler Vorentwicklung abgrenzbar ist. Zu dieser Gruppe gehören der frühkindliche Autismus (Kanner-Syndrom), und die autistischen Psychosen im weiteren Sinne: *Autismus infantum* (VAN KREVELEN), schizophrenes Syndrom (CREAK), psychose autistique (AJURIAGUERRA), weiterhin die "first age group" (L. BENDER) und die "no-onset group" (DESPERT).

2. Psychosen des Kleinkind- oder Vorschulalters (4. bis 6. Lebensjahr). Der Beginn fällt oft mit der 1. Trotzphase zusammen. In diese Gruppe gehören die Frühformen der kindlichen Schizophrenie im engeren Sinne, frühe Formen der *Dementia praecocissima* (S. DE SANCTIS), die symbiotische Psychose (M. MAHLER), die "second age group" (L. BENDER) und "acute onset group" (DESPERT).

3. Psychosen des Schulkind- oder späteren Kindesalters (7. bis 10. Lebensjahr). In dieser Gruppe werden die hebephreniform oder katatoniform verlaufenden Schizophrenien im engeren Sinne mit starker symptomatischer Annäherung an das Erwachsenenalter erfaßt, aber auch mehr neuroseartige Verlaufsformen (Neuropsychosis, ECKSTEIN, 1958). In diese Altersstufe reicht auch der Beginn heboider Entwicklungen sowie präschizophrener Zustände (E. STERN, 1956) puberaler Psychosen.

2. Die frühkindlichen Psychosen (Autismus infantum)

Die Beachtung und Erforschung psychotischer Entwicklung in den ersten 3 Lebensjahren ist wesentlich durch die klassische Beschreibung KANNERs (1943) und seine über Jahrzehnte hin gehenden Studien (mit EISENBERG) des von ihm sog. „frühkindlichen Autismus" angeregt und inhaltlich bestimmt worden. Folgende Symptome werden als wesentlich hervorgehoben:

1. Die tiefgreifende Störung der Beziehung zur Mitwelt, die von Beginn des Lebens an besteht;
2. das Beherrschtwerden von dem Bestreben, die Gleichheit (der Situation, der Umwelt, des Tagesablaufes usw.) zu bewahren.
3. Sprachstörungen,
4. das Bestehenbleiben einer intelligenten und nachdenklichen Physiognomie,
5. die herausragende Fähigkeit, geschickt mit Gegenständen umzugehen.

1961 hat eine englische Arbeitsgruppe um CREAK 9 Kriterien zur Diagnose des „schizophrenen Syndroms im Kindesalter" aufgestellt. Dieses umfaßt die Symptome des Kanner-Syndroms und führt zu praktisch brauchbaren Ergänzungen, insbesondere durch Hinweise auf abnorme Verarbeitung sensorischer Reize und auf motorische Besonderheiten (O'GORMAN, 1967). Die nachfolgende Symptomatologie wird sich im Rahmen dieser Syndromabgrenzungen bewegen, ergänzt durch eigene Erfahrungen (BOSCH, 1962, 1970).

2.1. Symptomatologie

Beziehungsstörung und Rückzug

Die betroffenen Kinder werden früh dadurch auffällig, daß sie sich nicht angemessen auf die Mitmenschen einstellen. KANNER beschrieb das fehlende Entgegenstrecken der Ärmchen beim Aufnehmen des Säuglings durch die Mutter, das fehlende Mitmachen beim Ankleiden, das Ausbleiben von Lauten und Gesten, mit denen die Kinder auf sich aufmerksam zu machen pflegen. Die autistischen Kinder wenden sich auf Anruf nicht zu, zeigen vor allem nicht den staunenden, neugierig fixierenden Blick des Säuglings, sondern blicken schweifend, unfaßbar über den anderen Menschen hinweg, scheinbar durch ihn hindurch und mit zunehmendem Alter vermeiden sie offensichtlich die aktive Blickbegegnung (Begegnungsscheu, Zutt, 1958).

Diese Abwendung, der Rückzug werden zunehmend deutlich. Neben die Abwehr anderer Menschen, z.B. beim Versuch eines zärtlichen Umganges, treten Zeichen einer aktiven Vermeidung des zwischenmenschlichen Kontaktes. Die Kinder ziehen sich aus der Nähe anderer Menschen zurück, beginnen sich zu verbergen oder versinken in Apathie, die Bettelheim als eine äußerste Form des Rückzuges versteht. Andere Kinder, die den von Kanner beschriebenen „Kernfällen" am nächsten kommen, können recht aktiv mit Gegenständen agieren, eventuell anwesende Menschen aber ausblenden oder wie einen Gegenstand behandeln. Der Beobachter aber hat allen gegenüber den Eindruck der Unzugänglichkeit, als ob sie „unter einer Glasglocke" lägen oder sich bewegten.

Bosch (1962) zeigte, daß diese autistischen Kinder ihre Mitwelt nicht einfach gegenständlich sehen und sonst keinerlei Beziehung zu ihr haben, sondern durchweg in mehr oder weniger intensiver Weise mit den Betreuern in einer säuglinghaften, symbiotischen Weise verbunden sind. Sie erwarten wie solche die völlige körperliche Versorgung einschließlich gewisser Zärtlichkeiten, die sie aber niemals personal erwidern, und bewirken durch dieses Angewiesensein auf mütterliche Fürsorge fast immer die Entstehung einer entsprechenden Sorgehaltung, die vielfach so weit geht, daß solche Kinder ausgesprochener Mittelpunkt des Familienlebens werden und die Eltern ganz in den Bannkreis ihrer defizienten Lebensform einbeziehen. Dementsprechend kann man bei notwendigen Trennungen (Klinikaufnahme u.ä.) schwere Trennungsreaktionen, nicht nur auf seiten des Kindes, sondern auch der Eltern beobachten. Auf diese innerfamiliäre Dynamik wird im Zusammenhang mit Besprechung der sozialpsychiatrischen Aspekte noch einzugehen sein.

Störungen der Sprache

Fast zwei Drittel der Kinder lernen sprechen, während die anderen sprachlos bleiben. Aber auch, wenn Sprache erworben worden ist, dient sie über Jahre hinaus nicht der Verständigung mit anderen. Es überwiegen Benennungen und Nachahmungen, bei denen es oft zu ungewöhnlichen Leistungen im Behalten von Liedern, Reimen oder von den Eltern sinnlos eingeprägtem Gedächtnismaterial kommt. Selbst scheinbar stumme Kinder können überraschend einmal ein gut verständliches Wort oder gar eine ganze Reihe von Dingbezeichnungen vorbringen, die man niemals bei ihnen erwartet hätte. Werden Sätze gesprochen, so sind sie zunächst papageienhaft nachahmend. Nicht selten tritt diese Nachahmung erst mit einer gewissen Verzögerung auf, als ob die Worte auf einer Schallplatte aufgenommen und zeitlich unabhängig von der Aufnahme wieder abgespielt würden. Diese Erscheinung ist von Tramer „Phonographismus", von Kanner "delayed echolalia" genannt worden.

Eine Parallele findet sich in der normalen kindlichen Sprachentwicklung, von W. Stern „Metalalie" bezeichnet. Sie ist nicht pathognomonisch für Psychosen, sondern tritt auch bei Demenzprozessen mit Spracheinbuße auf (Bosch, 1948).

Auch die Satzbildung wird weitgehend durch die Nachahmung beherrscht. Die Kinder verharren lange im sklavischen Übernehmen des Vorgesprochenen.

Sie verwenden z.B. an sie selbst gerichtete Fragen wie, „willst du Milch haben", im Sinne von Forderungen. Hierzu gehört auch die von KANNER so benannte „pronominale Umkehr", d.h. die Kinder sprechen von sich als „Du", aber auch mit ihrem Eigennamen oder Kosenamen. Das heißt, es handelt sich bei diesem Phänomen nicht um einen fehlerhaften Sprachgebrauch infolge einer Störung des Werkzeuges Sprache oder um eine beliebige, zufällige Fehlleistung (O'GORMAN, 1967). Diese „Umkehr" läßt sich ebenso wie die Bevorzugung der Nachahmungsleistungen in der Sprache in Beziehung setzen zu der autistischen Haltung und der damit in Verbindung stehenden Störung der Ich-Du-Differenzierung und ungenügenden Strukturierung der „Begegnungswelt" (BOSCH), wie das im Abschnitt über den verstehenden Zugang zum Phänomen des Autismus noch verdeutlicht werden soll. KANNER hat gezeigt, daß bestimmte sprachliche Äußerungen erst verstanden werden können, wenn es gelingt, die Herkunft aufzudecken, d.h. bis zu der ersten Situation, in der diese Äußerung getan oder gehört wurde, durch Hinweise der Eltern vorzudringen.

So beschreibt KANNER (1957) ein Kind das "yes" sagen lernte, wenn sein Vater ihm ankündigte, daß er es auf seine Schultern setzen würde. Das Wort bekam dann die ausschließliche Bedeutung des Wunsches auf die Schulter des Vaters gesetzt zu werden. Es dauerte viele Monate, bevor das Kind das Wort "yes" von dieser spezifischen Situation lösen konnte und noch viel länger, bevor es fähig wurde, es als allgemeinen Begriff der Zustimmung zu verwenden.

Entsprechend der fehlenden kommunikativen Funktion der Sprache pflegen auch andere Sprachformen, die besonders diesem Zweck dienen, sehr verspätet oder gar nicht aufzutreten, wie das Anrufen, Ansprechen, Beim-Namen-Nennen, der sprachliche Hinweis, sowie Frage und Antwort. Dagegen wird die Sprache früh eingebaut in die zwanghafte, rituelle Selbstbeschäftigung oder Selbstsicherung, die auch bei anderen Verhaltensweisen der Kinder hervortritt in Form von endlosen Lallmonologen stark perseveratorischen Charakters, oder in Form von Frage- und Antwortspielen, die immer in der gleichen Weise ablaufen [61].

Die Tendenz zur Bewahrung der Gleichheit

O'GORMAN (1967) spricht von einem pathologischen Widerstand gegenüber dem Wechsel. Dieser könne sich in folgenden Verhaltensweisen zeigen:

a) Bestehen auf der Durchführung bestimmter Rituale im Verhalten des Patienten selbst oder in dem seiner Umgebung,

b) pathologischer Bindung an die gleiche Umgebung, Ausstattung, Spielzeug und Menschen (das, obgleich die Beziehung zu den Personen nur mechanisch oder emotional leer sein könne),

c) exzessiver Vorbesetzung mit besonderen Objekten oder besonderen Eigenarten dieser Objekte, ohne Rücksicht auf ihre gebräuchliche Verwendung,

d) schweren Zuständen von Wut, Angst oder Erregung bzw. vermehrtem Rückzug, wenn die Gleichheit der Umgebung bedroht sei, z.B. durch Fremde.

Dazu einige Beispiele:

Ein Kind verlangt, daß eine Geschichte stets im gleichen Wortlaut und mit der gleichen Betonung erzählt wird. Ein anderes ist bestrebt, sein Spielfeld in der immer gleichen Weise zu ordnen, Stifte oder Bausteine in einer bestimmten Anordnung aufzustellen oder hinzulegen. Viele dieser Kinder hängen in starrer Weise an bestimmten Anordnungen der Zimmereinrichtung (KANNER). Einer unserer Patienten hatte gleichsam ein absolutes Gedächtnis für die Ordnung des Bücherschrankes und jeden Tag galt sein erster Blick beim Betreten des Zimmers der Buchordnung. Er war so lange erregt und beunruhigt, bis die alte Ordnung wieder hergestellt war. Er achtete streng auf einen bestimmten Tagesablauf, auch in zeitlicher Hinsicht. Wenn man sich danach richtete, war der Umgang mit ihm einfach. Änderungen konnten nur mit Gewalt erzwungen und nicht durch Überredung erreicht werden. Ende des 2. Lebensjahres konnte man ihn nur auf den Topf bringen, nachdem der Vater ihn über $^1/_2$ Std trotz allen Zappelns mit Gewalt auf diesem festgehalten hatte. Bei dieser Aufregung ging der Stuhlgang in den Topf hinein. Von diesem Augenblick an war der Junge an diesen Topf fixiert und machte beim weiteren Absetzen keine Schwierigkeiten. Auch die sichtbare Zerstörung, das Defekte, können Ängste und Abwehr wecken, so bei einem Patienten KANNERs der Anblick eines zerbrochenen Querbalkens an der Garagentür oder von Rissen an der Decke. Einer unserer Patienten beruhigte sich bei solchem Anblick selbst durch die Bemerkung „wird repariert". Selbst die Lebewesen in der Umgebung des Kindes werden in diese Tendenz, die Gleichheit zu bewahren, einbegriffen. KANNER berichtet von einem Kinde, das seine Mitmenschen zwingen wollte, stets mit herunter hängenden Armen und nebeneinandergestellten Füßen zu verharren. Sobald man die Arme oder die Beine kreuzte, verlangte es sofort, sie sollten wieder in die alte Position gebracht werden. Diese Tendenz richtet sich nicht nur gegen die aktuelle Veränderung mit dem Ziel einer Erstarrung alles Lebendigen, sondern auch gegen zukünftige Wandlungen. Bei einem unserer Patienten durfte nicht vom Älterwerden, vom Erkranken oder gar vom Tod gesprochen werden. Für ihn mußte „in 100 Jahren" noch alles genau so sein, wie gegenwärtig.

Verstöße gegen diese Tendenz führen zu Reaktionen, die man mit GOLDSTEINs „Katastrophenreaktion" vergleichen kann. Die ausgelösten Erregungen führen in der Regel aber nicht zu gezielten Aggressionen oder gerichtetem Widerstand, sondern zu richtungslosem Schreien, Trampeln, auf den Boden werfen oder zu dysphorischem Rückzug. Jedes Kind hat da seine eigene Antwortform. Nicht selten werden aus Anlaß solcher Einbrüche bestimmte, offenbar magisch beruhigende Sprachrhythmen ausgestoßen, rhythmische motorische Äußerungen oder bei größeren Kindern onanistische Manipulationen in Gang gebracht.

Die meisten der bei autistischen Kindern zu beobachtenden Ängste sind als Trennungsängste oder solche, die bei Einbruch in ihre starr gehütete Welt auftreten, deutbar [49]. Eine gewisse Rolle spielen magische Besetzungen von Gegenständen oder Menschen, entsprechend der häufig anzutreffenden, ungenügenden Unterscheidung zwischen belebt und unbelebt. So können ein Stock, eine bestimmte Puppe oder ein beliebiger Gegenstand Angstreaktionen auslösen, die nur durch sorgsames Rückfragen in die Vorgeschichte aufzuhellen sind.

Intelligenz

KANNER hebt bei seinen Fällen, im Gegensatz zu der Unfähigkeit mit Menschen umzugehen, ein gutes Verhältnis zu Objekten hervor. Er weist vor allem auf überraschend gute Leistungen solcher Kinder bei Formerfassung und -unterscheidung am Formbrett hin.

Solche Sonderleistungen werden in der Tat häufig von Eltern berichtet und sind ein wichtiger erster Fingerzeig dafür, daß es sich bei der vermeintlichen Stumpfheit, Interesselosigkeit und geistigen Armut nicht um einen Schwachsinn, sondern um Ausdruck einer autistischen Beziehungsstörung handelt, hinter der recht gute intellektuelle Potenzen verborgen sein können. Diese Sonderleistungen bewegen sich je nach Entwicklungsstand des Kindes und Schwere der Beziehungsstörung auf verschiedenen Ebenen. Bei Tieferstehenden findet man ein besonderes Interesse an amorphen oder differenzierteren sensomotorischen Erfahrungen, z.B. an der Beobachtung von wehenden Gardinen, Regentropfen an der Fensterscheibe mit ihrer Bewegung und ihrem Farbenspiel, an Geräuschunterscheidungen bis hin zur Fähigkeit, aus weiter Ferne bestimmte Automarken herauszuhören. Andere sind schon in der Lage zu bauen, zu zeichnen oder konstruktiv mit Bastelmaterial, besonders mit elektrischem Gerät umzugehen. Später entwickelt sich ein herausragendes Interesse an Zahlen und Rechenoperationen. Überwiegend haben aber diese Betätigungen etwas Spielerisch-Selbstgenügsames und bleiben ohne Beziehung zu dem, was die Erzieher von dem Kinde an praktischen Leistungen fordern. Sie zeigen vielmehr eine ausgesprochene Lernstörung (ASPERGER, 1964;

Bosch, 1964), und es ist durchweg sehr schwierig, die intellektuelle Leistungsfähigkeit und die vorhandenen Leistungspotenzen einigermaßen zuverlässig zu beurteilen.

In der Zeit, in der das autistische Syndrom sehr ausgepägt ist, gelingt vielfach keine verwertbare Testuntersuchung, und selbst wenn es gelungen ist, eine solche durchzuführen, stellt sich immer noch die Frage, wieweit das Kind seine Möglichkeiten jeweils voll eingesetzt hatte. Wiederholte Untersuchungen können daher sehr unterschiedliche Ergebnisse bringen.

Bei einem 6, 7 Jahre alten Jungen errechnet die einweisende Erziehungsberatungsstelle einen I. Q. von 54. Dagegen konnte in der Klinik nach guter Eingewöhnung des Kindes wiederholt ein I. Q.-Wert um 80 festgestellt werden. Dementsprechend gelang nach längerer Therapie die Einschulung in eine Sonderschule für Lernbehinderte. Bei 33 eigenen Patienten konnte 20mal ein I. Q. oder E. Q. errechnet werden. Dieser lag bei 9 Fällen über 90, bei 3 Fällen zwischen 80 und 60 und bei 8 Fällen zwischen 60 und 30. Rutter u. Lockyer (1967) benutzten, wenn eine reguläre Intelligenzuntersuchung mißlang, Zeichenleistungen oder Gestaltungsskalen oder errechneten nach der Verhaltensbeobachtung einen Sozialquotienten nach der Vineland Maturity Scale. Trotzdem waren von den 63 Kindern ihrer Psychotikergruppe 10 nicht zu testen gegenüber 2 einer Kontrollgruppe. Von den 53 testbaren Fällen lagen im I. Q. 17 unter 50, 30 zwischen 51 und 90 und 6 über 90.

Das Testprofil ist in der Regel unregelmäßig. Besonders zeigen diejenigen Untertests, bei denen der Faktor „Sprache" eine besondere Rolle spielt, niedrige Werte, im Gegensatz zu weitgehend sprachfreien Handlungstests [163, 302, 382, 383]. Die Interpretationen der intellektuellen Leistungsstörungen gehen in zwei Richtungen: Nach Kanner ist die Beeinträchtigung sekundäre Folge einer affektiven Blockade bzw. eines Rückzuges in autistisches Verhalten. Ähnlich äußern sich Bettelheim (1967), Bosch (1964), Fischer (1964). Für diese These spricht die Beobachtung, daß es ohne Zweifel Kranke gibt, bei denen nach Überwindung des autistischen Rückzuges eine gute bis hervorragende, auch testmäßig zu erfassende Intelligenz in Erscheinung tritt. Wendet man Piagets Lehre von den „sozialen Faktoren der geistigen Entwicklung" bzw. der Notwendigkeit der Sozialisierung der individuellen Intelligenz zu deren Entwicklung auf die Verhältnisse bei autistischen Kindern an, so lassen sich viele der gefundenen Störungen der Symbolfunktion, der Sprachentwicklung, des abstrakten Denkens als sekundäre Folge einer gestörten oder verzögerten Entwicklung der zwischenmenschlichen Beziehung verstehen. Andere Autoren sehen im Autismus selbst die unmittelbare Folge einer „kognitiven Dysfunktion" (Wassing und van Krevelen), einer Störung der kategorialen Erfassung im Sinne Goldsteins (Benda), einer basalen Antriebsstörung (Schönfelder) oder einer primären Integrationsstörung der psychischen Funktionen (Lutz, 1968). Die Klärung dieser Frage wird dadurch erschwert, daß die frühkindlichen autistischen Psychosen ätiologisch keineswegs eindeutig und einheitlich sind. Neben genetisch-konstitutionellen Faktoren sind häufig auch hirnorganische und psychogenetische nachzuweisen, die bei Beurteilung der Symptomatologie berücksichtigt werden müssen [292, 345].

Abnorme Verarbeitung sensorischer Reize

Autistische Kinder neigen oft und über lange Zeit hin dazu, ihre Umwelt mit den Nahsinnen zu erfassen (Goldfarb, 1956; Stroh u. Buick, 1964; Weber, 1969). Objekte und Menschen werden beschnüffelt, beleckt oder abgetastet und viele der Kinder sind an Gegenstände mit besonderem Geruch oder besonderer Oberflächenbeschaffenheit fixiert (Plastik, Gummi). Weber (1969) hat neuerdings motorische Besonderheiten beschrieben, die auch bei blinden oder hochgradig sehschwachen Kindern beobachtet werden können. Zum anderen hat schon Kanner die mögliche Verwechslung mit taubstummen, schwerhörigen oder sensorisch hörstummen Kindern erwähnt, weil autistische Kinder häufig auf Ansprechen entweder gar nicht zu reagieren scheinen oder Sprache zwar aufnehmen, aber nicht angemessen beantworten. Die Störungen des Blickens wurden schon erwähnt. In der Wahrnehmungsentwicklung ist neben einer differenzierten Beobachtung von Details eine oft frappierende Schwäche der Physiognomieunterscheidung festzustellen, die man hirnpathologisch als gnostische Störung einordnen könnte. Eigene phänomenologische Untersuchungen weisen aber eher darauf hin, daß diese Physiognomieblindheit in Zusammenhang steht mit einer verzögerten Entwicklung des gesamten zwischenmenschlichen Erfahrungsbereiches und nicht isoliert hirnpathologisch gesehen werden darf [57, 59, 60].

Diese sensorischen Auffälligkeiten sind als mögliche basale Störungen der Unfähigkeit, sich der Mitwelt angemessen aufzuschließen und zuzuwenden, in jüngerer Zeit besonders beachtet worden. Dabei stellt sich die Frage, ob hirnorganisch bzw. neurophysiologisch deutbare und nachweisbare Störungen der Perzeption vorliegen oder ob es sich um verstehbare Folgen einer aktiven Abwendung von der Mitwelt oder eines verzögerten Erschließens sozialer Beziehungen handelt. Periphere Sinnesausfälle finden sich nicht, wenn auch autistisches Verhalten bei seh- oder hörgestörten Kindern vorkommt. Diese letzteren fallen aber durch ihr autistisches Verhalten derart aus dem Rahmen vergleichbarer Sinnesgeschädigter, daß es schwerfallen dürfte, diese Besonderheit durch Unterschiede der sensorischen Beeinträchtigung zu erklären.

Deshalb sind verschiedene Hilfshypothesen aufgestellt worden: Man denkt sich eine besondere Hypersensitivität gegenüber Sinnesreizen mit Absorption und Fixierung des Kindes an ungeformt erfahrene Reize, durch die der Aufbau der Wahrnehmungswelt beeinträchtigt wird (DESPERT u. SHERWIN, 1958). GOLDFARB (1956) spricht ebenfalls von Störungen in der Entwicklung der Hierarchie der Wahrnehmungsvorgänge als Folge einer Integrations- und Organisationsstörung des ZNS. Er spricht von einem gestörten Feed-back. Die Kinder erkennen schon in der Lallphase ihre eigenen Laute als solche nicht wieder und kommen daher nicht zum Aufbau konstanter Wahrnehmungsgestalten [140, 143]. RUTTER (1968) hat das Augenmerk besonders auf die Sprache gelenkt. Er stellt die Hypothese auf, daß eine Störung der Lauterfassung und -analyse vorliege, die ähnlich anderen Sprachverständnisstörungen zu werten sei. Diese Entwicklungsstörung im Sprachverständnis sei oft assoziiert mit anderen Wahrnehmungsdefekten und der wichtigste Faktor für die Entstehung eines Autismus.

Kritisch sei eingewandt, daß der Ansatz an der Sprachentstehung entwicklungspsychologisch und phänomenologisch gesehen zu spät erscheint. Erste Störungen der zwischenmenschlichen Begegnung finden sich bei autistischen Kindern schon zu Beginn des 2. Lebenshalbjahres. Weiterhin weist RUTTER selbst auf Unterschiede gegenüber anderen sensorisch-hörgestörten Kindern hin, bei denen ein lebhaftes Interesse an der Kommunikation über Blick, Mimik und Gestik besteht. Schließlich darf nicht vergessen werden, daß es autistische Kinder mit vorzüglicher Sprachfähigkeit gibt; auch wenn diese Sprache gewisse grammatische Besonderheiten aufweist, die sich kaum durch eine Sprachverständnisstörung erklären lassen dürften. Interessante Befunde hat PLOOG (1969) beigesteuert, der von der Verhaltensforschung und Hirnreizversuchen bei Primaten herkommend die Hypothese aufstellt, daß beim infantilen Autismus und manchen Formen der Schizophrenie die häufig *gemeinsam* vorkommenden Störungen des Partnerschaftsverhaltens und der Sprache lokalisierbare psycho-biologische Grundlagen hätten. Auch KANNER zielt letztlich mit seinen Vorstellungen von einer primären Einsamkeit und Unfähigkeit sich der Mitwelt zuzuwenden auf einen solchen, bei ihm nicht näher definierten biologischen Grund [62, 89, 143, 162—164, 175, 269, 270, 273, 310, 366, 358a].

Motorische Auffälligkeiten

Diese werden nur selten vermißt und zeigen sich besonders als Stereotypien. Neben rhythmischem Hin- und Herrollen, Vor- und Zurückwiegen, wie man es bei hospitalisierten Kindern zu sehen gewohnt ist, finden sich sehr charakteristische, eigentümliche Manieren. Bei Erregung neigen sie zu Hüpfen auf den Fußballen mit gleichzeitigem Wedeln der Hände oder der Arme. Oft drehen sie sich auf der Stelle oder laufen im Kreise herum oder versuchen Dreh- oder andere rhythmische

Bewegungen an verschiedenen Gegenständen auszuführen, was meist mit verblüffender Perfektion gelingt. Einmal eingenommene motorische Besonderheiten werden jahrelang beibehalten. Außer den erwähnten Rhythmen können sich diese Kinder z.B. ein bestimmtes Hinken, das sie einmal gesehen haben, angewöhnen oder bestimmte Grimassen und andressierte Begrüßungsformen zur Manier ausgestalten. Einer unserer Patienten blickte jahrelang mit seitlich geneigtem Kopf aus einem Augenwinkel die Umwelt an, so daß man eine Blickstörung oder einen Gesichtsfelddefekt vermutete, bis sich im Rahmen der Therapie diese stereotype Haltung überwinden ließ.

Der neurologisch Orientierte wird eine Ähnlichkeit mit primitiven Bewegungsschablonen, aber auch mit choreoathetotischen Hyperkinesen finden. Andererseits haben gewisse Bewegungsbevorzugungen und -abläufe, ähnlich wie die Sprachstereotypien, rituellen Charakter und scheinen im Dienste der Sicherungsfunktion zu stehen. Vergleiche mit den Stereotypien bei Spätschizophrenen liegen nahe (SPOERRI, 1967).

Das von KANNER angeführte Bestehenbleiben eines intelligenten Gesichtsausdruckes ist hier nicht als besonderes Symptom herausgestellt worden. Es findet sich auch bei Demenzprozessen des frühen und Kleinkindesalters, z.B. bei der Hellerschen Demenz. Trotzdem haben diese autistischen Kinder für denjenigen, der mit der Störung vertraut ist, etwas Besonderes, fast Unverkennbares an sich, das eine dem Praecox-Gefühl vergleichbare diagnostische Gewißheit auslöst. Es ist eine eigenartige Form sensibler Versponnenheit verbunden mit einem manchmal krampfhaften, manchmal empfindsam-elastischen, dann wieder bizarr ausgestalteten Rückzug. Auch ohne die Beobachtung herausragender Einzelfähigkeiten im Umgang mit Objekten bleibt, wie KANNER es formuliert hat, eine "impression of silent wisdom". Man meint, das Kind müsse eigentlich nur den Mund aufmachen, müsse die Maske fallen lassen, um mit der Umgebung natürlich sprechen zu können. Diese Ausdrucksseite des Autistischen hat besonders ASPERGER einfühlsam beschrieben.

RUTTER u. LOCKYER (1967) haben katamnestisch 63 Kinder mit schizophrenem Syndrom im Sinne CREAKs mit einer aus dem klinischen Krankengut hinsichtlich Alter, Geschlecht und E. Q. möglichst ähnlichen Kontrollgruppe verglichen. Dieser Vergleich zeigt mit hoher Signifikanz die diagnostische Bedeutung des Autismus. Dieser fand sich bei 67 der Fälle gegenüber 8 bei Kontrollkindern; außerdem diejenige der beschriebenen Sprachstörungen, der ritualistischen und Zwangsphänomene und des Widerstandes gegen einen Wechsel der Situation (letzteres bei 37 von 63 gegenüber 10 der Kontrollgruppe). Nicht signifikant unterschieden waren dagegen reine Hyperkinesen und Angsterscheinungen. RIMLAND versucht die Diagnose des Autismus durch eine Symptomenliste mit 79 Fragegruppen zu objektivieren und fand bei den ersten 67 analysierten Kindern das Kanner-Syndrom voll bestätigt. Er weist auf eine deutliche Veränderung des Syndroms im Alter von etwa $5^1/_2$ Jahren hin. Diese Veränderung ist von vielen Autoren beschrieben worden und gut bekannt. Die schematische Beziehung zum 6. Lebensjahr entspricht indessen nicht der Vielfalt autistischer Verläufe.

2.2. Verstehender Zugang zum Phänomen des kindlichen Autismus

Es ist immer wieder die Frage gestellt worden (FRIEDEMANN, 1958), ob die Anwendung des Begriffes „autistisch" im Sinne von E. BLEULER auf die Zustände des frühen Kindesalters erlaubt und korrekt sei. Bei einem Vergleich mit erwachsenen autistischen Patienten fallen durchaus Gemeinsamkeiten mit autistischen Kindern auf. Es gibt die gleiche Unnahbarkeit, die negativistische Abwendung vom Mitmenschen, das Erlebnis des Beobachters, das der andere „wie unter einer Glasglocke" lebt. Es gibt den Beziehungsmangel, die Nichtbeachtung und Einfühlung in die anwesenden Personen. Es gibt aber auch wesentliche Unterschiede. Neben dem autistisch abgewendeten Kind, wie wir es oben beschrieben haben und wie es besonders BETTELHEIM mit dem sehr treffenden Wort „die leere Festung" gekennzeichnet hat, gibt es auch das scheinbar heiter agierende Kind, das sich lediglich nicht um den Beobachter kümmert, ihn wie eine Sache behandelt. Durchweg fehlt bei diesen Kindern, weil der Bezugsraum in der frühen Kindheit noch nicht ausgestaltet ist, die Hinwendung zu einer „Innenwelt", wie Bleuler es beschrieben hat. Gerade diese erwähnten Unterschiede machen aber eine unmittelbare Übertragung des Autismusbegriffes auf das Kindesalter zunächst schwierig. Eine sehr überzeugende Hilfe leisten hier Minkowskis Gedankengänge in seiner Schizophreniemonographie 1927, der den Begriff des autistischen Erlebens von der Bindung an die Verinnerlichung, die Introversion im Sinne Jungs löste und damit überhaupt an ein Innenleben, das irgendwie mit der Grenze unseres Körpers zusammenhängt. Er sieht im Autismus ein Verhalten, dem eine besondere Charakteristik zukommt, und zwar ist es ein eingeengtes Verhalten ohne Beachtung zwischenmenschlicher, intersubjektiver Verweisungen, das sich nur auf bestimmte Vollzüge und Ziele richtet. Diesem autistischen Verhalten entspricht eine bestimmte Weltstruktur, die aber nicht mehr innen sein muß. Wichtig für die Übertragung des Begriffes auf das Kindesalter ist noch Minkowskis Unterscheidung in einen «autisme riche» mit reich ausgebildetem Phantasieleben und einen «autisme pauvre» mit fehlendem oder ungenügend ausgebildetem Phantasieleben, bei dem das autistisch destruierte, bzw. eingeengte Verhalten und Erleben im Vordergrund steht. Von diesem letzteren ergeben sich phänomenologisch einleuchtende Beziehungen zur Struktur des kindlichen Autismus [57]. Bürger-Prinz u. Schorsch (1968) haben zur Unterscheidung von neurotischen, psychopathischen oder depressiven Beziehungsstörungen gegenüber dem schizophrenen und frühkindlichen Autismus auf das nicht entwickelte oder zerbrechende Ich-System hingewiesen. Diese gestörte Ich-Entwicklung ist bei autistischen Psychosen offenbar von zentraler Bedeutung. Sie wird von Creak u. Mitarb. als tiefgreifende Beeinträchtigung der Selbsterfahrung gekennzeichnet. Ähnlich spricht Duché von Störungen des Körperbildes und des Bewußtseins von sich selbst. Die Kinder könnten sich nicht als existierend erleben, als autonomes Individuum, unterschieden anderen Menschen. Ajuriaguerra u. Mitarb., Bettelheim (1967), Goldfarb (1963) sehen in den in der Regel desintegrierten Körperzeichnungen eine gute Möglichkeit, diese gestörte Selbst- und Fremderfahrung zu objektivieren (s. auch [241, 358a, 392]).

Bosch (1962) hat versucht, durch eine Analyse des bei autistischen Kindern pathologisch abgewandelten Sprachbaues Zugang zu der besonderen Störung der Selbst- und Fremderfahrung und der Struktur der autistischen Welt zu finden. Die entscheidende Störung sieht er in einem Mißlingen oder einer Verzögerung der Entwicklung einer Begegnungswelt mit Ausbildung einer polaren Ich-Du-Struktur. Aus diesem Ansatz ergeben sich Einsichten in den Zusammenhang sonst nur getrennt gesehener Symptome. Dem Versagen im Handeln mit anderen Menschen oder im Sich-Ausdrücken und Kundgeben steht ein Verharren in der symbiotischen Beziehung und in reinen Nachahmungsformen des Handelns oder des Sprechens gegenüber (zum Bereich des Intersubjektiven s. Kisker, 1969).

Auch die Bevorzugung der Gegenstandswelt und das gegenständliche Behandeln des Mitmenschen lassen sich von einer solchen defizienten Ich-Entwicklung her verstehen. Man sieht, wie sich erst nach Überwindung einer für längere Zeit persistierenden anthropomorphen Auffassung, sowohl der Gegenstände als auch der belebten Umwelt, eine Scheu gegenüber der nicht zu bewältigenden Belebtheit mit all ihren Schwierigkeiten und Unvorhersehbarkeiten einstellt und damit einhergehend ein Rückzug in Rationalisierung und Verdinglichung auch des Belebten.

Zu ähnlichen Einsichten ist Bettelheim (1967) von seinen psychodynamisch orientierten Therapieerfahrungen her gekommen. Er sieht weniger eine primäre Unfähigkeit der Kinder mit anderen in Beziehung zu treten, sondern mehr einen Rückzug in verschiedenen, aufeinander folgenden sensiblen Phasen der Entwicklung im Laufe der ersten 2 Lebensjahre. Dieser sei begründet durch das Erlebnis der Kinder, in ihrer Umwelt unmittelbar existenziell bedroht zu sein. Gegenüber dieser subjektiv erlebten Bedrohung werden alle nach außen gerichteten Aktivitäten und Selbstäußerungen zurückgenommen, bis sich Bilder einstellen, die einen Vergleich mit den sog. „Muselmanen in Konzentrationslagern" oder mit anderen Fluchthaltungen bei extremer körperlicher und psychischer Belastung nahelegen. Bezüglich der Ich-Entwicklung, diesmal im Sinne von FREUD oder SPITZ interpretiert, bedeutet dieser Rückzug die Unmöglichkeit der Objektfindung und der Selbstfindung, so daß sich im Endeffekt ein der phänomenologischen Untersuchung weitgehend ähnliches Bild der Ich- und Mitweltkonstitution ergibt. Ähnliche biologisch und psychoanalytisch orientierte Hypothesen defizienter Ich-Entwicklung haben L. BENDER und M. MAHLER entwickelt (s. S. 899—900).

Auch LUTZ geht von einer zentralen Ich-Störung und einer damit beeinträchtigten inneren Integration aus, wobei allerdings sein vitalistisch orientierter Ich-Begriff beachtet werden muß.

2.3. Ätiologie

Über die Ursachen des *Autismus infantum* gibt es nach wie vor die unterschiedlichsten Befunde und Meinungen. Man stellt gerne zwei Hauptrichtungen einander gegenüber. In der einen wird der Autismus psychogenetisch gedeutet als Folge schwerer emotionaler Frustrationen und in der anderen Betrachtungsweise ist er entweder Folge einer genetisch verankerten Minderanlage, die sich schicksalsmäßig oder durch hinzukommende Stressfaktoren als Autismus manifestiert oder Folge früh gesetzter cerebraler Läsionen oder abnormer Stoffwechselvorgänge. Demgegenüber neigt man besonders im europäischen Raum zu einer polyätiologischen Auffassung im Sinne einer wechselseitigen Verstärkung oder Auslösung autistischen Verhaltens durch Noxen verschiedenster Genese [45, 62, 160, 206, 216, 266, 302, 321, 346, 354, 384].

Genetische Faktoren

RIMLAND hat 1964 aus der Literatur 14 homocygote Zwillingspaare herausgesucht, von denen er 11 für sicher autistisch und konkordant hält. Allerdings werden auch drei dyskordante homocygote Zwillingspaare beschrieben (KAMP, 1964; STUTTE, 1960; VAILLANT, 1963). Ein weiteres, selbstuntersuchtes dyskordantes homocygotes Zwillingspaar erwähnt WEBER (1966) ebenso wie zwei konkordante heterocygote Paare. Die Befunde widersprechen sich bisher noch. Zudem zeigt eine Überprüfung der Fälle, soweit die Originalliteratur zugänglich war, daß die Diagnostik keineswegs einheitlich gehandhabt wird. Die Fälle von CHAPMAN (1957) waren Frühgeburten (mens 7) und wurden nach einer Wehentätigkeit von 40 Std geboren. Geburtsgewicht 1928 g bzw. 1332 g. Beide Fälle zeigten eine stark verzögerte statomotorische Entwicklung und boten das Bild tiefer sprachloser Autisten ohne herausragende kognitive Leistungen. Bei VAILLANT (1963) ist der diagnostische Ausgangspunkt ebenfalls fragwürdig. Er setzt eine Schizophrenie unter 5 Jahren mit dem frühkindlichen Autismus KANNERs gleich; der eine Proband bot gleichfalls das Bild eines sprachlosen Autisten ohne Spezialfertigkeiten.

Erst genaue Untersuchung einer größeren Anzahl von Zwillingspaaren durch ein psychopathologisch erfahrenes Untersucherteam, das nach einheitlichen Gesichtspunkten vorgeht, könnte verwertbare Ergebnisse bringen.

Die Häufigkeit autistischer Geschwister ist gering, liegt aber doch um zwei Zehnerpotenzen über der Autismusrate in der allgemeinen Bevölkerung. KANNER (1954) fand bei 131 Probanden drei autistische Geschwister. RUTTER (1968) errechnete nach Zusammenfassung der drei größten Studien (KANNER u. LESSER, 1958; CREAK u. INI, 1960; RUTTER, 1965) eine Rate von 2% autistischer Geschwister. In der Untersuchung von LOTTER liegt die Zahl abnormer Geschwister bei 4,8%, allerdings sind seine Kriterien nur z.T. an KANNER angelehnt. In einer epidemiologischen Studie an der Population von Middlesex errechnet er eine

Prävalenz-Rate von 4,5 auf 10000 für das Auftreten autistischer Kinder überhaupt. Die Zahlen bedürfen der Überprüfung, lassen aber ebenso wie die Zwillingsbefunde eine genetische Komponente nicht ausschließen.

Von nahezu allen Autoren wird eine Häufung abnormer, insbesondere schizoider Persönlichkeiten unter den Eltern und der nahen Verwandtschaft der Probanden beschrieben. Kanner hat die besondere Häufigkeit intellektueller, emotional frigider, ungesellig humorloser, trocken-pedantisch perfektionistischer Charaktere bei den Eltern, aber auch Großeltern und Anverwandten betont. Mit Eisenberg (1956) fand er bei etwa 85% seiner Patienten solche abnorme Persönlichkeiten in der Familie, die er z.T. als "successfully autistic adults" charakterisierte.

Die Befunde von Creak u. Ini zeigen Entsprechendes jedoch nur bei 50—60%. Von 33 eigenen Fällen ließen sich bei 18 eine oder mehrere solcher schizoider Persönlichkeiten in der Verwandtschaft nachweisen. van Krevelen hat über 3 Fälle berichtet, bei denen sich in einer Familie jeweils ein autistisch-psychopathisches Geschwister im Sinne Aspergers und ein frühkindlich autistisches im Sinne Kanners fand. Er stellte die Hypothese auf, daß ein durch Cerebralschädigung gesetzter kognitiver Defekt in Verbindung mit einer autistischen Psychopathie ein Kanner-Syndrom hervorrufen können. Wir selbst verfügen ebenfalls über ein ähnliches Geschwisterpaar mit schwerer Belastung durch abnorme Persönlichkeiten in der Aszendenz, aber ohne nachweisbare Cerebralschädigung bei dem frühkindlich autistischen Mädchen.

Hirnorganische Faktoren

Während Asperger schon 1943 darauf hinwies, daß Cerebralschädigungen mitunter zu Zustandsbildern führen können, die weitgehend den von ihm beschriebenen autistischen Psychopathen im Erscheinungsbild ähneln — an anderer Stelle spricht er von instinktlosen Denkapparaten —, haben Kanner u. Eisenberg hirnorganische Faktoren bei der Ätiologie des frühkindlichen Autismus keine wesentliche Bedeutung beigemessen. In ihrer Untersuchung von 100 Fällen (1956) fanden sie nur gelegentlich körperliche Abnormitäten, die nach ihrer Meinung aber offensichtlich keine Beziehung zu dem psychischen Störungsbild hatten. Bei der bislang ungeklärten Ätiologie des Autismus schließen sie natürlich hirnorganische, degenerative, enzymatische Störungen nicht aus, da noch keine gesicherten autoptischen Befunde vorliegen. Der erste Beschreiber des Autismus in Europa, van Krevelen, hat früh auf symptomatisch gleiche, aber hirnorganisch mitbedingte Autismusfälle hingewiesen und mit dem Oberbegriff *Autismus infantum* einen ätiologisch neutralen Terminus geschaffen, der alle dem Kanner-Syndrom vergleichbare Fälle umfassen soll, gleich welcher Ursache.

Seitdem sind die verschiedensten hirnorganischen Vorschädigungen beschrieben worden. Bosch (1962, 1968), Popella (1955), Spiel (1961), Stutte (1960), Weber (1966, 1969). Auch bei den großen Nachuntersuchungen von Rutter, Greenfield u. Lockyer spielen hirnorganische Faktoren eine wesentliche Rolle. Allerdings ließen sich bei wenigstens 50% ihrer Fälle keine Hinweise auf eine durchgemachte Hirnschädigung erkennen. Weber berichtet über 96 Fälle von infantilem Autismus aus der Marburger Klinik und ordnet davon 46 Fälle dem Kanner-Syndrom und 15 dem Asperger-Syndrom zu, während 27 als atypische Fälle, überwiegend als Oligophrenien mit autistischen Zügen bezeichnet werden. Von den 46 Fällen mit Kanner-Syndrom hatten 19 (41%) eindeutig hirnorganische Symptome. Von den 15 Asperger-Fällen waren 8 hirnorganisch mitbedingt.

Eigene Nachuntersuchungen [62, 315] an 33 Fällen gaben bei 12 sichere Hinweise auf eine durchgemachte Cerebralschädigung, bei 12 weiteren nur wahrscheinliche, vorwiegend anamnestische und nicht beweisende klinische Befunde. Bei 9 weiteren Fällen ließ sich kein Zusammenhang mit einer möglichen Hirnschädigung erkennen. Anamnestisch ergaben sich bei den sicheren und Verdachtsfällen 10mal Angaben über Geburtskomplikationen, 9mal Hinweise auf pränatale Schädigungen (Röntgenbestrahlungen und Blutungen in der Schwangerschaft, Infektionskrankheiten der Mutter) und bei 4 Fällen sind Encephalitiden im 1. Lebensjahr beschrieben. Fassen wir die 79 Fälle von Weber u. Bosch (46 + 33) zusammen, so ergeben sich 31 sicher hirnorganisch Geschädigte, d.h. annähernd 40%. Bei Hinzurechnen der Verdachtsfälle kann man entsprechend den Zahlen Rutters annehmen, daß bei jedem zweiten im Erscheinungsbild autistischen Kinde hirnorganische Symptome oder wenigstens Risikofaktoren in der Anamnese vorliegen. Eine Spezifität hinsichtlich der schädigenden Noxen ist bisher nicht zu erkennen [83, 148, 203, 215].

Die mögliche Bedeutung metabolischer Erkrankungen ist von ASPERGER [68], BOSCH [70], O'GORMAN [67], WEBER [66, 69] erörtert worden. Als Ausgang dient meist das Bild der unbehandelten Phenylketonurie, das einer tiefstehenden Oligophrenie mit autistischen Zügen gleicht. Diätetische Behandlung dieser Fälle läßt oft als erstes eine vermehrte Aufgeschlossenheit, Verschwinden der mürrischen Stimmung, Zunahme der Aktivität erkennen. Wenn man auch diese Fälle keineswegs dem Kanner-Syndrom zuordnen würde, so ist doch der Rückschluß auf ähnliche pathogenetische Vorgänge naheliegend.

Ein hirnorganischer Faktor kann auch im weiteren Verlauf erkennbar werden. RUTTER u. LOCKYER fanden bei ihrer Katamnese, daß bei einem von vier autistischen Kindern im Laufe der Entwicklung noch neurologische Zeichen oder Störungen auftraten, insbesondere epileptische Anfälle. RIMLAND hat eine recht spekulative These über den Zusammenhang des Kanner-Syndroms mit möglichen exzessiven Sauerstoffgaben kurz nach der Geburt aufgestellt.

Geht man von der weiteren Fassung des Syndroms im Sinne des „*Autismus infantum*" VAN KREVELENs aus, so lassen sich folgende Überlegungen anstellen:

a) Hirnorganische Faktoren sind häufig und sicher bedeutsam. Es gibt indessen Fälle, bei denen sie nicht nachgewiesen werden konnten. Sich hier mit der These vom Minimal-Trauma zu behelfen, wäre eine Hilfskonstruktion, die die Fakten eher vernebelt als erhellt.

b) Gegen die alleinige Bedeutung einer unspezifischen frühkindlichen Hirnschädigung spricht, daß zu deren Psychopathologie zwar gewisse Kontaktprobleme im Sinne einer übermäßigen, ungesteuerten, oft klebrigen Kontaktnahme oder auch erschwerten Kontaktfähigkeit gehören, aber in der Regel nicht das Vollbild des Kanner-Syndroms oder des schizophrenen Syndroms (CREAK). Auch die Leistungsstörungen autistischer Kinder kann man von denen, die bei frühkindlichen geschädigten gefunden wurden, deutlich abgrenzen (L. BENDER, 1956; BOSCH, 1964; GOLDSTEIN u. SCHEERER, LEMPP, 1964; STRAUSS u. KEPHART, STRAUSS u. LETHINEN, WEWETZER). Insbesondere die Gestalterfassung und Wiedergabe, die exakte Nachahmungsfähigkeit der Autisten und andere Testprofile weisen auf Unterschiede hin.

c) Es ist deshalb der Gedanke an spezifische Angriffsorte der jeweiligen Noxe naheliegend. STUTTE hat, vom Studium hirnorganischer Abbauprozesse im frühen Kindesalter ausgehend, auf die „pathoklitische Spezifität der organischen Psychosyndrome" aufmerksam gemacht (1962/63). Das gilt sowohl für die Symptomatologie als auch für die Verlaufsdynamik. Auch BENDA spricht von einer spezifischen "brainpathology", ohne sich allerdings genauer festzulegen. RIMLAND diskutiert in interessanten, aber sehr spekulativen und nicht auf autoptische Befunde gestützten Überlegungen Dysfunktionen der *Formatio reticularis*. Hingewiesen wurde auf Ergebnisse von Hirnreizversuchen (PLOOG, 1969) (s. S. 882).

d) Schließlich kann man Auslösungs- und Verstärkungsbeziehung zwischen hirnorganischen und genetischen Faktoren sowie psychogenetischen annehmen. Von GOLDSTEINs Lehre von der „Katastrophenreaktion" bis zu den Darlegungen LEMPPs über „Hirnschädigung und Neurose" gibt es eine reiche Literatur, die eine abnorme Verarbeitung sozialer Situationen bei hirnorganisch Vorgeschädigten zum Gegenstand hat.

e) Anregend ist eine Vergleich mit der Ursachenlehre der Oligophrenien. Hier findet sich eine wenigstens statistische Beziehung zwischen Ausmaß der intellektuellen Retardierung und Schwere der Noxe, indem im Bereich der leichteren Rückstände Minusvarianten der Population überwiegen, während im Bereich der schweren intellektuellen Entwicklungsstörungen hirnorganische Schädigungen, Mißbildungen und genetisch bedingte Stoffwechselstörungen sich anreichern. Es liegt nahe, an ähnliche Verhältnisse bei der Reihe vom autistischen Psychopathen bis zum sprachlosen frühkindlichen Autisten zu denken (BENDA, 1961; ANTHONY, 1960; BOSCH, 1962; 1970; KOUPERNIK u. EISENBERG, 1969).

Psychogenetische Faktoren

Auch wenn man eine ausschließliche Verursachung des *Autismus infantum* durch psychosoziale Faktoren für unwahrscheinlich hält, so kann man nicht übersehen, daß sich die abnorme Entwicklung der betroffenen Kinder fast regelmäßig in einer abnormen Familie abspielt (s. S. 886). KANNER hat zusammen mit EISENBERG besonders diese kühle, perfektionistische, anankastische Atmosphäre in der Häuslichkeit beschrieben und ihr neben einer angeborenen Beziehungsschwäche eine wesentliche pathogenetische Bedeutung beigemessen. Gegenüber der in der Literatur, vor allem unter psychodynamischen Gesichtspunkten hochbewerteten Mutter-Kind-Beziehung, der schizophrenogenen Mutter (FROMM-REICHMANN) hat EISENBERG den Vätern autistischer Kinder eine eingehende Studie gewidmet. Er beschreibt sie als zwanghafte, pedantische Berufsmenschen, ohne Sinn für Familie, stets sehr tüchtig, wenn auch unoriginell und mit Details beschäftigt. Trotz guter Intelligenz seien sie keine wesentlichen Köpfe ihres Faches. Die Erziehung der Kinder erfolge im Sinne einer Karikatur des Behaviorismus. Sie verlangten das perfekte Kind, das gehorche und niemals fordere. An ihrer Seite könnten die Frauen aus Mangel an emotionaler Erwiderung und ohne Möglichkeit, ihre Sorgen einmal auszusprechen, nur verkümmern. Andere Untersuchungen (LIDZ u. LIDZ, REICHART u. TILLMANN, ELISON u. HAMILTON) fanden nicht durchaus gleiche väterliche Charaktere, aber doch in der Regel gehäuft abnorme Persönlichkeiten, teils schwach, unreif, passiv, zum Rückzug bereit, teils dominierend sadistisch und übermäßig zurückweisend. Andererseits, das bestätigen auch eigene Erfahrungen, finden sich immer wieder einmal ganz normale, warmherzige und der Situation gewachsene Ehepartner. Es lassen sich also nicht eindeutig determinierende Eigenschaften finden, aber gehäuft nicht unerhebliche Spannungen und Dysharmonien in der Familie. Hat man zunächst einseitig die Wirkung dieser Familienspannungen auf das Kind erörtert, so ist schon bei KANNER u. EISENBERG, deutlicher dann bei BETTELHEIM, BOSCH, STÄDELI die Bedeutung des abnorm reifenden und auf die mütterliche und väterliche Zuwendung ungewöhnlich antwortenden Kindes für die innere Struktur der einzelnen Partner und des Familienverbandes hervorgehoben worden, so daß schon von einer Familienpathologie gesprochen werden kann. Die Geburt eines gesunden Geschwisters, die Herausnahme des autistischen Kindes aus der Familie oder in die Familie angemessen eingreifende therapeutische Hilfe können zu oft überraschenden Wandlungen des Klimas und der Erscheinung der einzelnen Partner führen. Die kritischen Einwände gegen jegliche psychogenetische Theorie gehen im wesentlichen in die Richtung, daß die gleichen Eltern vielfach auch normale Kinder großgezogen haben — jedenfalls nicht autistische — und autistische Geschwister sogar eher zu den Seltenheiten gehören. Weiterhin sind die angeführten innerfamiliären Konflikte unspezifisch und müssen nicht zwingend zu einem autistischen Rückzug führen. Als Hilfshypothese ist eigentlich immer noch eine besondere Erlebnis- und Verarbeitungsbereitschaft oder Schwäche von seiten des Kindes anzunehmen. Damit ist man wieder bei einer der Beziehungs- und Verstärkungsreihen im Rahmen einer polyätiologischen Betrachtungsweise angelangt.

Trotz dieser Einwände ist, wie BETTELHEIM durch seine Studien und Erfahrungsberichte zeigen konnte, ein konsequentes Durchdenken der autistischen Fehlentwicklung unter psychodynamischen Gesichtspunkten, insbesondere therapeutisch fruchtbar. Seine eingehenden Behandlungsberichte sind ähnlich erhellend wie diejenigen über die Psychotherapie bei Psychosen Erwachsener. Sie lehren uns, daß das autistische Verhalten der betroffenen Kinder in der Regel kein statischer

Defekt, sondern in der Tat eine „leere Festung" ist, die es nicht zu erstürmen, sondern behutsam abzutragen gilt [309, 324, 395].

2.4. Verlauf und Prognose

Entsprechend den Schwierigkeiten der Abgrenzung eindeutiger Störungsbilder, den Unterschieden in der ätiologischen Betrachtungsweise und im therapeutischen Vorgehen sowie als Folge der Tatsache, daß es nur wenige Kinder- und Jugendpsychiatrische Einrichtungen gibt, in denen solche Kinder langfristig und psychiatrisch fachkundig behandelt und beobachtet werden können, sind die Kenntnisse über Prognose und Verlauf noch recht unsicher. Immerhin gibt es einige prognostische Kriterien und Richtzahlen, und es beginnen sich Verlaufstypen abzuzeichnen.

Verlaufsstudien von KANNER u. EISENERG (1955), KANNER u. LESSER (1958), RUTTER u. GREENFIELD, RUTTER u. LOCKYER (1967, 1968) zeigten, daß von den bisher zu übersehenden Fällen über 50% schließlich doch einer Dauerunterbringung bedurften.
Von den 63 Fällen (KANNER u. EISENBERG) blieben 31 sprachlos, während 32 bis zum Alter von 5 Jahren eine kommunikative Sprache, wenigstens im Ansatz, entwickelt hatten. 16 von dieser sprachfähigen Gruppe wurden später als sozial gut angepaßt angesehen, dagegen nur ein einziger Patient der Gruppe der Sprachlosen.

RUTTER, GREENFIELD u. LOCKYER kommen auf Grund ihrer Nachuntersuchung im wesentlichen zu einer Bestätigung der Zahl von KANNER u. EISENBERG. Nur eine Minderheit der psychotischen Kinder erreichten eine befriedigende Stufe sozialer Anpassung z.Z. der Adoleszenz und nur sehr wenige konnten in eine bezahlte Arbeit eintreten. Fast die Hälfte blieb unfähig zu irgendeiner Art unabhängiger Existenz und die meisten von diesen mußten in Schwachsinnigen-Anstalten betreut werden. CREAK (1963) berichtet, daß von 100 Kindern sich 17 erholt oder signifikant gebessert hätten, d.h. sie besuchten gewöhnliche Schulen, führten ein gewöhnliches Leben oder arbeiteten. Zwei besuchten Schulen für schlecht angepaßte Jugendliche, ohne dort besondere Problemen zu stellen. Bei 17 weiteren besserte sich die Beziehung zur Umwelt z.T. mit, z.T. ohne Behandlung. 43 Kinder blieben dauernd institutionalisiert. Der Rest lebte zu Hause und besuchte noch Spezialeinrichtungen.

Zusammenfassend kann man etwa folgendes sagen: Vom Gesamtkrankengut dürften sich 25—30% relativ günstig entwickeln. Ein wichtiges Kriterium zur Voraussage ist nach wie vor die Sprache. Ist sie bis zum 5. Lebensjahr zu einem Mittel der Verständigung entwickelt, so ist die Sozialprognose bei 50% der so Sprachfähigen günstig. Ein E.Q. oder I.Q. über 60, so weit man ihn ermitteln kann, soll nach RUTTER eine noch bessere Voraussage im Alter von 5 Jahren ermöglichen. Er will bei 31 Kindern, die mit 5 Jahren noch sprachlos waren, bei nicht weniger als sieben bis zum Alter von 11 Jahren noch die Entwicklung einer Sprache beobachtet haben. Das ist im Krankengut von KANNER u. EISENBERG nur bei einem einzigen Fall geshen worden. Allerdings wird man fragen müssen, wie ohne kommunikative Sprache mit 5 Jahren ein I.Q. von 60 errechnet werden kann, wenn nicht zum mindesten Sprache in kommunikativer Weise verstanden und durch Handlung beantwortet wird. Wie weit die Prognose durch sorgsamere Auslese des Krankengutes und vor allem frühe und geeignete Therapie verändert werden kann, muß abgewartet werden [46, 367, 368, 380].

Hinter diesen Verlaufszahlen verbergen sich indessen sehr unterschiedliche Verlaufsformen, deren Vielfalt noch nicht angemessen erfaßt ist. Nach dem eigenen Krankengut und der Literatur haben wir versucht [62], ein Orientierungsschema für Verläufe bei kindlichem Autismus aufzustellen, das gewiß nur vorläufigen Charakter haben kann:

1. Retardierte, aber stetig fortschreitende soziale Weiterentwicklung. Bei diesen Kindern sehen wir einen langsamen Rückgang der autistischen Abkapselung. Sie lernen anzublicken und beginnen das Lächeln zu erwidern. Die Sprache taucht zunächst in Benennungen, in Forderungen, die durch Gesten und verdeutlichende

Handlungen unterstützt werden, schließlich in Frage, Antwort, Rede und Gegenrede auf. Es bleibt aber in der Regel eine Einengung des Kontaktes, ein Rückstand der Ich-Entwicklung. Sie bleiben sensitive, störbare, wenig durchsetzungsfähige infantil-schizoide Charaktere. Dazu gehören der von Schachter ausführlich mitgeteilte Fall eines 17jährigen, der Fall George O. [191] und Richard L. [62].

2. *Der gleiche Verlauf wie bei* 1., *aber unterbrochen durch Krisen mit erneuter Abkapselung, Erregungszuständen, regressiven Tendenzen und verstärkt auftretenden, zwangartigen Erscheinungen.* Diese Krisen ereignen sich besonders in der Pubertät, aber auch zu anderen Zeiten und lassen sich im wesentlichen in zwei Richtungen interpretieren. Einerseits kommt es bei Verlangsamung oder gar Stillstand der sozialen Entwicklung zu vermehrten, ungeduldigen erzieherischen Bemühungen, verbunden mit einem gewissen Druck oder Drill. Darauf reagieren die Kinder verstärkt mit Abwehr und Regression. Zum anderen können innere Entwicklungs- und Erlebnisfaktoren die vorher stabilisierte Anpassung erschüttern und nicht zu bewältigende Konflikte für die in ihrer Ich-Struktur ungenügend für die Pubertät gerüsteten Kinder herbeiführen.

3. *Erstarrung auf einem beliebigen, früheren oder späteren Entwicklungsniveau mit Defektbildung.* Das kann auf dem Stadium tiefgreifenden Rückzuges mit Beharren in Abwendung, Apathie oder allmählich sich steigernden Selbstaggressionen geschehen, aber auch nach relativ günstiger Entwicklung bei Anpassung der gesamten Familien an die Lebensnotwendigkeit des autistischen Kindes. Ein solches Gleichgewicht des familiären Arrangements kann, wie die Studie von Darr u. Worden zeigt, nach Jahren durch Ortsänderungen oder Ausfallen eines Familienmitgliedes wieder erschüttert und das Auftreten psychotischer Erregungen provoziert werden.

4. *Krisenhafte psychotische Regression mit nachfolgender Erstarrung und Defektbildung.*

Fall K. G., 13jähriges Mädchen, das sich bis zum Alter von 8 Jahren im Sinne der Gruppe 1 zwar tiefgreifend autistisch, doch günstig weiterentwickelt und bis zum selbständigen Besuch einer Tagesstätte für geistig Behinderte gebracht werden konnte. Mit Ausscheiden der zuständigen Kindergärtnerin und verstärkten Bemühungen der Eltern, weitere Fortschritte bei dem stagnierenden Kinde zu erzielen (sie sprachen selbst davon, daß sie das Kind in jahrelangem Bemühen wie auf einer Schiene auf dem Weg zur sozialen Anpassung geschoben und ihr keinen Seitenweg gelassen hätten), kam es zu massiven Regressionen, Angstzuständen, erneutem Unsauberwerden, Nahrungsverweigerung, die klinische Behandlung erforderlich machten. In klinisch-heilpädagogischer Behandlung gelang ein Wiederaufbau bis zum früheren Status mit völligem Stopp vom 12. Lebensjahr an.

5. *Paranoid-psychotische Krankheitsschübe oder Entwicklungen.*

Fall H.D.B., 13 Jahre alt. Erste Beobachtung mit 5 Jahren. Gut sprachfähiges, autistisches Kind. Es gelang verspätete Einschulung. In der Schule war es bei lebhafter Nachhilfe durch die Eltern in der Leistung befriedigend. Eine Anpassung an die Klasse gelang nie. Er wurde der Prügelknabe der anderen, brachte es nie zu einem gemeinsamen Spiel und beschäftigte sich zu Hause mit technischen Basteleien oder Zahlenspielen. Mit 11 Jahren Auftreten von Entfremdungserlebnissen und Wahnstimmung, dann allmählich fixierter Vergiftungswahn gegenüber den Eltern. In 2jähriger klinischer Behandlung oberflächlich eingepaßt, kein geordneter Schulbesuch mehr möglich. Mit Abbau des Vergiftungswahns, der Entfremdungserlebnisse und zeitweise aufschießender Todesangst und Sterbeangst wurde er zunehmend albern, läppisch verspielt und bietet jetzt ein weitgehend hebephrenes Bild. Wir beobachteten (Bosch, 1970) noch einen weiteren Fall mit Vergiftungswahn, anfangs optischen, später akustischen Halluzinationen.

2.5. Differentialdiagnose

Die zuverlässige Diagnose einer frühkindlichen autistischen Psychose ist in der Regel nicht Sache der Sprechstunde, sondern Aufgabe einer eingehenden klinischen Beobachtung. Es gibt allerdings typische Fälle, bei denen schon die Vorgeschichte und auch die Art, wie die Eltern sie vorbingen, sowie eine poliklinische Untersuchung zur Feststellung des Syndroms, nicht der Ätiologie, ausreichen. Eine Abgrenzung ist notwendig gegenüber schweren frühkindlichen Frustrationen, die ein apathisch-lustloses Bild mit erloschenem Blick, Abwendung von der Umwelt, deutlicher Resignation und vegetativen Regulationsstörungen bieten können (anaklitische Depression, SPITZ, MEIERHOFER u. KELLER, 1967). Die Anamnese und ein Milieuwechsel mit intensiver persönlicher Zuwendung wird bei diesen Fällen Hinweise auf schwere Frustrationen sowie meist rasch eine Auflösung der Resignationshaltung bringen und so eine Abgrenzung gegenüber den sehr viel therapieresistenteren Autisten erlauben.

Frühkindlich hirngeschädigte Kinder können auch Kontaktprobleme bieten. Sie sind oft irritierbarer oder stumpfer als andere und sind in höherem Maße als normale Kinder gefährdet, bei zusätzlichen Milieuschädigungen innerhalb der Familie oder bei Heimaufenthalten zusätzlich in Frustrationssituationen zu geraten. Nicht selten bieten sie in der Reparationsphase nach einer Cerebralschädigung (z.B. nach Geburtstrauma oder frühkindlichen Encephalitiden) ein antriebsarmes, apathisches Zustandsbild, schlafen viel und sind im Wachzustand dysphorisch. Es pflegt aber die aktive Abwendung, die autistische Barriere zu fehlen und der Verlauf bringt im allgemeinen bei geeigneter Behandlung eher einen Überfluß an Zuwendungsbedürfnis als eine autistische Rückwendung.

Demenzprozesse des frühen Kindesalters betreffen neben ihrer neurologischen Symptomatik vielfach zuerst die frische unmittelbare Zuwendung zur Umwelt. Das Interesse am Mitmenschen erlischt, die kommunikative Aktivität wird geringer, die Kinder wirken matter, gleichgültiger und dysphorischer. Die ganze Fülle möglicher enzymatischer, heredodegenerativer, chronisch entzündlicher und akut entzündlicher Prozesse kann hier nicht erwähnt werden. Auf die mögliche Verwechslung bzw. die pathogenetische Bedeutung von Sinnesschädigungen und höheren gnostischen Funktionsstörungen wurde schon hingewiesen (s. S. 881). Gegenüber Schwachsinnszuständen im allgemeinen hilft zur Unterscheidung die betonte Beachtung der sozialen Seite des Verhaltens. Bei einer polyätiologischen Betrachtung werden in den Bereich des Autismus auch cerebralgeschädigte und damit in ihren kognitiven Funktionen beeinträchtigte Kinder einbezogen. Es ist daher Aufgabe einer differenzierten psychopathologischen und psychologischen Analyse, die Bedeutung dieser Faktoren im Einzelfall, soweit möglich, voneinander zu trennen.

Das Asperger-Syndrom

Schwierigkeiten kann die Abgrenzung gegenüber den „autistischen Psychopathen" ASPERGERs bereiten. In seiner Erstbeschreibung (1944) finden sich Fallschilderungen, die die Annahme gemeinsamer „Kernfälle" [62] mit dem Kanner-Syndrom rechtfertigen. Durch den ganz unterschiedlichen Ansatzpunkt hat sich das Krankengut der beiden Forscher jedoch weit auseinander entwickelt, so daß differentialdiagnostische Erörterungen sinnvoll sind. Um die Abgrenzung der beiden Syndrome hat sich besonders VAN KREVELEN [212–214] verdient gemacht. Er hebt bei den autistischen Psychopathen die in der Regel höhere Intelligenz, das spätere Auftreten der Anpassungsschwierigkeiten meist erst im Schulalter, das frühere Sprechenlernen, die durchweg bessere Prognose und den nicht so tiefgreifend gestörten Kontakt hervor.

Dem kann man entgegenhalten, daß auch bei autistischen Psychopathen die Störung schon im 2. oder 3. Lebensjahr beginnen kann, die Sprachstörungen in der Regel zwar nicht so ausgeprägt sind wie bei den Fällen des Kanner-Syndroms, aber doch dieselben Varianten des Sprachbaues aufweisen und sich schließlich vergleichbare Bewegungsstereotypien und Veränderungsängste finden. Asperger (1968) sieht selbst eine Wesensähnlichkeit beider Syndrome hinsichtlich der autistischen Durchstrukturierung der Persönlichkeit, die sich auch in den Charakterisierungen niederschlägt, die von verschiedenen Autoren für die vermutete Grundstörung gewählt worden sind:

Ein Defekt im „Thymischen" (Asperger), eine Störung der „Intuition" (van Krevelen u. Kuipers), eine Störung der Entwicklung im „dynamischen Persönlichkeitsbereich", eine „Objektentfremdung" (Friedemann, 1958), eine „Gefügestörung des Ich", eine „Ich-Schwäche" (Lutz, 1968), ein „physiognomisch-ästhetischer (Zutt) und pragmatischer Schwächezustand" (Bosch, 1962).

Stutte (1960), Bosch (1962), Weber (1966) erkennen zwar eine Polarisierung der Symptomatik in den genannten Syndromen an, sehen aber keinen grundsätzlichen Unterschied, sondern fließende Übergänge, die sich insbesondere bei Beobachtungen des Verlaufes häufiger finden lassen.

3. Psychosen des 4. bis 10. Lebensjahres

3.1. Symptomatologie

Die wesentlichen Symptome der schizophrenen Psychosen des Vorschul- und frühen Schulkindalters sind eingangs schon (S. 874) beschrieben worden. Das Gemeinsame im Unterschied zu den frühkindlichen Psychosen ist ein allmähliches oder plötzliches Einsetzen psychotischer Erscheinungen nach einer abgrenzbaren Zeit nicht psychotischer Vorentwicklung, in der allerdings Prodrome erkennbar werden können. Die Grenzmarke des 6. Lebensjahres ist nicht ganz willkürlich gewählt. Die Entwicklungspsychologie sieht in dieser Zeit des ersten Gestaltwandels (Zeller, Hetzer) wichtige psychosomatische Umstrukturierungen. Psychopathologisch bedeutsam dürften die ersten Schritte zur Eröffnung eines inneren Bewußtseinsraumes, zur Überwindung der egozentrischen Einstellung (Piaget) sein, durch die sich die Möglichkeit der Reflexion auf den eigenen Standpunkt, der Distanznahme ergibt. Diese Entwicklungsschritte sind als Voraussetzung von Wahnentwicklungen, Sinnestäuschungen und Entfremdungserlebnissen, die sich phänomenologisch denen der Pubertät und des Erwachsenenalters annähern, offenbar bedeutungsvoll. Noch nicht ausreichend beantwortet ist die immer wieder auftauchende Frage, ob es analoge, aber infolge der Unreife des jüngeren Kindes eben anders aussehende Symptome auch schon in der frühen Kindheit gibt.

Bezüglich des Wahns finden ungewöhnliche Formen von Phantasiegefährten, vor allem solche im eigenen Körper Erwähnung (Bosch, 1958; Eggers, 1967). Laroche (1961) prägt den Begriff der „transitivistischen Depersonalisationsphänomene" und meint damit Personifizierungen von Gegenständen und Identifizierung mit diesen über die Zeit hinaus, in der solche Phänomene physiologischerweise vorkommen. Heuyer (1957) beschreibt Tagträume, aus denen die Kinder sich nicht selbst lösen können (délire de rêverie). Thematisch treten nach Eggers leibhypochondrische Erlebnisse besonders früh auf, gefolgt von Vergiftungs-, Verfolgungs-, Beziehungs- und Beeinflussungsideen. Die Erlebnisse bleiben in der Regel flüchtig und es findet sich keine Wahnsystematisierung. Auch Sinnestäuschungen sind der älteren Kindheit vorbehalten und zeigen sich dann häufiger optisch als akustisch. Es scheint eine Beziehung zur eidetischen Phase der Wahrnehmungsentwicklung zu bestehen.

Die Ansicht von Lutz (1945) und Stutte (1960), daß eher körperlich begründbare Psychosen schizophrenieforme, ängstlich-halluzinatorische Zustandsbilder im Kindesalter hervorrufen können, wird durch verschiedene Beobachtungen bestätigt [56, 102, 131, 165].

Die Entwicklung der Beziehungsstörungen steht in enger Abhängigkeit zum Verlauf. Ein langsam zunehmendes Desinteresse, eine geringere Mitschwingungsfähigkeit und gewisse Selbstversunkenheit können lange übersehen werden, ehe den Eltern plötzlich die Unzugänglichkeit des Kindes auffällt. Die Psychose kann aber auch mit dramatischen Trotz- und Erregungszuständen beginnen, die zunächst noch als Ausdruck entwicklungstypischer Anpassungsstörungen gewertet werden mögen, um sich dann später durch die mangelnde Wiedereinordnung und das Einmünden in chronische Abwehr- und Rückzugshaltungen als psychotisch zu erweisen. Nicht selten gehen die Beziehungsstörungen einher mit regressiven Tendenzen. Die Kinder werden unselbständiger und geben bereits geleistete Schritte der sozialen Anpassung wieder auf. Regression und Beziehungsverlust müssen nicht vollständig sein. Einzelleistungen und auch Beziehungsreste zu bestimmten Personen und Situationen können erhalten bleiben.

Kaum von den Beziehungsstörungen abzutrennen sind die affektiven Veränderungen, die Ähnlichkeit mit den hebephrenen Affektstörungen aufweisen. Neben affektiver Verarmung und Verödung sind Ambivalenzhaltungen, ein Auseinanderfallen von affektiven und rationalen Äußerungen sowie absonderliche Richtungen des Affektes zu registrieren. Abrupte Aggressionsdurchbrüche oder scheinbar affektloses Schlagen und Treten anderer Kinder können pädagogische Bemühungen in der Gruppe erheblich erschweren. In der späteren Kindheit sind aggressive Phantasien oft bizarren Inhaltes zu erfahren.

Psychomotorik

Die Beeinträchtigungen sind von denen bei frühkindlichen Psychosen höchstens gradweise, nicht grundsätzlich unterschieden. Ausgeprägte katatone Erscheinungen finden sich bei Psychosen dieses Alters eher selten (Lutz). Vereinzelte katatone oder katatoniforme Symptome (Lutz, Wieck) werden vor allem zu Beginn häufiger beobachtet, insbesondere kataleptische Erscheinungen [64, 65, 189, 190 205, 281, 354, 358, 358a, 370, 377, 390].

Leonhard hat katatonen Psychosen des Kindesalters entsprechend der von Kleist und ihm getroffenen Einteilung eine eigene Studie gewidmet. Wieck beschreibt eine periodische Katatonie mit jeweils 3—5 Monate anhaltenden Schüben. Es handelt sich um einen 9jährigen Jungen, der erstmals im Anschluß an eine Mumpserkrankung psychotisch wurde. Bei einem weiteren Fall zeigten sich erste psychotische Beziehungsstörungen im 4. Lebensjahr und es entwickelte sich ein hochgradig autistisches Bild mit katatoniformen Haltungsanomalien, substuporösen Zuständen und dranghaft erethisch-expansiven Erregtheiten im Alter von 7,4 Jahren (s. auch Annell, 1963).

Sprache

Benedetti-Kind-Wenger sehen keinen grundsätzlichen Unterschied gegenüber den Sprachstörungen autistischer Kinder. Es muß aber bedacht werden, daß bei diesen die Sprache sich infolge einer von Anbeginn an bestehenden Begegnungsstörung nicht oder nur in gestörter Form entwickeln kann, während sie in den späteren Altersstufen zu Beginn der Psychose schon bis zu einem gewissen Grade entwickelt ist und einen Abbau erfährt. Bei frühem Psychosebeginn, im 3. oder 4. Lebensjahr, kann die Unterscheidung gegenüber der Autistensprache allerdings schwer sein [145, 176, 227, 339]. Das zeigt ein Fall von Wieck.

Das Kind hatte bis zu 3 Jahren von sich nur in der dritten Person gesprochen (noch physiologisch), von da an, bis zum 6. Lebensjahr, trotz schon bemerkbarer affektiver und Beziehungsstörungen jedoch regelrecht „ich“ gesagt, um dann wieder in die 3. Person zurückzufallen [86, 268, 397].

Ein 6jähriger Junge unseres Krankengutes zeigte vom 4. Lebensjahr an schleichende Veränderungen seines Wesens mit Gleichgültigkeit, Abwehr mütterlicher Zärtlichkeit, Rückzug aus dem Kontakt mit anderen Kindern und Nachlassen der sprachlichen Produktion. Er sprach nur bei ganz bestimmten Notwendigkeiten laut und deutlich, sonst begann er mit einem deutlich verstehbaren Wort, um dann allmählich in ein unverständliches Gemurmel zu verfallen. Unterhaltungen waren gar nicht mehr möglich. Mit 6 Jahren hörte man ihn dagegen ganz deutlich Gespräche mit seinem Teddybär, einem Stück Holz oder einem anderen Gegenstand halten, wenn er geborgen im Bett lag, während er dem Mitmenschen gegenüber nur mit abgewandtem Gesicht ein unverständliches Gemurmel aus weitgehend geschlossenen Lippen herausbrachte, durchbrochen durch plötzliche, ganz laut und deutlich ausgerufene Forderungen nach Essen und Trinken oder seinem Teddybären.

Veränderungen des Sprachductus, Neigung zu Echolalien, Phonographismus und Neologismen sind auch in diesen Altersstufen zu beobachten. Schrift und Zeichnungen zeigen Störungen oder Ausdrucksmerkmale, wie sie bei erwachsenen Schizophrenen eingehend analysiert worden sind [154, 274].

Über Denkstörungen wird der reifenden Möglichkeit der Selbstbeobachtung entsprechend erst in der späteren Kindheit geklagt. Zu beobachten sind sie indessen frühzeitig als sprunghaft zerfahrenes, inkohärentes Denken (Wieck, 1964). Da das Kind sich auch im Intellektuellen, in der rationalen Welterfassung erst noch entwickeln muß, kommt es um so häufiger, je jünger das Kind ist, zu Beeinträchtigungen der intellektuellen Weiterentwicklung. Die zunehmenden Beziehungsstörungen verwehren dem Kinde die Führung seines Denkens durch den lehrenden Erwachsenen und dadurch vermittelte verbindliche Sach-, Zweck- und Handlungsordnungen. Das begünstigt die Ausbildung abstruser, sinn- und zweckentleerter Denkgebilde und Verhaltensweisen.

Beim Studium der Zwangserscheinungen während der ganzen Kindheit wird deutlich, daß es einen fließenden Übergang von den oben beschriebenen zwangsartigen, ritualistischen Verhaltensweisen frühkindlich autistischer Kinder zu Zwangshandlungen und Zwangserleben in der Pubertät gibt. Der Unterschied liegt in der erst in der späten Kindheit reifenden Möglichkeit der Selbsterfahrung und damit des Leidens unter dem Zwang. Schwere Zwangssyndrome sind im Kindesalter selten, müssen von den banalen und häufigen einfachen Zwangsritualen der Kindheit abgetrennt (von Stockert, 1950, 1967; Stutte, 1960) und als mögliche Prodrome einer beginnenden Psychose im Auge behalten werden (Eggers, 1968). Uschakov (1965) hat Zwangserscheinungen als früheste erste Krankheitszeichen der kindlichen Schizophrenie beschrieben, die noch dem autistischen Rückzug vorausgingen oder diesen begleiteten [19, 93, 95, 142, 144, 153, 188, 208, 218, 224, 225, 294, 332].

3.2. Häufigkeit und Geschlechtsverhältnis

Die Angaben über die Häufigkeit dieser Psychosen variieren stark entsprechend der Altersabgrenzung, den verwendeten diagnostischen Kriterien (s. S. 875) und den nosologischen Konzepten. Nach E. Bleuler und Lutz beginnt die Psychose in 1% vor dem 10. Lebensjahr. Bezogen auf den Erkrankungsdurchschnitt der Bevölkerung bedeutet dies, daß 1 Kind unter 10000 Menschen einer Durchschnittspopulation an Schizophrenie leidet. Nach Kraepelin lassen sich bei 3,5% der Erwachsenenschizophrenien die Symptome in die Kindheit zurück verfolgen. Ausgehend von einer Durchschnittserkrankungshäufigkeit von 1% der Bevölkerung käme man auf 0,035%, also 3,5 von 10000, bei denen die Erscheinungen schon im Kindesalter beginnen. Damit geraten wir in die gleiche Größenordnung, die Lotter (1966) epidemiologisch für den Autismus errechnet hat. Für das Krankengut der Wiener Klinik (Spiel, 1961) lassen sich Annäherungswerte errechnen. Spiel fand in 15 Jahrgängen 17 schizophrene Kinder unter

10 Jahren, bei 3000 aufgenommenen Kindern insgesamt = 0,56%. Bezogen auf 1000 erwachsene Schizophrene jährlich ergibt sich ein Verhältnis von 1‰ kindlicher Schizophrenien. LUTZ gibt für eine kinderpsychiatrische Klinik eine Zahl von 1%, CORBOZ 1,2% des Gesamtkrankengutes an.

AUBIN fand 13 Fälle unter 900 Kindern einer kinderpsychiatrischen Klinik und FONTES u. SCHNEEBERGER-ATAIDE sahen in einem Ambulatorium für psychische Hygiene unter 8300 Kindern 4 Schizophrene zwischen 7 und 9 Jahren. STUTTE gibt eine Zahl von 1,4% schizophrener Psychosen und 0,8% schizophrenieverdächtiger Bilder bezogen auf 732 stationär behandelte Patienten. Allerdings reicht hier die Altersskala von 2—18 Jahren. Demgegenüber wurde von L. BENDER bei 9,6% der auf der kinderpsychiatrischen Abteilung des New Yorker Bellevue Hospitals aufgenommenen Kinder die Diagnose „Schizophrenie" gestellt. Der weiteren Konzeption der Schizophrenie bei L. BENDER entspricht eine 10fach häufigere Diagnose.

Diese spärlichen Zahlen erhellen, wie notwendig sorgsame, solide fundierte, auf einheitlichen diagnostischen Kriterien und Altersabgrenzungen beruhende statistische Untersuchungen wären.

Geschlechtsverhältnis

Sowohl bei den bisher beschriebenen frühkindlichen als auch den Psychosen des Vorschul- und Schulkindalters überwiegen einstimmig in allen Publikationen die Knaben. RUTTER u. LOCKYER (1967) hatten unter 63 Patienten 51 Knaben und 12 Mädchen, also ein Verhältnis von etwa 4:1. BOSCH (1968) hatte unter 33 autistischen Kindern 27 Knaben und 6 Mädchen, wiederum ein Verhältnis von 4,5:1. ASPERGER betont wiederholt, daß es sich bei den „autistischen Psychopathen" fast ausschließlich um Knaben handelt. Bei Mädchen sei das Bild niemals so klar ausgeprägt. Er stellt Erörterungen über die innere Beziehung dieser Psychopathieform zur männlichen Wesensart an und denkt sich eine ähnliche Spezifität wie sie für das weibliche Geschlecht bezüglich der Pubertätsmagersucht gegeben ist. L. BENDER (1969) fand in dem Krankengut des Bellevue Hospitals, New York, von 1935—1951 bei Psychosen unter 7 Jahren ein Verhältnis von 2:1 und über 7 Jahren von 4:1 zwischen Knaben und Mädchen. Auch bei SPIEL (1961) stehen bei schizophrenen Psychosen unter 10 Jahren 12 Knaben, 5 Mädchen gegenüber und bei WIECK, der die infantilen schizophrenen Psychosen bis zum 12. Lebensjahr erfaßt, 10 Knaben und 6 Mädchen, auch hier annäherungsweise ein Verhältnis von 2:1. Auch STUTTE bestätigt nach seinen Erfahrungen diese Relation, findet aber, daß sich das Verhältnis in der Präpubertät umzukehren beginnt. SPIEL fand bei 23 Fällen zwischen 10 und 14 Jahren 16 Mädchen und 7 Knaben.

3.3. Verlauf und Prognose

Die erwähnte Einteilung der Verläufe in mehr akute und mehr schleichende (LUTZ, 1937) hat sich für die schizophrenen Psychosen im engeren Sinne bewährt. WIECK (1964) spricht nicht von akutem, sondern „knickartigem Beginn" und trennt eine Gruppe ab, bei der sich der Beginn schwer fixieren läßt, weil der Übergang von Prodromen zur eigentlichen Psychose sich nur unter Zwang auf einen bestimmten Zeitraum begrenzen läßt. Diese Form ist indessen bei den schleichend beginnenden Psychosen am besten unterzubringen, bei denen von den meisten Autoren über gleiche Abgrenzungsschwierigkeiten gegenüber den Prodromen geklagt wird.

Indessen wird bei weiterer Auffassung des Begriffes der „schizophrenen infantilen Psychose" diese polare Verlaufszuordnung der Formenfülle nicht gerecht. Die Verlaufsgestalten und auch die Prognose werden, je mehr langfristige Katamnesen vorliegen, immer bunter und vielfältiger, zumal wenn man nicht retrograd alle einigermaßen günstigen Verläufe aus dem Schizophreniebereich ausschließt. Wir können uns jedenfalls zu einer solchen einengenden Auffassung nicht bekennen (s. auch M. BLEULER, STUTTE, WEITBRECHT).

Dennoch ist die Prognose der infantilen Psychosen ungünstiger als diejenige bei späterem Beginn. EGGERS u. STUTTE (1969) haben 66 vor dem 14. Lebensjahr erkrankte Kinder und Jugendliche nachuntersucht, von denen allerdings nur 8 Fälle schon vor dem 10. Lebensjahr begonnen haben, so daß die Ergebnisse auf das Kindesalter nicht voll übertragbar sind. Erwähnt sei, daß immerhin 28 der Fälle zur Zeit der Nachuntersuchung gebessert, 6 unverändert und 18 verschlechtert erschienen. Unter den gebesserten finden sich vorwiegend solche mit akuten psychotischen Episoden, die völlig ausheilten, oder mit leichten Defektzeichen abklangen. Unter den verschlechterten sind besonders solche mit schleichend chronischem Verlauf erwähnt und andere, die nach psychotisch-akzentuierter Wesensveränderung in eine manifest schizophrene Psychose einmündeten. An diese letzteren kann man anknüpfen mit der Erwähnung pseudoneurotisch oder pseudopsychopathisch beginnender Psychosen, die zu den hinsichtlich ihrer Zuordnung umstrittenen Verlaufsformen gehören. SPIEL (1960) trennt eine Gruppe pseudopsychopathisch verlaufender Psychosen ab, die sich als Zwangskrankheit oder als Entwicklung zum Sonderling manifestierten. Er beschreibt einen 10jährigen Jungen: „Beginn mit Unruhe, Angst und wahrscheinlich Wahnstimmung, in der Folgezeit lange Stabilisierung als Sonderling und hypochondrisch-hyperästhetische Persönlichkeit, nicht genau feststellbar zunehmende Persönlichkeitsveränderung, die im 20. Lebensjahr auffällige Defektsymptome biete."

L. BENDER und besonders HOCH u. POLATIN (1949, 1962) haben pseudoneurotische Formen der Schizophrenie beschrieben, deren Beginn bis ins späte Kindesalter hinein reicht. Im Sinne von L. BENDER wird man in solchen neurotischen Symptomen, besonders Phobien und Zwängen, Abwehr und Reparationsmechanismen gegen eine, der vulnerablen Persönlichkeit drohende psychotische Entgleisung sehen. Wie weit es sich bei solchen neurotischen Symptomen der Kindheit um Prodrome oder Abwehrvorgänge gegen einen in Gang befindlichen endogenen Prozeß handelt, ist mehr eine Interpretationsfrage, die vom Standpunkt des Interpretierenden abhängt. Daß solche neurotischen Entwicklungen im Vorfeld späterer Psychosen vorkommen und eine pathogenetische Bedeutung haben, zeigen die Untersuchungen von KISKER u. STRÖTZEL und auch die Überlegungen von WINKLER über die Soziodynamik der Schizophrenie [66, 94, 113, 331, 397].

Primär dementielle Bilder ohne wesentliche Psychosezeichen im Sinne der *Schizophrenia simplex* beschreibt TRAMER (1949). KOTHE (1956) setzt sich vor allem mit dem Problem früher Verblödungsprozesse im Rahmen einer Frühschizophrenie auseinander, die fälschlicherweise als Schwachsinn mißdeutet wurden. Die Psychose, wie man sie auch hypothetisch interpretieren mag, führt nicht nur zur Veränderung schon entwickelter zwischenmenschlicher Beziehungen und Verhaltensweisen, sondern beeinträchtigt die Möglichkeiten der adäquaten Entwicklung der Persönlichkeit und Intelligenz [1, 7, 15, 68, 101, 286, 361, 380 381].

Prodrome können bis in das früheste Kindesalter zurückreichen und äußern sich als Verstärkung entwicklungstypischer Phänomene, aber auch in Form diffuser Ängste, Phobien, zunehmender sensorischer Überempfindlichkeit und im späten Kindesalter als hypochondrische Befürchtungen und Zwangserscheinungen. In diesem Altersabschnitt können auch maniforme oder depressive Verstimmungen Vorboten einer späteren schizophrenen Psychose sein (LUTZ, SPIEL). Frühe Fehlentwicklungen der Persönlichkeit, egopathische Entwicklungen im Sinne KISKERs, autistische Charakter- und Verhaltenssymptome (WIECK), aber auch aus dem bisherigen Verhalten herausfallende, nicht einfühlbare Frechheiten und sinnlose Streiche (HOMBURGER, 1926) können zu den Prodromen gerechnet werden.

Immer wieder wird auf eine enge zeitliche Beziehung zwischen unspezifischen Infekten und Psychoseausbruch aufmerksam gemacht (SUCHAREWA, WIECK,

Lutz). Wieck interpretiert diesen Zusammenhang in Analogie zur Selbachschen Kippschwingungstheorie. Aber auch bei solchen, scheinbar ausgelösten schizophrenen Psychosen muß die Frage ihrer körperlichen Begründung genau geprüft werden. Annell (1963) beschreibt ein periodisch katatones Zustandsbild bei einem 7jährigen Knaben, das sich nach Masern, Röteln und hohem Fieber entwickelte. Die katatonen Attacken gingen mit subfebrilen Temperaturen einher, und in einer dieser Attacken konnten Krampfpotentiale über der rechten Temporalregion abgeleitet werden. Gutes Ansprechen auf Diphenylhydantoin. Bei längjähriger Nachbeobachtung zeigte sich keine Defektbildung (s. auch Weber u. Klopp, 1953).

3.4. Differentialdiagnose

Als besondere Verlaufsform der kleinkindlichen Psychosen hat M. Mahler eine „symbiotische Psychose" beschrieben. Lutz (1969) hat im deutschen Sprachbereich auf diese Psychoseform aufmerksam gemacht. Es handelt sich um psychotische Störungen, die im 2.—5. Lebensjahr beginnen und in einer Unfähigkeit des Kindes bestehen, sich aus der „Symbiose genannten Verbindung mit der Mutter" zu lösen. Bei Trennung durch Erkrankung der Mutter, Kindergartenbesuch, Hospitalisierung des Kindes oder Einbruch in die Mutter-Kind-Beziehung durch die Geburt eines Geschwisters u.ä. kommt es zu heftiger Panikreaktion und überwältigender Trennungsangst. Lutz erwähnt katatonieähnliche Wutausbrüche, gelegentlich halluzinatorische Zustände und Übergang in ein regressives Verhalten, das das Ziel habe, die „symbiotisch-parasitäre Art des Einsseins mit der Mutter wieder herzustellen" oder durch Aufbau von Abwehrmechanismen sich gegen die Einbrüche in das labile Ich zu schützen. Diese „symbiotische Psychose" hat sich bisher nicht als ähnlich überzeugendes Syndrom wie das des Kannerschen frühkindlichen Autismus in der Literatur durchsetzen können, wenn auch zunehmend dem Zusammenhang zwischen Psychosebeginn und Trennungserfahrung oder dem Rückfall bzw. dem Beharren in symbiotischen Beziehungen im Rahmen psychotischer Entwicklungen Beachtung geschenkt wird [16, 100, 108, 380].

Wie bei den frühkindlichen Psychosen ist die Abgrenzung gegenüber Demenzprozessen wichtig. Eine besondere Rolle spielt dabei die *Dementia infantilis* Heller (s. Beitrag Lempp). Bei diesen Kindern zeigen sich im Alter von 3—4 Jahren plötzlich auftretende Sprachstörungen, Unruhe, Erregungs- und manchmal auch Angstzustände, rasch auftretende Demenz mit Ausgang in tiefe Verblödung und erneute Unreinheit bei Erhaltenbleiben eines intelligenten Gesichtsausdruckes. Hinzu gesellt sich eine tiefgreifende Beziehungsstörung zur Umwelt, auf deren Ähnlichkeit mit dem Autismus besonders von Stockert (1959) aufmerksam gemacht hat. Diese Symptomatik kann offenbar durch verschiedenartige Prozesse wie z.B. Lipoid-Speicherkrankheiten (Corberi, 1931), chronische und akut entzündliche Hirnerkrankungen verschiedenster Genese (Benda, 1961; Bosch, 1948) verursacht werden. Eine Abgrenzung von akuten und rasch zur Demenz führenden frühschizophrenen Verläufen ist durchaus nicht einfach. Das Syndrom wird im Anschluß an Bosch (1948) von vielen Autoren als polyätiologisch verursacht mit alterstypischer Symptomenprägung aufgefaßt. Eine eingehende und weitgehend vollständige Übersicht des jetzigen Forschungsstandes bei Stutte u. Harbauer (1965). Als encephalitisches Syndrom mit einem psychotischen Hypermotilitätszustand einhergehend, aber auch mit hirnorganischen Symptomen und epileptischen Anfällen wird immer wieder das Kramer-Pollnow-Syndrom angeführt, dessen Prognose vom Grundprozeß abhängt (Stutte, 1969) [157, 237, 335,—337, 384, 388].

Zu beachten sind abnorm stark und lang in Erscheinung tretende phasentypische Verhaltens- und Anpassungsstörungen. Besonders neuropathische, sensitive, ängstliche Kinder in gestörten Familien können dann Zustandsbilder bieten, die an Prodrome oder beginnende Psychosen erinnern. Auch beim sog. elektiven, psychogenen Mutismus, besonders wenn er sehr ausgebreitet ist, können sich differentialdiagnostische Schwierigkeiten einstellen. In der Regel lassen sich bei diesem aber Bereiche weitgehend unbeeinträchtigter mitmenschlicher Beziehungen erkennen, auf die das Kind sich in seiner Kontaktverweigerung sogar betont zurückzieht und stützt.

Bezüglich der körperlich begründbaren Psychosen des Kindesalters sowie der abnormen Erlebnisreaktionen psychotischen Ausmaßes sei auf die Beiträge Lempp und Löwnau verwiesen. (Zur Diff.-Diagnose s. auch [5, 135, 147, 155, 169, 255, 283, 350, 375].)

3.5. Ätiologie

Bezüglich der Heredität nähern sich die schizophrenen infantilen Psychosen im engeren Sinne den Zahlen, die auch bei Erwachsenen gefunden werden (Kallmann u. Roth, 1956). Spiel fand eine höhere Belastung bei der infantilen als bei der präpuberalen Psychosegruppe. Bei Wieck sind allerdings die Belastungsverhältnisse eher denen der frühkindlichen Psychosen ähnlich mit einer größeren Häufung abnormer, schizoider Persönlichkeiten in der Aszendenz bei sehr geringer Belastungszahl mit psychotischen Vorfahren. L. Bender, Mahler, Kisker und Strötzel haben auf eine biologische Mangelverfassung später Psychotischer vom Beginn des Lebens an hingewiesen. Kisker spricht von einer basalen Schwäche der Ich-Konstitution, einer aberrierenden egopathischen Entwicklung als Folge originärer Defizienzen des individuellen Reifens. Hier taucht der Gedanke der schizophrenen Psychose als bestimmt gearteter Gesamtentwicklung auf, den M. Bleuler wiederholt betont hat (s. auch Uschakow) [177, 295, 296].

Bezüglich der Mitwirkung hirnorganischer Faktoren, im Sinne frühkindlich gesetzter Cerebralschädigungen ist ein Umdenken in der Literatur zu erkennen. Die scharfe Scheidung zwischen organisch und psychotisch (H.A. Schmitz, 1958) wird eher aufgegeben und solche Vorschädigungen als weiteres Handikap des schon biologisch unterwertigen, anpassungsgestörten Kindes gedeutet (L. Bender, Kothe). Wir selbst haben unsere diesbezügliche Position geändert und schließen nicht mehr allzu puristisch jedes Kind mit eindeutiger psychotischer Symptomatologie wegen neurologischer Feinsymptome, geringfügiger Ventrikelveränderungen im PEG oder feststellbarer Risikofaktoren in der Anamnese aus der Gruppe schizophrener Psychosen aus.

Bei ätiologischen Überlegungen werden sozialpsychiatrische Faktoren zunehmend beachtet. Abgesehen von gestörten Familienstrukturen (Scheidungsehe, Verwaisung, uneheliche Geburt, Heimaufenthalte oder Versorgungsmängel im Elternhaus bei gestörten Ehen, langen Erkrankungen oder Psychosen eines Elternteiles), die offenbar gehäuft vorkommen (Sucharewa, 1967; Spiel, 1960; Wieck, 1965) ergeben sich vergleichbare Befunde wie bei den frühkindlichen Psychosen [69, 99, 112, 130, 139, 231—233, 289]. Dem skeptischen Einwand, daß besonders bei akuten Verläufen die Familienstruktur in keinem angemessenen Verhältnis zu Art und Ablauf der Psychosen stehe und vernachlässigt werden könne (Conrad, Kallmann und Roth), kann man mit Hinweis auf die sich häufenden Berichte über den Zusammenhang psychotischer Entwicklung des Kindes mit tiefgreifend gestörten familiären Situationen begegnen. Diese Einsichten ergeben sich weniger aus der Katamnese als aus der unmittelbaren Nahsicht während der Behandlung psychotischer Kinder. Gegenwärtig kann man nur, wie schon für die frühkindlichen Psychosen dargelegt, Verstärkungsreihen der verschiedenen pathogenetisch und pathoplastisch bedeutsamen Faktoren aufstellen und ihre Wertigkeit, sehr individualisierend, abwägen. Sozialpsychiatrisch relevant sind dabei alle personalen und Familienhaltungen, die vom Kinde her gesehen dessen Ich-Entwicklung beeinträchtigen und die Entfaltung tragfähiger, realitätsgerechter zwischenmenschlicher Beziehungen verhindern können. Das mag ebenso die ängstlich selbstunsichere, wie die übermäßig beschützende Mutter sein als auch der starr prinzipienhafte und terrorisierende wie der zu weichliche Vater [76]. KISKER und SÜLLWOLD beschreiben deformierte Familien, die durch feindselige Ablehnung der Ehepartner untereinander oder des Kindes gekennzeichnet sind, sowie durch Dauerspannungen, die nach jeder Seite hin kaschiert und gegen befreiende Auflösung abgesichert werden. Untersuchungen dieser innerfamiliären Umgangsformen, die sich auch im Sprach- und Denkstil erfassen lassen, sind wichtige objektivierende Zugangswege (BERNSTEIN, 1959; LIDZ u. Mitarb., 1956, 1958a und b; WYNNE u. Mitarb., 1963) [47, 55, 88, 126, 197, 265, 277, 279, 304, 347].

Psychodynamische Hypothesen wurden schon bei Besprechung der frühkindlichen Psychosen erörtert (S. 888), dagegen sei noch auf die weiter ausgreifenden psychobiologischen Hypothesen von L. BENDER und M. MAHLER eingegangen, die eine breite, wenn auch notwendig kritische Beachtung gefunden haben. Für L. BENDER bedeutet die Diagnose „Schizophrenie" nicht, daß eine manifeste Psychose oder ein Folgezustand einer solchen vorliegt, sondern die lebenslänglich bestehende Möglichkeit psychotisch oder auf andere Weise abnorm zu reagieren. Sie definiert daher selbst (1969) (Übersetzung durch den Autor):

„Schizophrenie im Kindesalter ist der gleiche Prozeß wie Schizophrenie im Erwachsenenalter; sie ist eine psychobiologische Einheit, die determiniert wird durch eine vererbte Prädisposition, eine frühe physiologische oder organische Krise und einen Mangel an adäquaten Abwehrmechanismen; Schizophrenie bleibt für die ganze Lebenszeit des Individuums bestehen, bringt aber unterschiedliche klinische, Verhaltens- oder psychiatrische Erscheinungen hervor in unterschiedlichen Epochen der individuellen Entwicklung und jeweils in Beziehung zu kompensierenden oder dekompensierenden Abwehrvorgängen, die durch Umweltfaktoren beeinflußt werden können. Demgemäß sehen wir die autistischen und symbiotischen Erscheinungen im frühen und frühesten Kindesalter, die Psychosen der späteren Kindheit und die pseudoneurotischen (HOCH u. POLATIN) und pseudopsychopathischen Züge der Adoleszenz. Viele Zustände der Schizophrenie sind infolge von Latenz, Remission, adäquaten neurotischen Abwehrvorgängen oder Behandlung nicht psychotisch. Die Bestätigung der Diagnose in der späten Adoleszenz oder im Reifealter durch Katamnesen verschiedener Mitarbeiter wird als Bestätigung dieser Definition angesehen."

Mit dieser Bestimmung erfaßt L. BENDER einen sehr breiten Bereich abnormer Entwicklungen vulnerabler, vorgeschädigter Kinder, so daß ihr Krankengut — auch bei Berücksichtigung einer weiteren Fassung des Psychosebegriffes — über den hier abgesteckten Rahmen deutlich hinaus geht. Dementsprechend auch ihre Zahlen: Zwischen 1935 und 1954 will sie über 850 „schizophrene Kinder" in ihrer New Yorker Klinik gesehen haben (s. auch S. 875). Interessant sind die Untersuchungen von FISH u. Mitarb., die unter Anwendung der Benderschen Kriterien schon bei Säuglingen die vulnerablen von den widerstandsfähigen zu unterscheiden versuchen und bei Verlaufsuntersuchungen die Entwicklung tiefgreifender Reifungsdysharmonien mit Ängsten und erheblichen Anpassungsstörungen verifizieren konnten [22—40, 117, 118, 120—123, 284].

Die Bedeutung der Arbeit MARGRET MAHLERs liegt nicht nur in der Abgrenzung einer Sondergruppe psychotischer Entwicklungen, der symbiotischen infantilen Psychose, sondern auch in der Ausarbeitung eines umfassenden psychodynamischen und entwicklungspsychologischen Konzeptes infantiler Psychosen [243—249]. Die Symptomatik in den verschiedenen Entwicklungsstufen wird bestimmt durch den Kampf zwischen durchbrechenden Tendenzen der primären Prozesse (FREUD) und den psychotischen Abwehrmechanismen eines vulnerablen, konstitutionell defekten und in der Entwicklung unzusammenhängend gebildeten Ich. Die Beeinträchtigung der Persönlichkeit ist um so tiefer greifend, je früher diese Prozesse in Gang kommen. Besondere Beachtung wird der Ich-Entwicklung geschenkt und eine wesentliche Schwierigkeit der psychotischen Kinder in ihrer Unfähigkeit, das mütterliche Ego zur Wiederherstellung und zum Schutz des eigenen, rasch reifenden und verletzlichen Ego zu verwenden. In dieser Sicht bestehen enge Beziehungen der symbiotischen Psychose zur autistischen und keineswegs ein unüberbrückbarer Gegensatz. Die Regression in die Symbiose ist *eine* der Antwortmöglichkeiten neben dem autistischen Rückzug und beide lassen sich im Verlauf unter Umständen nacheinander beobachten. Die psychodynamische Interpretation der gestörten Ich-Entwicklung und des autistischen Rückzuges kommt der von Bettelheim nahe, wenn dieser auch sozialpsychologische Faktoren gegenüber konstitutionellen in den Vordergrund rückt.

4. Therapie

Die Therapie der kindlichen schizophrenen Psychosen muß wie die bei Erwachsenen sowohl somatisch als auch psychotherapeutisch, soziotherapeutisch und heilpädagogisch orientiert sein. Zur Dämpfung akuter Erregungszustände sind keine wesentlich anderen Gesichtspunkte als bei Erwachsenen zu beachten, bis auf die individuell stark unterschiedliche Toleranz bei Kindern. Bei längerfristiger Behandlung ist zu beachten, daß die Lern- und Aufnahmefähigkeit der Kinder durch die psychopharmakologische Therapie nicht mehr beeinträchtigt wird, als es zur Aufrechterhaltung ausreichender Umweltkontakte unbedingt erforderlich ist. Nach anfänglicher Dämpfung akuter Ängste, katatoner Erregungen mit dämpfenden und neuroleptischen Präparaten, wie Chlorpromazin, Perazin u.ä. ist zur Dauertherapie Übergang auf stärker potente Neuroleptika, besonders solche mit antiautistischer Wirkung, vorzuziehen (Triperidol, Trifluoperacin). Eigene gute Erfahrungen mit kleineren Dosen Phasein (Reserpin und Orphenadrin-Kombination) ergaben sich bei autistischen Kindern. Bei dysphorisch depressiven Zuständen können auch Antidepressiva oder eine Kombinationstherapie, wie bei Erwachsenenpsychosen bekannt, am Platze sein [77, 119, 120, 121, 222, 325].

L. Bender, Spiel, Wieck berichten über gute Erfolge mit Elektrokrampftherapie, besonders bei akuten Verläufen. Nachuntersuchungen der Benderschen Fälle (Eisenberg, 1957) stellen diese günstige Darstellung in Frage. Zwar scheinen akut Beruhigungen und bessere Anpassung zu erfolgen, die aber durch eine Verstärkung der Persönlichkeitsdesintegration erkauft werden (Schopler, 1965). Das gleiche Problem stellt sich bei der Insulin-Anwendung (Bender, 1967). Behandlungen mit D-Lysergsäure (L. Bender, 1966) sollen zu Besserungen des Kontaktes, Abbau der feindlichen Einstellung zur Umwelt und Anregung zu spontanen Spielversuchen geführt haben. Außerdem habe sich das körperliche Befinden sichtbar günstig entwickelt. Toxische Wirkungen konnten nicht nachgewiesen werden.

Bei der psychotherapeutischen und heilpädagogischen Führung stellt sich immer wieder die Frage, ob die Therapie im Elternhaus oder in einer therapeutischen Institution durchgeführt werden soll. Vielfach werden rein praktische Gesichtspunkte entscheiden müssen. Leichtere psychotische Zustände, gute personelle und räumliche Möglichkeiten sprechen für eine ambulante Therapie in Zusammenarbeit mit dem Elternhaus. Vielfach ist aber eine längere Herausnahme aus der in der Regel doch primär oder sekundär in den Kreis der kindlichen Abnormität verwobenen Familie sehr nützlich. Bettelheim fordert sehr rigoros Trennung und Institutionstherapie für wenigstens 1 Jahr, um überhaupt Erfolge zu sehen. Eigene Erfahrungen (Bosch, 1970; Geyer, 1969) zeigten, daß erste Therapieerfolge bei autistischen Kindern unter Umständen erst nach Monaten gesehen werden und Aufnahmen in einer therapeutischen Einrichtung daher von vorneherein für einen längeren Zeitraum geplant werden müssen. Auch wir würden in der Regel eine Trennung von der Häuslichkeit befürworten. Innerhalb der therapeutischen Institution stellen diese Kinder allerdings hohe Anforderungen an die Zusammensetzung der therapeutischen und Lebensgruppe, an die Kenntnisse und die Stetigkeit der Personals und der Therapeuten, da sie in besonderem Maße umweltempfindlich und störanfällig sind. Die Frage, ob autistische und später psychotisch gewordene Kinder in speziellen klinischen oder sonderpädagogischen Institutionen oder aufgeteilt in Gruppen kontaktfähigerer Kinder gefördert werden sollen, ist bisher umstritten. Es gibt Spezialeinrichtungen und Schulen z.B. in England und Schweden. Andere Erfahrungen (BETTELHEIM, LUTZ, BOSCH) sprechen für den zweiten Weg. Eine besondere Einstellung der jeweiligen Institution auf diese Kinder ist allerdings unumgänglich und die Einrichtung von Behandlungszentren bedürfte dringend der Förderung. Wegen der langen Dauer der Wiedereingliederung sollten solche therapeutischen Einrichtungen über alle Möglichkeiten der Weitererziehung sowohl in schulischer als auch in arbeitstherapeutischer Hinsicht verfügen, um den Kindern unnötigen Wechsel mit neuen Erschütterungen zu ersparen. Entlassungen und Eingliederung in andere Erziehungseinrichtungen müssen mit großer Sorgfalt vorbereitet und weiter begleitet werden, um nicht zu Rückfällen zu führen. Eigene laufende Nachuntersuchungen zeigen leider, daß bisher eine sehr geringe Tragfähigkeit und ein relativ geringes Verständnis für die Probleme psychotischer Kinder in ambulanten Erziehungseinrichtungen besteht [71, 125, 146, 194, 253, 326, 322, 388].

Das Ziel der Therapie ergibt sich aus der theoretischen Konzeption hinsichtlich der Struktur der Psychose, der vorliegenden pathogenetischen Faktoren und einer Analyse der jeweilig bestehenden Abwehrhaltungen, Defizienzen besonders in der Selbst- und Fremderfahrung sowie erkennbarer Kontakt- und Entwicklungsmöglichkeiten. Das Vorgehen sollte zwar streng rational kontrolliert und durchdacht werden, dabei aber einfallsreich und unkonventionell sein. Ein solches psychodynamisch orientiertes Vorgehen wird von BETTELHEIM (1967) subtil und kritisch beschrieben. Unsere eigenen therapeutischen Bemühungen richten sich einmal heilpädagogisch auf Vermittlung sozialer Umwelterfahrung und schrittweisen Aufbau dieser Erfahrungswelt und zum anderen psychodynamisch orientiert auf den Abbau von autistischen Abwehrhaltungen [91, 129, 181, 330, 319].

Das Interesse der Verhaltenstherapie hat sich in letzter Zeit besonders den autistischen Kindern zugewandt (PLOOG, 1969). Es bleibt noch die Frage offen, wie weit die erreichten Erfolge haltbar sind und ob diese Konzeption der sehr umfassenden Störung des Aufbaues der Sozialerfahrung wirklich angemessen ist. Für diesen Weg spricht die sorgsame rationale Überprüfung, die besondere Beziehung zur gestörten Lernfähigkeit der autistischen Kinder und der sehr tiefe Ansatz bei einfachen Erfolgs- und Mißerfolgserlebnissen [115, 168, 264].

Bei aller Therapie muß beachtet werden, daß neue Lebenserfahrungen und Beanspruchungen neue Krisen bringen können, auf die man Kind und Eltern vorbereiten muß [257].

B. Die endogen-phasischen Psychosen des Kindesalters

1. Problemlage und Symptomatologie

Nimmt man es bei dieser Krankheitsgruppe ernst mit der Beschränkung auf das Kindesalter (s. S. 874), so sind die Bedenken noch nicht ganz ausgeräumt, ob es überhaupt manisch-depressive Psychosen in der Kindheit gibt. Es frappiert, daß diese Gruppe in wichtigen Lehrbüchern (KANNER, VAN KREVELEN) gar nicht angeführt wird und ihr in dem Standardlehrbuch von LUTZ noch nicht eine Seite gewidmet wird. Der jüngste von LUTZ eindeutig verifizierte Fall war schon 13 Jahre alt. Eine Durchsicht der Literatur zeigt indessen, daß sich die Berichte über das Vorkommen endogen-phasischer oder manisch-depressiver Psychosen im Kindesalter mehren, und es dürfte kaum noch zweifelhaft sein, daß einschlägige Fälle auch vor dem 10. Lebensjahr auftreten bzw. bei Kindern, die nach ihren Reifekriterien eindeutig noch nicht in die Pubertät eingetreten sind (ANTHONY u. SCOTT, 1959; CAMPBELL, 1952; SPIEL, 1961, 1969; STUTTE, 1963, 1969). Immerhin erscheint es wichtig, bei so unterschiedlichen Ansichten erfahrener Forscher, nach den Möglichkeiten zu fragen, die Diagnose einer manisch-depressiven Krankheit im Kindesalter zu sichern. ANTHONY u. SCOTT haben 10 Kriterien erarbeitet, um in Literatur und Klinik authentische Fälle zu gewinnen (Übersetzung d. d. Verf.):

1. Auftreten eines abnormen psychiatrischen Zustandsbildes zu irgendeinem Zeitpunkt der Krankheit, das den klassischen klinischen Beschreibungen, wie sie von KRAEPELIN, BLEULER, MEYER u.a. beschrieben worden ist, entspricht.
2. Hinweise auf eine „positive" Familienanamnese, die eine manischdepressive „Diathese" nahelegen.
3. Hinweise auf eine *frühe* Tendenz zu manisch-depressiven Reaktionsformen, beispielsweise manifestiert in
   a) einer cyclothymen Tendenz mit allmählich sich verstärkenden und verlängernden Schwankungen,
   b) deliranten manischen oder depressiven Ausbrüchen im Verlauf fieberhafter Erkrankung.
4. Hinweise auf eine wiederholte oder periodische Krankheit. Das schließt die Beobachtung von wenigstens zwei Episoden, die als klinisch vergleichbar beurteilt werden, und die durch Perioden (Monate oder Jahre) normaler Entwicklung getrennt sind, ein.
5. Hinweise auf eine biphasische Krankheit, die Schwankungen von pathologischem Ausmaß von Stadien gehobener Stimmung zu solchen der Depression und umgekehrt zeigt.
6. Hinweise auf eine endogene Krankheit, d.h., daß die Phasen der Krankheit in minimaler Beziehung zu Umweltereignissen stehen.
7. Hinweise auf eine schwere Krankheit, die durch die Notwendigkeit klinischer Behandlung, nachdrücklicher Sedierung und Elektrokrampfbehandlung erwiesen wird.
8. Hinweis auf eine zugrundeliegende, abnorme extrovertierte Persönlichkeit, die durch Testuntersuchungen objektiviert werden soll.
9. Abwesenheit von Symptomen, die andere abnorme Bedingungen, wie Schizophrenie, organische Zustände usw. anzeigen.
10. Sicherung während des Verlaufs und nicht durch retrospektive Beurteilung.

Unter Anwendung dieser Kriterien prüften ANTHONY u. SCOTT 25 Arbeiten seit 1884—1954 und konnten nur bei 3 Fällen mehr als 5 und in keinem Fall mehr als 7 Punkte bestätigt finden. Diese 3 Fälle (DUSSICK, 1934; OLKON, 1945; MCHARG, 1954) waren alle schon 11 Jahre und gehörten zumindest in die Zeit der späten Kindheit. Auch der von ANTHONY u. SCOTT selbstbeschriebene 12jährige Junge, mit einem manischen Zustandsbild, war bei der Ersterkrankung schon 12 Jahre, wies aber keinerlei puberale Reifungszeichen auf. Bei SPIEL (1969) findet man in einer großen Übersicht des Wiener Krankengutes von 1953—1967 einen Knaben mit einer endogenphasischen Erkrankung (7 Jahre alt) und 5 Fälle (2 Knaben, 3 Mädchen) mit einer psychogenen Depression im Alter zwischen 8 und 10 Jahren. In jedem Falle zeigen die Diagramme sowohl bei endogen-phasischen als auch reaktiven Verstimmungen nach ganz flachen Verlauf, bedingt durch Einzelfälle, einen allmählich und dann immer steileren Anstieg vom 11.—12. Lebensjahr an. Auch STUTTE (1963) geht bei seiner Schilderung (13 Fälle, 5 weibliche und 8 männliche) von Psychosen aus, die vor dem 14. Lebensjahr begonnen haben. Der eigene früheste Fall ist 9—10 Jahre, ein weiterer 10 Jahre alt. Man muß also nach wie vor daran festhalten, daß endogen-phasische Psychosen im Kindesalter noch seltener sind als schizophrene, daß das Kind offenbar nicht zur Ausgestaltung der klassischen depressiven oder manischen Symptomatik in der Lage ist.

Wegen dieser Seltenheit werden bei Darstellungen meist die spätkindlichen und präpuberalen phasischen Psychosen, die eine ansteigende Häufigkeit zeigen, zusammengefaßt, so auch bei STUTTE, der sich mehrfach mit diesem Thema auseinandergesetzt hat. Einige Züge der dabei herausgearbeiteten mannigfaltigen und z.T. alterstypischen Besonderheiten seien angeführt:

Beschrieben werden episodische, manisch-expansive Verhaltensstörungen, die sich dem Kindes- oder Schulalter entsprechend als Erziehungsschwierigkeiten oder Schulproblematik äußern, ebenso depressive Hemmungszustände mit ersten Zwangssymptomen, besonders Grübelzwang (STUTTE, 1960, 1963, 1969) und intellektueller Leistungsschwäche, hypochondrischen Vorstellungen (NISSEN, 1967; VON STOCKERT) und vorübergehenden Phobien.

STUTTE stellt folgende Besonderheit der phasischen Psychosen dieses Alters heraus:

1. nahezu regelmäßiges Vorkommen vegetativer Funktionsstörungen, Schlafstörung, Appetitmangel oder Essensgier, Kopfschmerzen, Menstruationsanomalien usw. (KUHN, SPERLING, WINZENRIED). Diese können, ähnlich den vegetativen Depressionen beim Erwachsenen, das Bild bestimmen und über das Vorliegen einer depressiven Phase hinwegtäuschen.

2. relativ häufiges Nebeneinandervorkommen manischer und depressiver Phasen. Von den 13 Fällen STUTTEs zeigten 9 im jeweils über 10jährigen Verlauf sowohl manische als auch depressive Phasen.

3. relative Kurzphasigkeit (s. auch SPIEL, 1961). STUTTE berichtet von Phasenwechsel innerhalb von 2—5 Tagen ohne Therapieeinwirkung und bei einem 13jährigen Patienten von Phasenumschwüngen innerhalb eines Tages vom Manischen zum Depressiven.

Wir haben bei einem mit 12 Jahren ersterkrankten Jungen wiederholte Phasen von jeweils 5—10 Tagen Dauer gesehen, die mit Leistungsabfall in der Schule, Grübelzwang oder Gedankenleere, gedrückter Stimmung, angedeuteten Suicidideen, Schlaf- und Appetitstörungen und motorischer Gehemmtheit einhergingen und spontan nach kurzer klinischer Bewahrung wieder abklangen. Bei dem erwähnten 10jährigen Mädchen sahen wir im Verlauf der Besserung besonders krasse Tagesschwankungen, bei denen es innerhalb von Minuten aus gehobener Stimmung in eine agitierte depressive Erregung umschlug. Wir hatten allerdings den Eindruck, daß gewisse Belastungen (Brief von zu Hause, Besuch und Abschied der Mutter) diesen plötzlichen Umschlag mit anstießen.

2. Verlauf und Prognose

Auch hier sind die Berichte noch z.T. widersprechend, und ein abschließendes Urteil erscheint noch nicht möglich. SPIEL (1969) hat bei 27 Fällen unter 14 Jahren eine Katamnese von mehr als 10 Jahren erheben können. Alle wurden bei der Erstaufnahme als manisch-depressive Psychosen bezeichnet. Ein gewisser Unterschied, so weit bei der kleinen Zahl darüber etwas ausgesagt werden kann, scheint im Verlauf zwischen den Kindern unter und über 10 Jahren zu bestehen. Bei den infantilen Psychosen wurden Knaben häufiger als Mädchen betroffen, und es traten häufiger manische Zustände auf als depressive. Im Verlaufe entwickelte sich keiner dieser Fälle in Richtung auf eine echte manisch-depressive Krankheit, d.h. es wurden weder manische noch depressive Phasen in den folgenden 10—15 Jahren beobachtet. Bei 2 Fällen trat ein eindeutig organisches Leiden (Epilepsie) in Erscheinung, der Rest blieb unauffällig. Allerdings zeigten diese „unauffälligen" Patienten zu 50% das Bild einer „zykloiden Psychopathie" (SPIEL). Bei den 10- bis 14jährigen (17 Fälle) überwogen die Mädchen (ebenso wie bei der präpuberalen Schizophrenie). Alle 12 depressiven Fälle waren in der Folge auffällig, 10 durch weitgehend ähnliche, endogen-depressive Verstimmung, 2 wegen häufiger zykloid-psychopathischer Episoden. Aus den manischen Fällen entwickelten sich zweimal eine Schizophrenie, einmal ein hirnorganisch-degenerativer Prozeß und zweimal wiederum eine zykloide Psychopathie. Die Einmündung, besonders der manischen Bilder, aber auch einzelner depressiver in einen schizophrenen Verlauf (BINSWANGER, VON STOCKERT, STUTTE, VILLINGER) ist mehrfach beschrieben worden. STUTTE nennt als ungünstige prognostische Kriterien deutliche initiale Depersonalisationserscheinungen, prinzipienhafte starre Züge in der Expansivität kindlicher Manien, paranoide Ideen der kindlichen Depressionen, anhaltende heboide Verhaltensformen, lange Dauer der Phasen und nur partielle Remission im Intervall.

3. Ätiologie

Heredität

SPIEL (1961) fand bei 7 Fällen bis zu 10 Jahren in der Regel eine beträchtliche homologe Belastung sowohl mit manisch-depressiven Erkrankungen als auch gehäuften Selbstmordversuchen und zykloiden Psychopathien. Bei der Gruppe zwischen 10 und 14 Jahren war die homologe Belastung weniger deutlich. Bei 3 Fällen fanden sich Depressionen in der Aszendenz, zweimal ein Suicid in der Familie und dreimal psychopathische Persönlichkeiten. Ähnliches berichtet STUTTE, der bei 8 phasischen Psychosen unter 14 Jahren eine homologe Belastung nachwies, bei zwei zusätzlich und bei einem Fall ausschließlich eine solche mit schizophrenen Psychosen. Eine Beziehung zwischen Heredität und Verlauf glaubte er nicht herstellen zu können.

Gibt es eine eigenständige endogene phasische Psychose des Kindesalters?

Bisher haben wir uns bei der Darstellung in der konventionellen Blickrichtung vom Erwachsenen auf das Kind bewegt und gefragt, ob endogen-phasische Psychosen auch im Kindesalter schon vorkommen können. Wie in dem Abschnitt über die infantilen schizophrenieartigen Psychosen kommt man aber um die Frage nicht herum, ob es Syndrome oder sogar Krankheitseinheiten gibt, die für die behandelte Altersstufe charakteristisch sind, als Psychosen bezeichnet werden können und auf Grund bestimmter Kriterien dem weiter gefaßten Bereich der endogen-phasischen Psychosen zuzuordnen wären, und weiterhin inwiefern dann eine solche infantil-phasische Psychose verschieden ist von denen des Erwachsenenalters. Ein legitimer Weg zu diesen kindlich psychotischen Verstimmungen zu gelangen, ist die Katamnese.

KRAEPELIN (1921) hat bei 0,4% von 900 Patienten die erste manisch-depressive Phase vor dem 10. Lebensjahr beschrieben und eine 6 Monate währende Manie bei einem 5jährigen Jungen erwähnt. BÜRGER-PRINZ hat wiederholt betont, daß man häufiger als üblicherweise angenommen bei sorgsamer Anamnesenerhebung manisch-depressiv Erkrankter auf erste Phasen in der Kindheit stoße. WINZENRIED fand bei diesem Vorgehen nicht selten eine Tendenz sowohl zu periodisch auftretenden Verhaltensstörungen als auch zu chronisch-rezidivierenden somatischen Erkrankungen.

Den im Übergang zum Pubertäts- und Erwachsenenalter eintretenden Wandel nennt BÜRGER-PRINZ (1961) einen „Feldwechsel".

Hinsichtlich der Beurteilung dieser Frühmanifestationen bestehen Divergenzen. STUTTE tritt mit L. BINSWANGER temperamentvoll für die Auffassung ein, daß diese Erscheinungen als Erstmanifestationen der Psychose zu beurteilen seien. Anders SCHACHTER (1951), der diese sog. periodischen Psychosen bei Kindern nur als Persönlichkeitsstörungen wertet, bei denen die hyperaktive Phase für eine Manie und ihr vorübergehendes Verschwinden für eine „Depression" gehalten werde. Ähnlich SADLER (1952), BARTON-HALL (1952), ANTHONY u. SCOTT (1959). Sie sprechen von cycloiden Abweichungen sowohl konstitutionsbedingter als auch reaktiver Art, ohne psychotische Wertigkeit. Diese retrospektive Deutung bleibt letztlich Ermessensfrage, sofern nicht die unmittelbare Beobachtungs- und Verlaufskontrolle sowie die Analyse der eventuell mitwirkenden Faktoren überzeugender die Zuordnung zu den phasischen Psychosen belegen. Einen interessanten Beitrag zur Klärung dieser Frage liefert ANNELL (1969), die solche nicht ganz charakteristische, in der Stimmung schwankende Zustände mit Lithium erfolgreich behandelte und dadurch ihre Zugehörigkeit zum Kreis der endogen-phasischen Psychosen erhärtet sieht (s. S. 907).

SPIEL (1969) hat ein mögliches, wenn auch spekulatives Bild entworfen, indem er versuchte „das kindlich-depressive Syndrom auf die jeweilige Phase zu projizieren". Die depressive Phase in der Zeit der Ursymbiose zwischen Mutter und Kind kann sich lediglich in psychosomatischen Äußerungen manifestieren. Sie ist eine Phase der „Vitalisierung". Als Beispiel werden die lebensbedrohlichen Zustandsbilder des Hospitalismus und der anaklitischen Depression (SPITZ, 1967) angeführt. In dieser Phase besteht nicht die Überzeugtheit der Bedrohung des Seins, sondern das „Sein" ist bedroht.

In der Periode des 1. Gestaltwandels (6. Lebensjahr) treten die dieser Phase eigenen und typischen Angstproduktionen, die Affektinstabilität und die motorischen Äußerungen in Erscheinung. In der Schulzeit wäre der Morbus depressio gekennzeichnet durch periodisch auftretende Leistungsstörungen, kombiniert mit dysphorischen Stimmungsumschlägen sowie phasenhaftem Introvertiertsein und lustlosem Dahin-Vegetieren. Erst in der Zeit der puberalen Wandlung schließlich treten dann Erscheinungen auf, die bereits denen der Erwachsenen ähnlich sind. In diesem Zusammenhang diskutiert SPIEL auch die Frage der Defektbildung bei manisch-depressiven Verstimmungen im Kindesalter. Die Möglichkeit des affektiven Defektes, der dauernden Abwandlung der Persönlichkeit nach Einbruch einer manisch-depressiven Psychose muß erwogen werden und wird auch von der Schule BÜRGER-PRINZ betont (maligne Cyclothymien, ALBRECHT).

Psychodynamische Gesichtspunkte

Hier finden sich Tendenzen — ähnlich wie es L. BENDER bei den infantilen schizophrenen Psychosen getan hat —, den Begriff der Psychose auszuklammern und nach „manisch-depressiven Zuständen im Kindesalter" zu fragen. Dadurch ergibt sich eine fast uferlose Ausweitung des Begriffes und natürlich auch der Häufung solcher Zustände. Nach MELANIE KLEIN geht die frühkindliche Entwicklung notwendig durch manisch-depressive Zustände, in denen die Manie als Abwehrvorgang gegen frühinfantile Depressionen oder Frustrationen verstanden wird und erst die grundlegende kindliche Erfahrung der Omnipotenz und die Kontrolle über die Umweltobjekte ermöglicht. Eine normale kindliche Entwicklung ist nach diesen Vorstellungen nur über den Durchgang durch solche manisch-depressiven Zustände (BOULANGER, 1969; GLOVER, 1957; SPERLING, 1959) möglich. Unspezifische Begriffe wie „embryonale Form manisch-depressiven Verhaltens" (HARMS), „ernstes Baby, verkehrte Tage bei Kleinkindern" werden verwendet. Auf diese inzwischen sehr ausgedehnte Literatur kann hier nicht eingegangen werden. Das Positive liegt in der Erweiterung unserer Kenntnisse physiologischer und im dynamischen Zusammenhang der Lebensentwicklung evtl. notwendiger Stimmungs- und Aktivitätsschwankungen, das Nachteilige in der bedenkenlosen Übertragung dieser Begriffe auf den Bereich des Klinisch-Pathologischen.

Etwas anderes ist es mit der Anwendung tiefenpsychologischer Modelle und sozial-psychiatrischer Überlegungen auf die Bedingungen des einzelnen Falles. Hier lassen sich wie bei ANTHONY u. SCOTT (1960) die manischen Phasen als Abwehr- und Befreiungsversuch aus einer nicht lösbaren Entwicklungskrise verstehen und therapeutisch überprüfen. Sie führen zu einer vorübergehenden, wenn auch im Lebensprozeß konsequenzlosen Lösung aus einer langjährigen Überprotektion durch die Mutter nach plötzlichem Hereinbrechen einer Veränderung durch Aufnahme eines Adoptivkindes. Spätere Phasen bei diesem Fall lassen sich nicht eindeutig als Verselbständigungen des basalen Prozesses, sondern als chronisches Weiterschwelen und Neuaufbrechen der Krise bei geringfügigen Neubelastungen interpretieren. CAMPBELL zeigt, daß die cycloide Persönlichkeit auch beim Kinde nicht nur extravertiert und sozial angepaßt, sondern teilweise innerlich gespannt, unsicher, ängstlich und durch Belastungen besonders störbar ist. Diese Kinder seien immer besorgt Erfolg zu haben, häuften kleine Verantwortlichkeiten auf sich, die ihnen dann zuviel würden und könnten in einem solchen Zusammenhang in eine Psychose hineingleiten. Der Vergleich mit TELLENBACHs Befunden liegt nahe.

4. Differentialdiagnose

Abgesehen von den angeführten Schwierigkeiten bei der Erfassung und Abgrenzung endogen-phasischer Zustände im Kindesalter gibt es eine Vielzahl von Verstimmungen, die depressive Züge aufweisen oder durch Beeinträchtigungen des Befindens, Verhaltens und durch Leistungsabwandlungen an solche Psychosen denken lassen, bei denen indessen nosographisch andere Zuordnungen zu bevorzugen sind.

Nissen (1967) hat ein übersichtliches, wenn auch sicher nicht das einzig mögliche Schema einer solchen differentialdiagnostischen Ordnung angegeben, an das wir uns hier anlehnen wollen.

1. Frühkindliche Verstimmungen im Sinne der anaklitischen Depression (R. Spitz). Diese schon den Säugling betreffenden vegetativen Regulationsstörungen, Verminderungen der motorischen Aktivität, resigniert-apathischen Verstimmungen, die lebensbedrohlichen Charakter annehmen können, sind schon in Abgrenzung zum Autismus erwähnt worden. Ihre Ursache ist in schweren frühkindlichen Frustrationen zu suchen (Meierhofer u. Keller, 1967). Bei Wiederherstellung eines angemessenen Milieus nach nicht allzu langer Zeit ist im allgemeinen rasch Besserung zu erwarten, wenn auch dauernde Störungen der Persönlichkeits- und Intelligenzentwicklung nicht ausgeschlossen sind (Dührssen, 1958; Köttgen u. Weidemann, 1959). Forensisch spielt diese Frage bei Verfolgungsschäden im frühen Kindesalter eine bedeutende und umstrittene Rolle (von Baeyer, Häfner u. Kisker, Venzlaff). Hinsichtlich kurzfristiger Trennungsreaktionen ist auf die grundlegende Arbeit von Bowlby zu verweisen (1951).

2. Depressive Reaktionen. Sie treten überwiegend in Form ängstlich agitierter oder hypochondrisch-depressiver Bilder, die sich auch mischen können, auf (Bosch, 1967; Destunis, 1963; Nissen, 1967; Popella, 1967). Charakteristisch ist ein eindeutiger zeitlicher und pathogenetischer Zusammenhang mit erschütternden Erlebnissen (Tod oder Erkrankung von Angehörigen, abrupte Trennung von zu Hause, Schulkonflikte, Verbotsübertretungen bei entsprechend strengem Elternhaus). Selten kommen sie aber aus heiterem Himmel, sondern es lassen sich bei genauerer Analyse der Familie und der Entwicklung des Kindes psychosoziale Faktoren und eine Vorentwicklung des Kindes mit deutlichen Vorboten in Form von Angstzeichen und neurotischen Symptomen auffinden. Daran kann dann die Therapie im allgemeinen erfolgreich einsetzen. Bei schwereren Fällen ist Klinikaufnahme mit anfänglicher psychopharmakologischer Ruhigstellung erforderlich. Abzugrenzen sind diese reaktiven Zustände gegen phasentypische leichtere Verhaltensstörungen und Stimmungsschwankungen.

3. Neurotisch-depressive Entwicklungen. Es handelt sich um mehr chronisch-depressive Fehlhaltungen bei oft weichen, überangepaßten Kindern, die aber nicht die Möglichkeit haben, sich voll aufzuschließen, mitzuschwingen und die durch diese Fehlhaltung im Laufe der Entwicklung sich vor unerfüllbare Forderungen gestellt sehen, auf die sie krisenhaft reagieren. Der Übergang zur vorigen Gruppe ist fließend. Entsprechende frühkindliche Entwicklungsstörungen im neurosenpsychologischen Sinne sind neben konstitutionellen Faktoren anzunehmen.

Auch im Kindesalter findet sich eine untrennbare Verzahnung endogener und neurotisch reaktiver Faktoren (Annell, 1969; Perris, 1966), die an Weitbrechts Gruppe der endoreaktiven Depressionen erinnert.

4. Maniforme und depressive Bilder bei cerebralgeschädigten Kindern. Es sei an die von Albert (1953) beschriebenen organisch bedingten, affektiven und psychomotorischen Psychosen erinnert. Auch bei hirnorganisch bedingten Hyperkinesen, der erethischen dranghaften Unruhe kommen dysphorische und euphorische Verstimmungen vor mit Tagesschwankungen (Behringer, 1942; Bosch 1948). Diese Zustände sind aber von den phasischen Psychosen durch die Sinnlosigkeit, Abruptheit, eben das Dranghafte des Antriebsgeschehens und die Aufdeckung der Grundkrankheit zu unterscheiden. Wie die Katamnesen Spiels (1959)

zeigen, können allerdings, besonders bei maniformen Zuständen im Kindesalter, erhebliche differentialdiagnostische Probleme auftreten. Eingehender über Stimmungs- und Befindensveränderungen bei hirnorganischen Erkrankungen s. Beitrag LEMPP.

An der Grenze zur Pubertät kann auch das Kleine-Levin-Syndrom differentialdiagnostische Schwierigkeiten bereiten (s. Beitrag J.E. MEYER). Besonders im Ausklang kann es zu dysphorisch-depressiven Stimmungswandlungen und auch Suicidtendenzen kommen (FORD). Von STUTTE werden diese ätiologisch ungeklärten Zustände als episodisches Pubertätsoneiroid beschrieben (1960).

5. Therapie

Verstimmungszustände im Kindesalter werden leicht im Sinne einer Ungezogenheit, Faulheit usw. mißverstanden oder unterschätzt. Schon ihre richtige Einordnung und Einschätzung ist ein wesentlicher therapeutischer Schritt. Er bewahrt vor groben Fehlhandlungen, erzieherischem Druck, durch die, wie STUTTE besonders betont, geradezu im Sinne eines Kunstfehlers negative Verstärkungen der psychotischen Erscheinungen bewirkt werden können (1969). Die verständnisvolle Führung des Kindes, Herausnahme aus belastenden Situationen (Schule), immer erneutes Eingehen auf seine Skrupel, Grübeleien, Insuffizienzgefühle, Tolerieren und Dämpfen seiner Agitiertheit können wesentlich beim Umgang mit dem Kinde helfen. Die Gefahr suicidaler Akte ist zwar beim ausgesprochenen Kindesalter nicht sehr groß, aber doch nicht ganz zu vernachlässigen. Sie nimmt in der Präpubertät rasch zu.

Medikamentös haben sich die gleichen Möglichkeiten zur Depressionsbehandlung wie bei Erwachsenen eröffnet. Bei agitierten, ängstlichen Zuständen können Phenothiazine, Thioxanthen-Derivate, aber auch Anxiolytica sowie das Reserpin verwandt werden, das sich beim Kinde immer wieder gut bewährt. Die tricyclischen Antidepressiva sind auch im Kindesalter, besonders bei den gehemmten Depressionen, von guter Wirkung. Bei der geringen Zahl der depressiven kindlichen Psychosen dauert es immer einige Zeit, bis die Erfahrungen des Erwachsenenalters auf das Kindesalter übertragen worden sind. Bezüglich der Behandlung manischer Zustandsbilder oder periodischer, bipolarer Psychosen oder mehr unspezifischer Erregtheiten ist auf die Erfahrungen von ANNELL (1969) mit der Lithium-Behandlung hinzuweisen. Sie äußert die Vermutung, daß das positive Ansprechen auf Lithiumtherapie bei unspezifischen, bipolaren Verstimmungen als Hinweis auf deren Zugehörigkeit zu den endogen-phasischen Psychosen genommen werden könne. Besonders für die schwer gehemmten Depressionen der späten Kindheit und Präpubertät ergibt sich noch ein Indikationsbereich für die Elektrokrampfbehandlung.

Literatur

1. ACHKOVA, M.: Disorders of the intellectual development in early childhood schizophrenia. Nevrol. Psihiat. Nevrochir. (Sofia) 5, 105—110, mit engl. Zusfass. (1966).
2. ACOSTA DE, F.R.: Psicosis infantiles. Acta neuropsiquiát. argent. 7, 170—178 (1961).
3. AJURIAGUERRA, J. DE, DIATKINE, R., KALMANSON, D.: Les troubles du développement du language au cours des états psychotiques précoces. Psychiat. Enf. 2, 1—65 (1959).
4. ALBERT, E.: Organisch bedingte affektive und psychomotorische Psychosen bei Kindern. Criança port. 12, 67 (1953).
5. ALBRECHT, H.: Zum Problem des frühkindlichen Autismus. Hommel-Festschrift, Mühlhausen/Baden 1961.
6. ANNELL, A.-L.: Periodic catatonia in a boy of 7 years. Acta paedopsychiat. 30, 48—58 (1963).
7. — The prognosis of psychotic syndromes in children. Acta psychiat. scand. 39, 235 (1963).

8. Anthony, E. J.: An experimental approach to the psychopathology of childhood autism. Brit. J. med. Psychol. **31**, 211—225 (1958).
9. — The developmental precursors of adult schizophrenia. J. Psychiat. Res., Suppl. **1**, 293 (1968).
10. Asperger, H.: Die „autistischen Psychopathen" im Kindesalter. Arch. Psychiat. Nervenkr. **117**, 76—136 (1944).
11. — Heilpädagogik. Wien: Springer 1952.
12. — Autistisches Verhalten im Kindesalter. In: Jahrbuch für Jugendpsychiatrie und ihre Grenzgebiete, S. 53. Hrsg.: W. Villinger. Bern-Stuttgart: Huber 1960.
13. — Diagnostische und heilpädagogische Probleme bei autistischen Kindern. Mschr. Kinderheilk. **112**, 206—208 (1964).
14. — Zur Differentialdiagnose des kindl. Autismus. Acta paedopsychiat. **35**, 136—146 (1968).
15. Atschkovva, M.: Die Pfropfschizophrenie im Kindes- und Jugendalter. Psychiat. Neurol. med. Psychol. (Lpz.) **18**, 292—295 (1966).
16. Aubin, H., Aubin, B., Magnus, A.: Le syndrome d'hyper-dépendance dans les états préschizophréniques de l'enfance. Ann. méd.-psychol. **120**, 701—725 (1962).
17. Bakwin, H.: The early development of children with schizophrenia. J. Pediat. **43**, 217 (1953).
18. — Early infantile autism. J. Pediat. **45**, 492—497 (1954).
19. Baumann, C., Vedder, R.: Zur Frage der infantilen Schizophrenie. Z. ges. Neurol. Psychiat. **156**, 694—712 (1956).
20. Bemporad, J.R.: Perceptual disorders in schizophrenia. Amer. J. Psychiat. **123**, 971—976 (1967).
21. Benda, Cl.: Childhood schizophrenia, autism and Heller's Disease: in Mental retardation. Proceedings of the first international conference on Mental Retardation by P.W. Bowman and H.V. Mautner (eds.), p. 469—492. New York: Grune & Stratton 1961.
22. Bender, L.: Childhood schizophrenia. Nerv. Child **1**, 138—140 (1942).
23. — Childhood schizophrenia: Clinical study of 100 schizophrenic children. Amer. J. Orthopsychiat. **17**, 40—56 (1947).
24. — Schizophrenia in childhood, its recognition, description and treatment. Amer. J. Orthopsychiat. **26**, 499 (1956).
25. — Genesis in Schizophrenia during Childhood. Z. Kinderpsychiat. **25**, 101—107 (1958).
26. — Childhood schizophrenia, its genesis and course. II. Internat. Kongr. f. Psychiatrie Zürich **1959**, Kongreßber. Bd. IV, S. 30/31.
27. — Autism in children with mental deficiency. Amer. J. ment. Defic. **64**, 81 (1959).
28. — Diagnostic and therapeutic aspects of childhood schizophrenia. In: Mental retardation. Proc. First Internat. Med. Conf., ed. Bowmann, P.W. New York: Grune & Stratton 1960.
29. — Autism in children with mental deficiency. Amer. J. ment. Defic. **63**, 81—86 (1960).
30. — Organicity in schizophrenic children (functioning at a defective level). Proc. London Conf. Scient. Study of Mental Deficiency **2**, 411 (1962).
31. — Twenty-five year view of therapeutic results. In: Evaluation of psychiatrie treatment, eds. Hoch, P., and Zubin, J. New York: Grune & Stratton 1964.
32. — The concept of plasticity in childhood schizophrenia. In Psychopathology of schizophrenia, eds. Hoch, P., and Zubin, J. New York: Grune & Stratton 1966.
33. — D-lysergic acid in the treatment of the biological features of childhood schizophrenia. Dis. nerv. Syst. **27**, Suppl., 43—46 (1966).
34. — Theory and treatment of childhood schizophrenia. Acta paedopsychiat. **34**, 298—307 (1967).
35. — A longitudinal study of schizophrenic children with autism. Hosp. Community Psychiat. **1969**, 230—237.
36. — The nature of childhood psychosis. In: Howells, J. G. (Hrsg.), Modern perspectives in international childpsychiatry, Vol. III. Edinburgh: Oliver & Boyd 1969.
37. — Faretra, G., Cobrinik, L., Sankar, S.: The treatment of childhood schizophrenia with LSD and UML. In: The biological treatment of mental illness, ed. Rinkel, M. New York: L.C. Page 1966.
38. — Grugett, A.E.: A study of certain epidemiological problems in a group of children with childhood schizophrenia. Amer. J. Orthopsychiat. **26**, 131 (1956).
39. — Helme, W.H.: A quantitative test of theory and diagnostic indicators of childhood schizophrenia. Arch. Neurol. Psychiat. (Chic.) **70**, 413 (1953).
40. — Keeler, W.R.: The body image of schizophrenic children following electroshock therapy. Amer. J. Orthopsychiat. **22**, 335 (1952).
41. Benedetti, G., Kind, H., Mielke, F.: Forschungen zur Schizophrenielehre 1951—1955. Fortschr. Neurol. Psychiat. **25**, 101—179 (1957).

42. BENEDETTI, G., BLEULER, M., KIND, H., MIELKE, F.: Entwicklung der Schizophrenielehre seit 1941. Darmstadt: Wissensch. Buchges. 1960.
43. — KIND, H., WENGER, V.: Forschungen zur Schizophrenielehre 1961—1965, Fortschr. Neurol. Psychiat. **35**, 1—34, 41—121 (1967).
44. BERNSTEIN, B.: Soziokulturelle Determinanten des Lernens. In: H. HELMERS (Hrsg.), Zur Sprache des Kindes. Darmstadt: Wiss. Buchges. 1969.
45. BENNETT, S., KLEIN, R.: Childhood schizophrenia: 30 years later. Amer. Psychiat. **122**, 1121—1124 (1966).
45a. BERINGER, K.: Rhythmischer Wechsel von Enthemmtheit und Gehemmtheit als diencephale Antriebsstörung. Nervenarzt **15**, 225 (1942).
46. BERNER, W., SPIEL, W.: Über eine besondere Gruppe von autistischen jugendlichen Kriminellen. Acta paedopsychiat. **27**, 193—202 (1960).
47. BETTELHEIM, B.: Childhood schizophrenia as a reaction to extreme situations. Amer. J. Orthopsychiat. **26**, 507—518 (1956).
48. — The Empty fortress: Infantile autism and the birth of the self. New York-London: Collier-Macmillan 1967.
49. BINDER, H.: Zum Problem des schizoiden Autismus. Z. ges. Neurol. Psychiat. **125**, 655 (1930).
50. BINSWANGER, L.: Einige Bemerkungen zur Frage der kindlichen Schizophrenie. Z. Kinderpsychiat. **11**, 161 (1945).
51. — Zur Häufigkeit der Schizophrenie im Kindesalter. Z. Kinderpsychiat. **12**, 33—50 (1945).
52. BLEULER, E.: Handbuch der Psychiatrie. Hrsg.: G. ASCHAFFENBURG, Abtl. 4, Teil 1: Dementia praecox. 1911.
53. — Das autistische Denken. Jahrbuch für psychoanalytische und psychopathologische Forschungen, Bd. IV. Leipzig-Wien 1912.
54. — Das autistisch-undisziplinierte Denken in der Medizin und seine Überwindung, 1. Aufl. Berlin: Springer 1919.
55. BOATMAN, M. J., SZUREK, S. A.: A clinical study of childhood schizophrenia. In: The etiology of schizophrenia. New York: Basic Books 1960.
55a. BOSCH, G.: Demenz als Folge von Masernenzephalitis im Kleinkindesalter. Nervenarzt **19**, 254—264 (1948).
56. — Über Phantasiegefährten bei einem hirngeschädigten Kind. Nervenarzt **29**, 207 (1958).
57. — Der frühkindliche Autismus. Berlin-Göttingen-Heidelberg: Springer 1962.
58. — Soziale Faktoren der geistigen Entwicklung unter besonderer Berücksichtigung frühkindlich autistischer und hospitalisierter Kinder. Nervenarzt **35**, 295 (1964).
59. — Autismus und Schwachsinn. Proceedings of Internat. Copenhagen Congr. on the Scientific of Mental Retardation, p. 602—606, August 1964.
60. — Differentialdiagnose der Kontaktstörungen im frühen Kindesalter. 8. Psychiatertag des Landschaftsverbandes Rheinland, Düsseldorf 1968.
61. — Weltbeziehung und Sprachbau in der Pathologie der Kindersprache. Nervenarzt **39**, 489—497 (1968).
62. — Infantile autism. Berlin-Heidelberg-New York: Springer 1970.
63. — JUNGJOHANN, E.: Phenomenological aspects of early infantile autism. Proceedings of the I. Congr. of the I.A.S.S.M.D. Montpellier 1967.
64. BRADLEY, C.: Schizophrenia in childhood. New York: Macmillan 1941.
65. — Early evidence of psychosis in children. J. Pediat. **30**, 529 (1947).
66. BRASK, B. H.: Borderline schizophrenia in children. Acta psychiat. scand. **34**, 265 (1959).
67. — Psychosen in einer psychiatrischen Kinderklinik. Ugeskr. Lig. **126**, 987—994 (1964) [Dänisch].
68. — Über Verlauf und Prognose in der Kinderpsychiatrie. Nord. psykiat. T. **18**, 282—290 (1964) [Dänisch].
69. BROWN, G. W.: The family of the schizophrenic patient. In: Recent Developments in Schizophrenia: A Symposium. London: R.M.P.A. 1967.
70. BÜHLER, K.: Sprachtheorie. Jena: Fischer 1935.
71. BÜHRMANN, M. V.: Childhood schizophrenia. S. Afr. med. J. **40**, 920—923 (1966).
72. BÜRGER-PRINZ, H.: Der Beginn der Erbpsychosen. Nervenarzt **8**, 617 (1935).
73. — Dementia praecox im Kindesalter. Nervenarzt **13**, 301—308 (1940).
74. — SCHORSCH, E.: Anmerkungen zum Begriff des Autismus. Nervenarzt **40**, 454 (1969).
75. CAMERON, K.: Symptom classification in child psychiatry. Rev. Psychiat. infant. **25**, 241 (1958).
76. CHEEK, F. E.: The father of the schizophrenic. The function of a peripheral role. Arch. gen. Psychiat. **13**, 336—345 (1965).
77. COLOMB, G.: Chimiothérapie des psychoses infantiles. Rev. Neuropsychiat. infant. **15**, 95—107 (1967).

78. Conrad, K.: Die beginnende Schizophrenie, 2. Aufl. Stuttgart: Thieme 1966.
79. Corberi, G.: Dementia praecoxcissima, Dementia infantilis, Phrenasthenia apareticoaphasica tardiva und vorübergehende psychopathische Präpubertätszustände. Kinderforsch. **38**, 268—274 (1931).
80. Corboz, R.: Gibt es Geisteskrankheiten im Kindesalter? Schweiz. med. Wschr. **88**, 703 (1958).
81. Creak, E.M. (Chairman): Schizophrenic syndrome in childhood: Progress report of a working party (April, 1961). Cerebr. Palsy Bull. **3**, 501—504 (1961).
82. — Childhood psychosis: a review of 100 cases. Brit. Psychiat. **109**, 84—89 (1963).
83. Creak, E.M.: Schizophrenia in early childhood. Acta paedopsychiat. **30**, 42—47 (1963).
84. Creak, M. (Chairman): Schizophrenic syndrome in childhood: Further progress report of a working party. Develop. Med. Child Neurol. **4**, 530—535 (1964).
85. — Ini, S.: Families of psychotic children. J. Child Psychol. **1**, 156—175 (1960).
86. Cunningham, M.A., Dixon, C.: A study in language of an autistic child. J. Child Psychol. **2**, 193 (1961).
87. Darr, G.C., Worden, F.G.: Case report twenty-eight years after an infantile autistic disorder. Amer. J. Orthopsychiat. **21**, 335—350, 1951.
88. Davis, K.: Final note to a case of extreme isolation. Amer. J. Sociol. **52**, 432—437.
89. Hirsch de, K.: Differential diagnosis between aphasic and schizophrenic language in children. J. Speech Hearing Dis. **32**, 3—10 (1967).
90. Despert, J.L.: Schizophrenia in children. Psychiat. Quart. **12**, 366 (1938).
91. — Psychotherapy in child schizophrenia. Amer. J. Psychiat. **104**, 36—43 (1947).
92. — Some considerations relating to the genesis of autistic behaviour in children. Amer. J. Orthopsychiat. **21**, 335—350.
93. — Diagnostic criteria in schizophrenia in children. Amer. J. Psychother. **6**, 148—163 (1952).
94. — Differential diagnosis between obsessive-compulsive neurosis and schizophrenia in children. In: Psychopathology of childhood von Hoch, P.H. and J. Zubin. New York-London: Grune & Stratton 1955.
95. — Sherwin, A.C.: Further examination of diagnostic criteria in schizophrenic illness and psychosis in infancy and early childhood. Amer. J. Psychiat. **114**, 784—790 (1958).
96. Destunis, G.: Die chronischen organischen schizophrenieähnlichen Psychosen im Kindesalter. Psychiat. Neurol. med. Psychol. **19**, 201—205 (1967).
97. — Katsirumbas, Skandali, A.: Über einen Fall chronischer paranoischer Psychose beim Kinde. Prax. Kinderpsychol. **15**, 81—83 (1966).
98. Duché, D.J.: Caractères cliniques des psychoses chez les oligophrènes et des oligophrenies chez les psychotiques au cours de l'enfance. Concilium Paedopsychiatricum, H. Stutte u. H. Harbauer. New York-Basel: 1968.
99. Dworin, J., Wyant, O.: Authoritarian patterns in the mothers of schizophrenic children. J. clin. Psychol. **13**, 332—338. Ref. Zbl. ges. Neurol. **145**, 244 (1958).
100. Eaton, L., Frank, J., Menolascino: Psychotic reactions of childhood: a follow-up study. Amer. J. Orthopsychiat. **37**, 521—529 (1967).
101. Eggers, Ch.: Verlauf und Prognose kindlicher und praepuberaler Schizophrenien. Med. Diss. Marburg 1967.
102. — Wahninhalte kindlicher und praepuberaler Schizophrenien. Acta paedopsychiat. **34**, 326 (1967).
103. — Zgszuwanstände und Schizophrenie. Fortschr. Neurol.-Psychiat. **36**, 576—589 (1968).
104. — Stutte, H.: Zur nosologischen Umgrenzung der kindlichen und praepuberalen Schizophrenie aus katamnestischer Sicht. Fortschr. Neurol. Psychiat. **37**, 305—318 (1969).
105. Eisenberg, L.: The autistic child in adolescence. Amer. J. Psychiat. **112**, 607—612 (1956).
106. — The course of childhood-schizophrenia. Arch. Neurol. Psychiat. **78**, 69—83 (1957).
107. — The fathers of autistic children. Amer. J. Orthopsychiat. **27**, 715—724 (1957).
108. — Psychotic disorders in childhood. In: The classification of behaviour disorders (edit. by Eron, L.D.). Chicago: Aldine 1967.
109. — The interaction of biological and experiental factors in schizophrenia. In: Rosenthal, D., Kety, S.S. (Hrsg.), The transmission of schizophrenia. J. Psychiat. Res., Suppl. 1 (1968).
110. — Kanner, L.: Early infantile autism. 1943—55. Amer. J. Orthpsychiat. **26**, 556—566 (1956).
111. Ekstein, R., Bryant, K., Friedmann, S.W.: Childhood schizophrenia and allied conditions. In: Schizophrenia: A review of a syndrome, ed. Bellak, L. New York: Academic Press 1958.
112. Ernst, K.: „Geordnete Familienverhältnisse" späterer Schizophrener im Lichte einer Nachuntersuchung. Arch. Psychiat. Nervenkr. **194**, 355—367 (1956).
113. Evard, A.: Un cas de schizophrénie infantile. Acta paedopsychiat. **34**, 376—378 (1967).

114. FEDOR, P., HORKOVIC-KOVÁC, G.: Childhood schizophrenia and the problem of autism in childhood. Čs. Psychiat. **60**, 311—317 (1964).
115. FERSTER, C.B.: Positive reinforcement and behavioural deficits of autistic children. Child Develop. **32**, 437—456 (1961).
116. FISCHER, E.: Der frühkindliche Autismus (KANNER). Jb. Jugendpsychiat. **4**, 157—205 (1965).
117. FISH, B.: The detection of schizophrenia in infancy: Observation of physiological and neurological deviations. II. Internat. Kongr. f. Psychiatrie, Kongreßber., Zürich, Bd. IV, S. 475—481 (1950).
118. — The detection of schizophrenia in infancy. J. nerv. ment. Dis. **125**, 1—24 (1957).
119. — SHAPIRO, TH., CAMPBELL, M.: Long-term prognosis and the response of schizophrenic children to drug therapy. A controlled study of trifluoperazine. Amer. J. Psychiat. **123**, 32—39 (1966).
120. — — HALPERN, F., WILE, R.: The prediction of schizophrenia in infancy. III. A ten-year follow-up report of neurological and psychological development. Amer. J. Psychiat. **121**, 768—775 (1965).
121. — — CAMPBELL, M., WILE, R.: A classification of schizophrenic children under five years. Amer. J. Psychiat. **124**, 1415—1423 (1968).
122. — WILE, R., SHAPIRO, TH., HALPERN, F.: The prediction of schizophrenia in infancy; a ten year follow-up. In: Psychopathology of schizophrenia, eds. HOCH, P., and ZUBIN, H. New York: Grunde & Stratton 1966.
123. — Longitudinal observations of biological deviations in a schizophrenic infant. Amer. J. Psychiat. **116**, 25 (1959).
124. FONTES, V., SCHNEEBERGER-ATAIDE: Schizophrénie infantile. Z. Kinderpsychiat. **25**, 183ff. (1958).
124a. FORD, F.R.: Diseases of the nervous system, 4. ed. Springfield, Ill.: Thomas 1960.
125. FREEDMANN, A.M.: Bericht aus einem Tageskrankenhaus für schwerschizophrene Kinder. Amer. J. Psychiat. **115**, 893—898 (1959).
126. FREEDMAN, S.J.: Perceptual changes in sensory deprivation: suggestions for a conative theory. J. nerv. ment. Dis. **132**, 17—21 (1961).
127. FRIEDEMANN, A.: Sollen wir Kinder als „autistische Psychopathen" (ASPERGER) bzw. als „autistic" (KANNER) bezeichnen? Jb. Jugendpsychiat. **4**, 157—205 (1960).
128. FUCHS, AE.: Zustandsbild und Verlauf bei unbehandelten Fällen von Phenylketonurie aus den Rhein. Landeskrankenhäusern. Inaug.-Diss. Düsseldorf, 1969.
129. GARCIA, B., SARVIS, M.A.: Evaluation and treatment planning for autistic children. Arch. gen. Psychiat. **10**, 530 (1964).
130. GARMEZY, A., CLARKE, R., STOCKNER, C.: Child rearing attitudes of mothers and fathers as reported by schizophrenic and normal patients. J. abnorm. soc. Psychol. **63**, 176—182 (1961).
131. GEISLER, E.: Phantasiegefährten. Prax. Kinderpsychol. **12**, 1 (1963).
132. GESELL, A.: Embryology of behavior. New York: Harper and Bros. 1945.
133. GEYER, M.: Die Entwicklung autistischer Kinder unter heilpädagogischer Behandlung. Inaug.-Diss. Düsseldorf, 1968.
134. GOLD, S., VAUGHAN, G.F.: Classification of childhood psychosis. Lancet **1964 II**, 1058—1059.
135. GOLDBERG, B.: Childhood psychosis or mental retardation: a diagnostic dilemma. I. Psychiatric and psychological aspects. Canad. med. Ass. J. **89**, 1015—1019 (1963).
136. —
137. GOLDFARB, W.: Receptor preferences in schizophrenic children. Arch. Neurol. Psychiat. (Chic.) **76**, 643—652 (1956).
138. — Childhood schizophrenia. Cambridge, Mass.: Havard Univ. Press. 1961.
139. — The mutual impact of mother and child in childhood schizophrenia. Amer. J. Orthopsychiat. **31**, 738—747 (1961).
140. — Self-awareness in schizophrenic children. Arch. gen. Psychiat. **8**, 47—60 (1963).
141. — An investigation in childhood schizophrenia. Arch. gen. Psychiat. **11**, 620 (1964).
142. — The subclassification of psychotic children: application to a study of longitudinal change. J. Psychiat. Res., Suppl. **1**, 333 (1968).
143. — BRAUNSTEIN, P.: Reactions to delayed auditory feedback in schizophrenic children. Psychopathology of Communication. New York: Grune & Stratton 1958.
144. — DORSEN, M.M.: Annotated bibliography of childhood schizophrenia. New York: Basic Books, 1956.
145. — BRAUNSTEIN, P., LORGE, I.: A study of speech patterns iss a group of schizophrenic children. Amer. J. Orthopsychiat. **26**, 544 (1956).
146. — GOLDFARB, R., POLLACK, C.: Treatment of childhood schizophrenia. A three-year comparison of day and residental treatment. Arch. gen. Psychiat. **14**, 119—128 (1966).

147. GOLDSTEIN, K.: Abnormal mental conditions in infancy. J. nerv. ment. Dis. **128**, 538 (1959).
148. — SCHEERER, M.: Abstract and concrete behavior. Psychol. Monogr. **53**, No 2 (1941).
149. GRAGE, H.: Zur Differentialdiagnose der endogenen Psychosen des Kindesalters. Psychiat. Neurol. med. Psychol. **5**, 29ff. (1953).
150. GREWEL, F.: Infantile autisme. Amsterdam: Purmerend 1954.
151. GRÜTER, W.: Angeborene Stoffwechselstörungen und Schwachsinn am Beispiel der Phenylketonurie. Stuttgart 1963.
152. GÓMEZ, D. G.: Un caso de esquizofrenia infantil delirante. Arch. Neurobiol. (Madr.) **30**, 24—29 (1967).
153. HAFFTER, C.: Schizophrenie im Kindesalter. Ann. paediat. (Basel) **196**, 408 (1961).
154. — Über Zeichnungen schizophrener Kinder. Acta paedopsychiat. **34**, 370—375 (1967).
155. HARBAUER, H.: Infantile Demenz und Hirnatrophie. Mschr. Kinderheilk. **115**, 267—269 (1967).
156. — Endogene Psychosen im Kindesalter. In: HUBER, G. (Hrsg.), Schizophrenie und Zyklothymie. Stuttgart: Thieme 1969.
157. — WALLAUER, P.: Über eine schizoforme Psychose bei jugendlichem Morbus. Wilson. Dtsch. med. Wschr. **92**, 1187—1197 (1967).
158. HARMS, E.: At the cradle of child psychiatry. Amer. J. Orthopsychiat. **30**, 186, 190 (1960).
159. HARTMANN, H.: Les influences réciproques du Moi et du Ça dans le développement. Rev. franç. Psychanal. **31**, 379—401 (1967).
160. HARTMANN, K.: Zur Problematik des kindl. Autismus und der psychiatrischen Nosologie. Prax. Kinderpsychol. **13**, 91 (1964).
161. HATT, A., CHEVRIÉ-MULLER, C., KOUPERNIK, C.: De l'analyse des troubles de la parole dans le diagnostic neuropsychiatrique chez l'enfant. Rev. Neuropsychiat. infant. **14**, 833 (1966).
162. HERMELIN, B., O'CONNOR, N.: Visual imperception in psychotic children. Brit. J. Psychol. **56**, 455—460 (1965).
163. — — Remembering of words by psychotic and normal children. Brit. J. Psychol. **58**, 213—218 (1967).
164. — Coding and immediate recall in autistic children. Proc. roy. Soc. Med. **60**, 563—564 (1967).
165. HEUYER, G.: Délire de rèverie morbide chez l'enfant avec activité importante de dessins á propos de 3 cas. Rev. Neuropsychiat. infant. **5**, 1—12 (1957).
166. — JUREDIEU, V., LANG, J. L., FARDEAU, M.: Début remarquablement précoce d'une schizophrénic infantile. Ann. méd.-psychol. **114**, 87 (1956).
167. HIFT, E., HOFMANN, G., PANAGIOTOPOULOS, J., SPIEL, W.: Ergebnisse klinischer und biochemischer Diagnostik bei kindlichen Psychosen. Acta paedopsychiat. **34**, 340—354 (1967).
168. HINGTGEN, J., COULTER, S. K., CHURCHILL, D. W.: Intensive reinforcement of imitative behavoir in mute autistic children. Arch. gen. Psychiat. **17**, 36—43 (1967).
169. HINTON, G. G.: Childhood psychosis or mental retardation: a diagnostic dilemma. II. Pediatric and neurogical aspects. Canad. med. Ass. J. **89**, 1020—1024 (1963).
170. HIRAI, N., SATTO, K., KOISUMI, E., KAWAI, N., FUJSTMA, T.: Case study on five children tentatively diagnosed as early infantile autism. Jap. J. Child. Psychiat. **2**, 337 (1961).
171. HOCH, P., POLATIN, J.: Pseudoneurotic forms of schizophrenia. Psychiat. Quart. **23**, 448 (1949).
172. HOMBURGER, A.: Vorlesungen über Psychopathologie des Kindesalters. Berlin: Springer 1926.
173. HUTT, C., HUTT, S. J., LEE, D., OUNSTED, C.: Arousal and childhood autism. Nature (Lond.) **204**, 908—909 (1964).
174. — — Effects of environmental complexity upon stereotyped behaviours in children. Anim. Behav. **13**, 1—4 (1965a).
175. — — LEE, D., OUNSTED, C.: A behavioural and elektroencephalographic study of autistic children. J. Psychiat. Res. **3**, 181—198 (1965b).
176. JEZLOVA, L. YA.: Les particularités de la parole au cours de la schizophrénie chez les enfants d'age préscolaire. Z. Nevropat. Psichiat. **65**, 1063—1065 m. franz. Zus.fass. (1965) [russisch].
177. JUDD, L. L., MANDELL, A.: Chromosome studies in early infantile autism. Arch. gen. Psychiat. **18**, 450—457 (1968).
178. KAHN, E.: Die psychopathischen Persönlichkeiten. Handbuch der Geisteskrankheiten, Bd. V, 1. Teil, Hrsg.: O. BUMKE. Berlin: Springer 1928.
179. KALLMAN, F. J., ROTH, B.: Genetic aspects of preadolescent schizophrenia. Amer. J. Psychiat. **112**, 599—606 (1956).

180. KAMP, L.N.J.: Autistic syndrom in one of a pair of monocygotic twins. Psychiat. Neurol. Neurochir. 67, 143 (1964).
181. KAMP, L.N.J.: Some remarks on the film "Autistic syndrome IV". In: STUTTE, H., and HARBAUER, H. (eds.): Concilium paedopsychiatricum. New York-Basel 1968.
182. KANNER, L.: Autistic disturbances of affective contact. Nerv. Child 2, 217—250 (1943).
183. — Irrelevant and metaphorical language in early infantile autism. Amer. J. Psychiat. 103, 242 (1946).
184. — Child psychiatry. Springfield, Ill.: Ch.C. Thomas 1948.
185. — Problem of nosology and psychodynamics of early infantile autism. Amer. J. Orthopsychiat. 19, 416—426 (1949).
186. — The conception of wholes and parts in early infantile autism. Amer. J. Psychiat. 108, 23 (1951).
187. — Early infantile autism 1943—1955. Amer. J. Orthopsychiat. 26, 556—566 (1957).
188. — History and present status of childhood schizophrenia in the USA. Acta paedopsychiat. (Z. Kinderpsychiat.) 25, 138—149 (1958).
189. — General concept of schizophrenia at different ages. Res. Publ. Ass. nerv.ment. Dis. N. 4, 34, 451—453 (1956). Ref. Zbl. ges. Neurol. 147, 241 (1958).
190. — Infantile autism and the schizophrenias. Behav. Sci. 10, 412—420 (1965).
191. — EISENBERG, L.: Notes on the follow-up studies of autistic children. In: Psychopathology of childhood (edit. by HOCH, P.H., and ZUBIN, J.). New York: Grune & Stratton 1955.
192. — LESSER, L.I.: Early infantile autism. Pediat. Clin. N. Amer. 5, 711—730 (1958).
193. KASANIN, J., KNIGHT, E., SAGE, P.: The parent-child relationship in schizophrenia. J. nerv. ment. Dis. 79, 249—263 (1934).
194. KAUFMAN, I., ROSENBLUM, E., HEIMS, L., WILLER, L.: Childhood schizophrenia: treatment of children and parents. Amer. J. Orthopsychiat. 27, 683—690 (1957).
195. KEELER, W.R.: Autistic patterns and defective communication in blind children with retrolental fibroplasia. In: Psychopathology of communication, eds. HOCH, P., and ZUBIN, J. New York: Grune & Stratton 1958.
196. KESTENBERG, J.S.: Die Geschichte eines autistischen Kindes. Prax. Kinderpsychol. 9, 117—124, 161—168, 201—213 (1960).
197. KIND, H.: The psychogenesis of schizophrenia. A review of the literature. Int. J. Psychiat. 3, 383—403 (1967).
198. KISKER, K.P.: Dynamische Topologie und Psychopathologie der Schizophrenien. Nervenarzt 28, 199 (1957).
199. — Schizophrenie und Familie. Nervenarzt 33, 13—21 (1962).
200. — Phänomenologie der Intersubjektivität. In: Handbuch der Psychologie, Bd. VII, 1. Hrsg. H. GRAUMANN. Göttingen: Hogrefe 1969.
201. — Kernschizophrenie und Egopathien. Bemerkungen zum heutigen Stand der Forschung und zur Methodologie. Nervenarzt 35, 286 (1964).
202. — STRÖTZEL, L.: Zur vergleichenden Situationsanalyse beginnender Schizophrenien und erlebnisreaktiver Fehlentwicklungen bei Jugendlichen. I. Mitt. Arch. Psychiat. Nervenkr. 202, 1 (1961); II. Mitt. Arch. Psychiat. Nervenkr. 203, 26 (1962).
203. KNOBLOCH, H., GRANT, D.K.: Etiologic factors in "early infantile autism" and "childhood schizophrenia". Amer. J. Dis. Childh. 102, 535—536 (1961).
204. KOTHE, B.: Bild und Verlauf der Frühschizophrenie. Jahrbuch f. Jugendpsychiatrie und ihre Grenzgebiete, Bd. 1, S. 78—101. Bern-Stuttgart: Huber 1956.
205. — Die kindliche Schizophrenie. Halle/Saale: VEB Marhold 1957.
206. KOUPERNIK, G., EISENBERG, L.: Réflexion sur l'autisme infantile (1943—1969). In: Confrontations psychiatriques, Nr. 3, S. 31—36. Paris 1969 (Spezia).
207. KRAEPELIN, E.: Psychiatrie, 8. Aufl. Leipzig: J. A. Barth 1909—1915.
208. KREVELEN, D.A. VAN: Over Kinderschizophrenie. Folia psychiat. neerl. 55, 1—15 (1952).
209. KREVELEN, A. VAN: Early infantile autism. Z. Kinderpsychiat. 19, 91 (1952).
210. — Zur Problematik des Autismus. Prax. Kinderpsychol. 7, 87 (1958).
211. — Autismus infantum and autistic personality. Two clinical syndromes. Jap. J. Child psychiat. 3, 135—146 (1962).
212. — Autismus infantum and autistic personality. Two clinical Syndromes. Jap. J. Child psychiat. 3, 135—146 (1962).
213. — Zur Ätiologie des Kannerschen Autismus und der Aspergerschen autist. Psychopathie. Tagungsbericht 5. Psychiat.tag. d. Landschaftsverbandes Rheinland, Düsseldorf 1963.
214. — On the relationship between early infantile autism and autistic psychopathie. Acta paedopsychiat. 30, 303—323 (1963).
215. — The instructive case. Acta paedopsychiat. 31, 129 (1964).
216. — Sur les manifestations autistiques. Sud méd. chir. 99, 11678—11686 (1964).
217. — Autism and iatrogenie. Acta paedopsychiat. 31, 129 (1964).

218. Krevelen, D. A. van: Childhood Schizophrenie. A review of nine cases. Acta paedopsychiat. **34**, 379—387 (1967).
219. — Kuipers, Chr.: The psychopathologie of autistic psychopathie. Acta paedopsychiat. **29**, 22—31 (1962).
220. Kudrjawzewa, W.: Klinik und Verlauf der Schizophrenie des frühen Kindesalters nach den Materialien sowjetischer Untersucher. Psychiat. Neurol. med. Psychol. (Lpz.) **23**, 19 (1967).
221. Kuromaru, S.: Prognosis of infantile neuroses and psychoses. Jap. J. Psychiat. 8, 391—400 (1967).
222. Kurtis, L. B.: Clinical study of the response to nortriptyline on autistic children. Int. J. Neuropsychiat. **2**, 298—301 (1966).
223. Langford, W. S.: Reflection on classification in child psychiatry as related to the activities of the comittee on child psychiatry of the group for the advancement of psychiatry. In: Diagnostic classification in child psychiatry, eds. Jenkins, G. L., and Cole, J. A.P.A. Psychiat. Res. Report, 1964.
224. Lebovici, S.: Contribution à l'étude nosologique et psychopathologique de la schizophrénie infantile. Évolut. psychiat. **3**, 329 (1949).
225. Lempp, R.: Frühkindliche Hirnschädigung und Neurose. Bern-Stuttgart: Huber 1964.
226. — Probleme der Schizophrenie im Kindes- und Jugendalter. Das ärztliche Gespräch 5. Köln: Tropon-Werke 1966.
227. Lennenberg, E. H.: Speech as a motor skill with special reference to non-aphasic disorders. In: The acquisition of language (edit. by Bellugi, U., and Brown, R. W.). Mon. Soc. Res. Child Dev. **29**, No 92 (1964).
228. Leonberg, C., Jr., Bok, B.: Childhood schizophrenia; organic or psychogenic? Dis. nerv. Syst. **28**, 686—687 (1967).
229. Leonhard, K.: Über kindliche Katatonien. Psychiat. Neurol. med. Psychol. (Lpz.) **12**, 1—12 (1960).
230. Lidz, Th.: Zur Familienumwelt der Schizophrenen. Psyche (Stuttgart) **13**, 1943 (1958).
231. — Parker, B., Cornelison, A.: The role of the father in the family environment of the schizophrenic Patient. Amer. J. Psychiat. **113**, 126—132 (1956).
232. — Cornelison, A., Fleck, S., Terrá, D.: The intrafamilial environment of the schizophrenic patient. I. The father. Psychiatry **20**, 239—342 (1957). Ref. Zbl. ges. Neurol. Psychiat. **145**, 354—355 (1958).
233. — — The intrafamilial environment of schizophrenic patients. II. Marital schism and marital skew. Amer. J. Psychiat. **114**, 241—248 (1957). Ref. Zbl. ges. Neurol. Psychiat. **145**, 154 (1958).
234. Lockyer, L., Rutter, M.: A five to fifteen-year follow-up study of infantile psychosis. III. Psychological aspects. Brit. J. Psychiat. (1968) (in press).
235. Lotter, V.: Epidemiology of autistic conditions in young children. I. Prevalence. Soc. Psychiat. **1**, 124—137 (1966).
236. — Epidemiology of autistic conditions in yound children. II. Some characteristics of the parents and children. Soc. Psychiat. **1**, 163—173 (1967).
237. Lunn, V.: Motilitätssyndrom bei einem 4jährigen Kinde. Z. Kinderpsychiat. **15**, 109—129 (1948).
238. Lutz, J.: Über Schizophrenie im Kindesalter. Schweiz. Arch. Psychiat. **39**, 335 (1937), 40, 141 (1938).
239. — Einige Bemerkungen zur Frage der kindlichen Schizophrenie. Z. Kinderpsychiat. **11**, 161—166 (1945).
240. — Über akute Begleitpsychosen körperlicher Erkrankungen und Schizophrenie im Kindesalter. Schweiz. med. Wschr. **80**, 774—776 (1950).
241. — Zum Verständnis des Autismus infantum als einer Ich-Bewußtseins-, Ich-Aktivitäts- und Ich-Einprägungsstörung. Acta paedopsychiat. **35**, 161—178 (1968).
242. — Symbiotische Kinderpsychose. Acta paedopsychiat. **36**, 262 (1969).
243. Mahler, M. S.: On child psychosis and schizophrenia: autistic and symbiotic infantile psychoses. Psychoanal. Stud. Child **7**, 286—305 (1952).
244. — Foreword. Childhood Psychoses. Reiss-Davis Clin. Bull. **1**, 54 (1964).
245. — On early infantile psychoses, the symbiotic and autistic syndromes. J. Acad. Child Psychiat. **4**, 554 (1965).
246. — Über Psychose und Schizophrenie im Kindesalter. Autistische und symbiotische frühkindliche Psychosen. Psyche (Stuttgart) **21**, 895—914 (1967).
247. — Elkisch, P.: Some observations on disturbance of the ego in a case of infantile psychosis. Psychoanal. Stud. Child 8, 252—261 (1953).
248. — Gosliner, B. J.: On symbiotic child psychosis: genetic, dynamic and restitutive aspects. Psychoanal. Stud. Child **10**, 195—212 (1955).

249. MAHLER, M.S., JOHN, D., ROSS, Z., JR., FRIES, M. DE: Clinical studies in benigne and malignant cases of childhood psychosis (schizophrenia-like) Amer. J. Orthopsychiat. 19/2, 295 (1949).
250. MAJLUF, E.: Sobre la psicopatologia de las psicosis en la edad infantil. Rev. psicopat. Psiol. méd. 1, 47—57 (1962).
251. MAKITA, K.: Early infantile autism, autismus infantum and pseudoautism. Folia psychiat. neurol. jap. 18, 97—111 (1964).
252. — The age of onset of childhood schizophrenia. Folia psychiat. neurol. jap. 20, 111—121 (1966).
253. MAY, J.M., MAY, M.A.: The treatment and education of the atypical autistic child in a residential-school situation. Amer. J. ment. Defic. 64, 435 (1959).
254. MEIERHOFER, M., KELLER, W.: Frustration im frühen Kindesalter. Bern-Stuttgart: Huber 1966
255. MENOLASCINO, F.J.: Autistic reaction in early childhood: Differential diagnostic considerations. J. Child Psychol. 6, 203—218 (1965).
256. — EATON, L.: Psychoses of childhood: a five year follow-up study of experiences in a mental retardation clinic. Amer. J. ment. Defic. 72, 370—380 (1967).
257. MICALIZZI, F.: Profilassi della schizofrenia infantile. Acta paedopsychiat. 34, 354—365 (1967).
258. MICHAUX, L.: Les délires de l'enfant et de l'adolescent. Rev. Neuropsychiat. infant. 3, 11—12 (1955).
259. MINKOWSKI, E.: La schizophrenie. Paris 1927.
260. MISÉS, R.: Le concept de psychose chez l'enfant. Évolut. psychiat. 31, 741—766 (1966).
261. — Le placement thérapeutique de longue durée des psychoses infantiles. Rev. Neuropsychiat. infant. 15, 77—83 (1967).
262. MNOUKHINE, S.S.: L'association de manifestations „schizoformes" et épileptiques chez les enfants. Z. Nevropat. Psichiat. 63, 1047—1051, mit franz. Zusfass. (1963).
263. MOSSE, H.L.: Der Mißbrauch der Schizophreniediagnose im Kindesalter. Jb. Jugendpsychiat. 2, 68—76 (1960).
264. NESDIDALOVÁ, R., FIALA, V.: On the question of Kanner's early infantile autism. Čs. Psychiat. 57, 76—84. Ref. Zbl. ges. Neurol. Psychiat. 164, 97 (1961).
264a. NEY, PH.: Operant conditioning of schizophrenic children. Canad. psychiat. Ass. J. 12, 9—15 (1967).
265. NISHIURA, N., TAKEUCHI, K.: A study of birth-rank-effect in schizophrenia and neurosis. Bull. Osaka med. Sch., Suppl. 12, 242—245 (1967).
266. NISSEN, G.: Zum frühkindlichen Autismus. Kasuistische Mitteilung. Arch. Psychiat. Nervenkr. 204, 531—536 (1963).
267. NORMAN, E.: Reality relationships of schizophrenic children. Brit. J. med. Psychol. 27, 126—141 (1954).
268. — Affect and withdrawal in schizophrenic children. Brit. J. med. Psychol. 28, 1—18 (1955).
269. O'CONNOR, N.: Visual input and social response in autistic children. Proc. roy. Soc. Med. 60, 560—563.
270. — HERMELIN, B.: Auditory and visual memory in autistic and normal children. J. ment. Def. Res. 11, 126—131 (1967).
271. O'GORMAN, G.: The psychoses of childhood. In: HOWELLS, J.G.: Modern perspectives in child psychiatry. Edinburgh-London: Oliver & Boyd 1965.
272. — The nature of childhood autism. London 1967.
273. ORNITZ, E.M., RITVO, E.R.: Perceptual inconstancy in early infantile autism. The syndrome of early infant autism and its variants including certain cases of childhood schizophrenia. Arch. gen. Psychiat. 18, 70—98 (1968).
274. PERL, W.R., GOLDBERG, F.A.: Graphic demonstration of receding schizophrenia. A step-by-step depiction in a boy's drawings from his letency to late adolescence. Arch. gen. Psychiat. 14, 48—54 (1966).
275. PIAGET, J.: La représentation du monde chez l'enfant, 3. Aufl. Paris: Presses Univ. d. France 1947.
276. — Psychologie der Intelligenz. Zürich-Stuttgart 1966.
277. PITT, R., HAGE, J.: Patterns of peer interaction during adolescence as prognostic indicators in schizophrenia. Amer. J. Psychiat. 120, 1089—1096 (1964).
278. PLOOG, D.: Psychobiologie des Partnerschaftsverhaltens. Nervenarzt 40, 245—255 (1969).
279. POLLACK, M., GITTELMAN, R.K.: The siblings of childhood schizophrenics. A review. Amer. J. Orthpsychiat. 32, 868—874 (1964).
280. POPELLA, E.: Das Krankheitsbild des frühkindlichen Autismus. Nervenarzt 26, 268 (1955).

281. POTTER, H.W.: Schizophrenia in children. Amer. J. Psychiat. **89**, 1253—1270 (1933).
282. PRONOVOST, W., WAKSTEIN, M.P., WAKSTEIN, D.J.: A longitudinal study of the speech behaviour and language comprehension of fourteen children diagnosed atypical or autistic. Exceptional Children **33**, 19—26 (1966).
283. ARAJÄRVI, T., ALANEN, Y.O., VIITAMÄKI, R.O.: Psychoses in childhood. Part I: A clinical, family and followup study. Part II: A psychologicyl follow-up study. (Acta psychiat. scand., Suppl. **174**, ad Vol. 40.) Copenhagen: Munksgaard 1964.
284. RABINOVITCH, R.D.: Observation on the differential study of severely disturbed children. Amer. J. Orthopsychiat. **22**, 230 (1951).
285. RACHMAN, S., BERGER, M.: Whirling and postural control in schizophrenic children. J. Child Psychol. Psychiat **4**, 137 (1963).
286. RAECKE, W.: Katatonie im Kindesalter. Arch. Psychiat. Nervenkr. **45**, 245—279 (1909).
287. RANK, B.: Amer. J. Orthopsychiat. **19**, 130—139 (1949).
288. — Intensive study and treatment of preschool children who show marked personality deviations or „atypical development", and their parents. In: Emotional problems of early childhood, ed. CAPLAN, G. New York: Basic Books 1955.
289. RICE, G., KEPECS, J., YAHALOM, I.: Differences in communicative impact between mothers of psychotic and nonpsychotic children. Amer. J. Orthopsychiat. **36**, 529—543 (1966).
290. RIMLAND, B.: Infantile autism. New York: Appleton Century Crofts 1964.
291. — On the objective diagnosis of infantile autism. Acta paedopsychiat. **35**, 146—161 (1968).
292. RITRO, S., PROVENCE, S.: Form perception and limitation in some autistic children. Psychoanal. Stud. Child **8**, 1555 (1953).
293. ROBINSON, J.: The psychoses of early childhood. Amer. J. Orthopsychiat. **31**, 536—550 (1961).
294. ROSENBERGER, L., WOOLF, M.: Schizophrenic development of two children in the 4—6 age group. Psychoanal. Rev. **51**, 469—530 (1964).
295. ROSENTHAL, D.: The offspring of schizophrenic couples. J. psychiat. Res. **4**, 169—188 (1966).
296. — (Ed.): The Genain quadruplets. New York: Basic Books 1963.
297. — KETY, S.S. (Hrsg.): The Transmission of schizophrenia. J. Psychiat. Res., Suppl. 1 (1968).
298. RUTTER, M.: The influence of organic and emotional factors on the origins, nature and autcome of childhood psychosis. Develop. Med. Child Neurol. **7**, 518—528 (1965).
299. — Speech disorders in a series of autistic children. In: Children with communication problems (ed. by FRANKLIN, W.A.) London: Pitman 1965b.
300. — Behavioural and cognitive characteristics of a series of psychotic children. In: Childhood autism. Clinical, educational and social aspects (ed. by WING, J.K.). London: Pergamon Press 1966.
301. — Psychotic disorders in early childhood. In: Recent developments in schizophrenia. A symposium (ed. by COPPEN, A.J., and WALK, A.). London: R.M.P.A. 1967.
302. — Concepts of Autism. A rewiev of research. J. Child. Psychol. Psychiat. **9**, 1—25 (1968).
303. —
304. — GREENFELD, D., LOCKYER, L.: A five to fifteenyear follow-up study of infantile psychosis. II-Social and behavioural outcome. Brit. J. Psychiat. **113**, 1183—1199 (1967).
305. — LOCKYER, L.: A five to fiften-year follow up study of infantile psychosis. I-Description of sample. Brit. J. Psychiat. **113**, 1169—1182 (1967).
306. —
307. SANCTIS, S. DE: Dementia praecocissima des frühen Kindesalters. Folia neuro-biol. (Lpz.) **2**, 9 (1908).
308. SANCTIS, C. DE, BOLLEA, G.: Le diagnostic différentiel entre la démentia praecooissima et la schizophrénie infantile. Z. Kinderpsychiat. **25**, 169—200 (1958).
309. SARVIS, M.A., GARCIA, B.: Etiological variables in autism. Psychiatry **24**, 307—317 (1961).
310. SCHACHTER, M.: Evolution et pronostic de l'autisme infantile précoce. Acta paedopsychiat. **35**, 188—199 (1968).
311. SCHILDER, P.: Reaction types resembling functional psychosis in childhood. Ment. Hyg. (N.Y.) **19**, 439 (1935).
312. — Image and appearance of the human body. New York: Internat. Univ. Press. English Trans. (1935).
313. — The image and appearance of the human body. New York: Internat. Univ. Press 1950.
314. SCHLANGE, H., BERG, W. VON: Autismus im Kindesalter, eine Stoffwechselstörung? Mschr. Kinderheilk. **115**, 281 (1967).

315. Schlingensiepen, A.: Zur Ätiologie des frühkindl. Autismus, ein kasuistischer Beitrag. Inaug.-Diss. Düsseldorf, 1971.
316. Schmitz, H. A.: Abgrenzung der kindlichen Schizophrenien gegen organische Störungen. Z. Kinderpsychiat. 25, 152—159 (1958).
317. Schneider, H.: Über den Autismus. Monographien aus dem Gesamtgebiete der Neurologie und Psychiatrie. H. 104. Berlin-Göttingen-Heidelberg 1964.
318. Schönfelder, T.: Über frühkindliche Antriebsstörungen. Acta paedopsychiat. 31, 112 (1964).
319. Schopler, E.: The development of body image and symbol formation through bodyly contact with an autistic child. J. Child Psychol. 3, 191 (1962).
320. — Early infantile autism. and receptor processes. Arch. gen. Psychiat. 13, 327—335 (1965).
321. Schuhmann, W.: Zur Problematik des kindl. Autismus und der psychologischen Nosologie. Prax. Kinderpsychol. 15, 168 (1966).
322. Schulman, J. L.: Management of the child with early infantile autism. Amer. J. Psychiat. 120, 250—254, 1963.
323. Sciorta, A.: Sul problema della schizofrenia infantile. Rassegna sintetica e considerazioni. Folia psychiat. (Lecce) 9, 109—156 (1966).
324. Shervanian, Ch. C.: Speech, thought and communication disorders in childhood psychose: theoretical implications. J. Speech Dis. 32, 303—313 (1967).
325. Series Paedopsychiatrica 1 (Beiheft z. Acta paedopsychiat.). Psychopharmakologie im Kindesalter. Basel-Stuttgart: Schwabe 1967.
326. Silberstein, R. M., Mandell, W., Dalack, J. D., Cooper, A.: Avoiding institutionalization of psychotic children. Arch. gen. Psychiat. 19, 17—21 (1968).
327. Singer, M. T., Wynne, M. D.: Differentiating characteristics of parents of child schizophrenics. Amer. J. Psychiat. 120, 234 (1963).
328. Spiel, W.: Beitrag zur Problemgeschichte der Kinderpsychiatrie. Wien. Arch. Psychol. Psychiat. Neurol. 3, 2 (1953).
329. — Die endogenen Psychosen im Kindesalter. Basel-New York: Karger 1961.
330. — Die Therapie in der Kinder- und Jugendpsychiatrie. Stuttgart: Thieme 1967.
331. — Zur Problematik sogenannter schizoid-autistischer Zustandsbilder. Wien. Z. Nervenheilk. 24, 26—30 (1966).
332. — Schizophrenie im Kindesalter. Pädiat. Prax. 6, 183—189 (1967).
333. Spitz, R. A.: Die Entstehung der ersten Objektbeziehung. Stuttgart: Klett 1957.
334. Spoerri, Th.: Motorische Schablonen und Stereotypien bei schizophrenen Endzuständen. Psychiat. et Neurol. (Basel) 153, 81—127 (1967).
335. Staehelin, J. E.: Über praeschizophrene Somatose. Schweiz. med. Wschr. 73, 215 (1943).
336. — Katatoniforme (diencephalitische?) Psychose eines dreijährigen Kindes. Schweiz. med. Wschr. 74, 447 (1944).
337. — Psychopathologie der Zwischenhirn-Mittelhirnerkrankungen. Schweiz. Arch. Neurol. 53, 374—395.
338. Städeli, H.: Ein Beitrag zur Problematik der Beziehungsschwierigkeiten von Müttern zu ihren autistischen Kindern. Acta paedopsychiat. 35, 227—242 (1968).
339. Stengel, E.: Speech disorders and mental disorders. In: Disorders of language. Ciba Foundation Symposium (ed. by de Reuck, A. V. S. and O'Connor, M.) London: Churchill 1964.
340. Stern, C., Stern, W.: Die Kindersprache, 3. Aufl. Leipzig: Barth 1922.
341. Stern, E.: Á propos d'un cas d'autisme chez un jeune enfant. Arch. franç. Pédiat. 9, 157 (1952).
342. — Praeschizophrene Zustände. Prax. Kinderpsychol. 5, H. 11 (1956).
343. — Schachter, M.: Zum Problem des frühkindl. Autismus. Prax. Kinderpsychol. 2, 113 (1953).
344. Stockert, F. G. von: Psychosen im Kindesalter. Jb. Jugendpsychiat. 1, 223—232 (1956).
345. — Einführung in die Psychopathologie des Kindesalters, 3. Aufl. Berlin-München 1957.
346. — Frühkindliche Kontaktstörung als Grundlage einer Fehlentwicklung. Fortschr. Kinderpsychiatrie, S. 1—14. Basel-New York: Karger 1963.
347. Stone, F. H.: Child psychopathology. In: Howells, J. G. (ed.): Modern perspectives in child psychiatry. Edinburgh-London 1965.
348. Strauss, A. A., Lethinen, L. E.: Psychopathology and education of the brain-injured child. New York 1951.
349. — Kephart, N. C.: Psychopathology and education of the brain-injured child, vol. II, Progress in theory and clinic. New York-London 1955.

350. Stroh, G.: On the diagnosis of childhood psychosis. J. Child Psychol. Psychiat. **1**, 238 (1960).
351. — Buick, D.: Perceptual development in childhood psychosis. Brit. J. med. Psychol. **37**, 291—299 (1964).
352. Strömgren, E.: Psychosis in children, Kinderpsychosen, 8th Congr. Scand. Psychiatrists, Copenhagen 1946. Acta psychiat., Suppl. **47**, 245—258 (1947), Ref. Mschr. Kinderheilk. **98**, 323 (1950).
353. Stutte, H.: Die Prognose der Schizophrenien des Kindes- und Jugendalters. Proc. 2nd Internat. Congr. Psychiat. **1**, 328 (1957).
354. — Kinder- und Jugendpsychiatrie. In: Psychiatrie der Gegenwart, Bd. II. Berlin-Göttingen-Heidelberg: Springer 1960.
355. — Intellektuelle Hochbegabungen bei autistischen Kindern. Unsere Jugend (München) **14**, 225—228 (1962).
356. — Psychosen im Kindesalter und in der Pubertät. Med. Klin. **58**, 526 (1963).
357. — Die Demenz bei heredodegenerativen Hirnleiden des Kindesalters. Verh. II. Int. Kongr. psych. Entwickl.-Stör. im Kindesalter, Wien 1961, Teil II, S. 83. Basel-New York: Karger 1963.
358. — Psychotische Störungen bei kindlichen Oligophrenien. Jb. Jugendpsychiat. **6**, 181—194 (1967).
358a. — Psychosen des Kindesalters. In: Handbuch der Kinderheilkunde, Bd. VIII/1, Hrsg. H. Opitz u. F. Schmidt. Berlin-Heidelberg-New York: Springer 1969.
359. — Harbauer, H.: Zur Nosologie der Dementia infantilis Heller. Jb. Jugendpsychiat. **4**, 206 (1965).
360. Sucharewa, G. J.: Über den Verlauf der Schizophrenien im Kindesalter. Z. ges. Neurol. Psychiat. **142**, 309 (1932).
361. — Die Bedeutung der vergleichenden Berücksichtigung des Lebensalters für die Untersuchung der Verlaufsgesetzmäßigkeiten der Schizophrenie bei Kindern und Jugendlichen. Acta paedopsychiat. **34**, 307—320 (1967).
362. Süllwold-Strötzel, L., Kisker, K. P.: Praeschizophrene Entwicklungsverläufe Jugendlicher und ihre Typisierung. Jb. Psychol. Psychother. u. Med. Anthropol. **12**, 161—174 (1964).
363. Szurek, S. A.: Psychotic episodes and psychotic maldevelopment. Amer. J. Orthopsychiat. **26**, 519—543 (1956).
364. — Berlin, I. N.: Elements of psychotherapeutics with the schizophrenic child and his parents. Psychiatry **19**, 1—9 (1956).
365. Tanner, J. M.: Wachstum und Reifung des Menschen. Stuttgart: Thieme 1962.
366. Taylor, I.: The deaf and the non-communicating-child. In: Children with communication problems (ed. by Franklin, A. W.). London: Pitman Med. Publ., 1965.
367. Tramer, M.: Die Entwicklungslinie eines psychotischen Kindes. Schweiz. Arch. Neurol. Psychiat. **27**, 383 (1931).
368. — Tagebuch über ein geisteskrankes Kind. Z. Kinderpsychiat. **1** u. **2** (1934/35).
369. — Lehrbuch der allg. Kinderpsychiatrie, 3. Aufl. Basel: Schwabe 1949.
370. — Meine Erfahrungen über die Schizophrenie im Kindesalter. Acta paedopsychiat. **25**, 177—183 (1958).
371. — Childhood schizophrenia as a problem of nosology. Acta paedopsychiat. **29**, 337 (1962).
372. Uschakow, G. K.: Die prämorbiden Besonderheiten des Organismus in der Ätiologie und Pathogenese der Schizophrenie im Kindesalter. Psychiat. Neurol. med. Psychol. (Lpz.) **15**, 161—166 (1963).
373. — Die Frühdiagnostik der Schizophrenie bei Kindern und Jugendlichen. I. Die Frühdiagnostik der Schizophrenie des frühen Kindesalters. Dtsch. Gesundh.-Wes. **20**, 1922—1925 (1965).
374. — Clinique de la schizophrenie, Contribution à l'étude des stereotypes de développement de la psychose chez les enfants et les adolescents. Psychiat. Enf. **8**, 1—56 (1965).
375. — Problems of the diagnosis of schizophrenia. Wien. Z. Nervenheilk. **23**, 288—300 (1966).
376. Vaillant, G. E.: Twins discordant for early infantile Autism. Arch. gen. Psychiat. **9**, 163 (1963).
377. Villinger, W.: Zum Problem der Kinderschizophrenie nebst Differentialdiagnose und Prognose. Wien. med. Wschr. **109**, 295—300 (1959).
378. — Symptomatologie der kindlich-jugendlichen Schizophrenien. II. Internat. Kongr. f. Psychiatrie, Kongreßber. Bd. I, S. 348, Zürich (1959).
379. Vogt, H.: Über Fälle von „Jugendirrsein" im Kindesalter. Allg. Z. Psychiat. **66**, 542—573 (1909).
380. Vrono, M. S.: L'influence de l'age sur l'evolution de la schizophrénie chez les enfants. Z. Nevropat. Psichiat. **65**, 1039—1044, mit franz. Zusfass. (1965) [Russisch].
381. Ward, T. F.: The course of childhood schizophrenia. Dis. nerv. Syst. **24**, 211—220 (1963).

382. WASSING, H.E.: Cognitive functioning in early infantile autism. An examination of four cases by means of the Wechsler-intelligence scale for children. Acta paedopsychiat. **32**, 122—135 (1965).
383. — KREVELEN, D.A. VAN: Zur Frage der Zeichenbegabung autistischer Kinder. Acta paedopsychiat. **35**, 215—226 (1968).
384. WEBER, D.: Zur Ätiologie autistischer Syndrome des Kindesalters. Prax. Kinderpsychol. **15**, 1—18.
385. — KLOPP, H.W.: Über eine exogene Psychose schizophrener Prägung im Schulalter. Arch. Psychiat. Nervenkr. **190**, 104—126 (1953).
386. WEINSCHENK, C.: Verlaufsbeobachtung bei einem jugendlichen Patienten mit Morbus Gaucher. Jb. Jugendpsychiat. **5**, 112—121 (1967).
387. WEITBRECHT, H.: Psychiatrie im Grundriß. Berlin-Göttingen-Heidelberg: Springer 1963.
388. WENAR, CH., RUTTENBERG, B.A., DRATMAN, M.L., WOLF, E.G.: Charging autistic behavior. The effectiveness of three milieus. Arch. gen. Psychiat. **17**, 26—35 (1967).
389. WIECK, CH.: Einteilung und Prognose der Schizophrenie im Kindesalter. Zbl. ges. Neurol. Psychiat. **178**, 111 (1964).
390. — Schizophrenie im Kindesalter. Leipzig: Hirzel 1965.
391. WING, J.K.: Early childhood Autism. Clinical, educational and social aspects. Oxford: Pergamon Press 1966.
392. — Diagnosis, epidemiology, aetiology. In: Childhood Autism. Clinical, educational and social aspects (ed. by WING, J.K. Oxford: Pergamon Press 1966.
393. WINKLER, W.TH.: Die Schizophrenie als sozialer Prozeß. Z. Psychother. med. Psychol. **17**, 54—72 (1967).
394. WINZENRIED, F.J.M.: Beziehungen körperlicher Erkrankungen zu endogenen Psychosen. In: Probleme der phasischen Psychosen, Hrsg. BÜRGER-PRINZ, H. Stuttgart 1961.
395. WOLFENSBERGER-HÄSSIG, CH.: Soziale Instinkte des Menschen und ihre Beziehung zum Autismus infantum (KANNER). Schweiz. med. Wschr. **99**, 360 (1969).
396. WOLFF, S., CHESS, S.: A behavioural study of schizophrenic children. Acta psychiat. scand. **40**, 438—466.
397. — — An analysis of the language of fourteen schizophrenic children. J. Child Psychol. **6**, 29—41 (1965).
398. ZUTT, J.: Der Lebensweg als Bild der Geschichtlichkeit. Nervenarzt **25**, 426 (1954).
399. — Vom ästhetischen im Unterschied zum affektiven Erlebnisbereich. Wien. Z. Nervenheilk. **10**, 285 (1955).
400. — Diskussionsbemerkungen zum Vortrage ASPERGERS. Zbl. ges. Neurol. Psychiat. **148**, 15 (1958/59).
401. — KULENKAMPFF, C.: Das paranoide Syndrom in anthropologischer Sicht. Berlin-Göttingen-Heidelberg: Springer 1958.

Endogen-phasische Psychosen

402. ALBRECHT, H.: „Maligne“ Cyclothymien im Jugendalter. Zbl. ges. Neurol. Psychiat. **188**, 8 (1967).
403. ANNELL, A.L.: Lithium in the treatment of children and adolescents. Acta psychiat. scand., Suppl. **207**, 19—30 (1969).
404. ANTHONY, E.J., SCOTT, P.: Manic-depressive psychosis in childhood. J. Child Psychol. **1**, 53—72 (1960).
405. BAEYER, W. v., HÄFNER, H., KISKER, K.P.: Psychiatrie der Verfolgten. Berlin-Göttingen-Heidelberg: Springer 1964.
406. BOSCH, G.: Über die Entwicklung der Todeserfahrung im Kindesalter. Jb. Jugendpsychiat. **6**, 37—58 (1967).
407. BOULANGER, J.B.: Depression in childhood. Canad. psychiat. Ass. J. **11**, Spec. Suppl. 309—312 (1966).
408. BOWLBY, J.: Maternal care and mental health. Wld Hlth Org., Genf 1951.
409. CORBOZ, R.: Die Psychiatrie der Hirntumoren bei Kindern und Jugendlichen. Acta neurochir. (Wien), Suppl. 5. (1958).
410. DESTUNIS, G.: Die Depressionsneurose im Kindesalter. Psychiat.-Neurol. med. Psychol. (Lpz.) **14**, 398—402 (1962). Ref. Zbl. ges. Neurol. Psychiat. **174**, 223 (1964).
411. — Nevrose dépressive de l'enfance. Arch. Neurol. Psychiat. **1**, 249—253 (1963) [Griechisch].
412. DÜHRSSEN, A.: Heimkinder und Pflegekinder in ihrer Entwicklung. Göttingen: Hogrefe 1956.
413. DUGAS, M.: États dépressifs chez les enfants. Vie méd. Enq. **47**, 1013—1020 (1966).
414. FROMMER, E.: Depressive illness in childhood. In: COPPEN, A., WALK, A. (ed.): Recent developments in affective disorders, p. 117—136. Kent: Headly Brothers 1968.

415. HAYS, P.: Modes of onset of psychotic depression. Brit. med. J. **1964 II**, 779—784.
416. KLEIN, M.: The psycho-analysis of children. Strachey, A. Trans. London: Hogarth 1937.
417. — Das Seelenleben des Kleinkindes. Stuttgart: Klett 1962.
418. KÖTTGEN, U., WEIDEMANN, J.: Gesundheitsfürsorge **9**, 91 (1959).
419. KREVELEN, D.A. VAN: La manie fantastique des enfants. Rev. Neuropsychiat. infant. **10**, 133 (1962).
420. — VOORST, J.A. VAN: Lithium in der Behandlung einer Psychose unklarer Genese bei einem Jugendlichen. Acta paedopsychiat. **26**, 148—152 (1959).
421. KUHN, R.: Über kindliche Depressionen und ihre Behandlung. Schweiz. med. Wschr. **93** 86 (1963).
422. LEMKE, R.: Über die vegetative Depression. Psychiat. Neurol. med. Psychol. (Lpz.) **1**, 161 (1949).
423. The Nervous Child: Depressive and manic illness in childhood, Vol. 9, 1952.
424. NISSEN, G.: Depressive und hypochondrische Störungen im Kindesalter. Prax. Kinderpsychol. **16**, 6—14 (1967).
425. PERRIS, C.: A study of bipolar (manic-depressive) and unipolar recurrent depressive psychoses. Acta psychiat. scand., Suppl. 194 (1966).
426. PETRILOWITSCH, N.: Zyklothymie — endogene Psychosen von depressivem und manischem Typ (Sammelreferat). Fortschr. Neurol. Psychol. **32**, S. 561 (1964).
427. POPELLA, E.: Episodische ängstlich-hypochondrische Bilder bei Kindern. Zbl. ges. Neurol. Psychiat. **173**, 111 (1963—1964).
428. SPIEL, W.: Depressive Zustandsbilder im Kindes- und Jugendalter. In: SCHULTE, W., und MENDE, W. (Hrsg.): Melancholie in Forschung, Klinik und Behandlung. Stuttgart: Thieme 1969.
429. SPITZ, R.A.: Anaclitic depression. Psychoanal. Stud. Child **2**, 313 (1946).
430. SPITZ, R.A.: Infantile depression and the general adoption syndrom. In: HOCH-ZUBIN, Psychopathology of childhood. New York-London: Grune & Stratton 1955.
431. — The smiling response. A contribution to the ontogenesis of social relation. Genet. Psychol. Monogr. **24**, 57 (1946).
432. STUTTE, H.: Endogen-phasische Psychosen des Kindesalters. Acta paedopsychiat. **30**, 34 (1963).
433. — Phasische Störungen psychotischen Charakters im Kindes- und Jugendalter. Bericht II. Europ. Pädopsychiat.-Kongr., Rom 1963, S. 59.
434. TELLENBACH, H.: Melancholie. Berlin-Göttingen-Heidelberg: Springer 1961.
435. VENZLAFF, U.: Die psychoreaktiven Störungen nach entschädigungspflichtigen Ereignissen (der sog. Unfallneurosen). Berlin-Göttingen-Heidelberg: Springer 1958.
436. WALCHER, W.: Untersuchungen über larvierte endogene Depressionen im Kindesalter. Bericht II. Europ. Kongr. für Paedopsychiat. Rom 1963, S. 305.
437. WEBER, D.: Zur Differentialdiagnose und Polygenese der Schulphobie. Prax. Kinderpsychol. **16**, 167 (1967).

Psychopathologie der Hirnschädigung im Kindesalter

Von

REINHART LEMPP, Tübingen

Inhalt

Begriffsbestimmung und Abgrenzung 922

Organische Psychosyndrome 922

Die akut auftretenden organischen Psychosyndrome 923
1. Die fieberhafte Erkrankung 925
2. Die akute Encephalitis 925
3. Die Hirntraumen 927
4. Vergiftungen 929

Die chronischen organischen Psychosyndrome 930
Das frühkindlich exogene Psychosyndrom (LEMPP) 932
Das kindliche hirnorganische Achsensyndrom (GÖLLNITZ) 936
Die postencephalitische Wesensänderung 937
Die postvaccinale Encephalopathie und Encephalitis 941
Zustände nach Keuchhustenencephalitis 942
Die Chorea minor (SYDENHAM) 943
Die traumatische Wesensänderung 944
Das endokrine Psychosyndrom 945
Wesensänderungen bei Vergiftungen und Mangelzuständen 950
Die Akrodynie oder Feersche Krankheit 951

Psychische Wesensänderungen bei Hirntumoren im Kindesalter 952
Allgemeinsymptome 953
Die Psychopathologie der Tumoren der hinteren Schädelgrube 954
Die Psychopathologie der Prozesse der Großhirnmittellinie 955
Die Psychopathologie der motorischen Störungen 956
Lähmungsformen durch vorwiegende Störung des extrapyramidalen Systems . . . 956

Die Psychopathologie der Werkzeugstörungen 958
Sprachentwicklungsstörungen 958
Die Hörstummheit 959
Die Taubstummheit 960
Das Stammeln 961
Das Stottern 961
Der Aggramatismus 962
Die Aphasie 962
Die Apraxie 964
Die Agnosie 965
Andere Werkzeugstörungen 965
Blinde Kinder 966

Die Psychopathologie der heredodegenerativen Erkrankungen im Kindes- und Jugendalter 967
Die *Dementia infantilis* HELLER 969
Der *Autismus infantum* 970

Die Psychopathologie der Epilepsie im Kindes- und Jugendalter 971
1. Dauernde Wesensänderungen 971
2. Vorübergehende Wesensänderungen 972

Literatur 973

Begriffsbestimmung und Abgrenzung

Eine gesonderte Darstellung der Psychopathologie der Hirnschädigung im Kindesalter ist dadurch gerechtfertigt, daß eine vorübergehende oder dauernde Schädigung der Hirnfunktion im Stadium des Gehirnwachstums, der Reifung und Differenzierung des Gehirns notwendigerweise andersartige Folgen nach sich ziehen als eine Beeinträchtigung der Hirnfunktion nach abgeschlossener Entwicklung und bereits erworbener Funktion. Dabei muß der Begriff der Hirnschädigung weit gefaßt werden, da in vielen Einzelfällen nicht unterschieden werden kann, ob die psychopathologische Auffälligkeit auf eine unmittelbare exogene Einwirkung zurückgeht, oder eine Störung im Erbgefüge, die sich etwa auf dem Wege über eine genetisch verankerte Enzymstörung im gleichen Sinn auswirken kann wie eine erbunabhängige, von außen einwirkende Hirnschädigung. In einzelnen Fällen ist auch eine Kombination beider Faktoren im Sinne einer erblichen Labilität und einer zusätzlichen exogenen Einwirkung anzunehmen. Der Begriff der Hirnschädigung muß daher hier alle Folgezustände umfassen, die eine Hirnfunktionsstörung verschiedenster Art bewirken können, die während der Gehirnentwicklung und Gehirnreifung auf dasselbe eingewirkt haben.

Dabei ergibt sich, daß der Zeitpunkt der Einwirkung der Noxe bzw. der Manifestierung einer anlagebedingten Fehlfunktion für das psychopathologische Bild entscheidender und bedeutender ist als die Art der Schädigung oder Einwirkung. Die Phasenspezifität prävaliert gegenüber einer Noxenspezifität.

Überschneidungen ergeben sich hierbei vor allem auf dem Gebiete des Schwachsinns, der, von seinen sozialen Formen abgesehen, ja stets eine Folge einer erworbenen oder ererbten Hirnfunktionsstörung ist. Es soll in diesem Kapitel vor allem von psychopathologischen Störungen die Rede sein, die neben der Oligophrenie bestehen oder allein ohne sie auftreten können. Da hier fließende Übergänge zum reinen Schwachsinn und seinen psychoreaktiven Folgen bestehen, lassen sich gewisse Überschneidungen und Wiederholungen nicht vermeiden. Dies gilt insbesondere für die weit verbreiteten Teilleistungsschwächen und Werkzeugstörungen. Von hier aus ergeben sich wiederum Überschneidungen durch psychoreaktive und neurotische Funktionsstörungen, wie sie vor allem bei den Sprachstörungen auftreten.

Schließlich sollen in diesem Abschnitt auch psychische Störungen Erwähnung finden, die auf bekannte oder unbekannte Hirnprozesse zurückzuführen sind, also etwa Ausdruck degenerativer Erkrankungen oder hirnlokaler Prozesse sind.

Organische Psychosyndrome

Organische Psychosyndrome sind Kombinationen verschiedener psychischer Symptome und Symptomgruppen, die in Abhängigkeit von einer organischen Hirnschädigung direkter oder indirekter Art, also einer organisch bedingten Hirnfunktionsstörung aufzutreten pflegen. Diese Schädigung kann physikalischer, chemischer, elektrophysikalischer oder mechanischer Natur sein. Dieses organische Substrat kann physikalisch etwa durch Elektroencephalographie, chemisch durch Stoffwechseluntersuchungen oder auch morphologisch, neuropathologisch nachweisbar sein. Vielfach entzieht es sich allerdings diesem Nachweis und wir können nur die zeitliche Verbindung zwischen einwirkender Schädigung und klinischem, psychopathologischem Bild feststellen.

Wie bei der Erwachsenenpsychiatrie können wir auch bei Kindern die psychischen Veränderungen nach dem zeitlichen Auftreten unterteilen. So bestehen *akute psychische Veränderungen*, die unmittelbar auf eine innerhalb einer kurzen Zeitspanne einwirkende organische Noxe entstehen. Diesen gegenüberzustellen sind die *chronischen Psychosyndrome* als Begleitsymptomatik eines seit jeher oder seit langem gestörten Organismus oder als Folgezustand nach einer solchen körperlichen Schädigung. Die letztere kann oft erst im Laufe von Monaten und Jahren nach der schädigenden Einwirkung in Erscheinung treten, kann Rückbildungstendenzen oder Verstärkungstendenzen zeigen.

Die akut auftretenden organischen Psychosyndrome

Die Feststellung von M. Bleuler und Bonhoeffer über den *akuten exogenen Reaktionstypus* hat auch für die Kinderpsychiatrie ihre Gültigkeit. Bonhoeffer gab folgende Definition: „Die akuten psychischen Begleiterscheinungen körperlicher Krankheiten lassen sich alle in einem großen erscheinungsbildenden Rahmen einfügen, in den akuten exogenen Reaktionstypus. Diese unterscheiden sich grundsätzlich von Geistesstörungen, die unabhängig von Körperkrankheiten auftreten. Innerhalb des akuten exogenen Reaktionstypus aber lassen sich keine spezifischen Zusammenhänge zwischen der Art der Körperkrankheit und dem Erscheinungsbild der psychischen Begleiterscheinungen feststellen. Jede schwere körperliche Störung führt zu akuten Störungen im Rahmen dieses Reaktionstypus, sofern sie überhaupt die Psyche betrifft, gleichgültig, ob es sich um akute exogene Vergiftungen, um akute Zustände bei Epilepsien, bei Infektionen allgemeiner Erkrankungen oder inneren Erkrankungen handelt." Nach Bleuler können die Symptome des akuten exogenen Reaktionstypus in folgende 3 Reihen geordnet werden:

1. Zustände verminderten Bewußtseins von gedämpfter Bewußtseinshelligkeit bis hin zur völligen Bewußtlosigkeit;
2. Zustände veränderten Bewußtseins, wobei die Unordnung des Denkens und der Wahrnehmung, also z.B. delirante Zustände, Verwirrungszustände und Halluzinosen auftreten und schließlich
3. Zustände einer Ordnung psychischen Lebens auf einfacherer Stufe in Form des Korsakow-Syndroms. In diesem Falle ist der Erinnerungs- und Vorstellungsschatz und das Gestaltungsvermögen beeinträchtigt.

Im Bereich der Kinder- und Jugendpsychiatrie zeigen allerdings diese grundsätzlichen Feststellungen Bonhoeffers und Bleulers eine etwas abweichende Betonung und Wertigkeit.

In unveränderter Form bleibt diese klinische Feststellung bei den Zuständen verminderten Bewußtseins. Auch Kinder und Jugendliche geraten unter denselben Bedingungen wie die Erwachsenen in einen Zustand verminderter Bewußtseinshelligkeit, in eine Benommenheit oder Bewußtlosigkeit, etwa nach einem Trauma, einer Intoxikation usw. Dabei kann man nicht einmal sagen, daß die Kinder schneller oder bei vergleichsweise schwächeren Noxen in einen solchen Zustand geraten würden. Natürlich benötigen Kleinkinder absolut gesehen geringere Dosen von Narkotica als Erwachsene, um in Narkose — einen Zustand künstlich herbeigeführter Bewußtseinsstörung — zu geraten als Erwachsene. Berechnet man jedoch die notwendige Dosis auf das Körpergewicht oder, was dem allgemeinen Stoffwechsel noch eher entspricht, auf die Körperoberfläche, so ergibt sich, daß die Kinder sogar relativ höhere Dosen solcher Noxen tolerieren können, ohne in einen Zustand verminderten Bewußtseins zu geraten.

Die Zustände veränderten Bewußtseins, Delirien und Verwirrungszustände sehen wir dagegen vor allem bei kleineren Kindern vergleichsweise häufiger. Sie zeigen zwar nicht das typische Bild etwa eines Alkoholdelirs mit den typischen plastischen Halluzinationen in Gestalt kleiner Tiere usw.; es können aber schon bei einem relativ raschen und hohen Fieberanstieg in Zusammenhang mit einer banalen Infektion im Kleinkindesalter solche einfachen Verwirrungszustände, Verkennungen und gelegentlich auch Halluzinationen beobachtet werden. Bei den letzteren handelt es sich aber vielfach infolge der Störung der Gestalterfassung um Illusionen und illusionären Verkennungen. So kann etwa ein Kind aus einem abstrakten Muster der Bettdecke oder der Tapete schon im bewußtseinsklaren Zustand eher einmal bestimmte Gestalten mit Ausdrucksgehalt heraussehen. Diese Gestalten können aber in ihrem Ausdrucksgehalt gerade im Zustand veränderten Bewußtseins, also etwa im Fieber, sehr plastische und aufdringliche Formen annehmen, denen das Kind weniger eigene Kritikfähigkeit entgegenstellen kann. Dabei muß auch offen bleiben, ob das Kind wirklich häufiger und leichter in einen solchen Verwirrungszustand gerät oder ob nicht umgekehrt beim Kinde häufiger als beim Erwachsenen cerebrale Begleiterscheinungen bei scheinbar banalen Infektionen auftreten. Das bedeutet, daß eine fieberhafte Erkrankung im Erwachsenenalter offenbar mit geringeren Hirnstoffwechseländerungen einhergeht als etwa im Kindesalter, wo eine stärkere cerebrale Alteration besteht. Im Säuglings- und Kleinkindesalter pflegen z. B. noch die Hirnhäute in stärkerem Maße bei einer Allgemeinerkrankung entzündlich mitzureagieren.

Zustände einer Ordnung psychischen Lebens auf einfacherer Stufe im Sinne eines Korsakow-Syndroms sind im Kindes- und Jugendalter kaum bekannt. Vielleicht rührt das daher, daß Kinder weniger als Erwachsene den Zwang in sich spüren, Erinnerungslücken und Lücken im Vorstellungsschatz unbedingt zur Aufrechterhaltung einer psychischen Ordnung ausfüllen zu müssen. Sie können wohl eine solche gestörte Ordnung eher erdulden, da vor allem im Kleinkindesalter die magisch-mystische Vorstellungswelt eine solche Ordnung, wie sie bei den Erwachsenen recht zwanghaft besteht, nicht notwendig macht.

Über die Entstehung des akuten exogenen Reaktionstypus (Bonhoeffer) ist wenig bekannt. Willi vertritt die Ansicht, daß unter klinischen Verhältnissen die Hypoxämie allein kaum je eine Bewußtseinsstörung verursache, sondern diese erst dann zustande käme, wenn sie von weiteren, das Bewußtsein beeinträchtigenden Stoffwechselveränderungen begleitet sei, wozu er ungenügenden Abtransport der Nährstoffe und Stoffwechselprodukte, eine Acidose und eine Störung der Sauerstoffverwertung, Veränderungen des Blutzuckerspiegels und medikamentöse Vergiftungen rechnet. Tatsächlich entsprechen die Bilder des akut auftretenden organischen Psychosyndromes vielfach den Bildern der akuten Vergiftung.

Auch bei Kindern ist das Leitsymptom die *Bewußtseinsstörung*. Daneben stehen häufig delirante Zustände. Andererseits können aber gerade Zeichen der Bewußtseinsstörung oder des Delirs bei Kindern und Jugendlichen auch fehlen oder zurücktreten; bei einer akuten Encephalitis können scheinbar typische schizophrene Symptome beobachtet werden, wie etwa Katalepsie, Wahnsymptome und ähnliches, so daß die Abgrenzung der exogenen Psychose von der endogenen gerade im Kindes- und Jugendalter besonders schwierig sein kann (Lempp, Klopp und Weber). Gerade im Kindesalter erscheinen exogene Psychosen häufig unter dem Bild der endogenen und umgekehrt (Lutz).

Die folgenden Ereignisse können einen akuten exogenen Reaktionstyp zur Folge haben:

1. Jede hochfieberhafte Erkrankung, überhaupt jede schwerere Allgemeinerkrankung;

2. alle akuten Erkrankungen des Gehirns, insbesondere die Encephalitiden, aber auch rasch wachsende Tumoren oder Blutungen;

3. Schädeltraumen und

4. Vergiftungen.

1. Die fieberhafte Erkrankung

Wie beim Erwachsenen so kann auch beim Jugendlichen, insbesondere aber beim Kleinkind eine hochfieberhafte Erkrankung mit einer Störung des Bewußtseins einhergehen. Meist verläuft diese in Gestalt einer Benommenheit mit einer Einschränkung der Wahrnehmungs-, Aufnahme- und Reaktionsfähigkeit mit fließenden Übergängen über die Somnolenz, aus der das Kind noch ansprechbar ist, bis zu schwereren Graden, die in die Bewußtlosigkeit übergehen. Handelt es sich um eine wirkliche Bewußtlosigkeit, d.h. um eine Störung des Bewußtseins, die durch stärkere äußere Reize nicht mehr zu durchbrechen ist, so ist eine ernste Miterkrankung des Gehirns im Sinne einer Begleitencephalitis oder auch einer primären Encephalitis als Ursache des Fiebers anzunehmen.

Jede, auch eine banale fieberhafte Erkrankung, kann beim Kleinkind eine psychische Veränderung verursachen. Es kommt dabei häufiger zu sog. Fieberdelirien mit wirrem Reden, zur Desorientierung und illusionären Verkennung. Im Initialstadium ist oft eine Unterscheidung zwischen den psychischen Veränderungen im Gefolge eines Fieberanstiegs, einer allgemeinen Infektionskrankheit und solchen psychischen Veränderungen bei Encephalitis, also einer selbständigen Erkrankung des Gehirns kaum möglich. Hier kann nur der weitere Verlauf entscheiden. Bei der einfachen fieberhaften Erkrankung klingen die psychischen Symptome sehr rasch ab und die übrigen Symptome der Infektionskrankheit treten in den Vordergrund. Bei der Encephalitis oder bei encephaler Beteiligung einer Infektionskrankheit halten dagegen die cerebral-organischen Symptome, und zwar sowohl die psychopathologischen wie auch die neurologischen in Form von Krämpfen, Paresen usw. an und können sich sogar noch verstärken.

2. Die akute Encephalitis

Die Encephalitis, die Gehirnentzündung geht häufig, aber keineswegs immer und obligat mit einem akuten organischen Psychosyndrom einher. Der Typ der *Encephalitis letargica* mit Störungen des Bewußtseins bis zu langanhaltender Bewußtlosigkeit ist praktisch ausgestorben, ähnliche Formen sind selten. Am ehesten wird man noch bei der Heine-Medinschen Krankheit, der Polioencephalitis, dieses typische Bild zu Beginn der Erkrankung sehen. Es handelt sich dabei um eine Form der sog. spinalen Kinderlähmung (Poliomyelitis), die nicht vorwiegend die Vorderhörner des Rückenmarks, sondern das Gehirn befällt.

In den letzten Jahren haben mannigfache Typen von Viren recht unterschiedliche und atypische Encephalitisbilder hervorgerufen, die gerade die typischen Initialsymptome, die durch einen akuten exogenen Reaktionstyp gekennzeichnet sind, vermissen lassen. Häufig sind jetzt vorübergehende oder dauernde neurologische Ausfälle, Hirnnervenlähmungen, Initialkrämpfe und dergleichen die Leitsymptome. Man kann also sagen, daß das Auftreten eines akuten exogenen Reaktionstypus bei dem Bild einer akuten Infektionskrankheit zwar zur Diagnose einer Encephalitis mit ziemlicher Sicherheit berechtigt, daß aber das Fehlen eines akuten exogenen Reaktionstypus eine solche keineswegs mehr ausschließen oder unwahrscheinlich machen kann, wenn andere zentralnervöse Symptome vorliegen, die oft sehr sublim und unauffällig sein können und sich z. B. nur in vorübergehenden oder längerdauernden leichten Triebstörungen, Schlafrhythmusstörungen oder Geschmacksänderungen ausdrücken können.

Unter den Encephalitiden müssen von den *primären Encephalitiden*, die durch den unmittelbaren Befall des Gehirns durch ein neurotropes Virus bedingt sind, die *sekundäre Encephalitiden* abgetrennt werden als sog. Begleitencephalitiden und para- oder postvaccinalen Encephalitiden. So kann mit jeder infektiösen

Allgemeinerkrankung des Kindes auch eine encephalitische Begleiterkrankung auftreten, etwa nach einer Impfung *(postvaccinale Encephalitis)*. Diese zeigen neben Fieber und Krämpfen noch relativ häufig Störungen des Bewußtseins in Form von Benommenheit bis zur Bewußtlosigkeit. Andere sekundäre Encephalitiden sind die Varicellen-Encephalitis (mit oder nach Windpockeninfektion), die Masern-Encephalitis, die neben den hyperkinetischen und ataktischen Formen insbesondere somnolent-konvulsive und somnolent-paraparetische Formen kennt. Die Begleitencephalitis bei Masern ist unter den sekundären Encephalitiden nach der Mumpsencephalitis die relativ häufigste. In Zusammenhang mit einer Mumpserkrankung kommt es nach einer Statistik von RADL oft in über der Hälfte der klinisch beobachteten Fälle zu cerebralen Komplikationen, die allerdings von Epidemie zu Epidemie von praktisch 0% bis etwa zur Hälfte der Fälle schwanken kann. Ihre Spätfolgen werden auch sehr unterschiedlich angegeben; so werden von RADL 14% extrapyramidale Bewegungsstörungen und 51% Anfälle angegeben.

Mehr atypische Bilder, selten akute psychische Symptome, zeigen die Grippeencephalitiden, die bevorzugt mit neurologischen Ausfällen in Form von Mononeuritiden einhergehen können. Hier verhindern bis jetzt noch die große Zahl der jährlich in wechselnder Kombination und Intensität auftretenden Grippe-Virus-Typen eine symptomatische Ordnung. Diese Encephalitiden sind im übrigen für den Kinder- und Jugendpsychiater in ihren Folgezuständen interessanter als im akuten Stadium, wo sie mehr die Neurologie beschäftigen.

Dennoch gibt es zweifellos auch postinfektiöse Encephalitiden mit Verwirrtheitszuständen. Andere, ohne das typische Bild der Bewußtseinsstörung einhergehende psychische Veränderungen nach einer solchen Grippe, leiten über zu den chronischen Folgezuständen.

Grundsätzlich ist zur Frage der Encephalitis im Kleinkindesalter noch anzumerken:

Eine eigentliche Entzündungsreaktion, eine Encephalitis, ist aus pathologisch-anatomischer Sicht erst von einem bestimmten Reifegrad des Gehirns an möglich. Erst etwa vom 2. Lebensjahr ab können beim Kinde typisch entzündliche Reaktionen im Gehirn pathologisch-anatomisch nachgewiesen werden. Die klinisch sehr ähnlichen Zustände bei Säuglingen und Kleinkindern im Anfang des 2. Lebensjahres, die ebenfalls mit Benommenheit und Bewußtlosigkeit und neurologischen Folgezuständen einhergehen können, gehen lediglich auf ein Gehirnödem zurück als Reaktion auf die Toxine der Krankheitserreger. Da dieses Gehirnödem, wenn es längere Zeit anhält, zu schweren narbigen Veränderungen und Ausfällen ganzer Hirnabschnitte führen kann, zeigen sie trotz des klinisch manchmal wenig auffälligen Verlaufes, oft die schwereren und nachhaltigeren Folgezustände. Wir sprechen dann nicht von einer Encephalitis, sondern von einer Encephalopathie (SEITELBERGER). Diese Unterscheidung gilt insbesondere für die cerebralen Folgen nach Pockenschutzimpfung, weswegen in neuester Zeit die Frühimpfung im Säuglingsalter wieder abgelehnt wird.

Als besondere, wenn auch nicht sehr häufige Encephalitisform müssen hier die sog. *Hirnstammpsychosen* Erwähnung finden, die oft über Wochen und Monate unter dem Bild einer endogenen Psychose mit Halluzinationen, katatonem Stupor, Katalepsie u.ä. verlaufen können und deren exogene Natur oft nur durch eine Liquoruntersuchung und durch das pathologische EEG gesichert werden kann. Auf die organische Ursache können daneben auch starke Drangzustände, vegetative Störungen und Störungen des Schlaf-Wachrhythmus hinweisen. Prognostisch sind diese Encephalitisformen günstig (STAEHELIN, WEBER u. KLOPP, SZILARD u. STUTTE).

Eine weitere Sonderform ist die *Leukencephalopathie*, wobei das psychische Bild im Stadium der vollentwickelten Krankheit typisch exogen-organisch imponiert mit deutlicher Verlangsamung und Abbau der psychischen Aktivität und Fähigkeit. Das oft sehr lang sich hinziehende Prodromalstadium ist in seiner Symptomatik jedoch ganz uncharakteristisch. Es kommt zu einem allmählichen Nachlassen der geistigen und körperlichen Leistungsfähigkeit oft beginnend mit einem Schulversagen. Häufig ist das Erstsymptom die Beobachtung, daß ein Kind irgendeine einfache körperliche Leistung nicht mehr zu bewältigen in der Lage ist.

Bei diesen atypischen und auch keineswegs akut auftretenden Encephalitiden und Encephalopathien wird die organische Ursache der allmählich sich anbahnenden psychischen Veränderungen zunächst regelmäßig verkannt und die differentialdiagnostisch notwendigen somatischen Untersuchungen erst im späteren Verlauf herangezogen.

Es sollte daher bei jeder Wesensänderung anhaltender Art im Kindes- und Jugendalter sowohl eine EEG- wie auch eine Liquoruntersuchung, notwendigenfalls auch ein Pneumencephalogramm veranlaßt werden, um eine organischbedingte Wesensänderung von einer reaktiven oder endogen-psychotischen Verhaltensänderung sicher trennen zu können. Auch eine testpsychologische Untersuchung mit differenzierten Leistungstests wie auch einzelne projektive Tests können Hinweise geben. Hier kommen endogene oder organische Reaktionsweisen vielfach deutlicher zum Ausdruck als im allgemeinen psychopathologischen Bild.

3. Die Hirntraumen

Jedes schwere Trauma, nicht nur das Schädeltrauma, führt zu einer schweren vegetativen Reaktion, einem Schockzustand, der regelmäßig mit einer Bewußtseinstrübung, unter Umständen auch mit einer Bewußtlosigkeit einhergehen kann. Insofern kann das allgemeine Symptom der Bewußtseinsstörung mit jeder Art von Trauma, ist es nur entsprechend schwer, in Verbindung gebracht werden.

Das *Schädeltrauma* bildet gewissermaßen den Modellfall einer exogenen Ursache psychischer Störung. Mit dem zunehmendem Straßenverkehr bildet es die häufigste Form schädigender Einwirkung auf das kindliche Gehirn und damit auf die kindliche Psyche (Gädeke). Ist doch der Unfall zur relativ häufigsten Todesursache bei Kindern in den meisten Zivilisationsländern geworden, und zwar der Unfall in Form des Schädelhirntraumas.

Das Schädelhirntrauma hat, bei genügender Stärke, eine Bewußtlosigkeit zur Folge, deren Dauer im allgemeinen ganz von dem Schweregrad abhängt. Sie kann von wenigen Sekunden bis zu Wochen und Monaten dauern. Schon wenige Sekunden bestätigen die Diagnose einer Gehirnerschütterung *(Commotio cerebri)*; dauert sie länger als etwa 6—8 Std, ist darüber hinaus eine unmittelbare mechanische Schädigung der Gehirnsubstanz anzunehmen, eine Hirnquetschung oder *Contusio cerebri*. Hier sind die Verhältnisse beim Kinde nicht grundsätzlich von denen der Erwachsenen zu unterscheiden.

Bei der Gehirnerschütterung *(Commotio cerebri)* werden nur passagere colloidchemische Veränderungen des Gehirns angenommen, die ohne Folgen abklingen. Die Kinder können allerdings noch über längere Zeit Beschwerden vestibulären Charakters haben, also Schwindelgefühle, Neigung zu Erbrechen und eine gewisse Kreislauflabilität. Andererseits überstehen gerade kleine und größere Kinder Gehirnerschütterungen oft erstaunlich gut, ja oft erfahren die Eltern erst Tage und Wochen danach, daß ihre Kinder etwa beim Spielen oder Sport ein Schädeltrauma durchgemacht haben und auch kurze Zeit bewußtlos waren.

Die Bewußtlosigkeit hellt nach kürzerer Zeit rasch, nach längerer Zeit langsamer auf, wobei es im Zwischenstadium zur Desorientierung oder auch zu motorischen Unruhe und allgemeinen Verwirrtheit kommen kann. Dieses Stadium wird jedoch im allgemeinen relativ rasch durchlaufen und ist als solches Zwischenstadium leicht zu erkennen. Nur bei sehr langdauernden Zuständen der Bewußtlosigkeit können sich diese Aufhellungsphasen auch ihrerseits über Tage und Wochen hinziehen. Charakteristisch ist, daß der Patient, auch das Kind sich an die Zeit unmittelbar vor dem Trauma nicht erinnern können *(retrograde Amnesie)*, wobei diese Erinnerungslücke Sekunden bis auch Stunden umfassen kann.

Kommt es nach Abklingen der Bewußtlosigkeit zu einem sog. deliranten Syndrom, dann liegt eine *Kontusionspsychose* vor. Der Patient ist dabei meist motorisch unruhig, oft ängstlich verstimmt und erregt, ja auch aggressiv, er verkennt die Situation und seine Umgebung. Dabei fluktuiert die Bewußtseinshelligkeit deutlich, so daß kurze Phasen mit Erkennung der Umgebung mit solchen der völligen Verwirrung abwechseln können. Ein solcher Zustand kann nicht nur wenige Stunden, sondern Tage, unter Umständen Wochen lang anhalten. Beim Erwachsenen schließt sich an das unruhig-delirante Stadium häufig das sog. *Korsakow-Syndrom* an, ein Zustand mit aufgehellter Bewußtseinslage aber mit einer erheblichen Störung der Merkfähigkeit und gelegentlicher Desorientierung. Dieser Zustand geht dann in das Bild der posttraumatischen Wesensänderung über.

Bei kleineren Kindern und bei Kindern des jüngeren Schulalters bedeutet die längere Unterbrechung des Bewußtseinszustandes auch nach seiner Aufhellung manchmal eine erhöhte affektive Belastung und eine Schwierigkeit, sich in der realen Welt zurechtzufinden. Der Erwachsene kann sich, ist seine posttraumatische Wesensänderung und Demenz nicht zu schwer, auf Grund seiner eigenen Erfahrung, auf Grund von früher Gehörtem und dem allgemeinen Wissen seinen eigenen psychischen Zustand mitsamt der Erinnerungslücke ohne Schwierigkeiten in die ihm bekannte Ordnung der Umwelt einbauen. Anders das Kind, das noch keinen festen Realitätsbezug hat. Es kann durch das Erlebnis der Unterbrechung der Erinnerungskontinuität in der Anpassung an die Realität wieder stark zurückgeworfen werden. Dazu kommt, daß die Kinder meist in einer völlig fremden Umwelt wieder zu sich kommen, die keine Anknüpfung an die bekannte häusliche Umwelt zuläßt. Vor allem das vom Unfallkrankenhaus oft veranlaßte Fernhalten der nächsten Angehörigen kann die Schwierigkeit, die Erinnerungskontinuität wieder herzustellen, verstärken.

Die Trennung zwischen den unmittelbaren psychischen Folgen des Traumas im Sinne eines organischen Psychosyndroms und den Folgen der psychischen Reaktion auf das Trauma, die veränderte Situation und die Veränderung der eigenen Psyche ist oft schwierig oder unmöglich.

Besonders im Säuglings- und Kleinkindesalter können oft schwerere Schädelhirntraumen übersehen werden. So werden manche Schädelbrüche etwa nach Sturz vom Wickeltisch bei Säuglingen nicht oder zufällig entdeckt. Vorübergehende psychische Änderungen des Säuglings werden, sofern es sich nicht um eine längere Bewußtlosigkeit handelt, oft nicht registriert und entgehen der Beobachtung. Es ist aber wohl auch eine höhere Toleranz des Gehirns gegenüber Traumen infolge des elastischen Schädels anzunehmen. Dennoch können auf diese Weise Hirnsubstanzschädigungen übersehen werden, vor allem dann, wenn die herdförmige Schädigung in eine neurologisch stumme Zone fällt. Auch wird eine posttraumatische Wesensänderung oft als solche deswegen verkannt, weil beim Kleinkinde eine Wesensänderung, d.h. Feststellung einer Änderung der Persönlichkeitsstruktur gegenüber vorher durch den fehlenden Vergleich nicht möglich ist.

Ein schweres Schädeltrauma kann zu einer sog. Decerebration führen, dem *apallischen Syndrom* (KRETSCHMER), bei dem die Gehirnrinde vom Hirnstamm funktionell getrennt ist. Es besteht nach Abklingen der üblichen posttraumatischen Bewußtlosigkeit ein Zustand, der von dieser oft schwer abzugrenzen ist. Das Kind erscheint wach, ohne sich jedoch auf Außenreize, Ansprache, Reizung taktiler, optischer oder akustischer Art sich irgendwie zuzuwenden. Es kommt lediglich bei stärkeren taktilen Reizen zu ungerichteten Abwehrbewegungen. Im übrigen besteht ein rein vegetativer Zustand, in welchem das Kind zwar ißt, schläft, verdaut, auch Reflexbewegungen ausführt, aber keinerlei Möglichkeit zur Kontaktaufnahme hat. Es besteht sozusagen eine totale Werkzeugstörung als eine Summe von Aphasie, Agnosie, Apraxie usw. Diese Zustände sind mit fortschreitender Reanimationstechnik häufiger und betreffen alle solchen Fälle, bei welchen die Atmung und die Herzaktion erst nach einer Pause von über $4^1/_2$ min in genügender Weise in Gang gebracht werden konnte, wodurch es zu einer schweren cerebralen Dauerschädigung gekommen ist.

Die Rückbildung schwerer hirntraumatischer Unfallfolgen kann auch Monate in Anspruch nehmen, wobei gerade bei Kindern im Vorschulalter und Schulalter oft eine ganz erstaunliche Restitutionsfähigkeit zu beobachten ist. Meist hat der Unfall mit der längeren Bewußtlosigkeit eine Regression auf das Stadium des Säuglings mit völliger Hilflosigkeit und Unfähigkeit verbaler Kontaktaufnahme zur Folge gehabt. Eventuelle zentrale Lähmungen in Form spastischer Paresen können zunächst auch die motorische Ausdrucksfähigkeit stark beeinträchtigen. Alle Funktionen, die das Kind bis zum Unfall bereits erlernt hatte, müssen oft aufs neue erworben werden, wie Sprache, Sauberkeitsgewöhnung, die Selbständigkeit der Nahrungsaufnahme und die bewußte Orientierung sowie die statischen und motorischen Funktionen wie Sitzen, Stehen, Gehen, schließlich die Fähigkeit des optischen Differenzierens, das Buchstabenerkennen, Lesen, Schreiben und Rechnen. Die Wiederherstellung aller vor dem Unfall bereits erworbenen Funktionen verläuft schneller als bei der ursprünglichen Erwerbung dieser Funktionen als Säugling und Kleinkind, können aber doch Monate in Anspruch nehmen. Da die Fortschritte zunächst sehr rasch aufeinanderfolgen können und innerhalb von wenigen Monaten das Kind aus seinem ursprünglich völlig hilflosen, kontaktunfähigen Zustand wieder herauskommt und die einzelnen Fähigkeiten sich in rascher Folge wieder einstellen, entsteht im allgemeinen bei den Angehörigen, die auf die ersten schweren Unfallfolgen hin zunächst hoffnungslos und verzweifelt waren, ein hoffnungsvoller, aber manchmal auch kritikloser Optimismus, der sie die noch bestehenden und oft auch bleibenden Persönlichkeitsveränderungen, den psychischen Defekt, nicht sehen läßt. Dementsprechend kommt es nach etwa $^1/_2$—$^3/_4$ Jahr zu einer zweiten Phase der Enttäuschung und Ernüchterung bei den Eltern und Angehörigen des Kindes.

4. Vergiftungen

Akute psychische Folgen von Vergiftungen sind im Kindesalter nicht sehr häufig (TULZER), aber auch oft schwer zu erkennen, vor allem deswegen, weil oft an eine solche Möglichkeit nicht gedacht wird. Auch zeigen manche Vergiftungen kein typisches Psychosyndrom. So läßt oft eine Intoxikation mit Alkohol, etwa durch Genuß größerer Mengen höher konzentrierter Alkoholica, nicht das typische Bild erkennen, das wir vom Erwachsenen vom Rausch her gewohnt sind, sondern die Kinder zeigen mehr die körperlichen Symptome einer Intoxikation. Andererseits aber können bei Vergiftungen mit Medikamenten die beim Erwachsenen üblichen somatischen Folgen ganz in den Hintergrund treten gegenüber starken psychischen Erscheinungen. So wurde ein 12jähriges Mädchen mit Symptomen einer beginnenden Psychose mit Desorientierung, Personenverkennen und ängstlicher Erregung aufgenommen, wobei sich herausstellte, daß das Mädchen in suicidaler Absicht mehrere Tabletten des Antiparkinsonmittels Akineton eingenommen hatte. Bei der absichtlichen oder spielerischen Einnahme von Schlafmitteln kommt es dagegen zu den Symptomen des Schlafes bzw., je nach der Menge, zur Bewußtlosigkeit. Die übrigen Gifte zeigen im übrigen aber alle, mehr oder weniger deutlich den akuten exogenen Reaktionstypus, der aber gerade im Kindes- und Jugendalter fast stets differentialdiagnostisch Schwierigkeiten gegenüber beginnenden endogenen Psychosen macht.

Die chronischen organischen Psychosyndrome

Die chronischen psychischen Veränderungen, die als psychisches Korrelat einer angeborenen, ererbten Funktionsstörung auftreten oder als Folgen einer exogenen Hirnschädigung, sind in ihrer Symptomatik nicht mehr so einheitlich, wie das bei den akuten psychischen Begleiterscheinungen in Gestalt des akuten exogenen Reaktionstypus zu sehen ist. Das Bild der chronischen Psychosyndrome hängt im wesentlichen von 3 Umständen ab:

1. dem Zeitpunkt der Einwirkung der exogenen Schädigung, d.h., es besteht eine Abhängigkeit zwischen der psychischen Symptomatik und der körperlichen und psychischen Entwicklungsphase, in der sich das Kind zur Zeit der schädlichen Einwirkung befunden hat.

2. In begrenztem Maße hat die Lokalisation der Schädigung eine Bedeutung für das spätere Symptomenbild der chronischen psychischen Veränderungen. Dies gilt besonders für traumatische Verletzungen.

3. In ebenfalls geringerem Ausmaße kann auch die Art der exogenen Noxe das in der Folge sich herauskristallisierende psychische Bild beeinflussen.

Im ganzen ist festzustellen, daß gerade im Kindes- und Jugendalter die Phasenspezifität der Noxe vor der Artspezifität und der Lokalisationsspezifität den Vorrang hat.

Die hervorragende Bedeutung der *Phasenspezifität* gilt vor allem für Schädigungen, die in der frühen Kindheit, also im Perinatalstadium und im Säuglingsalter auf das Kind eingewirkt haben, da bis zum Ende des 1. Lebensjahres sich das kindliche Gehirn in einer recht stürmischen Entwicklung und Ausdifferenzierung befindet, die nach dem 1. Lebensjahr allmählich langsamer verläuft und etwa mit Beginn des Schulalters ziemlich abgeschlossen ist. Noxen, die während der Phase der Organogenese, also zu Beginn der Schwangerschaft, auf das Kind direkt oder indirekt einwirken, haben vorwiegend Organmißbildungen und schwere Differenzierungsstörungen zur Folge, sofern die Schädigung überhaupt überlebt wird. Schädigungen die während der Phase der Markscheidenentwicklung, also etwa zwischen dem 6. Schwangerschaftsmonat und dem Ende des 1. Lebensjahres das Kind treffen, haben im wesentlichen mehr oder weniger ausgeprägte Funktionsstörungen des Gehirns zur Folge, ohne daß man von Mißbildungen oder Fehlbildungen sprechen könnte. Histologisch lassen sich in solchen Fällen keine Fehlbildungen der Organbildung mehr nachweisen, sondern bereits Narbenzustände und Differenzierungsstörungen. Die Funktionsstörungen können in der Beeinträchtigung der psychischen Funktion, also vor allem im Schwachsinn, zum Ausdruck kommen, oder in der Störung der motorischen Funktionen, d.h. in spastischen, cerebralen Lähmungen, wobei je nach Schweregrad der Schädigung beide Arten der cerebralen Funktionsstörung sich bis zur Unkenntlichkeit verdünnen können. Eine Schädigung, die das kindliche Gehirn nach dem wesentlichen

Abschluß der Gehirndifferenzierung trifft, kann ebenfalls psychische und motorische Funktionsstörungen hervorrufen, bietet aber ein anderes, mehr defektiöses Bild, da offenbar das in seiner Differenzierung abgeschlossene Gehirn nur noch geringere, bzw. andere Kompensationsmöglichkeiten hat.

Die Bedeutung der *Lokalisation* einer Schädigung tritt demgegenüber in den Hintergrund, gerade weil das kindliche Gehirn noch eine weitgehende Ausgleichsfähigkeit hat. Dies zeigt sich deutlich bei den sog. Werkzeugstörungen, insbesondere bei der Aphasie. Die Sprachfunktion ist beim gesunden Kind paarig angelegt, d.h. beide Gehirnhälften stehen zur Fixierung der Sprachfunktion zur Verfügung. Welche Gehirnhälfte schließlich die Dominanz übernimmt, entscheidet offenbar eine erbliche Anlage oder eine frühkindliche Prägung, vielleicht auch eine früherworbene halbseitige Schwäche. Noch bis etwa zum 8. Lebensjahr besteht jedoch noch die Fähigkeit der nicht-dominanten Hemisphäre, beim Ausfall der dominanten, etwa durch ein Trauma, vikariierend einzuspringen. Dabei ist die Fähigkeit in den ersten Lebensjahren noch sehr gut entwickelt, so daß die Zeit vom Ausfall der betroffenen Zentren in der dominanten Hemisphäre bis zur vollen Funktionsfähigkeit durch die ursprünglich nicht-dominante sehr kurz sein kann und die Funktion auch wieder vollständig übernommen wird, wogegen in den späteren Jahren der Zeitraum bis zum Wiederauftreten der Funktion sich verlängert und auch die Funktion nicht mehr vollständig erworben wird. Jenseits des 10. Lebensjahres ist im allgemeinen keine Funktionsübernahme durch die Gegenseite mehr möglich. Dieses Modell der Aphasien gilt für alle lokalisierten Funktionen des Gehirns, insbesondere der Gehirnrinde, die ja jeweils paarig angelegt sind.

Eine große Bedeutung hat die Lokalisation allerdings für epileptische Funktionsstörungen.

Eine *Noxenspezifität* tritt nach unseren bisherigen Kenntnissen weniger deutlich hervor. Am ehesten wird man eine Noxenspezifität bei endokrinen Störungen annehmen können, aber auch die so hervorgerufenen psychischen Veränderungen sind nicht grundsätzlich von den Bildern zu unterscheiden, die nach allgemeinen entzündlichen oder nichtlokalisierten traumatischen Störungen zu sehen sind. Eine wesentliche Differenzierung der Folgezustände nach entzündlichen Erkrankungen ist schon deswegen nicht zu erwarten, weil die Reaktion des Gehirns auf sehr verschiedene Erreger ziemlich einförmig ist. Diese Einförmigkeit gilt insbesondere für die ersten Kindheitsjahre. Mit zunehmendem Alter gleicht sich das Kind in seiner Reaktionsweise immer mehr dem Erwachsenen an, so daß die bei den Erwachsenen bekannten psychopathologischen Folgezustände nach unterschiedlichen Noxen auch bei den älteren Kindern beobachtet werden können. Bei allen chronischen psychischen Veränderungen ist jedoch ein von der Art der Schädigung ziemlich unabhängiger psychischer Einfluß zu berücksichtigen, der häufig übersehen wird, nämlich die psychische Reaktion des Kindes oder Jugendlichen auf ein durch die vorausgehende Erkrankung und ihrer Folgezustände verändertes Umwelterleben und auch die veränderte Reaktion der Umwelt auf die veränderte Psyche des kleinen Patienten, also eine psychische Reaktion auf die psychische Reaktion der Umwelt auf die organische Wesensänderung. Dies gilt besonders für die leicht- und mittelgradigen Folgezustände, die noch genügend psychische Reaktionsfähigkeit beim Patienten bestehen lassen, die dem Kind erlauben, die veränderte oder inadäquate Reaktion der Umwelt auf sein eigenes abnormes Wesen noch empfindlich zu registrieren. In schweren Fällen kann das Kind im allgemeinen das Verhalten der Umwelt nur sehr grob und undifferenziert registrieren und ist auch oft wenig empfindlich ihr gegenüber. Man darf aber diesen Schluß der Unempfindlichkeit etwa im Hinblick auf einen Schwachsinnszustand nicht vorschnell ziehen, da wir auch hier noch oft mit deutlichen psychischen Reaktionen zu rechnen haben. Im Rahmen der hier zu besprechenden organischen Psychosyndrome, die in der Regel nicht mit Schwachsinn einhergehen, ist jedoch immer mit solchen, von der ursprünglichen Krankheit und Störung eher unabhängigen reaktiven Störung zu rechnen, die sich oft mit dem Zugrundeliegen organischem Psychosyndrom bis zur Unkenntlichkeit mischen und auch wieder von ihm beeinflußt werden. Es erfordert oft eine große Erfahrung, zu unterscheiden, was ursprüngliche, organisch-bedingte Wesensänderung und psychische Funktionsstörung und was reaktives Fehlverhalten ist.

Das frühkindlich exogene Psychosyndrom (Lempp)

Das frühkindlich exogene Psychosyndrom ist eine Folge einer frühkindlichen Hirnschädigung. Unter einer frühkindlichen Hirnschädigung werden die Folgen aller Noxen zusammengefaßt, die in der Zeit zwischen dem 6. Schwangerschaftsmonat und dem Ende des 1. Lebensjahres auf das kindliche Gehirn eingewirkt haben. Die Folgen von Schädigungen, die vor diesem Zeitabschnitt erfolgen, gehen in der Regel mit Schwachsinn einher. Später einwirkende Schädigungen lassen sich in ihren Folgen von der frühkindlichen Hirnschädigung meist gut abgrenzen. Sie werden im wesentlichen unter den postencephalitischen und traumatischen Wesensänderungen besprochen werden.

Die frühkindliche Hirnschädigung kann nun je nach Schweregrad und Ausdehnung drei verschiedene Folgezustände bewirken, die sich teilweise überlagern und fließende Übergänge zeigen:

1. Folgezustände, bei welchen *schwere motorische Schädigungen* im Vordergrund stehen. Sie können zwar mit einem Intelligenzdefekt einhergehen, dieser tritt aber gegenüber den motorischen Funktionsstörungen in den Hintergrund. Das typische Bild ist die *cerebrale Kinderlähmung* oder *infantile Cerebrallähmung*, die „spastischen Kinder“;

2. Folgezustände, bei welchen die *intellektuelle Schädigung* im Vordergrund steht, wobei leichtere motorische Beeinträchtigung häufig nachzuweisen ist, also die Formen des *erworbenen Schwachsinns*;

3. Folgezustände *leichtgradiger Schädigung*, wobei auffallende körperliche oder intellektuelle Beeinträchtigungen nicht bestehen, wohl aber ein typisches psychopathologisches Bild, das wir unter dem Begriff des *frühkindlich exogenen Psychosyndroms* zusammenfassen. Da diese leichtgradigen Hirnschädigungen erwartungsgemäß in ihrer Häufigkeit gegenüber den schweren Schädigungen stark überwiegen, ergibt sich, daß infolge des geringen Ausmaßes der Schädigung das eigentlich Krankhafte nicht so sehr in den Vordergrund tritt und Beachtung findet, daß aber gerade wegen der Häufigkeit dieser Störung ihre soziale und pädagogische Bedeutung besonders groß ist.

Wegen der fließenden Übergänge sowohl zu den schweren Schädigungsfolgen, wie vor allem aber mit zunehmender Verdünnung zum Gesunden hin, können nur schwer genauere Zahlen über die Häufigkeit einer solchen leichtgradigen frühkindlichen Hirnschädigung gegeben werden. Während man bei der infantilen Cerebrallähmung mit einer Häufigkeit von einem auf 1000 in der Gesamtbevölkerung rechnet, schwanken die Zahlen je nach Auswahlkriterien zwischen 3 und weit über 10% aller Kinder, ja eigene Untersuchungen von unausgelesenen Erstkläßlern ergaben sogar 17% mit begründeten Hinweisen auf eine solche leichtgradige frühkindliche Hirnschädigung.

Auch PASAMANICK nimmt an, daß bei zahlreichen Säuglingen, die nicht an der sie treffenden Noxe sterben, geringere Störungen am Gehirn zurückbleiben. Dieser fand bei 363 verhaltensgestörten Kindern gegenüber einer Kontrollgruppe von 262 eine deutliche Häufung von Schwangerschaftskomplikationen und Frühgeburten. Enke fand im einzelnen an unausgelesenem Material von Kindern in 6,5% der Fälle cerebral-organische Schädigungen und Kučera bei 2000 Kindern nur 3% Hirnschädigungen. Neuere Untersuchungen von Schenck u. Weber fanden nur in 4% der Fälle frühkindliche Hirnschädigungen. In 14,6% konnten sie den Verdacht äußern und Grenzbefunde waren noch in 46% festzustellen. Ähnliche Ergebnisse fanden Strunk u. Faust, die bei 80 Kindern 1,88% frühkindliche Hirnschädigung, 11,8% Verdachtsfälle und in 13,76% Grenzbefunde erheben konnten.

Beweisender für die Häufigkeit frühkindlicher Hirnschädigung sind katamnestische Untersuchungen wie die von Prechtl u. Beintema, die an 400 Kindern, die nach dem Bericht des Geburtshelfers einen komplizierten Verlauf der Schwangerschaft und Geburt gezeigt haben, nur in 41% einen „normalen“ neurologischen Befund erheben konnten, wogegen der Kontrollgruppe nur 4 von 53 neurologische Störungen aufwiesen.

Weitere katamnestische Untersuchungen von Fehlhaber u. Mitarb. an Kindern der Mütter, die während der Schwangerschaft an Blutungen litten und von Jung u. Mitarb. an 222 Mangelgeburten zeigten, daß solche Kinder offenbar in höherem Maße für andere schädigenden Einwirkungen anfällig sind. Bei den letzteren fanden sich in einem höheren Prozentsatz eine Störung der sozialen Eingliederung und einen signifikant gesenkten Intelligenzquotienten. Pfleiderer u. Hinger fanden bei 75 Kindern nach Blutaustauschtransfusion in 21% der Fälle eine psychische Beeinträchtigung sowie eine spezifische Leistungsschwäche trotz normaler Intelligenz. In ähnlicher Richtung gehen die Ergebnisse von Untersuchungen von Kremling an Kindern, die nach Schwangerschaftsblutungen zur Welt gekommen sind und nach *Pyelonephritis gravidarum* sowie von Scholz u. Mitarb. nach Schwangerschaftsgestose.

Die Grundlage des frühkindlich exogenen Syndroms bildet eine Werkzeugstörung, die sich in einer Erschwerung der Figur-Hintergrunddifferenzierung, der Gestalterfassung oder in einer Beeinträchtigung der akustischen Erfassungsfähigkeit oder in beiden Störungsformen ausdrückt. Diese Differenzierungsschwäche und Störung der sensorischen Erfassung läßt sich durch differenzierte psychologische Testuntersuchungen recht gut objektivieren. Infolge dieser Differenzierungsstörung haben diese Kinder mehr Schwierigkeiten als gesunde, optische, akustische oder andere Reize im weitesten Sinne zu erkennen, ihre Bedeutung zu erlernen und sie damit zum Auslöser für reflexhaft-angepaßtes Reagieren und Verhalten zu machen. Die Reize haben bei diesen Kindern ihre Auslöserqualität mehr oder weniger eingebüßt oder noch nicht erworben. Die Kinder lernen verzögert und verspätet sich in ihrer Umwelt angepaßt zu verhalten. Zu den Reizen, die hier von Bedeutung sind, gehören sowohl die Mimik und Gestik der Personen, die mit dem Kind in Kontakt treten, wie auch die Erfassung einer äußeren Situation, etwa nach dem Gehalt ihrer Gefährlichkeit oder Ungefährlichkeit, ihrem Aufforderungsgehalt für bestimmte Handlungen und Reaktionsweisen, wie auch die sprachlichen Signale in ihrer feinen Differenzierung. Vor allem ist das Gegeneinanderabwägen bestimmter Eindrücke miteinander entgegenstehenden Antriebsrichtungen von dieser Störung betroffen. So kann z.B. ein Kind, dem der Ball von einem hochgelegenen Platz über eine Mauer hinuntergefallen ist, bei der nun vorherrschenden Tendenz, diesem Ball nachzuspringen, die Gefährlichkeit der Situation, d.h. die Höhe der Mauer nicht richtig abschätzen. Dieser optische Eindruck ist so wenig prägnant, daß er sich nicht gegenüber der ursprünglichen Tendenz, dem Ball nachzuspringen, durchsetzen kann. Ein solches Kind kann auch unter Umständen die feinen mimischen Signale seiner Gesprächspartner so wenig in ihrem Bedeutungsgehalt erfassen, daß es die Wirkung des eigenen Verhaltens oder seiner Rede nicht oder ungenügend registriert und dadurch in seinem Verhalten eher als ein gesundes Kind unangepaßt ist.

Diese Grundstörung, eine Werkzeugstörung, die sich häufig mit einer mangelhaften motorischen Integration im Sinne einer ganz verdünnten infantilen Cerebralparese kombiniert und schließlich auch mit einer allgemeinen Reizüberempfindlichkeit und Irritierbarkeit einhergeht, führt nun zu ganz typischen psychopathologischen Bildern:

Das frühkindlich exogene Psychosyndrom ist gekennzeichnet durch eine *Distanzstörung* oder *Distanzunsicherheit.* Wenden sich kleinere Kinder fremden Personen ohne Initialstupor (KRETSCHMER) zu, wirken sie durchaus unter Umständen aufdringlich oder unnahbar. Aus dieser Distanzunsicherheit erwächst eine Störung der Kommunikation, wobei der oberflächliche Kontakt meist rasch hergestellt wird, eine tragfähige Bindung von Dauer jedoch kaum zustande kommt. Das Einfühlungsvermögen in die Belange der Umwelt ist auf diese Weise verringert, den eigenen Handlungsweisen steht eine oft mangelhafte Kritik gegenüber, so daß es zu einer *Störung des Sozialgefühles* kommt.

Oft kann es infolge dieser verminderten Umwelterfassung, wie in dem oben geschilderten Fall, zu einer verminderten *Angstbildung* kommen, wobei die Kinder oft tollkühn oder besonders mutig erscheinen. So zeigt z. B. typischerweise der leichtgradig organisch geschädigte jugendliche Wegläufer — und das Weglaufen ist ein häufiges Symptom im Rahmen des frühkindlichen exogenen Psychosyndroms — etwa bei Nacht in fremder Umgebung oft keinerlei Angstgefühl, so lange das mehr triebhaft empfundene Verlangen des Weglaufens dominiert.

Die mangelnde Steuerung durch Außenreize führt zu einer *Neigung zu Kurzschlußhandlung*, wobei das „Denken" stets erst nach dem „Handeln" kommt.

In der Schulsituation fallen die Kinder oft durch eine erhöhte motorische Unruhe im Sinne einer leichtgradigen extrapyramidalen, vorwiegend choreiformen Unruhe auf. Die häufig damit verbundene *Konzentrationsschwäche* ist jedoch nur eine Folge des gestörten optischen Erfassungsvermögens; die Aufmerksamkeit kann gegenüber undifferenzierten anderen Reizen nicht genügend abgeschirmt werden.

Im übrigen ist bei allgemein erhöhter Reizempfindlichkeit die Affektivität vorwiegend labil, der Antrieb meist gesteigert bei verringerter Durchhaltefähigkeit.

Das Bild des frühkindlich exogenen Psychosyndroms kann man zusammenfassend am besten folgendermaßen darstellen:

Das Kind ist nach dem Ergebnis des Intelligenztestes meist durchschnittlich begabt, wobei auch überdurchschnittliche Begabungen oder Unterbegabungen vorkommen. Die einzelnen Intelligenzfunktionen streuen jedoch sehr stark. In der einen Situation ist das Kind oft normal und gut leistungsfähig, zeigt aber in der Gruppe, besonders in größeren Schulklassen eine Leistungsfähigkeit, die deutlich unter seiner im Testversuch nachzuweisenden intellektuellen Potenz liegt. Hier wirkt sich eine hochgradige Ablenkbarkeit und eine hyperkinetische Psychomotorik aus. Das Kind weint leicht, ist aber auch schnell wieder zu beruhigen. Es faßt gut auf, ist aber in seiner langen Merkfähigkeit doch eher gehindert. Die Gesamtmotorik ist unruhig, oft choreiform ausfahrend und wirkt nicht altersentsprechend integriert. Daher haben auch diese Kinder häufig eine schlechte Handschrift. In die Gruppe fügt sich das Kind rasch ein, zeigt in fremder Umgebung häufig keine Heimwehreaktion, nimmt auch raschen Kontakt mit anderen Kindern auf, denen es mit lebhaften Einfällen und ungehemmter Initiative imponiert. Der Kontakt des Kindes ist jedoch nicht dauerhaft, es hat keine

Freunde, sondern bestenfalls Kameraden, es bleibt im Grund isoliert, leidet aber häufig gar nicht darunter, weil es diese Isolation zunächst nicht bemerkt. Manchmal ist es in fröhlicher Unbekümmertheit zu groben, manchmal sogar unangepaßten und gefährlichen Späßen aufgelegt, zeigt dabei aber nie eine aggressive „Bösartigkeit", wie man sie etwa beim neurotischen Kinde erleben kann.

Ein anderer Typ dieser Kinder, bei welchen die motorische Ungeschicklichkeit und affektive Labilität im Vordergrund steht, zieht den Spott der anderen Kinder auf sich, diese Kinder weinen leicht und werden dadurch zum Prügelknaben. Die fröhlich Unbekümmerten sind oft bestürzt, wenn man ihnen das Unangepaßte ihres Verhaltens aufzeigt, sie sehen alles ein und versprechen ehrlich Besserung, verhalten sich aber bei nächster Gelegenheit nach vorübergehend sehr guter Anpassung wieder völlig unangepaßt.

Charakteristisch ist die bei diesen Kindern sehr wechselnde Symptomatik, der Wechsel von guter Anpassung und guter intellektueller Leistung mit plötzlichem und unmotiviertem Versagen und fehlender Anpassungsfähigkeit.

Die Symptome des frühkindlich exogenen Psychosyndroms, die häufiger und auch stärker als alle anderen organischen Psychosyndrome reaktiv überformt und überlagert werden, verlieren im Laufe der psychischen Entwicklung bis hin zur Pubertät allmählich an Intensität und Deutlichkeit. Da es sich bei der Differenzierungsschwäche um eine Werkzeugstörung handelt, die im allgemeinen keine Unfähigkeit, sondern nur eine Schwäche bedingen, erlernen diese Kinder, sofern die reaktive Überformung, die *sekundäre Neurotisierung*, nicht in den Vordergrund tritt, zwar verzögert, aber dann doch die Fähigkeit zum adäquaten Verhalten und zur Anpassung. Diese Kinder zeigen also vorwiegend das Bild des psychischen und intellektuellen Spätentwicklers. Mit zunehmendem Alter ist jedoch die Diagnose immer schwerer zu stellen, wobei hinzukommt, daß mit zunehmendem Alter auch hinweisende anamnestische Daten immer schwieriger in Erfahrung zu bringen sind. Beim Erwachsenen kann die Diagnose des frühkindlich exogenen Psychosyndroms nur noch in stärker ausgeprägten Fällen und oft nur verdachtsweise gestellt werden.

Das frühkindlich exogene Psychosyndrom kann pathogenetisch z. T. als Folge einer Migrationsstörung der Nervenzellen aufgefaßt werden; diese mangelhafte Ausdifferenzierung kann wohl mit einem Teil der charakteristischen psychischen Symptome, etwa mit der Reizüberempfindlichkeit, in Beziehung gesetzt werden. Es sind vor allem die Befunde von VEITH u. ZIEGLER, die in diese Richtung weisen.

Die Werkzeugstörung, die Behinderung in der Erfassung sensorischer Reize, läßt sich diagnostisch am besten durch gezielte testpsychologische Untersuchungen erfassen. So kann man die Beeinträchtigung der Figurhintergrundrelation, ein bei hirnorganisch-geschädigten Kindern führendes Symptom (WEWETZER), im Würfelmosaik-Test, Benton-Test, Bender-Gestalt-Test und Marble-Board-Test als umschriebene Ausfälle erfassen. Schwerer erfaßbar sind die Störungen der akustischen Erfassung, die man auch als zentrale Hörstörung beschreiben kann. Im Hamburg-Wechsler-Intelligenztest ergibt sich bei diesen Kindern eine Dissoziation mit einer niedrigen Verballeistung und hohen Handlungsleistung. Insbesondere ist das Nachsprechen von Sätzen wie auch der Wortschatztest deutlich niedriger als die übrigen Leistungen. (J. GRAICHEN). Schwieriger ist die Diagnose bei einer Störung beider Erfassungsmodalitäten. Die Bedeutung einer Erfassungsstörung taktiler oder Geruchsreize ist im einzelnen nicht bekannt.

Das Erfahrungsmaterial, das ein Kind während seiner psychischen Entwicklung sammelt, ist bei diesen Kindern weniger gut differenziert und wird auch mit der Verzögerung erworben, so daß die Reaktion auf Außenreize ein für das jeweilige Alter relativ mangelhafte Steuerung erfährt, d.h. die Kinder neigen zu Kurzschlußreaktionen.

Die große soziale Bedeutung dieser organischen Wesensänderung liegt darin, daß die organischen Psychosyndrome sich ja nicht beziehungslos entwickeln, sondern der ständigen Reaktion und Gegenreaktion in der Beziehung des Individuums mit der Umwelt ausgesetzt sind. Gerade diese Wechselwirkungen mit der Umwelt spielen aber bei einem sich in der psychischen Entwicklung befindenden Kinde eine weit größere Rolle als bei einem bereits geprägten Erwachsenen.

Relativ gering ist die Bedeutung dort, wo die Psychosyndrome akut auftreten und von der Umwelt ohne weiteres als pathologisch erkannt und auch ursächlich erklärt werden können. Die Umwelt bewertet das Fehlverhalten eines solchen offensichtlich gestörten Patienten von vornherein als krankhaft und vermindert auf diese Weise von sich aus die Wechselwirkung auf ein Minimum.

Anders ist dies bei allen chronischen Psychosyndromen. Auch wo diese von der Umwelt ohne weiteres als krankhaft erlebt werden, vermag auch die nähere Umgebung nicht beständig und über viele Jahre hinaus die eigene spontane Stellungnahme zum Fehlverhalten des Patienten zu unterdrücken. Wenn dieser nun fähig ist, die Reaktion der Umwelt zu erfassen, müssen diese Reaktionen wiederum zu einer Gegenreaktion des Patienten Anlaß geben. Der organisch Wesensveränderte schafft sich auf diese Weise seine pathogene Umwelt selbst. Diese Wechselwirkung gilt in besonderem Maße für das frühkindlich exogene Psychosyndrom, weil die Umwelt hier nicht von vornherein das Krankhafte des Verhaltens der Patienten erkennen kann, sondern das Psychosyndrom meist als Erziehungsfehler, Charaktervariante verkennt und abwertet. Hierdurch kommt es häufiger als bei anderen Psychosyndromen zur sekundären Neurotisierung. Deswegen findet man bei kindlichen Neurosen und reaktiven Verhaltensstörungen, etwa bei Bettnässern, Stotterern, Erziehungsschwierigen, Kriminellen, immer einen relativ hohen Anteil von frühkindlich hirngeschädigten Kindern (LEMPP).

Das kindliche hirnorganische Achsensyndrom (Göllnitz)

Das von jeder Lokalisation einer Schädigung unabhängige, hirnorganische Achsensyndrom ist, ähnlich wie beim Erwachsenen, im wesentlichen Ausdruck einer Leistungsinsuffizienz des gesamten Gehirns. Dieses Syndrom wird beherrscht von einer erhöhten Reizbarkeit, einer Labilität der Stimmung, der Affekte, der Triebstruktur und des Willens, einem Ermüden der Aufmerksamkeit, der Zuwendung und der intellektuellen Leistung. Eng damit gekoppelt ist eine übersteigerte Erregbarkeit des vegetativen Nervensystems in seiner Gesamtheit, aber auch in seinen Teilfunktionen. GÖLLNITZ fand bei der Untersuchung von 300 schwer erziehbaren Kindern nur bei 21 Kindern eine normale Motorik in Übereinstimmung mit einem normalen schlanken Ventrikelsystem, dagegen in 279 Fällen eine gestörte Motorik wie auch pathologische Ventrikelverhältnisse als Hinweis auf einen Zustand nach frühkindlicher Hirnschädigung. Von GÖLLNITZ wird dieses Bild als *Encephaloperoma infantis* bezeichnet. Die von GÖLLNITZ besonders hervorgehobene Störung der motorischen Integration und Feinmotorik läßt sich tatsächlich bei fast allen organischen Psychosyndromen feststellen und dient gerade bei den Minimalformen als diagnostischer Wegweiser.

BRADLEY stellte seinerseits die Bedeutung der „organischen Faktoren in der Psychopathologie des Kindesalters“ heraus, wobei er allerdings keine Einengung auf eine frühkindliche Hirnschädigung vornimmt. Er unterscheidet primäre Symptome, wozu er sprunghafte Unbeständigkeit, extrem geartete Emotionalität,

Hyperkinese, Zerfahrenheit und eine ständige Bereitschaft zu Katastrophenreaktionen rechnet. Er hält diese spezifischen Verhaltensmuster allein schon für beweisend für das Vorliegen einer Hirnschädigung. Die Symptome, die sich in der Auseinandersetzung mit der Umwelt ergeben, bezeichnet er als „sekundäre Symptome", zu denen er Angst, egozentrisch-narzistische Haltung, krankhaftes Beharren, Aggressivität, übermäßigen Ordnungssinn und kriminelle Neigungen rechnet.

Auch von anderen Autoren, so von LUTZ, werden zum organischen Psychosyndrom Affektstörungen, Antriebsstörungen, Wesensänderungen und auffälliges Verhalten zuhause und in der Schule (wie z.B. Ungezogenheit, Frechheit, Neigung zu Diebstählen) gerechnet.

Ein neurologisches und psychisches Defektsyndrom bei frühkindlichem Hirnschaden wurde von HUFFMANN an 100 cerebral-paretischen Kindern herausgestellt. Zum neurologischen Defektsyndrom rechnet er Wachstumsdefekte der gelähmten Gliedmaßen und andere körperliche Anomalien sowie eine spastische extrapyramidale und cerebellare Symptomatik sowie häufige Sprach-, Seh- und Augenmotilitätsstörungen. Hyperkinetische Syndrome wertet er als eine besondere Untergruppe. Das psychische Defektsyndrom sieht er in einem freundlichen, willigen, aufmerksamen und z.T. gut angepaßten Wesen bei neugierigem, vorwitzigem und oft überschießendem Interesse bei unsteter, unruhiger, ungefestigter und auch empfindsamer Innerlichkeit und Störbarkeit. Es besteht wenig Ausdauer und eine hohe Ablenkbarkeit.

Von anderen Autoren wurden Einzelsymptome, die sich in anderen psychoorganischen Syndromen finden, ebenfalls herausgestellt und einer minimalen diffusen, frühkindlichen Hirnschädigung zugerechnet. So stellte JENKINS den hyperkinetischen Typ *(Hypercinetic reaction)* als eine Verhaltensweise bei Kindern mit minimalen Hirnschäden heraus.

Die mannigfachen Psychosyndrome nach frühkindlicher Hirnschädigung, wie sie von verschiedenen Autoren beschrieben werden, überdecken, bestätigen und ergänzen sich gegenseitig. Unterschiedliche Bewertungen und einzelne meist unbedeutende Unterschiede sowie auch unterschiedliche Abgrenzungen ergeben sich oft aus einer nicht einheitlichen, ja z.T. sehr unterschiedlichen Abgrenzung des zur Untersuchung herangezogenen Krankengutes. Einigkeit herrscht im wesentlichen über die große Bedeutung minimaler und klinisch oft nur schwierig zu erfassender, frühkindlich erworbener hirnorganischer Schädigungen als Ursache zahlreicher Formen kindlicher Anpassungsschwierigkeit, Leistungsschwäche und Verhaltensauffälligkeit. Der zweite, nicht minder bedeutungsvolle Gesichtspunkt ist jedoch die Rolle, die die Umwelt in Reaktion und Gegenreaktion mit den organisch wesensgeänderten Kindern spielt.

Die postencephalitische Wesensänderung

Bei der postencephalitischen Wesensänderung sind sowohl phasisch-spezifische wie auch noxen-spezifische Gesichtspunkte zu berücksichtigen, weil es sich im wesentlichen um Folgen von Schädigungen handelt, die vom 2. Lebensjahr ab auf das kindliche Gehirn eingewirkt haben und auch nur solche, die auf eine primäre oder sekundäre, para- oder postinfektiöse Encephalitis zurückgehen. Definitionsgemäß sind Folgezustände entzündlicher Erkrankung, die vor und am Ende des 1. Lebensjahres ablaufen, symptomatologisch unter dem Begriff des frühkindlich exogenen Psychosyndroms erfaßt. Tatsächlich lassen sie sich wegen der begrenzten und ziemlich gleichförmigen Reaktionsweise des Säuglingsgehirnes in ihren Folgen meist nicht von den übrigen frühkindlichen Hirnschädigungen differenzieren. Es kann sich allerdings eine Bevorzugung einer Hemisphäre, wohl unter Hinzutreten einer Kreislauf- oder Gefäßkomponente, herausbilden. Nach einer im wesentlichen abgeschlossenen Gehirndifferenzierung sind aber in zunehmendem Maße echte entzündliche Reaktionen zu beobachten, die als Encephalitis von der Encephalopathie des frühkindlich Hirngeschädigten abgegrenzt werden.

Der Übergang von der einen in die andere Form vollzieht sich natürlicherweise allmählich und fließend. So ist die Grenze mit dem Ende des 1. Lebensjahres auch recht ungenau, schwankend und nicht scharf umgrenzt. Es können sehr wohl auch noch nach Erkrankungen im 2. Lebensjahr typische Folgezustände des frühkindlich exogenen Psychosyndroms beobachtet werden, in zunehmendem Maße jedoch Folgezustände, die sich davon differenzieren lassen und eine gewisse Noxenspezifität aufweisen.

Als Folge einer durchgemachten Encephalitis können ebenso wie nach der frühkindlichen Hirnschädigung mehr oder weniger ausgeprägte motorische Störungen in Form von spastischen Paresen und Hirnnervenstörungen auftreten, wie auch mehr oder weniger ausgeprägte Schwachsinnszustände, die hier nicht abgehandelt werden sollen. Hier sollen vor allem die rein psychopathologischen Folgen mit oder ohne Schwachsinn und mit oder ohne cerebrale Parese dargestellt werden.

Außer den motorischen Folgezuständen zeigen die Kinder mit postencephalitischer Wesensänderung in besonderem Maße andere körperliche Symptome, insbesondere solche vegetativer und dyskriner Art. Diese sind vorwiegend durch Schädigungen im Bereich des Hypothalamus bedingt. Hier ist vor allem die häufig zu beobachtende Hypersalivation, der scheinbar vermehrte Speichelfluß, zu erwähnen, bedingt durch eine verminderte motorische Geschicklichkeit, die das reflektorische Hinunterschlucken des Speichels erschwert.

Behaarungsanomalien wie z. B. eine unscharfe Stirnhaargrenze und ein Hereinwachsen des Haares in die Stirn zum Pelzmützenhaar bis hin zu einer tierfellartigen Behaarung der Extremitäten, des ganzen Rückens, ja des ganzen Körpers sind jedoch kein typisch postencephalitisches Symptom, sondern können bei jeder Art von cerebraler Schädigung im Kindesalter beobachtet werden. Ausgesprochene Schlafstörungen können in Einzelfällen immer wieder beobachtet werden, sei es in Form einer Schlafumkehr, sei es in einer vermehrten oder verminderten Schlafneigung.

Der viel zitierte „encephalitische Blick“ ist, wie jeder Blick, nicht primär Ausdruck einer veränderten seelischen Ausdruckshaltung durch ein verändertes Schauen, sondern durch eine Änderung der Mimik. So ist der encephalitische Blick, der schwer zu beschreiben aber sehr charakteristisch und sofort zu erkennen ist, für den, der ihn schon einmal gesehen hat, bedingt durch eine mimische Starre, die vor allem das Mittelgesicht, die Partien zwischen Augen und Mund betrifft. Die Mimik zeigt eine charakteristische Bewegungsarmut, wodurch der Blick etwas Starres enthält. Verstärkt wird der Eindruck manchmal durch eine vermehrte Tränensekretion, die den Blick wäßrig werden läßt, sowie das erwähnte Salbengesicht.

Das psychische Bild, vom Schwachsinn abgesehen, ist durch den Eindruck, den die mimische Starre vermittelt, ebenfalls gut gekennzeichnet. Auch psychisch sind diese Kinder starr, und zwar sowohl hinsichtlich ihrer Anpassungsfähigkeit und psychischen Wendigkeit, wie vor allem auch hinsichtlich ihrer Affektivität.

So wirken diese Kinder in ihrem Wesen von vornherein verarmt, wenn nicht sogar abgebaut, deutlich defektuös. Da sie im Gegensatz zum frühkindlich exogenen Psychosyndrom in ihrem Wesen kaum eine Änderung und in ihrer Leistung keine „guten Momente“ zeigen, ist der Eindruck des Defektes recht deutlich.

In ihrer Stimmung sind sie wenig beeinflußbar und behalten eine individuelle Grundstimmung bei, die einmal leicht euphorisch, oft auch ständig verstimmt, moros sein kann. Unter starker affektiver Belastung kann es dann plötzlich in überschießender Reaktion zu raptusartigen Wutausbrüchen und Aggressionen kommen, Umschläge zur heiteren Seite sind seltener.

Was beim frühkindlich exogenen Psychosyndrom als beeinträchtigtes Sozialgefühl imponierte, als eine immer wieder zutage tretende Unsicherheit die Belange und Bedürfnisse der Mitmenschen und die Wirkung eigenen Handelns auf diese mitzuempfinden und sein eigenes Verhalten dem anzupassen, tritt bei den postencephalitischen Kindern als völlige Unfähigkeit in Erscheinung. Das Verhalten zur Umwelt läuft gleichsam unbeeinflußbar durch diese ab, wodurch diese Kinder und Jugendlichen gefühllos, ja gefühlskalt wirken, was ihnen unter Umständen den Charakter der scheinbaren „Bösartigkeit" verleiht, in Wirklichkeit aber eine Unfähigkeit zur Rücksicht ist, nicht durch ein bewußtes Hinweggehen über die Belange der Mitmenschen, sondern durch eine Unfähigkeit, diese zu empfinden und sich darauf einzustellen.

Zusammen mit den bei den Postencephalitikern häufig verstärkt auftretenden Triebtendenzen, kann sich diese Anpassungsstörung bis zur sozialen Untragbarkeit steigern. Vor allem wenn aggressive Impulse ungesteuert zum Ausbruch kommen, wenn auf jeden, noch so geringen unangenehmen Reiz inadäquat und völlig ungesteuert die aggressive Reaktion folgt, können unter Umständen kleinere Kinder schon ausgesprochen gemeingefährlich sein.

Andere Triebstörungen machen sich in oraler Enthemmung geltend, wobei nicht nur die Nahrungsaufnahme nach der Menge maßlos sein kann, sondern auch in der Qualität wahllos. So kann es schließlich dazu kommen, daß die Patienten unappetitliche Dinge verzehren oder in den Mund nehmen, Mülltonnen ausräumen und dergleichen *(Pika)*. Auf der gleichen Linie liegt eine oft zu beobachtende Polydipsie.

Motorische Unruhe und eine ungesteuerte Dranghaftigkeit kann in zielloser und ohne adäquaten Anlaß auftretender Weglauftendenz zum Ausdruck kommen.

Bei älteren Jugendlichen können kaptativ triebhafte Handlungen zu Diebstählen, meist sinnloser Art, führen. Ein wesentliches Problem ist aber bei den pubertierenden Jugendlichen, die unter Umständen ungehemmt auftretende sexuelle Triebhaftigkeit, beginnend mit exzessiver Onanie schon im Kindesalter, die bemerkenswerterweise ohne Schamgefühle und mit geringem Empfinden für das Unschickliche des Tuns unter Umständen auch öffentlich abläuft, bis zu triebhaften Notzuchtsverbrechen.

Viele dieser triebhaften Verhaltensweisen kommen natürlich nicht nur bei postencephalitischen Kindern und Jugendlichen vor, sie können symptomatisch in ähnlicher Form auch bei neurotischen Kindern beobachtet werden, und erst eine genaue Untersuchung läßt bei den letzteren die eindeutig reaktive Verursachung und die Abhängigkeit von der jeweiligen Situation deutlich werden. Auch müssen die Symptome keineswegs in jedem Fall bis zur schweren sozialen Störung ausgeprägt sein, sie können unter Umständen sehr blande auftreten und schließlich nur als eine gewisse Charaktervariante eines sonst unauffälligen Jugendlichen in Erscheinung treten. Immer aber ist die mangelnde Beeinflußbarkeit weder durch affektive Beeinflussung noch durch gutes Zureden, noch durch Appell an die Gefühlswerte, das Charakteristische und Typische.

Der Antrieb zeigt gewöhnlich beide Extreme. Auf der einen Seite sind die Kinder antriebsarm, stumpf und teilnahmslos, verwahrlosen ohne Anregung von außen, sich selbst überlassen, völlig und stumpfen ab, auf der anderen Seite die im Kindesalter häufigeren erethischen Kinder mit gesteigertem Antrieb und

— im Gegensatz zum frühkindlich exogenen Psychosyndrom — hoher Durchhaltefähigkeit. Diese Kinder zeigen die gesteigerte Hypermotorik den ganzen Tag über ohne Zeichen der Ermüdung. Charakteristisch ist auch, vor allem bei jüngeren Kindern, die Neigung zu stereotypen Verhaltensweisen, zum Rhythmisieren, Schaukeln usw.

In ihrer Kontaktfähigkeit sind diese Kinder meist stark beeinträchtigt, ohne aber darunter zu leiden, da das Bedürfnis zum psychisch tragfähigen Kontakt offenbar nicht oder nur vermindert besteht. Die Kontaktaufnahme hat dabei auch einen mehr triebhaft-animalischen Charakter mit der Tendenz zur stark dranghaften Zärtlichkeitsbehandlung, die dann charakteristischerweise oft ohne Übergang in ein aggressives Kneifen oder Beißen übergeht. Hierbei handelt es sich offenbar um typische Triebirradiationen.

Die Erziehungsfähigkeit und Beeinflußbarkeit ist auf diese Weise stark eingeschränkt, eine Erziehung im üblichen Sinne oft nicht möglich, eine Beeinflussung ist nur auf dem Wege der Dressur gegeben.

Gelegentlich kann man nach klinisch unauffällig verlaufenden Grippeinfektionen vorübergehende postencephalitische Symptome beobachten. Dabei stehen die psychopathologischen Auffälligkeiten weniger im Vordergrund, als gewisse vegetative Störungen, wie Appetenzwandel, Schlafumkehr und dergleichen mehr. In Einzelfällen kann es aber auch zu einer auch nur vorübergehenden anhaltenden Wesensänderung mit verstärkter psychischer Labilität, mit phobischen Zuständen oder auch persönlichkeitsfremden Verhaltensweisen wie sinnlose Diebstähle o.ä. kommen, die dann zunächst neurotisch wirken, und erst eine genaue Anamnese vermag die wirkliche Ursache, eine leichtere postencephalitische Reaktion, aufzuklären. Diese Störungen klingen im allgemeinen ohne faßbaren Defekt ab.

Das postencephalitische Zustandsbild, das wir im Erwachsenenalter immer wieder beobachten können, der Parkinsonismus mit Antriebsverarmung, Hypomotorik und Hypomimik ist im Kindesalter nicht bekannt. Es muß, wie auch bei den sonstigen postencephalitischen Zustandsbildern, die Schwere der postencephalitischen Wesensänderung keineswegs der Schwere des akuten Krankheitsbildes entsprechen. Wir kennen vielmehr charakteristische postencephalitische Psychosyndrome nach anamnestisch kaum zu fixierender vorangegangener Erkrankung, wie wir andererseits nur geringe oder fehlende Symptome nach schweren klinischen Encephalitisbildern erleben können. Das postencephalitische psychische Bild ist jedoch oft so typisch, daß allein aus diesem Psychosyndrom heraus zwingend die vorangegangene Gehirnentzündung gefolgert werden kann.

Systematische Untersuchungen über die Folgen einer encephalitischen Hirnschädigung im Kindesalter liegen von RETT vor. Intelligenzdefekte fand er in eindeutiger Abhängigkeit vom Erkrankungsalter der Kinder. So war der Anteil der Kinder, die vor dem 3. Lebensjahr ihre Encephalitis durchgemacht haben und noch eine normale Intelligenz aufwiesen, nur 45%, dagegen unter den debilen Kindern und imbezill-idiotischen zwischen 73 und 75%. Auch war der Anteil der schwer intelligenzgeschädigten Kinder nach einer Mumpsencephalitis, Masernencephalitis oder Grippeencephalitis unterschiedlich hoch. Während die schweren Intelligenzausfälle bei Mumpsencephalitis 32 % betrug, betrug sie nach der Grippeencephalitis 55%. Die Masernencephalitis lag mit 43% dazwischen. Umgekehrt war die Anfallsneigung nach Mumpsencephalitis mit 51% am höchsten, nach Masern- und Grippeencephalitis war sie mit 33% gleich hoch. Psychomotorische Erregungszustände und Erethismus war wiederum nach Grippeencephalitis mit 25% am niedrigsten, während die beiden anderen Encephalitisfolgen dieses Symptom in 37—40% zeigten.

Bemerkenswert war bei den Untersuchungen von RETT, die im übrigen generell für alle Formen der Hirnschädigung bei Kindern gelten, der statistische Nachweis, daß bei Kindern mit klinisch gesicherter Encephalitis die Belastungen der Schwangerschaft mit Blutungen, fieberhaften Erkrankungen und Medikamenteneinnahme der Mutter sowie die Belastungen der Geburt durch Asphyxie wesentlich, z. T. um ein Vielfaches höher waren als bei einem auslesefreien Vergleichskollektiv. Dies weist darauf hin, daß die Anfälligkeit für eine primäre oder Begleitencephalitis wesentlich von einer bestimmten Disposition, hervorgerufen durch Vorschädigungen, abhängt.

Folgen von Masernencephalitis wurden auch von DIESING u. DITTMANN-MITZSCHERLICH sowie von ENGE u. Mitarb. untersucht. Von DIESING u. Mitarb. wurden 15 Kinder, die vor dem 10. Lebensjahr eine Masernencephalitis durchgemacht haben, untersucht; dabei fanden sie bei 5 Patienten keine Auffälligkeiten. Diskrete Cerebralschäden waren in 3 Fällen zu registrieren; leichte und mittelgradige Störungen in 7 Fällen. Nur 1 Fall war in der Lebensbewältigung entscheidend beeinträchtigt. Auch er fand in 10 Fällen den Verdacht auf eine cerebrale Vorschädigung.

ENGE u. Mitarb. fand an 19 Kindern vergleichsweise schwerere Folgen. 12 dieser Kinder waren geschädigt, davon 9 neurologisch und 9 psychisch. Während die neurologischen Symptome nach der akuten Phase eine Rückbildung zeigten, manifestierten sich die psychischen Ausfallserscheinungen als Spätsymptome oft erst nach Jahren. In psychischer Hinsicht fielen die pathologische Reizbarkeit, die Aggressivität, die allgemeine Nervosität, Affektlabilität und frühzeitige Ermüdbarkeit auf. 2 Fälle wiesen eine Debilität bzw. Imbezillität auf, 2 außerdem schlechte Schulerfolge. Auch elektroencephalographische Längsschnittuntersuchungen zeigten hier eine Zunahme der pathologischen Kurvenverläufe in gewisser Korrelation zu den psychischen Ausfallserscheinungen.

Als Folge einer Mumpsmeningoencephalitis stellte JUST u. Mitarb. bei 50 Kindern nach 2 Jahren bei 36 noch neurologisch-psychiatrische Ausfälle fest. In 4 Fällen bestanden Anfälle, 10% wiesen Intelligenzstörungen auf; Kontaktfähigkeit, Konzentrationsfähigkeit, Lerneifer war beeinträchtigt.

Die postvaccinale Encephalopathie und Encephalitis

Als besondere Form der postencephalitischen Wesensänderung müssen Folgezustände nach Komplikationen bei Pockenschutzimpfung Erwähnung finden. Diese an und für sich seltenen Ereignisse unterscheiden sich nämlich je nach dem Zeitpunkt der Erstimpfung nicht unwesentlich (SEITELBERGER). Erst von einem gewissen Reifungsgrad des Gehirns kann es nach einer Impfung zu einer typischen postvaccinalen Encephalitis kommen, deren Folgezustände sich nicht grundsätzlich von den Folgen jeder Encephalitis unterscheiden. Sie können mit einer mehr oder weniger ausgeprägten Demenz einhergehen, können aber auch ohne wesentlichen Intelligenzabbau lediglich eine typische postencephalitische Wesensänderung zeigen. Die motorischen Folgezustände stehen allgemein eher etwas im Hintergrund. Bei einer Impfkomplikation vor hinreichender Hirnausreifung kommt es zu einer sog. postvaccinalen Encephalopathie, die sich pathologisch-anatomisch durch eine mehr oder weniger ausgeprägte Ödemsklerose nach einem Hirnödem manifestiert. Hier kann es zu ausgedehnten Einschmelzungen kommen und damit stehen auch häufig die motorischen Ausfälle, spastische Lähmungen, nicht selten halbseitig, mehr im Vordergrund, meist verbunden mit schweren psychischen Ausfällen und Demenz.

Bemerkenswert ist, daß die akute klinische Symptomatik bei der postvaccinalen Encephalopathie im Gegensatz zur postvaccinalen Encephalitis wenig dramatisch und auffällig ist, weswegen vielfach später die Beziehung der schweren Ausfallszustände zu der scheinbar harmlosen Impfnoxe schwer zu ziehen ist. Häufig wird man bei sorgfältiger Erhebung der Vorgeschichte auf eine schon vor der Impfung bestehende, aber damals offenbar noch latente cerebrale Vorschädigung stoßen. Die Bedeutung der Erkennung einer solchen Vorschädigung mit dem Ziel, solche Kinder von der Impfung auszuschließen, wird dadurch offensichtlich.

Genaue Zahlen über die Häufigkeit solcher Impfkomplikationen sind wegen der Schwierigkeit sicherer ursächlicher Zuordnung schwer zu gewinnen. Während EHRENGUT Dauerschäden je nach Impfalter nur 1mal auf 7700—33600 Impflinge annimmt, wird von STICKL eine Impfkomplikation auf 2360 Kinder angenommen und 1 Todesfall auf 8000 Impflinge. BUCHWALD nimmt in der Bundesrepublik jährlich etwa 160 schwere Impfschäden nach Pockenschutzimpfung und etwa 8 Todesfälle an. Daß auch die komplikationslose Pockenschutzimpfung beim Säugling mit einer cerebralen Beteiligung einhergeht, zeigten die Untersuchungen von RADTKE, der bei Kontroll-EEG-Untersuchungen bei 58 Impflingen, die keine klinischen Komplikationen zeigten, in 17 Fällen gegenüber der Erstuntersuchung am Tage der Nachschau geringe Abweichungen aufwiesen, darunter 7, die nicht mehr als physiologische Varianten angesprochen werden konnten. Auch DOOSE und ECKEL nehmen cerebrale Krampfanfälle bei Säuglingen und Kleinkindern in 1,5—2% an. Die Morbidität sei bei Kindern des 2. Lebenshalbjahres und des 2. Lebensjahres am größten. Sie rechnen bei 4000 Impflingen mit einem cerebralen Defektzustand. STICKL tritt dafür ein, eine Pockenschutzimpfung erst nach dem 12.—18. Lebensmonat vorzunehmen und erhält die Trennung einer „direkt verursachten" und einer „indirekt hervorgerufenen" Impfschädigung nicht mehr für gerechtfertigt. EHRENGUT sieht diese frühere Empfindlichkeit kleiner Säuglinge nicht als erwiesen an.

Zustände nach Keuchhustenencephalitis

Auch bei den Spätfolgen nach Keuchhusten kann man korrekterweise nicht immer von einer Encephalitisfolge sprechen. Besser wäre der Ausdruck Keuchhustenencephalopathie. Besonders gefährdet sind Säuglinge, wobei solche Zustände nicht auf eine Gehirnentzündung, sondern auf ischämische Ganglienzellerkrankungen zurückgehen (PETTE u. KALM).

Die Spätfolgen nach cerebralen Keuchhustenkomplikationen sind nach ANNELL vor allem in einer Verzögerung der geistigen Entwicklung mit z.T. schwerer, mittlerer oder leichter Intelligenzminderung sowie endokrine Störungen und Sprachstörungen zu sehen, darüber hinaus aber auch eine Störung im motorischen Allgemeinverhalten, Konzentrationsschwäche, Leistungsstörungen. Ein spezifisches „post Pertussissyndrom" konnte allerdings nicht ermittelt werden. SCHACHTER fand bei 300 Kindern, die einen nicht komplizierten Keuchhusten im Laufe der ersten 3 Lebensjahre durchgemacht haben, in $^2/_3$ der Fälle Störungen des Charakters und des Verhaltens und in $^1/_3$ der Fälle Schulleistungsschwächen, in 24% ein leichtes, geistiges Zurückbleiben und in 13% eine schwere, nicht besserungsfähige Intelligenzminderung. In 2,6% fand er eine Epilepsie. Auch er betonte die mitwirkende Rolle individueller elterlicher Faktoren und die besondere Neigung zu einer Summation der Komplikationen. Im ganzen können die psychopathologischen Folgen nach einer Keuchhustenencephalopathie im Kleinkindesalter dem frühkindlich exogenen Psychosyndrom zugeordnet werden.

Die Chorea minor (Sydenham)

Die *Chorea minor*, der kindliche Veitstanz, ist eine relativ häufige, akute cerebrale Erkrankung im Kindes- und Jugendalter, die auch mit psychischen Symptomen einhergehen kann. Sie ist eine typische Erkrankung des Schulalters, ihr Prädilektionsalter entspricht gerade etwa dem Zeitalter der Schulpflicht.

Die ersten Symptome werden auch regelmäßig in der Schule beobachtet. Im Gegensatz zu seinem bisherigen Wesen ist das Kind erhöht ablenkbar, nicht konzentrationsfähig und fällt durch eine allgemeine Bewegungsunruhe auf. Es kommt zu immer wieder impulsiv auftretenden, schleudernden, ausfahrenden Bewegungen, die auch dem Kind selbst zunächst unerklärlich sind und ihm nicht sofort als krankhaft auffallen. Es versucht daher unbewußt, diese Bewegungen zu kaschieren, indem der unwillkürlich schleudernde, ausfahrende Bewegungsansatz in eine Verlegenheitsbewegung oder scheinbar motivierte Bewegung umgeformt wird. Das Kind streicht sich über die Haare, zupft am Kleid, wischt sich über das Gesicht u. dgl. Als nächstes fällt dann eine ausfahrende, unsaubere Handschrift auf. Beide, die Konzentrationsschwäche mit den vermehrten Verlegenheitsbewegungen und die schlechte Schrift sind daher eigentlich regelmäßig Anlaß zu falscher Bewertung, zum Tadel des Kindes, zur Zurechtweisung, gelegentlich sogar zur Bestrafung. Dieser Eindruck einer kindlichen „Unart" wird auch dadurch verstärkt, daß das Kind mit großer Willensanstrengung für kurze Zeit diese Bewegungsimpulse unterdrücken kann, wenn auch nicht nachhaltig. Allerdings entwickelt sich die Bewegungsunruhe im allgemeinen im Laufe weniger Tage zu einem solchen Grade, daß sie auch von Eltern, Mitschülern und Lehrern als krankhaft erkannt und das Kind dem Arzt zugeführt wird.

Die Krankheit kann von wenigen Wochen bis zu etwa $^1/_2$ Jahr andauern, verläuft aber regelmäßig gutartig und klingt wieder völlig ab. Allerdings besteht eine relativ hohe Rezidivneigung. Bei affektiver Erregung kommt es wie bei allen extrapyramidalen Bewegungsstörungen regelmäßig zu einer Verstärkung der Symptomatik, in der Ruhe zu einem deutlichen Rückgang. Diese Abhängigkeit von psychischen Einflüssen, insbesondere von der affektiven Ausgangslage läßt immer wieder die Meinung entstehen, es handele sich um eine psychogene Erkrankung, um eine vom Kind steuerbare Unart, die nur nachhaltiger Erziehung bedürfe.

Die Kinder sind oft von Haus aus „nervöse" Kinder, Kinder die besonders reagibel und reizempfindlich sind. Auch nach der Erkrankung bleiben sie einige Zeit affektlabil und empfindlich. Eine eigentliche organische Wesensveränderung ist aber im allgeneinen nicht zu beobachten.

In seltenen Fällen, höchstens 3%, besonders bei älteren Kindern in der Pubertät, werden gelegentlich *Chorea-Psychosen* beobachtet mit optischen und akustischen Halluzinationen und vorwiegend paranoidem Charakter.

Die *Chorea minor* ist diagnostisch abzugrenzen von der Chorea Huntington. Die letztere ist eine ausgesprochene Erbkrankheit mit unmittelbar dominantem Erbgang und manifestiert sich in der Regel erst um das 40. Lebensjahr. Bei Huntington-Familien kann sich allerdings der Krankheitsbeginn vorverlegen, d.h. er kann von Generation zu Generation früher auftreten, so daß schließlich auch einmal der Krankheitsbeginn differentialdiagnostische Schwierigkeiten mit der *Chorea minor* machen kann.

Ebenfalls von der *Chorea minor* abzugrenzen ist die relativ häufig zu beobachtende *choreiforme Nervosität*, oder das choreatiforme Symptom bei Kindern im Sinne von Prechtl u. Stemmer. Hierbei handelt es sich um eine erworbene oder vielleicht auch eine konstitutionelle, striäre Schwäche (Lemke). Die Kinder zeigen chronisch und ohne Progredienz eine mehr oder weniger ausgeprägte choreiforme Bewegungsunruhe. Das Kind ist ein typischer Zappelphilipp, der nur über kurze Zeit und mit Mühe stillsitzen kann. Ihre Bewegungsweise ist ausfahrend, mangelhaft koordiniert und hypoton. Durch ihre ständige Bewegungsunruhe sind diese Kinder gerade im Kindergarten und Schule eine gewisse Belastung, werden zum Störer und geraten leicht in eine Außenseiterstellung. Die Umwelt erkennt auch hier häufig nicht den konstitutionellen oder krankhaften Faktor und sieht in der allgemeinen Unruhe ein vorwerfbares Fehlverhalten.

Diese choreiforme Nervosität ist schon im Vorschulalter deutlich zu beobachten und zeigt keine Progredienz, wohl aber einen von äußeren Faktoren abhängigen unterschiedlichen Grad der Intensität und Ausprägung. In äußerer Ruhe und im affektiven Gleichgewicht tritt sie deutlich zurück, in psychischen Spannungszuständen; in aufregenden Situationen oder in lebhaftem Milieu tritt sie stärker hervor. Auch hier besteht eine deutliche Abhängigkeit von der affektiven Gestimmtheit des Kindes.

Die traumatische Wesensänderung

Der zunehmende Straßenverkehr und die damit gehäuften Unfälle, an denen auch Kinder beteiligt sind, führt in zunehmendem Maße zu schweren, posttraumatischen Wesensveränderungen bei Kindern. Nach anfangs rascher Restitution der psychischen Fähigkeiten und Leistungsfähigkeit bildet sich allmählich das bleibende *posttraumatische Defektsyndrom* heraus. Etwa $1^1/_2$—2 Jahre nach dem Trauma ist der definitive Zustand im allgemeinen erreicht, danach ist eine wesentliche Änderung und Besserung des psychischen Zustandsbildes nicht mehr zu erwarten. Im Vordergrund der posttraumatischen Wesensänderung steht eine Merkfähigkeitsstörung, eine Antriebsminderung und eine Änderung der Stimmungslage. Die bei den Erwachsenen häufig zu beobachtende Reizbarkeit und Neigung zur Explosivität ist bei den Kindern seltener. Typisch ist eine etwas erstarrt wirkende, leicht zur gehobenen Seite hin verschobene Stimmungslage. Die Affektlabilität ist noch lange nach dem Unfall, unter Umständen für dauernd zu beobachten. Dadurch machen diese Kinder einen retardierten, kleinkindlich wirkenden Eindruck, der noch durch eine monotone, im allgemeinen erhöhte Stimmlage verstärkt wird. Die Sprache ist, unabhängig davon, ob eine Aphasie bestanden hat oder nicht, oft mühsam, deutlich verlangsamt und wenig moduliert.

Die bei den Erwachsenen meist im Vordergrund stehenden posttraumatischen Kopfschmerzen werden dagegen bei Kindern seltener geklagt.

Im übrigen kann man, worauf LANGE-COSACK und LAUX hinwiesen, keine direkte Beziehung zwischen der Schwere der Initialsymptome unmittelbar nach dem Unfall und den bleibenden psychischen Folgen finden. Einerseits können schwere Unfälle mit lang anhaltender Bewußtlosigkeit praktisch ad integrum abheilen, es können aber auch Unfälle mit relativ leichten Initialsymptomen schwere posttraumatische Wesensänderungen zur Folge haben.

LAUX wies vor allem darauf hin, daß auch und gerade beim posttraumatisch wesensveränderten Kinde der reaktive Aspekt nicht vernachlässigt werden darf, der hier eine vergleichsweise viel größere Bedeutung hat, wie etwa bei den postencephalitischen Kindern. Dabei spielt die Einstellung der Eltern, die oft von Schuldgefühlen geprägt ist, eine nicht unerhebliche Rolle. LAUX fand bei einem Fünftel der Kinder abnorme Erlebnisreaktionen von längerer Dauer. Auch kann es, je nach den Versicherungsverhältnissen, auch im Kindesalter zu einer durch die Eltern induzierte Rentenneurose kommen.

Vollständige Regressionen, ein Rückfall in kleinkindliche Verhaltens- und Reaktionsweisen als Folgen schwerer Hirncontusionen, insbesondere nach Hirnstammkontusionen, sind gerade im Kindesalter eher zu beobachten, wo diese Kontusionsformen eher überlebt werden als im Erwachsenenalter. PAUL stellte dies exemplarisch sowie auch die daraus sich folgernden heilpädagogischen therapeutischen Konsequenzen paradigmatisch dar.

Da es im Kindesalter leichter zu einem allgemeinen Hirnödem und damit zu einer diffusen Hirnschädigung kommt, sind umschriebene psychopathologische Syndrome, wie wir sie bei Erwachsenen als Ausdruck begrenzter Schädigung eines einzelnen Hirnareals kennen, wesentlich seltener und weniger charakteristisch abgrenzbar. Von SEEBANDT und GUTJAHR wird allerdings am Beispiel eines 11jährigen Jungen die klassischen Merkmale eines Stirnhirnsyndroms beschrieben. Tatsächlich können bei älteren Kindern dann die von der Erwachsenenpsychopathologie bekannten Psychosyndrome eher beobachtet werden.

Das endokrine Psychosyndrom

Unter dem Begriff des endokrinen Psychosyndroms (M. BLEULER) werden alle psychopathologischen Begleiterscheinungen bei endokrinen Erkrankungen zusammengefaßt.

Voll ausgeprägte Bilder gestörter Funktion einzelner Drüsensysteme sind nicht nur konstitutionell, sondern auch psychopathologisch meist recht eindrucksvoll und eindeutig, aber sie sind selten. Interessanter und von praktisch größerer Bedeutung sind die Abortivformen endokriner Dysfunktion. Jeder jugendpsychiatrisch tätige Arzt wird immer wieder auf Fälle stoßen, die ihm wegen psychopathologischer Besonderheiten und Verhaltensstörungen oder sozialer Anpassungsschwierigkeiten überwiesen wurden, und deren Dyskrinie ihm offenkundig erscheint. In der Regel wird ihm diese Diagnose jedoch vom Endokrinologen, sei er Pädiater oder Internist, nicht bestätigt. Die Stoffwechseluntersuchungen ergeben im allgemeinen keinen eindeutig pathologischen Befund. Dazu kommt, daß die Normwerte von Hormonspiegeluntersuchungen im Blut gerade im Kindes- und Jugendalter so stark streuen, daß ein sicherer pathologischer Befund oft nicht objektiviert werden kann.

Beim *hypophysären Zwergwuchs*, einer sehr seltenen Erkrankung, gehen Minderwuchs und frühkindliche Proportionen sowie ausgeprägter Hypogenitalismus mit Ausbleiben der Pubertät einher.

Typische psychopathologische Auffälligkeiten sind hier nicht bekannt, jedoch muß hier sehr auf reaktive Störungen der psychischen Entwicklung geachtet werden, da diese Kinder mit zunehmendem Alter immer weniger ihrer Altersnorm entsprechen, infolgedessen durch ihre Umwelt falsch eingeschätzt und selbstwertbeeinträchtigend behandelt werden. Dies gilt besonders für die Zeit der Pubertät, wo das Ausbleiben der sekundären Geschlechtsmerkmale zu neurotischer Verarbeitung Anlaß geben kann.

Nach ZÜBLIN sei ihre Ermüdbarkeit häufig gesteigert, sie seien nicht selten mürrisch-verstimmt und reizbar. Auch kommen Veränderungen von Einzeltrieben, z.B. gesteigertes Durstgefühl, vor. In affektiver Hinsicht seien sie oft retardiert, die psychische Sexualität fehle in der Regel, wie sie auch körperlich sexuell nicht entwickelt werden.

Von den reinen hypophysären Zwergen sind solche zu unterscheiden, die gleichzeitig eine Schilddrüsenunterfunktion aufweisen (WALLIS). In diesen Fällen bestimmt die mangelnde Schilddrüsenfunktion das psychopathologische Bild, dementsprechend sind diese meist schwachsinnig, stumpf und antriebsarm.

Weitere Störungen der Hypophysenfunktion, der *Diabetes insipidus neurohormonalis*, durch Funktionsstörung im Hypophysenhinterlappen und Ausfall des Adiuretins (ADH) spielt psychopathologisch keine besondere Rolle. Psychische Komplikationen können aber dadurch im Anfang der Erkrankung eintreten, daß die zwanghafte Polydipsie von den Eltern und Erziehern nicht erkannt, als Unart verwehrt und bestraft wird.

Bei der Störung der *Schilddrüsenfunktion* steht psychopathologisch die Antriebsverlangsamung und Denkverlangsamung (Brachyphrenie) sowie die Unterbegabung im Vordergrund. So wird die Psychopathologie der Schilddrüsenunterfunktion im Kapitel über den Schwachsinn besprochen. Bei einer leichtgradigen Unterfunktion kann der Schwachsinn bzw. die Unterbegabung jedoch leicht übersehen werden und es bleibt als einzige psychopathologische Besonderheit eine gewisse Antriebsverlangsamung und affektive Einengung übrig, die aber in das Bild normaler Charaktervariante übergehen kann. Vom Schwachsinn anderer Genese läßt sich die Hypothyreose durch die körperlichen Symptome und Stoffwechseluntersuchung (PBJ) abgrenzen. Sie ist eine der wenigen therapierbaren Schwachsinnsformen.

Die *Schilddrüsenüberfunktion*, die Thyreotoxikose, ist im Kindesalter selten. Sie betrifft ganz überwiegend Mädchen im Alter von 10—14 Jahren. Psychopathologisch wird das Bild durch eine gewisse motorische Unruhe, die auch choreiformen Charakter zeigen kann, neben einer allgemeinen Konzentrationsschwäche und Fahrigkeit gebildet. Die Hyperthyreose steht in ihrem Bild dem sog. Pubertätsbasedowoid nahe, ein in der Entwicklungsperiode bei Mädchen auftretendes Bild mit weicher Struma, Glanzaugen und leichter Protrusio bulbi, jedoch ohne Grundumsatzsteigerung.

Eine *Überfunktion der Nebennierenrinde* bildet das *Morbus Cushing* oder das Cushing-Syndrom. Der *Morbus Cushing* beruht auf einem basophilen Vorderlappen-Adenom, wobei die Hyperfunktion der Nebennierenrinde sekundär entsteht; vom Cushing-Syndrom spricht man bei einem Nebennierentumor oder -hyperplasie. Ein grundsätzlicher Unterschied im Symptombild, auch im psychopathologischen Bild, besteht nicht. Im ganzen ist auch diese Erkrankung im Kindesalter ziemlich selten, sie kommt häufiger bei Mädchen vor, kann aber schon von den ersten Lebensjahren an beobachtet werden. Die Kinder zeigen eine ausgeprägte Stammfettsucht mit einer dünnen Haut und blau-roten Striae, ein stark gerötetes Gesicht und Polyglobulie, häufig Hirsutismus und bei früh beginnenden Fällen Minderwuchs.

Das gleiche Bild kann auch exogen durch eine langdauernde Behandlung mit Cortison-Präparaten, etwa bei der Behandlung der Blitz-Nick-Salaam-Krämpfe, bei der Behandlung von Polyneuritiden oder der *Chorea minor* beobachtet werden.

Über die Psychopathologie des Cushing-Syndroms bei Kindern ist wenig bekannt. ZÜBLIN berichtet von einem 4jährigen Mädchen mit einem Nebennierenrindencarcinom, das passiv und apathisch geworden sei, kontaktgestört und negativistisch und eine Demenz aufwies bis zum Grade einer Imbezillität. Die psychischen Symptome seien nach Entfernung des Tumors innerhalb weniger Monate wieder verschwunden, ebenso der Intelligenzrückstand.

Es ist oft schwer zu unterscheiden, was primäre, durch die endokrine Störung bedingte Wesensbesonderheit ist, und was sekundär entstanden ist, etwa durch die eingeschränkte Bewegungsmöglichkeit bei extremer Fettsucht und die dadurch bedingte unkindliche Verhaltensweise, was auf Grund des abnormen Äußeren von der Umgebung in das betreffende Kind hineinprojiziert wird und was schließlich dadurch entstanden ist, daß sich das Kind auf Grund seiner abnormen Körperformen aus der Gemeinschaft der anderen Kinder ausgeschlossen fühlt. Bei dem

Erwachsenen mit einem Cushing-Syndrom sind langdauernde Veränderungen der Stimmung und des Antriebes zu beobachten, unterbrochen von plötzlichen kurzdauernden, triebhaften Impulsen und starken Stimmungsschwankungen. Dabei ergeben sich oft Schwankungen, die an cycloide Störungen erinnern. Die Triebhaftigkeit wird im allgemeinen als vermindert, wenn nicht gar erloschen geschildert. Eine intellektuelle Beeinträchtigung findet jedoch nicht statt.

In abgeschwächter Form wird man dieses Bild auch bei Kindern annehmen dürfen, insbesondere jedoch bei gelegentlichen, an ein Cushing-Syndrom erinnernden Bildern im Pubertätsalter. Man begegnet ihnen gar nicht so selten in der Erziehungsberatung oder in Zusammenhang mit einer jugendgerichtlichen Begutachtung. Das Kennzeichnende dabei ist die im ganzen gutmütige, sehr antriebsarm wirkende Art, die bei oft ordentlichen Umweltverhältnissen hartnäckig und scheinbar unmotiviert zu Fehlhandlungen, etwa zu Diebstählen, neigt oder auch zu ausgestanzt auftretenden impulsiven Handlungen wie Weglaufen usw. Im Kontrast zu der bemerkenswerten Körpergröße, die durch die Fettsucht den ersten Eindruck des Erwachsenen vermittelt, steht die noch kindliche Abhängigkeitshaltung, die Tendenz zur Lustlosigkeit, ja zur „Faulheit", die, vor allem bei wiederholten Straftaten, die Prognose schlecht erscheinen läßt. Auch hier handelt es sich jedoch um eine passagere, der hormonalen, puberalen Dysfunktion parallellaufenden Störung.

Auch hier bleibt offen, wieweit der äußerliche Eindruck, den das „Riesenbaby" auf die Umwelt macht, für seine Fehleinschätzung und damit für seine Fehlbehandlung und für sein Fehlverhalten mitverantwortlich ist. Eine sichere Abgrenzung wird wohl nie ganz möglich sein.

Bei der *Nebennierenrindeninsuffizienz (Morbus Addison)* fand Züblin bei 4 Kindern im Alter von 6—16 Jahren eine Passivität und Antriebsarmut sowie dysphorische Verstimmungen und erhöhte Ermüdbarkeit. Auch intellektuell waren diese Patienten z.T. retardiert. Auffallend war das gesteigerte Bedürfnis nach Kochsalz und nach Fleisch.

Eine weitere Störung der Nebennierenrindenfunktion mit genitaler Entwicklungsstörung stellt das *kongenitale adrenogenitale Syndrom* dar. Es handelt sich dabei um eine Dyskrinie mit anormaler Hormonproduktion und nicht nur mit einer quantitativen Abweichung der Hormonbildung. Er kommt bevorzugt bei weiblichen Individuen vor und führt zur Ausbildung eines *Pseudohermaphroditismus femininus* mit Klitorishypertrophie bis zur völligen Vermännlichung des äußeren Genitales. Die inneren Genitalverhältnisse sind weiblich. Dazu tritt häufig ein relativer Minderwuchs. Bei Knaben haben wir das Bild der *Pseudopubertas praecox*. Das Letztere wollen wir in Zusammenhang mit der *Pubertas praecox* besprechen.

Das adrenogenitale Syndrom bei kongenitaler Nebennierenrindenhypoplasie führt in den Bereich der Intersexualität, die ja im übrigen auch bei der Besprechung der Chromosomopathien, der häufigsten Ursache von intersexen Konstitutionsvarianten, Erwähnung findet. Eine normale Entwicklung der Sexualität ist bei diesen Kindern möglich. Die psychische Entwicklung hängt aber sehr stark vom Verhalten der Umgebung ab, von der es abhängt, ob das Kind als Mädchen oder als Junge aufgezogen wird und wieweit diese Erziehung mit dem Geschlecht einerseits, das chromosomal bestimmt werden kann und dem äußeren Genitalbefund und der Entwicklung der sekundären Geschlechtsmerkmale andererseits übereinstimmt.

Die erwachsenen Menschen mit einem adrenogenitalen Syndrom werden als scheu, zurückgezogen, gehemmt, infantil und asexuell beschrieben; es gibt aber auch Berichte über vorlautes und aggressives Verhalten. Die Sexualität ist im ganzen unterentwickelt und auf kindlicher Stufe, wenig differenziert. Eine Tendenz zur Homosexualität ist allerdings nie zu beobachten. Die intellektuelle Entwicklung zeigt keine Besonderheiten. Da die Kinder mit adrenogenitalem Syndrom im allgemeinen als Mädchen aufgezogen werden, was sie ja auch sind, bleiben ihre Interessen mädchenhaft. Später bleibt aber im allgemeinen eine entschiedene Geschlechtsdifferenzierung aus und sie bleiben auf der kindlich-infantilen Stufe stehen.

Dieser Verlauf der psychischen Entwicklung gilt mit Variationen auch für die übrigen Intersexualitäten. Manche von ihnen, z.B. das Klinefelter-Syndrom, eine Chromosomopathie mit der Formel XXY, leben häufig unerkannt als Mann ein unauffälliges Leben, wenn man von der Infertilität absieht. Eine Tendenz zur Unterbegabung und zu einer affektiven Labilität und Antriebsarmut sowie eine herabgesetzte sexuelle Triebhaftigkeit brauchen nicht besonders aufzufallen.

Eine besondere Stellung nimmt die *testiculäre Feminisierung* ein. Dieses hereditäre intersexe Bild entspricht äußerlich einem weiblichen Individuum. Die inneren Geschlechtsorgane sind jedoch nicht weiblich, sondern es besteht ein Leistenhoden. Chromosomal handelt es sich um männliche Individuen. Hier setzt sich nun bei den eindeutig hormonal männlich determinierten Kindern die prägende Kraft der Erziehung im allgemeinen nicht durch. Die Kinder werden regelmäßig als Mädchen aufgezogen, zeigen aber dann später, vor allem gegen die Pubertät hin, zunehmend männliche Interessen und eine völlig männliche Identifikation, so daß unter Umständen eine Personenstandsänderung angezeigt erscheint.

Ein so als Mädchen aufgezogener Junge hatte zunächst den Berufswunsch „Köchin“ zu werden, zeichnete sich erfolgreich im Radrennsport unter Mädchen aus, wurde später Taxifahrer und Lastwagenfahrer und war nach erfolgter Personenstandsänderung als Mann sehr glücklich und entwickelte deutlich heterosexuelle Tendenzen zum weiblichen Geschlecht. Bemerkenswert an diesem Falle war die um mehrere Jahre jüngere Schwester, die ebenfalls an einer testiculären Feminisierung litt, die nun schon als kleineres Kind ausgeprägt jungenhaftes Verhalten zeigte. In diesem Falle war nun der Umwelteinfluß für diese relativ frühe Entscheidung zu männlichen Interessen nicht mehr auszuschließen, da sie die sexuelle Problematik der älteren „Schwester“ ziemlich bewußt miterlebte und sich mit ihr bzw. ihrem Bruder auch voll identifizierte (LEMPP).

Die vorzeitige Entwicklung der sekundären Geschlechtsmerkmale bezeichnen wir als *Pubertas praecox*. Sie geht auf sehr verschiedene Ursachen zurück und ist nur ein Symptom. Sie liegt vor, wenn die Ausbildung sekundärer Geschlechtsmerkmale bei Jungen vor dem 10., bei Mädchen vor dem 8. Lebensjahr einsetzen. Bei der *konstitutionellen Form* liegen greifbare Ursachen nicht vor. Bei der *cerebralen Form* liegen lokale Hirnveränderungen im Hypothalamusbereich zugrunde, etwa ein angeborener oder erworbener *Hydrocephalus internus* oder auch Geschwülste der Zirbeldrüse, vor allem auch Hamartome des *Tuber cinerium*. Hormonell aktive Tumoren im Bereich der Keimdrüsen führten zur gonadalen Form und die suprarenale Form ist durch Tumoren der Nebennierenrinde bedingt.

Nach BLEULER ist das Verhalten der seelischen Reifung und der sexuellen Triebhaftigkeit sehr unterschiedlich. Es kann sich die triebhafte Sexualität vorzeitig zusammen mit der körperlichen sexuellen Reifung einstellen, sie kann sich aber trotz verfrühter körperlicher Reifung erst in der normalen Pubertät entsprechenden Alter einstellen oder sogar verspätet oder überhaupt nicht. Dasselbe gilt für die intellektuelle Entwicklung. Auch geht die sexuelle wie intellektuelle Reifung keineswegs parallel. Hier ist also eine gewisse Regellosigkeit die Regel.

STUTTE berichtet von einem primären Interesse an den Tätigkeiten der Erwachsenen, über eine unkindlich zweckbetonte Einstellung zur Umwelt und ein betontes soziales Verständnis sowie einer Neigung zu philosophisch-religiösen

Kontemplationen und Beschäftigung mit Daseinsproblemen, wie sie sonst erst dem Pubertätsalter eigen sind. Diese psychische Acceleration sei allerdings oft nur partiell und könne sogar später von Regressionserscheinungen abgelöst werden.

Auch bei dieser Störung darf die Umweltwirkung am wenigsten vernachlässigt werden. So entwickelte sich ein Mädchen, das schon mit etwa 2 Jahren zu menstruieren begann, psychisch völlig harmonisch und unauffällig, wobei die Familie das accelerierte Kind soweit wie nötig abschirmte und dafür sorgte, daß es die Vorgänge der Menstruation als etwas Selbstverständliches und Natürliches hinnahm. Wo aber das Außergewöhnliche eines solchen Vorganges dem Kinde immer wieder verdeutlicht wird und die Umwelt auf die äußerliche Reife entsprechend reagiert, sind reaktive seelische Accelerationen und Dissoziationen der psychosexuellen Entwicklung verständlich und naheliegend. Das körperlich accelerierte Kind schafft durch seine außerordentliche Erscheinung sich eine veränderte Umwelt.

Eine weitere Störung sowohl des Körperwachstums wie der sexuellen Reifung, wenn auch harmloser Art, ist der *eunuchoide Hochwuchs*, eine meist passagere Konstitutionsvariante mit Übergröße, langen Extremitäten (doppelte Symphysenhöhe mehr als 10 cm über der Körperlänge) und Genitalretardierung, gelegentlich mit leichten intersexen Stigmen, z.B. ein überschießender Hüftumfang bei Jungen. Diesem Konstitutionstyp haftet eine typische psychische Haltung an. Sie zeigen eine gewisse Antriebsarmut, eine Gleichgültigkeit und innere Distanzierung von der Umwelt. Die überlangen Extremitäten verstärken den Eindruck schlaksiger Pubertätsmotorik, die in einem gewissen Widerspruch zu einem sonst kindlichen Verhalten führen. Die Desintegration zwischen Psychomotorik und psychischer Reifung vermittelt den Eindruck des „Dümmlichen“ und so können diese Jugendlichen zum Prototyp der antriebsarmen, interesselosen und asexuellen Gammler werden, die ihre Extremform in der Puberaldystrophie einerseits und im heboiden, ja hebephrenen Wesen andererseits finden.

Zur Psychopathologie des *Agonadismus* gibt Stutte eine Übersicht über 4 eigene und 59 Schrifttumsfälle. Die äußere Gestalt zeigt Minderwuchs und persistierende Schulkindform mit infantilen Rumpfextremitätenproportionen. Der genitosomatische Infantilismus sei so gut wie immer mit einem psychischen Infantilismus vergesellschaftet. Die Intelligenz ist dagegen oft altersentsprechend. Nur 16 dieser 63 Fälle waren unterbegabt oder schwachsinnig. Allerdings zeigt die Intelligenzstruktur umschriebene Mängel wie eine geringe Fähigkeit zum Überblicken von größeren Zusammenhängen, eine begrenzte geistige Wendigkeit und Umstellungsfähigkeit sowie eine Dürftigkeit der Vorstellungs- und Phantasieproduktionen. Affektiv neigen sie zum raschen Wechsel der Gefühlsausschläge und zeigen einen mangelhaften Tiefgang. Auf der Antriebsseite herrscht die passiv-träge Haltung vor. Auch wird ein Mangel an nachhaltiger Kontaktfähigkeit und echter Liebeszuwendung berichtet. Bemerkenswerterweise führt die Erkenntnis der körperlichen Andersartigkeit nie zu einem Selbstwertkomplex. Der Reifungsablauf ist völlig gleichförmig.

Störungen des Inselorgans können ebenfalls zu psychopathologischen Zuständen führen.

So können in seltenen Fällen Spontan-hypoglykämien durch Hyperinsulinismus neben dem Symptom der Ermüdung und Erschöpfung das Bild „reizbarer Schwäche“ ergeben, ja sogar bis zu unmotiviert auftretenden aggressiven Verstimmungszuständen führen. Diese sind oft schwer zu erkennen, da man im allgemeinen an eine solche Genese nicht denkt. Im Grunde sind sie jedoch nur Extraformen der allgemein bekannten Verstimmung und Reizbarkeit infolge Hungers.

Die Unterfunktion des Inselorgans, der *Diabetes mellitus*, bringt im allgemeinen keine psychischen Auffälligkeiten oder Störungen mit sich. Immerhin werden diabetische Kinder häufig als empfindsam, verschlossen und schizoid bezeichnet. Es ist bei solchen Kindern jedoch auch zu berücksichtigen, daß sie mit der starken Belastung durch ihre Krankheit, durch die Diät und durch die täglich notwendigen Injektionen, unter Umständen durch die Forderung, sie selbst täglich zu spritzen, vielfach überfordert sind und allein dadurch in ihrer normalen kindlichen Entwicklung gestört sein können.

Kindliche Fettsuchtsformen, die zwar häufig endokrin imponieren, sind im allgemeinen aber nie Ausdruck einer echten Blutdrüsenerkrankung. Der Eindruck der endokrinen Störung entsteht vor allem dann, wenn die Fettsucht mit einer Genitalretardierung — im Kindesalter nur bei Knaben feststellbar — einhergeht. Die reine Fettsucht kann allerdings schon alleine das Genitale hypoplastisch erscheinen lassen, somit einen Hypogenitalismus vortäuschen.

Die kindliche Fettsucht ist stets eine Störung der Energiebilanz, worauf vor allem E. G. HUBER hinwies. Dabei können bei dem Verhältnis zwischen Nahrungsaufnahme und Resorption auf der einen Seite und Aktivität und Calorienverbrauch auf der anderen Seite durch recht unterschiedliche ursächliche Faktoren eine Störung des Gleichgewichts bewirkt werden. HUBER teilte die kindlichen Fettsuchtsformen rein phänomenologisch nach dem Grad der Fettsucht einerseits und der Körpergröße andererseits ein.

Wo die Fettsucht jedoch mit einer eindeutigen genitalen Unterentwicklung und Reifungsverzögerung einhergeht, ist eine cerebrale Störung oder wenigstens Funktionslabilität häufig mit im Spiele (PATZER, LEMPP). Diese wird man in der hypothalamischen Region lokalisieren müssen. Nur in Ausnahmefällen handelt es sich dabei um die dekompensierte Form des Morbus Fröhlich, wo es zu einer bleibenden Genitalretardierung und Fettsucht kommt, unter Umständen mit progredient deletärem Ausgang, etwa bei Hirntumoren in diesem Bereich.

In der ganz überwiegenden Zahl der Fälle haben wir es lediglich mit einer passageren Funktionsstörung zu tun, die häufig in der Grundschulzeit einsetzt und im Laufe der Pubertät von alleine wieder verschwindet.

Die fettsüchtigen Kinder zeigen mit gewissen Variationen ein ziemlich einheitliches psychisches Bild. Ihre durch die Fettsucht bedingte Bewegungsarmut bewirkt einen unkindlichen Eindruck und so gelten diese Kinder gerne als faul. Im allgemeinen sind sie gutmütig und geduldig und ertragen so den Spott, dem sie häufig unter ihren Alterskameraden ausgesetzt sind. Dabei bleibt offen, was Ursache und was Wirkung ist, wieweit diese Geduld und Gutmütigkeit nicht ein Anpassungssyndrom an das „anders zu sein“ bedeutet. Häufig zeigen sie eine leicht resignierte verhaltene Traurigkeit und Gehemmtheit, gelegentlich geben sie sich jedoch auch als Kaspar ihrer Gruppe.

Wesensänderungen bei Vergiftungen und Mangelzuständen

Unter den psychopathologisch bedeutsamen Vergiftungszuständen muß zunächst der *Alkohol* genannt werden, wobei sowohl akute wie chronische Vergiftungssymptome zu beachten sind.

Die *akute Alkoholvergiftung* unterscheidet sich vom Alkoholrausch des Erwachsenen dadurch, daß das Kind und auch der Jugendliche im allgemeinen weniger alkohol-tolerant ist und die bekannten Phasen der angeheiterten Stimmung und der Enthemmung viel rascher durchlaufen werden und so manchmal der Beobachtung entgehen. Dazu kommt, daß es vor allem bei Kindern und Schuljungen dadurch zu einem abnorm raschen Alkoholkonsum kommt, daß die Kinder oft heimlich und dann unter dem Druck des schlechten Gewissens und in zeitlicher Eile große Mengen des zufällig gefundenen oder bei günstiger Gelegenheit beiseite genommenen Alkohols zu sich nehmen. Dies gilt vor allem dann wenn es sich um hochkonzentrierte Alkohole, süße Liköre, Branntweine, Wermutweine usw. handelt. Bis die Kinder dann entdeckt werden, kann sich schon das Bild der Alkoholintoxikation voll ausgebildet haben mit dem führende Bilde der Bewußtlosigkeit. In schweren Fällen können sogar Krämpfe auftreten, es kann zu Hirnblutungen kommen, die schließlich sogar tödlich enden können. Diese schweren Formen sind selten.

Bei geringeren Alkoholmengen und bei älteren Jugendlichen gleichen dann die Symptome dem bekannten Bilde des Alkoholrausches.

Die *chronische Alkoholvergiftung* spielt im Kindes- und Jugendalter im Vergleich zum Erwachsenenalter immer noch eine geringe Rolle. Alkoholsucht können wir jedoch bereits bei Jugendlichen von 16—18 Jahren begegnen, nicht jedoch bei Kindern, die kaum selbst den Alkohol suchen, denen aber gelegentlich von Eltern schon frühzeitig und regelmäßig Alkohol zugeführt wird. Wieweit der früher da und dort gebräuchliche, in Alkohol getauchte Schnuller zur Beruhigung von Säuglingen und Kleinkindern noch eine Rolle spielt, ist schwer zu sagen. Im übrigen gehört die chronische Alkoholvergiftung in den Rahmen der Suchtprobleme.

Die Akrodynie oder Feersche Krankheit

Unter die Gruppe der chronischen Vergiftungszustände gehört auch das Krankheitsbild der Feerschen Krankheit, dessen Ursache lange nicht bekannt war und das hauptsächlich durch vegetative Symptome geprägt ist. Charakteristisch sind die reizbaren, depressiv-wirkenden Kinder, die schlecht schlafen und zu Schweißausbruch neigen. Die Gliedmaßenenden schwellen leicht an, werden rötlich-blau, die Muskulatur ist hypoton. Es kommt zum Ausfall von Haaren und Nägeln. Auch wenn die Ursache nicht völlig geklärt ist, spielt doch offenbar eine chronische Quecksilbervergiftung eine wesentliche Rolle. Da das Quecksilber als Therapeuticum immer mehr an Bedeutung verliert, ist auch die Feersche Akrodynie ein immer selteneres Krankheitsbild.

Weitere Vergiftungen akuter Art entstehen gewöhnlich durch ungenügenden Verschluß von Arzneimitteln und chemischen Substanzen im Haushalt. Die Folgen solcher Vergiftungen unterscheiden sich im Kindesalter nicht grundsätzlich von dem im Erwachsenenalter, sondern im allgemeinen vorwiegend in quantitativer Hinsicht. Psychopathologische Veränderungen treten vor allem bei übermäßiger Einnahme von Medikamenten, die auch bei regelrechter Anwendung psychopathologische Folgezustände haben, auf, also insbesondere bei Barbituraten und anderen Schlafmitteln, die in relativ geringeren Dosen bereits zu Narkosen und Koma führen können. Es besteht im allgemeinen jedoch keine unmittelbare Beziehung zwischen Dosis und Körpergewicht.

Da Kinder, insbesondere Kleinkinder, des öfteren Medikamente aus der Hausapotheke einnehmen, die in größeren Dosen vom Erwachsenen praktisch nie eingenommen werden und daher in ihrer Wirkung in hohen Dosen wenig bekannt sind, können oft unklare klinische und auch psychopathologische Bilder entstehen, wobei auch Medikamente, die keine Psychopharmaca sind, ein zunächst als Psychose imponierendes psychisches Bild beobachtet mit Desorientierung, Personenverkennung, wahnhaften Vorstellungen und motorischer Unruhe hervorrufen können. Ohne Kenntnis einer vorangegangenen Einnahme von Medikamenten können solche atypischen Bilder oft sehr schwer ursächlich erkannt werden. Im ganzen herrschte das Bild einer exogenen Psychose vor, wobei wiederum auf den Leitsatz zu verweisen ist, daß exogene Psychosen im Kindes- und Jugendalter den endogenen Psychosen des Erwachsenenalters oft ähnlicher sind und daß umgekehrt endogene Psychosen im Kindes- und Jugendalter häufig ein exogenes Bild bieten.

Psychopathologische Folgen von Vitaminmangelzuständen kennen wir bei Rachitis, einem Vitamin D-Mangel, der vor allem im Kleinkindesalter auftritt und früher eine erheblich größere Rolle spielte als heute. Die rachitischen Kinder sind oft gereizt, mürrisch-abweisend und verstimmt. Auch werden Schlafstörungen beobachtet. Ob es sich dabei um eine spezifische psychische Störung handelt, die auf den Vitaminmangel unmittelbar zurückgeführt werden muß, oder ob es sich nicht einfach um die Verstimmung eines kranken Kindes handelt, muß dahingestellt bleiben. Immerhin wird gerade bei Rachitis diese allgemeine Verstimmung berichtet, wogegen bei den übrigen Vitaminmangelzuständen solche psychischen Veränderungen kaum berichtet werden. Am ehesten ist dies noch vielleicht bei der relativen C-Hypovitaminose anzunehmen, die ursächlich sein soll für die sog. Frühjahrsmüdigkeit, ja auch mit einer psychischen Ermüdung und einer depressiv-apathischen Stimmung einhergeht. Es wird darum auch von einer „C-hypovitaminotischer Neurasthenie“ gesprochen.

Psychische Wesensänderungen bei Hirntumoren im Kindesalter

Während beim Hirntrauma zunächst die Allgemeinschädigung im Vordergrund steht, die sich dann schließlich bis auf ein lokales Restsymptom zurückbildet, steht bei den Hirngeschwülsten der lokale Prozeß im Vordergrund, der sich schließlich im Laufe des Wachstums, etwa durch Hirndruck, zu einem Allgemeinsymptom ausweiten kann. Die bei den Traumafolgen wichtige Phasenspezifität spielt allerdings bei den Tumoren insofern eine geringere Rolle, als Hirntumoren im Kleinkindesalter vorwiegend rasch wachsende Geschwülste sind, die dann sehr bald die Symptomatik, auch die psychische, so bestimmen, daß Unterschiede der cerebralen Entwicklung demgegenüber keine wesentliche Bedeutung mehr haben. Langsamer wachsende Geschwülste bei älteren Kindern und Jugendlichen unterscheiden sich bei weitgehender ausdifferenzierter Gehirnentwicklung nicht mehr wesentlich in ihrer Symptomatik von den Hirntumoren des Erwachsenenalters. Immerhin ist die spezielle Situation des Jugendlichen, seine Stellung in Schule und Beruf, dabei zu berücksichtigen.

Hirntumoren sind im Kindes- und Jugendalter entgegen einer weit verbreiteten Ansicht nicht weniger häufig als im Erwachsenenalter, ja möglicherweise noch etwas häufiger. Die Art und Lokalisation der Tumoren differiert dagegen deutlich von denen der Erwachsenen. Die infratentoriellen Geschwülste sind bis etwa zum 3. Lebensjahr etwa gleich häufig wie die supratentoriellen, bis zum 11. Lebensjahr überwiegen jedoch eindeutig die Tumoren der hinteren Schädelgrube. Unter diesen stehen an erster Stelle die Medullablastome besonders des Kleinhirns, die mit 18% beinahe 5mal so häufig sind wie bei den Erwachsenen.

Unter den ebenfalls häufigen Spongioblastomen sind die Kleinhirnastrocytome mit 16% aller Geschwülste ebenfalls häufiger als im Erwachsenenalter. Unter den Großhirngeschwülsten sind es die Craniopharyngeome, die bei Kindern und Jugendlichen eine Häufigkeit von 9% haben und bei den Erwachsenen nur von 2,5%.

Umgekehrt sind Meningeome im Kindesalter weit seltener, sie erreichen kaum $^1/_6$ der Häufigkeit der Erwachsenen. Ebenso sind die Hypophysenadenome im Kindesalter vergleichsweise selten.

Andere seltenere Geschwulstarten wie die Sarkome und die Ependynome zeigen ebenfalls ein Überwiegen im Kindesalter, jedoch ist der Häufigkeitsunterschied wegen der relativen Seltenheit dieser Tumorarten weniger auffällig.

Allgemeinsymptome

Die charakteristischen allgemeinen Symptome einer Tumorkrankheit werden durch die infolge des Tumorwachstums entstehende Steigerung des Hirninnendruckes hervorgerufen. Ist das Kind noch sehr klein und die Fontanellen noch nicht geschlossen, kommt es zu einem Vorwölben der Fontanelle; schon bei etwas älteren Kindern bietet dagegen der knöcherne Schädel schon genug Widerstand, um eine erhebliche Innendrucksteigerung entstehen zu lassen. Es entstehen die typischen klinischen Zeichen des Hirndruckes.

Kleinere Kinder können ihren Beschwerden weniger gut einen sprachlichen Ausdruck verleihen. Können sie sagen, daß sie Kopfschmerzen haben, werden sie diese ganz überwiegend in die Stirngegend lokalisieren, ohne daß man daraus lokale Schlüsse ziehen könnte. Die Kopfschmerzen sind gleichmäßig und allmählich zunehmend und unterliegen wenig Tagesschwankungen.

Die psychischen Symptome des allgemeinen Hirndruckes sind im ganzen charakteristisch. Zunächst ist die Persönlichkeitsveränderung wenig auffallend. Es entsteht etwa das Bild einer gewissen „Neurasthenie“, einer psychischen Überempfindlichkeit, affektiven Labilität und verminderten Leistungsfähigkeit, die sich vor allem in der Schulleistung ausdrücken kann. Da in diesem Stadium die Symptomatik noch sehr wechselnd sein kann, kann zu dieser Zeit die Verdachtsdiagnose noch kaum gestellt werden.

Ein typisches organisches Psychosyndrom im Sinne des exogenen Psychosyndroms vom Typ Bonhoeffer ist bei kindlichen Tumoren und dadurch bedingtem Hirndruck *nicht* die Regel, da es sich hierbei meist um relativ rasch wachsende Tumoren und um einen rasch wachsenden Hirndruck handelt, wobei gewissermaßen für eine organische Umwandlung der Persönlichkeit zu einem psychoorganischen Syndrom gar keine Zeit besteht, sondern die unmittelbaren, klinisch erfaßbaren Symptome des Hirndruckes in den Vordergrund treten. Da die Kinder dann sehr bald einen echt kranken und beeinträchtigenden Eindruck machen, wird auch von der Umwelt eine evtl. organische Wesensänderung viel weniger als eine solche empfunden, sondern einfach in einfühlender Weise festgestellt: Das Kind ist krank. Eine Bewußtseinstrübung mit den Zeichen der Benommenheit, Schwerbesinnlichkeit und Verlangsamung tritt im allgemeinen erst in den späteren Phasen auf, insbesondere bei den häufigeren raumbeengenden Prozessen in der hinteren Schädelgrube. Es kommt also insgesamt viel weniger zu einer Umstrukturierung der kindlichen Persönlichkeit als insgesamt zu einer Beeinträchtigung seiner psychischen Leistungsfähigkeit und Aktivität, seiner Aufmerksamkeit und seiner Konzentrationsfähigkeit. Auch affektiv kommt es zu einer gewissen Einengung und gewissermaßen zu einem „Schongang“ der ganzen geistigen und psychischen Tätigkeit. Damit verbunden ist häufig eine Regressionstendenz, ein gewisser Rückschritt in der geistigen und psychischen Entwicklung mit einem Wiederauftreten kleinkindhafter oder nicht mehr altersgemäßer Verhaltensweisen.

Die uncharakteristischen psychischen Allgemeinsymptome langsam zunehmenden Hirndrucks, die oft lange vor neurologischen Lokalsymptomen oder auch vor den Kopfschmerzen auftreten können, bieten eine Fülle von Möglichkeiten zur Fehldiagnose. Diese Fehldiagnosen bedeuten ihrerseits eine mögliche Differentialdiagnose für alle solche Fälle, bei welchen sich ein raumbeengender Prozeß nicht feststellen oder gar ausschließen läßt.

HEMMER hat am Material der Neurochirurgischen Klinik Freiburg Fehldiagnosen der Kleinhirngeschwülste zusammengestellt. Im Vordergrund steht dabei das Symptom des Erbrechens, das häufig als psychisch bedingt angesehen wird, als habituelle oder auch als Ausdruck einer *Anorexia mentalis*. Auch körperlich bedingtes Erbrechen als Folge einer Hepatitis oder als Folge von gastroenteralen Erkrankungen wurden angenommen. Das psychische Verhalten kann sowohl als neurotische Entwicklung wie auch als Depression verkannt werden. Die allgemeine unbestimmte Leistungsschwäche und nervöse Reizbarkeit wird vielfach mit und ohne Hirnnervensymptome als Folge zufällig abgelaufener Infektionskrankheiten angesehen, die unter Umständen dekompensatorischen oder manifestierenden Charakter haben können. Bewegungsstörungen, insbesondere aber die anhaltende Kopfschiefhaltung, werden zur Annahme einer cerebellaren hereditären Ataxie oder einer anderen extrapyramidalen Bewegungsstörung führen; ein eigener Fall wurde Monate vor der Hirntumordiagnostik wegen eines Schiefhalses operiert. Bei langsam progredienten cerebralen Prozessen kann dabei auch die Dauer der unter der Fehldiagnose ablaufenden Fehlbehandlung über Jahre gehen.

Die Psychopathologie der Tumoren der hinteren Schädelgrube

Die infratentoriellen Geschwülste zeigen als führendes Symptom im allgemeinen Kopfschmerzen bedingt durch den Hirndruck, der einerseits durch den Aquäduktverschluß als Spannungshydrocephalus entsteht; vielfach schließt sich das Erbrechen an.

Charakteristisch ist die Ruhigstellung des Kopfes, eine Schonhaltung, die eine recht unkindlich wirkende Gemessenheit mit sich bringt. Zusammen mit dem allgemeinen „psychischen Schongang", mit einer Sparsamkeit der Psychomotorik, einer affektiven Einengung, wirken diese Kinder in charakteristischer Weise ernst, brav, vernünftig, sie klagen wenig und machen doch einen beeinträchtigten und kranken Eindruck. Häufig wird der Kopf leicht schief gehalten, um die durch den Hirndruck austretenden Kleinhirntonsillen aus dem *Foramen occipitale magnum* herauszuhalten. Die relativ starre Fixierung dieser Kopfhaltung verstärkt den Eindruck des Unkindlichen, Früherwachsenen.

Dieses psychische Syndrom der hinteren Schädelgrube ist sehr charakteristisch und ist allein durch den Hirndruck bedingt. Wenn vor einer Kleinhirnoperation bereits eine Entlastungsoperation durch Einlegen eines Pudenz-Hayer-Ventils durchgeführt wird, bildet sich auch dieses psychische Bild sehr rasch wieder zurück und macht noch bei bestehendem Tumor wieder der kindlichen Psychomotorik und Verhaltensweise Platz.

Zu einer Bewußtseinstrübung stärkeren Grades kommt es bei Prozessen der hinteren Schädelgrube im allgemeinen erst ziemlich spät. Die Kinder bleiben bis in ein relativ fortgeschrittenes Stadium bewußtseinsklar, wenn auch vielleicht etwas verlangsamt im Denkablauf.

Die Ponstumoren verursachen in der Regel keine Hirndruckzeichen. Die führenden Symptome sind Hirnnervenausfälle, bei hochgelegenen Tumoren im Bereich der 4 Hügel-Gegend ein Vertikalnystagmus. SPECHT konnte zeigen, daß bei diesen Kindern das Bewußtsein bis kurz vor Eintritt des tödlichen zentralen Atemversagens erhalten blieb und die Kinder wach, fixierbar und aufmerksam waren, auch dann, wenn die *Formatio reticularis pontis* vom Zerstörungsprozeß des Tumor erfaßt war. Gutartige, langsam wachsende oder gar stationäre tumoröse Prozesse im Bereich der Pons gehen in der Regel ohne psychische Auffälligkeiten einher; auch die rasch wachsenden und in der Regel bald zum Tode führenden inoperablen Ponstumoren sind durch eine fehlende oder recht geringe organische Wesensänderung gekennzeichnet. Diese Kinder machen auch erst gegen Ende des Prozeßverlaufes einen kranken Eindruck, sie bleiben vorher reagibel, lebhaft und nur die deutlichen Hirnnervensymptome weisen auf den ernsten Krankheitsprozeß hin.

Die Psychopathologie der Prozesse der Großhirnmittellinie

Tumoren im Bereich des *Chiasma opticus* werden oft spät erkannt. Die führenden Symptome sind die Einschränkung des Gesichtsfeldes, die subjektiv oft lange nicht erkannt wird, vor allem von Kindern, die sich darüber kaum Rechenschaft abgeben können; Kopfschmerzen und Erbrechen setzen in der Regel erst sehr spät ein. Häufig sind die diencephalen oder hypophysären endokrinen und vegetativen Funktionen im Vordergrund stehend, so daß die Feststellung des Tumors auf dem Umwege über eine kinderärztliche Untersuchung wegen konstitutioneller Störungen erfolgt.

Bei dieser Gruppe von Tumoren besteht ebenfalls keine sehr auffällige Veränderung der Persönlichkeit. Am ehesten findet man eine gewisse psychische Abstumpfung mit Verminderung der Reaktionsbereitschaft, eine gewisse Antriebsschwäche und affektive Gleichgültigkeit, wenn man so will, ein „präpuberal" wirkendes Verhalten. Hierbei wird man an eine diencephale Antriebsstörung denken.

Bei den endokrin wirksamen Kraniopharyngeomen kommt es ja vielfach zu einer Retardierung der körperlichen Entwicklung. Die regelmäßig damit einhergehende psychische Retardierung fällt daher vielfach nicht auf. Zu einem organischen Psychosyndrom kommt es erst in den Spätstadien durch einen evt. hinzutretenden Hirndruck.

Den Epiphysentumoren, den Pinealomen, ist eine besondere psychische Symptomatik nicht eigen; im übrigen ist auf die besondere psychische Problematik der *Pubertas praecox* hinzuweisen.

Die *psychischen Symptome der Tumoren der Großhirnhemisphäre* hängen dabei von der Lokalisation ab. Da der Hirndruck erst in den späten Stadien entsteht, werden auch die allgemeinen psychischen Symptome wie Bewußtseinsstörung oder eine organische Wesensänderung erst relativ spät, also meist erst lange nach den Herdsymptomen registriert. Bei besonderer Lokalisation können Werkzeugstörungen in Form von Aphasien und Apraxien führend sein.

Das von Paal bei Erwachsenen herausgearbeitete psychische Frühsymptom einer mangelnden adäquaten Ernstwertung allgemeiner Symptome durch die Patienten kann man bei Kindern nicht ohne weiteres annehmen, da sie zu ihren eigenen Beschwerden im allgemeinen eine geringere Distanz haben als Erwachsene. In den späteren Stadien ist aber bemerkenswert, daß das Kind mit den Großhirntumoren eher unruhig ist, auch klagsamer als das Kind mit den Tumoren der hinteren Schädelgrube und auch stärker regrediert, d.h. kleinkindlichere Verhaltensweisen annimmt.

Besondere Formen intracerebraler raumbeengender Prozesse sind die subduralen Hämatome, die besonders im Säuglingsalter beobachtet werden können. Hierbei stehen die allgemeinen Hirndruckzeichen verbunden mit den von der Lokalisation abhängigen Lokalsymptomen in der Symptomatik im Vordergrund; das psychische Bild ist in der Regel bei den ja im allgemeinen rasch progredienten Formen durch den bald entstehenden Hirndruck geprägt.

Die Prognose der psychischen Veränderungen hängt ganz entscheidend von der Dauer und Stärke des Hirndruckes ab. Bestand er über lange Zeit, ist mit einem chronischen psychoorganischen Syndrom, unter Umständen mit einer Demenz auch dann zu rechnen, wenn die Ursache des Hirndruckes, der Tumor, völlig entfernt werden konnte. Wird der Hirndruck dagegen frühzeitig erkannt und durch entlastende Maßnahmen frühzeitig, möglichst vor einer Sprengung der Schädelnähte, wieder beseitigt, ist psychisch mit einer völligen *Restitutio ad integrum* zu rechnen. Die Prognose des Tumorleidens, das letztlich ausschließlich von Lokalisation und Artdiagnose, damit von der Operabilität und Strahlenempfindlichkeit, von seinem gutartigen oder bösartigen Wachstum abhängt, ist davon natürlich nicht beeinflußt.

Die Prognose der häufigsten Geschwülste im Kindesalter, der Medulloblastome, ist nach wie vor ungünstig. Sie rezidivieren außerordentlich stark. Operation und regelmäßige, unter Umständen wiederholte Nachbestrahlung, sowohl des Operationsgebietes wie auch des Duralsackes wegen sog. Tropfmetastasen, kann aber noch einige wenige Jahre relativ beschwerdefreien Lebens bringen, wobei die Kinder wenig behindert sind und auch noch lange die Schule besuchen und sich wie ihre Altersgenossen verhalten können. Allerdings ist in diesen Fällen eine allgemeine psychomotorische wie psychische Dämpfung, ein gewisser „Schongang" wohl immer zu beobachten. Dieser wird jedoch subjektiv nicht so sehr empfunden.

Die Beratung der Eltern ist hier besonders bedeutungsvoll. Sie haben die schwere Aufgabe in Erkenntnis der befristeten Lebenserwartung ihrem Kind eine möglichst „normale" häusliche Umgebung zu gewähren, ohne es durch unnatürlich-verwöhnende oder auch überfordernde Haltung sekundär zu schädigen. Bei anderen Tumoren der hinteren Schädelgrube, etwa den Kleinhirnspongioblastomen oder auch des Ependinomen ist die Prognose wesentlich besser, und es kann auch zur Dauerheilung kommen.

Die Psychopathologie der motorischen Störungen

Das psychische Bild der cerebralen Kinderlähmung ist recht unterschiedlich. Im Bereich der Intelligenz finden wir alle Übergänge zwischen normaler und übernormaler Begabung bis hin zum pflegebedürftigen und nicht förderungsfähigen Schwachsinn. Gerade bei den spastischen Diplegien liegt in etwa einem Viertel der Fälle keine wesentliche psychische Entwicklungsminderung vor. Bei den Hemiplegien überwiegen auch die Patienten im normalen Intelligenzbereich, allerdings vielleicht etwas zur Unternormalität hin verschoben.

Bei den vorwiegend extrapyramidalen geschädigten Kindern wird die Feststellung der Intelligenz durch ihre Ausdrucksstörung erschwert, ja sie kann schließlich ganz aufgehoben sein, so daß, gemessen mit den üblichen Intelligenztests, ein hochgradiger Schwachsinn resultiert.

Lähmungsformen durch vorwiegende Störung des extrapyramidalen Systems

Die *athetotische Bewegungsstörung*, die im Kindesalter unter den vorwiegend extrapyramidalen Lähmungen die weitaus häufigste ist, ist im Kindesalter nur zum geringen Teil durch eine drehend-schraubende Bewegungsweise ausgezeichnet. Die motorischen Aktionen laufen hypermetrisch und deutlich verlangsamt ab. Häufig ist die Sprache mitbetroffen und regelmäßig die Mimik, so daß gerade diese Störung eine starke Beeinträchtigung der Ausdrucksfähigkeit zur Folge hat.

Choreiforme Bewegungsstörungen spielen im Rahmen der cerebralen Kinderlähmung nur eine untergeordnete Rolle, insbesondere in reiner Form. Als Bewegungseinsprengsel findet man bei athetotischen Bewegungsstörungen häufig auch choreiforme, die durch eine eher hypotone, schleudernde Bewegungsweise der ganzen Extremitäten gekennzeichnet ist. Bei der häufigen Kombination sprechen wir von Choreoathetose.

Seltene Spezialformen dieser choreiformen Bewegungsstörung sind die *Ballismen* und eine besondere, seltene Form vorwiegend pyramidaler Lähmung, die sog. pseudo-schlaffe Lähmung — oder besser: die *atonische Form* einer cerebralen Lähmung (Typ Förster).

Da die mimische und sprachliche Ausdrucksfähigkeit bei der Umwelt ganz unwillkürlich unmittelbare Rückschlüsse auf die geistigen Fähigkeiten des Partners auslösen, kommt es gerade bei der athetotischen Bewegungsstörung häufig zu einer Verkennung und Unterschätzung der oft nur wenig beeinträchtigten Intelligenz dieser Kinder. Da sie sich in ihrer Gestik und Mimik bizarr und „wie Idioten" bewegen, werden sie auch häufig fälschlich für schwachsinnig gehalten. Asperger spricht von Ausdruckskrüppeln.

Durch die Bewegungsstörung ist allerdings nicht nur die Mimik, Gestik und Sprache pathologisch verändert, sondern die Ausdrucksfähigkeit überhaupt so beeinträchtigt, daß eine potentielle geistige Fähigkeit sich kaum auszudrücken vermag. Diese Kinder können intelligent sein, sie können dies aber weder durch Sprache noch durch Schrift, noch auf eine andere Weise ohne große Schwierigkeiten zum Ausdruck bringen. Eine eingehende Beobachtung der Kinder und eine Beschäftigung mit ihnen zeigt aber, daß sie sehr wohl differenziert aufnehmen können, ein gutes Verhältnis zeigen und wohl auch eine theoretische Bildungsfähigkeit aufwiesen, die allerdings praktisch sehr schwer zu realisieren ist. Die intellektuelle Potenz ist also oft gar nicht so sehr betroffen, ihre Realisierbarkeit jedoch fast aufgehoben.

Auch da wo die praktische Intelligenzleistung nicht wesentlich beeinträchtigt ist, und nur eine Störung der Sprache, der Gestik und der Mimik im Vordergrund steht, kommt es zu solchen Fehlbewertungen. Wegen ihres abnormen Ausdrucksverhaltens werden diese Kinder auf den ersten Eindruck hin für schwachsinnig gehalten und scheinen es auch in ihrer Leistung zu sein. Dies führt zu sekundären Reaktionen bei den Kindern und schließlich zu einem gerade bei diesen Kindern häufig zu beobachtenden neurotischen Überbau. Sie stellen darum heilpädagogisch die größten Anforderungen.

Bei den schwerer geschädigten Kindern mit cerebraler Kinderlähmung herrschen dann auch die Symptome des erworbenen Schwachsinns vor, bei den leichteren Formen das frühkindlich exogene Psychosyndrom. Die dort geschilderte Gefahr der sekundären Neurotisierung ist jedoch bei den Kindern mit cerebraler Kinderlähmung viel geringer, wenn nicht gar aufgehoben, da diese auf Grund ihrer körperlichen Lähmung in ihrem Verhalten von der Umwelt sofort als Behinderte erkannt und mit anderem, tolerantem Maßstab bewertet werden.

Wir finden daher bei Kindern mit cerebraler Kinderlähmung nur in auffallend seltenen Fällen — auch unter den Gutbegabten — eine oder nur eine geringfügige Neurotisierung. Typische Selbstwertneurosen im Sinne Adlers, die hier besonders zu erwarten wären, fehlen fast völlig. Nur in solchen Fällen, wo zu der schweren körperlichen Behinderung auch noch eine schwere psychische Belastung vom Milieu her dazutritt, wie etwa Ablehnung durch einen Elternteil und ambivalente Einstellung diesem gegenüber, kann es dann zu typischen Neurosen und milieureaktiven Verhaltensstörungen kommen. Die Gefahr der Verwöhnung und verweichlichenden Einschränkung und Abschirmung des Kindes von der Umwelt ist hier größer. Dies gilt auch für die vorwiegend pyramidal Geschädigten, die im allgemeinen nicht ausdrucksbehindert und oft normal begabt sind, die also einer normalen psychischen Auseinandersetzung mit der Umwelt durchaus gewachsen wären und diese auch benötigen, aber von überängstlichen Eltern, vielleicht unter dem Einfluß unklarer Schuldgefühle, gleichsam unter einer Glasglocke abgeschirmt werden. Hierdurch kann sekundär eine mangelnde psychische Entwicklung, Reifung und Entfaltung verursacht werden.

Die Psyche der vorwiegend extrapyramidal geschädigten Kinder zeichnet sich meistens durch eine etwas erstarrte, gleichmäßige, kindliche Fröhlichkeit aus. Sie sind zufrieden, heiter und in ihren affektiven Äußerungen — die ihnen meist als einzige Äußerungsmöglichkeit bleiben — überschießend im Sinne einer Affektlabilität, ja sogar Affektinkontinenz. Sie pendeln zwischen den Extremen einer überschießenden freudigen Erregung, wobei das ganze Kind psychisch, mimisch und motorisch den Ausdruck der Freude widerspiegelt, und einem tiefen, ebenfalls wieder überschießend zum Ausdruck kommenden Traurigsein und hemmungslosen Weinen andererseits. Beide affektiven Ausdrucksformen können unmittelbar und hart ineinander übergehen. Ohne äußere Reize herrscht aber die leicht gehobene, etwas abgeflachte und wenig schwingungsfähige Euphorie vor.

Bei den halbseitengelähmten Kindern besteht eine deutliche Neigung zu dysphorischer Verstimmtheit und gereizter Aggressivität. Sie neigen zu gelegentlichen zornmütigen Affektausbrüchen und Tätlichkeiten.

Die Psychopathologie der Werkzeugstörungen

Als *Werkzeugstörung* wird der Ausfall oder die Funktionsminderung einer umschriebenen, abgrenzbaren integrativen Hirnleistung bezeichnet, neben welcher die übrigen Hirnfunktionen im wesentlichen ungestört und funktionstüchtig sind.

Die menschliche Sprache als die phylogenetisch jüngste und differenzierteste Leistung des menschlichen Gehirns ist eine solche umschriebene abgrenzbare integrative Hirnfunktion, deren Störung gewissermaßen der Prototyp der Werkzeugstörung ist.

Sprachentwicklungsstörungen

Da die Sprachfähigkeit im Gehirn beidseitig repräsentiert ist, kann beim Kleinkind eine Schädigung oder der Ausfall *einer* Hirnhälfte in keinem Falle eine Sprachentwicklungsstörung verursachen. Kommt es zu einer Störung der Sprachentwicklung, und ist diese nicht durch einen Ausfall der Hörfähigkeit bedingt, so liegt, wie in den meisten Fällen, keine Werkzeugstörung vor, sondern eine allgemeine geistige intellektuelle Entwicklungshemmung verschiedenster Ursachen, wobei die Sprachentwicklungshemmung nur ein Teilsymptom der gesamten Entwicklungsstörung ist. Ein schwachsinniges Kind, etwa durch Stoffwechselstörung oder hirnorganische Schädigung, ist gegebenenfalls schon in seinem Reflexverhalten, im Aufbau eines Kontaktes oder in der Fähigkeit, altersentsprechende Engramme zu fixieren, beeinträchtigt und kann daher nicht zu der differenzierten Leistung einer Sprache kommen.

Eine Sprachentwicklungsstörung als Ausdruck einer Werkzeugstörung ist bei erhaltener Hörfunktion nur denkbar, wenn eine Schädigung beider Hirnhälften mit bevorzugtem Befall der für die Sprachentwicklung wichtigen Zentren oder ihrer verbindenden Bahnen besteht. Da eine solche ausgedehnte Schädigung nur selten die für den Sprachaufbau wichtigen Gebiete allein betreffen wird, sondern in der Regel auch andere Hirnfunktionssysteme in Mitleidenschaft zieht, ist die Diagnose einer reinen cerebral-organisch begründeten Sprachentwicklungsstörung als Werkzeugstörung kritisch zu prüfen.

Da die Sprachentwicklung jedoch eine besonders differenzierte Leistung ist, kann auch bei einer sonst nur leichtgradigen, diffusen Hirnschädigung eine gewisse Verzögerung der Sprachentwicklung eintreten. Wenn die darüber hinaus betroffenen Hirnfunktionen bei der leichten Art der Schädigung und bei oberflächlicher Untersuchung nicht auffallen, kann die verzögerte Sprachentwicklung scheinbar als isolierter Ausfall imponieren. In subtiler leistungsphysiologischer-psychologischer Untersuchung wird man allerdings fast in jedem Fall auch weitere Ausfälle oder etwa ein frühkindlich exogenes Psychosyndrom erkennen können. Tatsächlich ist eine verzögerte Sprachentwicklung, ein verspätetes Sprechen, ein wichtiger, unter Umständen der einzige Hinweis auf eine leichtgradige frühkindliche Hirnschädigung oder andersbedingte hirnorganische Funktionsstörung. Eine solche kann angenommen werden, wenn die Sprachentwicklung zwar in normalem Ablauf und Abfolge, aber zeitlich verzögert vor sich geht. So lernen leicht geschädigte Kinder oft erst etwa mit 2 Jahren die ersten Worte zu bilden und mongoloide Kinder beginnen regelmäßig erst mit etwa 4—5 Jahren zu sprechen. Kinder, die nur psychisch kontaktgestört sind, ohne an einer hirnorganischen Störung zu leiden, also etwa seltene Fälle von Kindern mit autistischer Symptomatik, lernen unter Umständen auch erst später zu sprechen bzw. sie sprechen in den ersten Lebensjahren unter Umständen nicht — in schweren Fällen überhaupt nie —, können aber letztlich, ohne die Phasen des Lallens und des Einwortsatzes zu durchschreiten, plötzlich oder innerhalb weniger Wochen vollständig und in ganzen Sätzen sprechen.

Die Hörstummheit

Eine Hörstummheit liegt dann vor, wenn die Hörfähigkeit sicher erhalten ist, eine Sprachentwicklung jedoch nicht einsetzt. Dabei ist in den meisten Fällen offensichtlich weniger die Fähigkeit des Sprechens gestört, sondern die Fähigkeit, Worte aufzunehmen. Die Kinder reagieren nicht auf Anruf. Kein Geräusch ist für sie Anlaß der Zuwendung und außer Weinen oder positiven Affektäußerungen erfolgen keinerlei sprachliche Äußerungen.

Leischner teilt die kindlichen Sprachstörungen unter Berücksichtigung aller Besonderheiten infolge der noch fehlenden Hemisphärendominanz und der Tatsache, daß Sprachstörungen beim Kinde auch anlagebedingt sein können, folgendermaßen ein: Bei erworbenen Sprachstörungen, bei welchen der Schaden vor Erlernung der Sprache eintritt, spricht er von Sprachentwicklungsverhinderungen oder -behinderungen; nach dem Erlernen der Sprache von Aphasie und Erlernungsbehinderung. Bei anlagemäßigen Mängeln spricht er von Sprachentwicklungsverzögerungen, worunter er auch die Hörstummheit und Seelentaubheit rechnet, die angeborene Schreib-Leseschwäche und die angeborene Apraxie. Als sekundäre Sprachentwicklungsverhinderung bezeichnet er die durch Taubheit und hochgradigen Schwachsinn verursachten Sprachstörungen.

Eine echte Hörstummheit ist selten, denn oft liegt doch eine bei der ersten Prüfung nicht erkannte Minderung der Hörfähigkeit vor. Da Kinder unter Umständen schon eine gewisse Erschütterung wahrnehmen oder doch Bewegungen erfassen, können sie dadurch beim Untersuchen den Eindruck des Hörens erwecken. In einzelnen Fällen von Hörstummheit kann eine Störung des Richtungshörens festgestellt werden, was zu einer Unfähigkeit zur gezielten Zuwendung führte.

Im allgemeinen wird man die Diagnose Hörstummheit zunächst nur als eine vorläufige Diagnose hinnehmen müssen, die dann gestellt werden kann, wenn trotz sicher vorhandener und ausreichender Hörfähigkeit eine Sprachentwicklung ausbleibt. Nach katamnestischen Erhebungen von SCHÖNFELDER war bei $^2/_3$ der nachuntersuchten, seinerzeit als hörstumm diagnostizierten Kindern die geforderte Voraussetzung einer normalen Intelligenz nicht erfüllt. In diesen Fällen hat es sich also um eine Sprachentwicklungsstörung unter der übergreifenden Diagnose einer allgemeinen psychischen Entwicklungsstörung gehandelt. In etwa der Hälfte der Fälle war eine cerebral-organische Ursache der verzögerten Sprachentwicklung festzustellen. In nahezu allen Fällen, in denen anfangs eine sog. sensorische Hörstummheit festgestellt wurde, also eine Hörstummheit auf Grund mangelhafter Sinnerfassung angeblich gehörter Eindrücke, konnten später Hördefekte nachgewiesen werden. Die ursprünglich vielfach zu beobachtende akustische Unaufmerksamkeit, die als Hinweis auf eine solche sensorische Hörstummheit gewertet wurde, wird von SCHÖNFELDER als neurotische Ausblendung eines konfliktbedingten sensorischen Defektes, nämlich einer Hörfähigkeitsstörung angesehen.

Die Forderung, eine Hörstummheit könne erst diagnostiziert werden, wenn die Intelligenz im sprachfreien Test als normal festgestellt werde, kann allerdings so nicht aufrecht erhalten werden, da etwa eine zentrale, akustische Erfassungsstörung, also eine Unfähigkeit, mit den aufgenommenen akustischen Eindrücken bestimmte Begriffe zu assoziieren, bei einem Kinde auch zu einer Beeinträchtigung der allgemeinen Intelligenz führen muß und nicht nur der verbalen. Da die Eltern und die Erziehungspersonen solcher Kinder bei festgestellter peripherer Hörfähigkeit ständig bemüht sind, den Zugang zu dem Kinde über die Sprache zu finden und die Sprachentwicklung des Kindes durch beständiges Vorsprechen zu aktivieren, müssen solche Kinder eine Fremdanregung immer gerade auf dem Teilgebiet in besonderer Weise erfahren, in dem sie nicht oder vermindert aufnahmefähig sind. Erfahrungsgemäß bleiben dabei stets andere Erfassungs- und Erfahrungsbereiche mangelhaft gefördert, wodurch es zu einer Minderintelligenz, zumindest aber zu einer völligen Umstrukturierung der Intelligenz kommt, ganz abgesehen von den reaktiven Folgen solcher über Jahre gehender „Mißverständnisse“ zwischen Eltern und Kind.

Das gilt natürlich in verringertem Maße für die nicht seltenen Fälle nur leichtgradiger oder angedeuteter zentraler akustischer Erfassungsstörung, die in der Regel lediglich durch eine etwas verzögerte Sprachentwicklung auffallen, häufig dagegen Symptome des frühkindlich exogenen Psychosyndroms zeigen.

Die Taubstummheit

Besteht keine Hörfähigkeit oder kein ausreichendes Hörvermögen, dann ist die Entwicklung einer spontanen Sprache nicht möglich. Die Taubstummheit bedeutet jedoch nicht nur ein audiologisches Problem, sondern hat wegen der Rückwirkung auf die psychische Entwicklung eine wesentliche psychopathologische Bedeutung. Dabei muß allerdings streng unterschieden werden zwischen den angeboren taubstummen Kindern und den spät ertaubten Kindern, die nach einer bereits eingesetzten normalen Sprachentwicklung diese durch eine eingetretene Ertaubung später wieder verloren haben.

Durch gezielten Taubstummenunterricht ist es möglich, auch den gehörlosen Kindern eine Sprachfähigkeit in gewissem Umfange, vor allem aber auch eine Aufnahmefähigkeit durch Ablesen vom Munde zu vermitteln. Da aber nur ein Teil der Sprache unmittelbar abgelesen werden kann und der Rest durch die Erfassung des Sinnes ergänzt werden muß, kann ein Taubstummer von durchschnittlicher Intelligenz eigentlich nur konkrete Aussagesätze verstehen und damit auch selbst sprechen. Die ganze Feinheit der Sinngebung durch Sprachmelodie ist für ihn verschlossen und nur zum ganz geringen Teil durch Erfassen von Mimik und Gestik auszugleichen und das abstrakte Denken kann nur von hochintelligenten Taubstummen und auch von diesen nur z.T. erschlossen werden. Nach v. STOCKERT ist es so einem taubstummen Kinde nicht einmal möglich, etwa mit dem Szenotestkasten eine wirklich situationsgemäße Szene aus den zur Verfügung gestellten Figuren darzustellen.

Diese Einschränkung der Denk- und Empfindungsfähigkeit der Taubstummen bringt es zusammen mit dem Umstand, daß sie ja meist in Internaten unter ihresgleichen aufwachsen, mit sich, daß Taubstumme auch nach Abschluß ihrer Ausbildung gerne unter sich bleiben und häufig untereinander heiraten.

Da auch die angeborene Taubstummheit häufig keineswegs erbbedingt ist, sondern die angeborene Taubheit Folgen einer frühkindlichen Hirnschädigung oder selten einmal auch einer Mißbildung, einer Kernaplasie sind, haben taubstumme Eltern in der Regel normal hör- und sprachfähige Kinder. Gerade wegen der Einschränkung der Erlebnis- und Ausdrucksfähigkeit der taubstummen Eltern ist es jedoch dringend geboten, diesen gesunden Kindern neben dem Umgang mit den Eltern einen ausreichenden Kontakt mit hör- und sprachgesunden Erwachsenen zu geben, nicht nur um sie zu einer normalen Sprache zu bringen, sondern auch um sie eine normale Denk- und Erlebnisfähigkeit erwerben zu lassen.

Eine besondere Situation ist bei den seltenen taubstummen blinden Kindern gegeben, die deswegen zum Erlernen einer Sprache durch Ablesen nicht in der Lage sind, denen nur die Form einer sprachlichen Vermittlung durch eine Sprache von Hand zu Hand beigebracht wird. v. STOCKERT weist darauf hin, daß auf diese Weise affektive Akzente aber anschaulicher vermittelt werden können als durch den Ableseunterricht.

Das Stammeln

Wird im Zuge einer Sprachentwicklung die Verwendung der Konsonanten dauernd oder vorübergehend nicht richtig erlernt, sprechen wir von Stammeln. Die typische Kleinkindsprache, wie sie gerne von Erwachsenen übernommen wird, mit der Verwendung von dentalen Konsonanten anstelle von gutturalen — wie „Deld“ statt „Geld“ —, das Auslassen des R und der sog. Sigmatismus, die Falschbildung des S in lispelnder Form sind die typischen Störungen des Stammelns. Werden praktisch sämtliche Konsonanten falsch angewandt, spricht man von universellen Stammlern.

Als kurze Durchgangsphase des Kleinkindes ist das Stammeln physiologisch, ein länger anhaltendes Stammeln ist häufig durch eine Übernahme der als drollig empfundenen Kleinkindsprache durch die das Kind umgebenden Erwachsenen bedingt. Das Stammeln kann aber, wenn es länger bestehen bleibt, auch Ausdruck einer allgemeinen Sprachentwicklungsstörung, meist im Zuge einer allgemeinen geistigen Entwicklungsstörung, sein, was schon dadurch bestätigt ist, daß in Sonderschulen das Stammeln wesentlich häufiger zu finden ist als bei Normalkindern.

Das Stottern

Das Stottern, eine meist initiale Sprachhemmung, die durch eine gestörte Atemtechnik und eine mangelhafte Koordination der Motorik der Wortbildung mit der Atemtechnik begründet ist, ist in der überwiegenden Zahl der Fälle eine psychisch-bedingte Störung; es kann aber auch Ausdruck einer cerebral-organischen Funktionsschwäche, etwa einer frühkindlichen Hirnschädigung sein. Eine primäre Angst, eine sekundär entstandene Sprechangst oder eine allgemeine Ausdruckshemmung verhindert den flüssigen Ablauf der Sprachmotorik. Es kommt zu Verkrampfungen, tonischen wie klonischen Fehlinnervationen der Sprachmuskulatur.

Nicht selten kann man jedoch bei stotternden Kindern in der Anamnese feststellen, daß sie auch schon etwas verspätet oder zumindest verzögert sprechen gelernt haben. Testpsychologisch lassen sich dann immer wieder Zeichen einer gewissen akustischen Erfassungsschwäche feststellen, was auch das Stottern wie auch die übrigen Sprachstörungen als echte Werkzeugstörung ausweist. Der psychische Ursachenanteil liegt dabei oft weniger in der Entstehung als vielmehr in der Fixierung der Störung. Bei der außerordentlichen Bedeutung der Sprache als Kommunikations- und Kontaktinstrument geben Störungen derselben Anlaß zu mannigfachen Reaktionsbildungen bei der Umwelt und beim Kinde selbst, so daß schließlich kaum mehr unterschieden werden kann, wieweit festzustellende psychische Komplexbildungen und psychodynamische Konstellationen Ursache oder Folge der Sprachstörung sind.

Im Alter von 3 und 4 Jahren kommt es bei vielen Kindern, vor allem auch bei gut intelligenten Kindern, zu einem vorübergehenden Stottern, dem sog. Entwicklungsstottern. Man hat den Eindruck, daß es oft Kinder sind, die schneller denken als sie ihren Gedanken mit der Sprachmotorik folgen können.

Eine vom Stottern zu unterscheidende Sprachstörung ist das *Poltern*, das sich in der Überstürzung der Rede, in verstümmelnden Lauten, in der Verstellung von Silben und Worten bei raschem Sprachtempo äußert. Charakteristisch ist dabei das Wiederholen von Silben und Wörtern und das Ineinanderdrängen von verschiedenen Worten. Diese Störung tritt vorwiegend im Schulalter auf. Charakteristisch ist, daß der Polterer im Gegensatz zum Stotterer nicht unter seiner Sprachhemmung leidet.

Der Agrammatismus

Eine Störung der grammatikalischen Satzbildung, eigentlich ein Stehenbleiben auf einer im Zuge der Sprachentwicklung normalen Durchgangsphase, ähnlich dem Stammeln, wird als Agrammatismus bezeichnet.

Stammeln, Stottern, Poltern und Agrammatismus sind in eigentlichem Sinne keine Werkzeugstörungen, sondern Störungen der Sprachentwicklung. Ihrer nahen Verwandtschaft zu typischen Werkzeugstörungen im Rahmen der Sprachentwicklung wegen werden sie aber auch hier erwähnt.

Die Aphasie

Eine Aphasie liegt nur dann vor, wenn ein normales Sprechvermögen bereits erworben wurde, also erst nach Ablauf des 2. Lebensjahres.

Die Aphasie-Forschung ist in allerjüngster Zeit, vor allem auch durch POECK, wieder in Fluß geraten, so daß die über viele Jahrzehnte gültige und auch anschauliche Einteilung in motorische Aphasie, sensorische Aphasie, Jargon-Aphasie, amnestische Aphasie, ebenso aber auch die Einteilung der übrigen Werkzeugstörungen, wie Agnosie, Apraxie usw. in ihrer Abgrenzbarkeit in Zweifel gezogen werden. So wird jetzt die Meinung vertreten, daß es im wesentlichen nur die Aphasie und die Apraxie gebe und daß praktisch alle Werkzeugstörungen als spezielle Formen der Aphasie und aphasische Mischformen aufzufassen seien.

Die lokalisatorische Betrachtungsweise ist zu einseitig. Sie führt zu einer Betrachtungsweise, bei welcher Denken und Sprechen völlig getrennte Funktionen des Gehirns sind und berücksichtigt nicht die enge Verflechtung und gegenseitige Bedingung dieser Funktionen, auf die Bay erneut hingewiesen hat. Die Aphasie im Kindesalter hat darum ihren besonderen Stellenwert, weil sie mit der noch in der Entwicklung begriffenen Denkfähigkeit in einer eng verflochtenen Wechselwirkung steht. Im Kindesalter gibt es die sehr differenzierten Aphasieformen des Erwachsenenalters noch nicht. Wir kennen im wesentlichen nur die beiden Hauptformen, die motorische und die sensorische Aphasie. Die weiteren Differenzierungen der aphasischen Störungen, denen wir im Erwachsenenalter begegnen, können offenbar erst dann entstehen, wenn die Sprache neben der Denkfähigkeit jahrelang fixiert und auch verselbständigt wurde. Wenn Bay darauf hinweist, daß Denken nur in sprachlicher Form, etwa als innere Sprache, möglich ist und damit der nichtsprechende Mensch eigentlich noch kein Mensch ist, eben weil er nicht einmal denken kann, wird damit die große Bedeutung der Sprachentwicklung und ihrer Störung für die psychische Entwicklung des Kindes überhaupt deutlich. Daneben wird auch evident, warum wir erst dann von einer Aphasie sprechen können, wenn eine gewisse Sprech- und Denkfähigkeit bereits erworben war. Wenn nun ein Kind nach Erwerb eines gewissen Sprach- und Denkvermögens, etwa durch ein Gehirntrauma oder durch eine Encephalitis seine Sprachfähigkeit einbüßt, so muß dies zwangsläufig ganz erhebliche Rückwirkungen auf die geistige Entwicklung haben, da eine weitentwickelte Denkfähigkeit ohne Sprechfähigkeit kaum denkbar ist. Das mutistische Kind, das Kind, das als Ausdruck einer Neurose eine Sprachverweigerung zeigt, ist jedoch nicht ohne Sprache, es spricht gleichsam nur innerlich, ähnlich wie die autistischen Kinder, die in den ersten Jahren scheinbar überhaupt nicht sprechen lernen, dann aber etwa im 2., 3. oder 4. Lebensjahr die Umwelt plötzlich mit einer fast altersentsprechenden Sprache überraschen.

Zur Entwicklung einer normalen Sprachfunktion ist, wie bereits erwähnt, *eine* funktionsfähige Hirnhälfte notwendig und ausreichend. Es ist dies im allgemeinen die dominante Hemisphäre, wobei sich die Dominanz, wohl im allgemeinen erblich angelegt, im Laufe der ersten Lebensjahre ganz von alleine herausbildet, in der überwiegenden Zahl der Fälle in der linken Hemisphäre, die bei allen Rechtshändern die dominante Hemisphäre ist. Die Potenzen zur Sprachentwicklung sind jedoch beidseitig angelegt, so daß bei einer halbseitigen Hirnschädigung, etwa ein Trauma oder ein Gefäßverschluß im Kindesalter, mehr oder weniger rasch, die andere Hälfte funktionell einspringt und eine normale Sprachentwicklung gewährleistet. Die Dauer der Aphasie bis zum Wiedererlernen der Sprache richtet sich im wesentlichen danach, wie lange Zeit schon eine Fixierung der Sprachfunktion in der dominanten Gehirnhälfte stattgefunden hat. Beim 2- oder 3jähr. Kinde wird die bisher nicht dominante gesunde Hirnhälfte innerhalb weniger Tage oder Wochen und ziemlich vollständig einspringen können, bei dem 6—8jähr. Kinde dagegen erst nach einem längeren, mehrwöchigen oder gar monatelangem Intervall und auch nicht mehr so sollständig, daß eine vollkommene Sprechfähigkeit wieder erreicht werden könnte. Im allgemeinen nimmt man mit 8 Jahren die Grenze an, zu der eine ursprünglich nichtdominante Gehirnhälfte noch funktionell aktiv werden kann.

Wird dagegen das Gehirn diffus geschädigt, etwa bei schweren Hirntraumen oder Gehirnentzündungen, wird es auch in jüngeren Jahren zu einem vollständig oder zumindest schweren Sprachausfall kommen, der nicht mehr wesentlich reversibel ist. In diesen Fällen ist allerdings die Störung im allgemeinen nicht so lokalisiert und abgegrenzt, daß mit Begründung von einer Werkzeugstörung gesprochen werden kann. In diesen Fällen besteht vielmehr eine allgemeine Entwicklungsstörung als Folge des schweren Traumas oder der Encephalitis innerhalb derer die Aphasie nur ein Teilsymptom darstellt.

Die Sprache ist, wie auch alle willkürlichen Bewegungsfähigkeiten, offenbar jedoch nicht nur in bestimmten Bereichen der Hirnrinde fixiert oder ausschließlich an deren Funktion gebunden, sondern es müssen, wenn die Sprachfähigkeit wenigstens über einen gewissen Zeitraum bereits erworben war und geübt wurde, auch tiefere Hirnzentren funktionell eingeschaltet sein. Wir kennen bei Hirnrindenschädigungen oder etwa bei operativer Entfernung der Hirnrinde im Rahmen einer Hemisphärektomie auch bei Kindern das Phänomen, daß die willkürliche Sprachfähigkeit zunächst erheblich eingeschränkt oder gar aufgehoben ist, daß aber ein impulsives Sprechen, etwa ein Schimpfen und Fluchen, überraschend gut gelingt, ebenso wie der halbseitig Gelähmte mit willkürlicher Innervation nicht in der Lage ist, eine bestimmte Bewegung, etwa das Heben des Armes auszuführen. In der Absicht, das Zimmer zu verlassen, ist er jedoch unwillkürlich ohne Schwierigkeiten in der Lage, den Arm zu heben, um die Türklinke niederzudrücken.

Die Apraxie

Die Apraxie ist eine Werkzeugstörung, bei welcher die Ausführung von erlernten Bewegungsabläufen gestört ist, wobei jedoch eine Störung des Bewegungsablaufes durch eine Lähmung oder Koordinationsstörung ausgeschlossen ist und auch das Verlernen durch mangelnde Übung oder Demenz nicht zur Erklärung herangezogen werden kann. Dabei werden regelmäßig einfache Bewegungen auf Aufforderung nicht oder nicht richtig ausgeführt, dieselben Bewegungen aber im Rahmen größerer Gesamtbewegungsabläufe und in unwillkürlichen Handlungen ohne Schwierigkeit vollzogen. So kann der Patient auf Aufforderung nicht die Zunge herausstrecken, ein Streichholz anzünden, mit der Hand winken und dergleichen, wogegen dieselben Bewegungen ohne besondere Aufforderung oft unbewußt richtig vollzogen werden.

Apraxien entstehen bei Schädigungen im Bereich des *Gyrus supramarginalis*. Die beim Erwachsenen unterscheidbaren Formen einer ideomotorischen oder ideatorischen sowie einer konstruktiven Apraxie wird man im Kindesalter in ausgeprägter Form selten diagnostizieren können.

In verdünnter Form ist eine konstruktive Apraxie jedoch gar nicht selten und kann ein gewisses Kennzeichen für eine leichte hirnorganische Schädigung sein, sie wird in Testuntersuchungen erfaßbar, die die Figurhintergrunddifferenzierung zur Aufgabe haben, also etwa beim Mosaik-Test oder beim Benton-Test. Es bestehen somit enge Zusammenhänge zwischen der konstruktiven Apraxie und einer Störung der Figurhintergrunddifferenzierung. Dieselben Störungen werden auch in Zusammenhang mit aphasischen Störungen beobachtet, da sich im allgemeinen die Schädigungen nicht abgrenzen und auch die einzelnen Funktionssysteme untereinander gar nicht so scharf abgegrenzt sind.

Solche apraktischen Störungen sind im Kindes- und Jugendalter nicht selten. So, wie bei der Aphasie ein Spracherwerb bereits stattgefunden haben muß, bevor die Sprache in Form einer Aphasie wieder aufgehoben oder gestört sein kann, so müssen die Bewegungsgruppen hinreichend fest erlernt und erworben worden sein, bevor sie durch eine hirnorganische Schädigung gestört sein können. Auch hier gilt dasselbe wie bei der Aphasie: Halbseitige Schädigungen führen bis zur festen Fixierung aller Funktionen an die dominante Hemisphäre, also etwa bis zum 8. Lebensjahr, nur zu einer vorübergehenden und oft nur in ständiger Beobachtung zu erfassendem Ausfall, wobei nach mehr oder weniger kurzer Zeit die unbeteiligte Hemisphäre die Funktion übernimmt. Da andererseits leichte

Formen konstruktiver Apraxie in Form der Störung des visuell-räumlichen Denkens und der Figurhintergrunddifferenzierung ein sehr häufiger und geradezu typischer Befund für eine leichtgradige frühkindliche Hirnschädigung ist, muß es sich bei diesen leichtgradigen Schädigungen stets um Schädigungen beider Hemisphären handeln, was ja auch im allgemeinen dem Charakter der frühkindlichen Hirnschädigung entspricht.

Typische Apraxien werden wir daher nur im späteren Kindes- und Jugendalter, etwa nach umschriebenen Hirntraumen beobachten können.

Die Agnosie

Unter Agnosie versteht man die Unfähigkeit, Gegenstände, Personen oder Situationen richtig zu erkennen, ohne daß eine eigentliche Wahrnehmungsstörung besteht. In Analogie zu Aphasie und Apraxie kann eine Agnosie nur entstehen, wenn Objekte, Personen, Situationen bereits bekannt sind, d.h. ihre optische Erfassung bereits erlernt wurde. Da bei der leichtgradigen hirnorganischen Schädigung, die noch keine allgemeine Intelligenzminderung zur Folge hat, solche Figurhintergrund-Differenzierungsstörungen häufig zu beobachten sind, können auch häufig solche leichten agnostischen Störungen beobachten, ja sie können geradezu pathognomonisch für eine solche hirnorganische Schädigung leichten Grades sein.

Viele typische Verhaltensauffälligkeiten, die wir beim frühkindlich exogenen Psychosyndrom beobachten können, sind im Grunde durch eine verminderte Fähigkeit, Situationen vollständig zu erkennen, bedingt. Eine adäquate Reaktion kann nur erfolgen, wenn ein vollständiges Erkennen vorausgegangen ist.

Andere Werkzeugstörungen

In der Erwachsenen-Neurologie unterscheidet man noch den isolierten Ausfall weiterer höherer Funktionen, z.B. des Lesens, des Schreibens, des Rechnens, als Alexie, Agraphie und Akalkulie. Alle diese Funktionen können ebenso wie die übrigen Werkzeugstörungen erst nach Erwerb der Fähigkeit eintreten, also erst im Schulalter. Dabei ist es sehr fraglich, ob es solche isolierten Störungen überhaupt gibt, ob sie nicht im Grunde alles nur Sonderformen und Teilformen der Aphasie und der Apraxie sind.

Eine besondere Werkzeugstörung, die man vielleicht am ehesten einer Alexie und einer Teilagraphie zurechnen könnte, ist die *Legasthenie.*

Dieses in den letzten Jahrzehnten zunehmend diagnostizierte Syndrom ist gekennzeichnet durch eine Schwäche im Lesen und im Rechtschreiben. Dabei kann man diese Diagnose nur bei normal begabten Kindern stellen, ja es ist zu fordern, daß es sich bei dieser Lese-Rechtschreibschwäche um Ausfälle handelt, die aus der übrigen Leistungsebene nach unten herausfallen. Merkbar wird diese Störung natürlich erst im Schulalter, wobei charakteristischerweise bestimmte Buchstabenkonstellationen nur erschwert erfaßt werden können, insbesondere Umlaute, Doppellaute u.ä. Außerdem werden häufig Endsilben vergessen oder verdoppelt, Vokale vergessen usw.

In leichter Form ist die Legasthenie recht häufig zu beobachten. Manches sonst gut intelligente und leistungsfähige Kind zeigt speziell auf dem Gebiet des Rechtschreibens eine bemerkenswerte, anhaltende und sich erst langsam durch viele Übung bessernde Schwäche. In schweren Fällen kann es jedoch dazu kommen, daß die Schulbildung in Frage gestellt ist, da gerade in den ersten Schulklassen Lesen und Schreiben die wichtigsten Fächer sind und Ausfälle auf diesen Gebieten schwer ausgeglichen werden können. Auch ist man selbst in Gymnasien zwar gerne bereit, eine isolierte Schwäche der körperlichen Fähigkeit durch Freistellung vom Turnen Rechnung zu tragen, einer Schwäche im Rechtschreiben gegenüber ist man wesentlich weniger tolerant und macht unter Umständen die ganze Weiterbildung davon abhängig.

Die in den letzten Jahren in den Grundschulen geübte Ganzheitsmethode beim Erlernen des Lesens und Schreibens hat auch viele leichtere Formen von Legasthenie dadurch erkennbar gemacht, daß die dabei angesprochenen visuellen Fähigkeiten gerade bei den Legasthenikern offenbar beeinträchtigt sind.

Die Legasthenie ist ein Symptom, das auf verschiedene Ursachen zurückgehen kann. Von WEINSCHENK wird sie als erbliche Rechtschreib-Leseschwäche dargestellt; in anderen Untersuchungen (ERHARD u. LEMPP) konnten in etwa 40% frühkindliche Hirnschädigungen leichteren Grades nachgewiesen werden. Die besondere soziale Bedeutung der Legasthenie hat WEINSCHENK dadurch nachgewiesen, daß er einen Zusammenhang zwischen der Rechtschreib-Leseschwäche einerseits und mangelhafter sozialer Anpassung, die bis zur Kriminalität gehen kann, nachweisen konnte. Dieser Zusammenhang ist so zu verstehen, daß eine Leistungsschwäche in den Grundfunktionen allgemeiner psychischer und sozialer Anpassung, nämlich im Lesen und Schreiben von der Umwelt regelmäßig abwertend registriert wird, da der Krankheitswert in der Regel nicht erkannt wird. Dadurch kommen die Legastheniker vom frühen Schulalter ab in eine gewisse Außenseiterstellung, die schließlich zu einer mangelhaften sozialen Anpassung führen kann.

Es ist zu vermuten, daß die von WEINSCHENK dargestellte soziale Bedeutung der Legasthenie einen Modellfall für unerkannte Werkzeugstörungen überhaupt darstellt.

Blinde Kinder

Die Blindheit ist in strengem Sinne nicht unter die Werkzeugstörungen zu rechnen. Aus sachlichen Gründen sollen sie aber hier kurz erörtert werden. Die angeborene oder früh erworbene Blindheit bedeutet eine schwere Beeinträchtigung der normalen Entwicklungsmöglichkeiten, im ganzen aber doch eher eine geringere als etwa die Taubheit. Die Kontakt- und Kommunikationsfähigkeit ist auf akustischem und traktilem Gebiet offenbar besser und tragfähiger herzustellen als nur auf dem visuellen und taktilen Gebiet. Dazu kommt, daß die Entwicklung des Denkvermögens durch die Blindheit vergleichsweise viel weniger beeinträchtigt ist als durch die Taubheit mit der dadurch bedingten Unfähigkeit zum spontanen Erlernen der Sprache. Es zeigt sich dabei, daß die Sprache für die Denkfähigkeit und damit für die spezifisch menschliche Entwicklung von entscheidenderer Bedeutung als der Gesichtssinn ist. Die Sprache ist bei den blinden Kindern nicht beeinträchtigt, ja durch fehlende optische Ablenkung bedingte erhöhte Konzentration kann gerade bei Blinden eine besonders hohe geistige Aktivität und Leistungsfähigkeit erreicht werden. Dazu kommt, daß die Blindenschulung bei uns gut entwickelt und organisatorisch ausgebaut ist.

So sind im ganzen blindgeborene und früh erblindete Kinder auch psychisch ausgeglichener und besser angepaßt als etwa taubstumme Kinder.

Blinde Kleinkinder neigen jedoch häufig zu motorischen Stereotypien, wie Rhythmisieren, Schaukeln und vor allem aber zu ständigem Augenbohren mit den Fingern, was für den Außenstehenden häufig den Eindruck einer geistigen Minderentwicklung oder gar eines schweren Schwachsinns vermittelt, der aber keineswegs stichhaltig ist. Die Ursache dieses Rhythmisierens und Augenbohrens ist im einzelnen nicht klar. Man nimmt an, daß die ja im ganzen sehr reizarm aufwachsenden Kinder sich auf diese Weise zusätzliche Reize zuführen wollen, um sozusagen einen gewissen normalen Gesamtreizpegel zu erreichen. Diese Annahme ist Theorie, hat aber viel für sich. Mit zunehmendem Alter verschwinden diese stereotypen Verhaltensweisen (MACKENSEN).

Die Psychopathologie der heredodegenerativen Erkrankungen im Kindes- und Jugendalter

Die neuropathologischen, insbesondere auch durch die histochemischen Forschungen der letzten Jahre ist der uneinheitliche Sammelbegriff der heredodegenerativen Erkrankungen im Kindes- und Jugendalter aufgebrochen worden und eine Reihe der darunter gefaßten Krankheitsformen sind als metabolische Erkrankungen insoweit ätiologisch geklärt worden, als sie den Encymopathien und Genopathien zugerechnet werden müssen.

Sofern es sich hierbei nicht schon um in der frühesten Kindheit sich manifestierende zentral-nervöse Erkrankungen handelt, wird das klinische Bild neben den unterschiedlichen neurologischen Störungen vor allem durch einen Demenzprozeß gekennzeichnet. Nach STUTTE sind diese in ihrer Verlaufsdynamik, in der chronologischen Folge bestimmter Ausfälle, in ihrem initialen Erscheinungsbild und durch ihre Legierung mit sehr verschiedenartigen außerintellektuellen psychischen Störungen durch deutliche morbiditätsspezifische Unterschiede gekennzeichnet. Die Formen dementiver Abbauvorgänge werden bestimmt durch das Alter des Patienten bzw. das Manifestationsalter der Erkrankung, durch phasentypische Reaktionsmuster, wobei die leichte Störbarkeit der Sprache sich bei allen im Kindesalter manifestierenden heredodegenerativen Prozesse besonders in den Vordergrund schiebt, durch die Struktur der Primärpersönlichkeit, durch die Art, Ausbreitungs- bzw. Systembezogenheit der Erkrankung und durch die psychopathologischen Auswirkungen einer begleitenden Epilepsie. Die Demenz bei heterodegenerativen Hirnleiden wird nicht nur durch ein unspezifisches organisches Psychosyndrom, sondern durch krankheitstypische, hirnlokale bzw. stoffwechselbedingte Psychosyndrome mitgeprägt.

Bei der *Hallervorden-Spatzschen Krankheit* mit Pigmentanhäufungen in Pallidum und *Substantia nigra* neben diffusen Rindenveränderungen kommt es regelmäßig zu einem geistigen Verfall und das Krankheitsbild manifestiert sich in der Regel im Grundschulalter. Neurologisch stellen sich übermäßige Mitbewegungen und Athetosen ein sowie allgemeine Tonuszunahme und auch Opticusatrophie. Psychisch ist der oft jahrelange, langsame und zunächst kaum merkliche Abbau durch Ängstlichkeit, Verlangsamung, verlängerter Reaktionszeit und Einfallsarmut gekennzeichnet. Schließlich kommt es häufig zu einer Reizbarkeit mit Neigung zu Affektentladung. Die schulischen Leistungen gehen allmählich zurück, wobei sich bei allen langsamen Demenzformen lange Zeitspannen der psychischen Überforderung ergeben.

Während bei der *amaurotischen Idiotie (Tay-Sachssche Krankheit)*, einer besonders bei jüdischen Kindern in Amerika, aber keineswegs nur bei diesen, vorkommenden Krankheit, bereits jenseits des 1. Lebensjahres langsam progredient sich Krampfzustände und extrapyramidale Spontanbewegungen sowie ein Verlust der bereits eingetretenden psychischen Entwicklung zeigt, erfolgt diese bei der *Myoklonuskörperkrankheit* (UNVERRICHT-LUNDBORG, SEITELBERGER u. Mitarb.) erst im 12.—16. oder auch 19. Lebensjahr, die sich im psychischen Bereich zunächst in Merkfähigkeitsstörungen, später in einer allgemeinen Demenz äußert.

Die Gauchersche Krankheit, deren akute Form im Säuglingsalter auftritt, zeigt in der chronischen oder juvenilen Form eine Manifestation im Kindes- oder Jugendalter. Der Verlauf ist schubweise. Neben der Vergrößerung der Milz und der Leber als Speicherungssymptome und gelegentlicher gesteigerter Melanineinlagerung im Bereich der unbedeckten Haut zeigt sich psychopathologisch zunächst ein Nachlassen der Kritikfähigkeit sowie eine Affektlabilität, die sich bis zur Affektinkontinenz steigern kann. Bei den Erregungszuständen kann es zum Einnässen und Einkoten kommen. Weinschenk berichtet von einem Fall, der in diesem Stadium einen Sammeltrieb zeigte. Die Erregungszustände werden oft von starker Angst beherrscht sowie von depressiver Verstimmung. Schließlich werden psychotische Zustände mit Stimmenhören vorwiegend bedrohlichen Inhaltes geäußert. Bei dem schubweisen Verlauf können sich die psychotischen Symptome vorübergehend zurückbilden.

Unter den *Leukodystrophien* erwies sich die juvenile Form (Typ Scholz) als eine Sulfatidlipoidose, die auch als metachromatische Leukodystrophie von der Globoidzellenleukodystrophie Krabbe und der Leukodystrophie mit Markinseln (Pelizaeus-Merzbacher) abgegrenzt wird (Martinius, Peiffer). Die akute infantile Form (Krabbe) beginnt im 4.—6. Lebensmonat, die metachromatische Form (Scholz) im 7.—8. Lebensjahr und die Pelizaeus-Merzbachersche Krankheit zeigt in den unterschiedlichen von Zerbin-Rüdin u. Peiffer zusammengestellten Fällen eine Streuung des Manifestationsalters von einem frühen Zeitpunkt nach der Geburt bis zum 12.—20. Lebensjahr. Bei den eigenen Fällen stand neben Gangstörungen und einem der multiplen Sklerose ähnlichen Bild auch eine Sprachstörung und eine gesteigerte Erregbarkeit sowie eine zunehmende Demenz und Depression im Vordergrund.

Unter den Encymopathien des Proteinstoffwechsels hat im Kindes- und Jugendalter die *Wilsonsche Pseudosklerose* oder hepatolientikuläre Degeneration eine besondere Bedeutung. Diese Krankheit manifestiert sich in der Vorpubertät oder Pubertät und beginnt erst unmerklich mit einem Nachlassen der körperlichen und geistigen Aktivität, die bald von einer zunehmenden Vergröberung der Gesichtszüge einerseits und einer extrapyramidalen Bewegungsstörung andererseits gefolgt wird. Die extrapyramidale Störung manifestiert sich häufiger unter dem Bild der Hyperkinese mit Verstärkung der unwillkürlichen Mitbewegungen, gelegentlich kann es auch zu einem typischen Parkinson-Syndrom mit Salbengesicht und Hypokinese und Amimie kommen. Schulisches und berufliches Versagen spiegelt den Demenzprozeß wider, wobei allerdings durch die Bewegungsstörung für die Umwelt leicht der Eindruck eines höhergradigen geistigen Abbaues und einer geringen psychischen Differenzierung entsteht. Tatsächlich empfinden diese Kranken noch lange ihr geistiges Versagen und ihre Wesensänderung deutlich und reagieren oft empfindlich auf unangepaßte Reaktionen der Umwelt. Daneben entwickelt sich aber auch eine typische organische Euphorie und Abnahme der Kritikfähigkeit. Die von anderer Seite (Stutte) als phasische Verstimmungen beschriebenen Zustände sind möglicherweise reaktive Zustände. Im einzelnen sind auch halluzinatorische Erlebnisse beschrieben worden.

Der Krankheit liegt eine Störung im Proteinaufbau und zwar bei dem für den Kupfertransport wesentlichen Ceroloplasmin, zugrunde, das im Blut in verminderter Menge auftritt. Es kommt dadurch zu Kupferablagerungen in den verschiedenen Organen, sichtbar als Kaiser-Fleischerscher Cornealring im Auge. Die Behandlung erfolgt mit kupferausscheidenden Medikamenten wie Schwermetallverbindungen oder Penicillamin, allerdings nur von palliativem Erfolg.

Zu den — soweit bekannt — nicht stoffwechselbedingten, aber erblichen Demenzprozessen gehören auch bestimmte Formen der *tuberösen Sklerose*. In der Regel besteht bei dieser mit epileptischen Anfällen, Talgdrüsenfibromen in schmetterlingsförmiger Anordnung beiderseits der Nase *(Adenoma sebaseum)* und subungualen Tumoren einhergehenden Erkrankung ein von der frühen Kindheit an wahrzunehmender Schwachsinn. Bei einigen Fällen beginnen die tuberös-sklerotischen Prozesse jedoch erst in der späteren Kindheit und können dann, ebenfalls nicht obligat, einen geistigen Zerfall hervorrufen, der mit Zerstreutheit beginnt und zur Beeinträchtigung der Assoziationsfähigkeit, zu Antriebsverminderung, zu katatoniformen Erregungszuständen und schließlich zu Negativismus, Echolalie und stereotypen Bewegungsformen führen kann. Es wurde auch eine massive Aggressivität gegen sich selbst und andere beobachtet (CRITCHLEY u. EARL).

Degenerative Erkrankungen, die mit epileptischen Anfällen einhergehen wie die eben beschriebene tuberöse Sklerose oder die *Sturge-Webersche Krankheit* können auch als Folge des Anfallsleidens mit Demenz einhergehen.

Die Chorea Huntington oder Erbveitstanz ist nicht nur eine degenerative Erkrankung des Erwachsenenalters. Sie kommt nach STUTTE in 10% der Fälle vor dem 20. Lebensjahr und in 3% vor der Pubertät vor. Nach SCHMIDT finden sich unter den infantilen und juvenilen Chorea Huntington-Patienten in 60% bereits intellektuelle Abbauerscheinungen zur Zeit der klinischen Erstuntersuchungen. Diese treten z.T. als Abbau der intellektuellen Leistungsfähigkeit in Erscheinung, in einem höheren Prozentsatz in einer typischen choreopathischen Wesensabartigkeit mit affektiver Labilität und Konzentrationsverminderung. Nach PANSE sind die bereits in der Kindheit erkrankten Erbchorea-Patienten zu zwei Drittel primär schwachsinnig. Man kann wohl annehmen, daß im Laufe des Erbganges es zu einer zunehmenden Anteposition der Erkrankung gekommen ist, wobei sich dann möglicherweise auch die „Demenz" soweit anteponiert, daß sie als primärer Schwachsinn in Erscheinung tritt.

Die *Torsionsdystonie*, die einerseits Symptom anderer degenerativer Erkrankungen mit extrapyramidalen, speziell athetotischer Symptomatik sein kann, aber auch als ideopathische Torsionssystonie familiär-erblicher Natur als solche keiner anderen degenerativen Erkrankung zugeordnet werden kann, manifestiert sich meistens im Schulalter. Bei diesem Krankheitsbild kommt es bemerkenswerterweise in der Regel nicht zur Demenz. Die geistige Leistungsfähigkeit bleibt erhalten. Hier wirken sich aber die im Kapitel der athetotischen Störungen im Rahmen der infantilen Cerebrallähmung beschriebenen psychisch-reaktiven Faktoren besonders aus, da die torsionsdystonen Kinder und Jugendlichen die inadäquate Reaktion der Umwelt auf ihre auffallende Bewegungsweise und gestörte Mimik sehr deutlich registrieren. Bemerkenswerterweise kommt es aber auch hier wie überhaupt bei schwerer cerebral-geschädigten Kindern in der Regel nicht zu neurotischen Verhaltensweisen.

Die Dementia infantilis Heller

Dieses ätiologisch und pathogenetisch völlig ungeklärte Krankheitsbild wurde von dem Wiener Heilpädagogen THEODOR HELLER 1908 erstmals beschrieben. Nach offenbar normaler Entwicklung bis zum 3. oder 4. Lebensjahr kommt es nach einem Entwicklungsknick zu einer ziemlich rasch fortschreitenden Demenz, wobei zunächst die Kontaktfähigkeit und das Interesse an der Umwelt abnimmt, danach verfällt die Sprache bis zu unverständlichem Kauderwelsch. Bei dem völligen Autismus dienen auch die Sprachreste nicht mehr zur Kontaktaufnahme, das Kind zieht sich möglichst völlig auf sich zurück und zeigt auch keine gemüthaften oder affektiven Reaktionen. Zu Beginn werden in einzelnen Fällen aggressive Neigungen, später auch psychotische Zustände wie ängstliche Unruhe, fragliche Halluzinationen und Neigung zu stereotypen Bewegungen deutlich. Innerhalb eines Jahres kommt es in der Regel zum defekten Endzustand, der sich in der Regel auch später nicht mehr ändert. In einzelnen Fällen wurde allerdings eine gewisse Besserung der Kontaktfähigkeit und Sprache berichtet (Harbauer).

Als kennzeichnend wird wiederholt beschrieben, daß die Kinder mit *Dementia infantilis* Heller im Gegensatz zu anderen Demenzprozessen einen ausdrucksvoll intelligenten Gesichtsausdruck beibehalten (Prinzengesicht).

Da noch völlig unklar ist, welcher großen Krankheitsgruppe dieses Krankheitsbild zugeordnet werden kann, verwundert es nicht, daß zahlreiche theoretische Erörterungen dazu angestellt wurden. Während Bosch eine unspezifische Veränderung annahm, deren äußere Form phasenspezifisch sei, nehmen Stutte u. Harbauer an, daß sich das klinisch abgrenzbare Syndrom der „*Dementia infantilis*" aus einer Kerngruppe metabolisch oder heredodenerativ-bedingter Fälle und polygenetischer Zustandsbilder zusammengesetzt sei, wobei das Verbindende eine phasentypische Symptomatologie und der Verlauf sei. Von verschiedener Seite wird auch eine encephalitische Genese angenommen und Spiel berichtet von einem Fall mit passagerem Hellerschen Syndrom.

Es bestehen erhebliche Zweifel, ob es sich bei den von den verschiedenen Autoren beschriebenen, insgesamt doch seltenen Bildern um nicht ätiologisch recht heterogene Fälle handelt. Schließlich muß auch diskutiert werden, ob nicht in einem oder anderem Fall es sich um eine frühe kindliche Schizophrenie handelt, die sich in diesem Alter ja kaum anders als in einem Demenzprozeß äußern kann, wobei allerdings nur eine unsichere Nosologie durch die andere ersetzt ist.

Noch fraglicher als dieses Krankheitsbild ist das *hyperkinetische Syndrom von* Kramer-Pollnow, das, noch seltener diagnostiziert wie die Hellersche Demenz, ebenso wie diese nach normaler Entwicklung im 3. oder 4. Lebensjahr einsetzt, wobei dranghafte motorische Unruhe und Stimmungslabilität im Vordergrund stehen. Im Gegensatz zur Hellerschen Demenz soll es nach 3—4 Jahren zu einer gewissen Besserung kommen, wobei jedoch Persönlichkeitsdefekte beschrieben werden. Mehr noch als bei der Hellerschen Demenz werden hier encephalitische Ursachen diskutiert.

Der Autismus infantum

Bei der ersten Beschreibung der autistischen Psychopathie bei Kindern (Asperger) als vorwiegend erblich-charakterliche Variante und des early infantile autims durch Kanner als Frühform kindlicher Schizophrenie mehren sich die Ansichten, daß es sich bei diesem Zustandsbild vorwiegend um ein organisches Psychosyndrom handele. Van Krevelen nimmt ein Zusammenwirken schizoider Erbanlage und frühkindlicher Hirnschädigung an. Neuere Untersuchungen von Lempp an autistischen Kindern ergaben, daß bei drei Viertel der autistischen Kinder die frühe körperliche Entwicklung schädigende Ereignisse aufwies, ein Drittel einen neurologisch-pathologischen Befund zeigte und etwa die Hälfte der Fälle einen pathologischen EEG-Befund. Ähnliche Befunde erhob Weber, die ebenfalls bei nicht ganz der Hälfte der autistischen Kinder einen pathologisch-neurologischen Befund erheben konnte.

Das Krankheitsbild wird pathogenetisch erklärlich, wenn man annimmt, daß es durch eine frühkindliche hirnorganische Schädigung oder durch erbliche Anlage zu einer Dissoziation der einzelnen Intelligenzfaktoren gekommen ist. Diese veränderte Intelligenzstruktur, die sich vom Schwachsinn dadurch unterscheidet, daß die intellektuellen Teilleistungen erheblich streuen, stört einerseits den Umweltbezug und die Anpassungsfähigkeit des Kindes und bringt andererseits eine Verunsicherung der Umwelt in der psychischen Einordnung des Kindes mit sich, so daß in veränderter Struktur und Umweltreaktion ein ätiologisch unterschiedliches, pathogenetisch aber ziemlich einheitliches und im klinischen Bild sich ähnelndes Zustandsbild resultiert.

MAKITA rechnet die hier beschriebene organisch bedingte Form des *Autismus infantum* zum „Pseudoautism", den er von dem eigentlichen Autismus als einer Form kindlicher Schizophrenie abtrennt. Es ist anzunehmen, daß das autistische Bild lediglich ein Symptom ist, das unter verschiedenen Ursachen auftreten kann. Nach der allgemeinen klinischen Beobachtung besteht jedoch der Eindruck, daß der Autismus als organisches Psychosyndrom in der Häufigkeit stark überwiegt gegenüber solchen Fällen, deren organische Genese nicht nachgewiesen oder deren Zugehörigkeit zur frühkindlichen Schizophrenie wahrscheinlich zu machen ist.

Die Psychopathologie der Epilepsie im Kindes- und Jugendalter

Bei der Psychopathologie der Epilepsie ist zwischen dauernden und vorübergehenden Wesensänderungen zu unterscheiden.

1. Dauernde Wesensänderungen

Das in der allgemeinen Psychopathologie als mehr oder weniger fest zur Epilepsie gehörende Psychosyndrom, die typische epileptische Wesensänderung mit Verlangsamung, haftender, zähflüssiger und perseverierender Wesensart, mit Neigung zur Hypersozialität einerseits und explosiv-aggressivem Verhalten andererseits, ist im Kindesalter eine Seltenheit.

Zu den regelmäßig zu findenden Charakterbesonderheiten bei Kindern gehört das bereits geschilderte frühkindlich exogene Psychosyndrom (LEMPP). Es handelt sich ja bei vielen epileptischen Kindern um frühkindlich Hirngeschädigte, und zwar häufig um leichtgradig Hirngeschädigte, so daß sich das zu dieser leichtgradigen frühkindlichen Hirnschädigung gehörende psychische Bild auch hier automatisch einstellt, wobei das Auftreten oder Nichtauftreten von Anfällen für das frühkindlich exogene Psychosyndrom ohne wesentliche Bedeutung ist.

Vom BAMBERGER u. MATTHES wurde das damit an vielen Stellen übereinstimmende erethisch-hyperkinetische Syndrom als zur kindlichen Epilepsie gehörig herausgestellt.

In einzelnen Fällen, insbesondere aber bei den psychomotorischen Epilepsien, können wir aber doch das uns von den erwachsenen Epileptikern geläufigere psychische Bild der epileptischen Wesensänderung beobachten mit psychischer Verlangsamung, Haften und verminderter Umstellungsfähigkeit. Dieses bei Kindern seltene Bild ist nicht nur bei entsprechend schweren Verläufen zu beobachten. Zwar wird man es bei therapeutisch kaum zu beeinflussenden Temporallappen-Epilepsien noch am ehesten finden können. In Einzelfällen kann es jedoch auch bei einer klinisch ganz leicht verlaufenden Epilepsieform auftreten.

Gerade bei Kindern darf die reaktive Wirkung auf das Verhalten der Umwelt als das psychische Bild prägender Faktor nicht übersehen werden. Die Kinder erleben, daß sie auf Grund ihrer Krankheit von manchen Gemeinsamkeiten ausgeschlossen sind, daß sie in ihrer Fähigkeit und Leistungsfähigkeit beeinträchtigt sind und bekommen das Gefühl mangelhafter sozialer Eingliederung. Am deutlichsten wird es bei heranwachsenden Jugendlichen, denen die Erwerbung des Führerscheines verwehrt ist. Einzelne empfinden auch die Störung des Umweltverhältnisses unmittelbar.

Über die eigentliche Ursache der Wesensänderung besteht noch weitgehend Unklarheit.

Eine Abhängigkeit von den eingenommenen Medikamenten kann für die meisten Fälle abgelehnt werden. Starke barbiturathaltige Medikamente, wozu auch einige andere gehören, die im Körper sekundär zu Barbiturat umgewandelt werden, können jedoch beim Kinde stärker als beim Erwachsenen zu einer Wesensänderung mit Verlangsamung und träger Reaktion führen und schließlich auch zur Demenz.

Untersuchungen zur Frage des Intelligenzabbaues bei epileptischen Kindern (WOLF) ergaben, daß große Anfälle in Abhängigkeit von ihrer Anzahl die Gesamtintelligenz doch vermindern, daß psychomotorische Anfälle zu einer für Hirnorganiker typischen Umstrukturierung der Intelligenz führen, daß aber andererseits die antiepileptische Medikation keine Minderung der intellektuellen Leistungsfähigkeit, unabhängig von der Anfallsart, verursachen kann.

Untersuchungen von LEMPP zur Schulleistungsfähigkeit epileptischer Kinder ergaben, daß die Hälfte der Kinder eine ungestörte schulische Entwicklung nehmen, daß ein Drittel der Kinder in seiner schulischen Leistungsfähigkeit behindert ist, aber noch zur Sozialisierbarkeit außerhalb der Anstalten gefördert werden können und 17% jedoch anstaltsbedürftig werden. Der Schulerfolg ist dabei nicht nur von Faktoren der Krankheit Epilepsie abhängig, wie ein früher Anfallsbeginn, das Auftreten großer oder gemischter Anfälle, temporaler Herde oder schädigende Ereignisse während der Schwangerschaft und Geburt, sondern auch von soziologischen Faktoren wie einer gestörten Familiensituation und großer Geschwisterzahl.

2. Vorübergehende Wesensänderungen

a) Der *postparoxysmale Dämmerzustand* schließt sich gelegentlich an einen längeren großen Anfall an, er geht mit einer Bewußtseinsminderung einher. Gelegentlich kann es auch in einem solchen Dämmerzustand zu primitiven Reaktionen kommen. Der postparoxysmale Dämmerzustand dauert im allgemeinen nur einige Minuten.

b) Der *petit mal-Status* ist klinisch zunächst auch nur in einer Wesensänderung zu erkennen. Er imponiert als ein Zustand verminderter Aufmerksamkeit und Vigilanz. Die Veränderung zur Norm kann so geringfügig sein, daß demjenigen, der das Kind von früher nicht kennt, die pathologische Veränderung gar nicht auffällt. Die Angehörigen, die ständig um das Kind herum sind, vermögen oft ebenfalls die Veränderung nur anzugeben, wenn man sie danach fragt.

c) Echte *epileptische Dämmerzustände* sind im Kindesalter nicht häufig. Bei erhaltener Orientierung und Besonnenheit tritt ein plötzlich verändertes, zu Primitivreaktionen neigendes Verhalten zutage, das mit der ursprünglichen Persönlichkeit nicht ohne weiteres in Einklang zu bringen ist. Ein solcher Dämmerzustand kann über mehrere Stunden oder über Tage anhalten und ist klinisch zunächst oft schwer zu erkennen.

Alle drei geschilderten vorübergehenden Wesensänderungen bei epileptischen Kindern haben gemeinsam, daß für die Zeit ihres Ablaufes eine Amnesie besteht.

d) Die *forcierte Normalisierung* (LANDOLT) geht mit einem plötzlich normalisierten EEG einher und bietet das Bild einer produktiven Psychose, meist mit Wahnzuständen, Halluzinationen und dergleichen. Bei Kleinkindern und Schulkindern ist eine solche forcierte Normalisierung bisher noch nicht beobachtet worden. Eigene Beobachtungen betrafen einen etwa 15jährigen Jungen. Wieweit auch unabhängig davon schon eine psychopathische Struktur etwa im Sinne einer Schizoidie vorliegen muß, bleibt dahingestellt. Nach FRIEDEL ist das normalisierte EEG dadurch hervorgerufen, daß durch eine erhöhte und überhöhte antiepileptische Medikation die Krampffähigkeit der Hirnrinde unterdrückt ist und tiefere, von der EEG-Registrierung nicht mehr erfaßten Zentren noch eine Krampfaktivität zeigen.

Alle vier Formen vorübergehender Wesensänderung sind im Kindesalter im Vergleich zum Erwachsenenalter zweifellos selten zu beobachten.

Literatur

ANNELL, A.: Pertussis in infancy in cause of behaviour disorders in children. Uppsala 1953.
— Die Psychopathologic d. entzündl. Hirnschädigung im Kindesalter. Acta paedopsychiat. **29**, 7 (1962).
ASPERGER, H.: Die „autistischen Psychopathen" im Kindesalter. Arch. Psychiat. Nervenheilk. **117**, 76—136 (1944).
BAMBERGER, PH., MATTHES, A.: Anfälle im Kindesalter. Basel-New York 1959.
BAY, F.: Sprache und Denken. Dtsch. med. Wschr. **87**, 1845—1852 (1962).
BECKMANN, G., JUSSEN, H., KLAUER, K. J.: Das sinngestörte Kind. In: Hilfe für das behinderte Kind. Stuttgart 1966.
BLEULER, M.: Endokrinologische Psychiatrie. Stuttgart 1954.
— WILLI, J., BÜHLER, H. R.: Akute psychische Begleiterscheinungen körperlicher Krankheiten. Stuttgart 1966.
BONHOEFFER, K.: Die Psychosen im Gefolge einer akuten Infektion, Allgemeinerkrankungen und innerer Erkrankungen. In: ASCHAFFENBURG, G., Handbuch der Psychiatrie. Leipzig-Wien 1912.
BOSCH, W.: Psychopathologie der kindlichen Hirnschädigung. Fortschr. Neurol. Psychiat. **22**, 425 (1954).
— Soziale Faktoren der geistigen Entwicklung unter besonderer Berücksichtigung frühkindl. autistischer, hospitalisierter Kinder. Nervenarzt **35**, 294—299 (1964).
— Autismus und Schwachsinn. Intern. Kongr. f. geistige Behinderung. Kopenhagen 1964.
BRADLEY, C.: Organic factors in the psychopathology of childhood. In: HOCH, P. H., ZUBIN, J., Psychopathology of childhood. New York-London 1955.
BUCHWALD, G.: Die Pocken im Nachkriegsdeutschland. Med. Welt **18**, 948—956 (1957).
CORBOZ, R.: Die Psychiatrie der Hirntumoren bei Kindern und Jugendlichen. Acta neurochir. (Wien), Suppl. **5** (1958).
CRITCHLEY, MC D., EARL, C. J. C.: Tuberöse sclerosis and allied conditions. Brain **55**, 311 (1932).
DIESING, U., DITTMANN-MITZSCHERLICH, S.: Psychologische Untersuchungen bei Kindern nach Masernencephalitis. Arch. Kinderheilk. **177**, 9—17 (1968).
DOOSE, H., ECKEL, U.: Über die Häufigkeit konvulsiver Reaktionen nach der Pockenschutzimpfung. Dtsch. med. Wschr. **93**, 2263—2266 (1968).
EHRENGUT, W.: Pocken. Frühimpfung oder Impfung im 2. Lebensjahr? Dtsch. med. Wschr. **94**, 2403—2404 (1969).
ERHARD, CH., LEMPP, R.: Zur Ätiologie der Legasthenie. Prax. Kinderpsychol. **17**, 161—164 (1968).
ENGE, S., KALLOUD, H., KOCH, J., LECHNER, H.: Katamnestische Untersuchungen zur Masernencephalitis. Wien. med. Mschr. **118**, 825—829 (1968).
ENKE, W.: Mehrdimensionale Diagnostik erziehungsschwieriger Kinder. Z. Psychother. med. Psychol. **5**, 360 (1955).
FEHLHABER, C., FRIEDEL, B., LEMPP, R., RÖCKER, D., WACKER, H.: Spätfolgen bei Kindern nach Abortus imminens. Arch. Kinderheilk. **176**, 134—148 (1967).
GÄDEKE, R.: Die Unfallgefährdung der Kinder und Jugendlichen im Straßenverkehr. Mschr. Kinderheilk. **116**, 481—485 (1968).
GERLACH, J.: Pädiatrische Neurochirugie. Stuttgart 1967.
GÖLLNITZ, G.: Die Bedeutung der frühkindlichen Hirnschädigung für die Kinderpsychiatrie. Leipzig 1954.
GRAICHEN, J.: Zentrale Hörstörungen im Rahmen des organischen Psychosyndroms. 8. Intern. Symposion „Das hirngeschädigte Kind", Wien 1970.
GRINSCHGL, G.: Die primären Virusmeningoencephalitiden. Med. Klin. **60**, 366—372 (1965).
HARBAUER, H.: Zur nosologischen Stellung der Dementia infantilis. Bericht II des UEP-Kongr., Rom 1963.
HELLER, TH.: Grundriß der Heilpädagogik, 3. Aufl. Leipzig 1925.
HUBER, E. G.: Formen der frühkindlichen Fettsucht und ihre Häufigkeit. Helv. pädiat. Acta **17**, 114—134 (1962).
HUFFMANN, G.: Das neurologische und psychische Defektsyndrom bei frühkindlichem Hirnschaden. Stuttgart 1968.

Jenkins, R. L.: Typen von Verhaltensstörungen bei Kindern. Nervenarzt **40**, 197—203 (1969).
Jung, G., Lempp, R., Schmidt, R.: Das Schicksal der Frühgeburten. Arch. Kinderheilk. **179**, 111—124 (1969).
Just, L., Lehmann, H., Hoffmann, H. J., Schieche, M.: Nachuntersuchung über die Prognose der Mumpsmeningoencephalitis anhand einer Epidemie im Jahre 1964. Dtsch. Gesundh.-Wes. **23**, 1353—1356 (1968).
Kramer, F., Pollnow, H.: Über eine hyperkinetische Erkrankung im Kindesalter. Mschr. Psychiat. Neurol. **82**, 1 (1932).
Kremling, H.: Über die Entwicklung von Kindern nach Schwangerschaftsblutungen. Münch. med. Wschr. **105**, 2421—2426 (1963).
— Prognose des Kindes bei Pyelonephritis gravidarum. Geburtsh. u. Frauenheilk. **29**, 800—811 (1969).
Kretschmer, E.: Medizinische Psychologie, 12. Aufl. Stuttgart 1963.
— Psychotherapeutische Studien. Stuttgart 1949.
Krevelen, D. A. van: Autismus infantum. Acta paedopsychiat. **27**, 97—107 (1960).
— On the relationsship between early infantile autism and autistic psychopath. Acta paedopsychiat. **30**, 303—323 (1963).
— Autismus und Iatrogenie. Acta paedopsychiat. **31**, 129—133 (1964).
Kučera, O.: V. Intern. Kongr. f. Kinderpsychiatrie, Scheveningen, 1962.
Landolt, H.: Petit-mal, Temporallappenepilepsie, epileptische Dämmerzustände und Verstimmungen. In: W. Schulte, Epilepsie und ihre Randgebiete in Klinik und Praxis. München 1964.
Lange-Cosack, H.: Die Prognose der Schädelhirntraumen im Kindes- und Jugendalter. Jb. Jugendpsychiat. **5** (1967).
Laux, B.: Katamnesen von Kindern mit Hirntraumen. Jb. Jugendpsychiat. **5** (1967).
Lemke, R.: Das enthemmte Kind mit choreiformer Symptomatik. Psychiat. Neurol. med. Psychol. **5**, 290 (1953).
Lempp, R.: Frühkindliche Hirnschädigungen und Neurosen, II. Aufl. Bern-Stuttgart 1970.
— Katatone Symptome bei Encephalitis. Arch. Psychiat. Nervenkr. **195**, 193—198 (1956).
— Die Häufigkeit prodyskliner Konstitutionszeichen u. ihre Beziehung zur frühkindlichen Anamnese der 7jährigen Normalschulkinder. Z. menschl. Vererb.- u. Konst.-Lehre **37**, 173—177 (1963).
— Beurteilung von Verhaltensstörungen und psychologischem Befund bei kindlicher testikulärer Feminisierung. Z. menschl. Vererb.- u. Konstit.-Lehre **37**, 519—524 (1964).
— Die cerebralen Anfallskrankheiten im Kindesalter. In: Schulte, W., Epilepsie und ihre Randgebiete in Klinik und Praxis. München: 1964.
— Die Schulleistungsfähigkeit epileptischer Kinder und ihre körperlichen und soziologischen Bedingungen. Dtsch. med. Wschr. **95**, 629—633 (1970).
Luchsinger, R.: Poltern. Berlin-Charlottenburg 1963.
Lutz, J.: Über akute Begleitpsychosen körperlicher Erkrankungen und Schizophrenie im Kindesalter. Schweiz. med. Wschr. **80**, 774—776 (1950).
Mackensen, G.: Die Psychomotorik blinder Kinder. Bücherei des Augenarztes. Beihefte d. klinischen Monatsblätter f. Augenheilk., 26. Heft. Suttgart: Enke 1956.
Makita, H.: Early infantile autism, autism infantum and pseudoautism. Vol. Psychiat. Neurol. **18**, 97—111 (1964).
Martinius, J.: Über die Leukodystrophy des Kindesalters. Fortschr. Med. **84**, 545—546 (1966).
Paal, G.: Zur Bedeutung psychischer Befunde für die Frühdiagnose der Hirntumoren. Schweiz. Arch. Neurol. Neurochir. Psychiat. **97**, 133—143 (1966).
Panse, F.: Die Erbchorea. Leipzig: 1942.
Pasamanick, B., Rogers, N. E., Lilienfeld, A. M.: Pregenancy experience and the development of behawiour disorders in children. Amer. J. Psychiat. **112**, 613 (1956).
Paul, J.: Schwere hirntraumatische Unfallfolgen beim Kind. Rehabilitation **5**, 67—103 (1966).
Peiffer, J.: Über die metachromatische Leukodystrophie. Arch. Psychiat. Nervenheilk. **199**, 387—416 (1959).
Pette, H., Kalm, H.: Die entzündlichen Erkrankungen des Gehirns und seiner Haut. In: Bd. V/3, Handbuch der inneren Medizin, 3. Aufl. Berlin-Göttingen-Heidelberg: Springer 1953.
Pfleiderer, H., Hinger, H. U.: Über die Spätprognose des Morbus haemolyticus neonatorum. Med. Welt **18**, 1954—1959 (1967).
Poeck, K.: Einführung in die klinische Neurologie. Berlin-Heidelberg-New York: Springer 1966.
Prechtl, H. F. R., Beintema, B. J.: Die neurologische Untersuchung des reifen Neugeborenen. Stuttgart 1968.

RADL, H.: Entzündliche Erkrankung des Zentralnervensystems in den letzten Jahren. Münch. med. Wschr. **107**, 1232—1238 (1965).

RADTKE, H.: EEG-Befunde gesunder Erstimpflinge. Mschr. Kinderheilk **109**, 12—15 (1961).

RETT, A.: Zur ätiologischen und klinischen Problematik postencephalitischer Hirnschädigungen im Kindesalter. Pädiatrie u. Pädagogik **1**, 256—262 (1965).

RIEMLAND, B.: Infantile autism: the Syndrome and its implications for a neural theory of behaviour. New York 1964.

SCHACHTER, M.: Die neuropsychischen Spätfolgen des frühzeitigen nicht komplizierten Keuchhustens beim Kinde. Prax. Kinderpsychol. **6**, 12 (1957).

SCHENCK, K., WEBER, D.: Diagnostische Kriterien zur Einteilung frühkindlicher Hirnschädigung. Vortrag gehalten. Symposion d. Dtsch. Vereinig. f. Jugendpsychiatrie, Königswinter 1968.

SCHMIDT, A.W.: Die Chorea Huntington im Kindes- und Jugendalter. Diss. Marburg/Lahn 1961.

SCHÖNFELDER, TH.: Über frühkindliche Antriebsstörungen. Acta paedopsychiat. **31**, 112—129 (1964).

— Katamnestische Erhebungen bei hörstummen Kindern. Jb. Jugendpsychiat. **5**, 92—97 (1967).

SCHOLZ, B., EGGERS, H., KÜLZ, J., WAGNER, K.D., KYNAST, H.: The physical and mental development of children of mothers with toxaemia of pregnancy. Germ. med. Mth. **13**, 487—491 (1968).

SEEBANDT, G., GUTJAHR, W.: Mitteilung über ein posttraumatisches Stirnsyndrom beim Kind. Z. Psychol. **164**, 144 (1960).

SEITELBERGER, F.: Die degenerativen Erkrankungen des Nervensystems in neuropathologischer Sicht. Wien. med. Wschr. **80**, 865—871 (1968).

SEITELBERGER, F., JAKOB, H., PEIFFER, J., COLMANT, H.: Die Myoklonuskörperkrankheit. Fortschr. Neurol. Psychiat. **32**, 305—345 (1964).

SPECHT, F.: Ponstumoren und Bewußtseinszustand. Arch. Psychiat. Nervenkr. **206**, 323—347 (1964).

SPIEL, W.: Die endogenen Psychosen des Kindes- und Jugendalters. Basel-New York 1961.

STICKL, H.: Nichtencephalitische Erkrankungen nach der Pockenschutzimpfung. Dtsch. med. Wschr. **93**, 511—517 (1968).

STOCKERT, F.D. v.: Einführung in die Psychopathologie des Kindesalters, 4. Aufl. München-Berlin-Wien 1967.

STOLL, W.A.: Lyserksäure-Diäthylamid, ein Phantastikum aus der Muterkorngruppe. Schweiz. Arch. Neurol. Psychiat. **60**, 1—45 (1957).

STRUNK, P., FAUST, V.B.: Die Bewertung hirnorganischer Befunde bei Verhaltensstörungen im Kindesalter. Arch. Psychiat. Nervenkr. **210**, 152 (1967).

STUTTE, H.: Pubertas praecox und psychisches Reifungsverhalten. Z. Kinderpsychiat. **17**, 136—141 (1951).

— Pubertas praecox bei hyperplastischer Fehlbildung des Tuber cinerium. Dtsch. Z. Nervenheilk. **164**, 157—173 (1950).

— Zur Psychologie und Psychopathologie des Agonadismus. Jb. Jugendpsychiat. **3**, 46—50 (1962).

— Verlauf und Prognose heredodegenerativer Erkrankungen im Kindes- und Jugendalter. Jb. Jugendpsychiat. **5**, 128—139 (1967).

— Psychosen des Kindesalters. In: Handbuch der Kinderheilkunde, S. 908—937. Berlin-Heidelberg-New York: Springer 1969.

— Die Demenz bei heredodegenerativen Hirnleiden des Kindesalters. Verh. 2. Intern. Kongr. Psych. Entw.-Stör. Kindesalt., Teil II, S. 83—91. Wien: 1961. 1963.

— HARBAUER, H.: Zur Nosologie der Dementia infantilis (HELLER). Jb. Jugendpsychiat. **4**, 206 (1965).

— STUTTE, M.D.: Psychische Vorentwicklung bei einem Fall von Pubertas praecox hypothalamischer Genese. Mschr. Kinderheilk. **67**, 294—307 (1949).

SZILARD, J., STUTTE, H.: Encephalitis mit Stammhirnsymptomatik bei Kindern und Jugendlichen. Schweiz. Arch. Neurol. Neurochir. Psychiat. **101**, 402—416 (1968).

TULZER, W.: Vergiftungsanfälle im Kindesalter. Wien. med. Wschr. **118**, 595—598 (1968).

VEITH, G.: Über die Pathogenese des perinatalen Hirnschadens. Geburtsh. u. Frauenheilk. **20**, 905 (1960).

— ZIEGLER, H.K.: Fehlbildungen des Gehirns bei Endocardfibroelastose. Beitr. path. Anat. **132**, 160—187 (1965).

WALLIS, H.: Psychopathologische Studien bei endokringestörten Kindern und Jugendlichen. Z. Kinderheilk. 83, 420—453, 629—657 (1959/60).

WEBER, D.: Zur Ätiologie autistischer Syndrome im Kindesalter. Prax. Kinderpsychiat. **15**, 2—18 (1966).

— KLOPP, H.W.: Über eine exogene Psychose schizophrener Prägung im Schulalter. Arch. Psychiat. Nervenkr. **190**, 104—126 (1953).

WEINSCHENK, T.: Die erbliche Rechtschreib-Leseschwäche, 2. Aufl. Bern-Stuttgart 1968.

— Über die Psychopathologie der juvenilen Form eines Morbus Gaucher (mit Falldemonstration). Med. Welt **1964**, 140—146.

WEWETZER, K.H.: Das hirngeschädigte Kind. Stuttgart 1959.

WOLF, G.K.: Intelligenzminderung bei epileptischen Kindern. Nervenarzt **41**, 193—196 (1970).

ZERBIN-RÜDIN, E., PEIFFER, J.: Ein genetischer Beitrag zur Frage der Spätform der Pelizaeus-Maerzbacherschen Krankheit. Humangenetik **1**, 107—122 (1964).

ZÜBLIN, W.: Zur Psychopathologie der endokrinen Störungen des Kindes- und Jugendalters. Jb. Jugendpsychiat. **3**, 13—32 (1920).

Die Therapie im Kindes- und Jugendalter

Von

MANFRED MÜLLER-KÜPPERS

Mit 1 Abbildung

Inhalt

Einleitung . . . 977

1. Heilpädagogik . . . 978
   1.1. Körperbehindertenpädagogik . . . 979
   1.2. Sehgeschädigtenpädagogik . . . 980
   1.3. Hörbehindertenpädagogik . . . 982
   1.4. Sprachbehindertenpädagogik . . . 982
   1.5. Lernbehindertenpädagogik . . . 983
   1.6. Pädagogik beim geistig Behinderten . . . 984
   1.7. Mehrfachbehindertenpädagogik . . . 985

2. Psychotherapie . . . 986
   2.1. Analytische Psychotherapie . . . 986
   2.2. Pragmatische Verfahren . . . 988

3. Psychopharmakologie . . . 990
   3.1. Tranquilizer . . . 990
   3.2. Neuroleptika . . . 991
   3.3. Antidepressiva . . . 992
   3.4. Psychostimulantien . . . 992
   3.5. Antiandrogene . . . 993
   3.6. Substitutionstherapie . . . 993
   3.7. Antikonvulsiva . . . 994

4. Schocktherapie . . . 997
   4.1. Elektrokrampfbehandlung . . . 997
   4.2. Insulinkrampfbehandlung . . . 997
   4.3. Schlafkuren . . . 998
   4.4. Fieberkuren . . . 998

Literatur . . . 999

Einleitung

In kinderpsychiatrischen Lehrbüchern und Sammeldarstellungen werden therapeutische Perspektiven zunehmend stärker berücksichtigt: KANNER [125], TRAMER [244], v. STOCKERT [227] und ASPERGER [4]. Eine zusammenfassende Darstellung der therapeutischen Probleme in der Kinder- und Jugendpsychiatrie ist aber erst vergleichsweise spät vorgelegt worden: SPIEL [220] hat einen Ansatz entwickelt, der allgemeine Zustimmung gefunden hat. Der Tradition des Fachgebietes der letzten Dezennien gemäß ist die Therapie durch den multifaktoriellen Charakter — entsprechend der Mehrdimensionalität in der Diagnostik — geprägt. Der Bogen spannt sich von der Pädagogik resp. Heilpädagogik zu den verschiedenen Formen der Psychotherapie. Er findet seine Fortsetzung in den bedeutenden Erweiterungen durch die Psychopharmakologie und in den physikalischen Behandlungsformen pädopsychiatrischer Krankheitsbilder.

Die Vielfältigkeit der Methoden wird deutlich, wenn man berücksichtigt, daß das Kind nur im Zusammenhang mit seiner Familie bzw. Umwelt zu erfahren ist. So gelten auch die eben angedeuteten Behandlungsformen nicht nur dem Kinde, sondern — gelegentlich oder überwiegend — den Beziehungspersonen des Patienten. Eine wirkungsvolle Maßnahme kann auch in der Ausschaltung einer pathologischen Persönlichkeit im sozialen Umfeld des Kindes im Sinne einer Milieutherapie bestehen.

Eine weitere Besonderheit besteht darin, daß der Leidensdruck der kinderpsychiatrischen Patienten gering ist. Die Kinder fühlen sich nicht krank, begegnen dem Arzt kritisch, mißtrauisch und nicht selten unwillig. Sie fühlen sich von den Eltern gegängelt, vermuten ein Komplott mit dem Therapeuten und stellen überdies fest, daß sich die Konsultationen deutlich von der üblichen ärztlichen Sprechstunde unterscheiden. Mit anderen Worten: Zu der Abhängigkeit des Kindes von seiner Umgebung kommt die Andersartigkeit der therapeutischen Maßnahmen, die häufig nur mit Hilfe einer Übertragung geleistet werden können.

Therapie bedeutet in der Kinderpsychiatrie immer persönliches Engagement, Fähigkeit zur Gegenübertragung bei gleichzeitiger ausreichender Distanz. Es ist ein verbreiteter Fehler, sich mit dem Kinde gegen die Eltern zu identifizieren.

1. Heilpädagogik

Der Begriff „Heilpädagogik" hat im ärztlichen Bereich unscharfe Konturen. Ihm haftet noch etwas von der Gründerzeit unseres Fachgebietes an, und die Benutzung des Terminus ist uneinheitlich; wenn Stutte definiert, daß „Heilpädagogik angewandte Kinderpsychiatrie" ist, hilft diese vereinfachende Formulierung nur bedingt weiter. (Zitat bei Asperger [6].)

Asperger hat als Pädiater eine Monographie über Heilpädagogik geschrieben [4]. Er unterscheidet zwischen der medizinischen, psychotherapeutischen und heilpädagogischen Möglichkeit der Behandlung einer kindlichen Verhaltensstörung. Überwiegend wird unter Heilpädagogik der Teil der Pädagogik verstanden, der besondere methodische, didaktische und technische Möglichkeiten entwickelt hat, um Kindern, die von der Norm abweichen, zu helfen. Dabei spielt der Begriff der Irreversibilität der Erkrankung eine wichtige Rolle. Man geht in der Heilpädagogik davon aus, daß eine restitutio ad integrum nicht wieder erreicht wird. Das Ziel der Therapie ist — anders als in der Psychotherapie — an einem individuellen, optimalen Annäherungswert, nicht aber an einer Norm-Vorstellung vom Kind orientiert [5, 7, 219, 235].

Mit Nachdruck wird von den Heilpädagogen [110—112, 123, 155, 166, 171] immer wieder auf die Förderung der ganzen Persönlichkeit, ihrer Entwicklung und Harmonisierung hingewiesen. Die klassischen heilpädagogischen Methoden sind an defekten, sinnesgeschädigten Kindern entwickelt worden und haben bis heute eine deutlich humanitäre Note.

Kinder mit Organminderwertigkeiten, z.B. Gliedmaßendefekte, Mißbildungen insbesondere im Bereich des Gesichts, endokrine Fehlsteuerungen u.a. — welcher Ätiologie auch immer — sind zusätzlich gefährdet, einen neurotischen Überbau zu entwickeln [150, 175, 193]. Leider ist es immer noch eine Ausnahme, wenn z.B. Blinden- oder Gehörlosenschulen Kinder mit psychogenen Sekundärsymptomen psychagogisch behandeln lassen.

Die Bedeutung der Heilpädagogik kann kaum überschätzt werden. Die Zahl der Kinder, die wegen Verhaltens- und Befindensstörungen bei Pädiatern, in Erziehungsberatungsstellen, Klinken und anderen Sozialinstitutionen auf Hilfe warten, wird zunehmend größer [187]. Diese beunruhigende Tatsache ist u.a. in dem unverminderten Ansteigen von frühkindlichen Hirnschäden begründet. Diese Diagnose eines frühkindlichen organischen Psychosyndroms [150, 175] wird häufig, besonders bei blanden Formen, nicht gestellt.

Der Kinderpsychiater kann heute auf eine Reihe von Spezialinstitutionen zurückgreifen, die als mehr oder weniger dichtes Netz die Bevölkerung versorgen. Das Sonderschulwesen in seinen verschiedenen Sparten wurde zunehmend ausgebaut [122, 123], eine besondere Rolle spielt dabei die Vereinigung der Lebenshilfe für das geistig behinderte Kind e.V. [107]. Große Schwierigkeiten bereiten weiterhin Mehrfachgeschädigte, insbesondere, wenn es sich um seltene Kombinationsformen handelt.

Der Trend zur ambulanten Behandlung und Betreuung ist nicht zu übersehen und teilweise nur durch den zusätzlichen Einsatz psychopharmakologischer Hilfen möglich [105, 106]; die Kinder sind sozial besser adaptiert und können auch in schweren Fällen im Rahmen der Familie versorgt werden. Die Erziehungsberatungsstellen haben diese Lücke bei einzelnen Behindertengruppen teilweise ausgefüllt [58, 173]. Der Ausbau eines kinderpsychiatrischen Dienstes als Teil eines umfassenderen Mental-Health-Programmes ist um so dringlicher, als die Erziehungsberatungsstellen personell nur teilweise den Mindestanforderungen entsprechen.

1.1. Körperbehindertenpädagogik

Es gibt keine körperliche Behinderung, Mißbildung, Deformierung oder Beeinträchtigung eines Sinnesorganes — insbesondere im Kindesalter —, die nicht auch von einer mehr oder weniger erheblichen seelischen Störung des Trägers dieser Fehlentwicklung begleitet ist [175, 246].

Körperbehinderte Kinder sind in nicht unerheblichem Ausmaß gefährdet, über ihre Organminderwertigkeit hinaus durch seelisches Fehlverhalten, Neurotizismen oder andere psychopathologische Auffälligkeiten zusätzlichen Schaden zu nehmen. Die Ursachen dieser Fehlhaltung sind mannigfaltig und überwiegend durch falsche erzieherische Einstellungen der Umwelt bedingt. Die unbewußten Antworten des Kindes äußern sich in psychosomatischen Erkrankungen, sowie Störungen der Befindlichkeit und des Charakters. Diesen Reaktionen der kindlichen Persönlichkeit muß Krankheitswert zugemessen weren, d.h. sie sind behandlungswürdig und behandlungsbedürftig.

Sicher hat man sich um eine Verkürzung der Liegezeiten, einen Bett-Schulunterricht und im Notfall um die Konsultation eines Psychiaters bemüht. Erfahrene Pflegekräfte sind auch um die intuitive Vermeidung von seelischen Fehlhaltungen besorgt. Von einer systematischen Arbeit an körperbehinderten Kindern innerhalb der Kliniken und Ambulanzen kann trotzdem wohl nur in Ausnahmefällen gesprochen werden [152, 200, 232]. In vielen Kliniken ist erst durch die gliedmaßengeschädigten Kinder die Aufmerksamkeit der Orthopäden auf die psychologische Seite ihres Fachgebietes gelenkt worden. Dabei sind z.B. die Beschäftigungstherapeuten ideale Bindeglieder zwischen den Bemühungen um Reparation körperlicher und seelischer Funktionen. Aber die systematische Auseinandersetzung mit der Beeinträchtigung durch die jeweilige Körperbehinderung und die Ermutigung als therapeutische Aufgabe, nicht als Nebenfunktion einer primär orthopädischen Fachkraft sind leider Fernziele.

Es kann in diesem Zusammenhang nicht nachdrücklich genug auf die Bedeutung der Beeinträchtigung der Körpermotorik in den ersten Lebensjahren hingewiesen werden. Ein Kind, das nicht in gesundem Vertrauen auf seine Körperkraft und seine Körperbeherrschung sich der Welt erobernd zuwenden kann, ist in einer hochgradig beeinträchtigten Startposition für das ganze Leben [19].

Um zusätzliche emotionale Mangelsituationen zu vermeiden, wird aus kinderpsychiatrischer Sicht ein klinischer Aufenthalt so kurz wie möglich und so lang wie eben nötig zu bemessen sein. Technische Gründe und Gedankenlosigkeit sind nicht selten Ursachen unnötig langer Krankenhausaufenthalte.

Dabei ist nicht selten die jahrelange Trennung vom Elternhaus — im Sinne des vom Kinderpsychiater so gefürchteten Hospitalismus — als pathogener Faktor wirksam. Gelegentlich kommen bei langen Krankenhausaufenthalten ja noch Inkompatibilitäten zwischen Kind und Pflegerin hinzu. Eine Reihe der beschriebenen Auffälligkeiten führt zu einem stillen oder lärmenden Kampf um die Beseitigung eines Symptoms, das auch diese – sicherlich gut gemeinten – Bemühungen nur verstärkt wird.

Die Erfahrung lehrt, daß diejenigen Kinder mit ihrer Schädigung am besten fertig werden, welche sich mit der unabänderlichen Tatsache ihrer Organminderwertigkeit abgefunden haben. Wenn aber dieser Schritt nicht von den Eltern vorgelebt worden ist, wird man nicht mit einer positiven Verarbeitung durch das Kind rechnen können [176].

Der pädagogische Ermessensspielraum zwischen der Über- und der Unterforderung eines körperbehinderten Kindes kann im Einzelfall vergleichsweise schmal sein. Die ärztliche Aufgabe wird darin liegen, den Eltern zu helfen, ihre Erwartungen in bezug auf die Leistungen und die Bildungsfähigkeit ihres Kindes auf ein realistisches Maß zu beziehen. Wenn von dem Kinde mehr erwartet wird als es leisten kann, führt der Druck der Eltern unvermeidlich zu Minderwertigkeitsgefühlen, Aggressionen und anderen Verhaltensstörungen. Fordert man dem Kind zu wenig ab, dann verharrt es in einer Abhängigkeit, die ein ganzes Leben andauern kann. Jeder Mangel an motorischer Betätigung führt zu sensomotorischen, unter Umständen auch intellektuellen Retardierungen. Es kommt auf diese Weise zu weiteren Defizienzen, die mit der ursprünglichen Schädigung nichts mehr zu tun haben.

Es kann kein Zweifel bestehen, daß gerade bei körperbehinderten Kindern mit Hilfe von Fachdisziplinen, die nicht unmittelbar mit dem jeweiligen Organ- oder Sinnesdefekt in Zusammenhang stehen, noch unzureichend entwickelt ist. Dazu gehören vor allem die Psychologie, Psychotherapie und Kinderpsychiatrie.

Gezielte psychotherapeutische Maßnahmen werden bei körperbehinderten Kindern seltener durchgeführt als dies eigentlich notwendig wäre. Hilber u. Biermann [25] berichten über die seelische Betreuung Schwerstgelähmter. Der Führung der Eltern körperbehinderter Kinder haben Ross und Sagi [193, 195] Studien gewidmet. Bei der zusätzlichen Erschwernis, qualifizierte Kindertherapeuten einsetzen zu können, wird die Hilfestellung durch die Eltern noch lange die einzige realistische Form einer Hilfestellung bleiben müssen.

Eine wichtige Rolle spielt dabei die Entmythologisierung der Erkrankung; nicht selten wird die Behinderung, die mit Schuldgefühlen einhergeht, in einer neurotischen Opferhaltung verarbeitet. Die Notwendigkeit einer Kooperation mit den Eltern ist aus kinderpsychiatrischer Sicht ebenfalls noch unzureichend erkannt und wissenschaftlich bearbeitet. Die Thesen von Ross u.a. [167, 193, 195] wurden noch nicht Allgemeingut unseres Fachgebietes.

1.2. Sehgeschädigtenpädagogik

Der Begriff „Sehschädigung", der hier Verwendung findet, umfaßt die gesamte Skala der verschiedenen Grade der Sehbehinderung bis zur Blindheit. Entsprechend umschließt der Oberbegriff „Sehgeschädigtenpädagogik" die Blinden- und Sehbehinderten-Pädagogik [37].

Weiterhin ist zu unterscheiden, zu welchem Zeitpunkt die Sinnesbehinderung eingesetzt hat: Geburtsblinde Kinder können mit später erblindeten nicht gleichgestellt werden. So wird es beim blind geborenen Kind in besonderem Maße darauf ankommen, die sensomotorischen und taktilen Reize zu intensivieren; dies geschieht am zweckmäßigsten durch eine gute Mutter-Kind-Beziehung. Hier treffen sich die Interessen der Heilpädagogen mit denen der Kinderpsychiater, denn Hospitalisationsschäden können gerade für diesen Personenkreis irreparable Folgen haben. Dabei ist daran zu erinnern, daß ein derartiger Sachverhalt nicht nur in Kliniken, Heimen und anderen Institutionen, sondern auch in Familien möglich ist. Es gilt weiterhin, neurotische Fehlhaltungen zu vermeiden, die sich in besonderer Weise bei diesem Behindertenkreis in Ersatzbefriedigungen wie Bohren in den Augen, um Lichtreflexe zu erzeugen, Jaktationen, Schaukelbewegungen usw. zu manifestieren pflegen.

Die Einschulung im Rahmen einer staatlichen Blindenschule ist für ein blindes Kind die Empfehlung der Wahl. Man wird sich darüber klar sein müssen, daß der Preis für das Erlernen der Blindenschrift und der weiteren technischen Hilfsmittel, die für die Beschulung von blinden Kindern entwickelt worden sind, die Trennung vom Elternhaus zu sein pflegt [162]. Leider hat der Aspekt heilpädagogischer Hilfe — wie bereits angedeutet — in den Blindenschulen noch nicht hinreichend Berücksichtigung gefunden. Es muß aber auch realistisch darauf hingewiesen werden, daß die Zahl der blinden Kinder, bezogen auf die Gesamtzahl aller schulpflichtigen Kinder, in der Bundesrepublik von SCHOMBURG mit 0,01% angegeben wird. In absoluten Zahlen: In der Bundesrepublik besuchten 1964 1696 Schüler im Alter vom 6. bis zum 18. Lebensjahr eine der 20 Blindenbildungsanstalten [37].

Sehbehinderte Kinder können nicht pauschal beurteilt werden. Von dem Ausmaß der Behinderung wird es abhängen, ob eine Hilfestellung besser im Rahmen einer sog. Normalklasse oder einer Sonderklasse für Sehbehinderte durchgeführt wird. Die Tendenz der Kinderpsychiatrie geht dahin, dem sehbehinderten Kinde durch Übungsbehandlungen ophthalmologische Hilfen und eine Psychagogik zu vermitteln, die den Verbleib in der Volksschule ermöglichen. Die Einrichtung von speziellen Sehbehinderten-Klassen ist ein Fortschritt, der leider bisher nur in Anlehnung an Blindenschulen existiert. Darüber hinaus gibt es selbständige Sehbehinderten-Schulen in großstädtischen Ballungsgebieten. Für weniger dicht besiedelte Gebiete ist leider immer noch die Internatsschule die einzige realisierbare Lösung.

Bei sehbehinderten Kindern sind nicht selten Schieloperationen von erheblicher psychologischer Bedeutung. Unabhängig von der Verbesserung der Sehleistung muß der kosmetische Effekt als Sonderproblem mitberücksichtigt werden; die psychologische Überwindung der zusätzlichen Körperbehinderung kann kaum unterschätzt werden. Wir sehen immer wieder Kinder, die die narzißtische Kränkung einer Schielstellung des Auges nicht oder nicht vollständig überwunden haben.

Weiterhin muß aus kinderpsychiatrischer Sicht wiederum auf die besondere Bedeutung der Früherfassung und der Bewegungserziehung hingewiesen werden. Diese Arbeit ist systematisch am besten in Sonderschulkindergärten zu leisten; dabei ist die gleichzeitige Führung der Eltern von größter Bedeutung.

Der Kinderpsychiater wird bei Grenz- und Sonderfällen — in Zusammenarbeit mit dem Ophthalmologen — zu der weiteren methodischen und didaktischen

Differenzierung Hilfestellung leisten können. Hier sind es vor allem die zusätzlich lernbehinderten Kinder, die nicht ausschließlich nach dem Prinzip der Primär- und Sekundärschädigung beurteilt werden sollten. Die optimale pädagogische Lösung wird — insbesondere auch im Hinblick auf die Schulform — jeweils neu zu finden sein.

1.3. Das hörbehinderte und taube Kind

Das Problem der Früherfassung und damit der optimalen therapeutischen Einwirkung stellt sich in der Heilpädagogik in besonderer Weise bei hörgeschädigten Kindern, da die Isolation in der ersten Lebensperiode eine ungewöhnlich schwere Beeinträchtigung darstellt. Es ist daher die Arbeit einer pädoaudiologischen Beratungsstelle mit einer angegliederten ambulanten Betreuung zur Früherfassung hörgeschädigter Kinder besonders wertvoll [42, 155]. Der Kinderpsychiater wird seine eigene Langstreckenbetreuung bei hörbehinderten Kindern durch die Zusammenarbeit mit qualifizierten Sonderschulpädagogen und den Eltern als optimale Betreuung in der Vorschulperiode ansehen. Mit der verfeinerten Diagnostik, wie sie die Einführung des Elektroencephalographen in die Audiometrie durch Bisalski und die psychologische Erfassung hörgeschädigter Kinder durch Frostig [91] darstellt, ist auch die gezielte Betreuung durch den Kinderpsychiater erleichtert. Man wird sich darüber klar sein müssen, daß bei den meist gleichzeitig bestehenden Sprachschwierigkeiten die Notwendigkeit einer mehrdimensionalen Therapie durch Logopäden, Psychagogen, Hals-Nasen-Ohren-Arzt und Kinderpsychiater besteht. Es gibt bereits einige Kliniken, in denen das Kind zur Diagnostik und Therapie gemeinsam mit der Mutter stationär aufgenommen wird. Die Beeinträchtigung durch die Fremdumgebung wird damit weitgehend ausgeschaltet, und die Aktivierung auch minimaler Hörreste durch eine apparative Versorgung ist in dieser Situation vergleichsweise günstig. Nicht selten sind auch psychologische Hilfestellungen notwendig, um den Widerstand des Kindes gegen eine Hörhilfe abzubauen. Das Kind sollte außerdem über die Motorik, die Modulation des Ausdrucks und die Sprache sowie durch kinästhetische Funktionen lernen, den Erlebnisraum zu erweitern. Hier ist insbesondere der Vibrationssinn in den Blickpunkt wissenschaftlichen Interesses gerückt [202].

Psychogene Erkrankungen bzw. Reaktionen bei hörgeschädigten Kindern sind sehr häufig; insbesondere ist die mißtrauisch-ängstliche Abwehrhaltung und Einstellung zu ihrer Umgebung für diese Gruppe Kinder typisch. Im verstärkten Maße gilt diese Aussage für taube und taubstumme Kinder, denen die akustische Kommunikation völlig verschlossen ist. Der Ausfall der auditiven Fähigkeiten wird — begünstigt durch eine uninformierte oder indolente Umgebung — zu zusätzlichen autistischen Mechanismen führen. Überhaupt herrscht der Eindruck vor, daß psychohygienische, insbesondere psychagogische Maßnahmen in der Gehörlosen- und Hörbehindertenpädagogik noch nicht hinreichende Würdigung erfahren haben [218].

1.4. Sprachbehindertenpädagogik

Die Sprachheilpädagogik ist ein Bereich der Sonderpädagogik, in welchem Sprachwissenschaftler, Phonetiker, Psychologe und Arzt geradezu zur Zusammenarbeit gezwungen werden, wenn die Therapie erfolgreich sein soll [126]. Mit Heese [110] klassifizieren wir die Sprachstörungen im engeren Sinne mit dem Ausbleiben der Sprachentwicklung in Stummheit, Hörstummheit (akustische Agnosie) und Hemmung der Sprachentwicklung bei gleichzeitiger Störung des Sprachaufbaues, wie sie als Agrammatismus und Dysgrammatismus bestehen. Der Sprachverlust wird als Aphasie oder Dysphasie bezeichnet.

Der Kinderpsychiater wird diesen Katalog als Ausdruck teilweise schwerer cerebraler Läsionen interpretieren. Auch bei diesen organisch gestörten Patienten wird man neben der eigentlichen logopädischen Therapie um diagnostische Abklärung, angemessene schulische Betreuung und um die Vermeidung sekundärer Neurotisierungen bemüht sein.

Bei den Redestörungen unterscheidet man — nach HEESE — die Störung des Redeflusses (Poltern), Stottern und Mutismus. Das Poltern wird durch Übungsbehandlung besonders im Sinne eines Verlangsamens des Sprachtempos anzugehen sein. Gleichzeitig wird man Übungen empfehlen, die zur Ausformung klarer Redekonzepte zwingen.

Das Stottern ist die verbreiteste Form der Redestörung und geht mit krampfartigen unkoordinierten Bewegungen des Sprechapparates einher. Die Therapie ist entsprechend der uneinheitlichen Ätiologie vielschichtig. Faßt man das Stottern psychogenetisch als neurotisches Symptom auf, wird eine Psychotherapie die Empfehlung der Wahl sein [70, 183, 238]. Die Erfolge sind vermutlich deswegen so unterschiedlich, weil nicht selten eine neurotische Sprachstörung unterstellt und eine systematische Suche nach organischen Ursachen der Störung unterlassen wird [17].

Für den Kinderpsychiater wird die enge Zusammenarbeit mit einer Stimm- und Sprachabteilung, bzw. die Einschaltung von Sprachheilklassen, -kursen und -heimen die Empfehlung der Wahl sein. Gelegentlich ist neben einer systematischen Ermutigung eine medikamentöse Unterstützung mit einem Tranquilizer anzuraten. Der Mutismus wird im allgemeinen als neurotisches Symptom aufgefaßt und einer psychagogischen, bzw. psychotherapeutischen Behandlung zugeführt.

Die besten Erfolge der Sprachbehindertenpädagogik zeigen ätiologiegerechte Behandlungsschemata, zu deren Verwirklichung der Kinderpsychiater Entscheidendes wird beitragen können.

1.5. Lernbehindertenpädagogik

Mit Prozentzahlen zwischen 4—10% innerhalb der Gesamtpopulation ist die Gruppe der lernbehinderten Kinder zweifelsfrei die größte unter allen Behindertengruppen [51]. Das sich daraus ergebende soziale Problem ist erheblich. Man kann heute nicht mehr davon ausgehen, daß in der Mehrzahl der Fälle ein einfacher, unkomplizierter, familiärer Schwachsinn ätiologisch führend ist [123, 130, 131]. Mit der Zunahme der Kinder, die auf Grund eines organischen Psychosyndroms auch an Intelligenzausfällen leiden, hat sich die soziale Struktur dieses Sonderschulsystems gewandelt. Die Methodik und Didaktik der Sonderschule für Lernbehinderte entspricht dieser Erkenntnis noch nicht [132].

Der erste heilpädagogische Ansatz präsumptiver Sonderschüler besteht in einer Früherfassung, zu der der Kinderpsychiater aufgerufen ist. Es kann keinem Zweifel unterliegen, daß die Mehrzahl der lernbehinderten Kinder immer noch zu spät erfaßt wird. Dabei kann das mehrfache Scheitern in der Volksschule nicht nur den Eltern angelastet werden. Es bestehen auch von seiten der Volksschullehrer noch Vorbehalte gegenüber der Sonderschule, und die Vermeidung einer Umschulung wird als pädagogisches Ziel angestrebt. Hier gilt es weiter aufklärend zu wirken [39].

Auch für den erfahrenen Kinderpsychiater ist die zweckmäßigste Schulform nicht in jedem Fall eindeutig zu bestimmen. Der Intelligenzquotient allein kann bei der Entscheidung nicht führend sein. Insbesondere wird man sich davor hüten müssen, gut angepaßte Kinder schulisch zu überschätzen. Auch Kinder mit einem organischen Psychosyndrom und mit einem entsprechend uneinheitlichen Entwicklungsrückstand werden häufig schulisch falsch eingeschätzt. Dabei ist daran zu erinnern, daß das lernbehinderte Kind in besonderer Weise neurotischen Fehlverhaltensweisen ausgeliefert ist, die durchaus therapeutisch, d.h., neurosenpsychologisch einzuordnen und auch so anzugehen sind [150, 176]. Chronische Überforderungen, auf die das lernbehinderte Kind mit mannigfaltigen Reaktionen — nicht selten Verwahrlosungserscheinungen — zu reagieren pflegt, bedürfen nicht selten keiner weiteren Therapie, weil die Umschulung in eine Sonderschule für Lernbehinderte andere Maßnahmen überflüssig macht. Überhaupt wird die Mehrzahl der therapeutischen Maßnahmen mehr heilpädagogisch und psychagogisch als kinderanalytisch orientiert sein. Der Grundsatz einer konsequenten und liebevollen Führung für diesen Personenkreis ist unumstritten. Therapie wird in der Mehrzahl der Fälle gleichzeitig eine Führung der Eltern bedeuten.

Lernbehinderte Kinder, die schwere Verhaltensstörungen aufweisen, wird man medikamentös behandeln, um die Soziabilität zu verbessern, wenn eine cerebrale Läsion vorliegt [137, 138]. Zu dieser Therapieform wird man um so leichter greifen, wenn auf diese Weise eine Ausschulung oder Einweisung in eine Heiminstitution überhaupt vermieden werden kann. Spezialheime, die gleichzeitig über eine Sonderschule verfügen, gehören zu den begehrtesten Heimplätzen schlechthin. Die Kader dieser Heimerzieher sollten mit Sorgfalt weiter ausgebaut werden.

1.6. Pädagogik beim geistig Behinderten

Es ist keine Übertreibung, wenn man feststellt, daß keine Behindertengruppe in einer so hoffnungslosen Lage bis zur Gründung der „Lebenshilfe für das geistig behinderte Kind e.V." war wie die Gruppe der Oligophrenen. Es gibt auf dem Gebiete privater Initiative und Fürsorge kaum eine Institution, die sich überzeugender mit ihren therapeutischen Zielen durchgesetzt hat. Die Hilfe beruht auf der Überlegung, daß diesem Personenkreis am wirkungsvollsten geholfen werden kann, wenn sich optimaler Schutz und Fürsorge durch die Familie mit gezielter ambulanter Betreuung durch Fachkräfte paaren. Die Akzente dieser Pädagogik lassen sich in einem heilpädagogischen Programm zusammenfassen, das nicht auf der Erlernung der Kulturtechnik, wohl aber auf der Entwicklung lebenspraktischer Bildbarkeit aufbaut [8, 75, 107, 149, 233]. Die alte psychiatrische Erkenntnis, daß der Imbezille — so die frühere Terminologie — mehr kann, als er weiß, wird in einem systematischen Training, das auf alle Bereiche der Sinnesphysiologie, der Sprache, der Motorik, der sozialen Anpassung usw. ausgedehnt ist, ausgenutzt.

Diese Hilfe orientiert sich an einem System, das den Anspruch auf die Bezeichnung „Lebenshilfe" zu Recht hat: Früherfassung im Sonderkindergarten, Förderung in der staatlichen Sonderschule für geistig Behinderte, Übernahme in die Beschützende Werkstatt und endlich Versorgung in einem Wohnheim, wenn die eigene Familie den geistig Behinderten — z.B. nach dem Tode der Eltern — nicht mehr betreuen kann.

Die Aussöhnung der Eltern mit diesem ihrem Schicksal, die sinnvolle Aktivierung ihrer Mithilfe und die ständige Förderung durch Einzelgespräche, Elternabende, Versammlungen und Periodica erzeugen das positive Gefühl, einer Gemeinschaft anzugehören, die den Initiatoren dieser Vereinigung für die optimale Entwicklung der Kinder unerläßlich erscheint. Die Soziotherapie der Oligophrenen ist ausführlich in diesem Band von SPECHT bearbeitet. Einzelheiten können hier nachgelesen werden.

Auch die pharmakopsychiatrische Hilfestellung für diesen Personenkreis ist in den letzten Jahren erheblich verbessert worden [158, 182].

Der Kinderpsychiater sollte dazu beitragen, daß das Netz der Ortsvereinigungen der „Lebenshilfe“ immer dichter wird. Die Einrichtungen der „Lebenshilfe“ werden sich der Mithilfe eines Kinderpsychiaters als eines ständigen Mitarbeiters in dieser ebenso beispielhaften wie erfolgreichen Organisation versichern.

Zusammenschlüsse von Eltern und Freunden geistig Behinderter bestehen z.Z. in etwa 50 Ländern der Welt. Sie haben sich in der Internationalen Liga von Vereinigungen zugunsten geistig Behinderter zusammengeschlossen. Auf internationaler Ebene hat sich eine wissenschaftliche Gesellschaft: The International Association for the Scientific Study of Mental Deficiency gebildet. Besonders erfolgreich sind die holländischen, englischen, skandinavischen, französischen und kanadischen Gruppen. Die deutsche Vereinigung ist die größte europäische und die zweitgrößte der Welt.

1.7. Mehrfachbehindertenpädagogik

Ein besonders vielschichtiges Problem stellt die Behandlung und Betreuung mehrfachgeschädigter Kinder und Jugendlicher dar. Für diese Gruppe gilt besonders der Hinweis, daß bereits die Diagnostik therapeutische Funktion hat. Die schwierige Früherfassung eines zusätzlichen Hörschadens, z.B. bei einem Dysmelie-Kind, wird auch bei der Bewältigung der Körperbehinderung hilfreich sein. Einzelnen Sondergruppen hat man schon früh Aufmerksamkeit geschenkt. Das extremste Beispiel einer Mehrfachbehinderung stellen blind-taube Dysmelie-Kinder dar, die unter anderem mit der Vibrationsmethode einen Zugang zur Welt erfahren [202]. Die spezielle Förderung dieser oder anderer Behindertengruppen ist die Bereitstellung qualifizierter Pädagogen und Institutionen; bei schwereren Formen ist eine Heimeinweisung nicht zu umgehen. Die Hilfestellung des Kinderpsychiaters bei diesen Mehrfachbehinderten wird vielfach in der Bemühung gipfeln, die Aufnahme in derartige Spezialinstitutionen zu erreichen, denn leider ist seine unmittelbare Zusammenarbeit in diesen Teams noch Ausnahme.

Häufig stellt sich in diesem Zusammenhang die nicht leicht zu entscheidende Frage, welche Schädigung innerhalb der Mehrfachbehinderung führend ist: Ist ein blindes, geistig-behindertes Mädchen besser in der „Lebenshilfe“ oder in einer Blindenschule untergebracht? Die Fragestellung setzt immer voraus, daß Institutionen auf die Aufnahme derartiger Spezialfälle überhaupt eingestellt und ausbildungsmäßig vorbereitet sind. Die Differenzierung bestehender Institutionen und die Bereitschaft, Spezialabteilungen anzugliedern, sollte für mehrfachbehinderte Kinder gefördert werden. Es kann aber auch nicht übersehen werden, daß die Zahl der mehrfachbehinderten Kinder mit größerer diagnostischer Differenzierung in spezielle Behindertengruppen kleiner wird, so daß die institutionelle Erfassung und Versorgung an geographische und finanzielle Grenzen stößt.

Auch in weniger ausgeprägten Fällen wird die Entscheidung nicht leichter: Bei hör- und sprachgeschädigten Kindern pflegen Intelligenzdefekte insbesondere dann aufzutreten, wenn sich ätiologische Hinweise auf eine cerebrale Läsion ergeben. Die Aufgabe des Kinderpsychiaters sollte es ein, den Einsatz der verschiedenen Institutionen im Einzelfalle optimal zu koordinieren. Er sollte in diesem Sinne bei der Errichtung weiterer Spezialeinrichtungen, wie Spastikerzentren, Schulkindergärten, Sehschwachen- und Gehörlosen-Schulen, Child-Guidance-Clinics usw. Hilfestellung leisten, und auch darauf hinweisen, daß ein vergleichsweise hoher Prozentrang der Kinder, die diese Spezialeinrichtung besuchen sollen, präsumptive Sonderschüler sein werden. Die Zusammenarbeit mit der Sonderschule für Lernbehinderte stellt sich daher für nahezu alle Behindertengruppen. Der weitere Ausbau kinderpsychiatrischer Dienste kann unter diesen Umständen nicht nachhaltig genug gefordert werden[1].

2. Psychotherapie

2.1. Analytische Psychotherapie

Kinderpsychotherapie — präziser: analytische Kinderpsychotherapie — ist als Behandlungsmethode von pragmatischen Anwendungsformen im Kindes- und Jugendalter zu trennen.

Unter Kinderpsychotherapie im engeren Sinne versteht man die Behandlung kindlicher Verhaltens- und Befindensstörung, psychosomatischer Erkrankungen einschließlich der Therapie psychisch überlagerter organischer Erkrankungen im Kindesalter mit Mitteln seelischer Beeinflussung. Es handelt sich um eine spezielle Variation der Psychoanalyse in ihrer besonderen Anwendung auf Kinder und Jugendliche, wie sie historisch in den letzten 50 Jahren entwickelt worden ist [83, 85—87, 118, 207]. Im Gegensatz zu den mehr auf Symptombeeinflussung, bzw. -beseitigung und Soziabilität angelegten pragmatischen Verfahren, von denen noch zu sprechen sein wird, strebt die analytische Kindertherapie eine Strukturänderung im Sinne einer Ich-Entwicklung mit dem Ziel einer Bewährung auch in einer gestörten Umwelt an [57, 60, 78, 81, 82, 84, 104, 113, 156, 191, 213, 251].

Beim Kind fehlen die Voraussetzungen, die zum klassischen Bestand der analytischen Arbeit mit Erwachsenen zählen: Leidensdruck, Krankheitseinsicht, Wille zur Gesundung und das Bedürfnis zu einer Behandlung. Die Problematik erinnert an die Psychotherapie bei Psychosen. Es wurden daher Modifizierungen der Technik notwendig, die wiederum eine Überprüfung der theoretischen Vorstellungen erzwangen.

Klassische Formen der Kindertherapie — von der „Direktmethode“ Melanie Kleins abgesehen [133—135] — werden durch das Spiel geprägt. Auch ältere neurotische Kinder sind in der Mehrzahl so weit regrediert, daß sie über das Spielgeschehen ansprechbar sind. Über diesen Weg erfolgt der Zugang zur kindlichen Erlebniswelt und der Abbau neurotischer Abwehrmechanismen. Mit der Möglichkeit eines spielerischen Ausagierens weist das neurotisch gestörte Kind nicht nur auf die eigenen Konfliktspannungen hin, sondern es kommt auch zu einer Lösung des Verdrängungsdruckes. Diese vollzieht sich am Beginn der Behandlung häufig in aggressiven Durchbrüchen. Das Kind lernt aber durch die Orientierung am Leitbild des Therapeuten das Urmißtrauen — nach Erikson [68] zu überwinden, wenn es zu einer Übertragungsbeziehung kommt. Das besondere Problem der Kindertherapie liegt in der Schwierigkeit, eine antriebsfreundliche Grundhaltung mit einer Einstellung zu koppeln, die dem Kind keinen Zweifel an der Tatsache läßt, daß es sich auch im Rahmen einer Therapie in Grenzen bewegt, die nicht überschritten werden können. Gerade die Bedeutung der Steuerungsfaktoren ist in den ersten Jahrzehnten der Kindertherapie nicht immer

1 Die Therapie der Lese-Rechtschreibschwäche besteht, wie auch bei anderen funktionellen Hirnleistungsschwächen bzw. Werkzeugstörungen, in einer jahrelangen Übungsbehandlung. In schweren Fällen wird die Eingliederung in sog. Legasthenikerklassen, die in größeren Städten eingerichtet worden sind, hilfreich sein [129]. Die Systematik dieser schulpsychologischen Hilfen erscheint noch unzureichend entwickelt. Der Abbau neurotischer Mechanismen und sozialpsychiatrischer Auswirkungen erfolgt nach psychotherapeutischen Gesichtspunkten und ist häufig vergleichsweise schnell erfolgreich. Bereits die Information über die Ursache der Störung bringt für den Legastheniker und seine Umgebung eine deutliche Entlastung [254]. Eine Einführung in die Problematik der Lese-Rechtschreibschwäche einschließlich therapeutischer Aspekte bringen Hallgren, Linder, Weinschenk [102, 154, 254]. (Während der Drucklegung erschienen: Klasen, Edith: Das Syndrom der Cyasthenie. Bern: Huber 1970).

genügend beachtet worden. Das Kind wird im anderen Falle unnötig mit Angst- und Schuldgefühlen belastet, die sich insbesondere dann steigern, wenn die Integrität des Therapeuten tangiert wird [20, 23].

Es hat sich in der Kindertherapie im wesentlichen die Auffassung durchgesetzt, daß Deutungen [59, 100] entbehrt werden können, da die Behandlungsform des Spiels das Kind direkt anspricht [43, 155, 196, 258]. Spieltherapie ist allerdings weniger eine Therapie durch das Spiel, als vielmehr eine Therapie zum richtigen Spiel. Das neurotische Kind ist nicht — oder noch nicht — spielfähig und wird erst in der Bergung der therapeutischen Situation dazu fähig, wenn es sich angenommen und verstanden fühlt. Als Bweis dafür, daß die Bewußtmachung in der Kinderpsychotherapie keine, oder doch eine untergeordnete Rolle spielt, können die Spontanheilungen kindlicher Neurosen dienen, wie sie von A. Freud [83] beschrieben wurden: Es kommt zu Heilungsvorgängen durch die Änderung der erzieherischen Situation, Verlagerung des psychischen Konflikts, Entwicklungsschübe usw.

Das Spielgeschehen entfaltet auf dem Hintergrund einer positiven Übertragung selbst eine heilende Wirkung; dabei ist allerdings unerläßlich, daß sich das Kind von dem Therapeuten verstanden fühlt und daß die symbolische Form der Bewältigung von Konflikten von ihm ernst genommen wird [56, 147, 209, 225, 255, 256]. Das Kind erlebt die Übernahme von Aufgabe und Verantwortung befreiend und wird zunehmend mehr bereit sein, sich in den häuslichen und schulischen Aufgabenkreis einordnen zu lassen.

Dabei sei daran erinnert, daß die neurotische Symptomatik im Kindesalter seltener durch Aktualtraumen als vielmehr durch pathogene Haltungen der Umgebung ausgelöst wird [60, 108]. Der Kindertherapeut wird daher der neurotischen Fehlhaltung der Eltern schon bei der Indikationsstellung größte Aufmerksamkeit zuwenden [22, 188]. Das Kind soll die Entwicklungsphasen, die — aus welchem Grund auch immer — gestört waren, noch einmal emotional und lustvoll nacherleben. Dabei ist in vielen Fällen die Regression bis in die frühe orale Phase nötig. Neben der positiven Bewältigung des Antriebserlebens in den einzelnen Phasen kindlichen Erlebens ist die Herstellung einer vertrauensvollen Mutter-Kind-Beziehung die entscheidende Voraussetzung für das Eintreten in die nächste Reifungs- und Entwicklungsphase [44—46, 223, 258]. Dabei spielt in der analen Phase in der Therapie das Schmieren, Tonen, Plastizieren und Fingermalen eine entscheidende Rolle, in der das Kind — ohne Verbote oder moralisierende Vorwurfshaltung — sich ganz regredierend hingeben kann [185]. Entsprechendes gilt für motorische, captative, urethrale, sexuelle und aggressive Impulse, um die wichtigsten Antriebsgebiete anzudeuten [109, 213].

Mit der zunehmenden Realitätsanpassung in der Latenzphase und Pubertät wird die reine Spielbehandlung gegenüber einer modifizierten Form für Jugendliche und Adoleszenten zu variieren sein. Es ist die schwierigste Phase für die Psychotherapie überhaupt [1, 67, 136, 144].

In der Analyse mit Kindern und Jugendlichen geht es vor allem um die Bereiche kindlichen Erlebens, die unter primärer Verdrängung stehen, die mit anderen Worten präverbaler Art sind. Diese Elemente haben nie einen Bestandteil des bewußten Ich gebildet und können daher nicht im eigentlichen Sinne erinnert, sondern nur in der Übertragungsneurose wieder erlebt werden. Hier wird auch das analytische Gespräch neben vielfältigen gemeinsamen Aktivitäten — vom Basteln und Werken bis zum gemeinsamen Besuch einer Veranstaltung usw. — zunehmend an Bedeutung gewinnen [60]. Erikson [68] hat auf die besondere Problematik dieser Altersphasen hingewiesen und mit den Termini „Identitätskrisen" und „Identitätsdiffusion" beschrieben. Eine besondere Problematik ergibt sich, wenn kein Triebverzicht geleistet werden kann und die Symptomatik so in einer Verwahrlosung einmündet oder umschlägt. Auf die spezielle Technik der therapeutischen Bemühungen um diesen Personenkreis kann an dieser Stelle nicht näher eingegangen werden [13, 21, 33].

Es wird gleichzeitig ein weiterer Aspekt der Psychotherapie im Kindes- und Jugendalter aufgezeigt, der das Instrument der Kinderanalyse so besonders variantenreich erscheinen läßt. Es gilt immer zu realisieren, daß ambivalent eingestellte Eltern und Beziehungspersonen existieren, die informations- und korrektur-, nicht selten auch therapiebedürftig und -willig sind [31, 34, 48]. Wenn man sich an die verschiedenen Altersstufen und die Variationen der Technik erinnert und weiter, daß ein nicht geringer Teil der psychotherapeutischen Arbeit in Spezialinstitutionen und in Einzel- und Gruppentherapie geleistet wird, dann ist damit der Fächer der Möglichkeiten angedeutet [26, 35, 80, 88, 89, 119, 198, 205, 206, 212, 214, 215, 249].

Es gibt außerdem familiäre Konstellationen —, z. B. bei sehr kleinen Kindern oder therapieunwilligen Jugendlichen — in denen man sich auf die Behandlung bzw. Einflußnahme durch die Mutter oder andere Beziehungspersonen beschränken muß [54, 115].

Die Behandlung psychotischer Kinder bedarf spezieller Erfahrungen [14, 65], wenn ausschließlich oder überwiegend psychotherapeutische Maßnahmen eingeleitet werden sollen. Erfahrungen liegen überwiegend aus dem amerikanischen Sprachraum vor [15, 16, 64, 65, 98]. Zur Zeit pflegt in unseren Kliniken bei diesem Personenkreis eine neurologische Behandlung eingeleitet zu werden, die durch psychotherapeutische Sitzungen im Sinne einer doppelgleisigen Therapie komplettiert wird. Es wird in diesem Zusammenhang auf den Beitrag von Bosch über die „endogenen Psychosen im Kindesalter“ verwiesen.

Besondere Erfahrungen über psychosomatische Erkrankungen, die nicht selten wegen ihres lebensbedrohlichen Charakters in die Klinik eingewiesen werden müssen [167, 243, 245], liegen vor allem über die *Anorexia nervosa* [76, 79], *Colitis ulcerosa* [216], das *Asthma bronchiale* [217] und die Fettsucht [49, 174] vor [30, 36, 101, 124, 128, 181, 208]. Die Herausstellung dieser speziellen Behandlungsformen erfolgt unbeschadet der Tatsache, daß die Zahl der zur Verfügung stehenden Kindertherapeuten bzw. psychotherapeutischen Institutionen in evidenter Diskrepanz zu dem Bedürfnis nach einer derartigen qualifizierten Therapie steht [226]. Ein besonderes methodisches Vorgehen für jugendliche Patienten wird von Dührssen [59], Schwidder [196], Bruch [48] u.a. gefordert. Diese Auffassung entspricht den von Kanner herausgestellten Entwicklungsphasen. Die praktische Verwirklichung würde die Einrichtung von klinischen Stationen für Adoleszenten bedeuten, die bei der Altersverteilung der Patienten des Kinder- und Jugendpsychiaters unumgänglich erscheint, aber bisher kaum realisiert worden ist.

Es soll auch nicht unerwähnt bleiben, daß der weitaus überwiegende Teil der Kinderpsychotherapie von nichtärztlichen Therapeuten geleistet werden muß [28, 145]. In der Bundesrepublik hat sich der Berufsstand der Psychagogen etabliert. Es handelt sich um einen Personenkreis, der überwiegend aus der Sozialarbeit kommt und durch eine sechssemestrige Ausbildung mit Vorlesungen, Seminaren, Kontrollen und einer Lehranalyse auf die Behandlung von neurotisch gestörten Kindern vorbereitet wird. Die Zusammenarbeit mit Praxis und Klinik hat sich in den letzten beiden Jahrzehnten bewährt [180].

2.2. Pragmatische Verfahren

Während die tiefenpsychologisch orientierte Kinderpsychotherapie dem speziell ausgebildeten Kindertherapeuten vorbehalten ist, haben sich die pragmatisch-organismischen Verfahren der Psychotherapie (Suggestion, Hypnose, autogenes Training, ärztliche Erziehungsberatung u.a.) ohne neurosenpsychologische Konzepte entwickelt und vielfach in der täglichen Praxis bewährt [58, 139, 203]. Gleichwohl wird von dem praktischen Arzt, dem Pädiater und anderen ärztlichen Gruppen, die sich mit psychosomatischen und seelischen Erkrankungen im Kindesalter befassen, erwartet, daß psychologische Grundkenntnisse vorhanden sind, oder man sich um deren Aneignung bemüht [55].

Die Suggestiv-Therapie ist in der Klinik als Placebo-Behandlung immer von Bedeutung geblieben und in den dreißiger Jahren von HAMBURGER [103] systematisiert worden. In der Ambulanz wird häufig über die Mütter diese Therapie zur Anwendung gebracht; die Gefahr liegt vor allem darin, daß intelligente Kinder sich getäuscht fühlen und das Vertrauen der Kinder erschüttert werden kann.

Hypnose und autogenes Training gelten als klassische pragmatische, d.h. zudeckende Verfahren, und sie werden häufig im Sinne einer Umschaltung bedingter Reflexe bei Verhaltens- und Befindensstörungen eingesetzt. Es läßt sich schwer übersehen, wie verbreitet diese Verfahren in der Praxis sind, da Publikationen weitgehend fehlen.

Im Sinne des Gruppentrainings werden das „katathyme Bilderleben" — Symboldrama — von LEUNER [151] mit Kindern und Jugendlichen praktiziert. Ergänzend seien noch die Musiktherapie [242], Rhythmikgruppen [73] und die Atementspannungstherapie sowie die Bewegungstherapie [90, 92] genannt.

Die Kombination der verschiedensten Methoden ist als mehrdimensionale Therapie — analog der mehrdimensionalen Diagnostik von KRETSCHMER — bekannt [141, 142, 246]. ROGERS u. Mitarb. [192] haben auf der Grundlage lerntheoretischer Vorstellungen in den fünfziger Jahren Konzepte entwickelt, die als Clinient-centered-therapy (Gesprächspsychotherapie) bekannt geworden sind. Die theoretischen Vorstellungen der Psychoanalyse werden als nicht vertretbar angesehen, und als ökonomischer Ersatz wird diese Kurztherapie in Deutschland besonders von TAUSCH [240, 241] propagiert. Seit zirka 10 Jahren wird — ebenfalls unter Anwendung lerntheoretischer Prinzipien — Verhaltenstherapie betrieben, die in der Gründung einer Gesellschaft zur Förderung der Verhaltenstherapie institutionellen Ausdruck gefunden hat. Die Bezeichnung „Verhaltenstherapie" ist wohl auf das Bedürfnis zurückzuführen, sich von der Psychotherapie abzugrenzen und die Abstammung vom Behaviourismus hervorzuheben. Als Grundmethode wird das operante Konditionieren nach SKINNER [211] — ausgehend von den klassischen Pawlowschen Versuchen — angesehen. Erst infolge von Verstärkung (Reinforcement) bilden sich Gesetzmäßigkeiten heraus, die dann das gelernte neurotische Symptom repräsentieren. Die Therapie besteht in einem systematischen Abbau der Angsthierarchie nach entsprechender Symptomanalyse. Diese Reduktion erfolgte mit Hilfe von sog. Desensibilisierungen in etwa 15—20 Sitzungen [252, 253].

FERSTNER u. MEYER [71] setzten die Skinnerschen Theorien in die Praxis um und versuchten mit der Methode des operanten Konditionierens das Verhalten autistischer Kinder zu beeinflussen. Seitdem sind die verhaltenstherapeutischen Prinzipien zur Veränderung einer Vielzahl unterschiedlicher Verhaltensweisen angewandt worden (hysterische Verhaltensmuster, *Anorexia nervosa*, Stottern, Lern- und Arbeits- sowie Konzentrationsstörungen). Eine Übersicht geben die Sammelbände von KRASSNER u. ULLMANN [141] für die amerikanischen Verhältnisse. Im deutschsprachigen Raum orientieren BERGOLD, DUHM und GOTTWALD [18, 63, 95] über erste Erfahrungen, die sich vorwiegend auf retardierte und schwachsinnige Kinder, Stotterer und Lerngestörte beziehen. Die Therapie ist hier als systematische Methode noch wenig differenziert, und es wird abzuwarten sein, welche Dauererfolge sie vorweisen kann.

3. Psychopharmakologie

Es kann kein Zweifel daran bestehen, daß für die Kinder- und Jugendpsychiatrie — verglichen mit der medikamentösen Therapie der Erwachsenen in der Psychiatrie — die Einführung der Psychopharmaka bescheidenere Bedeutung gewonnen hat. Gleichwohl ist in den letzten 10 Jahren die Rezeptur eines psychotropen Medikaments zu einer immer größeren Selbstverständlichkeit geworden [47, 72, 159, 237].

3.1. Tranquilizer

Es gibt Psychopharmaka, die nicht narkotisch und nur wenig oder gar nicht hypnogen, wohl aber sedierend wirken: die Tranquilizer. Daher sollte der alte Begriff „Sedativa" nicht mehr gebraucht werden [94].

Diese zentral dämpfenden Substanzen — vor allem die Meprobamate[2], Benzodiazepene[3] und Diphenylmethanderivate[4] wirken entängstigend und entspannend [140, 229]. Die „reinen" Tranquilizer sind von den Präparaten zu unterscheiden, die als eigentliche Neuroleptika unterhalb ihrer Schwellenwirkung eingesetzt werden und dann eine Tranquilizer-Wirkung zeigen.

Aus der Sicht des Kinderpsychiaters stehen Verhaltens- und Befindensstörungen bei der Psychopharmakotherapie im Vordergrund; auch Begleiterscheinungen von psychosomatischen Symptomen, psychopathische Verhaltensmuster, neurotische Störungen werden — entsprechend der therapeutischen Breite dieser chemischen Körper — angegangen [237]. Die entängstigende und entspannende Wirkung der Benzodiazepene[3] und der Diphenylmethanderivate[4] wird in der Pädopsychiatrie ausgenutzt [148, 239].

Die Rezeptur von Tranquilizern im Kindesalter ist umstritten, weil sie z.B. dazu führen, daß physiologische Reifungsphasen medikamentös beeinflußt werden, obwohl eigentlich ein verständnisvolles Eingehen auf das Kind im Sinne einer Psychagogik nötig wäre.

LUTZ u.a. halten die Anwendung dieser Psychopharmakotherapie für bedenklich, weil sie früh die Tendenz, seelische Konflikte, Unlustgefühle und Spannungszustände chemisch abzuwürgen, anstatt sich mit ihnen auseinanderzusetzen, fördert [159, 160, 184]. HARBAUER hat mit Recht daraufhin gewiesen, daß Ärzte, die schulschwierige Kinder anstatt mit Pädagogik mit chemischen Präparaten behandeln, bzw. die nicht die Zeit oder die Fähigkeit besitzen, psychotherapeutisch mit diesen Kindern zu arbeiten, hieraus die Konsequenzen einer Überweisung an geeignetere Behandler ziehen sollten [105].

Die Häufigkeit von Klagen über Schlafstörungen steht in einer gewissen Diskrepanz zu echten Schlaf-Wach-Rhythmusstörungen. In der Mehrzahl der Fälle sind habituelle Gewohnheiten und psychische Fehlhaltungen unschwer herauszuarbeiten. Ein Schlafdefizit des Kindes wird häufig voreilig unterstellt. Um reflexhaft eingefahrene Wirkungsmechanismen zu unterbrechen, kann die Anwendung von Einschlafmitteln bzw. Kombinationspräparaten hilfreich sein. Im Vordergrund sollte die psychotherapeutische Bemühung stehen, Belastungssituationen, die den Schlaf stören oder das Einschlafen verhindern, zu bearbeiten.

2 Cypron, Miltaun, Aneural o.ä.
3 Librium, Valium.
4 Atarax.

Gelegentlich ist eine doppelgleisige Therapie indiziert und ärztlich gut vertretbar: Als Begleitmedikation bei einer Psychotherapie oder bei primär organisch geschädigten Fällen, die sowohl psychagogisch geführt als auch medikamentös gestützt werden müssen [197].

Zu den Benzodiazepenen ist zu ergänzen, daß Valium eine muskelrelaxierende und antikonvulsive Wirkung hat, die das Präparat unter anderem auch bei spastisch geschädigten Kindern empfehlenswert macht [99].

3.2. Neuroleptika

Die Wirkung von Neuroleptika kann mit einer Herabsetzung des zentralnervösen Grundtonus, d.h. des Antriebs, der Spontaneität und der Stimmung umschrieben werden. Die Bewußtseinshelligkeit wird dabei nicht wesentlich beeinträchtigt; Angst-, Erregungs- und Spannungszustände werden gedämpft. Die Neuroleptika beeinflussen psychotische Erlebnisproduktionen wie Wahnideen und Halluzinationen ebenso wie katatone Zustände und Denkstörungen [99]. Gleichzeitig bedingen die Neuroleptika Veränderungen vegetativer Symptome (Hypotonie, Tachykardie, Trockenheit der Schleimhäute usw.). Diese unerwünschten Nebenwirkungen können durch hyperkinetische Syndrome, paroxysmale Dyskinesien, Schauanfälle, ataktische Bilder und gelegentlich Verwirrtheitszustände kompliziert werden. Insbesondere bei Überdosierungen sind die hervorgerufenen Zustände schmerzhafter, störender und dramatischer als die Krankheitszustände, deretwegen sie verordnet werden. Diese eindrucksvollen Nebenwirkungen werden von den Kindern sehr angstbesetzt erlebt; es handelt sich überwiegend um Sensationen im Mund- und Schlundbereich, die mit Schnauzkrämpfen, Trismus der Kaumuskulatur usw. einhergehen. HARBAUER glaubt beobachtet zu haben, daß gerade bei niedriger Dosierung diese Symptome auftreten und durch ansteigende Dosen ausgeschaltet werden können [105].

Die Erweiterung der therapeutischen Möglichkeiten in der ambulanten kinderpsychiatrischen Sprechstunde durch Neuroleptica ist gerechtfertigt, wenn man sich gleichzeitig darüber im klaren ist, daß die Medikation, die erfahrungsgemäß zu einer verbesserten Anpassung an die Umgebung und größerer pädagogischer Aufgeschlossenheit führt, nur symptomatisch ist [190].

Je nach der neuroleptischen Potenz eines Präparates unterscheiden wir Wirkungen, die eine gleitende Skala von schwach bis sehr stark bilden. Der Einfluß auf die vegetativen Symptome einschließlich der hypnagogen Wirkung nimmt ab; die Bereitschaft zu motorischen und extrapyramidalen Symptomen dagegen zu. Zu der ersten Gruppe mit schwacher bis mittelstarker Wirkung gehört das Thioridazin[5], das sich in der kinderpsychiatrischen Ambulanz gut bewährt hat [161, 172].

Erfahrungen für die Pädopsychiatrie liegen mit dem Dipiperon bisher nicht vor. Wir selbst haben mit einer noch nicht im Handel befindlichen Saftapplikation insbesondere bei diskreten frühkindlichen Hirnschäden bemerkenswerte Ergebnisse gesehen [178].

In die Gruppe der schwach bis mittelschwach wirkenden Neuroleptica gehören auch die Thiaxanthene[6], die wegen ihres guten antipsychotischen Effektes bevorzugt werden. Truxal wirkt außerdem rasch, sicher und mit so geringen Nebenwirkungen, daß es zum Mittel der Wahl bei akuten Erregungszuständen z.B. erethischer und hirngeschädigter Kinder geworden ist [96].

5 Melleril.
6 Truxal, Taractan.

Die Phenothiazine Neurocil und Megaphen sind in ihrer praktischen Bedeutung in den letzten Jahren etwas zurückgetreten.

Unter den mittelstark potenten Neuroleptica ist in der Kinderpsychiatrie das Periciazin[7] besonders bei schweren Verhaltensstörungen cerebral-geschädigter Kinder bekannt geworden. Gelegentlich kommt es zu störenden vegetativen Nebensymptomen (Kreislauf, Müdigkeit, Akkomodationsstörungen o.ä.). Die neuroleptische Potenz dieses Präparates ist gegenüber dem Chlorpromazin[8] verfünffacht.

Zu den stark wirksamen Neuroleptica gehört neben den Perphenazinen[9] die Gruppe der Rauwolfia-[10]Alkaloide und die zuletzt entdeckte Gruppe der Butyrophenone[11].

Für die Rauwolfia-Präparate hat sich in der Kinderpsychiatrie kein besonderes Indikationsgebiet herauskristallisiert; wegen des gefürchteten Parkinson-Syndroms ist man zurückhaltend.

Die Butyrophenone haben sich dagegen besonders in der Kinderpsychiatrie als wirksam erwiesen. Neben dem kindlichen Autismus findet Haloperidol bei produktiven Wahnsystemen, parnoischen Reaktionen und optischen und akustischen Halluzinationen Anwendung [120].

Über Erfahrungen in der neuroleptischen Behandlung polyphäner Tic-Erkrankungen — einschließlich der Tourette-Krankheit — bei Kindern und Jugendlichen berichten Fiedler u. Bannes [74] und Kelman [127]. Empirisch hat sich immer wieder bestätigt, daß die neuroleptische Dosis, die von Kindern und Jugendlichen vertragen wird, wider Erwarten hoch liegt und an die Erwachsenen-Dosis heranreicht. Eine Erklärung für dieses Phänomen gibt es bisher nicht.

3.3. Antidepressiva

Diese Medikamentengruppe ist besonders auf die Erwachsenenpsychiatrie zugeschnitten, da im Kindes- und Jugendalter endogene depressive Verstimmungen ungewöhnlich seltene Zustandsbilder sind [9]. Depressive Verstimmungszustände im Kindes- und Jugendalter werden überwiegend mit Imipramin-Präparaten[12] neuerdings mit dem sehr wirkungsvollen Clomipramin[13] behandelt. Amitryptilin[14] wird vom Kinderpsychiater noch wegen seiner Nebenwirkungen auf die Blasenfunktionen bei therapieresistenten Enuretikern angesetzt [228]. Bei der Seltenheit der Diagnose von manisch-depressiven Erkrankungen im Kindes- und Jugendalter erscheint es verständlich, daß noch keine therapeutischen Erfahrungen mit Lithium [199] vorliegen.

3.4. Psychostimulantien

Als letzte Gruppe der psychotropen Substanzen sind die Psychostimulantien zu nennen, die sich im Hinblick auf ihren Wirkungsmechanismus unterscheiden:

1. Chemische Körper, die nicht unmittelbar anregend wirken, sondern mittelbar über eine metabolische Regulationswirkung auf den Gehirnstoffwechsel, z.B. eine Hirnleistungsschwäche günstig beeinflussen.

---

7 Aolept.
8 Megaphen.
9 Decentan.
10 Sedaraupin, Serpasil.
11 Haloperidol, Triperidol.
12 Tofranil.
13 Anafranil.
14 Tryptizol.

2. Unmittelbar anregende Stoffe, die besonders die Gefahr von Mißbrauch und Sucht in sich bergen.

3. Medikamente, mit leicht psychostimulierender Wirkung, denen z.T. auch metabolische Effekte zugesprochen werden.

Bei der Wirkgruppe 1 ist besonders das Pyrithioxin[15], das dem Vitamin B 6 nahesteht, zu nennen.

BLECKMANN, BÖNISCH, PELZ, NEU u.a. [38, 41, 114, 179, 184, 247] haben über kinderpsychiatrische Erfahrungen bei cerebralgeschädigten Kindern berichtet. OKOH [182] hat im Doppelblindversuch bei geistigbehinderten Kindern einen deutlich stimulierenden Effekt feststellen können. Es kam zu einer echten Leistungssteigerung in der Schule und in der Beschützenden Werkstatt sowie zu einer größeren Vigilität. Der Intelligenzquotient selbst unterschied sich vor und nach dem Versuch nicht von den Ergebnissen in den Kontrollgruppen.

Die Wirkgruppe 2 ist besonders durch die Weckamine[16] gekennzeichnet, die nur im Ausnahmefall bei Kindern angewendet werden. Als Indikationsgebiet kommen für Kinder und Jugendliche schwerere Antriebsstörungen, Torpidität und Inaktivität von Störwert in Frage, wie sie unter anderem bei Oligophrenen zu finden sind. Wegen des suchtmäßigen Mißbrauchs ist besonders bei Jugendlichen große Vorsicht geboten.

Bei der Wirkgruppe 3 handelt es sich um Sympathicomimetica[17] mit nur leicht stimulierender Wirkung.

Um die Glutaminsäure, die ebenfalls zu dieser Gruppe gehört und an die vor 15—20 Jahren große Hoffnungen geknüpft wurden, ist es wieder still geworden [93]. Diese Aussage gilt auch für die Cellulartherapie [170]. Auch die Behandlung mit Frisch- und Trockenzellen, von SCHMID und STEIN zit. bei WUNDERLICH [254] 1963 monographisch dargestellt, hat die Erwartungen nicht erfüllt. Die Cellulartherapie ist in ihrer Wirkung umstritten [254]; die Anhänger dieser finanziell vergleichsweise aufwendigen Therapie haben keine überzeugenden Beweise vorlegen können.

3.5. Antiandrogene

Eine ungewöhnlich wichtige therapeutische Ergänzung stellen die Antiandrogene besonders in jenen Fällen von triebhaften Entgleisungen der Sexualsphäre [186] für den Jugendpsychiater dar, wenn es sich um oligophrene Patienten handelt. Die regelmäßige Gabe von Cyproternonacetat (als SH 714 der Firma Schering z.Z. noch im Versuchsstadium) macht nach überzeugenden eigenen Erfahrungen in mehr als 25 Fällen die Einweisung in Schwachsinnigen-Anstalten oder Psychiatrische Landeskrankenhäuser überflüssig. Die Patienten selbst erleben die Medikation als Erleichterung. Als Nebenwirkung ist eine sekundäre Hodenatrophie bei längerdauernder Medikation bekannt, deshalb bedarf die Verordnung der schriftlichen Einverständniserklärung der Eltern. Bei der beschriebenen Gruppe der Chizophrenen kann diese therapiebedingte Sterilität durchaus erwünscht sein. Während der Drucklegung erschienen: RITZEL, G.: Zur Antiandrogentherapie mit Cyproteronacetat in der Kinder- und Jugendpsychiatrie. Eine Übersicht über bisherige Erfahrungen. Prax. Kinderpsychol. 20, 165 (1971).

3.6. Substitutionstherapie

Unter den kinderpsychiatrisch relevanten Stoffwechselerkrankungen stellt die Phenylketonurie den besterforschten metabolisch-herditären Schwachsinns-

15 Encephabol.
16 Pervitin, Ritalin, Mephenamin.
17 Ephedrin, Effortil, Sympatovit.

typ dar [24]. Diese Erkrankung bietet gleichzeitig vergleichsweise ideale therapeutische Möglichkeiten: Durch das Angebot einer phenyl-alanin-armen Kost in Form von Eiweißhydroysaten kann nachweißlich ein Intelligenzdefekt vermieden oder abgeschwächt werden. Voraussetzung dafür ist die frühe und dann über Jahre anhaltende Behandlung, d.h. in den ersten Lebenswochen bis zum 6. bis 8. Lebensjahr. Die industriell gefertigte Nahrung konnte geschmacklich verbessert werden; die Übernahme der Kosten durch die Krankenkasse ist gesichert. Die therapeutischen Bemühungen um weitere metabolische Schwachsinnsformen — insbesondere die Ahornsirup-Krankheit und die Homo-Cystinurie werden fortgesetzt.

3.7. Antikonvulsiva

Die Anfallskrankheiten im Kindesalter sind in der Abb. 1 dargestellt. Auf eine detaillierte Besprechung der Anfallsformen wird verzichtet und auf die Diskussion

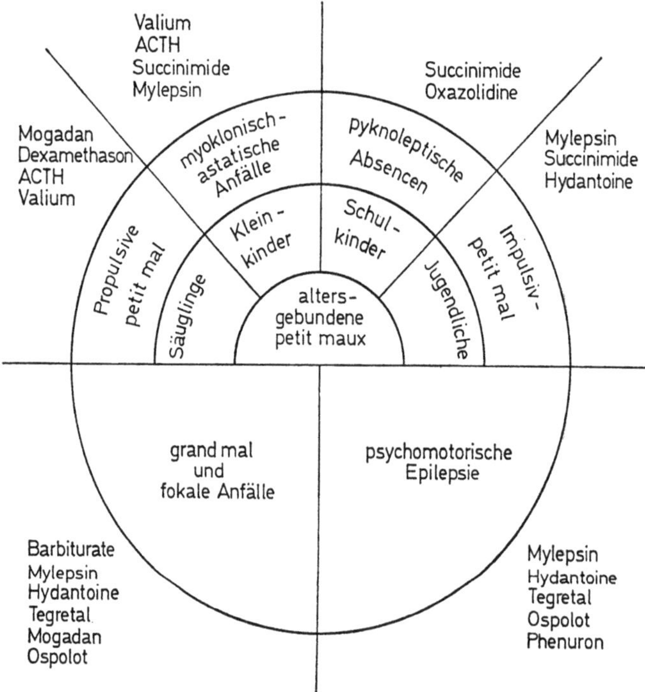

Abb. 1. Gezielte Therapie der epileptischen Anfallsformen. (Nach Bamberger u. Matthes)

mit den antikonvulsiven Medikamenten verwiesen. Dieses Einteilungsschema von Bamberger u. Matthes [12] befriedigt nicht alle Gesichtspunkte, ist aber für die praktischen pädiatrischen und kinderpsychiatrischen Bedürfnisse ausreichend. Es zeigt vor allem, daß nur eine kleinere Gruppe von Anfällen sich später als echte epileptische Manifestationen erweisen. Im Vordergrund hat daher eine streng ätiologische Betrachtungsweise zu stehen, die nach der Herkunft des Anfallssyndroms fahndet. Die Symptomatik von Angiomen, intrakraniellen Tumoren sowie anderen hirnorganischen Prozessen kann sich über längere Zeit auf ein Anfallsgeschehen beschränken. Jeder Patient mit Anfällen ungeklärter Ätiologie muß daher zunächst klinisch sorgfältig mit allen diagnostischen Hilfsmitteln durchuntersucht werden, bevor eine antikonvulsive Behandlung eingeleitet wird [222].

Das Schema zeigt aber auch, daß der diagnostischen Zuordnung der einzelnen Anfallsform um so größere Bedeutung zukommt, als die Medikamente gegen die einzelnen Krampfformen nicht gleichwertig sind und teilweise eine große Spezifität haben.

Die antikonvulsive Therapie richtet sich gegen das Anfallssyndrom und seine Begleitphänomene. Es gilt daher den Anfallsrhythmus zu unterbrechen, neue Anfälle zu verhindern und damit insbesondere bei einem kindlichen Patienten Zeit zu gewinnen. Als unerläßliche Hilfe für eine gezielte Therapie ist der Anfallskalender anzusehen, in dem Art, Häufigkeit und Zeitpunkt der Anfälle sorgfältig eingetragen werden müssen.

Zu der Frage, ob verhaltensgestörte Kinder mit abnormen oder krampfverdächtigem EEG antikonvulsiv behandelt werden sollen, hat BODENHEIMER eine klinisch gut fundierte Untersuchung vorgelegt [40]. Danach soll eine antiepileptische Behandlung nur eingeleitet werden, wenn eine klinisch gesicherte manifeste Krampfsymptomatik vorliegt. Weder der Grad der vorliegenden Hirnschädigung noch die Stärke der Krampfaktivität im EEG, noch die neurologischen oder psychiatrischen Befunde stellen nach dieser Studie eine Indikation für eine antikonvulsive Therapie dar.

Im übrigen wird auf den Beitrag von DREYER über die Pharmakotherapie der Epilepsie verwiesen, dessen grundlegende Ausführung auch für das Kindes- und Jugendalter zutreffen.

Die antiepileptischen Medikamente sind auf der Tab. 1 dargestellt. Sie beschränken sich auf die wichtigsten Antiepileptica im Kindesalter mit gleichzeitiger Darstellung des Dosierungsspielraumes vom Säugling über das Kleinkind zum Schulkind.

Tabelle 1. *Dosierung einiger Antiepileptika im Kindesalter (Tabelle modifiziert nach* BAMBERGER*)*

ıternatio-ıler Frei-ıme oder ıem. Kurz-ızeichnung	Handelsname	Darreichungsform	Dosierungsspielraum			Packungen
			Säugling	Kleinkind	Schulkind	
ırbiturate	Luminal	Tabl. 0,1	—	1—2	1—3	10, 50, 250
	Phaenemal	Tabl. 0,1	—	1—2	1—3	10, 50, 250
	Luminaletten	Tabl. 0,015	3—9	—	—	30
	Phenobarbyl Rectiole	Tabl. 0,1	1—2	2	—	3, 6
ydantoine	Zentropil	Tabl. 0,1	$^1/_4$—1	1—2	1—3	50, 100
	Epanutin	Kapsel und Saft 0,1	$^1/_4$—1	1—2	1—3	100
	Mesantoin	Tabl. 0,1	$^1/_5$—1—1	$^1/_2$—2—4	3—6	20, 100
ɾrimidin-rivate	Mylepsinum	Tabl. 0,25	1—2	1—3	2—4—6	50,100
ɾazolidine	Tridione	Kapsel 0,3	1—3	2—4	3—8	100
	Petidiol	Tabl. 0,3	1—3	2—4	3—8	100
ıccinimide	Petnidan	Kapsel und Saft 0,25	—	2—4	2—8	30, 100
	Suxinutin	Kapsel und Saft 0,25	—	2—4	2—8	50, 150
ırnstoff-rivate	Comitiadon	Tabl. 0,25	—	2—4	2—4	50, 100
ınz-ızepene	Tegretal	Tabl. 0,2	$^1/_2$—1	1—3	3—6	50, 250
	Valium	Tabl. 2 mg 5 mg	5—15 mg	15—30 mg	20—40 mg	20, 250
ıtansultan	Ospolot	Tabl. 0,2	—	$^1/_2$—1	$^1/_2$—2	50, 250

Die Behandlungsformen stellen sich für die einzelnen Anfallsleiden wie folgt dar: Für die Behandlung der Grand mal-Anfälle gelten die von Dreyer in diesem Band gegebenen Grundsätze auch im Kindesalter.

Beim Status epilepticus ist die i.v.-Gabe von je 1 mg Valium in Glucose-Lösung in 15—30 sec bis der Erfolg einsetzt — auch beim Petit mal-Status — die Empfehlung der Wahl. Dazu sind durchschnittlich 4—6 mg nötig. Bei weiteren Anfällen ist die intravenöse Applikation von Somnifen, Pernocton o.ä. bei gleichzeitiger Gabe einer 5%igen Sorbit-Lösung gegen das Hirnödem angezeigt Exsiccose und Defiziterscheinungen im Elektrolyt- sowie Mineralhaushalt sind nach den allgemeinen Grundsätzen zu bekämpfen

Die fokalen Anfälle sind therapeutisch schwer zu beeinflussen und machen im allgemeinen eine Kombination von Hydantoinen und Pyrimidinen (Zentropil und Mylepsin) notwendig. Bamberger u. Matthes [12] beobachteten in 50% der Fälle Anfallsfreiheit; in 20% Reduktion der Anfälle um die Hälfte. Die Suche nach Tumoren, Gefäßanomalien und anderen Ursachen der Foci ist bei dieser Anfallsform besonders energisch zu betreiben.

Bei BNS-Krämpfen und Propulsiv Petit mal wird heute Mogadan in täglichen Dosen von 5—15 mg bzw. 0,5—1 mg/kg empfohlen. Diese Therapie sollte unter Grand mal-Schutz durchgeführt werden. Bessert sich innerhalb von 14 Tagen weder der klinische noch der EEG-Befund, so ist eine Stoßtherapie mit einem Depot-ACTH oder einem Glucocortoid zu verabfolgen. Man gibt ansteigend 80—100 Depot-ACTH unter gleichzeitiger Gabe von Vitamin B-Stößen und Breitband-Antibiotica. In den meisten Fällen ist eine Nachkur indiziert, da die Erkrankung in 30—50% der Fälle rezidiviert. Die Therapie ist noch zu wenig durch sorgfältige Katamnesen belegt, um ein endgültiges Urteil fällen zu können [163, 164, 230].

Bei der psychomotorischen Epilepsie handelt es sich in den meisten Fällen um polyätiopathogenetisch verursachte Anfallsformen, die sehr schwierig einzustellen sind. Die Kombination von Pyrimidinen (z.B. Mylepsin), Harnstoff-Derivaten (z.B. Comitiadon), Diamox, Sulfonamid-Abkömmlingen (z.B. Ospolot und Benzdiazepenen (z.B. Tegretal) wird empfohlen. Auf die therapeutische Bedeutung dieser Gruppe hat Spiel [220] gerade für die Kinderpsychotherapie hingewiesen, da ein Fünftel der dem Kinderpsychiater zur Beobachtung überwiesenen Epilepsien dieser Gruppe zuzuordnen sind.

Die chirurgische Behandlung der Epilepsien wird auf eine kleine Gruppe von uneinstellbaren Patienten beschränkt sein, die erhebliche geistige Defekte zeigen, durch ihr erethisches und aggressives Verhalten für ihre Umgebung eine schwere Belastung darstellen und außerdem neurologisch eine Halbseitensymptomatik aufweisen müssen. Die Hemisphärektomie bringt eine bessere Anpassung nach der Operation, wird aber um den Preis einer allgemeinen Antriebsreduzierung erkauft, auf die insbesondere die Eltern vorher aufmerksam gemacht werden müssen.

Zu den allgemeinen Maßnahmen bei der Betreuung epileptischer Kinder gehört eine Information der Eltern, und — entsprechend der Altersstufe — auch der Kinder. Von Matthes ist eine sehr empfehlenswerte Handreichung für Eltern „Unser Kind hat Anfälle" herausgegeben worden, die über die Liga gegen Epilepsie zu beziehen ist. Hier sind alle einschlägigen Fragen ebenso einfach wie überzeugend dargestellt. In diesem Zusammenhang ist daraufhin zu arbeiten, daß das epileptische Kind möglichst in einer ausgeglichenen Umwelt lebt. Zu vermeiden sind extreme Flüssigkeits- bzw. Nahrungszufuhr. Auch der bekannte Flimmereffekt vor dem Fernsehschirm sollte als krampfauslösendes Element vermieden werden. Auf die Psychotherapie des anfallskranken Kindes hat Strotzka in einer lesenswerten Studie hingewiesen [231].

4. Schock-, Schlaf- und Fiebertherapie

Die im nachfolgenden Abschnitt beschriebenen der Klinik vorbehaltenen Therapieformen der Schock-, Schlaf- und Fiebertherapie dürfen in einer Gesamtdarstellung einer Therapie des Kindes- und Jugendalters nicht fehlen. Dennoch kann kein Zweifel daran bestehen, daß es sich um klinisch-therapeutische Maßnahmen handelt, die vergleichsweise selten zur Anwendung kommen. Diese Behandlungsformen haben sich aus der Erwachsenentherapie entwickelt und stellen für die Kinder- und Jugendpsychiatrie die letzte therapeutische Reserve dar.

4.1. Elektrokrampfbehandlung

Über die theoretischen Modellvorstellungen der Elektroschockbehandlung und ihre Durchführung orientieren die entsprechenden Beiträge dieses Bandes. In der Durchführung ergeben sich keine Differenzen zu der Therapie der Erwachsenen. Bevorzugt werden die Formen des voll narkotisierten, mitigierten Elektroschocks, denn gerade im Kindes- und Jugendalter gilt es, zusätzliche Angst- und Spannungszustände zu vermeiden.

Die Indikation zur Elektrokrampfbehandlung ist im Kindes- und Jugendalter auf die Psychosen des manisch-depressiven Formenkreises und die agitiert katatonen sowie die stuporös gehemmten Zustandsbilder der Schizophrenie begrenzt. Gelegentlich wird man bei schweren depressiven therapieresistenten Phasen an eine Elektrokrampfbehandlung denken. Echte endogene Depressionen sind im Kindesalter bekanntlich selten [9].

Als untereste Altersgrenze wird das 6.—8. Lebensjahr angegeben. Spiel [220] hat den Elektroschock nicht unter dem 5.—6. Lebensjahr angewandt. Wir selbst legen die Altersgrenze noch höher bei 8—10 Jahren. Eine kritiklose Anwendung dieser Therapieform auf verhaltens- und befindensgestörte Kinder ist als Kunstfehler abzulehnen. Unter Berücksichtigung der unterschiedlichen Inanspruchnahme der Diagnose ,,Schizophrenie" verdient dieser Hinweis wohl insbesondere im Hinblick auf die Diagnosen aus dem anglo-amerikanischen Sprachraum Beachtung.

4.2. Insulinschockbehandlung

Die klassische Insulinschockbehandlung pflegt in Spezialabteilungen mit eigens dafür geschultem Personal verabfolgt zu werden. Es handelt sich um eine Behandlungsmethode, die besondere Erfahrung und apparative Ausstattung voraussetzt. Die Absolvierung scheidet für Kinder unter 12—13 Jahren praktisch aus. Bevorzugter Personenkreis — aus der Sicht der Kinder- und Jugendpsychiatrie — sind Jugendliche mit schwereren schizophrenen Bildern, die jeder Therapie widerstehen und in End- und Defektzustände abzugleiten drohen.

In der Wiener Klinik ist von Hift, Spiel und Hift (zit. bei Spiel 220) der therapeutische Effekt der Insulinbehandlung auch für Kinder zwischen 5—12 Jahren durch zehnjährige Katamnesen ermittelt worden. Eine Differenz mit einer Vergleichsgruppe ergab sich insofern, als die mit Insulin behandelten Kinder zusätzlich eine persistierende irreversible Demenz gegenüber dem früheren Zustand eingetauscht hatten. Spiel berichtet weiter, daß die Verträglichkeit des Insulins bei Kindern besonders gut ist, und die Anfangsdosen über denen von Erwachsenen liegen.

Die Technik der Behandlung besteht in einer Serie bis zu 50 Insulinschocks mit ansteigenden Dosen bis zum Koma; Erfahrungen über das protrahierte Koma bei Jugendlichen finden sich in der Literatur bisher nicht.

4.3. Schlafkuren

Die Schlafkur hat sich als therapeutische Technik in der Kinder- und Jugendpsychiatrie nicht durchgesetzt. Lediglich schwer beherrschbare Erregungszustände, akute Verhaltensstörungen, insbesondere solche, die von Angstzuständen begleitet sind, und starke Heimwehreaktionen machen die Anwendung von Hypnotika gelegentlich notwendig. Dabei wird dann auch noch eine kurzfristige, wenige Tage dauernde Ruhigstellung in Form einer Schlafkur angewandt. Diese Therapie hat fließende Übergänge zu der hochdosierten neuroleptischen Ruhigstellung, die wegen ihrer Exaktheit in der Vorausberechenbarkeit der Wirkung bevorzugt wird.

Das eigentliche Problem liegt weniger in der Pflege, bzw. Prophylaxe von drohenden Infektionen, als — ähnlich wie bei Suicidpatienten — in der psychischen Betreuung während der Aufwachphase.

4.4. Fieberkuren

Auch die Anwendung von Fieberkuren, insbesondere mit speziellen Malariastämmen oder Vaccinen, gehört nicht zum Routinerepertoire des Kinderpsychiaters. Es handelt sich um eine unspezifische Reiztherapie, die z.B. bei hirngeschädigten Kindern in der theoretischen Vorstellung durchgeführt wird, daß es durch die Fieberattacken zu einer Umstellung des Organismus und zu einer Reaktivierung retardierter Persönlichkeitsmerkmale kommt.[18]

Literatur

1. AICHHORN, A.: Verwahrloste Jugend. Bern: Huber 1951.
2. AMBROZI, L.: Zerebrale Funktionsverbesserung durch Pyrithioxin. Wien. med. Wschr. **114**, 105 (1964).
3. ANNELL, A.-L.: Therapeutic methods in a department for child and youth psychiatrie. Acta paedopsychiat. **32**, 307 (1965).
4. ASPERGER, H.: Heilpädagogik. Wien: Springer 1968.
5. — Kinderpsychiatrie — Pädiatrie — Heilpädagogik. Wien. klin. Wschr. **79**, 906 (1967).
6. — Heilpädagogisch-psychologische Behandlung. In: Handbuch der Kinderheilkunde. Hrsg.: OPITZ und SCHMIED, Bd. 8, Teil 1. Berlin-Heidelberg-New York: Springer 1969.
7. — Heilpädagogische Therapie. In: BIERMANN, G., Handbuch der Kinderpsychotherapie, Bd. I u. II. München-Basel: Reinhardt 1969.
8. BACH, H.: Geistigbehindertenpädagogik. Berlin: Marhold 1969.
9. BAEYER, W. v.: Depressionszustände in Kindheit und Jugend. In: Das depressive Syndrom. Internat. Symposion 1968. Hrsg. HIPPIUS u. SELBACH. München-Berlin-Wien: Urban & Schwarzenberg 1969.
10. — Die moderne psychiatrische Schockbehandlung. Stuttgart: Thieme 1951.
11. BAMBERGER, PH.: Zerebrale Anfälle. In: Handbuch der Kinderheilkunde. Hrsg. OPITZ u. SCHMIED, Bd. 8, Teil 1. Berlin-Heidelberg-New York: Springer 1969.
12. — MATTHES, A.: Anfälle im Kindesalter. Basel-New York: Karger 1959.
13. BANG, R.: Psychologische und methodische Grundlagen der Einzelfallhilfe (casework). Wiesbaden: Verlag für Jugendpflege und Gruppenschrifttum 1958.
14. BENEDETTI, G.: Analogien zwischen Kinderpsychotherapie und Psychotherapie mit regredierten schizophrenen Erwachsenen. Acta paedopsychiat. **39**, 320 (1962).
15. BENDER, L.: Child psychiatric techniques. Springfield/Ill.: Thomas 1955.

18 Die zweckmäßigste Form der Behandlung der connatalen Lues, der Neurosyphilis und der juvenilen Paralyse ist immer noch die intensive Penicillinkur unter serologischer Kontrolle mit quantitativer Auswertung. Im allgemeinen werden 3—5 Kuren zu je 6 Mill. Einheiten empfohlen. Die Kombination mit Jod-Wismut-Kuren wird bei kardiovasculären Veränderungen, mit Fieberkuren bei neuroluetischen Formen empfohlen. Die Therapie der *Lues aquisita* unterscheidet sich praktisch nicht von der *Lues connata*. Es wird in allen Fällen die Zusammenarbeit mit dem Venerologen, insbesondere bei Seroresistenz zu empfehlen sein. Eine umfassende Orientierung über die Syphilis des Kindes und die therapeutischen Möglichkeiten findet sich bei GUMPESBERGER und LINDEMAYR [97, 153].

16. BENDER, L., GUREWITZ, S.: Results of psychotherapie with young schizophrenic children. Amer. J. Orthopsychiat. **25** (1955).
17. BERENDES, H. J.: Hör- und Sprachstörungen. In: LINDEMANN, K., Die infantilen Zerebralparesen. Stuttgart: Thieme 1963.
18. BERGOLD, J.B.: Experimentelle und klinische Untersuchungen zur Desensibilisierung. Schweiz. Z. Psychol. **29**, 5 (1969).
19. BERGMANN, T., FREUD, A.: Das Verhalten kranker Kinder im Verlauf orthopädischer Behandlungen. In: BIERMANN, G., Handbuch der Kinderpsychotherapie, Bd. I u. II. München-Basel: Reinhardt 1969.
20. BERNA, J.: Zur Technik der Kinderanalyse. Psyche (Stuttgart) **3** (1949).
21. — Erziehungsschwierigkeiten und ihre Überwindung. Bern-Stuttgart: Huber 1961.
22. — Die Indikation zur Kinderanalyse. In: BIERMANN, G., Handbuch der Kinderpsychotherapie. München-Basel: Reinhardt 1968.
23. — Ich-psychologische Deutungstechnik und Kinderanalyse. In: BIERMANN, G., Handbuch der Kinderpsychotherapie. München-Basel: Reinhardt 1968.
24. BICKEL, H., CLEWE, C.: Metabolische Schwachsinnsformen. In: Handbuch der Humangenetik, Bd. V/2. Hrsg. von P.E. BECKER. Stuttgart: Thieme 1967.
25. BIERMANN, G. (Hrsg.): Handbuch der Kinderpsychotherapie, Bd. I u. II. München-Basel: Reinhardt 1968.
26. — Gruppentherapie bei verhaltensgestörten Kindern und Jugendlichen und deren Eltern. Prax. Kinderpsychol. **13**, 40 (1964).
27. — Kinderpsychotherapie in der ärztlichen Praxis. In: BIERMANN, G., Handbuch der Kinderpsychotherapie. München-Basel: Reinhardt 1968.
28. — Der Kinderpsychotherapeut. (Berufsbild und Ausbildungsweg.) In: BIERMANN, G., Handbuch der Kinderpsychotherapie. München-Basel: Reinhardt 1968.
29. — Das Katamnesenproblem in der Kinderpsychotherapie. In: BIERMANN, G., Handbuch der Kinderpsychotherapie. München-Basel: Reinhardt 1968.
30. — Psychotherapie psychosomatischer Krankheiten im Kindesalter. In: BIERMANN, G., Handbuch der Kinderpsychotherapie. München-Basel: Reinhardt 1968.
31. — Analytische Müttergruppentherapie bei verhaltensgestörten Kindern und Jugendlichen. In: BIERMANN, G., Handbuch der Kinderpsychotherapie. München-Basel: Reinhardt 1968.
32. — Kind und Krankenhaus. Prax. Kinderpsychol. **14**, 282 (1965).
33. — Analytische Müttergruppentherapie bei verhaltensgestörten Kindern und Jugendlichen. In: BIERMANN, G., Handbuch der Kinderpsychotherapie. München-Basel: Reinhardt 1968.
34. — Psychotherapie im Kindesalter. In: Handbuch der Kinderheilkunde. Hrsg. OPITZ u. SCHMIED, Bd. 8, Teil 1. Berlin-Heidelberg-New York: Springer 1969.
35. — Die psychologische Situation des Kindes im Krankenhaus. In: Handbuch der Kinderheilkunde. Hrsg. OPITZ u. SCHMIED, Bd. 8, Teil 1. Berlin-Heidelberg-New York: Springer 1969.
36. BINDER, H.: Kasuistische Beiträge zur Behandlung der Enuresis nocturna durch autogenes Training der Mütter. Prax. Psychother. **6**, 182 (1962).
37. BISCHOFS, J.: Sehgeschädigtenpädagogik. (Sehbehinderten- und Blinden-Pädagogik.) In: Handbuch der Heilpädagogik in Schule und Jugendhilfe. Hrsg. JUSSEN, HERIBERT. München: Kösel 1967.
38. BLECKMANN, H.: Erfahrungsbericht über die Anwendung von Pyrithioxin in der Kinderpraxis. (Unter Berücksichtigung der Erfahrungen im Rahmen der Erziehungsberatung.) Prax. Kinderpsychol. **14**, 316 (1965).
39. BLEIDIEK, U.: Schulversager und Hilfsschule. Prax. Kinderpsychol. **1**, 16 (1964).
40. BODENHEIMER, R.: Latent epilepsy in children — a clinical and electroencephalographical correlation and their prognostic significace. Diss. Heidelberg 1970.
41. BÖNISCH, E.: Pyrithioxin bei hirnorganischen Residualzuständen. Concilium Paedopsychiatricum Verh. 3. Europ. Kongr. Paedopsychiat. Wiesbaden. Basel-New York: Karger 1968.
42. BONCZEK, W.: Erfahrungen in der Betreuung hör- und sprachgeschädigter Kinder. Jahrbuch der Deutschen Vereinigung für die Rehabilitation Behinderter (1965/66).
43. BOON, U.A.: Aspekte des Kinderspiels. Prax. Kinderpsychol. **1**, 217 (1952).
44. BOWLBY, J.: Maternal care and mental health. Wld Hlth Org. Monogr. Nr 2 (1951).
45. — Über das Wesen der Mutter-Kind-Bindung. Psyche (Stuttgart) **12**, 415 (1959).
46. — Die Trennungsangst. Psyche (Stuttgart) **15**, 411 (1961).
47. BREHME, TH.: Phenothiazinderivate in der Pädiatrie. In: Phenothiazinderivate in der Medizin, hrsg. von H. KLEINSORGE u. K. RÖSNER. Jena: Fischer 1958.
48. BROCHER, TH.: Die Elternschule. In: BIERMANN, G., Handbuch der Kinderpsychotherapie. München-Basel: Reinhardt 1968.

49. BRUCH, H.: Psychotherapie der kindlichen Fettsucht. In: BIERMANN, G., Handbuch der Kinderpsychotherapie. München-Basel: Reinhardt 1968.
50. BRUGSCH, H., KLIMMER, O.: Vergiftungen im Kindesalter. Stuttgart: Enke 1966.
51. BUSEMANN, A.: Psychologie der Intelligenzdefekte. München-Basel: Reinhardt 1958.
52. CORBOZ, R. J.: Klinische Erfahrungen mit Psychopharmaka im Kindesalter. Acta paedopsychiat. **1965**, Supplementum I.
53. CZERNY, A.: Der Arzt als Erzieher. Wien: Deuticke 1946.
54. DESTUNIS, G.: Die Schwererziehbarkeit und die Neurosen. Stuttgart: Enke 1961.
55. DIESING, H.: Die pragmatischen Psychotherapieverfahren — Suggestion, Hypnose und autogenes Training — in der Kinderpsychotherapie. In: BIERMANN, G., Handbuch der Kinderpsychotherapie. München-Basel: Reinhardt 1968.
56. DOLTO-MARETTE, F.: Psychoanalytische Behandlung mit Hilfe der „Blumenpuppe“. In: BIERMANN, F. G., Handbuch der Kinderpsychotherapie. München-Basel: Reinhardt 1968.
57. — Über Kinderpsychotherapie. Prax. Kinderpsychol. **10**, 43 (1963).
58. DREIKURS, R.: Psychotherapie durch Erziehungsberatung. In: BIERMANN, G., Handbuch der Kinderpsychotherapie. München-Basel: Reinhardt 1968.
59. DÜHRSSEN, A.: Psychologische Deutungen als therapeutisches Hilfsmittel in der Kinderanalyse. Schweiz. Z. Psychol. **15**, 278 (1956).
60. — Psychotherapie bei Kindern und Jugendlichen. Göttingen: Verlag für medizinische Psychologie 1960.
61. — Zur prognostischen Beurteilung kindlicher Neurosen. Prax. Kinderpsychol. **1**, 7 (1952).
62. DÜSS, F.: Fabelmethode und Untersuchung über den Widerstand in der Kinderanalyse. Biel (Schweiz): Inst. f. Psychohygiene 1956.
63. DUHM, E. (Hrsg.): Praxis der klinischen Psychologie, Bd. 1. Göttingen: Hogrefe 1969.
64. EKSTEIN, R.: Special training problems in psychotherapeutic work with psychotic and boderline children. Amer. J. Orthopsychiat. **32**, 569 (1962).
65. — FRIEDMANN, S. W.: Über einige gebräuchliche Modelle in der psychoanalytischen Behandlung kindlicher Psychosen. In: BIERMANN, G., Handbuch der Kinderpsychotherapie. München-Basel: Reinhardt 1968.
66. — CARUTH, E.: Der Arbeitspakt mit dem Ungeheuer. Therapie einer kindlichen Psychose. In: BIERMANN, G., Handbuch der Kinderpsychotherapie. München-Basel: Reinhardt 1968.
67. ENKE, W.: Ätiologie und Therapie bei Schwererziehbarkeit. Med. Klin. **8**, 231 (1953).
68. ERIKSON, E. H.: Kindheit und Gesellschaft. Stuttgart: Klett 1965.
69. FANKONI, G., WALLGREN, A.: Lehrbuch der Pädiatrie. Basel: Schwabe 1954.
70. FERNAU-HORN, H.: Übung und Schulung in der Behandlung stotternder Kinder. In: BIERMANN, G., Handbuch der Kinderpsychotherapie. München-Basel: Reinhardt 1968.
71. FERSTNER, C. B., MEYER, M. DE: The development of performances in autistic children in an automatically controlled environment. J. chron. Dis. **13**, 312 (1961).
72. FELDMANN, H.: Avantages et inconvenients des médicaments en neuropsychiatrie infantile. Acta paedopsychiat., Suppl. **1** (1965).
73. FEUDEL, E.: Durchbruch zum Rhythmischen in der Erziehung. Stuttgart: Klett 1949.
74. FIEDLER, E., BANNES, M. C.: Ätiologie und Behandlung des Tics im Kindesalter. Münch. med. Wschr. **108**, 932 (1966).
75. FISCHER, J.: Pädagogik bei geistig behinderten Kindern und Jugendlichen. In: Handbuch der Heilpädagogik in Schule und Jugendhilfe. München: Kösel 1967.
76. FLECK, L.: Die Pubertätsmagersucht des jungen Mädchens und ihre Behandlung. In: BIERMANN, G., Handbuch der Kinderpsychotherapie. München-Basel: Reinhardt 1968.
77. FÖRSTER, E.: Der Einfluß des Lebensalters auf den Verlauf kindlicher Neurosen. Z. Kinderpsychiat. **22**, 117 (1955).
78. FORDHAM, M.: Theorie und Praxis der Kinderanalyse aus der Sicht der analytischen Psychologie C. G. JUNGs. In: BIERMANN, G., Handbuch der Kinderpsychotherapie. München-Basel: Reinhardt 1968.
79. FRAHM, H.: Ergebnisse einer systematisch durchgeführten somatisch orientierten Behandlungsform mit Anorexia nervosa. In: Anorexia nervosa, Hrsg. J. E. MEYER u. F. FELDMANN. Stuttgart: Thieme 1965.
80. FRANKL, L.: Die Hampstead Child-Therapy-Clinic, eine psychoanalytische Kinderklinik. In: BIERMANN, G., Handbuch der Kinderpsychotherapie. München-Basel: Reinhardt 1968.
81. FREUD, A.: The psychoanalytic treatment of children. London: Imago 1946.
82. — Indikation zur Kinderanalyse. London: Imago 1948.
83. — Einführung in die Psychoanalyse für Pädagogen. Bern-Stuttgart: Huber 1956.

84. FREUD, A.: Das Ich und die Abwehrmechanismen. Kindler Taschenbücher Nr. 2001. München: Kindler 1963.
85. — Einführung in die Technik der Kinderanalyse. München-Basel: Reinhardt 1966.
86. FREUD, S.: Drei Abhandlungen zur Sexualtheorie. In: Gesammelte Werke, Bd. 5. London: Imago 1946.
87. — Analyse der Phobie eines fünfjährigen Knaben. In: Gesammelte Werke, Bd. 7. London: Imago 1946.
88. FRIEDEMANN, A.: Gruppendiagnostik — Gruppentherapie. In: Jahrbuch der Jugendpsychiatrie und ihrer Grenzgebiete, hrsg. von W. VILLINGER, H. STUTTE. Bern-Stuttgart: Huber 1956.
89. — Bifokale Gruppentherapie bei verhaltensgestörten Kindern. In: BIERMANN, G., Handbuch der Kinderpsychotherapie. München-Basel: Reinhardt 1968.
90. FUCHS, M.: Atem-Entspannungstherapie bei psychosomatischen Störungen von Kindern und Jugendlichen. In: BIERMANN, G., Handbuch der Kinderpsychotherapie. München-Basel: Reinhardt 1968.
91. FROSTIG, M., HORNE, D.: Changes in Language and behaviour in psychotic children during successful therapy. Amer. J. Orthopsychiat. **33** (1963).
92. GESSLEIN, L.: Bewegungstherapie bei kindlichen Verhaltensstörungen: Konzentratives integratives Bewegungsübungsverfahren. In: BIERMANN, G., Handbuch der Kinderpsychotherapie. München-Basel: Reinhardt 1968.
93. GIESE, H.: Über die Behandlung mit Glutaminsäure. Münch. med. Wschr. **95**, 32 (1953).
94. GONZALES, R., LAUTER, H.: Zur Therapie manisch depressiver Psychosen mit Lithiumsalzen. Nervenarzt **39**, 1 (1968).
95. GOTTWALD, P.: Grundlagen und therapeutische Anwendungen des Lernens am Erfolg. Prax. Psychother. **14**, 11 (1969).
96. GROSS, H., KALTENBÄCK, E.: Flupenthixol (Fluanxol) ein neues Neurolepticum aus der Thiaxenthenreihe. Acta psychiat. scand. **41** (1965).
97. GUMPESBERGER, G.: Lues connata. In: Handbuch der Dermatologie und Venerologie, Bd. V/2. Stuttgart: Thieme 1965.
98. GUREVITZ, S.PH.D.: Psychotherapie of schizophrenic children. Psychoanalysis **1**, 9 (1952).
99. HAASE, H.J.: Therapie mit Psychopharmaka. Janssen GmbH, Düsseldorf. Oldenburg: Stalling 1969.
100. HAFFTER, C.: Deutung und Einsicht in der kinderpsychiatrischen Therapie. Schweiz. Arch. Neurol. Neurochir. Psychiat. **96**, 1965.
101. — HAFFTER, R.: Stationäre Behandlung psychosomatischer Erkrankungen im Kindes- und Jugendalter. In: BIERMANN, G., Handbuch der Kinderpsychotherapie. München-Basel: Reinhardt 1968.
102. HALLGREN, B.: Spezific Dyslexia. Acta psychiat. (Kbh.), Suppl. (1950).
103. HAMBURGER, F.: Die Neurosen des Kindesalters. Stuttgart: Enke 1939.
104. HAMMER, M., KAPLAN, A.M.: The practice of psychotherapie with children. Illinois: Dorsey Press 1967.
105. HARBAUER, H.: Zur Psychopharmakotherapie beim Kind. Mitt. Kinderärzte **55** (1967). (Hrsg. Abt. f. Berufsfragen der Dtsch. Ges. f. Kinderheilkunde — Dr. E. SELTER, Frankfurt/M., Hans-Thoma-Str. 8.)
106. — Die Rolle des Medikaments in der Erziehungshilfe. Im Auftrag des Landschaftsverbandes Rheinland. Düsseldorf: Rheinland 1968.
107. — Vorbeugung, Früherfassung und Behandlungsvorschläge beim kindlichen Schwachsinn. In: Informationsschrift Nr 22 der Bundesvereinigung Lebenshilfe, 1966.
108. HARNACK, G.A. v.: Wesen und soziale Bedingtheit frühkindlicher Verhaltensstörungen. Basel-New York: Karger 1953.
109. HARTMANN, H.: Über psychoanalytische Funktionstheorien des Spiels. In: Jahrbuch der Psychoanalyse. II. Köln-Opladen: Westdeutscher Verlag 1961/62.
110. HEESE, G.: Sprachgeschädigtenpädagogik: In: Handbuch der Heilpädagogik für Schule und Jugendhilfe. München: Kösel 1967.
111. — Die Rehabilitation der Schwerhörigen. München-Basel: Reinhardt 1962.
112. — Die Rehabilitation der Gehörlosen. München-Basel: Reinhardt 1961.
113. HEINICKE, CH.M., GOLDMAN, A.: Research on psychotherapie with children. Amer. J. Orthopsychiat. **30**, 483 (1960).
114. HEINZE, H., STÖCKMANN, F.: Jugendpsychiatrische Erfahrungen über die Wirkung von Pyrithioxin. Med. Klin. **59** (1964).
115. HELLMANN, J.: Simultananalyse von Mutter und Kind. In: Jahrbuch der Psychoanalyse II. Köln-Opladen: Westdeutscher Verlag 1961/2.

116. HOMBURGER, A.: Vorlesungen über Psychopathologie des Kindesalters. Darmstadt: Wissenschaftl. Buchges. 1967.
117. HORSTMANN, W.: Erfahrungen mit einem barbituratfreien Schlaf- und Beruhigungsmittel bei jungen Kindern. Münch. med. Wschr. **104**, 603 (1962).
118. HUG-HELLMUTH, H.v.: Zur Technik der Kinderanalyse. Int. Z. ärztl. Psychoanal. **1**, 470 (1913).
119. HUNTER, D.: Training in child psychotherapy at the Tavistock Clinic. J. Child Psychol. **1**, 87 (1960).
120. JACOBS, R.: Erfahrungen mit Haloperidol in der paedopsychiatrischen Anstaltspraxis. Prax. Kinderpsychol. **15**, 67 (1966).
121. JUNG, C.G.: Psychologie und Erziehung. Zürich: Rascher 1958.
122. JUSSEN, H.: Gehörlosen- und Schwerhörigenpädagogik. In: Handbuch der Heilpädagogik in Schule und Jugendhilfe. München: Kösel 1967.
123. — (Hrsg.): Handbuch der Heilpädagogik in Schule und Jugendhilfe. München: Kösel 1967.
124. KADINSKY, D.: Enkopresis. Ein Beitrag zu analytischen Psychologie des Kindes nach C.G. JUNG. In: BIERMANN, G., Handbuch der Kinderpsychotherapie. München-Basel: Reinhardt 1968.
125. KANNER, L.: Child psychiatry. Springfield, Illinois: Ch. C. Thomas 1954.
126. KAINZ, F.: Psychologie der Sprache. In: LUCHSINGER, R., ARNOLD, G.E., Lehrbuch der Stimm- und Sprachheilkunde. Wien: Springer 1959.
127. KELMAN, D.H.: Gilles de la Tourette's diseas in children. J. Child Psychol. **6**, 219 (1965).
128. KEMPER, W.: Enuresis. München-Basel: Reinhardt 1968.
129. KIRCHHOFF,H.: Erfahrungen mit Legasthenikerklassen in Hamburg. Die Schulwarte **11**, (1958).
130. KLAUER, K.J.: Lernbehindertenpädagogik. In: Handbuch der Heilpädagogik in Schule und Jugendhilfe. München: Kösel 1967.
131. — Lernbehindertenpädagogik. Berlin-Charlottenburg: Marhold 1966.
132. — Programmierter Unterricht in Sonderschulen. Berlin-Charlottenburg: Marhold 1964.
133. KLEIN, M.: Das Seelenleben des Kleinkindes. Stuttgart: Klett 1962.
134. — Die psychoanalytische Spieltechnik, ihre Geschichte und Bedeutung. In: BIERMANN, G., Handbuch der Kinderpsychotherapie. München-Basel: Reinhardt 1968.
135. — The psychoanalysis of children. London: Hogarth Press 1954.
136. KLÜWER, K.: Stationäre Psychotherapie bei jungendlichen Dissozialen. In: BIERMANN,G., Handbuch der Kinderpsychotherapie. München-Basel: Reinhardt 1968.
137. KOCH, H.: Zum Problem der medikamentösen Behandlung des Schwachsinns bei Kindern. Arch. Neurol. Psychiat. **191**, 6 (1954).
138. KOHLMANN, TH., RETT, A.: Über den Einfluß sogenannter Psychoenergizer auf die klinische und psychische Situation gehirngeschädigter Kinder. Wien. med. Wschr. **113**, 356 (1963).
139. KOLDEWEY, G., WEGSCHEIDER, K.: Autogenes Training bei der Behandlung von Enuretikern. Z. Psychoter. med. Psychol. **13**, 27 (1963).
140. KOS-ROBES: Die Beendigung der Kinderpsychotherapie. In: BIERMANN, G., Handbuch der Kinderpsychotherapie. München-Basel: Reinhardt 1968.
141. KRASSNER, L., ULLMANN, L.P.: Research in behavior modification. New York: Rinehart and Winston Inc. 1965.
142. KRETSCHMER, E.: Psychotherapeutische Studien. Stuttgart: Thieme 1949.
143. — Medizinische Psychologie. Stuttgart: Thieme 1956.
144. KÜNZEL, E.: Jugendkriminalität und Verwahrlosung. Göttingen: Verlag f. med. Psychologie 1965.
145. LAIBLIN, W.: Zum Berufsbild des Psychagogen. Psyche (Stuttgart) **9**, 124 (1955).
146. LEBOVICI, S.: Die Gegenübertragung in der Kinderanalyse. In: BIERMANN, G., Handbuch der Kinderpsychotherapie. München-Basel: Reinhardt 1968.
147. — Das Psychodrama mit Kindern und Jugendlichen. In: BIERMANN, G., Handbuch der Kinderpsychotherapie. München-Basel: Reinhardt 1968.
148. LECOMTE, S., ORVAL, J.: Analyse de l'action du chlordiazépoxide (Librium) sur le comportement d'enfants inadaptés. Acta paedopsychiat. **1965**, Suppl. 1.
149. LELAND, H., SMITH, D.E.: Spieltherapie mit geistig schwach begabten Kindern. In: BIERMANN, G., Handbuch der Kinderpsychotherapie. München-Basel: Reinhardt 1968.
150. LEMPP, R.: Frühkindliche Hirnschädigung und Neurose. Stuttgart-Bern: Huber 1964.
151. LEUNER, H.: Das Symboldrama in der Psychotherapie von Kindern und Jugendlichen. In: BIERMANN, G., Handbuch der Kinderpsychotherapie. München-Basel: Reinhardt 1968.

152. LINDEMANN, K.: Die infantlein Cerebralparesen. Stuttgart: Thieme 1963.
153. LINDEMAYR, W.: Lues congenita. In: Handbuch der Haut und Geschlechtskrankheiten, Bd. VI. Berlin-Göttingen-Heidelberg: Springer 1962.
154. LINDER, M.: Über Legasthenie (spezielle Leseschwäche), 50 Fälle, ihr Erscheinungsbild und Möglichkeiten der Behandlung. Z. Kinderpsychiat. 18, 97 (1951).
155. LÖWE, A.: Sprachfördernde Spiele für hörgeschädigte Kleinkinder. Berlin-Charlottenburg: Marhold 1964.
156. LOWENFELD, M.: Grundzüge einer Kinderpsychotherapie. Psyche (Stuttgart) 7, 208 (1953).
157. — On the play-therapy of children. London: Essex 1948.
158. LUTZ, J.: Melleril bei charakterlich verschiedenartigen schwer Schwachsinnigen. Acta paedopsychiat., Suppl. 1 (1965).
159. — Psychopharmakologie im Kindesalter. Series Paedopsychiatrica. Basel-Stuttgart: Schwabe 1965.
160. — Gedanken zur Psychopharmakotherapie im Kindesalter. Acta paedopsychiat., Suppl. 1 (1965).
161. MAJDECKA, A.: Ergebnisse der Anwendung von Melleril bei ambulant behandelten Kindern. Acta paedopsychiat., Suppl. 1 (1965).
162. MASON, E.M.: Psychotherapeutische Beratung von Müttern blinder Kinder. In: BIERMANN, G., Handbuch der Kinderpsychotherapie. München-Basel: Reinhardt 1968.
163. MATTHES, A., HALLMANN-MÜHLBERGER, E.: Erfahrungen bei der Behandlung kleiner epileptischer Anfälle im Kindesalter mit Methyl-Aethylsuccinimid (MAS). Münch. med. Wschr. 104, 1095 (1962).
164. — — Die Propulsiv-Petit mal-Epilepsie und ihre Behandlung mit Hormonen. Dtsch. med. Wschr. 88, 426 (1963).
165. MENG, H.: Zwang und Freiheit in der Erziehung. Bern-Stuttgart: Huber 1961.
166. MEINERTZ, F.: Heilpädagogik. Bad Heilbrunn: Julius Klinkardt 1962.
167. MEYER, J.E., FELDMANN, A.: Anorexia nervosa. Symposion 24./25. 4. 1965, Göttingen. Stuttgart: Thieme 1965.
168. MONTESSORI, M.: Kinder sind anders. Stuttgart: Klett 1952.
169. MOESCHLIN, S.: Klinik und Therapie der Vergiftungen, 4. Aufl. Stuttgart: Thieme 1964.
170. MOMMSEN, H.: Die Zellulartherapie des Mongolismus. Ärztl. Prax. 13, 2 (1961).
171. MOOR, P.: Heilpädagogik. Bern-Stuttgart: Huber 1965.
172. MÜLLER-KÜPPERS, M.: Kinderpsychiatrische Erfahrungen mit einem Neurolepticum. Münch. med. Wschr. 104, 50 (1962).
173. — Erziehungsberatung und Kinderpsychiatrie. Prax. Kinderpsychol. 17, 7 (1963).
174. — Psychosozialer Hintergrund und psychopädagogische Aspekte einer Jugendlichen mit einer schweren Mastfettsucht. Communicacione al II Congr. Europeo di Paedopsychiatrica, Roma (1963).
175. — Kinderpsychiatrische Probleme körperbehinderter Kinder. Landarzt 44, 11 (1968).
176. — Das leicht hirngeschädigte Kind. Stuttgart: Hippokrates 1969.
177. — Über den psychotherapeutischen Umgang mit hirngeschädigten Kindern. In: BIERMANN, G., Handbuch der Kinderpsychotherapie. München-Basel: Reinhardt 1968.
178. — Kinderpsychiatrische Erfahrungen mit Dipiperon. (In Vorbereitung.)
179. NEU, W.: Erfahrungen mit Encephabol in der pädiatrischen Praxis. Landarzt 41, 523 (1965).
180. NEUMANN, N.: Beitrag zum neurotischen Schulversagen. Erfahrungen aus der stationärklinischen, psychagogischen Arbeit. In: BIERMANN, G., Handbuch der Kinderpsychotherapie. Basel-München: Reinhardt 1968.
181. NOWAK-VOGL, M.: Psychotherapie kindlicher Schlafstörungen. In: BIERMANN, G., Handbuch der Kinderpsychotherapie. München-Basel: Reinhardt 1968.
182. OKOH, OMAKO: Über die Behandlung geistig behinderter Kinder mit Dimethylxanthin und Pyrithioxin im Doppel-Blind-Versuch. Diss. Heidelberg 1969.
183. OPITZ, E.: Zur Pathogenese und Psychotherapie des Stotterns. Hannover: Staude 1956.
184. PELZ, H.: Zur Pharmakotherapie des hirngeschädigten Kindes mit Encephabol. Med. Welt 43, 2438 (1965).
185. PEKNY, L.: Die Bedeutung des Fingermalens in der Kinderpsychotherapie. In: BIERMANN, G., Handbuch der Kinderpsychotherapie. München-Basel: Reinhardt 1968.
186. PETRI, H.: Exhibitionismus. Theoretische und soziale Aspekte und die Behandlung mit Antiandrogenen. Nervenarzt 40, 220 (1969).
187. PLANK, E.: Heilpädagogik im Kinderkrankenhaus. In: BIERMANN, G., Handbuch Kinderpsychotherapie. München-Basel: Reinhardt 1968.

188. RECHENBERGER, H.-G.: Psychotherapeutische Maßnahmen bei familienneurotischen Störungen. In: BIERMANN, G., Handbuch der Kinderpsychotherapie. München-Basel: Reinhardt 1968.
189. RETT, A.: Kritische Betrachtung zur Verwendung von Psychopharmaka bei Kindern. Wien. med. Wschr. **37**, 1203 (1966).
190. — Medikamentöse Therapie hirngeschädigter Kinder. Pädiat. Prax. **4**, 455 (1965).
191. RICHTER, H.E.: Eltern, Kind und Neurose. Psychoanalyse der kindlichen Rolle. Stuttgart: Klett 1963.
192. ROGERS, C.R.: Client-centered Therapie. Boston: Houghton Mifflin Comp. 1951.
193. ROSS, A.O.: Das Sonderkind. Stuttgart: Hippokrates 1967.
194. — Die psychotherapeutische Führung von Eltern hirngeschädigter Kinder. In: BIERMANN, G., Handbuch der Kinderpsychotherapie. München-Basel: Reinhardt 1968.
195. SAGI, A.: Die psychotherapeutische Führung der Eltern körperbehinderter Kinder. In: BIERMANN, G., Handbuch der Kinderpsychotherapie. München-Basel: Reinhardt 1968.
196. SÄNGER, A.: Spieltherapie. Prax. Kinderpsychol. **2** (1952).
197. SCHEID, W., GIBBELS, E.: Therapie in der Neurologie und Psychiatrie einschließlich Rehabilitation. Stuttgart: Thieme 1969.
198. SCHINDLER, R.: Der soziodynamische Aspekt der bifokalen Gruppentherapie. Acta psychother. (Basel) **7** (1959). 2. Sonderheft vom 2. Int. Kongr. f. Gruppenpsychotherapie, Zürich 1957.
199. SCHON, M.: Lithium in der psychiatrischen Therapie. Psychopharmacologia (Berl.) **1**, (1959).
200. SCHONELL, F.E.: Erziehung und Betreuung des spastisch gelähmten Kindes. Berlin: Marhold 1969.
201. SCHRAML, W.J.: Probleme der stationären Kinderpsychotherapie. In: BIERMANN, G., Handbuch der Kinderpsychotherapie. München-Basel: Reinhardt 1968.
202. SCHULTE, K., ROESLER, H., DINE, H.: Akusto-vibratorische Kommunikationshilfe. Wissensch. Beiträge aus Forschung, Lehre und Praxis. Zur Rehabilitation Hörgeschädigter. Kettwig: Verlag hörgeschädigter Kinder 1969.
203. SCHULTZ, J.H.: Das autogene Training. Stuttgart: Thieme 1953.
204. SCHULTZ-HENCKE, H.: Lehrbuch der analytischen Psychotherapie. Stuttgart: Thieme 1965.
205. SCHWARZMANN, J.: Die soziologisch orientierte Kinderanalyse. In: BIERMANN, G., Handbuch der Kinderpsychotherapie. München-Basel: Reinhardt 1968.
206. SCHWIDDER, W.: Zur poliklinischen Behandlung psychogener Erkrankungen des Kindes- und Jugendalters. Prax. Kinderpsychol. **1**, 33 (1952).
207. — Die Bedeutung der Psychoanalyse und der aus ihr hervorgegangenen Behandlungsmethoden für die Psychotherapie im Kindesalter. Prax. Kinderpsychol. **6**, 41 (1957).
208. — Psychosomatik und Psychotherapie der Ulcuskrankheit im Kindesalter. In: BIERMANN, G., Handbuch der Kinderpsychotherapie. München-Basel: Reinhardt 1968.
209. SECHEHAYE, M.A.: Die symbolische Wunscherfüllung. Bern: Huber 1950.
210. Series Paedopsychiatrica, 1. Beiheft z. Acta paedopsychiat. Basel-Stuttgart: Psychopharmakologie im Kindesalter 1967.
211. SKINNER, B.F.: The behavior of organismus. An experimental analysis. New York: Appleton Century Crofts 1938.
212. SLAVSON, S.R.: Analytic group therapy with children, adolescents and adults. New York: Columbia Univ. Press 1950.
213. — Child psychotherapy. New York: Columbia Univ. Press 1952.
214. — Meine Technik der Gruppentherapie mit Kindern. In: BIERMANN, G., Handbuch der Kinderpsychotherapie. München-Basel: Reinhardt 1968.
215. — Einführung in die Gruppenpsychotherapie. Göttingen: Verlag für med. Psychologie 1956.
216. SPERLING, M.: Psychotherapeutische Aspekte der Colitis ulcerosa bei Kindern. In: BIERMANN, G., Handbuch der Kinderpsychotherapie. München-Basel: Reinhardt 1968.
217. — Psychotherapeutische Aspekte des kindlichen Bronchialasthmas. In: BIERMANN, G., Handbuch der Kinderpsychotherapie. München-Basel: Reinhardt 1968.
218. SPIEL, W.: Therapie hörgeschädigter Kinder. In: BIERMANN, G., Handbuch der Kinderpsychotherapie. München-Basel: Reinhardt 1968.
219. — Erziehung und Psychotherapie (Versuch einer Grundlegung gemeinsamer Techniken). Wien. Z. Nervenheilk. **20**, 1962.
220. — Die Therapie in der Kinder- und Jugendpsychiatrie. Stuttgart: Thieme 1967.
221. — HIFT, E., KOS, M., SCHISCHITZKA, A.: Die Psychotherapie im Kindes- und Jugendalter. In: Ther. Fortschr. i. d. Neurol. und Psychiat., hrsg. von H. HOFF. München: Urban & Schwarzenberg 1960.

222. Spiel, W., Strotzka, H.: Die Epilepsie des Kindes- und Jugendalters. Arch. Psychiat. Nervenkr. **192**, 37 (1954).
223. Spitz, R. A.: Psychotherapie im frühesten Kindesalter. In: Biermann, G., Handbuch der Kinderpsychotherapie. München-Basel: Reinhardt 1968.
224. Staabs, G. v.: Sceno-Test. Berlin: Hansen 1952.
225. — Die Rolle des Scenotests in der Kinderpsychotherapie. In: Biermann, G., Handbuch der Kinderpsychotherapie. München-Basel: Reinhardt 1968.
226. Stäeli, H.: Die Aufgaben des Psychotherapeuten in der Kinderpsychiatrie. In: Biermann, G., Handbuch der Kinderpsychotherapie. München-Basel: Reinhardt 1968.
227. Stockert, F. G. v.: Einführung in die Psychopathologie des Kindesalters. Berlin-München-Wien: Urban & Schwarzenberg 1957.
228. Strauss, W.: Zum Problem der Enuresis und ihrer Behandlung mit Tofranil. Münch. med. Wschr. **108**, 1812 (1966).
229. Strehl, W.: Behandlung unruhiger und konzentrationsgestörter Kinder. Ärztl. Prax. **16**, 69 (1964).
230. Stolecke, H., Pache, H.D.: Zur Behandlung der BNS-Krämpfe mit ACTH. Mschr. Kinderheilk. **110**, 105 (1962).
231. Strotzka, H.: Die Psychotherapie des anfallskranken Kindes. In: Biermann, G., Handbuch der Kinderpsychotherapie. München-Basel: Reinhardt 1968.
232. Stutte, H., Harbauer, H.: Rehabilitationsaufgaben der Kinder- und Jugendpsychiatrie und ihrer Grenzgebiete. In: Rehabilitation, H. 2/3 d. Schriftenreihe d. med.-pharm. Studienges. Ffm. (1968).
233. — Möglichkeiten der Hilfe für geistig behinderte Kinder. Nachrichtendienst DV öfftl. u. priv. Fürsorge **9** (1961).
234. — Kinder- und Jugendpsychiatrie. In: Psychiatrie der Gegenwart, II. Berlin-Göttingen-Heidelberg: Springer 1960.
235. — Grenzen der Sozialpädagogik, H. 12, Schriftenreihe d. AFET, Hannover (1958).
236. — Über mehrdimensionale Diagnostik und Therapie in der sozialen Jugendhilfe. Unsere Jugend **10**, 369 (1952).
237. Taeschler, M., Loew, D.: Zur Pharmakologie der in der Kinderpsychiatrie gebräuchlichen psychotropen Medikamente. Acta paedopsychiat. **1965**, Suppl. 1.
238. Tamm, A.: Psychotherapie beim Stottern des Kindes und Jugendlichen. In: Biermann, G., Handbuch der Kinderpsychotherapie. München-Basel: Reinhardt 1968.
239. Tan, A., Blaschegg, M.: Valium in der Kinderpsychiatrie. Ther. Umsch. **22**, 447 (1965).
240. Tausch, R., Tausch, A.: Kinderpsychotherapie in nicht direktem Verfahren. Göttingen: Verlag für med. Psychologie 1956.
241. — Gesprächspsychotherapie. Göttingen: Verlag f. med. Psychologie 1968.
242. Teirich, H.R.: Musik in der Medizin. Beiträge zur Musiktherapie. Stuttgart: Fischer 1958.
243. Thomä, H.: Anorexia nervosa. Bern-Stuttgart: Huber 1961.
244. Tramer, M.: Lehrbuch der allgemeinen Kinderpsychiatrie. Basel: Schwabe 1964.
245. Wallis, H.: Prognose und Therapie der Pubertätsmagersucht. In: Tagungsber. der Nordwestdtsch. Ges. f. Kinderheilk. Hannover: Hansisches Verlagskontor 1964.
246. Wegener, H.: Die Rehabilitation der Schwachbegabten. München-Basel: Reinhardt 1963.
247. Weinmann, H.: Erfahrungen mit einem Neurodynamicum bei hirngeschädigten Kindern. Ärztl. Prax. **19**, 38 (1967).
248. Weinschenk, C.: Die erbliche Lese-Rechtschreibeschwäche und ihre sozialpsychiatrischen Auswirkungen. Bern-Stuttgart: Huber 1965.
249. Wiesenhütter, E.: Stationäre Gestaltungs- und Gruppentherapie bei Kindern und Jugendlichen. In: Biermann, G., Handbuch der Kinderpsychotherapie. München-Basel: Reinhardt 1968.
250. Winkler, M.: Unser Kind braucht Hilfe. Stuttgart: Huber 1961.
251. Wolffheim, N.: Psychoanalyse und Kindergarten. In: Biermann, G., Handbuch der Kinderpsychotherapie. München-Basel: Reinhardt 1968.
252. Wolpe, J.: Psychotherapy by reciprocal inhibition. Stanford: Univ. Press 1958.
253. — Lazarus, A. A.: Behavior therapy techniques. Oxford: Pergamon Press 1966.
254. Wunderlich, C.: Das mongoloide Kind. Stuttgart: Enke 1970.
255. Zierl, W.: Therapeutisches Rollenspiel im Scenotest („Scenodrama"). Prax. Kinderpsychol. 8, 113 (1959).
256. Zulliger, H.: Heilende Kräfte im kindlichen Spiel. Stuttgart: Klett 1952.
257. — Bausteine zur Kinderpsychotherapie. Bern: Huber 1957.
258. — Die deutungsfreie psychoanalytische Kinderpsychotherapie. In: Biermann, G., Handbuch der Kinderpsychotherapie. München-Basel: Reinhardt 1968.

Namenverzeichnis

Die gewöhnlichen Zahlen geben die Seiten an, in denen der betreffende Autor genannt wird. Die *kursiven* Zahlen beziehen sich auf die Literaturverzeichnisse der Beiträge. In eckigen Klammern stehende Zahlen bedeuten die Nummern der Zitate im Text.

Aall, L.M. 66, *78*
Aarons, Z.A. 637, *641*
Abe, K., Moran, P.A.P. [667] *459*
Abraham, K. 295, *337*; [1, 668] 394, 397, 398, 409, 413, 414, 417, 425, 428, 429, 440, *440*, *459*, 628, 629, 637, *641*, 676, *682*; [1] 859, 863, *867*
Abrahamsen, D. *517*, *575*
Abrams, R. 261
— de Vito, R.A. *269*
Abse, W. [669] *459*, *517*
Achkova, M. [1] 896, *907*
Achte, K.A., s. Stenbäck, A. [104, 105] 237, 239, 242, *257*
Ackerman, N.W. 301, 317, *337*; [2] 387, *440*
— Behrens, M.L. *337*
Ackner, B., Harris, A., Oldham, A.J. 70, *78*
Acosta, F.R. de [2] 876, *907*
Adam, R. [3, 4] 361, 362, 372, *440*, *641*
— s. Curtius, F. [96] 357, 436, *443*
Adamson, L., Dunham, H.W. *575*
Adler 486
Adler, A. [5] 413, *440*, *641*, 690; [2, 3] 859, 863, *867*
Adler, N. [670] *459*
Agras, St., Sylvester, D., Oliveau, D. [671] 403, *459*
Ahnsjö, S. 814, *818*
Aichhorn, A. *517*, 548, *576*; [2] 797, 802, *809*; [4] 859, *867*; [1] 987, *998*
Aigner, S. 557, *576*
Aillot, J., s. Porot, M. 265, *272*
Aitken, R.C., Buglass, D., Kreitman, N. [1] 839, *850*
Ajuriaguerra, J. de, Diatkine, R., Kalmanson, D. [3] 876, 877, 884, *907*
Alanen, Y.O. 300, *337*; [6] *440*
— s. Arajärvi, T. [283] 398, *916*
Alberca Lorente, R. *517*
Albert, E. [4] 906, *907*
Albert, H.D., s. Weise, K. [118] 745, *763*
Albrecht, H. [5] 898, 905, *907*; [402] *919*
— s. Büssow, H. *270*
Albrecht, W. [672] *459*
Albu, A. *641*
Aldrich, C.K. *722*
Alexander, D., s. Money, J. [174] 826, *855*
Alexander, F. [1] 344, 345, *349*; [7, 8, 9] 407, *440*, *517*, *576*, 589, 590, 594, 598, 599, 602, 604, 606, 607, 612, 614, 616, 623, 624, 625, 628, 629, 630, 633, 634, 635, 638, *641*, 703, 710, 711, 713, 717
— French, T.M. 625, *641*, *722*; [1] 729, 730, 732, 734, 737, *759*
— — Pollock, G.H. [10] *440*
— Healy, W. *576*
— Staub, H. 544, *576*
— Visotsky, H. 625, *641*
— s. French, T.M. *646*
Alexander, F.A.D., s. Himwich, H.E. 265, *270*
Ali-Issa, I., s. Kraft, T. 772, *782*
Alig, V.B., s. Small, I.F. [48a] 348, *350*
Alkan, L. *641*
Allen 571
Allen, A. [673] *459*
— s. MacKinnon, H.L. *725*
Allen, E., s. Hart, B.M. 778, *782*
Allers, R. 145, *151*; [1] 167, *177*
Allerton, W.S. [11] *441*
Allport, G.W. [5] 859, 863, *867*
Allyon, T., Azrin, N.H. 779, *781*
Almansi, R., s. Impastato, D. J. *270*
Almy, T.P. 631, *641*
— Hinkle, L.E., Berle, B.B., Kern, F. *641*
Almy, T.P., Kern, F., Tulin, M. *641*
— Tulin, M. *641*
Alonso-Fernandez, F. *641*
Alpern, H.P. 261
— McGaugh, J.L. *269*
Al Salih, H.A. [674] *459*
Alström, C.H. [1] 231, *254*
Altschule, M.D. [675] 421, *459*
Alvarez, W.C. 622, *641*
Alzheimer, O. *641*
Amatruda, s. Gesell 384
Ambrozi, L. [3] 791, 798, *809*; [3] *998*
Amtenbrink, H. [12] 357, *441*
Anchersen, P. 560, *576*
Anders, W. 610, *641*
Andreae, S. [676] *459*
Andreas-Salomé, L. 536
Andrews, J.D.W. [677] *459*
Angst, J. 3, *5*, 117, 119, *134*, 208, 282, *287*; [678, 679] 421, 431, *459*
— Baastrup, Chr., Grof, P., Hippius, H., Poeldinger, P., Weis, P. *78*
— Grof, P., Hippius, H., Poeldinger, W., Varga, E., Weis, P., Wyss, F. 52, *78*
— Hippius, H. 279, 280, *287*
— Perris, C. [680] 421, *459*
— Weis, P. 287, *287*
Angyal, L.v. 206, *208*
Ankee, M., s. Taipale, V. [241a] 842, *857*
Anker, J.M., Walsch, R.P. 336, *337*
Annell, A.-L. 814, *818*; [6, 7] 875, 893, 896, 897, 904, 906, 907, *907*; [403] *919*, 942, *973*; [3] *998*
Annese, A. 261
— Balestrieri, A., Dello Russo, G., Rutigliano, G., Tansella, M. *269*
Anthony, E.J. [2] 831, *850*; [8, 9] 875, 876, 877, 887, *908*

Anthony, E. J., Scott, P. [404] 902, 904, 905, *919*
Anthony, J., s. Foulkes, S. H. *724*
Antonelli, F. *641*
Apley, J., MacKeith, R. 814, *818*
Appel, Rosen 613
Appell, s. Roudinesco 384
Arajärvi, T., Alanen, Y. O., Viitamäki, R. O. [283] 898. *916*
—, Repo, J. [6] 861, *867*
Arend, P., Martini, G. A. *641*
Arentsen, K., Strömgren, E. [2] *254*
Aresin, L. *641*
Aretäus 89
Argelander, H. *641*
Arieti, S. 26, 32, *78*; [3] 167, *177*, 299, 325, *337*; [13] *441*; [681] *459*, *517*
Arkonac, Q., Guze, S. B. *517*
Arlow, J. A. [14] *441*, 599, *641*
— Brenner, Ch. [15] *441*
Armitage, S. G., s. King, G. S. 778, *782*
Armor, D. J., s. Lazare, A. *520*, 676, 677, 678, *684*
Arndberg, M. M., s. Nathan, P. E. [419] *452*
Arnds, H. G., Hagedorn, E. 634, *641*
— Hillenbrand, D., Studt, H. H. [16] 359, 363, 375, *441*
— Studt, H. H. *641*
— s. Studt, H. H. 614, 615, *659*
Arnold, O. H. 97, *134*; [4, 5] 168, 169, *177*
Arthur, B., Kemme, M. L. [7] 866, *867*
Asch, St. S. [682] *459*
Ascher, E. 637, *641*
Aschoff, G. [17] *441*
Ashcroft, G. W., Crawford, T. B. B., Eccleston, D., Sharman, D. F., McDongall, E. J., Stanton, J. B., Binns, J. K. 274, *287*
— Sharman, D. F. 274
Askevold, F. *641*
Asperger, H. 814, 815, 816, *818*; [8, 9] 859, 866, *867*; [10—14] 880, 886, 887, 892, 895, *908*, 970, 973; [3—7] 977, 978, *998*
Assael, M. [683] *459*, *642*
Astrup, C. [6] 174, *177*, 207, *208*, 261; [18] *441*
— Flekköy, K. *269*
Astrup, C., Fossum, A., Holmboe, R. [7] 163, *177*
— Ødegård, Ø. [3] 236, 250, 252, 253, *254*
— s. Fish, F. J. *208*
— s. Stephens, J. [1173] *474*
Atschkovva, M. [15] 896, *908*
Atthowe, J. M., Krasner, L. 779, *781*
Attisani, N., s. Gamna, G. 78, *79*
Aubin, B., 895
— s. Aubin, H. [16] 897, *908*
Aubin, H., Aubin, B., Magnus, A. [16] 897, *908*
Augustus, J. 804
Auld, F., Eton, L. D. 701, *722*
Ausubel, D. P. [3, 4] 826, 827, 829, 831, 832, *850*
Avenarius, R. 31, 32, *78*
Ayllon, T. 302, 319
— Azrin, N. *338*
Ayman, D. *642*
Azrin, N. 302
— s. Ayllon, T. *338*, 779, *781*

Baastrup 284, 285
Baastrup, Chr., s. Angst, J. *78*
Babinski, M. J. [5] 844, *850*
Bacal, H. A., s. Malan, D. H. [81] 729, 730, *762*
Bach, G. R. *722*
Bach, H. [684, 685] 421, 427, 428, 431, *459*, *642*; [8] 984, *998*
Bach, W. 265, *269*
Bachrach, W. H., s. Ivy, A. G. 619, *649*
Bacon, C. *642*
Bacon, C. L. *576*
Bader 548
Bälz, E. 145, 148, *151*
Baer 478
Baer, L., Platman, S. R., Fieve, R. R. *287*
Baer, R., s. Petrilowitsch, N. *138*; [116] 859, *870*
Baer, S., s. Petrilowitsch, N. 280, *289*
Baer-Hess, V. 556, *576*
Bärtschi-Rochaix, W. *642*
Baerwolf, H. [686] *459*, *642*
Baets, P. de 261, *269*
Baeyer, W. v. 121, 126, 133, *134*, 261, 262, 265, *269*, 485, *495*, 503, 512, *517*, 529, 573, *576*; [9] 796, *809*; [6, 7] 838, 841, *850*; [9, 10] 992, 997, *998*
Baeyer, W. v., Häfner, H., Kisker, K. P. [19] 379, 380, *441*, *517*; [10] 796, *809*; [8] 831, *850*; [405] 906, *919*
Bagley, C. R., s. Davison, K. 3, *5*
Bahn, A. K., s. Oleinick, M. S. [111] 861, 865, *870*
Bahner, F. [9] 845, *850*
Bahnson, C. B., Wardwell, W. I. 599, *642*
— s. Wardwell, W. I. *660*
Bahrendregt 627
Bak, R. C. *576*
Bakwin 383
Bakwin, H. [10] 838, *850*; [17, 18] *908*
Balduzzi, E. [687] *459*
Balen, G. F. v. 627
— Lindeboom, G. A. 627, *642*
Balestrieri, A., s. Annese, A. *269*
Balfour, F. H. G., s. Malan, D. H. [81] 729, 730, *762*
Balier, C. 333, *338*
Balint, A. [10] 859, 863, *867*
Balint, E., s. Balint, M. *722*, 734, 753, *759*
Balint, M. [20, 21, 688] 368, 372, *441*, *459*, *576*, *642*, *722*; [2] 733, 739, *759*
— Balint, E. *722*; [3] 734, 753, *753*
Ballasteros, L. R. 262, 263, 264, *269*
Ballet, G. [8] 157, *177*
Bally, G. 292, *338*; [22, 23] *441*, 688, *722*
Balser, B. H., Masterson, J. F. [11] 839, 840, *850*
Balsler-Olesen, T., Geert-Jorgensen, E. [689] *459*
Balthasar, K., Clauss, J. L. 637, *642*
Baltrusch, H. J. 614, 615, *642*
Bamberger, Ph. [11] 995, *998*
— Matthes, A. 971, *973*; [12] 994, 996, *998*
Ban, Th. A. [24] *441*
Bancroft, J. H. J. 772, 775, 776, 781, *782*
— Jones, H. G., Pullen, B. R. 774, *782*
Bandler, L., s. Long, R. T. *651*
Bandura, W. *576*
— Walters, R. H. 542, *576*
Bang, R. [4] *809*; [13] 988, *998*
Bannes, M. C., s. Fiedler, E. [74] 992, *1000*

Bannwart, J. *642*
Barber, T.X. [24a] 378, *441*
Barendregt, J.T., s. Dekker, E. *644*, *645*
Barglow, P., s. Offer, D. [182] 841, *855*
Barker, J.C., s. Enoch, M.D. [136] *444*
Barnes, C.A. 676, 677, 678, *682*
Barnett, J. [690, 691] 413, 415, *459*
Barolin, G.S. [4] 744, *759*
Barrabee, E.L., s. Miles, H. W. *652*
Barrelet, M., s. Schneider, P.-B. *726*
Barron, F. 702, 711, *722*
Barron, S.H., s. Mohr, G.J. 633, *653*
Barter, J.T., Swaback, D.O., Todd, D. [12] 840, *850*
Barton, R. [5] 793, *809*
Barton-Hall 904
Barucci, M. 77, *78*
Baruk, H. *208*
Basaglia, F. 298, *338*
Bash, K.W. [25] *441*
Basquin, M. 814, *818*
Bastiaans, J. 602, 603, *642*
— Groen, J. 611, 614, 615, 616, 633, *642*
— s. Groen, J. 602, 612, 615, 633, 634, *648*
Bateson, Jackson 389
Bateson, G. 301
— Jackson, D.D. *338*
— — Haley, J., Weakland, J. *338*
Bathke, U. [11] 862, 866, *867*
Battegay, R. 316, *338*; [692] *459*, *723*; [5, 6] 744, *759*
— Hole, G. [7] 744, *759*
Battle, C.C., s. Nash, E.H. *725*
Bauer 285
Bauer, A., s. Kulenkampff, C. [938a] 354, *467*, 591, 592, 593, 594, 595, *650*
Bauer, F. 528, 550, *576*
— Bürger-Prinz, H., Giese, H., Jäger, H. 564, *576*
Baum, G. 665, 676, 677, 678, *682*
Baum, H. [9] 168, *177*
Baumann, C., Vedder, R. [19] 894, *908*
Baumann, H. 534, *576*
Baumeyer, F. [26, 27, 693, 694] 359, 363, 368, 410, 420, 430, *441*, *460*, 573, *576*, 594, 595, *642*; [6] 796, *809*
Bay, E. *642*
Bay, F. *973*
Bayer, D., Bräutigam, W., Diebold, K. [695] *460*, 554, *576*
Bayley, N. [13] 827, 848, *850*
Bayr-Klimpfinger, S. 816, *818*; [12] 859, 860, *867*
Beach, F.A., s. Ford, C.S. 559, *579*
Beamish, P., s. Kay, D.W.K. [906] 421, 423, *466*
Beard, A.W., s. Slater, E. 13, *81*
Beardwood, C.J., s. Russel, G.F. [200] 841, *856*
Beauvoir, S. de *576*
Becher, W. [13] 865, *867*
Beck, A.P., s. Ward, C.H. 664, *685*
Beck, A.T. [696] 421, *460*
Beck, D. [27a, 697] 372, 424, *441*, *460*, 626, 627, *642*, 713, 715, *723*
— Lempp, R. [28] *441*
Beck, S., Lempp, R. [29, 30] *441*; [14, 15] 865, *867*
Becker, B.J. *723*
Becker, H.A., s. Harris, F.G. [70] 167, *179*
Becker, P.E. [31] *441*
— Heigl-Evers, A., Schepank, H. [32] *441*
Becker, W. [16] 862, *868*
Becker, W.C. 679, *682*
Beckmann, D. 665, *682*
— Richter, H.-E. *642*, *723*
— s. Richter, H.E. [479] 354, 401, 403, 405, 406, *454*, 591, 592, 593, 594, 595, *655*, 667, *684*
Beckmann, G., Jussen, H., Klauer, K.J. *973*
Beckmann, K. 627, *642*
Beech, H.R. *782*
Beeli, A. [33] *441*, *723*
Beese, F.W. [698, 699] *460*
Behrens, M.L., s. Ackerman, N.W. *337*
Behringer 906
Beintema, B.J., s. Prechtl, H. F.R. 933, *974*
Belciugateanu, C. *642*
Bell, E.T., s. Russel, G.F. [199] 841, *856*
Bellak, L., Small, L. [8] 729, 730, 732, 736, 737, *759*
— Small, S. *723*
Bellis, E., s. Redlich, F.G. 665, *684*
Beloff 677
Beloff, J.R., s. Cattell, R.B. [10] 347, *349*
Belsanti, R., s. Stefanachi, L. [1168] 431, *473*
Bemmelen, J.M. van *576*
Bemporad, J.R. [20] *908*
Benda, C.E. 817, *818*
Benda, Cl. [21] 881, 887, 897, *908*
Bender, L. [22—36] 875, 876, 877, 885, 887, 895, 896, 898, 899, 900, 905, *908*; [15] 988, *998*
— Faretra, G., Cobrinik, L., Sankar, S. [37] *908*
— Grugett, A.E. [38] *908*
— Gurewitz, S.Ph.D. [16] 988, *999*
— Helme, W.H. [39] *908*
— Keeler, W.R. [40] *908*
— Schilder, P. [14] 840, *850*
Bendict, R. 534, *576*
Bendig, A.W. 679, *682*
Bene, E. [700] *460*, *576*
Benedek, T. *576*
Benedetti, G. 41, *78*, 299, 304, 311, 312, 313, 314, *338*; [34—37, 701] *441*, *460*, 728, *759*; [14] 988, *998*
— Bleuler, M., Kind, H., Mielke, F. [42] 876, *909*
— Kind, H., Johansson, A.S. Galli, P.F. *78*
— — Mielke, F. *78*; [41] 876, *908*
— — Wenger, V. *78*, *338*; [43] 876, 893, *909*
— Wenger, V. *576*
— s. Müller, Ch. [1027] *469*
Benjamin, H. 559, 560, 561, *576*
Bennett, I. [38] 387, *441*, *517*
Bennett, S., Klein, R. [45] 885, *909*
Bennholdt-Thomsen, C. 132; [15] 832, *850*
Benon 127
Benon, R. 206, *208*
Bente, D. *287*
— Hippius, H. 278, 279, *287*
— Sharman, D.F. *287*
Bepler, C.R., s. Weiss, E. 599, *660*
Berblinger, K.W., Greenhill, M.H. *642*
Berecz, J.M. [702] *460*
Berecz, L., s. Rosu, S. [490] *454*
Berendes, H.J. [17] 983, *999*
Berendt, H. 766, *782*
Berg, G. 623, *642*
Berg, K. [17] 861, *868*
— s. Levinson, D.J. 721, *725*

Berg, S. 548, 552, 553, 555, *576*
Berg, W. v., s. Schlange, H. [314] *916*
Berge, A. *723*
Berger, M., s. Rachman, S. [285] *916*
Berger, M. M. *723*
Bergier, J. [18] 865, *868*
Bergius, R. 501, *517*
Bergler, A. *576*
Bergler, E. 703
Bergler, R. [19] 865, *868*
Bergmann, B. *208*, 484, *495*, *517*
Bergmann, G. v. 592, 620, 622, 626, 627, *642*
Bergmann, T., Freud, A. [19] 980, *999*
Bergold, J. B. 776, *782*; [18] 989, *999*
Bergson, J. 609, *642*
Beringer, K. [45a] *909*
— Mallison, R. 127, *134*
Berk, G., s. Masterson, J. F. [152, 153] 835, *854*
Berl, S., s. Kaye, H. E. [907] *466*
Berle, B. B., s. Almy, T. B. *641*
Berlin, I. N., s. Szurek, S. A. [364] *918*
Berlin-Heimendahl, S. v., Rosenbauer-Willeitner, S. [40] 360, 362, *441*; [16] 845, 847, *850*
Berliner, B. *723*
Berlit, B. 206, *208*
Berman, L. *723*
Berman, L. H., Freedman, L. Z. *576*
Berman, M., s. Lewis, W. C. [974] *468*, *520*
Berna, J. [20—23] 987, 988, *999*
Bernard, F., Flavigná, H. [20] 865, *868*
Bernard, P., s. Ey, H. [53] 156, 157, 160, 162, 171, *178*
Berndt, E., s. Schröder, J. *656*
Berne, E. [4] 229, *254*
Berner, C., Berner, P., Gabriel E., Küfferle, B., Patelsky, K., Saletu, B. [10] 168, *177*
Berner, P. 7; [11, 12] 153, 154, 155, 156, 157, 158, 159, 164, 165, 166, 167, 172, 174, 175, 176, *177*
— Grünberger, J. [13] 174, *177*; [39] *441*
— Hoff, H. 261, 266, *270*
Berner, P., Kryspin-Exner, K., Panagiotopoulos, J. [14] 174, *177*
— — Srisopark, M., Zapotoczky, H. G. [15] 165, 166, *177*
— Schindler, R. *723*
— Spiel, W. [21—23] 862, 866, *868*
— s. Berner, C. [10] 168, *177*
Berner, W., Spiel, W. [46] 889, *909*
Bernfeld, S. [17] *850*
Bernheim, M. 294, *338*
Bernstein, B. [44] 899, *909*
Bernstein, C., s. Saul, L. J. 640, *656*
Bertozzi, S. 108, *134*
Berze, G. [16] 163, *177*
Berze, J. 33, *78*
Bettelheim, B. 815, *818*; [47, 48] 876, 878, 881, 883, 884, 888, 899, 900, 901, *909*
Betz, B., s. Spiegelberg, U. [551] 379, *456*
Betz, B. J. *338*
— s. Whitehorn, J. C. 329, *342*
Betz, K. [9a] 750, *759*
Bexton, W. H., Heron, W., Scott, T. H. [17] 168, *177*
Beymer, F. *642*
Bialow, M., s. Schwab, J. J. [1135] *473*
Bibring, E. [703, 704] 429, *460*
Bibring, G. L. [41] *441*
Bickel, A. *642*
Bickel, H., Clewe, C. [24] 994, *999*
Biddy, R. L., Smith, R. S. 265, *270*
Bieber, I. [706] *460*
— Dain, H. J., Dince, P. R., Drellich, M. G., Grand, H. G., Gundlach, R. H., Kremer, M. W., Rifkin, A. H., Wilbur, C. B., Bieber, T. B. [705] *460*, 568, 572, *576*
Bieber, T. B. [707] *460*
— s. Bieber, I. [705] *460*, 568, 572, *576*
Bien, W., s. Storm van Leeuwen 612, *658*
Biermann, G. [43, 708] 388, *442*, *460*, 814, *818*; [18] *850*; [24, 25] 860, 861, 864, *868*; [25—35] 980, 988, *999*
— Galm, D., Kassian, A., Klüwer, K., Schmeer, G., Six, M. [42] 361, 362, *441*
Biermer, A. 610, 642
Bijou, S. W. 778, *782*
— s. Birnbrauer, J. S. 778, *782*
Bille, M., Juel-Nielsen, N. [44] 356, *442*
Biller, H. 569
Bilz, R. [709] *460*, *517*
Binder, A. 560, *577*
Binder, H. 9, *78*; [18] 165, *177*; [2—4] 346, 347, *349*; [45] 399, 412, 422, 437, *442*, 482, 486, *495*, *517*; [10] 746, *759*; [49] 880, *909*; [36] 988, *999*
Binet, A. 555, 556, *577*
Binns, J. K., s. Ashcroft, G. W. 274, *287*
Binstock, W. E., s. Semrad, E. V. *726*; [103] 739, *763*
Binswanger, H. [710, 711] 413, 434, *460*, 636, *642*
Binswanger, K. 16, *78*
Binswanger, L. 34, 39, 40, 41, *78*, 133, *135*, 301, *338*, *517*, 527, 533, 538, *577*, 711; [50, 51] 903, 904, *909*
Binswanger, O. *642*
Biörck, G. 590, *642*, *643*
Bion, W. R. 717, *723*
Biran, S. [46, 47, 712—717] 435, 436, *442*, *460*, *723*
Birch, H., s. Chees, St. [34] 861, *868*
Birch, H.-G., s. Thomas, A. [596] *457*
Birkmayer, W., Neumayer, E., Stöckl, W., Weller, G. 84, *135*, 274, *287*
Birley, J. L. T., s. Marks, I. M. 771, *783*
Birnbaum, C. 477, *495*, *517*
Birnbaum, K. 145, *151*; [19, 20] 162, 165, *177*, *178*; [5] 343, *349*
Birnbaum, L. 549, *577*
Birnbrauer, J. S., Bijou, S. W., Wolf, M. M., Kidder, J. D. 778, *782*
Bisalski 982
Bischofs, J. [37] 981, *999*
Bishop, P. M. 560, *577*
Bisio, B. [718, 719] *460*
— Spaggiari, G. [720] *460*
Bisset, Ch. *518*
Bister, W. [721] *460*
Bitter, W. 564, *577*
Bjarsch, H. [722] *460*
Blackburn, H., s. Taylor, H. L. 597, *659*
Blackwell, B. *287*
— Shepherd, M. 287, *287*
Blake, Y. [26] 866, *868*
Blakemore, C. B. *577*
Blane, H. T. [723] *460*

Blaschegg, M., s. Tan, A. [239] 990, *1005*
Blaser, P., Gehring, A., Pöldinger, W. [724] 401, *460*
— s. Pöldinger, W. *138*
Bleckmann, H. [38] 993, *999*
Bleckmann, K. H. [27] 866, *868*
Bleidiek, U. [39] 983, *999*
Bleuler, E. 8, 25, 27, 28, 34, 36, 37, 38, 40, 41, 42, 43, *79*; [21—25] 161, 164, 165, 166, 168, *178*, 187, 206, *270*, 295, 297; [48] 419, 436, *442*, 488, 508, 512, *518*; [11] 739, *759*; [52—54] 876, 883, 884, 894, 902, *909*
Bleuler, M. 2, 3, *5*, *79*, 107, 115, 118, 127, *135*, 142, *151*; [26] 153, 161, *178*, 208; [50, 725, 726] 379, 421, 428, *442*, *460*, *495*, *518*, 571; [19] 826, 831, 841, *850*; 896, 898, 923, 945, 948, *973*
— Willi, J., Bühler, H. R. [49] *442*, *973*
— Wiedermann, H. R. *577*
— s. Benedetti, G. [42] 876, *909*
Blewett, D. B., s. Cattell, R. B. [10] 347, *349*
Blinder, M. G. [727] *460*, 514, *518*
Bliss, E. L., Branch, C. H. H. [20] 842, *850*
Blizzard, R. M., s. Brasel, J. A. [28] 825, 831, 835, *851*
Bloch, I. 555, *577*
Bloch, R. [728] *461*
Bloch, Sp. [12] 744, *759*
Blöschl, L. 319, *338*
Blom, G. E., s. Long, R. T. *651*
Blos, P. [21—24] 824, 827, 828, 830, 833, 836, 848, *850*
Blum, E. 294, *338*
Boas, I. *643*
Boatman, M. J., Szurek, S. A. [55] 875, 899, *909*
Bochnik, H., Lepewie, H., Otto, P., Wüster, G. [28] 866, *868*
Bochnik, H. J. 484, *495*, 503, 504, *518*
— Helmchen, H., Hippius, H., Knüppel, H., Kuhlenkampff, C., Lauter, H., Meyer, J.-E., Müller, H. W., Wieser, St., Winkler, W. T. 671, *682*
Bodechtel, G., Dubitscher, Hirt, Panse, Störring [51] *442*
Bodenheimer, A. R. [729] 428, *461*; [25, 25a—25c] 835, *850*, *851*
Bodenheimer, R. [40] 995, *999*
Böhler, L. 793
Böhm *643*
Boehm, F. [730] 414, *461*, *643*
Böhm, H. A. [30] 864, *868*
Bönisch, E. [41] 993, *999*
Böök, A. J. [5] 218, 222, 223, *254*
Boerhaave, A. 89, 262, *270*
Bogen, H. 619, *643*
Boggalley, H. R., s. Cattell, R. B. 679, *682*
Bohm, E. [27] 174, *178*
Bojanovsky, J. [731] 421, 423, 424, 426, *461*, *518*
Bok, B., s. Leonberg, jr. C. [228] *914*
Bolck, G. 626, *643*
Bolland, J., Sandler, J. [52] *442*
Bollea, G. 814, 815, *818*; [26] 840, *851*
— s. Sanctis, C. de [308] 874, *916*
Bolles, R. C. [53] *442*
Bolten, M. P., s. Stokvis, B. *658*
Bonaparte, M. 549, *577*
Bonczek, W. [42] 982, *999*
Bonhoeffer, K. 85, 93, 132, *135*, 145, *151*; [28] 162, 168, *178*, 923, 924, *973*
Bonime, W. [732] 421, 428, *461*, 513, *518*
Bonkalo, M. [27] 838, *851*
Bonner, H. [29] 167, *178*
Bonnet 285, *287*
Bonzi, A. [54] *442*
Boon, U. A. [43] 987, *999*
Boor, Cl. de [55, 733] *442*, *461*, *518*, 612, 614, 615, 616, *643*
— Künzler, E. [55a] 373, 375, *442*, *643*
Boor, W. de [734] 410, *461*
Borelli, S. 638, *643*
— Stauck, W. [735] *461*
Borgatta, E. F. 679, *682*
— Lambert, W. W. [56] *442*
Borge, G. F., s. Kayton, L. [908] *466*
Bornsztajn, M. 42, *79*
Boroffka, A., s. Sperling, E. [1162] *473*
Borowitz, A. [736] 428, *461*
Bos, C., s. Lehmann, H. 266, *271*
Bosch, G. [7] 797, *809*, 814, 815, *818*; [55a—62] 876, 878, 879, 881, 882, 884, 885, 886, 887, 888, 889, 890, 891, 892, 893, 895, 897, 900, 901, 906, *909*; [406] *919*
— Jungjohann, E. [63] *909*
Bosch, W. 970, *973*
Boss 39
Boss, M. 301, *338*; [57, 58, 737] *442*, *461*, 527, 533, 555, 556, 561, *577*, 602, 614, 628, 630, *643*
Bosson, P., s. Porot, M. 265, *272*
Bostroem, A. *135*; [30] 165, *178*, 191, *208*
Boszormenyi-Nagy, I. 317
— Framo, J. L. [59] *442*; [8] 807, *809*
Boulagouris, J. C., Marks, I. M. 768, *782*
Boulanger, J. B. [407] 905, *919*
Bouvet, M. 703, *723*
Bovet, L. [737a] *461*
Bovet, T. *577*
Bovi, A., s. Campailla, G. [73] *442*
Bowen, Wynne, Singer 389
Bowers, M. K. *338*
Bowlby, J. [60, 61] 382, *442*, 544, *577*, 639, *643*, *815*; [29] 864, *868*; [408] 906, *919*; [44—46] 987, *999*
Bowman, K. M., Rose, M. *518*
Bracha, S. [738] *461*
Bracken, H. v., s. Stutte, H. 815, *821*
Braconi, L. [62] *442*
Bradess 597
Bradley, C. [64, 65] 874, 893, *909*, 936, *973*
Bräutigam, D., s. Bayer, D. [695] *460*
Bräutigam, W. 326, *338*; [6] 346, *349*; [63—66, 739, 740, 740a] 352, 353, 354, 355, 357, 370, 390, 392, 400, 408, 410, 411, 418, 419, 420, 421, 425, 427, 428, 429, 430, 431, 432, 435, 436, 437, 438, *442*, *461*, 483, 489, *495*, 509, *518*, 528, 529, 532, 533, 538, 559, 564, 566, 569, 573, *577*, 592, 593, 594, 595, 614, 615, 616, 637, *643*, 688, *723*; [13, 14] 742, 743, *759*; [29] 826, *851*
— s. Bayer, D. 554, *576*
— s. Walter, K. 560, 561, *586*

Braiman, A., s. Weiner, H. *522*
Branch, C. H. H., s. Bliss, E. L. [20] 842, *850*
Brand, N. [67] *442*
Brandon, S., s. Kay, D. W. K. [116] 842, *853*
Brasel, J. A., Blizzard, R. M. [28] 825, 831, 835, *851*
Brask, B. H. [66—68] 876, 887, 896, *909*
Brast, R. [741] 410, *461*
Bratfos, O., Haug, J. O. 261, *270*
Braun, E. 502, 504, *518*
Braun, L. 592, 594, 608, *643*
Braunschweig, D., s. Lebovici, S. [323] *449*
Braunstein, P., s. Goldfarb, W. [143, 145] 882, 893, *911*
Bray, P. F. 817, *818*
Breen, M. [6] 228, 229, *254*
Brehme, Th. [47] 990, *999*
Bremer, J. [7] 220, 221, 223, 234, *254*; [68] *442*
Brengelmann, J. C. 766, *782*
Brenner, C., Friedmann, A., Carter, S. 607, *643*
— s. Arlow, J. A. [15] *441*
Brenner, W. [31] 864, *868*
Brentano, Husserl 432
Brescia, A. M. 637, *643*
Bresser, P. H. [32] 866, *868*
Bressler, D. M., s. Friedman, J. H. [184] 360, *445*
Brewer, D. L., s. Cole, N. J. 333, *338*
Briewig, E. M., s. Leonhard, K. *468*
Briggs, P. F. et al. [742] 427, *461*
Brill, A. A. *338*
Brill, A. J. *577*
Brill, J. *577*
Brill, N. Q., Storrow, H. A. 665, *682*
— s. Koegler, R. R. [*57*] 757, *761*
Briscoe, O., s. Palmai, G. [113] 860, 866, *870*
Brisset, Ch. [743] *461*
— s. Ey, H. [53] 156, 157, 160, 162, 171, *178*
Brocher, Th. [48] 988, *999*
Brock, J. 548, *577*
Brockhausen, K. 113, 120, *135*
Brod, J. 601, *643*
Broddeck, Irwin 383
Brodschöll, B., Strotzka, H. [31] 165, *178*
Brody, E. B. [30] 829, *851*
— Lindbergh, S. S. [7] 344, *349*
Brody, E. B., Redlich, F. C. 326, *338*; [744] *461*
Broeren, W. 273, 278, *287*
Broh-Kahn, R. J., s. Mirsky, I. A. 625, *652*
Bronisch, F. W. *135*; [32] 154, *178*; [69] *442*; [12] 791, *809*
Bronstein, L. H., s. Goldwater L. C. 591, *647*
Brooke, E. [8] 216, 226, 243, 253, *254*
— s. Rutter, M. 817, *820*
Brooke, E. M., s. Shepherd, M. [540] 357, *455*
Brown, A. C., s. Shepherd, M. [101] *257*
Brown, A. J., s. Shepherd, M. [539] 357, 365, 388, 390 *455*
Brown, F. W. [70] 391, *442*
Brown, G. W. [9] *254*; [69] 887, 898, *909*
— s. Carstairs, G. M. [12] 221, 222, 239, *255*
Brown, J. F. [8] 347, *349*
Brown, J. M., s. Schwab, J. J. [1135, 1136] *473*
Browne, J. S. L., s. White, K. L. [631] *458*
Browne, S. E. [15] 731, 739, *759*
Brozek, J. *643*
Bruch, H. 618, *643*; [31—36] 842, 844, 845, *851*; [49] 988, *1000*
Brüel, O. [71] *442*
Brühl, W. 626, *643*
Brugger, C. [10] 216, 220, 221, *254*
Brugsch, H., Klimmer, O. [50] *1000*
Brun, R. [72] 370, 390, 405, 436, *442*, *518*
Brunhold, H. 539, 553, *577*
Bryant, K., s. Ekstein, R. [111] *910*
Bucci, L. [33] 153, 154, 160, *178*
Buchwald, G. 942, *973*
Buck, A. F. [33] 861, *868*
Bucy, P. C., s. Klüver, H. 574, *581*
Büchner, F. 622, *643*
Bühler, Ch. [37] 827, 836, *851*
Bühler, H. R., s. Bleuler, M. [49] *442*, *973*
Bühler, K. [70] 887, *909*
Bührmann, M. V. [71] 901, *909*
Buell, J. S., s. Hart, B. M. 778, *782*
Bürger-Prinz, H. 109, 121, 127, 131, *135*, 208; [9] 345, *349*, 422, *495*, *518*, 552, 560, *577*; [72, 73] 904, 905, *909*
— Schönfelder, T. *135*
— Schorsch, E. [74] 884, *909*
— s. Bauer, F. 564, *576*
Büssow, H. 265
— Dunker, E., Albrecht, H. *270*
Buglass, D., s. Aitken, R. C. [1] 839, *850*
Buick, D., s. Stroh, G. [351] 881, *918*
Bullough, V. L. [745] *461*
Bumke 26, 36, 206
Bumke, O. 515, *518*
Bunney, jr., W. E., Goodwin, F. K., Davis, J. M., Fawcett, J. A. 284, *287*
— s. Colburg, R. W. *287*
Burchard, J. M. 267, 268, *270*; [746] *461*, 560, 561, *577*
Burger, R. [38] 827, *851*
Burgin, L., s. Long, R. T. *651*
Burla, H., s. Honegger-Lavater, W. *519*
Burlingham, D., s. Freud, A. [179] 382, *445*
Burns, Ch. [747] *461*
Burrus, G., s. Morris, D. P. [176] 845, *855*
Busemann, A. [51] 983, *1000*
Bustamante, J. A. [748] *461*
Butler, E. W., s. Mercer, J. [96] 863, *870*
Buxbaum, E. [39] 830, *851*
Buytendijk, F. J. 558, 559, 566, *577*
Bychowsky, G. 77, *79*, 299, *338*; [749] *461*, 565, 567, *577*
— Despert, J. L. *723*
Bykow, K. M., Kurcin, I. T. 619, *643*

Cade, J. 284, *287*
Cady, L. D., Gertler, M. M., Gottsch, L. G. *643*
Cahn, L. A. [750] 421, *461*
Caine, T. M., s. Foulds, G. A. 677, *683*
Calon, P. J. A., s. Prick, J. J. G. *654*
Camerer, J. W., Schleicher, R. 621, *643*
Cameron, K. *818*; [75] 876, *909*
Cameron, N. [34, 35] 167, 168, *178*, *518*

Campailla, G., Bovi, A. [73] *442*
Campbell, J. D. 121, *135*, [751] 423, 426, *461*
Campbell, M. 902, 905
— s. Fish, B. [119, 121] 876, 899, 900, *911*
Cannicott, St. M. 261
— Waggoner, R. W. *270*
Cannon, W. B. [74] 378, 401, *442*
Capgras, J., s. Sérieux, P. [166] 157, *182*
Caprio 571
Carden, N. L., Schramel, D. J. [752] *461*
Carkhuff, R. R., s. Truax, C. B. 788, *790*
Carolis, V. de, s. Giberti, F. 95, *135*
Caron, H. S., s. Wardwell, W. I. *660*
Carothers 494
Carothers, J. C. [11] 226, 227, *254*; [75] 366, *442*
Carp, A., s. Rainer, J. D. [1084] *471*
Carp, E. A. D. E. *338*
Carr, A., s. Rainer, J. D. *584*
Carstairs, G. M. [76] 366, *442*, *518*
— Brown, G. W. [12] 221, 222, 239, *255*
— s. Giel, R. [192] 372, 377, *446*
Carter, S., s. Brenner, C. 607, *643*
Caruso, I. A. [77, 78] *442*, *577*
— s. Walcher, W. [1199] *474*
Caruth, E., s. Ekstein, R. [66] *1000*
Castelnuovo-Tedesco, P. [16, 16a] 739, *759*
Castets, B. *518*, *723*
Castilla del Pino, C. [753] *461*
Cattell, R. B. 664, 678, 679, 680, *682*
— Blewett, D. B., Beloff, J. R. [10] 347, *349*
— Boggalley, H. R., Checov, L., Cogan, E. A., Flint, D., Gruen, W., Husek, E., Meeland, T., Saunders, D. R., Schiff, H. 679, *682*
— Coulter, M. A., Tsuijoka, B. 680, 681, *683*
— Saunders, D. R., Stice, G. 679, *683*
— Scheier, I. H. 679, *682*
Cavalli-Sforza, L. L., s. Edwards, A. W. F. 680, 681, *683*
Cawley, R. H., s. Greer, H. S. [200] 391, 437, *446*
Celsus 89
Černý, L. [40] 838, 839, *851*
Cesarino, A. C., s. Häfner, H. [210] 366, *446*
Cesarino-Krantz, M., s. Häfner, H. [210] 366, *446*
Cesario-Kranz, A. C., s. Häfner, H. *519*
Chambers, W. N., s. White, K. L. 598, *660*
Champion, Y. [13] 247, *255*
— s. Daumezon, Y. [21] 226, 249, *255*
Champion-Basset, J. Mme., s. Daumezon, Y. [21] 226, 249, *255*
Chance, N. A., s. Murphy, H. B. M. [415a, 1033] 366, 421, *452*, *470*
Chandler, C. A., s. Sullivan, A. J. 632, *659*
Chanley, J. D., s. Rosenblatt, S. 275, *289*
Chapman 885
Charms, R. de [79] *442*
Chasen, M., s. Murphy, W. F. *653*
Chasis, H., s. Goldring, W. *647*
Chatelin, C. L., s. Quarti, J. J. 627, *654*
Chave, S., s. Taylor, Lord [591] 431, *457*
Chazaud, J., s. Follin, S. *519*
Checkley, H. *518*
Checov, L., s. Cattell, R. B. 679, *682*
Cheek, F. E. [76] 899, *909*
Chees, St., Thomas, A., Tutter, M., Birch, H. [34] 861, *868*
Chertok, L. [80] *443*
Chess, S., s. Thomas, A. [596] *457*
— s. Wolff, S. [396, 397] 893, 896, *919*
Chevrié-Muller, C., s. Hatt, A. [161] *912*
Chiaruggi, V. 89, 293
Chodoff, P. [754] *461*, *518*
Chrisholm, R. M., s. Hyde, R. W. [48] 239, *256*
Christenson, C. V., s. Gebhard, P. H. 527, 545, *579*
Christiaens, L. 816, *818*
Christian, P. 597, 600, 607, *643*
— Fink-Eitel, K., Huber, W. 600, *644*
— Hahn, P. 595, *644*
— Hase, B., Kromer, W. 590, 591, *644*
Christian, P., Mohr, P., Ulmer, W. 608, *644*
— s. Mechelke, K. 590, *652*
Christiansen, C., s. Ruesch, J. 623, 624, *655*
Christiansen, K. O., Elers-Nielsen, M., Le Maire, L., Stürup, G. K. 540, *577*
Christoffel, H. *577*
Christozov, C. [81] *443*
Chrzanowski, G. [82, 755—758] 369, 436, *443*, *461*, 515, *518*
Churchill, D. W., s. Hingtgen, J. [168] 901, *912*
Cimbal, W., s. Kretschmer, E. [299] *449*
Ciompi, L. 303; [83, 759] 378, 400, *443*, *461*, 514 *518*
— Lai, G. *338*; [760] 431, *461*
— Müller, Ch. [84] 377, 378, 400, *443*
Citterio, C., Della Rovere, M. *518*
Čižkowa, J., Danešova, J., Jirásek, Tichá, V. [41] 835, *851*
Claas, S. J. 571
— Deuel, S., Wright, C. A. *577*
Claessens, D. [85] *443*
Clare, J., s. Kaye, H. E. [907] *466*
Clark, D. F. *578*
Clark, R. E. [14] 237, 240, *255*
Clarke, R., s. Garmezy, A. [130] 898, *911*
Claude, H. [36, 37] 153, 157, *178*, 207, *208*
Clausen, J. A., Kohn, M. L. [15] 237, 240, 242, 243, *255*
Clauser, G. [17, 18] 739, 752, *759*
Clauss, J. L., s. Balthasar, K. 637, *642*
Clayton, P. J., s. Winekur, G. 188, *212*
— s. Woodruff, jr. R. A. [1233] *475*
Cleckley, H. [11] 344, *349*
Cleff-Vogelsinger, E. [35] 865, *868*
Cleghorn, R. A., Curtis, G. C. [761] 424, *461*
— s. McClure, D. J. [1003] *469*
— s. Wittkower, E. D. [645] *458*, *661*
Clérambault, G. de [38] 156, *178*

Cleveland, S. E., Johnson, D. L. *644*
Clewe, C., s. Bickel, H. [24] 994, *999*
Cluett, J., s. Kubie, L. S. 779, *783*
Cobb, S., s. Miles, H. W. *652*
— s. White, B. U. 630, 631, *660*
Cobrinik, L., s. Bender, L. [37] *908*
Cochrane, C., s. Mendels, J. [1009] *469*
Cogan, E. A., s. Cattell, R. B. 679, *682*
Cohen, A. 544, *578*; [36] 860, 862, 866, *868*
— Short, J. *578*
Cohen, A. J. 304, *338*
Cohen, M. E. 591, *644*
— Consolazio, F., Johnson, R. E. *644*
— s. Wheeler, E. O. [630] 370, *458*
Cohen, S. I., Silverman, A. J., Wandell, W., Zuidema, G. D. *644*
— White, P. D. *644*
— s. Silverman, A. J. *657*
Cohn, A. E. 592, *644*
Col, C. [37] 865, *868*
— s. Launay, C. [954] *467*; [88] 862, *869*
Colburg, R. W., Goodwin, F. K., Bunney, jr., W. E., Davis, J. M. *287*
Cole, N. J., Brewer, D. L., Hardin-Brench, C. H. 333, *338*
Colin, W., s. Delay, J. 282, *288*
Collomb, H. [16] 228, *255*; [85a] 366, *443*
Colmant, H. J. 206
— s. Elsässer, G. [49] 161, *178*, *208*
— s. Seitelberger, F. 967, *975*
Colomb, G. [77] 900, *909*
Condrau, G. [86—88, 762] *443*, *461*, *644*
Conforto, C., s. Giberti, F. [191] *446*
Coni, A., Giacomo, P. de [39] 154, *178*
Conrad 89, *492*
Conrad, K. [40, 41] 168, 169, 171, 172, *178*, 571, *578*; [78] 898, *910*
Consolazio, F., s. Cohen, M. E. *644*
Constantinescu, P. 680, 681, *683*
Cook, N. G., s. Stengel, E. [234] 839, *857*
Cooke, G. 768, *782*
Coolidge, J. C., Willer, M. L., Tessman, E., Waldfogel, S. [42] 834, *851*
Cooper, A., s. Silberstein, R. M. [326] 901, *917*
Cooper, A. J. 772, *782*
Cooper, B. [89—91] 357, 359, *443*, *644*
— s. Shepherd, M. [99, 101] *257*; [539] 357, 365, 388, 390, *455*
Cooper, J. E., Gelder, M. G., Marks, I. M. 770, *782*
— s. Shepherd, M. [540] 357, *455*
Cooper, M., s. Lemkau, P. [327] 430, *450*
— s. Tietze, C. [112] *258*
Coppen, A., s. Julian, T. [900] 421, *466*
— s. Smythies, J. R. 85, *139*
Coppen, A. J. 571, *578*
— Shaw, D. M. 274, 276, *287*
— — Malleson, A. 274, *287*
— — — Costain, R. *287*
Corberi, G. [79] 897, *910*
Corboz, R. [80] 876, *910*; [409] *919*, *973*; [52] *1000*
— Karrer-Stierli, P. [38] 864, *868*
Corboz, R. J. 814, *818*; [43] 833, *851*
Corey, St. M. [44] 825, *851*
Cormier, B. M. [763] *462*
Cornelison, A., s. Lidz, T. *582*; [231, 232] 898, 899, *914*
Cornu, F. 263, *270*
Corsini, R. J. *723*
Costa, J. M. da 593, *644*
Costain, R., s. Coopen, A. J. *287*
Costello, C. G., Selby, M. H. [764] 424, *462*
Couadau, A., s. Porot, M. 265, *272*
Coulter, M. A., s. Cattell, R. B. 680, 681, *683*
Coulter, S. K., s. Hingtgen, J. [168] 901, *912*
Coultre, R. le *578*
Cowden, R. C. 314
— Ford, L. I. *338*
Cowie, V. 817, *818*
Craig, H. R., White, P. D. 591, 592, *644*
Crammer, J. L. 276, *288*
Crandell, D. L., Dohrenwend, B. P. [92] *443*
Crawford, T. B. B., s. Ashcroft, G. W. 274, *287*
Creak, E. M. [81—84] 876, 877, 886, 887, 889, *910*
Creak, E. M., Ini, S. [85] 884, 885, 886, *910*
Cremerius, J. *338*; [93—95] 364, 369, 370, 388, 401, 404, 406, 437, 438, *443*, 591, 635, *644*, 666, 670, *683*, *723*; [19] 739, *759*; [13] 806, *809*; [45] 842, *851*
— Elhardt, S., Hose, W. 618, *644*
— — — Oelze, M., Seitz, W. *644*
— — Klüwer, R. [765] *462*
Crencenzio, M. de s. Stefanachi, L. [1168] 431, *473*
Crile, G. W. 593, *644*
Crisp, A. H., Moldofsky, H. [766] *462*
Critchley, M. [46] 838, *851*
— Earl, C. J. C. 969, *973*
Crocetti, G. M., Lemkau, P. V. [17] 222, 223, *255*
Cross, K. W., Harrington, J. A., Mayer-Gross, W. 65, *79*
Crow, A., s. Crow, L. D. [47] 827, 830, *851*
Crow, L. D., Crow, A. [47] 827, 830, *851*
Crowe, M., s. Marks, I. M. [995] *468*
Crown, S. 637, *644*
Cruchaud, S. 611, *644*
Cruchet, R. [767] 400, *462*
Cullen 89
Cunningham, J. M., Westerman, H. H., Fischhoff, J. [48] 845, *851*
Cunningham, M. A., Dixon, C. [86] 893, *910*
Curran. D., Mallison, P. [12] 344, 348, *349*
— Parr, D. *578*
Curran, F. J., Frosch, J. [49] 835, *851*
Curtis, G. C., s. Cleghorn, R. A. [761] 424, *461*
Curtius, F. [97] *443*, 591, 633, *644*
— Adam. R. [96] 357, 436, *443*
— Rohrmoser, H. G. *644*
Custance, J. 104, *135*
Czerny, A. [53] *1000*
Czerwenka, G., s. Strotzka, H. [79] 795, *811*

Dabrowski, K. [98] *443*
Dagand, H. 206, *208*
Dahlberg, G., Stenberg, S. [18] 220, 232, *255*

Dahlstrom, W.G., Welsh, G. S. 672, *683*
Dain, H.J., s. Bieber, I. [705] *460*
— s. Dince, P.R. 568, 572, *576*
Dalack, J.D., s. Silberstein, R. M. [326] 901, *917*
Dalgard, O.S. [19, 20] 221, 236, 247, 252, *255*
Dalle, B., s. Delay, J. [42] 157, 173, *178*
Dally, P. [50] 842, *851*
D'Alonzo, A., s. Pell, S. 597, *654*
Daly, R.W. [768] 431, *462*
Daniels, G.E. 632, 633, *644*
— s. Karush, G. *650*
— s. Moses, L. 602, *653*
— s. O'Connor, J.R. *653*
Dancey, T.E. [14] 791, *809*
Danešova, J., s. Čižkowa, J. [41], 835, *851*
Danziger, L. 65, *79*
Daquin, J. 293, *338*
Darr, G.C., Worden, F.G. [87] 890, *910*
Darwin 534
Daumezon, Y., Champion, Y., Champion-Basset, J. Mme. [21] 226, 249, *255*
Davidson, G.H. [13] 344, *349*
Davidson, P.A., Payne, R.W., Sloane, R.B. 560, *578*
Davidson, S.I. [769] *462*
Davies, B., Morgenstern, F. *578*
Davies, C., s. Klaf, F.S. [97] 167, *180*
Davies, L.S., s. Robinson, J. T. [94b] 758, *762*
Davis, Ch., s. Klaf, F.S. 569, *581*
Davis, F.H., s. Malmo, R.B. 635, *651*
Davis, J.E. 333, *338*
Davis, J.M., s. Bunney jr., W. E. 284, *287*
— s. Colburg, R.W. *287*
Davis, K. [88] 899, *910*
Davis, K.B. *578*
Davison, G.C. 319, *338*, 768, 770, *782*
Davison, K., Bagley, C.R. 3, *5*
Dawber, T.R., Kannel, W.B., Revotskie, N. *644*
— — — Kagan, A. *644*
— s. Doyle, J.T. *645*
— s. Kagan, A. *649*
— s. Kannel, W.B. 596, *650*
Day, J., s. Wynne, L.C. *82*, *342*; [1236] 389, *476*
Dayton, N.A. [22] 236, 242, 243, 244, 245, 246, *255*
Debrunner, A. [39] 861, *868*
Dechene, H.Ch. [40] 865, *868*
Decobert, S., s. Kestemberg, J. *724*
Defares, J.G., s. Dekker, E. *644*
Degkwitz, R. 281, *288*
Degler, R., Diedrich, R., Enke, H., Studt, H.H. [99] 363, *443*
Deinlin, B., s. Weiss, E. 599, *660*
Dekker, E., Barendregt, J.T. *645*
— — Vries, V. de *644*
— Defares, J.G., Heemstra, H. *644*
— Groen, J.J. 613, *644*
— Ledeboer, R.C. *645*
— Pelser, H.E., Groen, J.J. *645*
Delaloye, R., s. Genevard, G. *724*
— s. Schneider, P.-B. *726*
Delane, J.G. [41] 864, *868*
Delay, J. 285
— Deniker, P., Dalle, B. [42] 157, 173, *178*
— Klotz, H.P., Pichot, P., Weil, F., Perse, J. *518*
— Pichot, O. [100] *443*
— Ropert, M., Colin, W., Ogrizek, B. 282, *288*
Deleskamp, H. [51] 836, *851*
Delgado, H. 126; [770] 400, *462*, *495*
Delhees, K.H. [771] *462*
Delius, L. [101] *443*, 590, 591, *645*
— Hattingberg, I. v., Ginat, G., Mensen, H. *645*
Delius, W. 793
Delkeskamp, H. [14] 347, *349*; [772] 378, 421, *462*, 491, *495*
— Meyer, J.-E. [773] 416, *462*
Della Rovere, M., Priori, R. *518*
— s. Citterio, C. *518*
Dello Russo, G. 261, *270*
— s. Annese, A. *269*
Delolme, E., s. Fau, R. [792] *462*
Deming, W.E., s. Erlenmeyer-Kimling, L. [29] 230, *255*
Demling, L., s. Henning, N. 619, *648*
Demoulin, P. [102] *443*
Dencker, S.J., Malm, V., Roos, B.-E., Werdinius, B. 274, *288*
De Negri, M., Mastropaolo, C., Moretti, G. [774] 431, *462*
Denford, J.D. [775] *462*
Deniker, P., s. Delay, J. [42] 157, 173, *178*
Denker, P.G. [103] *443*
Derbolowsky, G. [20] 744, *760*
Derbolowsky, U. [21] 758, *760*
Desoille, R. [22] 747, 751, *760*
Despert, J.L. [90—94] 874, 877, 894, 896, 901, *910*
— Sherwin, A.C. [95] 882, 894, *910*
— s. Bychowski, G. *723*
Destunis, G. [96] 906, *910*; [410, 411] *919*; [54] 988, *1000*
— Katsirumbas, Skandali, A. [97] *910*
Deuel, S., s. Claas, S.J. *577*
Deussen, J. 68, *79*
Deutsch, F. *645*; [23] 732, 734, *760*
— Jores, A., Stokvis, B., Freyberger, H., Stunkard A. *723*
Deutsch, H. [775a] 409, *462*; [52] 827, *851*
Dewees, S., s. Ruesch, J. 623, 624, *655*
Dewhurst, W.G., s. Marks, I. M. [995] *468*
Diatkine 314
Diatkine, R. 314, 719
— Favreau *723*
— s. Ajuriaguerra, J. de [3] 876, 877, 884, *907*
— s. Lebovici, S. *725*
Dickens, G., Sharpe, M. [23a] 752, *760*
Dickes, R., s. Weisfogel, J. [624] *458*
Dicks, H. [15] 807, *809*
Diebold, K. 573
— s. Bayer, D. [695] *460*, *554*, *576*
Dieckmann, H. *645*
Diedrich, R., s. Degler, R. [99] 363, *443*
Diesing, H. [55] 989, *1000*
Diesing, U., Dittmann-Mitzscherlich, S. 941, *973*
Diethelm, O. 77, *79*
Dietrich, G. [42] 862, *868*
Dietrich, H. [775b] *462*
Dimitrov, C., Kolev, N. [104] *443*
Dince, P.R., s. Bieber, I. [705] *460*, 568, 572, *576*
Dine, H., s. Schulte, K. [202] 982, 985, *1004*

Diop, M. [23] 227, *255*
Distler, L. M., s. Mussen, P. H. *583*
Dittmann-Mitzscherlich, S., s. Diesing, U. 941, *973*
Dittmar, H., s. Meyer, J.-E. [1017] *469*
Dixon, C., s. Cunningham, M. A. [86] 893, *910*
Dixon, I. I., Montchaux, C. de, Sandler, I. 678, *683*
Dobzhansky 478
Döhner, W. [776] *462*
Dörner, G. 559, 563, *578*
Dörner, K. [105] *443*
— Winzenried, F. J. [43] 165, 166, *178*
Dohan, F. C. [24] 224, 225, 235, *255*
Dohrenwend, B. P., s. Crandell, D. L. [92] *443*
Dollard, J., Miller, N. E. [106] *443*
Dolto-Marette, F. [56, 57] 986, 987, *1000*
Donat, K. *645*
Dongier, M. [107] *443*
Don Jackson 300
Donnelly, J. *518*
Doose, H., Eckel, U. 942, *973*
Dorfman, W. [777] 437, *462*
Dorsen, M. M., s. Goldfarb, W. [144] 894, *911*
Dost 548
Dosužkov, Th. [53] 835, *851*
Dotzauer, G., Goebels, H., Legewie, H. [54] 838, *851*
Doust 614
Dowiakowski, M. L. de, Luminet, D. *645*
Downes, J., Simon, K. [108] 390, *443*
Downing, M. H., s. Rickels, K. [481] *454*, 665, *684*
Downing, R. W., s. Rickels, K. [481] *454*, 665, *684*
Doyle, J. T., Dawber, T. R., Kannel, W. B. *645*
— — — Heslin, A. S., Kahn, H. A. *645*
— Heslin, A. S., Hilleboe, H. E., Pomel, P. F. 596, *645*
Draper, G. 602, *645*
— Touraine, G. A. 622, *645*
Drasgow, J. 65, *79*
Drasner, J. D., s. Kadis, A.-L. *724*
Dratman, M. L., s. Wenar, Ch. [388] 897, 901, *919*
Dreikurs, R. [58] 979, 989, *1000*
Dreitzel, H. P. [16] 795, *809*; [43] 860, 863, *868*
Drellich, M. G., s. Bieber, I. [705] *460*, 568, 572, *576*
Drewe, E., s. Marks, I. M. [995] *468*
Dreyer 995, 996
Driest, W. 207
— s. Kleist, K. *136*, *209*
Drift, H. van der 330, *338*
Dube, K. C. [778] *462*
Dubitscher, s. Bodechtel, G. [51] *442*
Dublin, L. I. [55] 838, *851*
— s. Master, A. M. *651*
Dubois 750
Dubois, J.-Cl., Rancurel, G. [779] *462*
Dubois, P. 294
Duché, D. J. [56] 839, 840, 841, *851*; [44] 863, *868*; [98] *910*
— Schonfeld, W. A., Tomkiewicz, S. [57] 826, *851*
— s. Michaux, L. [99] 866, *870*
Duchene, H. *723*
Dührssen, A. [15, 16] 345, 348, *349*; [109—117, 120, 121, 122] 352, 354, 359, 360, 361, 363, 368, 369, 370, 373, 374, 381, 382, 384, 387, 388, 390, 391, 400, 409, 413, 414, 415, 417, 418, 420, 425, 427, 428, 431, 432, *443*, *444*, 509, *518*, 573, *578*, 588, 594, 615, 628, 629, 636, 637, *645*, *723*; [17] 806, *809*, 814, *818*; [58, 59] 840, 845, *851*, *852*; [412] 906, *919*; [59—61] 986, 987, 988, *1000*
— Jores, A., Schwidder, W. [119] *444*, *645*
— Jorswieck, E. [118] 370, *444*, *723*
Dürckheim, K. v. 747, 751
Düss, F. [62] *1000*
Duffy, E. 500, *518*
Dugas, M. [413] *919*
Dugman, H. F., s. Mercer, J. [96] 863, *870*
Duhm, E. [63] 989, *1000*
Dukor, B. *79*, *578*; [18] 795, *809*
Dunaif, S., Hoch, P. H. 142, *151*
Dunbar, Fl. [123] *444*, 614, *645*
Dunbar, H. F. 598, 601, 612, 635, 639, *645*
Duncan, C. H., Stevenson, J. P., Ripley, H. S. 595, 596, *645*
Duncan, G. M., s. Maddison, D. [986] 421, *468*
Dunham, H. W., s. Adamson, L. *575*
Dunham, W. H. [25, 26] 220, 235, 237, 241, 242, 243, *255*
— s. Faris, R. E. [32] 242, 243, *255*; [159] *445*
Dunker, E., s. Büssow, H. *270*
Dunton, W. R., Licht, S. 302, *338*
Durand, Ch., Folch, P. 705, *723*
Durand de Bousingen, R., s. Kammerer, Th. [903] *466*
Durfee, Wolf 383
Du Sold, D. D., s. Masserman, J. H. [368] *451*
Dutchen, W., s. Friedman, J. H. [184] 360, *445*
Duvall, H. J., s. Locke, B. Z. [67] *256*
Dworin, J., Wyant, O. [99] 898, *910*
Dworschak, R. [19] 799, 803, *809*
Dymond, R. F., s. Rogers, C. R. 787, *789*

Earl, C. J. C., s. Critchley, Mc. D. 969, *973*
Easser, B. R., Lesser, St. R. [780] *462*
Eaton, J. W., Weil, R. J. [27] 222, *255*
Eaton, L., Frank, J., Menolascino [100] 897, *910*
— s. Menolascino, F. J. [256] 876, *915*
Eberhard, K. [781, 782] *462*
— s. Hartmann, K. 817, *819*
Eccleston, D., s. Ashcroft, G. W. 274, *287*
Eckel, U., s. Doose, H. 942, *973*
Ecker, M., s. Quint, H. 595, 596, *654*
Eckhardt, M. [783] *462*
Eckstein 877
Edelmann, R. 207, *208*
Edelweiss, M. L., Tanco Duque, R., Schindler, S. [124] *444*
Edwards, A. W. F., Cavalli-Sforza, L. L. 680, 681, *683*
Edwards, F. H. [784] *462*
Edwards, G., s. Marks, I. M. 769, 774, *783*
Eggers, Ch. [785] *462*, 815, *818*; [101—103] 892, 893, 894, 896, *910*
— Stutte, H. 815, *818*; [60] 838, *852*; [104] 896, *910*

Eggers, H., s. Scholz, B. 933, *975*
Ehrengut, W. 942, *973*
Ehrenwald, J. [125, 126] 387, 389, *444*
Eibl-Eibesfeldt, I. 554, *578*
Eicke, D. [786a] 440, *462*
Eidelberg, L. [127] *444*, *578*
Eiff, A. W. v. 601, *645*
— Kloska, G., Quint, H. 601, *645*
— s. Quint, H. 603, *654*
Eigner, S. *578*
Eimerl, T. S. [128] 357, *444*
Eisenberg, L. 105—109] 877, 886, 888, 897, 900, *910*
— Kanner, L. [110] *910*
— s. Kanner, L. [191] 886, 888, 889, 890, *913*
— s. Koupernik, G. [206] 885, 887, *913*
— s. Oleinick, M. S. [111] 861, 865, *870*
— s. Rutter, M. 817, *820*
Eissler, K. R. *338*, *578*; [62] 827, 849, *852*
Eitinger, L. [44—48] 154, 165, 167, 168, *178*, *518*; [62a] 839, 842, 849, *852*
— Grünfeld, B. [28] 251, *255*
Ekstein, R. [64] 988, *1000*
— Bryant, K., Friedmann, S. W. [111] *910*
— Caruth, E. [66] *1000*
— Friedmann, S. W. [65] 988, *1000*
— Wallerstein, R. S. *723*
Elers-Nielsen, M., s. Christiansen, K. O. 540, *577*
Elhardt, D., s. Cremerius, J. [765] *462*
Elhardt, S. [129] *444*, *645*
— s. Cremerius, J. 618, *644*
— s. Schelkopf, A. [503] *454*
Elinson, J., s. Trussell, R. E. [601] *457*, 600, 610, *659*
— s. Weber, J. J. [622] *458*
El-Islam, M. F. [787] *462*
Elison, Hamilton 888
Elkisch, P., s. Mahler, M. [247] 899, *914*
Ellenberger, H. *338* [130] 378, *444*
Elles, G. [20] 800, *810*
Ellis, A. 559, 565, *578*; [24] 731, 739, *760*; [63] 826, *852*
Ellis, H. 553, *578*
Elmer, E., Gregg, G. [45] 865, *868*
Elsässer, G. 118, 119, 126, *135*, 206, *208*; [131, 132] *444*; [25] 745, *760*
— Colmant, H.-J. [49] 161, *178*, *208*
Elster-Lingemann 815
Elton-Mayo 716
Emde-Boas, C. van [788] *462*, 537, 571, *578*
Emminghaus, H. 813, *818*
Emura, U., s. Mitnai, A. [101] 866, *870*
Endicott, E. G., Endicott, J. [133] *444*
Endicott, J., s. Endicott, E. G. [133] *444*
Enge, S., Kalloud, H., Koch, J., Lechner, H. 941, *973*
Engel, G. L. 633, 634, *645*
— Ferris, E. B., Romano, J. 606, *645*
— Reichsman, F. 634, *645*
— — Segal, H. L. 619, 634, *646*
— Romano, J. 606, *646*
— s. Romano, J. 606, *655*
Engel, M. [64] *852*
Engel, S. 100, *135*, *578*
Engelhardt, D. M. 263, *270*
Engelhardt, K. [134] *444*
Engelmeier, M.-P. 285, *288*
Engelmann, W., s. Hartmann, H. [69] 865, *869*
English, M. D., s. Weiss, E. 599, 618, *660*
English, O. S., Weiss, E. *646*
— s. Weiss, E. 599, *660*
Enke, H. [135] *444*, *646*; [26, 27] 755, *760*
— Hiltmann, H. *646*
— Ohlmeier, D. [28] 752, *760*
— s. Degler, R. [99] 363, *443*
— s. Überla, K. [603] 375, *457*
Enke, W. *270*, 814, *818*, 933, *973*; [67] 987, *1000*
Enoch, M. D., Irving, G. *518*
— Trethowan, W. H., Barker, J. C. [136] *444*
Epstein, A. W. 557, *578*
Epstein, F. H. *646*
— Ostrander, L. D., Johnson, B. C., Payne, M. W., Hayner, N. S., Keller, I. B., Francis, T. 596, *646*
Erbaugh, J. K., s. Ward, C. H. 664, *685*
Erhard, Ch., Lempp, R. 966, *973*
Erhardt, A. A. [61] 826, *852*
Erhardt, H. [786] *462*; [21] 796, *810*
Erhardt, M. [46] 860, 866, *868*
Erikson, E. [22] 801, *810*
Erikson, E. H. [137—139] 368, 435, *444*; [65, 66] 829, 830, 842, *852*; [47] 859, 863, *868*; [68] 986, 987, *1000*
Erlenmeyer-Kimling, L., Nicol, Susan, Rainer, J. D., Deming, W. E. [29] 230, *255*
Ernst, C. *646*
— s. Ernst, K. [143, 146] 360, 370. 381, 387, 388, 389, 437, *444*; [68] *852*
Ernst, K. 10, *79*; [17] 347, *349*; [140—142, 144] 352, 353, 360, 370, 379, 387, 400, 431, 437, *444*, 509, *518*, *852*; [112] 898, *910*
— Ernst, C. [143, 146] 360, 370, 381, 387, 388, 389, 437, *444*; [68] *852*
— Kind, H., Rotach-Fuchs, M. [145] 356, 357, 359, 360, 362, 364, 369, 370, 376, 377, 379, 380, 381, 388, 391, 400, 420, 421, 429, 431, 437, 438, *444*
Eron, L. [147] *444*
Esquirol, E. 25, 36, *79*
Essen-Möller, E. [30] 230, *255*; [148, 149] 354, 363, *444*
— Hagnell, O. [31] 216, 236, *255*
Eton, L. D., s. Auld, F. 701, *722*
Eugene, J. F. 637, *646*
Evans, J. A., s. Jones, S. H. 601, *649*
Evans, R. B. 568
Evard, A. [50] 167, *178*; [113] 896, *910*
Ewald, G. [51] 161, *178*, 556, *578*
Ewalt, J. R., s. Grinspoon, L. 328, *339*
Ey, H. 43, *79*, *135*; [150] *444*, 529, *578*
— Bernard, P., Brisset, Ch. [53] 156, 157, 160, 162, 171, *178*
— Henric, E. 510, *518*
— Pujol, R. [52] 156, 159, 160, *178*
Eysenck, H. J. [18] 343, 347, *349*; [151—155] 369, 370, 372, *444*, *445*, 514, *518*, 557, 679, 680, *683*, *723*; [29] 743, *760*, 775, *782*
— Rachman, S. [156] 369, 370, 372, *445*, 562, *578*, *723*, 817, *819*

Ezriel, H. 717
— Sutherland, J.D. *723*

Faergeman, P.M. 146, *151*; [54, 55] 154, 163, *178*
Fahrenberg, J. [158] *445*
Fahrenkamp, K. 592, *646*
Fahrländer, H. *646*
Fai, L., s. Masserman, J.H. [369] *451*
Falconer, M.A., s. Mitchell, W. 557, *582*
Falret 90
Fanai, F. [789, 790] *462*
Fanconi, G. [69] 831, *852*
—, Wallgren, A. [69] *1000*
Fardeau, M., s. Heyer, G. [166] *912*
Farekamp, H., s. Storm van Leeuwen 612, *658*
Faretra, G., s. Bender, L. [37] *908*
Faris, R.E., Dunham, W.H. [32] 242, 243, *255*; [159] *445*
Farley, J., Woodruff, jr., R.A., Guze, S.B. [791] *462*
Farmer, T.W. 816, *819*
Fau, R., Neel, D., Delolme, E. [792] *462*
Faust 487
Faust, Cl. 189, 207, *208*
Faust, E., s. Kleist, K. *209*
Faust, V.B., s. Strunk, P. [141] 859, *871*, 933, *975*
Favreau, s. Diatkine, R. *723*
Fawcett, J.A., s. Bunney jr., W.E. 284, *287*
Feder 563
Federn, E. *578*
Federn, O. *578*
Federn, P. 299, *338* [159a] 439, 440, *445*, 617, *646*
Fedor, P., Horkovic-Kovác, G. [114] 876, *911*
Feer, H. [793] *462*
Fefer, Th., s. Luminet, D. *651*
Feger, G., s. Rottenecker, H. [1105a] *472*
Fehlhaber, C., Friedel, B., Lempp, R., Röcker, D., Wacker, H. 933, *973*
Fehringer, L., s. Nickäs, V. 277, *289*
Feiereis, H. *646*
Feindel, E., s. Miege, H. 764, *783*
Feldberg, W., Myers, R.D. 275, *288*
Feldes, D., s. Weise, K. [623] *458*
Feldman, M.P., McCulloch, M. J. 774, *782*
Feldman, P. 328, *339*
Feldman, S.S. 565, 571, *578*
Feldmann, A., s. Meyer, J.E. [167] 980, 988, *1007*
Feldmann, H. [19] 347, *349* [160, 794, 795] 405, 411, 412, 414, *445*, *462*; [70—72] 836, 838, 839, *852*; [48] 860, 863, 865, *868*; [72] 990, *1000*
— s. Meyer, J.-E. [1016] *469*
Feldner, J. 814, *819*
Feldt, R.H., Wenstrand, E.E. W. 601, *646*
Fenichel, D. 666, 667, 668, 669, *683*
Fenichel, O. [161—164] 368, 371, 376, 378, 390, 401, 408, 409, 411, 412, 417, 425, 427, 428, 432, 434, 436, 437, 440, *445*, 546, 553, 556, 558, 572, *578*, 609, 637, *646*, *698*; [49] *868*
Ferber, C.v. [165] *445*
Ferber, L. [796] 407, 409, *463*
Ferchland, E., s. Wittich, G. [89] 797, 806, *812*
Ferdinand, W. [50] 865, *868*
Ferenczi, S. [166] 418, 437, *445*, 567, *578*, *723*
Fernandes, H.J. de 207, *208*
Fernando, S.J.M. [797] *463*, *646*; [73] 848, *852*
Fernau-Horn, H. [167] *445*; [70] 983, *1000*
Ferrarini 108
Ferrio, L., s. Gamna, G. 78, *79*
Ferris, E.B., s. Engel, G.L. 606, *645*
— s. Reiser, M.F. 601, *655*
Ferstner, C.B. [115] 901, *911*
— Meyer, M. de [71] 989, *1000*
Feudel, E. [73] 989, *1000*
Feuerhahn, G., Müller-Hegemann, D., Roche, E. de la, Vater, D., Oehmisch, W. [168] *445*
Fiala, V., s. Nesdidalová, R. [264] 901, *915*
Fiedler, E., Bannes, M.C. [74] 992, *1000*
Fiedler, F.E. 786, *789*
Fierz, H.K. 302, *339*
Fieve, R.R., Platman, S.R., Plutchik, R.R., 284, 287, *288*
— s. Baer, L. *287*
— s. Wharton, R.N. 284, *290*
Figelman, M. [33] 229, *255*
Finch, S.M. [169] *445*, *646*
— s. McDermott, J.F.J. *651*
Fine, R.M., Fishman, J.J. [51] 865, *868*
Fink, H.K. [798] *463*
Fink-Eitel, K., s. Christian, P. 600, *644*
Finkelstein, B.A. [799] *463*
Firnberg, H., s. Rosenmayr, L. *[69]* 803, 804, *811*
Fischel, W. [170] *445*
Fischer, E. [116] 881, *911*
Fischer, H., Wiest, D. [74] 841, *852*
Fischer, H.R., s. Weiss, E. 599, *660*
Fischer, J. [75] 984, *1000*
Fischer, P.A. 551, 552, *578*
— Giese, H. *578*
Fischhoff, J., s. Cunningham, J.M. [48] 845, *851*
Fish, B. [117, 118, 123] 899, *911*
— Shapiro, Th., Campbell, M. [119] 899, 900, *911*
— — — Wile, R. [121] 876, 899, 900, *911*
— — Halpern, F., Wile, R. [120] 899, 900, *911*
— Wile, R., Shapiro, T., Halpern, F. [122] 899, *911*
Fish, F. [800] *463*
Fish, F.J. [56] 154, *178*, 207, *208*
— Astrup, C. *208*
Fishbein, J.L. 120, *135*
Fisher, E.A., Hale, E.B. 563, *578*
Fishman, J.J., s. Fine, R.M. [51] 865, *868*
Flarsheim, A. 294, *339*
Flavigná, H., s. Bernard, F. [20] 865, *868*
— s. Jardin, F. [897] *465*; [79] 865, *869*
Fleck, H.C. [171] *445*
Fleck, L. [76] 988, *1000*
— Lange, J., Thomä, H. [75] *852*
Fleck, S. 300, 301, *339*; [172] *445*
— s. Lidz, T. *80*, 389, *582*; [232] 898, 899, *914*
Fleck, U. 77, *79*
Flegel, H., s. Petrilowitsch, N. *496*, 818, *820*
Fleischhacker, H. 189, *208*
— Seifert, E. *646*
Fleischl, M.F. *646*
Flekköy, K., s. Astrup, C. *269*
Flerkó, B. [76] 825, *852*
Flint, D., s. Cattell, R.B. 679, *682*

Flood, C., s. O'Connor, J. R. *653*
Förster, E. [173] *445*; [77] *852*, *1000*
— Wewetzer, K.-H. 815, *819*
Förster, R. 549
Folch, P., s. Durand, Ch. 705, *723*
Foley, J., s. Vernon, D. [157] 864, *872*
Follin, S. 37, *79*, 333
— Chazaud, J., Pilon, L. *519*
Fontana, A. E. 633, *646*
Fontes, V., Schneeberger-Ataide [124] 876, 895, *911*
Forbis, jr. O. L., Janes, jr. R. H. [801] *463*
Ford, C. S., Beach, F. A. 559, *579*
Ford, F. R. 816, *819*; [124a] 907, *911*
Ford, L. I., s. Cowden, R. C. *338*
Fordham, M. [78] 986, *1000*
Forster, E., Wewetzer, K. H. [174] *445*
Fossum, A., s. Astrup, C. [7] 163, *177*
Foulds, G. A. 677, *683*
— Caine, T. M. 677, *683*
— s. Walton, H. J. 671, 681, *685*
Foulkes, S. H. 717, *724*
— Anthony, J. *724*
— s. Kadis, A. L. [52] 744, *761*
Frahm, H. [30] 758, *760*; [79] 988, *1000*
Fraiberg, S., Freedman, D. A. [78] 835, *852*
Frame, M. 493
— Osmond, U. W. M. G. *495*
Framo, J. L., s. Boszormenyi-Nagy, I. *442*; [8] 807, *809*
Francis, T., s. Epstein, F. H. 596, *646*
Franco, F. de 815, *819*
Frank, Ch. W., s. Shapiro, S. 597, *657*
Frank, J., s. Eaton, L. [100] 897, *910*
Frank, J. D. *724*
— s. Imber, St. D. [46] 742, *760*
— s. Nash, E. H. *725*
— s. Powdermaker, F. *725*
— s. Stone, A. R. [573] 364, *456*; [109] 742, *763*
Franke, K. 600, *646*
Frankenstein, C. [20] 345, *349*; [52] 861, *868*
Frankl, L. [80] 988, *1000*
Frankl, V. E. *135*; [176] *445*, 480, 482, 486, *495*, *519*, 690; [31] 737, *760*
— Gebsattel, V. E. v., Schultz J. H. [175] 352, 353, *445*, *683*
Fraser, F. R. 592, *646*
Fraser, R. [177] 356, 363, 365, *445*
Freedman, D. A., s. Fraiberg, S. [78] 835, *852*
Freedman, D. X., s. Redlich, F. C. [94a] 736, *762*; [66] 792, *811*
Freedman, L. Z. 544, 546, *579*
— Hollingshead, A. B. [178] *445*
— s. Berman, L. H. *576*
Freedman, S. J. [126] 899, *911*
Freedmann, A. M. [125] 901, *911*
Freitag, D., s. Meyer, A.-E. 681, *684*
Fremming, K. H. [34] 216, 220, *255*
French, T. M. 614, 629
— Alexander, F. *646*
— s. Alexander, F. [10] *440*, 625, *641*, *722*; [1] 729, 730, 732, 734, 737, *759*
Freud 486, 885, 899
Freud, A. [180, 181, 802] 368, 387, 413, *445*, *463*, *519*, 701; [79—83] 827, 828, 830, 839, 849, *852*; [53, 54] 860, 863, *868*, *869*; [81—85] 986, 987, *1000*, *1001*
— Burlingham, D. [179] 382, *445*
— s. Bergmann, T. [19] 980, *999*
Freud, S. 37, 42, 44, *79*, 84, 105; [57] 164, 167, *178*, 294, 296, 299, 313, *339*; [21] 343, *349*; [182] 354, 376, 390, 391, 394, 398, 401, 405, 406, 408, 409, 413, 414, 417, 428, 429, 432, 436, 437, 439, *445*, 513, 514, 515, *519*, 526, 529, 530, 531, 532, 534, 535, 536, 541, 543, 546, 553, 555, 556, 557, 558, 559, 567, 569, 572, *579*, 592, 593, 594, 609, *646*, 676, *683*, 696, 697, 703, 710, *724*; [84] 849, *852*; [86, 87] 986, *1001*
Freudenberg, K. 590, *646*
Freund 628
Freund, K. [803] *463*, 565, 571, *579*
Freund, K., Pinkava, V. 568, *579*
Frey, T. *151*; [804] *463*
Frey, T. S., Petterson, L. [35] 225, 235, *255*
Freyberger, H. *646*
— Müller-Wieland, K. *646*
— s. Deutsch, F. *723*
— s. Häfner, H. *648*
Freyhan, F. 24, *79*
Freyhan, F. A. 279, *288*, 483, *495*
Fried, J., s. Wittkower, E. D. [647] 366, 367, *458*
Friedeburg, L. v. 564, *579*
Friedel, B. 972
— s. Fehlhaber, C. 933, *973*
Friedemann, A. [183, 805] *445*, *463*; [127] 883, 892, *911*; [88, 89] 988, *1001*
Friderich, H. *646*
Friedlander, J., s. Rosenbaum, M. *725*
Friedlander, K. *579*
Friedman, D. E. 767, *782*
Friedman, J. H., Hader, M., Dutchen, W., Bressler, D. M. [184] 360, *445*
Friedman, M. 593, *647*
— Kasanin, J. S. 601, *647*
— Rosenman, R. H. *647*
— s. Rosenman, R. H. 598, *655*
Friedman, S., s. Oltman, J. *272*; [430] *452*
Friedmann, A., s. Brenner, C. 607, *643*
Friedmann, M. 149, *151*; [58] *179*
Friedmann, S. W., s. Ekstein, R. [111] *910*; [65] 988, *1000*
Fries, J. F. 477, *495*
Fries, M. de, s. Mahler, M. S. [249] 899, *915*
Frisbie, L. V. *579*
Frisk, M. [85] *852*
Frobenius, L. 534, *579*
Fröhlich, A. [86] *852*
Fromm, E. [185, 186] 369, 391, 417, 439, *445*, 690
Fromm-Reichmann, F. 44, *79*, 295, 296, 299, 304, 308, 325, 326, *339*; [187] *445*, 607, *647*, 888
Frommer, E. [414] *919*
Frosch, J., s. Curran, F. J. [49] 835, *851*
Frostig, M., Horne, D. [91] 982, *1001*
Frumkin-Robert, M. [36] 239, *255*
Frye, J. B. M. 815, *819*
Fuchs, Ae. [128] *911*

Fuchs, M. [32] 753, *760*; [90] 989, *1001*
Fuchs-Kamp, A. [806] *463*
Fünfgeld, E. 125, 191, 192, 193, 194, 201, *208*
Fürntratt, E. 675, *683*
Fürstenau, P., Mahler, E., Morgenstern, H., Müller-Braunschweig, H., Richter, H. E., Staewen, R. *647*
Fürstenau, P. et al. [807] 405, *463*
Fürther, H. *209*
Fujstma, T., s. Hirai, N. [170] *912*
Funding, Th. [59] 161, *179*
Funk, F. *519*
Furger, R. *724*; [33—35] 738, 739, 741, *760*; [87] *852*
Furst, S. S. [188] *445*

Gabriel, E., s. Berner, C. [10] 168, *177*
Gadermann, E. 590, 593, 596, 600, *647*
Gädeke, R. 927, *973*
Gagnon, J. H., s. Gebhard, P. H. 527, 545, *579*
Galli, P. F., s. Benedetti, G. *78*
Galm, D., s. Biermann, G. [42] 361, 362, *441*
Gamna, G., Attisani, N., Ferrio, L. 78, *79*
Gamp, A. 634, *647*
Ganong, W. F. [189] *446*
Garcia, B., s. Sarvis, M. A. [309] 889, *916*
Garcia, R., Sarvis, M. A. [129 901, *911*
Gardner, G. E. [60] 167, *179*; [88] 829, *852*
Garma, A. 556, *579*; 625, *647*
Garmezy, A., Clarke, R., Stockner, C. [130] 898, *911*
Garrison, G. E., s. McDonough, J. R. 597, *652*
Garrod 487
Garside, R. F., s. Kay, D. W. K. [906] 421, 423, *460*
— s. Kiloh, L. G. [921] *466*, *519*
Gartmann, A. [55] 861, *869*
Gassiot, G., Leclerc, J. 207, *209*
Gastager, H. 336, 339; [36, 37] 744, 745, *760*; [23] 793, *810*
Gaupp, R. 62, *79*, 120, 126; [61] 164, *179*, 206, *209*, 539, *579*
Gaupp, R., Mauz, F. *209*
Gay, M. J., Tonge, W. L. [190] *446*
Gaylin, W., s. Ovesey, L. [1044] *470*
Gayral, L. [89] *852*
Gebhard, P. H. 527, 540, 544, 568
— Gagnon, J. H., Pomeroy, W. B., Christenson, C. V. 527, 545, *579*
— s. Kinsey, A. C. *581*; [118] 825, *853*
Gebsattel, V. E. v. 101, *135*; [808—811] 353, 354, 410, 411, 412, 413, 414, 426, 436, 439, 440, *463*, 485, *495*, *519*, 527, 532, 537, 538, 543, 556, *579*, 671, 672, *683*, 690; [90] 827, *852*
— s. Frankl, V. E. [175] 352, 353, *445*, *683*
— s. Giese, H. [816] *463*
Gedel, A. 610, *647*
Geert-Jorgensen, E., s. Balsler-Olesen, T. [689] *459*
Geginat, G., s. Delius, L. *645*
Gehlen 414
Gehlen, A. 536, *579*
Gehring, A., s. Blaser, P. [724] 401, *460*
— s. Pöldinger, W. [1071] 424, *471*
Geisler, E. 539, 540, *579*; [131] 893, *911*
Gelden 314
Gelder 688
Gelder, M. G., Marks, I. M., Wolff, H. H. 770, 771, 781, *782*
— s. Cooper, J. E. 770, *782*
— s. Lader, M. H. 769, *783*
— s. Marks, I. M. [993] *468*, 769, 770, 771, 774, 775, 776, 781, *783*
— s. Mathews, A. 767, *783*
Genevard, G. 719, *724*
— Schneider, P. B., Jordi, P., Delaloye, R., Genton, M., Gloor, Cl., Villa, J.-L. *724*
— s. Schneider, P.-B. 710, *726*
Genton, M., s. Genevard, G. *724*
Geoghegan, J. J., Stevenson, G. H. 266, *270*
Georgin, B. [63] 154, 156, 157, 160, 162, *179*
Gerall, A. A. 563, *579*
— Ward, I. L. *579*
Gerand, J., Moron, P., Miedzyrzecki [91] 840, *852*
Gerard, D. L., Houston, L. G. [37] 243, *255*
Gerchow, J. 540, *579*
Gercke, W. [24] 791, 794, *810*
Gering, A., s. Pöldinger, W. *138*
Gerlach, J. *973*
Gerloff, W. *209*
Gershon, S., Trautner, E. M. *288*
— s. Johnson, G. 284, *288*
Gerson, W., Schwidder, W. [812] *463*
Gerstner, H. H. 261, *270*
Gertler, M. M. *647*
— White, P. D. 598, *647*
— s. Cady, L. D. *643*
Gesell, Amatruda 384
Gesell, A. *579*; [132] *911*
Gesslein, L. [92] 989, *1001*
Gessner, T. L., s. Lorr, M. 681, 682, *684*
Geyer, M. [133] 900, *911*
Geyer, N. *270*
Gezahegn, Y., s. Giel, R. [193] *446*
Gheel 293
Giocomo, P. de s. Comi, A. [39] 154, *178*
Gibbels, E., s. Scheid, W. [197] 991, *1004*
Gibbens, T. C. N., Pond, D. A., Stafford-Clark, D. *519*
Giberti, F. 261, *270*; [813, 814] 421, 428, 437, *463*
— de Carolis, V. 95, *135*
— Rossi, R., Pastorino, P., Montinari, G., Conforto, C. [191] *446*
Gibson, H. B. [56] *869*
Gide, A. *579*
Giebner 207
Giel, R., Gezahegn, Y., Luijk, J. N. van [193] *446*
— Knox, R. S., Carstairs, G. M. [192] 372, 377, *446*
Giese, H. [815, 817] 354, *463*, 527, 534, 551, 564, 571, *579*; [93] 993, *1001*
— Gebsattel, V. E. v. [816] *463*
— s. Bauer, F. 564, *576*
— s. Fischer, P. A. *578*
Gilbert, A. R. *495*
Gildea, E. F. 599, *647*
Giljarovskij, V. A. 207, *209*
Giljarowsky, W. A. [194] *446*
Gill, M., Newman, R., Redlich, F. C., Sommers, M. [38] 734, 736, *760*
Gilleson, N. L. *647*
Gillespie, W. H. [818, 819] *463*, 526, *579*

Gitelson,M. [820] *463, 724*
Gittelman,R.K., s. Pollack, M. [279] 899, *915*
Gittleson,N.L. [821, 822] *463*
Giustino,P. 283, *288*
Glaser,G.H. *647*
— s. Herz,O.E. 637, *648*
Glaser,K. [57] 862, *869*
Glasner,S. [823] *463*
Glatt,M.M., Weeks,K.F., Whittly,J.S. [25] 791, 803, *810*
Glatzel,H. 620, 622, 623 624, 634, *647*
Glatzel,J. 101, 129, *135*
— Huber,G. *135*
Glatzer,H. [824] *463*
Glaus,A. *209*, 493, *495*
Gleichmann,F., s. Westphal,K. *660*
Glick,I., s. Haley,J. [216] 389, *446*
Gliedmann,L.H., s. Imber, St.D. [46] 742, *760*
Glithero,E., s. Slater,E. 13, *81*; [1155] 365, *473, 521*
Gloor,Cl., s. Genevard,G. *724*
Glover 905
Glover,E. [824a] 408, *463*, 698, 703, *724*
Glowinski,J., s. Kety,S.I. 276, *288*
Gluck,M.R., Legasse,A.A. 817, *819*
Glueck,B.C., s. Hammer, E.F. 546, *580*
Glueck,E., s. Glueck,S. *519*, 542, *579*
Glueck,S., Glueck,E. *519*, 542, *579*
Goder,G. 597, *647*
Goebels,H., s. Dotzauer,G. [54] 838, *851*
Goeckenjan,G., Schimmelpfenning,G.W. [825] 364, *463*, 485, *495*
Göllnitz,G. 487, *495*, 515, 542, *579*, 815, *819*, 921, 936, *973*
Göppert,H. [195, 826—828] 410, *446, 463*, 554, *579*
Görres,A. [196] *446, 724*
Götz,H. 553, *579*
Goffman,E. 320, *339*; [27] 802, *810*
Gold,S. [829] *463*
— Vaughan,G.F. [134] 876, *971*
Goldberg,B. [135] 898, *911*
Goldberg,E.M., Morrison,S. I. [38] 241, *255*
Goldberg,F.A., s. Perl,W.R. [274] 894, *915*
Goldblatt,P.B., Moore,M., Stunkard,A.J. [92] *852*
Goldfarb,R., s. Goldfarb,W. [146] 901, *911*
Goldfarb,W. [137—142] 876, 881, 882, 884, 894, 898, *911*
— Braunstein,P. [143] 882, *911*
— — Lorge,I. [145] 893, *911*
— Dorsen,M.M. [144] 894, *911*
— Goldfarb,R., Pollack,C. [146] 901, *911*
Goldhamer,H., Marshall,A. W. [39] 224, *255*
Goldiamond,I., s. Isaacs,W. 319, *339*
Goldman,A., s. Heinicke,Ch. M. [113] 986, *1001*
Goldring,W., Chasis,H. *647*
Goldschmidt,R. *579*
Goldstein,K. 47, *79*; [147] 880, 881, 887, 897, *912*
— Scheerer,M. [148] 886, 887, *912*
Goldwater,L.C., Bronstein, L.H., Kresky,B. 591, *647*
Golovane,L.I. [830] *463*
Gómez,D. G. [152] *912*
Gonzales,R., Lauter,H. [94] 990, *1001*
Goodwell,H., s. Holmes,Th. *649*
Goodwin,D.W., Guze,S.B., Robins,E. [831] 412, 420, 421, *463*
Goodwin,F.K., s. Bunney jr.,W.E., 284, *287*
— s. Colburg,R.W. *287*
Gordon,W.W. [197] *446*
Gore,C.P., Jones,K. 65, *79*
Gosliner,B.J., s. Mahler,M. S. [248] 899, *914*
Gottheil,E., Stone,G.C. 677 678, *683*
Gottsch,L.G., s. Cady,L.D. *643*
Gottschaldt,K. [22, 23] 346, 347, *349*; [93] 826, *853*; [58] 866, *869*
— Richter,J. [94] 835, *853*
Gottwald,P. 766, *782*; [95] 989, *1001*
Goudsmit,W. 554, 573, *579*; [39] 742, *760*
Gould,R.E. [95] 840, *853*
Grace,W.J. *647*
— Graham,D.T. *647*
Grace,W.J., Wolf,S., Wolff, H.G. 631, *647*
— Wolff,H.G. 631, *647*
Grady,K.L., s. Phönix,Ch. *583*
Graf,O., s. Hellbrügge,T. [100] 825, 832, *853*
Grage,H. [149] *912*
Graham,D.T., s. Grace,W.J. *647*
Graham,J.R., Wolff,H.G. 606, *647*
Grahmann,H. [96] 838, *853*
Graichen,J. 935, *973*
Gralnick,A., s. Rabiner,E. L. 324, *341*
Grand,H.G., s. Bieber,I. [705] *460*, 568, 572, *576*
Granoff,V., s. Lacan,J. 556 *581*
Grant,D.K., s. Knobloch,H. [203] 886, *913*
Grant,E.C. 817, *819*
Grant,J.L., s. White,K.L. 598, *660*
Grant,R.T. 593, *647*
Graupe,S., s. Strotzka,H. [79] 795, *811*
Grebelskaja 295
Green,A. 324, *339*; [832] *464*
Green,B.A. [198] *446*
Green,R., Money,J. [97] 826, *853*
Greenacre,P. [833] 428, *464*
Greenbaum,M. [60] 864, 865, *869*
Greenfeld,D., s. Rutter,M. [304] 886, 889, 899, *916*
Greenfield,N.S., s. Rice, D.C. [1090] *471*
Greenhill,M.H., s. Berblinger,K.W. *642*
Greenson,R. [199, 834, 835] 409, *446, 464*
Greer 493
Greer,H.S., Cawley,R.H. [200] 391, 437, *446*
Gregg,G., s. Elmer,E. [45] 865, *868*
Gregor,A. [59] 861, *869*
Gressot,M. 293, *339, 724*
Grewel,F. [150] *912*
Griesinger 89, 161
Grillparzer,F. 111
Grimshaw,L. [836] *464*
Grinberg,L. [837, 838] *464*
— Langer,M., Rodrigue,E. *724*
Grinker,R.R. [98] *853*
— Spiegel,J.P. [201] *446*
Grinker,R.R.sen. [202, 203, 839] *446, 464*
Grinschgl,G. *973*

Grinspoon, L., Ewalt, J. R., Shader, R. 328, *339*
Groddeck, G. 589, *648*
Groen, J. 602, 603, *648*
— Bastiaans, J. 602, 612, 615, 634, *648*
— — Vles, S. J. 633, 634, *648*
— Valk, M. van der 602, 612, 634, *648*
— — Treurniet, H., van Hijningen, K., Pelser, H. E., Wilde, J. S. 634, *648*
— s. Bastiaans, J. 611, 614, 615, 616, 633, *642*
— s. Dekker, E. 613, *644*, *645*
Grof, P., s. Angst, J. 52, *78*
— s. Vinar, O. *139*
Grosch, M. [839a] *464*
Gross, H., Kaltenbäck, E. [96] 991, *1001*
Gross, H., s. Schönfelder, Th. [1123] 410, *472*
Gross, M., Kaltenbäck, E. 282, 285, *288*
Gross, O. 36, *79*
Gross, S. Z., s. Lawton, J. J. [137] 837, *854*
Grossman, M. J., s. Ivy, A. G. 619, *649*
Grosz, H. [841] *464*
— Zimmermann, J. [840] *464*
Gruen, W., s. Cattell, R. B. 679, *682*
Gruenberg, E. [40] 233, *255*
Grünberger, I., s. Sluga, W. [71] 803, *811*
Grünberger, J., s. Berner, P. [13] 174, *177*; [39] *441*
Grünfeld, B., Salvesen, C. [41] 241, *255*
— s. Eitinger, L. [28] 251, *255*
Grünhut, M. *580*; [61] 866, *869*
Grüter, W. [151] *912*
Grugett, A. E., s. Bender, L. [38] *908*
Gruhle, H. W. 26, 36, *79*, 85, 86, 107, *135*; [64, 65] 156, 168, 169, *179*; [24] 343, *349*; [205] *446*; 479, 483, *495*, *519*, 522, *580*, 816, *819*
— Jung, R., Mayer-Gross, W., Müller, M. [204] *446*
Grunberger, B. [842] *464*, *580*
Grygier 678
Guapp, A. [62] 164, *179*
Gudeman, I. E., s. Rosenthal, S. H. [1105] *472*
Guex, G. 702, 703, *724*
Guilford, J. P., Martin, H. G. 679, *683*
— Zimmermann, W. S. 679, *683*
Guiraud, P. 207, *209*
Guirault, P [66] 167, *179*
Guislain 90
Gummer, J. W. P., s. Jones, F. A. *649*
Gumpesberger, G. [97] 998, *1001*
Gundlach, R. H. 569
— s. Bieber, I. [705] *460*, 568, 572, *576*
Guntrip, H. [206] *446*
Gurewitz, S. Ph. D. [98] 988, *1001*
— s. Bender, L. [16] 988, *999*
Gurfin, L., s. Kammerer, Th. [903] *466*
Gutheil, E. A. *519*
Gutjahr, W., s. Seebandt, G. 945, *975*
Gutzeit, K. *648*
— Lehmann, W. 620, *648*
Gujotat, J. 285, *288*; [846] *464*
Guze, S. B. [844, 845] *464*
— Perley, M. J. [843] *464*, *519*
— s. Arkonac, Q. *517*
— s. Farley, J. [791] *462*
— s. Goodwin, D. W. [831] 412, 420, 421, *463*
— s. Perley, M. J. *520*
— s. Woerner, Ph. I. [1231] *475*
— s. Woodruff, jr. R. A. [1233] *475*

Haase, H.-J. 281, *288*, 493, *495*; [99] 991, *1001*
Haase, J. v. [67] 166, *179*
Habel, R. 569, *580*
Haber, R. N. [207] *446*
Haberland, C., Weissman, S. [847] *464*
Habermann, H. 637, *648*
Haddenbrock, S. *580*; [26] 796, 808, *810*
— Mederer, S. [40] 753, *760*
— Poeschel, H. 65, *79*
Hader, M., s. Friedman, J. H. [184] 360, *445*
Häfner, H. 97, *135*, 332, 333, 335; [25] 346, 347, *349*; [208, 209, 211, 848, 849] 356, 363, 366, 367, 422, 436, *446*, *464*, 482, 490, *495*, *519*, 529, *580*; [29, 30] 796, 805, *810*
Häfner, H., Cesarino, A. C., Cesarino-Krantz, M. [210] 366, *446*
— Cesarino-Kranz, A. C. *519*
— Freyberger, H. *648*
— Zerssen, D. v. *339*
— s. Baeyer, W. v. [19] 379, 380, *441*, *517*; [10] 796, *809*; [8] 831, *850*; [405] 906, *919*
Häussler, J. 528, *580*
Häussler, S. [212] 357, *446*
Haffter, C. *519*, *648*; [62] 865, *869*; [153, 154] 894, *912*; [100] 987, *1001*
— Haffter, R. [101] 988, *1001*
Haffter, R., s. Haffter, C. [101] 988, *1001*
Hage, J., s. Pitt, R. [277] 899, *915*
Hagedorn, E., s. Arnds, H. G. 634, *641*
Hagen, F. W. [68] 156, *179*
Hagnell, O. [42] 217, 221, 222, 234, *255*; [213] *446*
— s. Essen-Möller, E. [31] 216, 236, *255*
Hagspihl, K. [214] 360, *446*
Hahn, P. [215] *446*, *648*
— Nüssel, E., Stieler, M. 597, *648*
— s. Christian, P. 595, *644*
Haider, I. [850] *464*
Haim, A. [98a] *853*
Halbach, A., s. Matussek, P. *137*, *271*; [1002] 421, 424, 431, *469*
Halberstadt, G. 207, *209*
Hale, E. B., s. Fisher, E. A. 563, *578*
Halevi, H. [43] 223, 251, *255*
Haley, J. [41] 739, *760*
— Glick, I. [216] 389, *446*
— s. Bateson, G. *338*
Hall, C. S., Lindzey, G. [63] 859, 863, *869*
Hall, P. [69] 167, *179*
— Spear, F. G., Stirland, D. [851] 423, *464*
Hall, St. [852] *464*
Halleck, S. L. [853] *464*
Hallen, O. *519*
Hallgren, B. [102] 986, *1001*
Halliday, J. L. 621, *648*
Hallmann, Mühlberger, E., s. Matthes, A. [163, 164] 996, *1003*
Halpern, F., s. Fish, B. [120, 122] 899, 900, *911*
Halsted, J. A., s. Rosen, S. R. *655*
Hambling, J. *648*
Hamburger 561

Hamburger, F. [103] 989, *1001*
Hames, C. G., s. McDonough, J. R. 597, *652*
Hamilton, s. Elison 888
Hamilton, C. M., s. Sclare, A. B. [219] 838, 840, *856*
Hamilton, E. L., s. Sullivan, B. H. *659*
Hamilton, V. 336, *339*
— Salmon, P. *339*
Hammer, E. F. [854] *464*
— Glueck, B. C. 546, *580*
Hammer, M., Kaplan, A. M. [104] 986, *1001*
Hampson, J. G., s. Hampson, J. L. *580*
— s. Money, J. 559, *583*; [175] 826, *855*
Hampson, J. L., Hampson, J. G., Young, W. C. *580*
— s. Money, J. [175] 826, *855*
Hanack, E.-W. 528, *580*
Hanau, R., s. Rigotti, S. [1099] *471*
Hanhart, E. 611, *648*
Hansen, J. 514, *519*
Hansen, K. 613, *648*
Hantel, E., s. Hollmann, W. *649*
Happich, C. [42] 747, 750, 751, *760*
Harbauer, H. *135*; 814, *819*; [99] 846, 853; [155, 156] 874, 898, *912*, 970, *973*; [105—107] 979, 984, 990, 991, *1001*
— Wallauer, P. [157] 897, *912*
— s. Stutte, H. 815, 818, *821*; [359] 897, *918*, 970, *975*; [232] 979, *1005*
Hardin-Brench, C. H., s. Cole, N. J. 333, *338*
Harding, J. S., s. Leighton, D. C. [325] 357, *450*
Hare, C. C., s. Wolff, H. G. *001*
Hare, E. H. [44, 45] 237, 242, 243, *256*
— Price, J. S. [217] *446*
Haring, C., Leickert, K. H. 292, *339*
Harkness, R. A., s. Russel, G. F. [199] 841, *856*
Harlfinger, H. 330, 332, *339*
Harlfinger, H. P. [28] 793, 797, *810*
Harlow, H. F., Harlow, M. K. *519*, 563, *580*
Harlow, M. K., s. Harlow, H. F. *519*, 563, *580*
Harms, E. 813, 814, *819*; [158] 905, *912*
Harnack, G.-A. v. [218, 219] 360, 361, 362, *446*; [108] 987, *1001*
Harrer, G. 277, *288*
Harrington, J. A., s. Cross, K. W. 65, *79*
Harris, A., s. Ackner, B. 70, *78*
Harris, F. G., Meyer, J., Becker, H. A. [70] 167, *179*
Harris, F. R., Johnston, M. K., Kelley, C. S., Wolf, M. M. 778, *782*
— s. Hart, B. M. 778, *782*
Harris, G. W. 563, *580*
Harrison, R. E., s. Ruesch, J. 623, 624, *655*
Hart, B. M., Allen, E., Buell, J. S., Harris, F. R., Wolf, M. M. 778, *782*
Hart de Ruuter, Th. [64] 859, 863, *869*
Hartmann 486
Hartmann, H. 44, *79*; [220] 446, 702, 724; [31] 798, *810*; [65, 66, 68] 859, 861, 863, *869*; [159] *912*; [109] 987, *1001*
— Engelmann, W. [69] 865, *869*
— Henseler, H., Tuschy, G. [222] 361, 362, 403, *447*
— Kris, E., Loewenstein, R. M. [221] *446*, *724*; [67] 859, 863, *869*
Hartmann, H.-R. 621, 622, *648*
Hartmann, K. [854a] *464*, 816, *819*; [160] 885, *912*
— Eberhard, K. 817, *819*
Hartmann, N. 105, *135*
Hase, B., s. Christian, P. 590, 591, *644*
Haskell, D., Pugatch, D., McNair, D. M. 711, *724*
Haskovec, L., Rysanek, K. 276, *288*
Hassall, C., Hellon, C. P. 65, *79*
Hastings, D. W. 266, *270*; [855] *464*
Hatt, A., Chevrié-Muller, C., Koupernik, C. [161] *912*
Hattingberg, H. 537, *580*
Hattingberg, I. v. 793, 794
— s. Delius, L. *645*
Hau, E. C. [223] *447*
Hau, E. M. [224, 225, 856] 435, *447*, *464*
Hau, Th. F. [226—230, 857—859] 382, 413, 415, 431, 435, *447*, *464*, 648, *648*
— Rüppell, A. *648*
Haub, B. M. [231] *447*
Haug, J. O. [71] 171, *179*
— s. Bratfos, O. 261, *270*
Hauptmann 637
Hauser, G., s. McAndrew, J. *271*
Hay, J., s. Ross, W. D. *655*
Hayman, M. [860] *464*
Haynal, A. 701, *724*
Hayner, N. S., s. Epstein, F. H. 596, *646*
Hays, P. [415] *920*
Hazari, A., s. Sandler, J. 677, *684*
Heady, J. A., s. Morris, J. N. 597, *653*
Healy, W., s. Alexander, F. *576*
Heath, E. S., s. Malan, D. H. [81] 729, 730, *762*
Heath, H., s. Oken, D. *653*
Hebb, D. v. [232] 409, *447*
Hebb, D. O. [72] 168, *179*
Hecker 86
Heckhausen, H., Roelofsen, I. 500, *519*
Heemstra, H., s. Dekker, E. *644*
Heese, G. [110—112] 978, 982, 983, *1001*
Hegel, Marx 439
Hegg, J. J. [233] *447*
Hehlmann, W. *288*
Heidegger 671
Heidtke, P. [861] *464*
Heigl, F. [234—238, 862] 360, 369, 370, 415, *447*, *464*, 637, *648*, 715, *724*
— s. Heigl-Evers, A. [239, 866] 389, 416, 427, 434, *447*, *465*
Heigl-Evers, A. [240, 863—865] 363, 364, 433, *447*, *464*, *465*, *724*
— Heigl, F. [239, 866] 380, 416, 427, 434, *447*, *465*
— Laux, G. [867] *465*
— s. Becker, P. E. [32] *441*
Heilmeyer, L. 626, *648*
Heimann, H. 65, *79*
Heimler, E. [32] 803, *810*
Heims, L., s. Kaufman, I. [194] 901, *913*
Heine, R. W., Trosman, H. *724*
Heinicke, Ch. M., Goldman, A. [113] 986, *1001*
— Westheimer, I. [868] *465*
Heinkel, K., s. Henning, N. *648*

Heinrich, K. [73] 157, *179*; [869] *465*
— Kretschmar, J. H., Kretschmar, Chr. 263, *270*
— s. Schmitt, W. 277, *289*
Heinroth, F. C. A. 89, *135*
Heintz, P., König, R. [33] 804, *810*
Heinze, H., Stöckmann, F. [114] 993, *1001*
Heiss, R. [241, 242] *447*; [70] 859, 863, *869*
Heitmann, W. 548, *580*
Hekimian, L. J., s. Johnson, G. 284, *288*
Held, R. *724*
Held, R. R. [870] 424, *465*
Helgason, T. [46] 216, 217, 220, 221, 222, 232, 236, *256*; [243] 356, *447*
Hellbach, U. V. [71] 865, *869*
Hellbrügge, T. [72] 859, 860, *869*
— Rutenfranz, J., Graf, O. [100] 825, 832, *853*
Heller 897
Heller, Th. 921, 969, *973*
Heller, W., s. Meierhofer, M. [97] 864, *870*
Hellmann, J. [115] 988, *1001*
Hellon, C. P., s. Hassall, C. 65, *79*
Helmchen, H. [74] 153, 155, 156, 158, 164, 165, 168, 170, 171, 173, 177, *179*; [871] 421, 424, 425, *465*
—, Hippius, H. *135*
— — Meyer, J.-E. [244] *447*, 817, *819*
— s. Bochnik, H. J. 671, *682*
Helme, W. H., s. Bender, L. [39] *908*
Hemmer 954
Hempel 422
Hempel, C. G. 663, *683*
Hempfing, L. [244a] 373, *447*
Henderson, Sir D. *519*
Henning, N. *648*
— Demling, L. 619, *648*
— Heinkel, K. *648*
Henric, E., s. Ey, H. 510, *518*
Henry, G. 565, 571, *580*
Henseler, H. [245] 387, *447*
— s. Hartmann, H. [222] 361, 362, 403, *447*
Hentig, H. v. 539, *580*; [73] 862, *869*
Herberg, H.-J., s. Paul, H. [438] 379, *453*
Herman, M., s. La Verne, A. A. 266, *271*
Hermann, I. [872] 418, *465*
Hermann, L., s. Hinckley, R. G. *724*
Hermelin, B. [164] 882, *912*
— O'Connor, N. [162, 163] 881, 882, *912*
— s. O'Connor, N. [270] 882, *915*
Heron, W., s. Bexton, W. H. [17] 168, *177*
Herrmann, F. 534, *580*
Herst, E. R., s. Marks, I. M. [996] 410, *468*
Hertel, H. 276, *288*
Hertle, H., s. Strauss, W. *658*
Hertrich, O. 594, *648*
Hertz, H. [101] 842, *853*
Hertzig, M. E., s. Thomas, A. [596] *457*
Herz, E., s. Kleist, K. *209*
Herz, O. E., Glaser, G. H. 637, *648*
Herzog-Dürck, J. [246, 247] *447*
Heslin, A. S., s. Doyle, J. T. 596, *645*
Hess, H., s. Höck, K. *649*
Hess, W. R. [75] 171, 175, *179*; [248, 249] 401, *447*, 626, 627, *648*
Heston, L. L. 2, *6*
— Shields, S. 570, *580*
Hetzer 892
Heuyer, G. 814, *819*, [165] 892, 893, *912*
— Juredieu, V., Lang, J. L., Fardeau, M. [166] *912*
— Miller, E., Soddy, H. 813, 816, *819*
Heyer, G. R. [250] *447*, 592, 619, 620, 638, *648*, *649*; [43] 752, *760*
Heymans, G. *580*
Hiatt, R. B., s. Karush, G. *650*
Hift, E. 997
— Hofmann, G., Panagiotopoulos, J., Spiel, W. [167] *912*
— s. Spiel, W. [221] *1004*
Hijningen, K. van s. Groen, J. 634, *648*
Hilber 980
Hill, D. [873] 421, *465*
— s. Mitchell, W. 557, *582*
Hill, L. B. 299, 313, *339*, 601, *649*
Hill, O. W., Price, J. S. [874] *465*
Hilleboe, H. E., s. Doyle, J. T. 596, *645*
Hilleboe, H. E., s. James, G. 610, *649*
Hillenbrand, D., s. Arnds, H.-G. [16] 359, 363, 375, *441*
Hillmann, J. *519*
Hiltmann, H. [102] 842, *853*
— s. Enke, H. *646*
Himwich, H. E., Alexander, F. A. D., Lipetz, B. 265, *270*
Hinckley, R. G., Hermann, L. *724*
Hinger, H. U., s. Pfleiderer, H. 933, *974*
Hingtgen, J., Coulter, S. K., Churchill, D. W. [168] 901, *912*
Hinkle, L. E., s. Almy, T. P. *641*
Hinrichs, G., s. Roff, M. [486] *454*
Hinrichsen, O. [76] 163, *179*
Hinton, G. G. [169] 889, *912*
Hinton, J. M. [875] 424, *465*
Hippius, H. 261, 279, 281, 285, 286; [251, 878] 354, 421, *447*, *465*
— Selbach, H. 264, *270*; [879] 366, 421, *465*, *683*
— s. Angst, J. 52, *78*, 279, 280, *287*
— s. Bente, D. 278, 279, *287*
— s. Bochnik, H. J. 671, *682*
— s. Helmchen, H. *135*; [244] *447*, 817, *819*
— s. Kalinowsky, L. B. 261, 263, 264, 265, 266, *271*
Hippokrates 89
Hirai, N. 815, *819*
— Satto, K., Koisumi, E., Kawai, N., Fujstma, T. [170] *912*
Hirasawa, H., Miyoshi, K. [876] 424, *465*
Hirsch, K. de [89] 882, *910*
Hirsch, St. J., Hollender, M. H. [877] *465*
— s. Hollender, M. H. *519*
Hirsch, S. T., s. Wynne, L. C. *82*; [1236] 389, *476*
Hirschfeld, M. 559, 563, 569, *580*
Hirschmann, J. 96, 122, *135*; [252, 877a] *447*, *465*, *519*
— Klages, W. [77] 154, *179*
Hirt, s. Bodechtel, G. [51] *442*
Hobe, K. [74] 862, *869*

Hoch, P. [880] 431, *465*
— Polatin, P. 142, *151*; [171] 896, 899, *912*
— s. Strömgren, E. [575] *456*
Hoch, P. H. 262; [44] 757, *760*
— s. Dunaif, S. 142, *151*
— s. Kalinowsky, L. B. 69, *80*, 261, 263, *271*
Hochheimer, W. 526, *580*
Hochrein, M., Schleicher, J. 597, *649*
Höck, K., Hess, H. *649*
Höhn, E. [103] 834, *853*
Hoehn-Saric, R., s. Nash, E. H. *725*
Højer-Pedersen, W. [881] *465*, *519*
Höss, R. 549, *580*
Hoestermann, C. E. 265, *270*
Hofer, G. 560, *580*
Hoff, F. 627, *649*
— Ringel, E. 590, *649*
Hoff, H. 97, *135*, *270*, [882] *465*, 482, *519*
— Hofmann, G. *135*
— Ringel, E. [253] 363, *447*; [35] 795, *810*
— Sluga, W. *495*, *519*
— Tyndel, M. [34] 808, *810*
— s. Berner, P. 261, 266, *270*
Hoffet, H. [883] 424, *465*
Hoffmann 419
Hoffmann, F. A. *519*
Hoffmann, H. 206, *209*, 614, 617, *649*
Hoffmann, H. J., s. Just, L. 941, *974*
Hofmann, G., s. Hift, E. [167] *912*
Hofmann, G., s. Hoff, H. *135*
Hofmeier, K. 623, *649*
Hogan, R. A., s. Kirchner, S. H. 768, *782*
Hokins, B., s. Kay, D. W. K. [93] 154, *180*
Hole, G. 263, *270*; [883a] *465*
— Pöldinger, W. [883b] *465*
— s. Battegay, R. [7] 744, *759*
— s. Pöldinger, W. [1070] 421, 424, 425, *471*
Holfeld, H., Leuner, H. [884] 431, *465*
Hollander, F., s. Stein, A. 619, *658*
Hollender, M. H., Hirsch, S. J. *519*
— s. Hirsch, St. J. [877] *465*
Holler, G. 612, *649*
Hollingshead, A. B. 493
—, Redlich, F. C. [47] 220, 237, 240, 253, 256; [254] 359, 363, 364, 388, 395, 403, 419, 420, 430, *447*, *495*
— s. Freedman, L. Z. [178] *445*
— s. Redlich, F. G. 665, *684*
— s. Rogler, L. H. [95] *257*
Hollmann, W. 622, *649*
— Hantel, E. *649*
Hollwich, F. [104] 835, *853*
Holmboe, R., s. Astrup, C. [7] 163, *177*
Holmes, Th., Goodwell, H., Wolf, S., Wolff, H. G. *649*
— Wolff, H. G. 635, *649*
Holtzmann 565
Holzer, Ch. E., s. Schwab, J. J. [1135, 1136] *473*
Holzinger, K. J. [26] 347, *349*
Homburger 502
Homburger, A. 479, 483, *495*; [78] 154, 165, *177*, 813, *819*; [172] 874, 875, 896, *912*; [116] *1002*
Home, H. J. [255] *447*
Honegger-Lavater, W., Burla, H. *519*
Hoogerbeets, J. D., s. Marder, L. [991] 421, *468*
Hook, S. [256] *447*
Hooker, E. 565, 569, *580*
Hoopes, J. E., Knorr, N. J., Wolf, S. R. [885] *465*
Hopkinson, G. [886] *465*
Hoppe, K. D., Molnar, J., Newell, J. E., Land, A. [887] *465*
Horetzky, O. [45] 745, *760*
Horkovic-Kovác, G., s. Fedor, P. [114] 876, *911*
Horne, D., s. Frostig, M. [91] 982, *1001*
Horney, K. 44, *80*; [257—261, 888] 368, 369, 370, 391, 417, 418, 439, *447*, *448*, *465*, *519*, 690; [75] 859, 863, *869*
Hornstra, L. [889] *465*
Horrocks, J. E. [105] 834, *853*
Horst, L. van der 133, *136*
Horstmann, W. [117] *1002*
Horvath, St. M., s. Nadel, E. R. [1035] *470*
Horwitz 569
Horwitz, R. A., s. Klein, H. R. [99] 167, *180*
Hose, W., s. Cremerius, J. 618, *644*
Hosemann, V., s. Zülch, K. J. 600, *662*
Hoske, H. [36] 795, *810*
Housden, J. [890] *465*
Houston, F., Royse, A. B. [79] 168, *179*
Houston, L. G., s. Gerard, D. L. [37] 243, *255*
Howells, J. G. [262] 355, 388, 389, *448*; [37] 807, *810*, 814, *819*
Huber 487
Huber, E. G. 950, *973*
Huber, G. 30, *80*, 93, 95, 129, *136*; [80, 81] 171, 172, *179*, 551, 552, *580*, 594, *649*
— s. Glatzel, J. *135*
Huber, W., s. Christian, P. 600, *644*
Huebschmann, H. [263] *448*
Hügel, R., s. Wittkower, E. D. *140*; [1230] 366, 367, 421, *475*
Huffmann, G. 937, *973*
Hug-Hellmuth, H. v. [118] 986, *1002*
Hughes, C. C., s. Leighton, D. C. [325] 357, *450*
Huhmar, E., s. Rimon, R. [1100] *472*
Humbert, F. [26a] 343, *349*
Hunter, D. [119] 988, *1002*
Hunter, R., MacAlpine, I. 772, *782*
Hunter, R. C. A. [891] *465*
Hupperschwiller, L., s. Rottenecker, H. [1105a] *472*
Hurley, J. R., s. Maizlish, L. [79] 744, *762*
Hurst, A. 592, 593, *649*
Husek, E., s. Cattell, R. B. 679, *682*
Husserl, s. Brentano 432
Huth, A. *580*
Hutmacher, D. *724*
Hutt, C., Hutt, S. J. [174] *912*
— — Lee, D., Ounsted, C. [173] *912*
Hutt, S. J., Hutt, C., Lee, D., Ounsted, C. [175] 882, *912*
— s. Hutt, C. [173—175] 882, *912*
Hutter, A. 101, 127, 133, *136*
Hyde, R. W., Kingsley, L. V., Chrisholm, R. M. [48] 239, *256*

Iben, G., Waskowiak, K. [76] 865, *869*
Idem [53b] *256*

Ideström, C.-M. 278, *288*
— s. Sjöqvist, F. *290*
Ihda, S. [264] 382, *448*
Illchman-Christ, A. *580*
Imber, St. D., Frank, J. D., Nash, E. H., Stone, A. R., Gliedman, L. H. [46] 742, *760*
— s. Nash, E. H. *725*
— s. Stone, A. R. [573] 364, *456*; [109] 742, *763*
Immich, H. 590, *649*
Impastato, D. J. 263, 268, *270*
— Almansi, R. *270*
— Karliner, W. *270*
Inaura, Y., s. Mitnai, A. [101] 866, *870*
Inghe, G. [49] 223, *256*, 600, *649*
Ingram, I. M. [892, 893] 420, 421, *465*; [106] 836, *853*
Inhelder, B., Plaget, J. [107] 827, *853*
Ini, S., s. Creak, E. M. [85] 884, 885, 886, *910*
Irving, G., s. Enoch, M. D. *518*
Irwin, s. Broddeck 383
Isaacs, W., Thomas, J., Goldiamond, I. 319, *339*
Isay, R. A. [894] *465*
Israel, G. [47] 745, *761*
Israël, L. [895] *465*
Itard, J. 813, *819*
Itten, W. 295, *339*
Ivy, A. G., Grossman, M. J., Bachrach, W. H. 619, *649*

Jackson 636
— s. Bateson 389
Jackson, D. D. [265] 389, *448*
— s. Bateson, G. *338*
Jackson, L. [77] 862, *869*
Jaco, E. G. [50] 221, 229, 239, 240, 242, 250, *256*
Jacobi, J. [266, 267] *448*
Jacobs, J., s. Teicher, J. D. [243] 840, *857*
Jacobs, R. [120] 992, *1002*
Jacobsen, E. [268, 269] *448*
Jacobson, A., s. Ruesch, J. 623, 624, *655*
Jacobson, E. [48, 49] 747, *761*, 767, *782*; [108] 829, *853*
Jacobziner, H. [109, 110] 838, 839, *853*
Jaeger, A., s. Langen, D. [132] *854*
Jäger, H., s. Bauer, F. 564, *576*
Jaeggi, F. [38] 791, *810*
Jaensch, E. 485, *495*
Jaffe, B., s. Weiss, E. *660*
Jaffe, H. L., s. Master, A. M. 600, *651*
Jakob, H., s. Seitelberger, F. 967, *975*
James, B. [896] *465*, 571, *580*
James, G., Hilleboe, H. E. 610, *649*
Janes, jr. R. H., s. Forbis, jr. O. L. [801] *463*
Janet 43, 512
Janet, G., s. Michaux, L. *652*
Janet, P. *782*
Janitza, H. [78] 861, *869*
Janowitz, H. D., s. Stein, A. 619, *658*
Jansen, E., Overzier, C. *580*
Janus, L. [111] 839, *853*
Janz, D. *580*
Janzarik, W. 78, *80*, 107, 114, 117, *136*; [82—86] 154, 155, 157, 160, 168, 169, 170, 171, 172, 175, *179*, 279, 282, *288*, 515, *519*, 544, *580*
Jardin, F., Flavigny, H. [897] *465*; [79] 865, *869*
Jaroszewski, Z. [51] 216, 242, *256*
Jaser, R. 77, *80*
Jaspers, K. 97, 145, *151*; [87, 88] 153, 155, 156, 168, 169, *179*; [27] *350*; [270] 414, 437, 438, *448*, 477, 501, *519*
Javoy, F., s. Kety, S. I. 276, *288*
Jeddeloh, B. 607, *649*
Jenkins, C. D., s. Rosenman, R. H. 598, *655*
Jenkins, R. L. 510, *519*, 937, *974*
Jessner, L., s. Long, R. T. *651*
Jezlova, L. Ya [176] 893, *912*
Jilek, Louise Aall [52] 228, *256*
Jirásek, s. Čižkowa, J. [41] 835, *851*
Joffe, W. G., s. Sandler, J. [500] *454*
Johannson 314
Johanson, E. [89] *179*
Johansson, A. S., s. Benedetti, G. *78*
John, D., s. Mahler, M. S. [249] 899, *915*
Johnson, A. M. 571, *580*
— Szurek, S. A. *581*
— s. Kolb, L. C. 567, *581*
Johnson, B. C., s. Epstein, F. H. 596, *646*
Johnson, D. L., s. Cleveland, S. E. *644*
Johnson, G., Gershon, S., Hekimian, L. J. 284, *288*
Johnson, R. E., s. Cohen, M. E. *644*
Johnson, S. C. 680, *683*
Johnston, M. K., s. Harris, F. R. 778, *782*
Jokipaltio, L. M., s. Schick, C. P. [204] 832, *856*
Jolou, L., s. Kety, S. I. 276, *288*
Jolowicz 614
Jonas, C. H. *581*
Jonas, R., Oberdalhoff, H.-E., Schulze, H. H. 65, *80*
Jones, C. M., s. White, B. U. 630, 631, *660*
Jones, E. [898] *465*, 536, 567, *581*, 676, *683*, *724*
Jones, F. A. *649*
— Gummer, J. W. P. *649*
— Lewis, A. 592, *649*
Jones, H. E. [112] 834, 849, *853*
Jones, H. G. 779, 780, *782*
— s. Bancroft, J. H. J. 774, *782*
Jones, I. H., s. Kidson, M. A. [287] *448*
Jones, K., s. Gore, C. P. 65, *79*
Jones, M. 320, *339*; [39, 40, 42] 793, 800, 802, *810*
— Rapaport, R. [41] 793, *810*
Jones, R. M. *649*
Jones, S. H., Younghusband, O. Z., Evans, J. A. 601, *649*
Jong, D. J. de [50] 739, *761*
Jonsson, G. [80] 866, *869*
Joppich, G., Schulte, F. J. 817, *819*
Joray, R. [81] 862, *869*
Jordi, P. 719
— s. Genevard, G. *724*
— s. Schneider, P.-B. *726*
Jores, A. 89, *136*; [272—274] 384, *448*, 612, 613, 615, *649*, *724*
— Kerékjartó, M. v. 613, 614, 615, 616, 617, *649*, 680, *683*
— s. Deutsch, F. *723*
— s. Dührssen, A. [119] *444*, *645*
Jorswieck, E. [275] 360, 373, 374, 387, *448*, *649*
— Katwan, J. [276] 359, 363, 364, 404, *448*, 590, *649*
— s. Dührssen, A. [118] 370, *444*, *723*

Josselyn, I. M., s. Mohr, G. J. 633, *653*
Josselyn, J. [113] 849, *853*
Jost, A. 559, 563, *581*
Jost, F., Pemsl, H. 262, *270*
Judd, L. L. [899] 420, *466*
— Mandell, A. [177] 898, *912*
Juel-Nielson, N. [277] 382, 384, *448*, 492, *495*
— Strömgren, E. [53] *256*
— s. Bille, M. [44] 356, *442*
— s. Schou, M. *290*
Julia, s. Sander 386
Julian, T., Metcalfe, M., Coppen, A. [900] 421, *466*
Jung 884
Jung, C. G. 43, *80*, 295, 302, *339*; [278] *448*, *519*, 690; [121] *1002*
Jung, G., Lempp, R., Schmidt, R. 933, *974*
Jung, R. 101, *136*
— s. Gruhle, H. W. [204] *446*
Jungjohann, E., s. Bosch, G. [63] *909*
Junova, H., Knobloch, F. [51] 752, *761*
— s. Knobloch, R. [44] 807, *810*
Juredieu, V., s. Heyer, G. [166] *912*
Jussen, H. [122, 123] 978, 979, 983, *1002*
— s. Beckmann, G. *973*
Just, L., Lehmann, H., Hoffmann, H. J., Schieche, M. 941, *974*

Kadinsky, D. [124] 988, *1002*
Kadis, A. L., Drasner, J. D. *724*
— Krasner, J. D., Winnick, Ch., Foulkes, S. H. *[52]* 744, *761*
Kächele, H. [279] *448*
Kagan, A., Kannel, W. B., Dawber, T. R., Revoltskie, N. *649*
— s. Dawber, T. R. *644*
— s. Kannel, W. B. 596, *650*
Kahana, R. J. *649*
Kahlbaum 86, 90
Kahler, O. H., Weber, B. 601, *649*
Kahn, E. 34, *80*; [90, 91] 164, 168, *179*, *180*, 206, *209*; [901] *466*, 478, 479, 483, 488, *495*, *519*, 525, 529, *581*; [178] *912*
Kahn, H. A. 597, *650*
— s. Doyle, J. T. *645*
Kaila, M. [54] 220, *256*
Kainaru, A. 261, 262, *271*
Kainz, F. [126] 982, *1002*
Kaiser, E., s. Markoff, N. 626, *651*
Kaiser, G. [82] 860, 866, *869*
Kaiser, J., s. Rottenecker, H. [1105a] *472*
Kalinowsky, L. B. 261, 264, 265, 266, 268, *271*
— Hippius, H. 261, 263, 264, 265, 266, *271*
— Hoch, P. H. 69, *80*, 261, 263, *271*
Kallenberg, A., s. Wieck, H. H. 622, *660*
Kallmann, F. J. 492, 560, 568, 570, *581*; [179] 898, *912*
Kalloud, H., s. Enge, S. 941, *973*
Kallwass, W. [28] 344, *350*
Kalm, H., s. Pette, H. 942, *974*
Kalmanson, D., s. Ajuriaguerra, J. de [3] 876, 877, 884, *907*
Kaltenbäck, E., s. Gross, M. 282, 285, *288*
— s. Gross, H. [96] 991, *1001*
Kalton, G., s. Shepherd, M. [101] *257*; [539] 357, 365, 388, 390, *455*
Kammerer, E. 680, *683*
Kammerer, Th., Gurfin, L., Durand de Bousingen, R. [903] *466*
— Singer, L., Michel, D. [902] *466*
Kamp, L. N. J. [180, 181] 885, 901, *913*
Kannel, W. B., Dawber, T. R., Kagan, A., Revotskie, N., Stokes, J. 596, *650*
— Kagan, A., Dawber, T. R., Revotskie, N. *650*
— Widmer, L. K., Dawber, T. R. *650*
— s. Dawber, T. R. *644*
— s. Doyle, J. T. *645*
— s. Kagan, A. *649*
Kanner, L. *80*, 813, 814, 815, *819*; [182—190] 875, 877, 878, 879, 881, 882, 883, 885, 886, 888, 893, 894, 901, *913*, 970; [125] 977, 988, *1002*
— Eisenberg, L. [191] 886, 888, 889, 890, *913*
— Lesser, L. I. [192] 875, 885, 889, *913*
— Eisenberg, L. [110] *910*
Kaplan, A., Sakheim, G. 121, *136*
Kaplan, A. M., s. Hammer, M. [104] 986, *1001*
Kaplan, B., Reed, R. B., Richardson, W. [55] 218, *256*
Kaplan, H. *650*
Kaplan, S., s. Mirsky, I. A. 625, *652*
Kaplan, S. M., s. Rosenbaum, M. *725*
Kapp, F. T., s. Kezur, E. *650*
Kappus, H. C., s. Masserman, J. H. [369] *451*
Karl, H. J., Meyer, J. E. [114] *853*
Karliner, W., s. Impastato, D. J. *270*
Karlsson, K. W. [56] 250, *256*
Karpmann, B. [29—32] 344, 347, *350*; [904] *466*
Karson, S., Pool, K. B. 679, *683*
Karrer-Stierli, P., s. Corboz, R. [38] 864, *868*
Karush, A., s. O'Connor, J. R. *653*
Karush, G. 633, *650*
— Hiatt, R. B., Daniels, G. E. *650*
Karvassarsky, B. D., s. Miassistchev, V. N. [389] *451*
Kasanin, J. 143, *151*
— Knight, E., Sage, P. [193] *913*
Kasanin, J. S., s. Friedman, M. 601, *647*
Kassian, A., s. Biermann, G. [42] 361, 362, *441*
Katan, M. [905] *466*
Katsirumbas, s. Destunis, G. [97] *910*
Katwan, J., s. Jorswieck, E. [276] 359, 363, 364, 404, *448*, 590, *649*
Katz, Pickert 622
Katz, H. 55, *80*
Kaufman, I., Rosenblum, E., Heims, L., Willer, L. [194] 901, *913*
Kaufmann, L. 300, 301, 317, 318, *339*
— Müller, C. *339*
Kaufmann, M. R., s. Rosenblatt, S. 275, *289*
— s. Stein, A. 619, *658*
Kawai, N., s. Hirai, N. [170] *912*
Kay, D. W. K., Hokins, B. [93] 154, *180*
— Garside, R. F., Roy, J. R., Beamish, P. [906] 421, 423, *466*
— Roth, M. [92] 153, 154, 160, 161, *180*

Kay, D. W. K., Schapira, K. [115] 842, *853*
— — Brandon, S. [116] 842, *853*
Kaye, H. E., Berl, S., Clare, J. [907] *466*
Kayton, L., Borge, G. F. [908] *466*
Kedward, H. B. [280] *448*
Keeler, W. R. [195] *913*
— s. Bender, L. [40] *908*
Keeosian, H., s. Rosen, S. R. *655*
Kehrer, F. 149, *151*; [94] 153, 162, 165, 174, *180*, 637, *650*
Kehrer, F. A. [281] 419, *448*
Keiser, S. [282] *448*
Keller, I. B., s. Epstein, F. H. 596, *646*
Keller, W., s. Meierhofer, M. [254] 891, 906, *915*
Kelley, C. S., s. Harris, F. R. 778, *782*
Kellner, R. [283] *448*
Kelman, D. H. [127] 992, *1002*
Kemme, M. L., s. Arthur, B. [7] 866, *867*
Kemper, K. A. *650*
Kemper, W. [283a, 283b, 908a] *448*, *466*, 588, 594, *650*; [128] 988, *1002*
Kendell, R. E. 119, *136*; [909] 421, *466*
Kenyon, F. E. [910] 436, 437, *466*
Kepecs, J., s. Rice, G. [289] 898, *916*
Kephart, N. C., s. Strauss, A. A. [349] 887, *917*
Kerékjartó, M. v. *650*
— Meyer, A.-E., Zerssen, D. v. 678, *683*
— s. Jores, A. 613, 614, 615, 616, 617, *649*, 660, *683*
— s. Lienert, G. A. 673, 674, 680, *684*
Kern, F., s. Almy, T. P. *641*
Kerry, R. J., Owen, G. 284, *288*
Kervikov, O. V. 492, *495*, *519*
Kessel, W. I. N. [284, 285] 357, *448*
Kessell, A. [911] *466*
Kesselbaum, W., Malamud, Myerson, A. 614, *650*
Kestemberg 315
Kestemberg, E. [912] *466*, 719
— s. Lebovici, S. *725*
Kestemberg, J., Decobert, S. *724*
Kestenberg, E. [117a] 829, *853*
Kestenberg, J. S. [913] *466*; [117] 826, *853*; [196] *913*
Kety, S. I., Javoy, F., Thierry, A. M., Jolou, L., Glowinski, J. 276, *288*
Kety, S. S., Rosenthal, D., Wender, P. H., Schulsinger, F. 2, *6*
— s. Rosenthal, D. [297] *916*
Keys, A., s. Taylor, H. L. 597, *659*
Keyserlingk, H. v., Opitz, B. [914] 436, *466*
Kezur, E., Kapp, F. T., Rosenbaum, M. *650*
Kidd, C. B., Mackie, R. E. [286] *448*
Kidder, J. D., s. Birnbrauer, J. S. 778, *782*
Kidson, M. A., Jones, I. H. [287] *448*
Kielholz, P. 87, 88, 99, 112, 114, 116, 120, 128, *136*, 263, 265, 268, *271*, 275, 277, 278, 280, 281, 282, 285, *288*; [915—917, 919, 920] 366, 367, 421, 422, 423, 424, 425, 428, 430, 431, *466*, 594, *650*; [53] 757, 758, *761*
— Pöldinger, W. *288*; [918] *466*
Kienle, G. *519*
Kietz, G. *581*
Kilian, K. [288] *448*
Kiloh, L. G., Garside, R. F. [921] *466*, *519*
Kimura 439
Kind, H. 314, *339*; [922, 923] 431, *466*, *519*, 688; [197] 899, *913*
— Rotach-Fuchs, M. [289] 365, *448*; [54] 754, 755, *761*
— s. Benedetti, G. *78*, *338*; [41, 42] 876, 893, *908*, *909*;
— s. Ernst, K. [145] 356, 357, 359, 360, 362, 364, 369, 370, 376, 377, 379, 380, 381, 388, 391, 400, 420, 421, 429, 431, 437, 438, *444*
King, G. S., Armitage, S. G., Tilton, J. B. 778, *782*
Kinget, G. M., s. Rogers, C. *341*; [487] *454*
Kingsley, L. V., s. Hyde, R. W. [48] 239, *256*
Kinkelin, M. 87, 88, 108, 116, 118, *136*
Kino, F. F. [95] 167, *180*
Kinsey, A. C. 525, 526, 527, 534, 537, 538, 539, 553, 563, 564, 570, 571, *581*
— Pomeroy, W. B., Martin, C. E., Gebhard, P. E. *581*; [118] 825, *853*
Kirchhoff, H. [129] 986, *1002*
Kirchhoff, H. W., s. Reindell, H. 593, *655*
Kirchhoff, J. 117, *136*
Kirchner, S. H., Hogan, R. A. 768, *782*
Kirsner, J. B., s. Szasz, T. S. *659*
Kisker 89
Kisker, H. P. 300, *339*
Kisker, K., s. Baeyer, W. v. [8] 831, *850*
Kisker, K. P. [924] *466*, 478, *495*, 796; [198—201] 884, 898, 899, *913*
— Strötzel, L. [290] *448*; [119] 838, *853*; [202] 896, 898, *913*
— s. Baeyer, W. v. [19] 379, 380, *441*, *517*; [10] 796, *809*; [405] 906, *919*
— s. Süllwold-Strötzel, L. [241] 838, *857*; [362] 899, *918*
Klaesi, J. 31, 35, 41, 49, *80*, 295, *339*, *581*
Klaf, F. S. [96] 167, *180*
— Davies, C. [97] 167, *180*
— Davis, Ch. 569, *581*
Klages, W. [98] 154, 166, 167, *180*; [291, 292] *448*, *449*, *496*
— s. Hirschmann, J. [77] 154, *177*
Klasen, E. 986
Klauer, K. J. [130—132] 983, *1002*
— s. Beckmann, G. *973*
Klein, D. F., s. Levenstein, S. [970] 400, *468*
Klein, H. R. *650*
— Horwitz, R. A. [99] 167, *180*
Klein, M. 299, 312, *339*; [293] *449*, 567, 569, *581*, 677; [416, 417] 905, *920*; [133—135] 986, *1002*
Klein, R., s. Bennett, S. [45] 885, *909*
Kleinsorge, H., Klumbies, C. *650*
— Klumbies, G. [294] *449*
Kleist, K. 83, 86, 91, 120, 125, 126, 129, 142, *151*, 184, 185, 187, 188, 189, 190, 191, 192, 194, 197, 198, 201, 202, 203, 207, 208, *209*, 893

Kleist, K., Driest, W. *136*, *209*
— Herz, E. *209*
— Leonhard, K., Faust, E. *209*
— — Schwab, H. *209*
— Schwab, H. *209*
— s. Meyer, G. *210*
— s. Neele, E. *211*
— s. Ritter, M. R. *211*
Klepetar, E., s. Taylor, H. L. 597, *659*
Klepzig, H., s. Reindell, H. 593, *655*
Klerman, G. L., s. Lazare, A. [959] *467*, *520*, 676, 677, 678, *684*
Klett, C. J., s. Lorr, M. 681, *684*
Kliman, G. [83] 865, *869*
Klimmer, O., s. Brugsch, H. [50] *1000*
Kline, N. S. 287, *288*
Kline, P. 677, 678, *683*
Klingman, J. D. 276, *288*
Klink, K. [295] *449*
Klopfer, B. et al. 702, *724*
Klopp, H. W. 924
— s. Weber, D. [385] 897, *919*, 926, *976*
Kloska, G., s. Eiff, A. W. v. 601, *645*
— s. Quint, H. 603, *654*
Klotz, H. P., s. Delay, J. *518*
Kluckhohn, C. 534, *581*
Klüver, H., Bucy, P. C. 574, *581*
Klüwer, K. [43] 797, *810*; [84] 860, 865, *869*; [136] 987, *1002*
— s. Biermann, G. [42] 361, 362, *441*
Klüwer, R., s. Cremerius, J. [765] *462*
Kluge, E. [925] *466*
Klumbies, C., s. Kleinsorge, H. *650*
Klumbies, G. [55] 748, *761*
— s. Kleinsorge, H. [294] *449*
Knapp 614
Knauf, H. W. 207, *209*
Knigge, F. [100] 167, *180*
Knight, E., s. Kasanin, J. [193] *913*
Knight, R. P. *581*
Knobloch, F., s. Junova, H. [51] 752, *761*
Knobloch, H., Grant, D. K. [203] 886, *913*
Knobloch, R., Junova, H., Martincekova, E., Schanilcova, M. [44] 807, *810*
Knöll, H. [85] 861, 864, *869*
Knoepfel, H. K. 720, *724*; [56] 739, 752, *761*
Knoll, H. [101] 161, 166, *180*
Knopf, O. 606, *650*
Knorr, N. J., s. Hoopes, J. E. [885] *465*
Knott, I. R., s. Niedermeyer, E. *496*
Knox, R. S., s. Giel, R. [192] 372, 377, *446*
Knüppel, H., s. Bochnik, H. J. 671, *682*
Koch, G. *496*
Koch, H. 816, *819*; [137] 984, *1002*
— s. Stutte, H. 816, *821*
Koch, I. L. A. 477, 479, *496*
Koch, J., s. Enge, S. 941, *973*
Koegler, R. R., Brill, N. Q. [57] 757, *761*
Köhler, A. [926] 431, *466*
König, K., s. Reindell, H. *655*
König, R., s. Heintz, P. [33] 804, *810*
Köttgen, U., Weidemann, J. [418] 906, *920*
Koffer-Ullrich, E. [57a] 752, *761*
Kogerer, H. 295, *339*
Kohler, Ch. [45] 797, *810*
Kohlmann, Th., Rett, A. [138] 984, *1002*
Kohn, M. L. [57] *256*
— s. Clausen, J. A. [15] 237, 240, 242, 243, *255*
Kohut, H. [927] *466*, 553, *581*
Koisumi, E., s. Hirai, N. [170] *912*
Kolb, L. C., Johnson, A. M. 567, *581*
— s. Noyes, A. P. [140] 167, *181*
— s. Rainer, J. D. *584*; [1084] *471*
Koldewey, G., Wegscheider, K. [139] 989, *1002*
Kolev, N., s. Dimitrov, C. [104] *443*
Kolle, K. 87, 126, 132, *136*; [102, 103] 153, 165, 173, *180*, *209*, *271*, 479, 491, *496*, *650*; [46] 796, *810*
Konjetzny, G. E. 622, *650*
Konopka, G. [47] 799, *810*
Konstam 621
Konstrubala, T., s. Masserman, J. H. [368] *451*
Kopin, I. J., s. Schildkraut, J. J. 276, *289*
Korn, S., s. Thomas, A. [596] *457*
Korn, S., s. Weingarten, L. L. [1210] 431, *475*
Kornhuber, H. H. 88, *136*, 494, *496*, *519*
Kórs, P. C. [58] 745, *761*
Kos, M., s. Spiel, W. [221] *1004*
Kos-Robes [140] 990, *1002*
Kothe, B. [204, 205] 893, 896, 898, *913*
Kotkow, B., Meadow, A. 701, *725*
Koupernik, C., Laboucarié, J., Leprat, J., Tomkiewicz, S. [120] 842, *853*
— s. Hatt, A. [161] *912*
Koupernik, G., Eisenberg, L. [206] 885, 887, *913*
Koutsky, C. D. 263, *271*
Krabbe 968
Kraemer, R. *339*
Kraepelin, E. 5, 9, 14, 17, 25, 31, 38, 41, 59, 77, 80, 83, 89, 90, 102, 115, 123, 124, 128, 134, *136*; [104] 160, 161, 165, *180*, 183, 184, 185, 186, 187, 188, 189, 198, 199, 200, 202, 203, 205, 206, 207, 208, 215, 226, 235, 436, 481, 509, 514, 515, *519*, 672; [207] 873, 894, 902, 904, *913*
— Lange, J. [928] 411, 420, *466*
Krafft-Ebing, R. 526, 528, 540, 550, 555, 556, *581*
Kraft, T., Ali-Issa, I. 772, *782*
Kraines, S. H. 111, *136*
Kramer, B. [48] 804, *810*
Kramer, F., Pollnow, H. 970, *974*
Kramer, M. [58] 215, 217, 221, 224, 226, 232, 234, 235, 245, 246, *256*; [296, 297] 358, 359, *449*
— s. Yollies, S. F. [118] 218, 229, 235, *258*
Kramer, M. et al. [298] 358, *449*
Kranz, H. 89, 92, *136*, 261, *271*; [929, 930] 354, 431, 466, *467*, *496*, *520*
Krasner, J. D., s. Kadis, A. L. [52] 744, *761*
Krasner, L. 778, 779, *782*
— Ullmann, L. P. [141] 989, *1002*
— s. Atthowe, J. M. 779, *781*
— s. Ullmann, L. P. 319, *342*
Kratochvil, S., Zdimalova [931] *467*

Kraulis, W. 206, *209*; [932] 400, *467*
Krebs, H. 814, *820*
Krehl, L. v. 592, *650*
Kreisler, L., s. Lebovici, S. [961] *468*
Kreitman, N., s. Aitken, R. C. [1] 839, *850*
— s. Smythies, J. R. 85, *139*
Kremer, M. W., s. Bieber, I. [705] *460*, 568, 572, *576*
Kremling, H. 933, *974*
Kresky, B., s. Goldwater, L. C. 591, *647*
Kress, H. v. *650*
Kretschmar, Chr., s. Heinrich, K. 263, *270*
Kretschmar, J. H., s. Heinrich, K. 263, *270*
Kretschmer, E. 16, 62, *80*, 86, 91, 94, 105, 110, 115, 116, 117, 118, 122, 123, 125, 127, 130, 131, *136*, 142, 143, 145, *151*; [105—107] 163, 164, 168, 175, *180*, 206, 295, 330, *339*, *340*; [300, 301, 933] 410, 419, 431, 432, *449*, *467*, 483, 486, *496*, 502, 504, 514, 516, *520*, 635, *650*; [59] 729, 738, 746, 747, 749, 750, *761*; [121] 831, 832, 833, 835, 837, 849, 850, *853*, 929, 934, *974*; [142, 143] 989, *1002*
— Cimbal, W. [299] *449*
Kretschmer, jr. W. [302] *449*; [60] 727, 740, 748, 750, 751, 759, *761*
Kretschmer, W. E. [122] 832, *853*
Krevelen, D. A. van [32a] 345, *350*, 814, 815, *820*; [123] 823, *853*; [208—218] 876, 877, 885, 886, 887, 891, 894, *913*, *914*; [419] *920*, 970, *974*
— Kuipers, Chr. [219] 892, 901, *914*
— Voorst, J. A. van [420] *920*
— s. Wassing, H. E. [383] 881, *919*
Krichhauff, G. 615, 639, *650*
Kries, I. v. 667, *683*
Kringlen, E. 119, *137*; [935, 936] 391, 418, 420, 421, *467*
Kris, E. 702
— s. Hartmann, H. [221] *446*, *724*; [67] 859, 863, *869*
Krischjahn, L., s. Rohrmoser, H. G. *655*
Kroh, O. [124] 827, *853*
Kromer, W., s. Christian, P. 590, 591, *644*
Kronfeld, A. [108] 163, *180*, 525, 555, 560, 565, *581*
Krueger, D. B., s. Pasamanick, B. [436] 363, *453*
Krumbacher, K., Meyer, J. E. [125] 839, *853*
Kryspin-Exner, K., s. Berner, P. [14, 15] 165, 166, 174, *177*
Kubie, L. S., Cluett, J. 779, *783*
Kužera, O. 933, *974*
Kudrjawzewa, W. [220] *914*
Kübnel, G., Schwidder, W. [303] *449*
Küfferle, B., s. Berner, C. [10] 168, *177*
Kühn, H. A. *650*
Kühn, R. *137*
Külz, J., s. Scholz, B. 933, *975*
Künkel, F. [304] *449*
Künzel, E. [937] *467*, 573, 574, *581*; [86] 861, *869*; [144] 987, *1002*
Künzel, F., s. Moser, T. [56] 799, *811*
Künzler, E. [305, 306, 937a] 359, 363, 373, 375, 403, 420, *449*, *467*, *650*; [127] 827, 844, *853*
— s. Boor, Cl. de [55a] 373, 375, *442*, *643*
Küppers, E. *80*
Küppers, W. [128] 827, *854*
Kütemeyer, W. [307] *449*
Kuhlen, R. G. [126] *853*
Kuhlenkampff, C., Bauer, A. [938a] 354, *467*, 591, 592, 593, 594, 595, *650*
— s. Bochnik, H. J. 671, *682*
— s. Zutt, J. [187] 156, *182*; [401] 878, *919*
Kuhn, R. 282, *288*, 301, *340*; [421] 903, *920*
Kuiper, P. C. [308, 938] 354, 355, 390, 394, 397, 398, 400, 417, 418, 425, 427, 428, 429, 440, *449*, *467*, 567, *581*
Kuipers, Chr., s. Krevelen, A. van [219] 892, 901, *914*
Kujath, G. 814, *820*
Kundu, R. [939] *467*
Kunz 133
Kunz, H. [109] 156, *180*, 527, 530, 531, 532, 533, 537, *581*
Kuo, S. W. 264, *271*
Kurcin, I. T., s. Bykow, K. M. 619, *643*
Kurland, A. A., Savage, Ch., Unger, S. [61] 759, *761*
Kurland, M. L. [309] *449*
Kuromaru, S. [221] *914*
Kurosawa, R. 207, *209*, *210*
— Okada, S., Wakoh, T. [940] *467*
Kurtis, L. B. [222] 900, *914*
Kurtsin, J. T. [940a] *467*
Kutschera-Aichbergen, H. [310] *449*
Kynast, H., s. Scholz, B. 933, *975*

Labar, P. [87] 866, *869*
Laberke 605
Laberke, J. A. 794
Labhardt, F. 146, 147, *151*; [110] 154, *180*, *271*, 280, 282, *288*; [941—944] 421, 424, *467*
Laboucarié, J., s. Koupernik, C. [120] 842, *853*
Lacan, J., Granoff, V. 556, *581*
Lackner, K. 551, *581*
Lacombe, P. *650*
Ladee, G. A. [945] *467*; [129] 836, *854*
Lader, M., Sartorius, N. [946] *467*
Lader, M. H. 287, *289*, *683*
— Gelder, M. G., Marks, I. M. 769, *783*
— Mathews, A. 769, *783*
— Wing, L. 769, *783*
Ladewig, D. [130] 839, *854*
Ladewig, R. et al. [947] *467*
Laffey, E. M., s. Lorr, M. 681, 682, *684*
Lafon, R. 815, *820*
Laforgue, R. [311—316] 368, *449*, *650*
Lagache, D. *725*
Lai, G. 316, *340*; [948] *467*
— s. Ciompi, L. *338*; [760] 431, *461*
Laiblin, W. [145] 988, *1002*
Lain-Entralgo, P. *340*
Laing, R. D. *340*
Lambelet, L. s. Pflanz, M. [1061] 367, 421, *470*
Lambergeon, S. *650*
Lambert, W. W., s. Borgotta, E. F. [56] *442*
Lambling, A. *650*
Lambo, A. T., s. Leighton, A. [64] 226, 227, *256*
Lammers, H. J. *581*
Lamont, J. H., s. Long, R. T. *651*
Lampl-de Groot, J. [317, 949] *449*, *467*; [131] *854*
Lance, P. *651*

Land, A., s. Hoppe, K.D. [887] *465*
Landauer, K. [317a] 377, *449*
Landmann, G. *581*
Landolt, H. 972, *974*
Lane, E.A. [950] *467*
Lang, J.L., s. Heyer, G. [166] *912*
Lang, O. *651*
Lang, P.J., Lazovik, A.D., Reynolds, D.J. 769, 770, *783*
Lang, Th. 571, *581*
Lange 569
Lange, E., Pope, G. [111] 167, *180*
Lange, J. 108, 110, 114, 123, *137*, 149, *152*; [112, 113] 165, 168, *180*, 206, *210*, 259, *520*
— s. Fleck, L. [75] *852*
— s. Kraepelin, E. [928] 411, 420, *466*
Lange, M. 65, *80*
Lange-Cosack, H. 944, *974*
Langelüddeke, A. *137*, 554, 574, *581*
Langen, D. [318—320] 372, *449*, *582*, *651*, *725*; [62—66] 729, 738, 739, 743, 748, 749, 755, 758, *761*; [49, 50] 805, *810*
— Jaeger, A. [132] *854*
— Volhard, R. *725*
Langer, M., s. Grinberg, L. *724*
Langer, T.S., s. Rennie, T.A. C. [474] 403, *454*
Langfeldt, G. 14, 60, 70, *80*, 142, 147, *152*; [114—116] 154, 160, 163, 174, 177, *180*, 207, *210*
Langford, W.S. [223] 876, *914*
Langner, T.S. [59] 217, 220, 221, 234, 236, 237, 241, *256*
— Michael, St.T. [321, 392] 356, 381, 403, 419, 420, 430, 436, 438, *449*, *451*
— s. Srole, L. [560] 356, *456*
Langness, L.L. [951] *467*
Laplanche, J., Pontalis, J.-B. 526, *582*
Laroche 892
Larson, T., Sjögren, T. [60] 220, 222, 232, *256*
Laschet, U. 555, 574, *582*
Lasègue, C.R. 553, *582*
Lasser, A.P., s. Master, A.M. 600, *651*
Laubenthal, F. [952] *467*, 637, *651*
Lauber, H. *651*
Lauber, H.-L. *582*
Laudenheimer, R. 608, *651*
Laufer, M. [133, 134] 827, 830, *854*
Laughlin, H.P. [322, 953] 368, 390, 391, 400, 405, 408, 420, 425, 428, 429, 430, 439, 440, *449*, *467*
Launay, C., Col, C. [88] 862, *869* [954] *467*
Lauras, A. [955] *467*, *520*
Lauter, G. 287, *289*
Lauter, H. 107, *137*; [956] 412, *467*; [135] 838, *854*
— Schön, W. [957] 367, 421, *467*
— s. Bochnik, H.J. 671, *682*
— s. Gonzales, R. [94] 996, *1001*
Lauter, S. [136] 845, *854*
Laux, B. 944, *974*
Laux, G., s. Heigl-Evers, A. [867] *465*
La Vega, G. de [958] *467*
La Verne, A.A., Herman, M. 266, *271*
Lawson, E.D., s. Stagner, R. 676, 677, *685*
Lawton, J.J., Gross, S.Z. [137] 837, *854*
Lazare, A., Klerman, G.L. [959] *467*
— — Armor, D.J. *520*
Lazare, L., Klerman, G.L., Armor, D.J. 676, 677, 678, *684*
Lazarus, A.A. 770, 771, *783*
— s. Wolpe, J. *342*, 767, 768, 771, *783*; [253] 989, *1005*
Lazarus, J., Locke, B.Z., Thomas, D.S. [61] 229, 247, 250, 252, *256*
Lazovik, A.D., s. Lang, P.J. 769, 770, *783*
Leavitt, H.C. 614, *651*
Le Beuf, J., Lefebvre, P. [960] *467*
Lebovici, S. 304, 314, 315, *340*; 698, 699, 702, 719, 815; [224] 894, *914*; [146, 147] 987, *1002*
— Braunschweig, D. [323] *449*
— Diatkine, R., Kestemberg, E. *725*
— Kreisler, L. [961] *468*
— s. Nacht, S. *725*
— s. Rutter, M. 817, *820*
Lechler, H. 105, *137*
Lechner, H. 280, 282, *289*
— s. Enge, S. 941, *973*
Leclerc, J., s. Gassiot, G. 207, *209*
Lecomte, S., Orval, J. [148] 990, *1002*
Ledeboer, R.C., s. Dekker, E. *645*
Lee, D., s. Hutt, C. [173] *912*
— s. Hutt, S.J. [175] 882, *912*
Lee, E.S. [117] 167, *180*; [62, 63] 229, 243, 244, 250, *256*
— s. Malzberg, B. [72] 243, 247, 248, *256*
Lefebvre, P., s. Le Beuf, J. [960] *467*
Legasse, A.A., s. Gluck, M.R. 817, *819*
Legewie, H., s. Dotzauer, G. [54] 838, *851*
Leggeri, G. [324] *449*
Legrain 145, *152*
Lehmann, H. *271*
— Bos, C. 266, *271*
— s. Just, L. 941, *974*
Lehmann, H.E. *651*
Lehmann, W., s. Gutzeit, K. 620, *648*
— s. Parade, G.W. 601, *653*
Lehmann-Facius, H. 10
— s. Loeschke *80*
Lehr, U. *520*
— s. Thomae, H. [595] *457*
Leibbrand, W., Wettley, A. [118] 155, 157, *180*
— s. Wettley, A. *586*
Leibig, A. *651*
Leickert, K.H., s. Haring, C. 292, *339*
Leigh, D. 614, *651*
Leighton, A., Lambo, A.T. [64] 226, 227, *256*
Leighton, A.H., s. Leighton, D.C. [325] 357, *450*
— s. Murphy, J.M. [415] *452*
Leighton, D.C., Harding, J.S., Macklin, D.B., Hughes, C, C., Leighton, A.H. [325] 357, *450*
Leiken, St.J. [326] *450*
Leitner, I., s. Strotzka, H. [579] *456*
Leland, H., Smith, D.E. [149] 984, *1002*
Lelord, G. *271*
Le Maire, L., s. Christiansen, K.O. 540, *577*
Lemay, M. [89] 862, *869*
Lemere 261
Lemere, F. [67] 739, 742, *761*

Lemere, F., s. Voegtlin, W. L. 775, *783*
Lemert, E. M. [65] *256*
Lemkau, P., Tietze, C., Cooper, M. [327] 430, *450*
— s. Pasamanick, B. [436] 363, *453*
— s. Tietze, C. [112] *258*
Lemkau, P. V., s. Crocetti, G. M. [17] 222, 223, *255*
Lemke 421
Lemke, R. 127, *137*, *582*; [422] *920*, 943, *974*
Lemperière, T. *520*
Lempp, R. [328, 962, 963] 428, 431, *450*, *468*, 487, *496*, *520*, 542, *582*, 814, 816, *820*; [138] 823, 831, 848, *854*; [90] 861, *870*; [225, 226] 887, 894, 897, 898, 907, *914*, 921, 924, 932, 936, 948, 950, 970, 971, 972, *974*; [150] 978, 979, 984, *1002*
— s. Beck, D. [28] *441*
— s. Beck, S. [29, 30] *441*; [14, 15] 865, *867*
— s. Ehrhard, Ch. 966, *973*
— s. Fehlhaber, C. 933, *973*
— s. Jung, G. 933, *974*
Lennenberg, E. H. [227] 893, *914*
Lenz, W. 541, 566, *582*
Leonard, C., s. Winokur, G. [1227] *475*
Leonberg jr., C., Bok, B. [228] *914*
Leonhard, K. 83, 113, 125, *137*, 142, *152*; [119, 120] 154, 160, 162, 176, *180*, *210*; [329—331, 965, 966] *450*, *468*, 479, *496*, *520*, 539, 569, *582*; [68] 731, 739, 754, *761*, 766, *783*; [15] 808, *810*; [229] 893, *914*
— Briewig, E. M. [964] *468*
— s. Kleist, K. *209*
— s. Meyer, G. *210*
— s. Schulz, B. *211*
— s. Solé-Sagarra, J. *211*
Lepewie, H., s. Bochnik, H. [28] 866, *868*
Leprat, J., s. Koupernik, C. [120] 842, *853*
Lerchenthal, v., Menninger, E. [322] *450*
Lerner, R. C. [52] 804, *810*
Lersch, Ph. [334] *450*, 500, *520*, 566, *582*
— Thomae, H. [333] *450*
Lesse, St. [967, 968] 421, 424, 437, *468*; [69—71] 757, *761*
Lesse, St., Mathers, J. [969] 425, *468*
Lesser, L. I., s. Kanner, L. [192] 875, 885, 889, *913*
Lesser, St. R., s. Easser, B. R. [780] *462*
Lester, E., s. Wittkower, E. *661*
Lethinen, L. E., s. Strauss, A. A. [348] 887, *917*
Leuner, H. [335] *450*, *725*; [72—76a] 750, 758, 759, *761*, *762*; [139, 140] 832, *854*; [151] 989, *1002*
— s. Holfeld, H. [884] 431, *465*
— s. Stutte, H. [240] 846, *857*
Levenstein, S., Klein, D. F., Pollack, M. [970] 400, *468*
Levi, L. [336, 337] *450*, *651*
Levin, E., s. Szasz, T. S. *659*
Levin, S. [971] *468*
Levine, S. 563, *582*
Levinson, D. J., Merrifield, J. Berg, K. 721, *725*
Levi-Straus, C. 541, *582*
Levy, M. H., s. Stein, A. 619, *658*
Lewin, K. [121] 169, *180*; [338] *450*, 486, *496*, 716, *725*; [141] 828, 829, *854*
Lewis, A. [972, 973] 419, 421, *468*
— s. Jones, F. A. 592, *649*
Lewis, Th. 592, 593, *651*
Lewis, W. C., Berman, M. [974] *468*, *520*
Libikh, S. S. [54] *811*
Licht, S., s. Dunton, W. R. 302, *338*
Lidz, R. W., Lidz, Th. *80*, 300, 317, *340*
— s. Lidz, Th. 389
Lidz, Th. 32, *80*; [339, 340] *450*; [142] 829, *854*; [230] *914*
— Cornelison, A. R. [233] 898, 899, *914*
— — Fleck, S., Terrá, D. [232] 898, 899, *914*
— Fleck, S. *80*
— Lidz, R., Fleck, S. 389
— Ma [53] 807, *810*
— Parker, B., Cornelison, A. [231] 898, 899, *914*
— Schafer, S., Fleck, St., Cornelison, A., Terry, D. *582*
— Wild, C., Schafer, S., Rosman, B., Fleck, S. *80*
— s. Lidz, R. *80*, 300, 317, *340*
Liebler, G., s. Wieck, H. H. 622, *660*
Lienert, G. A. 673, 674, *684*
— Kerekjarto, M. v. 673, 674, 680, *684*
Lilienfeld, A. M., s. Oleinick, M. S. [111] 861, 865, *870*
— s. Pasamanick, B. *974*
Lilly, J. C. [122] *180*
Lin, T. [341] 366, 367, *450*
— Standley, C. C. [342] *450*
— s. Rutter, M. 817, *820*
— s. Shepherd, M. [540] 357, *455*
Lindberg, B. J. [143] *854*
— Lindegard, B. *520*
Lindbergh, S. S., s. Brody, E. B. 344, *349*
Lindeboom, G. A., s. Balen, G. F. v. 627, *642*
Lindegard, B., s. Lindberg, B. J. *520*
Lindemann, E. 632, 633, 634, *651*
Lindemann, K. [152] 979, *1003*
Lindemayr, W. [153] 998, *1003*
Linder, M. [154] 986, *1003*
Lindinger, H. 569, *582*
Lindsley, O. R. 318, *340*
Lindzey, G., s. Hall, C. S. [63] 859, 863, *869*
Linnemann, E. [975] *468*
Linneweh, F. 816, *820*
Lin, Tsung-Li [66] 221, 226, 227, 228, 239, *256*
Lipetz, B., s. Himwich, H. E. 265, *270*
Lipowski, Z. J. [343] *450*
Listwan, I. A. [123] 167, *180*
Littmann, S. K., s. Walton, H. J. 671, 681, *685*
Lium, R. 631, *651*
Liversedge, L. A., Silvester, J. D. 775, *783*
Ljunberg, L. *520*
Ljung, B. O. [144] 827, *854*
Lo, H. H. [344] *450*
Lo, W. H. [976] 418, 420, 421, *468*
Loch, W. 299, 300, *340*; [345 346, 977] 390, *450*, *468*, *520*, 566, *582*, *725*
Locke, B. Z., Duvall, H. J. [67] *256*
— s. Lazarus, J. [61] 229, 247, 250, 252, *256*
— s. Thomas, D. S. [111] 239, 243, 244, 245, *258*
Locke, N. *725*
Lockyer, L., Rutter, M. [234] *914*
— s. Rutter, M. [304, 305] 881, 883, 886, 887, 889, 895, 899, *916*

Loeb,M.B., s. Ruesch,J. 623, 624, *655*
Loeber,F. [91] 864, *870*
Löfgren 614
Loeschke, Lehmann-Facius, H. *80*
Loevenhart,A.S., Lorenz,W. F., Waters,R.W. 266, *271*
Loew,D., s. Taeschler,M. 285, *290*; [237] 990, *1005*
Löwe,A. [155] 978, 982, 987, *1003*
Loewenstein,R.M. 702, 703
— Schur,M. [347] *450*
— s. Hartmann,H. [221] *446*, *724*; [67] 859, 863, *869*
Löwnau,H.W. [348—350] *450*; [145—147] 827, 829, 840, *854*, 898
London,N.J., Myers,J.K. [978] *468*
Long,R.T., Lamont,J.H., Whipple,B., Bandler,L., Blom,G.E., Burgin,L., Jessner,L. *651*
Loo,K.J.M.v.d., s. Prick,J. J.G. *654*
Lopez,I. *651*
López-Ibor,J. 91, 98, 121, 122, *137*; [351] *450*
Loraine,J.A., s. Russel,J.A. [199] 841, *856*
Lorand,S. [979, 980] 421, *468*, *582*
Loras,O. *651*
Lorenz,K. 552, 562, *582*
Lorenz,W.F., s. Loevenhart, A.S. 266, *271*
Lorenzer,A. [352, 353] *450*, 546, *582*
Lorge,I., s. Goldfarb,W. [145] 893, *911*
Lorr,M., Klett,C.J., McNair, D. 681, *684*
— Laffey,E.M., Gessner,T. L. 681, 682, *684*
— Radakrishnan,B.K. 680, 681, *684*
Lossagk,H. 558, *582*
Lotter,V. [235, 236] 885, 894, *914*
Lou Andreas-Salome 536
Lovibond,S.H. 779, *783*
Lowenfeld,M. [156, 157] 986, *1003*
Lower,R.B. [354] *450*
Lowotzky,F. *582*
Lucas,D., Ludwik,R.G. [77] 752, *762*
Lucconi,H., s. Sutter,J.M. [131] 862, *871*
Luce,R.A., s. Sabbath,J.C. 614, *655*
Luchsinger,R. *974*
Ludwik,R.G., s. Lucas,R.G. [77] 752, *762*
Lückert,H.R. [355, 356] *450*
Lujk,J.N. van, s. Giel,R. [193] *446*
Luminet,D. *651*, *725*
— Fefer,Th., Reeth,P.Ch. van *651*
— s. Dowiakowski,M.L.de *645*
Lundberg,O., Walinder,J. [147a] 841, *854*
Lundquist,G. 109, *137*
Lundquist,G.A.R. [981] *468*
Lungershausen,E. 112, *137*
— Matiar-Vahar,H. [982] *468*, *520*
Lunn,V. [124] 154, *180*; [237] 897, *914*
Luther,M. 541
Luton,F., s. Roth,W.F. [96] 217, *257*
Lutz,J. 42, *80*, 813, 814, *820*; [238—242] 874, 875, 881, 884, 885, 892, 893, 894, 895, 896, 897, 901, *914*, 924, 937, *974*; [158—160] 984, 990, *1003*
Luxenburger,H. 29, *80*, 113, 118, *137*; [357, 983] 418, 419, *450*, *468*; [92] 866, *870*
Lyons,J.W., s. Weiss,E. 601, *660*
Lystad,Mary H. [68] 241, *256*

MacAlpine,I., s. Hunter,R. 772, *782*
Macht,L.B., Mack,J.E. [984] *468*
Mack,J.E., s. Macht,L.B. [984] *468*
MacKeith,R.,s. Apley,J. 814, *818*
Mackensen,G. 967, *974*
Mackenzie 611
Mackie,R.E., s. Kidd,C.B. [286] *448*
MacKinnon,H.L., Allen,A. *725*
Macklin,D.B., s. Leighton,D. C. [325] 357, *450*
MacLean,P.D. 574, *582*
MacMahon,B., s. Pugh,T.F. [92] 217, 224, 232, 250, *257*
MacMillan,D. 793
Maddi,S.R. [985] *468*
Maddison,D., Duncan,G.M. [986] 421, *468*
Madelung,W. 621, *651*
Maeder,A. 295, *340*, 711, 713, *725*; [78] 737, *762*
Maerov,A.S. [987] *468*
Maggs,R. 284, *289*
Magnan,V. 145, *152*
Magnus,A., s. Aubin,H. [16] 897, *908*
Mahler,E., s. Fürstenau,P. *647*
Mahler,M.S. [358, 988] *450*, *468*, 637, *651*; [243—246] 876, 877, 885, 897, 898, 899, *914*
— Elkisch,P. [247] 899, *914*
— Gosliner,B.J. [248] 899, *914*
— John,D., Ross jr.,Z., Fries,M.de [249] 899, *915*
Maier,H.W. [125] 161, *180*
Maisch,H. 532, 540, *582*
Maizlish,L., Hurley,J.R. [79] 744, *762*
Majdecka,A. [161] 991, *1003*
Majluf,E. [250] *915*
Makita,H. 971, *974*
Makita,K. [251, 252] 876, *915*
Malamud, s. Kesselbaum,W. 614, *650*
Malan,D. [359] 372, *450*, 710, 711, 712, 713, 714, 715, 722, *725*
Malan,D.H. 572, *582*; [80] 729, 730, 732, 734, 737, *762*, 781, *783*
— Bacal,H.A., Heath,E.S., Balfour,F.H.G. [81] 729, 730, *762*
Mâle 703
Male,P. [360, 989] 361, *450*, *468*
Malerstein,A.J. [990] *468*
Malleson, 772, *783*
Malleson,A., s. Coppen,A.J. 274, *287*
Mallison,P., s. Curran,D. [12] 344, 348, *349*
Mallison,R., s. Beringer,K. 127, *134*
Malm,V., s. Dencker,S.J. 274, *288*
Malmo,R.B., Shagess,C., Davis,F.H. 635, *651*
Maloune,Ch. [93] *870*
Malzberg,B. 65, *80*; [69—71] 216, 221, 224, 229, 230, 231, 232, 233, 237, 240, 250, *256*; [361] *450*
— Lee,E.S. [72] 243, 247, 248, *256*

Mandelbrote, B. M., Monroe, M. [362] *451*
Mandell, A., s. Judd, L. L. [177] 898, *912*
Mandell, A. J. [82] 729, *762*
Mandell, W., s. Silberstein, R. M. [326] 901, *917*
Manglis, S. B. [94] 866, *870*
Mangold, R. *651*
Mann, H., s. Mann, J. 305, *340*
Mann, J., Mann, H. 305, *340*
— Menzer, D., Standish, C. T. *340*
Mann, W., s. Westphal, K. *660*
Manne, S. H. [33] 345, *350*
Mappes, R., s. Plügge, H. 591, *654*
March, E. [148] 844, *854*
Marchais, P. [363] *451*
Marcus, D., s. Offer, D. [183] 830, *855*
Marcuse, H. 534
Marder, L., Hoogerbeets, J. D. [991] 421, *468*
Mareggiati, M., s. Minzi, S. L. [1020] *469*
Marjerrison, G., s. McDonald, I. M. 263, *271*
Markoff, N., Kaiser, E. 626, *651*
Markowitz, I. [364, 992] *451*, *468*
Marks, H. H., s. Master, A. M. *651*
Marks, I. M. [994] *468*
— Birley, J. L. T., Gelder, M. G. 771, *783*
— Crowe, M., Drewe, E., Young, J., Dewhurst, W. G. [995] *468*
— Gelder, M. G. [993] *468*, 769, 770, 774, 775, 776, 781, *783*
— — Edwards, G. 769, 774, *783*
— Herst, E. R. [996] 410, *468*
— s. Boulagouris, J. C. 768, *782*
— s. Cooper, J. E. 770, *782*
— s. Gelder, M. G. 770, 771, 781, *782*
— s. Lader, M. H. 769, *783*
Marmor, J. [365, 997] *451*, *469*
Marra, A., Ranzato, P. [998] *469*
Marsh, L. C. *340*
Marshall, A. W., s. Goldhamer, H. [39] 224, *255*
Marshall u. Mitarb. 261
Martin, C. E., s. Kinsey, A. C. *581*; [118] 825, *853*
Martin, H. G., s. Guilford, J. P. 679, *683*
Martincekova, E., s. Knobloch, R. [44] 807, *810*
Martini, G. A., s. Arend, P. *641*
Martini, P. *271*, *651*
— Pierach, A. 605, *651*
Martinius, J. 968, *974*
Marx, s. Hegel 439
Mason, E. M. [162] 981, *1003*
Masserman, J. H. [126] 164, *180*; [366, 367, 370, 371, 999, 1000] *451*, *469*, *520*, 766, *783*
— Konstrubala, T., Du Sold, D. D. [368] *451*
— Small, S. R., Fai, L., Kappus, H. C. [369] *451*
Massing, A. [149] *854*
— s. Sperling, E. [226] 842, *857*
Masson, D., s. Müller, C. *340*
Master, A. M. 590, 591, *651*
— Dublin, L. I., Marks, H. H. *651*
— Lasser, A. P., Jaffe, H. L. 600, *651*
Masterson, J. F. [150, 151] 835, 849, *854*
— Tucker, K., Berk, G. [152, 153] 835, *854*
— Washburne, A. [154] 830, *854*
— Balser, B. H. [11] 839, 840, *850*
Mastropaolo, C., s. De Negri, M. [774] 431, *462*
Mathers, J., s. Lesse, St. [969] 425, *468*
Mathews, A. 767, *783*
— Gelder, M. G. 767, *783*
— s. Lader, M. H. 769, *783*
Matiar-Vahar, H., s. Lungershausen, E. [982] *468*
Matiar-Vahar, U., s. Lungershausen, E. *520*
Matte Blanco, I. 47, *80*
Matthes, A. 996
— Hallmann-Mühlberger, E. [163, 164] 996, *1003*
— s. Bamberger, Ph. 971, *973*; [12] 994, 996, *998*
Matussek, N. 84, *137*, 275, 276, 278, 281, *289*
— Pohlmeier, H. 275, 276, *289*
— — Rüther, E. 275, 276, *289*
Matussek, P. 34, *80*, 88, 109; [127] 166, *180*, *340*; [1001] 354, *469*, 672, *684*
— Halbach, A., Troger, U. *137*, *271*; [1002] 421, 424, 431, *469*
Matzutt, M. [372] 361, 362, *451*
Maughs, S. [34] 344, *350*
Mauz, F. 110, 116, 124, 127, *137*, 142, *152*; [128] 154, 168, *180*, 206, *210*, 295, *340*, 494
— s. Gaupp, R. *209*
May, J. M. 621, *651*
— May, M. A. [253] 876, 901, *915*
May, M. A., s. May, J. M. [253] 876, 901, *915*
Mayer, J. [155, 156] 839, *854*
— s. Monello, L. F. [171] 845, *855*
Mayer, R., s. Bollea, G. [26] 840, *851*
Mayer, W. [129] 153, *181*
Mayer-Gross, W. 34, 36, *80*; [130, 131] 165, 169, *181*, 206, *210*; [73] *256*, 262; [1002a] 439, *469*, 491
— Slater, E., Roth, M. [132] 167, 168, *181*, *271*, *520*
— s. Cross, K. W. 65, *79*
— s. Gruhle, H. W. [204] *446*
Mayr, O. *651*
McAndrew, J., Hauser, G. *271*
McCarrison, R. 621, *651*
McClure, D. J., Cleghorn, R. A. [1003] *469*
McColl, I., s. Menninger, W. C. *340*
McCord, J., s. McCord, W. *520*, 542, *582*
McCord, W., McCord, J. *520*, 542, *582*
McCullach, E. P. 591, *651*
McCulloch 510
McCulloch, M. J., s. Feldman, M. P. 774, *782*
McDermott, J. F. J., Finch, S. M. *651*
McDonald, I. M., Perkins, M., Marjerrison, G., Podilsky, M. 263, *271*
McDongall, E. J., s. Ashcroft, G. W. 274, *287*
McDonough, J. R., Hames, C. G., Stulb, S. C., Garrison, G. E. 597, *652*
McDougal, J. [1004] *469*
McDowall, M. F., s. Ross, W. D. *655*
McGaugh, J. L., s. Alpern, H. P. *269*
McGhie, A. 300, *340*; [374] *451*
McGuire, M. T. [83] 738, *762*
McGuire, R. J., Vallence, M. 557, *582*

McHarg 902
McKay, B.M., s. Powers, D. 633, *654*
McKell, T.E., s. Sullivan, A. J. *659*
McKellar, P. 817, *820*
McNair, D., s. Lorr, M. 681, *684*
McNair, D.M., s. Haskell, D. 711, *724*
McQuitty, L.L. 680, 681, *684*
McWhinnie, A.M. [157,158] 837, *854*
Mead, M. 534, *582*
Meadow, A. 701
— s. Kotkow, B. *725*
Mechelke, K. *652*
— Christian, P. 590, *652*
Mederer, S. [84] 753, *762*
— s. Haddenbrock, S. [40] 753, *760*
Meduna, L.v. 266, *271*
Meeland, T., s. Cattell, R.B. 679, *682*
Meerloo, J.A.M. [375] 378, *451*
Meerwein, F. 313, *340*; [376] *451*; [85] 739, *762*
Mehring, O.v. [377] 371, *451*
Meier, O. *652*
Meierhofer, M., Heller, W. [97] 864, *870*
— Keller, W. [254] 891, 906, *915*
Meinertz, F. [166] 978, *1003*
Meinertz, J. 292, *340*
Meissner, U., s. Pauleikhoff, B. [1053] 431, *470*, *520*
Melehov, D.E. [55] 791, *811*
Mellor, C.S. 26, *81*
Melzer, V., Vernea, J. *652*
Mende, W. [1005] *469*
— s. Schulte, W. *272*; [1129] *472*
Mendel, E. [133] 164, *181*
Mendel, G. [1006] *469*
Mendels, J. 263, *271*; [1007, 1008] 421, *469*
— Cochrane, C. [1009] *469*
— s. Whybrow, P.C. [1219] 421, 424, *475*
Mendelson, M., s. Ward, C.H. 664, *685*
Meng, H. [1010] 433, *469*; [165] *1003*
— Stern, E. [378] 433, *451*
Menninger, E., s. Lerchenthal, v. [322] *450*
Menninger, K. [379, 380] 368, 378, *451*
Menninger, K.A. *340*
Menninger, W.C. 295, *340*, 601, 628, *652*
Menninger, W.C., McColl, I. *340*
Menolascino, F.J. [255] 898, *915*
— Eaton, L. [256] 876, *915*
— s. Eaton, L. [100] 897, *910*
Mensen, H. 597, *652*
— s. Delius, L. *645*
Mensh, I.N. *582*
Mentzel, G. [1011] *469*, *725*; [86] 744, *762*
Menzel 265
Menzel, W. 600, *652*
Menzer, D., s. Mann, J. *340*
Menzi, W. *271*
Mercer, J., Butler, E.W., Dugman, H.F. [96] 863, *870*
Merguet, H. 330, *340*
Merin, J.H. [381] *451*
Merrifield, J., s. Levinson, D. J. 721, *725*
Mesnikoff, A., s. Rainer, J.D. [1084] *471*, *584*
Messick, S., Ross, J. *684*
Messinger, H.B., s. Rosenman, R.H. 598, *655*
Mester, H., s. Pauleikhoff, B. [441] *453*
Metcalfe, M., s. Julian, T. [900] 421, *466*
Metzger, H. [98] 866, *870*
Meyer, A. 84, 91
Meyer, A.E. [1012] 421, *469*, 558, 571, *582*, 617, *652*
— Freitag, D., Zenker, R. 681, *684*
— Zenker, R. 676, 677, 678, *684*
— s. Kerekjarto, M.v. 678, *683*
— s. Zenker, R. 676, *685*
Meyer, E. 206
Meyer, G., Leonhard, K., Kleist, K. 189, 207, *210*
Meyer, H.-H. *137*, 261, 262, 264, 265, 266, *271*, *272*, 285, *289*; [388] *451*
Meyer, J., s. Harris, F.G. [70] 167, *179*
Meyer, J.E. [35, 36] 344, 347, *350*; [382—387, 1013, 1014] 378, 387, 414, 423, 436, 438, 439, 440, *451*, *469*, 488, 493, *496*, 501, *520*, 618, 621, *652*; [87] 753, *762*, 792; [159—164a] 830, 834, 836, 837, 839, 841, 842, *854*, *855*; [95] 862, *870*, 902, 907
— Dittmar, H. [1017] *469*
— Feldmann, H. [1016] *469*; [167] 980, 988, *1003*
Meyer, J.E., Tuchelt-Gallwitz, A. [165, 166] 835, 844, 845, *855*
— s. Bochnik, H.J. 671, *682*
— s. Delkeskamp, H. [773] 416, *462*
— s. Helmchen, H. [244] *447*, 817, *819*
— s. Karl, H.J. [114] *853*
— s. Krumbacher, K. [125] 839, *853*
Meyer, M.de, s. Ferstner, C. B. 989, *1000*
Meyerson, A., Neustadt, R. 571, 572, *582*
— s. Neustadt, R. *583*
Meynert 193
Mezger, E. 478, *496*
Miassistchev, V.N., Karvassarsky, B.D. 389, *451*
Micalizzi, F. [257] 901, *915*
Michael, St.T. [390, 391, 393—395] 356, 403, *451*, *452*, 665, *684*
— Langner, Th.S. [392] 356, *451*;
— s. Langner, Th.S. [321] 356, 381, 403, 419, 420, 430, 436, 438, *449*
— s. Srole, L. [560] 356, *456*
Michaelis, J.J. 494, *496*
Michaelis, R. 594, *652*; [167] 838, *855*
Michaux, L. [1018] 405, *469*, 636, 637, *652*, 814, 815, *820*; [258] *915*
— Duche, D.J. [99] 866, *870*
— Janet, G. *652*
Michel, D., s. Kammerer, Th. [902] *466*
Michels, T., s. Schrut, A. [216] 838, *856*
Michelson, N. [168] 832, *855*
Middelhoff, H.D. [1018a] 423, *469*
Miedzyrzecki, s. Gerand, J. [91] 840, *852*
Miege, H., Feindel, E. 764, *783*
Mielke, F., s. Benedetti, G. *78*; [41, 42] 876, *908*, *909*
Miles, C., s. Terman, L.M. 537, *585*
Miles, H.W., Waldfogel, S., Barrabee, E.L., Cobb, S. *652*
Miller, E. 814, *820*
— Heuyer, G. 813, 816, *819*
Miller, H. *520*
Miller, J.G. [1019] *469*
Miller, M.L. 559, *582*
Miller, N.E., s. Dollard, J. [106] *443*
Mink, W., s. Roff, M. [486] *454*

Minkowska, F. 42, *81*
Minkowski, E. 41, 42, 43, 49, *81*, 94, *137*; [134] 156, *181*; [259] 884, *915*
— s. Minkowski, F. 206, *210*
Minkowski, F., Minkowski, E. 206, *210*
Mintz, N. L., s. Schwartz, D. T. [97] 232, 249, *257*
Minuchin, S. [396] *452*
Minzi, S. L., Mareggiati, M., Tagliavini, S. [1020] *469*
Mira, E. [397] 378, *452*
Mirsky, A. *652*
— s. Weiner, H. *660*
Mirsky, I. A. 624, 625, 626, *652*
— Kaplan, S., Broh-Kahn, R. J. 625, *652*
— Rosvold, H. E., Pribram, K. H. 625, *652*
— Weiner, H. *652*
Mischel, W. [398] *452*
Misés, R. [260, 261] 876, *915*
Mishler, E., Waxler, N. [399, 1021] 389, *452*, *469*
Mishler, E. G., Scotch, N. A. [74] 228, 237, *256*
Miššik, T. [1022] *469*
Mitchell, J. V. 679, *684*
Mitchell, W., Falconer, M. A., Hill, D. 557, *582*
Mitnai, A., Emura, U., Inaura, Y. [101] 866, *870*
Mitscherlich, A. [400—402, 1023] 368, 377, *452*, *469*, *520*, 531, 561, *582*, *583*, *652*; [170] 830, 832, *855*; [102] 862, 865, *870*
Mitscherlich, M. 617, 638, *653*
Mitscherlich-Nielsen, M. *583*
Mitsuda, H. 142, *152*, 207, *210*
Mittelmann, M. [100] 862, *870*
Miyoshi, K., s. Hirasawa, H. [876] 424, *465*
Mnoukhine, S. S. [262] *915*
Mock, J. E., s. Ward, C. H. 664, *685*
Moeller, J., s. Wollheim, E. 599, 605, *661*
Moeller, M. L., Ziolko, H. U. [1024] *469*
Möllhoff, G. [1025] *469*
Moers, M. *583*
Moeschlin, S. [169] *1003*
Moffitt, J. W., s. Stagner, R. 676, 677, *685*
Mohr, F. 627, *653*
Mohr, G. J. *653*
— Josselyn, I. M., Spurlock, J., Barron, S. H. 633, *653*
Mohr, P., s. Christian, P. 608, *644*
Moldofsky, H., s. Crisp, A. H. [766] *462*
Moll, A. 555, 565, *583*
Molnar, J., s. Hoppe, K. D. [887] *465*
Mommsen, H. [170] 993, *1003*
Monahan 544
Monello, L. F., Mayer, J. [171] 845, *855*
Money, J. 559; [172, 173] 834, *855*
— Alexander, D. [174] 826, *855*
— Hampson, J. G. 559, *583*
— — Hampson, J. L. [175] 826, *855*
— Pollitt, E. [37] 346, *350*, 560, 561, *583*
— s. Green, R. [97] 826, *853*
Monro, A. B. 680, *684*
Monroe, M., s. Mandelbrote, B. M. [362] *451*
Montchaux, C. de, s. Dixon, I. I. 678, *683*
Montessori, M. [168] *1003*
Montinari, G., s. Giberti, F. [191] *446*
Moor, L. 815, *820*
Moor, P. [171] 978, *1003*
Moore, D. F., s. Small, J. G. 261, *272*; [48a] 348, *350*
Moore, M., s. Goldblatt, P. B. [92] *852*
Moore, N. 772, *783*
Moran, P. A. P., s. Abe, K. [667] *459*
Morawitz, P. 620, *653*
Mordkoff, A. M. *653*
Moreau, P. 526, *583*, 813, *820*
Moreno 744
Moreno, J. L. 296, 314, 315, *340*, 716, 719
Moretti, G., s. De Negri, M. [774] 431, *462*
Morgan, C. D., Murray, H. A. *583*
Morgenstern, F., s. Davies, B. *578*
Morgenstern, H., s. Fürstenau P. *647*
Morgenthaler, F. 567, *583*
Moriarty, J. D. 266, *272*
Moron, P., s. Gerand, J. [91] 840, *852*
Morris, D. P., Soroker, E., Burrus, G. [176] 845, *855*
Morris, J. N. [75] *256*, *653*
— Heady, J. A., Raffle, P. A. B. 597, *653*
Morrissey, J. D., s. Robinson, J. T. [94b] 758, *762*
Morrison, S. I., s. Goldberg, E. M. [38] 241, *255*
Morselli, G. E. 43, *81*
Morsier, G. de [1026] *469*
Morton, F., s. Rosenbaum, M. 601, *655*
Moschcowitz, E. 603, *653*
Mosenthal, H. O. *653*
Moser, T. [1026a] *469*, 535, 542, 544, 573, *583*
— Künzel, F. [56] 799, *811*
Moser, U. [88] 736, 739, *762*
Moses, L., Daniels, G. E., Nickerson, J. L. 602, *653*
Moss, L. M., s. Weber, J. J. [622] *458*
Mosse, H. L. [263] 875, *916*
Mowbray, R. M., Timbury, G. C. [89] 734, *762*
Mowrer, O. H., Mowrer, W. M. 780, *783*
Mowrer, W. M., s. Mowrer, O. H. 780, *783*
Muchow, H. [103] 860, 862, *870*
Müller, Ch. 12, 41, 77, 78, *81*, 323, 340, *341*; [403, 413, 1028—1030, 1032] 378, 414, 416, 418, 419, 420, 421, *452*, *469*, *470*, 491, *496*, 688; [177] 835, *855*
— Benedetti, G. [1027] *469*
— Masson, D. *340*
— s. Ciompi, L. [84] 377, 378, 400, *443*
— s. Kaufmann, L. *339*
Müller, D. 817, *820*
— s. Richter, H.-E. *584*
— s. Roeder, F. *584*
Mueller, E. E., Preston, B. H. 493, *496*
Müller, H. 206
Müller, H. G. [104] 860, *870*
Müller, H. W., s. Bochnik, H. J. 671, *682*
Müller, M. 41, 42, 54, 69, *81*, 109, *137*, 323, 324, *341*, *520*
— s. Gruhle, H. W. [204] *446*
Müller, O. 592, *653*
Müller, U. G. 55, *81*
Mueller, W. *520*
Müller-Braunschweig, H., s. Fürstenau, P. *647*
Müller-Eckhard, H. 486, *496*
Müller-Hegemann, D. [404—408] *452*, *520*; [57] 808, *811*
— s. Feuerhahn, G. [168] *445*

Müller-Küppers, M. 688, 814, 816, *820*; [178] 844, *855*; [105] 865, *870*; [172—178] 978, 979, 980, 984, 988, 991, *1003*
Müller-Suur, H. [135] 154, *181*; [409—412] 353, *452*, 478, *496*, 500, *520*, *583*; [58] 796, 808, *811*
Müller-Wieland, K. *653*
— s. Freyberger, H. *646*
Muensterberger, W. *583*
Mullahy, P. [1031] *470*
Munkwitz, W. 816, *820*
Munroe, R. L. [414] *452*
Murphy, H. B. M. 66, *81*; [76—78] 226, 228, 237, 239, 240, 248, 249, *256*, *257*
— Wittkower, E. D., Chance, N. A. [415a, 1033] 366, 421, *452*, *470*
Murphy, J. M., Leighton, A. H. [415] *452*
Murphy, W. F., Chasen, M. *653*
Murray, C. D. 631, *653*
Murray, H. A., s. Morgan, C. D. *583*
Murray, J. B. 569
Musaph, H. [89a] 739, *762*
Mussen, P. H., Distler, L. M. *583*
— s. Payne, D. E. *583*
Myers, A. B. R. 593, *653*
Myers, J. K., Roberts, B. H. [416] 364, *452*
— s. London, N. J. [978] *468*
Myers, R. D., s. Feldberg, W. 275, *288*
Myerson, A., s. Kesselbaum, W. 614, *650*

Nabokov, V. 551, *583*
Nacht, S. [417, 1034] *452*, *470*, 698, 699, 703, *725*
— Lebovici, S. *725*
Nadel, E. R., Horvath, St. M. [1035] *470*
Nadler, R. D. 563, *583*
Nagera, H. [418] *452*
Nagy, K. [136] 171, *181*
Náhunek, K. 263, *272*
Nash, E. H., Hoehn-Saric, R., Battle, C. C., Stone, A. R., Imber, S. D., Frank, J. D. *725*
— Imber, St. D. [46] 742, *760*
— s. Stone, A. R., [573] 364, *456*; [109] 742, *763*
Nass, G. 548, 550, 551, *583* [106] 866, *870*
Nathan, P. E., Samavaweera, A., Arndberg, M. M., Patch, V. D. [419] *452*
Nau, E. [107] 863, *870*
Nava, V. [1036] *470*
Navratil, L. *653*
— Wenger, R. [420] *452*, *653*
Neel. D., s. Fau, R. [792] *462*
Neele, E. 120, *137*, 187, 188, 189, 192, 207, *211*
— Kleist, K. *211*
Nemeth, G. A., s. Sendbuehler, J. M. [1150] *473*
Nemetz 614
Nerenz, K. [89b] 750, 752, *762*
Nesdidalová, R., Fiala, V. [264] 901, *915*
Neu, W. [179] 993, *1003*
Neugebauer, F. L., v *583*
Neumann, F. 574, *583*
Neumann, J. [421, 422] *452*
Neumann, N. [180] 988, *1003*
Neumann, U. [1037] 417, *470*
Neumayer, E., s. Birkmayer, W. 84, *135*, 274, *287*
Neupert, St. [108] 866, *870*
Neustadt, R., Meyerson, A. *583*
— s. Meyerson, A. 571, *582*
Newell, J. E., s. Hoppe, K. D. [887] *465*
Newman, R., s. Gill, M. [38] 734, 736, *760*
Ney, Ph. [264a] *915*
Nickäs, V., Fehringer, L. 277, *289*
Nickerson, J. L., s. Moses, L. 602, *653*
Nicol, Susan, s. Erlenmeyer-Kimling, L. [29] 230, *255*
Niebauer, G. *653*
Niedermeyer, A. 536, *583*
Niedermeyer, E. 487, *496*
— Knott, I. R. *496*
Niedermeyer, K. [423] *452*
Nielsen, J. [80] 232, *257*
— Strömgren, E. [79] 221, 237, *257*
Nielsen, J. M. 561, *583*
Nieporent, H. J. [137] 167, *181*
Nigro, A., s. Pisani, D. [457] *453*
Ninh, N. D., s. Quang, N. D. 621, *654*
Nishiura, N., Takeuchi, K. [265] 899, *915*
Nissen, G. [1038] 421, 428, 431, *470*, 814, *820*; [266] 885, 902, 906, *915*, [424] *920*
Nitzschke 515
Nobile, S. [138] 175, *181*
Nodet, C. H. [139] 156, 157, 159, 160, 162, *181*
Nöcker, J., s. Weidemann, H. 597, *660*
Noelpp, B. 610, 611
— Noelpp-Eschenhagen, J. 610, 612, 614, *653*
Noelpp-Eschenhagen, J., s. Noelpp, B. 610, 612, 614, *653*
Nonne, M. *653*
Noreik, K. 152; [83] 223, *257*
— Ødegård, Ø. [81, 82] 216, 222, 224, 226, *257*
Norman, E. [267, 268] 893, *915*
Norris, V. [84, 85] 243, *257*
Novalis 543
Nowak-Vogel, M. [181] 988, *1003*
Noyes, A. P., Kolb, L. C. [140] 167, *181*
Nüssel, E., Rogge, K. E. *653*
— s. Hahn, P. 597, *648*
Nunberg, H. [38] 345, *350*; [424] 390, 408, 439, 440, *452*, 567, *583*, *725*
Nuttin, J. [425] *452*
Nyberg, L. O., s. Siurala, M. *657*
Nyhus, P., s. Sundby, P. [108] 220, *257*
Nyirö, G. 483, *496*
Nyström, S. 264, *272*

Oberdalhoff, H.-E., s. Jonas, R. 65, *80*
Oberdisse, K., Solbach, H. G., Zimmermann, H. [180] 841, *855*
Oberndorf 711
Ockel, A. [1039] *470*
Ockel, H. H. [426, 427] *452*, *653*
O'Connor, J. R., Daniels, G. E., Karush, A., Flood, C., Stern, O. S. *653*
O'Connor, N. [269] 882, *915*
— Hermelin, B. [270] 882, *915*
— s. Hermelin, B. [162, 163] 881, 882, *912*
O'Connor, P. J. 568, *583*
Odegard, J. *520*
Odier, Ch. 702, 703, *725*

Ødegård, Ø. [141, 142] 167, *181*; [86—88] 216, 218, 220, 225, 230, 231, 232, 233, 234, 236, 238, 239, 240, 243, 244, 247, 252, 253, *257*; [1040] 413, *470*
— s. Astrup, Chr. [3] 236, 250, 252, 253, *254*
— s. Noreik, K. [81, 82] 216, 222, 224, 226, *257*
Oehmisch, W., s. Feuerhahn, G. [168] *445*
Oelze, M., s. Cremerius, J. *644*
Oeter, D. [110] 865, *870*
Offer, D. [181] *855*
— Barglow, P. [182] 841, *855*
— Sabshin, M. [428] *452*
— — Marcus, D. [183] 830, *855*
O'Gorman, G. 815, *820*; [271, 272] 876, 877, 879, 887, *915*
Ogrizek, B., s. Delay, J. 282, *288*
Ohlmeier, D., s. Enke, H. [28] 752, *760*
Ohm, A. [109] 865, *870*
Ohm, G. [429] *452*
Okada, S., s. Kurosawa, R. [940] *467*
Oken, D. *653*
— Heath, H., Shipman, W. *653*
Okoh, Omako [182] 984, 993, *1003*
Oldham, A. J., s. Ackner, B. 70, *78*
Oleinick, M. S., Bahn, A. K., Eisenberg, L., Lilienfeld, A. M. [111] 861, 865, *870*
Oliveau, D., s. Agras, St. [671] 403, *459*
Olkon 902
Oltman, J. E., Friedman, S. *272*; [430] *452*
O'Neal, P., Robins, L. N. [184] 845, *855*
Opitz, B., s. Keyserlingk, H. v. [914] 436, *466*
Opitz, E. [1040a] *470*; [183] 983, *1003*
Opitz, H. 794
Opler, M. K. [431] 366, *453*
— s. Rennie, T. A. C. [474] 403, *454*
— s. Srole, L. [560] 356, *456*
Oppolzer, J. 593, *653*
Orelli, A. v. 97, *137*
Orf, G. *653*
Ornitz, E. M., Ritvo, E. R. [273] 882, *915*
Ornstein, P. H. 265, *272*
Orthner, H. 563, 574, *583*; [185] 825, *855*
Orval, J., s. Lecomte, S. [148] 990, *1002*
Osmond, U. W. M. G., s. Frame, M. *495*
Ostertag, M., s. Spaich, D. 611, *657*
Ostow, M. [1041, 1042] *470*
Ostrander, L. D., s. Epstein, F. H. 596, *646*
Ostrovidowa, V. K., s. Schavarin, W. M. *656*
Otremba, G. *211*; [1043] *470*
Otto, P., s. Bochnik, H. [28] 866, *868*
Otto, U. [186] 839, *855*; [112] 862, *870*
Ounsted, C., s. Hutt, C. [173] *912*
— s. Hutt, S. J. [175] 882, *912*
Overzier, C. 560, 563, 565, *583*
— s. Jansen, E. *580*
Ovesey, L. [143] 167, *181*
— Gaylin, W. [1044] *470*
Owen, G., s. Kerry, R. J. 284, *288*

Paal, G. [432, 1045—1047] 435, 436, 437, *453*, *470*, *520*, *653*, *974*
Pache, H. D., s. Stolecke, H. [230] 996, *1005*
Paleologue, A. [1048] *470*
Palmai, G., Storeá, P. B., Briscoe, O. [113] 860, 866, *870*
Palmer, W. L., s. Szasz, T. S. *659*
Panagiotopoulos, J., s. Berner, P. [14] 174, *177*
— s. Hift, E. [167] *912*
Pancheri, P. 261, *272*
Panken, S. [1049] *470*
Pankow, G. *653*
Panse, s. Bodechtel, G. [51] *442*
Panse, E. *496*
Panse, F. [433, 1050] *453*, *470*, 489, 492, *496*, *520*, *653*; [61] 796, *811*, *974*
Panton, J. H. 565, *583*
Parade, G. W., Lehmann, W. 601, *653*
Pare, C. M. B. 274, 282, *289*
Parin, P. *520*, 531, 566, 567, *583*, *725*
Parker, B., s. Lidz, T. [231] 898, 899, *914*
Parker, N. [1051] *470*, 570, *583*
Parkin, A. [434] *453*
Parkinson, J. 592, *653*
Parlin, W., s. Taylor, H. L. 597, *659*
Parnitzke, K. H., s. Regel, H. [1087] *471*; [121] 865, *870*
Parr, D., s. Curran, D. *578*
Parsons, T. 541, *583*
Partridge, G. E. [39] 344, *350*
Pasamanick, B. [89] 254, *257*; [435] *453*, 932
— Roberts, D. W., Lemkau, P., Krueger, D. B. [436] 363, *453*
— Rogers, N. E., Lilienfeld, A. M. *974*
Pascalis, G., s. Pélicier, Y. *654*
Pascalis, G. J., s. Sutter, J. M. 478, *497*
Pasche, F. [437, 1052] *453*, *470*
Paskind, H. A. 123, *137*
Pastorino, P., s. Giberti, F. [191] *446*
Patch, V. D., s. Nathan, V. D. [419] *452*
Patelsky, K., s. Berner, C. [10] 168, *177*
Patschke, W. [115] 865, *870*
Patterson, G. R. [114] 866, *870*
Patzer 950
Paul 796
Paul, G. L., Shannon, D. T. 770, *783*
Paul, H., Herberg, H.-J. [438] 379, *453*
Paul, J. 945, *974*
Paul, N., s. Ziegler, D. K. [1243] *476*
Pauleikhoff, B. 86, 87, 100, 108, *137*, *152*; [144] 154, 176, *181*, *211*, 264, *272*; [439, 440] *453*, *496*, 500, 503, *520*
— Meissner, U. [1053] 431, *470*, *520*
— Mester, H. [441] *453*
Pauli, W., s. Wieck, H. H. 622, *660*
Pauly, I. B. [1054] *470*
Pavloff 846
Pawlik, K. 675, 679, *684*
Pawlow, J. P. [442] *453*, 556, *583*, *654*
— Schumowa-Simanowskaja, E. 619, *654*
Payne, D. E. 570
— Mussen, P. H. *583*
Payne, M. W., s. Epstein, F. H. 596, *646*
Payne, R. W., s. Davidson, P. A. 560, *578*

Pearson, G. H. J. [188] 829, *855*
Peffer, P. A. [62] 797, *811*
Peiffer, J. 968, *974*
— s. Seitelberger, F. 967, *975*
— s. Zerbin-Rüdin, E. 968, *976*
Peiper, A. 813, *820*
Pekny, L. [185] 987, *1003*
Pélicier, Y., Pascalis, G., Sudaka, J. *654*
Pelizaeus-Merzbacher 968
Pell, S., D'Alonzo, A. 597, *654*
Pelser, H. E., s. Dekker, E. *645*
— s. Groen, J. 634, *648*
Pelz, H. [184] 990, 993, *1003*
Pemow, S. 309
Pemsl, H., s. Jost, F. 262, *270*
Perelmutter, M. 206, *211*
Perl, W. R., Goldberg, F. A. [274] 894, *915*
Perera, G. A. 600, *654*
Perkins, M., s. McDonald, I. M. 263, *271*
Perley, M. J., Guze, S. *520*
— s. Guze, S. B. [843] *464*, *519*
Perlman, Helen, H. [63] 799, *811*
Perrier, F. *654*
Perris, C. 3, *6*, 119, *138*, *211*; [425] 906, *920*
— s. Angst, J. [680] 421, *459*
Perse, J., s. Delay, J. *518*
Perskaja, S., s. Sucharewa, G. 207, *211*
Person, P. H. [90] 220, *257*
Pertovic, D., s. Popovic, M. [65] 803, *811*
Pesch, K [64] *811*
Petermann, H., s. Weise, K. [623] *458*
Peters, G. 84, *137*
Peters, U. H. [145] 153, 154, 157, 162, 163, 164, 174, 175, *181*; [443, 1055] 369, *453*, *470*, 484, *496*
Petit, G., s. Porot, M. 265, *272*
Petri, H. [1056] *470*, 554, 555, *583*; [186] 993, *1003*
Petrilowitsch, N. 101, 128, *138*, 281, 285, *289*; [40, 41] 346, 347, *350*; [444—447, 1057—1060] 399, *453*, *470*, 478, 480, 485, 486, 489, *496*, 501, *521*; [426] *920*
Petrilowitsch, N., Baer, R. *138*, 280, *289*; [116] 859, *870*
— Flegel, H. *496*, 818, *820*
Pette, H., Kalm, H. 942, *974*
Petterson, L., s. Frey, T. S. [35] 225, 235, *255*
Pfeifer, J. B., s. Wolf, S. 601, *661*
Pfeiffer 494
Pfeiffer, W. M. 124, *138*; [448, 1062, 1063] 366, 367, 421, *453*, *470*; [90] 753, *762*
Pfistner, H. J. [117] 865, *870*
Pflanz, M. [449—455] 355, 364, 366, 371, *453*, 600, 621, *654*; [187] 845, *855*
— Lambelet, L. [1061] 367, 421, *470*
— Rosenstein, E., Uexküll, Th. v. 624, *654*
— Uexküll, Th. v. 600, 603, *654*
Pfleiderer, H., Hinger, H. U. 933, *974*
Philipps, D. L. [456] *453*
Phönix, Ch. 563
— Grady, K. L., Young, W. C. *583*
Piaget, J. [275, 276] 881, 892, *915*
Pichot, O., s. Delay, J. [100] *443*
Pichot, P. 133, *138*; [1063a] 428, *470*
— s. Delay, J. *518*
Pickering, G. W. 599, 600, *654*
Pickert, s. Katz 622
Pierach, A., s. Martini, P. 605, *651*
Pikler, A. G. [91] 752, *762*
Pilcz 122
Pilon, L., s. Follin, S. *519*
Pilowsky, I. [1064] *470*
Pinel 89, 214, 294
Pingoud, A., s. Siurala, M. *657*
Pinkava, V., s. Freund, K. 568, *579*
Pinney, E. L. [1065] *471*
Piotrowski, Z. 702, *725*
Pisani, D., Nigro, A. [457] *453*
Pitt, B. [1066] *471*
Pitt, R., Hage, J. [277] 899, *915*
Pitts, jr., F. N., s. Winokur, G. [1228] *475*
Pivnicki, D. *341*
Plaget, J., s. Inhelder, B. [107] 827, *853*
Plank, E. [187] 987, *1003*
Plant, P. [1067] *471*
Platman, S. R. 287, *289*
— s. Baer, L. *287*
— s. Fieve, R. R. 284, 287, *288*
Plaut, P. 545, 547, 548, 549, 551, 553, 554, 555, 557, *584*
Ploeger, A. [1068] *471*; [92, 93] 744, 745, *762*
Ploog, D. 40, 81; [458, 459] *453*, 817, *820*; [278] 882, 887, 901, *915*
Plügge, H. 653, *654*
— Mappes, R. 591, *654*
Plutchik, R. R., s. Fieve, R. R. 284, 287, *288*
Podilsky, M., s. McDonald, I. M. 263, *271*
Podolsky, E. [1069] *471*
Poeck, K. *521*, *974*
Poeldinger, P., s. Angst, J. 52, *78*
Pöldinger, W. 111, 112, 133, *138*, 280, 281, 285, *289*, 506, *521*
— Blaser, P., Gering, A. *138*
— Gehring, A. [1071] 424, *471*
— Hole, G. [1070] 421, 424, 425, *471*
— s. Blaser, P. [724] 401, *460*
— s. Hole, G. [883b] *465*
— s. Kielholz, P. *288*; [918] *466*
Poeschel, H., s. Haddenbrock, S. 65, *79*
Pohlen, M. [1072] *471*
Pohlisch, K. 192, *211*
Pohlmeier, H., s. Matussek, N. 275, 276, *289*
Pokorny, A. D. [1073] *471*
Polak, P. [460] *453*
Polatin, J., s. Hoch, P. [171] 896, 899, *912*
Polatin, P., s. Hoch, P. 142, *151*
Polheim, R. W. [1074] *471*, *654*
Pollack, C., s. Goldfarb, W. [146] 901, *911*
Pollack, E. S. [91] 246, *257*
Pollack, M., Gittelman, R. K. [279] 899, *915*
— s. Levenstein, S. [970] 400, *468*
Pollitt, E., s. Money, J. [37] 346, *350*, 560, 561, *583*
Pollitt, J. D. 275, *289*; [1075] 420, 421, *471*
Pollnow, H., s. Kramer, F. 970, *974*
Pollock, A. B., s. Sandler, J. 678, *684*

Pollock, G.H. [461] *453*
— s. Alexander, F. [10] *440*
Polonio, P. 70, *81*
Pomel, P.F., s. Doyle, J.T. 596, *645*
Pomeroy, W.B., s. Gebhard, P.H. 527, 545, *579*
— s. Kinsey, A.C. 581; [118] 825, *853*
Pond, D.A., s. Gibbens, T.C.N. *519*
Pongratz, L.J. *521*
Pontalis, J.-B. *584*
— s. Laplanche, J. 526, *582*
Pontius 614
Pontvik, A. [94] 752, *762*
Pool, K.B., s. Karson, S. 679, *683*
Poore, G.V. 765, *783*
Pope, G., s. Lange, E. [111] 167, *180*
Popella, E. [118] 860, 862, *870*; [280] 886, 906, *915*; [427] *920*
Popovic, M., Pertovic, D. [65] 803, *811*
Poppe, W. [146] 165, *181*
Popper, E. [1076] 431, *471*
Porot, M., Aillot, J., Petit, G., Couadau, A., Bosson, P. 265, *272*
Porter, E.H. 786, *789*
Portis, S.A. 633, *654*
Portmann, A. 536, *584*, *654*, 813, 817, *820*
Post, F. [147—150] 153, 154, 162, 164, 167, 174, 175, *181*
Posth, H.-E., s. Wieck, H.H. 622, *660*
Potter, H.W. [281] 875, 893, *916*
Powdermaker, F. *725*
— Frank, J.D. *725*
Powers, D., McKay, B.M. 633, *654*
Prader, A. [189] 825, 835, 844, *855*
Prechtl, H.F.R. 943
— Beintema, B.J. 933, *974*
Premack, D. 779, *783*
Presly, A.S., s. Walton, H.J. 671, 681, *685*
Preston, B.H., s. Müller, E.E. 493, *496*
Preuss, H.G. *725*
Pribram, K.H., s. Mirsky, I.A. 625, *652*
Price, J.S., s. Hare, E.H. [217] *446*
— s. Hill, O.W. [874] *465*
Prick, J.J.G. *654*
— Calon, P.J.A., Loo, K.J. M.v.d. *654*
Priest, R.G. 32, *81*
Primrose, E.J.R. [462, 463] 356, 363, *453*
Priori, R., s. Della Rovere, M. *518*
Pritzker, B. [151] 168, *181*
Prokupek, J. [189a] 839, *855*
Pronovost, W., Wakstein, M.P., Wakstein, D.J. [282] *916*
Prosen, H. [1077] *471*
Provence, S., s. Ritro, S. [292] 881, *916*
Puchner, Th., s. Taylor, H.L. 597, *659*
Pudel, V. [190] 844, *855*
Pugatch, D., s. Haskell, D. 711, *724*
Pugh, T.F., MacMahon, B. [92] 217, 224, 232, 250, *257*
— s. Wechsler, H. [115] 240, *258*
Pujol, R., s. Ey, H. [52] 156, 159, 160, *178*
Pullen, B.R., s. Bancroft, J.H.J. 774, *782*
Punell, G. [464] *453*

Quandt, J. *521*
Quang, N.D., Schmauss, A. K., Ninh, N.D. 621, *654*
Quarti, J.J., Renaud, C., Chatelin, C.L. 627, *654*
Queron, P., s. Vié, J. 77, *81*
Quint, H. [465, 466, 1078, 1079] 354, 355, 390, 413, 414, 417, 418, 425, *453*, *471*, 603, *654*; [191] 846, *855*
— Ecker, M. 595, 596, *654*
— Eiff, A.W.v., Kloska, G. 603, *654*
— s. Eiff, A.W.v. 601, *645*

Raab, W. *654*
Raban, M. 565, *584*
Rabiner, E.L., Gralnick, A. 324, *341*
Rabinovitch, R.D. [284] *916*
Racamier, P.C. 299, 300, 311, 315, 321, 322, 323, 324, *341*; [1080] *471*, *725*
Rachman, S. [1081] 405, 408, *471*; 767, 768, *783*
— Berger, M. [285] *916*
— s. Eysenck, H.J. [156] 369, 370, 372, *445*, 562, *578*, *723*, 817, *819*
— s. Yorkston, N.J. *783*
Raclot, M. *341*
Racy, J. [467] *453*
Radakrishnan, B.K., s. Lorr, M. 680, 681, *684*
Radl, H. 926, *975*
Rado, S. [1082] *471*, 714, *725*
Radtke, H. 942, *975*
Raecke, W. [286] 896, *916*
Raffle, P.A.B., s. Morris, J.N. 597, *653*
Rahner 96
Raimy, V.C. 786, *789*
Rainer, J.D. 570
— Mesnikoff, A., Kolb, L.D., Carp, A. [1084] *471*, *584*
— s. Erlenmeyer-Kimling, L. [29] 230, *255*
Rallo, R.J. *654*
Rambach, H., Schneemann, K. [119] 866, *870*
Ramzy, I. [1083] *471*
Rancurel, G., s. Dubois, J.-Cl. [779] *462*
Rangell, L. [1085] *471*
Rank, B. [287, 288] 876, *916*
Ranzato, P., s. Marra, A. [998] *469*
Rao, C.R. 681, *684*
Rapaport, D. 666, *684*
Rapaport, R., s. Jones, M. [41] 793, *810*
Rappaport, E.A. [468] *453*
Ratner, B., Silbermann, D.E. 611, *654*
Rattner, J. [1086] *471*, *584*
Rauch, H.-J. 549, *584*
Raymond, M. 557, *584*
Rechenberg, H.K.v. *521*
Rechenberger, H.G. [120] *870*; [188] 987, *1004*
Redhardt, R. 539, 564, *584*
Redlich, F.C. [469, 470] *453*
— Freedman, D.X. [94a] 736, *762*; [66] 792, *811*
— Hollingshead, A.B., Bellis, E. 665, *684*
— s. Brody, E.B. 326, 338; [744] *461*
— s. Gill, M. [38] 734, 736, *760*
— s. Hollingshead, A.B. [47] 220, 237, 240, 253, *256*; [254] 359, 363, 364, 388, 395, 403, 419, 420, 430, *447*, *495*
Reed, E.W., s. Wheeler, E.O. [630] 370, *458*
Reed, R.B., s. Kaplan, B. [55] 218, *256*
Rees, L. 613, *655*
Reeth, P.Ch. van s. Luminet, D. *651*

Regel, H., Parnitzke, K. H. [1087] *471*; [121] 865, *870*
Rehder, H. *655*
Reich, T., s. Winekur, G. 188, *212*
Reich, W. [471] 368, 376, 407, 408, 413, 414, 415, 417, 427, *454*; 531, 535, 536, 538, *584*; 676, *684* 701, *725*
Reichhart, Tillmann 888
Reichsman, F., s. Engel, G. L. 619, 634, *645*, *646*
Reid, D. D. 89, *138*; [93] 218, 249, *257*
Reil 294
Reimer, F. [1088] *471*
Reindell, H., König, K., Roskamp, H. *655*
— Schildge, E., Klepzig, H., Kirchhoff, H. W. 593, *655*
Reiser, M. F., Rosenbaum, M., Ferris, E. B. 601, *655*
— s. Weiner, H. *660*
Reisner, H. 261, 262, 263, 264, 265, *272*, *521*
Reiss, E. *138*
Reisseisen, F. D. 610, *655*
Remplein, H. [472] *454*
Remschmidt, H., s. Strunk, P. 814, 817, *821*
Renaud, C., s. Quarti, J. J. 627, *654*
Rennert, H. *138*, 538, *584*
Rennie, T. A. C. [473] *454*
— Srole, L., Opler, M. K., Langer, T. S. [474] 403, *454*
— s. Srole, L. [560] 356, *456*
Repo, J., s. Arajavri, T. [6] 861, *867*
Repond, A. 793
Rett, A. 940, 941, *975*; [189, 190] 991, *1004*
— s. Kohlmann, Th. [138] 984, *1002*
Retterstøl, N. [152] 153, 154, 156, 160, 161, 162, 163, 164, 165, 167, 168, 173, 174, 175, 176, 177, *181*
Revotskie, N., s. Dawber, T. R. *644*
— s. Kagan, A. *649*
— s. Kannel, W. B. 596, *650*
Reynolds, D. J., s. Lang, P. J. 769, 770, *783*
Rhead, C. [1089] 409, *471*
Ribble 383, 385
Rice, D. C., Greenfield, N. S. [1090] *471*
Rice, G., Kepecs, J., Jahalom, I. [289] 898, *916*
Richard, G. *725*
Richardson 565
Richardson, W., s. Kaplan, B. [55] 218, *256*
Richert, J. 285, *289*
Richman, A. [94] 242, *257*
Richmond, M. [67] 798, *811*
Richter, C. P. [475] 378, *454*
Richter, D. 274, 275, 276, *289*; [1092] 421, *471*
Richter, H.-E. [476—478, 480, 1091] 387, 388, 389, 398, 401, 402, 428, 434, *454*, 471; 557, 567, *584*, 588, 594, 628, 629, *655*; [68, 68a] 807, *811*, 814, *820*; [122] 865, *870*; [191] 986, *1004*
— Beckmann, D. [479] 354, 401, 403, 405, 406, *454*, 591, 592, 593, 594, 595, *655*, 667, *684*
— Müller, D. *584*
— s. Beckmann, D. *642*, *723*
— s. Fürstenau, P. *647*
Richter, J., s. Gottschaldt, K. [94] 835, *853*
Rickels, K., Downing, R. W., Downing, M. [481] *454*, 665, *684*
Rickoff, I. M., s. Wynne, L. C. *82*, *342*
Riebeling, C. 84, *138*
Riedl 492
Riemann, F. [482, 483, 1093, 1095—1097] 414, 416, 417, 418, 525, 427, 428, 429, 431, 432, 433, 434, 435, *454*, *471*, *521*, *655*
Riemer, M. D. 77, *81*
Riesman, D. [484] *454*
Rieti, E. 207, *211*
Rifkin, A. H., s. Bieber, I. [705] *460*, 568, 572, *576*
Rigotti, S. [1098] *471*
— Hanau, R. [1099] *471*
Rimland, B. 815, *820*; [290, 291] 885, *916*, *975*
Rimon, R., Stenbäck, A., Huhmar, E. [1100] *472*
— s. Stenbäck, A. [1170] 435, 436, *474*
Rin, H., s. Wittkower, E. D. [116] 228, *258*; [648] 367, *458*
Ringel, E. 112, *138*, 268, *272*, 506, *521*, *655*; [192—194] 839, 840, 841, *855*, *856*
— Spiel, W. [123] 863, *871*
Ringel, E., s. Hoff, H. [253] 363, *447*, 590, *649*; [35] 795, *810*
Ripley, H. S., s. Duncan, C. H. 595, 596, *645*
— s. Wolf, S. 601, *661*
Ritro, S., Provence, S. [292] 881, *916*
Ritter, M. R. 208
— Kleist, K. *211*
Ritvo, E. R., s. Ornitz, E. M. [273] 882, *915*
Ritzel, G. 993
Rivers, A. B. 623, 624, *655*
Roberts, B. H., s. Myers, J. K. [416] 364, *452*
Roberts, D. W., s. Pasamanick, B. [436] 363, *453*
Robertson, J. [485] 385, 386, *454*
Robie, T. R. 263, *272*
Robins, E. [42] 347, *350*
— s. Goodwin, D. W. [831] 412, 420, 421, *463*
Robins, L. N. [195] 845, *856*
— s. O'Neal, P. [184] 845, *855*
Robinson, J. [293] 876, *916*
Robinson, J. T., Davies, L. S., Sack, E. L. N. S., Morrissey, J. D. [94b] 758, *762*
Roch, M. 705, *725*
Roche, E. de la s. Feuerhahn, G. [168] *445*
Rodenberg, L. v. *655*
Rodger, T. F., s. Wittkower, E. 591, *661*
Rodnight, R. 274, *289*
Rodrigue, E., s. Grinberg, L. *724*
Röcker, D., s. Fehlhaber, C. 933, *973*
Roeder, F. 574, 575
— Müller, D. *584*
Roelofsen, I., s. Heckhausen, H. 500, *519*
Roemer, G. A. 607, *655*
Roesler, H., s. Schulte, K. [202] 982, 985, *1004*
Roff, M., Mink, W., Hinrichs, G. [486] *454*
Rogers 731, 737, 740
Rogers, C. 314
— Kinget, G. M. *341*; [487] *454*
Rogers, C. R. 784, 785, 788 *789*; [192] 989, *1004*
— Dymond, R. F. 787, *789*
Rogers, N. E., s. Pasamanick, B. *974*
Rogge, K. E., s. Nüssel, E. *653*
Rogler, L. H., Hollingshead, A. B. [95] *257*
Rohden, W. v. 123, *138*

Rohrmoser, H. G. *655*
— Krischjahn, L. *655*
— s. Curtius, F. *644*
Rollet, B. A. [1101] *472*; [124] 866, *871*
Rollin, H., s. Weiss, E. 599, *660*
Romain Rolland 439
Romano, J. [1102] *472*
— Engel, G. L. 606, *655*
— s. Engel, G. L. 606, *645*, *646*
Romberg, M. H. 610, *655*
Roos, B.-E., s. Dencker, S. J. 274, *288*
Roosenburg, A. 573, *584*
Ropert, M., s. Delay, J. 282, *288*
Rose, M., s. Bowman, K. M. *518*
Rosen, s. Appel 613
Rosen, I. [488] *454*
Rosen, J. N. 296, 305, 313, *341*
Rosen, S. R., Weinber, H., Keeosian, H., Schwarzt, J. R., Halsted, J. A. *655*
Rosenbauer-Willeitner, S. s. Berlin-Heimendahl, S. v. [40] 360, 362, *441*; [16] 845, 847, *850*
Rosenbaum, M. 607, *655*; [196] 831, *856*
— Friedlander, J., Kaplan, S. M. *725*
— Morton, F. 601, *655*
— s. Kezur, E. *650*
— s. Reiser, M. F. 601, *655*
— s. Shapiro, A. P. 601, *657*
Rosenberg, C. M. [1103] *472*
Rosenberger, L., Woolf, M. [294] 894, *916*
Rosenblatt, S., Chanley, J. D., Sobotka, H., Kaufmann, M. R. 275, *289*
Rosenblum, E., s. Kaufman, I. [194] 901, *913*
Rosenfeld, H. 310, 312, *341*
Rosenfeld, H. A. [1104] *472*
Rosenman, R. H., Friedman, M. *655*
— — Straus, R., Wurm, M., Jenkins, C. D., Messinger, H. B. 598, *655*
— s. Friedman, M. *647*
Rosenmayr, L., Strotzka, H., Firnberg, H. [69] 803, 804, *811*
Rosenstein, E., s. Pflanz, M. 624, *654*
Rosenthal, D. 300, *341*; [295, 296] 898, *916*
— Kety, S. S. [297] *916*
— s. Kety, S. S. 2, *6*
Rosenthal, S. H., Sudeman, I. E. [1105] *472*
Rosenzweig, S. 500, *521*
Roshco, M. [489] *454*
Roskamp, H. 636, *655*
— s. Reindell, H. *655*
Rosman, B., s. Lidz, T. *80*
Ross, A. O. 814, *820*; [125, 126] 861, 866, *871*; [193, 194] 978, 980, *1004*
Ross, J. 675, *684*
— s. Messick, S. *684*
Ross, W. D. 632, *655*
— Hay, J., McDowall, M. F. *655*
Ross, jr. Z., s. Mahler, M. S. [249] 899, *915*
Rossella, E. *521*
Rossi, R., s. Giberti, F. [191] *446*
Rosu, S., Sirbu, A., Berecz, L. Simulescu, E. [490] *454*
Rosvold, H. E., s. Mirsky, I. A. 625, *652*
Rotach-Fuchs, M. [491] 404, 431, 437, *454*
— s. Ernst, K. [145] 356, 357, 359, 360, 362, 364, 369, 370, 376, 377, 379, 380, 381, 388, 391, 400, 420, 421, 429, 431, 437, 438, *444*
— s. Kind, H. [289] 365, *448*; [54] 754, 755, *761*
Rotescu, J., s. Tomorug, E. [247a] 840, *857*
Roth, B., s. Kallman, F. J. [179] 898, *912*
Roth, M. [153] 153, *181*; [1106] 440, *472*
— s. Kay, D. W. K. [92] 153, 154, 160, 161, *180*
— s. Mayer-Gross, W. [132] 167, 168, *181*, *271*, *520*
Roth, W. F., Luton, F. [96] 217, *257*
Rothacker, E. [492] *454*, 479, *496*
Rottenecker, H., Feger, G., Hupperschwiller, L., Kaiser, J. [1105a] *472*
Roudinesco, Appell 384
Rousseau, J.-J. 293
Roy, J. R., s. Kay, D. W. K. [906] 421, 423, *466*
Royse, A. B., s. Houston, F. [79] 168, *179*
Rubenfeld, S., Stafford, W. [127] 862, *871*
Rubinfine, D. L. [1107] *472*
Rubins, J. L. 44, 45, 81; [493] *454*
Rubinstein, D. [494] *454*
Rüdin, E. 16; [1108] 419, 420, 421, *472*; [197] 835, *856*
Rümke, H. C. 94, *138*; [154] 154, 162, *181*, 207; [1109—1111] 410, 431, *472*, *584*; [198] 831, 834, 837, 838, *856*
Rüppell, A., s. Hau, Th. F. *648*
Ruesch, J. [495] *454*, *655*
— Harrison, R. E., Christiansen, C., Loeb, M. B., Dewees, S., Jacobson, A. 623, 624, *655*
Rüther, E., s. Matussek, N. 275, 276, *289*
Ruffin, H. 127, *138*; [1112] 436, *472*, *521*
Ruffler, G. 546, 557, *584*
Russel, B., s. Wittkower, E. 638, 639, 640, *661*
Russel, G. F., Beardwood, C. J. [200] 841, *856*
— Loraine, J. A., Bell, E. T., Harkness, R. A. [199] 841, *856*
Rutenfranz, J., s. Hellbrügge, T. [100] 825, 832, *853*
Rutigliano, G., s. Annese, A. *269*
Ruttenberg, B. A., s. Wenar, Ch. [388] 897, 901, *919*
Rutter, M. [298—303] 876, 881, 882, 885, 886, 889, *916*
— Greenfield, D., Lockyer, L. [304] 886, 889, 899, *916*
— Lebovici, S., Eisenberg, L., Sneznevskij, A. V., Sadoun, R., Brooke, E., Lin, T.-Y. 817, *820*
— Lockyer, L. [305] 881, 883, 887, 889, 895, *916*
— s. Lockyer, L. [234] *914*
Ryckoff, I. M., s. Wynne, L. C. [1236] 389, *476*
Ryle, A. [496] *454*
Rysanek, K., s. Haskovec, L. 276, *288*

Sabbath, J. C., Luce, R. A. 614, *655*
Sabshin, M., s. Offer, D. [428] *452*; [183] 830, *855*
Sacherl, K. *496*
Sachs, J. *584*
Sack, E. L. N. S., s. Robinson, J. T. [94b] 758, *762*
Sackel 323
Sadler 904
Sadoun, R., s. Rutter, M. 814, *820*

Sänger, A. [196] 987, 988, *1004*
Saenger, G. [497, 1113] 366, *454*, *472*
Sänger, W. 610, *655*
Sage, P., s. Kasanin, J. [193] *913*
Sager, C. J. *725*
Sager, R. V., s. Shapiro, S. 597, *657*
Sagi, A. [195] 980, *1004*
Saint-Laurent, C. *655*
Sakheim, G., s. Kaplan, A. 121, *136*
Saletu, B., s. Berner, C. [10] 168, *177*
Saller, K. 541, *584*
Salmon, P., s. Hamilton, V. *339*
Salomon, E. 702, *726*
Salvesen, C., s. Grünfeld, B. [41] 241, *255*
Salzman, L. [498, 1114—1116] *454*, *472*
— Schwidder, W., Westerman Holstijn, A. J. *454*
Samavaweera, A., s. Nathan, P. E. [419] *452*
Sanctis, C. de 121 [307] 874, *916*
— Bollea, G. [308] 874, *916*
Sander, Julia 386
Sanders, S. 560, 569, *584*
Sandler, J. *684*
— Hazari, A. 677, *684*
— Joffe, W. G. [500] *454*
— Pollock, A. B. 678, *684*
— s. Bolland, J. [52] *442*
— s. Dixon, I. I. 678, *683*
Sankar, S., s. Bender, L. [37] *908*
Sanua, V. D. [501] *454*
Sargant, W. 263, *272*
— Slater, E. 69, *81*
Sarrô 207
Sarró-Burbano, R. *211*
Sartorius, N., s. Lader, M. [946] *467*
Sarvis, M. A., Garcia, B. [309] 889, *916*
— s. Garcia, R. [129] 901, *911*
Sattes, H. [155] 154, 162, *181*, 285, *289*, 515, *521*
Satto, K., s. Hirai, N. [170] *912*
Sauder, C., s. Smith, St. L. [1158] *473*
Saul, L. J. 602, *656*
— Bernstein, C. 640, *656*
— s. Weiss, E. 601, *660*
Saunders, D. R., s. Cattell, R. B. 679, *682*, *683*
Savage, Ch. [94c] 759, *762*
Savage, Ch., s. Kurland, A. A. [61] 759, *761*
Saxl, S. 613, *656*
Schaar, P. J. van der 489, *496*
Schachter, M. [310] 882, 904, *916*, 942, *975*
— s. Stern, E. [343] *917*
Schaechter, F. [96b] *257*
Schaefer, H. 591, *656*; [72] 809, *811*
Schaeffer, G. *656*
Schafer, R. 702, *726*
Schafer, S., s. Lidz, T. *80*, *582*
Schaltenbrandt, K. 637, *656*
Schanberg, S. M., s. Schildkraut, J. J. 276, *289*
Schanilcova, M., s. Knobloch, R. [44] 807, *810*
Schapira, K., s. Kay, D. W. K. [115, 116] 842, *853*
Schapiro, G. *584*
Scharmann, Th. [73] 809, *811*
Scharr, J. H. [132] 865, *871*
Schavarin, W. M., Ostrovidowa, V. K. *656*
Schechter, M. D. [201] 837, *856*
Scheerer, M., s. Goldstein, K. [148] 886, 887, *912*
Scheid, W. 90, 96, 487, *496*
— Gibbels, E. [197] 991, *1004*
Scheier, I. H., s. Cattell, R. B. 679, *682*
Scheler, M. 532, 536, *584*
Schelkopf, A. [502, 1117] *454*, *472*
— Elhardt, S. [503] *454*
Schellack, D. 630, 633, 634, 635, *656*
Schelsky, H. 534, 541, *584*; [202] 831, *856*
Schenck, E. G. 794
Schenck, K., Weber, D. 933, *975*
Schenk-Danzinger, L. [203] 829, *856*
Schepank, H. [504] *454*
— s. Becker, P. E. [32] *441*
Scher, J. [1118] *472*
Schettler, G. 597, *656*
Schick, C. P., Jokipaltio, L. M. [204] 832, *856*
Schieche, M., s. Just, L. 941, *974*
Schiff, H., s. Cattell, R. B. 679, *682*
Schilder, P. [1118a] 439, *472*; [205] 847, *856*; [311—313] *916*
— s. Bender, L. [14] 840, *850*
Schildge, E., s. Reindell, H. 593, *655*
Schildkraut, J. J. *289*
— Schanberg, S. M., Kopin, I. J. 276, *289*
Schimmelpenning, G. W. [156, 157] 153, 154, 161, 162, 163, 164, 165, 166, 167, 168, 171, 174, 175, 177, *181*, 262, 264, *272*
— s. Goeckenjan, G. [825] 364, *463*, 485, *495*
Schindler, R. 43, *81*, 316, 317, *341*; [1119] *472*, 717, *726*; [74] 807, *811*; [198] 988, *1004*
— s. Berner, P. *723*
Schindler, S., s. Edelweiss, M. L. [124] *444*
Schindler, W. [505, 1120] 421, *454*, *472*, 554, *584*; [206] *856*
Schipkowensky, N. [506] *455*, 514, *521*
Schischitzka, A., s. Spiel, W. [221] *1004*
Schjelderup, H. [507] *455*
Schlack, H. 816, *820*
Schlange, H. [133] 860, 863, *871*
— Berg, W. v. [314] *916*
Schlegel, A. 571, *584*
Schlegel, L. *656*
Schleicher, J., s. Hochrein, M. 597, *649*
Schleicher, R., s. Camerer, J. W. 621, *643*
Schleidt, W. *584*
Schlien, J. M. 788, *789*
Schlingensiepen, A. [315] 886, *917*
Schmaltz, G. 554, *584*
Schmauss, A. K., s. Quang, N. D. 621, *654*
Schmeer, G., s. Biermann, G. [42] 361, 362, *441*
Schmid 993
Schmideberg, M. *726*
Schmidt, A. W. 969, *975*
Schmidt, G. 529, 534, 564, *584*; [207] *856*
Schmidt, R., s. Jung, G. 933, *974*
Schmidt, W. *584*
Schmiescheck, H. [508] *455*
Schmitt, W. 88, 89, 108, *138*, 263, 264, 265, *272*, 278, 281, 282, *289*
— Heinrich, K., Taeschler, M. 277, *289*
— Vogt, K. *289*
Schmitz, H. 268, *272*
Schmitz, H. A. [316] 898, *917*

Schneeberger-Ataide, s. Fontes, V. [124] 876, 895, *911*
Schneemann, K., s. Rambach, H. [119] 866, *870*
Schneider, A. 189
Schneider, C. 35, 66, *81*; [158] 169, *181*
Schneider, E. *656*
Schneider, F. W. *211*
Schneider, G. *289*; [1121] *472*
Schneider, H. [134] 859, *871*; [317] *917*
Schneider, K. 1, *6*, 26, 27, *81*, 83, 85, 86, 88, 89, 91, 92, 93, 96, 98, 105, 106, 114, 115, 118, 124, 126, 130, 131, 133, *138*, 144, 145, 146, 148, *152*; [159—161] 154, 155, 156, 162, 167, 168, 169, *181*, 187, 206, 273; [44—46] 343, 347, *350*; [509, 1122] 410, 414, 419, 423, 436, 437, *455*, *472*, 478, 479, 480, 481, 483, 484, 485, 488, *496*, 499, 500, 502, 503, 504, 509, 515, *521*, *584*
Schneider, P. B. [510] *455*, *726*, 743
— Barrelet, M., Jordi, P., Delaloye, R. *726*
— Genevard, G. 710, *726*
— s. Genevard, G. *724*
Schoellgen 96
Schoen, St. M. [95] 758, *762*
Schön, W., s. Lauter, H. [957] 367, 421, *467*
Schöndube, W. 627, *656*
Schönfelder, Th. [511] *455*, 540, 553, *584*, 816, *820*; [318] 881, *917*, 960, *975*
— Gross, H. [1123] 410, *472*
— s. Bürger-Prinz, H. *135*
Schoeps, H. J. *584*
Schofield, M. [1124] *472*, 534, 538, 568, *584*; [208] 834, *856*
Scholz, B. 968
— Eggers, H., Külz, J., Wagner, K. D., Kynast, H. 933, *975*
Schomburg 981
Schon, M. [199] 992, *1004*
Schonell, F. E. [200] 979, *1004*
Schonfeld, W. A. [209—214] 824, 826, 831, 834, 835, 849, *856*
— s. Duché, D. J. [57] 826, *851*
Schopler, E. [319, 320] 900, 901, *917*
Schorsch, E., s. Bürger-Prinz, H. [74] 884, *909*
Schottländer, F. 558, *584*; [135] 864, *871*
Schou, M. 84, *138*, 283, 284, 286, *289*
— Juel-Nielsen, N., Strömgren, E., Voldby, H. *290*
Schramel, D. J., s. Carden, N. L. [752] *461*
Schraml, W. J. [512, 513] *455*; [95a] 739, *763*; [201] *1004*
Schrappe, O. [1125] *472*
Schröder, J., Berndt, E. *656*
Schröder, P. 91, 142, *152*, *211*
Schroetter, H. v. [215] 833, *856*
Schrottenbach, H. 619, *656*
Schrut, A., Michels, T. [216] 838, *856*
Schubert, E. [75] 796, *811*
Schucman, H., Thetford, W. N. [1126] *472*, *659*
Schütz, R. 607, *656*
Schuhmann, W. [321] 885, *917*
Schulman, J., s. Vernon, D. [157] 864, *872*
Schulman, J. L. [322] 901, *917*
Schulsinger, F., s. Kety, S. S. 2, *6*
Schulte, F. J., s. Joppich, G. 817, *819*
Schulte, H. [162] 168, *181*
Schulte, K., Roesler, H., Dine, H. [202] 982, 985, *1004*
Schulte, W. 97, 126, *138*, 280, *290*, 330, *341*; [514—516, 1127, 1128] 367, 421, 422, *455*, *472*, *521*, 552, *584*; [76] 797, *811*
— Mende, W. *272*; [1129] *472*
Schulte von der Stein, C. 208, *211*
Schultz, J. H. [517—519] 352, 354, 370, 414, *455*, 483, *521*, *656*, 669, 671, *684*; [96—98] 745, 748, 749, 751, *763*; [203] 989, *1004*
— s. Frankl, V. E. [175] 352, 353, *445*, *683*
Schultz, P. R. [1130] *472*
Schultz-Hencke, H. 84, 132, *138*, 299, *341*; [47] 343, 346, 349, *350*; [520—523, 1131] 354, 360, 368, 369, 371, 373, 376, 382, 390, 391, 395, 400, 413, 414, 415, 417, 418, 419, 425, 427, 428, 430, 431, 432, 433, 434, 437, 440, *455*, *472*, 604, 607, *656*, 690 741; [136] 859, 863, *831*; [204] *1004*
Schultze-Görlitz, F. [98a] 752, *763*
Schulz, B. 118, *138*
— Leonhard, K. *211*
Schulz, C. G. 328, *341*
Schulz, G. 548, *585*
Schulz, J. [524] *455*; [99] 755, *763*
Schulze, H. [525] *455*
Schulze, H. H., s. Jonas, R. 65, *80*
Schumacher, W. [1132, 1133] *472*
Schumann, H.-J. v. 572, *585*
Schumowa-Simanowskaja, E., s. Pawlow, J. P. 619, *654*
Schunk, J. 605, *656*
Schur, M. 407
— s. Loewenstein, M. [347] *450*
Schutz, F. [1134] *473*, 562, *585*
Schwab, H. 189, 208, *211*
— s. Kleist, K. *209*
Schwab, J. J., Bialow, M., Brown, J. M., Holzer, Ch. E. [1135] *473*
— Brown, J. M., Holzer, Ch. E., Sokolof, M. [1136] *473*
Schwab-Neber, E. 547, *585*
Schwabe, Chr. [100, 101] 745, 752, *763*
Schwartz, D. A. [163] 168, *181*
Schwartz, D. T., Mintz, N. L. [97] 232, 249, *257*
Schwartz, E. K., Wolf, A. *726*
— s. Wolf, A. *726*
Schwartzman, A. E., Termansen, P. E. *272*
Schwarz, B. [1137] *473*
Schwarz, H. 206, *211*, 265, *272*, 611, *656*
Schwarzmann, J. [205] 988, *1004*
Schwarzt, J. R., s. Rosen, S. R. *655*
Schwesinger, G. C. [48] 347, *350*
Schwidder, W. 132, *139*; [526—535, 1138—1144] 352, 360, 361, 362, 365, 368, 370, 377, 381, 382, 387, 389, 400, 402, 403, 404, 405, 412, 413, 415, 417, 418, 427, 428, 429, 431, 433, 435, *455*, *473*, 606, 608, 609, 614, 615, 616, 617, 619, 624, 625,

Schwidder, W. 629, 630, 633, 634, *656*, *657*, *684*; [217, 218] 846, 847, 849, *856*; [137] 865, *871*; [206—208] 986, 988, *1004*
— s. Dührssen, A. [119] *444*, *645*
— s. Gerson, W. [812] *463*
— s. Kübnel, G. [303] *449*
— s. Salzman, L. [499] *454*
Schwing, G. 296, *341*
Schwöbel, G. 606, 611, 614, 615, *657*
Sciorta, A. [323] *917*
Sclare, A.B., Hamilton, C.M. [219] 838, 840, *856*
Scotch, N.A., s. Mishler, E.G. [74] 228, 237, *256*
Scott, J.P. [536] *455*
Scott, P., s. Anthony, E.J. [404] 902, 904, 905, *919*
Scott, P.D. 816, *820*
Scott, R.F., s. Wadsworth, W. V. 336, *342*
Scott, T.H., s. Bexton, W.H. [17] 168, *177*
Scotto, J.C., s. Sutter, J.M. [131] 862, *871*
Searles, H.F. [164] 167, *181*, 299, 309, 310, *341*
Sears, P.S. 565, 566, 568, *585*
Séchehaye, M.A. 296, 300, 307, 311, 325, 326, *341*; [209] 987, *1004*
Seebandt, G., Gutjahr, W. 945, *975*
Seelert, H. [165] *181*
Seeman, J. 786, 789, *789*
Seeman, K. [102] 744, 752, *763*
Seemann, W.F. 598, *657*
Segal, H. [1145] *473*
Segal, H.L., s. Engel, G.L. 619, 634, *646*
Segel, N.P. [1146] *473*
Segman, Z. [128] 861, *871*
Seibel, B. 262, *272*
Seidel, K. *496*
Seif, L. [1147] 413, 418, *473*
Seifert, E., s. Fleischhacker, H. *646*
Seifert, F. [1149] 413, *473*
Seiff, M. [1148] 414, *473*
Seitelberger, F. 926, 941, *975*
— Jakob, H., Peiffer, J., Colmant, H. 967, *975*
Seitz, W., s. Cremerius, J. *644*
Selbach, H. 85, *139*, 276, 277, 286, *290*, 422
— s. Hippius, H. 264, *270*; [879] 366, 421, *465*, *683*
Selby, M.H., s. Costello, C.G. [764] 424, *462*
Selig, H. 548, *585*
Selvini, M.P. [220, 221, 221a] 842, *856*
Selye, H. *521*, *657*
Semrad, E.V., Binstock, W. A., White, B. *726*, [103] 739, *763*
— s. Standish, C.T. 316, *342*
— s. Swartz, J. 613, *659*
Semrad, G. [129] 864, *871*
Sendbuehler, J.M., Nemeth, G.A. [1150] *473*
Sequin-Hess, V. [1151] *473*
Sergeant, H.G.S. 767
— s. Yorkston, N.J. *783*
Sérieux, P., Capgras, J. [166] 157, *182*
Severy, J. *657*
Shader, R., s. Grinspoon, L. 328, *339*
Shagess, C., s. Malmo, R.B. 635, *651*
Shainess, N. [537] 382, *455*
Shannon, D.T., s. Paul, G.L. 770, *783*
Shapiro, A.P., Rosenbaum, M. 601, *657*
Shapiro, D. [538] *455*
Shapiro, S., Weinblatt, E., Frank, Ch.W., Sager, R.V. 597, *657*
Shapiro, Th., s. Fish, B. 119—122] 876, 899, 900, *911*
Sharadamba Rao, M.S. [98] *257*
Sharman, D.F., s. Ashcroft, G.W. 274, *287*
— s. Bente, D. *287*
Sharpe, M., s. Dickens, G. [23a] 752, *760*
Sharpley, P., s. Small, J.G. 261, *272*
Shaw, D.M., s. Coppen, A.J. 274, 276, *287*
Sheldon, W.H. *81*, 571, *585*
— Stevens, S.S. 598, *657*
Shepherd, M. [100] 222, *257*
— Brooke, E.M., Cooper, J. E., Lin, T. [540] 357, *455*
— Cooper, B. [99] *257*
— — Brown, A.C., Kalton, G. [101] *257*; [539] 357, 365, 388, 390, *455*
— s. Blackwell, B. 287, *287*
Shervanian, Ch.C. [324] 889, *917*
Sherwin, A.C., s. Despert, J. L. [95] 882, 894, *910*
Shields, J. [541, 542] 382, 384, *455*, 492, *496*
Shields, S. 510, *521*, *585*
— s. Heston, L.L. 570, *580*
Shipman, W., s. Oken, D. *653*
Short, J., s. Cohen, A. *578*
Showalter, R.C., s. Volkan, V. *726*
Sichel, J.-P. [1152] 436, *473*
Siebeck, R. 592, *657*
Siegert, C. *521*
Sievers, R. *585*
Sieverts, R. 815
Sifneos, P.E. *726*
Sigusch, V. 564, *585*
Siirala, M. 298, *341*
Silbermann, D.E., s. Ratner, B. 611, *654*
Silbermann, I.S. 625, *657*
— s. Wilder, J. 637, *661*
Silberstein, R.M., Mandell, W., Dalack, J. D., Cooper, A. [326] 901, *917*
Silveira 207
Silverman, A.J., Cohen, S.I., Zuidema, G.D. *657*
— s. Cohen, S.I. *644*
Silverman, C. [102] 236, *257*
Silvester, J.D., s. Liversedge, L.A. 775, *783*
Simko, A. [1153] 431, *473*
Simmons, O.G. [70] 807, *811*
Simon, H. 295, 320, *341*
Simon, K., s. Downes, J. [108] 390, *443*
Simon, M., s. Strotzka, H. [79] 795, *811*
Simons, H., s. Thomae, H. 500, *521*
Simons, R.C., s. Weisfogel, J. [624] *458*
Simonsen 384
Simpson, G.G. 663, *684*
Simulescu, E., s. Rosu, S. [490] *454*
Singer, s. Bowen 389
Singer, E. [543] *455*
Singer, L., s. Kammerer, Th. [902] *466*
Singer, M.T., Wynne, L.C. 32, *81*
— Wynne, M.D. [327] *917*
— s. Wynne, L.C. *82*; [1237] *476*
Singh, J.A.L. *820*
Sipowicz, R., s. Vernon, D. [157] 864, *872*
Sirbu, A., s. Rosu, S. [490] *454*
Siurala, M., Stenback, A., Pingoud, A., Vuorinen, Y., Nyberg, L.O. *657*
Sivadon, M.P. 330, 331, 333, *341*
Six, M., s. Biermann, G. [42] 361, 362, *441*

Sjøgren, H. [167] 154, 161, 164, 170, 173, 174, 175, 177, *182*
Sjögren, T. 118, *139*
— s. Larson, T. [60] 220, 222, 232, *256*
Sjöqvist, F. 278
— Ideström, C.-M. *290*
Skandali, A., s. Destunis, G. [97] *910*
Skinner, B. F. [211] 989, *1004*
Skoog, G. *497*; [221b] *856*
Slapak, L. *657*
Slater, E. 118, *139*; [544, 545, 1154] 382, 386, *455*, *473*, *521*
— Beard, A. W., Glithero, E. 13, *81*
— Glithero, E. [1155] 365, *473*, *521*
— s. Mayer-Gross, W. [132] 167, 168, *181*, *271*, *520*
— s. Sargant, W. 69, *81*
Slavson, S. R. *341*, *726*; [212—215] 986, 987, 988, *1004*
Sloane, R. B., s. Davidson, P. A. 560, *578*
Sluga, W., Grünberger, I. [71] 803, *811*
— Spiel, W. [1156] *473*
— s. Hoff, H. *495*, *519*
Small, I. F., Small, J. G., Alig, V. B., Moore, D. F. [48a] 348, *350*
— s. Small, J. G. 261, *272*
Small, J. G., Small, I. F., Sharpley, P., Moore, D. F. 261, *272*
— s. Small, I. F. [48a] 348, *350*
Small, L., s. Bellak, L. [8] 729, 730, 732, 736, 737, *759*
Small, S., s. Bellak, L. *723*
Small, S. R., s. Masserman, J. H. [369] *451*
Smith, D. B., Wenger, M. Y. 593, *657*
Smith, D. E., s. Leland, H. [149] 984, *1002*
Smith, J. C. 142, *152*
Smith, R. S., s. Biddy, R. L. 265, *270*
Smith, S. [1157] *473*
Smith, St. L., Sauder, C. [1158] *473*
Smythies, J. R., Coppen, A., Kreitman, N. 85, *139*
Snaith, R. P. [1159] 410, 428, *473*
Sneath, P. H. A., s. Sokal, R. R. 663, 674, 681, *684*
Sneschnevski, A. V. 207, *211*
Sneznvskij, A. V., s. Rutter, M. 817, *820*
Snortum, J. 569
Sobotka, H., s. Rosenblatt, S. 275, *289*
Sobye, P. 601, *657*
Socarides, Ch. 572
— Walter, W. 567, *585*
Soddy, H., s. Heuyer, G. 813, 816, *819*
Sørenson, A., Strömgren, E. [1160] *473*
Sokal, R. R., Sneath, P. H. A. 663, 674, 681, *684*
Sokolof, M., s. Schwab, J. J. [1136] *473*
Solbach, H. G., s. Oberdisse, K. [180] 841, *855*
Solé-Sagarra, J. 207
— Leonhard, K. *211*
Solms, H. [104] 753, *763*
Sommer, M., s. Gill, M. [38] 734, 736, *760*
Sommer, R. 144, *152*
Soroker, E., s. Morris, D. P. [176] 845, *855*
Sott, D. H., Wilson, D. M. [130] 866, *871*
Sours, J. A. [222] 842, *857*
Spaggiari, G., s. Bisio, B. [720] *460*
Spaich, D., Ostertag, M. 611, *657*
Spain, D. M. 597, *657*
Spazier 573
Spear, F. G., s. Hall, P. [851] 423, *464*
Specht, F. [546, 1161] *456*, *473*, 816, *821*; [223, 224] 831, 837, 849, *857*; [143] 865, *871*, *975*
Specht, G. 93, 132, *139*, 197, 198, *211*
Specht, W. [168] 161, *182*
Speer, E. 295, *341*, 638, *657*
Speijer, N. [547] 366, *456*
Sperling 903, 905
Sperling, E. [548, 549] *456*; [225] *857*
— Boroffka, A. [1162] *473*
— Massing, A. [226] 842, *857*
Sperling, M. [1163] *473*, *585* 611, 632, 633, 634, *657*; [216, 217] 988, *1004*
Spiegel, J. P. [227] *857*
— s. Grinker, R. R. [201] *446*
Spiegel, L. A. [228, 229] 829, *857*
Spiegel, R. [1164] *473*
Spiegelberg, U. [550, 552] *456*, *521*
— Betz, B. [551] 379, *456*
Spiel, W. *139*; [169] 165, *182*; [553, 1165, 1166] 428, *456*, *473*, 814, 815, *821*; [230, 231] 823, 826, 837, *857*; [144—149] 859, 862, 863, 867, *871*; [328—332] 874, 875, 876, 886, 894, 895, 896, 898, 900, 901, 902, 903, 904, 906, *917*; [428] *920*, 970, *975*; [218, 219, 220] 977, 978, 982, 996, 997, *1004*
— Hift, E., Kos, M., Schischitzka, A. [221] *1004*
— Strotzka, H. [222] 994, *1005*
— s. Berner, P. [21—23] 862, 866, *868*
— s. Berner, W. [46] 889, *909*
— s. Hift, E. [167] *912*
— s. Ringel, E. [123], 863, *871*
— s. Sluga, W. [1156] *473*
Spielrein 295
Spiro, H. R. [554] *456*
Spitz, R. 299, *342*, *521*, 529, *585*, 638, 639, *658*, 864;
Spitz, R. A. [555, 558, 559] 382, 383, 386, 433, *456*; [333] 885, 891, 904, 906, *917*; [429—431] *920*; [223] 987, *1005*
— Wolf, K. M. [556, 557] 383, 385, 433, *456*
Spoerri, Th. 532, 549, *585*; [334] 883, *917*
Spranger, E. [232] 839, *857*
Spreen, O. 672, *685*
Sprince, M. P. [1167] *473*
Spurlock, J., s. Mohr, G. J. 633, *653*
Srisopark, M., s. Berner, P. [15] 165, 166, *177*
Srole, L., Langner, Th. S., Michael, St. T., Opler, M. K., Rennie, T. A. C. [560] 356, *456*
— s. Rennie, T. A. C. [474] 403, *454*
Staabs, G. v. [224, 225] 987, *1005*
Städeli, H. [138] 867, *871*; [338] 888, *917*
Staehelin, B. 47, *81*, 611, 612, 614, 615, *658*
Staehelin, J. E., 99, 108, 114, *139*, 146, *152*, 553, *585*; [335—337] 897, *917*, 926
Stäeli, H. [226] 988, *1005*
Staewen, R., s. Fürstenau, P. *647*
Stafford, W., s. Rubenfeld, S. [127] 862, *871*

Stafford-Clark, D., s. Gibbens, T.C.N. *519*
Stagner, R., Lawson, E.D., Moffitt, J.W. 676, 677, *685*
Standish, C.T., Semrad, E.V. P. 316, *342*
— s. Mann, J. *340*
Standley, C.C., s. Lin, T. [342] *450*
— s. Tsung, Y.L. [602] *457*
Stanton, J.B., s. Ashcroft, G. W. 274, *287*
Starke, H., s. Weise, K. [623] *458*
Starobinski, J. 260, *272*
Staub, H. *585*
— s. Alexander, F. 544, *576*
Stauck, W., s. Borelli, S. [735] *461*
Stauder 125
Stauder, K.H. 192, *211*
Steck, H. 34, *81*
Stefanachi, L., Belsanti, R., Crencenzio, M. de [1168] 431, *473*
Stein 993
Stein, A. *658*
— Kaufmann, M.R., Janowitz, H.D., Levy, M.H., Hollander, F., Winkelstein, A. 619, *658*
Stein, L. [103] 237, 239, *257*
Stein, R. [561] *456*
Steinbäck, A., Vanla, J. *521*
Steinbereithner-Krauland, F. [140] 865, *871*
Steinert, H. [139] 860, *871*
Stekel, W. [1169] 417, 418, *474*, 593, *658*
Stemmer 943
Stenbäck, A., Achte, K.A. [104, 105] 237, 239, 242, *257*
— Rimon, R. [1170] 435, 436, *474*; [1100] *472*
— s. Siurala, M. *657*
Stenberg, S., Dahlberg, G. [18] 220, 232, *255*
Stengel, E. [562, 563] 352, *456*, 506, *521*; [233] 839, 840, *857*; [339] 893, *917*
— Cook, N.G. [234] 839, *857*
Stenstedt, A. 108, 119, *139*; [1171, 1172] 421, 430, *474*
Stephens, J., Astrup, Ch. [1173] *474*
Stern, C., Stern, W. [340] *917*
Stern, E. [564—567] 433, *456*, *521*, 638, 639, 640, *658*, *726*; [235] *857*; [341, 342] 877, *917*
— Schachter, M. [343] *917*
Stern, E., s. Meng, H. [378] 433, *451*
Stern, F. 145, *152*
Stern, O.S., s. O'Connor, J.R. *653*
Stern, W. 878
— s. Stern, C. [340] *917*
Stevens, S.S., s. Sheldon, W. H. 598, *657*
Stevenson, G.H., s. Geoghegan, J.J. 266, *270*
Stevenson, I. [104a] 736, *763*
Stevenson, J., Wolpe, J. 571, *585*
Stevenson, J.P., s. Duncan, C.H. 595, 596, *645*
Stewart, W.A. [568] *456*
Stice, G., s. Cattell, R.B. 679, *683*
Stickl, H. 942, *975*
Stieler, M., s. Hahn, P. 597, *648*
Stierlin, E. 145, *152*
Stierlin, H. 297, 299, 300, 306, *342*; [1174] *474*, *726*; [235a] 829, *857*
Stieve, H. [1174a] 401, *474*
Stigler, R. *658*
Stille, G. *290*
Stirland, D., s. Hall, P. [851] 423, *464*
Stockert, F.G.v. 814, *821*; [236] 827, *857*; [344—346] 881, 885, 894, 897, 902, 903, *917*, 961, *975*; [227] 977, *1005*
Stockner, C., s. Garmezy, A. [130] 898, *911*
Stöcker, W. [170] 161, *182*
Stöckl, W., s. Birkmayer, W. 84, *135*, 274, *287*
Stöckmann, F., s. Heinze, H. [114] 993, *1001*
Störring, G.E. 125; [171, 172] 163, 165, 175, 176, *182*, *211*; [569, 1175] 411, *456*, *474*, 479, 480, 494, *497*, *658*
— Suchenwirth, R., Völkel, H. *139*, *211*
— s. Bodechtel, G. [51] *442*
Stokes, J., s. Kannel, W.B. 596, *650*
Stokes, W. 593, *658*
Stokvis, B. [570—572] 364, *456*, 590, *658*; [105] 748, 749, *763*
— Bolten, M.P. *658*
— Wiesenhütter, E. [106] 747, 748, 751, *763*
— s. Deutsch, F. *723*
Stolecke, H., Pache, H.D. [230] 996, *1005*
Stoll, W.A. *975*
Stolz, H.R., Stolz, M.L. [237] 832, *857*
Stolz, M.L., s. Stolz, H.R. [237] 832, *857*
Stolze, H. 635, *658*; [107, 108] 728, 733, 740, 745, 749, 750, 751, 753, *763*
Stone, A.R., Frank, J.D., Nash, E.H., Imber, St.D. [573] 364, *456*; [109] 742, *763*
— s. Imber, St.D. [46] 742, *760*
— s. Nash, E.H. *725*
Stone, C.A. *139*
Stone, G.C., s. Gottheil, E. 677, 678, *683*
Stone, F.H. [347] 899, *917*
Stone, L. *726*
Storch 133
Storch, A. *342*
Storeá, P.B., s. Palmai, G. [113] 860, 866, *870*
Storm van Leeuwen, Bien, W., Farekamp, H. 612, *658*
Storolow, R.D. [1176] *474*
Storrow, H.A. 665, *685*
— s. Brill, N.Q. 665, *682*
Stransky 482
Stransky, E. 295, *342*
Straub, H. [110] *763*
Straube, K.H. 597, *658*
Straus, E. 133, *139*; [574] *456*, 527, 532, *585*, 608, 637, *658*
Straus, R., s. Rosenman, R.H. 598, *655*
Strauss, A.A., Kephart, N.C. [349] 887, *917*
— Lethinen, L.E. [348] 887, *917*
Strauss, W. [228] 992, *1005*
— Hertle, H. *658*
Strehl, W. [229] 990, *1005*
Strahle, H. 635, *658*
Strömgren, E. 7, *152*; [173—175] 154, 160, 161, 168, 174, *182*; [106] 221, *257*, *290*; [570, 1177] 391, 421, 422, *456*, *474*, 492, 493, *497*, *521*; [352] 876, *918*
— Hoch, P., Zubin, J. [575] *456*
— s. Arentsen, K. [2] *254*
— s. Juel-Nielsen, N. [53] *256*
— s. Nielsen, J. [79] 221, 237, *257*
— s. Schou, M. *290*
— s. Sørenson, A. [1160] *473*
— s. Welner, J. 147, *152*

Strötzel, L., s. Kisker, K. P. [290] *448*; [119] 838, *853*; [202] 896, 898, *913*
Stroh, G. [350] 876, 898, *918*
— Buick, D. [351] 881, *918*
Strohmayer, W. 813, *821*
Strotzka, H. [577, 578, 580] 364, 370, 373, *456*, 688, *726*; [77, 78, 80] 792, 793, 795, 796, 809, *811*; [231] 996, *1005*
— Czerwenka, G., Graupe, S., Simon, M. [79] 795, *811*
— Leitner, I. [579] *456*
— s. Brodschöll, B. [31] 165, *178*
— Rosenmayr, L. [69] 803, 804, *811*
— s. Spiel, W. [222] 994, *1005*
Strümpell, A. v. 610, *658*
Strümpell, P. 629, *659*
Strunk, P. 814, 816, *821*
— Faust, V. B. [141] 859, *871*, 933, *975*
— Remschmidt, H. 814, 817, *821*
Strupp, H. H. 786, *790*
Stuart, H. C. [238] 832, *857*
Stucki, A. *726*
Studt, H. H., Arnds, H. G. 614, 615, *659*
— s. Arnds, H. G. [16] 359, 363, 375, *441*, *641*
— s. Degler, R. [99] 363, *443*
Stüber, G. [581] 388, *456*
Stübing 613, *659*
Stürup, G. K. 573, *585*
— s. Christiansen, K. O. 540, *577*
Stulb, S. C., s. McDonough, J. R. 597, *652*
Stumpf, F. [49] 343, *350*
Stumpfl, F. 479, 482, 493, *497*, *521*, 541, 542, *585*
Stumpfl, F. J. [1178] *474*
Stunkard, A., s. Deutsch, F. *723*
Stunkard, A. J., s. Goldblatt, P. B. [92] *852*
Sturm, A., s. Veil, W. H. 612, *659*
Stutte, H. 121, *139*; [582] 428, *456*, 479, 489, *497*, 503, *521*, 542, *585*, 814, 815, 816, 817, 818, *821*; [239] 824, 846, *857*; [142] 865, *871*; [353—358a] 874, 882, 884, 885, 886, 887, 892, 893, 894, 895, 896, 902, 903, 904, 907, *918*; [432, 433] *920*, 948, 949, 967, 968, 969, *975*; [233—236] 978, 984, *1005*
Stutte, H., Bracken, H. v. 815, *821*
— Harbauer, H. 815, 818, *821*; [359] 897, *918*, 970, *975*; [232] 979, *1005*
— Koch, H. 816, *821*
— Leuner, H. [240] 846, *857*
— Stutte, M. D. *975*
— s. Eggers, C. 815, *818*; [60] 838, *852*; [104] 896, *910*
— s. Szilard, J. 926, *975*
Stutte, M. D., s. Stutte, H. *975*
Subra, G. [1179] 415, *474*
Sucharewa, G., Perskaja, S. 207, *211*
Sucharewa, G. J. [360, 361] 874, 896, 898, *918*
Suchenwirth, R., s. Störring, G. E. *139*, *211*
Sudaka, J., s. Pélicier, Y. *654*
Süllwold-Strötzel, L., Kisker, K. P. [241] 838, *857*; [362] 899, *918*
Sullivan, A. J. *659*
— Chandler, C. A. 632, *659*
— McKell, T. E. *659*
Sullivan, B. H., Hamilton, E. L. *659*
Sullivan, H. 295, 299, 307, *342*
Sullivan, H. S. 44, 47, *81*; [176] 168, *182*; [583—585, 1180] 368, 369, 388, 391, 417, *456*, *474*, 515, *521*, 538, *585*, 690, 711; [111] 734, 735, 736, 738, *763*
Sundby, P. [107] *257*
— Nyhus, P. [108] 220, *257*
Sutherland, J. D., s. Ezriel, H. *723*
Sutter, J. M., Lucconi, H., Scotto, J. C. [131] 862, *871*
— Pascalis, G. J. 478, *497*
Svalastoga, K. [109] *258*
Svendsen, B. B. [110] 224, 225, *258*
Swaback, D. O., s. Barter, J. T. [12] 840, *850*
Swartz, J., Semrad, E. V. 613, *659*
Sydenham 921
Sylvester, D., s. Agras, St. [671] 403, *459*
Symonds, M. [1181] *474*
Szasz, Th. [586] *456*
Szasz, T. S. *659*
— Levin, E., Kirsner, J. B., Palmer, W. L. *659*
Szekely, G. A. [1182] *474*
Szilard, J., Stutte, H. 926, *975*
Szondi, L. [587] *456*
Szurek, S. A. [363] 876, *918*
— Berlin, I. N. [364] *918*
— s. Boatman, M. J. [55] 875, 899, *909*
— s. Johnson, A. M. *581*

Tähkä, V. [1183] *474*
Taeschler, M. 285
— Loew, D. 285, *290*; [237] 990, *1005*
— s. Schmitt, W. 277, *289*
Tagliavini, S., s. Minzi, S. L. [1020] *469*
Taipale, V., Tuomi, O., Ankee, M. [241a] 842, *857*
Takeuchi, K., s. Nishiura, N. [265] 899, *915*
Tallenbach, H. [1185, 1186] 421, *474*
Talma 613, *659*
Tam, H. *585*
Tamarin 615
Tamm, A. [238] 983, *1005*
Tan, A., Blaschegg, M. [239] 990, *1005*
Tanco Duque, R., s. Edelweiss, M. L. [124] *444*
Tannenbaum 711
Tanner, J. M. [242] 824, 827, 832, *857*; [365] 874, *918*
Tansella, M., s. Annese, A. *269*
Tarnowski, B. 526, *585*
Taschev, T. [1184] 410, 411, 412, 416, 420, *474*
Tausch, A., s. Tausch, R. [240] 989, *1005*
Tausch, R. [112] 731, 736, 740, *763*; [241] 989, *1005*
— Tausch, A. [240] 989, *1005*
Taylor, C. [589] *457*
Taylor, H. L., Klepetar, E., Keys, A., Parlin, W., Blackburn, H., Puchner, Th. 597, *659*
Taylor, I. [366] 882, *918*
Taylor, Lord [590] *457*
— Chave, S. [591] 431, *457*
Teicher, J. D., Jacobs, J. [243] 840, *857*
Teirich, H. R. [113] 743, *763*; [242] 989, *1005*
Tellenbach, H. 106, 117, 133, *139*, 279 *290*; [434] 905, *920*
Terhune, W. B. [592] *457*; [81] *811*
Terman, L. M. 537
— Miles, C. 537, *585*
Termansen, P. E., s. Schwartzman, A. E. *272*

Terr, L. C., Watson, A. S. [150] 865, *871*
Terrá, D., s. Lidz, T. [232] 898, 899, *914*
Terry, D., s. Lidz, T. *582*
Tessman, E., s. Coolidge, J. C. [42] 834, *851*
Thaler, M., s. Weiner, H. *660*
Theander, St. [244] 841, 842, *857*
Theilgaard, A. [245] 842, *857*
Theopold, A. *659*
Thetford, W. N., Schucmann, H. *659*
— s. Schucman, H. [1126] *472*
Thiele, R. 500, *521*
Thiele, W. 281, *290*
Thiemann, E. [593] 359, 360, 373, 374, *457*, 614, 615, 616, *659*
Thierry, A. M., s. Kety, S. I. 276, *288*
Thomae, H. [594, 1187] *457*, *474*, 500, *521*, 560, 561, *585*, *659*, 816, *821*; [246] 842, *857*; [243] 988, *1005*
— Lehr, U. [595] *457*
— Simons, H. 500, *521*
— s. Fleck, L. [75] *852*
— s. Lersch, Ph. [333] *450*
Thomas, A., Chess, S., Birch, H. G., Hertzig, M. E., Korn, S. [596] *457*
— s. Chees, St. [34] 861, *868*
Thomas, D. S., Locke, B. Z. [111] 239, 243, 244, 245, *258*
— s. Lazarus, J. [61] 229, 247, 250, 252, *256*
Thomas, J., s. Isaacs, W. 319, *339*
Thomas, K. *272*, 506, *521*; [114] 746, 751, *763*
Thompson, G. N. [597] *457*
Thompson, H. 621, *659*
Thorne, F. C. [50] 345, *350*
Thurnam 215, *243*
Thurnwald, R. 531, *585*
Tichá, V., s. Čižkowa, J. [41] 835, *851*
Tienari, P. [598] 382, 386, *457*
Tietze, C., Lemkau, P., Cooper, M. [112] *258*
— s. Lemkau, P. [327] 430, *450*
Tillmann, s. Reichhart 888
Tilton, J. B., s. King, G. S. 778, *782*
Timbury, G. C., s. Mowbray, R. M. [89] 734, *762*
Tinbergen, N. *586*
Todd, D., s. Barter, J. T. [12] 840, *850*
Tögel, I. [115] 752, *763*
Tölle, R. 285, *290*, 490, 492, 493, *497*
Toker, E. [1188] *474*
Tolstrup, K. [247] 841, *857*
Toman, W. [599] *457*
Tomkiewicz, S., s. Duché, D. J. [57] 826, *851*
— s. Koupernik, C. [120] 842, *853*
Tomorug, E., Rotescu, J. [247a] 840, *857*
Tonge, W. L., s. Gay, M. J. [190] *446*
Tooley, K. [151] 861, *871*
Touraine, G. A., s. Draper, G. 622, *645*
Tramer, M. [600] *457*, 813, 814, *821*; [367—371] 875, 876, 878, 889, 893, 896, *918*; [244] 977, *1005*
Trautner, E. M., s. Gershon, S. *288*
Trelat, J. [152] 861, *871*
Tretkowan, W. H., s. Enoch, M. D. [136] *444*
Treurniet, H., s. Groen, J. 634, *648*
Treurniet, N., Wilde, G. J. S. 602, *659*
Trilling, C. *586*
Troeger, U., s. Matussek, P. [1002] 421, 424, 431, *469*
Troger, U., s. Matussek, P. *137*, *271*
Troschke, J. v. [153] 864, *871*
Trosman, H., s. Heine, R. W. *724*
Trostorff, S. v. 184, 188, *211*
Truax 314
Truax, C. B. 788, *790*
— Carkhuff, R. R. 788, *790*
Trussell, R. E., Elinson, J. [601] *457*, 600, 610, *659*
Tryon, R. C. 673, 678, 679, 680, 682, *685*
Tschannen 635
Tschudin, A. *290*
Tschulik, O. [154] 867, *872*
Tsuda, K. [1189] *474*
Tsuijoka, B., s. Cattell, R. B. 680, 681, *683*
Tsung, Y. L., Standley, C. C. [602] *457*
Tuchelt-Gallwitz, A., s. Meyer, J. E. [165, 166] 835, 844, 845, *855*
Tucker, K., s. Masterson, J. F. [152, 153] 835, *854*
Tuckman, R. [155] 865, *872*
Tuczek, K. 120, *139*
Tulin 631
Tulin, M., s. Almy, T. P. *641*
Tulzer, W. 929, *975*
Tuomi, O., s. Taipale, V. [241a] 842, *857*
Turner, R. J., Wagonfield, M. O. [113] 241, *258*
Turner, R. K., s. Young, G. C. 780, *783*
Tuschy, G., s. Hartmann, H. [222] 361, 362, 403, *447*
Tuska, S., s. Wright, B. [655] *458*
Tutter, M., s. Chees, St. [34] 861, *868*
Tuzi, S. *659*
Tyhurst, L. [177] 167, *182*
Tyndel, M. *659*
— s. Hoff, H. [34] 808, *810*
Tyron, C. M. [248] *857*
Tyson, F. [116] 752, *763*

Uchtenhagen, A. 10, 55, *81*
Überla, K., Enke, H. [603] 375, *457*
Uexküll, Th. v. [604] 437, *457*, 588, 594, 599, 600, 601, 604, 625, *659*, 670, *685*
— s. Pflanz, M. 600, 603, 624, *654*
Ullmann, L. P., Krasner, L. 319, *342*
— s. Krassner, L. [141] 989, *1002*
Ullmann, P. S. *586*
Ulmer, W., s. Christian, P. 608, *644*
Unger, L., Wolf, A. A. 610, *659*
Unger, S., s. Kurland, A. A. [61] 759, *761*
Unverricht-Lundborg 967
Uschakow, G. K. [372—375] 876, 894, 898, *918*;
Usdin, L. [605] *457*

Vaillant, G. E. [376] 885, *918*
Valenstein, A. F. [606] *457*
Valk, M. van der, s. Groen, J. 002, 012, 634, *648*
Vallence, M., s. McGuire, R. J. 557, *582*
Vallet, R. *521*
Vanla, J., s. Steinbäck, A. *521*
Varga, E., s. Angst, J. 52, *78*
Vater, D., s. Feuerhahn, G. [168] *445*
Vaughan, G. F., s. Gold, S. [134] 876, *911*
Vedder, R., s. Baumann, C. [19] 894, *908*
Veil, C. 332, *342*; [156] 865, *872*

Veil, W.H., Sturm, A. 612, *659*
Veith, G. *975*
— Ziegler, H.K. 935, *975*
Venzlaff, U. [51] 348, *350*; [607, 608, 1190, 1191] 379, 380, *457*, *474*, *521*, 796; [435] 906, *920*
Verbeek, E. [178] 154, *182*
Vernea, J., s. Melzer, V. *652*
Vernon, D., Foley, J., Sipowicz, R., Schulman, J. [157] 864, *872*
Vernon, M.D. 817, *821*
Verschuer, O.v. 611, *659*
Verschuer, W.v. 541, 570, *586*
Veszy-Wagner, L. [1192] *474*
Vié, J., Queron, P. 77, *81*
Viebahn, I.v. [1193] *474*
Viefhues, H. [82] 791, *811*
Vieru, Th. [609] *457*
Viitamäki, R.O., s. Arajärvi, T. [283] 898, *916*
Villa, J.-L., s. Genevard, G. *724*
Villinger 132
Villinger, W. [377, 378] 875, 893, 903, *918*
Vinar, O. 133
— Grof, P. *139*
Vischer, A.L. [610] *457*
Visher, J.S. *726*
Visotsky, H., s. Alexander, F. 625, *641*
Vito, R.A.de, s. Abrams, R. *269*
Vles, S.J., s. Groen, J. 633, 634, *648*
Voegtlin, W.L., Lemere, F. 775, *783*
Völkel, H. [611—613, 1194, 1195] 412, 423, *457*, *474*, *521*, *586*, 594, 614, 615, *659*, *660*; [249] 826, *857*
— s. Störring, G.E. *139*, *211*
Vogel, F. 541, *586*
Vogel, Th. [614] *457*, *497*, *522*
Vogt, H. [379] *918*
Vogt, K. 282, *290*
— s. Schmitt, W. *289*
Voldby, H., s. Schou, M. *290*
Volhard, R., s. Langen, D. *725*
Volkan, V., Showalter, R.C. *726*
Volkhardt, S. [250] 842, *857*
Volmat, R. [117] 752, *763*
Vondracek, V. [1196] *474*
Voorst, J.A.van, s. Krevelen, D.A.van [420] *920*
Vries, V.de, s. Dekker, E. *644*
Vrono, M.S. [380] 876, 889, 896, 897, *918*
Vuorinen, Y., s. Siurala, M. *657*

Wachsmuth, R. 78, *81*
Wacker, H., s. Fehlhaber, C. 933, *973*
Wadsworth, W.V., Scott, R.F., Wells, B.W.P. 336, *342*
— Wells, B.W.P., Scott, R.F. 336, *342*
Waelder, R. [615, 1197] *457*, *474*
Waggoner, R.W., s. Cannicott, St.M. *270*
Wagner 122
Wagner, K.D., s. Scholz, B. 933, *975*
Wagonfield, M.O., s. Turner, R.J. [113] 241, *258*
Wahl, C.W. [1198] *474*
Wakoh, T., s. Kurosawa, R. [940] *467*
Wakstein, D.J., s. Pronovost, W. [282] *916*
Wakstein, M.P., s. Pronovost, W. [282] *916*
Walcher, W. *272*; [1199a] 424, *474*; [436] *920*
— Caruso, I.A. [1199] *474*
Waldfogel, S., s. Coolidge, J.C. 834, *851*
— s. Miles, H.W. *652*
Waldman, R.D. [616] *457*
Walk, A. 813, *821*
Walinder 560
Walinder, J. [1200] *474*
— s. Lundberg, O. [147a] 841, *854*
Wallace, N.E.R., White, M.P.H. [617] 372, *457*
Wallauer, P., s. Harbauer, H. [157] 897, *912*
Wallerstein, E.S. 775, *783*
Wallerstein, R.S., s. Ekstein, R. *723*
Wallgren, A., s. Fankoni, G. [69] *1000*
Wallis, H. 539, 540, *586*; 945 *976*; [245] 988, *1005*
Walsch, R.P., s. Anker, J.M. 336, *337*
Walser, H.H. [1201] *474*
Walser, P. [1202] *475*
Walsh, B., s. Walsh, D. [114] *258*
Walsh, D., Walsh, B. [114] *258*
Walshe, F. [1203] *475*, *522*
Walter, K. 122, *139*
— Bräutigam, W. 560, 561, *586*
Walter, W., s. Socarides, Ch. 567, *585*
Walters, R.H., s. Bandura, W. 542, *576*
Walther 482
Walther, W. [1204] *475*
Walther-Büel, H. *497*
Walton, H.J., Foulds, G.A., Littmann, S.K., Presly, A.S. 671, 681, *685*
Wandell, W., s. Cohen, S.I. *644*
Wangh, M. [1205, 1206] 407, *475*
Ward, C.H., Beck, A.P., Mendelson, M., Mock, J.E. Erbaugh, J.K. 664, *685*
Ward, I.L., s. Gerall, A.A. *579*
Ward, T.F. [381] 896, *918*
Wardwell, W.I., Bahnson, C.B., Caron, H.S. *660*
— s. Bahnson, C.B. 599, *642*
Warren, W. [618] *457*, 816, *821*
Washburne, A., s. Masterson, J.F. [154] 830, *854*
Waskowiak, K., s. Iben, G. [76] 865, *869*
Wassell, B. *726*
Wassermann, I. [1207] *475*
Wassing, H.E. [382] 881, *919*
— Krevelen, D.A.van [383] 881, *919*
Waters, R.W., s. Loevenhart, A.S. 266, *271*
Watson 302
Watson, A.S., s. Terr, L.C. [150] 865, *871*
Watt, A.W. 639, *660*
Watts, C.A.H. [619] 357, *457*
Waxler, N., s. Mishler, E. [399, 1021] 389, *452*, *469*
Weakland, J., s. Bateson, G. *338*
Weakland, J.H. [620] 389, *458*
Weber, A. [621] 362, *458*; [158] 861, 863, *872*
Weber, B., s. Kahler, O.H. 601, *649*
Weber, D. [1208] *475*, 815, *821*; [384] 881, 886, 887, 892, 897, *919*; [437] *920*, 924, 970, *976*
— Klopp, H.W. [385] 897, *919*, 926, *976*
— s. Schenck, K. 933, *975*
Weber, H. [83] 796, *812*
Weber, J.J., Elinson, J., Moss, L.M. [622] *458*

Wechsler, H., Pugh, T. F. [115] 240, *258*
Weeks, K. F., s. Glatt, K. F. [25] 791, 803, *810*
Wegehaupt, A. 627, *660*
Wegener, H. [246] 979, 989, *1005*
Wegscheider, K., s. Koldewey, G. [139] 989, *1002*
Weidemann, H., Nöcker, J. 597, *660*
Weidemann, J., s. Köttgen, U. [418] 906, *920*
Weil, A. 571, *586*
Weil, A. P. [251] 845, *857*
Weil, F., s. Delay, J. *518*
Weil, R. J., s. Eaton, J. W. [27] 222, *255*
Weiland, H. [1209] *475*
Weiler, G., s. Birkmayer, W. 274, *287*
Weinber, H., s. Rosen, S. R. *655*
Weinblatt, E., s. Shapiro, S. 597, *657*
Weiner, H., Braiman A. *522*
— Thaler, M., Reiser, M. F., Mirsky, A. *660*
— s. Mirsky, I. A. *652*
Weiner, I. W. *660*
Weingarten, L. L., Korn, S. [1210] 431, *475*
Weinmann, H. [247] 993, *1005*
Weinschenk, C. 816, *821*; [386] *919*; [248] 986, *1005*
Weinschenk, T. 966, 968, *976*
Weippl, G. 816
Weis, P., s. Angst, J. 52, *78*, 287, *287*
Weise, K., Albert, H. D. [118] 745, *763*
— Starke, H., Feldes, D., Petermann, H. [623] *458*
Weisfogel, J., Dickes, R., Simons, R. C. [624] *458*
Weisman, A. D. *660*
Weisman, Ph. [1211] *475*
Weiss, E. [1212] *475*, *586*, 601, 616, *660*
— Deinlin, B., Rollin, H., Fischer, H. R., Bepler, C. R. 599, *660*
— English, M. D. 599, 618, *660*
— English, O. S. 599, *660*
— Jaffe, B. *660*
— Saul, L. J., Lyons, J. W. 601, *660*
— s. English, O. S. *646*
Weiss, H. [1213] *475*
Weissman, S., s. Haberland, C. [847] *464*
Weisz, J. D. *660*
Weitbrecht, H. J. 5, *6*, 88, 94, 107, 122, 128, 132, *139*, 142, *152*; [179—182] 154, 161, *182*, 261, 263, 264, 265, *272*, 280, *290*; [625, 626, 1214] 352, 421, 422, 423, 431, 436, *458*, *475*, *497*, *522*, 589, *660*; [387] 896, 906, *919*
Weitmeyer 617
Weitz, W. 601, 621, *660*
Weizsäcker, V. v. [627] *458*, 592, *660*; [84, 85] 795, *812*
Wellek, A. 486, *497*
Weller, G., s. Birkmayer, W. 84, *135*
Wells, B. W. P., s. Wadswoorth, W. V. 336, *342*
Welner, J., E. Strömgren 147, *152*
Welsh, G. S., s. Dahlstrom, W. G. 672, *683*
Weltz, G. A. 619, *660*
Wenar, Ch., Ruttenberg, B. A. Dratman, M. L., Wolf, E. G. [388] 897, 901, *919*
Wender, P. H., s. Kety, S. S. 2, *6*
Wendt, C. F. [628, 1215] *458*, *475*, *522*; [119] 738, *763*
Wendt, H. [629, 1216] 389, *458*, *475*, *660*
Wenger, M. Y., s. Smith, D. B. 593, *657*
Wenger, P. 78, *81*
Wenger, R., s. Navratil, L. [420] *452*, *653*
Wenger, V. 314
— s. Benedetti, G. *78*, *338*, *576*; [43] 876, 893, *909*
Wenstrand, E. E. W., Feldt, R. H. 601, *646*
Wenzel, U. [252] 838, *858*
Werdinius, B., s. Dencker, S. J. 274, *288*
Werner, W. 287, *290*
Wernicke, C. 36, *81*; [183] 163, 168, 175, *182*, 183, 184, 185, 180, 187, 188, 191, 192, 193, 194, 196, 197, 208, *212*
West, D. J. *586*
Westerman, H. H., s. Cunningham, J. M. [48] 845, *851*
Westerman-Holstijn, A. J. [1217] *475*, 638, *660*
— s. Salzman, L. [499] *454*
Westheimer, I., s. Heinicke, C. M. [868] *465*
Westphal, C. 559, *586*
Westphal, K., Gleichmann, F., Mann, W. *660*
Wettley, A., Leibbrand, W. *586*
— s. Leibbrand, W. [118] 155, 157, *180*
Wetzel, A. 123
Wewetzer, K.-H. 816, *822*, 887, 935, *976*
— s. Forster, E. [174] *445*, 815, *819*
Weygandt, W. 813, *822*
Wharton, R. N., Fieve, R. R. 284, *290*
Wheeler, E. O., White, P. D., Reed, E. W., Cohen, M. E. [630] 370, *458*
Whipple, B., s. Long, R. T. *651*
White, B., s. Semrad, E. V. *726*; [103] 739, *763*
White, B. U., Cobb, S., Jones, C. M. 630, 631, *660*
White, D., s. Cohen, S. I. *644*
White, J. G. *660*
White, K. L., Browne, J. S. L., Wittkower, E. D. [631] *458*
— Grant, J. L., Chambers, W. N. 598, *660*
White, L. A. 541, *586*
White, M. P. H., s. Wallace, N. E. R. [617] 372, *457*
White, P. D. 600, *660*
— s. Cohen, S. I. *644*
— s. Craig, H. R. 591, 592, *644*
— s. Gertler, M. M. 598, *647*
— s. Wheeler, E. O. [630] 370, *458*
Whitehorn, J. C. *522*
— Betz, B. J. 329, *342*
Whitelaw, M. J. [252a] 835, *858*
Whitlock, F. A. [1220, 1221] *475*, *522*
Whittly, J. S., s. Glatt, M. M. [25] 791, 803, *810*
Who [632, 633] 360, 422, *458*
Whybrow, P. C., Mendels, J. [1219] 421, 424, *475*
Wickes, I. G. 780, *783*
Widlocher, D. 146, *152*, *522*
Widmer, L. K., s. Kannel, W. B. *650*
Widsom, J. O. [1222] *475*
Wieck, Ch. 815, *822*; [389, 390] 875, 876, 893, 894, 895, 896, 897, 898, 900, *919*
Wieck, H. 86, 122, *140*
Wieck, H. H. *272*, *497*
— Kallenberg, A., Liebler, G. Pauli, W., Posth, H.-E. 622, *660*

Wiedeman, G. H. [1223] *475*
Wiedermann, H. R., s. Bleuler, M. *577*
Wiegmann, H. [634, 635, 635a] 374, *458*; [120] 741, 753, 755, *764*
Wiesenhütter, E. [636—638] *458*, *522*; [86] 795, *812* [253] 831, *858*; [159] 859, 863, *872*; [249] 988, *1005*
— s. Stokvis, B. [106] 747, 748, 751, *763*
Wieser, S. [639] *458*, *522*
Wieser, St., s. Bochnik, H. J. 671, *682*
Wiest, D., s. Fischer, H. [74] 841, *852*
Wigert, V. [184] 154, *182*
Wilbur, C. B., s. Bieber, I. [705] *460*, 568, 572, *576*
Wild, C., s. Lidz, T. *80*
Wilde, G. J. S., s. Treurniet, N. 602, *659*
Wilde, J. S., s. Groen, J. 634, *648*
Wilder, J. 637, *661*
— Silbermann, I. S. 637, *661*
Wile, R., s. Fish, B. [120—122] 876, 899, 900, *911*
Wilkins, L. [254] 835, *858*
Will, G. T. *342*
Willer, L., s. Kaufmann, I. [194] 901, *913*
Willer, M. L., s. Coolidge, J. C. [42] 834, *851*
Willi, J. [1224] 398, *475*, 924
— s. Bleuler, M. [49] *442*, *973*
Williams, D. A. 610, 613, *661*
Williams, F. S. [640] *458*
Williamson, M. [87] 799, *812*
Wilson, D. M., s. Sott, D. H. [130] 866, *871*
Wilson, G. W. 630, *661*
Wimmer, A. 145, 146, *152*
Winckler, W. T. *726*
Winekur, G. *212*
— Clayton, P. J., Reich, T. 188, *212*
Wing, J. K. 332, 336, *342*, 815, *822*; [391, 392] 875, 884, *919*
Wing, L., s. Lader, M. H. 769, *783*
Winkelstein, A., s. Stein, A. 619, *658*
Winkler 96
Winkler, M. [250] *1005*
Winkler, W. *661*
Winkler, W. Th. 326, *342*; [641, 1225, 1226] 354, 389, *458*, *475*; [393] 896, *909*
— s. Bochnik, H. J. 671, *682*
Winnick, Ch., s. Kadis, A. L. [52] 744, *761*
Winnicott 300
Winnicott, D. W. [642, 643] 387, *458*, *661*
Winokur, G., Leonard, C. [1227] *475*
— Pitts, jr. F. N. [1228] *475*
Winter, E. [644] 356, 403, 420, 430, 431, *458*, *661*
Winter, O. S., s. Wolf, S. 601, *661*
Wintrob, R. M. [1229] *475*
Winzenried, F. J. M. 121, *140*; [394] 903, *919*
— s. Dörner, K. [43] 165, 166, *178*
Witter, H. 478, *497*; [88] 797, 807, *812*
Wittgenstein, O. [121] 752, *764*
Wittich, G., Ferchland, E. [89] 797, 806, *812*
Wittich, G. H. *661*
Wittkower, E. D. 124; [646] *458*, 592, 608, 619, 632, *661*
— Cleghorn, R. A. [645] *458*, *661*
— Fried, J. [647] 366, 367, *458*
— Hügel, R. *140*; [1230] 366, 367, 421, *475*
— Lester, E. *661*
— Rin, H. [116] 228, *258*; [648] 367, *458*
— Rodger, T. F. 591, *661*
— Russel, B. 638, 639, 640, *661*
— s. Murphy, H. B. M. [415a, 1033] 366, 421, *452*, *470*
— s. White, K. L. [631] *458*
Wittson, Cecil L. 120, *140*
Wizel 419
Woerner, Ph. I., Guze, S. B. [1231] *475*
Wolberg, L. R. [649] *458*, 711, 713, *726*; [122—124] 728, 729, 730, 732, 735, 736, 737, 744, 748, *764*, 784, 789, *790*
Wolf 631
— s. Durfee 383
Wolf, A., Schwartz, E. K. *726*
— s. Schwartz, E. K. *726*
Wolf, A. A., s. Unger, L. 610, *659*
Wolf, E. G., s. Wenar, Ch. [388] 897, 901, *919*
Wolf, G. K. 972, *976*
Wolf, K. M., s. Spitz, R. A. [556, 557] 383, 385, 433, *456*
Wolf, M. M., s. Birnbrauer, J. S. 778, *782*
— s. Harris, F. R. 778, *782*
— s. Hart, B. M. 778, *782*
Wolf, R. 208, *212*
Wolf, S. *661*
— Pfeifer, J. B., Ripley, H. S., Winter, O. S., Wolff, H. G. 601, *661*
— Wolff, H. G. 619, 622, *661*
— s. Grace, W. J. 631, *647*
— s. Holmes, Th. *649*
— s. Wolff, H. G. 619, *661*
Wolf, S. R., s. Hoopes, J. E. [885] *465*
Wolf, T. P. 559, *586*
Wolfensberger-Hässig, Ch. [395] 889, *919*
Wolff, H. G. *522*, 595, 606, 607, *661*
— Wolf, S. 619, *661*
— — Hare, C. C. *661*
— s. Grace, W. J. 631, *647*
— s. Graham, J. R. 606, *647*
— s. Holmes, Th. 635, *649*
— s. Wolf, S. 601, 619, 622, *661*
Wolff, H. H., s. Gelder, M. G. 770, 771, 781, *782*
Wolff, S., Chess, S. [396, 397] 893, 896, *919*
Wolffheim, N. [251] 986, *1005*
Wollheim, E., Moeller, J. 599, 605, *661*
Wolman, B. B. [650, 651] *458*
Wolpe, J. 302, 314; [125] 747, *764*, 766, 771, 772, *783*; [252] 989, *1005*
— Lazarus, A. A. *342*, 767, 768, 771, *783*; [253] 989, *1005*
— s. Stevenson, J. 571, *585*
Wolstein, B. [652, 653] *458*
Wong, N. 316, *342*
Wood, P. 591, 592, *661*
Woodruff, jr. R. A. [1232] *475*
— Clayton, P. J., Guze, S. B. [1233] *475*
— s. Farley, J. [791] *462*
Woodward, M. 572, *586*, *822*
Woolf, M. [654] *458*
— s. Rosenberger, L. [294] 894, *916*
Woolley, D. W. 274, *290*
Worden, F. G., s. Darr, G. C. [87] 890, *910*
Wretmark, G. *522*

Wright, B., Tuska, S. [655] *458*
Wright, C. A., s. Claas, S. J. *577*
Wüster, G., s. Bochnik, H. [28] 866, *868*
Wulff, E. [1234], *475*, 489, 493, 494, *497*, *522*
Wunderlich, C. 816, 817, *822*; [254] 986, 993, *1005*
Wurm, M., s. Rosenman, R. H. 598, *655*
Wurst, F. [255] 832, *858*; [160] 860, 863, 865, *872*
Wyant, O., s. Dworin, J. [99] 898, *910*
Wylie, R. C. [256] 835, *858*
Wynberg, D. [1235] *475*
Wynne, s. Bowen 389
Wynne, L. C. *82*, 300, 301, 317, *342*
— Rickoff, I. M., Day, J. *342*
— — — Hirsch, S. *82*; [1236] 389, *476*
— Singer, M. T. *82*; [1237] *476*
— s. Singer, M. T. 32, *81*
Wynne, M. D., s. Singer, M. T. [327] 899, *917*
Wyrsch, H. 483, *497*
Wyrsch, J. 8, 41, *82*, *140*; [185] 163, *182*, 206, *212*; [656, 1238] *458*, *476*, 525, 551, *556*
Wyss, D. [657] 353, *458*, 595, 600, 603, *661*
Wyss, F. 595, 600, 603, 613, *661*
— s. Angst, J. 52, *78*
Wyss, R. [1239] *479*, 527, 532, 540, 543, 544, 551, 552, *556*
Wyss, W. H. v. 594, *662*

Yahalom, I., s. Rice, G. [289] 898, *916*
Yasargil, M. G. [126] 752, *764*
Yaskin, J. C. 638, *662*
Yates, A. J. [658] *458*
Yinger, M. [659] *459*
Yollies, S. F., Kramer, M. [118] 218, 229, 235, *258*
Yorkston, N. J., Sergeant, H. G. S., Rachman, S. *783*
Young, G. C., Turner, R. K. 780, *783*
Young, H. *586*
Young, J., s. Marks, I. M. [995] *468*
Young, W. C. 563, *586*
— s. Hampson, J. L. *580*
— s. Phönix, Ch. *583*
Younghusband, O. Z., s. Jones, S. H. 601, *649*

Zacharias 747
Zander, W. [660] *459*
Zane, M. D. *662*
Zapotoczky, H. G., s. Berner, P. [15] 165, 166, *177*
Zauner, J. [661, 662, 1240] 363, 365, 377, 412, *459*, *476*, 591, 594, 595, 596, 622, *662*
Zdimalova, s. Kratochvil, S. [931] *467*
Zec, N. [1241] *476*
Zeh, W. 105, 121, *140*; [663] 354, *459*; [257] 838, *858*
Zeitlyn, B. B. 320, *342*
Zeldenrust, E. L. K. [52] 347, *350*; [1242] *476*, *522*
Zeller 90, 892
Zeller, W. [258] *858*
Zenker, R., Meyer, A.-E. 676, *685*
— s. Meyer, A.-E. 676, 677, 678, *684*
Zerbin-Rüdin, E. 119, *140*
— Peiffer, J. 968, *976*
Zerssen, D. v. 571, *586*
— s. Häfner, H. *339*
— s. Kerekjarto, M. v. 678, *683*
Ziegler, D. K., Paul, N. [1243] *476*
Ziegler, H. K., s. Veith, G. 935, *975*
Ziehen, Th. 36, *82*, 813, *822*
Ziere, W. [255] 987, *1005*
Zilbach, J. J. [664] 389, *459*
Zimmer, R. [127] 744, *764*
Zimmermann, H., s. Oberdisse, K. [180] 841, *855*
Zimmermann, J., s. Grosz, H. [840] *464*
Zimmermann, W. S., s. Guilford, J. P. 679, *683*
Ziolko, H. U. [665, 1244] 431, *459*, *476*, *662*; [259] *858*
— s. Moeller, M. L. [1024] *469*
Ziskind, E. [186] 168, *182*
Zolliker, A. 535, 553, *586*
Zubin, J. [119] 215, *258*, 665, *685*
— s. Strömgren, E. [575] *456*
Züblin, W. *662*, 561, *586*, 814, *822*, 945, 946, 947, *976*
Zülch, K. J., Hosemann, V. 600, *662*
Zuidema, G. D., s. Cohen, S. I. *644*
— s. Silverman, A. J. *657*
Zulliger, H. [666, 1245, 1246] 410, *459*, *476*
Zulliger, H. [666, 1245, 1246] 410, *459*, *476*; [161] 859, 861, *872*; [256, 257, 258] 987, *1005*
Zumpe, L. [260] 840, *858*
Zung, W. W. K. [1247] *476*
Zurabashvili, A. D. 78, *82*
Zutt, J. 94, *140*, 301, 524; [1248] 410, *476*, 524, 543, 571, *586*, *662*; [398, 399, 400] 878, 892, *919*
— Kulenkampff, C. [187] 156, *182*; [401] 878, *919*
Zwingmann, Ch. *522*, 817, *822*

Sachverzeichnis

Ablationshypnose 748
abnorme Entwicklungen, Abgrenzung 509
— Persönlichkeit 345
— Reaktion 343
— Reaktion, Abgrenzung 500
— —, Häufigkeit 503
— —, Differentialdiagnose 507
Abstraktes Denken bei autistischen Kindern 881
Abwehrformationen 665
Abwehrmechanismen, neurotische 986
Abwehrmechanismus 405
—, psychotischer 899
Abwehrpsychismus 412
Acceleration 832, 874, 949
Achsensyndrom, hirnorganisches, kindliches 936
—, organisches 174
—, schizophrenes 159, 175
—, cyclisches 175ff.
Achsensyndrome 158, 185
Acting out 703
Acute onset group 877
Adenoma sebaceum 968
Admission rates 217, 218
Adoptivkinder 831, 837
Adrenalin-potenzierende Wirkung der Antidepressiva 278
Adynamie 33, 85
— bei Schizophrenie 54
Ähnlichkeits-Messungen 674
Äquivalente, depressive 122
Affekte, Abbau der — bei infantilen Psychosen 874
—, Dissoziation bei infantilen Psychosen 874
Affektivität, veränderte 92
Affektlabilität bei kindlichen Hirnschädigungen 958
—, bei organischem Psychosyndrom 944
Affektpsychosen, Psychopathologie der 91
Affektschlag als Auslösung endogener Psychosen 88
Affektstörungen, hebephrene 893
—, kindliche 937
Affektverödung bei kindlichen Psychosen 874
Aggression in der Depression 303
Aggressionsdurchbrüche bei kindlichen Psychosen 893
Aggressionstrieb 531
Aggressivität bei Hirnschädigung 941
— bei Hirnschädigungen im Kindesalter 958
—, kindliche, postencephalitische 937, 939
—, sexuelle 545
Agieren 311
Agitiertheit bei endogener Depression 98, 101
Agnosie 929, 962, 982
Agnosie bei Kindern 965
Agonadismus 949
Agoraphobie 406, 409, 410, 770
Agrammatismus 962, 982
Agraphie 965
Ahornsirup-Krankheit 994
Akalkulie 965
Akathisie 285
Akrodynie 951
Akromegalie 26
Akrophobie 406, 410
Aktivhypnose, gestufte 749
Aktivitätsgruppen 755
Aktivitätsschub, präpuberaler 861
Aktualneurose 354, 401
Alexie 965
Algorithmen 666
Alkohol, Vergiftung im Kindesalter 950
Alkoholhalluzinose 27
Alkoholiker, anonyme 744
—, Rehabilitation 797
Alkoholvergiftung, akute 950
—, chronische 951
Altersabhängigkeit der Themenwahl bei paranoiden Syndromen 166
Altersfärbung der Manie 105
Altersmanie 105, 106
Alterspsychosen 12
Ambivalenz 432
—, schizophrene 38
Ambivalenzhaltungen bei kindlichen Psychosen 89
Amentia 105
Aminosäurewerte nach Elektroschockbehandlung 843
Amnesie 972
Amphetamin-Typ 279
Anaclitic depression 864
Analcharakter 413
Analyse des interprétation 691
—, direkte 313
—, gezielte 755
— des resistances 691
Analyses brèves 710
Anankasmen bei Depression 101
—, bei Manie 105
Anders-sein des Schizophrenen 298
Anfälle, epileptische, bei kindlichem Autismus 887
—, fokale, Therapie 996
Anfallskrankheiten im Kindesalter 994
Angehörigenbesuche, Bedeutung für Verlauf schizophrener Erkrankungen 65
Angina pectoris, Psychosomatik 596
Angst 402
— als neurotisches Hauptsymptom 354

Angst als „sekundäres“ postencephalitisches Symptom 937
—, anankastische 411
— bei endogener Depression 91, 94, 100
—, existentielle 98
—, homosexuelle 305
— in der Psychodynamik der Schizophrenie 47
—, konversionsneurotische 391
—, Mangel an 345
—, vitale 98
Angstäquivalente 406
Angstbildung, verminderte, bei Kindern 934
Angsterleben 404
Angst-Glück-Psychose 125, 191, 196
Angsthysterie 403
Angstkorrelate 401
Angstneurose 354, 391, 400, 401, 514, 592
Angstpsychose 113, 191
Angstzustände 874
—, Schlafkuren 998
Anmutungscharakter 158
Anmutungserlebnisse 157, 172
Anorexia mentalis 954
— nervosa 347, 387, 758, 841, 988, 989
— —, bei Männern 843
Anorexie 618
Anpassungsstörungen, soziale 345, 866
—, —, des Kindes- und Jugendalters 589, 859, 866
—, phasentypische 898
Anthropologische Theorie der sexuellen Verirrung 531
Antiandrogen 554
Antiandrogene, in der Jugendpsychiatrie 993
Antidepressiva 278, 279
— bei Kindern und Jugendlichen 900, 992
—, klinische Wirkung der 281
—, tricyclische 84
—, —, Wirkungsmechanismen 84
Antikonvulsiva im Kindesalter 994
Antiparkinsonmittel 285
Antithetische Ich-Ideal-Bildungen 406, 408
Antriebsarmut bei endokrinem Psychosyndrom 949, 947
Antriebsschwäche bei endogener Depression 84, 102
—, bei Hirntumoren 955
—, depressive 275
Antriebsstörung, basale 881
— bei Hirnschädigung im Kindesalter 934
—, kindliche, postencephalitische 937, 939
—, —, Therapie 993
Antriebsverarmung, organische 940, 946
Apathie 874
Aphasie 929, 931, 944, 955, 959, 962, 963, 964, 965, 982
—, amnestische 962
—, motorische 962, 963
—, sensorische 962, 963
Appersonifizierung als schizophrenes Symptom 15
Appetenzwandel nach kindlicher Encephalitis 940
Appetitlosigkeit bei endogener Depression 97, 101
Appetitstörungen, Psychosomatik der 617
Apraxie 929, 959, 962, 964
— bei Kindern 965
—, konstruktive 964, 965
Aquaphobie 406
Arbeitspsychologie und Rehabilitation 792
Arbeitsstörungen, kindliche, Verhaltenstherapie 989
Arbeitstherapie 294, 330
— bei manisch-depressiven Erkrankungen 269
—, bei Neurosen 793
Artspezifität der Noxe bei chronisch-organischem Psychosyndrom im Kindesalter 930
Arzneimittelkombinationen 285
Arzneimittel-Vergiftungen 951
Arzt-Patient-Beziehung 295, 306, 314
Asperger-Syndrom 886, 891
Asphyxiefolgen und kindliche Encephalitis 941
Assertive training 771
Associations libres 697
Assoziationen, Veränderungen bei Manie 102
Assoziationsdrang, oberflächlicher 103
Assoziationsmaße 674
Assoziationsschwäche 30
Assoziationsstörungen 874
assoziative Leere 174
Asthenie-Lehre 419
Asthénie périodique 127
Asthma bronchiale 988
— —, Psychosomatik 609
Asynchronie 832
Ataxie bei Kleinhirntumoren 954
—, intrapsychische 30
Atementspannungstherapie 989
Atemfunktionsstörung, Psychosomatik 608
Atemtherapie 753
Atmungssyndrom, nervöses 608
Attention flottante 697
Auffälligkeiten, motorische, bei frühkindlichem Autismus 882
Aufmerksamkeit, frei flottierende 313
Aufstiegsneurosen 388
Aufzuchtbedingungen, abnorme 859, 863
Augenbohren blinder Kinder 966
Ausdruckskrankheiten 589, 604
Ausdruckskrüppel 957
Ausdrucksstörung bei kindlichen Hirnschädigungen 956
Ausdruckswelt, zyklothyme 100
Ausgangspersönlichkeit der Maniker 105
Ausgliederung 44
Auslöschung in der Lerntherapie 302
Auslösung endogener Psychosen 87
Ausschließen als intrafamiliäre Kommunikationsstörung 318
Autisme riche 884
Autismus 28, 35, 36, 40, 41, 42, 43, 45, 46, 299, 300, 881, 883, 906, 969
—, armer 42
—, Diagnose 883

Autismus, infantum 11, 876, 877, 885, 887, 888, 970
— —, Ätiologie des 885
—, kindlicher 815, 992
—, —, motorische Besonderheiten 881
Autismusbegriff 884
Autistischer Rückzug 900
Autistisches Erleben, Begriff des 884
Autoerotismus 42
Autogenes Training 745
— —, bei Kindern 989
Autoritätsproblematik als Ursache von Anpassungsstörungen 862
Average population 220
Aversion therapy 773, 776
— —, indication 774
— —, mechanism of 775
— —, technique 773
Avoidance schedule 773

Ballismen 957
Barbituratvergiftung im Kindesalter 951
Beeinflussungsideen bei kindlichem Autismus 892
Beeinträchtigungswahn 156
Begegnungsscheu 878
Begegnungswelt, ungenügende Strukturierung bei kindlichem Autismus 879
Begleitencephalitis 925
Behaarungsanomalien bei kindlicher Hirnschädigung 938
Behaviour therapy 765
Behaviourismus 302, 319, 989
Belastung, extrem körperliche, als Ursache des Autismus infantum 885
Belle indifférence 395
Bender-Gestalt-Test 935
Benommenheit bei fieberhaften Erkrankungen des Kindes 925
Benton-Test 935, 964
Bereitstellungskrankheiten 604
Beschäftigungstherapeuten, Funktion in der Therapie von Kindern 979
Beschäftigungstherapie 269, 292, 294, 328, 330
Beschützende Werkstatt 984
Bettnässer 936
Bett-Schulunterricht 979
Bewährungshilfe 803
Bewegungserziehung 981
Bewegungsschablonen, primitive 883
Bewegungsstörungen, athetotische 957
—, — bei Kindern 956
—, choreiforme 956
—, extrapyramidale 943, 968
Bewegungstherapie 753, 944, 989
Bewußtsein von sich selbst 884
Bewußtseinsstörung bei akuten organischen Psychosyndromen im Kindesalter 924
—, bei Kindern 927
—, hysterische 392
Bewußtseinstrübung bei Hirntumoren im Kindesalter 953
Beziehung, chemotherapeutische (Green) 324
Beziehung zur Mitwelt, Störung der — bei kindlichem Autismus 877
Beziehungscharakter, Verlust 874
Beziehungsideen bei kindlichem Autismus 892
Beziehungspsychose, progressive 198
Beziehungssetzung ohne Anlaß 156
Beziehungsverlust 893
Beziehungswahn, sensitiver 145, 149
Blickstörungen beim Kind 882
blinde Kinder, sexuelle Reifung 835
Blindenbildungsanstalten 981
Blinden-Pädagogik 981
Blindenschrift 981
Blindenschulen 978, 981
Blindheit bei Kindern 966
Blitz-Nick-Salaam-Krämpfe 946
Blutungen, intrakranielle, im Kindesalter 924
Bilanz-Selbstmord 506
Bildstreifendenken 750
Bindegewebsschwäche (Luxenburger) als körperliche primäre schizophrene Störung 29
Biogene Amine 275
Birnbaumsche Strukturanalyse 106
BNS-Krämpfe, Therapie 996
Body image 825, 827, 836, 842
— management roles 826
borderliners 693, 694, 708
bouffées delirantes 227
Brachyphrenie 946
Breitband-Neurothymoleptica 278
Breitbandthymoleptica 277
Brief contact therapy 742, 757
Broad spectrum behaviour therapy 771
Broken-home 381, 382
Bulämie 618

Carcinophobie 405
Cardiazol-Behandlung 58, 67, 70, 261
Case registers 216
Catecholamin-Hypothese 274, 275
Cellulartherapie, bei Kindern 993
Census investigations 216
Cerebrallähmung, infantile 932, 969
Cerebralschädigungen, frühkindliche 898
—, kindliche 886
Charakter, analer 267
—, hysterischer 393, 484, 628
—, infantil-schizoider 890
—, oraler 676
—, phallischer 676
—, umweltabhängiger 346
Charakterentwicklungen, psychopathische 509
—, reaktive 347
Charakterlehre, psychoanalytische 368
Charakterneurose, depressive 391
—, hysterische 391, 400
—, schizoide 391
—, zwangsneurotische 391
Charakterneurosen 344, 345, 354, 391, 482, 667
—, familiäre 389

Charakterpsychopathen 483
Charakterwiderstand 368
Charakterzüge, reaktive 368
Chemotherapeutische Beziehung (Green) 324
Chemotherapie und Psychotherapie bei Schizophrenen 328
Child-Guidance-Clinics 985
Childhood-Autism 876
Chorea Huntington 943, 969
— minor 943, 946
— -Psychosen 943
Choreoatheose bei Kindern 957
Chromosomenforschung 817
Chromosomopathien 947
Chronische Diarrhoe, Psychosomatik der 629
C-Hypovitaminose 952
Claustrophobie 406
Client-centered therapy 736, 784, 786
Clubs 320
Club thérapeutique 716
Cohort study 222
Colitis (Colica) mucosa 629
— ulcerosa 988
— —, Psychosomatik 630
Commotio cerebri bei Kindern 927
Communalismus 800
Community mental health center 334
— psychiatry 803
Conditions indispensables à une cure psychothérapique 692
Conjoint-interview 807
Contre-indications à la psychanalyse 708
Contre-transfert 690
Contusio cerebri bei Kindern 927
Coronarerkrankungen, Psychosomatik 596
Co-Therapeut 317
Cothérapie 719
Counselling 784
—, indication 788
— technique 784, 785
Counter conditioning 769
Craniopharyngeom 952
Crude rates 219
Culture bound disorders 367
Cure analytique type, règles 696
— psychoanalytique classique 688
— — type 696
Cushing-Syndrom 946, 947
Cycloidie 175
Cyclothymie 273
Cyclothymien, maligne (Albrecht) 905
Cystische Fibrose 18

Dämmerzustände, epileptische 972
—, episodische 187
—, hysterische 13
—, psychogene 507
Dämmerzustand, postparoxysmaler 972
Daseinsanalyse 47, 49, 301, 690
Daseinsanalytische Forschung (Blei) 39
— Grundlagen, zur Psychotherapie der Schizophrenen 301
Decerebration 929
Deckerinnerung 392
Defekt, neurotischer 370
Defektbildung bei manisch-depressiven Verstimmungen im Kindesalter 905
Defektsyndrom, bei frühkindlichem Hirnschaden 937
—, pharmakogenes 279
—, posttraumatisches 944
—, psychisches 937
Defektzustände, schizophrene 997
Défense du Moi 700
Degeneration, hepatolentikuläre 968
— hypothesis 215
Degenerationspsychosen 91, 184, 207
Delayed admission 238
— echolalia 878
Délire de rêverie 892
Delirium acutum 71, 125
Dementia infantilis Heller 883, 897, 969, 970
— praecocissima 877
— praecox 8, 9, 11, 14f., 17, 38, 183, 185, 206, 873
— sejunctiva 36
Demenz 34, 928, 941, 946, 964, 967, 968, 969, 972, 997
Demography 215
Demokratische Organisation als Prinzip der therapeutischen Gemeinschaft 320
Denkfunktion, minderwertige 395
Denkhemmung 102
Denkstörung bei endogenen Depressionen 101
Denkstörungen, infantile 874, 894
Denkverlangsamung bei kindlichen Hirnschädigungen 946
Depersonalisation 15, 38, 101, 299, 300, 438, 836
Depersonalisationsphänomene, transitivistische 892
Depersonalisations-Syndrom 387, 391
Depression 94ff., 303ff., 402, 668, 968
— agitierte 100f.
— anaktitische 891, 904ff.
— biochemische Hypothesen 85
— Behandlung 277ff., 304, 327
— endogene 85ff., 107, 283, 303
— — biochemische Aspekte 274
— — Dauerveränderungen 107
— — Suicidalität 111, 324
— endoreaktive 906
— Geschäftsfähigkeit 111, 324
— hypochondrische 97f.
— kindliche 428, 876, 905
— — nach Hirnschädingung 954
— — Therapie 907, 977
— körperlich begründbare 280
— larvierte 97ff.
— neurotische 99, 391, 421
— — im Kleinkindalter 428
— periodische 108
— psychogene 902
— psychoreaktive 99f., 131, 280, 501
— als Regulationskrankheit 276
— und Schwangerschaftsunterbrechung 111
— vegetative 127, 422
— zyklothyme 94, 102

Depressio sine depressione 97
Depressive Antriebsschwäche 275
— Psychosen, Pharmakotherapie 277
— Reagibilität 107
— states, Epidemiology 236
Derealisation 101, 438
Dereflexion 737
Dermatozoonwahn 113
Desensibilisierung 747, 989
Desensitization 768, 769, 770
— in imagination 768
—, indications 769
Déséquilibre caractériel 703
Deuten 312
—, nichtverbales 312
Diabetes mellitus bei Kindern 949
— insipidus neurohormonalis 946
Diagnose, psychosoziale 798
Diagnostik, mehrdimensionale, bei endogenen Psychosen 91
Diathese, manisch-depressive 902
Differentialtypologie zyklothymer und schizophrener Psychosen 90
Differenzierungsstörungen 930, 933
Diplegien, spastische 956
Directive counselling techniques 784
Direktmethode (Melanie Klein) 986
Diskussionsgruppe 316
Displaced persons 251
Dissozialität, puberal aktuelle 862
Dissozialitätszustände Jugendlicher 816
Dissoziation 30
Distanz als Problem der Psychotherapie Psychotischer 313
Distanzlosigkeit, gereizte, bei zyklothymen Psychosen 108
Distanz-Maße bei Ähnlichkeitsmessungen 674
Distanzstörung 934
D-Lysergsäure 900
Doppelblindstudien 286
Doppelte Bindungssituation 389
Dosis-Zeitregel 278
Double-bind 301
— — -situation 389
Drift 214, 241, 247
— hypothesis 242
Drogenwirkung, Einstellung auf -, in der Psychopharmakotherapie von Psychosen 273
Durcharbeiten 698, 691, 707, 711
Durchgangssyndrome 86f., 122
Durchschnittsbevölkerung, Morbidität hinsichtlich psychischer Erkrankungen 220
Durchschnittsnorm 478
Dynamik des schizophrenen Krankheitsverlaufs 48
Dynamique des groupes 719
Dysästhesien 158
Dysfunktion, endokrine 945
—, kognitive 881
Dysgrammatismus 982
Dyskinesien, paroxysmale 991
Dysmelie-Kind 985
Dysmorphophobie 407, 835
Dyspareunie 392
Dysphasie 982
Dystrophia adiposogenitalis 844
Dysthymie, polymorphe 121
Dysthymien 126f.
—, endoreaktive 126, 280, 422

Early infantile autism 970
Echolalie 894
Écoles néo-freudiennes 690
Ecology 215
Economic crisis 225
Education émotionnelle 710
Effort-syndrom 593
Eifersuchtswahn 166
Eigenbeziehungen bei Depressionen 101
Eingebungspsychose 191
Einheitspsychose 90f., 176
Einsamkeit, primäre, bei kindlichem Autismus 882
Einsicht als Voraussetzung der Psychotherapie 693
Ejaculatio praecox 392
Ekzem, endogenes 639
Élaboration interprétative 691
Elektroencephalographie 817
Elektroschockbehandlung 58, 67, 70, 84, 261, 276, 323, 328
— bei Kindern und Jugendlichen 900, 907, 997
— bei Depression 85, 101
— und Gedächtnisstörungen 101
— Motivation ihrer Anwendung 324
Emotionslähmung 148
Emotionspsychosen 146
—, schizophrenieähnliche 146
Empathy 785
Encephalitiden im 1. Lebensjahr 886
Encephalitis 927
—, akute 924
—, —, kindliche 925
—, epidemica 487
—, kindliche 924, 938, 940, 963
— lethargica 925
—, parainfektiöse 937
—, postinfektiöse 937
—, postvaccinale 926, 942f.
—, primäre 925, 937
—, sekundäre 925, 937
Encephalitischer Blick 938
Encephalopathie 938
—, kindliche 926
—, postvaccinale 941
Encephaloperoma infantis 936
Encymopathien 967, 968
Endogen phasische Psychosen des Kindesalters, Ätiologie 904
Endokrinopathien bei Kindern 816
Endothyme Flachwellen 107
Endzustände, schizophrene 189
Energetischer Potentialverlust 172
Entfremdungsdepression 101f.
Entfremdungserlebnisse bei Kindern 892
—, neurotische 438
Enthemmung, orale 939

Enthousiasme du thérapeute 714
Entlastungsdepression 127, 422
Entwicklungen, abnorme 500ff.
—, —, Einfluß von Alter und Geschlecht 511
—, — Unterteilung 512
—, asthenische 489, 512
—, depressive 512
—, egopathische 896
—, heboide 877
—, hypochondrische 93, 347, 489, 514
—, hysterische 513
—, neurotische 377
—, neurotisch-depressive 906
—, paranoide 515
—, paranoische 104, 489
—, psychopathische 488
Entwicklungshomosexualität 538
Entwicklungshomosexuelle 564
Entwicklungskriminalität 541
Entwurzelungsdepression 422
Enuresis 779, 848
—, Therapie 992
Enzymstörungen im Kindesalter 922
Ependymom 953, 956
Epidemiology, affective disorders 236
—, alcoholic psychoses 232
—, functional psychoses 234
—, general paresis 233
— schizophrenia 235
Epilepsie 942
—, fotosensible 557
— im Kindes- und Jugendalter 967, 971
—, psychomotorische, Therapie 996
Epilepsien, akute Zustände bei 923
—, psychomotorische 971
Epiphysentumoren bei Kindern 955
Erbbiologie 85
Erfassungsfähigkeit, akustische 933, 960, 962
Erfordernis-Hypochondrie 489
Ergothérapie 331
Ergothérapies 716
Erinnerungsfälschungen 157
Erkrankungen, psychogene, bei Kindern 814
Erlebnisreaktionen, abnorme 87, 499, 898, 944
Erlebnisverlangsamung bei Depressionen 97
Erlebnisvollzugsstörungen 169
Erotomanie 528
Erregung, dranghafte 874
—, psychomotorische, bei zyklothymer Manie 102
Erregungen, psychotische, bei Kindern 890
Erregungsphase der Manie 105
Erregungszustände, infantile 998
Ersatzkontaktbildungen 874
Erschöpfungsdepressionen 128, 422
Erschöpfungsreaktion 437
Erstarrung und Defektbildung 890
Ersthospitalisierung 56
Erythrophobie 405
Erziehungsberatung 815, 989
Erziehungsberatungsstellen 978
Erziehungseinrichtungen 901
Erziehungsschwierige 936
Es, Wesen des 866, 867
Eßstörungen, Psychosomatik der 617
États psychotiques 876
Exhibitionismus 534, 543, 548, 553
Exhibitionisten 551
Exogamie 541
Expérience émotionnelle correctrice 710, 719
Experimental neuroses 766
Externalized living 45
Extinction 302, 766

Fabulation beim paranoiden Syndrom 158
Face à face, Situation in der Psychotherapie 313
Faiblesse lingui-spéculative 703
— du Moi 700
Faktoren, peristatische, bei Pharmakotherapie 279
—, psychosoziale 888
Faktoren-Analyse 674
— -analytische Testkonstruktion 679
Familien-Diagnose 355
Familiendynamik, neurotisierende 389
Familien-Homöostase 389
Familienneurose 354, 388, 397, 861
Familienpathologie 888
Familienproblematik als Objekt der Familientherapie 317
Familienstruktur bei Schizophrenen 300
Familienstrukturen, gestörte 898
Familientherapie 317, 327, 329, 744, 806
—, Gegenindikation 318
Feed-back, gestörtes 882
Feersche Krankheit 951
Fehlhaltung, anankastische 672
—, depressive 671
—, phobische 671
Feminisierung, testiculäre 948
Fertility of the insane 230
Fetischismus 543, 548, 551, 555
Fettsucht 988
—, kindliche 946
Fieberdelirien 925
Fieberkuren bei Kindern 998f.
Field studies 216
Figurhintergrunddifferenzierung 933, 964, 965
Figurhintergrundrelation 935
First age group 877
Flimmereffekt bei kindlicher Epilepsie 996
Focalisation psychodynamique 713
Folie circulaire 90
— héréditaire 90
Fonction du psychanalyste 697
— du psychothérapeute 719
Force du Moi 700
Forcierte Normalisierung 972
Formale Störungen in der Schizophrenie, Beziehung zu lebensgeschichtlichen Elementen 297*
Formatio reticularis, Dysfunktion der 887
Formation des groupes 718
— du psychothérapeute analytique 721
Forme du Moi 700

Formelhafte Vorsatzbildung 746
Freizeitgestaltung als Soziotherapie 330, 333
Fremderfahrung, gestörte 884
Fremdhypnose 748
Fremdneurosen 370, 669, 670
Fremdwertgefühle, Abblassung der 92
Freudsche Theorie 368
Frotteure 547
Frühencephalopathien 817
Frühschizophrenie 896
Frustrationen, frühkindliche 891, 905
Frustrationsintoleranz bei Kindern 865
Funktionsstörung, cerebrale 930
—, hirnorganische 959
Funktionsstörungen, neurotische 922
—, psychoreaktive 922
—, sexuelle 392
Funktionswandel, cerebraler 168
—, thalamischer 95

Gains névrotiques secondaires 699
Gammler 862, 866
Gastritis, chronische, Rehabilitation 794
Gauchersche Krankheit 967
Gedanken-lautwerden 26
Gegenübertragung 310, 314, 978
Gehemmtheit, psychomotorische 280
Gehemmtheitsstruktur 368, 429
Gehobenheit 104
Gehörlosenpädagogik 982
Gehörlosenschulen 978
Generalization in behaviour therapie 768
Genopathien 967
Genuiness 785
Geschlechtsrolle 829
— und Erziehung 826
Geschützte Werkstatt 293, 332
Geschütztes Heim 293, 334
Geschwister, autistische 885
Gespaltenheit 35
— und Autismus 46f.
— des psychischen Lebens 36
— als schizophrenes Symptom 28
Gesprächspsychotherapie 989
Gestalterfassung 933
Gestaltspsychologie 716
Gestaltung der Freizeit als Rehabilitationsaufgabe 330
Gestaltwandel, erster 892
Gliadin-Überempfindlichkeit 18
Grand mal-Anfälle im Kindesalter, Therapie 996
Grippeencephalitis 926, 940
Groupes de base 717
— ouverts 718
Gruppe, direktive 743
Gruppen, bifokale 317
Gruppenarbeit 799
Gruppengespräch 800
Gruppenpsychotherapie 323, 396, 433, 743, 744, 802
—, bipolare 755
Gruppentherapie 295, 296, 315, 329, 743
—, bifokale 807
Gruppentherapie bei Kindern 988
— Schizophrener 316
Guanethidin 275

Hämatome, subdurale 955
Haftpsychosen 13
Hallervorden-Spatzsche Krankheit 967
Halluzinationen bei Kindern 874, 923, 924
—, szenenhafte 516
Halluzinogene 273
Haltungsstruktur 368, 377, 399
—, depressive 429
Hamartome 948
Heilgymnastik 333
Heiligenschein-Effekt 678
Heilkrampfbehandlung 89, 261
—, kombinierte 262, 266
Heilkrampfprophylaxe 266
Heilkrampftherapie 259
Heilpädagogik 977, 978
Heimkind, Syndrom 865
Heimwehreaktionen 837, 998
—, kindliche, Therapie 998
Heine-Medinsche Krankheit 925
Hemisphärektomie 996
Hemmung, psychomotorische 98
Hemmungen, kaptative 346
—, orale 346
Hemmungsautomatismen 376
Hemmungshomosexualität 538
Heredodegenerative Erkrankungen 967*
Hermaphroditismus 826
Herterschen Infantilismus 18
Herzhypochondrie 354, 592
Herzinfarkt, Psychosomatik 596
Herz-Kreislaufsyndrome, Psychosomatik 590
Herzneurose 354, 401, 592, 594
Herzphobie 354, 405, 592
Hétérogénéité de la relation psychothérapique 689
Hierarchie der Symptome bei Zyklothymie 130
Hierarchy in systematic desensitization 767
High morbidity group 239
Hilfstherapeut 800
Hintergrundsreaktionen 502
Hippies 862, 866
Hirnkontusionen im Kindesalter 945
Hirnfunktionsstörung 922
Hirnleistungsschwäche, Therapie 992
Hirnschäden, frühkindliche 979
—, minimale, Symptome 937
Hirnschädigung, exogene, im Kindesalter 930
—, frühkindliche 487, 932, 937, 959, 961, 965, 970
—, —, unspezifische 887
— im Kindesalter, Psychopathologie der 921, 922
— und Neurose 887
Hirnstammkontusionen im Kindesalter 945
Hirnstammpsychosen 926
Hirntraumen im Kindesalter 927ff.
Hirntumoren im Kindesalter 952
Hochwuchs, eunuchoider 949

Hodenatrophie, sekundäre, nach Antiandrogen-Gabe 993
Höhenschwindel 410
Hörbehindertenpädagogik 982
Hörfähigkeit 959, 960
Hörstörung, zentrale 935
Hörstummheit 959, 960, 982
holistische Auffassung 44
Homöostase, Gesetz der —, in Familien Schizophrener 301
Homo-Cystinurie 994
— domesticus 510
Homogenklassen-Algorithmen 680
— —, Bildungsprinzip und Benennung 680
Homosexualität 305, 560, 563
— bei Frauen 571
— und Schizophrenie 569
—, Ursachen 566
—, Behandlung 571
Hospital admission data 224
— — rates 227
— — statistics 215
— facilities 217
Hospitalismus 319, 382, 865, 904, 980
Hospitalization 216
Hutterites 222
5-Hydroxyindolessigsäure, im Liqour 275
5-Hydroxytryptophan 275
Hyperaethesia sexualis 528
Hyperinsulinismus 949
Hyperkinesen, choreoathetotische 883
Hypersensitivität bei kindlichem Autismus 882
Hypersozialität 971
Hypnose 748ff.
— bei Kindern 989
— bei Schizophrenen 314
Hypnotika bei Kindern 998
Hypochondrie 97, 166, 826
— in der Adoleszenz 836
—, primäre 94, 104f., 126
Hypogenitalismus 945, 950
Hypoglykämisches Koma 323*
Hypogonadismus 834
Hypophysenadenome 952
Hypothalamic releasing factors 825
Hypotonie, Psychosomatik der 605
Hysterie 391, 394, 484
— in der Adoleszenz 837
—, Begriff 399
— -Forschung 394
—, Häufigkeit 399
—, Verlauf 399
—, Vorkommen 399

Ich 299
Ich-Du-Differenzierung, Störung der 879
— -Entwicklung 885, 986
— —, defiziente 884
— -Kern 299
— -Konstitution, basale Schwäche der 898
— -Identität 829
— -Schwäche 38, 513, 797
— -Störung, zentrale 885
—, Struktur 867f.

Idealisierung 394
Ideal-Klassifikation 664
— -Objekt 299, 300
— -Self 787
Ideenflucht bei zyklothymer Manie 102
Identifikation 344
Identitätsbildung 862
Identitätsdiffusion 987
Identitätskrisen 987
Ideologisierung 394
Idiotie, amaurotische 967
Imbezille 984
Impfkomplikationen 942
Impfschädigung 942
Imponiergehabe 554
Impression of silent wisdom 883
Impuls-Abwehr-Kompromißbildungen 667
— — -Konflikte 000
— -Neurosen 668
Incidence 215, 217, 222, 223, 241
Individualtherapie 739
Individuationsprozeß, beim Schizophrenen 302
Indoklon 261
Infantilismus 814, 831, 832f.
—, genitosomatischer 949
—, sexueller 553
Inflation 302
Inhalationstherapie 265
Inicidence rates 220, 226
Initialstupor 934
Inkludenz 117
Insight 693
Institution, psychiatrische 320, 323, 334
—, sozialpsychiatrische, Struktur 326
Institutionstherapie 900
Insulin-Behandlung 58, 67, 70, 323, 758
Insulinschockbehandlung im Kindes- und Jugendalter 997
Integrationsstörung der psychischen Funktionen, primäre 881
Intelligenz, Sozialisierung der individuellen 881
—, Umstrukturierung der, bei kindlicher Epilepsie 972
Intelligenzalter bei Adoleszenten 827
Interbeobachter-Stabilität 664
Internalisierung 344
Internal migration 249
Interprétation d'essai 694
Interprétations 693
— de transfert 710
Interview 735
Intransitiv mood 313
Introjekte 300
Introjektionen 309
Introspection 693
Introversion 43, 884
Introvertiertsein, phasenhaftes 905
Involutionsmanie 106f.
Involutionsmelancholie 97, 106, 112
Involutionsparanoia 112
Inzest 530, 539
Inzestschranke 541
Inzesttabu 541

Inzesttäter 532, 540
Inzestwünsche 317
Irrational self-aggrandizement 44
Isolierung 417
Isolierungsreaktionen 504
Ixoidie 174, 175
Ixophren 174

Jaktationen 981
Jargon-Aphasie 962
Jod-Wismut-Kuren 998f.
Jugendhilfe 817
Jugendliche, luxusverwahrloste 866
Juvenilismus 832
Juxta-Position 157, 172

Kaiser-Fleischerscher Cornealring 968
Kanner-Syndrom 876, 877, 886, 887, 891
Kaspar-Hauser-Experimente 562
Kastration 574
—, operative 554
Kastrationsangst 408, 553
Kastrations-Komplex 394, 397
Katalepsie im Kindesalter 924
Kataphasie 202
—, gehemmte 203
—, periodische 205
Katastrophenreaktion (GOLDSTEIN) 880, 887, 937
Katastrophenschizophrenien 59, 60, 76
katathymes Bilderleben 750*
— —, bei Kindern 989
Katatone Steifheit 309
Katatonie, periodische 200*, 893
—, perniziöse 125
—, proskinetische 189
—, tödliche 29, 192
Keraunophobie 406
Kerngruppen der Schizophrenien 14
Kernneurosen 345, 370, 669
Kernschizophrenie 295
Keuchhustenencephalitis 942
Keuchhustenencephalopathie 942
Kind, hörbehindertes 982
—, lernbehindertes 983
—, taubes 982
— -Familienbeziehung 865f.
Kindchen — Schema 552
Kinder, autistische 989
—, mehrfachbehinderte 985
—, schwerhörige 881
—, sensorisch-hörstumme 881
—, taubstumme 881
Kinderanalyse 988
Kinderlähmung, cerebrale 932, 956, 957
—, spinale 925
Kinderneurologie 816
Kinderpsychiatrie, Geschichte 813
—, Kriminologie 815
— und Prävention 815
Kinderpsychosen 121
Kinderpsychotherapie 814f., 986
Kindheitsneurose 371
Klassifikation, algorithmische 664
—, elektronische Datenverarbeitung 666
Klassifikation nach Grundformen der Neurose 670
Klassifizierung-Operation, algorithmische 666
— -Operationen, klinisch-kombinatorische 666
Klassifizierungs-Verfahren, algorithmische 673
Kleine-Levin-Syndrom 838, 907
Kleinhirnastrocytome 952
Kleinhirngeschwülste im Kindesalter 954
Kleinhirnspongioblastome 956
Kleptomane 556
Klinefelter-Syndrom 488, 561, 948
Klinikmilieu, Gestaltung des 296
Körperbehindertenpädagogik 979
Körpergefühlsstörungen, depressive 95
Körperstörungen, psychogene 506
Kognitive Dysfunktion 881
Kohlendioxydinhalation 266
Koma, hypoglykämisches 323
—, protrahiertes 997
Kombinationen, pharmakotherapeutische 285
Kombinationstherapie 277ff., 900
—, pharmakologische Grundlagen 285
Kommunikation, gestörte, in Familien Schizophrener 300
—, non-verbale 346
Kommunikationsformen 308
Kommunikationsstörungen, formale 318
Kompensation 311
Kompensierbarkeit 107
Komplexe, pathogenetische Rolle für Schizophrenie 43
— Psychologie 302
Konditionierungsprozeß 405
Konfigurations-Analyse, frequentielle 673
Konfliktreaktionen, innere 502
Konfliktspannungen, neurotische 96
Konstitution, psychische 509
Kontaktpsychotherapie 554, 742
Kontusionspsychose bei Kindern 928
Konvergenzphänomen: Personstruktur und Dosis 278
Konversion 376, 392
Konversionen, prägenitale 668
Konversionshysterie 514, 667
Konversionsneurose 391, 400
Konversionsneurotiker 393, 394, 396
Konversionsreaktionen 400
Konversionssymptom 392
Konzentrationsstörungen bei Depression 101
Kopernikanische Wendung 169
Kopfschmerzen, posttraumatische, bei Kindern 944
Korrelations-Maße 674
Korsakow-Syndrom im Kindesalter 923, 924, 928
Kränkung, narzistische 299
Kraepelinsche Systematik 90
Kramer-Pollnow-Syndrom 897
Krampfanfälle, cerebrale 942
Kraniopharyngeom 955
Krankengymnastik 269

Krankenhaus, psychiatrisches 334
Krankheitseinsicht 94, 102, 274
— bei Schizophrenen 53
Krankheitsgefühl 94, 105
Krankheitsgewinn, sekundärer 589, 667
Krankheitsrest 53
Kriegsgefangenschafts-Psychopathien 494*
Kriminalität 866
— in der Adoleszenz 866
— als Anpassungsstörung 866
Kriminelle 936
Kritikschwäche 92
Kulturtechnik 984
Kur, psychedelische 758
—, psycholytische 758
Kurzpsychotherapie 734
—, Indikation zur 740
Kurzschlußreaktionen 936
Kustodialismus 800
Kynophobie 406

Lähmung, cerebrale, atonische Form 957
—, pseudo-schlaffe 957
Lähmungen, extrapyramidale 956
Lallmonologe 879
Langdon-Down-Syndrom 817
Langzeitbehandlung, psychopharmakologische 279
Latenzphase 388
Lautanalyse, Störung der 882
Lauterfassung, Störung der 882
Lebenshilfe für das geistig behinderte Kind e.V. 979, 984
Legasthenie 965f.
Legastheniker 986
Lehranalyse 306
Leibempfindungen 104
—, depressive 98
Leibgefühle 127
Leibhalluzinationen 93, 95
Leidensdruck 344
Leistungsstörungen, periodisch auftretende 905
Leistungstests 665
Lernstörungen 989
Lerntherapie 302f.
Lese-Rechtschreibeschwäche 816, 965
—, Therapie 986
Leukencephalopathie 927
Leukodystrophien 968f.
Libido objectale 701
Life-time incidence 222
— prevalence 220, 221
— risk 216, 220, 235
Lipoid-Speicherkrankheiten 897
Lithium 84f., 275f., 283ff., 325, 904, 907
—, teratogene Wirkung des 286
—, Therapie bei Kindern 992
—, Wirkungsmechanismus 84
Lithiumintoxikation 284
Lithium-Phasenprophylaxe 84f., 286f.
Lithiumsalze, therapeutische Potenz der 283
Lithiumspiegel im Blut 286
Lithium-Urat 284
Living-learning situation 321
Logopäden 982
Logotherapie 480, 690, 737
Lues aquisita im Kindesalter 998
Lues connata 998
— —, Therapie 998
Luophobie 405

Magen-Darmstörungen, psychosomatische 617
Magenstörungen, funktionelle 620
Magersucht, psychogene 514
Magnetismus 294
Malades psychosomatiques 708, 710
Maladie de Gilles de la Tourette 848
— de Tic 637
Mangelerziehung 861
Mangelgeburten 933
Manie 89, 92, 105, 284, 668
—, Altersfärbung 105
—, Medikament-Indikationen (Tab.) 282ff.
—, Rorschachtest 103
—, symptomatische 106
—, verworrene 105
—, Vorfeld 106
—, Wahnbildung 104
—, zyklothyme 102, 106
—, — Alterseigentümlichkeiten 106
—, —, Diagnose 105
—, —, Psychopathologie 102
Manisch-depressive Erkrankungen im Kindes- und Jugendalter, Therapie 992
—, —, Pharmakotherapie 273
— —, Somatotherapie 259
— Psychosen, Lithiumprophylaxe 286
Manische Psychosen, Lithiumtherapie 283
MAO-Hemmer 278, 283
—, antidepressive Wirkung 274
Marble-Board-Test 935
Markscheidenentwicklung 930
Marital state 250
— — and mental disorder 243ff.
— — and outcome 254
Masern-Encephalitis 926, 940f.
Masochisme primaire 705
Masochismus 531, 545, 557
—, moralischer 557
Masturbation 538, 827
Matched control population 221
Maternage 311
Medikament-Indikation bei endogenen Depressionen (Tab.) 283
Medulloblastome 952, 956
Mehrfachbehindertenpädagogik 985
Mehrfachgeschädigte 979
Melancholie 86ff.
Mélancholie vraie 127
Meningeome 952
Merkfähigkeitsstörung bei Kindern 944
Merkfähigkeitsstörungen bei Depression 101
Metalalie 878
Microsociologie 716
Midtown-Manhattan-Study 356, 381, 403, 419, 430, 436, 438
Migräne 606
Migration 229

Migration and mental disorder 247
Migrationsstörung der Nervenzellen 935
Milieugestaltung 299
Milieureaktionen 502
Milieutherapie 292
—, bei Kindern 978
Minimal braindamage 789
Minimal-contact-therapy 757
Minimal-Trauma, These vom 887
Minnesota Multiphasic Personality Inventory = MMPI 672
Mischpsychose 125f., 206
Mobilität, horizontale soziale 167
Moi 694, 701, 702, 708, 713, 714, 720
— auxiliaire 719
— déformé 704
—, structure narcissique du 702
—, — paranoiaque du 702
Monoaminmetabolismus 274
Moralische Behandlung der Geisteskranken 294
Morbus Fröhlich 950
Mortality 231
Motilitätspsychose 186, 191, 192
—, akinetische 193, 194
—, hyperkinetische 192
Motivation 304, 713
— à un traitement psychothérapique 714
Motivierung der Psychotherapeuten 328*
Müller-Dukorsche Zahl 69
Mumpsencephalitis 926, 940
Mumpsmeningoencephalitis 941
Musiktherapie 333, 989
Mutismus 983f.
—, elektiver 898
—, psychogener 898
Mutterbindung, ambivalente 310
Mutter-Kind-Beziehung 897, 987
— — — in der Pathogenese des Autismus 888
Myoklonuskörperkrankheit 967
Mysophobie 406

Nachtheim 293
Nachtspital 334
Narcoanalyse 756
Narzißmus, primärer 42
Narzistische Strebungen des Arztes 305
Negative reinforcement 777
Negativismus 100
— bei Kindern 874
Neigungshomosexuelle 564
Nekrophile 532, 549, 557
Neoanalyse 84
Neologismen im Kindesalter 894
Neonatologie 817
Neurasthenie 391, 437, 953
—, C-hypovitaminotische 952
Neuroleptica 324
— mit antiautistischer Wirkung 900
— bei Kindern und Jugendlichen 991
— bei Manien 285
Neuropsychosis 877
Neurose 90, 298, 343, 351, 353
—, Vererbung 381
Neurose, Zwillingsforschung 381
—, anaukastische 354
—, und Arbeitsfähigkeit 365
—, Abgrenzung 500
—, Ätiologie 390
— im Alter 378
—, Altershäufigkeit 359
—, Anlage-Umwelt 349
—, Begriff 353, 356
—, chronische 373, 404
—, depressive 354
— -Diagnostik 355
—, End- und Residualzustände 378
—, familiäre Häufung 380
—, Geschlechtsverteilung 362
—, Grundformen der 353
—, Häufigkeit 355
—, hysterische 354
— -Ideal-Klassifikation 665
—, Inzidenzraten 366
— im Kindesalter 360
—, kindliche 936
—, —, Spontanheilungen 987
—, Klassifikation 390, 664
—, —, klassisch-psychoanalytische Einteilung 666
—, —, klinisch-kombinatorische 666
— -Klassifikationen, algorithmische Überprüfungen klinisch-kombinatorischer 672
—, Longitudinalstudien 387, 390
—, Manifestationsformen 353
—, paranoide 354
—, perverse 354
—, phobische 354
—, Primordialsymptome 360
—, psychoanalytische Theorie der 368
—, Rehabilitation 791
—, schizoide 354, 431
—, Schweregrad der 369
—, soziale Schicht 362
—, sozialpsychiatrische Betrachtung 355
—, Spontanheilungen bei 370
—, Struktur 354, 368
—, hysterische 398
—, süchtige 354
—, Symptome, Klassifikation 663
—, Symptomdauer 373
—, transkulturelle Aspekte 365
—, traumatische 667
—, vegetative 590
—, vererbung 381
—, Verläufe, intermittierende 376
—, Verlaufsformen der 370
—, —, maligne 377
—, Verlaufsforschung von 367
— der zweiten Lebenshälfte 345
—, Zwillingsforschung 381
Neurosenwahl 390
Neurosyphilis 998
—, Therapie 998
Neurotiker, berufliche Bewährung 388
—, Morbidität der 390
—, Klassifikation 663
Neurotische Familien 388
Neurotische Opferhaltung 980

Neurotisierung, sekundäre 935, 936, 957
Neutralité psychoanalytique 697
Névrose de caractère 709
— infantile 697, 698, 707
— de transfert 691, 697, 698, 707, 710, 711
Nicotinsäureamid 275
No-onset Group 877
Non-directive counselling techniques 784
— methode (ROGERS) 314
— psychotherapy 740, 784
— therapy 736
Non-verbale Kommunikation 346
Noradrenalingehalt im Gehirn bei Psychosen 278
Normbegriff in der Psychopathielehre 477
Nosogenese, strukturelle 369
Nosographien 813
—, kinderpsychiatrische 817
Nosologie, Klassifikation 663
— von J.H. SCHULTZ 669
— der Weltgesundheits-Organisation 670
Nosophobie 405, 406, 411
Notfallfunktion 401
Notzuchtverbrechen 546, 939
Noxenspezifität 922, 931
Nyktophobie 406
Nymphomanie 528

Obsessionen 668
Obstipation, chronische habituelle, Psychosomatik der 628
Occupational therapy 331
Ödipus-Komplex 394, 397
Oligophrenie 922, 984
Oligophrenien mit autistischen Zügen 886
—, Ursachen der 887
—, dysontogenetische 816
—, metabolische 816
—, perinatale 816
Onanie 101, 537, 939
Onaniefolgen 96
Operantes Konditionieren 318, 772, 989
Opiumkur 268
Organminderwertigkeit 978, 980
Organmißbildungen bei chronischen organischen Psychosyndromen im Kindesalter 930
Organneurose 354, 667
Organsyndrom, zwangsneurotisches 412
Orgasmus, funktioneller 538
Over-protected child 866ff.
Over-protective mother 398
Overseas migration 247
Over-stimulated child 866
Overt behaviour 773
Over-trained child 865, 866

Pädagogik 977
Pädagogik beim geistig Behinderten 984
Pädoaudiologische Beratungsstelle 982
Pädologie 816
Pädophile 532
Pädophilie 534, 543, 550
Paradoxe Intention 737*
Paralyse, beginnende 93
Paralyse, juvenile 998
—, —, Therapie 998
Paranoia 153, 166, 515
—, periodische 175
Paranoid 155
Paranoisch 155
Paraphrenie 153
—, affektvolle 198
—, konfabulatorische 185
Parkinsonismus 940
Paroxysmale Tachykardie 595
Partnerschaftsverhalten, Störungen 882
Passage à l'acte 703
Pathologische Bindung 879
Patientenklub 333, 804
Patientenselbstverwaltung 801
Pelizaeus-Merzbachersche Krankheit 968
Penicillinkur 998
Period prevalence 221
Perlaboration 691, 698
Persönlichkeit, abnorme, extrovertierte 902
—, anankastische 346
—, cycloide, beim Kinde 905
—, präpsychotische 16
— des Therapeuten 306
—, psychopatische 99, 343
Persönlichkeitsabwandlungen durch Freiheitsentzug 865f.
Persönlichkeitsänderung 97
—, erlebnisreaktive 379
Persönlichkeitsbegriff 744
— in der Psychopathielehre 477
Persönlichkeitsdissoziation 162
Persönlichkeitsentwicklung 744
—, psychosoziale Einflüsse der abnormen 510
Persönlichkeitsentwicklungen, abnorme 488
Persönlichkeitsentwicklungsstörungen 863, 867
Persönlichkeitspotential 379
Persönlichkeitsreaktionen 502
Persönlichkeitsstruktur, anankastische 485
Persönlichkeitsveränderungen 107, 929
Persönlichkeitsvergröberung 105
Persönlichkeitswandel, erlebnisreaktiver 380
Persona-Versuch 826, 835
Personenverkennung 951
Personnation 300
Persuasion 750
Perte du sens de la réalité 43
Perversionen 668
Perversionstheorien, psychoanalytische 530
Petit-mal Status 972
Pflegepersonal, Aufwertung des 322
Phantasien, aggressive 893
Phantasme inconscient commun au groupe 717
Pharmakogene Stabilisierungseffekte 286
Pharmakotherapeutische Kombinationen 285
Pharmakotherapie 281, 328, 756
—, biologische Grundlagen 274
— depressiver Psychosen 277
—, Grundlagen, Catecholamin 275
— manischer Psychosen 282
— der Psychose 273

Phase, anale 987
—, autistische 309
—, depressive 904
— génitale 691
—, hypermotorische 861
—, manische 283
—, manisch-depressive 87
—, ödipale 299
— prégénitale 691
— zyklothyme 106
Phasenlehre, Studien zur psychosexuellen — der Psychoanalyse 676
Phasenprophylaxe 287
Phasenspezifität 922, 930
Phasenstruktur 279
Phasenwechsel 91
Phasophrenien 187, 188
Phenylalanin 274
Phenylketonurie 993
Phobie 391, 401ff., 896, 770
—, kindliche 815
—, konversionsneurotische 405
—, neurotische 405
—, zwangsneurotische 405
Phonographismus 878, 894
Physiognomieblindheit 882
Placebo-Behandlung, bei Kindern 989
Pockenschutzimpfung 941, 942
Point prevalence 221
Polioencephalitis 925
Poliomyelitis 925
Poltern 962, 983
Polydipsie 939
Polyphobien 407
Ponstumoren 954
Positionstherapie 480
Positive reinforcement 777
Post-partum-Neurosen 389
Potenzprofil, individuelles 479
Practical retraining 768
Praecoxgefühl 162, 883
Präpubertät, Psychosen der 874
Präschizophrene Zustände 877
Prevalence 216, 223
— rates 219, 221
Primärsymptome 28, 34, 40
Primärwahn 168
Primitivreaktionen 502
—, psychotische 507
Primordialsymptomatik 404, 845
Prinzengesicht 970
Probehandeln 300
Problemkinder 814
Processus analytique 690, 698
Progressive relaxation 747
Projektionen 309, 665
Projektionsbereitschaft 165
Projektionsdruck, aktueller 168, 173
Pronominale Umkehr 879
Propulsiv Petit mal, Therapie 996
Prostitution, gleichgeschlechtliche 538
Protreptik 749
Provokation, psychische 88
Provos 862
Pruritus 640
Pseudoautism 971
Pseudo-Demokratisierung 322
— -Feindschaft 389
— -Gemeinschaft 389
— -Halluzinationen 96
— —, katathyme 96
— -Hermaphroditismus femininus 947
— -Homosexuelle 564
— -Mutuality 301, 389
— -Phobie 405
— -Psychopathie 744, 484
— -Pubertas praecox 947
— -Wechselseitigkeit des Kommunikationsaustausches 389
Psychagogen 982, 988
Psychagogie 690
Psychagogik 981
Psychiatrie, transkulturelle 123
Psychoanalyse 91, 294, 296, 343
— freudienne 690
—, indications 345, 698, 699
— bei Kindern 986
Psychodrama 314, 744
—, analytisches 315, 719
Psychodysleptica 758
Psychogene Körperstörungen 588
Psychogener Tod 377f.
Psychologie individuelle de A. Adler 690
—, komplexe 302
Psychoneurose 354, 667
Psychopathen, akromegaloide 488
—, autistische 886, 891, 895
—, idiopathische 344
—, symptomatische 344
Psychopathie 343, 477
—, Abgrenzung der 509
—, autistische 970
—, Cycloide 903
—, Elektroenzephalogramm bei 487
—, episodische 488
—, Erblichkeit der 343, 491
—, Häufigkeit 492
—, periodische 488
—, prozeßähnliche 346
—, sozialpsychiatrische Aspekte 493
—, transkulturelle Aspekte 493
—, Zwillingsforschung 492
Psychopathiebegriffe, klassische 529
Psychopharmaka, Klassifizierung 279
—, tricyclische 282*
Psychopharmakotherapie bei Kindern und Jugendlichen 990ff.
Psychorhythmie 752
Psychosebeginn 876
Psychosebegriff 876, 899
Psychosen, affektive 86f.
—, atypische 86, 141ff.
—, autistische 876, 884
—, cycloide 190
—, degenerative 146
—, depressive 83, 276
—, —, Pathoplastik 106
—, —, Systematik der Pharmakotherapie 277
—, endogen-phasische 904

Psychosen, endogen-phasische, im Kindesalter 901
—, — —, im Kindesalter, Differentialdiagnose 905
—, endogene 83, 84, 86, 924, 951, 952
—, —, atypische 126
—, —, Auslösung 87
—, —, — durch Gravidität 87
—, —, depressive 83ff.
—, —, Diagnose 92
—, —, Geschichtliches 89ff.
—, — im Kindesalter 121, 988
—, —, Konstitution 114
—, —, Krankheitsbegriff 83, 89ff.
—, —, manische 83ff.
—, —, Psychotherapie der 291
—, —, Richtungsprognose 109
—, —, Soziotherapie 291
—, —, Streckenprognose 109
—, —, Vererbung 114
—, —, Verlaufstypologie 106
—, frühkindliche 877, 982, 893, 895
—, funktionale 84
—, hysterische
—, infantil-phasische 904
—, infantile 874
—, —, Prognose 896
—, —, schizophrene 895
—, —, schizophrenieartige 904
—, katatone, im Kindesalter 893
— des Kindes 815
— im Kindesalter 873ff.
— — —, Geschlechtsverhältnis 894, 895
— — —, Therapie 988
— des Kindesalters, endogen-phasische 873
— — —, schizophrene 873
—, kindliche, Ätiologie 898
—, —, alterstypische Besonderheiten 902
— des Kleinkind- oder Vorschulalters 877
—, kleinkindliche 897
—, klimakterische 112, 123
—, körperlich begründbare 85, 876, 892
—, — — des Kindesalters 898
—, manische 83
—, manisch-depressive 87, 89, 997
—, — —, EEG-Befunde 85
—, — —, in der Kindheit 901
—, — —, medikamentöse Prophylaxe 286
—, — —, Neurosencharakter 89
—, — —, Prognose 903
—, — —, Verlauf 903
—, organisch bedingte 906
—, periodische, bei Kindern 904
—, präpuberale phasische, im späten Kindesalter 902
— der Präpubertät 874
—, pseudoneurotische 896
—, pseudopsychopathische 896
—, psychogene 141, 144ff., 146
—, reaktive 141, 146
—, Rückbildungs- 86
—, schizophrene 105
—, —, im Kindesalter 875, 876
—, —, im Kindesalter, Therapie 900
—, —, Prognose 895
Psychosen, schizophrene, Verlauf 895
—, —, des Vorschul- und frühen Schulkindesalters 892
—, schizophrenie-ähnliche, bei Epilepsie 13
—, schizophreniforme 60, 207
— des Schulkind- oder späteren Kindesalters 877
—, symbiotische 877, 897, 899
—, symptomatische 86
—, zykloide 125
—, zyklothyme, atypische 118, 125
—, —, Erblichkeit 118*
Psychosepsychotherapie 295
Psychoses réactionelles 146
Psychosociologie 716
Psychosomatik 587, 893
Psychosomatische Störungen bei Kindern 814
Psychostimulantien 279, 992
Psychosyndrom, allgemein residuäres 379
—, akutes, organisches 925
—, amnestisches 11
—, chronisches 936
—, endokrines 487, 945
—, —, bei Kindern 945ff.
—, exogenes, Bonhoeffer 953
—, —, frühkindliches 932ff., 957ff., 971
—, hirnlokales 967
—, organisches 174, 922, 932ff., 953, 955, 970, 979, 983
—, —, pathoklitische Spezifität 816, 887
—, stoffwechselbedingtes 967
—, vegetatives 412
Psychosynthèse 690
Psychotherapeute analytique 691
Psychotherapeuten, Motivierung der 328
Psychotherapie 292, 323
—, ärztliches Gespräch 739
—, ambulante bei Psychosen 325
— bei Psychotikern 325
—, analytique 694
— — brève 710ff.
— — de C. G. JUNG 690
— — de groupe 716
— —, indications 692, 720
— —, de l'omnipracticien 720
— — de SCHULTZ-HENCKE 690
— — Ziel 695
—, analytisch orientierte 731
—, analytische, bei Kindern 986
— des anfallskranken Kindes 996
— anthropologique (E. VON GEBSATTEL) 690
—, autosuggestives Verfahren 745
— par le contact (E. SPEER) 690
— bei endogenen Depressionen 303f., 327
— der endogenen Psychosen 291
—, entspannende Verfahren 745
—, Erfolgsbeurteilung 328
—, Form der 327
— im Gespräch 734
— de groupe, indications 718
—, Indikationen 326, 694
—, individuelle 299, 304, 327
—, — der Psychosen 296
—, institutionelle 297

Psychotherapie, im Kindes- und Jugendalter 978, 986ff.
—, kollektive 314
—, Methoden 304
—, post-analytique 706, 720
—, pré-analytique 705
—, rationale 739
—, reconstructive Verfahren 729
—, reeducative Verfahren 729
— bei Schizophrenen 327
—, stationäre 753
—, stützende 729, 741, 756
—, Technik 304
—, verstehenspsychologische 738
—, zweigleisige Methode 749
—, — Standardmethode 746
psychothérapies analytiques 687
— —, délimitations 690
— d'inspiration (P.I.P.) psychoanalytique 707ff.
— d'orientation psychanalytique (P.O.P.) 707ff.
psychotische Episoden, akute 895
Puberaldystrophie 949
Pubertätsbasedowoid 946
Pubertätsfettsucht 844
Pubertätsmagersucht 841, 895
Pubertätsoneiroid, episodisches 907
Pubertätspsychosen 838
Pubertas praecox 947, 948, 955
— tarda 831, 833
Puerilismus 833
Puerto-Rican immigration 248
pulsion de mort 712
punishment 773
Pyrophobie 406

Q-Ähnlichkeitsmatrix 664, 674
Querulanten 344
Querulieren, monomanisches 104
Q-sort-technique 787

Racial difference 229
R-Ähnlichkeits-Matrix 664
Randgruppen 14
Randpsychosen 9, 91, 124, 184, 187, 370, 669
Raptus melancholicus 115
Randposition 318
rates of morbidity 218
Reaktion, abnorme 499
—, depressive 343, 422, 504, 906
—, Häufigkeit abnormer 503
—, hypochondrische 93
—, hysterische 399
—, induzierte 504
—, phobische 404f.
—, psychopathische 502
—, psychotische, krisenhafte 890
—, schizoide, neurotische 391
—, schizophreniforme 431
Reaktionsbildungen 368
—, psychische 343
Reaktionsfähigkeit, sexuelle 825
Reaktionstyp, hyperphager 844
Reaktionstyp, schizoider 431
Reaktionstypen, exogene 154
Reaktionstypologie 483
Reaktionstypus, akuter exogener 923, 924
réalisation symbolique 300
reality testing 719
reciprocal inhibition 767, 768, 769
Rechtschreib-Leseschwäche 966
Rechtsneurose 795
recreational therapy 333
Regionalisierung 803
Regression 299, 417, 893, 949
—, erlaubte 323
—, maligne 429
—, orale 101
Regressionstendenz 953
regressives Verhalten 308
Regulationspathologie, Prinzipien der 276
Rehabilitation 280, 332, 336, 791
— im Alter 794
—, berufliche 794
—, medizinische 793
Rehabilitationserfolg 336
Rehabilitationsmaßnahmen 331, 333, 335
reicher Autismus 42
Reifung, sexuelle 949
Reifungskrisen 831, 848, 849
reinforcement 302, 318, 989
—, schedule 774
Reizbarkeit 936
reizbare Schwäche 949
Reizüberempfindlichkeit 934, 935
Reiz-Reaktions-Tests 665
relation interpersonnelle subjective 688, 689, 693
relation psychoanalytique 689
relation psychothérapique 688ff.
relation transférentielle 693, 691, 713
relation transfert et contre-transfert 689
relaxation 766—768
Remanenz 117
Remission, soziale 68
Remissionskriterien 68
Rentenneurose 795, 944
Residualsymptome, neurotische 379
Resozialisierung 302, 803
Retardierung 814, 831
Rheumatische Erkrankungen, Psychosomatik 634
Rhythmik 333
Rhythmikgruppen 989
Rhythmisieren 940, 966
Rituale im Verhalten bei Autismus 879
R-Matrizen 674
Rockers 862
Rollentheorie für Eltern-Kind-Beziehungen 389
Rollenübernahme 344
Rollenumkehr der Eltern 300
Rollenverteilung 306, 317, 320f.
Rorschach-Versuch bei paranoidem Syndrom 174
—, bei Schizophrenie 10
Rückbildungspsychosen 86, 87, 112
—, genetische Aspekte 119

Rückbildungspsychosen, psychoreaktive Auslösung 114
Rückzugshaltungen 893

Sadismus 531, 545, 557
Sadomasochismus 555
Saliromane 547
Satyriasis 528
second age group 877
sectorisation 334
Seelsorge, ärztliche 737
Sehbehinderten-Pädagogik 980f
Sejunktion 185
Sejunktions-Hypothese 36
Sektionierung 803
Sekundärwahn 156, 168
sekundäre Verarbeitung von Symptomen 667
Selbachsche Kippschwingungstheorie 897
Selbstaggressionen bei kindlichen Psychosen 890
Selbstbeschädigung Depressiver 95
Selbstbestrafungstendenzen bei endogener Depression 101
Selbstbeurteilungsfragebögen 665
Selbstentwertung bei endogener Depression 92
Selbsterfahrung, Beeinträchtigung der 884
Selbstheilungstendenz bei Schizophrenen 49, 295
Selbstmord 103
Selbstmordversuche bei Kindern 817
Selbstüberschätzung in der Manie 92
Selbstvorwürfe bei endogener Depression 105
Selbstwertneurosen 957
selection 244
—, hypothesis 242
sentiment de vide 98
Serotonin-Hypothese 274, 275
Sexualangst 529
Sexualdelikte 816
Sexualmord 546, 548
Sexualökonomie 535
Sexualpsychopathen 529
Sexualzentrum 563
sexuelle Aggressivität, Einzelformen 547
— Perversion, Leitsymptome 527
—, Verirrung, anthropologische Theorie 531
—, Verirrungen, Soziologie der 533
—, —, Therapie 572*
Sicherungsneurose 795
Sichtpsychose 93
Sigmatismus 961
Simmondsche Kachexie 841
Sinnbildlehre (J. H. SCHULTZ) 671
situation transférentielle 709
Situationshypertonie 600
Situationsreaktionen 502
social class 239
— — and psychiatric care 237
— — and psychiatric diagnosis 240
— status and outcome 253
— mobility 241
— stress 247
socio-economic status and mental disorder 237
sociométrie 716
Sodomie 539
Somatisierung 364, 692
Somatotherapie der manisch-depressiven Erkrankungen 259
Sonderpädagogik 815, 982
Sonderschule für Lernbehinderte 984
Sonderschulkindergärten 981
Sonderschulpädagogen 982
Sonderschulwesen 979
Sozialarbeit 793
Sozialarbeiter, psychiatrische 797
Sozialerziehung 815
Sozialklassen in der Neurosen-Klassifikation 665
soziale Einzelhilfe 797
Sozialisation, frühkindliche 546
Soziopathie 344f.
Soziotherapie 292ff., 323
—, Anwendungsbereich 334
—, der endogenen Psychosen 291
—, Resultate 335
Spaltung als schizophrenes Symptom 37
Spanner 555
Spastikerzentren 985
specific rates 219
Spiegeltechnik 314
Spieltherapie 987
Spongioblastom 952
Spontanremission von Reifungskrisen 848
Sprachbehindertenpädagogik 982
Sprachentwicklung 960
Sprachentwicklungshemmung 958
Sprachheilpädagogik 982
Sprachstereotypien 883
Sprachentwicklung bei kindlichem Autismus 874, 881
Sprachstörungen 883
— autistischer Kinder 893
Sprachverständnisstörung 882
Sublimierungsvorgänge 302
Suchtzustände im Kindesalter 817
Suggestion bei Kindern 989
Suicid 505
— in der Adoleszenz 838
—, Appelfunktion 506
—, Kurzschlußreaktion 506
—, Prophylaxe 506
—, Verhütung 268
Suicidbekämpfung 263
Suicidgefährdung 281, 429
Suicidversuch, Appellfunktion des 849
Suicidversuche bei Jugendlichen 829, 838ff.
Sukzessionsregel 400
Sulfatidlipoidose 968
supportive psychotherapy 771
Surmoi 700, 701
Symbiose 310
—, ambivalente 309
symbiotisches Objekt 300
Symboldrama 750, 989
Symbolfunktion, Störungen bei kindlichem Autismus 881
symbolische Wunscherfüllung 311
Symptomabwehr 376

Symptom-Konfigurationen, Untersuchungen über 678
Symptom-Substitution in Behaviour Therapy 780
Symptome, akzessorische 26
—, neurotische im Kindesalter 360, 845f.
—, psychoneurotische 368
Symptome, familiäre 389
Symptomverbände, schizophrene 35
Symptomwahl 390
Symptomwandel 400
Syndrom, adrenogenitales 948
—, apallisches 929
—, autistisches, Testuntersuchung 881
—, erethisch-hyperkinetisches 971
— des Heimkindes 865f.
—, hyperkinetisches von Kramer-Pollnow 970
—, hypochondrisches 391, 435
—, kindlich-depressives 904
—, neurotisches 354
—, paranoides 157, 176
—, paranoisches 157
— der Paraphrenia systematica 157
—, präsuicidales 112, 840
—, psychoneurotisches 391
—, psychotisches 875
—, schizophrenes, im Sinne CREAKS 883
—, der unsystematischen Paraphrenien 157
Syndrome, angstneurotische 355
—, funktionelle, Einteilung 670
—, hysterische 355
—, kernschizophrene 154
—, neurasthenische 355
—, neurotisch-depressive 355
—, — hypochondrische 355
— phobische 355
—, zwangsneurotische 355
systematic desensitization 766
—, technique 767

Schädelhirntraumen im Säuglings- und Kleinkindalter 928
Schauanfälle 991
Schaukelbewegungen 981
Schein-Objektbeziehung 301
Schichtneurosen 370, 669
Schicksalsanalyse (SZONDI) 690
Schizoid 16, 431
Schizoidie, primäre 432, 434
—, regressive 434
—, sekundäre 432, 435
Schizomanie 207
Schizophasie 202
Schizophrenia simplex 40, 896
schizophrenic grandiosity 44
Schizophrenie 7ff., 876
—, Abgrenzung zu atypischen Psychosen 141
—, ambulante oder stationäre Behandlung 325
—, Begriff 8ff., 875
— chronische 318, 319
— coenästhetische 93, 95, 561
—, Demenz 57, 61
Schizophrenie, Entstehung, dynamisch-lebensgeschichtliche Einflüsse 297
—, frühe kindliche 877, 970f.
—, Gliederung der Symptome 28
—, Grundsymptom 26
— im Kindesalter, Richtungsprognose 875
— — — Streckenprognose 875
—, kindliche Form 874
— — Heredität 898
—, —, Therapie 997
—, Modellvorstellungen 297
— -Morbidität 377
—, Prozeß-Geschehen 34
—, pseudomanisch beginnende 93
—, pseudoneurotische 431, 896
—, Psychotherapie, existentialphilosophische Grundlagen 301
—, — und Soziotherapie 297
—, Sekundär-Symptome 28
—, somatische Genese 12, 299
— Somatotherapie 323, 330
—, Soziodynamik der 896
—, Spontanheilungen 69, 71
—, Stereotypien bei Spätschizophrenen 883
—, Störungen, formale 297
—, symptomatische 13
—, Verlauf 67
—, — schizophrener Psychosen 52
—, Vollremissionen 68
—, Wandelbarkeit (BLEI) 67
Schizophrenietherapie 304
Schizophrenogene Mutter 888
Schizothymiker 432
Schlafkuren im Kindesalter 998
Schlafstörung 268, 952
—, bei endogener Depression 97
— bei Zyklothymie 101
Schlafumkehr 938, 940
Schlaf-Wach-Rhythmusstörungen 990
Schnauzkrampf 991
Schocktherapie 273
Schreib-Lese-Schwäche 959
Schuld, primäre 92, 94
— sekundäre 92, 94
Schuldgefühle 91ff.
—, bei endogener Depression 105
—, moralische 96
— primäre 92, 96, 116, 126, 129
Schuld-Sühne-Mechanismen 97
Schulleistungsfähigkeit epileptischer Kinder 972
Schulleistungsschwächen 942
Schulphobie 834
Schwachsinn 931, 932, 956, 957, 959, 966
—, erworbener 932
—, familiärer 983
Schwachsinnige 797
Schwachsinnsforschung 813
Schwachsinnsfürsorge 813
Schweigepflicht und Gruppenpsychotherapie 802

Stabilisierungseffekte, pharmakogene 286
Stammeln 961, 962
Standardized rates 219

Stanford Hypnotic Suggestibility Scale 769
Status epilepticus, Therapie im Kindesalter 996
— inconsistencies 252
Stereotypien 882
—, motorische 966
Stickstoffinhalation 265
Stirling-County-Study 357
Stirnhirnsyndrom 945
Störungspsychismus 412
Stottern 961f., 983, 989
Stotterer 936
Strebungen, prägenitale 299
Struktur der autistischen Welt 884
Structure homosexuelle 702
Strukturverschiebungen der Persönlichkeit 343
Stummheit 982
Stupor, mutistischer 110
Sturge-Webersche Krankheit 969

Tagesheim 293
Tagesklinik 804
Tagesschwankungen 84, 100, 906
—, bei neurotischen Depressionen 423
—, umgekehrte bei Depressionen 100
Tagesspital 334
Tagträume 892
Tatschuld bei Depressionen 96
Taube, sexuelle Reifung 835
Taubheit 959, 966
Taubstummenunterricht 960
Taubstummheit 960, 961
Taxonomie, Klassifikation 663
Tay-Sachssche Krankheit 967
Teaching of irrationality 32, 33
Technique psychothérapique 690
Temperament, primär richtungsloses 346
Temperamentskrankheiten 125
Temperamentspsychopathen 483
Temperamentstherapie 273
Temporallappen-Epilepsien 971
Testmethoden, psychodiagnostische, bei Schizophrenie 22
T-Groups 717
Thalamischer Funktionswandel 95*
Thanatophobie 411
Théorie des pulsions 691
— psychoanalytique 691
Therapeuten, nichtärztliche in der Psychotherapie bei Kindern 988
Therapeutische Gemeinschaft 297, 320, 329, 744, 800, 801
— —, sexuelle Beziehungen 801
— Situation in der Psychotherapie 305
Therapeutischer Klub 745
Therapie, logopädische 983
—, synthetische 751
— thymoleptische 280
Thérapie par l'art 716
— de groupe 716
Therapieeffekt, dissoziierter 281
Therapieresistenz phasischer Psychosen 279
Thersites-Komplex 489
Thymoleptica 275ff.
Thymopathen 130
—, geltungssüchtige 485
Tic 636
Tic-Krankheit, generalisierte 848
Tiefenpsychologisch fundiertes Gespräch 734
Tierphobien 409
Time trends 224f., 240, 250
Tobsucht, manische 187
Todestrieb 531
Token economy 319
— —, treatment 778
Tonusregulation, aktive 747
Topophobie 407
Torticollis spasticus 637
Training-groups 717ff.
Traitement par phantasmatisation 720
Tranquilizer 297, 285
— in der Kinder- und Jugendpsychiatrie 990
Transcultural epidemiology 226
Transfert 690, 701, 708, 711
Transitivismus 15, 157
Transvestitismus 346, 557, 557
—, Verhaltenstherapie 562
Trauerreaktionen 829, 837
Trauminhalte 293
Traurigkeit 950
—, reaktive 98, 99
—, vitale 92, 93, 98, 99
Trennungsängste 880, 897
Trennungsreaktionen 878, 906
Triebansprüche 312
Triebenthemmung 92
—, manische 102
Triebhaftigkeit, sexuelle 948
Triebirradiationen 940
Triebpsychopathen 483
Triebpsychopathie 529
Triebstörungen 939
Triebverzicht 988
Trotzphase 859, 860
Trotzzustände 893
True incidence 225
— morbidity 222
Trugwahrnehmungen 156
Tuberöse Sklerose 968
Typologie, pathocharakterologische 483
Typus melancholicus 117

Überanpassung 867
Überempfindlichkeit, sensorische 896
Über-Ich 797, 866f.
— —, antisoziales 867
— — Bildung 96
— —, dissoziales 867
— —, Schwäche des 345
— —, unreifes 866
Übertragung 309, 310, 314, 355, 396, 402, 665, 978
—, dramatische Bearbeitung der 314
—, laterale 315
—, soziale 391
Übertragungsneurose 987
Übertragungspsychose 310

Übertragungssymptome 354, 395, 396, 415
— bei neurotischen Depressionen 426
Ulcuskrankheit 794
Ulcuspersönlichkeitstyp 623
Ulcus ventriculi et duodeni, Psychosomatik des 620
Umweltkommunikation, enkletische 157
Umweltstabilität endogener Depressionen 99
Unconditional positive regard 785
Ungeschehenmachen 417
Untergrunddepression 98ff.
Untergrundsreaktionen 502
Unterlassungsschuld 96
Urängste 92, 97
Urbanization and mental disorder 242
Ur-Identifikation 299
Urticaria, Psychosomatik der 640
Urvertrauen 435, 516, 864

Väter autistischer Kinder 888
Vagabonds 223
Vaginismus 392
Variations de la cure psychanalytique type 703
Varicellen-Encephalitis 926
Vaterbeziehung 865f.
Ventrikelerweiterung bei Schizophrenen 30
Veraguthsche Kummerfalte 100
Verarmung, affektive 893
Verarmungsangst 93
Verarmungsgewißheit 92
Verarmungswahn 94, 97, 98
—, nihilistischer 104
—, primärer 95
Verdrängung 312, 392
—, primäre 987
Verdrängungsneurose 509
Verfahren, meditative 751
—, organismische 751
Verfolgte des Nationalsozialismus 379
Verfolgungsideen 892
Verfolgungsschäden 380
Verfolgungswahn 156
Vergiftungen im Kindesalter 924ff., 929ff.
— mit Medikamenten bei Kindern 929
Vergiftungsideen 892
Verhalten, autistisches 884
—, manisch-depressives, embryonale Form 905
—, regressives 308
Verhaltensprimitivierung 865
—, periodisch auftretende 904
Verhaltensstörungen, phasentypische 898
—, reaktive 936
Verhaltenstherapie 302, 314, 318, 327, 408, 694, 722ff., 750, 901, 989
Verlaufsformen, psychopathische 488, 744
Verlegenheitsbewegung bei Chorea minor 943
Verödung 893
Verpuppung 44
Verschiebung 303, 405
Verstärkung 302, 318, 989
—, negative 319
Verstärkung, positive 319
Verstimmtheit, dysphorische 958
Verstimmungen, depressive 97, 280, 896
—, dysphorische 947
—, maniforme 896
Verstimmungstrinker 100
Versündigungsangst 91
Versündigungsideen 97
Versündigungswahn 96, 104
Verwahrloste Jugendliche 797
Verwahrlosung 865f.
Verwirrtheit, gehemmte 194
Verwirrtheitspsychose 125, 191, 193
Verwirrungszustände im Kindesalter 924, 926
Visuelles Selbstkonzept 826
Vitalempfindungen 98
Vitalisierung der Depression 88, 99
Voodoo-death 378
Voyeur 551
Voyeurismus 543, 548, 555

Wachstums-Maximum 825
Wahn 300
—, Aufbauelemente des 157
— autistischer 157, 172
—, Destrukturierung des 172
—, holothymer 170
— katathymer 161, 170
—, paranoider 155
—, polarisierter 156
Wahnbewußtheit 156, 158
Wahndenken 34
Wahneinfall 34, 156
Wahnentwicklungen 892
Wahnfixierung 44
Wahnideen 874
Wahnkranke 319
Wahnpersistenz 171, 172
Wahnpsychose, ängstlich-ekstatische 191
Wahnstimmung 34, 156, 874
Wahnstruktur 156
Wahnsymptome 924
Wahnsyndrome, paranoide, Fixierung der 171
—, —, Schwinden der 171
—, —, Strukturwandel der 171
Wahnsystematisierung 892
Wahnthemen 92, 98, 99
Wahnwahrnehmung 26, 156
Wahrnehmungsabwehr 318
Wahrnehmungsentwicklung, eidetische Phase 892
Wahrnehmungsvorgänge, Hierarchie der 882
Waschzwang 412
Werkzeugstörungen 934, 935, 955
— im Kindesalter 922, 958
—, kindliche, Therapie 986
—, Psychopathologie der 958
Wertgefühle 105
Wertnorm 478
Wesensänderung 940
— organische 931f., 936, 943
—, postencephalitische 923, 937f., 940f.

Wesensänderung, posttraumatische 928, 944
Wesensänderung, dauernde bei Epilepsie im Kindes- und Jugendalter 971
— im Kindesalter 937
—, vorübergehende 972
WHO-Klassifikation 665
Widerstand 313
Wiedereingliederung 330, 901
—, Schizophrener 335
Wiedereingliederungszentren 293, 332
Wilsonsche Pseudosklerose 968
Wolfskinder 813
Working through 691
Würfelmosaik-Test 935

Yale-Studie 419, 430
Yoga-Praktiken 753

Zeiterlebnisstörungen 101
Zerfahrenheit 15, 30, 38
Zielsymptome, Konzept der 279
Ziel-Syndrome 24
Zoophilie 539
Zoophobie 406
Zopfabschneider 557
Zurechnungsfähigkeit bei pädophilen Handlungen 552
Zwänge 896
Zwang 484
— in der Adoleszenz 835
Zwangserleben in der Pubertät 894
Zwangserscheinungen 874, 894
Zwangsgedanken 410, 411
Zwangshandlungen in der Pubertät 894
Zwangsimpulse 410, 411
Zwangsjacke, chemische 282
Zwangskrankheit 346, 896
Zwangsneurosen 8, 346, 386, 391, 410
—, kindliche 815
Zwangsrituale in der Kindheit 894
Zwangssymptome 105, 410
zweigleisige Standardmethode 738
zweiphasige Verdrängung 377
Zwergwuchs, hypophysärer 945
Zwillingspaare, homocygote 885
Zwischen-Fälle 125, 126
Zyklothymie 86
—, forensische Bedeutung 110
—, Symptomaufbau 129
Zyklothymien, maligne 121

Sonderdruck aus

PSYCHIATRIE DER GEGENWART

FORSCHUNG UND PRAXIS

Band II/1
Zweite Auflage
KLINISCHE PSYCHIATRIE 1

Herausgegeben von
K. P. Kielholz, J.-E. Meyer, M. Müller,
E. Strömgren

Springer-Verlag Berlin Heidelberg New York 1971

Nicht im Handel

Endogene Psychosen

EINLEITUNG

von

Erik Strömgren

Sonderdruck aus

PSYCHIATRIE DER GEGENWART

FORSCHUNG UND PRAXIS

Band II/1

Zweite Auflage

KLINISCHE PSYCHIATRIE 1

Herausgegeben von

K. P. Kielholz, J.-E. Meyer, M. Müller,
E. Strömgren

Springer-Verlag Berlin Heidelberg New York 1971

Nicht im Handel

Klinik der schizophrenen Geistesstörungen

von

M. Bleuler

Sonderdruck aus

PSYCHIATRIE DER GEGENWART

FORSCHUNG UND PRAXIS

Band II/1

Zweite Auflage

KLINISCHE PSYCHIATRIE 1

Herausgegeben von

K. P. Kielholz, J.-E. Meyer, M. Müller,
E. Strömgren

Springer-Verlag Berlin Heidelberg New York 1971

Nicht im Handel

Depressive und manische endogene Psychosen

von

HANS JÖRG WEITBRECHT

Sonderdruck aus

PSYCHIATRIE DER GEGENWART

FORSCHUNG UND PRAXIS

Band II/1

Zweite Auflage

KLINISCHE PSYCHIATRIE 1

Herausgegeben von

K. P. Kielholz, J.-E. Meyer, M. Müller,

E. Strömgren

Springer-Verlag Berlin Heidelberg New York 1971

Nicht im Handel

Atypische Psychosen. Reaktive (psychogene) Psychosen

von

Erik Strömgren

Sonderdruck aus

PSYCHIATRIE DER GEGENWART

FORSCHUNG UND PRAXIS

Band II/1
Zweite Auflage

KLINISCHE PSYCHIATRIE 1

Herausgegeben von

K. P. Kielholz, J.-E. Meyer, M. Müller,
E. Strömgren

Springer-Verlag Berlin Heidelberg New York 1971

Nicht im Handel

Paranoide Syndrome

von

PETER BERNER

Sonderdruck aus

PSYCHIATRIE DER GEGENWART

FORSCHUNG UND PRAXIS

Band II/1

Zweite Auflage

KLINISCHE PSYCHIATRIE 1

Herausgegeben von

K. P. Kielholz, J.-E. Meyer, M. Müller,

E. Strömgren

Springer-Verlag Berlin Heidelberg New York 1971

Nicht im Handel

Aufteilung der endogenen Psychosen in der Forschungsrichtung von Wernicke und Kleist

von

KARL LEONHARD

Sonderdruck aus

PSYCHIATRIE DER GEGENWART

FORSCHUNG UND PRAXIS

Band II/1

Zweite Auflage

KLINISCHE PSYCHIATRIE 1

Herausgegeben von

K. P. Kielholz, J.-E. Meyer, M. Müller,

E. Strömgren

Springer-Verlag Berlin Heidelberg New York 1971

Nicht im Handel

Epidemiology of the Psychoses

by

Ørnulf Ødegård

Sonderdruck aus

PSYCHIATRIE DER GEGENWART

FORSCHUNG UND PRAXIS

Band II/1

Zweite Auflage

KLINISCHE PSYCHIATRIE 1

Herausgegeben von

K. P. Kielholz, J.-E. Meyer, M. Müller,

E. Strömgren

Springer-Verlag Berlin Heidelberg New York 1971

Nicht im Handel

Die Somatotherapie endogener Psychosen vom depressiven und manischen Typ

von

HANS-HERRMANN MEYER UND WALTER SCHMITT

Sonderdruck aus

PSYCHIATRIE DER GEGENWART

FORSCHUNG UND PRAXIS

Band II/1
Zweite Auflage

KLINISCHE PSYCHIATRIE 1

Herausgegeben von

K. P. Kielholz, J.-E. Meyer, M. Müller,
E. Strömgren

Springer-Verlag Berlin Heidelberg New York 1971

Nicht im Handel

Psychotherapie und Soziotherapie der endogenen Psychosen

von

CHRISTIAN MÜLLER

Sonderdruck aus

PSYCHIATRIE DER GEGENWART

FORSCHUNG UND PRAXIS

Band II/1

Zweite Auflage

KLINISCHE PSYCHIATRIE 1

Herausgegeben von

K. P. Kielholz, J.-E. Meyer, M. Müller,

E. Strömgren

Springer-Verlag Berlin Heidelberg New York 1971

Nicht im Handel

Psychopathie — Neurose

(Einleitung)

von

JOACHIM-ERNST MEYER

Sonderdruck aus

PSYCHIATRIE DER GEGENWART

FORSCHUNG UND PRAXIS

Band II/1

Zweite Auflage

KLINISCHE PSYCHIATRIE 1

Herausgegeben von

K. P. Kielholz, J.-E. Meyer, M. Müller,

E. Strömgren

Springer-Verlag Berlin Heidelberg New York 1971

Nicht im Handel

Klinik der Neurosen

von

W. Schwidder

Sonderdruck aus

PSYCHIATRIE DER GEGENWART

FORSCHUNG UND PRAXIS

Band II/1

Zweite Auflage

KLINISCHE PSYCHIATRIE 1

Herausgegeben von

K. P. Kielholz, J.-E. Meyer, M. Müller,

E. Strömgren

Springer-Verlag Berlin Heidelberg New York 1971

Nicht im Handel

Psychopathien

von

N. PETRILOWITSCH

Sonderdruck aus

PSYCHIATRIE DER GEGENWART

FORSCHUNG UND PRAXIS

Band II/1
Zweite Auflage
KLINISCHE PSYCHIATRIE 1

Herausgegeben von
K. P. Kielholz, J.-E. Meyer, M. Müller,
E. Strömgren

Springer-Verlag Berlin Heidelberg New York 1971

Nicht im Handel

Abnorme Reaktionen und Entwicklungen

von

Bernhard Pauleikhoff und Horst Mester

Sonderdruck aus

PSYCHIATRIE DER GEGENWART

FORSCHUNG UND PRAXIS

Band II/1

Zweite Auflage

KLINISCHE PSYCHIATRIE 1

Herausgegeben von

K. P. Kielholz, J.-E. Meyer, M. Müller,

E. Strömgren

Springer-Verlag Berlin Heidelberg New York 1971

Nicht im Handel

Die sexuellen Verirrungen

von

WALTER BRÄUTIGAM

Sonderdruck aus

PSYCHIATRIE DER GEGENWART

FORSCHUNG UND PRAXIS

Band II/1

Zweite Auflage

KLINISCHE PSYCHIATRIE 1

Herausgegeben von

K. P. Kielholz, J.-E. Meyer, M. Müller, E. Strömgren

Springer-Verlag Berlin Heidelberg New York 1971

Nicht im Handel

Psychosomatische Syndrome

von

Hans Quint

Sonderdruck aus

PSYCHIATRIE DER GEGENWART

FORSCHUNG UND PRAXIS

Band II/1

Zweite Auflage

KLINISCHE PSYCHIATRIE 1

Herausgegeben von

K. P. Kielholz, J.-E. Meyer, M. Müller,

E. Strömgren

Springer-Verlag Berlin Heidelberg New York 1971

Nicht im Handel

Klassifikationen von Neurotisch-Kranken (Taxonomien) und von Neurose-Symptomen (Nosologien)

von

ADOLF-ERNST MEYER

Sonderdruck aus

PSYCHIATRIE DER GEGENWART

FORSCHUNG UND PRAXIS

Band II/1

Zweite Auflage

KLINISCHE PSYCHIATRIE 1

Herausgegeben von

K. P. Kielholz, J.-E. Meyer, M. Müller,

E. Strömgren

Springer-Verlag Berlin Heidelberg New York 1971

Nicht im Handel

Les psychothérapies analytiques

par

PIERRE-BERNARD SCHNEIDER

Sonderdruck aus

PSYCHIATRIE DER GEGENWART

FORSCHUNG UND PRAXIS

Band II/1

Zweite Auflage

KLINISCHE PSYCHIATRIE 1

Herausgegeben von

K. P. Kielholz, J.-E. Meyer, M. Müller,

E. Strömgren

Springer-Verlag Berlin Heidelberg New York 1971

Nicht im Handel

Die allgemeine Psychotherapie des Nervenarztes

von

HANS KIND

Sonderdruck aus

PSYCHIATRIE DER GEGENWART

FORSCHUNG UND PRAXIS

Band II/1

Zweite Auflage

KLINISCHE PSYCHIATRIE 1

Herausgegeben von

K. P. Kielholz, J.-E. Meyer, M. Müller,
E. Strömgren

Springer-Verlag Berlin Heidelberg New York 1971

Nicht im Handel

Behaviour Therapy

by

Michael G. Gelder

Sonderdruck aus

PSYCHIATRIE DER GEGENWART

FORSCHUNG UND PRAXIS

Band II/1

Zweite Auflage

KLINISCHE PSYCHIATRIE 1

Herausgegeben von

K. P. Kielholz, J.-E. Meyer, M. Müller,

E. Strömgren

Springer-Verlag Berlin Heidelberg New York 1971

Nicht im Handel

Rehabilitation bei Neurosen und Charakterstörungen

von

HANS STROTZKA

Sonderdruck aus

PSYCHIATRIE DER GEGENWART

FORSCHUNG UND PRAXIS

Band II/1

Zweite Auflage

KLINISCHE PSYCHIATRIE 1

Herausgegeben von

K. P. Kielholz, J.-E. Meyer, M. Müller,

E. Strömgren

Springer-Verlag Berlin Heidelberg New York 1971

Nicht im Handel

Kinder- und Jugendpsychiatrie

EINLEITUNG

von

HERMANN STUTTE

Sonderdruck aus

PSYCHIATRIE DER GEGENWART

FORSCHUNG UND PRAXIS

Band II/1

Zweite Auflage

KLINISCHE PSYCHIATRIE 1

Herausgegeben von

K. P. Kielholz, J.-E. Meyer, M. Müller,

E. Strömgren

Springer-Verlag Berlin Heidelberg New York 1971

Nicht im Handel

Psychopathologie und Klinik des Jugendalters, der Pubertät und Adoleszenz

von

JOACHIM-ERNST MEYER

Sonderdruck aus

PSYCHIATRIE DER GEGENWART

FORSCHUNG UND PRAXIS

Band II/1

Zweite Auflage

KLINISCHE PSYCHIATRIE 1

Herausgegeben von

K. P. Kielholz, J.-E. Meyer, M. Müller,

E. Strömgren

Springer-Verlag Berlin Heidelberg New York 1971

Nicht im Handel

Die sozialen Anpassungsstörungen des Kindes- und Jugendalters

von

WALTER SPIEL

Sonderdruck aus

PSYCHIATRIE DER GEGENWART

FORSCHUNG UND PRAXIS

Band II/1

Zweite Auflage

KLINISCHE PSYCHIATRIE 1

Herausgegeben von

K. P. Kielholz, J.-E. Meyer, M. Müller,

E. Strömgren

Springer-Verlag Berlin Heidelberg New York 1971

Nicht im Handel

Psychosen im Kindesalter

von

Gerhard Bosch

Sonderdruck aus

PSYCHIATRIE DER GEGENWART

FORSCHUNG UND PRAXIS

Band II/1

Zweite Auflage

KLINISCHE PSYCHIATRIE 1

Herausgegeben von

K. P. Kielholz, J.-E. Meyer, M. Müller, E. Strömgren

Springer-Verlag Berlin Heidelberg New York 1971

Nicht im Handel

Die Psychopathologie der Hirnschädigung im Kindesalter

von

Reinhart Lempp

Sonderdruck aus

PSYCHIATRIE DER GEGENWART

FORSCHUNG UND PRAXIS

Band II/1

Zweite Auflage

KLINISCHE PSYCHIATRIE 1

Herausgegeben von

K. P. Kielholz, J.-E. Meyer, M. Müller,
E. Strömgren

Springer-Verlag Berlin Heidelberg New York 1971

Nicht im Handel

Die Therapie im Kindes- und Jugendalter

von

Manfred Müller-Küppers